Funktionelle MRT in Psychiatrie und Neurologie

Frank Schneider
Gereon R. Fink (Hrsg.)

Funktionelle MRT in Psychiatrie und Neurologie

2., überarbeitete und aktualisierte Auflage 2013

Mit 591 Abbildungen

Unter Mitarbeit von Sabrina Weber-Papen

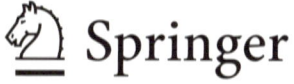

Herausgeber
Prof. Dr. Dr. Frank Schneider
Universitätsklinikum Aachen

Prof. Dr. Gereon R. Fink
Forschungszentrum Jülich
Uniklinik Köln

ISBN-13 978-3-642-29799-1   ISBN 978-3-642-29800-4 (eBook)
DOI 10.1007/978-3-642-29800-4

Die Deutsche Nationalbibliothek verzeichnet diese Publikation in der Deutschen Nationalbibliografie; detaillierte bibliografische Daten sind im Internet über http://dnb.d-nb.de abrufbar.

Springer Medizin
© Springer-Verlag Berlin Heidelberg 2006, 2013

Dieses Werk ist urheberrechtlich geschützt. Die dadurch begründeten Rechte, insbesondere die der Übersetzung, des Nachdrucks, des Vortrags, der Entnahme von Abbildungen und Tabellen, der Funksendung, der Mikroverfilmung oder der Vervielfältigung auf anderen Wegen und der Speicherung in Datenverarbeitungsanlagen, bleiben, auch bei nur auszugsweiser Verwertung, vorbehalten. Eine Vervielfältigung dieses Werkes oder von Teilen dieses Werkes ist auch im Einzelfall nur in den Grenzen der gesetzlichen Bestimmungen des Urheberrechtsgesetzes der Bundesrepublik Deutschland vom 9. September 1965 in der jeweils geltenden Fassung zulässig. Sie ist grundsätzlich vergütungspflichtig. Zuwiderhandlungen unterliegen den Strafbestimmungen des Urheberrechtsgesetzes.

Produkthaftung: Für Angaben über Dosierungsanweisungen und Applikationsformen kann vom Verlag keine Gewähr übernommen werden. Derartige Angaben müssen vom jeweiligen Anwender im Einzelfall anhand anderer Literaturstellen auf ihre Richtigkeit überprüft werden.

Die Wiedergabe von Gebrauchsnamen, Warenbezeichnungen usw. in diesem Werk berechtigt auch ohne besondere Kennzeichnung nicht zu der Annahme, dass solche Namen im Sinne der Warenzeichen- und Markenschutzgesetzgebung als frei zu betrachten wären und daher von jedermann benutzt werden dürfen.

Planung: Renate Scheddin, Heidelberg
Projektmanagement: Renate Schulz, Heidelberg
Lektorat: Annette Wolf, Grimma
Projektkoordination: Heidemarie Wolter, Heidelberg
Umschlaggestaltung: deblik Berlin
Fotonachweis Umschlag: von den Herausgebern
Satz: Fotosatz-Service Köhler GmbH – Reinhold Schöberl, Würzburg

Gedruckt auf säurefreiem und chlorfrei gebleichtem Papier

Springer Medizin ist Teil der Fachverlagsgruppe Springer Science+Business Media
www.springer.com

Vorwort zur 2. Auflage

Dieses Buch beschäftigt sich mit den Beiträgen der funktionellen Kernspintomographie (fMRT) zur psychiatrisch und neurologisch orientierten Grundlagenforschung. Es zeigt auch in der zweiten Auflage die große Bedeutung, die die Technik der funktionellen Bildgebung für unser Verständnis der normalen und gestörten Hirnfunktionen hat.

In den letzten Jahrzehnten konnten mittels funktioneller Bildgebung wichtige Beiträge zum Verständnis der Pathophysiologie psychischer und neurologischer Erkrankungen erarbeitet werden. Dies wurde zusammenfassend in der ersten Auflage dieses Buches 2006 dargestellt. Der immense Wissensfortschritt seit dieser Zeit bewirkte eine neue Auflage, die wir nun gerne vorlegen. Die Autoren der einzelnen Kapitel haben versucht, die wichtigsten Entwicklungen nachzuvollziehen und möchten gleichzeitig auch praxisnah aufzeigen, wie solche Beiträge in Zukunft gewonnen und für die Diagnostik genutzt werden können. Darüber hinaus wird es eine wesentliche Herausforderung sein, neue Strategien zur Behandlung von neuropsychiatrischen Erkrankungen zu entwickeln: Neue Einsichten in die Pathophysiologie von Erkrankungen werden neue therapeutische Ansätze ermöglichen – neue Therapien können mittels funktioneller Bildgebung auf ihre neuralen Mechanismen und Effekte untersucht werden. Durch Neurofeedback wird es in absehbarer Zeit möglich sein, diese Technik selbst therapeutisch zu nutzen. Auch hier versucht das Buch, konkrete Hinweise und Anregungen für zukünftige Arbeiten zu geben. Ein umfangreicher Praxisteil inklusive einem ausführlichen Hirnatlas rundet diese Bestrebungen im Sinne einer Anleitung zum Arbeiten mit der fMRT ab.

Dieses Buch wurde sowohl von einigen Experten außerhalb unserer Kliniken, insbesondere aber von unseren jetzigen und früheren Mitarbeitern geschrieben. Allen an der Entstehung dieses Buches Beteiligten möchten wir an dieser Stelle ganz herzlich dafür danken, dass sie sehr komplexe Fragestellungen auf eine prägnante, interessante und kurzweilige Art dargestellt haben.

Wir würden uns sehr freuen, wenn dieses Buch fächerübergreifend Interesse findet: Geschrieben ist es für Wissenschaftler am Anfang ihres Werdeganges, für Studierende der Medizin oder Psychologie mit psychiatrischem oder neurologischem Interesse sowie für Assistenzärzte oder Fachärzte in der Neurologie bzw. Psychiatrie. Für Anregungen und Verbesserungsvorschläge für zukünftige Auflagen sind wir jederzeit dankbar.

Geholfen haben uns bei der Fertigstellung des Buches, neben den Autoren, Frau Sabrina Weber-Papen und Frau Anette Schürkens. Dafür bedanken wir uns herzlich, ebenso bei Frau Christine Opfermann-Rüngeler und Herrn Hartmut Mohlberg für die Grafiken und die Bildbearbeitung im Atlasteil. Unser ganz besonderer Dank gilt nicht zuletzt Frau Annette Wolf für das sehr sorgfältige und engagierte Lektorat des nun vorliegenden Werkes sowie Frau Renate Scheddin und Frau Renate Schulz vom Springer-Verlag – ohne deren stets hilfreiche und geduldige Art dieses Buch, nun bereits in der zweiten Auflage, nicht zustande gekommen wäre.

Frank Schneider
Gereon R. Fink
Aachen und Köln, im Herbst 2012

Inhaltsverzeichnis

1	**Einführung**	1
	F. Schneider, G. R. Fink	

I Grundlagen

2	**Funktionelle Neuroanatomie**	7
	K. Amunts, K. Zilles	
3	**Grundlagen der MR-Bildgebung**	61
	T. Stöcker, N. J. Shah	
4	**Von der Grundlagenforschung zum klinischen Einsatz in Diagnostik und Therapie**	79
	G. R. Fink, F. Schneider	
5	**Grundlagen der Morphometrie**	87
	P. Pieperhoff, T. Dickscheid, K. Amunts	
6	**Echtzeit-fMRT**	103
	K. Mathiak, R. Goebel, N. Weiskopf	
7	**Rekrutierung von Studienteilnehmern**	119
	K. Pauly, U. Habel	
8	**Planung und Umsetzung experimenteller Paradigmen**	131
	T. Kellermann, U. Habel	
9	**Datenanalyse: Vorverarbeitung, Statistik und Auswertung**	151
	A. Wohlschläger, T. Kellermann	
10	**Reliabilität und Qualität von fMRT-Experimenten**	173
	T. Stöcker, N. J. Shah	
11	**Augenbewegungen**	181
	U. Pfeiffer, R. Weidner	
12	**Neuropharmakologische funktionelle Bildgebung**	191
	C. M. Thiel, G. R. Fink	
13	**Geschlechtsabhängige Effekte**	203
	U. Habel, B. Derntl	
14	**Altersabhängige Effekte**	215
	J. Kukolja, B. Voss	
15	**Resting-State-fMRT**	229
	W. Grodd, C. F. Beckmann	

| 16 | **Präoperative fMRT-Diagnostik, Neuronavigation** | 257 |

D. Kuhnt, M. H. A. Bauer, C. Nimsky

| 17 | **Metaanalysen** | 267 |

S. B. Eickhoff, C. Rottschy, T. Nickl-Jockschat

II Höhere Hirnleistungen

| 18 | **Motorik und Handlung** | 279 |

P. H. Weiss-Blankenhorn, G. R. Fink

| 19 | **Wahrnehmung und Aufmerksamkeit** | 301 |

R. Weidner, G. R. Fink

| 20 | **Visuelles System und Objektverarbeitung** | 319 |

K. Willmes, B. Fimm

| 21 | **Auditorisches System** | 345 |

M. Meyer

| 22 | **Exekutive Funktionen** | 359 |

N. Y. Seiferth, R. Thienel

| 23 | **Somatosensorisches System** | 375 |

C. Grefkes, S. B. Eickhoff, G. R. Fink

| 24 | **Gedächtnis** | 393 |

M. Piefke, G. R. Fink

| 25 | **Lernen und Belohnungssystem** | 409 |

L. Rademacher, K. N. Spreckelmeyer

| 26 | **Funktionelle Neuroanatomie der Sprache** | 425 |

K. Amunts, S. Heim

| 27 | **Zahlenverarbeitung und Rechnen** | 443 |

H.-C. Nuerk, E. Klein, K. Willmes

| 28 | **Konnektivität** | 457 |

C. Grefkes, S. B. Eickhoff, G. R. Fink

| 29 | **Soziale Kognition** | 471 |

K. Vogeley, L. Schilbach

| 30 | **Emotionen** | 483 |

B. Derntl, F. Schneider, U. Habel

| 31 | **Olfaktorik** | 505 |

C. Moessnang, J. Freiherr

| 32 | **Funktionelle Bildgebung in der Schmerzforschung** | 523 |

U. Bingel, K. Wiech

III Krankheitsbilder

33 Dystonien 537
B. Haslinger

34 Parkinson-Syndrom, Chorea Huntington 549
K. Reetz, F. Binkofski, C. Eggers

35 Aphasie 563
M. Grande, W. Huber

36 Akalkulie 577
K. Willmes, E. Klein, H.-C. Nuerk

37 Apraxien 587
F. Binkofski, P. Weiss-Blankenhorn, G. R. Fink

38 Neglekt 603
S. Vossel, J. Kukolja, G. R. Fink

39 Amnesien 621
H. J. Markowitsch

40 Funktionserholung nach Schlaganfall 633
C. Grefkes, G. R. Fink

41 Demenzen 647
B. Voss, U. Habel

42 Schizophrenie 659
K. Pauly, T. Nickl-Jockschat

43 Affektive Störungen 677
N. Kohn, U. Habel, F. Schneider

44 Zwangs- und Angststörungen 691
K. Koch, K. Mathiak

45 Posttraumatische Belastungsstörung 703
C. Regenbogen, K. Pauly

46 Aufmerksamkeitsdefizit-Hyperaktivitätssyndrom 715
K. Konrad, S. Herpertz, B. Herpertz-Dahlmann

47 Persönlichkeitsstörungen 729
M. Dyck, K. Mathiak

48 Abhängigkeitserkrankungen 741
K. N. Spreckelmeyer, G. Gründer

IV Arbeitsmittel

49 Hirnatlas 753
K. Amunts, K. Zilles

50 Tool zur integrierten Analyse von Struktur, Funktion und Konnektivität: SPM Anatomy Toolbox 779
S. B. Eickhoff, C. Rottschy, S. Caspers

Serviceteil

Glossar 800

Stichwortverzeichnis 807

Quellenverzeichnis 817

Die Herausgeber

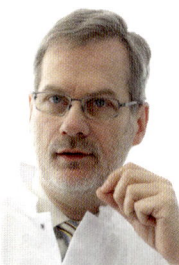

Univ.-Prof. Dr. med. Dr. rer. soc. Frank Schneider ist Direktor der Klinik für Psychiatrie, Psychotherapie und Psychosomatik am Universitätsklinikum Aachen, Rheinisch-Westfälische Technische Hochschule Aachen sowie Adjunct Professor of Psychiatry an der School of Medicine der University of Pennsylvania, Philadelphia. Er ist Sprecher des Internationalen Graduiertenkollegs 1328 (DFG) zu den hirnstrukturellen und -funktionellen Grundlagen von Schizophrenie und Autismus. Zudem ist er Geschäftsführender Direktor der Jülich Aachen Research Alliance (JARA) und der Sektion Translationale Hirnforschung in Psychiatrie und Neurologie (JARA-BRAIN) sowie Prodekan der Medizinischen Fakultät der RWTH Aachen. Er ist Facharzt für Psychiatrie und Psychotherapie, Diplom-Psychologe, Psychologischer Psychotherapeut sowie Ausbilder für funktionelle Kernspintomographie der Arbeitsgemeinschaft »Klinische Neurowissenschaften«. Er war Präsident der Deutschen Gesellschaft für Psychiatrie, Psychotherapie und Nervenheilkunde (DGPPN).
Adresse: Klinik für Psychiatrie, Psychotherapie und Psychosomatik, Universitätsklinikum Aachen, Pauwelsstraße 30, 52074 Aachen, fschneider@ukaachen.de, http://www.psychiatrie.ukaachen.de

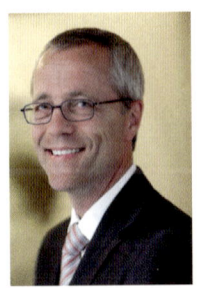

Univ.-Prof. Dr. med. Gereon R. Fink ist Direktor der Klinik und Poliklinik für Neurologie der Universitätsklinik Köln, Direktor des Instituts für Neurowissenschaften und Medizin, Kognitive Neurowissenschaften (INM3), des Forschungszentrums Jülich und Sprecher der Klinischen Forschergruppe 219 (DFG) zu Basal-Ganglien-Kortex-Schleifen. Prof. Fink ist außerdem Prorektor für Forschung und wissenschaftlichen Nachwuchs der Universität zu Köln. Er ist Facharzt für Neurologie, Ausbilder für funktionelle Kernspintomographie der Arbeitsgemeinschaft »Klinische Neurowissenschaften« und war Präsident der Deutschen Gesellschaft für Klinische Neurophysiologie und funktionelle Bildgebung (DGKN).
Adressen: Klinik und Poliklinik für Neurologie, Klinikum der Universität zu Köln, Kerpener Straße 62, 50924 Köln, gereon.fink@uk-koeln.de, www.kölnerneurologie.de, und Institut für Neurowissenschaften und Medizin, INM3, Forschungszentrum Jülich, 52425 Jülich, g.r.fink@fz-juelich.de, http://www.fz-juelich.de/inm/inm-3/

Autorenverzeichnis

Amunts, Katrin, Prof. Dr.
Klinik für Psychiatrie, Psychotherapie und Psychosomatik
Universitätsklinikum Aachen
Pauwelsstraße 30
52074 Aachen
kamunts@ukaachen.de
und
Institut für Neurowissenschaften und Medizin (INM-1)
Forschungszentrum Jülich
52425 Jülich
k.amunts@fz-juelich.de

Bauer, Miriam Helen Anna, Dipl. Inform.
Klinik für Neurochirurgie
Universitätsklinikum Gießen und Marburg GmbH,
Standort Marburg
Baldingerstraße
35033 Marburg
bauermi@med.uni-marburg.de

Beckmann, Christian F., Prof. Dr.
Donders Centre for Cognitive Neuroimaging, PI
Kapittelweg 29
NL-6525 EN Nijmegen
c.beckmann@donders.ru.nl

Bingel, Ulrike, PD Dr.
Klinik für Neurologie
Universitätsklinikum Hamburg-Eppendorf
Martinistraße 52
20246 Hamburg
bingel@uke.uni-hamburg.de

Binkofski, Ferdinand C., Prof. Dr.
Neurologische Klinik
Universitätsklinikum Aachen
Pauwelsstraße 30
52074 Aachen
fbinkofski@ukaachen.de
und
Institut für Neurowissenschaften und Medizin (INM-4)
Forschungszentrum Jülich
52425 Jülich
f.binkofski@fz-juelich.de

Caspers, Svenja, Dr. Dr.
Institut für Neurowissenschaften und Medizin (INM-1)
Forschungszentrum Jülich
52425 Jülich
s.caspers@fz-juelich.de

Derntl, Birgit, Prof. Dr.
Klinik für Psychiatrie, Psychotherapie und Psychosomatik
Universitätsklinikum Aachen
Pauwelsstraße 30
52074 Aachen
bderntl@ukaachen.de

Dickscheid, Timo, Dr.-Ing.
Institut für Neurowissenschaften und Medizin (INM-1)
Forschungszentrum Jülich
52425 Jülich
t.dickscheid@fz-juelich.de

Dyck, Miriam, Dr.
Klinik für Psychiatrie, Psychotherapie und Psychosomatik
Universitätsklinikum Aachen
Pauwelsstraße 30
52074 Aachen
miriam.dyck@rwth-aachen.de

Eggers, Carsten, Dr.
Klinik und Poliklinik für Neurologie
Klinikum der Universität zu Köln
Kerpener Straße 62
50937 Köln
carsten.eggers@uk-koeln.de

Eickhoff, Simon B., Prof. Dr.
Institut für Klinische Neurowissenschaften
und Medizinische Psychologie
Heinrich-Heine Universität Düsseldorf
Universitätsstraße 1
40225 Düsseldorf
simon.eickhoff@uni-duesseldorf.de
und
Institut für Neurowissenschaften und Medizin (INM-1)
Forschungszentrum Jülich
52425 Jülich
s.eickhoff@fz-juelich.de

Fimm, Bruno, Dr.
Lehr- und Forschungsgebiet Neuropsychologie
an der Neurologischen Klinik
Universitätsklinikum Aachen
Pauwelsstraße 30
52074 Aachen
fimm@neuropsych.rwth-aachen.de

Fink, Gereon R., Prof. Dr.
Klinik und Poliklinik für Neurologie
Klinikum der Universität zu Köln
Kerpener Straße 62
50937 Köln
gereon.fink@uk-koeln.de
und
Institut für Neurowissenschaften und Medizin (INM-3)
Forschungszentrum Jülich
52425 Jülich
g.r.fink@fz-juelich.de

Freiherr, Jessica, Prof. Dr.
Klinik für Diagnostische und
Interventionelle Neuroradiologie
Universitätsklinikum Aachen
Pauwelsstraße 30
52074 Aachen
jfreiherr@ukaachen.de

Goebel, Rainer, Prof. Dr.
Faculty of Psychology and Neuroscience
Department of Cognitive Neuroscience
Maastricht University
Oxfordlaan 55
NL-6229 EV Maastricht
r.goebel@maastrichtuniversity.nl

Grande, Marion, Dr.
Neurologische Klinik
Universitätsklinikum Aachen
Pauwelsstraße 30
52074 Aachen
mgrande@ukaachen.de

Grefkes, Christian, PD Dr.
Klinik und Poliklinik für Neurologie
Klinikum der Universität zu Köln
Kerpener Straße 62
50937 Köln
christian.grefkes@uk-koeln.de
und
Max-Planck-Institut für neurologische Forschung
AG »Neuromodulation & Neurorehabilitation«
Gleueler Straße 50
50931 Köln
c.grefkes@nf.mpg.de

Grodd, Wolfgang, Prof. Dr.
Klinik für Psychiatrie, Psychotherapie und Psychosomatik
Universitätsklinikum Aachen
Pauwelsstraße 30
52074 Aachen
wgrodd@ukaachen.de

Gründer, Gerhard, Prof. Dr.
Klinik für Psychiatrie, Psychotherapie und Psychosomatik
Universitätsklinikum Aachen
Pauwelsstraße 30
52074 Aachen
ggruender@ukaachen.de

Habel, Ute, Prof. Dr.
Klinik für Psychiatrie, Psychotherapie und Psychosomatik
Universitätsklinikum Aachen
Pauwelsstraße 30
52074 Aachen
uhabel@ukaachen.de

Haslinger, Bernhard, Prof. Dr.
Neurologische Klinik und Poliklinik
Klinikum Rechts der Isar
TU München
Ismaninger Straße 22
81675 München
haslinger@lrz.tu-muenchen.de

Heim, Stefan, PD Dr.
Klinik für Psychiatrie, Psychotherapie und Psychosomatik
Universitätsklinikum Aachen
Pauwelsstraße 30
52074 Aachen
sheim@ukaachen.de
und
Institut für Neurowissenschaften und Medizin (INM-1)
Forschungszentrum Jülich
52425 Jülich
s.heim@fz-juelich.de

Autorenverzeichnis

Herpertz, Sabine, Prof. Dr.
Klinik für Allgemeine Psychiatrie
Universität Heidelberg
Voßstraße 2
69115 Heidelberg
sabine.herpertz@uni-heidelberg.de

Herpertz-Dahlmann, Beate, Prof. Dr.
Klinik für Psychiatrie, Psychosomatik und
Psychotherapie des Kindes- und Jugendalters
Universitätsklinikum Aachen
Neuenhofer Weg 21
52074 Aachen
bherpertz-dahlmann@ukaachen.de

Huber, Walter, Prof. Dr.
Neurologische Klinik
Universitätsklinikum Aachen
Pauwelsstraße 30
52074 Aachen
whuber@ukaachen.de

Kellermann, Thilo, Dr.
Klinik für Psychiatrie, Psychotherapie und Psychosomatik
Universitätsklinikum Aachen
Pauwelsstraße 30
52074 Aachen
tkellermann@ukaachen.de

Klein, Elise, Dr. Dr.
Fachbereich Psychologie
Eberhard Karls Universität Tübingen
Schleichstraße 4
72076 Tübingen
elise.klein@uni-tuebingen.de

Koch, Kathrin, PD Dr.
Abteilung für diagnostische und interventionelle
Neuroradiologie
Klinikum Rechts der Isar
TU München
Ismaninger Straße 22
81675 München
kathrin.koch@tum.de

Kohn, Nils, Dr.
Klinik für Psychiatrie, Psychotherapie und Psychosomatik
Universitätsklinikum Aachen
Pauwelsstraße 30
52074 Aachen
nkohn@ukaachen.de

Konrad, Kerstin, Prof. Dr.
Klinik für Psychiatrie, Psychosomatik und
Psychotherapie des Kindes- und Jugendalters
Universitätsklinikum Aachen
Neuenhofer Weg 21
52074 Aachen
kkonrad@ukaachen.de

Kuhnt, Daniela, Dr.
Klinik für Neurochirurgie
Universitätsklinikum Gießen und Marburg GmbH,
Standort Marburg
Baldingerstraße
35033 Marburg
kuhntd@med.uni-marburg.de

Kukolja, Juraj, PD Dr.
Klinik und Poliklinik für Neurologie
Klinikum der Universität zu Köln
Kerpener Straße 62
50937 Köln
juraj.kukolja@uk-koeln.de
und
Institut für Neurowissenschaften und Medizin (INM-3)
Forschungszentrum Jülich
52425 Jülich
j.kukolja@fz-juelich.de

Markowitsch, Hans J., Prof. Dr.
Physiologische Psychologie und
Center of Excellence in Cognitive Interaction Technology
Universität Bielefeld
Postfach 10 01 31
33501 Bielefeld
hjmarkowitsch@uni-bielefeld.de
und
Hanse-Wissenschaftskolleg
Postfach 1344
27733 Delmenhorst

Mathiak, Klaus, Prof. Dr. Dr.
Klinik für Psychiatrie, Psychotherapie und Psychosomatik
Universitätsklinikum Aachen
Pauwelsstraße 30
52074 Aachen
kmathiak@ukaachen.de

Meyer, Martin, Prof. Dr.
Psychological Institute
Neuroplasticity and Learning
in the Healthy Aging Brain
University of Zurich
Sumatrastrasse 30
CH-8006 Zürich
martin.meyer@uzh.ch

Mößnang, Carolin, Dipl.-Psych.
Klinik für Psychiatrie, Psychotherapie und Psychosomatik
Universitätsklinikum Aachen
Pauwelsstraße 30
52074 Aachen
camoessnang@ukaachen.de

Nickl-Jockschat, Thomas, Dr.
Klinik für Psychiatrie, Psychotherapie und Psychosomatik
Universitätsklinikum Aachen
Pauwelsstraße 30
52074 Aachen
tnickl-jockschat@ukaachen.de

Nimsky, Christopher, Prof. Dr.
Klinik für Neurochirurgie
Universitätsklinikum Gießen und Marburg GmbH,
Standort Marburg
Baldingerstraße
35033 Marburg
nimsky@med.uni-marburg.de

Nürk, Hans-Christoph, Prof. Dr.
Fachbereich Psychologie
Eberhard Karls Universität Tübingen
Schleichstraße 4
72076 Tübingen
hc.nuerk@uni-tuebingen.de

Pauly, Katharina, Dr.
Klinik für Psychiatrie, Psychotherapie und Psychosomatik
Universitätsklinikum Aachen
Pauwelsstraße 30
52074 Aachen
kpauly@ukaachen.de

Pfeiffer, Ulrich, M. Sc.
Klinik und Poliklinik für Psychiatrie
und Psychotherapie
Klinikum der Universität zu Köln
Kerpener Straße 62
50924 Köln
ulrich.pfeiffer@uk-koeln.de

Piefke, Martina, Prof. Dr.
Lehrstuhl für Neurobiologie und Genetik des Vehaltens
Department für Psychologie und Psychotherapie (i. Gr.)
Universität Witten/Herdecke
Alfred-Herrhausen-Straße 50
58448 Witten
martina.piefke@uni-wh.de

Pieperhoff, Peter, Dr.
Institut für Neurowissenschaften und Medizin (INM-1)
Forschungszentrum Jülich
52425 Jülich
p.pieperhoff@fz-juelich.de

Rademacher, Lena, Dr.
Klinik für Psychiatrie, Psychotherapie und Psychosomatik
Universitätsklinikum Aachen
Pauwelsstraße 30
52074 Aachen
lrademacher@ukaachen.de

Reetz, Kathrin, Prof. Dr.
Neurologische Klinik
Universitätsklinikum Aachen
Pauwelsstraße 30
52074 Aachen
kreetz@ukaachen.de
und
Institut für Neurowissenschaften und Medizin (INM-4)
Forschungszentrum Jülich
52425 Jülich

Regenbogen, Christina, Dr.
Klinik für Psychiatrie, Psychotherapie und Psychosomatik
Universitätsklinikum Aachen
Pauwelsstraße 30
52074 Aachen
cregenbogen@ukaachen.de

Rottschy, Claudia, Dr.
Klinik für Psychiatrie, Psychotherapie und Psychosomatik
Universitätsklinikum Aachen
Pauwelsstraße 30
52074 Aachen
crottschy@ukaachen.de

Autorenverzeichnis

Schilbach, Leonhard, Dr.
Klinik und Poliklinik für Psychiatrie und Psychotherapie
Klinikum der Universität zu Köln
Kerpener Straße 62
50924 Köln
leonhard.schilbach@uk-koeln.de
und
Max-Planck-Institut für neurologische Forschung
Gleueler Straße 50
50931 Köln
leonhard.schilbach@nf.mpg.de

Schneider, Frank, Prof. Dr. Dr.
Klinik für Psychiatrie, Psychotherapie und Psychosomatik
Universitätsklinikum Aachen
Pauwelsstraße 30
52074 Aachen
fschneider@ukaachen.de

Seiferth, Nina, Dr.
Klinik für Psychiatrie und Psychotherapie
Charité Campus Mitte
Charité – Universitätsmedizin Berlin
Charitéplatz 1
10117 Berlin
nina.seiferth@charite.de

Shah, N. Jon, Prof. Dr.
Institut für Neurowissenschaften und Medizin (INM-4)
Forschungszentrum Jülich
52425 Jülich
n.j.shah@fz-juelich.de

Spreckelmeyer, Katja, Dr.
Department of Psychology
Stanford University
Stanford, CA 94305-2130
USA
spreckel@stanford.edu

Stöcker, Tony, Dr.
Deutsches Zentrum für Neurodegenerative Erkrankungen e. V. (DZNE)
Holbeinstraße 13–15
53175 Bonn
tony.stoecker@dzne.de

Thiel, Christiane, Prof. Dr.
Fakultät V, Institut für Psychologie
Carl von Ossietzky Universität Oldenburg
26111 Oldenburg
christiane.thiel@uni-oldenburg.de

Thienel, Renate, Dr.
Priority Research Centre for Translational Neuroscience and Mental Health
University of Newcastle
Mc Auley Centre Level 5
Mater Hospital, Edith Street
Waratah NSW 2298, Australia
renate.thienel@newcastle.edu.au

Vogeley, Kai, Prof. Dr. Dr.
Klinik und Poliklinik für Psychiatrie und Psychotherapie
Klinikum der Universität zu Köln
Kerpener Straße 62
50924 Köln
kai.vogeley@uk-koeln.de

Voss, Bianca, Dr.
Klinik für Psychiatrie, Psychotherapie und Psychosomatik
Universitätsklinikum Aachen
Pauwelsstraße 30
52074 Aachen
bivoss@ukaachen.de

Vossel, Simone, Dr.
Institut für Neurowissenschaften und Medizin (INM-3)
Forschungszentrum Jülich
52425 Jülich
s.vossel@fz-juelich.de

Weidner, Ralph, Dr.
Institut für Neurowissenschaften und Medizin (INM-3)
Forschungszentrum Jülich
52425 Jülich
r.weidner@fz-juelich.de

Weiskopf, Nikolaus, Dr.
Wellcome Trust Centre for Neuroimaging
UCL Institute of Neurology
University College London
12 Queen Square
London WC1N3BG, United Kingdom
n.weiskopf@ucl.ac.uk

Weiss-Blankenhorn, Peter, Prof. Dr.
Institut für Neurowissenschaften und Medizin (INM-3)
Forschungszentrum Jülich
52425 Jülich
p.h.weiss@fz-juelich.de

Wiech, Katja, Dr.
Oxford Centre for Functional Magnetic Resonance
Imaging of the Brain
Nuffield Department of Anaesthetics
University of Oxford
12 Mansfield Road
Oxford, Oxfordshire OX1 3TA, United Kingdom
kwiech@fmrib.ox.ac.uk

Willmes, Klaus, Prof. Dr.
Lehr- und Forschungsgebiet Neuropsychologie
an der Neurologischen Klinik
Universitätsklinikum Aachen
Pauwelsstraße 30
52074 Aachen
willmes@neuropsych.rwth-aachen.de

Wohlschläger, Afra, Dr.
Abteilung für diagnostische und
interventionelle Neuroradiologie
Klinikum Rechts der Isar
TU München
Ismaninger Straße 22
81675 München
wohlschlaeger@lrz.tu-muenchen.de

Zilles, Karl, Prof. Dr. Dr. h.c.
C. & O. Vogt-Institut für Hirnforschung
Heinrich-Heine-Universität Düsseldorf
Universitätsstraße 1
40225 Düsseldorf
zilles@hirn.uni-duesseldorf.de
und
Institut für Neurowissenschaften und Medizin (INM-1)
Forschungszentrum Jülich
52425 Jülich
k.zilles@fz-juelich.de

Abkürzungsverzeichnis

ACC	Anteriorer zingulärer Kortex		LIP	Laterales intraparietales Areal
ACh	Azetylcholin		LKD	Lewy-Körper-Demenz
AD	Alzheimer-Demenz		MCC	Medialer zingulärer Kortex
ADHS	Aufmerksamkeitsdefizit-Hyperaktivitätssyndrom		MCI	Mild Cognitive Impairment
AHS	Anarchische-Hand-Syndrom		MEG	Magnetenzephalographie
AIP	Anteriores intraparietales Areal		MID	Monetary Incentive Delay Task
ALE	Activation likelihood estimation		MIP	Mediales intraparietales Areal
ALM	Allgemeines lineares Modell		MNI	Montreal Neurological Institute
APL	Anteriorer parietaler Lappen		MPFC	Medialer präfrontaler Kortex
ASD	Autismus-Spektrum-Störungen		MPH	Methylphenidat
BA	Brodmann-Areal		MPN	Maximum Probability Map
BCI	Brain-Computer-Interface		MRS	Magnetresonanzspektroskopie
BOLD	Blood oxygen level dependent		MRT	Magnetresonanztomographie, Kernspintomographie
CA	Commissura anterior			
CBF	Zerebraler Blutfluss		MST	Mittleres superiores temporales Areal
CBV	Zerebrales Blutvolumen		MT	Mittleres temporales Areal
cCMA	Kaudales zinguläres motorisches Areal		MTL	Medialer Temporallappen
CGL	Corpus geniculatum laterale		MVPA	Multi-Voxel-Pattern-Analyse
CHR	Clinical high-risk		nm	Nanometer
cIPS	Kaudaler intraparietaler Sulcus		OFA	Occipital face area
CMA	Zinguläres motorisches Areal		OFC	Orbitofrontaler Kortex
COMT	Catechyl-O-Methyltransferase		PAG	Periaquäduktales Grau
CP	Commissura posterior		PCA	Principal Component Analysis
CSF	Zerebrospinale Flüssigkeit		PCC	Posterior zingulärer Kortex
CT	Computertomographie		PET	Positronenemissionstomographie
DBM	Deformationsbasierte Morphometrie		PFC	Präfrontaler Kortex
DCM	Dynamic Causal Modelling		PMd	Dorsaler prämotorischer Kortex
DFM	Deformationsfeldmorphometrie		PMv	Ventraler prämotorischer Kortex
DLPFC	Dorsolateraler präfrontaler Kortex		PNS	Peripheres Nervensystem
DMN	»Default Mode«-Netzwerk		PPA	Parahippocampal place area
DSM	Diagnostisches und Statistisches Manual psychischer Störungen		PPC	Posteriorer parietaler Kortex
			PPI	Psychophysiologische Interaktionen
DTI	Diffusions-Tensor-Bildgebung		präSMA	Präsupplementärmotorisches Areal
EBS	Elastic Body Splines		PSC	Prozentuale Signalschwankung
EEG	Elektroenzephalogramm		PSPL	Posteriorer superiorer Parietallappen
EKG	Elektrokardiogramm		PT	Planum temporale
EKT	Elektrokrampftherapie		PTBS	Posttraumatische Belastungsstörung
EMG	Elektromyogramm		rACC	Rostrales anteriores Zingulum
EOG	Elektrookulogramm		rCMA	Rostrales zinguläres motorisches Areal
EPI	Echoplanare Bildgebung		RDM	Representational dissimilarity matrices
FEF	Frontales Augenfeld		ROI	Regions of interest
FFA	Fusiform face area		rsfMRT	Resting-State-fMRT
fMRT	Funktionelle Magnetresonanztomographie		RSN	Resting state network
FTD	Frontotemporale Demenz		rTMS	Repetitive transkranielle Magnetstimulation
GABA	Gamma-aminobutyric acid (γ-Aminobuttersäure)		RVM	Rostrale ventromediale Medulla
GCM	Granger Causality Mapping		SCA	Saatpunktbasierte Korrelationsanalyse
GI	Gyrifizierungsindex		SEM	Structural Equation Modelling
GTS	Gyrus temporalis superior		SF	Sylvische Fissur
HG	Heschl-Gyrus		SI	Unimodaler somatosensorischer Kortex
HS	Heschl-Sulcus		SII	Sekundärer somatosensorischer Kortex
IAPS	International Affective Picture System		SID	Social Incentive Delay Task
ICA	Independent Component Analysis		SMA	Supplementärmotorisches Areal, supplementärmotorischer Kortex
ICC	Intra-Klassen-Korrelationskoeffizient			
ICD	Internationale Klassifikation von Erkrankungen		SMG	Gyrus supramarginalis
IFG	Gyrus frontalis inferior		SNR	Signal-Rausch-Verhältnis
IOG	Gyrus occipitalis inferior		SPECT	Single-photon-emission-computertomography
IPL	Inferiorer parietaler Lappen		SPL	Superiorer parietaler Lappen
IPS	Intraparietaler Sulcus		SSRI	Selektive Serotonin-Re-Uptake-Inhibitoren
LFP	Lokales Feldpotenzial		SST	Stopp-Signal-Task

STS	Superiorer temporaler Sulcus
T	Tesla
TAP	Testbatterie zur Aufmerksamkeitsprüfung
TBM	Tensorbasierte Morphometrie
TDCS	Transkranielle Gleichstromstimulation
TID	Taskinduzierte Deaktivierung
TMS	Transkranielle Magnetstimulation
ToL	Tower of London
ToM	Theory of Mind
TPJ	Temporoparietale Übergangsregion
TPS	Thin-Plate Splines
VBM	Voxelbasierte Morphometrie
VIP	Ventrales intraparietales Areal
VLPFC	Ventrolateraler präfrontaler Kortex
VPF	Ventraler Präfrontalkortex
WCST	Wisconsin-Card-Sorting-Test
ZNS	Zentrales Nervensystem

Einführung

F. Schneider, G. R. Fink

1.1 Stellenwert der fMRT in der neuropsychiatrischen Forschung – 2

1.2 Ausbildung in der fMRT – 3

Literatur – 4

Psychische und neurologische Störungen sind Erkrankungen des Gehirns. Sie sind mit den klinisch verfügbaren Untersuchungsinstrumenten der neurologischen und psychopathologischen Befundung sowie mit meist apparativen Zusatzuntersuchungen bei einem individuellen Patienten zu diagnostizieren. Die Forschung geht deutlich weiter als die Untersuchung klinischer Einzelfälle. So basiert moderne neuropsychiatrische Forschung auf (◘ Abb. 1.1):

- Genetik
- Neurochemie (inkl. Molekularbiologie und Tiermodelle)
- Bildgebung (strukturell und funktionell)
- Psychologie (Phänomenologie inkl. Neuropsychologie und Psychopathologie)

Die inhaltliche Fokussierung erfolgt dabei in der neuropsychiatrischen Forschung schwerpunktmäßig auf Funktionsbereichen wie Kognition, Emotion, Lernen, Sprache und Motorik, wobei die Veränderung der Funktionalität und Störungscharakteristika im Laufe der Lebensspanne eine besondere Beachtung finden. Dies wird eine effektivere Suche nach Endophänotypen bei den einzelnen neuropsychiatrischen Störungen vorantreiben.

Zum Einsatz kommen hier insbesondere die funktionelle Magnetresonanztomographie (fMRT, auch funktionelle Kernspintomographie), die Positronenemissionstomographie (PET), die Magnetenzephalographie (MEG) oder die Single-photon-emission-computertomography (SPECT). Die verschiedenen bildgebenden Methoden bieten dabei unterschiedliche Ansatzpunkte und zeichnen sich durch spezifische Vor- und Nachteile aus.

Das nuklearmedizinische Verfahren der **PET** bietet beispielsweise unter der Verwendung von Tracersubstanzen die einzigartige Möglichkeit, die Komplexität und Funktionsweise von Stoffwechselvorgängen und Transmittersystemen in vivo zu untersuchen. Die Bildgebung mithilfe dieser Tracer macht die Messung des zerebralen Blutflusses und des zerebralen Blutvolumens, des Sauerstoffverbrauchs, der Neurotransmitterfunktionen und des Metabolismus in verschiedenen Hirnregionen möglich. Die PET wurde dabei in den letzten Jahren mit zunehmender Häufigkeit genutzt, um die Rezeptoreigenschaften und -verteilungen bzw. -dichten bei psychisch und neurologisch Kranken zu beschreiben, um so etwa weitere Schlüsse bezüglich der Pathophysiologie oder der Wirksamkeit von Pharmaka zu gewinnen.

Die **MEG** auf der anderen Seite misst die durch Hirnströme induzierten neuromagnetischen Felder und eignet sich besonders für Studien mit visuellem oder auditorischem Stimulusmaterial. Auch andere Stimuli wie Gerüche werden eingesetzt. Als besonderer Vorteil ist ihre hohe zeitliche, bei jedoch gleichzeitig schlechterer räumlicher, Auflösung im Vergleich zu den anderen genannten Verfahren zu sehen.

1.1 Stellenwert der fMRT in der neuropsychiatrischen Forschung

Besonders die **fMRT** hat als weit verbreitetes Verfahren dazu beigetragen, ein detailliertes Verständnis der kortikalen und subkortikalen zerebralen Netzwerke des Erlebens und Verhaltens Gesunder und ihrer Störungen bei psychiatrischen und neurologischen Patienten zu erlangen. Bei dieser Methode wird die durch standardisierte Aufgaben hervorgerufene Änderung von lokalisierten Hirnaktivierungen erfasst und statistisch belastbar ausgewertet. Ein großer Vorteil etwa gegenüber der PET ist,

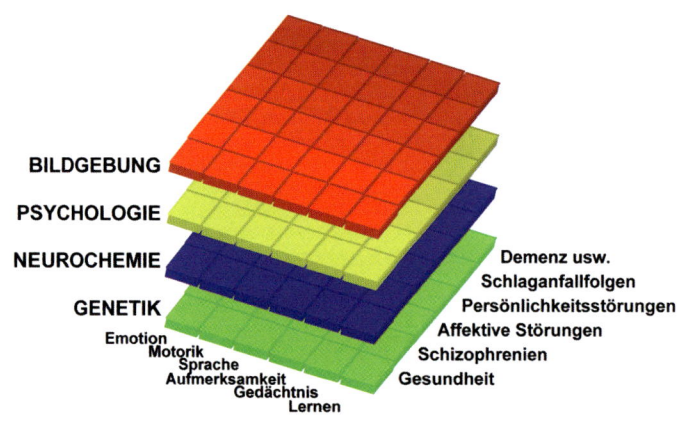

◘ Abb. 1.1 Dimensionen neuropsychiatrischer Forschung: Methoden, Endophänotypen und Krankheiten

dass es sich bei der fMRT um ein völlig nichtinvasives Verfahren handelt, das es ermöglicht, Aussagen über die zerebrale Aktivierung aufgrund der intrinsischen Kontrasteigenschaften des Blutes und damit ohne die zusätzliche Gabe von radioaktiven Tracersubstanzen zu treffen. So wird, während der Proband im Kernspintomographen liegt, der sog. **BOLD-Kontrastmechanismus** (»blood oxygenation level dependent«) zur Analyse zerebraler Aktivität genutzt. Der BOLD-Kontrast beruht auf dem Paramagnetismus des Desoxyhämoglobins, das die Magnetfeldhomogenität in der Umgebung der Blutgefäße stört. Während der Aktivierungsphase strömt sauerstoffreiches und damit weniger paramagnetisches Blut in den aktivierten Bereich ein. Da aber ein Überschuss an Sauerstoff vorhanden ist, kommt es zu einer Zunahme des Oxyhämoglobins bzw. zu einer Abnahme der Desoxygenierung im venösen Blut des aktivierten Areals.

Das viel zum Einsatz kommende **EPI-Verfahren** (»echo planar imaging«) bietet die Möglichkeit zur ultraschnellen Messung, sodass Messzeiten von weniger als 100 ms erreicht werden können und Schichtaufnahmen des ganzen Gehirns im Sekundenbereich erfassbar sind. Somit ist die zeitliche Auflösung der fMRT nur durch die Verzögerung der hämodynamischen Antwort limitiert, während sie sich durch eine exzellente räumliche Auflösung auszeichnet. Die limitierte zeitliche Auflösung kann aber durch das Verfahren der sog. **ereigniskorrelierten fMRT** (»event-related-fMRI«) deutlich verbessert werden.

Bei den in der Forschung verwendeten gängigen Feldstärken bis inzwischen 9 T sind dabei keinerlei Gesundheitsrisiken für den Menschen bekannt, weswegen sich die fMRT aufgrund der Unbedenklichkeit hervorragend für Wiederholungsmessungen eignet, sodass auch der Weg in die **Evaluation therapeutischer Prozesse** eröffnet wurde. Während die fMRT anfänglich schwerpunktmäßig für die Untersuchung einer Stichprobe zu einem Messzeitpunkt genutzt wurde, finden in jüngerer Zeit Längsschnittstudien eine zunehmende Verbreitung. Erste fMRT-Studien haben Wiederholungsmessungen zwischenzeitlich genutzt, um Effekte einer Pharmako- und/oder Psychotherapie bei Patienten mit psychischen oder neurologischen Störungen nachzuweisen. So liefern Befunde aus Therapiestudien wertvolle Hinweise auf die funktionell-zerebralen Korrelate bei neuropsychiatrischen Patienten sowie die Möglichkeit, diese durch verhaltenstherapeutische und pharmakologische Therapie zu verändern.

Während zunächst zahlreiche Einzelbefunde von fMRT-Studien an Gesunden und neuropsychiatrischen Patienten vorgelegt wurden, wird inzwischen versucht, aus den vielfältigen Ergebnissen ein umfassenderes und detaillierteres Verständnis funktionell zerebraler Systeme und ihrer Rollen für die Entstehung, Symptomatologie und den Verlauf der Erkrankungen zu gewinnen. Insbesondere für die **Früherkennung und Diagnostik** von Hochrisikoprobanden ist die kernspintomographische Untersuchung in den Fokus der Forschung gerückt. So eignet sich hierfür etwa die Untersuchung von Angehörigen ersten Grades von psychisch Kranken, von der man sich aufgrund des erhöhten genetischen Risikos die Identifikation solcher zerebraler Aktivierungen erhofft, die bereits prämorbid bestehen. Dies soll etwa für die Schizophrenie genetisch determinierte Traitmerkmale erkennbar machen, die für die Früherkennung und Prävention genutzt werden könnten. Aber auch die Analyse der mit Prodromalstadien und initialen Episoden assoziierten zerebralen Muster wird wegweisend für die Einbindung der Bildgebung in den diagnostischen Prozess werden.

Aktuelle Arbeiten aus der neurowissenschaftlichen Grundlagenforschung weisen darauf hin, dass höhere kognitive und emotionale Funktionen nicht in einzelnen umschriebenen Gehirnarealen zu lokalisieren sind, sondern dass sie auf dynamischen Interaktionen zwischen verschiedenen Gehirnregionen in weit verteilten zerebralen Netzwerken beruhen. In diesem Zuge hat insbesondere in der neuropsychiatrischen Forschung die Hypothese einer gestörten zerebralen Konnektivität wieder verstärkt Beachtung gefunden. Neuere Ansätze mit der fMRT, die diese Fragen beantworten sollen, bieten **Konnektivitätsanalysen** oder auch das »diffusion tensor imaging« (DTI). Die effektive Konnektivität bezieht sich dabei explizit auf den Einfluss, den eine umschriebene Hirnregion auf eine andere Hirnregion ausübt, während die funktionelle Konnektivität die beobachtbare Korrelation der Hirnaktivität – bestimmt mit fMRT, MEG oder auch PET – verschiedener Hirnregionen über die Zeit hinweg beschreibt.

1.2 Ausbildung in der fMRT

Um den qualifizierten Einsatz der fMRT-Methode in der Forschung zu optimieren, wurde ein Curriculum fMRT von zahlreichen wissenschaftlichen Fachgesellschaften vorgelegt (Schneider u. Dieterich 2005). Dieses beschreibt die Ausbildung von Anwendern. Daneben werden Anforderungen an die Ausbilder thematisiert.

An der inhaltlichen und formalen Ausgestaltung des Curriculums fMRT haben folgende Fachgesellschaften mitgewirkt:
- Deutsche Gesellschaft für Kinder- und Jugendpsychiatrie, Psychosomatik und Psychotherapie (DGKJP)
- Deutsche Gesellschaft für klinische Neurophysiologie und funktionelle Bildgebung (DGKN)
- Deutsche Gesellschaft für Neurologie (DGN)
- Deutsche Gesellschaft für Neuroradiologie (DGNR)
- Deutsche Gesellschaft für Neurochirurgie (DGNC)
- Deutsche Gesellschaft für Nuklearmedizin (DGN)

- Deutsche Gesellschaft für Psychiatrie, Psychotherapie und Nervenheilkunde (DGPPN)
- Gesellschaft für Neuropädiatrie (GNP)

Das Curriculum fMRT – wie auch die weiteren Curricula zum Thema »Funktionelle Bildgebung« – bestehen jeweils aus:
- Allgemeiner Grundkurs (A)
- Methodenspezifischer weiterführender Theorie-Kurs (B)
- Praktische Ausbildung (C)

Im Grundkurs (A) sollen alle relevanten bildgebenden Techniken des ZNS vorgestellt werden. Der Grundkurs ist deshalb auch Voraussetzung für die Teilnahme an allen weiteren speziellen Kursen zur funktionellen Bildgebung. Der weiterführende Theorie-Kurs im Bereich der fMRT (B) besteht aus 4 Pflichtmodulen sowie 2 Wahlmodulen und wird mit dem Bestehen einer theoretischen Prüfung abgeschlossen. Die praktische Ausbildung (C) muss bei einem in der fMRT akkreditierten Ausbilder erfolgen und schließt den Nachweis selbstständig durchgeführter fMRT-Untersuchungen ein. Die Zertifizierung wird von der DGKN im Auftrag der AG »Klinische Neurowissenschaften« und den in ihr zusammengeschlossenen Fachgesellschaften erstellt.

Zusammenfassung und Ausblick

Die neurobiologische Forschungsrichtung mittels funktionell-bildgebender Methoden, insbesondere der fMRT, hat bereits über eine Integration von funktionell-bildgebenden, strukturell-anatomischen, experimentalpsychologischen und pharmakologischen Befunden zu umfangreichen neuen Erkenntnissen zur Ätiopathogenese, Diagnostik und Therapie neurologischer und psychischer Störungen geführt. In den wenigen Jahren ihrer Anwendung hat die funktionelle Bildgebung unser Verständnis der neurowissenschaftlichen Grundlagen unserer Hirnfunktionen und ihrer Störungen bei psychischen und neurologischen Erkrankungen bereits weitgehend verändert. Unter ihrer Verwendung ergeben sich ein immer umfassender werdendes Verständnis der funktionellen Neuroanatomie und die Formulierung klarer Hypothesen bezüglich zerebraler Fehlfunktionen bei Patienten mit psychischen und neurologischen Störungen. Hieraus lassen sich bereits erste klinisch relevante Anwendungen für Pharmako- und Psychotherapie, aber auch zur Frühdiagnostik und Intervention bis hin zur Entwicklung neuer Therapiestrategien in der Rehabilitation entwickeln. Eine Verbindung mit genetischen und transmitterbezogenen Befunden lässt ein noch besseres Verständnis neuropsychiatrischer Störungen erwarten und eröffnet völlig neue Wege in Diagnostik und Therapie.

Literatur

Schneider F, Dieterich M (2005) Curriculum Funktionelle Bildgebung. Teil 1: Funktionelle Magnetresonanztomographie (fMRT) der Arbeitsgemeinschaft »Klinische Neurowissenschaften«. Nervenarzt 76: 513–518

Grundlagen

Kapitel 2	Funktionelle Neuroanatomie – 7	
	K. Amunts, K. Zilles	

Kapitel 3 Grundlagen der MR-Bildgebung – 61
T. Stöcker, N.J. Shah

Kapitel 4 Von der Grundlagenforschung zum klinischen Einsatz in Diagnostik und Therapie – 79
G. R. Fink, F. Schneider

Kapitel 5 Grundlagen der Morphometrie – 87
P. Pieperhoff, T. Dickscheid, K. Amunts

Kapitel 6 Echtzeit-fMRT – 103
K. Mathiak, R. Goebel, N. Weiskopf

Kapitel 7 Rekrutierung von Studienteilnehmern – 119
K. Pauly, U. Habel

Kapitel 8 Planung und Umsetzung experimenteller Paradigmen – 131
T. Kellermann, U. Habel

Kapitel 9 Datenanalyse: Vorverarbeitung, Statistik und Auswertung – 151
A. Wohlschläger, T. Kellermann

Kapitel 10 Reliabilität und Qualität von fMRT-Experimenten – 173
T. Stöcker, N. J. Shah

Kapitel 11 Augenbewegungen – 181
U. Pfeiffer, R. Weidner

Kapitel 12 Neuropharmakologische funktionelle Bildgebung – 191
C. M. Thiel, G. R. Fink

Kapitel 13	**Geschlechtsabhängige Effekte** – 203 *U. Habel, B. Derntl*	
Kapitel 14	**Altersabhängige Effekte** – 215 *J. Kukolja, B. Voss*	
Kapitel 15	**Resting-State-fMRT** – 229 *W. Grodd, C. F. Beckmann*	
Kapitel 16	**Präoperative fMRT-Diagnostik, Neuronavigation** – 257 *D. Kuhnt, M. H. A. Bauer, C. Nimsky*	
Kapitel 17	**Metaanalysen** – 267 *S. B. Eickhoff, C. Rottschy, T. Nickl-Jockschat*	

Funktionelle Neuroanatomie

K. Amunts, K. Zilles

2.1	**Einführung und Grundlagen**	**– 8**
2.1.1	Aufbau und Gliederung des Gehirns	– 8
2.1.2	Feinbau des Nervensystems	– 9
2.1.3	Aufbau des Kortex	– 12
2.1.4	Große Faserbahnsysteme	– 14
2.2	**Hirnhäute, Ventrikel und Blutgefäße**	**– 16**
2.2.1	Hirnhäute	– 16
2.2.2	Ventrikel	– 17
2.2.3	Blutgefäße	– 18
2.3	**Funktionelle Systeme**	**– 19**
2.3.1	Visuelles System	– 19
2.3.2	Auditorisches System	– 26
2.3.3	Gleichgewichtssystem	– 30
2.3.4	Mechanorezeption	– 33
2.3.5	Schmerz	– 37
2.3.6	Olfaktorisches System	– 39
2.3.7	Gustatorisches System	– 40
2.3.8	Motorisches System	– 41
2.3.9	Neuroanatomische Grundlagen affektiven Verhaltens	– 47
2.3.10	Lernen, Gedächtnis und Aufmerksamkeit	– 51
2.3.11	Neuroendokrines System	– 53
2.3.12	Koordinierung und Modulation durch die Formatio reticularis	– 54
2.3.13	Transmittersysteme	– 55
2.3.14	Transmitterrezeptoren und intrazelluläre Signalverarbeitung	– 57
	Literatur	**– 59**
	Zitierte Literatur	– 59
	Weiterführende Literatur	– 60

Zum Thema

Die funktionelle Kernspintomographie zeigt umschriebene Aktivierungen im Gehirn, die eine anatomische Identifizierung benötigen. Aus diesem Grund geben wir hier einen kurzen Überblick über die neuroanatomischen Grundlagen des Gehirns mit dem Kortex im Mittelpunkt. In fast allen funktionellen bildgebenden Untersuchungen ist jedoch nicht nur eine kortikale Region aktiviert. Für ein tieferes Verständnis komplexer kognitiver Funktionen ist es deshalb notwendig, auch die Verbindungen zwischen kortikalen Arealen oder mit tiefer gelegenen Kerngebieten und dem Rückenmark zu kennen. Diese Verbindungen werden hier in Form von »Schaltschemata« dargestellt. Das vorliegende Kapitel gibt eine Einführung in den Bauplan des Gehirns einschließlich seiner Mikrostruktur, der regionalen Gliederung der Hirnrinde und die Topographie der Faserbahnen. Anschließend werden die wichtigsten funktionellen Systeme beschrieben.

2.1 Einführung und Grundlagen

2.1.1 Aufbau und Gliederung des Gehirns

Das zentrale Nervensystem (ZNS) lässt sich in verschiedene Bereiche gliedern. Die gewaltige Anzahl von Nervenzellen (verschiedene Schätzungen gehen von 19 bis 22 Mrd. Neuronen allein in der Hirnrinde aus) ist die Grundlage einer kaum vorstellbaren Anzahl von Verschaltungsmöglichkeiten. Das menschliche Gehirn ist in seinem äußeren, makroskopischen und inneren, mikroskopischen Aufbau als Ausdruck des Prinzips der strukturellen und funktionellen Segregation und Interaktion hoch differenziert.

Die Zellkörper (Perikarya) von Nervenzellen (**Neuronen**) zeigen unterschiedliche Verteilungsmuster im Gehirn: Sie können gleichmäßig verteilt liegen, z. B. in der netzartigen **Formatio reticularis** des Hirnstamms, wohingegen es in anderen Bereichen zu Clustern von Nervenzellkörpern kommt, z. B. in Kerngebieten (**Nuclei**). Schließlich zeigt die Hirnrinde (Cortex cerebri) ebenfalls eine hohe Konzentration von Nervenzellen, die aber in oberflächenparallelen Schichten (Laminae) und senkrecht dazu stehenden Zellsäulen (Columnae) angeordnet sind.

Oft bilden die von den neuronalen Zellkörpern wegführenden Fortsätze (**Axone**) Faserbündel, die als Bahnen (**Tractus, Fasciculi, Lemnisci, Fibrae, Striae**) bezeichnet werden. Diese Bahnen stellen die Verbindungen mit anderen Gebieten des ZNS her. Im peripheren Nervensystem heißen diese Strukturen **Nervi** (Nn.). Einige Faserbahnen werden gemeinsam von verschiedenen funktionellen Systemen genutzt. Dabei wird aber die funktionelle Spezifität der verschiedenen Faserbündel innerhalb einer Bahn beibehalten. So werden auch Fasern aus verschiedenen Abschnitten der Retina in ihrem Verlauf im Sehnerv nicht vermischt, und diese retinotope Gliederung bleibt bis in die Sehrinde erhalten (▶ Abschn. 2.3.1).

Das Gehirn ist **bilateral symmetrisch** angelegt. Es finden sich aber dennoch anatomische und funktionelle Unterschiede zwischen linker und rechter Hirnhälfte, **Lateralisation** oder Asymmetrie. Beide Hälften interagieren miteinander: homotope Kommissurenbahnen verknüpfen nach ihrer Lage gleiche, heterotope Kommissurenbahnen nach ihrer Lage unterschiedliche Ziel- und Ursprungsgebiete der beiden Hirnhälften. Während der Begriff der Lateralisation eher eine funktionelle Spezialisierung beschreibt, wird »Asymmetrie« anatomisch und/oder funktionell verwendet. Rechts- bzw. Linkshändigkeit und Sprachdominanz sind in diesem Zusammenhang von besonderer Bedeutung.

Das **Prosenzephalon** (Vorderhirn) mit seinen beiden Anteilen **Telenzephalon** (Endhirn) und **Dienzephalon** (Zwischenhirn) ist beim Menschen besonders stark entwickelt. Es ist vor allem das Telenzephalon mit seinem **Pallium** (Hirnmantel), das wesentlich die Hirngröße des Menschen bestimmt (◘ Abb. 2.1). Das Pallium wird aus der **Hirnrinde** (Cortex cerebri) und der darunter liegenden **weißen Substanz**, die aus den zum Kortex hinführenden (afferenten) und vom Kortex wegführenden (efferenten) sowie vor allem intrakortikalen Faserbahnen besteht, gebildet. Die Oberfläche des Kortex ist durch die Vorwölbungen (Windung, **Gyrus**) und Einbuchtungen (Furche, Sulcus, Fissura) gefaltet. Das Pallium wird in verschiedene Lappen, **Lobi**, (Frontallappen [Lobus frontalis], Parietallappen [Lobus parietalis], Okzipitallappen [Lobus occipitalis], Insel [Lobus insularis] und Temporallappen [Lobus temporalis]) gegliedert (◘ Abb. 2.1).

> **Gliederung des zentralen Nervensystems**
> 1. Rückenmark
> 2. Gehirn
>   – Rhombenzephalon
>   – Myelenzephalon (Medulla oblongata)
>   – Metenzephalon mit Zerebellum
>   – Mesenzephalon mit Tectum
>   – Prosenzephalon
>   – Dienzephalon
>   – Hypothalamus mit Hypophyse
>   – Subthalamus
>   – Thalamus (dorsalis) mit Metathalamus
>   – Epithalamus mit Epiphyse
>   – Telenzephalon
>   – Corpus striatum und Globus pallidus
>   – Pallium (Kortex und weiße Substanz)

2.1 · Einführung und Grundlagen

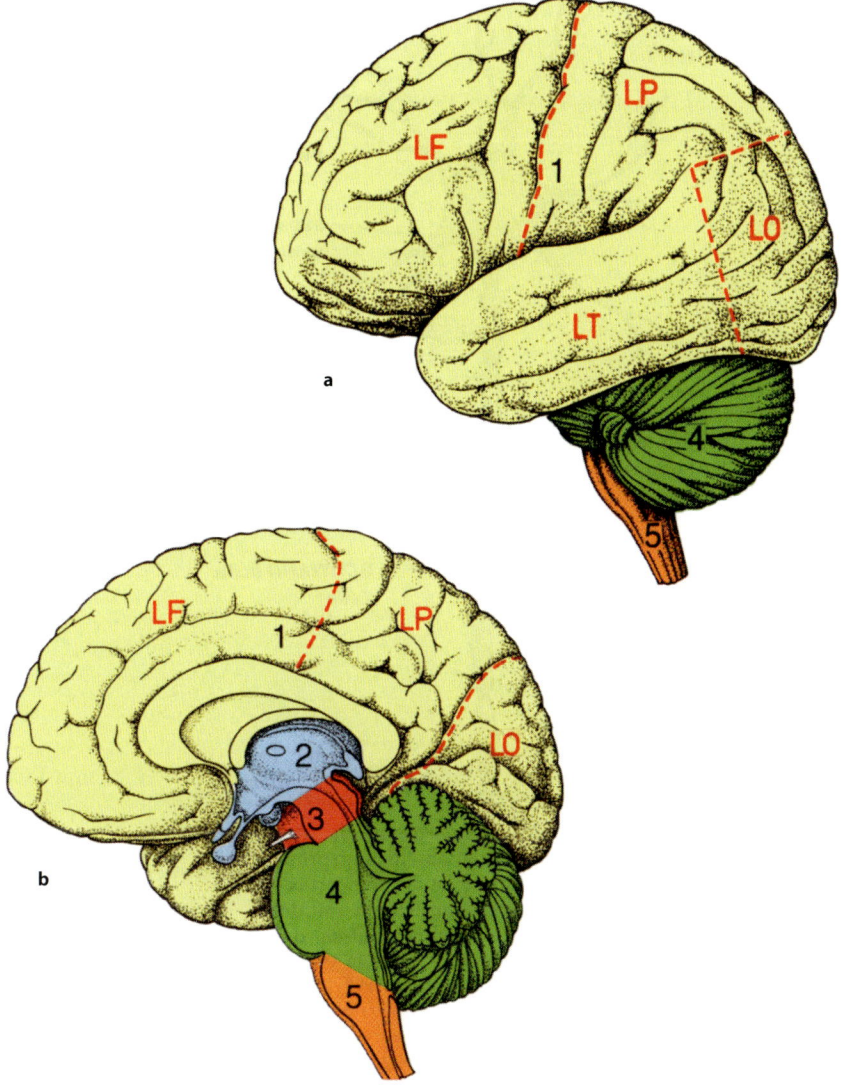

Abb. 2.1 Lateral- (**a**) und Medialansicht (**b**) der rechten Hirnhälfte (aus Zilles u. Rehkämper 1998). Die gestrichelten Linien markieren die Grenzen zwischen den verschiedenen Lobi. *1* Pallium, *2* Dienzephalon, *3* Mesenzephalon, *4* Metenzephalon, *5* Myelenzephalon; *LF* Lobus frontalis, *LO* Lobus occipitalis, *LP* Lobus parietalis, *LT* Lobus temporalis. Der Lobus insularis ist von außen in der Lateralansicht nicht sichtbar, da er von den Lobi frontalis, parietalis und temporalis überdeckt wird. Dies bezeichnet man als Operkularisation.

2.1.2 Feinbau des Nervensystems

> - Das Nervengewebe besteht aus 2 Zelltypen: Neuronen und Gliazellen
> - Oligodendrozyten sind besondere Gliazellen, die im ZNS Myelinscheiden bilden
> - Die efferenten Fortsätze der Perikarya, Axone, übernehmen die Weiterleitung des Aktionspotenzials über teilweise lange Strecken
> - An den afferenten Dendriten der Perikarya finden Erregungsaufnahme und Erregungsleitung statt
> - Am Axoninitialsegment wird das Aktionspotenzial gebildet
> - Synapsen übertragen die Erregung von einem auf das nächste Neuron

Das **Neuron** ist die strukturelle und funktionelle Einheit des Nervensystems. Es bildet Fortsätze, einen Neuriten (Axon) und meist mehrere Dendriten, die vom Zellleib (Soma, Perikaryon), ausgehen (◘ Abb. 2.2). **Gliazellen** übernehmen vielfältige Aufgaben und sind in den Prozess der Neurotransmission eingebunden, z. B. durch die Regulation der extrazellulären Transmitterkonzentration.

Das **Soma** von Neuronen wird vom Zellkern, Nukleus, und dem Perikaryon mit den Zellorganellen gebildet

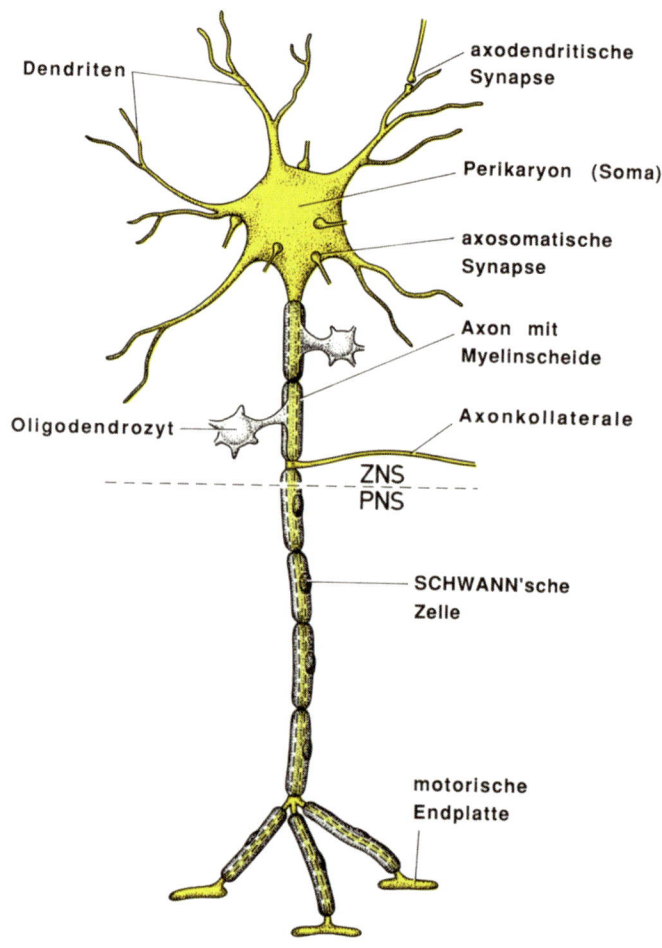

Abb. 2.2 Schema eines motorischen Neurons aus dem Vorderhorn des Rückenmarks. Die gestrichelte Linie markiert die Grenze zwischen peripherem und zentralem Nervensystem (PNS/ZNS). (Aus Zilles u. Rehkämper 1998)

(**Abb. 2.2**). Die äußere Form von Neuronen wird stark von der Ausprägung der abgehenden Fortsätze beeinflusst. Das Perikaryon ist von Gliazellen umgeben, zwischen denen Axone anderer Neurone an das Perikaryon herantreten und synaptische Kontakte ausbilden können. Der relativ große Zellkern liegt zumeist im Zentrum des Perikaryons, dessen Chromatin über den gesamten Kernbereich fein verteilt ist.

Die Hülle des **Nucleus** besteht aus 2 Elementarmembranen. Das äußere Blatt der Kernmembran hat Verbindung mit dem endoplasmatischen Retikulum (ER) im Zytoplasma. Das ER ist reich mit Ribosomen besetzt (rauhes oder granuläres ER, rER) und in zahlreichen, konzentrischen Stapeln (Nissl-Schollen; ▶ Abschn. 2.1.3) organisiert. Der Golgi-Apparat ist in Nervenzellen stark ausgeprägt. Mitochondrien liegen in großer Anzahl im Perikaryon und sichern den Energiebedarf.

Das Perikaryon bildet Fortsätze, die **Dendriten** (afferent) und das **Axon** (efferent). Während Dendriten in unterschiedlicher Anzahl pro Neuron ausgebildet sein können, gibt es immer nur ein Axon. Bei Projektionsneuronen und Spinalganglienzellen können die Axone länger als einen Meter sein (z. B. im motorischen System; ▶ Abschn. 2.3.8). Diese beiden Zelltypen sind meist exzitatorisch und bilden v. a. den Transmitter Glutamat (▶ Abschn. 2.3.13). Interneurone dienen der Erregungsleitung über kurze Strecken. Ihre Axone sind daher kurz. Interneurone sind oft inhibitorisch und bilden meist den Transmitter GABA.

Das **Axon** (auch Neurit) beginnt mit einem Axonhügel am Perikaryon und dem Axoninitialsegment, gibt Kollateralen ab und zweigt sich am Ende als Telodendron auf. Die Enden (Axonterminale) bilden Auftreibungen (»boutons«), deren Zellmembran die präsynaptische Komponente der Synapse darstellen (**Abb. 2.3**).

Im Inneren des Axons findet sich das **Axoplasma**, das viele Neurofilamente (Durchmesser: ca. 10 nm) und Neurotubuli (20 nm) enthält. Die Neurotubuli sind die strukturelle Grundlage des axonalen Transports, der mithilfe von Adenosintriphosphat (ATP), dem mikrotubu-

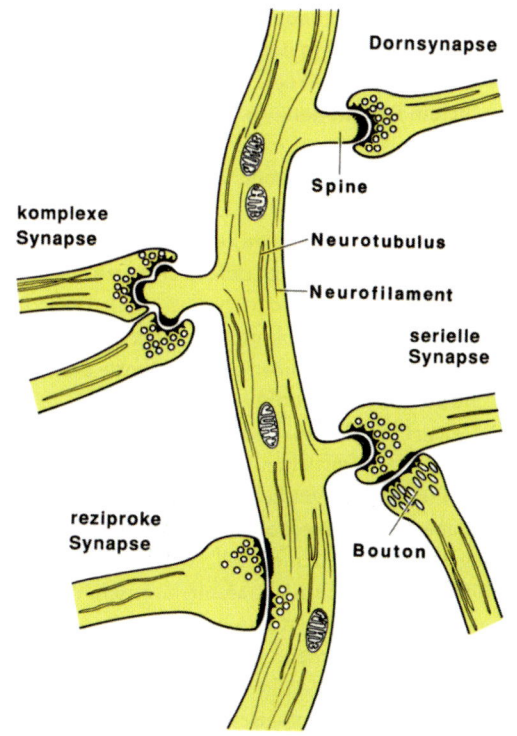

Abb. 2.3 Dendrit mit verschiedenen Synapsentypen. (Aus Zilles u. Rehkämper 1998)

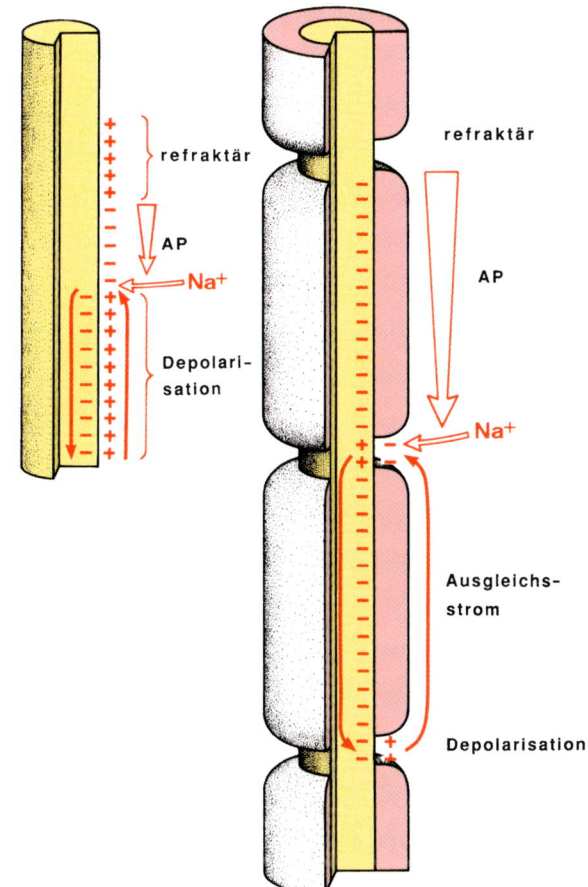

Abb. 2.4 Kontinuierliche (*links*) und saltatorische Erregungsleitung (*rechts*). Ein Aktionspotenzial (*AP*) ist mit einem erhöhten Na⁺-Einstrom verbunden, was zu einer Depolarisation führt. Nach einer Refraktärphase kann dann erneut ein AP gebildet werden. Bei einem nichtmyelinisierten Axon läuft dieser Prozess kontinuierlich an der Membran des Axons entlang. Bei einem myelinisierten Axon bleiben die Bildung des AP und die Depolarisation auf die Zonen der Ranvier-Schnürringe beschränkt und springen von Schnürring zu Schnürring über. Dadurch kommt es zu einer erheblichen Beschleunigung der Erregungsleitung. (Aus Zilles u. Rehkämper 1998)

lusassoziierten Protein (MAP) und Kinesin durchgeführt wird.

Die Weiterleitung der Erregung von einem zu einem anderen Neuron geschieht über **Synapsen**. Der weitaus häufigste Kontakt ist die chemische Synapse. Die Boutons an den Endverzweigungen der Axone sind der nachgeschalteten Zellmembran eng angelagert, und es entsteht ein 20–30 nm breiter synaptischer Spalt. Die Boutons als präsynaptische Struktur enthalten neben zahlreichen Mitochondrien zur Bereitstellung von Energie vor allem Vesikel mit Botenstoffen (**Transmitter**) (▶ Abschn. 2.3.13), die in der Regel im Perikaryon gebildet werden. Synapsen sind die Grundlage der Informationsverarbeitung bzw. -integration und spielen eine wichtige Rolle bei Lern- und Gedächtnisvorgängen.

Die Oberfläche der Dendriten und des Perikaryons ist mit einer Vielzahl von Synapsen verschiedener Herkunft und Funktion besetzt. Inhibitorisch wirksame Synapsen kommen besonders häufig am Zellkörper vor. Die Perikarya von Pyramidenzellen des Kortex und das Axoninitialsegment sind überwiegend von inhibitorischen Synapsen besetzt. Da dort auch das Aktionspotenzial entsteht, nehmen diese inhibitorischen Synapsen durch ihre Lage eine strategisch besonders günstige Position in der Verschaltungsstruktur des Nervensystems ein.

Unter dem Begriff der **(Neuro-)Glia** werden morphologisch und funktionell unterschiedliche Zelltypen zusammengefasst. In der Hirnrinde kommen Glia- und Nervenzellen im Verhältnis 1:1 vor. Gliazellen sind nicht direkt an der Erregungsleitung beteiligt und bilden keine Aktionspotenziale und Synapsen. Sie haben aber z. B. Rezeptoren für Neurotransmitter und Hormone und spielen bei der Transmitterregulation und -bildung eine wichtige Rolle.

Astrozyten sind u. a. an der Steuerung der Ionenkonzentration im Interzellularraum beteiligt, wirken am Aufbau der Blut-Hirn-Schranke mit und haben regulatorische Funktion bei der Erregungsübertragung. **Mantelzellen** und **Lemnozyten** tragen zur Isolierung neuronaler Elemente bei, da sie Perikarya in Ganglien und afferente Zellfortsätze in der Haut umhüllen. **Mikroglia** ist zur Phagozytose von Zellen und Zellbruchstücken fähig.

Oligodendrozyten bilden im ZNS die **Myelinscheiden** oder **Markscheiden**, die Axone umhüllen und gegeneinander isolieren (◘ Abb. 2.4). Im peripheren Nervensystem bilden Schwann'sche Zellen die Markscheiden. Neben markhaltigen gibt es auch marklose Fasern. Eine Gliazelle umhüllt ca. 1 mm der Axonlänge. Zwischen den benachbarten Abschnitten der Gliaumhüllungen bleibt ein schmaler Spaltraum, in dem die Zellmembran des Neurons frei liegt – **Ranvier-Schnürring**. Während bei einem Neuron ohne Myelinscheide die Erregung kontinuierlich über die gesamte Membranstrecke weitergeleitet wird, springt sie im Fall der myelinisierten Fasern von Schnürring zu Schnürring (**saltatorische Erregungsleitung**; ◘ Abb. 2.4). Dadurch wird die Erregungsleitungsgeschwindigkeit um ein Vielfaches erhöht. Für die Geschwindigkeit ist darüber hinaus die Dicke der Myelinscheide wichtig: Stark myelinisierte Fasern leiten bis zu 100-mal schneller als Axone gleichen Durchmessers ohne Myelinscheide. Myelinscheiden können in histologischen Präparaten sichtbar gemacht werden und ermöglichen so z. B. eine Darstellung von großen Faserbahnen (▶ Abschn. 2.1.4) und eine differenzierte Darstellung unterschiedlicher Kortexregionen (▶ Abschn. 2.1.3).

2.1.3 Aufbau des Kortex

> — Der Kortex lässt sich in den 6-schichtigen Neokortex (Isokortex) und den Allokortex (Paläokortex und Archikortex) untergliedern
> — Paläo- und Archikortex sind phylogenetisch älter, der Neokortex ist phylogenetisch jünger
> — Der Kortex zeigt regionale Unterschiede in seinem mikroskopischen Aufbau (Architektonik)
> — Diese Unterschiede sind Grundlage einer Untergliederung des Kortex in Areale
> — Die kortikalen Areale dienen unterschiedlichen Funktionen

Der beim Menschen besonders hoch entwickelte **Neokortex** (Neokortikalisation) bildet den 6-schichtigen **Isokortex** und liegt zwischen den beiden Anteilen des **Allokortex**, dem **Paläokortex** und dem **Archikortex**. Isokortex und Allokortex gehen schrittweise ineinander über. Proisokortex ist Teil des Isokortex am Übergang zum Allokortex; Periallokortex gehört zum Allokortex am Übergang zum Isokortex (◘ Abb. 2.5).

Die Begriffe »Archi-«, »Paläo-« und »Neokortex« stammen aus der vergleichenden Anatomie und beschreiben ursprünglich eine zeitliche, d. h. phylogenetische Sequenz. Danach ist der Neokortex eine Neubildung, die erst die Säugetiere kennzeichnen soll. Man weiß heute, dass funktionell, wenn auch nicht architektonisch, dem Neokortex vergleichbare Strukturen bei allen tetrapoden Wirbeltieren gefunden werden.

Die Bezeichnungen »Allo-« und »Isokortex« beziehen sich dagegen auf die histologische Struktur: Der Isokortex ist im Allgemeinen durch einen 6-schichtigen Aufbau gekennzeichnet, in den verschiedenen allokortikalen Regionen dagegen kommt es zur Ausbildung von weniger oder auch von mehr Schichten.

Allokortex

Der **Paläokortex** umfasst folgende Rindengebiete:
— Bulbus olfactorius
— Regio retrobulbaris
— Regio amygdalaris (kortikaler Anteil der Amygdala)
— Tuberculum olfactorium
— Septum mit Regio periseptalis und Regio diagonalis

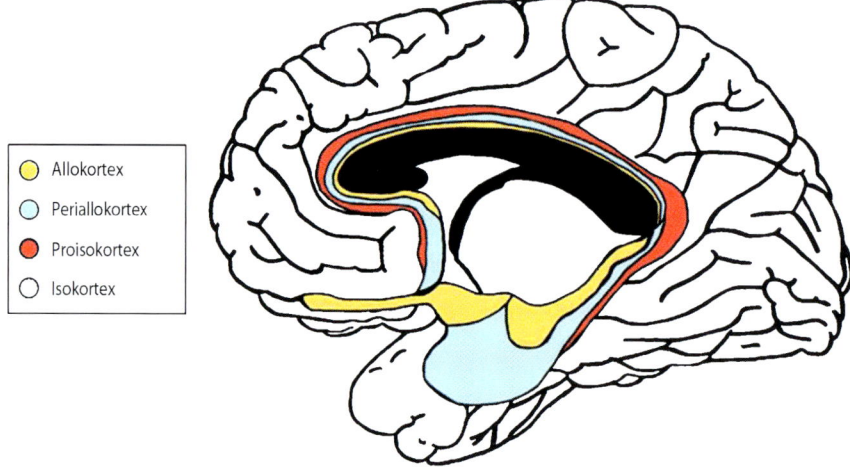

◘ Abb. 2.5 Mediansansicht einer rechten Hemisphäre mit der Einteilung des Kortex. (Mod. nach Stephan 1975)

2.1 · Einführung und Grundlagen

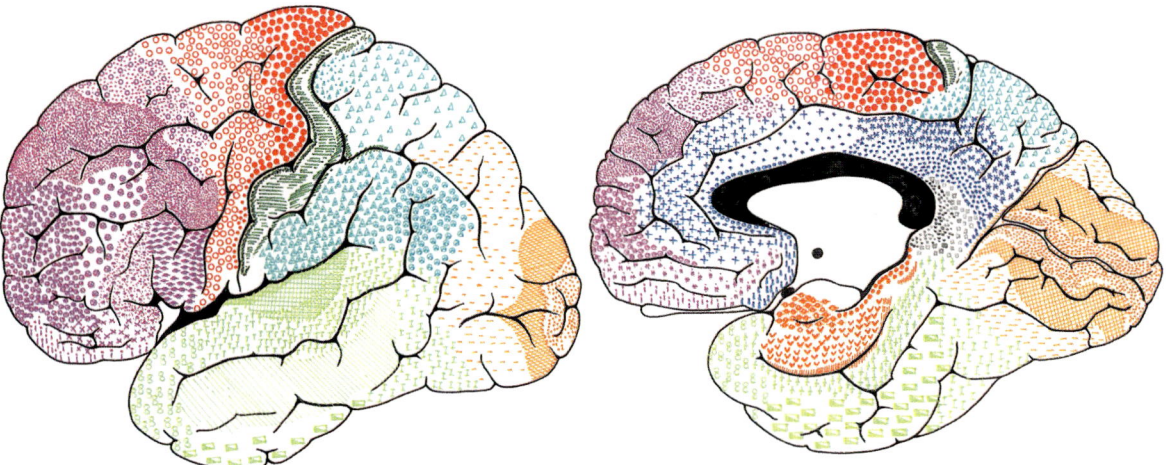

Abb. 2.6 Hirnkarte der allo- und isokortikalen Areale der menschlichen Hirnrinde nach Brodmann (1909). Die einzelnen Areale sind mit unterschiedlichen Farben und Schraffuren dargestellt

- Regio praepiriformis
- Teile des Inselkortex (Regio peripalaeocorticalis claustralis)

Der **Archikortex** umfasst folgende Regionen:
- Hippocampus retrocommissuralis (Cornu ammonis, Fascia dentata, Subiculum)
- Hippocampus supra- und precommissuralis
- Presubiculum und Parasubiculum
- Regio entorhinalis
- Regio retrosplenialis
- Regio cingularis

Isokortex

Hier finden sich Repräsentationsgebiete für alle Sinnessysteme mit Ausnahme des olfaktorischen Systems und die Ursprungsgebiete motorischer Bahnen (**Primärgebiete**). Die Größe des Isokortex geht jedoch in besonderem Maße auf die Ausdehnung solcher Gebiete zurück, die zwischen den Primärgebieten liegen. Diese Regionen sind als unimodale Gebiete mit der Analyse spezieller Aspekte einer bestimmten Modalität befasst (**unimodale Sekundär- und Tertiärgebiete**). In den **multimodalen Assoziationsgebieten** werden dann verschiedene Modalitäten zusammengeführt. Diese Gebiete bilden letztlich die Grundlage für eine ganzheitliche Wahrnehmung der uns umgebenden Welt und die Voraussetzung für komplexes und flexibles Verhalten.

Der Kortex ist an der Gyruskuppe breiter als im Fundus eines Sulcus. In den meisten Regionen ist der Kortex ca. 3 mm dick. Er ist besonders schmal im Gyrus postcentralis und im Bereich des Sulcus calcarinus (ca. 2 mm) und besonders dick im Gyrus praecentralis (ca. 4 mm).

Zellkörperfärbungen des menschlichen Kortex (z. B. Nissl) zeigen, dass unterschiedlich geformte und verschieden große Neurone in den Schichten des Kortex gefunden werden. Im Isokortex heißen die 6 Schichten Lamina molecularis (I), Lamina granularis externa (II), Lamina pyramidalis externa (III), Lamina granularis interna (IV), Lamina pyramidalis interna (V) und Lamina multiformis (VI).

Die Ausprägung dieser 6 Schichten bzgl. ihrer Breite, Packungsdichte der Nervenzellen und Anordnung variiert regional (**Zytoarchitektur**). Beispiele für kortikale Regionen mit unterschiedlicher Zytoarchitektur sind der agranuläre motorische Kortex, bei dem die Lamina granularis interna nicht ausgeprägt ist (▶ Abschn. 2.3.8) und der primäre visuelle Kortex, der im Gegensatz dazu eine sehr breite und reich differenzierte Lamina granularis interna aufweist, in die afferente Fasern aus der Sehbahn ziehen (▶ Abschn. 2.3.1).

Unterschiede in der Zytoarchitektur wurden schon früh dazu herangezogen, um die Hirnrinde in unterschiedliche Areale zu untergliedern. Eine der bekanntesten und auch heute noch weit verbreiteten Karten ist die von Korbinian **Brodmann** aus dem Jahr 1909 (◻ Abb. 2.6). Neben regionalen Unterschieden in der Zytoarchitektur kann man auch bauliche Besonderheiten einzelner Hirnregionen in Bezug auf **Myeloarchitektur** (erkennbar in Markscheidenfärbungen histologischer Präparate), Transmitter und Enzyme (immunhistochemische und histochemische Marker) sowie die Rezeptoren (Autoradiographie, Immunhistochemie, In-situ-Hybridisierung) feststellen. Die Mikrostruktur hat einen direkten Bezug zu den modernen bildgebenden Verfahren – so beeinflussen z. B. Zyto- und Myeloarchitektur das MR-Signal und regionale Rezeptorverteilungen für Transmitter lassen sich mit Rezeptor-PET in vivo erfassen.

Die Brodmann-Karte zeigt eine schematisierte Darstellung eines »typischen« Gehirns. Sie berücksichtigt nicht

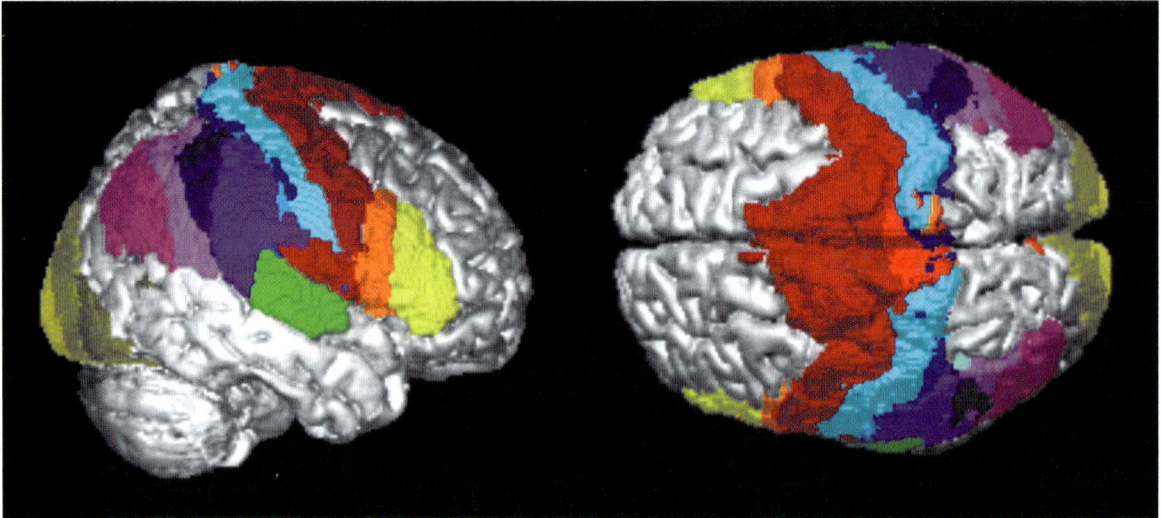

Abb. 2.7 Oberflächenrekonstruktion des individuellen MNI-Referenzgehirns mit »maximum probability maps« kortikaler Areale. Die Darstellung basiert auf Kartierungen der Areale in histologischen Serienschnitten von 10 Post-mortem-Gehirnen. Ansichten von lateral und dorsal. Jedes Areal ist mit einer anderen Farbe gekennzeichnet. Areale in der Tiefe des Gehirns, z. B. Te 1 auf dem Heschl-Gyrus, sind nicht zu sehen

die interindividuelle Variabilität, ein Umstand, dessen sich Brodmann durchaus bewusst war. Die Karte erlaubt es deshalb nicht, auf die genaue Lage der Grenze eines zytoarchitektonischen Areals in Bezug auf Gyri und Sulci zu schließen. Die zytoarchitektonischen Areale und das Sulcusmuster variieren unabhängig voneinander. Schließlich benötigen funktionell bildgebende Untersuchungen zur topographischen Interpretation von Befunden dreidimensionale Vorlagen und keine zweidimensionale schematische Zeichnung.

Eine Weiterentwicklung der klassischen architektonischen Karten wie der von Brodmann sind die **probabilistischen, architektonischen Karten**, die in den Arbeitsgruppen der Autoren dieses Kapitels entwickelt werden (Abb. 2.7). Diese Karten basieren auf einem untersucherunabhängigen Verfahren zur Grenzfindung der verschiedenen kortikalen Areale in 10 Post-mortem-Gehirnen. Sie beinhalten neben kortikalen Arealen auch subkortikale Kerngebiete und Faserbahnen, die nach dreidimensionaler Rekonstruktion der histologischen Schnittserien auf ein Referenzgehirn wie das »MNI-Gehirn« (https://www.jubrain.fz-juelich.de [Zugriff: 27.09.2012]) registriert wurden. Dieses Referenzsystem wird im Rahmen vieler bildgebender Studien zur räumlichen Normierung genutzt und eignet sich deshalb für Struktur-Funktions-Vergleiche. Hierbei können z. B. auf probabilistischer Grundlage funktionelle und strukturelle MR-Befunde von Untersuchungen an Probanden oder Patienten zu bestimmten neuropsychologischen Paradigmen mit den in Post-mortem-Gehirnen gewonnenen mikrostrukturellen Karten direkt verglichen werden.

2.1.4 Große Faserbahnsysteme

Die weiße Substanz des Telenzephalons enthält myelinisierte und nichtmyelinisierte Nervenfasern, die in 3 Fasersystemen mit unterschiedlichem Verlauf organisiert sind:

> — **Projektionsbahnen** verlaufen zwischen Rindengebieten und Kerngebieten, auf- und absteigend; ein großer Teil verläuft durch die Capsula interna
> — **Kommissurenbahnen** verbinden Rindengebiete der beiden Hemisphären
> — **Assoziationsfasern** verbinden Rindengebiete einer Hemisphäre

Für die funktionelle Bildgebung und Orientierung im stereotaxischen Raum haben die **Commissura anterior** (CA) und die **Commissura posterior** (CP) eine besondere Bedeutung (Abb. 2.8). Die gedachte Verbindung zwischen oberem Rand der CA und unteren Rand der CP (**CA–CP-Linie**) definiert die 3 orthogonal zueinander stehenden Raumrichtungen (frontal, horizontal, sagittal), der Schnittpunkt zwischen oberem Rand von CA und der Interhemisphärenebene definiert den Ursprung nach der Konvention von Talairach und Tournoux (1988). Diese Konvention ermöglicht eine räumliche Vergleichbarkeit von Bilddatensätzen in einem gemeinsamen Referenzraum. Neben dem Talairach-Raum werden auch andere Konventionen (z. B. der MNI-Raum, der anatomische MNI-Raum) verwendet.

2.1 · Einführung und Grundlagen

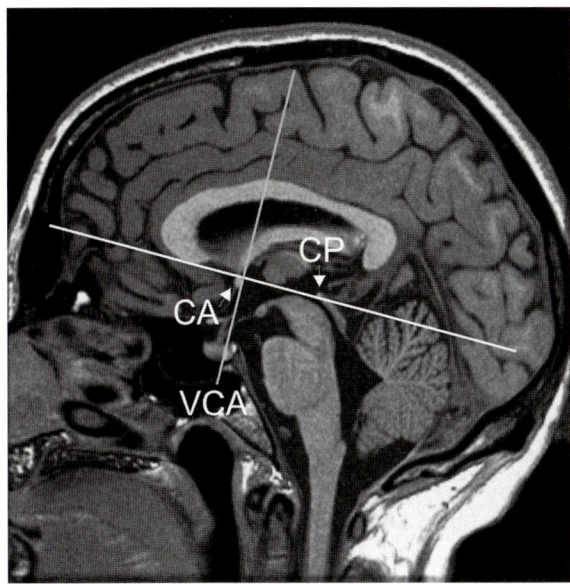

● **Abb. 2.8** Median-Sagittalschnitt eines hochaufgelösten T1-gewichteten MRT-Datensatzes bei 1,5 Tesla (Voxelgröße 610 µm isotrop, Mittelung von 10 individuellen Datensätzen). MR-Bild von Oros-Peusquens, Stöcker, Zilles, Shah. *CA, CP* Commissura anterior und Commissura posterior. Diese beiden Strukturen definieren die CA–CP-Linie und legen die horizontale Schnittebene fest. Durch den hinteren Rand der Commissura anterior verläuft orthogonal zur CA–CP-Linie die VCA-Linie. Diese definiert die vertikofrontale Bildebene. Der Schnittpunkt von CA–CP-Linie und VCA-Linie in der Ebene des Interhemisphärenspaltes definiert den Ursprung im Talairach & Tournoux Atlas (1988)

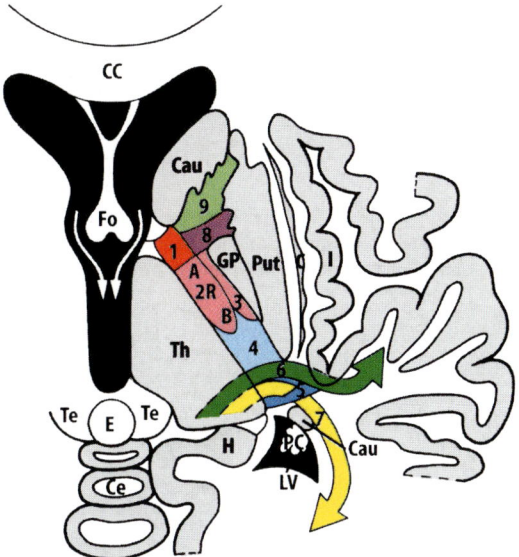

● **Abb. 2.9** Lage von Projektionsbahnen in einem Horizontalschnitt durch die Capsula interna mit Crus anterius, Genu und Crus posterius. Der Pedunculus thalamicus anterior (9) liegt im Crus anterius und enthält u. a. Verbindungen zwischen dem dorsomedialen Thalamus und dem präfrontalen Kortex. Im Pedunculus thalamicus inferior (8) im oberen Teil der Capsula interna im Crus anterius liegen Bahnen zwischen dem dorsomedialen Thalamus und dem präfrontalen, insulären und temporalen Kortex sowie Verbindungen zwischen Thalamus und Amygdala. Der Tractus corticonuclearis (= corticobulbaris – 1) liegt im Genu. Im Crus posterius finden sich Tractus corticospinalis (2), Fibrae corticorubralis und corticotegmentalis (3). Ebenfalls im Crus posterius liegt der Pedunculus thalamicus superior (4), der u. a. die somatosensorische thalamokortikale Bahn als Fortsetzung des Lemniscus medialis enthält. Am hinteren und unteren Ende des Crus posterius folgen der Pedunculus thalamicus posterior (5), die Radiatio acustica (6) und die Radiatio optica (7). Die *Pfeile* markieren die Verbindung zwischen Seitenventrikel und III. Ventrikel. *A* Armrepräsentation, *B* Beinrepräsentation, *C* Claustrum, *Cau* Nucleus caudatus, *CC* Corpus callosum, *Ce* Zerebellum, *E* Epiphyse, *Fo* Fornix, *GP* Globus pallidus, *H* Hippocampus, *I* Inselrinde, *LV* Seitenventrikel, *PC* Plexus choroideus, *Put* Putamen, *R* Rumpfrepräsentation, *Te* Tectum, *Th* Thalamus; *1* Tractus corticonuclearis, *2* Tractus corticospinalis, *3* Fibrae corticorubralis et corticotegmentalis, *4* Pedunculus thalamicus superior, *5* Pedunculus thalamicus posterior, *6* Radiatio acustica, *7* Radiatio optica, *8* Pedunculus thalamicus inferior, *9* Pedunculus thalamicus anterior. (Aus Zilles u. Rehkämper 1998)

Projektionsbahnen

Projektionsbahnen verlaufen häufig durch die Capsula interna und lassen sich dort am besten auf einem Horizontalschnitt darstellen (● Abb. 2.9). Die Kapsel lässt im Schnittbild einen vorderen Schenkel, das Knie und einen hinteren Schenkel erkennen. Durch die Capsula interna verlaufen sowohl vom Thalamus aufsteigende als auch zum Thalamus, Hirnstamm und Rückenmark absteigende Bahnen.

Kommissurenfasern

Homotope Kommissurenbahnen verbinden gleichnamige Areale in den beiden Hemisphären, heterotope verbinden ein Kortexgebiet einer Hemisphäre mit einem anderen Kortexgebiet der kontralateralen Hemisphäre. Homotope Faserbahnen verbinden die bilateralen Repräsentationsfelder der gleichen Körperteile in den beiden Hemisphären (z. B. vertikaler Meridian des Gesichtsfeldes). Die größte Kommissurenbahn ist das Corpus callosum (● Abb. 2.10). Die Fasern fächern lateral der Mittellinie die Capsula interna auf. Es werden Genu, Truncus und Splenium corporis callosi unterschieden.

Assoziationsfasern

Diese Fasern verbinden verschiedene Bereiche des Kortex einer Hemisphäre. Sie bilden den größten Teil der weißen Substanz. Kurze Fasern, Fibrae arcuatae cerebri, werden von Pyramidenzellaxonen gebildet und verbinden meist 2 benachbarte Gyri miteinander. Sie verlaufen U-förmig von der Rinde in das Mark und wieder zurück in die Rinde (● Abb. 2.11). Lange Assoziationsfasern bilden Bündel, die auch weit voneinander entfernte Rindenregionen verbinden. Neben den in ● Abb. 2.10 dargestellten Bahnen gehört dazu auch das Zingulum, das unter dem Gyrus cinguli liegt.

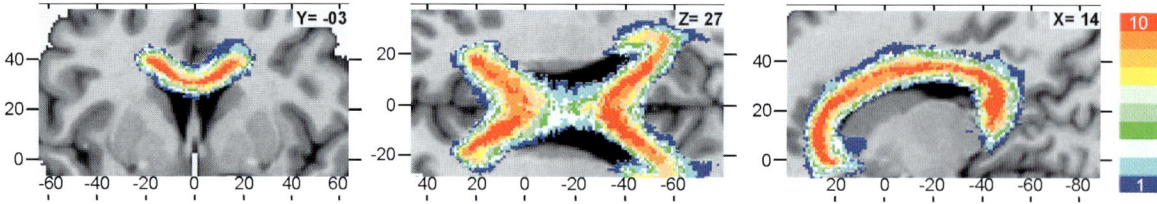

Abb. 2.10 Probabilistische Karte des Corpus callosum. Die Karte zeigt die interindividuelle Variabilität der Faserbahn in 10 Post-mortem-Gehirnen. Frontal-, Horizontal- und Sagittalschnitt. Ausrichtung entlang der CA–CP-Linie. Die Überlagerung der individuellen Karten vor dem Hintergrund des individuellen MNI-Gehirns ist farbkodiert (z. B. *rot* – Überlagerung aller 10 Gehirne)

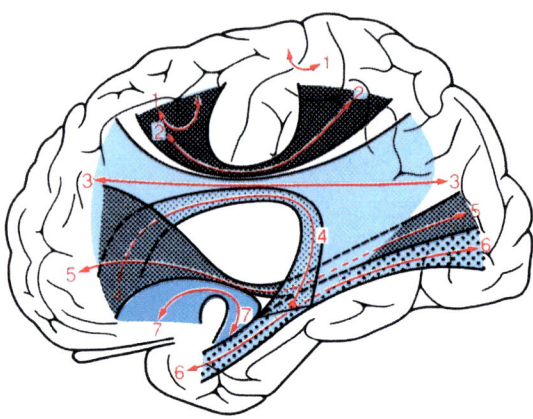

Abb. 2.11 Wichtige Assoziationsbahnen in den Endhirnhemisphären. *1* Fibrae arcuatae, *2* Fasciculus occipitofrontalis superior (verbindet Lobi frontalis und occipitalis), *3* Fasciculus longitudinalis superior (verbindet Lobi frontalis, parietalis und occipitalis), *4* Fasciculus arcuatus (verbindet Wernicke- und Broca-Region), *5* Fasciculus occipitofrontalis inferior (verbindet Lobi frontalis und occipitalis), *6* Fasciculus longitudinalis inferior (verbindet Lobi temporalis und occipitalis), *7* Fasciculus uncinatus (verbindet Amygdala mit basalen Regionen des Lobus frontalis). (Aus Zilles u. Rehkämper 1998)

Abb. 2.12 Hirnhäute und äußere Liquorräume im Frontalschnitt. *1* Kopfhaut, *2* Schädeldach, *3* V. diploica, *4* Sinus sagittalis superior, *5* Pacchioni-Granulationen, *6* Dura mater, Periost und Subduralspalt, *7* Arachnoidea, *8* Pia mater, *9* Falx cerebri, *10* Subarachnoidalraum, *11* Virchow-Robin-Raum, *12* Periost, *13* Arachnoideatrabekel, *14* von Astrozytenfüßen gebildete Gliamembran (Membrana limitans), *15* Arterie, *16* Arteriole, *17* Kapillare, *18* Gehirn, *19* Interzellularraum der Leptomeninx. (Aus Zilles u. Rehkämper 1998)

2.2 Hirnhäute, Ventrikel und Blutgefäße

2.2.1 Hirnhäute

> - Es werden harte (Pachymeninx) und weiche Hirnhaut (Leptomeninx) voneinander unterschieden
> - Die harte Hirnhaut stellt ein mechanisches Schutzsystem für das Zentralnervensystem dar
> - Die weiche Hirnhaut bildet die Liquor-Blut-Schranke

Das ZNS ist von außen nach innen von 3 Bindegewebshüllen (Meningen) umgeben (Abb. 2.12):
- Dura mater
- Arachnoidea
- Pia mater

Arachnoidea und Pia mater bilden die Leptomeninx, die Dura mater die Pachymeninx.

Dura mater

Die Dura mater (Abb. 2.12) besteht aus straffem Bindegewebe mit geflechtartig angeordneten Kollagenfasern, die von Mesothel bedeckt sind. Sie hat ein inneres und ein äußeres Blatt. Die Dura ist fest mit dem Periost (äußeres Blatt) der Schädelknochen verwachsen. Sie bildet innere Duplikaturen: Falx cerebri, Falx cerebelli und Tentorium cerebelli.

- Die **Falx cerebri** ragt in die Fissura longitudinalis cerebri hinein und bildet die Sinus sagittales superior und inferior

- Die **Falx cerebelli** liegt als sichelförmiges Septum in der Vallecula cerebelli und ist am Os occipitale befestigt
- Das **Tentorium cerebelli** zieht zeltförmig zwischen Okzipitallappen und Zerebellum hindurch und geht in der Mediansagittalebene in die Falx cerebri über

Durch das Tentorium cerebelli wird der intrakraniale Raum in ein supra- und infratentorielles Kompartiment gegliedert, die das Pros- bzw. Rhombenzephalon enthalten. Diese Trennung hat Bedeutung bei raumfordernden Prozessen, da sie z. B. eine Verdrängung von Hirnteilen bei intrakranialem Druckanstieg aus dem infratentoriellen Kompartiment nur in Richtung des Foramen magnum ermöglicht. In T1-gewichteten strukturellen MR-Bildern des Kopfes erscheint die Dura sehr signalintensiv.

Gefäßversorgung Die Dura wird durch eigene Gefäße mit Blut versorgt: Die A. meningea anterior aus der A. ethmoidalis anterior versorgt die vordere Schädelgrube. Die A. meningea media aus der A. maxillaris ist die wichtigste Arterie für die Blutversorgung der Dura. Sie verläuft zwischen Dura und seitlicher Schädelbasis und teilt sich in einen vorderen und hinteren Ast (Versorgung der mittleren Schädelgrube). Die A. meningea posterior ist der Endast der A. pharyngea ascendens und versorgt die hintere Schädelgrube.

Arachnoidea

Die Arachnoidea (◘ Abb. 2.12) besteht aus mehreren Lagen platter Meningealzellen (**Neurothel**), die durch »tight junctions« fest miteinander verbunden sind und so den Übertritt von Liquor cerebrospinalis (CSF) aus dem Subarachnoidalraum (zwischen Arachnoidea und Pia) in den Subduralspalt (zwischen Arachnoidea und Dura) verhindern (**Liquor-Blut-Schranke**).

Arachnoidea und Pia sind durch Trabekel miteinander verbunden. An einigen Stellen ist der mit Liquor gefüllte Subarachnoidalraum jedoch besonders weit und bildet Zisternen. Die gefäßfreien Ausstülpungen der Arachnoidea, die in der Gegend der Sinus und Vv. diploicae auftreten können, werden als Granulationes arachnoidales Pacchioni bezeichnet.

Pia mater

Die Pia mater (◘ Abb. 2.12) besteht aus Bindegewebe und Meningealzellen. Sie ist mit der Oberfläche des ZNS fest verbunden und zieht mit den Blutgefäßen in das Nervengewebe. Die Pia ist immer durch eine Basallamina, die von Astrozyten gebildet wird, vom Nervengewebe getrennt. Sie erstreckt sich etwa bis zur Aufzweigung der Gefäße in das Kapillarbett und bildet um die Blutgefäße perivaskuläre Spalträume (**Virchow-Robin-Raum**). Zwischen Pia und Blutgefäßen ist ebenfalls eine Basallamina vorhanden, die sich auf die Kapillaren fortsetzt und zusammen mit den Endothelzellen und Astrozytenfortsätzen eine Barriere zwischen Nervengewebe und Blut bildet (**Blut-Hirn-Schranke**).

An einigen Stellen des Ventrikelsystems setzen sich Ependymzellen als Lamina choroidea epithelialis auf das gefäßreiche Bindegewebe der Pia, die Tela choroidea, fort. Beide Strukturen bilden zusammen die in das Ventrikelsystem hineinragenden Plexus choroidei. Die Plexus produzieren den Liquor und kontrollieren das Liquormilieu.

2.2.2 Ventrikel

- Das Ventrikelsystem ist der innere Liquorraum des Zentralnervensystems
- Die Plexus choroidei bilden den Liquor
- Das Ventrikelsystem steht mit dem Subarachnoidalraum in Verbindung

Der innere Liquorraum wird durch das **Ventrikelsystem** gebildet (◘ Abb. 2.13). Die beiden Seitenventrikel liegen in den Hemisphären. Der III. Ventrikel befindet sich im

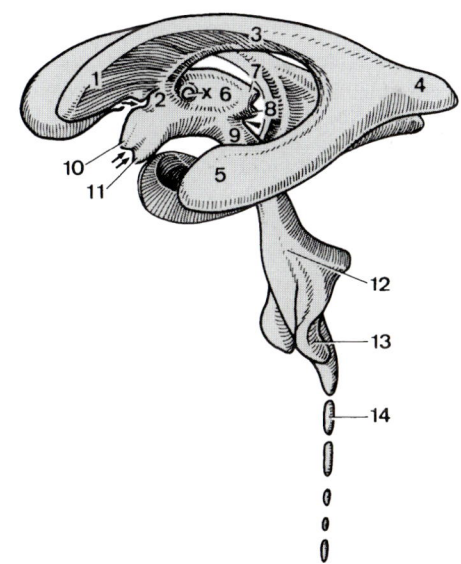

◘ **Abb. 2.13** Ventrikelsystem des Gehirns. *1* Vorderhorn (Cornu frontale) des Seitenventrikels, *2* Foramen interventriculare, *3* Pars centralis des Seitenventrikels, *4* Hinterhorn (Cornu occipitale) des Seitenventrikels, *5* Unterhorn (Cornu temporale) des Seitenventrikels, *6* III. Ventrikel, *7* Recessus suprapinealis, *8* Recessus pinealis, *9* Aquaeductus mesencephali, *10* Recessus opticus, *11* Recessus infundibuli, *12* IV. Ventrikel, *13* Recessus lateralis des IV. Ventrikels, *14* Canalis centralis des Rückenmarks (durch Verklebungen, des Ependyms kein durchgängiger Kanal), *Pfeil* Commissura rostralis, *Doppelpfeil* Chiasma opticum, *Pfeilkopf* Commissura epithalamica, *X* Adhaesio interthalamica. (Aus Zilles u. Rehkämper 1998)

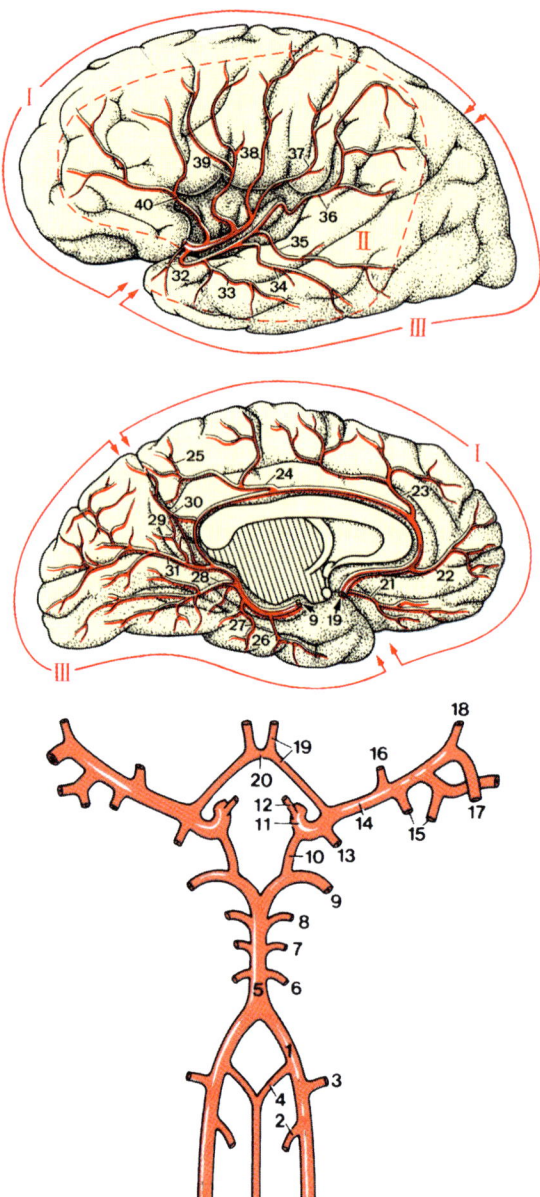

Abb. 2.14 Die Versorgungsgebiete der Aa. cerebri anterior (*I*), cerebri media (*II*) und cerebri posterior (*III*) sind in Lateralansicht (*oben*) und Medialansicht (*Mitte*) dargestellt. *Unten*: Beziehung zwischen Aa. carotides internae, vertebrales und Circulus arteriosus cerebri mit abzweigenden Blutgefäßen. *1* A. vertebralis, *2* A. spinalis posterior, *3* A. cerebelli inferior posterior, *4* A. spinalis anterior, *5* A. basilaris, *6* A. cerebelli inferior anterior, *7* A. pontis, *8* A. cerebelli superior, *9* A. cerebri posterior, *10* A. communicans posterior, *11* A. carotis interna, *12* A. ophthalmica, *13* A. choroidea anterior, *14* A. cerebri media, *15* Aa. lenticulostriatae (= Aa. centrales anterolaterales), *16* A. temporopolaris, *17* Pars insularis arteriae cerebri mediae, *18* A. frontobasalis lateralis, *19* A. cerebri anterior, *20* A. communicans anterior, *21* A. frontobasalis medialis, *22* A. frontopolaris, *23* A. callosomarginalis, *24* A. parietalis interna, *25* A. parietooccipitalis, *26* R. temporalis inferior anterior, *27* R. temporalis inferior posterior, *28* A. occipitalis lateralis, *29* A. occipitalis medialis, *30* R. parietooccipitalis, *31* R. calcarinus, *32* A. temporopolaris, *33* A. temporalis anterior, *34* A. temporalis intermedia, *35* A. temporalis posterior, *36* Aa. supramarginalis und gyri angularis, *37* A. sulci postcentralis, *38* A. sulci centralis, *39* A. sulci praecentralis, *40* A. frontobasalis lateralis. (Aus Zilles u. Rehkämper 1998)

Dienzephalon; der IV. Ventrikel ist im Rhombenzephalon gelegen. III. und IV. Ventrikel sind durch den engen Aquaeductus cerebri (= mesencephali) verbunden. Der IV. Ventrikel setzt sich in den Zentralkanal des Rückenmarks fort. Die Wände der Ventrikel werden von Ependym ausgekleidet. Die Plexus choroidei bilden alle 3–4 h ca. 150 ml Liquor. Der Liquor kann über die Granulationes arachnoidales in den Sinus sagittalis superior und die Vv. diploicae sowie über die beiden Aperturae laterales Luschkae, und die Apertura mediana Magendii des IV. Ventrikels in den Subarachnoidalraum abfließen.

2.2.3 Blutgefäße

> - Die Blutversorgung des Gehirns erfolgt über die A. carotis interna und die A. vertebralis
> - Die Aa. carotis interna, vertebralis und basilaris haben definierte Versorgungsbereiche
> - Die Kapillaren im Zentralnervensystem sind am Aufbau der Blut-Hirn-Schranke beteiligt
> - Die Venen des Gehirns münden in die Sinus venosi

Die A. carotis interna (aus der A. carotis communis) und der A. vertebralis (meist aus A. subclavia) sichern die Versorgung des Gehirns (◘ Abb. 2.14). Die **A. carotis interna** versorgt die Hirnabschnitte, die vor einer gedachten Linie durch den Sulcus parietooccipitalis und die Epiphyse liegen. Zum Versorgungsgebiet dieser Arterie zählen der Frontal- und Parietallappen, der Pol des Temporallappens und der Boden des Zwischenhirns mit der Hypophyse. Das Versorgungsgebiet der **A. vertebralis** umfasst den Okzipital- und den Rest des Temporallappens, kaudale Teile des Thalamus, des Corpus callosum und der Capsula interna sowie das gesamte Rhombenzephalon. Aufzweigungen der Aa. carotis interna und basilaris beider Seiten bilden an der Hirnbasis den Circulus arteriosus cerebri (Willisi), der die Stromgebiete der 4 Arterien beider Seiten miteinander verbindet (◘ Abb. 2.14).

Durch die Oberfläche des Gehirns dringen senkrecht Arterien unterschiedlichen Kalibers ein, wobei sich die kleinlumigen Arterien eher oberflächlich, die großlumigen Arterien eher in der Tiefe verzweigen. Die »tight junctions« zwischen den Endothelzellen der Kapillaren und die Basilarmembran tragen zur Bildung der **Blut-Hirn-Schranke** bei, die das ZNS vor dem Eintreten der meisten

2.3 · Funktionelle Systeme

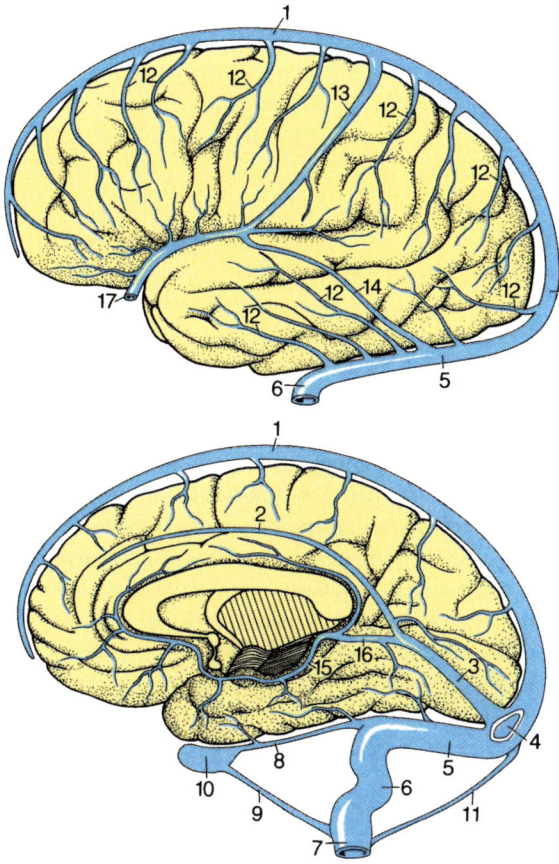

Abb. 2.15 Sinus durae matris und Venen. *1* Sinus sagittalis superior, *2* Sinus sagittalis inferior, *3* Sinus rectus, *4* Confluens sinuum, *5* Sinus transversus, *6* Sinus sigmoideus, *7* V. jugularis interna, *8* Sinus petrosus superior, *9* Sinus petrosus inferior, *10* Sinus cavernosus, *11* Sinus occipitalis, *12* Vv. cerebri superficiales, *13* V. anastomotica superior (Trolard), *14* V. anastomotica inferior (Labbé), *15* V. basalis (Rosenthal), *16* V. cerebri magna (Galen), *17* V. cerebri media superficialis. (Aus Zilles u. Rehkämper 1998)

im Blut gelösten Moleküle schützt. Sauerstoff kann frei übertreten, Glukose gelangt durch ein spezifisches Transportsystem in das Nervengewebe.

In bestimmten Regionen des III. und IV. Ventrikels, den sog. neurohämalen Zonen des Gehirns, ist die Blut-Hirn-Schranke aufgehoben. Hierzu zählen z. B. das **Corpus pineale** und die **Eminentia mediana** mit der **Neurohypophyse** im III. Ventrikel und die Area postrema im IV. Ventrikel (▶ Abschn. 2.3.11). Diese bilden die zirkumventrikulären Organe, zu denen auch das Subkommissuralorgan gehört (Letzteres allerdings mit Blut-Hirn-Schranke). Die meisten zirkumventrikulären Organe sind unpaar und liegen in der Mediansagittalebene.

Die Venen geben das Blut des Kapillarbetts in die Sinus durae matris ab (◘ Abb. 2.15). Sinus sind von Dura mater gebildete starrwandige Blutleiter, die innen mit Endothel ausgekleidet sind. Die Sinus stehen untereinander in Ver-

bindung und münden schließlich in die V. jugularis interna.

Die Venen des Gehirns lassen sich bezüglich ihrer Lage in oberflächliche (Vv. cerebri superficiales) und tiefe (Vv. cerebri profundae) gliedern, die jedoch über zahlreiche Anastomosen verbunden sind:

- **Vv. cerebri superficiales:** sammeln das Blut aus der Hirnrinde und dem Marklager, münden in die Sinus sagittalis superior, transversus, cavernosus, petrosus superior und sphenoparietalis
- **Vv. cerebri profundae:** sammeln das Blut aus den tieferen Anteilen des Marklagers, den Basalganglien, dem Dienzephalon, den Plexus choroidei (Ventrikel I, II, III); münden in die V. cerebri magna Galeni

Die wichtigste gemeinsame Endstrecke beider Venensysteme ist die V. basalis (Rosenthal), die um den Tractus opticus und den Pedunculus cerebri herum nach hinten in die V. cerebri magna einmündet, die im Sinus rectus endet.

2.3 Funktionelle Systeme

2.3.1 Visuelles System

- **Stäbchen- und Zapfenzellen, bipolare und Ganglienzellen sowie amakrine und Horizontalzellen sind in der Retina für die Perzeption, Verarbeitung und Weiterleitung visueller Information verantwortlich**
- **Verschiedene Ganglienzellen (magno- und parvozellulär) gewährleisten eine weitere funktionelle Spezialisation**
- **Das retinogenikulokortikale System vermittelt den bewussten Seheindruck**
- **Form-, Bewegungs- und Farbsehen werden durch spezialisierte Regionen im striären Kortex ermöglicht**
- **Die Verarbeitung visueller Information erfolgt in den mehr als 20 Arealen des extrastriären Kortex, die über einen dorsalen (Wo-System) und einen ventralen Strom (Was-System) in parietale und temporale Regionen projizieren**

Die Aufnahme visueller Information erfolgt mit den Sinneszellen in der Netzhaut des Auges (Retina). Sie ist der rezeptive Anteil des visuellen Systems. Die Retina verarbeitet aber auch Sehinformation und gehört somit ebenso wie die nachgeschalteten Kern- und Rindengebiete des Gehirns zum integrativen Anteil des visuellen Systems. Zum Sehvorgang tragen noch weitere Strukturen des Auges (z. B. Hornhaut, Linse, Iris, Glaskörper, innere Augenmuskulatur) bei.

Die **Retina** ist ein in die Peripherie verlagerter Hirnanteil. Sie besteht aus 3, durch Synapsen hintereinander geschalteten Zelltypen, den Rezeptorzellen, den bipolaren und den Ganglienzellen. Insgesamt enthält die Retina sehr viel mehr neuronale, gliale und epitheliale Zellen, deren Zellkörper und -fortsätze über 10 zellkörperreiche oder zellkörperfreie Schichten verteilt sind. Durch ihre Morphologie lassen sich die mehr als 100 Mio. Rezeptorzellen in 2 Typen gliedern:
- Stäbchenzellen (ca. 100 Mio.)
- Zapfenzellen (ca. 6 Mio.)

Alle Rezeptorzellen bestehen aus einem Außensegment, in dem der Lichtreiz perzipiert wird, einem Innensegment, das der Energieversorgung dient, dem Perikaryon und dem präsynaptischen Zellfortsatz. Stäbchen- und Zapfenzellen unterscheiden sich in Bau und Funktion. Die Fortsätze der Stäbchenzellen sind länger und schmaler als die der Zapfenzellen. Die Stäbchenzellen enthalten **Rhodopsin**, das aus dem lichtabsorbierenden 11-cis-Retinal und dem Protein Opsin besteht. Es kommen 3 verschiedene Zapfenzelltypen mit jeweils spezifischer Zusammensetzung der Opsinmoleküle vor. Diese ermöglichen die Lichtabsorption in je 3 verschiedenen Wellenlängenbereichen und somit das Farbensehen (**photopisches Sehen**). Das vom Photopigment der Zapfenzellen abweichende Photopigment der Stäbchenzellen ermöglicht durch seine hohe Lichtempfindlichkeit das Dämmerungssehen (**skotopisches Sehen**).

Die Verteilung der Zapfen- und Stäbchenzellen ist regional unterschiedlich. In der Peripherie der Retina kommen nur Stäbchenzellen vor, während im **gelben Fleck**, Macula lutea, ausschließlich Zapfenzellen vertreten sind. Hier liegt die Fovea centralis, die Stelle des schärfsten Sehens. Etwa 4 mm nasal der Fovea liegt die Austrittsstelle der Ganglienzellaxone, die Papilla nervi optici (»**blinder Fleck**«), wo es keine Sinneszellen gibt.

Außer den beiden Rezeptorzelltypen werden 4 Klassen von Nervenzellen unterschieden:
- Bipolare Zellen
- Horizontalzellen
- Amakrine Zellen
- Ganglienzellen

Die **Ganglienzellen** sind die einzigen, deren Axone die Retina verlassen und als N. opticus zum Gehirn ziehen. Sie können je nach Art der Reaktion auf einen Lichtreiz im Zentrum ihres rezeptiven Feldes eingeteilt werden in:
- On-center-Ganglienzellen, die bei Lichteinfall erregt werden
- Off-center-Ganglienzellen, die bei Lichteinfall gehemmt werden

Lichtreize im Zentrum oder der Peripherie eines rezeptiven Feldes eines Ganglienzelltyps lösen jeweils antagonistische Reaktionen der Ganglienzelle aus. Auch bipolare Zellen lassen sich in On- und Off-center-Zellen einteilen.

Während bipolare On- und Off-center-Zellen, die ihren synaptischen Input von Zapfenzellen erhalten, direkt mit Ganglienzellen Synapsen bilden, enden bipolare Zellen, die ihren Input von Stäbchenzellen erhalten, an amakrinen Zellen, die dann auf Ganglienzellen weiterschalten.

Darüber hinaus können Ganglienzellen nach ihrer Größe unterteilt werden:
- **Große M-(magnozelluläre) Ganglienzellen** besitzen einen großen Dendritenbaum und große rezeptive Felder, antworten nur kurz auf Lichtreize und haben eine hohe Leitungsgeschwindigkeit. Sie können Informationen von vielen bipolaren Zellen aufnehmen und damit große Objekte und Bewegungen von Objekten registrieren, wohingegen die Ortsauflösung gering ist
- **Kleine P-(parvozelluläre) Ganglienzellen** erhalten mit ihren kleinen Dendritenbäumen nur von wenigen bipolaren Zellen Informationen. Sie haben ein kleines rezeptives Feld und eine hohe Ortsauflösung. P-Ganglienzellen vermitteln Informationen zur Form und Farbe von Objekten

Neben dem prinzipiellen, vertikalen Weg der Erregungsleitung in der Retina von den Rezeptorzellen über bipolare zu Ganglienzellen gibt es andere, »laterale« Bahnen, in die amakrine und Horizontalzellen eingeschaltet sind. Horizontalzellen und amakrine Zellen sind Interneurone, die Interaktionen zwischen verschiedenen, teilweise weit entfernten Rezeptorzellen vermitteln.

Das **Gesichtsfeld** eines Auges erstreckt sich ca. 90° nach temporal und 60° nach nasal. Ein breiter, nasaler Bereich des Gesichtsfeldes (ca. 120°) wird auch im anderen Auge abgebildet – der **binokuläre Teil** des Gesichtsfeldes. Der am weitesten temporal gelegene Abschnitt ist der **monokuläre Teil**, der nur von einem Auge erfasst wird (◘ Abb. 2.16). Das Gesichtsfeld bildet sich seitenverkehrt und umgekehrt, jedoch topologisch korrekt auf der Retina ab. Der räumliche Bezug bleibt auch im N. opticus und den zentralen Zielgebieten erhalten. Diese Konstanz der räumlichen Beziehungen zwischen Orten im Gesichtsfeld, Abbildung auf der Retina und räumlicher Ordnung im Gehirn wird als **Retinotopie** bezeichnet.

Die Axone der Ganglienzellen verlassen in der Papilla nervi optici (blinder Fleck) die Retina und werden danach als **N. opticus** bezeichnet. Ein N. opticus enthält ca. 1 Mio. Nervenfasern aus dem ipsilateralen Auge. Nach einem Verlauf von etwa 50 mm kreuzen die Nervenfasern der nasalen Retinahälfte im **Chiasma opticum** zur Gegenseite, während die Axone der temporalen Retinahälfte auf der gleichen Seite verbleiben (◘ Abb. 2.16).

2.3 · Funktionelle Systeme

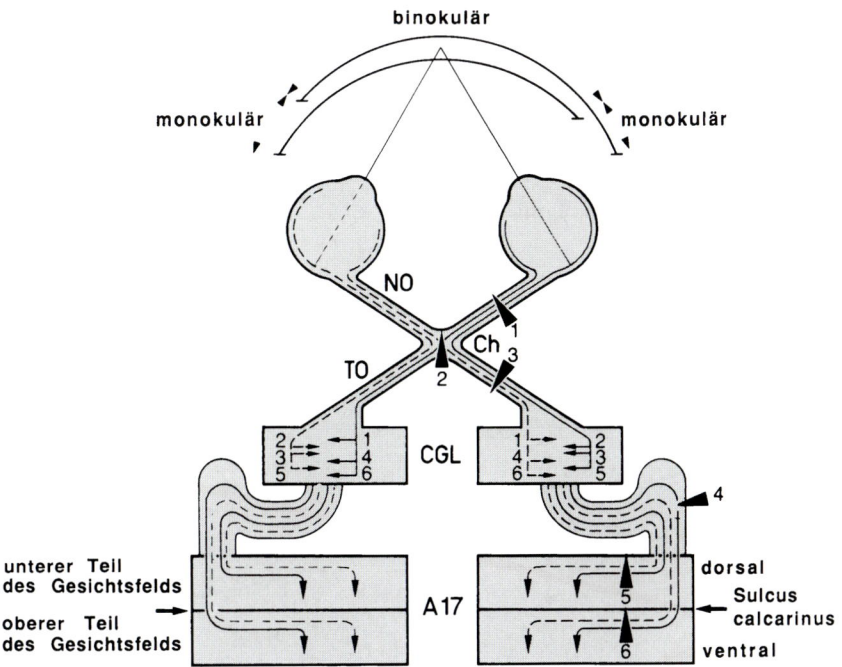

Abb. 2.16 Grundzüge des retinogenikulokortikalen Systems mit Verlauf der Nervenfasern aus dem rechten und linken Auge und der Projektion des Gesichtsfeldes auf Retina und primäre Sehrinde. *A17* primäre Sehrinde (Area 17), *CGL* Corpus geniculatum laterale (die Zahlen 1–6 bezeichnen die verschiedenen Schichten des CGL), *Ch* Chiasma opticum, *NO* N. opticus, *TO* Tractus opticus. Folgen von Läsion bei *1*: Amaurose, bei *2*: heteronyme, bitemporale Hemianopsie, bei *3*: homonyme, kontralaterale Hemianopsie. (Aus Zilles u. Rehkämper 1998)

Zentralwärts folgt der **Tractus opticus**; er liegt der Hirnbasis im Hypothalamusbereich eng an. Wegen der partiellen Kreuzung im Chiasma enthält er im Unterschied zum N. opticus Axone aus beiden Augen. Der Tractus opticus zieht zum Metathalamus, wo er u. a. das Corpus geniculatum laterale (CGL) als wichtigstes Zielgebiet der retinofugalen Fasern erreicht.

Das zentrale visuelle System besteht aus unabhängigen Bahnsystemen mit unterschiedlichen Funktionen. Nach den verschiedenen kortikalen oder subkortikalen Zielgebieten unterscheidet man:
- Retinogenikulokortikales System
- Retinotektales System
- Retinoprätektales System
- Retinohypothalamisches System
- Akzessorisches optisches System

Retinogenikulokortikales System

Die meisten Fasern des Tractus opticus projizieren in das CGL (Abb. 2.16 und Abb. 2.17). Dem zentralen Bereich des Gesichtsfeldes entspricht ein überproportional großer Teil des Kerngebietes, der mit der größeren Rezeptorzelldichte in der Fovea centralis korreliert. Die Gliederung des CGL in 6 Schichten spiegelt die Trennung der Eingänge aus den beiden Augen und den verschiedenen Ganglienzelltypen der Retina wider. Die ersten beiden Schichten werden von Axonen der magnozellulären Ganglienzellen erreicht. In den 4 folgenden kleinzelligen Schichten (3–6) enden Axone der parvozellulären Ganglienzellen. In die Schichten 1, 4 und 6 projizieren Fasern aus dem kontralateralen Auge und in die Schichten 2, 3 und 5 die des ipsilateralen Auges (Abb. 2.17).

Die das CGL verlassenden Axone werden als Sehstrahlung, **Radiatio optica**, bezeichnet. Diese zieht zunächst nach rostral und lateral im hinteren Schenkel der Capsula interna. Die Radiatio optica biegt dann im Knie der Sehstrahlung nach kaudal, gelangt in den Lobus occipitalis und endet vor allem im primären visuellen Kortexareal, der Area 17 nach Brodmann.

Der **primäre visuelle Kortex** (Area 17, auch V1) liegt im Sulcus calcarinus auf der medialen Hemisphärenfläche und zieht sich bis auf die freie Oberfläche der benachbarten Gyri (Abb. 2.18). Auf frischen und fixierten Hirnschnitten sowie in hochaufgelösten MR-Aufnahmen des Gehins ist parallel zur Hirnoberfläche ein schmaler, weißer Streifen, der Gennari- oder Vicq-d'Azyr-Streifen, zu erkennen. Dieser Streifen besteht aus stark myelinisierten Axonen. Er gab diesem Kortexareal die Bezeichnung Area striata (striärer visueller Kortex). Allen anderen visuellen Kortexarealen fehlt dieser Streifen (extrastriärer visueller Kortex; Abb. 2.19).

Die Area 17 zeigt, wie auch schon die vorherigen Stationen der Sehbahn, eine retinotope Gliederung. Die Fovea centralis ist am Okzipitalpol repräsentiert. Der obere Teil

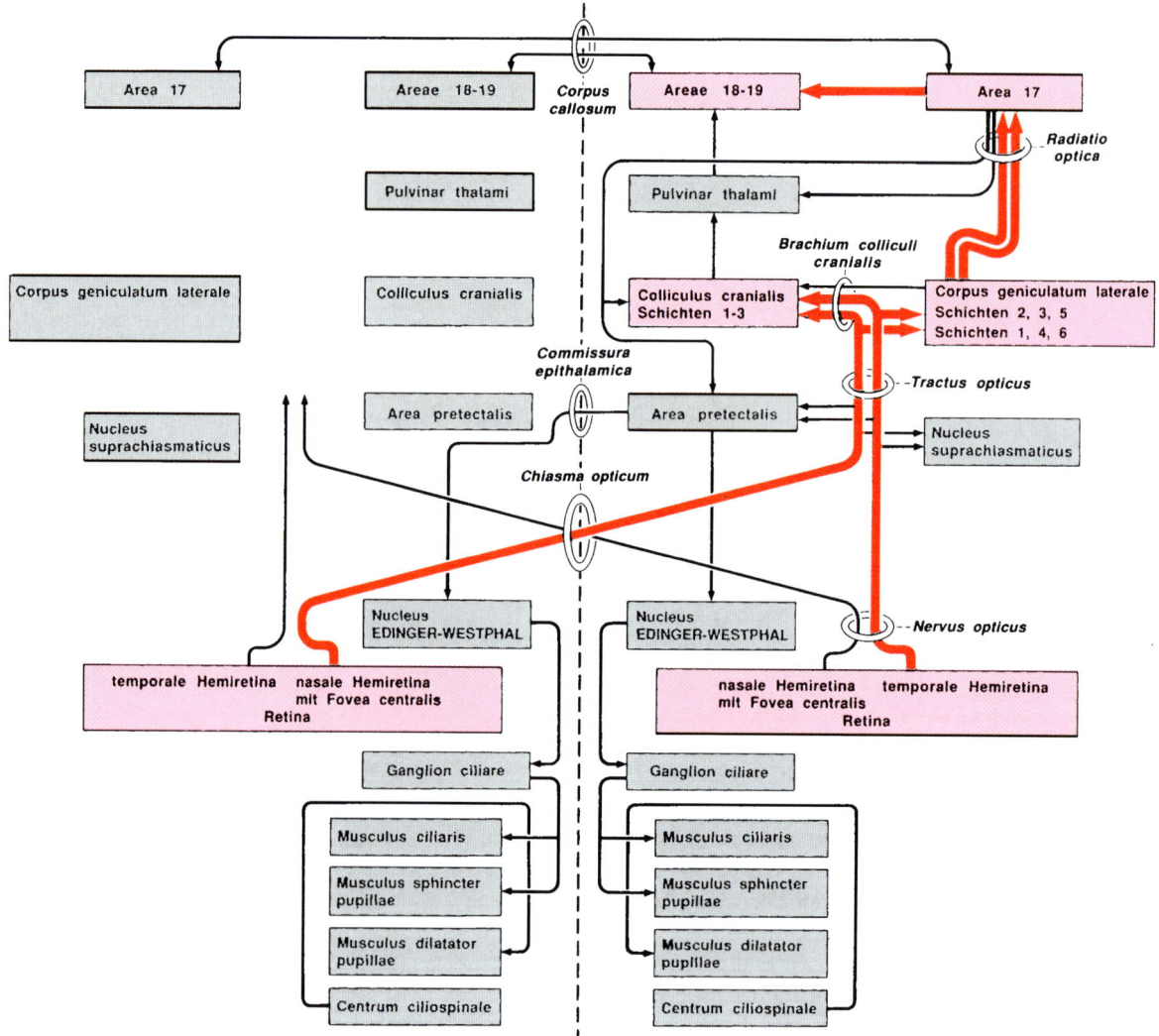

Abb. 2.17 Schematische Darstellung der wichtigsten zentralen Leitungsbahnen des visuellen Systems. (Aus Zilles u. Rehkämper 1998)

der Retina und damit der untere Teil des Gesichtsfeldes sind im visuellen Kortex oberhalb des Sulcus calcarinus lokalisiert. Die untere Hälfte der Retina ist im unterhalb des Sulcus calcarinus liegenden Teil der Area 17 repräsentiert.

Die Area 17 zeigt einen hochdifferenzierten Schichtenaufbau. Im Unterschied zu den übrigen isokortikalen Arealen ist die Lamina IV der Area 17 in 3 Unterschichten, IV A, IV B und IV C eingeteilt (Abb. 2.19).

Die Lamina IV B enthält den Gennari-Streifen. Die Lamina IV C kann in Laminae IV Cα und IV Cβ aufgegliedert werden. Die genikulokortikalen Fasern enden vor allem in den Laminae IV A und IV C, aber auch in den Laminae I–III. Die kleinzelligen Schichten 3–6 des CGL projizieren als Teil des **parvozellulären Systems** vor allem in die Lamina IV Cβ, aber auch in die Laminae IV A und I. Neurone der Lamina IV Cβ projizieren zu den Pyramidenzellen der Laminae II–III, die ihrerseits Efferenzen in andere visuelle Areale der ipsi- und kontralateralen Hemisphären senden. Aus der Lamina V der Area 17 ziehen Efferenzen zum Colliculus cranialis, dem Pulvinar und der Pons. Aus der Lamina VI gelangen Efferenzen zurück zum CGL und über Axonkollateralen zu Sternzellen ohne dendritische Spines in der Lamina IV C. Wichtige Efferenzen aus der Lamina VI enden auch im Claustrum.

Die magnozellulären Schichten 1–2 des CGL projizieren in die Lamina IV Cα (**magnozelluläres System**). Sternzellen mit dendritischen Spines senden von dort stark myelinisierte Axone in die Lamina IV B, die hier den Gennari-Streifen bilden, und gelangen nach synaptischer Umschaltung auf Pyramidenzellen in benachbarte extrastriäre Areale, so auch zur Area V5/MT+ (s. unten). Außerdem projizieren die Neurone der Lamina IV Cα in die Laminae II–III der Area 17. Das schnell und phasisch reagierende magnozelluläre System dient vor allem der Be-

2.3 · Funktionelle Systeme

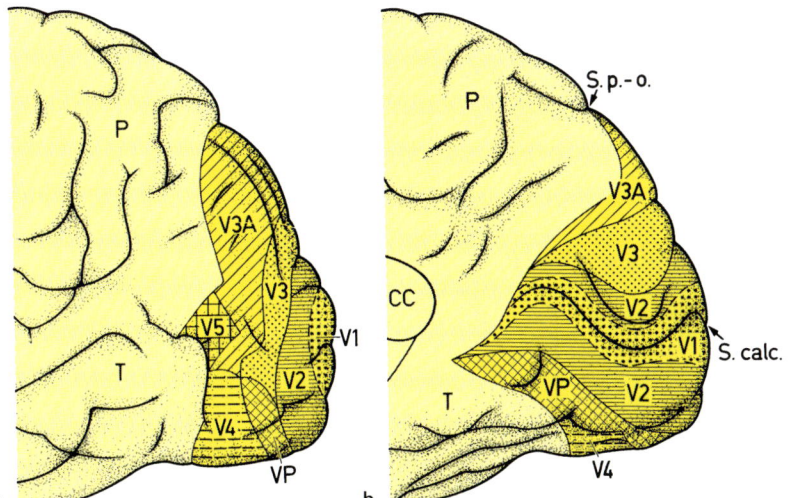

Abb. 2.18 a, b Lateral- (**a**) und Medialansicht (**b**) des Lobus occipitalis mit visuellen Arealen. *CC* Corpus callosum, *P* Lobus parietalis, *S. calc* Sulcus calcarinus, *S.p.-o.* Sulcus parietooccipitalis, *T* Lobus temporalis, *V1* primäre Sehrinde (Area 17), *V2* sekundäre Sehrinde (Area 18), *V3*, *V3A*, *V4*, *V5*, *VP* Areale des extrastriären visuellen Kortex. (Aus Zilles u. Rehkämper 1998)

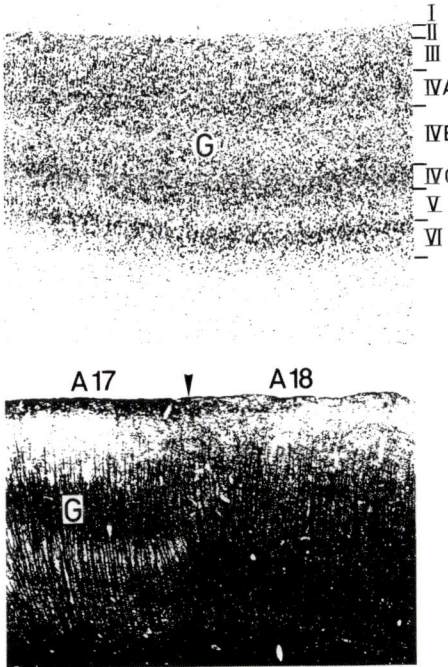

Abb. 2.19 Area 17 des Menschen in der Nissl-Färbung (*oben*). Die einzelnen Schichten sind mit römischen Ziffern bezeichnet. Die Veränderung des laminären Musters an der Grenze (*Pfeilkopf*) zur Area 18 (*A18*) ist in der Markscheidendarstellung (*unten*) deutlich erkennbar. *G* Gennari-Streifen. (Aus Zilles u. Rehkämper 1998)

wegungsdetektion und dem niedrig-auflösenden achromatischen Sehen.

Schließlich bekommt die Area 17 weitere Afferenzen aus dem Rhombenzephalon, z. B. dem Locus coeruleus (Transmitter Noradrenalin), den Raphe-Kernen (Transmitter Serotonin), dem ventralen Teil des Tegmentum mesencephali (Transmitter Dopamin), den thalamischen Kerngebieten wie z. B. dem Pulvinar, dem basalen Vorderhirn (Transmitter Acetylcholin) sowie aus anderen kortikalen Arealen (Transmitter Glutamat).

Die genikulokortikale Projektion in die Lamina IV C der Area 17 erfolgt in sog. **Augendominanzsäulen**. In solch einer Säule liegen Neurone, die nur Projektionen aus einem Auge erhalten. Die Ausdehnung einer Augendominanzsäule beträgt etwa 1 mm. Ipsi- und kontralateral dominierte Bereiche folgen alternierend (Abb. 2.20). Bei einer dreidimensionalen Rekonstruktion oder bei oberflächenparallelen Flachschnitten durch die Lamina IV C zeigt sich, dass diese »Säulen« eher zusammenhängende »Streifen« bilden, die sich verzweigen oder fusionieren können.

Andere periodische Strukturen in der Area 17 stehen mit den magno- und parvozellulären Systemen in Verbindung (Abb. 2.20). Dazu gehören periodisch angeordnete Flecken (»**blobs**«), die sich vor allem in den Laminae II–III durch enzymhistochemische Darstellung der Zytochromoxidase darstellen lassen. Die »blobs« sind voneinander durch Flecken geringer Enzymaktivität getrennt (»**interblobs**«). »Blobs« und »interblobs« erhalten aus dem parvozellulären System synaptischen Input. »Blobs« enthalten ausschließlich farbselektive Neurone, »interblobs« bestehen aus Neuronen für Form-, Tiefen- und Farbwahrnehmung, jedoch nicht für Bewegungsdetektion. Das magno-

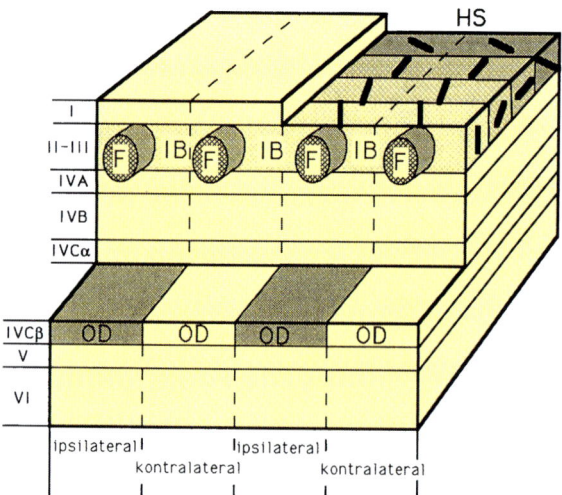

Abb. 2.20 Schema der modulären Organisation des primären visuellen Kortex (Area 17). Okuläre Dominanzsäulen (*OD*) in Lamina IV Cα, »blobs« mit den Zentren farbsensitiver Neuronenpopulationen (*F*) in Lamina III, »interblobs« (*IB*) in Lamina III und Hypersäulen (*HS*) in derselben Lamina. Die *fetten Balken* im Bereich der Hypersäule markieren Orientierungssäulen mit wechselnder Spezifität für die Orientierung visueller Stimuli. *Römische Ziffern*: kortikale Schichten. (Aus Zilles u. Rehkämper 1998)

zelluläre System projiziert auf die Neurone der Lamina IV Cα, deren Axone durch die Lamina IV B die extrastriäre Area 18 nach Brodmann (V2), erreichen. Die periodisch in Richtung der Längsausbreitung der Augendominanzsäulen aufeinander folgenden »blobs« sind jeweils über dem Zentrum einer Augendominanzsäule zu finden.

Die Zellpopulationen mit definierter Orientierungsselektivität kreuzen annähernd rechtwinklig die Augendominanzsäulen. Die einzelnen Zellpopulationen, die in einer Orientierungssäule zusammengefasst sind, sprechen selektiv auf Lichtstimuli einer bestimmten, aber immer gleichen Orientierung an. Die Neurone in den folgenden Orientierungssäulen zeigen eine schrittweise Veränderung ihrer Orientierungsselektivität. Die modulare Superstruktur, die aus 2 okulären Dominanzsäulen, allen Orientierungssäulen, die zusammen einen kompletten Durchgang durch alle Orientierungsrichtungen bieten, und den in diesem Bereich auftretenden Farbsäulen besteht, wird als **Hypersäule** bezeichnet (Abb. 2.20).

Als **visuellen Kortex** bezeichnet man die Gesamtheit aller neokortikalen Areale, die durch Lichtreize aktiviert werden können. Nach den zytoarchitektonischen Untersuchungen von Brodmann wird der visuelle Kortex von der Area 17 (Area striata), der sie umgebenden Area 18 (Area parastriata) und Area 19 (Area peristriata) gebildet (Abb. 2.18). Funktionell-bildgebende Untersuchungen beim Menschen und experimentelle Daten von Primaten haben jedoch gezeigt, dass der extrastriäre Kortex unter funktionellen und anatomischen Gesichtspunkten in eine Vielzahl von Arealen gegliedert werden muss und dass das Konzept der Area 19 selbst als »Oberbegriff« heutigen Parzellierungsschemata nicht mehr genügt. Darüber hinaus ist der visuelle Kortex nicht auf den Okzipitallappen beschränkt, sondern dehnt sich nach rostral über den Sulcus parietooccipitalis in den Parietallappen und in den ventralen Teil des Temporallappens aus (Abb. 2.18).

Der visuelle Kortex kann somit in einen **striären Kortex** (V1, entspricht der Area 17) und einen **extrastriären Kortex** mit weit über 20 funktionell und anatomisch unterschiedlichen Arealen, eingeteilt werden. Die bisher am besten untersuchten Areale des extrastriären Kortex sind V2, V3, VP (**v**entro**p**osteriores Areal), V4 und V5/MT[+] (V5 oder auch MT: »**m**id**t**emporal area«). Diese Areale können durch retinotope Kartierung mit fMRT identifiziert und weiter untergliedert werden (▶ Kap. 20, Abb. 20.2). Die Area V2 umgibt die Area V1 hufeisenförmig. Nach ventral schließen sich die Area VP und V4 (ventral) an. Während VP mit Ausnahme der am weitesten kaudal gelegenen Anteile auf der ventralen Oberfläche des Gehirns liegt, reicht V4 (ventral) auf die laterale Oberfläche hinaus. Die beiden Areale liegen z. T. in der Wand des hinteren Abschnitts des Sulcus collateralis. Die Area V3 liegt auf der medialen Oberfläche oberhalb des Sulcus calcarinus. Die Area V5/MT[+] befindet sich meist in der Tiefe des Sulcus occipitalis anterior oder im vorderen Bereich des Sulcus occipitalis inferior oder des Sulcus occipitalis lateralis inferior.

Die extrastriären Areale erhalten ihre wichtigsten Afferenzen aus dem primären visuellen Kortex (direkt oder nach synaptischen Umschaltungen), aus dem **Pulvinar thalami**, das seinerseits von Fasern aus dem Colliculus cranialis und der Area 17 erreicht wird und über das **Corpus callosum** vom visuellen Kortex der Gegenseite. Efferenzen aus extrastriären Kortexarealen ziehen als reziproke Verbindungen zurück in die Ursprungsareale ihrer kortikalen Afferenzen, aber auch in andere Kortexareale, z. B. in das **frontale Augenfeld** und in subkortikale Kerngebiete, z. B. den Thalamus, die Area pretectalis, den Colliculus cranialis und die Formatio reticularis. Die Signale vom primären visuellen Kortex werden nicht nur stufenweise durch die Hierarchie der extrastriären Areale anterograd übertragen (»bottom-up«), sondern auch umgekehrt durch Verbindungen aus höheren uni- und multimodalen Arealen rückvermittelt (»top-down«).

Wo- und Was-System Es gibt 2 parallele und funktionell unterschiedliche Hauptwege vom primären visuellen Kortex zu den hierarchisch höher stehenden extrastriären Arealen des Okzipitallappens und den Arealen im inferotemporalen bzw. parietalen Kortex:
- Ventraler Strom oder »Was-System« oder »Was-Bahn«
- Dorsaler Strom oder »Wo-System« oder »Wo-Bahn« (Abb. 2.21; ▶ Kap. 20)

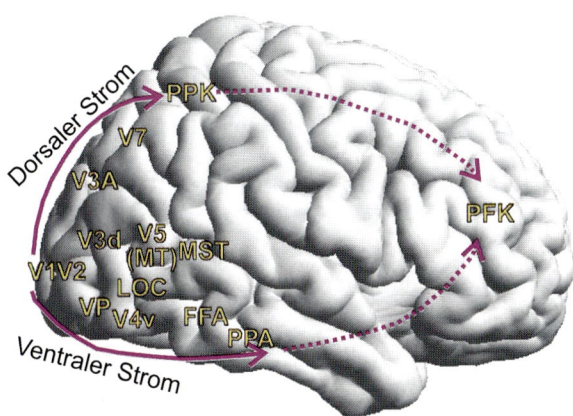

◧ **Abb. 2.21** Dorsaler (»where«) und ventraler (»what«) Strom visueller Verarbeitung. So wie im Kortex des Makaken wird auch beim Menschen ein dorsaler (okzipitoparietaler) und ventraler (okzipitotemporaler) Verarbeitungsweg angenommen, die beide wahrscheinlich weiter in den präfrontalen Kortex führen. *MST* analog zum »medial superior-temporal area«, *V5/MT* »middle temporal area«, *LOC* »lateral occipital cortex«, *FFA* »fusiform face area«, *PPA* »parahippocampal place area«, *PPK* posteriorer parietaler Kortex, *PFK* präfrontaler Kortex. (Mod. nach Goebel et al. 2012; ▶ Kap. 20)

Die Einteilung nach Was- und Wo-System steht mit der Organisation der magno- und parvozellulären Systeme in der Area V2 (Area 18 nach Brodmann) in Beziehung. Hier haben sich wie in der Area V1 (Area 17 nach Brodmann) ebenfalls moduläre Strukturen herausgebildet, die getrennt die Informationen aus magno- und parvozellulären Systemen verarbeiten.

In V2 kommen Streifen mit hoher und solche mit niedriger Zytochromoxidaseaktivität vor. Die Bereiche hoher Aktivität sind als **breite** und als **schmale Streifen**, die Bereiche niedriger Aktivität als **blasse Streifen** erkennbar. Die Neurone in den **breiten Streifen** von V2 erhalten ihre Afferenzen aus der Lamina IV Cα via Lamina IV B des primären visuellen Kortex, also aus dem magnozellulären System. Sie senden ihre Efferenzen v. a. in das Areal V5/MT+. Von dort wird die Information in parietale Kortexareale weitergeleitet, die eine räumliche Orientierung ermöglichen. Dieser gesamte Verschaltungsweg des magnozellulären Systems nimmt damit einen primär nach dorsal gerichteten Verlauf (dorsaler Strom) und erlaubt die Lokalisation von Gegenständen im Raum (Wo-System).

Zu den Neuronen in den **schmalen Streifen** von V2 kommen Afferenzen von den Neuronen der »blobs« in der Area V1 (parvozelluläres System). Die »blobs« in V1 und die schmalen Streifen in V2 sind nicht orientierungs-, sondern farbselektiv. Aus den schmalen Streifen führen die Efferenzen aus der Area V2 nach ventral in die Area V4 hinein (**ventraler Strom**), einem Areal das für Farbwahrnehmung (**Was-System**) von entscheidender Bedeutung ist.

Die Neurone in den **blassen Streifen** von V2 erhalten ihre Afferenzen aus den »interblobs«, die orientierungs- und formselektiv sind, und gehören ebenfalls zum parvozellulären System. Die Efferenzen aus den blassen Streifen ziehen nach ventral (**ventraler Strom**) und erreichen schließlich den inferotemporalen Kortex. Hier gibt es z. B. spezialisierte Regionen für die Erkennung von Gesichtern oder für die Identifizierung bestimmter Objekte (**Was-System**).

Retinotektales System

Die Axone der retinalen Ganglienzellen mit einem großen Dendritenbaum (C-Zellen) ziehen über den Tractus opticus ohne Umschaltung im CGL direkt in den **Colliculus cranialis** (superior) (◧ Abb. 2.17). Durch den großen Dendritenbaum kann solch eine Ganglienzelle Information aus Rezeptorzellen aufnehmen, die über einen weiten Bereich in der Retina verteilt sind, und kann somit Bewegungen registrieren.

Der Colliculus cranialis des Menschen ist in zellkörperreiche (2., 4. und 6. Schicht) und -arme (1., 3., 5. und 7. Schicht) Schichten gegliedert. Die retinalen Afferenzen enden für das rechte und linke Auge getrennt in alternierenden, nebeneinander liegenden Zellsäulen in den oberen 3 Schichten in Analogie zu den kortikalen Augendominanzsäulen. In die tieferen Schichten des Colliculus cranialis projizieren Neurone aus dem Rückenmark, dem aufsteigenden somatosensorischen und dem akustischen System. Der Colliculus cranialis projiziert zum Pulvinar thalami, dem CGL und zur Area pretectalis.

Retinoprätektales System

Die **Area pretectalis** befindet sich zwischen Colliculus cranialis und Thalamus. Sie erhält über den Tractus opticus ebenfalls direkte Afferenzen aus der Retina (◧ Abb. 2.17). Die Axone der Area pretectalis ziehen in das parasympathische Kerngebiet des 3. Hirnnerven, den Nucleus accessorius nervi oculomotorii (Nucleus Edinger-Westphal) der ipsilateralen Seite und über eine Kreuzung in der Commissura epithalamica auch nach kontralateral. Von hier aus gehen präganglionäre parasympathische Fasern des N. oculomotorius zum Ganglion ciliare und weiter als postganglionäre Fasern der Nn. ciliares breves zum M. sphincter pupillae. Durch Freisetzung des Transmitters Acetylcholin wird bei Lichteinfall eine Kontraktion dieses Muskels ausgelöst und damit eine Verengung der Pupillen oder Miosis erreicht (**Pupillenreflex**).

Bei der durch Dunkelheit ausgelösten Erweiterung der Pupillen oder **Mydriasis** ist das sympathische Nervensystem beteiligt. Dabei wird folgender Weg benutzt: Retina → Area pretectalis → Griseum centrale → Seitenhorn des Rückenmarks (»Centrum ciliospinale«) → Ganglion cervicale superius → Nn. ciliares longi → M. dilatator pupillae. Durch Adrenalinausschüttung an den Endigungen der Nn. ciliares longi wird dann eine reflexartige Erweiterung der Pupille ausgelöst.

Aus dem striären Kortex ziehen auch Fasern in die Area pretectalis, die nach synaptischer Umschaltung zu den Nuclei Edinger-Westphal beider Seiten, zum Ganglion ciliare und schließlich zum M. ciliaris weitergeleitet werden. Die Kontraktion des Muskels durch die postganglionären parasympathischen Fasern führt zur Entspannung der Augenlinse (**Akkommodation**). Wird die Linse bei relaxiertem M. ciliaris durch Zug der elastischen Choroidea am Corpus ciliare gespannt, flacht sie sich ab, was eine scharfe Abbildung weit entfernter Gegenstände ermöglicht.

Beim Akkommodationsreflex wird ein weiterer Reflexbogen, der von der Retina über die Area pretectalis, die Commissura epithalamica und den Nucleus centralis Perlia führt, mitaktiviert. Der Nucleus centralis Perlia spielt hier eine wichtige Rolle bei der sog. Konvergenzreaktion. Diese bezeichnet das gemeinsame Auftreten von Pupillenreflex, Akkomodationsreflex und Konvergenz der Augen.

Retinohypothalamisches System

Retinale C-Ganglienzellen ziehen auch direkt in den **Hypothalamus**. Die Axone enden im Nucleus suprachiasmaticus, einem Kerngebiet im vorderen Teil des Hypothalamus unmittelbar über dem Chiasma opticum. Dieser Kern spielt eine Rolle bei der Synchronisation des **zirkadianen Rhythmus** neuroendokriner Systeme (▶ Abschn. 2.3.11). Seine Efferenzen ziehen in zahlreiche Gebiete des Hypothalamus.

Weitere Umschaltstationen des neuroendokrinen Systems sind der Nucleus paraventricularis, das Seitenhorn des Rückenmarks (Nucleus intermediolateralis), das Ganglion cervicale superius und die Epiphyse, Corpus pineale. Die Epiphyse zeigt eine lichtabhängige Freisetzung des Hormons **Melatonin**, das zurück auf den Nucleus suprachiasmaticus wirkt.

Akzessorisches optisches System

Zu diesem System gehört eine retinofugale Faserbahn, die von den magnozellulären Ganglienzellen der Retina ausgeht und sich nach überwiegender Kreuzung im Chiasma opticum ventral dem Tractus opticus anlegt. Die Faserbahn endet überwiegend kontralateral in 4 verschiedenen Kerngebieten des Tegmentum mesencephali, den Nuclei terminales medialis, lateralis, dorsalis und interstitialis tractus optici.

Hauptaufgabe des akzessorischen optischen Systems ist es, die Position eines Bildes auf der Retina trotz Eigenbewegungen des Körpers oder einer bewegten Umgebung zu stabilisieren. Damit ist es Teil des visuomotorischen Systems, das den **optokinetischen Nystagmus** steuert. Zu diesem System gehören auch die Nuclei vestibulares, mit denen die Kerne des akzessorischen optischen Systems verbunden sind (▶ Abschn. 2.3.3).

2.3.2 Auditorisches System

- Leistungen des Hörsystems sind Frequenzanalyse, Richtungshören und Mustererkennung
- Im Ductus cochlearis befindet sich das Corti-Organ mit den Rezeptorzellen (innere und äußere Haarzellen)
- Im Corti-Organ erfolgt eine erste Frequenzanalyse
- Die besondere Struktur des Corti-Organs ist die Grundlage der Tonotopie
- Die primären Neurone im Ganglion cochleare projizieren unter Beibehaltung der Tonotopie in den Hirnstamm
- Mustererkennung beginnt auf der Höhe der Nuclei cochleares
- Hier beginnt der Lemniscus lateralis, der im Colliculus caudalis endet
- Trapezkörper und obere Olive ermöglichen das Richtungshören
- Das Corpus geniculatum mediale ist die nächste obligatorische Umschaltstation im Metathalamus
- Die Area 41 ist der primäre auditorische Kortex und wird von höheren auditorischen Arealen umgeben

Der Ductus cochlearis hat beim Erwachsenen eine Länge von ca. 4 cm und zeigt die Form eines Schneckengehäuses (»Kochlea«). Im Querschnitt lassen sich 3 getrennte Räume erkennen:
- Scala vestibuli
- Scala media mit Ductus cochlearis
- Scala tympani

Scala vestibuli und Scala tympani sind perilymphatische Räume, die an der Spitze der Schnecke ineinander übergehen. Der Ductus cochlearis enthält Endolymphe. Zwischen Ductus cochlearis und Scala vestibuli liegt die sehr dünne Reissner-Membran zwischen Peri- und Endolymphe. Zur Scala tympani hin ist der Ductus cochlearis durch die **Basilarmembran** abgegrenzt. Am Beginn des Ductus cochlearis ist die Basilarmembran dick, schmal und damit versteift; in der Spitzenwindung ist sie dünn, breit und damit flexibler als in der Basilarwindung. Das ist die mechanische Grundlage der Frequenzanalyse im Rezeptororgan.

2.3 · Funktionelle Systeme

Das **Corti-Organ** mit den Sinneszellen liegt auf der Basilarmembran. Es gibt 2 Gruppen von Sinneszellen, die jeweils von inneren und äußeren Stützzellen umgeben sind. Zum Drehzentrum der Schnecke hin liegen die ca. 3500 **inneren Haarzellen**. Nach außen, über dem elastischen Teil der Basilarmembran, liegen die ca. 12.000–19.000 **äußeren Haarzellen**. Innere und äußere Haarzellen sind sekundäre Sinneszellen, bilden also kein eigenes Axon. Die inneren Haarzellen werden von den Dendriten des ersten afferenten Neurons im Ganglion cochleare (spirale) erreicht. Die äußeren Haarzellen werden von efferenten Neuronen aus dem Rhombenzephalon kontaktiert. Am apikalen Zellpol der Haarzellen sind **Stereovilli** ausgebildet. Diese sind mit ihren Spitzen in die gallertige Membrana tectoria versenkt und hier mechanisch fixiert.

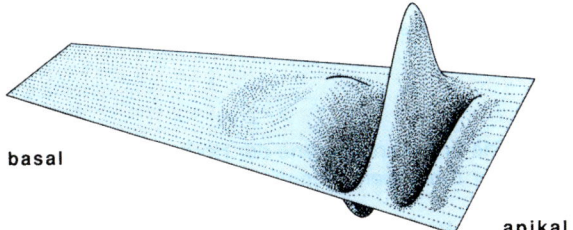

◘ **Abb. 2.22** Räumliche Darstellung einer Wanderwelle mit einem deutlichen Schwingungsmaximum an einer definierten Stelle. Der Endolymphschlauch mit der Basilarmembran bildet diese Welle ab. Die strukturellen Eigenschaften der Basilarmembran sind Grundlage der Frequenzanalyse. (Aus Zilles u. Rehkämper 1998)

> - Der Schalldruck wird über die Gehörknöchelchen des Mittelohrs (Malleus, Incus, Stapes) und direkt über das Os temporale (»Knochenleitung«), sodann über die Scala vestibuli, Scala tympani, die Reissner-Membran und die Endolymphe im Ductus cochlearis weitergeleitet
> - Druckschwankungen erzeugen eine Auslenkung der Basilarmembran. Die Auslenkung ist dort geringer, wo die Basilarmembran dick ist (basal) und größer, wo sie dünn ist (apikal). Diese räumliche Gliederung ist Grundlage der Tonotopie: Hohe Frequenzen sind basal, tiefe Frequenzen apikal auf der Basilarmembran repräsentiert (◘ Abb. 2.22)
> - Die Scherung der äußeren Haarzellen gegen die Membrana tectoria ist der adäquate Reiz für die inneren Haarzellen, die den Transduktionsprozess einleiten
> - Es entsteht ein Rezeptorpotenzial durch die inneren Haarzellen (otoakustische Emission)
> - Die Erregung wird über die ersten Neurone im Ganglion cochleare zum Hirnstamm weitergeleitet

Im **Ganglion cochleare** (Ganglion spirale cochleae) liegen die Perikarya der primären afferenten Neurone, die besonders mit den inneren Haarzellen synaptisch kontaktieren. Äußere Haarzellen bilden nur kleine afferente, dafür aber große efferente Synapsen. Somit besteht die Gesamtheit der Nervenfasern in der Radix cochlearis des N. statoacusticus zu über 90 % aus Axonen, die Erregung von den inneren Haarzellen zum Gehirn weiterleiten.

Jenseits des Ganglion cochleare legen sich die Axone des ersten afferenten Neurons zur Radix cochlearis zusammen, die bald mit den Axonen aus dem Ganglion vestibulare (Radix vestibularis) den VIII. Hirnnerven, N. statoacusticus (= vestibulocochlearis), bildet (▶ Abschn. 2.3.3).

Die tonotope Ordnung bleibt erhalten. Hinter der Brücke treten die Fasern aus der Kochlea in den Hirnstamm ein und erreichen die Nuclei cochleares.

Die **Nuclei cochleares** (◘ Abb. 2.23) enthalten die Perikarya des zweiten Neurons der Hörbahn. Sie liegen dorsal und weit lateral im Hirnstamm in der somatosensorischen Längszone. Der kleinere Nucleus cochlearis dorsalis wird durch den Pedunculus cerebellaris caudalis von einem größeren Nucleus cochlearis ventralis getrennt.

Die Nuclei cochleares sind obligatorische Umschaltstellen der Hörbahn. Innerhalb der Kerne werden hohe Frequenzen mehr dorsal, tiefe Frequenzen mehr ventral abgebildet. Neben Neuronen, die auf reine Töne reagieren (»primary like«), finden sich viele Zellen, die nur auf komplexe Reize reagieren. Eine integrative Informationsverarbeitung im Sinne einer **Mustererkennung** beginnt damit bereits auf diesem Niveau der Hörbahn. Das gilt vor allem für die Neurone im Nucleus cochlearis dorsalis.

Der **Colliculus caudalis** (inferior) ist die nächste wichtige Umschaltstation der Hörbahn (◘ Abb. 2.23). Dieses Hirngebiet wird besonders von Neuronen aus dem Nucleus cochlearis dorsalis erreicht. Die Axone dieser Zellen kreuzen als Striae acusticae dorsales (Monakow) zur Gegenseite und ziehen dann im Lemniscus lateralis ohne weitere Umschaltung zum Colliculus caudalis, einem multimodalen Integrationszentrum. Der Nucleus centralis colliculi caudalis hat überwiegend Hörfunktion, die Zona lateralis des Colliculus ist ein multimodales Gebiet. Die Organisation ist tonotop. Die Efferenzen aus dem Colliculus caudalis verlaufen im Brachium colliculi caudalis zum Corpus geniculatum mediale (CGM) des Dienzephalons.

Axone aus dem Nucleus cochlearis ventralis ziehen als Corpus trapezoideum überwiegend zur kontralateralen Seite und danach in den Colliculus caudalis (◘ Abb. 2.23). Die meisten efferenten Fasern enden jedoch vorher in den kontralateralen Nuclei olivares superiores medialis et lateralis und im Nucleus corporis trapezoidei. Diese sind vom periolivären Feld umgeben (◘ Abb. 2.23). Die Efferenzen aus den kontralateralen Nuclei periolivares und olivaris

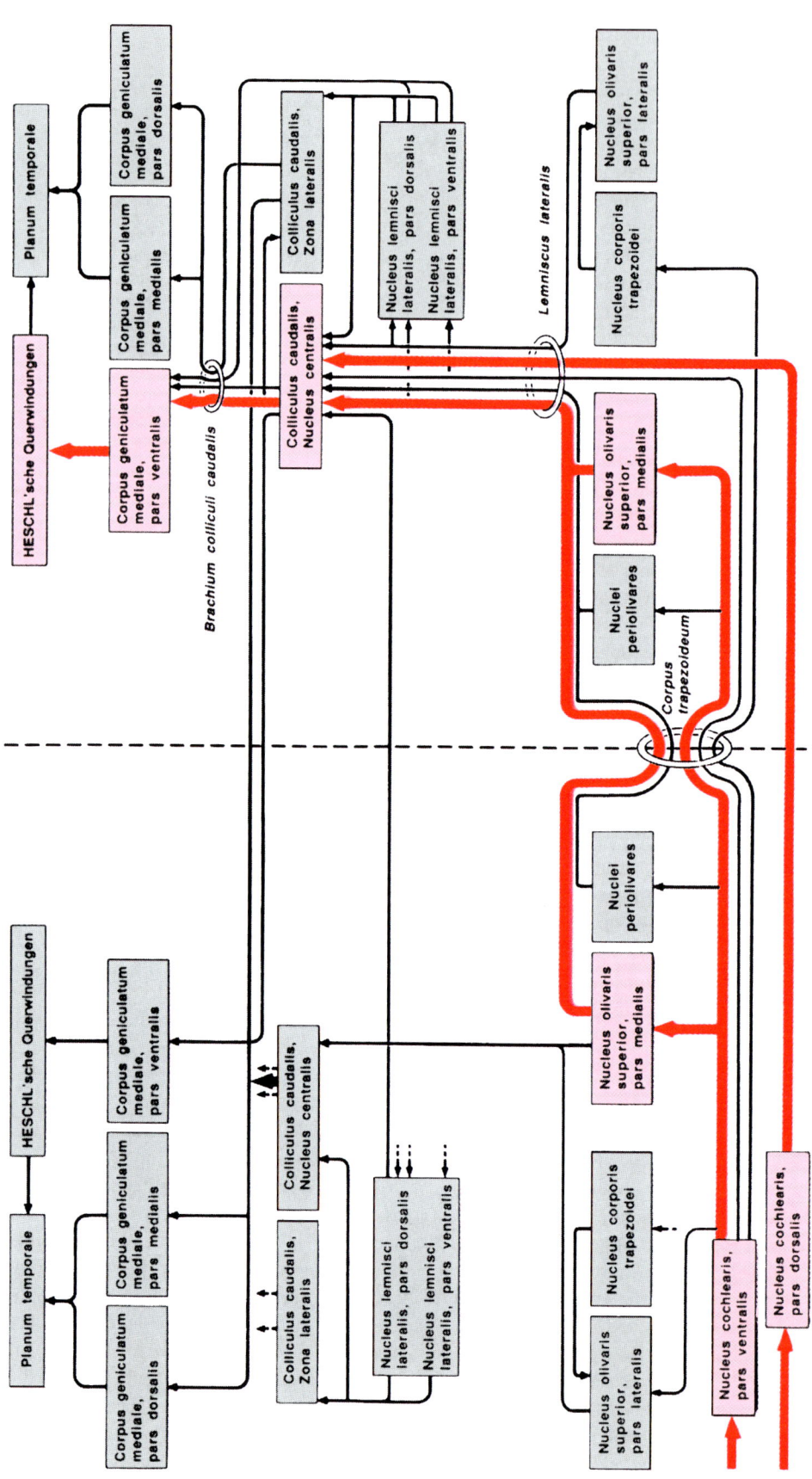

Abb. 2.23 Schematische Darstellung der wichtigsten zentralen Leitungsbahnen des auditorischen Systems (Hörbahn). (Aus Zilles u. Rehkämper 1998)

superior medialis treten in den Lemniscus lateralis ein, die Efferenzen aus dem Nucleus corporis trapezoidei ziehen zum Nucleus olivaris superior lateralis der gleichen Seite, wo sie umgeschaltet werden. Von dort gelangen Efferenzen in den Lemniscus lateralis.

Der ipsilaterale **Nucleus olivaris superior medialis** ist die erste Station in der Hörbahn, die Informationen von beiden Cochleae bekommt. Dies ist die Grundlage der zweiten wichtigen Leistung des Hörsystems, des **Richtungshörens**. Richtungshören beruht auf der Identifizierung von Zeit- und Intensitätsdifferenzen zwischen dem Schalleintritt in das linke und rechte Ohr. Der größere Teil der efferenten Fasern aus einem Nucleus olivaris superior medialis kreuzt auf die Gegenseite, legt sich hier mit efferenten Fasern aus dem kontralateralen Kerngebiet zusammen und zieht im Lemniscus lateralis zum Colliculus caudalis (◘ Abb. 2.23).

Aus dem **periolivären Feld** zieht neben Efferenzen zu den Kochleariskernen das olivokochleare Bündel (Rasmussen-Bündel) in das Innenohr, wo es die äußeren Haarzellen innerviert. Die Funktion dieser efferenten, cholinergen Fasern hängt wahrscheinlich mit den otoakustischen Emissionen der äußeren Haarzellen zusammen, indem sie eine Hemmung, eine Modulation des akustischen Inputs zum Hirnstamm bewirken und somit die Neurone der Nuclei cochleares vor Übererregung schützen.

Die Nuclei lemnisci lateralis dorsalis et ventralis sind im Lemniscus lateralis als lang gestreckte Kerngebiete eingelagert. Sie sind keine obligatorischen Umschaltstationen für die Fasern des Lemniscus lateralis. Ihre Efferenzen ziehen sowohl zum Colliculus caudalis als auch direkt zum CGM und in weitere Zielgebiete des Hirnstamms.

Das **CGM** kann in einen dorsalen, ventralen und medialen Teil geteilt werden. Die dorsalen und ventralen Teile bilden zusammen die Pars parvocellularis, der mediale Teil die Pars magnocellularis. Die dem akustischen System zugehörigen Efferenzen aus dem Nucleus centralis colliculi caudalis ziehen in den ventralen Teil der Pars parvocellularis. Die anderen Abschnitte des CGM sind Zielgebiete der Projektion aus der multimodalen Zona lateralis des Colliculus caudalis. Im CGM finden sich tonotop organisierte Neurone, die auf reine Töne reagieren und Neurone, die auf komplexere Reize ansprechen. Außerdem liegen in der Pars magnocellularis viele Neurone, die somatosensorische Informationen verarbeiten. Die Efferenzen aus dem ventralen Teil der Pars parvocellularis des CGM ziehen durch den sublentikulären Teil der Capsula interna als Radiatio acustica zum Gyrus temporalis superior.

Der **primäre akustische Kortex**, die **Area 41** oder **Te1**, liegt im Bereich des Gyrus temporalis transversus, der ersten Heschl-Querwindung, auf der dorsalen Fläche des Gyrus temporalis superior. Der Heschl-Gyrus verläuft schräg von lateral/rostral nach medial/kaudal. Die Area 41 hat die typischen zytoarchitektonischen Merkmale eines primären sensorischen Kortexareals, d. h. eine ausgeprägte Lamina granularis interna (Lamina IV) mit einer hohen Dichte kleiner neuronaler Zellkörper.

In der **Area 42** oder **Te2**, die als **sekundäres akustisches Hirnrindenareal** die Area 41 teilweise umgibt, enden die Projektionen aus den übrigen Teilen des CGM. Die übrigen Bereiche auf der Dorsal- und Lateralfläche des Gyrus temporalis superior hinter den Areae 41/42 repräsentieren den **akustisch dominierten Assoziationskortex**.

Wie in allen anderen Stationen der Hörbahn lassen sich auch in der Area 41 »Primary like«-Neurone nachweisen. Sie liegen nicht verstreut, sondern sind zu Gruppen und Bändern zusammengefasst, die eine Tonotopie auch auf kortikalem Niveau repräsentieren. Es scheint multiple Tonotopien zu geben. Viele Neurone in der Area 41 reagieren allerdings nicht auf reine Töne, sondern auf komplexere akustische Reize. In dieser Gruppe sind auch solche Neurone zu suchen, die eine **Mustererkennung** akustisch induzierter Erregungen möglich machen (▶ Kap. 21).

Das **Wernicke-Sprachzentrum** ist im Gyrus temporalis superior kaudal der Areae 41/42 zu finden. Dieses Zentrum schließt sich unmittelbar an die erste Heschl-Querwindung an und erstreckt sich über die ganze dorsale Fläche des Gyrus temporalis superior bis zum Ende der Fissura lateralis. Diese dorsale Fläche des Temporallappens wird als **Planum temporale** bezeichnet. Weitere Teile des Wernicke-Zentrums sind auf der lateralen Oberfläche des Temporallappens gelegen, möglicherweise auch im Parietallappen (unterer Teil des G. angularis, G. supramarginalis). In Bezug auf die zugrunde liegenden kortikalen Areale ist das Wernicke-Zentrum nur unzureichend definiert. Das Planum temporale unterliegt in seiner Größe einer erheblichen individuellen Variabilität, ist jedoch in weitaus den meisten Fällen auf der linken Hemisphäre größer als auf der rechten Seite (Lateralisation der Sprachfunktion; ▶ Kap. 26).

Eine Zerstörung des Wernicke-Zentrums führt zur Wernicke-Aphasie, bei der ein Verständnis von Gehörtem, Erkennung von Melodien und der sinnvolle Wortgebrauch beim Sprechen nicht mehr möglich sind (▶ Kap. 35). Das Wernicke-Zentrum steht in enger Verbindung mit den Areae 41/42, erhält aber auch Afferenzen aus dem visuellen und somatosensorischen System. Es schickt eine wichtige Projektion, den Fasciculus arcuatus, zum vorderen Sprachzentrum, dem **Broca-Zentrum** (▶ Kap. 26).

2.3.3 Gleichgewichtssystem

> - Die Sinnesepithelien befinden sich in den 3 Bogengängen sowie dem Utriculus und dem Sacculus
> - Im Ganglion vestibulare liegt das erste afferente Neuron
> - Die Nuclei vestibulares enthalten die Perikarya des zweiten Neurons
> - In der Formatio reticularis werden Kerngebiete der Willkürmotorik erreicht
> - Das Gleichgewichtssystem kontrolliert zusammen mit dem visuellen System die Steuerung der Augenmuskeln
> - Über die Bahnen zum Rückenmark werden spinale Motoneurone aktiviert
> - Das vestibuläre System projiziert außerdem zum Zerebellum, dem Thalamus und dem Telenzephalon

Das **Labyrinthorgan** besteht aus 3 Bogengängen (Ductus semicirculares anterior, posterior et lateralis), die in den 3 Ebenen des Raumes zueinander fast senkrecht stehen. Die 3 Bogengänge sind annähernd Halbkreise und münden in den Utriculus, der über einen kleinen Gang mit dem Sacculus verbunden ist. Im Inneren von Utriculus und Sacculus liegen die flachen Maculae utriculi et sacculi, die Sinneszellen (Haarzellen) enthalten.

Es gibt 2 Typen von **Haarzellen**:

- Bauchige Haarzellen vom Typ I werden vom dendritischen Fortsatz des ersten Neurons (im Ganglion vestibulare) kelchartig umgriffen. An den Kelch treten außerdem Axone aus dem Nucleus vestibularis lateralis heran
- Schlanke Haarzellen vom Typ II bilden mit den dendritischen Fortsätzen des ersten Neurons und Axonen aus dem Nucleus vestibularis lateralis einzelne Synapsen

Beide Typen von Haarzellen haben an ihrem apikalen Zellpol **Stereovilli** und ein zusätzliches **Kinozilium**. Das Kinozilium ist der längste Fortsatz; die Stereovilli folgen in absteigender Länge dem Kinozilium. Kinozilium und Stereovilli sind von einer gallertigen Membrana statoconiorum bedeckt, in die kristalline Strukturen (**Statholithen**) eingebettet sind. Daher hat die Statolithenmembran ein höheres spezifisches Gewicht als die Endolymphe.

> - Die Sinneszellen von Utriculus und Sacculus reagieren auf lineare Beschleunigung und Schwerkraft
> - Scherungen zum Kinozilium hin führen zu Erregung, Scherungen vom Kinozilium weg zu Hemmung
> - Die Macula utriculi reagiert entsprechend ihrer Lage im Raum auf horizontal gerichtete, die kleinere Macula sacculi auf vertikal gerichtete Kräfte

Am Übergang zum Utriculus sind die Bogengänge erweitert: Ampullae membranaceae anterior, posterior et lateralis. Hier liegen ebenfalls Haarzellen vom Typ I und II. Diese bilden Cristae ampullares, die in den Endolymphraum hineinragen. Die apikalen Zellfortsätze sind in eine gallertige Cupula eingebettet, die dasselbe spezifische Gewicht wie die Endolymphe hat. Wenn der Kopf gedreht wird, bewegt sich die Wandung des entsprechenden Bogengangs relativ gegen die Endolymphe, die sich wegen Massenträgheit erst verzögert in Bewegung setzt. Die Haarzellen werden dadurch mechanisch stimuliert und ermöglichen so letztendlich die **Wahrnehmung von Drehbeschleunigungen**. Wenn die Bewegung eine gewisse Zeit anhält, erreicht die Endolymphströmung die Geschwindigkeit der Bewegung, und die Sinneszellfortsätze werden nicht mehr ausgelenkt. Kommt es zu einer schnellen Beendigung der Drehbewegung, setzt sich die Strömung der Endolymphe noch eine gewisse Zeit fort, und die Sinneszellfortsätze werden jetzt in entgegengesetzte Richtung ausgelenkt.

Im **Ganglion vestibulare** befinden sich die Zellkörper des ersten afferenten Neurons, die mit den Haarzellen in den Cristae, Maculae und Cupulae synaptische Kontakte bilden. Im hinteren und oberen Teil des Ganglions liegen die Perikarya für die Ampullae anterior und lateralis, den Utriculus sowie Teile des Sacculus, im vorderen und unteren Teil die des Sacculus und der Ampulla posterior.

Im **Nervus vestibularis** ziehen die zentral gerichteten Fortsätze des Ganglion vestibulare zum Hirnstamm und bilden zusammen mit den Axonen aus dem Ganglion spirale cochleae (▶ Abschn. 2.3.2) den Nervus statoacusticus. Dieser zieht durch den Meatus acusticus internus und tritt im Kleinhirnbrückenwinkel in den Hirnstamm ein. Die meisten Fasern des N. vestibularis erreichen 3 der 4 Nuclei vestibulares (◘ Abb. 2.24) während einige Fasern ohne Umschaltung über den Pedunculus cerebellaris caudalis direkt in die Lingula und den Flocculonodularkomplex des Zerebellums (»Vestibulozerebellum«) ziehen.

Die **Nuclei vestibulares** (◘ Abb. 2.24) liegen in der somatosensorischen Längszone des Hirnstamms medial der Nuclei cochleares. Man unterscheidet 4 Kerngebiete, die **Nuclei vestibulares cranialis, medialis, caudalis und lateralis**. Der Nucleus vestibularis lateralis nimmt eine Sonderstellung ein. Er erhält im Unterschied zu den übri-

2.3 · Funktionelle Systeme

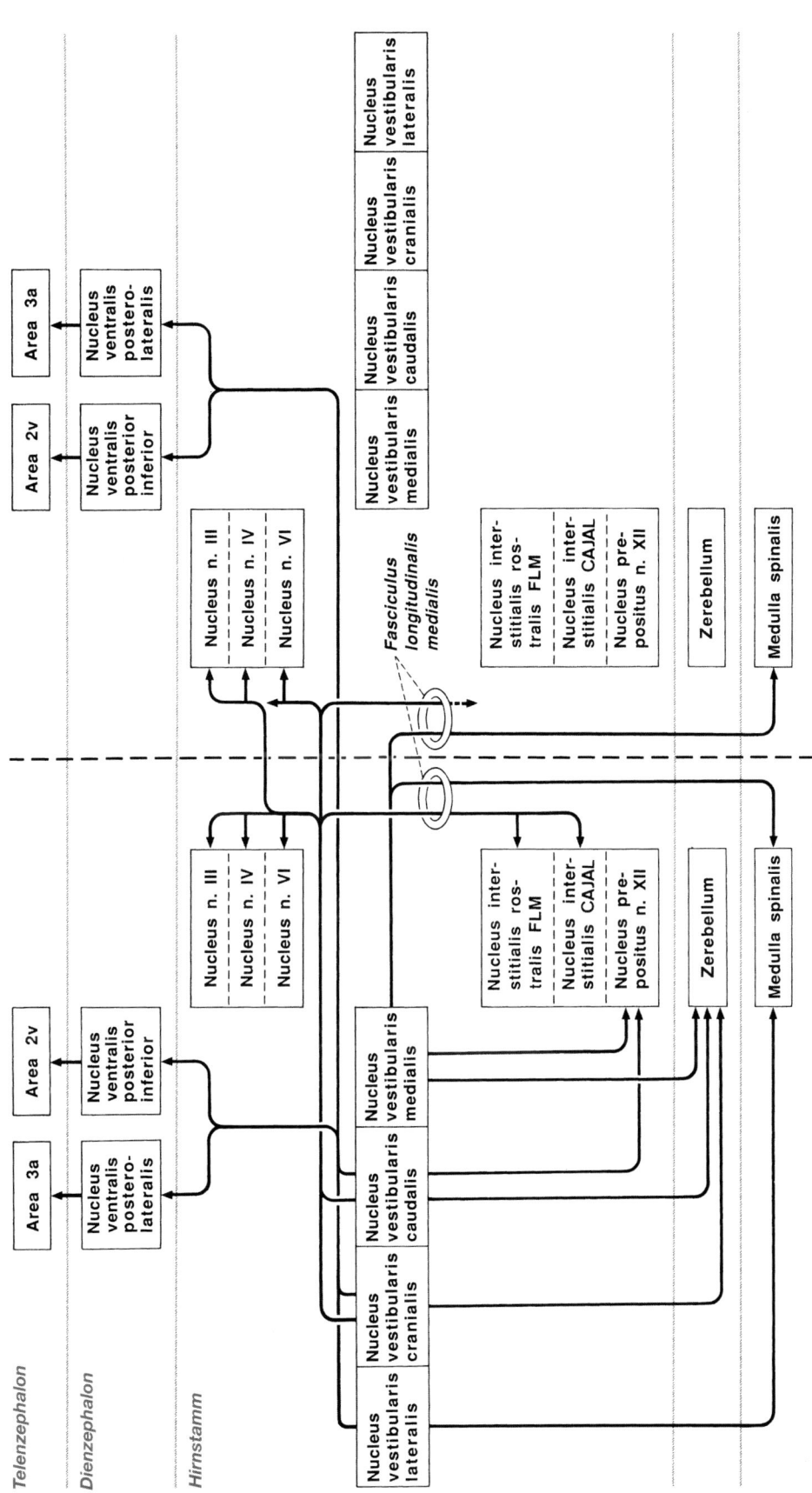

Abb. 2.24 Schematische Darstellung der wichtigsten zentralen Leitungsbahnen des Gleichgewichtssystems. (Aus Zilles u. Rehkämper 1998)

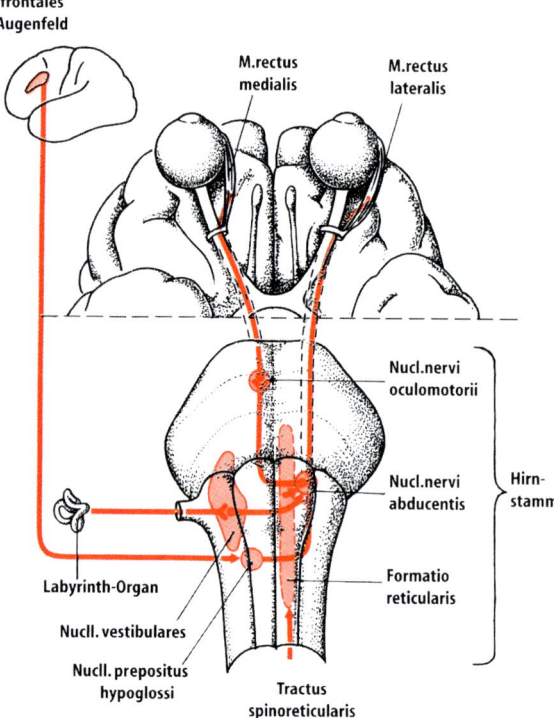

Abb. 2.25 Steuerung von Augenbewegungen. Synergistische Muskeln (z. B. M. rectus medialis des rechten Auges und M. rectus lateralis des linken Auges) müssen parallel aktiviert werden, um konjugierte Bewegungen möglich zu machen. Über die motorischen Augenmuskelkerne nehmen indirekt das frontale Augenfeld des Isokortex, das Labyrinthorgan und die mechanorezeptiven Anteile des Tractus spinoreticularis Einfluss. Nucleus prepositus hypoglossi, Nuclei vestibulares und die Formatio reticularis sind dabei wichtige Umschaltstationen. (Aus Zilles u. Rehkämper 1998)

gen 3 Unterkernen Afferenzen über den propriozeptiven Tractus spinocerebellaris dorsalis aus dem Rückenmark (▶ Abschn. 2.3.4) und nicht aus dem Labyrinthorgan.

Die Neurone in den Nuclei vestibulares projizieren in das Telenzephalon, das Dienzephalon, den Hirnstamm, das Zerebellum und in das Rückenmark (◻ Abb. 2.24). Die Kontrolle der Augenbewegungen und der Körperhaltung gehört zu den wichtigsten Aufgaben der Vestibulariskerne. An der Steuerung der äußeren Augenmuskeln (Mm. recti laterales, mediales, superior et inferior und Mm. obliqui inferior et superior) sind 3 Hirnnerven und ihre Ursprungsgebiete im Hirnstamm beteiligt: **Nuclei nervorum oculomotorii (III), trochlearis (IV) und abducentis (VI)**. Die Aktivierung der äußeren Augenmuskeln bei Bewegungen ist komplex (◻ Abb. 2.25), da immer der Muskel eines Auges und sein Synergist am anderen Auge aktiviert werden müssen um eine konjugierte, d. h. gleichsinnige Bewegung beider Augen sicherzustellen. Außerdem muss gleichzeitig der antagonistische Muskel desselben Auges relaxiert bleiben.

> Die Tätigkeit der äußeren Augenmuskeln hat zum Ziel, ein aufrechtes Bild auf der Retina zu generieren. Dafür sind neben Afferenzen aus dem Vestibularisapparat u. a. die propriozeptiven Afferenzen der Halsmuskulatur notwendig (s. unten), die Informationen über die Stellung des Kopfes vermitteln.

Die Efferenzen des Nucleus vestibularis cranialis ziehen im ipsilateralen Fasciculus longitudinalis medialis zum Nucleus nervi oculomotorii, der neben anderen Muskeln den M. rectus medialis innerviert. Auf der kontralateralen Seite wird ebenfalls der Nucleus nervi oculomotorii angesteuert. Von hier aus erfolgt dann die Kontrolle des M. rectus superior der kontralateralen Seite und der Mm. obliquus inferior und rectus inferior der ipsilateralen Seite.

Aus dem Nucleus vestibularis medialis ziehen Fasern zum kontralateralen Nucleus nervi oculomotorii und zum Nucleus nervi trochlearis, der auf der kontralateralen Seite den M. obliquus superior aktiviert. Eine weitere Projektion geht zu den ipsilateralen und kontralateralen Nuclei nervi abducentis. Vom kontralateralen Kern ziehen kreuzende Fasern zum Nucleus nervi oculomotorii zurück, der dann wiederum den M. rectus medialis innerviert. Der kontralaterale Nucleus nervi abducentis innerviert gleichzeitig den M. rectus lateralis auf seiner Seite.

Axone aus dem Nucleus vestibularis caudalis ziehen nach Kreuzung in den Fasciculus longitudinalis medialis, und erreichen die Nuclei nervorum trochlearis et oculomotorii.

Die Propriozeptoren der Halsregion vermitteln durch den Tractus spinoreticularis Informationen über die Stellung des Kopfes relativ zum Rumpf. Eine weitere Verbindung besteht zwischen medialer Formatio reticularis und Nucleus nervi abducentis. Schließlich wird die willkürliche Blickbewegung unter kortikaler Kontrolle (frontales Augenfeld, ▶ Kap. 11) gesteuert. Dies geschieht über die Area pretectalis, die Formatio reticularis und den Nucleus prepositus hypoglossi, der u. a. zum ipsi- und kontralateralen Nucleus nervi abducentis projiziert.

Die Axone des **Nucleus vestibularis lateralis Deiters** bilden den Tractus vestibulospinalis lateralis, der nach Umschaltung in Interneuronen die α- und γ-Motoneurone der Extensorenmuskulatur erreicht, die reflektorisch die Haltung des Körpers steuern. Wichtig ist in diesem Zusammenhang auch die Verbindung aus dem propriozeptiven Tractus spinocerebellaris dorsalis zum Vestibulariskernkomplex. Zum Nucleus vestibularis lateralis ziehen auch direkte Efferenzen aus dem Vermis cerebelli ohne Umschaltung in den Nuclei cerebellares.

Das **Zerebellum** ist über den Pedunculus cerebellaris caudalis mit dem Vestibularissystem verbunden. Ein Teil der Afferenzen zum Zerebellum (Nodulus, Uvula, Vermisanteil im vorderen Lobus cranialis) kommt auf der ipsilateralen Seite direkt aus den Nuclei vestibulares cranialis, medialis und caudalis. Der Flocculus erhält sowohl ipsi- als auch kontralaterale Zuflüsse (▶ Abschn. 2.3.8). Daneben projizieren alle 3 Vestibulariskerne auf den Nucleus olivaris inferior, dessen Axone das Kletterfasersystem bilden.

Auch zum **Thalamus** und in den **Cortex cerebri** werden aus Vestibulariskernen Projektionen entsandt. Sie entspringen in den Nuclei vestibulares cranialis, medialis und lateralis, kreuzen auf die Gegenseite und verlaufen im Tractus vestibulothalamicus zum Nucleus ventralis posterolateralis und Nucleus ventralis posterior inferior. Der Nucleus ventralis posterolateralis gehört zur somatosensorischen Bahn (▶ Abschn. 2.3.4) und projiziert in ein somatosensorisches Areal der Hirnrinde, die Area 3a im Fundus des Sulcus centralis. Hier kommt es zur bewussten Wahrnehmung der Erregungen aus dem vestibulären Teil des Innenohrs. Der Nucleus ventralis posterior inferior stellt ebenfalls eine Verbindung zum Kortex im Übergangsbereich vom Gyrus postcentralis zum rostralen Ende des Sulcus intraparietalis her (Area 2). Schließlich findet sich ein wichtiges kortikales Zielgebiet des Vestibularissystems im parietalen Operculum.

2.3.4 Mechanorezeption

> - Verschiedene Rezeptororgane der Haut (langsam und schnell adaptierend), Muskeln, Sehnen und Gelenkkapseln registrieren mechanische Reize
> - Das erste, afferente Neuron reicht vom Rezeptor über den peripheren Fortsatz der Spinalganglienzelle und dann über deren zentralen Fortsatz bis in das Rückenmark oder in den Hirnstamm
> - Der Nervus trigeminus enthält das erste afferente Neuron der mechanorezeptiven Bahn aus dem Kopfbereich
> - Die Nuclei gracilis und cuneatus, Nucleus proprius, Substantia gelatinosa und die sensorischen Kerngebiete des Nervus trigeminus enthalten die Zellkörper der zweiten Neurone
> - Die Lage der zweiten Neurone für Projektionen aus der oberen und unteren Körperhälfte unterscheidet sich
> - Eine somatotope Gliederung ist von der Peripherie bis in den Kortex nachweisbar
> - Der somatosensorische Kortex im Gyrus postcentralis wird von den Areae 3a, 3b, 1 und 2 gebildet
> - Der sekundäre somatosensorische Kortex SII enthält weitere Repräsentationen der Körperhälften

Die Mechanorezeption dient dazu, mechanische Einwirkungen aus der Umwelt wahrzunehmen und dem Körper, z. B. als Längenänderungen der Muskulatur, zu melden. Zur Reizaufnahme dienen **Exterozeptoren** in der Haut und **Enterozeptoren** in der Tiefe, insbesondere **Propriozeptoren** in den Muskeln, Sehnen und Gelenkkapseln.

Verschiedene Mechanorezeptoren in der Haut reagieren unterschiedlich auf Druck, Berührung und Vibration. Häufig bestehen sie aus einem mechanorezeptiven Fortsatz des ersten afferenten Neurons, der von einer bindegewebigen oder gliösen (Lemnozyten) Hülle umgeben ist. Auf der Grundlage ihrer neurophysiologischen Eigenschaften unterscheidet man:

- **Langsam adaptierende SA-Rezeptoren** (»slowly adapting«), z. B. Merkel-Zellen, Pinkus-Iggo-Tastscheiben und Ruffini-Körperchen. Sie registrieren Druckreize
- **Schnell adaptierende RA-Rezeptoren** (»rapidly adapting«), wie z. B. Meissner-Körperchen und Krause-Endkolben, die Geschwindigkeitsdetektoren sind. Ihre Entladungsfrequenz steigt mit der Geschwindigkeit der Reizbewegung an. Die Meissner-Körperchen liegen in den Koriumpapillen der unbehaarten Haut (besonders zahlreich in der Fingerbeere) und haben sehr kleine rezeptive Felder
- **Vibrationsrezeptoren** wie Vater-Pacini-Körperchen und Golgi-Mazzoni-Körperchen sind extrem schnell adaptierend. Sie sind Beschleunigungsdetektoren und können sehr schnell nacheinander eintreffende Reize als getrennte Ereignisse wahrnehmen. Die Körperchen sind sehr groß (bis ca. 4 mm). Sie sind z. B. in der Subkutis von Handfläche und Fußsohle lokalisiert, kommen aber auch in Gelenkkapseln vor
- **Propriozeptoren** der Muskulatur informieren über Stellung und Bewegung der Gelenke. Sie sind Dehnungsrezeptoren (Längenmesser) und als Muskelspindeln ausgebildet

Die peripheren Fortsätze des ersten Neurons haben eine unterschiedliche Dicke und sind unterschiedlich stark myelinisiert. Muskelspindeln und Skelettmuskulatur besitzen stark myelinisierte Fasern (Ia, Aα), während Sehnenorgane etwas schwächer myelinisiert sind (Ib, Aβ). SA, RA, Haarfollikel und Vibrationsrezeptoren werden von Fasern von Typ II erreicht und besitzen eine noch dünnere Myelinschicht.

Das **erste Neuron** befindet sich im Spinalganglion oder im entsprechenden Ganglion des V. Hirnnerven, Ganglion trigeminale. Die Neurone in diesen Ganglien gehören zum pseudounipolaren Typ. Vom Perikaryon geht ein kurzes Segment aus, das sich dann in einen peripher- und einen zentralwärts gerichteten Fortsatz teilt. Das Ak-

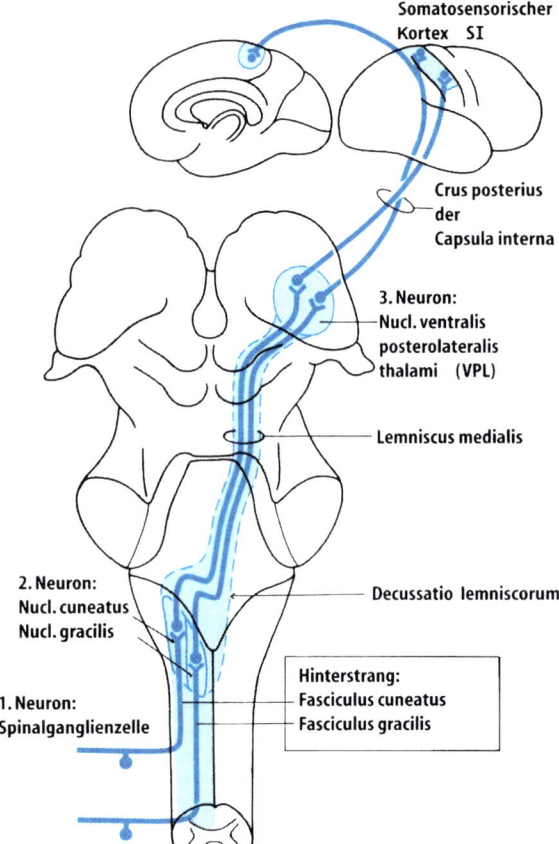

Abb. 2.26 Schematische Darstellung des Hauptweges im Bahnverlauf der Mechanorezeption (Exterozeption) aus Rumpf und Extremitäten. (Aus Zilles u. Rehkämper 1998)

tionspotenzial geht vom peripheren Fortsatz direkt auf den zentralen Fortsatz über, ohne das Perikaryon zu erreichen.

Über die dorsale Wurzel gelangen die Fortsätze der ersten afferenten Neurone in das Hinterhorn des Rückenmarks, das aufgrund seiner Architektur in verschiedene Bereiche untergliedert werden kann (Rexed-Schema).

Im **Hinterhorn** teilt sich jeder Fortsatz und gibt einen aufsteigenden Ast ab, der im Hinterstrang, dem Funiculus dorsalis, hirnwärts zieht (◘ Abb. 2.26). Die aufsteigenden Fasern bilden Faszikel, die eine somatotope Anordnung der Fasern zeigen: Leitungsbahnen aus der unteren Extremität lagern sich nahe dem Sulcus medianus dorsalis an, solche von den oberen Extremitäten zwiebelschalenförmig weiter lateral. Auf Höhe des Halsmarks trennt ein Septum eine mediale Funiculushälfte, Fasciculus gracilis Goll (Afferenzen aus der unteren Körperhälfte), von einem lateralen Anteil, Fasciculus cuneatus Burdach (Afferenzen aus der oberen Körperhälfte).

Der andere Ast des primär afferenten Neurons zieht als Kollaterale in die graue Substanz und endet hier am zweiten Neuron (◘ Abb. 2.26). Kollateralen der Fasern von Me-

chanorezeptoren der Haut erreichen Neurone des Nucleus proprius, vor allem in den Laminae V–VII, und angrenzende Regionen. Als Teil des Tractus spinothalamicus ventralis läuft so auch mechanorezeptive Information im Seitenstrang.

Im Kopfbereich übernehmen die 3 Äste des **N. trigeminus** die Erregungsleitung von den Mechanorezeptoren zum Gehirn (◘ Abb. 2.27):
- Der **N. ophthalmicus** versorgt den Nasenrücken und die Region oberhalb der Augen
- Der **N. maxillaris** hat sein Einzugsgebiet im Schläfenbereich sowie unterhalb der Augen, über dem Jochbogen bis zum Oberkiefer
- Der **N. mandibularis** ist für den Unterkiefer und die Kinnregion zuständig

Analog zu den Verhältnissen im Spinalnerven sind die Perikarya der ersten afferenten Neurone in einem Ganglion außerhalb des ZNS konzentriert, **Ganglion trigeminale (semilunare) Gasseri**.

Die **Fasciculi cuneatus** und **gracilis** erreichen die gleichnamigen Kerngebiete im kaudalen Rhombenzephalon, in denen das zweite Neuron liegt (◘ Abb. 2.26). Die efferenten Bahnen der Hinterstrangkerne kreuzen in der Decussatio lemniscorum des Hirnstamms und bilden den Lemniscus medialis, der den Nucleus ventralis posterolateralis (VPL) des Thalamus erreicht.

Die **Nuclei pontinus (sensorius principalis)** und **spinalis nervi trigemini** sind Zielstrukturen des N. trigeminus mit seinen Informationen aus der Haut des Kopfbereichs. Die meisten Efferenzen aus diesen Kerngebieten kreuzen nach kontralateral und legen sich medial als Lemniscus trigeminalis dem Lemniscus medialis an. Der kleinere Teil verbleibt ipsilateral und zieht im Tractus trigeminothalamicus dorsalis nach rostral. Ziel dieser Bahnen ist der Nucleus ventralis posteromedialis (VPM) des Thalamus, der medial in enger Nachbarschaft zum VPL gelegen ist.

Die Weiterleitung der Propriozeption erfolgt getrennt für die obere und untere Körperhälfte über andere Verbindungen:
- Weiterleitung der Propriozeption aus der **unteren Körperhälfte zum Zerebellum**: Stilling-Clarke-Säule (= Nucleus thoracicus oder Nucleus dorsalis, Lamina VII) in Th1–L2 → Tractus spinocerebellaris dorsalis → Pedunculus cerebellaris caudalis → Zerebellum
- Weiterleitung der Propriozeption aus der **oberen Körperhälfte zum Zerebellum**: Radix dorsalis → Fasciculus cuneatus → Nucleus cuneatus externus → Pedunculus cerebellaris caudalis → Zerebellum

Die Weiterleitung der Propriozeption aus der unteren Körperhälfte zum somatosensorischen Kortex erfolgt über die Radix dorsalis, die Stilling-Clarke-Säule, den Tractus

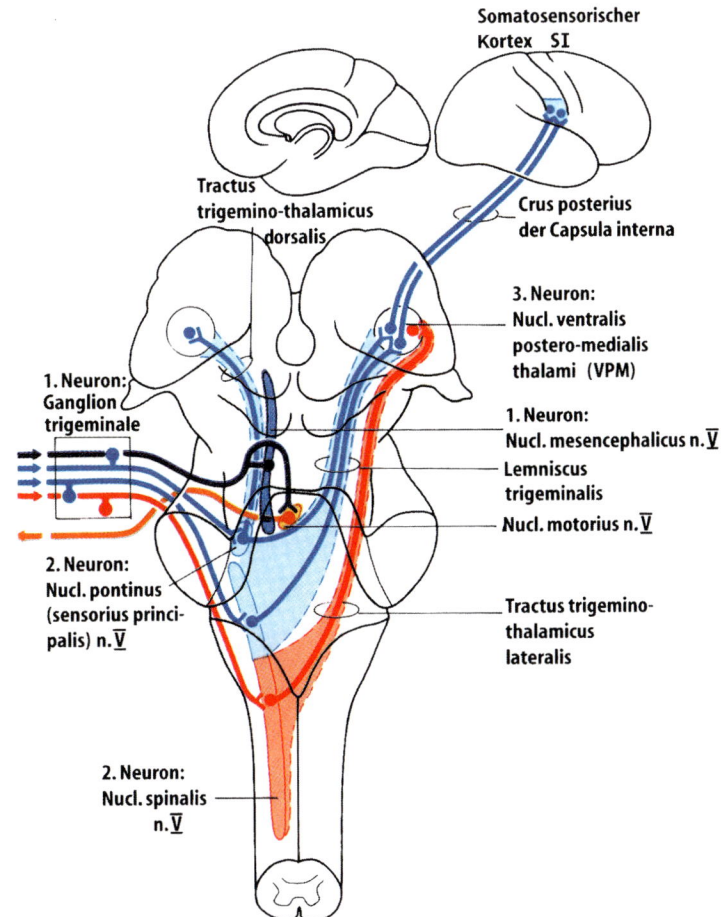

Abb. 2.27 Schematische Darstellung des Bahnverlaufs der Mechanorezeption aus dem Gesichtsbereich über den N. trigeminus sowie der Verschaltung propriozeptiver Afferenzen aus dem Gesichtsbereich mit dem motorischen Anteil des N. trigeminus. (Aus Zilles u. Rehkämper 1998)

spinocerebellaris dorsalis, den Nucleus Z, den Lemniscus medialis, der auf die kontralaterale Seite zieht und den Nucleus ventralis posterolateris thalami.

Der **laterale Thalamus** mit seinem Nucleus ventralis posterolateralis (VPL) und dem Nucleus ventralis posteromedialis (VPM) wird von lemniskalen Fasern erreicht. Das laterale Kerngebiet erhält die spinalen Afferenzen. Hier sind von lateral nach medial Rumpf, Bein und Arm der kontralateralen Körperseite abgebildet. Das mediale Kerngebiet erhält die trigeminalen Afferenzen. Auch hier ist eine Somatotopie erkennbar mit größeren Gesichtsbereichen im lateralen Teil und der Schlundregion und den Lippen mehr medial. Die glutamatergen thalamofugalen Projektionen ziehen über die **Radiatio thalami** im Crus posterius der Capsula interna in den **somatosensorischen Kortex** im Bereich des Gyrus postcentralis.

Der **Gyrus postcentralis** liegt zwischen dem Sulcus centralis und dem Sulcus postcentralis (◘ Abb. 2.28). Er wird in rostrokaudaler Abfolge von den Brodmann-Arealen 3a, 3b, 1 und 2 eingenommen. Diese Rindengebiete zeigen mit einer deutlich ausgebildeten Lamina granularis interna (Lamina IV) den typischen Aufbau eines sensorischen Kortex. Die Mehrheit der somatosensorischen Afferenzen aus den Rezeptororganen der Haut erreicht die Area 3b. Alle 3 Areale repräsentieren zusammen den somatosensorischen Kortex und werden meist unter dem Begriff des **primären somatosensorischen Kortex (SI)** zusammengefasst, obwohl neuere Untersuchungen gezeigt haben, dass die Area 2 eher als nicht primäre Region angesehen werden sollte.

Die Area 3a des somatosensorischen Kortex liegt im Grund des Sulcus centralis und erstreckt sich über eine geringe Distanz auch noch auf die hintere Wand des Sulcus centralis. Ihr schließt sich in kaudaler Richtung die Area 3b an, die den größten Teil der Hinterwand einnimmt. Auf der Kuppe des Gyrus postcentralis befindet sich die Area 1, anschließend, in der Vorderwand des Sulcus postcentralis folgt die Area 2 (▶ Kap. 23).

Ventrokaudal von SI findet sich eine Rindenregion, die ebenfalls in die somatosensorische Repräsentation ein-

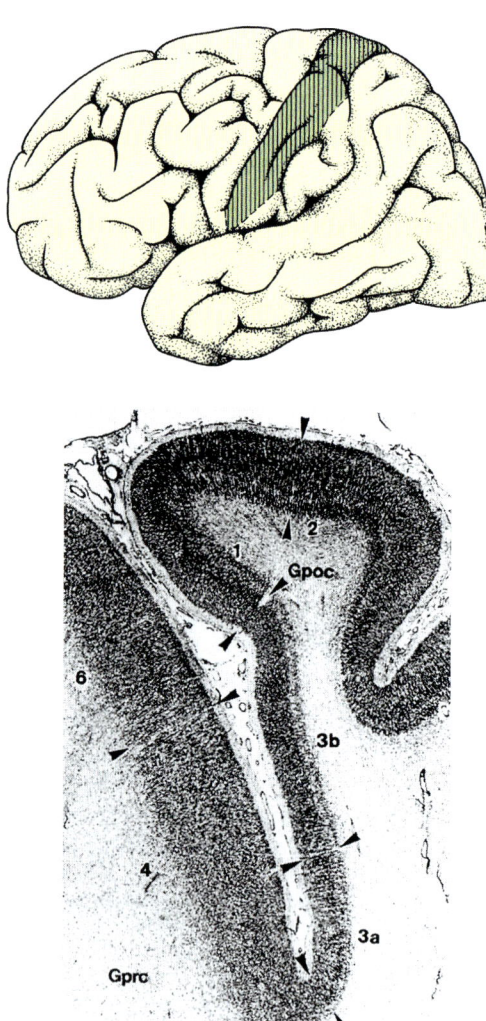

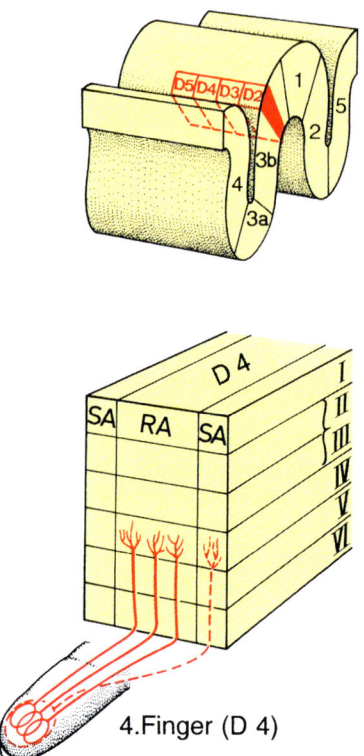

◘ Abb. 2.29 Kortikale Repräsentation von SA-(Ruffini-Körperchen) und RA-Mechanorezeptoren (z. B. Meissner-Körperchen) der Fingerbeere in Area 3b. Man beachte die kolumnäre und laminäre Organisation des somatosensorischen Kortex. D2–D5 markieren die Repräsentationsfelder der Finger (D = digit) 2–5. Die römischen Ziffern bezeichnen die isokortikalen Schichten I–VI. *SA* Slowly Adapting, *RA* Rapidly Adapting. (Mod. nach Kaas 1993)

◘ Abb. 2.28 Lateralansicht (*oben*) auf das Hirn mit dem somatosensorischen Kortex (*schraffiert*) im Bereich des Gyrus postcentralis, histologischer Schnitt (*unten*) durch den Sulcus centralis mit den Gyri praecentralis (Gprc) und postcentralis (Gpoc) und den dort gelegenen somatosensorischen Areae 3a, 3b, 1 und 2 sowie den motorischen Areae 6 und 4. (Aus Zilles u. Rehkämper 1998)

gebunden ist, der **sekundäre somatosensorische Kortex (SII)**. Auch hier enden thalamofugale Bahnen, die Informationen allerdings nicht nur von der kontralateralen, wie in SI, sondern von beiden Körperseiten vermitteln. Neuere funktionelle Untersuchungen haben gezeigt, dass es im SII-Kortex mehr als eine somatotopische Repräsentation (Homunculus) gibt und das Gebiet nach zytoarchitektonischen Kriterien in mehrere Areale unterteilt werden kann.

Innerhalb der SI-Region ist die somatosensorische Repräsentation nach Submodalitäten (Berührung, Druck, Vibration, Propriozeption) getrennt in den einzelnen Arealen abgebildet. Generell gilt, dass jede der 4 Areae die gesamte Körperoberfläche somatotopisch in Form eines **Homunculus** repräsentiert (▸ Kap. 23, ◘ Abb. 23.2a).

In Area 3a sind die Muskelspindeln repräsentiert, während die Area 3b Afferenzen von SA- und RA-Rezeptoren der Haut erhält. In Area 1 sind vor allem die RA-Rezeptoren vertreten, wohingegen die Area 2 Informationen aus Druck- und Gelenkrezeptoren verarbeitet.

Neben der somatotopen Ordnung gibt es eine vertikale und eine horizontale Differenzierung der Hirnrinde. Beide Organisationsprinzipien, die nicht nur die somatosensorische Hirnrinde kennzeichnen, spiegeln eine funktionelle Parzellierung wider (◘ Abb. 2.29).

Die **vertikale Differenzierung** (Module, Kolumnen) gliedert die Hirnrinde innerhalb eines Areals in streifenförmige Bereiche mit einer Breite von jeweils ca. 200–800 μm. Diese **Kolumnen** verlaufen senkrecht zur Hirnoberfläche. Die Kolumnen sind hier Zielgebiete definierter Afferenzen. Dabei wird den RA-Afferenzen, deren Rezeptoren in der Peripherie ein eng begrenztes rezeptives Feld haben, eine breite kortikale Kolumne zugeordnet. Den SA-Afferenzen, deren rezeptives Feld in der Peripherie vergleichsweise groß ist, entspricht hingegen im Kortex nur eine schmale Kolumne.

Die **horizontale Differenzierung** entspricht der Schichtengliederung der Hirnrinde. Die Lamina IV des somatosensorischen Kortex ist die Schicht, in der die spezifischen thalamischen Afferenzen enden. Die Neurone der Laminae II/III projizieren u. a. in das ipsilaterale SII Gebiet und zum hinteren parietalen Kortex, der bei der Steuerung der Motorik eine wichtige Rolle spielt. Die Perikarya in der Lamina V entsenden Axone zu den Basalganglien, dem Hirnstamm und dem Rückenmark. Kortikothalamische Fasern haben ihren Ursprung in Lamina VI.

Kortikofugale Fasern ziehen in den Thalamus zu den Nuclei intralaminares, dem VPM und dem VPL, in die Basalganglien, die Zona incerta, die Nuclei pontis und in das Rückenmark. Andere Fasern ziehen zu motorischen und prämotorischen Arealen, z. B. zum primären motorischen Kortex (Area 4). Die Areae 3a und 3b sind mit den Areae 1 und 2 reziprok verbunden. Aus den Areae 3b, 1 und 2 ziehen Efferenzen auch zum supplementärmotorischen Kortex, SMA, der seinerseits zum primären motorischen Kortex projiziert.

Zu der bereits erwähnten Verbindung in den hinteren parietalen Kortex kommen Anbindungen an den präfrontalen Kortex über den Fasciculus frontooccipitalis inferior hinzu. Kommissurenbahnen über das Corpus callosum schließlich verknüpfen die somatosensorischen Areale der beiden Hemisphären miteinander.

2.3.5 Schmerz

- Schmerz kann durch chemische, mechanische und thermische Reize ausgelöst werden und wird von nicht oder schwach myelinisierten Fasern registriert
- Die ersten Neurone der Schmerzbahn liegen in den Spinalganglien oder im Ganglion trigeminale
- Die zweiten Neurone der Schmerzbahn liegen im Rückenmark oder im Rhombenzephalon
- Nozizeption im Kopfbereich wird über den N. trigeminus weitergeleitet
- Zielgebiete der Schmerzbahn liegen im Rhombenzephalon, Dienzephalon und im Cortex cerebri
- Absteigende Bahnen aus dem Hirnstamm stellen Systeme zur Beeinflussung der Nozizeption dar

> **Definition**
> Schmerzen aus dem Hautbereich werden als Oberflächenschmerz, Schmerz aus Muskeln, Knochen, Gelenken und Bindegewebe wird als Tiefenschmerz bezeichnet. Beide werden unter dem Begriff »somatischer Schmerz« zusammengefasst. »Viszeraler Schmerz« betrifft dagegen die Eingeweide. Als »psychogenen Schmerz« bezeichnet man Schmerzempfindung ohne feststellbare körperliche Ursache.

Schmerzauslösende Reize wirken direkt an freien Nervenendigungen von peripheren Nerven (**Nozizeptoren**) in der Haut und inneren Organen. Nozizeptoren werden in allen Organen des Körpers gefunden, wobei die Schmerzempfindlichkeit einer Region mit der Packungsdichte der Nozizeptoren korreliert. Die eigentlichen Nozizeptoren sind meist ganze Felder von Endverzweigungen der C- und Aδ-Fasern. Diese verfügen über zahlreiche variköse Auftreibungen, die nicht von Perineurium und Markscheiden umhüllt sind und die auf verschiedene Reize reagieren (»sensible Endstrecke«). Die entsprechenden Nervenfasern der Spinalnerven und des N. trigeminus enthalten neben dem klassischen exzitatorischen Transmitter Glutamat zahlreiche Neuropeptide wie Tachykinine (z. B. Substanz P, Neurokinin), »calcitonin-gene related peptide« (CGRP), vasoaktives intestinales Polypeptid und Cholezystokinin (CCK) (▶ Abschn. 2.3.13).

Im nozizeptiven System sind **Transmitter** und **Neuropeptide** mit unterschiedlichen lokalen Präferenzen nachweisbar. Substanz P, Neurokinin A, CGRP, Glutamat und Aspartat fördern die Schmerzleitung, während Galanin, CCK, Neurotensin, Neuropeptid Y, Prodynorphin, Proenkephalin, Serotonin, Noradrenalin, GABA, Adenosin und Glycin antinoziseptiv wirken. Je nach Wirkungsstelle im neuronalen Schaltkreis kann dieselbe Substanz entgegengesetzte Systemwirkungen entfalten (▶ Abschn. 2.3.14).

Schmerzfasern sind periphere Fortsätze kleiner, pseudounipolarer Zellkörper, die in den Spinalganglien und dem Ganglion trigeminale liegen. C- und Aδ-Fasern übertragen den somatischen, C-Fasern den viszeralen Schmerz. Die schwach myelinisierten Aδ-Fasern haben eine höhere Leitungsgeschwindigkeit (12–30 m/s; schnell auftretende, stechende und gut lokalisierbare Schmerzwahrnehmung) als die nichtmyelinisierten C-Fasern (0,5–2 m/s; langsam einsetzende, lang anhaltende und brennend bis dumpfe Schmerzen).

Die zentralen Fortsätze der **ersten Neurone** treten in das **Rückenmark** ein und gelangen lateral vom Hinterhorn in den Lissauer-Trakt. Dort teilen sie sich T-förmig, steigen etwa 2 Segmente auf oder ab und enden dann vor allem in den Laminae I–III des Rückenmarks. Hier schalten sie auf die zweiten Neurone der Schmerzbahn um (◘ Abb. 2.30).

Die **zweiten Neurone** sind Strangzellen, die zum Rhomb- und Dienzephalon projizieren, oder Interneurone, deren Axone im Rückenmark verbleiben. Die Strangzellen liegen im lateralen Teil der Lamina V, aber auch in den Laminae I und II–X. Die schwach myelinisierten Axone der Strangzellen bilden zusammen das **anterolaterale System**. Dazu gehören:

— Tractus spinothalamicus lateralis (= Tractus neospinothalamicus)
— Tractus spinothalamicus ventralis (= Tractus palaeospinothalamicus)
— Tractus spinoreticularis
— Tractus spinotectalis
— Tractus spinoolivaris

Zusätzlich werden spinothalamische, nozizeptive Fasern auch im dorsolateralen Teil des Seitenstrangs gefunden. Die Zielgebiete beider Systeme im Thalamus überlappen breit. Es wird angenommen, dass das dorsolaterale System der **Lokalisation des Schmerzreizes**, das anterolaterale System der **Intensitätswahrnehmung** dient.

Neben den Strangzellen spielen die **Interneurone** im Hinterhorn des Rückenmarks eine wichtige Rolle. Ihre Axone enden an Strangzellen, sodass eine Modulation der Nozizeption bewirkt werden kann. Interneurone sind auch Zielstrukturen der absteigenden Faserbahnen aus dem Hirnstamm. Ursprungsgebiete liegen im Nucleus raphe magnus mit der ventralen Formatio reticularis und dem dorsolateralen Tegmentum, die ihrerseits Afferenzen aus dem frontalen Kortex, der Amygdala, dem Hypothalamus und dem Griseum centrale erhalten. Prodynorphin und Proenkephalin spielen dabei als Botenstoffe eine wichtige Rolle, da diese **endogenen Opioide** antinozizeptiv wirken (endogener Mechanismus zur Schmerzlinderung; ▶ Abschn. 2.3.14).

Im **Kopfbereich** wird Nozizeption über den Nervus trigeminus und das trigeminothalamische System in das Dienzephalon geleitet.

Die **dritten Neurone** der Schmerzbahn befinden sich im medialen Teil der Formatio reticularis des Rhombenzephalons (für den Tractus spinoreticularis und Kollateralen des Tractus spinothalamicus ventralis), den tieferen Schichten der Colliculi craniales und caudalis (für den Tractus tectospinalis) und in verschiedenen Kerngebieten des Thalamus (für die Tractus spinothalamici lateralis und ventralis). Der Thalamus ist gleichzeitig Zielgebiet für polysynaptische, aufsteigende Schmerzbahnen aus der Formatio reticularis.

In **primären** und **sekundären somatosensorischen Kortexarealen** im Gyrus postcentralis und dem parietalen Operculum endet die Schmerzleitungsbahn aus dem Thalamus (◘ Abb. 2.30). Diese Kortexareale sind für die **Lokalisation des Schmerzreizes** wichtig. Es ist jedoch auch

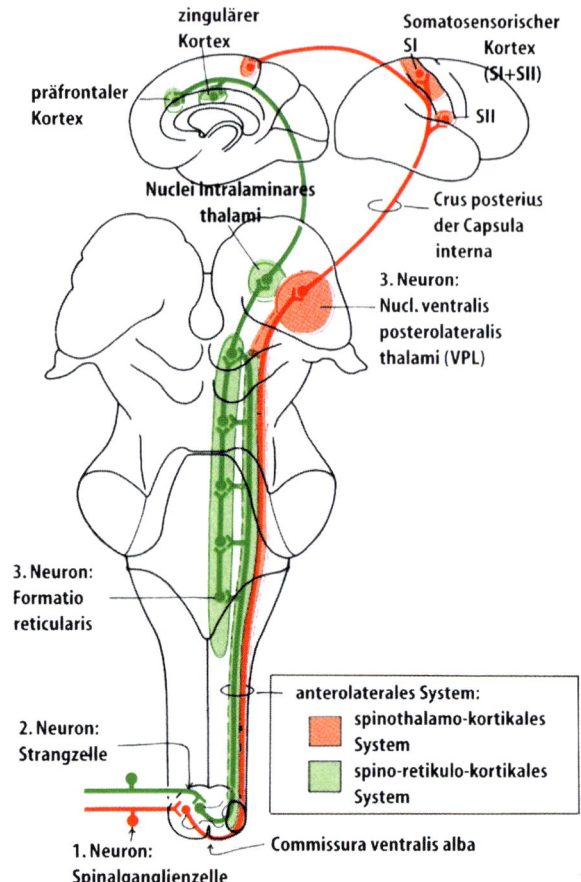

◘ **Abb. 2.30** Durch schmerzhafte Reize aktivierbare Hirnrindengebiete des Menschen liegen in primären (*SI*) und sekundären (*SII*) somatosensorischen Kortexgebieten, im präfrontalen Kortex und im zingulären Kortex. Die Afferenzen für diese kortikalen Regionen kommen aus thalamischen Kerngebieten, die ihrerseits Afferenzen aus dem Rückenmark (anterolaterales System) und der Formatio reticularis erhalten. Die bewusste Schmerzwahrnehmung findet in mehreren Arealen des Cortex cerebri statt. Dabei werden Lokalisation und emotionale Bewertung getrennt repräsentiert. (Aus Zilles u. Rehkämper 1998)

nach operativer Entfernung dieser Gebiete oder auch nach Läsion bei Schlaganfall noch eine bewusste Schmerzwahrnehmung möglich. Wahrscheinlich sind hierbei weitere kortikale Areale im Gyrus cinguli und dem präfrontalen Kortex (◘ Abb. 2.30) beteiligt, die bei der Schmerzwahrnehmung zusammen mit Arealen im Lobus parietalis aktiviert werden. Die Beziehung der zingulären und präfrontalen Areale zum kortikalen limbischen System lässt vermuten, dass diese Areale in Zusammenhang mit der **emotionalen Bewertung des Schmerzes** stehen (▶ Abschn. 2.3.9 und ▶ Kap. 32).

2.3.6 Olfaktorisches System

> — Die Perzeption von Geruch erfolgt über das Riechepithel
> — Geruchsinformation wird durch die Filiae olfactoria zum Bulbus olfactorius weitergeleitet
> — Die Areale des Paläokortex sind das Ziel der Efferenzen aus dem Bulbus olfactorius

Riechen ist ein Prozess der Chemorezeption. Er beruht auf der Bindung von in wässrigem Milieu gelösten Molekülen an spezialisierte Rezeptormembranen. Der Nasenraum trägt eine respiratorische Schleimhaut und das **Riechepithel**, das beim Menschen nur einen kleinen Teil der gesamten Nasenschleimhaut (◘ Abb. 2.31), die **Regio olfactoria**, umfasst.

Zwischen undifferenzierten **Basalzellen** und schlanken **Stützzellen** liegen die eigentlichen Rezeptorzellen, deren apikale Fortsätze zu einem **Riechkolben** verdickt aus dem Epithel heraus ragen. Hier sitzen zahlreiche **Zilien**, an denen Duftmoleküle gebunden werden. Dies ist die strukturelle Grundlage für die Unterscheidung von Gerüchen (► Kap. 31). Nach zentral entsenden die primären Sinneszellen Fortsätze (Fila olfactoria), die die Erregung in ihrer Gesamtheit als **N. olfactorius** an die nächste Station, den **Bulbus olfactorius** weitergeben. Der Bulbus olfactorius ist ein vorgelagerter Abschnitt des Telenzephalons und leistet eine erste Informationsverarbeitung (◘ Abb. 2.32).

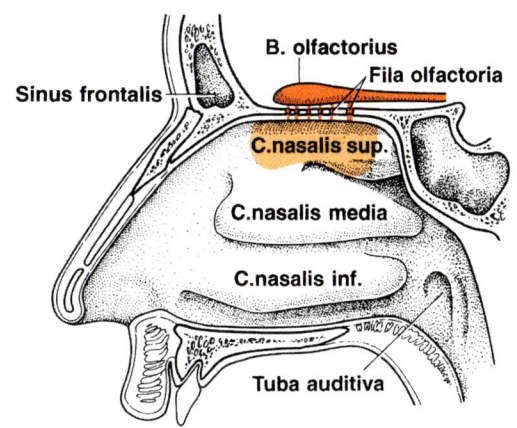

◘ Abb. 2.31 Lage von Riechepithel (*hellbraun*) und Bulbus olfactorius (*dunkelbraun*) (paramedianer Sagittalschnitt durch den Gesichtsschädel). (Aus Zilles u. Rehkämper 1998)

Die Axone der Mitral- und Büschelzellen des Bulbus olfactorius bilden den Tractus olfactorius. Hinter dem Tractus liegt die Regio retrobulbaris, die ebenfalls von Kollateralen dieser Zellen erreicht wird. Es bestehen Verbindungen zum kontralateralen Bulbus, zu allen übrigen Arealen des Paläokortex sowie zum Dienzephalon (Epithalamus, Thalamus, Hypothalamus). Der Tractus olfactorius teilt sich in einen medialen und einen lateralen Anteil. Zielgebiete des medialen Anteils sind Tuberculum olfactorium und Septum (◘ Abb. 2.32).

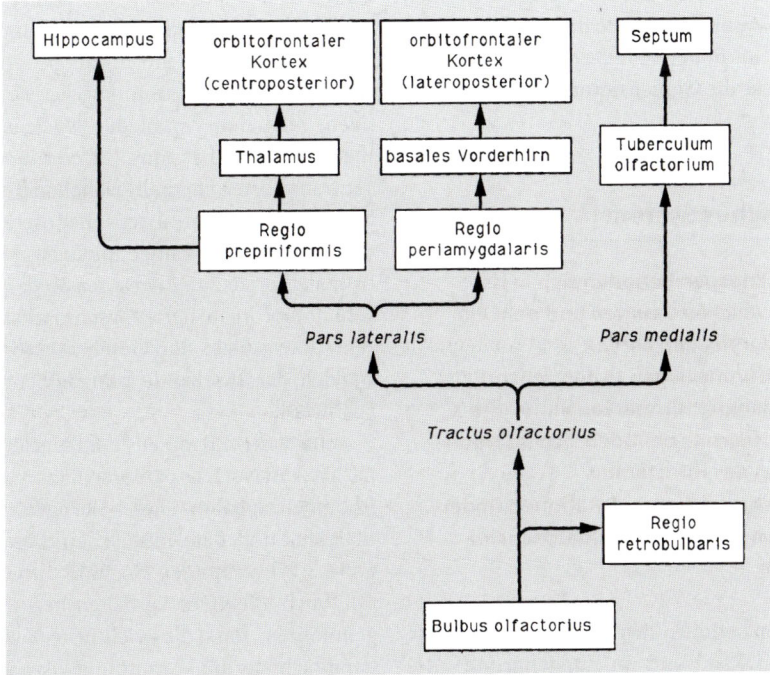

◘ Abb. 2.32 Schematische Darstellung der wichtigsten zentralen (ipsilateralen) Leitungsbahnen des olfaktorischen Systems (Riechbahn). (Aus Zilles u. Rehkämper 1998)

Das **Tuberculum olfactorium** liegt vor dem Chiasma opticum an der Basis des Endhirns (vordere Substantia perforata) und erhält reziproke Verbindungen mit dem Bulbus, paläokortikalen Arealen und dem Hippocampus.

Das **Septum** liegt in der vorderen, medialen Hemisphärenwand und ist Ziel olfaktorischer Projektionen nach Umschaltung in der Regio retrobulbaris und dem Tuberculum olfactorium. Auch präpiriforme Rinde und die Amygdala entsenden Efferenzen in das Septum. Gleichzeitig ist das Septum mit vielen anderen Hirngebieten verbunden, u. a. dem Hippocampus (Verbindung zum limbischen System, ▶ Abschn. 2.3.9).

Die **Regio prepiriformis** stellt die **primäre Riechrinde** dar und ist Ziel des lateralen Teils der bulbären Efferenzen (◨ Abb. 2.32). Auch die anderen olfaktorisch dominierten Gebiete stehen mit der Regio prepiriformis in Verbindung. Die Efferenzen der Regio prepiriformis ziehen zu den anderen olfaktorischen Gebieten, zum Hippocampus und schließlich zur Regio entorhinalis, die ihrerseits in den Hippocampus und einige andere nichtkortikale Zielgebiete (z. B. Nucleus basalis Meynert, Hypothalamus, Area preoptica) projiziert (▶ Abschn. 2.3.9).

Die **Regio periamygdalaris** empfängt ebenfalls Afferenzen aus dem Bulbus olfactorius über die Striae olfactoriae laterales (◨ Abb. 2.32). Sie gehört zum Mandelkernkomplex, Corpus amygdaloideum (▶ Abschn. 2.3.9). Die Regio prepiriformis und der kortikomediale Anteil des Mandelkernkomplexes projizieren zur Substantia innominata (Teil des basalen Vorderhirns) sowie zum Nucleus medialis thalami. Von diesen beiden Regionen ziehen aufsteigende Fasern an die Unterseite des Frontallappens und enden getrennt im hinteren Teil des orbitofrontalen Kortex. Damit erreicht die Geruchsinformation auch den Isokortex.

2.3.7 Gustatorisches System

> – Geschmacksknospen befinden sich in der Zunge, dem weichen Gaumen und dem Eingang zum Pharynx und Larynx
> – Die ersten Neurone liegen in den sensorischen Ganglien der Hirnnerven VII, IX und X
> – Die zweiten Neurone befinden sich im Nucleus solitarius des Hirnstamms
> – Weitere Geschmacksrepräsentationen finden sich im Thalamus und dem somatosensorischen Kortex

Geschmacksknospen befinden sich im Epithel der Zunge (besonders an ihrem Rand und im Zungengrund), des weichen Gaumens, des Pharynx und des Larynxeingangs. Die eigentlichen Sinneszellen sind von Stützzellen umgeben. Die Geschmacksknospen der Zunge liegen in besonders gestalteten Papillen:
- **Papillae fungiformes** im vorderen Bereich der Zunge
- **Papillae vallatae** im Bereich des Zungengrundes
- **Papillae foliatae**, seitlich an der Basis des Zungenrückens

Durch die Geschmacksknospen können 4 Submodalitäten wahrgenommen werden: süß, sauer, bitter und salzig. Süß wird an der Zungenspitze, sauer an der Zungenseite und bitter am Zungengrund wahrgenommen. Das Repräsentationsgebiet für salzigen Geschmack liegt in der vorderen Hälfte der Zungenseite und überschneidet sich mit den Arealen für süß und sauer.

Geschmackszellen sind **sekundäre Sinneszellen**. Die Erregung wird über marklose Nervenfasern (peripherer Fortsatz des ersten Neurons) weitergeleitet. Je nach Lage der Geschmacksknospen sind 3 Hirnnerven involviert (◨ Abb. 2.33). Der N. vagus (X) versorgt den Larynx-Pharynx-Bereich. Der N. glossopharyngeus (IX) versorgt den Zungengrund. Der N. facialis (VII; N. intermedius mit N. petrosus major und Chorda tympani) schließlich versorgt die vorderen 2 Drittel der Zunge und den Gaumen.

Die Gesamtheit der Geschmacksfasern erreicht über den zentralen Fortsatz des ersten Neurons die im rostralen Teil des Nucleus solitarius gelegene Pars gustatoria (= 2. Neuron) im Hirnstamm (◨ Abb. 2.33).

Die Pars gustatoria projiziert in den Thalamus (◨ Abb. 2.33). Axonkollateralen der Efferenzen der Pars gustatoria zweigen zu den Nuclei salivatorii und dem Nucleus dorsalis nervi vagi ab und initiieren reflektorisch Speichel- und Magensaftsekretion. Die Fasern enden im kleinzelligen, medialen Anteil des Nucleus ventralis posteromedialis des Thalamus. Efferenzen aus dem Nucleus ventralis posteromedialis ziehen in den Gyrus postcentralis. Ventral und rostral des somatosensorischen Repräsentationsgebiets der Zunge im Gyrus postcentralis liegt als frontale Fortsetzung der Area 3b das viszerosensorische, somatotop organisierte Geschmacksfeld. Weitere Repräsentationsgebiete der Geschmacksempfindung sind im Bereich der Inselrinde und des vorderen Operculums nachweisbar.

Eine andere Bahn aus dem Nucleus solitarius geht zunächst zum Nucleus parabrachialis medialis in das rostrale Rhombenzephalon. Dieses Kerngebiet ist mit dem Hypothalamus und dem limbischen System (▶ Abschn. 2.3.9 und 2.3.11) verbunden. So kann die Geschmacksinformation auch affektives Verhalten beeinflussen. Es wird angenommen, dass die wichtigste Funktion des Nucleus parabrachialis die Vermittlung viszeraler und somatomotorischer Reflexe ist, die durch gustatorische Stimuli ausgelöst werden.

2.3 · Funktionelle Systeme

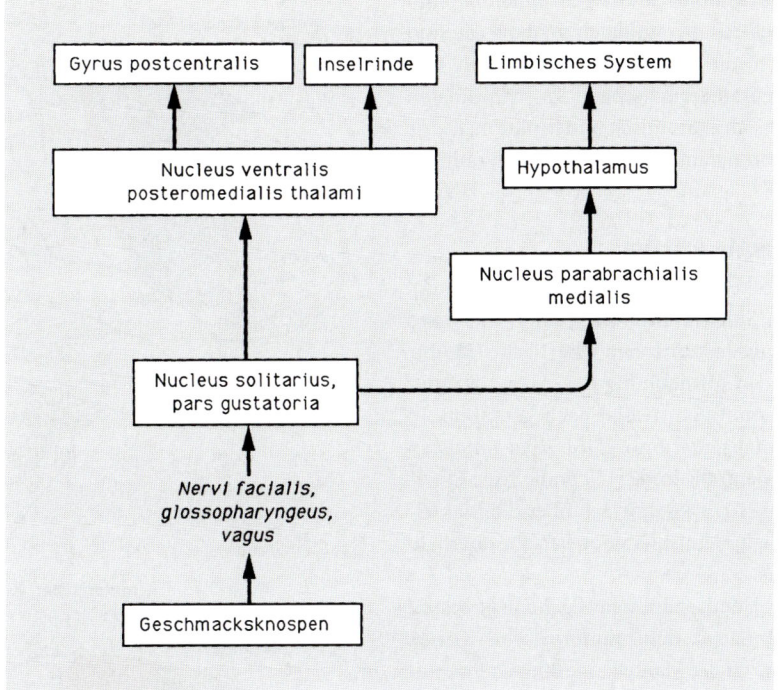

Abb. 2.33 Schematische Darstellung der wichtigsten zentralen (ipsilateralen) Leitungsbahnen des gustatorischen Systems (Geschmacksbahn). (Aus Zilles u. Rehkämper 1998)

2.3.8 Motorisches System

- Der primäre motorische Kortex (Area 4) ist agranulär und zeigt die nur für ihn charakteristischen Betz-Pyramidenzellen
- Die Area 4 ist somatotop gegliedert – Homunculus
- Der Tractus corticospinalis verbindet Hirnrinde und Rückenmark
- Der Tractus corticonuclearis ermöglicht die kortikale Kontrolle der motorischen Hirnnervenkerne
- Das extrapyramidal-motorische System ist integraler Bestandteil des motorischen Systems und ermöglicht in Interaktion mit dem pyramidalen System Bewegung
- Striatum, Pallidum, Substantia nigra, Nucleus subthalamicus und motorischer Thalamus können als Basalganglien bezeichnet werden
- Basalganglien sind nicht nur an motorischen, sondern auch an kognitiven und emotionalen Prozessen beteiligt
- Das Zerebellum erhält Afferenzen aus allen Teilen des Zentralnervensystems
- Es nimmt über den Thalamus Einfluss auf die Hirnrinde
- Das Zerebellum ermöglicht eine zeitliche Abstimmung kontinuierlicher Bewegungsabläufe
- Alle absteigenden Faserbahnen der postkranialen Muskulatur ziehen in das Vorderhorn des Rückenmarks

Bewegungen können in **unwillkürliche** und **willkürliche Aktivitäten** gegliedert werden. Entsprechend ihrer Bedeutung für die Bildgebung geht es hier v. a. um die Darstellung der anatomischen Grundlagen willkürlicher motorischer Aktionen.

An der Steuerung der Willkürmotorik sind immer verschiedene Regionen des Zentralnervensystems beteiligt, die eng zusammenwirken. Der **prämotorische**, der **supplementärmotorische** und der **zinguläre motorische** Kortex liegen im Frontallappen und sind bei der Intention und Konzeption einer motorischen Aktion beteiligt. Ein großer Teil ihrer Efferenzen zieht in den **primären motorischen Kortex**. Dieser schickt Axone durch die Capsula interna und die Pyramide (**pyramidales System**) in die motorischen Kerngebiete des Hirnstamms und des Rückenmarks.

Beide Kerngebiete erhalten aber nicht nur über die Pyramidenbahn Afferenzen, sondern über synaptische Umschaltungen auch Signale aus den Basalganglien, dem Zerebellum und dem Hirnstamm (**extrapyramidal-motorisches System**). Basalganglien, Zerebellum und viele weitere Kerngebiete des Rhomb- und Dienzephalons sind daher Bestandteile des extrapyramidalen Systems. Sie sind aber gleichzeitig auch mit dem motorischen Kortex verbunden, der höchsten Steuerungsebene im pyramidalen System. Damit ergibt sich anatomisch und funktionell eine enge Verflechtung von pyramidalem und extrapyramidalem System.

Motorische kortikale Areale

Der primäre motorische Kortex, Area 4 nach Brodmann, zieht vom Grund des Sulcus centralis auf der Hinterwand des Gyrus praecentralis bis zur freien Oberfläche (◘ Abb. 2.34). Diese Größe der Ausdehnung der Area 4 auf der freien Oberfläche nimmt von medial nach lateral ab. In Höhe des Sulcus frontalis inferior liegt die Area 4 meist in der Tiefe des Sulcus centralis und erreicht die freie Oberfläche nicht mehr. Die Area 4 dehnt sich über die Mantelkante bis auf die mediale Hemisphärenoberfläche oberhalb des Sulcus cinguli aus.

Auf der lateralen Hemisphärenoberfläche liegt rostral an die Area 4 angrenzend der prämotorische Kortex (◘ Abb. 2.34), der etwa an der Mantelkante eine Grenze mit dem supplementärmotorischen Kortex bildet. Dieser ist auf der medialen Hemisphärenoberfläche vor der Area 4 lokalisiert und hat etwa dieselbe rostrokaudale Ausdehnung wie der laterale prämotorische Kortex. Er ist in ein **rostrales präsupplementärmotorisches Areal (pre-SMA)** und ein kaudales Areal, das eigentliche **supplementärmotorische Areal (SMA-proper)**, unterteilt. Auf der medialen Hemisphärenoberfläche reicht SMA ebenso wie der primär motorische Kortex von der Mantelkante bis zum Beginn des Sulcus cinguli. Die Grenze zum präfrontalen Kortex liegt hier meist rostral der Commissura anterior. Prämotorischer und supplementärer motorischer Kortex entsprechen ungefähr der Area 6 nach Brodmann. Im Sulcus cinguli liegt parallel zu pre-SMA das vordere zinguläre motorische, und parallel zu SMA-proper das hintere zinguläre motorische Areal. Beide zusammen bilden den **zingulären motorischen Kortex**. Die Areale des motorischen Kortex sind **agranulär**, d. h., es fehlt eine Lamina granularis interna.

Die meisten motorischen Kortexareale senden Efferenzen zur Formatio reticularis des Hirnstamms. Diese Verbindungen sind wichtig, um über den Tractus reticulospinalis und den Eigenapparat des Rückenmarks Einfluss auf α- und γ-Motoneurone zu nehmen. Stand- und Gangmotorik z. B. werden über diese Wegstrecke kontrolliert.

Supplementärmotorische, prämotorische und primäre motorische Kortexareale sind reziprok miteinander verbunden und werden aktiv, wenn eine Bewegung geplant, initiiert und durchgeführt wird (► Kap. 18). Sie übernehmen hierbei unterschiedliche Aufgaben.

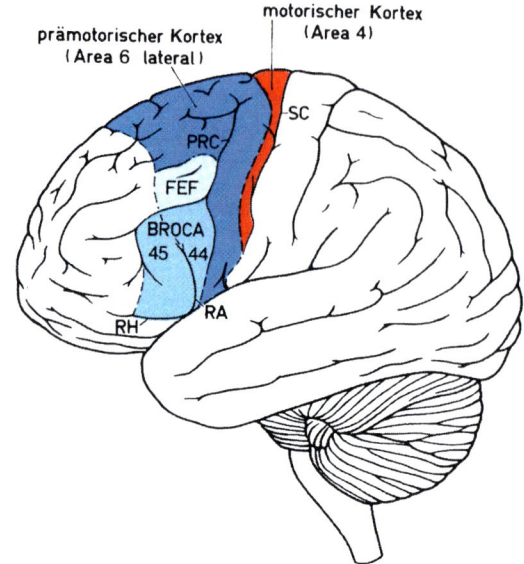

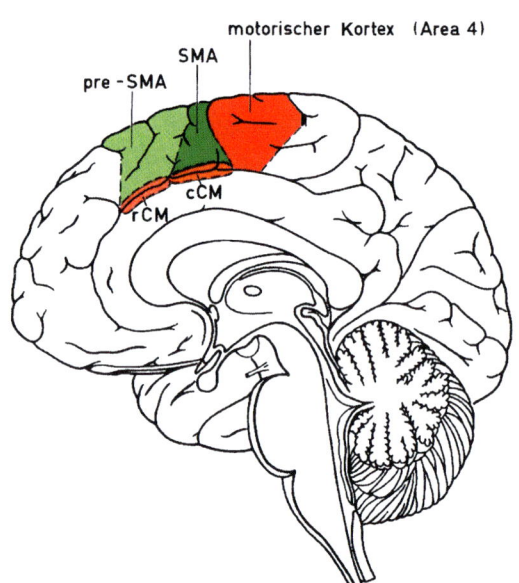

◘ **Abb. 2.34** Lateralansicht auf die Großhirnhemisphäre mit den wichtigsten motorischen Kortexarealen und dem Broca-Sprachzentrum. *cCM* kaudaler zingulomotorischer Kortex, *FEF* frontales Augenfeld, *PRC* Sulcus praecentralis, *pre-SMA* präsupplementärmotorischer Kortex, *RA* Ramus ascendens, *rCM* rostraler zingulomotorischer Kortex, *RH* Ramus horizontalis, *SC* Sulcus centralis, *SMA* supplementärmotorischer Kortex. (Aus Zilles u. Rehkämper 1998)

Der **primäre motorische Kortex** als wichtigstes Areal efferenter, kortikofugaler Bahnen aus der Großhirnrinde wird durch die Area 4 des Isokortex repräsentiert (◘ Abb. 2.34). Die Architektonik der Area 4 zeigt Anpassungen an die Aufgabe, lange Bahnen aus der Großhirnrinde ohne weitere synaptische Umschaltungen bis zum Hirnstamm und Rückenmark zu schicken (sehr große Pyramidenzellen) sowie ein Höchstmaß an Konvergenz auf große Pyramidenzellen zu garantieren.

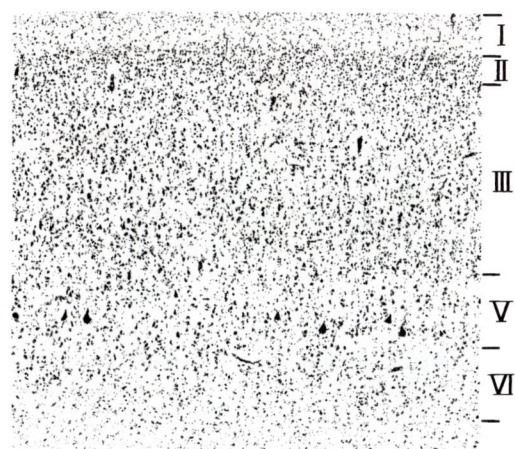

◨ **Abb. 2.35** Histologischer Schnitt (Nissl-Färbung) durch die Area 4 im Gyrus praecentralis. Man beachte das für diese Region (»agranulärer Kortex«) typische Fehlen einer Lamina granularis interna (Lamina IV) und das Auftreten sehr großer Pyramidenzellen (Betz-Riesenzellen) in der Lamina V. (Aus Zilles u. Rehkämper 1998)

Die Area 4 hat beim Erwachsenen keine Lamina granularis interna (◨ Abb. 2.35). Diese Schicht tritt nur bis in die ersten Monate der postnatalen Entwicklung auf und bildet sich dann zurück. In dieser Schicht enden in der Regel thalamische Projektionen. Derartige Afferenzen sind im motorischen Kortex und damit auch in der Area 4 wesentlich seltener als in den sensorischen Kortexarealen; intrahemisphärische Verbindungen aus dem supplementärmotorischen, prämotorischen und dem hinteren parietalen Kortex sind hier funktionell bedeutsamer.

Der primäre motorische Kortex besitzt eine nur ihm eigene Besonderheit: besonders große Pyramidenzellen (**Betz-Riesenpyramiden**) in der Lamina V. Die myelinisierten Axone dieser Neurone ziehen zum Hirnstamm oder zum Rückenmark.

Die Area 4 zeigt eine ähnliche **Somatotopie** wie die sensorischen Areae 3, 1 und 2, den **motorischen Homunculus**. Neuere Befunde, die auf einer Kombination von funktionellen und anatomischen Untersuchungsmethoden beruhen, haben gezeigt, dass mindestens im Bereich der Handrepräsentation mit einer doppelten Repräsentation von Körperregionen zu rechnen ist. Der näher dem Sulcusgrund gelegene Kortexstreifen der Area 4 ist dabei für Bewegungen zuständig, die durch somatosensorischen Input getriggert sind, während der weiter rostral gelegene Bereich spontane oder visuell getriggerte Bewegungen ermöglicht (▶ Kap. 18).

Der **supplementärmotorische Kortex** nimmt an der Planung und Initiierung einer Bewegung teil. Er zeigt eine grobe somatotope Gliederung mit Repräsentation von Gesicht, Arm und Bein von rostral nach okzipital gehend. Das supplementärmotorische Feld einer Seite beeinflusst ipsi- und kontralaterale Zielgebiete. Die Motoneurone für die proximale Muskulatur können über Projektionen zum Hirnstamm und Rückenmark direkt erreicht werden, während die distalen Muskelgruppen, wie sie etwa zur Versorgung der Hand benötigt werden, vom primären motorischen Kortex angesprochen werden (▶ Kap. 18).

Der **prämotorische Kortex** ist ebenfalls somatotop organisiert, wobei die Abfolge von Bein-, Arm- und Gesichtsrepräsentation ebenso wie im primären motorischen Kortex von dorsal nach ventral erfolgt. Der prämotorische Kortex beeinflusst vor allem die proximale Muskulatur und wird mit der Generierung komplexerer Bewegungsabläufe in Verbindung gebracht.

Das **Broca-Sprachzentrum** nimmt eine Sonderstellung zwischen den motorischen und den rostral davon gelegenen, lateralen frontalen Arealen ein. Während man ursprünglich seine Rolle bei der Koordinierung der motorischen Abläufe beim Sprechen betonte, zeigen neuere Untersuchungen seine Bedeutung für Sprache, insbesondere die Verarbeitung von Semantik, Phonologie, Prosodie und Syntax (▶ Kap. 26). Das Broca-Zentrum mit seinen Arealen 44 (kaudal) und 45 (rostral), die in den Partes opercularis bzw. triangularis des Gyrus frontalis inferior gelegen sind, ist deshalb Gegenstand von ▶ Kap. 26. Läsionen des Broca-Zentrums können zur Broca-Aphasie führen (▶ Kap. 35). Neben der Beteiligung an Sprachfunktionen wurde für die Broca-Region auch eine Rolle bei der Beobachtung von Bewegungen gefunden, die diese Region wiederum in die Nähe motorischer Areale rückt.

Der **hintere Teil des Lobus parietalis** (Areae 5 und 7) ist mit dem motorischen Kortex verbunden. Neben dem somatosensorischen Input erhalten diese Areale auch Informationen aus den visuellen, akustischen und vestibulären Systemen. Diese Areale tragen entscheidend dazu bei, die Lokalisation von Objekten im Raum und hinsichtlich ihrer Lage zum Beobachter zu repräsentieren, um entsprechende Augen- und Greifbewegungen und ganz allgemein die räumliche Koordination des Bewegungsablaufs zu ermöglichen. Der hintere parietale Kortex erfüllt damit kognitive Aufgaben bei der Repräsentation des Raums durch die Assoziation verschiedener sensorischer Modalitäten (▶ Kap. 19).

Motorische Bahnen

Die aus der Großhirnrinde absteigenden Faserbahnen lassen sich nach ihren Zielgebieten ordnen:
- Rückenmark: Tractus corticospinalis
- Pons: Tractus corticopontinus
- Hirnstamm: Tractus corticonuclearis, corticorubralis und corticoreticularis
- Thalamus: Tractus corticothalamicus
- Basalganglien: Tractus corticostriatalis

Der **Tractus corticospinalis (Pyramidenbahn)** wird von efferenten Fasern aus der Area 4 gespeist, zieht durch das

Crus posterius der Capsula interna, den Pedunculus (Crus) cerebri und gelangt ohne Umschaltung in das kontralaterale Vorderhorn des Rückenmarks. Der größte Teil dieser Bahn kreuzt in der Decussatio pyramidum auf die Gegenseite und bildet danach den Tractus corticospinalis lateralis im Funiculus lateralis des Rückenmarks. Der kleinere Teil, Tractus corticospinalis ventralis (medialis), verläuft zunächst ungekreuzt im Funiculus ventralis und kreuzt erst auf Rückenmarksniveau zur Gegenseite. Die Pyramidenbahn endet entweder direkt an den Motoneuronen des Vorderhorns oder erreicht dieses Ziel nach synaptischer Umschaltung auf spinale Interneurone. Die Axone der Pyramidenbahn sind stark myelinisiert und haben eine hohe Leitungsgeschwindigkeit. Der Tractus corticospinalis ist somit eine schnelle Verbindung zwischen dem motorischen Kortex und den Motoneuronen des Rückenmarks.

Der **Tractus corticonuclearis** gewährleistet die kortikale Kontrolle der motorischen Hirnnervenkerne. Die anatomische Grundlage der willkürlichen Aktivierung der äußeren Augenmuskulatur ist komplex, wird aber letztlich über die Nuclei nervorum III, IV und VI ausgelöst. Das kortikale Zentrum für diese Funktion ist das frontale Augenfeld, das sich etwa an der Kreuzung von Sulcus frontalis superior und Sulcus praecentralis befindet (◘ Abb. 2.34). Aus dem frontalen Augenfeld steigen Bahnen in die Area pretectalis, den Colliculus cranialis und die mediale Zone der Formatio reticularis in Höhe der Brücke und den Nucleus prepositus hypoglossi ab. Der Zugriff auf die Kerngebiete der Augenmuskelnerven erfolgt erst nach Umschaltungen in diesen Regionen (▶ Kap. 11).

Extrapyramidal-motorisches System

Hierzu werden insbesondere die **Basalganglien** gezählt, sowie Faserbahnen, die den motorischen Kortex mit den motorischen Hirnstammkernen bzw. dem Rückenmark verbinden und nicht den Tractus corticonuclearis bzw. corticospinalis zuzurechnen sind. Die Basalganglien bilden Basalganglienschleifen, über die der gesamte Kortex letztlich auf den Frontallappen zurückprojiziert. Die grundlegenden synaptischen Stationen dieser subkortikalen Schleife sind im Corpus striatum (Nucleus caudatus und Putamen), Globus pallidus und dem motorischen Thalamus. Die Substantia nigra und der Nucleus subthalamicus werden ebenfalls häufig zu den Basalganglien gezählt (◘ Abb. 2.36). Ihre Funktion wird in der Feinabstimmung der Initiierung und sequenziellen Ausführung von spontanen Bewegungen gesehen. Basalganglien spielen bei verschiedenen neurologischen Erkrankungen eine wichtige Rolle (▶ Kap. 34).

Das **Corpus striatum** (Striatum) erhält einen Teil der Axone der Pyramidenzellen aus den vorwiegend ipsilateralen Laminae II/III und V des gesamten Kortex über den Tractus corticostriatalis. Die Axone aus dem sensomotorischen Kortex ziehen meist in das **Putamen**, andere Kortex-

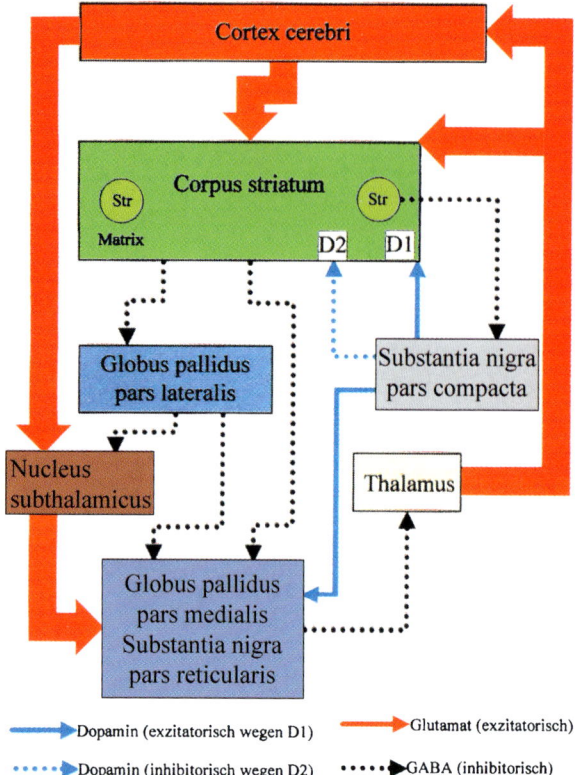

◘ Abb. 2.36 Die Transmitter und funktionellen Aspekte der wichtigsten Projektionen zwischen Kortex, Basalganglien und Thalamus. Transmitter werden durch Farben, physiologische Wirkungen durch durchgezogene (exzitatorisch) oder gepunktete (inhibitorisch) Verläufe angezeigt: *Rot*: Glutamat; *Blau*: Dopamin; *Schwarz*: GABA. Die Erregungsübertragung durch Dopamin kann exzitatorisch wirken, wenn sie Dopaminrezeptoren vom Typ D1 zum Ziel hat oder inhibitorisch, wenn es sich um Dopaminrezeptoren vom Typ D2 handelt. *Str* Striosomen im Corpus striatum. (Aus Zilles u. Rehkämper 1998)

regionen projizieren in den **Nucleus caudatus**. Im Putamen wird die Somatotopie beibehalten. Bein-, Arm- und Gesichtsrepräsentation sind von dorsal nach ventral aufeinanderfolgend angeordnet. Der Tractus corticostriatalis benutzt Glutamat als Transmitter und wirkt auf die striatalen Zielzellen erregend.

Die Zielzellen des Tractus corticostriatalis sind mittelgroße Neurone, die mehr als 70 % der Nervenzellen im Corpus striatum stellen und daher als **Hauptneurone** bezeichnet werden. Diese bilden nur dann Aktionspotenziale, wenn viele Afferenzen an ihren Dendriten gleichzeitig aktiv sind. Dann wirken sie durch Freisetzung des Transmitters GABA inhibitorisch auf ihre Zielgebiete. Hauptneurone, die auf die Pars lateralis des Globus pallidus projizieren, enthalten neben GABA auch Enkephalin, Projektionen zur Pars medialis des Globus pallidus und zur Substantia nigra weisen außer GABA auch Substanz P auf (▶ Abschn. 2.3.13).

Die Axone der Hauptneurone projizieren durch die Lamina medullaris externa in die Substantia nigra und den

Globus pallidus (Pallidum), durch die Lamina medullaris interna in eine Pars lateralis und eine Pars medialis getrennt. Substantia nigra und Pallidum enthalten ebenfalls GABAerge Neurone, die aber im Gegensatz zum Striatum eine hohe Spontanaktivität aufweisen. Daher bewirkt die Aktivierung striataler Hauptneurone eine kurzdauernde Inhibition einzelner Neurone im Pallidum und der Substantia nigra.

Neben den Hauptneuronen gibt es im Striatum auch mittelgroße **Interneurone**, die Somatostatin, Neuropeptid Y und NADPH-Diaphorase oder GABA und Parvalbumin enthalten. Maximal 3 % der Neurone bilden den Transmitter Acetylcholin und beeinflussen vermutlich die Funktion der Hauptneurone.

Die Neurone in der **Pars medialis** des **Pallidums** und der **Pars reticularis** der **Substantia nigra** entsenden Axone über die Ansa lenticularis und den Fasciculus lenticularis, die sich später im Fasciculus thalamicus vereinen, zu den motorischen Thalamuskernen Nucleus ventralis anterior (VA) und Nucleus ventralis lateralis (VL). Über diese Verbindung wird die Erregungsübertragung im motorischen Thalamus inhibiert. Werden sie jedoch durch die kortikale Aktivierung striataler Hauptneurone selber inhibiert, wird ihre inhibitorische Wirkung auf den Thalamus reduziert (Disinhibition der motorischen Thalamusneurone) und die Weiterleitung erregender Afferenzen (z. B. vom Rückenmark) im Thalamus wird erleichtert.

Die Neurone der **motorischen Thalamuskerne** VA und VL projizieren in den Frontallappen, insbesondere den lateralen prämotorischen und supplementärmotorischen Kortex (Tractus thalamocorticalis). In ihren Zielgebieten setzen sie den exzitatorischen Transmitter Glutamat frei. Die Aktivierung thalamischer Neurone kann daher eine gezielte Erregung der prämotorischen Areale bewirken, die für die Bewegungsvorbereitung von Bedeutung sind. Weitere Kerne des motorischen Thalamus sind der Nucleus ventralis posterolateralis oralis, VPLo, die Area X, und die intralaminären Thalamuskerne.

> - **Die Basalganglien sind Teil paralleler Schaltkreise, die unterschiedlichen Aufgaben dienen (z. B. Schleifen für Rumpf- und Extremitätenmotorik, Schleife für Augenmotorik)**
> - **Mit Striatum und Pallidum im engeren Sinne werden meist nur deren dorsale Anteile bezeichnet**
> - **Zum ventralen Striatum zählt man den Nucleus accumbens, zum ventralen Pallidum Teile des Tuberculum olfactorium und der Substantia innominata**
> - **Die ventralen Anteile weisen starke Verbindungen mit der Amygdala, dem präfrontalen Kortex und dem Gyrus cinguli auf und sind für die emotionale Beeinflussung von Bewegungsabläufen von Bedeutung (▶ Abschn. 2.3.9)**

Innerhalb des Striatums lassen sich mit dem Nachweis des Enzyms Acetylcholinesterase Flecken von 300–600 μm Durchmesser mit niedriger Enzymaktivität nachweisen (**Striosomen**). Diese bilden ein dreidimensional zusammenhängendes Gerüst, das in eine **Matrix** mit hoher Enzymaktivität eingebettet ist. Die funktionelle Bedeutung dieser Kompartimentierung wird durch Unterschiede in den Afferenzen der Striosomen und der Matrix unterstrichen: Afferenzen zur Matrix stammen aus den supragranulären Schichten des Isokortex, Afferenzen zu den Striosomen vor allem aus infragranulären Schichten des präfrontalen Isokortex und des Allokortex.

Nucleus subthalamicus, Substantia nigra und weitere Thalamuskerne

Fast alle kortikalen Regionen projizieren unter Beibehaltung der Somatotopie zum **Nucleus subthalamicus**. Die Axone kommen von den Pyramidenzellen der Lamina V und enthalten den exzitatorischen Transmitter Glutamat. Die Projektionsneurone im Nucleus subthalamicus projizieren zu den gleichen Zielstrukturen wie das Striatum, d. h. zum Pallidum und zur Pars reticularis der Substantia nigra. Diese Neurone benutzen ebenfalls Glutamat als Transmitter und zeigen eine ausgeprägte Spontanaktivität, die unter kortikalem Einfluss noch gesteigert wird. In ihren Zielgebieten, die mit denen der Axone aus dem Striatum überlappen, stellen die exzitatorischen Axone des Nucleus subthalamicus daher ein Gegengewicht zu den inhibitorischen Axonen des Striatums dar. Der Nucleus subthalamicus ist u. a. Zielgebiet für die Tiefenhirnstimulation bei Parkinsonpatienten (▶ Kap. 34).

Die **Substantia nigra** besteht aus einer sehr zelldichten Pars compacta und einer weniger zelldichten Pars reticularis. Während die Pars reticularis der Substantia nigra GABAerge Neurone besitzt, die auf die motorischen Thalamuskerne projizieren, enthält die Pars compacta überwiegend große dopaminerge Neurone, deren Axone in das Striatum ziehen. Die Wirkungen des Transmitters Dopamin sind teils exzitatorisch und teils inhibitorisch. Diese gegensätzlichen Wirkungen werden durch das Vorkommen verschiedener Dopaminrezeptoren im Striatum erklärt: Typ-1-Rezeptoren (D_1 und D_5) wirken eher exzitatorisch, Typ-2-Rezeptoren (D_2 bis D_4) eher inhibitorisch (▶ Abschn. 2.3.13 und 2.3.14).

Zerebellum

Das Kleinhirn, Zerebellum, ist wichtig für die Ausführung von Bewegungen unter Führung sensorischer Information (z. B. unter visueller Kontrolle). Dies wird durch Afferen-

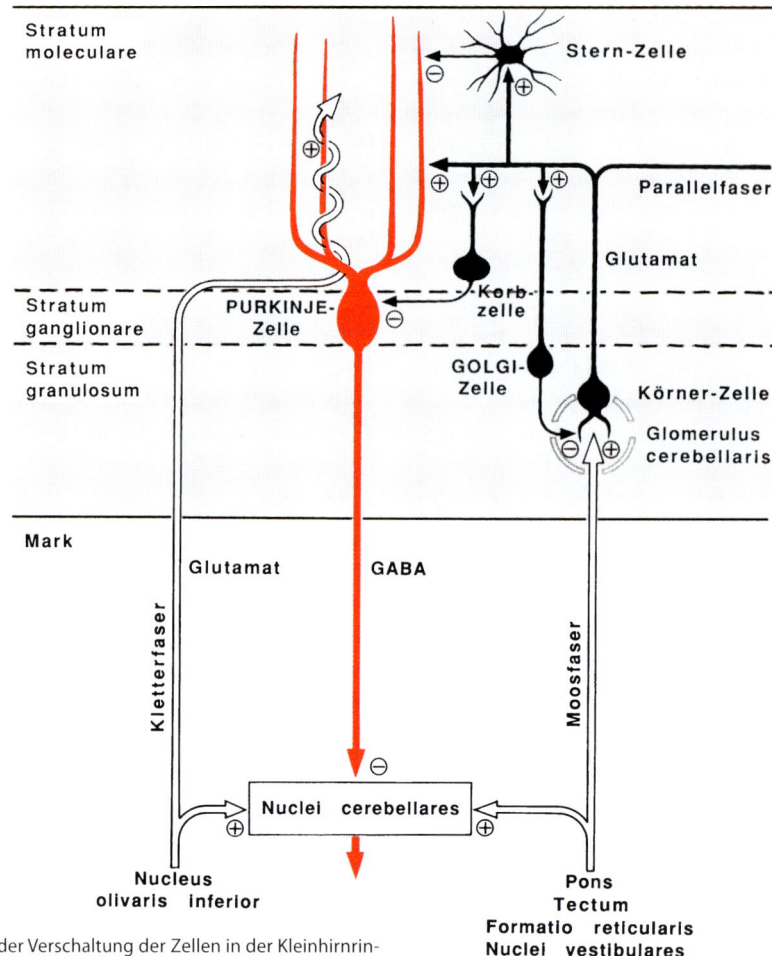

Abb. 2.37 Schema der Verschaltung der Zellen in der Kleinhirnrinde. (Aus Zilles u. Rehkämper 1998)

zen aus praktisch allen Bereichen des Neokortex ermöglicht. Das Zerebellum besteht aus der **Kleinhirnrinde**, Cortex cerebelli, der **weißen Substanz** und den **Kleinhirnkernen**, Nuclei cerebellares. Die Kleinhirnrinde ist aus 3 Schichten aufgebaut: Stratum moleculare, Stratum ganglionare und Stratum granulosum (Abb. 2.37).

Die zerebellären Afferenzen sind exzitatorisch wirksame **Moosfasern** und exzitatorisch wirksame **Kletterfasern**. Sie ziehen in die Kleinhirnrinde, nachdem sie vorher Kollateralen an die Kleinhirnkerne abgegeben haben. Die Kletterfasern kommen aus dem Nucleus olivaris inferior, die Moosfasern rekrutieren sich dagegen aus verschiedenen Bereichen des Zentralnervensystems (Abb. 2.37).

Neben den Informationen aus den verschiedenen sensorischen Systemen des Cortex cerebri erhält die Kleinhirnrinde auch Informationen über die Stellung des Kopfs im Raum via Nuclei vestibulares (▶ Abschn. 2.3.3) und die Stellung der Körperteile zueinander aus Muskelspindeln und Sehnenorganen via propriozeptive Bahnen (▶ Abschn. 2.3.4). Diese Projektionen zeigen eine topische Gliederung ihrer Repräsentationsgebiete in der Kleinhirnrinde. Der mittelständige Wurmteil, Vermis cerebelli, und seine Derivate, Flocculus und Paraflocculus, stehen mit dem vestibulären System in Beziehung (▶ Abschn. 2.3.3). Die Pars intermedia der Hemisphären ist Zielgebiet von spinozerebellären Fasern mit Informationen aus dem propriozeptiven System (▶ Abschn. 2.3.4). Die Pars lateralis dagegen steht unter dem Einfluss der Großhirnrinde.

Die Moosfasern erreichen zunächst das Stratum granulosum der Kleinhirnrinde (Abb. 2.37). Dort verzweigen sich die Axonendigungen und bilden synaptische Kontakte mit den **Körnerzellen** und den Axonendigungen der **Golgi-Zellen** (Abb. 2.37). Die Axone der Körnerzellen ziehen in das Stratum moleculare, verzweigen sich dichotom und ziehen als Parallelfasern durch das Stratum moleculare. Die Parallelfasern stoßen hier auf die ausgebreiteten Dendritenbäume der **Purkinje-Zellen**. Die Perikarya der Purkinje-Zellen bilden die mittlere Schicht der Kleinhirnrinde, das Stratum ganglionare. Die Dendritenbäume der Purkinje-Zellen bilden ein Spalier, das im rechten Winkel zu den Parallelfasern angeordnet ist. Somit zieht eine Parallelfaser durch viele quergestellte Dendritenbäume von Purkinje-Zellen, mit denen sie dann synaptische Kontakte bilden kann. Die Parallelfasern benutzen den exzitatorischen Transmitter Glutamat.

> **Über Kollateralen der Parallelfasern werden 3 verschiedene Interneurone eingeschaltet (◘ Abb. 2.37): Golgi-, Stern- und Korbzellen sind GABAerge inhibitorische Interneurone in verschiedenen Schichten der Kleinhirnrinde.**

Die Axone der Purkinje-Zellen (Transmitter GABA) ziehen als einzige Efferenzen aus der Kleinhirnrinde in die Kleinhirnkerne. Die Kleinhirnrinde hemmt somit die Nuclei cerebellares (◘ Abb. 2.37). Eine Ausnahme bilden die Purkinje-Zellen des Vermis, die direkt auf Neurone der Vestibulariskerne projizieren (▶ Abschn. 2.3.3).

Es gibt 4 **Nuclei cerebellares**: Nucleus dentatus, Nucleus fastigii, Nuclei emboliformis und globosus. Nuclei emboliformis und globosus werden auch als Nucleus interpositus bezeichnet. Die Pars lateralis der Kleinhirnhemisphäre projiziert auf den Nucleus dentatus, die Pars intermedia auf die angrenzenden Nuclei emboliformis und globosus. Der Nucleus fastigii wird von Fasern aus dem Vermis erreicht.

Efferenzen des Zerebellums. Über die Pedunculi cerebellares cranialis und caudalis verlassen die Axone der Nuclei cerebellares das Zerebellum. Die größte Bahn aus den Nuclei dentatus, emboliformis und globosus verlässt das Zerebellum über den Pedunculus cerebellaris cranialis und zieht als Tractus cerebellothalamicus in das kontralaterale Zwischenhirn (Nuclei intralaminares und Nucleus ventralis lateralis). Die Axone des Nucleus fastigii kreuzen ebenfalls nach kontralateral und erreichen über den Pedunculus cerebellaris caudalis die Formatio reticularis. Aufsteigende Axone ziehen dann in die intralaminären Kerne sowie den Nucleus ventralis lateralis des Thalamus. Der Nucleus ventralis lateralis ist auch Umschaltstation im kortikostriatopallidothalamokortikalen Hauptschaltkreis (Basalganglienschleife) des extrapyramidalen Systems. Über diese Schleife hat das Kleinhirn Einfluss auf die Motorik.

Eine zweite große Efferenz des Kleinhirns erreicht als Tractus cerebellorubralis den **Nucleus ruber** im Mesenzephalon. Der Nucleus ruber erhält außerdem über den Tractus corticorubralis Afferenzen aus der Großhirnrinde. Die Efferenzen der Pars parvocellularis des Nucleus ruber bilden einen Teil der zentralen Haubenbahn, Tractus tegmentalis centralis, und erreichen den Nucleus olivaris inferior. Die Neurone des Nucleus olivaris inferior ihrerseits senden Axone über den Pedunculus cerebellaris caudalis zurück zur Kleinhirnrinde (Kletterfasern). Die Pars magnocellularis des Nucleus ruber ist der Ursprung des Tractus rubrospinalis, der in den Seitenstrang des Rückenmarks zieht und dort die gemeinsame motorische Endstrecke erreicht.

Da das Zerebellum über die Körperstellung durch propriozeptive Afferenzen (Tractus spinocerebellares) informiert ist und über kortikopontinozerebelläre Bahnen »weiß, was die Großhirnrinde vorhat«, kann es koordinierend auf die Motorik einwirken. Schädigungen und Funktionsausfälle des Kleinhirns zeigen sich daher auch nicht in einem generellen Ausfall der Motorik, sondern unter anderem in einer mangelnden zeitlichen Koordination der einzelnen Bewegungsabläufe (▶ Kap. 34).

Gemeinsame motorische Endstrecke

Die gemeinsame motorische Endstrecke für die Muskulatur im Kopf- und Halsbereich beginnt in den Kerngebieten der motorischen Hirnnerven, der postkranialen Muskulatur im Vorderhorn des Rückenmarks, das die großen Perikarya der α-Motoneurone enthält. Sie sind letztlich das Ziel aller absteigenden motorischen Bahnen. Beim Menschen sind diese absteigenden Bahnen in den lateralen und ventralen Funiculi des Rückenmarks gelegen.

2.3.9 Neuroanatomische Grundlagen affektiven Verhaltens

> **Affektives Verhalten wird über ein Netzwerk gesteuert, zu dem neben dem Septum, der Amygdala und dem Hypothalamus auch kortikale Areale (lateraler präfrontaler, anteriorer zingulärer, orbitofrontaler Kortex), die Insel, das ventrale Striatum, der Hippocampus und andere Bereiche des Hirnstamms gehören.**

Die anatomische Basis affektiven Verhaltens wird häufig mit dem Begriff des **limbischen Systems** gleichgesetzt, der jedoch ursprünglich als topographische Klassifikation eine Reihe von Endhirnregionen, die wie ein Gürtel (= limbus) an der Grenze zwischen Endhirn und Hirnstamm liegen und das Corpus callosum umgeben, bezeichnete. Heute stehen bei Verwendung dieses Begriffes eher funktionelle Gesichtspunkte im Vordergrund, wobei affektives Verhalten nur einen der Funktionskomplexe, an denen das limbische System mitwirkt, darstellt (▶ Kap. 30). So beeinflusst das limbisches System viszerale Reaktionen, Emotion und Motivation, das neuroendokrine System und vieles mehr. Nicht zuletzt spielen Teile des limbischen Systems eine wichtige Rolle bei Lern- und Gedächtnisfunktionen (▶ Abschn. 2.3.10). Unter diesen Gesichtspunkten können der Hippocampus und zahlreiche weitere Regionen wie Septum, Area entorhinalis, Gyrus cinguli, Teile der Amygdala, Nucleus anterior thalami, Habenula, Corpus mamillare, Nucleus interpeduncularis und die Formatio reticularis als

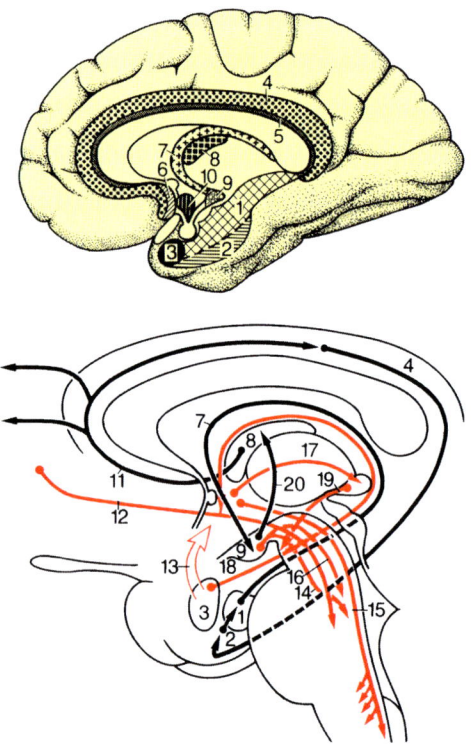

◘ **Abb. 2.38** Hirnrinde, subkortikale Kerngebiete sowie Faserbahnen des limbischen Systems. *Schwarze Pfeile*: Faserbahnen des Papez-Kreises. *Rote Pfeile*: übrige Faserbahnen des limbischen Systems. *1* Hippocampus, *2* Area entorhinalis, *3* Corpus amygdaloideum, *4* Gyrus cinguli mit Zingulum, *5* Indusium griseum, *6* Area septalis, *7* Fornix, *8* Nucleus anterior thalami, *9* Corpus mamillare, *10* Hypothalamus, *11* Zingulum, *12* mediales Vorderhirnbündel, *13* ventrale Mandelkernstrahlung, *14* Pedunculus mamillaris, *15* Fasciculus longitudinalis dorsalis, *16* Tractus mamillotegmentalis, *17* Stria medullaris, *18* Stria terminalis, *19* Tractus habenulointerpeduncularis, *20* Tractus mamillothalamicus (Vicq-d'Azyr-Bündel). (Aus Zilles u. Rehkämper 1998)

limbisches System zusammengefasst werden (◘ Abb. 2.38). Die kortikalen Abschnitte dieses Systems gehören dem **Allokortex** an.

Amygdala

Die Amygdala (Corpus amygdaloideum, Mandelkern) hat subkortikale und kortikale Anteile (◘ Abb. 2.39). Sie umfasst kappenförmig das rostrale Ende des Unterhorns des Seitenventrikels und liegt unmittelbar vor dem Hippocampus. Die Oberfläche des Gehirns wird im Bereich des Gyrus semilunaris erreicht.

Der basolaterale Kernkomplex der Amygdala unterhält reziproke Verbindungen mit dem Neokortex und ist so in kognitive Aufgaben eingebunden. Er projiziert u. a. zum ventralen Striatum, Nucleus mediodorsalis thalami und dem präfrontalen Kortex. Der zentromediane Komplex ist über die Stria terminalis und die ventrale Mandelkernstrahlung reziprok mit dem Hypothalamus verbunden und kann so auf das neuroendokrine System einwirken (◘ Abb. 2.38). Eine weitere wichtige Bahn ist das mediale Vorderhirnbündel, das Septum, Amygdala und Hypothalamus mit der Formatio reticularis verbindet. Diese ist mit dem Hypothalamus auch über den Fasciculus longitudinalis dorsalis Schütz verknüpft. Im kortikalen Kernkomplex enden olfaktorische Projektionen aus dem Bulbus olfactorius. Es existieren auch Verbindungen zum Subiculum, dem Thalamus u. a. subkortikalen Regionen.

Stimulationen der Amygdala (oder des Septums) führen zu Reaktionen wie Kauen, Speichelfluss, Erbrechen, Nahrungsaufnahme, Miktion und Reaktionen der Genitalorgane. Vergleichbare Verhaltensweisen können auch durch Hypothalamusstimulation ausgelöst werden und deuten darauf hin, dass die Septum-Amygdala-Hypothala-

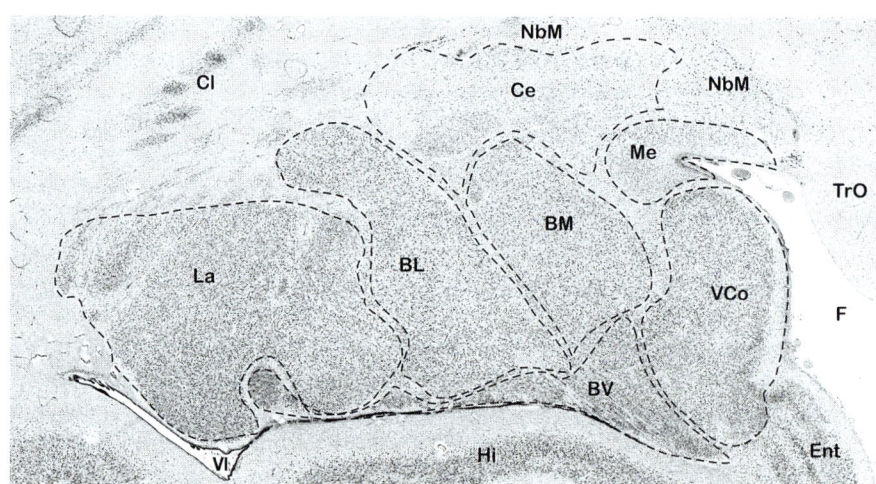

◘ **Abb. 2.39** Zytoarchitektonik der Amygdala. Histologischer Schnitt, menschliches Gehirn (0,02 mm Schnittdicke). *BL* Nucleus basolateralis, *BM* Nucleus basomedialis, *BV* Nucleus basoventralis, *Ce* Nucleus centralis, *Cl* Claustrum, *Ent* entorhinaler Kortex, *F* Fissura entorhinalis, *Hi* Hippocampus, *La* Nucleus lateralis, *Me* Nucleus medialis, *NbM* Nucleus basalis Meynert, *TrO* Tractus opticus, *Vl* Ventriculus laterales, *VCo* Nucleus corticalis ventralis. (Aus Amunts et al. 2005)

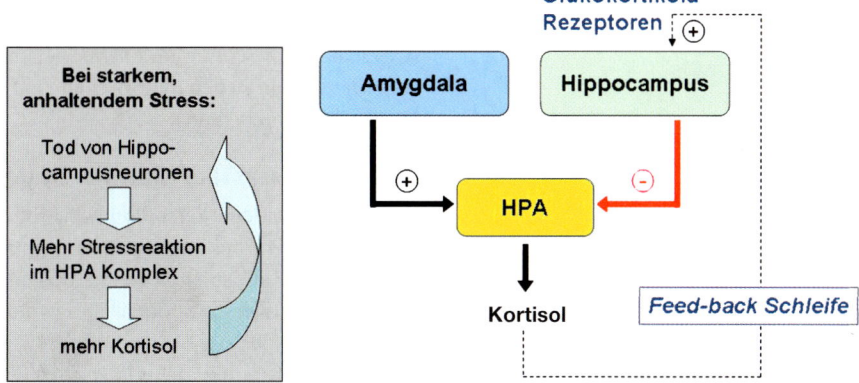

● **Abb. 2.40** Einfluss von Amygdala und Hippocampus auf die Freisetzung von Kortisol. +/− erregender bzw. hemmender Einfluss. *HPA* »hypothalamus-pituitary-adrenal gland complex«; Hypothalamus-Hypophysen-Nebennierenrinden-Komplex. Anhaltend starke Wirkung von Kortisol auf die Glukokortikoidrezeptoren von Hippocampusneuronen, z. B. bei chronischem Stress, kann zum Tod der Neurone führen. Damit wird die hemmende Wirkung des Hippocampus auf den HPA-Komplex vermindert, was zu einer verstärkten Ausschüttung von Kortisol und noch mehr Schädigung von Hippocampusneuronen führen kann

mus-Achse der vegetativen Steuerung dient (»viszerales Gehirn«).

Eine zentrale Rolle bei der Steuerung von Angst und Stress kommt der Verbindung zwischen Amygdala, Hippocampus und dem Komplex Hypothalamus-Hypophyse-Nebennierenrinde (im engl. Sprachgebrauch HPA) zu. Die Amygdala nimmt, wahrscheinlich über den Nucleus centralis, Einfluss auf den Hypothalamus (● Abb. 2.40).

Septum und basales Vorderhirn

Das Septum (septale Region) umfasst Kerngebiete, die der Trennwand der beiden Seitenventrikel anliegen. Es befindet sich ventral des Balkens, sowie dorsal und rostral der Commissura anterior. Im **medialen Teil des Septums** befindet sich der Nucleus des diagonalen Bandes von Broca. Die meisten Neurone der medialen Region haben **Acetylcholin** als Neurotransmitter, es finden sich aber auch GABAerge Neurone mit oder ohne Kolokalisation von Parvalbumin (▶ Abschn. 2.3.13). Afferenzen kommen aus dem Hippocampus über cholinerge und nichtcholinerge Neurone aus dem Stratum oriens von CA1–CA3 und enden an Neuronen, die zum Hippocampus zurück projizieren. Weitere Afferenzen kommen aus dem Hypothalamus, der Regio preoptica, der Area tegmentalis ventralis, der Substantia nigra (Pars compacta), von den Raphe-Kernen, dem Nucleus coeruleus, dem Nucleus interpeduncularis und dem Rückenmark. Efferenzen ziehen zum Hippocampus und in verschiedene kortikale Bereiche (entorhinal, zingulär, piriform).

Der **laterale Teil** des Septums erhält ebenfalls Afferenzen aus dem Hippocampus, dem entorhinalen Kortex, der medialen Amygdala, dem Nuclei interpeduncularis der Stria terminalis und dem lateralen Hypothalamus. Efferenzen ziehen über den Fornix in den Hippocampus und den entorhinalen Kortex, zur medialen Amygdala, dem Nucleus accumbens u. a. Gebiete.

Die septalen Bereiche bilden einen wichtigen Teil des basalen Vorderhirns (▶ Abschn. 2.3.13). Dieser Komplex wird als Verbindungstelle zwischen dem Isokortex und den anderen Bereichen des limbischen Systems angesehen. Das septohippocampale System ist wesentlich an Lernen und Gedächtnis beteiligt (▶ Abschn. 2.3.10).

Nucleus accumbens und ventrales Striatum

Der ventrale Teil von Corpus striatum und Pallidum einschließlich des Nucleus accumbens wird im Gegensatz zum dorsalen Teil (motorisches System, ▶ Abschn. 2.3.8) dem limbischen System zugerechnet. Unterschiede zwischen dorsalem und ventralem Bereich lassen sich eher auf mikroskopischer als auf makroskopischer Ebene feststellen. Es findet sich z. B. im ventralen Teil keine klare Gliederung in Striosomen und Matrix.

Der Nucleus accumbens (● Abb. 2.41) ist in eine mehr rostral gelegene Schalenregion (»shell«) und eine mehr kaudal gelegene Kernregion (»core«) gegliedert. Beide Regionen unterscheiden sich z. B. in der Morphologie ihrer cholinergen Neurone und in Bezug auf ihre Konnektivität. Afferenzen kommen aus den prä- und infralimbischen, orbitalen, insulären und posterior zingulären Kortexarealen, aus dem Thalamus (Mittellinien- und intralaminäre Kerne), dopaminergen Kerngebieten und der Formatio reticularis. Efferenzen ziehen besonders zum ventralen Pallidum, zum Thalamus, zur Area tegmentalis ventralis und der Substantia nigra (Pars compacta).

Die Funktion des Nucleus accumbens wird in Zusammenhang mit motivationalem Verhalten und hedonischen Zuständen gesehen. Es wird vermutet, dass er für das Verarbeiten des »Belohnungswertes« von Bedeutung ist. Hier-

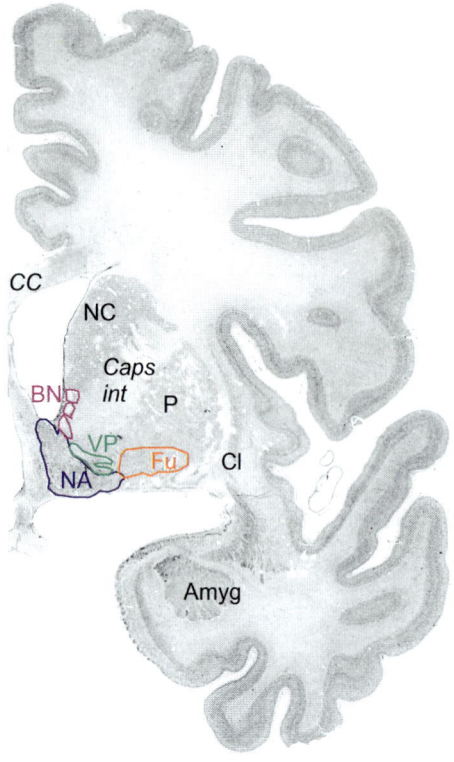

◘ **Abb. 2.41** Histologischer Schnitt durch den Nucleus accumbens eines menschlichen Gehirns (0,02 mm Schnittdicke). *Amyg* Amygdala, *BN* »bed nucleus« der Stria terminalis, *Caps int* Capsula interna, *CC* Corpus callosum, *Cl* Claustrum, *Fu* Fundus striati, *NA* Nucleus accumbens, *NC* Nucleus caudatus, *P* Putamen, *VP* ventrales Pallidum

bei spielen Verbindungen mit dem zingulären Kortex, dem Subiculum sowie über die Substantia nigra zur Amygdala eine Rolle.

Limbische kortikale Areale

Zu diesen Kortexarealen gehören der insuläre Kortex, der prä- und infralimbische Kortex, der orbitale präfrontale bzw. orbitofrontale Kortex und der zinguläre Kortex sowie der Hippocampus (▶ Abschn. 2.3.10). Der **insuläre Kortex** gliedert sich in Bezug auf Zytoarchitektur und Konnektivität in einen granulären, dysgranulären und agranulären Anteil. Der dysgranuläre Anteil enthält den gustatorischen Kortex (▶ Abschn. 2.3.7). Der **orbitale präfrontale Kortex** umfasst Bereiche des Gyrus orbitalis rectus, den Gyrus orbitalis medialis und Gyrus orbitalis lateralis. Der orbitofrontale Kortex hat vornehmlich mit motivationalen und emotionalen Aspekten der Planung von Verhalten zu tun, z. B. dem Abwägen von Konsequenzen. Der zinguläre Kortex umgibt gürtelförmig das Corpus callosum. Auch er besteht aus mehreren zytoarchitektonischen Arealen (Brodmann-Areale 24, 32 im vorderen Bereich, BA 23 im hinteren Bereich). Der vordere Bereich ist in limbische Funktionen involviert. Der vordere **zinguläre Kortex** hat reziproke Verbindungen mit dem präfrontalen, orbitofrontalen und entorhinalen Kortex, dem Hippocampus, der Amygdala, dem Septum und dem Thalamus. Er projiziert außerdem direkt zu den motorischen Zentren (Kortex, Basalganglien, Zerebellum).

Belohnungssystem (Reward-System)

Während allgemein angenommen wird, dass die Amygdala bei der Verarbeitung negativer Emotionen wie Angst eine wichtige Rolle spielt, wird ihre Bedeutung für die Verarbeitung positiver Emotionen häufig unterschätzt. Jedoch kommt auch hier der Amygdala eine große Bedeutung zu, insbesondere bei der klassischen Konditionierung und operanter Konditionierung. Im englischen Sprachgebrauch wird in diesem Zusammenhang vom »Reward-System« (»reward« = Belohnung) gesprochen (▶ Kap. 25 und 48). Während bei Tierexperimenten bei klassischem Konditionieren ein neutraler Stimulus z. B. mit einer Belohnung in Form von Nahrung kombiniert wird, erfolgt operantes Konditionieren über das Lernen von Konsequenzen für eine bestimmte Handlung. Für das Reward-System, das z. B. auch eine Rolle bei der Abhängigkeit von Drogen, anderen pharmakologischen Substanzen und Alkohol spielt, sind verschiedene Kerngebiete und kortikale Regionen im Bereich des limbischen Systems und ihre Verbindungen von Bedeutung. Substanzen, die Abhängigkeit hervorrufen, führen über das Belohnungssystem zu positiven Empfindungen.

Die Amygdala, der Hypothalamus, der Nucleus accumbens, die Substantia nigra, die Area tegmentalis ventralis, der Hippocampus, septale Kerne, der vordere Gyrus cinguli, der orbitofrontale Kortex, cholinerge Kerngebiete des basalen Vorderhirns und andere Regionen sind am Belohnungssystem beteiligt. Der Nucleus accumbens und die Area tegmentalis ventralis sowie deren Verbindungen über das mediale Vorderhirnbündel zur Formatio reticularis werden als die zentralen Komponenten angesehen.

Während einige Belohnungsmechanismen unter Einbeziehung der Amygdala ablaufen, gibt es auch solche, die von ihr relativ unabhängig sind. Zu den Letzteren zählt z. B. die klassische Konditionierung nach Pavlov. Hierfür sind wahrscheinlich besonders kortikostriatale und sensorimotorische Schleifen von Bedeutung. Andererseits wurde aber auch bei Pavlov'scher Konditionierung eine Beteiligung von dopaminergen D_2/D_3-Rezeptoren in der Amygdala gezeigt.

Der basolaterale Kernkomplex und der Nucleus centralis der Amygdala sind besonders an den amygdalaabhängigen Belohnungsmechanismen beteiligt (◘ Abb. 2.42). Der Nucleus centralis scheint hierbei nigrostriatale dopaminerge Projektionen zu modulieren. Der Nucleus centralis ist außerdem mit dem Nucleus accumbens, der Area ventralis tegmentalis, der Formatio reticularis, dem latera-

2.3 · Funktionelle Systeme

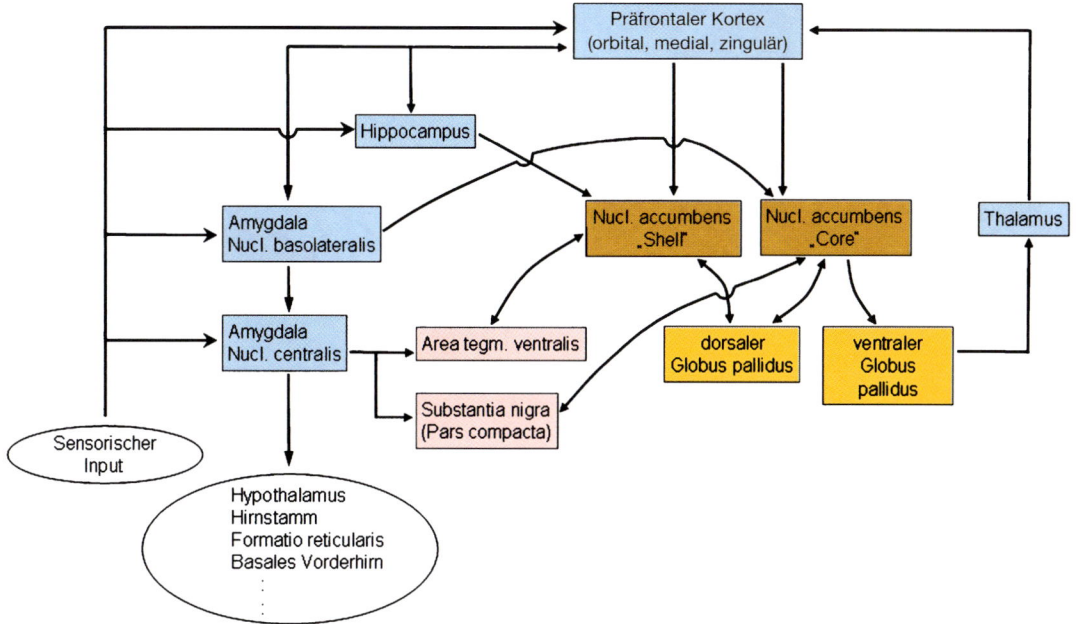

Abb. 2.42 Limbische Schaltkreise zwischen dem Kortex, der Amygdala, dem Hippocampus, dem ventralen Striatum und dopaminergen Kerngebieten mit Bedeutung für das Belohnungssystem und »Craving«. Die Area tegmentalis ventralis und die Substantia nigra (Pars compacta) enthalten dopaminerge Neurone und haben eine zentrale Bedeutung für das Belohnungssystem, Suchtverlangen und das Entstehen von Drogenabhängigkeit. (Mod. nach Everitt u. Robbins 2005)

len Hypothalamus, dem basalen Vorderhirn u. a. Kerngebieten verbunden. Der basolaterale Kernkomplex unterhält Verbindungen zum orbitofrontalen und mesialen Kortex, dem Nucleus accumbens, und dem Nucleus mediodorsalis thalami (zu den Letzteren beiden direkt oder über den orbitofrontalen und mesialen Kortex).

Unter den Neurotransmittern spielt **Dopamin** eine Schlüsselrolle, daneben aber auch **Serotonin**, endogene **Opiate** und **GABA** (▶ Abschn. 2.3.14). Zu den Drogen, die das Belohnungssystem über dopaminerge Neurone im Nucleus accumbens und der Area tegmentalis ventralis stimulieren, zählen u. a. Kokain, Amphetamine, Koffein und Nikotin. Blockade der Dopaminwirkung durch Rezeptorantagonisten oder Denervation hemmt den Reward-Mechanismus und führt zu Erscheinungen, die mit Entzugsphänomenen verglichen werden können.

Starkes Suchtverlangen (Craving)

Funktionell bildgebende Untersuchungen beim Menschen identifizieren folgende Strukturen als relevant für starkes oder unstillbares Suchtverlangen (auch Suchtdruck, Craving): orbitofrontaler und zingulärer Kortex, temporaler Kortex und Amygdala (▶ Kap. 48). Es sind wiederum dopaminerge (aus der Area tegmentalis ventralis, der Substantia nigra, Pars compacta), GABAerge (aus dem Nucleus accumbens, Globus pallidus, Thalamus) und glutamaterge Verbindungen (aus Hippocampus, basolateralem Kernkomplex und Nucleus centralis der Amygdala, Thalamus, orbitofrontalem, anterior zingulärem und medialem Kortex) beteiligt (◻ Abb. 2.42).

2.3.10 Lernen, Gedächtnis und Aufmerksamkeit

> - **Der Hippocampus spielt eine Schlüsselrolle bei Lern- und Gedächtnisfunktionen**
> - **Die Langzeitpotenzierung als Ausdruck synaptischer Plastizität ist ein wichtiger zellulärer Mechanismus beim Lernen**
> - **Die Verbindungen zwischen Amygdala und Hippocampus gewährleisten eine Interaktion von affektivem Verhalten mit Lernen und Gedächtnis**

Der **Hippocampus** und andere, mit ihm in Verbindung stehende Strukturen des limbischen Systems haben Bedeutung für Lern- und Gedächtnisfunktionen (▶ Kap. 24). Beidseitige Zerstörung des Hippocampus führt zum Verlust der Möglichkeit, Neues zu lernen und sich an Ereignisse zu erinnern, die nach oder relativ kurz vor der Zerstörung stattgefunden haben (▶ Kap. 39).

Der Hippocampus liegt als Teil des Archikortex am Boden und in der medialen Wand des Unterhorns des Seitenventrikels. Er erstreckt sich über den Gyrus dentatus und den medialen Teil des Gyrus parahippocampalis (Hip-

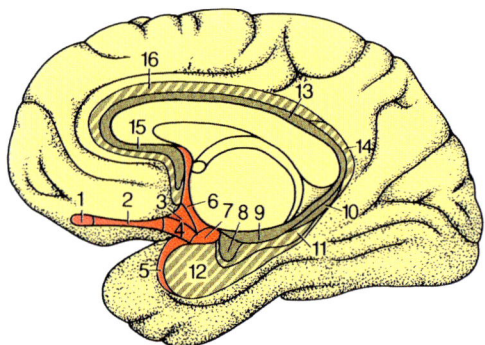

Abb. 2.43 Lokalisation des Allokortex und seiner einzelnen Abschnitte im menschlichen Gehirn. Dargestellt sind (rot) der Paläokortex und seine Übergangszone (Peripaläokortex) in den Neokortex, sowie der Archikortex (grau) und der Periarchikortex (grau schraffiert). Jeder dieser allokortikalen Abschnitte kann in verschiedene Regionen eingeteilt werden. *1* Bulbus olfactorius, *2* Regio retrobulbaris, *3* Tuberculum olfactorium, *4* Regio prepiriformis, *5* Peripaläokortex, *6* Septum, *7* Corpus amygdaloideum, *8* Subiculum, *9* Cornu Ammonis, *10* Fascia dentata, *11* Pre- und Parasubiculum, *12* Area entorhinalis, *13* Hippocampus supracommissuralis, *14* Regio retrosplenialis, *15* Hippocampus precommissuralis, *16* zingulärer Kortex. (Aus Zilles u. Rehkämper 1998)

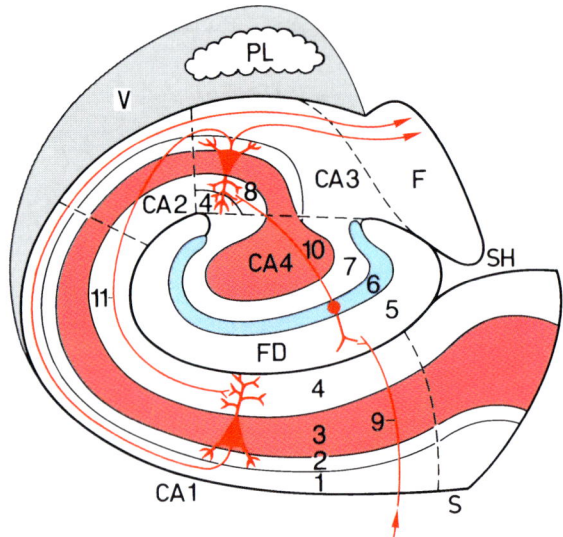

Abb. 2.44 Regionen und Schichten des Hippocampus mit Tractus perforans und seinen intrahippocampalen Verschaltungen. *CA1-* bis *CA4-* Regionen des Cornu Ammonis, *F* Fimbria, *FD* Fascia dentata, *PL* Plexus choroideus, *S* Subiculum, *SH* Sulcus hippocampi, *V* Unterhorn des Seitenventrikels, *1* Alveus, *2* Stratum oriens, *3* Stratum pyramidale (*rot*), *4* Strata radiatum und lacunosum-moleculare, *5* Stratum moleculare der Fascia dentata, *6* Stratum granulosum der Fascia dentata (*blau*), *7* Stratum multiforme der Fascia dentata, *8* Stratum lucidum von CA3, *9* Tractus perforans, *10* Moosfasern, *11* Schaffer-Kollaterale. (Aus Zilles u. Rehkämper 1998)

pocampus retrocommissuralis). Unter dem Splenium corporis callosi geht er in den Gyrus fasciolaris über und zieht weiter nach dorsal auf das Corpus callosum (Hippocampus supracommissuralis). Er endet unter dem Rostrum corporis callosi (Hippocampus precommissuralis). Der retrokommissurale Teil des Hippocampus grenzt lateral im Gyrus parahippocampalis an die periarchikortikalen Gebiete des Presubiculums, das in das Parasubiculum übergeht und lateral von der Area entorhinalis (entorhinaler Kortex) umgeben wird (Abb. 2.43). Lateral schließen sich isokortikale Areale des Temporallappens an (▶ Abschn. 2.1.3). Zwischen Isokortex und Hippocampus supra- bzw. precommissuralis liegen die Regio retrosplenialis und der zinguläre Kortex als periarchikortikale Regionen des Gyrus cinguli.

Der Hippocampus retrocommissuralis ist der Teil, in dem die strukturelle Differenzierung beim Menschen am stärksten ausgeprägt ist. Er kann auf Grundlage von Unterschieden in der Architektonik und in der Verschaltung wie folgt untergliedert werden (Abb. 2.44):
- Subiculum
- Cornu Ammonis (CA1–CA4)
- Fascia dentata

An seiner ventrikulären Seite ist der Hippocampus vom Alveus bedeckt, der aus afferenten und efferenten Fasersystemen besteht (weiße Substanz des Hippocampus). Der Alveus setzt sich in die Fimbria hippocampi fort, die in den Fornix übergeht.

Die einzelnen Regionen des **Ammonshorns** und **Subiculums** weisen 3 Hauptschichten auf (Abb. 2.44):

- Stratum oriens mit zahlreichen basalen Dendriten der Pyramidenzellen
- Stratum pyramidale mit Zellkörpern
- Oberflächlich das Stratum radiatum-lacunosum-moleculare mit den apikalen Dendriten der Pyramidenzellen

Die **Fascia dentata** besteht aus dem:
- Oberflächlich gelegenen Stratum moleculare mit Dendriten der Körnerzellen
- Stratum granulosum mit Zellkörpern dieser Neurone
- Stratum multiforme, das mit der CA4-Region als Hilus fasciae dentatae zusammengefasst werden kann

Die **direkten Afferenzen** des Hippocampus kommen aus dem Septum über den **Fornix** (Transmitter: Acetylcholin und GABA) und aus der Area entorhinalis über den **Tractus perforans** (Transmitter Glutamat) (▶ Abschn. 2.3.13), der an den Dendriten der Körnerzellen im Stratum moleculare der Fascia dentata endet. Die Körnerzellen senden ihre Axone vor allem zu den Dendriten der Pyramidenzellen in der Region CA3 in einer auf diese Region begrenzten Schicht, dem Stratum lucidum. Diese Axone werden als **Moosfasern** bezeichnet. Die Axone der Pyramidenzellen der CA3-Region verlassen den Hippocampus, geben aber vorher Kollateralen ab (**Schaffer-Kollateralen**), die an den Dendriten der Pyramidenzellen der CA1-Region enden (Abb. 2.44). An den synaptischen Umschaltstationen von der Area entorhinalis bis zu den CA1-Pyramidenzellen wird Glutamat als Transmitter benutzt.

Die Pyramidenzellen der CA1-Region zeigen bei wiederholter, tetanischer Reizung das Phänomen der **Langzeitpotenzierung**, das für die Gedächtnisfunktion des Hippocampus besonders wichtig ist.

> **Langzeitpotenzierung:** Nach einer ersten Stimulation und einer bestimmten Größe der Reizantwort in den CA1-Pyramidenzellen des Hippocampus kommt es bei erneuter Reizung gleicher Intensität zu einer intensiveren Reizantwort in CA1 als bei der ersten Reizung. Diese Potenzierung der Reizantwort ist noch nach vielen Wochen zu beobachten.

Die Langzeitpotenzierung ist Ausdruck **synaptischer Plastizität** und kann nicht nur im Hippocampus, sondern auch im Neokortex nachgewiesen werden. Dieses Phänomen zeigt, dass Synapsen keine statischen Strukturen im Sinne einfacher Schalter sind, sondern sich dynamisch an funktionelle Bedingungen durch Änderung ihrer Effektivität anpassen können.

Efferente Fasern verlassen den Hippocampuskomplex über den Fornix (Abb. 2.44). Eine besonders wichtige Schleife verbindet die folgenden Strukturen und wurde unter dem Begriff des **Papez-Kreises** zusammengefasst: Hippocampus → Corpus mamillare → Nucleus anterior thalami → hinterer Gyrus cinguli → Hippocampus. Die besondere funktionelle Bedeutung des Papez-Kreises wird heute jedoch angezweifelt. Über das Corpus mamillare und den Tractus mamillotegmentalis und Pedunculus mamillaris hat der Hippocampus reziproke Verbindung mit limbischen Kerngebieten (▶ Abschn. 2.3.9) der Formatio reticularis des Mesenzephalons (Nucleus tegmentalis dorsalis Gudden und Nucleus reticularis tegmenti pontis Bechterew). Eine weitere wichtige Efferenz des Hippocampus gelangt über den präkommissuralen Fornix zum Septum. Weiterhin bestehen auch kommissurale Verbindungen zwischen den Hippocampi beider Seiten.

2.3.11 Neuroendokrines System

> - Die Hypophyse besteht aus Adenohypophyse und Neurohypophyse
> - Die Adenohypohyse hat eine Schlüsselstellung für die Steuerung hormonproduzierender Drüsen des gesamten Körpers
> - Die Neurohypohyse speichert und setzt Hormone frei, die auf Uterus, Mamma und Niere wirken
> - Die Epiphyse ist Teil eines Systems zur Steuerung der zirkadianen Rhythmik und produziert Melatonin

Das endokrine System nutzt zur Informationsweiterleitung im Gegensatz zum Nervensystem vor allem das Blutgefäßsystem (Abb. 2.45). Beide Systeme verwenden Botenstoffe zur Übertragung von Signalen – entweder Transmitter (**neuronales System**) oder Hormone (**humorales System**). In Teilen des Hypothalamus und in der Hypophyse kommen beide Systeme anatomisch und funktionell zusammen. Man spricht deshalb auch von einem **neuroendokrinen System**.

Die zentrale Steuerung des endokrinen Systems befindet sich im **Hypothalamus** des Dienzephalons. Der Hypothalamus wird nach rostral durch die Lamina terminalis, nach basal durch das Chiasma opticum, nach kaudal durch das Corpus mamillare und vom Thalamus durch den Sulcus hypothalamicus begrenzt. Er lässt sich in verschiedene

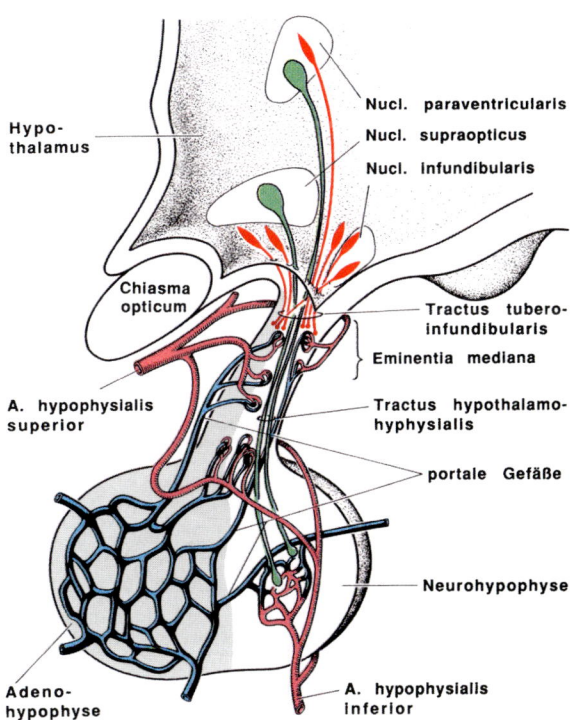

Abb. 2.45 Hypothalamus-Hypophysen-Systeme und Gefäßversorgung der Hypophyse. *Rote Neurone*: kleine Neurone des Hypothalamus-Infundibulum-Systems, das Steuerhormone bereitstellt, die in der Eminentia mediana in den Blutkreislauf eintreten und in der Adenohypophyse freigesetzt werden. *Grüne Neurone*: große Neurone des Hypothalamus-Hinterlappen-Systems, das Effektorhormone enthält, die zur Neurohypophyse gelangen und dort in den Blutkreislauf übertreten. (Aus Zilles u. Rehkämper 1998)

Regionen und Kerngebiete untergliedern. Der Nucleus suprachiasmaticus der Regio hypothalamica anterior an der Grenze des III. Ventrikels ist für die Steuerung der zirkadianen Rhythmen verantwortlich (▶ Abschn. 2.3.1). Andere Regionen sind in die Steuerung der Thermoregulation, des Sexualverhaltens, kardiovaskulärer Funktionen, des Wasserhaushalts sowie des Ess- und Trinkverhaltens involviert. Experimente an Ratten haben gezeigt, dass es z. B. bei einer Läsion des lateralen Hypothalamus zu Anorexia kommt.

Der Hypothalamus hat Faserverbindungen zur Amygdala, dem Hippocampus, der Formatio reticularis, dem Thalamus, dem Rhombenzephalon, aber auch dem Rückenmark. Eine besonders wichtige Verbindung besteht zwischen dem neuroendokrinen Hypothalamus und der Hypophyse. Diese besteht aus einem Lobus anterior (Adenohypophyse) und einem Lobus posterior (Neurohypophyse).

Axone kleinerer Neurone des Hypothalamus ziehen als Tractus tuberoinfundibularis zur Eminentia mediana, die am Eingang zum Infundibulum gelegen ist. Diese Neurone des Hypothalamus-Infundibulum-Systems bilden Peptide, die als **Liberine** (»releasing hormones« [RH]) oder **Statine** (»release inhibiting hormones« [IH]) aus der Eminentia mediana über ein Pfortadersystem in die Adenohypophyse gelangen und die Syntheseleistung von endokrinen Zellen steuern. Zu den Liberinen zählen Folloliberin, Prolaktoliberin, Luliberin, Kortikoliberin, Thyroliberin, Somatoliberin und Melanoliberin; zu den Statinen zählen Somatostatin, Prolaktostatin, Melanostatin usw. Aus der **Adenohypophyse** gelangen die Steuerhormone in den Blutkreislauf und über diesen in die peripheren endokrinen Organe, die Effektorhormone bilden. So wirkt z. B. Kortikoliberin über Kortikotropin auf die Hormonproduktion der Nebennierenrinde.

Die **Neurohypophyse** speichert und setzt Hormone frei, die auf Uterus, Mamma und Niere wirken (**Oxytozin** und **Vasopressin** [Adiuretin]). Diese Effektorhormone werden in den Nuclei supraopticus und paraventricularis synthetisiert, gelangen in den Axonen dieser Neurone als Tractus hypothalamohypophysialis direkt in die Neurohypophyse und von dort in den Blutkreislauf.

Die **Epiphyse**, Corpus pineale (auch Pinealorgan), ist eine Ausstülpung an der Dorsalseite des Dienzephalons und erinnert in ihrer Form an einen kleinen Pinienzapfen. Sie liegt zwischen den beiden oberen Colliculi auf dem Tectum. Die **Pinealozyten** sind modifizierte Photorezeptorzellen und produzieren das Hormon **Melatonin**. Es wird über ein gut entwickeltes Gefäßsystem in den Blutkreislauf abgegeben und hat hemmende Wirkung auf alle endokrinen Organe. Die Steuerung der Epiphysenaktivität ist lichtabhängig: erhöhtes Lichtangebot führt zu einer Hemmung, nachlassendes Licht zu einer Steigerung der Melatoninproduktion. Damit spielt die Epiphyse auch eine Schlüsselrolle bei der zirkadianen und zirkannualen Rhythmik, die als **biologische Uhr** die Körperaktivität steuert.

Die Epiphyse ist in einen Schaltkreis eingebunden, dem auch der **Nucleus suprachiasmaticus** angehört. Dieser Kern liegt der biologischen Uhr als Taktgeber zugrunde, wobei die Lichtmenge modifizierend eine Anpassung an wechselnde Tages- und Jahreszeiten ermöglicht. Lichtreize wirken über die Retina auf den Nucleus suprachiasmaticus ein und aktivieren dort inhibitorische Neurone, die in der Epiphyse die Melatoninabgabe reduzieren.

2.3.12 Koordinierung und Modulation durch die Formatio reticularis

> Die Formatio reticularis ist Umschaltstation und Koordinationszentrum für zahlreiche funktionelle Systeme im Rhombenzephalon.

Die **Formatio reticularis** reicht vom Mesenzephalon bis an das kaudale Ende der Medulla oblongata und enthält netzartig angeordnete Neurone. Innerhalb der Formatio reticularis findet man architektonisch distinkte Kerngebiete, z. B. Nucleus ruber und Nucleus reticularis tegmenti pontis. Die Formatio reticularis kann in eine mediale magnozelluläre und eine laterale parvozelluläre Zone gegliedert werden.

Die großen Neurone der **magnozellulären Zone** haben weit ausstrahlende Dendriten. Ein einzelnes Neuron kann Informationen aus einem großen Einzugsbereich und vielen Fasersystemen aufnehmen und damit Informationen integrieren. Afferenzen stammen aus dem Rückenmark, den sensorischen Hirnnervenkernen, dem Zerebellum, dem Hypothalamus, den Basalganglien und dem Neokortex. Efferente Fasern projizieren in das gesamte Vorderhirn und in das Rückenmark.

Die **laterale Zone** enthält Interneurone oder prämotorische Neurone für den Nervus trigeminus (V), Nervus facialis (VII), Nervus vagus (X) und Nervus hypoglossus (XII). Außerdem gibt es hier prämotorische Neurone mit langen Axonen zu den Motoneuronen des Rückenmarks, die u. a. für die Atmung und Blutdruckregelung eine Rolle spielen.

Eine Stimulation der Formatio reticularis führt zu einer allgemeinen Aktivierung der Hirnrinde (**Weckreaktion**, »arousal«). Das Konzept des menschlichen Arousal-Systems ist jedoch empirisch nicht gut abgesichert. Das ist u. a. dadurch begründet, dass die Art der experimentellen Aufgaben mit dem Arousal-System interferieren kann. Es wurde deshalb das Konzept des »cognitive effort« formuliert. Es betont, dass Arousal kein passiver Prozess ist, sondern von Umweltbedingungen und Aufgabenanforderungen beeinflusst werden kann.

Die aufsteigenden Afferenzen aus der Formatio reticularis können den Kortex direkt erreichen oder werden vorher in den Nuclei intralaminares und ventralis anterior des Thalamus sowie im basalen Vorderhirn (▶ Abschn. 2.3.9 und ▶ Abschn. 2.3.13) umgeschaltet. Innerhalb der Formatio reticularis gibt es serotonin- und noradrenalinhaltige Neuronengruppen (z. B. Raphe-Kerne bzw. Locus coeruleus, ▶ Abschn. 2.3.13), die auf- und absteigende Faserbahnen aussenden. Vom Locus coeruleus wird angenommen, dass er u. a. über Projektionen in das basale Vorderhirn und den Kortex an Aufmerksamkeitsprozessen (▶ Kap. 19) beteiligt ist.

2.3.13 Transmittersysteme

> - Transmitter sind an der chemischen Signalübertragung beteiligt
> - Zu den Transmittern gehören Glutamat als der wichtigste exzitatorische Transmitter, GABA als der wichtigste inhibitorische Transmitter, sowie Acetylcholin, Katecholamine, Dopamin und Serotonin
> - Die Wirkung erfolgt über spezielle Rezeptoren
> - Auch zahlreiche Peptide wie Substanz P oder vasoaktives intestinales Polypeptid spielen eine wichtige Rolle bei der neuronalen Erregungsübertragung

Wichtige Neurotransmitter und Neuromodulatoren

- Acetylcholin (ACh)
- Monoamine
- Katecholamine (Dopamin, Noradrenalin [Norepinephrin, NE], Adrenalin)
- Indolamine (Serotonin, Histamin)
- Aminosäuren
- Glutamat
- γ-Aminobuttersäure (»gamma-aminobutyric acid«, GABA)
- Glycin

Weitere Neuromodulatoren

- Adrenokortikotropes Hormon (ACTH)
- Angiotensin II
- Cholezystokinin (CCK)
- »Calcitonin-gene related peptide« (CGRP)
- »Corticotropin releasing factor« (CRF)
- Galanin (GAL)
▼

- Luliberin (LHRH)
- Neuropeptid Y (NPY)
- Neurotensin
- Oxytozin und Vasopressin
- Opioide (Dynorphine, Endorphine, Enkephaline, MSH)
- Somatostatin (SOM)
- Tachykinine (Neurokinine A und B, Substanz P)
- Thyrotropin releasing hormon (TRH)
- Vasoaktives intestinales Polypeptid

Die durch ein Aktionspotenzial ausgelöste Freisetzung von **Transmittern** aus dem präsynaptischen Axonende ist Grundlage der Erregungsübertragung im Nervensystem. Transmitter binden nichtkovalent an spezielle prä- und/oder postsynaptische **Rezeptoren**. Diese Rezeptoren sind Proteine und als solche Bestandteile der Zellmembran von Neuronen und Gliazellen. Verschiedene, relativ kleine Moleküle, z. B. Acetylcholin, Aminosäuren und Monoamine, können als Transmitter wirken. Sie werden ubiquitär oder nur in bestimmten Regionen des Nervensystems gebildet (◘ Abb. 2.46). Außerdem sind größere Moleküle, Peptide, bei der Erregungsübertragung als Neuromodulatoren ebenfalls von großer Bedeutung.

Man unterscheidet **klassische Transmitter**, die kurze, schnell eintretende Effekte auslösen (Transmitter im engeren Sinne), von **Neuromodulatoren**, die langsame, langanhaltende Effekte vermitteln. Klassische Transmitter und Neuromodulatoren können zusammen im selben Axonterminal auftreten (Kolokalisation).

Die Verteilung der Transmitter im Gehirn ist regional unterschiedlich (**Chemoarchitektur, Rezeptorarchitektur**). Durch die von einzelnen Perikarya ausgehenden, extrem langen und verzweigten Axone können in manchen Fällen alle Gebiete des ZNS von einem Transmitter und einer relativ kleinen Region beeinflusst werden. So finden sich z. B. die Perikarya noradrenerger Neurone vor allem im Locus coerules, die serotonerger Neurone in den Raphe-Kernen. Im Folgenden werden die neuronalen Systeme unter dem Gesichtspunkt der Transmitterspezifität dargestellt. Diese Betrachtungsweise hat in den letzten Jahren in Klinik und Forschung eine besondere Bedeutung erlangt, da bei Erkrankungen Störungen eines oder mehrerer Transmittersysteme vorliegen können.

Acetylcholin

Acetylcholin wird in den α- und γ-Motoneuronen im Vorderhorn des Rückenmarks, den motorischen Hirnnervenkernen, allen präganglionären sympathischen und parasympathischen sowie allen postganglionären parasympathischen Neuronen, den Nuclei periolivares (Ursprungs-

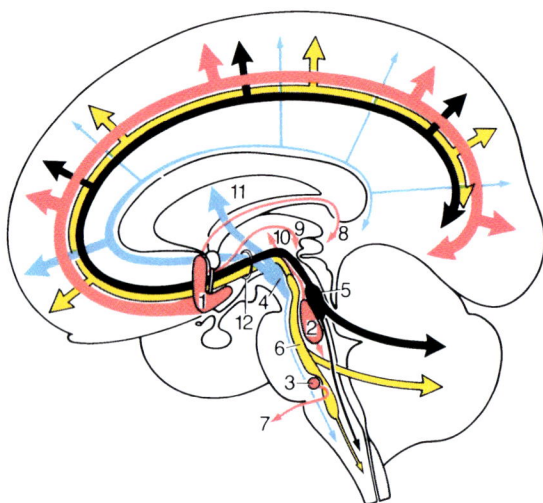

Abb. 2.46 Schematische Darstellung des Ursprungs der cholinergen und monoaminergen Transmittersysteme und ihrer wichtigsten Projektionsbahnen. Cholinerges System (*rot*): *1* Basales Vorderhirn mit Nucleus medialis septi, diagonalem Band von Broca, Substantia innominata mit Nucleus basalis Meynert (Ch1–Ch4), *2* Area tegmentalis dorsolateralis mit Nuclei parabrachiales und Griseum centrale (Ch5–Ch6), *3* Nuclei periolivares, *7* Fasciculus olivocochlearis (Rasmussen-Bündel), *8* Tractus septohippocampalis, *9* Stria terminalis, *10* Faserbündel zum Thalamus. Dopaminerges System (*blau*): *4* Area tegmentalis ventralis mit Substantia nigra pars compacta und retrorubralem Feld (A8–A10), *11* Tractus nigrostriatalis, *12* mediales Vorderhirnbündel. Noradrenerges System (*schwarz*): *5* Locus coeruleus mit ventrolateraler Formatio reticularis, Nucleus solitarius, Oliva superior und Nucleus subcoeruleus (A1–A7), *12* mediales Vorderhirnbündel. Serotoninerges System (*gelb*): *6* Raphe-Kerne (B1–B9), *12* mediales Vorderhirnbündel. (Aus Zilles u. Rehkämper 1998)

kerne des Rasmussen-Bündels; ▶ Abschn. 2.3.2), der Area tegmentalis dorsolateralis und dem basalen Vorderhirnkomplex synthetisiert (Abb. 2.46). Neben diesen cholinergen Systemen mit langen Projektionsbahnen gibt es cholinerge Interneurone im Corpus striatum und Nucleus accumbens.

Monoamine

Katecholamin synthetisierende Nervenzellen (mit Ausnahme der adrenalinhaltigen Neurone) sind an ihrer dunklen Färbung erkennbar, die durch einen hohen Gehalt an **Melanin** bedingt ist. Dies gilt vor allem für den Locus coeruleus (Noradrenalin) und die Substantia nigra (Dopamin). Darüber hinaus kommen katecholaminhaltige Zellkörper in zahlreichen anderen Regionen vor. Die Benennung der katecholaminergen Zellgruppen von 1 bis 16 folgt dabei einer kaudorostralen Sequenz (Abb. 2.46).

Adrenalin beeinflusst im Hypothalamus die Oxytozin- und Vasopressinsekretion sowie die Regulation der Nahrungsaufnahme und über seine Freisetzung in den Nuclei solitarius und dorsalis nervi vagi Blutdruck und Atmung.

Noradrenalinhaltige Axone finden sich in zahlreichen Faserbahnen. Das dorsale noradrenerge Bündel ist der größere, noradrenerge Anteil des Fasciculus tegmentalis dorsalis, einer Faserbahn, die rostral im medialen Vorderhirnbündel (Fasciculus telencephalicus medialis) aufgeht. Der Fasciculus tegmentalis dorsalis enthält außer den noradrenergen auch cholinerge und adrenerge Anteile. Außerdem geht in dieser Faserbahn auch ein zweites noradrenerges Fasersystem, der rostrale Schenkel der dorsalen periventrikulären Faserbahn auf. Das ventrale noradrenerge Bündel, das aus den Gebieten A 1, A 2, A 5 und A 7 seine Fasern bezieht, kann nicht vom dorsalen noradrenergen Bündel abgetrennt werden. Das noradrenerge System soll stressdämpfende Funktion haben, beeinflusst die neuroendokrinen Funktionen des Hypothalamus-Hypophysen-Systems (▶ Abschn. 2.3.11) und steigert insgesamt das Aufmerksamkeitsniveau (»Arousal«-Reaktion) des Kortex (▶ Abschn. 2.3.12). Es kann durch verschiedene sensorische Reize stimuliert werden.

Dopamin wird in Faserbahnen gefunden, die zum Rückenmark absteigen. Sie entspringen in den hypothalamischen Gruppen A 11 und/oder A 13 und gelangen über den Fasciculus longitudinalis dorsalis Schütz nach kaudal. Im Rückenmark enden sie in den äußeren Laminae des Hinterhorns und im Nucleus intermediolateralis des Seitenhorns.

> **Eine klinisch bedeutsame Funktion des Dopamins kann durch die Verbindung der Substantia nigra (Pars compacta) mit dem Corpus striatum über den Tractus nigrostriatalis erklärt werden (▶ Abschn. 2.3.8). Dopamin wirkt dabei fördernd auf die willkürliche Steuerung motorischer Programme. Dopaminausfall oder -mangel bei Morbus Parkinson (▶ Kap. 34) führt zu Bewegungsarmut (Akinesie), Zittern (Tremor) und Starre (Rigor).**

Reward-Mechanismen sind ebenso von der Freisetzung von Dopamin abhängig (▶ Abschn. 2.3.9). Da auch bestimmte Substanzen, wie Opiate, Kokain und Alkohol, auf diese Mechanismen einwirken, wird der Reward-Mechanismus heute als neurobiologische Grundlage von Suchterkrankungen angesehen (▶ Kap. 48).

Neurone mit dem Transmitter **Serotonin** kommen im medianen Bereich des Rhombenzephalons vom Pedunculus cerebellaris cranialis bis hinab zur Pyramidenbahnkreuzung vor. Diese Perikarya bleiben überwiegend auf die Nuclei raphe beschränkt (Abb. 2.46). Die einzelnen serotonergen Zellgruppen werden durch eine alphanumerische Nomenklatur (B 1–B 9) definiert. Die Axone dieser Perikarya projizieren in das gesamte ZNS. Serotonin beeinflusst Hirndurchblutung und Schlafregulation, hemmt präganglionäre sympathische Neurone im Rückenmark sowie dopaminerge und noradrenerge Neurone, wirkt hemmend auf die Nozizeption im Hinterhorn des Rückenmarks und erregt spinale Motoneurone. Serotonin ist auch an zahlreichen weiteren Funktionen wie Ess- und Sexualverhalten, Blutdruck- und Körpertemperaturregulation und Erbrechen modulierend beteiligt. Es spielt neben anderen Transmittern bei affektiven Erkrankungen (▶ Kap. 43) und Schizophrenie (▶ Kap. 42) eine wichtige Rolle.

Aminosäuren

Glutamat kommt als Transmitter in den exzitatorischen Projektionsneuronen des ZNS vor. Neurone mit hohen Glutamatkonzentrationen sind z. B. Pyramidenzellen des Allo- und Neokortex, Körnerzellen der Kleinhirnrinde, Rezeptorzellen und bipolare Ganglienzellen der Retina. Vom Neokortex ausgehende, glutamaterge Faserbahnen ziehen z. B. zum Rückenmark, in den Hirnstamm, Corpus striatum und Nucleus accumbens, dem Thalamus, dem Colliculus cranialis, zur Substantia nigra, dem Nucleus ruber und zu den Nuclei pontis.

Besonders viele Informationen liegen über die glutamatergen Systeme im Hippocampus vor. Der von der Area entorhinalis in den Hippocampus ziehende Tractus perforans nutzt Glutamat als Transmitter, ebenso die Projektionen vom Hippocampus zum lateralen Septum über den Fornix und vom Subiculum zum Nucleus striae terminalis, zum diagonalen Band von Broca, zu Corpus striatum, Nucleus accumbens und Hypothalamus mit Corpus mamillare (▶ Abschn. 2.3.10). Auch Bahnen innerhalb des Hippocampus sind glutamaterg z. B. das Moosfasersystem und die Schaffer-Kollateralen. Vom Bulbus olfactorius zieht eine glutamaterge Bahn durch den Tractus olfactorius lateralis zur Regio prepiriformis. Im Zerebellum enthalten neben den von den Körnerzellen ausgehenden Parallelfasern die Kletterfasern und Moosfasern Glutamat (▶ Abschn. 2.3.8).

GABA kommt überwiegend in Interneuronen, aber auch in Projektionsneuronen im gesamten ZNS vor. Die Hauptwirkung von GABA besteht in einer Hyperpolarisation und damit Hemmung der Zielzelle. Regionen mit besonders hoher Dichte an GABAergen Neuronen sind die Kleinhirnrinde, Teile der Raphe-Kerne, die oberen Schichten des Colliculus cranialis, Pars reticulata der Substantia nigra, Nucleus reticularis thalami, Corpus striatum sowie Allo- und Neokortex. In der Kleinhirnrinde wird GABA in Purkinje-, Golgi-, Stern- und Korbzellen gefunden. Damit kann es neben Inhibitionen in den intrakortikalen Verschaltungen durch diesen Transmitter zu einer Hemmung der Zielstrukturen der Purkinje-Zellen, den Nuclei cerebellares und vestibularis lateralis, kommen (▶ Abschn. 2.3.8).

Im Nucleus raphe dorsalis bewirken die GABAergen Zellen eine Inhibition der serotonergen Neurone. Die GABAergen Neurone des Nucleus reticularis thalami projizieren zu anderen thalamischen Kerngebieten und üben dort einen inhibitorischen Einfluss aus. Die zahlreichen GABAergen Nervenzellen des Corpus striatum sind große, spinefreie Interneurone oder mittelgroße, mit zahlreichen Spines an den Dendriten ausgestattete Projektionsneurone (▶ Abschn. 2.3.8). Im medialen Septum und im diagonalen Band von Broca finden sich GABAerge Projektionsneurone, die über den Fornix den Hippocampus und die Area entorhinalis erreichen. Innerhalb von Allo- und Isokortex finden sich zahlreiche Interneurone, die GABA als Transmitter synthetisieren.

Weitere Neuromodulatoren

Zahlreiche Peptide wurden im ZNS nachgewiesen. Ihre Aufgaben lassen sich u. a. aus der bevorzugten Lokalisation, z. B. in den neuroendokrinen und nozizeptiven Systemen, erklären. Daneben kommen auch beträchtliche Peptidkonzentrationen in Gebieten vor, die nicht einem der beiden genannten Systeme zugeordnet werden können. Ihre Wirkung wird hier an 2 Beispielen gezeigt:

Substanz P (SP) wird in zahlreichen, primär afferenten Neuronen vor allem des **nozizeptiven Systems** gefunden (▶ Abschn. 2.3.5). Die bevorzugten Lokalisationen von SP sprechen neben einer Beteiligung an nozizeptiven, barorezeptiven und chemorezeptiven Funktionen für eine Mitwirkung bei der Neurotransmission im limbischen System. Es wurden langsame einsetzende und lang anhaltende exzitatorische Wirkungen von SP beschrieben.

Das **vasoaktive intestinale Polypeptid** kommt vor allem in Interneuronen, den bipolaren Zellen des Neokortex vor. Dort ist es besonders häufig mit GABA kolokalisiert und bewirkt eine Inhibition der nachgeschalteten Neurone. Außerdem wurden auch vasodilatatorische Wirkungen beschrieben. Vasoaktives intestinales polypeptidhaltige Projektionsneurone werden in zahlreichen anderen Gebieten des Gehirns und des primär afferenten Neuronensystems gefunden.

2.3.14 Transmitterrezeptoren und intrazelluläre Signalverarbeitung

- **Ionotrope und metabotrope Rezeptoren vermitteln Neurotransmittersignale**
- **Es gibt regionale Unterschiede in der Verteilung der Transmitterrezeptoren (Chemoarchitektonik)**
- **Transmitter wirken über verschiedene Rezeptorsubtypen und ermöglichen so unterschiedliche Effekte**
- **Die Second-Messenger-Systeme lösen in Verbindung mit Enzymen verschiedene metabolische Prozesse in Neuronen aus und können die Aktivität des Genoms beeinflussen**

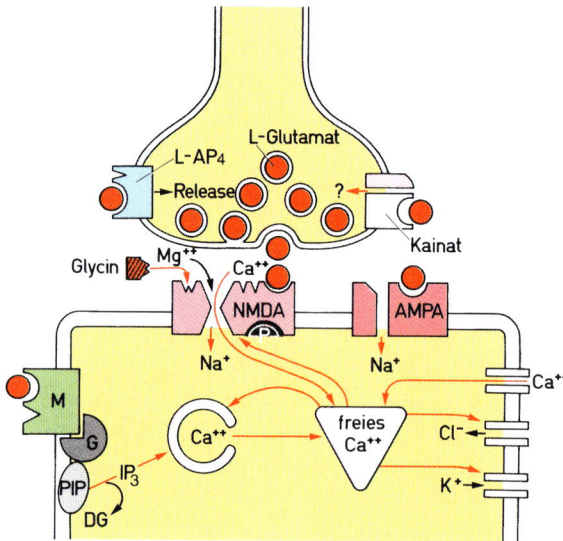

○ **Abb. 2.47** Transmitter und Rezeptoren am Beispiel der L-Glutamat-vermittelten Erregungsübertragung. *AMPA* »α-amino-3-hydroxy-5-methyl-4isoxazolepipropionic-acid«-Rezeptor, *DG* Diacylglyzerol, *G* G-Protein, *IP3* Triphosphoinositol, *Kainat* Kainatrezeptor, *L-AP4* »L-2-amino-4-phosphonobutanoic-acid«-Rezeptor, *M* metabotroper Glutamatrezeptor, *NMDA* N-methyl-D-aspartat-Rezeptor, *P* Polyamin, *PIP* Polyphosphoinositol. (Aus Zilles u. Rehkämper 1998)

bewegliche Proteine (»G-Proteine«), die wiederum eine Kaskade von Folgereaktionen aktivieren. Die Rezeptoren beeinflussen durch ihre Ionenkanäle oder Second-Messenger-Systeme letztlich das Membranpotenzial, den Metabolismus und die Genexpression von Neuronen und Gliazellen, was sich in kurz- und langfristigen Veränderungen der Aktivitätsmuster niederschlägt.

Besonders hohe Konzentration von Rezeptoren

- Glutamatrezeptoren: Neokortex, Hippocampus, Striatum, Zerebellum
- GABA-Rezeptoren: Neokortex und Striatum
- Acetylcholinrezeptoren: Striatum, Hippocampus und Neokortex
- Dopaminrezeptoren: Striatum
- Noradrenalinrezeptoren: Neokortex und Hippocampus
- Serotoninrezeptoren: Neokortex, Hippocampus, Striatum und Nuclei raphe
- Opioidrezeptoren: Nucleus spinalis nervi trigemini, Hinterhorn des Rückenmarks

Neurotransmitter wirken über verschiedene Rezeptortypen, an denen die Transmitter nach ihrer Freisetzung in den synaptischen Spalt nichtkovalent gebunden werden. Je nach Rezeptortyp können das z. B. exzitatorische oder inhibitorische Wirkungen sein. Ein bestimmter Rezeptor bindet allerdings immer nur einen Transmitter mit hoher Affinität (»Schlüssel-Schloss-Prinzip«). Die funktionelle Bedeutung eines Transmitters hängt somit vom Rezeptor ab.

Bezüglich ihrer Lokalisation kann man **präsynaptische Rezeptoren** an Axonendigungen und **postsynaptische Rezeptoren** an Dendriten, Perikarya oder am Axonhügel unterscheiden (○ Abb. 2.47). Präsynaptische Rezeptoren dienen u. a. dazu, als **Autorezeptoren** die Ausschüttung eines Transmitters zu reduzieren (**Feedback-Mechanismus**). Wird die Freisetzung eines anderen Transmitters durch Bindung an präsynaptische Rezeptoren, die in anderen Neuronen zu finden sind, beeinflusst, spricht man von **Heterorezeptoren**. Rezeptoren verschiedener Transmittersysteme können sich gegenseitig beeinflussen.

Man unterscheidet **ionotrope** von **metabotropen Rezeptoren**. Ionotrope Rezeptoren enthalten Ionenkanäle. Bei Bindung des Transmitters an den Rezeptor kommt es zu einer Konformationsänderung des Rezeptors, und dieser öffnet sich, z. B. für Chlorid-, Kalzium- oder Natriumionen. Metabotrope Rezeptoren (auch G-Protein-gekoppelte Rezeptoren) sind mit **Second-Messenger-Systemen** gekoppelt. Nach Bindung des Transmitters wirkt dieser auf kleine, entlang der postsynaptischen Membran

Der Transmitter **Glutamat** bindet an verschiedene Glutamatrezeptoren, die in **ionotrope** AMPA-, NMDA- und Kainatrezeptoren und in **metabotrope Rezeptoren** eingeteilt werden (○ Abb. 2.47). Die Bindung von Glutamat an den AMPA-Rezeptor öffnet den vom Rezeptor gebildeten Ionenkanal, und es kommt zu einer schnellen, lokalen Depolarisation. Die Glutamatbindung an NMDA-Rezeptoren führt ebenfalls zu einer Depolarisation. Glutamat bewirkt daher insgesamt ein biphasisches depolarisierendes Potenzial mit einer schnellen AMPA- und einer langsameren NMDA-Komponente. Die Funktion der Kainatrezeptoren ist noch weitgehend ungeklärt. Die metabotropen Glutamatrezeptoren wirken indirekt auf nicht durch Liganden gesteuerte Ionenkanäle und dadurch auf das Membranpotenzial ein.

Der wichtigste inhibitorische Transmitter im Zentralnervensystem ist die γ-Aminobuttersäure (**GABA**), die spezifisch an verschiedene Rezeptortypen (GABA$_A$-, GABA$_B$- und GABA$_C$-Rezeptoren) bindet. Eine Stimulation des ionotropen GABA$_A$-Rezeptors öffnet den integralen Ionenkanal für Chloridionen für einen relativ kurzen Zeitraum, während der ebenfalls ionotrope GABA$_C$-Rezeptor auf die Aktivierung mit einer länger andauernden Kanalöffnung reagiert. Diese Erhöhung der Membranleitfähigkeit für Cl$^-$ wirkt inhibitorisch. Der langsamer arbeitende metabotrope GABA$_B$-Rezeptor dagegen kann nicht nur die Leitfähigkeit der Membran für Ca^{++}-Ionen verringern, sondern auch über die Öffnung von K$^+$-Kanälen eine direkte Hyperpolarisation der Zelle bewirken. Benzodiazepine und Barbiturate können die Wirkung von GABA am Rezeptor erhöhen.

Die Rezeptoren für Acetylcholin können durch die spezifische Bindung der Agonisten Nikotin und Muskarin in **nikotinische** und **muskarinische Acetylcholinrezeptoren** eingeteilt werden. Nikotinische Acetylcholinrezeptoren finden sich vor allem in den Muskelendplatten, aber auch im ZNS. Bei Morbus Alzheimer kommt es zu zahlreichen Rezeptorveränderungen, unter denen der Verlust an kortikalen nikotinischen Acetylcholinrezeptoren besonders auffällig ist (▶ Kap. 41). Muskarinische Rezeptoren kommen u. a. in der Membran glatter Muskelzellen und Herzmuskelzellen, aber auch z. T. in hohen Konzentrationen im ZNS vor (z. B. Kortex).

Katecholaminerge Neurone (Transmitter Dopamin, Noradreanlin, Adrenalin) enthalten die Aminosäure Tyrosin, die eine Katecholgruppe aufweist, die allen 3 Transmittern gemein ist. Katecholaminerge Neurone finden sich besonders in Hirnregionen, die an der Steuerung von Bewegungen, der Regulation von Emotionen, Aufmerksamkeit und viszeralen Funktionen beteiligt sind. Für **Dopamin** wurden verschiedene Rezeptortypen identifiziert (D_1, D_2, D_3, D_4, D_5), die weiter untergliedert werden können. Es handelt sich hier um metabotrope Rezeptoren. Bei der Schizophrenie werden u. a. Veränderungen der Dopaminrezeptoren gefunden (▶ Kap. 42); bei Morbus Parkinson sind die D_1-Rezeptoren im Striatum erniedrigt (▶ Kap. 34). Zu den **noradrenergen** Rezeptoren gehören die α_1- und α_2-Rezeptoren, die weitere Subtypen haben. **Adrenalin**synthethisierende Neurone enthalten ein Enzym, das Noradrenalin zu Adrenalin umbauen kann.

Das katecholaminerge System hat im Unterschied zu Acetylcholin und dessen Abbauenzym Acetylcholinesterase keinen schnellen extrazellulären Abbaumechanismus im synaptischen Spalt. Die Wirkung von Katecholaminen im Spalt wird durch einen selektiven Re-Uptake von Katecholaminen in die Axonterminale gesteuert. Dieser Schritt kann durch verschiedene pharmakologische Substanzen beeinflusst werden. Wenn die Katecholamine wieder im Axonterminal sind, können sie entweder wieder verwendet oder abgebaut werden. Der Abbau geschieht über **MAO (Monoamino-Oxidase)**.

Es gibt zahlreiche verschiedene Typen von **Serotoninrezeptoren** in allen Bereichen des ZNS. Axone serotonerger Neurone verlaufen im medialen Vorderhirnbündel. Bei Bindung von Serotonin an den Rezeptor kommt es zu einer Öffnung von K-Kanälen, einer Hyperpolarisation und anschließender Schließung und Depolarisation. Freigesetztes Serotonin im synaptischen Spalt kann aktiv wieder zurück in das präsynaptische Neuron aufgenommen werden (Re-Uptake). Dieser Mechanismus ist Ansatzpunkt für die **SSRI** (selektive Serotonin-Re-Uptake-Inhibitoren), die z. B. bei Depression eingesetzt werden.

Opioidrezeptoren sind im ZNS weit verbreitet, finden sich aber besonders in Regionen, die nozizeptive Information verarbeiten und modulieren (▶ Kap. 32). Dazu gehören die Raphe-Kerne, das Hinterhorn des Rückenmarks und die periaquäduktale graue Substanz (Griseum centrale mecencephali). Die hohe Konzentration von Opioidrezeptoren in der Substantia gelatinosa erklärt die Möglichkeit, durch Morphine schmerzhemmend zu wirken, da hier die synaptische Übertragung nozizeptiver Erregungen stattfindet. Auf zellulärer Ebene rufen Opioide verschiedene Effekte hervor – sie unterdrücken z. B. die Freisetzung von Glutamat aus dem präsynaptischen Axon oder inhibieren Neurone über eine Hyperpolarisierung der postsynaptischen Membran.

Über metabotrope und ionotrope Rezeptoren kann die intrazelluläre Kalziumkonzentration verändert werden. Die Erhöhung dieser Konzentration kann zur Depolarisation der Zelle beitragen. Darüber hinaus sind Kalziumionen intrazelluläre Botenstoffe (Second-Messenger), die weitere metabolische Prozesse wie die Aktivierung von Enzymen (Adenylatzyklase, Phosphodiesterase, Proteinphosphatase, Calmodulin-Proteinkinase) auslösen. Second-Messenger-Systeme bieten Ansatzpunkte zur Wirkung von Lithium. Für eine maximale Aktivierung dieser Enzyme ist die Bindung von 4 Ca^{++}-Ionen am kalziumbindenden Protein **Calmodulin** erforderlich.

Literatur

Zitierte Literatur

Amunts K, Kedo O, Kindler M et al (2005) Cytoarchitectonic mapping of the human amygdala, hippocampal region and entorhinal cortex. Anat Embryol 210: 343–352

Brodmann K (1909) Vergleichende Lokalisationslehre der Großhirnrinde in ihren Prinzipien dargestellt auf Grund des Zellenbaus. Barth, Leipzig

Everitt BJ, Robbins TW (2005) Neural systems of reinforcement for drug addiction: from actions to habits to compulsion. Nat Neurosci 8: 1481–1489

Goebel R, Muckli L, Kim DS (2012) Visual System. In: Mai JK, Paxinos G (eds) The Human Nervous System, third ed. Academic Press, Amsterdam, pp 1301–1327

Kaas JH (1993) The functional organization of somatosensory cortex in primates. Ann Anat 175: 509–518

Paxinos G, Mai J (2004) The human nervous system, 2nd ed. Elsevier, Academic Press, San Diego

Stephan H (1975) Allocortex, In: Bargmann W (Hrsg) Handbuch der mikroskopischen Anatomie des Menschen, Bd 4, 9. Teil. Springer, Berlin Heidelberg New York

Talairach J, Tournoux P (1988) Copalnar sterotaxic atlas of the human brain. Thieme, Stuttgart

Zilles K, Rehkämper G (1998) Funktionelle Neuroanatomie. 3. Aufl. Springer, Berlin, Heidelberg, New York

Weiterführende Literatur

Catani M, Thiebaut de Schotten M (2012) Atlas of human brain connections. Oxford University Press, Oxford

Förstl H, Hautzinger M, Roth G (2005) Neurobiologie psychischer Störungen. Springer, Berlin Heidelberg New York Tokio

Grodzinsky Y, Amunts K (Ed.) (2006) Broca's region. Oxford University Press, Oxford

Kandel ER, Schwartz JH, Jessel TM (1991) Principles of neural science, 3rd ed. Elsevier, New York

Mai JK, Paxinos G (2012) The human nervous system, 3rd ed. Academic Press, Amsterdam

Naidich TP, Duvernoy HM, Delman BN, Sorensen AG, Kollias SS, Haacke EM (2009) Duvernoy's atlas of the human brain stem and cerebellum. Springer, Wien New York

Nieuwenhuys R, Voogd J, van Huijzen C (2008) The human central nervous system, 4th ed. Springer, Berlin Heidelberg New York Tokio

Zilles K, Rehkämper G (1998) Funktionelle Neuroanatomie, 3. Aufl. Springer, Berlin Heidelberg New York

Zilles K, Tillmann B (Hrsg) (2010) Anatomie. Springer, Berlin Heidelberg

Grundlagen der MR-Bildgebung

T. Stöcker, N.J. Shah

3.1 Einführung – 62

3.2 Das MR-Phänomen – 62
3.2.1 Spin, Kernmagnetisierung und Larmor-Präzession –62
3.2.2 Resonanz: HF-Anregung und freier Induktionszerfall – 63
3.2.3 Spindichte, Relaxationszeiten, Sättigung und MR-Kontrast – 65

3.3 MR-Bildgebung und die MR-Sequenz – 66
3.3.1 Schichtanregung und räumliche Kodierung – 66
3.3.2 Einfluss der Messparameter auf die Bildqualität – 68
3.3.3 MR-Echos: Spin-Echo und Gradienten-Echo – 69
3.3.4 Schnelle MRT: EPI (echoplanare Bildgebung) – 70
3.3.5 3D-Sequenzen: strukturelle MRT – 70
3.3.6 Abbildungsfehler (Artefakte) – 71

3.4 Komponenten eines MR-Tomographen – 73
3.4.1 Supraleitender Magnet – 73
3.4.2 Hochfrequenz- und magnetische Abschirmung – 74
3.4.3 »Shimming« und Shim-Spulen – 74
3.4.4 Gradientenspulen – 74
3.4.5 Hochfrequenzspulen – 75
3.4.6 Kontrolleinheit – 75
3.4.7 Peripheriegeräte für die funktionelle MRT – 75

3.5 Sicherheitsaspekte – 76

3.6 Funktionelle MR-Bildgebung (fMRT) – 76
3.6.1 Exogene Kontrastmittel – 76
3.6.2 Perfusionsbasierte fMRT – 76
3.6.3 BOLD-fMRT – 77

Literatur – 78

Zum Thema

Das folgende Kapitel soll eine Einführung in die Bildgebung mittels (funktioneller) Magnetresonanztomographie geben, die Funktionsweise eines Magnetresonanztomographen erklären und die physikalischen Grundlagen beschreiben. Artefakte können in der fMRT nur zum Teil vermieden werden, was die Kenntnis ihrer Ursachen wichtig macht. Abschließend wird auf den BOLD-Effekt eingegangen, der in der fMRT genutzt wird.

3.1 Einführung

Die Methode der Magnetresonanztomographie (MRT) wurde 1973 unabhängig voneinander von den mittlerweile mit dem Nobelpreis ausgezeichneten Lauterbur und Mansfield entdeckt und hat seitdem eine rasante Entwicklung genommen (Lauterbur 1973; Mansfield u. Grannell 1973). Heute gehört die MRT praktisch in jedem größeren Krankenhaus zur klinischen Routine. Doch auch in ganz anderen Bereichen, wie z. B. Qualitätskontrolle von Lebensmitteln, Porositätsbestimmung von Gesteinen oder zur Beobachtung von Tierversuchen in der Pharmaindustrie, wird die MRT eingesetzt. Die Stärke der MRT beruht darauf, dass über die sorgsame Wahl der Messparameter Bilder mit unterschiedlichsten (Gewebe-)Kontrasten dargestellt werden können. Man spricht dann von einer (qualitativen) Gewichtung der Bilder; z. B. werden Diffusions-, Protonendichte- oder Relaxationszeit-gewichtete Bilder in der klinischen Routine eingesetzt.

Seit ca. 10 Jahren werden mittels MRT funktionelle Untersuchungen am Gehirn durchgeführt; man spricht dann von der funktionellen MRT (fMRT). Bei dem dabei gebräuchlichsten Verfahren, der BOLD-fMRT, macht man sich zunutze, dass die MRT-Untersuchung durch den Oxygenierungsgrad des Hämoglobins beeinflusst wird und somit Hirnaktivität abgebildet werden kann. Um in diese spannende, aber auch hochgradig interdisziplinäre Wissenschaft (Physik, Neurobiologie, Medizin, Psychologie, Informatik etc.) erfolgreich einzusteigen, ist ein grundlegendes Wissen in diesen Teilgebieten unabdingbar. Insbesondere aufgrund der hohen Flexibilität der MRT muss die Bearbeitung und Interpretation der Daten mit großer Sorgfalt erfolgen, was ohne ein tieferes Verständnis der MR-Physik, MR-Sequenzen, MR-Hardware, Physiologie und Datenverarbeitung kaum möglich ist. Aus diesem Grunde gibt dieses Kapitel eine kurze Einführung (s. auch Weishaupt et al. 2009) in die Physik der MRT, wobei hier stets besonders auf den Zusammenhang zur funktionellen MRT eingegangen wird.

3.2 Das MR-Phänomen

Definition

Beim Spin handelt es sich um eine physikalische Eigenschaft subatomarer Teilchen (Protonen, Neutronen, Elektronen usw.). Spin ist somit eine charakteristische physikalische Größe, ähnlich wie es auch Masse oder Ladung sind; mit dem Unterschied, dass Spin in der makroskopischen Welt nicht direkt beobachtbar ist.

Eine Methode, um den Spin der Atomkerne makroskopisch sichtbar zu machen, ist das Phänomen der Magnetresonanz, das die Grundlage für die heutige Kernspintomographie bildet und im Folgenden in seinen Grundzügen erläutert wird.

3.2.1 Spin, Kernmagnetisierung und Larmor-Präzession

Das Wasserstoffatom ist aufgrund seiner Häufigkeit im menschlichen Organismus in der medizinischen Kernspintomographie von vorrangigem Interesse. Alle weiteren Ausführungen beschränken sich deshalb auf den Kern des Wasserstoffatoms, d. h. auf ein einzelnes Proton.

Der Spin bzw. Eigendrehimpuls des Protons erzeugt (in Einklang mit der Elektrodynamik über bewegte Ladungen) ein magnetisches Wirbelfeld. Die Stärke des Kernspinmagnetismus wird physikalisch über das magnetische Moment ausgedrückt, das wiederum vom Spinzustand sowie der Art des Atomkerns abhängig ist. Letzteres wird durch das sog. **gyromagnetische Verhältnis γ** beschrieben. Befindet sich nun ein Proton in einem äußeren magnetischen Feld, so präzediert das magnetische Moment um die Achse der Feldrichtung (◘ Abb. 3.1) mit einer Kreisfrequenz, die durch das Produkt aus der magnetischen Flussdichte B_0 und dem gyromagnetischen Verhältnis γ bestimmt ist.

> **Die sog. Larmor-Gleichung gibt die Präzessionsfrequenz (Larmor-Frequenz) der Spins in einem Magnetfeld an: ω = γ × B_0**

Da Frequenzen in Hertz und die Flussdichte des Magnetfelds in Tesla angegeben werden, hat γ die Einheit Hertz/Tesla. Für Protonen beträgt γ = 42,58 MHz/T, ein hoher Wert im Vergleich zu allen anderen Atomkernen. Nun ist die Larmor-Frequenz auch proportional zur Energie der elektromagnetischen Wellen, die mit dem Verfahren der Kernspinresonanz erzeugt und gemessen werden können. Somit sind Wasserstoffkerne auch aus physikalischer Sicht sehr gut geeignet für die Kernspintomographie.

3.2 · Das MR-Phänomen

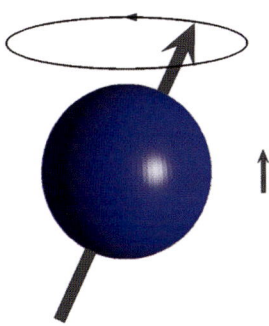

Abb. 3.1 Das magnetische Moment eines Protons präzediert um ein statisches Magnetfeld B_0, ähnlich einem Kreisel, der um die Achse der Gravitationswirkung rotiert

> **Frequenz und Energie – und somit auch die Signalintensität – nehmen mit der Magnetfeldstärke zu. Da die zu detektierenden Signalunterschiede in der funktionellen MRT sehr klein sind (▶ Abschn. 3.6.3), sind hier große Feldstärken von Vorteil. Anstelle der klinisch üblichen 1,5 T werden in der fMRT vermehrt Feldstärken von 3 T und mehr verwendet.**

Eine exakte physikalische Beschreibung der Kernmagnetresonanz erlaubt die Quantenmechanik. Jedoch sind viele Vorgänge auch mit einer reduzierten klassischen Betrachtungsweise möglich, bei der anstatt der einzelnen Spins (sowie ihren Wechselwirkungen) lediglich der summierte magnetische Effekt benachbarter Spins betrachtet wird. Aus der vektoriellen Summe einzelner magnetischer Momente wird eine effektive Magnetisierung berechnet, die sog. **makroskopische Magnetisierung M_0** (▶ Box 3.1), die dann für die Beschreibung einer Vielzahl von Phänomenen ausreichend ist. Im folgenden Abschnitt wird gezeigt, wie mithilfe der makroskopischen Magnetisierung die Entstehung eines elektromagnetischen Signals beschrieben werden kann.

3.2.2 Resonanz: HF-Anregung und freier Induktionszerfall

Wie im letzten Abschnitt erläutert, wird in einem protonenreichen Probenvolumen in einem starken äußeren Magnetfeld eine messbare makroskopische Magnetisierung erzeugt. Diese kann jedoch nicht direkt mit einem MR-Tomographen gemessen werden: Im thermischen Gleichgewicht, d. h. nach Einbringen der Probe in das Magnetfeld (bzw. des Patienten in den Tomographen) und Ausrichtung aller Spins entsprechend der Boltzmann-Verteilung, gibt es keine weiteren Wechselwirkungen. Dies kann jedoch durch einen elektromagnetischen Hochfrequenzpuls (HF-Puls) erreicht werden.

> **Definition**
>
> Der Hochfrequenzpuls ist ein elektromagnetischer Anregungspuls, dessen Frequenz exakt auf der Präzessionsfrequenz des präzedierenden Spins (Larmor-Frequenz) erfolgen muss. Man spricht dann von einer Resonanzbedingung.

Box 3.1. Boltzmann-Verteilung und makroskopische Magnetisierung

Ohne ein äußeres Magnetfeld sind die Orientierungen der Spins in einem Körper vollkommen zufällig verteilt. Im MR-Tomographen richten sich jedoch alle magnetischen Momente entweder parallel oder antiparallel zur Feldrichtung aus, die wir in einem kartesischen Koordinatensystem als z-Richtung bezeichnen. Aufgrund der zufälligen Verteilung der Spinpräzession existiert keine Komponente des magnetischen Moments innerhalb der x-y-Ebene. Da die parallele Ausrichtung (magnetisches Moment und äußeres Magnetfeld zeigen in die gleiche Richtung) energetisch günstiger ist, existieren mehr parallel als antiparallel orientierte Spins. Das Besetzungsverhältnis der beiden Energiestufen (Anzahl parallel orientierter Spins zur Anzahl antiparallel orientierter Spins), $N\uparrow/N\downarrow$, hängt vom Grad der thermischen Fluktuationen ab und wird durch eine Boltzmann-Verteilung beschrieben (hierbei ist h die Planck- und k die Boltzmann-Konstante):

$N\uparrow/N\downarrow = e^{\gamma h B /(2\pi k T)}$

Bei Raumtemperatur (T=310° Kelvin) und Feldstärken typischer klinischer Kernspintomographen (B=1,5 T) erhält man ein Besetzungsverhältnis von lediglich 5 ppm (parts per million). Dieser geringe Überschuss parallel orientierter Spins bewirkt eine Polarisation der Spins. Die Superposition aller magnetischen Momente in einem betrachteten Probenvolumen V_P wächst zu einer messbaren makroskopischen Gesamtmagnetisierung M_0 an:

$M_0 \propto B_0 \gamma^2/(3kT) (N\uparrow - N\downarrow)/V_P$

M_0 ist somit proportional zur Feldstärke B_0 und zur Protonendichte. Letztere gibt an, wie viele Protonen sich innerhalb des Probenvolumens befinden, und ist somit ein gewebespezifisches Maß von direkter medizinischer Bedeutung. (◘ Abb. 3.2)

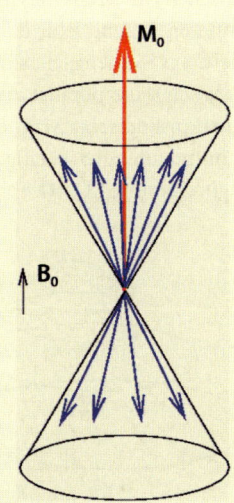

Abb. 3.2

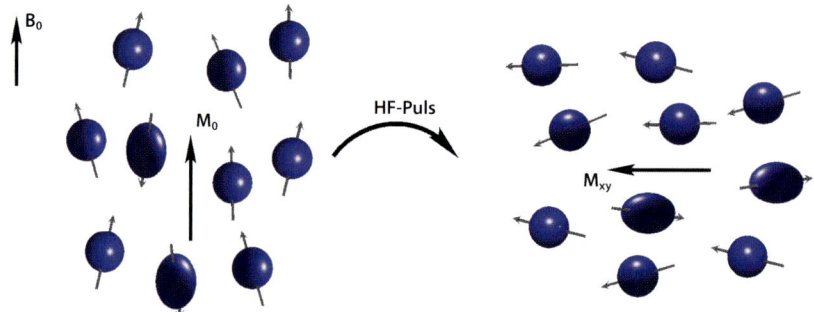

Abb. 3.3 Durch Wechselwirkung mit einem elektromagnetischen Hochfrequenzpuls rotieren die Spins um 90°. Deshalb ist auch die makroskopische Nettomagnetisierung nun nicht länger parallel, sondern senkrecht zum statischen Magnetfeld B_0

Allerdings ist der HF-Puls senkrecht zum Hauptfeld B_0 polarisiert, d. h., der Magnetisierungsvektor des HF-Pulses rotiert mit der Larmor-Frequenz in der x-y-Ebene im gleichen Drehsinn. Trotz der im Vergleich zum B_0-Feld geringen Amplitude des HF-Pulses ist dieser aufgrund der erfüllten Resonanzbedingung in der Lage, die magnetischen Momente der Protonen aus ihrer Gleichgewichtslage auszulenken. Der Einfluss des HF-Pulses akkumuliert und rotiert so die Spins in die x-y-Ebene. Demnach ist auch die Superposition, d. h. die makroskopische Magnetisierung nicht mehr parallel zum B_0-Feld orientiert (◘ Abb. 3.3). Der Drehwinkel ist dabei über Dauer und Stärke des HF-Pulses determiniert. Man kann also z. B. erreichen, dass alle magnetischen Momente genau um 90° auf die x-Achse gedreht werden.

Die makroskopische Magnetisierung liegt nun als sog. transversale Magnetisierung M_{xy} vor und folgt ebenfalls den physikalischen Gesetzen eines magnetischen Moments in einem äußeren Magnetfeld, d. h. M_{xy} rotiert um die z-Achse. Allerdings werden gleichzeitig die Spins zurück in ihre Gleichgewichtslage parallel zum Hauptfeld geführt, sodass die makroskopische Magnetisierung entlang der z-Achse zunimmt unter gleichzeitiger Abnahme der transversalen Magnetisierung M_{xy} (◘ Abb. 3.4). Bei diesem Vorgang wird elektromagnetische Strahlung mit der Larmor-Frequenz emittiert, die mithilfe einer Spule über das Faradaysche Induktionsgesetz gemessen werden kann (◘ Abb. 3.5; gleiches Prinzip wie ein Fahrrad-Dynamo!). Das empfangene Signal ist proportional zu M_{xy}. Die zeitliche Signal-

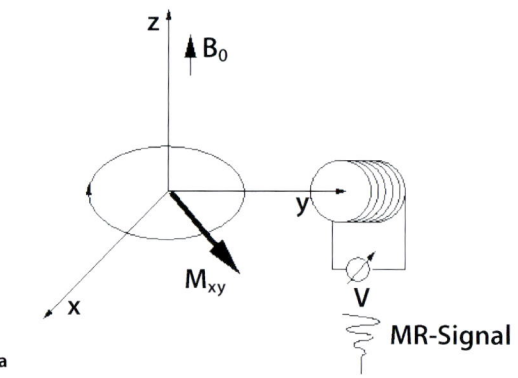

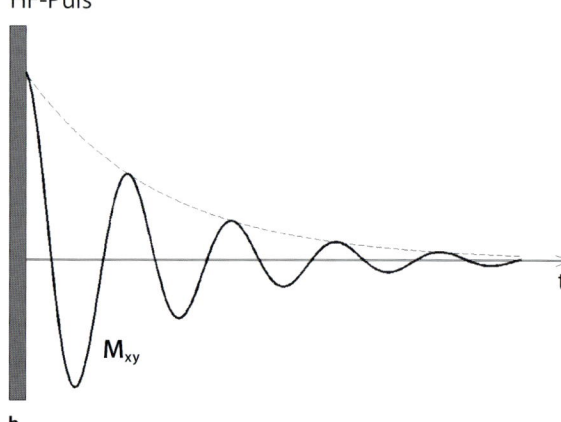

Abb. 3.4 Nach Abschalten des HF-Pulses rotiert die makroskopische Magnetisierung zurück in die Gleichgewichtslage (thermisches Gleichgewicht). Der Vektor beschreibt dabei eine Art Helix. Seine transversale Komponente M_{XY} erzeugt ein messbares elektromagnetisches Signal

Abb. 3.5 a Durch Anbringen einer Spule senkrecht zur z-Achse (bzw. des B_0-Feldes) kann die transversale Magnetisierung gemessen werden. **b** Das so generierte MR-Signal wird als „free induction decay" (FID) bezeichnet und gleicht einer exponentiell gedämpften Schwingung

abnahme kann dabei gewebespezifisch über die MR-Messparameter variiert werden; dieses Phänomen erlaubt die für das MR-Verfahren typischen reichhaltigen Möglichkeiten zur Wahl des Bildkontrastes (▶ Abschn. 3.2.3).

3.2.3 Spindichte, Relaxationszeiten, Sättigung und MR-Kontrast

Die Computertomographie ermöglicht Bildgebung über den Kontrast des Absorptionskoeffizienten der Röntgenstrahlung. Die medizinische und klinische Bedeutung der MRT ergibt sich aus der Tatsache, dass sie über verschiedene Parameter eine Bildgebung mit unterschiedlichsten Kontrasten erlaubt.

> **Definition**
>
> Die 4 wichtigsten gewebespezifischen Parameter für die Kontrastgebung sind Protonendichte ρ, Längsrelaxationszeit T_1 und die Querrelaxationszeiten T_2 und T_2^*. Die Protonendichte ist ein Maß für die Anzahl der im Gewebe vorhandenen Wasserstoffkerne (▶ Abschn. 3.2.1). Die Längsrelaxationszeit T_1 gibt die Zeit nach einem HF-Puls an, nach der sich der e-te Teil der Längsmagnetisierung M_0 wieder neu gebildet hat. Die Querrelaxationszeit T_2 beschreibt die Zeit nach Anregung durch den HF-Puls, nach der noch der e-te Teil der transversalen Magnetisierung vorhanden ist.

Die **Relaxationszeiten** beschreiben die »Beweglichkeit« der Moleküle im Gewebe bzw. die quantenmechanischen Wechselwirkungen der Wasserstoffkerne mit der Umgebung. Alle Relaxationsmechanismen lassen sich durch eine exponentielle Zeitabhängigkeit beschreiben: T_1 gibt die Zeit nach einem HF-Puls an, nach der sich der e-te Teil der Längsmagnetisierung M_0 wieder neu gebildet hat. Bei diesem Prozess werden Energien der Spins an das Molekülgitter in der Umgebung abgegeben, weshalb man auch von **Spin-Gitter-Relaxation** spricht. Magnetisierung, die nicht parallel zu B_0 ausgerichtet ist, erfährt T_1-Relaxation. T_1-gewichtete Bilder sind insbesondere in der strukturellen MRT des Gehirns von großem Interesse, da sich graue und weiße Hirnsubstanz in diesem Parameter deutlich unterscheiden und somit kontrastreich abgebildet werden können (▶ Abschn. 3.3.5).

In diesem Zusammenhang ist es wichtig, die Bedeutung der T_1-Relaxation für jede MR-Aufnahme zu erwähnen: Erst nach vollständiger T_1-Relaxation kann wieder die volle makroskopische Magnetisierung mittels eines HF-Puls in transversale Magnetisierung umgewandelt und so zur Generierung des MR-Signals genutzt werden. Da für eine MR-Aufnahme viele HF-Pulse benötigt werden (▶ Abschn. »Phasenkodierung«), darf die zeitliche Abfolge der Pulse nicht zu dicht sein. Ist diese sog. **Repetitionszeit** TR zu klein, so kann sich jeweils nur ein Teil der Längsmagnetisierung zurückbilden; somit wird das damit generierte MR-Signal schwächer. Dieses Phänomen wird als T_1-**Sättigung** bezeichnet und ist von fundamentaler Bedeutung für jedes MRT-Messverfahren. T_1-gewichtete Messungen machen sich genau diesen Effekt zunutze und lassen eben keine vollständige Relaxation zu, sodass Gewebe mit einer kurzen T_1 geringere Sättigung aufweisen und somit heller abgebildet werden als Gewebe mit einer langen T_1.

Wird über den HF-Puls die transversale Komponente M_{xy} erzeugt, so erfährt diese eine sog. **Querrelaxation T_2**. Hier wird durch Wechselwirkung der Wasserstoffkerne untereinander die Phasenkohärenz (oder in anderen Worten, das »synchrone Präzedieren«) der Spins aufgehoben, und somit verringert sich der summierte Effekt, d. h. die transversale Magnetisierung M_{xy}. Man spricht von **Spin-Spin-Relaxation**. Die Relaxationszeit T_2 beschreibt also die Zeit nach Anregung durch den HF-Puls, nach der noch der e-te Teil der transversalen Magnetisierung vorhanden ist.

> Das Kontrastverhalten von MR-Bildern, die sensitiv auf T_1- oder T_2-Relaxationsprozesse sind, ist sehr verschieden. Während in T_1-gewichteten Aufnahmen fettreiches Gewebe hell und Flüssigkeiten dunkel erscheinen, bilden T_2-gewichtete Aufnahmen Flüssigkeiten hell und Fett intermediär ab.

Für die Dephasierung der Spins innerhalb der x-y-Ebene gibt es jedoch noch einen weiteren Grund. Für ein synchrones Präzedieren ist wie beschrieben ein absolut homogenes Magnetfeld erforderlich, damit die Larmor-Frequenzen aller Spins identisch sind. Dies ist einerseits aufgrund der technischen Realisierung von Magnetfeldern dieser Stärke, andererseits aufgrund der magnetischen Eigenschaften der zu untersuchenden Probe (bzw. des Patienten) nicht möglich. Letzteres sorgt dafür, dass lokale Magnetfeldänderungen innerhalb der Probe genau an den Stellen groß werden, wo sich die magnetischen Eigenschaften ändern, z. B. an Gewebekontaktflächen. Dort dephasieren die Spins schneller – die Zeitkonstante des exponentiellen Signalabfalls wird mit T_2^* bezeichnet und ist immer kleiner als T_2.

T_2^*-gewichtete MR-Bilder sind also sensitiv gegenüber Änderungen in den magnetischen Eigenschaften der Probe – dieser Umstand wird bei der funktionellen MRT ausgenutzt, um Hirnaktivität mittels des BOLD-Effekts abzubilden (▶ Abschn. 3.6). Der hier entscheidende physikalische Parameter ist die **magnetische Suszeptibilität**, der angibt, in welcher Art und Stärke ein Material oder Gewebe ein Magnetfeld beeinflusst.

Als Beispiel für die starke Abhängigkeit des Bildkontrastes von den Relaxationszeiten zeigt ◻ Abb. 3.6 drei axiale Aufnahmen des menschlichen Gehirns: Protonendichte-, T_1 (Längsrelaxation)- und T_2 (Querrelaxation)-gewichtet.

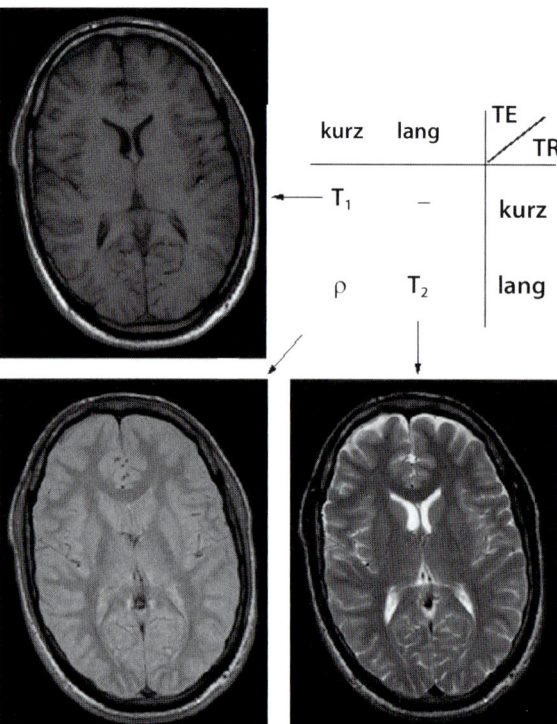

Abb. 3.6 Die Wahl des MR-Bildkontrastes erfolgt durch Gewichtung nach den Gewebeparametern T_1 (Längsrelaxation), T_2 (Querrelaxation) oder ρ (Protonendichte). Die verschiedenen Gewichtungen können z. B. durch Variation der Echozeit TE und Repetitionszeit TR der Spin-Echo-Sequenz erfolgen (▶ Abschn. 3.2.3)

3.3 MR-Bildgebung und die MR-Sequenz

Die bisherige Beschreibung des MR-Phänomens erläutert lediglich das Verfahren zur Gewinnung des MR-Signals aus einer Gesamtheit von Protonen in einer Probe, nicht jedoch die Bildgebung mit MR. Dabei handelt es sich um die Messung des MR-Signals aus kleinen wohldefinierten Volumina innerhalb der Probe, den sog. **Voxeln** (das dreidimensionale Pendant zum Pixel). Dazu benötigt man die sog. **Gradientenspulen**.

> Die Gradienten sorgen dafür, dass dem bisher als zeitlich und räumlich statisch angesehenen starken äußeren Magnetfeld B_0 ein räumlich linear variierendes schwaches Magnetfeld überlagert wird. Dadurch lassen sich die Larmor-Frequenzen der Protonen in wohldefinierter Abhängigkeit von ihrer räumlichen Lage unterscheiden. Durch eine Frequenzanalyse (Fourier-Analyse) des gemessenen MR-Signals kann dann die jeweilige Raumposition der verschiedenen Frequenzanteile rekonstruiert werden.

3.3.1 Schichtanregung und räumliche Kodierung

Bei einer üblichen MRT-Messung kann das Verfahren zur Kodierung von Rauminformation mittels der Gradientenspulen in 3 Schritte unterteilt werden, die in der Regel zeitlich nacheinander erfolgen.

Schichtselektion Zunächst werden mittels der Schichtselektion lediglich innerhalb einer Schicht (von wohldefinierter Dicke) die Spins von dem HF-Puls aus ihrer Gleichgewichtslage ausgelenkt, sodass die entstehende transversale Magnetisierung M_{xy} allein von den Protonen innerhalb dieser Schicht erzeugt wird. Dafür wird zeitgleich zum HF-Puls ein Gradient geschaltet, der dafür sorgt, dass nur die Protonen innerhalb der Schicht mit der Resonanzfrequenz präzedieren – außerhalb der Schicht liegen dann die Larmor-Frequenzen aufgrund des überlagerten Gradientenfeldes soweit entfernt von der Hauptfrequenz des HF-Puls, dass die Resonanzbedingung nicht länger erfüllt ist. Hauptfrequenz heißt dabei, dass der HF-Puls eben nicht eine einzelne Frequenz beinhaltet, sondern ein ganzes Frequenzband um diese Hauptfrequenz trägt. Die Breite des Frequenzbandes sowie die Stärke des Gradientenfeldes bestimmen dann die Schichtdicke (◘ Abb. 3.7a).

Frequenzkodierung Nun muss noch innerhalb der Schicht die Raumlage der einzelnen Anteile des MR-Signals bestimmt werden. Für diese sog. Frequenzkodierung entlang einer Raumrichtung in der Schicht, z. B. der x-Richtung, wird dazu zeitgleich zur Signalaufnahme erneut das Gradientenfeld angeschaltet. Dies hat zur Folge, dass die Protonen entlang dieser Raumrichtung mit unterschiedlichen Larmor-Frequenzen präzedieren und demzufolge auch elektromagnetische Strahlung unterschiedlicher Frequenz emittieren. Wie oben bereits angesprochen, kann hinterher das gemessene MR-Signal mittels der Fourier-Analyse in seine verschiedenen Frequenzanteile zerlegt werden und so Abschnitten entlang der x-Achse zugeordnet werden (◘ Abb. 3.7c).

Phasenkodierung Damit bleibt noch die Kodierung in y-Richtung bzw. die Ortskodierung senkrecht zur Raumrichtung der Frequenzkodierung. Dies wird mittels der sog. Phasenkodierung erreicht, die zeitlich zwischen Schichtselektion und der Frequenzkodierung stattzufinden hat. Hier wird der Gradient in y-Richtung nur für einen kurzen Moment angeschaltet. Da während des angeschalteten y-Gradienten die Spins entlang der y-Achse mit unterschiedlicher Frequenz präzedieren, unterscheiden sich die Phasenlagen in wohldefinierter Abhängigkeit von der Position entlang der y-Achse (◘ Abb. 3.7b).

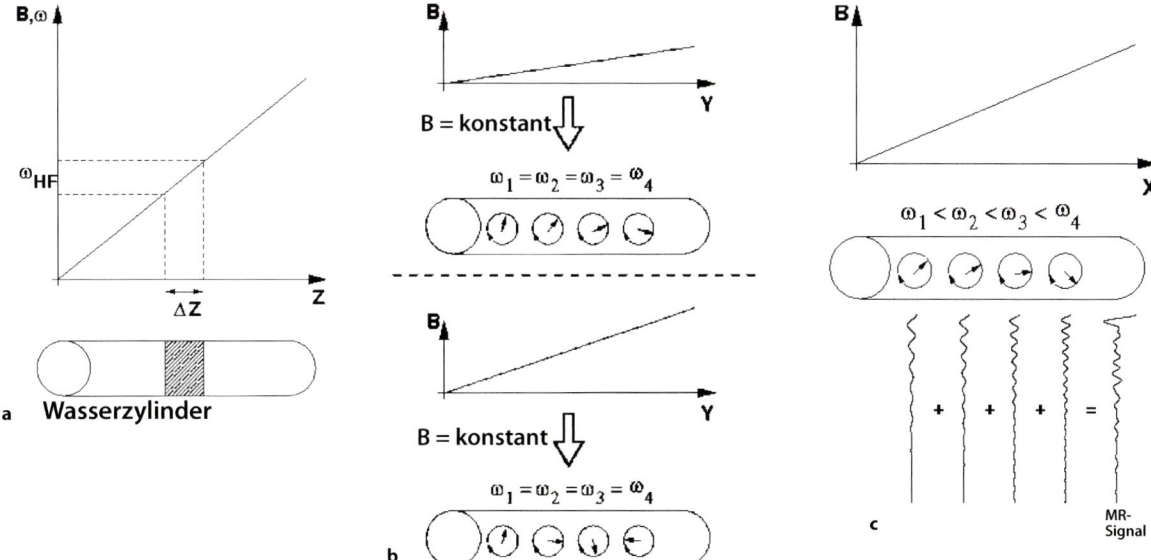

Abb. 3.7a–c Prinzip der Ortskodierung. **a** Schichtselektion: Die Resonanzfrequenz ist so auf das Gradientenfeld abgestimmt, dass lediglich Protonen in einer Schicht der Dicke Δz angeregt werden. **b** Phasenkodierung: Ein kurzes Anschalten des Feldes bewirkt eine Phasenverschiebung der Spins gegeneinander. Ist der Gradient stärker, so ist die bleibende Phasenverschiebung größer. **c** Frequenzkodierung: Ein Gradientenfeld während der Signalaufnahme führt zu einer ortsabhängigen Frequenzvariation. Die Schritte **a–c** werden nacheinander ausgeführt. Für jede Gradientenstärke der Phasenkodierung muss der gesamte Vorgang wiederholt werden. (Zur Anschauung wurde das Objekt [der Wasserzylinder] entlang der jeweiligen Raumrichtung orientiert)

Nun ist jedoch das gemessene MR-Signal ein Summensignal mit einer überlagerten Phase, aus der sich nicht alle Phasenanteile rekonstruieren lassen. Deshalb wird der gesamte Vorgang (Schichtselektion → Phasenkodierung → Frequenzkodierung) mehrfach wiederholt mit unterschiedlich starkem y-Gradient, sodass nach jedem Schritt unterschiedliche Phasendifferenzen der Spins erzeugt werden. Eine Änderung der Phasendifferenz beschreibt aber genau die Frequenz, sodass die wiederholten Messungen mit variabler Phasenkodierung im Prinzip wieder eine Frequenzkodierung, aber nun entlang der noch verbleibenden Raumdimension, der y-Achse, ergeben. Aus allen Messungen kann dann mittels der Fourier-Analyse entlang der x- und y-Achse das Bild rekonstruiert werden; man spricht von einer zweidimensionalen Fourier-Transformation (2D-FT).

> **Die Anzahl der Bildpunkte in y-Richtung wird durch die Anzahl der Messwiederholungen bzw. Phasenkodierungen bestimmt. Diese Zahl, multipliziert mit der Repetitionszeit, bestimmt im Wesentlichen die Dauer einer gesamten MRT-Bildaufnahme. Hingegen ist die Anzahl der Bildpunkte in x-Richtung durch die Anzahl der Punkte des digitalisierten MR-Signals gegeben, das während der Frequenzkodierung aufgenommen wird. Sie wird bestimmt durch die sog. Abtastfrequenz oder Sample-Rate des Analog-Digital-Wandlers, der das analoge MR-Signal zur weiteren Verarbeitung im Computer digitalisiert (▶ Abschn. 3.4). Durch Überlagerung aller drei Gradienten (x-, y- und z-Richtung) können beliebig orientierte Schichten innerhalb der Probe (des Patienten) selektiv angeregt und in diesen Phasen- und Frequenzkodierung durchgeführt werden.**

Moderne MR-Tomographen erlauben eine beschleunigte Bildgebung durch Reduktion der Phasenkodierschritte mittels der parallelen Bildgebung, bei der simultan mit mehreren Empfangsspulen gemessen wird (▶ Abschn. 3.4.5).

Die Kunst bei der Entwicklung von MR-Sequenzen besteht nun darin, in einer effizienten Art und Weise HF-Pulse und Gradientenfelder zu schalten, sodass die Gewebekontraste von Interesse unter Berücksichtigung einer möglichst kurzen Messzeit deutlich abgebildet werden. Die Beziehung zwischen MR-Sequenz, MR-Signal und dem MR-Bild wird in ▶ Box 3.2 zusammenfassend dargestellt. Eine umfassende physikalische Beschreibung der Methode findet man z. B. bei Haacke et al. (1999).

Definition

Mit k-Raum wird der konjugierte Bildraum der Raumfrequenzen bezeichnet, in dem das MR-Signal aufgenommen wird. Durch Fourier-Transformation des k-Raum-Signals erhält man das MR-Bild.

Box 3.2. Von der MR-Sequenz zum MR-Bild

Die MR-Pulssequenz beschreibt die zeitliche Abfolge der räumlichen Magnetfeldgradienten zur Ortskodierung und der Hochfrequenzpulse zur Signalanregung. Der Gradient zur Frequenzkodierung liefert eine Zeile in der **Matrix der Raumfrequenz-Informationen** der selektierten Schicht. Der gleiche Vorgang wird mit variierender Stärke des »Phasen-Gradienten« N_y-mal wiederholt, wobei N_y die Anzahl der Zeilen in der Matrix ist. Nachdem die komplette Matrix der Raumfrequenz-Informationen gemessen wurde, wird sie mittels der zweidimensionalen Fourier-Transformation (2D-FT) in das MR-Bild übersetzt. Man nennt dies den Übergang vom **k-Raum**, in dem die Messdaten aufgenommen werden, in den Bildraum. Mit der Variablen k wird die Raumfrequenz bezeichnet. Mathematisch betrachtet, ist das MR-Signal S (bzw. die gesamte aufgenommene Matrix) eine Funktion der Raumfrequenzen (k_x, k_y) und wird durch die 2D-FT in Ortsinfomation (x, y) umgewandelt:
Gemessen im k-Raum:

$$S=S(k_x,k_y) \to 2D\text{-}FT \to MR\text{-Bild: } S=S(x,y)$$

Die Gradientenschaltung der MR-Sequenz beschreibt, wie die Daten im k-Raum aufgenommen werden. Dies skizzieren wir am Beispiel einer einfachen MR-Sequenz (◘ Abb. 3.8). Bestandteile sind das Pulsdiagramm und die zugehörige k-Raum-Trajektorie. Links oben: zeitliche Schaltung von Hochfrequenzpuls (HF), Schichtselektionsgradient (G_z), Phasenkodiergradient (G_y) und Frequenzkodiergradient (G_x). Die mehrfachen Linien bei G_y bedeuten eine Wiederholung der gesamten Pulsfolge für jeden Phasenkodierschritt. Rechts oben: Im k-Raum entspricht jede Wiederholungsmessung einer Zeile mit unterschiedlichem Abschnitt auf der k_y-Achse. Die Flächen unter der Gradientenpulsform bestimmen die Position im k-Raum. Nur während der Frequenzkodierung (dies entspricht den Pfeilen von links nach rechts) wird das Signal aufgenommen und so der k-Raum mit Daten gefüllt. Unten: Messdaten im k-Raum und Bildraum am Beispiel einer axialen Schicht durch das menschliche Gehirn.

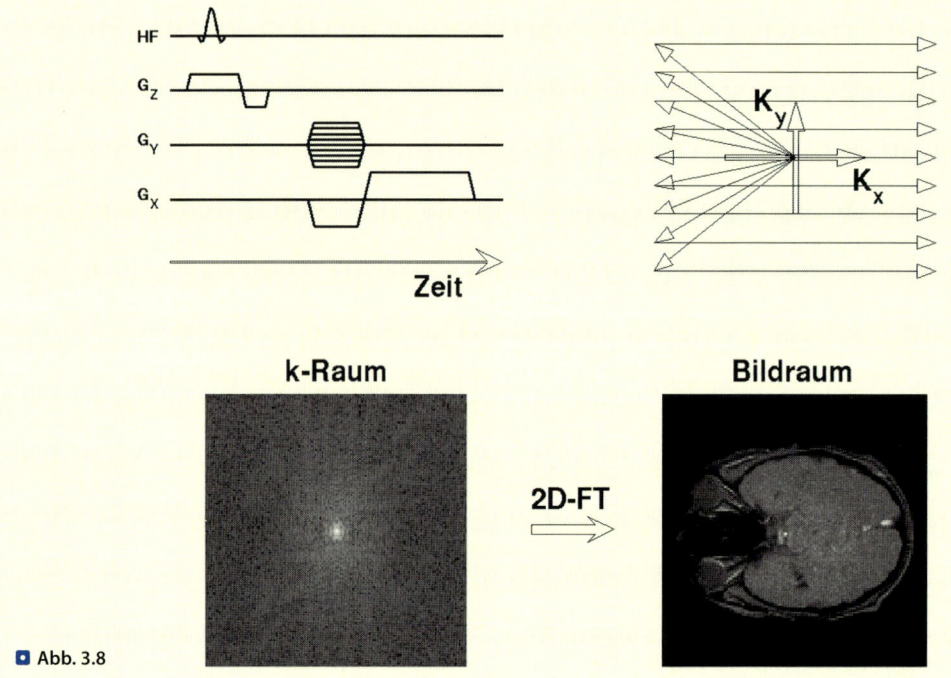

◘ Abb. 3.8

3.3.2 Einfluss der Messparameter auf die Bildqualität

Abgesehen von den für das MR-Verfahren typischen Abbildungsfehlern (▶ Abschn. 3.3.6) ist das sog. **Signal-Rausch-Verhältnis** (SNR, »signal-noise-ratio«) der entscheidende Parameter, der über die Bildqualität entscheidet. Jedes physikalische Messverfahren ist mit Fehlern behaftet. Bei der MR-Bildgebung stehen die typischerweise zufällig verteilten Signalschwankungen in einem bestimmten Verhältnis zu dem erwünschten MR-Signal, das ein idealer Tomograph aufnehmen würde. Faktoren, die das SNR bestimmen, sind zum einen die verwendete Hardware, d. h. der MR-Tomograph an sich, und zum anderen die verwendete MR-Sequenz. Es empfiehlt sich, eine gewisse Vorstellung zu haben, in welcher Weise sich das SNR ändert, wenn die Messparameter verändert werden. Im Folgenden soll kurz auf einige Parameter eingegangen werden, die praktisch bei jeder MR-Sequenz von Bedeutung sind.

3.3 · MR-Bildgebung und die MR-Sequenz

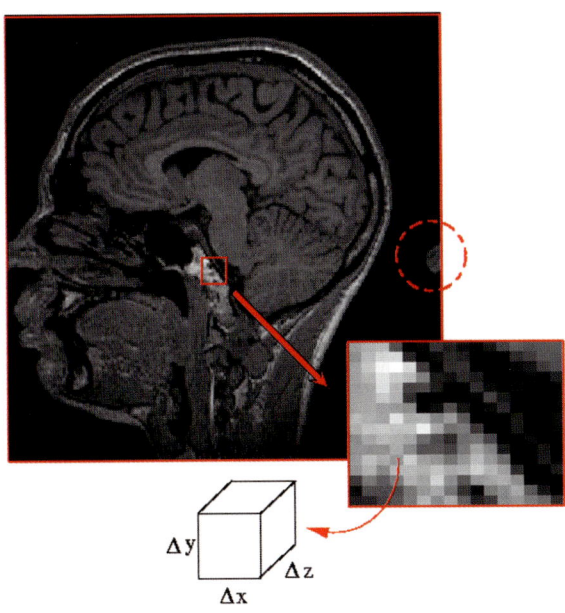

Abb. 3.9 Das MR-Bild ist eine Matrix, die einzelnen Elemente werden als »Voxel« bezeichnet. Dies sind kleine Würfel, deren Tiefe Δz der Schichtdicke entsprechen. Hier wurde absichtlich ein Beispiel gewählt, das das für die MRT typische »Fold-over«-Artefakt zeigt, hier sichtbar in Form der Nase, die am anderen Bildrand hineinragt (eine Erklärung dafür findet sich in ▶ Abschn. 3.3.6)

Die **Repetitionszeit TR**, d. h. die Zeit zwischen 2 Anregungen mittels HF-Puls, ist ein entscheidender Parameter. Zum einen bestimmt sie die Messzeit, und man möchte sie deshalb klein wählen. Andererseits verhindert dies u. U. eine komplette T_1-Relaxation, sodass die nächste Anregung ein geringeres MR-Signal ergibt. Das SNR wird also mit abnehmender TR kleiner.

Das MR-Bild liegt als Matrix vor: Die Größe der einzelnen Bildpunkte, der Voxel, bestimmt die Auflösung (◘ Abb. 3.9). Das Sichtfeld, das einen Ausschnitt aus dem maximal messbaren Bereich (gegeben durch die Spulendimensionen) und somit die Größe des Bildes in Millimeter bestimmt, wird als »**field of view**« (FoV) bezeichnet (bei nichtquadratischem FoV ist er für beide Bildachsen anzugeben). Verringert man die Voxeldimensionen (dies entspricht einer Erhöhung der Auflösung), so vermindert sich die Zahl der Spins pro Voxel, die zum MR-Signal beitragen, und somit das SNR.

Allerdings muss diese Abhängigkeit nicht beliebig weit gelten: Die EPI-Sequenz der funktionellen MRT (▶ Abschn. 3.3.4) ist lokal von Suszeptibilitätsartefakten behaftet (▶ Abschn. 3.3.6), die mit zunehmender Voxelgröße stärker werden und somit lokal das SNR wiederum vermindern können.

3.3.3 MR-Echos: Spin-Echo und Gradienten-Echo

Wie beschrieben, klingt das MR-Signal nach der HF-Anregung exponentiell ab, und zwar mit der Relaxationszeit T_2^*. Es ist jedoch wünschenswert, das Signalmaximum nicht direkt nach dem HF-Puls, sondern während der Signalauslesung, d. h. nach Schichtselektion und Phasenkodierung und während der Frequenzkodierung, zu erhalten. Dies ist mit sog. MR-Echos möglich.

Spin-Echo-Verfahren Das Spin-Echo-Verfahren ermöglicht es, die T_2^*-Dephasierung der Spins rückgängig zu machen. Dafür wird nach einer Zeit TE/2 nach dem 90°-HF-Puls ein weiterer HF-Puls, allerdings diesmal ein 180°-Puls, erzeugt. Dieser bewirkt, dass die Spins ihre Orientierung genau so vertauschen, dass die aufgrund von Feldinhomogenitäten »vorauseilenden« Spins nun einen entsprechenden Phasenrückstand aufweisen. Also sind alle Spins nach der sog. **Echozeit TE** (gemessen ab dem 90°-Puls) wieder gleichphasig und somit das MR-Signal maximal. Dieses Verfahren kompensiert jedoch nicht die T_2-Relaxation, sodass Spin-Echo-Sequenzen sehr gut für T_2-gewichtete MR-Aufnahmen geeignet sind. Für die Wirkungsweise des 180°-Pulses bei der Spin-Echo-Sequenz wird gerne der Vergleich zu einem 400-m-Rennen herangezogen: Nimmt man an, dass alle Läufer mit unterschiedlichen, aber konstanten Geschwindigkeiten laufen und lässt sie nach der Zeit TE/2 die Richtung umkehren, so landen alle wieder exakt zeitgleich zum Zeitpunkt TE am Start. Dieser Vergleich ist nur bedingt richtig, da der 180°-Puls nicht die Orientierung der Bewegung, sondern die der Spins ändert – übertragen auf das Beispiel würde das heißen, dass die Läufer von Geisterhand ihre Positionen genau so tauschen, dass aus jedem Vorsprung ein entsprechender Rückstand wird. Dies ist durch eine 180°-Drehung jedes Spins (bzw. Läufers) entlang einer Achse innerhalb der Rotationsebene der Spins (bzw. innerhalb der Laufbahn-Ebene) möglich, z. B. die x- oder y-Achse in der in diesem Kapitel gewählten Notation (◘ Abb. 3.10).

Gradienten-Echo Im Gegensatz zum Spin-Echo ist das sog. Gradienten-Echo kein Verfahren, um den T_2^*-Abfall des Signals zu kompensieren. Stattdessen wird mittels eines Gradienten, der für eine noch wesentlich schnellere Dephasierung der Spins sorgt als durch die oben beschriebenen Querrelaxations-Mechanismen, das Signal zunächst geschwächt, um danach mittels eines exakt umgekehrt wirkenden Gradienten die Dephasierung rückgängig zu machen. Somit steigt das Signal wieder an, und das Maximum kann exakt in die Mitte der Auslesezeit gelegt werden. Insofern sind Gradienten-Echo-Sequenzen zunächst

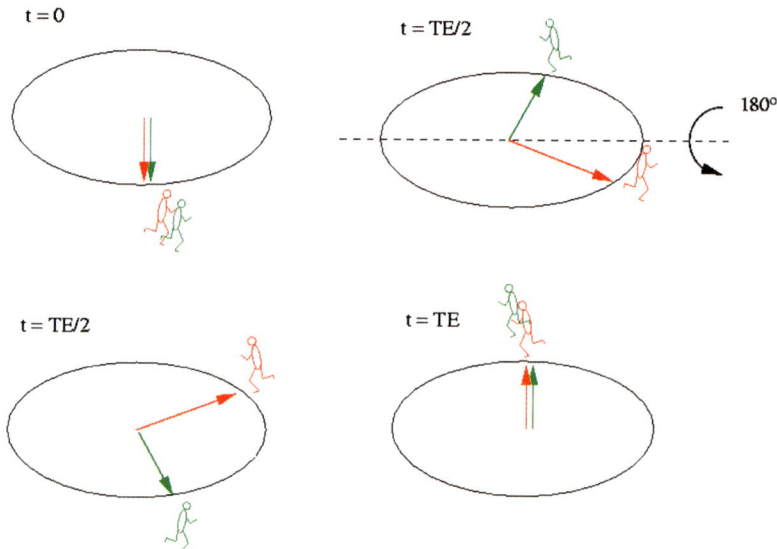

● **Abb. 3.10** Wirkungsweise des Spin-Echos. Nach dem 90°-Puls haben die Spins gleiche Phasenlage. Es findet eine Dephasierung aufgrund von Feldinhomogenitäten statt. Ein 180°-HF-Puls nach der Zeit TE/2 bewirkt eine Drehung um eine Achse senkrecht zur Drehachse der Spinpräzession. Dies vertauscht die Positionen genau so, dass aus einem Vorsprung ein entsprechender Rückstand wird. Nach der Zeit TE sind die Spins dann wieder gleichphasig

immer T_2^*-gewichtet. Gegenüber Spin-Echo-Sequenzen haben sie den Vorteil, dass sie in der Regel wesentlich schneller sind. Die in ▶ Box 3.2 dargestellte Sequenz ist eine Gradienten-Echo-Sequenz. Eine Abwandlung der Gradienten-Echo-Sequenz für besonders schnelle Bildgebung wird im nächsten Abschnitt vorgestellt.

> **Mit abnehmender Repetitionszeit wird das SNR kleiner, mit abnehmender Echozeit größer.**

3.3.4 Schnelle MRT: EPI (echoplanare Bildgebung)

Die echoplanare Bildgebung (EPI, »echo planar imaging«) ermöglicht es, eine Schicht in weniger als 1/10 Sekunde aufzunehmen (Mansfield 1977). Diese Geschwindigkeit ist für die funktionelle MRT besonders geeignet, da die Hirnaktivität mit hoher zeitlicher Auflösung abgebildet werden kann.

Im Gegensatz zur normalen Gradienten-Echo- oder Spin-Echo-Sequenz wird nicht für jede Phasenkodierung ein neuer HF-Puls ausgespielt, sondern es werden alle Phasen- und Frequenzkodierschritte in einer Schicht mittels sehr schnell geschalteter Gradienten nach einer einzigen 90°-Anregung durchgeführt; deshalb spricht man auch von »Single-shot«-Sequenzen. Allerdings ist die Auflösung der EPI-Sequenz in der Regel gering – im Normalfall wird eine Schicht mit 64×64 Bildpunkten aufgenommen, maximal sind 128×128 Bildpunkte sinnvoll mit der zur Zeit gängigen Technik. Diese Limitierung ergibt sich aus der Tatsache, dass nach der Anregung das MR-Signal durch den T_2^*-Abfall schnell abklingt und keine Zeit für eine große Anzahl von Phasen- und Frequenzkodierungen bleibt. Das MR-Pulsdiagramm sowie die zugehörige k-Raum-Trajektorie der EPI-Sequenz sind in ● Abb. 3.11 dargestellt.

Da der gesamte Vorgang lediglich ca. 30–100 ms dauert, sorgt die extrem schnelle Umschaltung des x- und y-Gradienten für die typische Lautstärkebelastung der EPI-Sequenz.

> **Die schnelle MRT-Bildgebung mittels der EPI-Sequenz hat eine unvermeidbare Verminderung der Bildqualität zur Folge (▶ Abschn. 3.3.6).**

3.3.5 3D-Sequenzen: strukturelle MRT

Hochauflösende MR-Aufnahmen der anatomischen Struktur werden in der fMRT standardmäßig zusätzlich zu den funktionellen EPI-Daten aufgenommen. Dies wird u. a. deshalb gemacht, um die noch zu besprechenden Abbildungsfehler der EPI-Sequenz teilweise rückgängig zu machen bzw. um über genauere Information zur Anatomie für die neurowissenschaftliche Interpretation der funktionellen Daten zu verfügen.

> Wichtig für strukturelle MR-Sequenzen sind erstens eine hohe Auflösung in akzeptabler Messzeit und zweitens ein guter Kontrast zwischen grauer und weißer Substanz, wobei letzteres über eine T_1-Gewichtung möglich ist.

Zuerst Genanntes kann insbesondere durch sog. 3D-Sequenzen erreicht werden. Hier wird die Phasenkodierung sowohl in y- als auch in z-Richtung durchgeführt. Dies hat zur Folge, dass das MR-Signal nicht allein von den selektiv in einer Schicht angeregten Protonen herrührt, sondern von allen Protonen innerhalb einer zuvor selektiv angeregten sehr breiten Schicht. Insofern ist das MR-Signal entsprechend stärker und kann daher in mehrere Frequenzbänder zur Ortskodierung unterteilt werden, was dann einer höheren Auflösung der MR-Aufnahme entspricht. Mit 3D-Sequenzen lassen sich T_1-gewichtete Aufnahmen mit einer Voxelgröße von $1 \times 1 \times 1$ mm^3 des gesamten Gehirns in weniger als 10 min erzielen. Ein häufig verwendetes Verfahren ist die sog. **MP-RAGE-Sequenz** (»magnetization prepared rapid acquisition gradient echo«).

Es wird zunächst ein 180°-Puls ausgespielt, der die makroskopische Magnetisierung antiparallel zum B_0-Feld ausrichtet. In Abhängigkeit vom jeweiligen Gewebe erfahren diese eine jeweils spezifische T_1-Relaxation. Nach der sog. **Inversionszeit TI** wird nun transversale Magnetisierung und damit das MR-Signal erzeugt. Gewebe, das schnell relaxiert hat (z. B. weiße Substanz $T_1 \approx 600$ ms) bildet sich dann im MR-Bild heller ab als solches, das langsam relaxiert (z. B. graue Substanz $T_1 \approx 900$ ms). Dieses Verfahren wird mit »inversion recovery« bezeichnet.

Hierbei wird der 180°-Puls nicht für jede Linie im dreidimensionalen k-Raum ausgeführt, sondern für eine komplette Fläche. Die darauf folgenden HF-Pulse zur Erzeugung transversaler Magnetisierung »klappen« nicht die gesamte makroskopische Magnetisierung in die x-y-Ebene, sondern nur einen kleinen Teil, da entsprechend kleinere Flip-Winkel eingesetzt werden (<20° in der Regel). Dies hat zur Folge, dass keine T_1-Sättigung auftritt und insofern die zeitliche Abfolge der HF-Pulse sehr dicht sein kann (<10 ms). In dieser Zeit wird auch eine (doppelte) Phasenkodierung (in y- und z-Richtung), gefolgt von Frequenzkodierung und Signalauslesung, durchgeführt, weshalb man von »rapid gradient echos« spricht.

Definition

Die Inversionszeit TI beschreibt den Zeitraum zwischen einem 180°-Inversionspuls und der Auslesung des MR-Signals.

3.3.6 Abbildungsfehler (Artefakte)

In der MR-Bildgebung gibt es unterschiedliche Abbildungsfehler (Artefakte), die verschiedene Ursachen haben und z. T. unvermeidbar sind. Für die Interpretation von MR-Aufnahmen ist die Kenntnis dieser Artefakte unbedingt notwendig. Hier sollen deshalb kurz die 5 wichtigsten Phänomene, die zu Abbildungsfehlern führen können, erläutert werden.

Bewegungs- und Flussartefakte Jegliche Bewegung des Probanden während der Messung führt zu Abbildungsfehlern, da natürlich während der Ortskodierung vorausgesetzt wird, dass die Protonen örtlich stationär sind. Bei einer Messzeit von mehreren Minuten für eine MR-Aufnahme ist jedoch klar, dass Bewegung nicht vollständig auszuschließen ist. Zum einen ist deshalb Kooperation des Probanden eine wichtige Voraussetzung, zum anderen können Kopfbewegungen während der funktionellen MR-Messung im Nachhinein z. T. kompensiert werden (▶ Abschn. 3.4.3). Des Weiteren gibt es Bewegungsartefakte, die nicht vom Probanden unterbunden werden können. So ist z. B. arterieller Blutfluss eine Ursache für Abbildungsfehler, die allerdings bei den schnellen EPI-Sequenzen nur geringe Auswirkung haben. Eine Flusskompensation mittels spezieller Gradientenschaltung kann hingegen für die anatomische Aufnahme nützlich sein.

Ansonsten spielt Bewegung in der Hirnforschung eine geringe Rolle im Vergleich zu MR-Aufnahmen von z. B. Herz oder Leber. (Hier müssen besondere Messsequenzen angewendet werden, um der ständigen Bewegung des Untersuchungsobjektes Rechnung zu tragen.)

Chemische Verschiebung Dieses als »chemical shift« bekannte Phänomen rührt von der Tatsache her, dass die Larmor-Frequenz der Protonen leicht in Abhängigkeit ihrer chemischen Umgebung variiert. Ursache ist eine lokale Abschirmung des Magnetfeldes durch die Elektronenhülle. Eine konstante Verschiebung der Resonanzfrequenz spiegelt sich in einer räumlichen Verschiebung wieder, sodass Gewebe mit unterschiedlichen Larmor-Frequenzen relativ zueinander im Bild falsch positioniert sind. Fett und Wasser haben eine Differenz von 3,45 ppm in ihren Larmor-Frequenzen, was bei bestimmten MR-Sequenzen ausreicht, um diesen Effekt deutlich abzubilden.

> Die EPI-Sequenz ist aufgrund ihrer langen Signalauslesezeit anfällig, sodass der sog. »fat-water-shift« mehrere Pixel betragen kann. Um diesen unerwünschten Effekt in der funktionellen MRT zu minimieren, muss das Signal des für die funk-
▼

tionelle Hirnforschung uninteressanten Fettgewebes unterdrückt werden (»fat suppression«). Dies ist eben aufgrund der unterschiedlichen Larmor-Frequenz möglich: Die Protonen im Fettgewebe können selektiv angeregt und das dadurch entstehende MR-Signal mittels Gradienten dephasiert werden. Danach erfolgt die EPI-Sequenz in oben beschriebener Weise, ohne dass Signalanteile aus dem Fettgewebe daran beteiligt sind.

Suszeptibilitätsartefakte Wie bereits in ▶ Abschn. 3.2.3 erwähnt, klingt das MR-Signal exponentiell mit der Zeitkonstanten T_2^* aufgrund der Dephasierung der Spins ab. Die hierfür verantwortliche Inhomogenität des magnetischen Feldes wird zum großen Teil durch Unterschiede in der magnetischen Suszeptibilität der verschiedenen Gewebe verursacht. Dieser Effekt ist nun einerseits gerade dafür verantwortlich, dass mittels T_2^*-gewichteter MR-Sequenzen (z. B. Gradienten-Echo-Sequenz oder EPI) solche Gewebeunterschiede kontrastreich abgebildet werden können.

Lokale Magnetfeldinhomogenitäten bewirken eine Veränderung der Larmor-Frequenzen, sodass lokale Abbildungsfehler entstehen. T_2^*-gewichtete MR-Sequenzen wie EPI sind von diesen besonders betroffen. Da solche Sequenzen für die funktionelle MRT von herausragender Bedeutung sind, muss man mit den auftretenden Suszeptibilitätsartefakten leben. Allerdings können auch diese reduziert werden, ohne die T_2^*-Sensitivität der Sequenz abzuschwächen. Ein entscheidender Faktor ist das »shimming« (▶ Abschn. 3.4.3), das es ermöglicht, Magnetfeldinhomogenitäten auszugleichen. Darüber hinaus können Abbildungsfehler aufgrund von Suszeptibilitätskontrasten im Nachhinein teilweise bereinigt werden, sofern eine exakte Kenntnis über die Magnetfeldinhomogenitäten besteht, die dann in einer (kurzen) gesonderten Messung aufgenommen werden muss. Weiterentwicklung und Verbesserung solcher Methoden sind aktueller Forschungsgegenstand bei der Entwicklung geeigneter MR-Sequenzen für die funktionelle MRT.

Aliasing (»wrap-around«) Die Kodierung der Ortsinformation in Frequenzen verlangt, dass keine höheren Frequenzen im MR-Signal enthalten sind als das digitalisierte Signal darstellen kann. Ein digitales Signal mit einem Abtastintervall Δt kann keine Frequenz beinhalten, die größer als $1/(2\Delta t)$ ist. Dieses als **Nyquist-Theorem** bekannte fundamentale Prinzip der digitalen Signalverarbeitung hat in der MR-Bildgebung besondere Bedeutung.

Nyquist-Theorem
Das Nyquist-Theorem ist leicht zu verifizieren: Man zeichne sich einige Perioden einer Sinusschwingung auf und überlege, in welchem Abstand man maximal dieses Signal abtasten kann, ohne dass die Information der Schwingung verloren geht, und was passiert, wenn man dennoch diesen Wert überschreitet. Zwar kann die Abtastrate des Analog-Digital-Wandlers immer so klein gewählt werden, dass alle im MR-Signal enthaltenen Frequenzen korrekt wiedergegeben werden, aber dies hat nur Auswirkung auf die Raumrichtung der Frequenzkodierung. In Richtung der Phasenkodierung ist das Abtastintervall durch die Schrittweite in der Stärke des Phasenkodiergradienten gegeben. Was aber passiert, wenn die Nyquist-Bedingung nicht erfüllt ist, bzw. wodurch erkennt man, dass die Phasenkodierschritte zu groß gewählt sind? Um das einzusehen, muss man sich klarmachen, dass die Phasenkodierung nur über einen bestimmten Bereich, dem »field of view«, Ortskodierung durchführt. Spins, die außerhalb dieses Bereichs liegen, erhalten eine Phasenkodierung, die nicht unterscheidbar ist von der, die Spins innerhalb des gewählten Messbereichs erhalten. Dies ist genau der Fall, wenn Spins aufgrund einer zu großen Schrittweite mehr als eine komplette Drehung um 360° vollführen.

MR-Signalanteile, die eine Phasenkodierung von 370° erhalten haben, bilden sich ab, als ob sie nur eine Phasenkodierung von 10° erhalten haben. Deshalb »falten« sich solch falsch kodierte Anteile auf der anderen Seite der MR-Aufnahme in das Bild (◘ Abb. 3.9); man nennt diesen Effekt »wrap around« oder »fold over« in der MR-Physik bzw. allgemein »aliasing« in der Theorie digitaler Signale.

Um dies zu vermeiden, kann anstelle einer Vergrößerung des »field of view« auch angestrebt werden, dass solche Bereiche nicht zum MR-Signal beitragen. Das kann z. B. durch eine zuvor selektive Anregung der unerwünschten Bereiche bis zur Sättigung oder durch Messspulen, die nur innerhalb des gewünschten Bereichs sensitiv sind, geschehen.

Ghosting Das »Ghosting«-Phänomen rührt von einer nicht exakten Phasenkodierung her und ist bei modernen Kernspintomographen für fast alle MR-Sequenzen nur noch von geringer Bedeutung, mit Ausnahme der EPI-Sequenz. Da diese die wichtigste Sequenz für die funktionelle MR-Bildgebung ist, soll nur dieser Spezialfall kurz vorgestellt werden. ◘ Abb. 3.9 macht deutlich, dass die benachbarten Linien der Frequenzkodierung bei der Auslesung in umgekehrter Richtung durchlaufen werden, was eine Umsortierung der aufgenommenen Daten erfordert.

Aufgrund geringfügiger Ungenauigkeiten der Gradientenschaltung bei EPI ergibt sich eine Phasendifferenz zwischen benachbarten Linien, die bewirkt, dass ein Teil der Signalenergie in einem Voxel über die halbe Bildlänge in Richtung der Phasenkodierung verschoben wird. Man erhält also ein versetztes Bild, das dem eigentlichen Bild gleicht und diesem gegenüber um den halben »field of view« verschoben ist; dieses artifizielle Bild wird als »ghost« bezeichnet (◘ Abb. 3.11). Um dem vorzubeugen müssen Phasenkorrekturen erfolgen, die das »Ghosting«-Phänomen stark abschwächen, allerdings nicht völlig kompensieren können.

3.4 · Komponenten eines MR-Tomographen

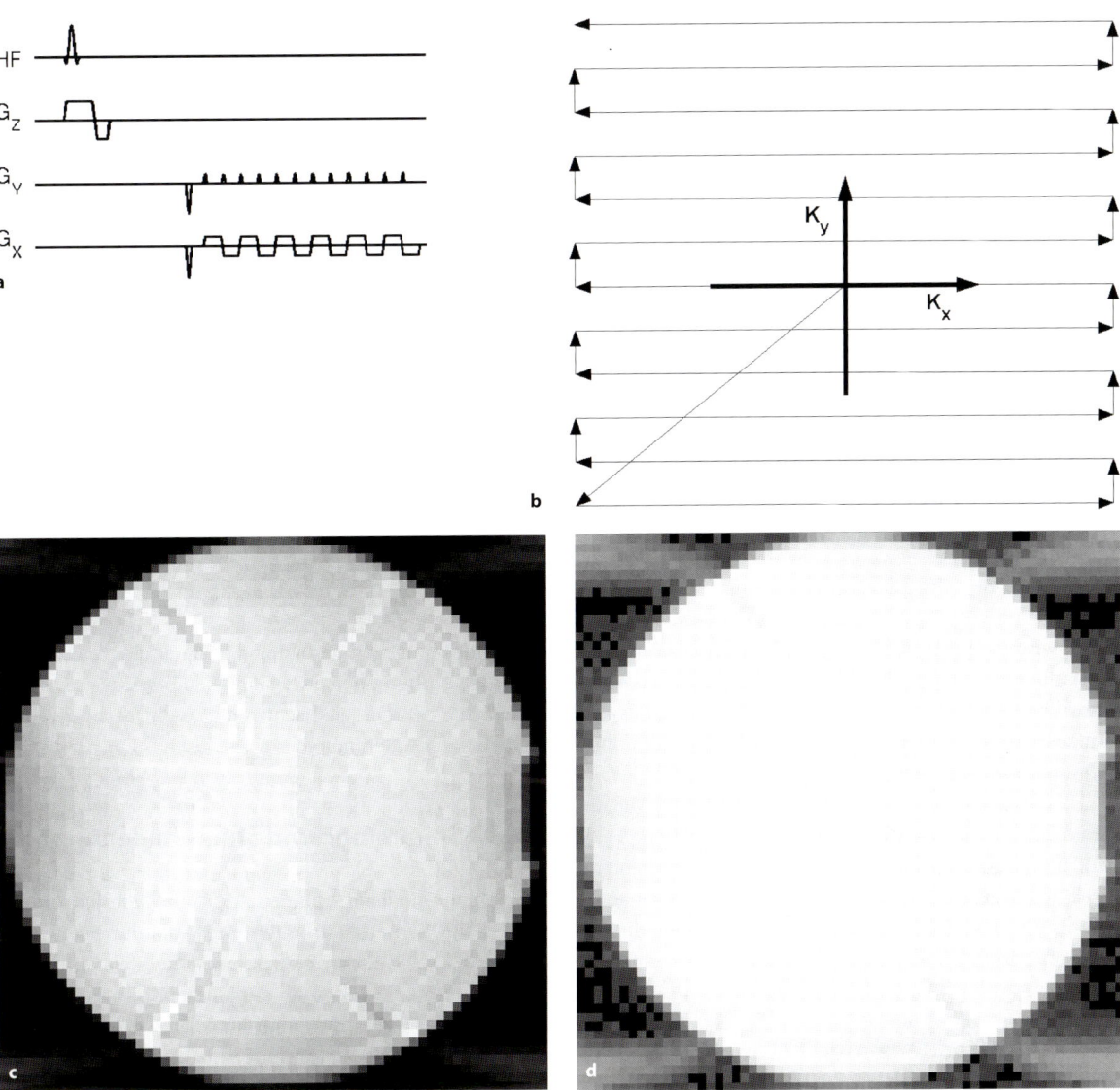

Abb. 3.11a–d **a** Pulsdiagramm der EPI-Sequenz, **b** Zugehörige k-Raum-Trajektorie, **c** EPI-Aufnahme in einem homogenen Wasserzylinder, **d** Mit veränderter Intensitätsskalierung zur Verdeutlichung des Ghost-Artefakts (s. Text)

3.4 Komponenten eines MR-Tomographen

> **Definition**
>
> Der Kernspintomograph ist ein Gerät, das in der Lage ist, Spinpolarisation (und damit makroskopische Magnetisierung) durch ein starkes Magnetfeld zu erzeugen, diese mittels Radiofrequenzpulsen aus der Feldrichtung zu drehen und dann über örtlich variierende Magnetfelder die Präzessionsfrequenzen so zu manipulieren, dass die kleinen oszillierenden messbaren Induktionsströme durch eine Frequenzzerlegung räumlichen Bereichen innerhalb der Probe (bzw. des Probanden) zugeordnet werden können.

Im Weiteren sollen kurz die technischen Feinheiten angesprochen werden, um dieses Ziel mit erforderlicher Genauigkeit zu erreichen (Abb. 3.12).

3.4.1 Supraleitender Magnet

Starke Magnetfelder (1–9 T, üblicherweise 1,5 oder 3 T in der klinischen MRT) mit ausreichender Homogenität können durch starke Ströme in einer Spule erzeugt werden. Um Ströme ausreichender Stärke möglichst verlustfrei fließen zu lassen, muss der Widerstand der Spule maximal reduziert werden, d. h. idealerweise gleich Null sein. Dies ist technisch über den Effekt der **Supraleitung** zu verwirklichen: Ein geeignetes Spulenmaterial (üblicherweise Niob-

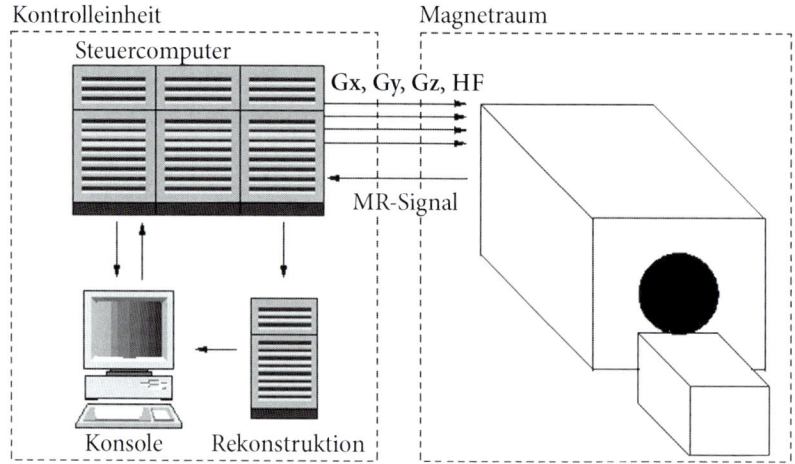

◘ **Abb. 3.12** Schema eines Kernspintomographen. Die Kontrolleinheit steuert die Messung und sendet Gradienten- und Hochfrequenzsignale an die Spulen im Tomographen. Das dort generierte Signal wird empfangen, zurückgesendet und digital zu dem MR-Bild verarbeitet

Titan) wird in einem Behälter mit flüssigem Helium stark abgekühlt auf –269 °C. Da es nicht möglich ist, das Heliumbad komplett zu isolieren, muss regelmäßig kaltes Helium nachgefüllt werden, was einen großen Teil der hohen Betriebskosten eines MRT-Geräts erklärt.

Für die funktionelle MRT sind nur supraleitende Magneten geeignet, da die Messung von Hirnaktivität hohe Feldstärken verlangt. Andere Varianten von MRT-Magneten, wie Permanentmagneten und nichtsupraleitende Spulenmagneten (bis 0,2 T), werden allerdings auch heute noch klinisch eingesetzt, hauptsächlich wegen der reduzierten Kosten.

3.4.2 Hochfrequenz- und magnetische Abschirmung

Die hohe geforderte Homogenität des Magnetfeldes sowie die Tatsache, dass das schwache elektromagnetische MR-Signal mit sehr sensitiven Spulen registriert wird, verlangt, dass der MR-Tomograph sich in einem komplett abgeschirmten Raum befindet. Dies wird durch einen sog. Faradayschen Käfig erreicht: Der gesamte Raum ist an Wänden, Decken und Boden mit Metall abgeschirmt. Jedes elektrische Signal, das von außen in den Magnetraum geführt werden muss, wird über besonders gefilterte Leiterbahnen geführt, die verhindern, dass äußere Störsignale durch die Kabel in den Magnetraum dringen können.

Innerhalb des Magnetraums ist der supraleitende Magnet zusätzlich abgeschirmt, damit das Magnetfeld außerhalb des Tomographen möglichst schnell abklingt. Die Abschirmung wird heutzutage nicht mehr dadurch erreicht, dass der Magnet in einen massiven Eisenblock eingelassen ist (passive Abschirmung), sondern durch Erzeugung eines entgegen gerichteten Magnetfelds, das außerhalb des Tomographen das Hauptfeld kompensiert (aktive Abschirmung). Diese Abschirmung ist insbesondere aus Sicherheitsgründen notwendig (▶ Abschn. 3.5).

3.4.3 »Shimming« und Shim-Spulen

Ein sehr homogenes Magnetfeld ist notwendig, um ein starkes MR-Signal zu erhalten und Abbildungsfehler zu unterdrücken. Bei der Besprechung der Relaxationszeit T_2^* (▶ Abschn. 3.2.3) und der Suszeptibilitätsartefakte (▶ Abschn. 3.3.6) wurde darauf hingewiesen, dass die Homogenität des Feldes abnimmt, sobald eine Probe (Proband) in den Tomographen eingebracht wird, was auf dessen magnetische Eigenschaften zurückzuführen ist. Um diese lokalen Inhomogenitäten auszugleichen, kann die Homogenität bestimmt werden, und mithilfe eines Spulensystems können Gegenfelder genau so erzeugt werden, dass sie diese Effekte zu einem großen Teil kompensieren. Diesen Prozess nennt man »shimming« – er wird an modernen Geräten vollautomatisch vor Beginn der ersten Messung durchgeführt.

> Für die funktionelle MRT ist ein gutes »shimming« von besonderer Bedeutung, da die EPI-Sequenz sehr sensitiv für Feldinhomogenitäten ist.

3.4.4 Gradientenspulen

Die Gradientenspulen sind in der Röhre so angeordnet, dass sie eine lineare Variation des Magnetfeldes in 3 Raumrichtungen ermöglichen – eine entspricht der Spulenachse (die »z-Richtung«), die beiden anderen liegen senkrecht zueinander und senkrecht zur z-Richtung. Die MR-Messsequenz fordert eine hohe Zeitgenauigkeit, mit der Ströme in diesen Spulen an- und wieder abgeschaltet werden müssen. Diese schnellen Wechselschaltungen erzeugen die für MRT typische Lautstärkebelastung, da jedes An- und Abschalten eine mechanische Kraft auf das Gradientensystem ausübt (wie das bekannte »Knacken« bei Einschalten der Stereoanlage). Die elektrischen Verstärker sind eine wesentliche Komponente, um die erforderlichen Ströme und Zeiten einhalten zu können.

> **Moderne klinische MR-Tomographen erzeugen lineare Gradientenfelder bis zu 40 mT pro Meter, bei einer Anschaltdauer von 200 T pro Meter und Sekunde. Die schnelle EPI-Sequenz nutzt diese maximalen Werte in der Regel voll aus. Höhere Werte sind aufgrund sicherheitsspezifischer Aspekte klinisch nicht anwendbar (▶ Abschn. 3.5).**

3.4.5 Hochfrequenzspulen

Bei den HF-Spulen unterscheidet man zunächst zwischen Sende- und Empfangsspulen; die Anregung mittels HF-Puls wird durch Sendespulen, die Aufnahme des MR-Signals durch Empfangsspulen ermöglicht. Speziell konzipierte Spulen können beide Aufgaben übernehmen. Vor- bzw. Nachverstärkung sind entscheidend, um einen entsprechend starken HF-Puls zu senden bzw. um das schwache MR-Signal detektieren zu können. Moderne MR-Tomographen nutzen Empfangsspulen mit mehreren Spulenelementen, wodurch beschleunigte MR-Messungen mittels der sog. parallelen Bildgebung ermöglicht werden (Schoenberg et al. 2007). Dabei akquirieren mehrere Spulen simultan das MR-Signal mit jeweils unterschiedlicher räumlicher Empfangssensitivität. Diese zusätzliche räumliche Information ermöglicht eine Reduktion der benötigten Phasenkodierschritte (▶ Abschn. 3.3.1), allerdings auf Kosten eines reduzierten SNR (▶ Abschn. 3.3.2). Viele Standardsequenzen erlauben dabei einen Beschleunigungsfaktor von 2, d. h. eine Halbierung der Messzeit. Allgemein müssen die Spulen optimal an das Senden bzw. Empfangen der Larmor-Frequenz von Protonen angepasst sein (»tuning«), und Frequenz und Phase des Signals müssen möglichst unverzerrt gesendet bzw. empfangen werden, damit eine fehlerfreie Bildrekonstruktion möglich ist. Da das SNR bei abnehmendem Spulenvolumen zunimmt, gibt es spezielle Spulen für verschiedene Anwendungen.

> **In der Hirnforschung sind die Kopfspulen daher von herausragender Bedeutung. Diese sind normalerweise so gebaut, dass der Proband den Kopf in eine Fassung legt, die die untere Hälfte der Spule darstellt, und danach wird der obere Teil der Spule mittels Klickkontakten durch kurzen Druck angebracht.**

3.4.6 Kontrolleinheit

Eine wesentliche Komponente ist die Kontrolleinheit des MR-Tomographen, die sich aus mehreren Computern mit verschiedenen Aufgaben zusammensetzt. Im Wesentlichen besteht sie aus 3 miteinander vernetzten Einheiten:
- Konsole: Hier wird die Messsequenz ausgewählt, und ihre Parameter werden eingestellt, insbesondere die Schichtlage. Nach der Messung wird hier das MR-Bild dargestellt, um z. B. an diesem die Schicht-Positionierung für die folgende Messung durchzuführen
- Steuerungscomputer: erhält die komplette Instruktionsabfolge der Sequenz von der Konsole und führt die Messung in Echtzeit durch
- Rekonstruktionsrechner: erhält die digitalisierten Messdaten vom Analog-Digital-Wandler, berechnet aus ihnen das Bild, speichert dieses in der Datenbank und schickt es an die Konsole

3.4.7 Peripheriegeräte für die funktionelle MRT

Die meisten fMRT-Untersuchungen verlangen Geräte zur Stimulation des Probanden und/oder Aufzeichnung von Probandenreaktion. Das wichtigste Kriterium für Peripheriegeräte der funktionellen MRT ist, dass sie die MR-Messung in keiner oder nur geringst möglicher Weise beeinflussen. Deshalb sollten ausschließlich optische Signale verwendet werden.

Zusatzequipment im Magnetraum
Es ist von Vorteil, die Lichtleiter durch sog. »waveguides« in der Filterplatte in den Magnetraum zu führen. Dies sind Metallrohre, deren Abmessungen so ausgelegt sind, dass Störsignale im Radiowellenbereich nicht durch sie hindurch dringen können. Je nach Anwendungsgebiet existieren Geräte, die diesen Anforderungen genügen, zur visuellen, auditorischen und auch olfaktorischen Stimulation. Als Reaktionsgeräte werden zumeist einfache Taster verwendet, die es dem Probanden ermöglichen, in einer bestimmten Situation eine Entscheidung mitzuteilen. Für Studien motorischer Hirnfunktionen sind beispielsweise aber auch komplexere Reaktionsgeräte, wie ein »Joystick«, bereits erhältlich. Gerade für Patientenstudien kann es von Vorteil sein, auch medizinische Überwachungssysteme im Tomographen zu verwenden (z. B. EKG, Atemgürtel), die den gleichen Kri-

terien genügen müssen. Da solche Geräte auch in der konventionellen klinischen MRT von großer Bedeutung sind, haben neuere MR-Tomographen solche Anwendungen z. T. integriert.

3.5 Sicherheitsaspekte

Als ein großer Vorteil der MR-Tomographie wird angesehen, dass es sich um ein vollständig nichtinvasives Verfahren handelt, das mit keinerlei ionisierender Strahlenbelastung verbunden ist. Nach dem derzeitigen Stand der Forschung gibt es keinerlei Ansatzpunkte, die Gegenteiliges vermuten lassen, insbesondere nachdem dieser Aspekt in den letzten 25 Jahren sehr gründlich untersucht wurde. Jedoch sind gewisse Vorsichtsmaßnahmen sehr streng einzuhalten, da ansonsten ein hohes Gefahrenpotenzial bestehen kann. Hier ist in erster Linie die Stärke des äußeren Magnetfeldes zu erwähnen.

> **Das Einbringen jeglicher ferromagnetischer (eisenhaltiger) Objekte in den Magnetraum ist verboten, da diese durch das Magnetfeld auf Geschwindigkeiten einer Pistolenkugel beschleunigt werden können. Kleinste Objekte wie z. B. Geldmünzen können verheerende Wirkung haben. Daher ist auch streng darauf zu achten, dass der Proband keinerlei ferromagnetische Implantate im Körper trägt; solche werden jedoch in der modernen Medizin und Zahnmedizin so gut wie nicht mehr verwendet.**

Die Hochfrequenzpulse können bei »Überdosierung« eine Erwärmung des Untersuchungsobjekts/Probanden zur Folge haben, ähnlich dem (wesentlich stärkeren) Mikrowelleneffekt. Alle klinisch verwendeten MR-Tomographen haben deshalb einen Mechanismus, der eine Überschreitung der Maximaldosis verhindert, die bei 1–2 W/kg angegeben wird.

Des Weiteren sind die schnellen Wechselfelder der Gradientenschaltung eine mögliche Gefahrenquelle.

Bei sehr hoher Schaltfrequenz können schwache Ströme in den Körper induziert werden, die Nervenstimulationen verursachen. Dies ist insbesondere bei der EPI-Sequenz zu beachten. Hier rühren die Limitierungen der Leistungsfähigkeit des Gradientensystems her.

> **Abgesehen von diesen technischen Gefahrenpotenzialen ist Klaustrophobie für die MRT ein ernst zu nehmendes Problem bzw. verhindert in einigen Fällen deren Einsatz. Gerade bei funktionellen Untersuchungen ist es wichtig, dass klaustrophobische Reaktionen des Probanden auszuschließen sind, da sie das Ergebnis in unberechenbarer Weise beeinflussen können.**

3.6 Funktionelle MR-Bildgebung (fMRT)

In diesem Kapitel sollen kurz die physikalischen Grundlagen für die funktionelle Magnetresonanztomographie (fMRT) erläutert werden. Eine Methode für funktionelle Anwendungen mittels MRT muss in der Lage sein, einen Kontrast zwischen aktiven und ruhenden Hirnregionen abzubilden. Hierfür gibt es 3 Verfahren:
1. Exogene Kontrastmittel
2. Perfusionsbasierte Methoden
3. BOLD-fMRT

Die BOLD-fMRT liefert von allen nichtinvasiven Methoden den stärksten Kontrast und ist darum mit großem Abstand die meist verwendete in der derzeitigen funktionellen Hirnforschung.

3.6.1 Exogene Kontrastmittel

Intravenös applizierte MRT-Kontrastmittel werden heutzutage kaum noch in Verbindung mit funktionellen Untersuchungen genutzt. Allerdings ist diese Methode aus historischer Sicht interessant, da es das erste Verfahren war, das genutzt wurde, um Hirnaktivität mittels MRT abzubilden. Meist wird hier als Kontrastmittel Gadolinium-Diethyl-Pentaessigsäure (Gd-DTPA) verwandt. Dieser Stoff ist hoch paramagnetisch und sorgt damit für eine starke Reduktion der T_2^*-Relaxationszeit, was zur Bilderzeugung des zerebralen Blutflusses (rCBF) ausgenutzt werden kann.

3.6.2 Perfusionsbasierte fMRT

Die sog. arterielle Spinmarkierung stellt ein nichtinvasives Verfahren zur Bestimmung des rCBF dar und ist somit ein universell einsetzbares Verfahren, das exogenen Kontrastmitteln in vielen Anwendungen vorzuziehen ist. Bei dieser Methode wird die Magnetisierung in einer Schicht senkrecht zum Perfusionsfluss mittels eines 180°-Pulses invertiert, was bei einigen Varianten mit einer zweiten Spule erreicht wird. In einer dazu parallelen Schicht verursachen dann die einströmenden markierten Spins eine Signalschwächung – diese ist in der Differenz messbar, d. h. im Vergleich zur Messung der gleichen Schicht ohne vorherige Spinmarkierung. Dieses Verfahren bietet den Vorteil einer Quantifizierung des rCBF sowie eine relativ hohe räumliche Auflösung neuronaler Aktivität. Allerdings ist der Effekt, d. h. das Kontrast-zu-Rausch-Verhältnis (CNR) geringer als bei dem noch zu besprechenden BOLD-Effekt. Da dies generell eine der wesentlichen Limitierungen der funktionellen MRT ist, haben sich Verfahren zur Messung des BOLD-Effekts weitgehend durchgesetzt.

3.6 · Funktionelle MR-Bildgebung (fMRT)

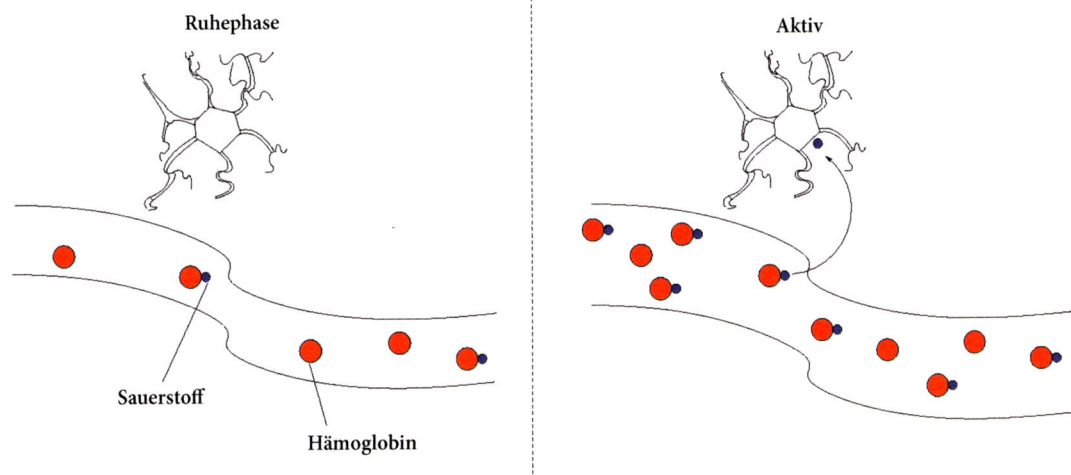

Abb. 3.13 Physiologie des BOLD-Effekts. Neuronaler Aktivität folgt eine Erhöhung des Anteils von Oxyhämoglobin im regionalen Blutfluss, was zu einer Signalerhöhung des MR-Signals führt

> Ist die Quantifizierung des rCBF ein maßgeblicher Faktor, z. B. bei der Untersuchung zerebraler Erkrankungen, dann haben perfusionsbasierte Methoden große Vorteile und sind daher noch Gegenstand der aktuellen Forschung, insbesondere bei sehr starken Magnetfeldern (3–7 T).

3.6.3 BOLD-fMRT

In den 1990er-Jahren wurde die Tatsache, dass der zerebrale Blutfluss einem körpereigenen Kontrastmittel für die MRT gleicht, erstmals für funktionelle Studien genutzt. Zunächst wurde lediglich der Effekt aufgezeigt, um kurz darauf ein physiologisches Modell für diesen Umstand zu entdecken. Man spricht hier vom BOLD-Effekt (»blood oxygen level dependency«), da der Oxygenierungsgrad des Blutes die Ursache ist. Der für den Metabolismus notwendige Sauerstoff wird im Blut über das Hämoglobinmolekül transportiert. Dieses enthält ein Eisenatom, das im Verbund mit dem Sauerstoff die magnetischen Eigenschaften bestimmt. Ist Sauerstoff gebunden, spricht man von Oxyhämoglobin, das ähnliche magnetische Eigenschaften hat wie das umliegende Hirngewebe. Dagegen ist Desoxyhämoglobin (ohne gebundenem Sauerstoff) paramagnetisch und führt daher zu einer Verkürzung der Querrelaxationszeit T_2^*.

Ein »Überschuss« an Desoxyhämoglobin sorgt für eine Verminderung des MR-Signals. Deshalb könnte man vermuten, dass der Sauerstoffverbrauch aktiver Neuronen ein lokal vermindertes MR-Signal bewirkt. Doch das Gegenteil ist der Fall. Der regionale Blutfluss überkompensiert den Verbrauch mit einer Erhöhung des Anteils von Oxyhämoglobin (◘ Abb. 3.13). Dies bewirkt eine lokale Vergrößerung von T_2^* und somit eine Erhöhung des MR-Signals in T_2^*-gewichteten Aufnahmen wie z. B. bei der schnellen Bildgebung mittels der EPI-Sequenz.

Obwohl die Physiologie dieses Vorgangs bisher nicht komplett verstanden ist, ist dessen zeitlicher Verlauf gut bekannt (◘ Abb. 3.14). Experimentell konnte gezeigt werden, dass die Überkompensation des Sauerstoffgehalts zeitlich um ca. 4 s verzögert zur eigentlichen neuronalen Aktivität ist. Dann fällt die im MR als Signalanstieg sichtbare Aktivierung rasch ab und eine kurze Phase von »Deaktivierung« folgt, bevor sich wieder ein Gleichgewicht zwischen Anteilen von Oxy- und Desoxyhämoglobin einstellt – man spricht von der **hämodynamischen Antwortfunktion** (HRF, »hemodynamic response function«).

> Der indirekte Nachweis neuronaler Aktivität mittels des BOLD-Effekts liegt in der Größenordnung von 0,5 bis 5 % des MR-Signals (bei 1,5 T) und damit z. T. unterhalb des Störsignalpegels (Rauschen). Aus diesem Grund werden in der Regel Voxelgrößen von 10 bis 40 mm³ in der EPI-Sequenz verwendet. (Dies entspricht ca. 2–3,5 mm Kantenlänge bei isotropen Voxeln.) Das zu geringe Signal-zu-Rausch-Verhältnis (SNR) bei höherer Auflösung wäre nicht ausreichend, um den BOLD-Kontrast abzubilden (▶ Abschn. 3.3.2).

Dennoch ist der Kontrast in der Regel zu gering, um Unterschiede zum umliegenden Gewebe sichtbar zu machen. Jedoch ist die Differenz zu einem MR-Bild der gleichen Region in einer Ruhephase sichtbar bzw. mithilfe besonderer Versuchsanordnungen und Auswertestrategien sichtbar zu machen (▶ Kap. 8). Hierbei ist die Qualität und Reliabilität des funktionellen MRT-Experiments von ent-

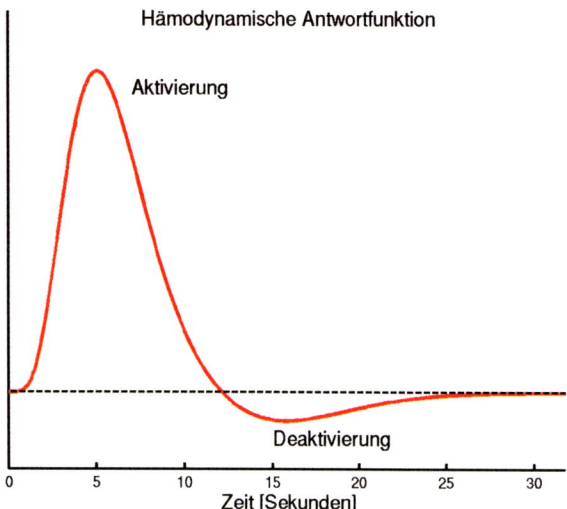

Abb. 3.14 Der BOLD-Effekt führt zu einer Veränderung des MR-Signals, das als hämodynamische Antwortfunktion bezeichnet wird. Diese Signalform konnte bisher experimentell in weiten Teilen des Gehirns bestätigt werden

scheidender Bedeutung. Dieser Punkt wird in ▶ Kap. 10 besprochen. Als weiterführende Literatur zum Thema fMRT findet man bei Buxton (2009) und bei Moonen u. Bandettini (2002) ausführliche Beschreibungen der verschiedenen Aspekte.

> **Zusammenfassung und Ausblick**
>
> Die MRT ist ein Bildgebungsverfahren, das auf dem Effekt der Kernspinresonanz beruht: Die Spins im Gewebe werden in einem starken Magnetfeld polarisiert, um so die durch einen Radiofrequenzpuls absorbierte Energie kohärent als messbares Signal zu emittieren. Durch Überlagerung räumlich variierender Magnetfelder (Gradienten) wird die Frequenz des Signals in determinierter Weise ortsabhängig, sodass eine Spektralzerlegung (Fourier-Transformation) des gemessenen Signals das MR-Bild ergibt – dieses Verfahren erlaubt beliebig orientierte Schichtlagen. Der Kontrast des Bildes hängt von mehreren Gewebeparametern ab (z. B. Protonendichte, Relaxationszeiten, Diffusionskonstanten) und kann in vielfältiger Art und Weise durch die sog. Pulssequenz, d. h. der zeitlichen Schaltung von Hochfrequenzpulsen und Gradientenfeldern, beeinflusst werden. Eine genaue Volumenaufnahme (ca. 1 mm^3 Auflösung) des menschlichen Gehirns mit hervorragendem Kontrast zwischen grauer und weißer Substanz kann in wenigen Minuten auf einem klinischen MR-Gerät erfolgen. Ultraschnelle Sequenzen (z. B. EPI) ermöglichen die Bildgebung des menschlichen Gehirns in wenigen Sekunden und somit funktionelle Untersuchungen (fMRT) mit unterschiedlichen Kontrastmechanismen. Die in der Regel sehr kleinen Signaländerungen aufgrund neuronaler Aktivität werden insbesondere unter Ausnutzung des BOLD-Effekts abgebildet, d. h. der geringen Änderung der magnetischen Eigenschaften aufgrund des zerebralen Blutflusses in aktivem Hirngewebe.
>
> Die Komplexität des MR-Verfahrens ist die Ursache für das große Anwendungspotenzial in der Hirnforschung. Allerdings sind bei dem Verfahren inhärente Mechanismen für verschiedene Abbildungsfehler (Artefakte) verantwortlich, deren Ausprägung durch die Pulssequenz bestimmt wird. Die MR-Physik der Pulssequenzen sowie die MR-Technik (Hardware) sind aktuelle Forschungsgebiete, z. B. um das Signal-zu-Rausch-Verhältnis zu verbessern, die Artefakte zu minimieren, die Messzeiten zu reduzieren, neue Kontrastmechanismen zu entdecken und allgemein den immer spezielleren Fragestellungen der anwendenden Wissenschaften neue Methoden zur Verfügung zu stellen. In der Hirnforschung sind in naher Zukunft noch große Fortschritte zu erwarten, insbesondere durch die Hochfeld-MRT (≥7 T) sowie eine verbesserte Mehrkanal-Hochfrequenztechnik, die zusätzlich zum parallelen Empfang des MR-Signals (▶ Abschn. 3.4.5) auch das simultane Senden mit mehreren Kanälen ermöglicht und so eine spezifischere räumliche Anregung erlaubt (Schoenberg et al. 2007).

Literatur

Buxton RB (2009) Introduction to functional magnetic resonance imaging: principles and techniques. Cambridge Univ Press, Cambridge

Haacke EM, Brown RW, Thompson MR, Venkatesan R (1999) Magnetic resonance imaging – physical principles and sequence design. Wiley, New York

Lauterbur PC (1973) Image formation by induced local interactions – Examples employing nuclear magnetic-resonance. Nature 242: 190–192

Mansfield P (1977) Multi-planar image-formation using NMR spin-echoes. J Physics C Solid State 10: L55–L58

Mansfield P, Grannell PK (1973) NMR diffraction in solids. J Physics C Solid State 6: L422–L426

Moonen CTW, Bandettini PA (eds) (2002) Functional MRI. Springer, Berlin Heidelberg New York Tokio

Schoenberg SO, Dietrich O, Reiser M (eds) (2007) Parallel Imaging in Clinical MR Applications. Springer, Berlin Heidelberg New York

Weishaupt D, Köchli VD, Marincek B (2009) Wie funktioniert MRI? Springer, Berlin Heidelberg New York Tokio

Von der Grundlagenforschung zum klinischen Einsatz in Diagnostik und Therapie

G. R. Fink, F. Schneider

4.1 Neurochemie von Hirnfunktionen: Untersuchung mittels fMRT – 80

4.2 Genotypisierung und Phänotypisierung – 82

4.3 Methodische Weiterentwicklungen – 83

4.4 Von der neuralen Netzwerkebene zur molekularen Signalübertragung: multimodales Imaging – 84

Literatur – 85

Zum Thema

Bereits 1968 stellte Chomsky fest: »Ein Problem der psychologischen Wissenschaften liegt im Grad der Vertrautheit der Phänomene, mit denen sie sich auseinandersetzen. Man benötigt ein gewisses Ausmaß intellektueller Anstrengung, um zu erkennen, wie psychologische Phänomene sinnvoll untersucht werden können, wie die richtigen Fragen gestellt werden können, und wie daraus erklärende Theorien geformt werden können. Dabei neigen wir dazu, psychologische Phänomene als etwas Gegebenes, Notwendiges oder Natürliches hinzunehmen.« (Chomsky 1968). Die kognitiven Prozesse, die bei psychischen wie neurologischen Erkrankungen gestört sein können, gehören zu den von Chomsky beschriebenen psychologischen Phänomenen, die intellektuelle Anstrengung erfordern, um sie sinnvoll untersuchen zu können. Ohne jeden Zweifel hat hier gerade die Kombination von geeigneten Untersuchungsparadigmen mit den Möglichkeiten der funktionellen Bildgebung in den letzten Jahrzehnten den klinisch orientierten Neurowissenschaften zu einer »Erfolgsstory« ohne gleichen verholfen.

Die aktuelle Forschung in den Fächern Psychiatrie und Psychotherapie, Psychosomatik und Neurologie spiegelt den Wandel von einem deskriptiv-philosophischen zu einem quantitativ-naturwissenschaftlichen Ansatz wider. Hierzu hat der enorme Fortschritt auf dem Gebiet der Neurowissenschaften entscheidend beigetragen. Je umfassender das Wissen über die Struktur und Funktion des Zentralnervensystems wird, desto leichter fällt es, entsprechende Dysfunktionen, wie sie bei neuropsychiatrischen Störungen vorliegen, vorherzusagen und erfolgreich zu behandeln. Dabei haben sich die Methoden der molekularbiologischen und der funktionell-bildgebenden Neurowissenschaften rasant entwickelt. Auch wenn z. B. die Genetik mit Linkage-Studien unser Wissen entscheidend vorangebracht hat, so bleibt die Aufklärung der Pathophysiologie psychischer und vieler neurologischer Störungen – insbesondere im individuellen Fall – weiterhin schwierig bis unmöglich, da es sich in der Regel um komplexe Syndrome handelt, bei denen (oftmals) polygenetische und umweltbedingte Faktoren ineinander greifen. Umgekehrt gelingt es heute aber bei einer Vielzahl von neurologischen und psychischen Erkrankungen, die Pathomechanismen aufzuzeigen und gezielt neue therapeutische Ansätze zu implementieren. Beispiele hierfür sind die Erkenntnisse, dass schlaganfallbedingte Ausfälle motorischer oder kognitiver Funktionen oder emotionale und kognitive Dysfunktionen bei affektiven Erkrankungen auf einer Störung sowohl der Netzwerke innerhalb der geschädigten Hirnhälfte wie auch zwischen den Hirnhälften beruhen. Dies hat u. a. zum hypothesengesteuerten Einsatz neuromodulatorischer Verfahren wie der transkraniellen Magnetstimulation (TMS) oder der transkraniellen Gleichstromapplikation (TDCS) geführt.

▼

Methodische Ansätze, die neben Netzwerkanalysen besonders Erfolg versprechend erscheinen, sind die neuropharmakologische fMRT und das Verknüpfen von genotypischen und phänotypischen Informationen mit funktioneller Bildgebung. Die neuropharmakologische fMRT ermöglicht es, die modulierenden Effekte psychopharmakologisch aktiver Substanzen auf die neuralen Netzwerke, die kognitiven Funktionen zugrunde liegen, zu untersuchen. So gewonnene Daten erlauben neue Einblicke in die Dynamik pharmakologischer Prozesse, den spezifischen Einfluss von Neurotransmittern auf spezifische kognitive Prozesse und den Einfluss genetischer Variationen auf die neurophysiologischen Effekte von Pharmaka.

4.1 Neurochemie von Hirnfunktionen: Untersuchung mittels fMRT

Der Ansatz, **Effekte eines Pharmakons** auf kognitive Prozesse im Vergleich zu einem Plazebo bei ein und derselben Versuchsperson mittels fMRT zu untersuchen, hat sich als besonders interessant erwiesen (Thiel u. Fink 2008; Thiel et al. 2002, 2005; Stephenson et al. 2003). Pharmakaspezifische Effekte werden dadurch erfasst, dass die verumspezifische Modulation eines kognitiven Prozesses (im Vergleich zu einer adäquaten Kontrolle) mittels der BOLD-Signalveränderungen als Index der neuralen Mechanismen, die dieser kognitiven Funktion zugrunde liegen, bestimmt werden (im Vergleich zum Plazebo). Dieser Ansatz ist in ▶ Kap. 12 ausführlich erläutert. Allgemein betrachtet erlaubt diese Technik neue Einblicke in die Rolle verschiedenster Neurotransmitter für kognitive Prozesse, z. B. von Dopamin (Mattay et al. 2002; Onur et al. 2011), Acetylcholin (Thiel et al. 2005), $GABA_A$ (Northoff et al. 2002) etc. Gleichfalls wichtig ist die Tatsache, dass Pharmakoneffekte auch an Patienten direkt untersucht werden können (z. B. während der Erholung nach einem Schlaganfall, bei schizophrenen oder affektiv kranken Menschen) und dass dadurch neue Einblicke in gestörte Funktionen und deren therapeutische Beeinflussung gewonnen werden können.

Pharmakologische fMRT: Untersuchung von Pharmakoneffekten auf kognitive Prozesse
Ein Beispiel hierfür sind Untersuchungen zu kognitiven Defiziten bei Parkinsonpatienten. Seit langem ist bekannt, dass eine Dysfunktion des dopaminergen Systems dem Morbus Parkinson zugrunde liegt. Ursache hierfür sind die Degeneration der Pars compacta der Substantia nigra und die konsekutive Funktionsstörung der kortikostriären thalamischen Schaltkreise. Parkinsonpatienten zeigen jedoch oft nicht nur die bekannten motorischen Symptome der Erkrankung (Bradykinese, Rigor, Tremor, posturale Instabilität), sondern auch kognitive Defizite; dies betrifft insbesondere kognitive Funktionen, die dem Präfrontalkortex zugeschrieben werden. Mattay und Kollegen

▼

nutzten hier die fMRT, um den modulierenden Effekt einer dopaminergen Therapie auf die neuralen Netzwerke, die dem Arbeitsgedächtnis und motorischen Funktionen zugrunde liegen, bei Parkinsonpatienten zu untersuchen (Mattay et al. 2002). Klinisch leicht beeinträchtigte Parkinsonpatienten (Stadium 1 bzw. 2 nach Hoehn und Yahr) wurden zum einen 12 h nach der letzten Gabe von dopaminergen Substanzen untersucht, also zu einem Zeitpunkt relativer Dopaminarmut, zum anderen nach dem Wiederauffüllen der Dopaminspeicher (durch die Gabe dopaminerger Substanzen). Die funktionelle Bildgebung mittels fMRT wurde während 3 Bedingungen durchgeführt:

- Einer Arbeitsgedächtnisaufgabe
- Einer sensomotorischen Aufgabe
- Einer Ruhebedingung

Dabei wollten Mattay und Kollegen (Mattay et al. 2002) 2 miteinander konkurrierende Hypothesen bzgl. der kognitiven Defizite von Parkinsonpatienten und der möglichen ursächlichen Beteiligung des Präfrontalkortex testen: Sie nahmen an, dass die neurale Aktivität im präfrontalen Kortex reduziert sein sollte, wenn das primäre Defizit bei Parkinsonpatienten in einer verminderten Stimulation des Präfrontalkortex durch den Nucleus caudatus (via Thalamus) besteht. In diesem Fall sollte eine dopaminerge Stimulation mit Pharmaka dann zu einer Funktionserholung des präfrontalen Kortex, reflektiert in einer Zunahme der neuralen Aktivität unter dopaminerger Therapie, führen. Alternativ sollte, wenn das primäre Defizit bei Parkinsonpatienten in einem defizienten mesokortikalen dopaminergen Einfluss besteht, der präfrontale Kortex während der relativen Dopaminarmut ineffizient arbeiten – was konsekutiv zu einer Zunahme der neuralen Aktivität im präfrontalen Kortex führen würde. Eine dopaminerge Therapie sollte dann zu einer Reduktion der neuralen Aktivität im präfrontalen Kortex führen.

Die Untersuchungsergebnisse zeigten, dass die Hirnregionen, die die motorische Aufgabe unterstützten, im Zustand der Dopaminspeicherauffüllung (also nach Gabe dopaminerger Substanzen) eine Zunahme der neuralen Aktivität zeigten und dass diese Zunahme während der sensomotorischen Aufgabe mit einer Verbesserung der Motorik positiv korrelierte. Im Gegensatz dazu zeigten die Hirnregionen, die die Arbeitsgedächtnisaufgabe unterstützten, mehr neurale Aktivität im Zustand der relativen Dopaminarmut. Außerdem fand sich eine positive Korrelation der arbeitsgedächtnisassoziierten Aktivierungen mit abnehmender Leistung. Mattay und Kollegen (Mattay et al. 2002) schlossen aus ihren Daten, dass die kortikalen Netzwerke, die Arbeitsgedächtnis und Motorik unterstützen, differenziell durch Dopamin moduliert werden: Nigrostriatale dopaminerge Projektionen unterstützen die motorischen Funktionen (vermutlich über thalamische Relaisstationen), das mesokortikale dopaminerge System unterstützt dagegen Arbeitsgedächtnisfunktionen (vermutlich über direkte Projektionen zum Präfrontalkortex). Darüber hinausgehend legen die Daten nahe, dass relative Dopaminarmut die Effizienz der Informationsverarbeitung des Präfrontalkortex negativ beeinflusst, und dass eine dopaminerge Therapie hier einen positiven modulierenden Effekt hat.

Ein weiterer klinischer Bereich, in welchem die funktionelle Bildgebung in den nächsten Jahren von wesentlicher Bedeutung sein wird, ist die **Entwicklung neuer Therapiestrategien**. Prinzipiell können diese sein:
a. Behavioral
b. Neuropharmakologisch
c. Neuromodulatorisch (TMS, TDCS)

Pharmakologische fMRT: Untersuchung neuer Therapiestrategien
Pariente und Mitarbeiter (Pariente et al. 2001) nutzten fMRT, um den Einfluss von Fluoxetin auf die motorischen Fähigkeiten von Schlaganfallpatienten zu untersuchen. Dabei wurde analysiert, ob ein positiver Einfluss des Pharmakons in der Frühphase nach lakunären Schlaganfällen beobachtet werden kann und mit welchen neuralen Mechanismen ein solcher Einfluss verbunden ist. Die Untersuchung wurde prospektiv und doppelblind an 8 Patienten mit rein motorischen Halbseitenlähmungen und einer Einzeldosis Fluoxetin in einem Crossover-Design in der fMRT durchgeführt. Jeder Patient wurde hierfür zweimal mittels fMRT untersucht: Die erste Studie wurde 2 Wochen nach dem Schlaganfall durchgeführt, die zweite Studie eine Woche später. Während der fMRT-Untersuchungen führten die Patienten eine motorische Aufgabe mit der gelähmten Hand durch (aktive Bewegung), zur Kontrolle führten die Untersucher die gleiche Aufgabe mit der gelähmten Hand durch (passive Bewegung). Die motorische Leistung wurde durch Aufgaben außerhalb der fMRT unmittelbar vor der fMRT-Untersuchung sowohl unter Plazebo wie auch unter Verum (Fluoxetin) gemessen, um den Effekt von Fluoxetin zu bestimmen.

Fluoxetin verbesserte die motorische Funktion der gelähmten Hand signifikant. Passend hierzu wurde eine signifikante Zunahme der neuralen Aktivität im ipsiläsionalen (!) motorischen Kortex während der aktiven Bewegung der gelähmten Hand beobachtet. Das heißt, eine Einzeldosis Fluoxetin reichte aus, um die motorische Funktion zu modulieren und zu einer Zunahme an neuraler Aktivität im motorischen System zu führen. Dabei war eine »Umverteilung« (im Sinne von zerebraler Plastizität) von neuraler Aktivität im motorischen System zum ipsiläsionalen motorischen Kortex zu beobachten, die mit der verbesserten motorischen Leistung assoziiert war.

Es bleibt weiteren Studien vorbehalten, solche Effekte zu replizieren – entscheidend ist, dass solche Untersuchungen einen Weg aufzeigen, wie Hirnfunktionen spezifisch mittels neuropharmakologisch wirksamen Substanzen moduliert werden können und wie z. B. Funktionserholungen nach einem Schlaganfall in Zukunft systematisch untersucht werden können. Dabei kann der gleiche Ansatz selbstverständlich auch auf behaviorale oder neuromodulatorische Paradigmen bzw. Therapien (statt Pharmaka) ausgeweitet werden (▶ Kap. 40). Der Einsatz von funktioneller Bildgebung zur Untersuchung von Therapieeffekten steckt noch in den Kinderschuhen – in Anbetracht der hohen klinischen Relevanz werden Untersuchungen mittels fMRT zur Darstellung von therapieinduzierter zerebraler Plastizität aber ganz sicher in den nächsten Jahren an Bedeutung gewinnen. Beispielhaft sei hier auf die im ▶ Kap. 40 dargestellten Arbeiten zur zerebralen Plastizität bei schlaganfallbedingten Ausfallserscheinungen verwiesen.

Neue Studien zeigen, dass die fMRT neben der PET zukünftig auch für die **Analyse und Prädiktion der Wirksamkeit psychopharmakologischer Behandlungen** eingesetzt werden kann. So wurden zunächst zerebrale Aktivierungen vor und nach einem psychopharmakologischen Behandlungsbeginn bei psychisch Kranken mit denen von Kontrollprobanden verglichen. Inzwischen werden zudem Langzeit-fMRT-Studien mit Fokus auf eine differenzielle Pharmakawirkung durchgeführt. Ziel dieser Untersuchungen ist das Herausarbeiten protektiver und potenziell beeinträchtigend wirkender zerebraler Mechanismen, die eine individuelle Verlaufsprädiktion und Indikation für eine spezifische Pharmako- und Psychotherapie erlauben werden.

Wenn auch die Prädiktion des individuellen Krankheitsverlaufs hinsichtlich Therapieansprechen und Rückfall momentan noch nicht anhand funktionell bildgebender Untersuchungen umfassend möglich ist, wird es doch in näherer Zukunft darum gehen, zunächst Subgruppen von Patienten mit homogenem Aktivierungsmuster zu identifizieren (»phenotyping«). Sind auch zum gegenwärtigen Zeitpunkt nur Assoziationen mit dem folgenden Krankheitsverlauf aufzeigbar, wird es dieses Vorgehen dennoch in absehbarer Zeit erlauben, bei initialen Episoden beispielsweise der schizophrenen Störungen, den folgenden Verlauf der Erkrankung vorherzusagen, eine individuell indizierte Pharmakotherapie auszuwählen und spezifische Trainings- oder Therapieverfahren zu integrieren. So werden inzwischen neben Indexpatienten zunehmend Hochrisikoprobanden wie nichtaffizierte Angehörige von Patienten nach Möglichkeit im Langzeitverlauf untersucht, um Aussagen über prämorbid bestehende funktionelle Auffälligkeiten zu erzielen. Die Identifikation dieser Traitmerkmale psychischer Störungen wird zur Früherkennung und Frühintervention genutzt werden können, sodass die Phase unbehandelter manifester Syndrome reduziert und die schädigenden Wirkungen auf die zerebrale Integrität und Funktion minimiert werden können.

4.2 Genotypisierung und Phänotypisierung

Wesentliche weitere Einsichten können durch die Kombination von genotypischer und phänotypischer Information mit funktioneller Bildgebung gewonnen werden. In einem neuen und bahnbrechenden Ansatz zeigten Mattay und Mitarbeiter (Mattay et al. 2003) bei gesunden Probanden, dass individuelle Variationen der Hirnaktivierung durch Amphetamine vom val158-met-Genotyp der Catechol-O-Methyltransferase (COMT) abhängen. Monoamine modulieren Hirnfunktionen, und monoaminerge Pharmaka wie Amphetamine können eingesetzt werden, um neuropsychiatrische Erkrankungen, wie z. B. das Aufmerksamkeitsdefizit-Hyperaktivitätssyndrom (▶ Kap. 46), zu behandeln. Dabei ist oft beobachtet worden, dass die klinischen Effekte von Amphetaminen sehr variabel und schwer vorherzusagen sind: Einige Patienten zeigen positive Effekte auf Stimmung und Kognition, andere Patienten zeigen dagegen sogar einen negativen Einfluss der Amphetamine. Mattay und Kollegen testeten nun die Hypothese, dass solche gegensätzlichen Amphetamineffekte durch unterschiedliche Genotypen monoaminassoziierter Gene und dadurch hervorgerufene unterschiedliche Phänotypen monoaminerger Funktionen bedingt sind (Mattay et al. 2003).

fMRT und Pharmakogenetik
Um die von Mattay et al. (2003) aufgestellte Hypothese zu untersuchen, bestimmten Mattay und Kollegen die Effekte des val158-met-Polymorphismus desjenigen Gens, das die COMT kodiert. Hier war bekannt, dass dieser Polymorphismus die dopaminerg vermittelten Funktionen des präfrontalen Kortex bei Tier und Mensch moduliert. Mattay und Kollegen untersuchten nun in ihrem Experiment den Einfluss des Polymorphismus auf die amphetaminvermittelte Modulation der Funktion des Präfrontalkortex. 10 Probanden mit val/val-Genotyp, 11 mit val/met-Genotyp und 6 mit met/met-Genotyp wurden in eine fMRT-Studie eingeschlossen, in der eine n-back-Arbeitsgedächtnisaufgabe untersucht wurde (▶ Kap. 8) und in der Amphetamine (oder ein Plazebo) 120 min vor der fMRT-Untersuchung den Probanden gegeben wurden. Amphetamine erhöhen die Effizienz des präfrontalen Kortex (gemessen mittels fMRT) während der Arbeitsgedächtnisaufgabe in homozygoten Probanden mit hoher COMT-Aktivität (infolge des val/val-Genotyps, mit konsekutiv relativ erniedrigtem präfrontalem synaptischem Dopamin) unabhängig vom Schwierigkeitsgrad des n-back-Paradigmas. Im Gegensatz dazu zeigten homozygote Probanden mit niedriger COMT-Aktivität (infolge des met/met-Genotyps, mit konsekutiv relativ viel präfrontalem synaptischem Dopamin und relativ hoher basaler Präfrontalkortexfunktion) keinen Amphetamineinfluss auf die präfrontale kortikale Aktivität bei leichten und mittelschweren Arbeitsgedächtnisbelastungen, aber eine reduzierte präfrontale kortikale Effizienz bei hohen Arbeitsgedächtnisanforderungen. Mattay und Kollegen interpretieren ihre Ergebnisse dahingehend, dass die Daten die Annahme einer invertierten U-Funktion der dopaminergen Antwort des Präfrontalkortex unterstützen. Außerdem zeigen die Ergebnisse, dass Probanden mit dem met/met-Genotyp ein erhöhtes Risiko haben, unerwünschte Amphetamineffekte zu zeigen.

Die Studie von Mattay und Kollegen (Mattay et al. 2003) illustriert vor allem das außergewöhnliche Potenzial der Verknüpfung von funktioneller Bildgebung und Pharmakogenetik und belegt gleichzeitig, wie wichtig es ist, Verhaltensparameter und neurophysiologische Parameter (z. B. die BOLD-Signalveränderung) miteinander zu korrelieren (s. auch Tan et al. 2007; Sambataro et al. 2009).

Gerade für psychiatrische Störungsbilder, allen voran für die Schizophrenie, eröffnen sich erhebliche Perspektiven für das sog. »**genetic neuroimaging**«. In einem Übersichtsartikel (Harrison u. Weinberger 2005) wird die Relevanz der Verknüpfung von Genetik und funktioneller Bildgebung für die Schizophrenieforschung wie folgt zusammengefasst: »Nevertheless, we speculate that the genes may all converge functionally upon schizophrenia risk via an influence upon synaptic plasticity and the development and stabilization of cortical microcircuitry« […] »Characterization of a core molecular pathway and a ‚genetic cytoarchitecture' would be a profound advance in understanding schizophrenia, and may have equally significant therapeutic implications«.

Es sollte allerdings bedacht werden, dass die genetischen Befunde der vergangenen Jahre trotz der hohen Heritabilität psychiatrischer Störungsbilder keinen wesentlichen Beitrag zur Aufklärung der beteiligten Gene liefern konnten. Es ist anzunehmen, dass es keinen monogenen Haupteffekt für diese Störungsbilder gibt. Somit stützt sich die Forschung vornehmlich auf die Untersuchung differenzieller Endophänotypen, für die jeweils eine eigene genetische Prädisposition identifiziert werden soll. Solche Endophänotypen charakterisieren homogene Subgruppen innerhalb eines Störungsbildes, sind kontinuierlich quantifizierbar und können die Störung probabilistisch vorhersagen. Ihre Analyse wird die Forscher näher an die biologische Basis des jeweiligen Störungsbildes heranbringen. Diese neuen Möglichkeiten des »genetic neuroimaging« eröffnen somit eine interessante Perspektive, bei der durch Zusammenführung von genetischen Markern und hirnfunktionellen Daten versucht wird, eine Beziehung zwischen den Genen, der Makrostruktur und der Funktion bestimmter Hirnregionen zu determinieren. In diesem Sinne wurden beispielsweise bereits Allelvarianten und Polymorphismen des dopamin- und noradrenalinabbauenden Enzyms COMT mit der Funktion des frontalen Kortex und einer erhöhten Suszeptibilität für Schizophrenie in Verbindung gebracht (▶ Kap. 42). Hierbei geht die vermutlich niedrigere Dopaminkonzentration im Frontalkortex beim COMT-val-Genotyp mit einer erhöhten Aktivierung des dorsolateralen Präfrontalkortex einher.

Obwohl absehbar ist, dass wir in nächster Zeit Kandidatengene für viele psychische und neurologische Störungen erhalten werden, scheint der Beitrag eines einzelnen Gens zum Erkrankungsrisiko oftmals gering, sodass neben einer Aufklärung des Genotyps eine vernünftige Charakterisierung des Endophänotyps von großer Bedeutung ist. Hier spielen insbesondere nichtinvasive bildgebende Verfahren eine große Rolle.

4.3 Methodische Weiterentwicklungen

Methodisch wird der Weg neuropsychiatrischer Forschung auf die zunehmende Verwendung der **Hochfeldbildgebung** fokussieren. Messungen an 3-T-Geräten sind heute klinischer Standard. Noch höhere Feldstärken (zurzeit im Einsatz bis zu 9 T) haben dabei folgende Vorteile:
- Der funktionale Signalkontrast (BOLD-Effekt) steigt mit der Feldstärke an
- Bei den gängigen 1,5-T- bzw. 3-T-Tomographen ist die Messempfindlichkeit vor allem in subkortikalen Regionen noch oft unbefriedigend. Der Einsatz von Hochfeldgeräten führt hier über die erhöhte Messempfindlichkeit zu deutlich verbesserten Ergebnissen
- Bei höheren Feldstärken können mehr Schichten pro Zeiteinheit gemessen werden. Dies steigert die zeitliche Auflösung
- Das Potenzial von 7- und 9-T-Geräten sollte natürlich nicht verdecken, dass ihr Einsatz nach wie vor hohe Anforderungen stellt und sie (noch) nicht als Routinegeräte betrachtet werden können. Natürlich bleiben auch hier noch viele Einflussfaktoren bedeutsam, die die Sensitivität und Spezifität der Ergebnisse bestimmen, unter anderem die Wahl der Paradigmen, Repetitionszeit, Echozeit, Auswerteanalysen usw.

Mittels der **DTI** wird inzwischen ebenfalls versucht, die Interaktion verschiedener Hirnregionen zu untersuchen. Mit diesem Verfahren ist es möglich geworden, speziell den Faserverlauf der weißen Substanz des Gehirns abzubilden. So werden mit der DTI die Ausbreitungseigenschaften von Wassermolekülen im Hirngewebe messbar, sodass der Verlauf von Nervenfasern verfolgt werden kann. Bei intakten Nervenfasern lässt sich die in bestimmte Richtungen eingeschränkte Bewegung von Wassermolekülen in Form von Signalunterschieden gegenüber dem umliegenden Hirngewebe darstellen. Die differenzielle Analyse von neurologischen und psychiatrischen Patienten und gesunden Probanden kann dann Aufschlüsse über normale bzw. gestörte zerebrale Verschaltungen liefern.

Mit der Einführung und schnellen Verbreitung bildgebender Verfahren, der Entwicklung von Echtzeit-fMRT und damit neuer Möglichkeiten von Gehirn-Computer-Schnittstellen gibt es auch erste Hinweise auf die Möglichkeit zur Selbstregulation von neuraler Aktivität in umschriebenen Hirnregionen im Sinne des **Neurofeedbacks** (deCharms et al. 2004; Posse et al. 2003; Weiskopf 2012; Weiskopf et al. 2003). Der Einsatz von Biofeedback hat inzwischen eine lange Tradition im Bereich der klinischen und medizinischen Psychologie und findet durch die technischen Weiterentwicklungen neuerdings auch in funktionell-bildgebenden Studien Verwendung. Das Neurofeedback, also die Rückmeldung neuronaler Informationen, beschreibt ein Verfahren, bei dem physiologische Prozesse, die nicht oder nur ungenau durch die Sinnesorgane erfasst werden, der bewussten Wahrnehmung zugänglich gemacht werden. Der Proband oder Patient lernt dabei, Kontrolle über unwillkürlich ablaufende, unbewusste körperliche Prozesse in Richtung eines therapeutisch oder experimentell gesetzten Ziels auszuüben.

Erscheint es momentan noch eine Zukunftsvision, so gehen doch erste Studien bereits in die Richtung der therapeutischen Nutzung, sodass sich das Neurofeedback während funktionell kernspintomographischer Messungen in naher Zukunft insbesondere für Patientengruppen mit neuropsychiatrischen Störungen anbieten wird, bei denen regional eingrenzbare, spezifische Hyper- oder Hypoaktivierungen identifiziert wurden. Dies wird neue Wege in der Therapie neuropsychiatrischer Störungsbilder eröffnen.

4.4 Von der neuralen Netzwerkebene zur molekularen Signalübertragung: multimodales Imaging

Schließlich wird eine weitere wesentliche Aufgabe der Hirnforschung mit funktioneller Bildgebung für die nächsten Jahre sein, die Lücke zwischen der neuralen Netzwerkebene und der molekularen Signalübertragungsebene zu schließen und Untersuchungen von der Systemebene (Hirnregionen, neurale Netze) über die mittlere Ebene (Zellpopulationen) bis hin zur zellulären Ebene (Nervenzellen, Synapsen, Moleküle) zu ermöglichen bzw. zu integrieren. Dies wird für ein besseres Verständnis von neurologischen und psychischen Erkrankungen wesentlich sein und entscheidend für die Entwicklung neuer molekularbiologischer, neuropharmakologischer, behavioraler oder minimal-invasiver (z. B. erweiterte Indikationen für die Tiefenhirnstimulation) Therapieansätze. So wissen wir heute, dass sich selbst im erwachsenen Gehirn – zumindest an einigen Stellen – noch neue Nervenzellen bilden können. Zum jetzigen Zeitpunkt verstehen wir aber noch nicht, wie sich bei dieser »Neurogenese« neue Nervenzellen in alte Verschaltungen einfügen und welche Funktionen sie übernehmen. Die Frage, ob sich z. B. eine medikamentös induzierte Neurogenese (oder die Applikation von Stammzellen) für ursächliche Therapien von neurodegenerativen Erkrankungen einsetzen lassen, können wir daher zurzeit noch nicht beantworten.

Der **gleichzeitige Einsatz von struktureller und funktioneller Bildgebung** (evtl. in Kombination mit elektrophysiologischen Methoden) wird in den nächsten Jahrzehnten deswegen eine zentrale Rolle in der klinischen Diagnostik und Therapieentwicklung einnehmen. Ein ganz neuer Brückenschlag wird dabei durch die neuen PET-MR-Hybridsysteme ermöglicht, die eine simultane Messung von struktureller und funktioneller Information ermöglichen. Die Bildgebung ist zurzeit die einzige Methode, die den Brückenschlag zwischen der Systemebene und der zellulären/molekularen Ebene sowie zwischen Pathophysiologie und Therapie ermöglicht. Das Verbinden phänotypischer und genotypischer Informationen ist – wie oben ausgeführt – nicht nur Voraussetzung für ein besseres Verständnis von neurologischen und psychischen Erkrankungen, sondern auch für das Entwickeln neuer diagnostischer Verfahren und Therapien. Der Einsatz von funktioneller Bildgebung, die auf allen Ebenen die Applikation und Funktion neuer Pharmaka oder Therapeutika (z. B. Antikörper) ermöglicht (und im Verlauf verfolgt), wird hierbei zwingend notwendig sein. Von ebenfalls entscheidender Bedeutung wird sein, mit geeigneten Paradigmen auch die Funktionsverbesserung bzw. -wiederherstellung im Sinne eines eindeutigen Therapieerfolgs belegen zu können, da nur so der hohe Aufwand z. B. molekularer Therapien zu rechtfertigen sein wird. Ein Abdecken der gesamten Kette von den Biomarkern über die präklinische Forschung zur klinischen Validierung wird ein hohes Maß an Interdisziplinarität von der Bildgebung bis zur molekularen Neurobiologie erfordern, eröffnet aber auch ganz neue Perspektiven für die klinisch orientierten Grundlagenwissenschaften in Psychiatrie und Neurologie.

Zunehmend werden auch **andere Verfahren miteinander kombiniert**, um die Vorteile der jeweiligen Methoden zu vereinen oder deren Nachteile so zu minimieren. So wurden in jüngerer Zeit beispielsweise fMRT-Untersuchungen mit EEG- oder MEG-Ableitungen zusammen durchgeführt. Erste Studien haben die technischen Schwierigkeiten der zeitgleichen Ableitung von fMRT- und EEG-Daten überwunden (Duvn 2012; Kaufmann et al. 2006). Andere Ansätze gehen in die Richtung, fMRT und MEG zu kombinieren, wenn auch 2 einzelne Sitzungen notwendig sind, deren Daten zu integrieren. Allerdings bietet die Limitierung durch die Verwendung von 2 einzelnen Sitzungen und separaten Messungen für fMRT und MEG auch Vorteile: So ist nicht mit Artefakten durch das jeweils andere Messverfahren zu rechnen, wie es bei fMRT und EEG anzutreffen ist. Außerdem können die Paradigmen dann für die jeweilige Untersuchungstechnik optimiert werden. Die Kombination bietet zudem die Möglichkeit, die Vorzüge beider Methoden zu kombinieren.

> **Zusammenfassung und Ausblick**
>
> Mehr als bisher sollte die Verbindung von Grundlagenforschung und klinischer Forschung im Sinne einer »translational research« im Vordergrund stehen. »Translational research« beschreibt hierbei die Übertragung der Ergebnisse der Grundlagenforschung, der experimentellen und der angewandten Forschung in neue klinische und andere Anwendungen in Form neuer Ideen sowohl in Bezug auf diagnostisches Vorgehen, Pharmaka und andere somatische wie psychotherapeutische und psychosoziale Behandlungen und Präventionsmaßnahmen.
>
> Die Entwicklung neuer Therapie- und Vorhersagemöglichkeiten sollte vorangetrieben werden. Ein großes Ziel der Psychiatrie und Neurologie muss die frühe Identifizierung von Risikopersonen und Prodromalstadien durch Ermittlung von phäno- oder genotypischen Markern bzw. auffälligen Mustern auf mehreren Ebenen sein. Dies kann zu einer Individualisierung
> ▼

von Diagnostik und Therapie führen, z. B. durch individuell »maßgeschneiderte« Pharmako- und Psychotherapien und den Einsatz von prädiktiver Diagnostik. Die Methode der fMRT wird hierzu einen relevanten Beitrag leisten.

Literatur

Chomsky N (1968) Language and mind. Harcourt, New York

deCharms RC, Christoff K, Glover GH, Pauly JM, Whitfield S, Gabrieli JD (2004) Learned regulation of spatially localized brain activation using real-time fMRI. NeuroImage 21: 436–443

Duvn JH (2012) EEG-fMRI Methods for the Study of Brain Networks during Sleep. Front Neurol 3: 100

Harrison PJ, Weinberger DR (2005) Schizophrenia genes, gene expression, and neuropathology: on the matter of their convergence. Mol Psychiatry 10: 40–68

Kaufmann C, Wehrle R, Wetter TC, Holsboer F, Auer DP, Pollmächer T, Czisch M (2006) Brain activation and hypothalamic functional connectivity during human non-rapid eye movement sleep: an EEG/fMRI study. Brain 129: 655-667

Mattay VS, Tessitore A, Callicott JH, Bertolino A, Goldberg TE, Chase TN, Hyde TM, Weinberger DR (2002) Dopaminergic modulation of cortical function in patients with Parkinson's disease. Ann Neurol 51: 156–164

Mattay VS, Goldberg TE, Fera F, Hariri AR, Tessitore A, Egan MF, Kolachana B, Callicott JH, Weinberger DR (2003) Catechol O-methyltransferase val158-met genotype and individual variation in the brain response to amphetamine. Proc Natl Acad Sci USA 100: 6186–6191

Northoff G, Witzel T, Richter A, Gessner M, Schlagenhauf F, Fell J, Baumgart F, Kaulisch T, Tempelmann C, Heinzel A, Kotter R, Hagner T, Bargel B, Hinrichs H, Bogerts B, Scheich H, Heinze HJ (2002) GABA-ergic modulation of prefrontal spatio-temporal activation pattern during emotional processing: a combined fMRI/MEG study with placebo and lorazepam. J Cogn Neurosci 14: 348–370

Onur ÖA, Piefke M, Lie CH, Thiel CM, Fink GR (2011) Modulatory effects of levodopa on cognitive control in young but not in older subjects: a pharmacological fMRI study. J Cogn Neurosci 23: 2797–2810

Pariente J, Loubinoux I, Carel C, Albucher JF, Leger A, Manelfe C, Rascol O, Chollet F (2001) Fluoxetine modulates motor performance and cerebral activation of patients recovering from stroke. Ann Neurol 50: 718–729

Posse S, Fitzgerald D, Gao K, Habel U, Rosenberg D, Moore GJ, Schneider F (2003) Real-time fMRI of temporolimbic regions detects amygdala activation during single-trial self-induced sadness. NeuroImage 18: 760–768

Sambataro F, Reed JD, Murty VP, Das S, Tan HY, Callicott JH, Weinberger DR, Mattay VS (2009) Catechol-O-methyltransferase valine(158) methionine polymorphism modulates brain networks underlying working memory across adulthood. Biol Psychiatry 66: 540–548

Stephenson CM, Suckling J, Dirckx SG, Ooi C, McKenna PJ, Bisbrown-Chippendale R, Kerwin RW, Pickard JD, Bullmore ET (2003) GABAergic inhibitory mechanisms for repetition-adaptivity in large-scale brain systems. NeuroImage 19: 1578–1588

Tan HY, Chen Q, Goldberg TE, Mattay VS, Meyer-Lindenberg A, Weinberger DR, Callicott JH (2007) Catechol-O-methyltransferase Val-158Met modulation of prefrontal-parietal-striatal brain systems during arithmetic and temporal transformations in working memory. J Neurosci 27: 13393–13401

Thiel CM, Fink GR (2008) Effects of the cholinergic agonist nicotine on reorienting of visual spatial attention and top-down attentional control. Neuroscience 152: 381–390

Thiel CM, Friston KJ, Dolan RJ (2002) Cholinergic modulation of experience-dependent plasticity in human auditory cortex. Neuron 35: 567–574

Thiel CM, Zilles K, Fink GR (2005) Nicotine modulates reorienting of visuospatial attention and neural activity in human parietal cortex. Neuropsychopharmacology 30: 810–820

Weiskopf N (2012) Real-time fMRI and its application to neurofeedback. Neuroimage 62: 682–692

Weiskopf N, Veit R, Erb M, Mathiak K, Grodd W, Goebel R, Birbaumer N (2003) Physiological self-regulation of regional brain activity using real-time functional magnetic resonance imaging (fMRI): methodology and exemplary data. NeuroImage 19: 577–586

Grundlagen der Morphometrie

P. Pieperhoff, T. Dickscheid, K. Amunts

5.1 Makro- und Mikroanatomie
sowie interindividuelle Variabilität – 88

5.2 Bildregistrierung – 89
5.2.1 Ähnlichkeitsmaße – 91
5.2.2 Parametrische Registrierungsverfahren – 91
5.2.3 Nichtparametrische Registrierungsverfahren – 93
5.2.4 Robustheit der Verfahren – 93

5.3 Gehirnmorphometrie – 94
5.3.1 Morphometrie von Hirnregionen und Sulci – 94
5.3.2 Kortexdicke – 95
5.3.3 Gyrifizierungsindex (GI) – 95
5.3.4 Deformationsfeldmorphometrie (DFM) – 95
5.3.5 Voxelbasierte Morphometrie – 98

Literatur – 100

Zum Thema

Morphometrieverfahren dienen der quantitativen Beschreibung von Form und Größe struktureller Einheiten des Gehirns. Diese Verfahren werden genutzt, um z. B. Veränderungen während der Entwicklung oder Alterung zu untersuchen oder um Gehirne von Patienten mit neurologischen oder psychischen Erkrankungen mit denen von gesunden Kontrollen zu vergleichen. Die Entwicklung neuartiger Morphometrieverfahren wurde vor allem durch die strukturelle Magnetresonanztomographie (MRT) befördert, denn diese ermöglicht es, in vivo dreidimensionale Bilddatensätze des menschlichen Gehirns mit hoher Auflösung (1 mm oder weniger) sowie gutem Gewebekontrast aufzunehmen.

Einige Morphometrieverfahren zielen auf die explizite Identifikation anatomischer Strukturen, andere Verfahren definieren Messgrößen auf der Ebene von Voxeln bzw. Oberflächenelementen des Kortex. Beispiele hierfür sind die Deformationsfeld- und voxelbasierte Morphometrie sowie Verfahren für die Messung der Kortexdicke.

Beim Vergleich der Gehirne verschiedener Individuen tritt das Problem der strukturellen Variabilität auf, d. h. der Unterschiede in Form, Größe und Lage sowohl makroanatomischer Regionen und Struktureinheiten (Gyri und Sulci) als auch mikroanatomisch bestimmter kortikaler Areale.

Bildregistrierungsverfahren werden verwendet, um verschiedene Bilddatensätze von Gehirnen in anatomisch sinnvoller Weise in einen räumlichen Bezug zu setzen. Sie sind daher in vielerlei Hinsicht für morphometrische Studien relevant:

a) Sie ermöglichen trotz der strukturellen Variabilität einen Vergleich von Gehirnen verschiedener Individuen
b) Sie erzeugen eine räumlich korrekte Zuordnung von Bildgebungsdaten unterschiedlicher Modalitäten und erlauben so z. B. die gleichzeitige Untersuchung von Struktur und Funktion des Gehirns
c) Die durch die Bildregistrierung berechneten Transformationen können selbst Gegenstand morphometrischer Analysen sein, insbesondere bei der Deformationsfeldmorphometrie

5.1 Makro- und Mikroanatomie sowie interindividuelle Variabilität

Definition

Die Makroanatomie des Gehirns umfasst Struktureinheiten, die bei einer Auflösung von ungefähr 1 mm, d. h. mit bloßem Auge unterscheidbar sind. Die mikroanatomische Struktur eines Gehirns umfasst dagegen Struktureinheiten, die sich anhand ihres mikroskopischen Baus auf einer Größenskala von ca. 1 µm bis 1 mm identifizieren lassen.

Makroanatomische Struktureinheiten sind einer Untersuchung mit der strukturellen MRT zugänglich. Zu ihnen zählen makroskopische »Landmarken« wie Gyri oder Sulci sowie durch sie begrenzte Regionen. Die mikroanatomische Gehirnstruktur beinhaltet z. B. die Zyto-, Myelo- und Chemoarchitektur und ist in der Regel nicht über die makroanatomische Struktur ableitbar (▶ Kap. 2). Zellkörper und Myelinfasern lassen sich mit einem Lichtmikroskop in histologischen Schnitten von Post-mortem-Gehirnen untersuchen (▶ Kap. 2). Die Ausdehnung zytoarchitektonischer Areale liegt zwar häufig im Bereich mehrerer Millimeter, jedoch lassen sie sich nur anhand mikroskopisch sichtbarer Merkmale wie z. B. der Zelldichte innerhalb einer kortikalen Schicht, dem Vorhandensein besonderer Zellen oder der Ausprägung der kolumnären Struktur identifizieren. Die mikroanatomischen Hirnareale werden heute fast ausschließlich an Post-mortem-Gehirnen untersucht, da die erreichbare Auflösung und der Gewebekontrast der gängigen In-vivo-Bildgebungsverfahren hierfür derzeit noch nicht ausreichend sind. Ausnahmen betreffen den primärvisuellen Kortex und wenige andere Areale (z. B. Walters et al. 2007).

Zwischen den Gehirnen verschiedener Individuen können erhebliche strukturelle Unterschiede bestehen: Korrespondierende makroanatomische Struktureinheiten können sich in verschiedenen Gehirnen in Form, Größe und ihrer Lage im Raum voneinander unterscheiden. Darüber hinaus können sich Sulci auch in ihrer Ausprägung, der Anzahl ihrer Segmente oder sogar ihrer Präsenz unterscheiden. Dies wird als die **makroanatomische Variabilität** bezeichnet (◘ Abb. 5.1)

Die primären Sulci sind in allen Gehirnen vorhanden und entstehen zu einem relativ frühen Zeitpunkt der Ontogenese. Sie unterscheiden sich zwischen verschiedenen Gehirnen in ihrer Tiefe, Länge und der Anzahl der Segmente. Zu diesen Sulci gehören z. B. der Sulcus centralis und der Sulcus calcarinus. Bei den sekundären und tertiären Sulci, die vergleichsweise spät in der Entwicklung des Gehirns entstehen, kommt zu dieser Variabilität noch hinzu, dass sie nicht in allen Gehirnen vorhanden sind. Ein Beispiel hierfür ist der Sulcus diagonalis, der nur in ca. 50 % aller Hemisphären auftritt. Diese Art von Variabilität versucht man mit Verfahren zur Bildregistrierung (▶ Abschn. 5.2) auszugleichen.

Mikroanatomische Variabilität beinhaltet:
- Variabilität in Form, Lage und Größe mikroanatomischer, kortikaler Areale
- Ihrer Lagebeziehung relativ zu den sie umgebenden makroanatomischen Gyri und Sulci
- Variabilität in der Mikrostruktur eines kortikalen Areals

5.2 · Bildregistrierung

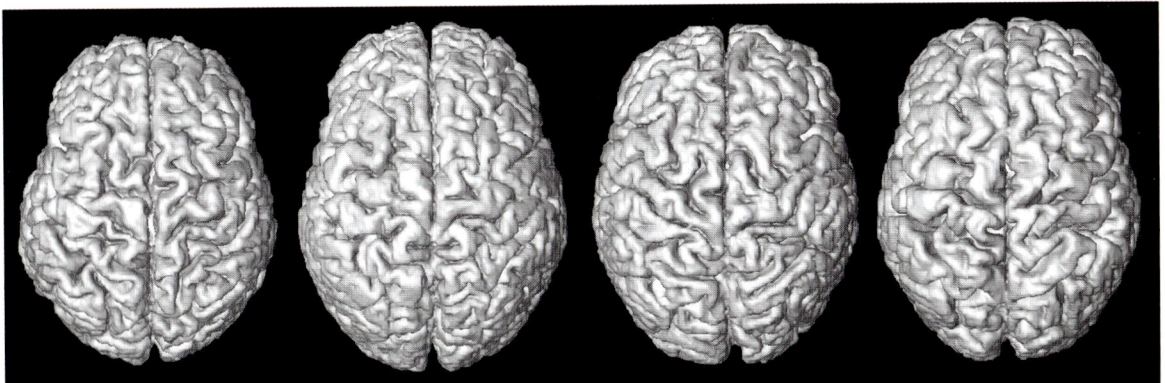

Abb. 5.1 Dreidimensionale Rekonstruktion der MRT-Datensätze von 4 Probanden. Ansicht von dorsal (*linke Seite im Bild* entspricht der linken Hemisphäre). Alle Probanden waren männlich, rechtshändig und im Alter von 30 bis 40 Jahren. Die Sulcusmuster der einzelnen Gehirne weisen dennoch deutliche Unterschiede voneinander auf und spiegeln die interindividuelle Variabilität auf makroskopischer Ebene wider

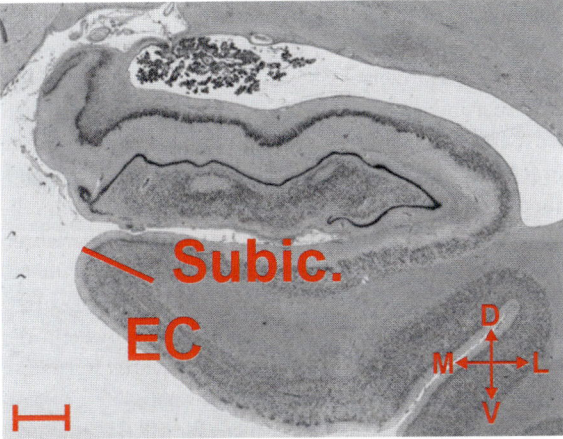

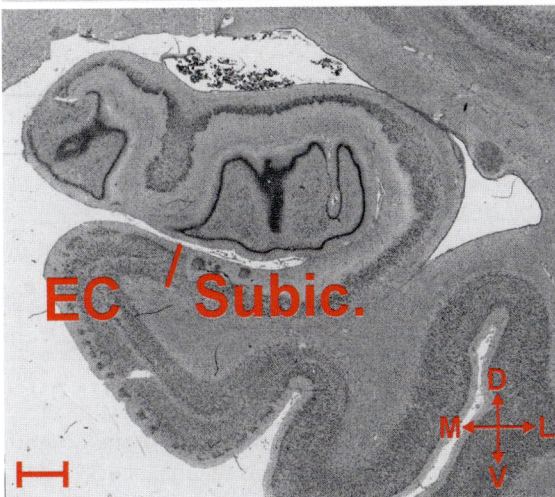

Abb. 5.2 Mikroanatomische Variabilität am Beispiel der Grenze zwischen dem entorhinalen Kortex (*EC*) und dem Subiculum (*Subic.*) im rostralen Bereich des Hippocampus in zytoarchitektonischen Schnitten zweier Post-mortem-Gehirne (rechte Hemisphären) in vergleichbarer koronaler Ebene. Maßstab: 2 mm; markierte Richtungen: dorsal, ventral, medial, lateral

Da Letztere für bildgebende Verfahren aufgrund der räumlichen Auflösung von untergeordneter Bedeutung ist, wird an dieser Stelle nur die Variabilität in Form, Lage und Größe der Areale beispielhaft erläutert: Die Grenzen der zytoarchitektonischen Areale BA44 und BA45 (Brodmann 1909) können um mehr als 1 cm relativ zu makroanatomischen Landmarken wie dem Sulcus precentralis und dem Sulcus frontalis inferior schwanken (Amunts et al. 1999). Auch die Grenzen allokortikaler Areale wie z. B. zwischen Subiculum und entorhinalem Kortex können ähnlich variabel sein (◘ Abb. 5.2; Amunts et al. 2005). Bezüglich der Lage der Grenzen zwischen den Arealen 3 und 4 im Sulcus centralis gibt es hingegen nur marginale individuelle Unterschiede. Mikroanatomische Variabilität ist also von Hirnregion zu Hirnregion verschieden.

> Makroanatomische Struktureinheiten wie Gyri und Sulci sind für die Lokalisation der Grenzen der meisten mikroanatomischen Areale nicht als »Landmarken« geeignet (Amunts et al. 2007; ▶ Kap. 2).

5.2 Bildregistrierung

Definition

Bildregistrierungsverfahren berechnen eine räumliche Transformation zwischen Bilddaten, die das gleiche oder ein ähnliches Objekt zeigen. Die Transformation wird so bestimmt, dass die Ähnlichkeit der transformierten Bilder maximal wird. Charakteristisch für das jeweilige Registrierungsverfahren sind somit hauptsächlich das verwendete Ähnlichkeitsmaß sowie das
▼

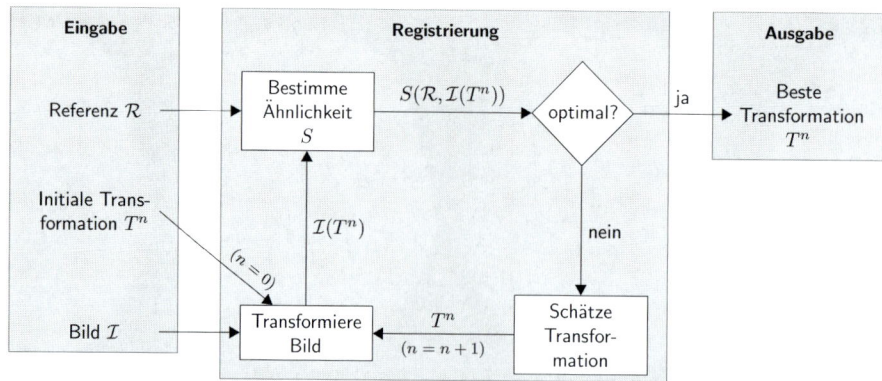

Abb. 5.3 Ablauf eines typischen Registrierungsverfahrens. Das anzupassende Bild I wird in der Weise transformiert, dass die Ähnlichkeit S zu einem Referenzbild R optimal wird. Die optimale Transformation T^n wird durch inkrementelle Verbesserung einer initialen Transformation T^0 über mehrere Iterationen bestimmt

geometrische Transformationsmodell, mit dem der räumliche Zusammenhang beschrieben wird. Ergebnis der Registrierung ist eine Transformationsvorschrift, anhand derer jedem Punkt in einem Bild ein korrespondierender Punkt in einem anderen zugeordnet werden kann. Die meisten Registrierungsverfahren verlaufen iterativ: In jedem Durchgang werden die räumlichen Transformationsparameter so angepasst, dass die Ähnlichkeit erhöht wird. Die Berechnung der Transformationsparameter und erneute Auswertung der Ähnlichkeit werden dann so lange wiederholt, bis eine optimale Qualität erreicht ist (Abb. 5.3). Als Synonyme für den Begriff »Bildregistrierung« werden häufig auch die Begriffe »Anpassung«, »Warping«, »Normalisierung« oder »Transformation« verwendet.

Registrierungsverfahren erfüllen verschiedene Aufgaben. In der Morphometrie setzt man sie beispielsweise ein, um die unterschiedlichen Bilddatensätze von Gehirnen hinsichtlich ihrer Position, Größe und ggf. Form mit den zugehörigen Strukturen eines Referenzdatensatzes in räumliche Übereinstimmung zu bringen. Dabei kann es sich um Datensätze verschiedener Probanden oder Patienten oder um zeitlich versetzte Aufnahmen derselben Person handeln. Im Ergebnis finden sich korrespondierende Strukturen dann an den gleichen Raumkoordinaten; man spricht daher von **räumlicher Normalisierung**. Als Referenzgehirn kann, abhängig von der jeweiligen Aufgabenstellung, ein individuelles menschliches Gehirn (z. B. Holmes et al. 1998) oder auch ein gemitteltes Gehirn gewählt werden. Häufig verwendete Referenzräume sind der MNI-Raum und der Talairach-Raum (Evans et al. 1993; Talairach u. Tournoux 1988).

Die Ergebnisse morphometrischer Analysen werden häufig mit anatomischen Karten in Bezug gesetzt, wie etwa zytoarchitektonischen Daten, oder mit funktionellen Aktivierungen. Hierzu ist meistens eine Registrierung von Bildern unterschiedlicher Bildgebungsverfahren erforderlich, die sich in Kontrast, der Verteilung ihrer Grauwerte und Bildauflösung unterscheiden können und daher besondere Anforderungen an das verwendete Ähnlichkeitsmaß stellen. Man spricht dann von **multimodaler Registrierung**. In funktionellen Bildgebungsstudien werden von den gleichen Probanden sowohl funktionelle als auch strukturelle Daten aufgenommen und durch Registrierungsverfahren zusammengeführt (**Koregistrierung**). Dabei müssen neben Unterschieden in Gewebekontrast, Intensitätsverteilung und Auflösung der Scans auch Unterschiede in der Lage des Probanden im Scanner berücksichtigt werden.

Folgende häufig verwendete Softwarepakete ermöglichen eine automatische Registrierung für MRT-Datensätze:

- FSL: http://www.fmrib.ox.ac.uk/fsl/ (Zugriff: 27.09.2012)
- SPM (Statistical Parametric Mapping): http://www.fil.ion.ucl.ac.uk/spm (Zugriff: 27.09.2012)
- AIR: http://air.bmap.ucla.edu (Zugriff: 27.09.2012)
- ANTs: http://picsl.upenn.edu/ANTS (Zugriff: 27.09.2012)
- Brainvisa: http://brainvisa.info/ (Zugriff: 27.09.2012)
- Freesurfer: http://surfer.nmr.mgh.harvard.edu/ (Zugriff: 27.09.2012)
- ANIMAL: http://www.bic.mni.mcgill.ca (Zugriff: 27.09.2012)

Die Softwarebibliothek ITK (http://www.itk.org/ [Zugriff: 27.09.2012]) stellt darüber hinaus eine umfangreiche API-Bibliothek (API = application programming interface) zur Entwicklung eigener Anwendungen für die Bildregistrierung zur Verfügung. Ein objektiver Vergleich von bestehenden Verfahren ist schwierig; dennoch gibt es eine Reihe interessanter Evaluationsstudien (z. B. Crivello et al. 2002; Klein et al. 2009).

5.2.1 Ähnlichkeitsmaße

Die Auswahl eines geeigneten Ähnlichkeitsmaßes muss sich danach richten, wie stark sich die miteinander zu registrierenden Bilddatensätze voneinander unterscheiden. Die häufig verwendete **Summe quadrierter Differenzen** wird beispielsweise minimal, wenn korrespondierende Bildpunkte die gleiche Bildintensität aufweisen. Das kann der Fall sein, wenn das gleiche Bildgebungsverfahren für beide Bilder verwendet wurde. Um etwaige Helligkeits- und Kontrastunterschiede zu berücksichtigen, verwendet man oft auch den **Korrelationskoeffizienten**, der eine lineare Veränderung der Bildintensitäten berücksichtigt. Beide Maße sind typisch für unimodale Registrierungsprobleme.

Zur Registrierung multimodaler Bilddaten, z. B. struktureller MRT-Aufnahmen mit funktionellen MRT- oder histologischen Bilddaten, sind komplexere Ähnlichkeitsmaße nötig, da korrespondierende Regionen in 2 Gehirnen nicht mehr die gleiche Grauwertinformation enthalten. Hier ist die **gemeinsame Information (Mutual Information, MI)** ein gebräuchliches Maß, das aus der Informationstheorie stammt. Hierbei wird angenommen, dass sich die Intensitäten in einem Bild durch die im anderen gut vorhersagen lassen. Ein etwas spezifischeres Multimodalmaß ist die **Correlation Ratio** (CR, Roche et al. 1998), welche davon ausgeht, dass ein Intensitätswert in einem Bild sich immer auf einen konstanten Wert in der anderen Modalität abbildet. Während MI somit die statistische Abhängigkeit der Bilder misst, basiert CR auf einer »funktionellen« Abhängigkeit. Ein Überblick MI-basierter Registrierungsverfahren findet sich z. B. bei Pluim et al. (2003). Die Suche nach alternativen multimodalen Ähnlichkeitsmaßen ist gegenwärtig ein aktives Forschungsgebiet (z. B. Saad et al. 2009).

Die vorgestellten Ähnlichkeitsmaße verwenden zur Bestimmung der Ähnlichkeit die Bildintensitäten. Manche Anwendungen nutzen darüber hinaus andere Merkmale, wie allgemeine geometrische Strukturen (Punkte, Konturen, Oberflächen) oder auch anatomisch identifizierbare Landmarken wie kortikale Gyri oder Sulci. Ein Beispiel dafür ist das Registrierungsverfahren HAMMER (Shen u. Davatzikos 2002).

> Die Auswahl des richtigen Ähnlichkeitsmaßes hat entscheidenden Einfluss auf den Erfolg eines Registrierungsverfahrens. Diese richtet sich nach der Art der Unterschiede in den Bilddaten. Für Bilder aus gleichen Verfahren (unimodale Probleme) verwendet man meist die Summe quadrierter Grauwertdifferenzen oder den Korrelationskoeffizienten. Für Bilder verschiedener Verfahren (multimodale Probleme) hat sich insbesondere die gemeinsame Information (MI) als Standard etabliert.

5.2.2 Parametrische Registrierungsverfahren

Bei vielen Registrierungsverfahren wird die Anpassung des Bildes durch ein parametrisches Modell repräsentiert, bei dem die Anzahl der Freiheitsgrade (d. h. der freien Parameter der Transformation) erheblich geringer ist als die Anzahl der Bildpunkte. Je geringer die Anzahl der Freiheitsgrade des Modells, umso weniger lassen sich kleine Strukturen im Bild gezielt anpassen. Tatsächlich lässt sich empirisch zeigen, dass sich mit zunehmender Anzahl der Freiheitsgrade die Präzision der Registrierungsergebnisse erhöht (Klein et al. 2009), gleichzeitig aber auch der Rechenaufwand zunimmt.

Die einfachste Gruppe sind die **linearen Registrierungsverfahren**. Hier wird die Veränderung des Bildes durch Multiplikation aller Koordinaten mit einer Matrix modelliert. Je nach Struktur der Matrix erhält man für dreidimensionale Volumendaten die folgenden Transformationsklassen:

- **Rigide Transformationen (Rigid-body-Transformationen)**. Diese verfügen über 6 Freiheitsgrade, die nur eine Verschiebung und Rotation des gesamten Volumens im Raum zulassen. Alle Abstände zwischen den Punkten des Raumes bleiben erhalten; Größe und Form des Gehirns bleiben also gleich
- **Ähnlichkeitstransformationen**. Hier ist zusätzlich eine in allen Raumrichtungen identische Größenanpassung (Skalierung) des Gehirns möglich (7 Freiheitsgrade)
- **Affine Transformationen**. Diese Transformationen können auch Scherungen darstellen (◘ Abb. 5.4b). Sie besitzen 12 Freiheitsgrade. Parallele Linien werden erhalten, wohingegen Winkel und Abstände im Allgemeinen verändert werden
- **Perspektivische Transformationen**. Dies sind die allgemeinsten linearen Abbildungen. Sie besitzen 15 Freiheitsgrade und erhalten lediglich gerade Linien

> Lineare Registrierungsverfahren können keine lokalen Anpassungen einzelner Gehirnstrukturen vornehmen. Rigide Registrierungsverfahren dienen in erster Linie der Ausrichtung auf gleiche Koordinatenachsen und werden beispielsweise verwendet, um mehrere Datensätze desselben Probanden miteinander auszurichten oder Datensätze verschiedener Probanden unter Beibehaltung der spezifischen Gehirnform und des Volumens im Raum auszurichten. Affine Verfahren nutzt man aufgrund ihrer Robustheit oft als Vorstufe für anschließende nichtlineare Methoden.

Nichtlineare parametrische Registrierungsmethoden sind in der Lage, lokale Deformationen an einem Volumen

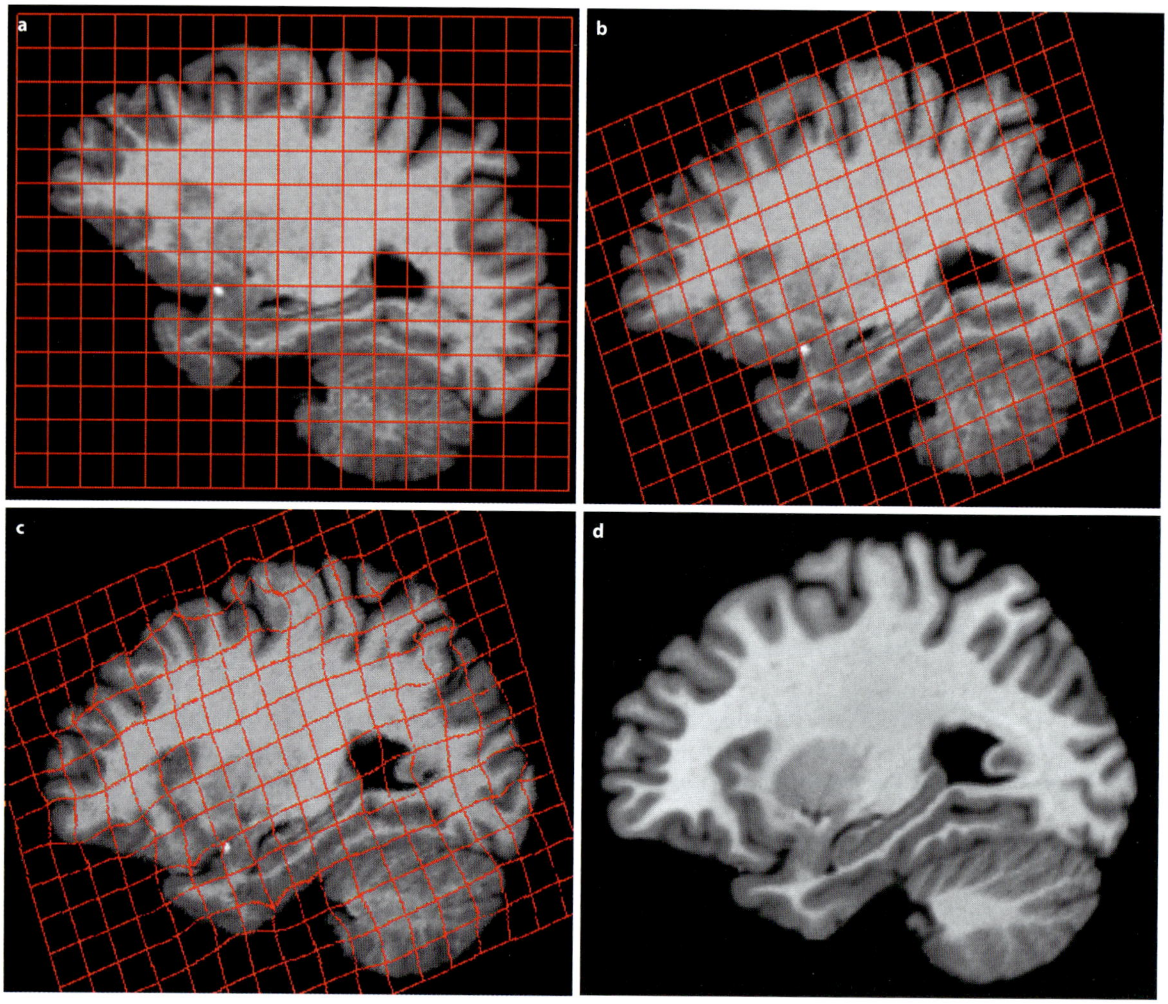

Abb. 5.4 a–d Verschiedene Stufen einer Bildregistrierung, illustriert anhand eines Sagittalschnitts eines MRT-Datensatzes. **a** Ausgangsdatensatz, nach Segmentierung des Gehirns von umgebendem Gewebe (Meningen, Liquor etc.), **b** affine, globale Anpassung, **c** nichtlineare, lokale Anpassung, **d** Referenzgehirn. Die Formveränderungen der roten Gitternetzlinien visualisieren die Deformationen während der verschiedenen Anpassungsschritte

zu bewirken. Das ist z. B. notwendig, um bei makroskopisch unterschiedlichen Gehirnen eine räumliche Zuordnung verschiedener Hirnregionen zu erreichen. Die Gesamttransformation wird als Komposition aus einer begrenzten Menge von Basisfunktionen dargestellt. Die Anzahl der Freiheitsgrade richtet sich daher maßgeblich nach Art und Anzahl der verwendeten Basisfunktionen. In der Software SPM (http://www.fil.ion.ucl.ac.uk/spm [Zugriff: 27.09.2012]) werden beispielsweise harmonische Basisfunktionen basierend auf der diskreten Kosinustransformation verwendet (Ashburner u. Friston 1999). Das Programmpaket AIR (http://air.bmap.ucla.edu [Zugriff: 27.09.2012]) nutzt *Polynome höherer Ordnung* (Woods et al. 1998). Im Vergleich zu nichtparametrischen Verfahren (▶ Abschn. 5.2.3) besitzt das ihnen zugrunde liegende geometrische Transformationsmodell deutlich weniger freie Parameter. Deren Anzahl ist typischerweise erheblich geringer als die Anzahl der Bildpunkte und liegt oft in der Größenordnung von einigen Hundert bis einigen Tausend.

Neuere Arbeiten setzen verstärkt Splinefunktionen ein, etwa **B-Splines** (Kybic u. Unser 2003), **Thin-Plate Splines** (TPS, Rohr et al. 2001) oder **Elastic Body Splines** (EBS, Davis et al. 1995). Die Deformationen sind dann oft auf einem Stützpunktgitter definiert, dessen Knoten sich unabhängig voneinander bewegen können. Beispielsweise bilden die Kreuzungspunkte des roten Gitters in Abb. 5.4a solche Stützpunkte. Durch Interpolation der Stützpunktverschiebungen erhält man ein Deformationsfeld (vgl. Abb. 5.6), das jedem Pixel eine Verschiebung im Raum zuweist. Die Anzahl der Freiheitsgrade richtet sich hier also nach der Anzahl der Stützpunkte und der gewählten Interpolationsfunktion. Je dichter die Stützpunkte und komplexer die Interpolationsfunktion, umso feinere Korrekturen sind möglich. Thin-Plate Splines modellieren die Dehnungsenergie einer dünnen, festen Platte und lassen ebenso wie Polynome niedrigen Grades nur eine recht grobe Deformation des Gewebes zu. Sie eignen sich daher insbesondere, wenn die erwarteten Abweichungen im Hirngewebe eher auf makroskopischer Ebene zu finden sind. B-Splines sind bei hinreichender Anzahl von Stützpunkten geeignet, auch kleine lokale Deformationen abzubilden.

> **Parametrische nichtlineare Verfahren weisen eine beschränkte Anzahl von Freiheitsgraden, typischerweise bis zu einigen Tausend, auf. Sie werden vor allem für die räumliche Registrierung von funktionellen Daten (z. B. funktionelle MRT und PET) eingesetzt. Zu diesem Zweck wird zunächst ein struktureller MRT-Datensatz der untersuchten Person auf einen Referenzdatensatz registriert. Die hierbei berechnete Transformationsvorschrift wird dann angewendet, um die zu derselben Person gehörenden funktionellen Datensätze ebenfalls an dem Referenzdatensatz auszurichten.**

Eine »exakte« Anpassung eines strukturellen MRT-Datensatzes an einen Referenzdatensatz ist mit parametrischen Verfahren im Allgemeinen nicht möglich. Aufgrund der geringeren räumlichen Auflösung der funktionellen Daten im Vergleich zu den strukturellen MRT-Datensätzen wird eine »exakte« Übereinstimmung jedoch häufig nicht gefordert.

5.2.3 Nichtparametrische Registrierungsverfahren

Die nichtparametrischen Verfahren lassen zunächst unabhängige Verschiebungen jedes einzelnen Bildpunktes zu. Damit eine plausible Lösung berechnet wird, werden jedoch zusätzliche Glattheitseigenschaften des berechneten Deformationsfeldes gefordert, die häufig einem physikalischen Modell aus der Kontinuumsmechanik entsprechen und die Form partieller Differenzialgleichungen haben. Der anzupassende Bilddatensatz wird hierbei beispielsweise als **viskoses Fluid** oder **elastisches Kontinuum** behandelt. Man erhält dadurch ein Verfahren, das feine lokale Änderungen modellieren kann und gleichzeitig wichtige topologische Eigenschaften erhält (◘ Abb. 5.4c). Von besonderer anatomischer Bedeutung sind Glattheitsmodelle, die garantieren, dass die Deformation zur Klasse der **Diffeomorphismen** gehört. Für diese gilt, dass sowohl die Deformation selbst als auch ihre Umkehrabbildung stetig differenzierbar sind.

Nichtparametrische Verfahren führen zu Variationsproblemen, deren diskrete numerische Formulierung oft viele Millionen Freiheitsgrade besitzt. Aufgrund ihrer spezifischen Eigenschaften lassen sie sich jedoch oft numerisch effizient mithilfe von Mehrgitterverfahren lösen (Henn et al. 1997; Hömke 2006).

> **Nichtparametrische Verfahren ermöglichen auch die Anpassung sehr feiner lokaler Strukturen. Komplexität und Rechenaufwand dieser Verfahren sind jedoch sehr hoch.**

5.2.4 Robustheit der Verfahren

Die Bildregistrierung ist ein im mathematischen Sinne **schlecht gestelltes Problem** (»ill-posed«): Kleinste Änderungen der Eingabedaten können erhebliche Auswirkungen auf das Ergebnis haben. Beispielsweise setzen Registrierungsverfahren voraus, dass durch räumliche Transformation des anzupassenden Datensatzes eine optimale Ähnlichkeit erzielt werden kann. Artefakte wie Inhomogenitäten des MRT-Scanners, krankhafte oder altersbedingte Veränderungen des Gewebes sowie Fehler in der Nachbearbeitung der Bilder sind damit jedoch u. U. nicht kompensierbar. Sie können zu einer Verzerrung der Ergebnisse führen. Auch die große interindividuelle Variabilität des Gehirns trägt dazu bei, dass die Verlässlichkeit der Methode beeinträchtigt ist.

Einige Verfahren sind deshalb so konzipiert, dass eine höhere Robustheit erreicht wird. Artefakte können bereits während des Registrierungsvorgangs automatisch erkannt und bei der Parameteroptimierung ausgeblendet werden (z. B. Periaswamy u. Farid 2006). Dies kann durch alterierende Schätzung der Artefakte und der geometrischen Transformation mit einer Variante des **Expectation Maximization Algorithmus** (EM) erreicht werden.

Weiterhin kann bei vielen Verfahren die berechnete Transformation davon abhängen, welcher der beiden Datensätze angepasst wird und welcher als Referenz dient. Diesen Aspekt berücksichtigen **invers konsistente Ansätze**: Hier wird nicht ein Datensatz auf die Referenz angepasst, sondern beide Bilder »zur Mitte hin« transformiert (Reuter et al. 2010; Rogelj u. Kovacic 2006; Zeng u. Chen 2008). Dadurch wird die geometrische Transformation in beiden Richtungen gleichzeitig optimiert. Das Verfahren von Reuter et al. (2010) ist im Softwarepaket Freesurfer (http://surfer.nmr.mgh.harvard.edu/ [Zugriff: 27.09.2012) enthalten.

> **In Gehirndatensätzen sind oft Artefakte zu finden, welche das Registrierungsergebnis verfälschen können. Durch Nutzung von Verfahren, die solche Artefakte beispielsweise erkennen und explizit behandeln können, lassen sich robustere Ergebnisse erzielen. Die Verfahren werden dadurch jedoch tendenziell komplexer.**

5.3 Gehirnmorphometrie

Definition

Gehirnmorphometrie umfasst Untersuchungsmethoden zur Charakterisierung eines Gehirns anhand seiner globalen und lokalen strukturellen Eigenschaften. Verschiedene Verfahren untersuchen Form und Abmessungen anatomisch definierter Struktureinheiten. Grundlage weiterer morphometrischer Verfahren ist eine vorausgegangene Registrierung der Datensätze. Deformationsfeldmorphometrie beruht auf der Analyse der Deformationsfelder, die bei der Anwendung von Registrierungsverfahren erzeugt werden. Voxelbasierte Morphometrie untersucht die lokale Gewebeverteilung.

Das Ziel morphometrischer Analysen besteht darin, Zusammenhänge der strukturellen Eigenschaften des Gehirns mit verschiedenen Faktoren zu untersuchen, wie z. B. dem Alter der Probanden, dem Vorliegen und Schweregrad einer neurologischen oder psychischen Erkrankung oder den Aktivierungen aus funktionellen Untersuchungen, und auf diese Weise die involvierten Hirnregionen zu identifizieren. Dadurch können z. B. Strukturveränderungen während der normalen Hirnentwicklung oder Alterung untersucht werden, oder auch Unterschiede zwischen gesunden Kontrollprobanden und Patienten.

Vor der Etablierung von Bildgebungstechniken konnten menschliche Gehirne nur post mortem untersucht werden. Vor allem mithilfe der strukturellen MRT ist es jedoch möglich geworden, morphometrische Studien auch in vivo durchzuführen. Derzeit liegt die Auflösung der mit Routinetechniken durchgeführten strukturellen MRT-Aufnahmen des gesamten Gehirns bei ca. 1×1×1 mm^3.

In-vivo-Studien bieten gegenüber Post-mortem-Studien zahlreiche Vorteile:

- Bei In-vivo-Studien können mit demselben Probanden morphometrische, funktionelle (fMRT) behaviorale und neuropsychologische Untersuchungen miteinander kombiniert werden. Dies ist wichtig im Hinblick auf die Untersuchung der Zusammenhänge von strukturellen und funktionellen Besonderheiten
- Bestimmte Eigenschaften der Probanden wie Alter, Geschlecht, Erkrankungen, Händigkeit und sozialer Hintergrund lassen sich bei In-vivo-Studien besser kontrollieren als bei Post-mortem-Untersuchungen. Die Stichprobengröße von In-vivo-Studien unterliegt weniger Einschränkungen als bei Post-mortem-Untersuchungen und ermöglicht somit auch bei kleinen Unterschieden statistisch valide Aussagen. Dementsprechend werden Gruppenvergleiche an Post-mortem-Gehirnen weitaus seltener durchgeführt als im Rahmen von In-vivo-Studien
- In vivo lassen sich **Longitudinalstudien** durchführen: Hierbei werden dieselben Probanden über einen längeren Zeitraum wiederholt untersucht, um so beispielsweise die Entwicklung des Gehirns im normalen oder erkrankten Zustand zu verfolgen. Ein Beispiel hierfür sind Studien zu neurodegenerativen Erkrankungen wie der Alzheimer-Krankheit (Thompson et al. 2003)

Da andererseits die Auflösung der in morphometrischen Studien gängigen MRT-Aufnahmen nicht ausreichend ist, um die mikroanatomische Struktur darzustellen, ergibt sich die Notwendigkeit, Gehirnatlanten, insbesondere der zytoarchitektonischen Struktur (▶ Kap. 2), in geeigneter Weise als Referenz zu nutzen.

In den vergangenen Jahren sind zahlreiche Methoden für die Analyse struktureller MRT-Datensätze entwickelt worden. Zu beachten ist, dass sich mit diesen Verfahren häufig jeweils nur bestimmte Aspekte der Gehirnstruktur untersuchen lassen. Im Folgenden sollen hiervon einige vorgestellt werden.

5.3.1 Morphometrie von Hirnregionen und Sulci

Gegenstand zahlreicher Studien ist die Bestimmung der Abmessungen, des Volumens oder der Oberfläche des gesamten Gehirns sowie makroskopisch sichtbarer struktureller Einheiten wie den Hemisphären, den Lobi, subkortikalen Kerngebieten oder auch einzelnen Gyri. Häufig werden die graue und weiße Substanz hierbei getrennt betrachtet. Außerdem sind die Ausprägung, Tiefe, Länge und Oberfläche von Sulci oder das Kortexvolumen der anliegenden Sulcus-Wände Gegenstand morphometrischer Untersuchungen (z. B. Paus et al. 1996). Diese Verfahren erfordern also, dass a priori bestimmte Regionen für die Untersuchung ausgewählt werden.

In vielen Studien wurden die interessierenden Struktureinheiten manuell in den MRT-Datensätzen abgegrenzt. Diese Vorgehensweise erfordert viel Erfahrung, ist zeitaufwändig und zudem fehleranfällig, denn aufgrund der makroanatomischen Variabilität kann es gerade bei kleinen Strukturen schwierig sein, diese in konsistenter Weise in verschiedenen Gehirnen zu definieren. Daher sind Computerprogramme entwickelt worden, die bestimmte anatomische Struktureinheiten automatisch oder zumindest semiautomatisch erkennen sollen (Le Goualher et al. 1999; Lohmann u. von Cramon 2000; Mangin et al. 2004; http://brainvisa.info [Zugriff: 27.09.2012]). Quantifizierungen der Form und Größe anatomischer Struktureinheiten sind beispielsweise interessant, um Asymmetrien dieser Struktureinheiten und deren Korrelationen mit funktioneller Lateralisierung, z. B. der Händigkeit der Probanden, zu untersuchen (Amunts et al. 1996, 2000).

5.3.2 Kortexdicke

Die Messung der Kortexdicke erfordert eine dreidimensionale Rekonstruktion der Oberfläche des Gehirns sowie der Grenzfläche zwischen Kortex und weißer Substanz, sodass der Abstand zwischen diesen beiden Oberflächen bestimmt werden kann (Kabani et al. 2001; Fischl u. Dale 2000; http://www.nmr.mgh.harvard.edu/freesurfer [Zugriff: 27.09.2012]). Im Ergebnis führt dies für jedes untersuchte Gehirn zu einem Netzwerk der rekonstruierten Oberfläche, wobei den Knotenpunkten (oder auch den Flächenelementen) dieser Oberflächenrekonstruktion die entsprechende lokale Kortexdicke zugeordnet ist. Die Oberflächennetzwerke der Gehirne verschiedener Probanden müssen dann auf ein gemeinsames Netzwerk transformiert werden, sodass die Werte der lokalen Kortexdicke der einzelnen Gehirne Punkt für Punkt miteinander verglichen werden können.

Eine generelle Schwierigkeit bei der exakten Bestimmung der Kortexdicke besteht darin, dass der Kortex des menschlichen Gehirns überwiegend nur 2–4 mm dick ist und andererseits die Voxelgröße einer MRT-Aufnahme häufig ungefähr bei 1 mm liegt. Daher wird versucht, auf der Grundlage geeigneter Modellannahmen die Kortexgrenze mit Subvoxel-Genauigkeit zu bestimmen, um auf diese Weise die Messgenauigkeit zu erhöhen. Große Fehler bei der Abschätzung der Kortexdicke ergeben sich in der Regel im Bereich des motorischen Kortex, der häufig um den Faktor 2 unterschätzt wird. Überschätzungen um einen ähnlichen Faktor ergeben sich in mesial gelegenen Bereichen des Kortex und der Insula. Hintergrund für die fehlerhaften Abschätzungen der Kortexdicken sind meist Fehler in der Segmentierung der Rinden-Mark-Grenze, die sich aufgrund der geringen Kontrastunterschiede der grauen und weißen Substanz in diesen Regionen in den MRT-Aufnahmen ergeben (Zilles u. Amunts 2012).

5.3.3 Gyrifizierungsindex (GI)

Der Gyrifizierungsindex (◘ Abb. 5.5) ist ein Maß für die Faltung des Kortex. Er wurde ursprünglich in zweidimensionalen Schnitten des Gehirns als das Verhältnis der Länge einer Konturlinie, die dem äußeren Rand des Kortex exakt folgt, zu der Länge einer Einhüllenden definiert (Armstrong et al. 1995; Zilles et al. 1988). Diese Form des Gyrifizierungsindex wurde also Schicht für Schicht be-

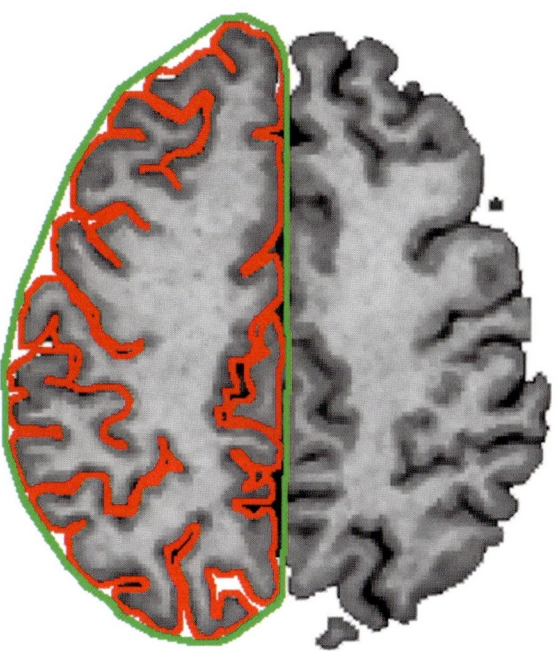

◘ **Abb. 5.5** Der Gyrifizierungsindex eines zweidimensionalen Schnitts wird berechnet als das Verhältnis der Länge der exakten Konturlinie des Kortex (*rot*) zur Länge seiner Einhüllenden (*grün*). (Mod. nach Zilles et al. 1988)

rechnet und dann ggf. über die untersuchten Schichten gemittelt. In der Folge wurden weitere Gyrifizierungsmaße eingeführt (Dubois et al. 2008; Rettmann et al. 2006; Schaer et al. 2008), welche als das Verhältnis der Oberfläche des Gehirns (oder auch nur einzelner Strukturelemente) zu einer einhüllenden Oberfläche berechnet werden. Diese Gyrifizierungsmaße werden also von vornherein in 3 Dimensionen berechnet. Die Gyrifizierung wird vor allem in Studien zur Gehirnentwicklung bzw. zu Entwicklungsstörungen sowie zur Alterung eingesetzt.

5.3.4 Deformationsfeldmorphometrie (DFM)

Die Deformationsfeldmorphometrie (DFM) ermöglicht eine umfassende Charakterisierung des gesamten Gehirns auf Voxelebene. Es ist hierbei zunächst nicht erforderlich, in den Volumendatensätzen »regions of interest« (ROI) zu definieren – mithin müssen auch keine anatomischen Struktureinheiten markiert werden. Potenzielle Fehler, die bei der Bestimmung der Struktureinheiten auftreten können, werden daher von vornherein ausgeschlossen. Jedes zu untersuchende Gehirn wird mit dem Datensatz eines Referenzgehirns nichtlinear registriert. Hieraus resultiert jeweils ein Deformationsfeld, welches die strukturellen Unterschiede zwischen dem untersuchten Gehirn und

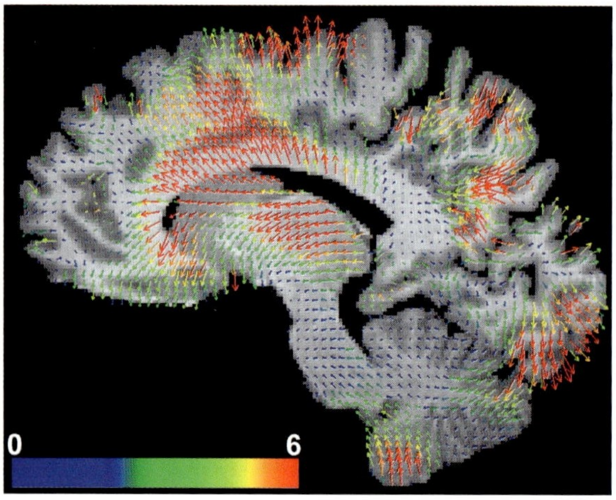

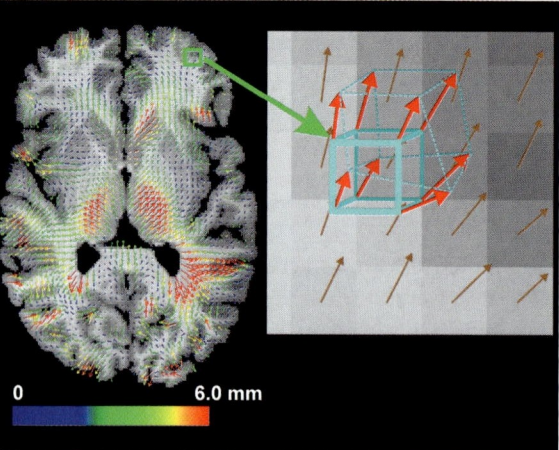

Abb. 5.6 Deformationsfeld einer nichtlinearen Anpassung in einem MRT-Datensatz (paramedianer Sagittalschnitt). Jeder Deformationsvektor weist von seinem Anfangspunkt im Referenzgehirn auf den korrespondierenden Punkt im jeweiligen individuellen Gehirn. Aus Gründen der Übersichtlichkeit ist nur eine Untermenge der Deformationsvektoren dargestellt. Die Farbkodierung gibt die Länge der Deformationsvektoren in mm an

Abb. 5.7 Berechnung des lokalen Volumenquotienten: Dieser gibt den voxelweisen relativen Volumenunterschied eines untersuchten Gehirns gegenüber dem verwendeten Referenzgehirn an. Er wird anhand des Deformationsfeldes (*linke Seite*) berechnet. *Auf der rechten Seite* ist ein stark vergrößerter Ausschnitt des Deformationsfeldes bzw. des Bilddatensatzes dargestellt. *Die braunen Vektoren* geben das eigentliche Deformationsfeld an. Für die Eckpunkte des in *türkis* umrandeten Voxels können nun ebenfalls Deformationsvektoren interpoliert werden. Die Endpunkte dieser Vektoren geben die Eckpunkte des korrespondierenden (im Allgemeinen verzerrten) Hexaeders in dem registrierten Gehirn an. Das Volumen dieses Hexaeders, dividiert durch das Volumen des unverzerrten Voxels im Referenzgehirn, gibt den lokalen Volumenquotienten an

dem Referenzgehirn mathematisch beschreibt. Verfahren, die auf der Auswertung von Deformationsfeldern beruhen, werden auch als »deformationsbasierte Morphometrie« (DBM) bzw. »tensorbasierte Morphometrie« (TBM) bezeichnet (Gaser et al. 2001; Leow et al. 2006).

> **Definition**
>
> Ein Deformationsfeld beschreibt das Ergebnis einer nichtlinearen räumlichen Registrierung. Dabei handelt es sich um ein dreidimensionales Vektorfeld, das jedem Punkt des Referenzdatensatzes eine Verschiebung (Deformationsvektor) zuordnet, die zu seinem korrespondierenden Punkt in dem anzupassenden Datensatz weist (◘ Abb. 5.6). Der Deformationsvektor gibt also die Koordinatendifferenz zwischen einem Punkt im Referenzgehirn und dem entsprechenden Punkt im jeweils untersuchten Gehirn an.

Als aussagekräftiges Charakteristikum für die Morphometrie haben sich insbesondere die lokalen, d. h. voxelweisen Volumenunterschiede erwiesen, die durch ein Deformationsfeld implizit beschrieben werden. Vor allem 2 Maße werden für die Berechnung dieser Volumenunterschiede benutzt:

1. **Jacobi-Determinante:** Die Funktional- bzw. Jacobi-Determinante der Transformation, die durch das Deformationsfeld beschrieben wird, kann als Maß für die lokalen relativen Volumenunterschiede benutzt werden. Da hierfür in jedem Voxel die Funktionalmatrix berechnet werden muss, welche die partiellen Ableitungen der 3 Vektorkomponenten nach den 3 Raumrichtungen enthält, hat sich für diese Vorgehensweise die Bezeichnung »tensorbasierte Morphometrie« (TBM) etabliert. Die benötigten Ableitungen der Deformationsvektoren können nur geschätzt werden, da die Deformationsvektoren nur in den diskreten Gitterpunkten des Referenzdatensatzes bekannt sind (Ashburner u. Friston 2000; Leow et al. 2006).

2. **Lokaler Volumenquotient:** Die Definition des »lokalen Volumenquotienten« (»locale volume ratio«) beruht auf rein geometrischen Überlegungen (Pieperhoff et al. 2008a): Der Bilddatensatz des Referenzgehirns stellt ein Gitter dar, wobei die Gitterzellen durch die einzelnen Voxel gebildet werden. Betrachtet man nun ein einzelnes Voxel (bzw. eine Gitterzelle), so lassen sich für die Eckpunkte dieses Voxels Deformationsvektoren angeben (durch Interpolation des eigentlichen Deformationsfeldes; ◘ Abb. 5.7). Die Endpunkte dieser Deformationsvektoren geben dann das korrespondierende – im Allgemeinen verzerrte – hexaedrische Volumenelement im Gehirn des untersuchten Probanden an. Das Volumen dieses verzerrten Hexaeders lässt sich einfach berechnen. Der lokale Volumenquotient ist das Volumen des Hexaeders

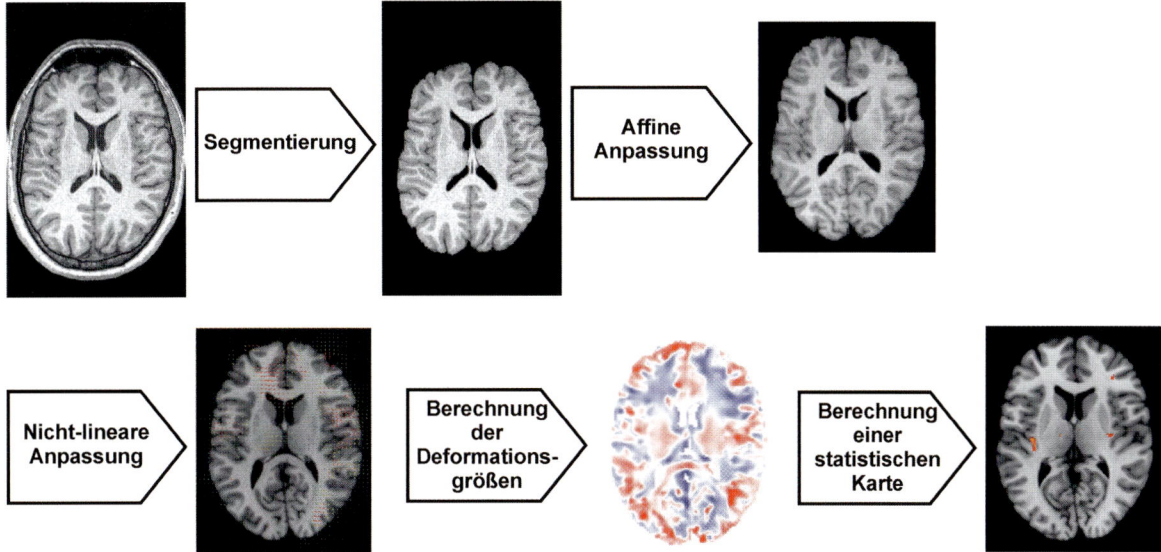

Abb. 5.8 Prinzipieller Ablauf bei Deformationsfeldmorphometrie. Ein T1-gewichteter MRT-Datensatz wird zunächst segmentiert, d. h., nicht zum Gehirn gehörende Anteile des Bildes (insbesondere Schädel, Hirnhaut, Liquor) werden entfernt. Es folgt eine affine und eine nichtlineare Anpassung des MRT-Datensatzes an einen Referenzdatensatz. Hierbei wird ein Deformationsfeld erzeugt, anhand dessen die lokalen Volumenunterschiede zwischen dem angepassten Datensatz und dem Referenzdatensatz berechnet werden (in der Abbildung sind ausgedehnte Bereiche *blau* und komprimierte Bereiche *rot* dargestellt). Die Datensätze der lokalen Volumenunterschiede der verschiedenen Probanden bzw. Messzeitpunkte werden schließlich statistisch ausgewertet

im Probandengehirn geteilt durch das Voxelvolumen im Referenzgehirn, gibt also ebenfalls den voxelweisen relativen Volumenunterschied an.

Mittels beider Ansätze wird für jedes individuelle Gehirn eine dreidimensionale Karte der voxelweisen Volumenunterschiede gegenüber dem Referenzgehirn erzeugt (◘ Abb. 5.8). Sofern die Karten verschiedener Gehirne alle auf das gemeinsame Referenzgehirn bezogen sind, können sie Voxel für Voxel miteinander verglichen werden. Hierfür können etablierte Softwarepakete wie SPM oder FSL genutzt werden.

Alternativ können aber auch die Volumina von Regionen in den untersuchten Probandengehirnen berechnet werden: Hierfür müssen die interessierenden anatomischen Regionen in dem benutzten Referenzgehirn kartiert worden sein. Das entsprechende Volumen in dem Gehirn eines untersuchten Probanden ergibt sich dann einfach daraus, dass die Werte des lokalen Volumenquotienten bzw. der Jacobi-Determinante über die Voxel der infrage kommenden Region aufsummiert werden. Es ist also nicht erforderlich, dass diese Region in den zu untersuchenden Gehirnen markiert wird. Diese Vorgehensweise hat gegenüber einer voxelweisen Analyse den Vorteil, dass die im Allgemeinen mehrere Millionen Werte der voxelweisen Volumenunterschiede auf vergleichsweise wenige regionenbezogene Volumenwerte reduziert werden.

> **Die Deformationsfeldmorphometrie gibt die voxelweisen relativen Volumenunterschiede des untersuchten Gehirns gegenüber dem Referenzgehirn an. Vorausgesetzt, dass immer das gleiche Referenzgehirn verwendet worden ist, können die aus verschiedenen Deformationsfeldern berechneten Daten Voxel für Voxel miteinander verglichen werden. Außerdem sind regionenbasierte volumetrische Analysen möglich, d. h., die Volumina anatomischer Regionen in den einzelnen untersuchten Gehirnen können berechnet werden. Hierfür müssen die zu untersuchenden Regionen nur in dem verwendeten Referenzdatensatz kartiert worden sein.**

Deformationsfeldmorphometrie kann sowohl für Querschnitts- als auch für Longitudinalstudien eingesetzt werden. In Querschnittsstudien werden alle MRT-Datensätze der untersuchten Probanden mit demselben Referenzgehirn registriert, und die resultierenden Karten der relativen Volumenunterschiede bzw. daraus berechnete Regionenvolumina werden zwischen den verschiedenen Probanden miteinander verglichen. Dies ermöglicht die Untersuchung von strukturellen Unterschieden, die beispielsweise zwischen Kontrollprobanden und bestimmten Patientengruppen bestehen, oder welche von Parametern wie dem Alter abhängen.

Darüber hinaus hat sich die Deformationsfeldmorphometrie auch als ein sehr sensitives Analysewerkzeug für longitudinale Studien erwiesen (Leow et al. 2006; Pieperhoff et al. 2008b; Studholme et al. 2006): Hierbei werden von jedem Probanden mehrere MRT-Aufnahmen zu verschiedenen Zeitpunkten erstellt. Die **Follow-up**-Aufnahmen (d. h. die Wiederholungsaufnahmen) jedes einzelnen Probanden werden jeweils mit dessen erster MRT-Aufnahme registriert. Mittels Deformationsfeldmorphometrie lassen sich dann für jeden Probanden die lokalen relativen Volumenunterschiede gegenüber dessen erster MRT-Aufnahme berechnen. Es konnte gezeigt werden, dass sich mit diesem Verfahren auch **individuelle** Veränderungen der Gehirnstruktur, wie sie z. B. bei bestimmten neurodegenerativen Erkrankungen, aber auch beim gesunden Altern auftreten, quantifizieren lassen (Pieperhoff et al. 2008b). Der zeitliche Abstand der zu diesem Zweck erhobenen MRT-Aufnahmen lag bei 3–6 Monaten, und die gemessenen Volumenänderungen lagen bei 4 %.

> **Die Deformationsfeldmorphometrie kann sowohl bei Querschnitts- als auch bei Longitudinalstudien eingesetzt werden. Longitudinalstudien sind besonders interessant für die Untersuchung der Hirnveränderungen bei Alterungsvorgängen und bei fortschreitenden Erkrankungen, wie z. B. neurodegenerativen Erkrankungen. Hieraus ergibt sich auch das Potenzial einer möglichen Nutzung insbesondere für die Differenzialdiagnostik bei neurodegenerativen Erkrankungen.**

Wo liegen die Grenzen der Deformationsfeldmorphometrie? Was ist zu beachten, um Fehlinterpretationen zu vermeiden? Da die Registrierung von MRT-Aufnahmen der wesentliche Schritt der Deformationsfeldmorphometrie ist, ist es entscheidend, dass die miteinander zu vergleichenden Bilddatensätze eine hinreichende Ähnlichkeit im Sinne des bei der Registrierung verwendeten Ähnlichkeitsmaßes aufweisen. Dies bedeutet insbesondere, dass die miteinander registrierten MRT-Aufnahmen möglichst mit einer vergleichbaren MRT-Sequenz bzw. Scannerhardware erstellt worden sind. Bei longitudinalen Auswertungen ist dies sogar besonders wichtig, weil hierbei selbst minimale Veränderungen zwischen 2 Scans detektiert werden sollen.

Des Weiteren müssen auch anatomisch korrespondierende Strukturen in den miteinander registrierten MRT-Aufnahmen ähnlich dargestellt werden. Das MRT-Signal kann jedoch beispielsweise durch Tumoren, Ischämie oder auch entzündliche Erkrankungen des Gehirns (Uhlenbrock u. Forsting 2007) massiv verändert werden. Falls solche Veränderungen in einer der miteinander zu registrierenden MRT-Aufnahmen vorliegen, kann dies zu fehlerhaften Bildanpassungen führen. In diesen Situationen kann eine Lösung darin bestehen, die veränderten Bereiche für die Registrierung auszublenden, um außerhalb dieser Bereiche eine korrekte Angleichung zu erzielen. Dies kann durch manuelle Maskierung (Hömke et al. 2009) oder automatisch durch robuste Registrierungsverfahren (▶ Abschn. 5.2.4) erreicht werden. Es hängt aber vom Ausmaß der Veränderungen sowie der zu untersuchenden Fragestellung ab, inwieweit diese Vorgehensweise hilfreich ist.

5.3.5 Voxelbasierte Morphometrie

Voxelbasierte Morphometrie (VBM) beruht im Wesentlichen auf der Auswertung der Verteilungen der Kompartimente graue Substanz, weiße Substanz und zerebrospinale Flüssigkeit (CSF). Im Folgenden wird das Grundprinzip von VBM beschrieben (◘ Abb. 5.9). Jeder MRT-Datensatz wird mit einem Referenzgehirn registriert sowie entsprechend der interessierenden Kompartimente klassifiziert. Zu jedem dieser Kompartimente wird eine Karte erzeugt, die für jedes Voxel die Zugehörigkeit zu dem entsprechenden Kompartiment angibt: Abhängig vom Klassifizierungsverfahren kann dies ein binärer Wert sein oder ein Wahrscheinlichkeitswert.

Diese Karten werden mit einem Gauß-Filter geglättet, der üblicherweise eine Breite im Bereich von 8 bis 12 mm besitzt. Die Karten der Gewebeverteilungen jedes einzelnen Probanden können zusätzlich mit den Daten der »Jacobi-Determinante«, die aus der vorangegangenen Registrierung gewonnen werden (▶ Abschn. 5.3.4), »moduliert« werden, um so die lokalen Größenunterschiede der einzelnen Gehirne zu berücksichtigen. Die auf diese Weise modulierten Voxelwerte werden als »Volumenwerte« interpretiert, die unmodulierten Voxelwerte dagegen als »Konzentrationen« (d. h. als lokaler Volumenanteil z. B. der grauen Substanz; Ashburner u. Friston 2000; Good et al. 2001).

Die gefilterten Datensätze verschiedener Probanden können voxelweise miteinander überlagert werden (soweit sie mit demselben Referenzgehirn registriert worden sind). Innerhalb einer Gruppenstudie können somit die gefilterten Datensätze als Eingangsdaten für voxelweise statistische Verfahren genutzt werden, mit deren Hilfe beispielsweise lokale Unterschiede in der Verteilung der grauen Substanz untersucht werden können (Ashburner u. Friston 2000). Inzwischen stehen zahlreiche Varianten für VBM zur Verfügung, insbesondere auch für die Auswertung longitudinal erhobener MRT-Aufnahmen (Asami et al. 2012; Chételat et al. 2005).

5.3 · Gehirnmorphometrie

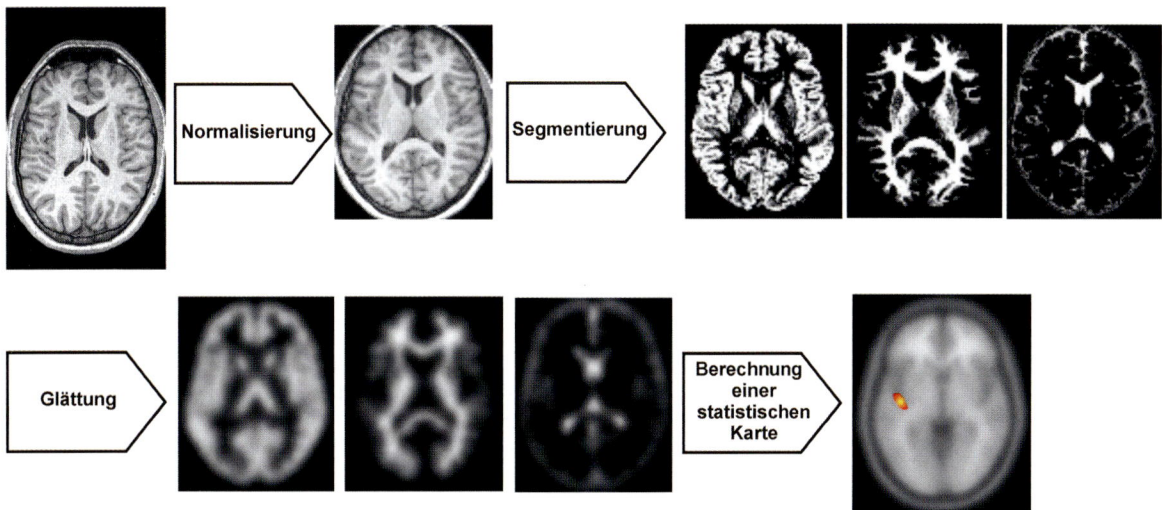

Abb. 5.9 Prinzipieller Ablauf bei voxelbasierter Morphometrie. Ein T1-gewichteter MRT-Datensatz wird zunächst auf einen Referenzdatensatz »normalisiert«: Dieser Schritt entspricht einer affinen und nichtlinearen Registrierung. Danach wird der Datensatz in die 3 Gewebeklassen graue Substanz, weiße Substanz und zerebrospinaler Liquor segmentiert. Jeder dieser 3 Datensätze wird geglättet, z. B. mit einem Gauß-Filter der Weite 12 mm. Diese Schritte werden für jeden zu untersuchenden Probanden wiederholt. Aus den geglätteten Segmentierungsmasken wird dann eine statistische Karte berechnet (im Allgemeinen für die verschiedenen Gewebeklassen getrennt). Als Referenzdatensatz wurde hierbei ein über die MRT-Datensätze mehrerer Personen gemittelter Datensatz verwendet

> Für die voxelbasierte Morphometrie werden die MRT-Datensätze mit einem Referenzgehirn registriert. Die untersuchten Gehirne werden auf der Voxelebene einerseits anhand der lokalen Verteilungen von grauer und weißer Substanz bzw. zerebrospinaler Flüssigkeit und andererseits durch den lokalen relativen Volumenunterschied gegenüber dem Referenzgehirn charakterisiert. Letzterer wird durch die Jacobi-Determinante der nichtlinearen Deformation bestimmt.

Voxelbasierte Morphometrie unterliegt ähnlichen Einschränkungen wie die Deformationsfeldmorphometrie: Veränderungen des MRT-Signals, die durch krankhafte Veränderungen verursacht werden, können sowohl die Gewebeklassifizierung als auch die räumliche Normalisierung beeinträchtigen.

Zusammenfassung und Ausblick

Morphometrische Untersuchungen werden heute überwiegend an in vivo erhobenen Bilddatensätzen durchgeführt. Hierbei werden verschiedene Ansätze verfolgt: Manche Verfahren erfordern die explizite Identifikation anatomisch definierter Struktureinheiten in den untersuchten Gehirnen. Deformationsfeldmorphometrie beruht auf der Analyse der Deformationsfelder, die von Bildregistrierungsverfahren erzeugt werden, und ermöglicht die Messung von lokalen Volumenunterschieden. Voxelbasierte Morphometrie wiederum untersucht die lokale Gewebeverteilung, insbesondere von grauer und weißer Substanz. Weiterhin gibt es Verfahren für die Untersuchung der Kortexdicke.

Bildregistrierungsverfahren sind von hoher Bedeutung für die Morphometrie, da sie den Vergleich von Messungen verschiedener bildgebender Verfahren, verschiedener Individuen und verschiedener Zeitpunkte ermöglichen. An die zugrunde liegenden Bildanalysetechniken werden sehr hohe Anforderungen gestellt, da das menschliche Gehirn eine sehr komplexe und interindividuell variable Form aufweist und da die Grenzen anatomischer Strukturen trotz der hohen Auflösung der MRT-Datensätze häufig nicht eindeutig erkannt werden können. Registrierungsverfahren und Analysetechniken werden daher kontinuierlich weiterentwickelt.

Qualitative Verbesserungen ergeben sich außerdem aus dem Einsatz moderner MRT-Verfahren und insbesondere der Verwendung von MRT-Scannern mit stärkerem Magnetfeld: Dies zielt auf eine Erhöhung des Bildkontrasts im Vergleich zum »Rauschen« sowie einer Verkürzung der Aufnahmedauer, weil Letzteres eine Minderung von Bewegungsartefakten verspricht.

Literatur

Amunts K, Schlaug G, Schleicher A, Steinmetz H, Dabringhaus A, Roland PF, Zilles K (1996) Asymmetry in the human motor cortex and handedness. NeuroImage 4: 216–222

Amunts K, Schleicher A, Bürgel U, Mohlberg H, Uylings HB, Zilles K (1999) Broca's region revisited. J Comp Neurol 412: 319–341

Amunts K, Jancke L, Mohlberg H, Steinmetz H, Zilles K (2000) Interhemispheric asymmetry of the human motor cortex related to handedness and gender. Neuropsychologia 38: 304–312

Amunts K, Kedo O, Kindler M, Pieperhoff P, Mohlberg H, Shah NJ, Habel U, Schneider F, Zilles K (2005) Cytoarchitectonic mapping of the human amygdala, hippocampal region and entorhinal cortex: intersubject variability and probability maps. Anat Embryol (Berl) 210: 343–352

Amunts K, Schleicher A, Zilles K (2007) Cytoarchitecture of the cerebral cortex – more than localization. NeuroImage 37: 1061–1065

Armstrong E, Schleicher A, Omran H, Curtis M, Zilles K (1995) The ontogeny of human gyrification. Cereb Cortex 1: 56–63

Asami T, Bouix S, Whitford TJ, Shenton ME, Salisbury DF, McCarley RW (2012) Longitudinal loss of gray matter volume in patients with first-episode schizophrenia: DARTEL automated analysis and ROI validation. NeuroImage 59: 986–996

Ashburner J, Friston K (1999) Nonlinear spatial normalization using basis functions. Hum Brain Mapp 7: 254–266

Ashburner J, Friston K (2000) Voxel-based morphometry – the methods. NeuroImage 11: 805–821

Brodmann K (1909) Vergleichende Lokalisationslehre der Großhirnrinde in ihren Prinzipien dargestellt aufgrund des Zellenbaues. Barth, Leipzig

Chételat G, Landeau B, Eustache F, Mézenge F, Viader F, de la Sayette V, Desgranges B, Baron JC (2005) Using voxel-based morphometry to map the structural changes associated with rapid conversion in MCI: A longitudinal MRI study. NeuroImage 27: 934–946

Crivello F, Schormann T, Tzourio-Mazoyer N, Roland PE, Zilles K, Mazoyer BM (2002) Comparison of spatial normalization procedures and their impact on functional maps. Hum Brain Mapp 16: 228–250

Davis MH, Khotanzad A, Flamig DP, Harms SE (1995) Elastic body splines: a physics based approach to coordinate transformation in medical image matching. Eighth IEEE Symposium on Computer-Based Medical Systems (CBMS'95): 81–88

Dubois J, Benders M, Cachia A, Lazeyras F, Ha-Vinh Leuchter, Sizonenko SV, Borradori-Tolsa C, Mangin JF, Hüppi PS (2008) Mapping the early cortical folding process in the preterm newborn brain. Cereb Cortex 18: 1444–1454

Evans AC, Collins DL, Mills SR, Brown ED, Kelly RL, Peters TM (1993) 3D statistical neuroanatomical models from 305 MRI volumes. Proc IEEE-Ncl Sci Symp Med Imaging Conf 3: 1813–1817

Fischl B, Dale AM (2000) Measuring the thickness of the human cerebral cortex from magnetic resonance images. PNAS 97: 11050–11055

Gaser C, Nenadic I, Buchsbaum BR, Hazlett EA, Buchsbaum MS (2001) Deformation-based morphometry and its relation to conventional volumetry of brain lateral ventricles in MRI. NeuroImage 13: 1140–1145

Good CD, Johnsrude I, Ashburner J, Henson RN, Friston KJ, Frackowiak RS (2001) A Voxel-based morphometry study of aging in 465 normal adult human brains. NeuroImage 14: 21–36

Henn S, Schormann T, Engler K, Zilles K, Witsch K (1997) Elastische Anpassung in der digitalen Bildverarbeitung auf mehreren Auflösungsstufen mit Hilfe von Mehrgitterverfahren. Mustererkennung. Springer Informatik Aktuell, S 392–399

Holmes CJ, Hoge R, Collins J, Woods R, Toga AW, Evans AC (1998) Enhancement of MR images using registration for signal averaging. J Comput Assist Tomogr 22: 324–333

Hömke L (2006) A multigrid method for anisotropic PDEs in elastic image registration. Numerical Linear Algebra with Applications 13: 215–229

Hömke L, Amunts K, Bönig L, Fretz C, Binkofski F, Zilles K, Weder B (2009) Analysis of lesions in patients with unilateral tactile agnosia using cytoarchitectonic probabilistic maps. Hum Brain Mapp 30: 1444–1456

Kabani N, Le Goualher G, MacDonald D, Evans AC (2001) Measurement of cortical thickness using an automated 3-D algorithm: A validation study. NeuroImage 13: 375–380

Klein A, Andersson J, Ardekani BA, Ashburner J, Avants B, Chiang MC, Christensen GE, Collins DL, Gee J, Hellier P, Song JH, Jenkinson M, Lepage C, Rueckert D, Thompson P, Vercauteren T, Woods RP, Mann JJ, Parsey RV (2009) Evaluation of 14 nonlinear deformation algorithms applied to human brain MRI registration. Neuroimage: 46: 786–802

Kybic J, Unser M (2003) Fast parametric elastic image registration. IEEE Transactions on Image Processing 12 11: 1427–1442

Le Goualher G, Procyk E, Collins DL, Venugopal R, Barillot C, Evans AC (1999) Automated extraction and variability analysis of sulcal neuroanatomy. IEEE Trans Med Imaging 18: 206–217

Leow AD, Klunder AD, Jack CR, Toga AW, Dale AM, Bernstein MA, Britson PJ, Gunter JL, Ward CP, Whitwell JL, Borowski BJ, Fleisher AS, Fox NC, Harvey D, Kornal J, Schuff N, Studholme C, Alexander GE, Weiner MW, Thompson PM (2006) Longitudinal stability of MRI for mapping brain change using tensor-based morphometry. NeuroImage 31: 627–640

Lohmann G, von Cramon DY (2000) Automatic labelling of the human cortical surface using sulcal basins. Med Image Analysis 4: 179–188

Mangin JF, Rivière D, Cachia A, Duchesnay E, Cointepas Y, Papadopoulos-Orfanos D, Scifo P, Ochiai T, Brunelle F, Régis J (2004) A framework to study the cortical folding patterns. NeuroImage 23: S129–S138

Paus T, Otaky N, Caramanos Z, MacDonald D, Zijdenbos A, D'Avirro D, Gutmans D, Holmes C, Tomaiuolo F, Evans AC (1996) In vivo morphometry of the intrasulcal gray matter in the human cingulate, paracingulate, and superior-rostral sulci: hemispheric asymmetries, gender differences and probability maps. J Com Neurol 376: 644–673

Periaswamy S, Farid H (2006) Medical image registration with partial data. Med Image Anal 10: 452–464

Pieperhoff P, Hömke L, Schneider F, Habel U, Shah NJ, Zilles K, Amunts K (2008a) Deformation field morphometry reveals age-related structural changes between the brains of adults up to 51 years. J Neurosci 28: 828–842

Pieperhoff P, Südmeyer M, Hömke L, Zilles K, Schnitzler A, Amunts K (2008b) Detection of structural changes of the human brain in longitudinally acquired MR images by deformation field morphometry: Methdological analysis, validation and application. NeuroImage 43: 269–287

Pluim JPW, Maintz JBA, Viergever MA (2003) Mutual Information Based Registration of Medical Images: A Survey. IEEE Trans Med Imaging 22: 986–1004

Rettmann ME, Kraut MA, Prince JL, Resnick SM (2006) Cross-sectional and longitudinal analyses of anatomical sulcal changes associated with aging. Cereb Cort 16: 1584–1594

Reuter M, Rosas HD, Fisch B (2010) Highly accurate inverse consistent registration: a robust approach. Neuroimage 53: 1181–1196

Roche A, Malandain G, Pennec X, Ayache N (1998) The Correlation Ratio as a New Similarity Measure for Multimodal Image Registration. MICCAI 1998: 1115–1124

Rogelj P, Kovacic S (2006) Symmetric image registration. Med Image Anal 10: 484–493

Rohr K, Stiehl HS, Sprengel R, Buzug TM, Weese J, Kuhn MH (2001) Landmark-Based Elastic Registration Using Approximating Thin-Plate Splines. IEEE Trans Med Imaging 20: 526–534

Saad ZS, Glen DR, Chen G, Beauchamp MS, Desai R, Cox RW (2009) A new method for improving functional-to-structural MRI alignment using local Pearson correlation. NeuroImage 44: 839–848

Schaer M, Bach Cuadra M, Tamarit L, Lazeyras F, Eliez S, Thiran JP (2008) A surface-based approach to quantify local cortical gyrification. IEEE Trans Med Imaging 27: 161–170

Shen D, Davatzikos C (2002) HAMMER: Hierarchical attribute matching mechanism for elastic regisgtration. IEEE Trans Med Imaging 21: 1421–1439

Studholme C, Drapaca C, Iordanova B, Cardenas V (2006) Deformation-based mapping of volume change from serial brain MRI in the presence of local tissue contrast change. IEEE Trans Med Imaging 25: 626–639

Talairach J, Tournoux P (1988) Co-planar stereotaxic atlas of the human brain. Thieme, Stuttgart

Thompson PM, Hayashi KM, De Zubicaray G, Janke AL, Rose SE, Semple J, Herman D, Hong MS, Dittmer SS, Doddrell DM, Toga AW (2003) Dynamics of gray matter loss in Alzheimer's disease. J Neurosci 23: 994–1005

Uhlenbrock D, Forsting M (2007) MRT und MRA des Kopfes. Thieme, Stuttgart

Walters NB, Eickhoff SB, Schleicher A, Zilles K, Amunts K, Egan GF, Watson JDG (2007) Observer-independent analysis of high-resolution MR images of the human cerebral cortex: In vivo delineation of cortical areas. Hum Brain Mapp 28: 1–8

Woods RP, Grafton ST, Watson JD, Sicotte NL, Mazziotta JC (1998) Automated image registration: II Intersubject validation of linear and nonlinear models. J Comput Assist Tomogr 22: 153–165

Zeng Q, Chen Y (2008) Accurate inverse consistent non-rigid image registration and its application on automatic recontouring. Proc 4th Int Conf Bioinformatics Research and Applications (ISBRA'08). Springer, S 293–304

Zilles K, Armstrong E, Schleicher A, Kretschmann HJ (1988) The human pattern of gyrification in the cerebral cortex. Anat Embryol 179: 173–179

Zilles K, Amunts K (2012) Anatomical basis for functional specialization. In: Uludag K, Ugurbil K (eds) FMRI: From Nuclear Spins to Brain Function. Springer, in press

Echtzeit-fMRT

K. Mathiak, R. Goebel, N. Weiskopf

6.1 Technische Entwicklung und Anwendungen – 104

6.2 Neurofeedback mit fMRT – 107
6.2.1 Selbstregulation – 108
6.2.2 Technische Anforderungen – 112
6.2.3 Kontrolle von Artefakten – 112
6.2.4 Lernparadigmen – 113
6.2.5 Psychologische Effekte – 114
6.2.6 Klinische Anwendung – 114

Literatur – 116

Zum Thema

Die meisten fMRT-Studien nutzen langwierige Analyseschritte über gesammelte Gruppendaten. Nicht selten sind Rechner nächtelang damit befasst, die mühsam erhobenen Daten auszuwerten. Dadurch ist ein intuitiver Zugang zu den Daten deutlich erschwert, und Anfänger brauchen viel Durchhaltevermögen, um zu einem fassbaren Ergebnis zu kommen. Um solche Einschränkungen zu umgehen und auch neue Anwendungen zu ermöglichen, kommen in den letzten Jahren zunehmend Echtzeitverfahren in der fMRT zum Einsatz. Ursprünglich wurde die Bezeichnung Echtzeit auch für Auswertungen verwendet, die wenige Minuten nach dem Abschluss der Messung erste Ergebnisse liefern. Echtzeit im engeren Sinne sind Auswertungen, die online nach jeder Volumenakquisition – meist noch innerhalb der Repetitionszeit – Aktivierungskarten berechnen (◘ Abb. 6.1). Generell gilt, dass Echtzeitanalysen nur für einzelne Versuchspersonen möglich sind. Die anschließende Gruppenanalyse ist dann aber aufgrund der vorliegenden Individualanalysen möglich und sogar deutlich beschleunigt.

Wir wollen in diesem Kapitel folgende Schwerpunkte diskutieren:

— Die rasche Analyse der Individualdaten zur Qualitätskontrolle oder zur Gewinnung von funktionellen Navigatoren. Insbesondere in der prächirurgischen Diagnostik hat sie einen hohen Stellenwert
— Die direkte Interaktivität von Echtzeit-fMRT ermöglicht einen unmittelbaren Einsatz in der Lehre und bei kurzen studentischen Forschungsprojekten
— Aus dem Einsatz als fMRT-Brain-Computer-Interface (fMRT-BCI) ergeben sich gänzlich neue Anwendungen, in denen die aktuelle Hirnaktivierung direkt Einfluss auf das Paradigma gewinnt. Dies sind in erster Linie Neurofeedback-Verfahren
— Zuletzt wollen wir noch einen Einblick in aktuelle Studien zu Verhaltenseffekten und klinischen Anwendungen geben

6.1 Technische Entwicklung und Anwendungen

Cox et al. (1995) stellten erstmalig eine Apparatur vor, die in Echtzeit fMRT-Analysen für eine Schicht berechnen konnte. Seitdem wurden – auch unterstützt durch die verbesserte Computertechnik – zunehmend verfeinerte Algorithmen zur Echtzeitverarbeitung von funktionellen MR-Daten vorgestellt. Ähnlich wie bei der konventionellen fMRT-Analyse müssen Bewegungskorrektur (Mathiak u. Posse 2001; Thesen et. al. 2000) und andere Verfahren zur Reduktion von Artefakten angewandt werden (◘ Abb. 6.2). Zunächst wurden Nah-Echtzeitmethoden beschrieben, die nach dem vollständigen Ablauf eines Experimentalblocks die statistische Auswertung durchführen (Lee et. al. 1998; Voyvodic 1999; ◘ Abb. 6.1).

Lehrkonzept mit Echtzeit-fMRT

Eine rasche Einführung in die funktionelle Kernspintomographie soll informieren und junge Wissenschaftler ansprechen (Weiskopf et al. 2007). Unser Konzept basiert auf einem direkten und intuitiven Zugang zu diesem Medium. Die Echtzeit-fMRT wird dazu verwendet, dass Studenten die eigene Hirnaktivität online beobachten können (◘ Abb. 6.4). In diesem Zusammenhang werden die genauen physikalischen und biologischen Grundlagen der Signalentstehung diskutiert, um zu verdeutlichen, dass die funktionelle Bildgebung nicht so willkürlich ist wie sie manchem kritischem Geist erscheint.

Heutzutage ist die fMRT eine der meist genutzten Methoden der Neurowissenschaft. Deshalb sollten jedem Studierenden, der in diese Art von Forschung involviert werden könnte, Grundlagenkenntnisse angeboten werden. Allerdings ist das Wissensgebiet fMRT leider sehr komplex und auch kompliziert. In Lehre, Publikationen und wissenschaftlichen Arbeiten neigen die Ebenen Theorie, Experiment, Datenverarbeitung und Dateninterpretation dazu, auseinander zu fallen. Um die Methodik intuitiv zu lehren, muss ein holistischer Ansatz gewählt werden.

Da meist nur wenig Zeit für eine Einführung in die fMRT zur Verfügung steht, sollte nur eine kurze theoretische Einführung stattfinden, die den Hintergrund für die praktische Erfahrung liefern soll und den Studenten in die Lage versetzt, die Literatur über fMRT besser zu verstehen und kritisch zu würdigen. Andererseits sollen natürlich junge Wissenschaftler dazu motiviert werden, das Feld zu erforschen und auch in dem Bereich weiter zu arbeiten, indem langwierige methodische Prozeduren vermieden werden und die praktische Anwendung im Vordergrund steht.

Darauf basierend können nun von den Studenten eigene Paradigmen vorgeschlagen werden. Um einen Eindruck über die Signaleigenschaften zu gewinnen, wird die Aktivität einzelner Hirnregionen dem Studenten oder der Studentin im Tomographen rückgemeldet. Dadurch wird z. B. die hämodynamische Verzögerung zwischen neuronaler Aktivität und Blutflussänderung direkt erfahrbar. Im Idealfall kann sie oder er nun lernen, diese Hirnaktivierung über Neurofeedback selbst zu steuern (▸ Abschn. 6.2).

Durch interaktives Lernen mit Echtzeit-fMRT ist eine neue Anwendung von fMRT entstanden. Wir erreichen damit gute Lernerfolge und motivieren viele Studenten, weiter im fMRT-Bereich zu arbeiten. Die Studenten sind – wenn die infrastrukturellen Gegebenheiten erfüllt sind – hoch zufrieden. Allerdings entstehen hohe Anforderungen an Menschen und Material.

Echte Online-Verfahren nutzen entweder eine »**Sliding window**«-**Technik** (Gembris et. al. 2000) oder kontinuierliches rekursives Ergänzen eines Schätzers des linearen Modells (Bagarinao et. al. 2003; ◘ Abb. 6.3). Die »Sliding-window«-Technik nutzt nur Bilder aus einem beschränkten Zeitfenster (etwa 2–3 min) und ist somit gegen niedrigfrequente Artefakte relativ stabil, da diese das betrachtete Zeitfenster auch wieder verlassen. Die rekursiv berechneten linearen Modelle, die ähnlich schnell berechnet werden können, akkumulieren die experimentelle Evidenz und erhöhen die statistische Empfindlichkeit mit der Menge der gemessenen Daten. Automatisch angepasste hämodynamische Antwortfunktionen konnten sich bisher nicht durchsetzen (Gembris et al. 2000), aber individuell gemes-

6.1 · Technische Entwicklung und Anwendungen

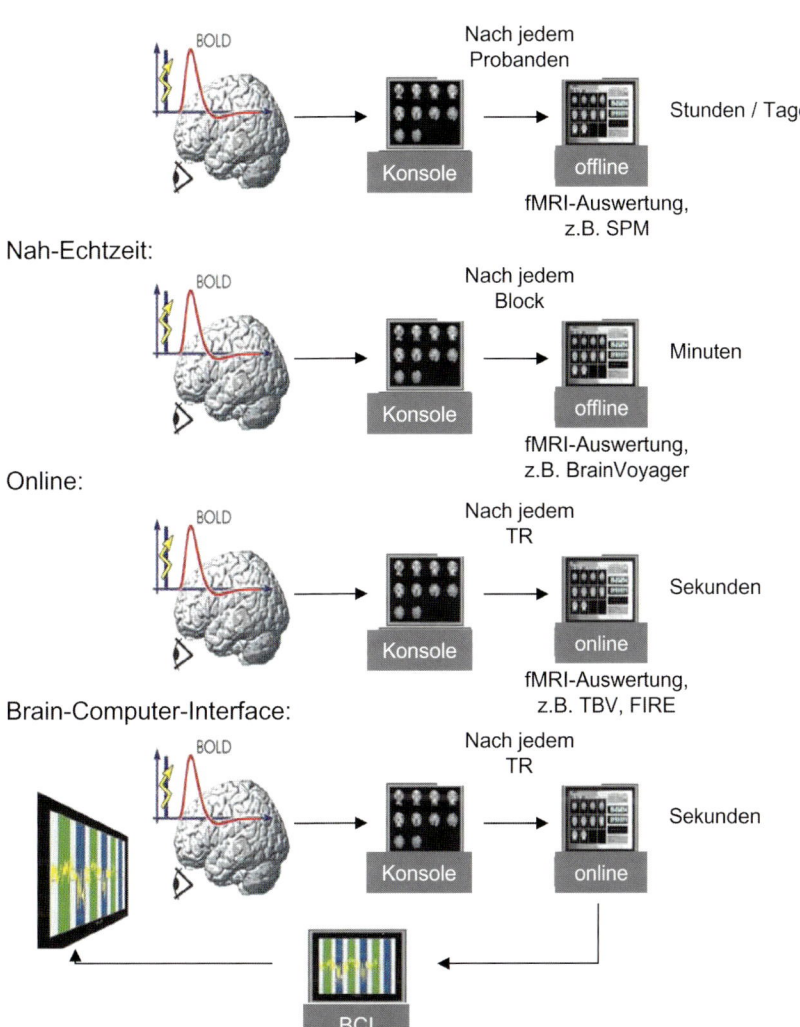

Abb. 6.1 Unterschiedliche Strategien für die fMRT-Datenauswertung von der traditionellen Offline-Auswertung bis zum fMRT-BCI. Die Offline-Auswertung für einen Probanden dauert Stunden bis Tage. Dies ist für die meisten systematischen Studien über Gruppen ausreichend. Für prächirurgische Anwendungen bietet sich die Nah-Echtzeit an, um rasch kontrollierbare Ergebnisse zu erhalten. Der Datentransfer erfolgt nach jedem Messblock (bzw. die Auswertung erfolgt direkt auf dem MR-System) und die Analyse dauert wenige Minuten. Wenn nötig, können Messblöcke auch direkt wiederholt werden. Online-Verfahren transferieren und analysieren die Daten nach jeder Volumenakquisition. Inkrementell kann die Datenanalyse beobachtet werden; wir haben dies insbesondere in der Lehre eingesetzt, um einen intuitiven Zugang zur fMRT zu erreichen. Ein Brain-Computer-Interface erfordert weiter minimale und zuverlässige Transfer- und Analysezeiten. Zusätzlich müssen die Daten auch direkt zur benutzerfreundlichen Darstellung aufgearbeitet werden

sene Profile werden erprobt (Sorger et al. 2012) und Bayesche Signalverarbeitung nutzt vergleichbare Prinzipien und ist robust gegen Artefakte (Koush et al. 2012). Die Echtzeitberechnung von Independent Component Analysis (ICA; Esposito et al. 2003) und Patternklassifikatoren (Shibata et al. 2011; Sorger et al. 2009) werden zunehmend eingesetzt.

Bereits länger wurde gezeigt, dass Echtzeit-fMRT für sensorische, motorische, höhere kognitive und emotionale Aktivierungsparadigmen eingesetzt werden kann (Phan et al. 2004; Posse et al. 2001). Allerdings hatten diese methodischen Studien bislang wenig neurowissenschaftlichen Zugewinn gebracht. Von klinischem Interesse ist die Echtzeit oder die Nah-Echtzeit-fMRT für die prächirurgische Lokalisationsdiagnostik, um eine direkte Qualitätskontrolle zu erreichen und rasch die Information an den Chirurgen weiterleiten zu können (Gasser et al. 2005; Fernandez et al. 2001; Möller et al. 2005). Ein ähnlich pragmatisches

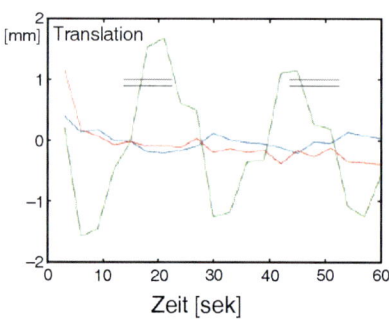

Bewegungen:

1. Rückmeldung der Bewegung (Weiskopf et al. 2005)
2. Retrospektive Bewegungskorrektur (Mathiak u. Posse 2001)
3. Prospektive Bewegungskorrektur (Thesen et al. 2000)
4. Bewegungsschätzer als Regressor (bisher nicht im Echtzeit-fMRI verwandt)

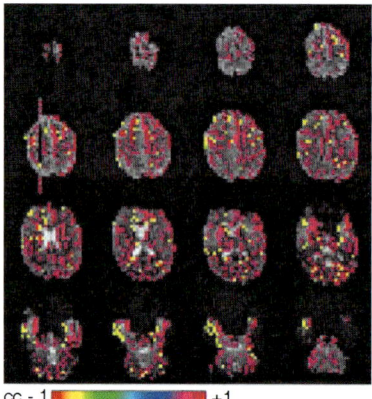

(Aus Mathiak u. Posse 2001; mit freundlicher Genehmigung von John Wiley and Sons)

Verzerrungen:

1. Korrektur nach vorherigen Feldmessungen (Zaitsev et al. 2004)
2. Dynamische single-shot Kompensation (Weiskopf et al. 2005)

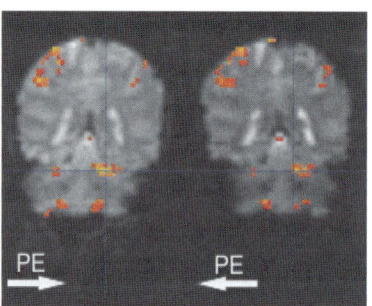

(Aus Weiskopf et al. 2005; mit freundlicher Genehmigung von Elsevier)

Auslöschungen:

1. Multiecho EPI (Posse et al. 2001)
2. Multiecho EPI mit gewichteter Mittelung (Mathiak et al. 2004)
3. Wechsel der Phasenkodierrichtung (Swirszcz et al. 2005)

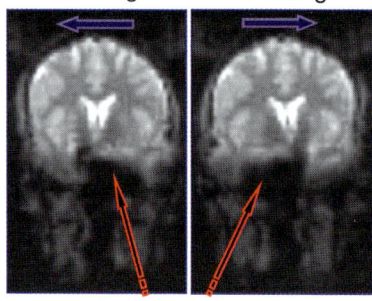

Dephasierungen

Abb. 6.2 Strategien gegen Artefakte in Echtzeit

Interesse führte dazu, die Echtzeit-fMRT als modernen Lügendetektor zu benutzen (Davatzikos et al. 2005; Phan et al. 2005).

Klinische Anwendungen wie präoperatives Lokalisieren dürfen vor allem wenig fehleranfällig sein. Im Gegensatz dazu erfordern wissenschaftliche Anwendungen vor allem die Möglichkeit zur statistischen und quantitativen Aufarbeitung der Ergebnisse. Aus diesem Grund findet man vermutlich relativ selten Publikationen über die durchaus verbreiteten Echtzeit-fMRT-Systeme, die auf der

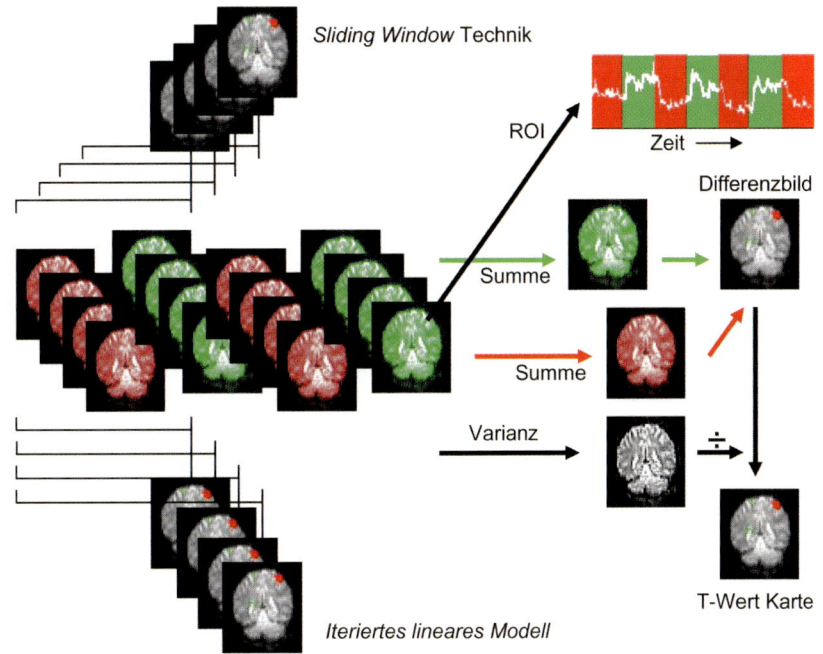

Abb. 6.3 Schematische Darstellung der Analysetechniken für Echtzeit-fMRT

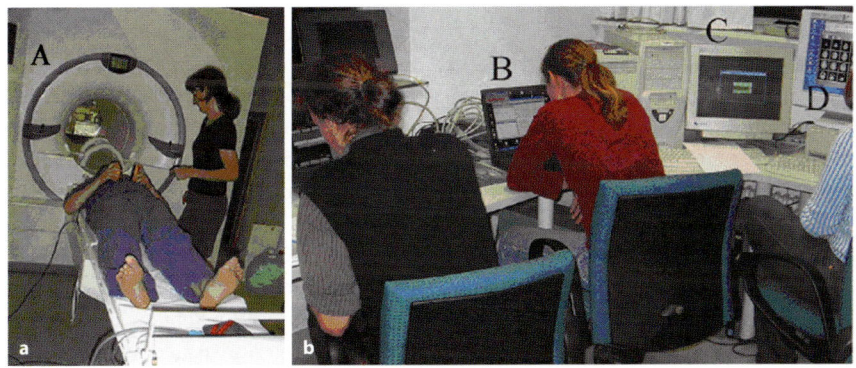

Abb. 6.4 Studenten beobachten die eigene Hirnaktivität mittels Echtzeit-fMRT. **a** Nach ärztlichem Interview und aufgeklärtem Einverständnis wird ein Student für die MR-Untersuchung von einer technischen Assistentin vorbereitet. **b** Studenten bedienen unter Aufsicht selbstständig eine MR-Konsole (*A*; Magnetom Trio, Siemens, Deutschland). Durch die BCI-Software (*B*) werden Zeitserien des Signals der »region of interest« verarbeitet. Diese werden in eine Grafik umgesetzt, die auch die experimentellen Aufgaben darstellt (*C*) und in den Tomographen projiziert. Die Echtzeitanalyse-Software (*D*) zeigt unmittelbar die errechneten Hirnaktivitäten an und weist auf Artefakte oder andere Probleme hin

Scannerhardware installiert sind (Gasser et al. 2005; Goodyear et al. 1997). Es zeigt sich eher, dass spezielle Applikationen (FIRE, Posse et al. 2001; Turbo-BrainVoyager, Goebel 2001) zum Einsatz kommen, die entweder mit besonderen Bildberechnungsroutinen (T_2^*-Schätzer, Hagberg et al. 2002) oder Anbindung an Neurofeedback-Systeme (Übersicht: Weiskopf et al. 2004b) Anwendung finden.

6.2 Neurofeedback mit fMRT

Brain-Computer-Interfaces (BCI) messen Hirnaktivität online und nutzen diese für unterschiedliche Anwendungen wie Kommunikation oder Neurofeedback und Selbstkontrolle von Hirnaktivität. Durch die Einführung von hochperformanten MR-Tomographen und Computern wurde auch fMRT als Basis eines nichtinvasiven BCI nutzbar. Die bisher publizierten Studien belegen klar, dass der Mensch über Rückkopplung des BOLD-Signals seine Ge-

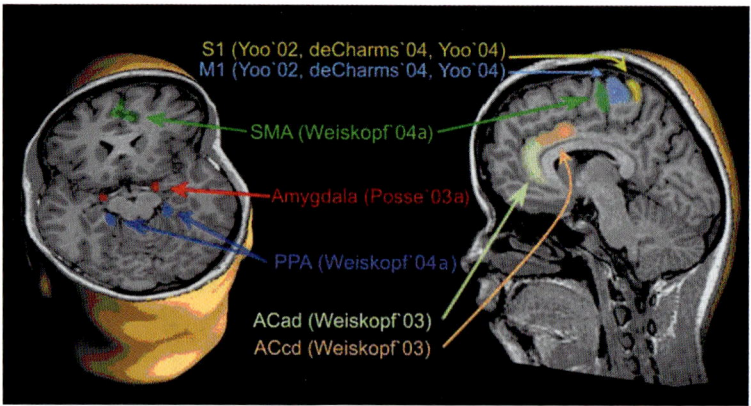

Abb. 6.5 Mit fMRT-Neurofeedback untersuchte Hirnareale. Die Studien erfassten die Selbstregulation der primärmotorischen (*M1*), somatosensorischen (*S1*), Broca und der parahippocampalen Ortsareale. Auch höhere kognitive und affektive Strukturen wie das vordere Zingulum (*ACC*), der mediale Gyrus superior frontalis und die Amygdala dienten als Zielregion (Aus Weiskopf et al. 2004b; mit freundlicher Genehmigung von Elsevier). (ACad = rostroventraler ACC, affektiver Anteil; ACcd = dorsaler ACC, kognitiver Anteil; PPA = parahippocampales Ortsareal; SMA = supplementärmotorisches Areal)

hirnaktivität lokal und willentlich modifizieren kann. Die Anzahl der Forschungsgruppen in dem Bereich und der benutzten Paradigmen steigt kontinuierlich an, sodass hier nur ein momentaner Überblick gegeben werden kann. Wir hoffen aber beim Leser mit den gegebenen Beispielen das Interesse zum weiteren Studium zu wecken.

In Neurofeedback-Studien lernen gesunde Freiwillige oder Patienten, Hirnaktivität über operante Konditionierung (▶ Kap. 25) mit einem Feedback-Signal zu kontrollieren. Bisher erfolgte dies über die Elektroenzephalographie (EEG), um z. B. mit gelähmten Patienten zu kommunizieren (Birbaumer et al. 1999) oder epileptische Aktivität zu unterdrücken (Kotchoubey et al. 2001). Darüber hinaus ist Neurofeedback ein innovatives und interessantes experimentelles Paradigma in der Neurowissenschaft. Üblicherweise wird Hirnaktivität als abhängige Variable betrachtet, die über einen externen Reiz oder das Verhalten modifiziert wird. Im Gegensatz dazu wird in Neurofeedback-Experimenten die selbst regulierte Aktivität als die unabhängige Variable betrachtet. Damit können Effekte von willentlich gesteuerter Hirnaktivität auf das Verhalten untersucht werden. EEG-Feedback diente z. B. dazu, die Performance von Musikern zu verbessern (Egner u. Gruzelier 2003). Da diese Effekte von der genauen Lokalisation abhängig sind (d. h. von der regulierten Gehirnregion), bietet hier die Kontrolle des räumlich hochaufgelösten fMRT-Signals deutliche Vorteile gegenüber der schwer lokalisierbaren EEG-Aktivität.

6.2.1 Selbstregulation

Das fMRT-Signal oder BOLD-Signal wird durch die lokalisierte Änderung in der Konzentration des desoxygenierten Hämoglobins im Blut bestimmt. Dessen Vorkommen im Gehirngewebe hängt von der neuronalen Aktivität ab. Die maximalen Signaländerungen treten erst nach einer Verzögerung von ca. 6 s auf und messen nur mittelbar neuronale Aktivität. Trotzdem gibt es zunehmend Hinweise darauf, dass eine enge Kopplung von dem im fMRT beobachteten Signal und der elektrischen neuronalen Aktivität, z. B. dem lokalen Feldpotenzial (LFP, s. Logothetis 2003), besteht.

Die bisher beschriebenen Neurofeedback-Experimente mit fMRT basierten auf operanter Konditionierung. Die anatomischen Ziele der Selbstregulation waren der sensomotorische Kortex (Berman et al. 2012; deCharms et al. 2004; Yoo u. Jolesz 2002; Yoo et al. 2004, 2008), das supplementärmotorische Areal (SMA; z. B. deCharms et al. 2005; Hampson et al. 2012; Subramanian et al. 2011; Weiskopf et al. 2004a), posteriore Anteile des Gyrus temporalis superior (Yoo et al. 2004), der mediale Gyrus superior frontalis (Yoo et al. 2004), das parahippocampale Ortsareal (»parahippocampal place area«, PPA; Weiskopf et al. 2004a), das vordere Zingulum (ACC; Hamilton et al. 2011; Weiskopf et al. 2003; Yoo et al. 2004), die Amygdala (Posse et al. 2003a; Zotev et al. 2011), die Insel (Caria et al. 2007; Ruiz et al. 2011), der orbitofrontale Kortex (Hampson et al. 2012), der auditorische (Haller et al. 2010) und visuelle Kortex (Scharnowski et al. 2010; Shibata et al. 2011). Ein Überblick dazu findet sich in ◘ Tab. 6.1 und ◘ Abb. 6.5. In allen diesen Arealen konnten zumindest einzelne Probanden eine bewusste Kontrolle der lokalen Hirnaktivität erreichen. Besondere Risiken und Nebenwirkungen scheinen aus der Technik nicht zu erwachsen (Hawkinson et al. 2012).

Ein Beispiel für eine online berechnete statistische Auswertung und Neurofeedback ist in Weiskopf et al. (2004a) dargestellt (◘ Abb. 6.6). In dieser Studie sollten die Teilnehmer das Feedback-Signal abwechselnd erhöhen

Tab. 6.1 Psychologische Effekte bei Selbstregulation mit Echtzeit-fMRT

Studie	Zielregion (»region of interest«) und Definition	Feedback und Design	Anweisungen	Verzögerung	Psychologische Effekte	Bildgebungs- und Analysetechnik	Probanden
Yoo u. Jolesz 2002	Sensomotorischer Kortex	Aktivierungskarten; die aktivierten Regionen sollten vergrößert werden durch die Modifikation der Handbewegung (15 s Ruhe/15 s Bewegung)	Erläuterung der Aktivierungskarten	60 s	Erfolgreiche Anpassung des Motorverhaltens, d. h., es wurden mehr Muskelgruppen eingesetzt	1,5 T, EPI, keine Vorverarbeitung, Differenzbild mit Schwellenwert	5 Probanden
Weiskopf et al. 2004b und Scharnowski et al. 2004	SMA, PPA; funktioneller Navigator	Eine Kurve der Differenz zwischen SMA und PPA; Hoch- und Runterregulation der Kurve (45 s hoch/45 s runter/30 s Ruhe)	Motorische und visuelle Imagination als initiale Strategie	ca. 2 s	Inzidenzielle Wortenkodierung während SMA-Hoch- und PPA-Herabregulation führte zu verbesserter Erkennungsrate nach der Messung und Reaktionszeitenänderungen durch SMA-Regulation	3 T, EPI, TR = 1,5 s, 16 Schichten	8 Teilnehmer
deCharms et al. 2005	rACC	Visuelle Darstellung eines Feuers wechselnder Größe; 60 s Hoch-, 60 s Runterregulation, 30 s Ruhe	Regulation mit Vorgabe schmerzbezogener Strategien	ca. 3 s	Reduzierte Schmerzskalen nach dem Training	3 T, spiral-out EPI, TR = 1 s, 16 Schichten	8 Patienten mit chronischen Schmerzen (+ Kontrollen)
Bray et al. 2007	Hand- und Fußrepräsentation im motorischen Kortex	Instrumentelle Konditionierung über monetäre Belohnung	Imaginiertes Tapping von Finger und Zehen	15 s	Reaktionszeitänderungen	3 T, EPI, TR = 1 s, 16 Schichten	2 Experimente mit 26 + 9 Probanden
Rota et al. 2009	Rechter inferiorfrontaler Gyrus	Visuell online mit Thermometer Hoch- und Runterregulation der Kurve (50 s hoch / 30 s Ruhe)	Nach Beispielen kognitiver Strategien	ca. 2 s	Verbesserte Erkennung emotionaler Prosodie nach dem Training	3 T, EPI, TR = 1,5 s, 16 Schichten	7 Probanden + 5 Sham-Kontrollen
Caria et al. 2010	Vordere Insel	Visuell online mit Thermometer 30 s Hochregulation vs. 21 s Entspannen und Bildbewertung		ca. 2 s	Reduzierte Valenz aversiver Bilder (IAPS)	3 T, EPI, TR = 1,5 s, 16 Schichten	9 Probanden + 18 Kontrollen
Haller et al. 2010	Auditorischer Kortex	Visuell online mit Thermometer als differenzielles Feedback mit Kontrollregion (temporookzipitale Verbindung) 18 s Hochregulation vs. 18 s Entspannen	Strategien, die schon zur Tinnitusreduktion geführt hatten	ca. 2 s	2 der Probanden gaben verminderte Tinnituswerte nach 14 Tagen an (keine Statistik)	3 T, EPI, TR = 1,5 s, 16 Schichten	6 Probanden mit chronischem Tinnitus
Johnston et al. 2010	Funktioneller Navigator auf der Basis emotionaler Bilder	Visuell online mit Thermometer 20 s Hochregulation vs. 14 s Ruhe	Emotionale Strategie vs. Entspannung	2 s	Keine konsistenten Änderungen der Stimmung (POMS, PANAS)	3 T, EPI, TR = 2 s, 30 Schichten	13 Probanden

Tab. 6.1 (Fortsetzung)

Studie	Zielregion (»region of interest«) und Definition	Feedback und Design	Anweisungen	Verzögerung	Psychologische Effekte	Bildgebungs- und Analysetechnik	Probanden
Scharnowski et al. 2010	Spezifischer Quadrant des visuellen Kortex nach fMRT-basierter Retinotopie	Visuell online mit Thermometer 38 s Ruhe versus 38 s Hochregulation	Visuelle Imagination	ca. 2 s	Quadrantspezifische Verbesserung der visuellen Wahrnehmungsschwelle	3 T, EPI, TR = 1,92 s, 32 Schichten	16 Probanden
Shibata et al. 2011	Multinomiale Regressionsdekodierung aus visuellen Arealen	Visuelles Feedback (Scheibengröße entsprechend der Signalgüte) von einem der extrahierten Pattern nach 6-s-Intervall (Gesamttrial 20 s); Training bis 12 Sessions mit 5,5 min	Entgelt war erfolgsabhängig	ca. 6 s	Präferenz für Richtungswahrnehmung entsprechend dem gelernten Muster	3 T, EPI, TR = 2 s; 33 Schichten	10 Probanden
Subramanian et al. 2011	SMA	Visuelles Feedback mit Thermometer (20 s hoch / 20 s Ruhe)	Motorische Imagination	ca. 3 s	Beschleunigung des Fingertappings; Verbesserung eines klinischen Scores (Unified Parkinson's Disease Rating Scale [UPDRS])	3 T, EPI, TR = 2 s; 30 Schichten	5 Patienten mit Parkinson-Erkrankung (+ 5 Kontrollpatienten ohne Feedback)
Ruiz et al. (2011)	Vordere Insel	Visuell online mit Thermometer als differenzielles Feedback mit Kontrollregion (Motor- oder Parietalkortex)	Hochregulation vs. Entspannen	ca. 2 s	Bias zu positiverer Gesichtsbewertung nach Regulation	3 T, EPI, TR = 1,5 s, 16 Schichten	10 Patienten mit Schizophrenie

EPI Echoplanarbildgebung (»echo planar imaging«); IAPS International Affective Picture System; PANAS Positive and Negative Affect Schedule; POMS Profile of Mood States; PPA parahippocampales Ortsareal; rACC rostraler anteriorer zingulärer Kortex; SMA supplementärmotorisches Areal

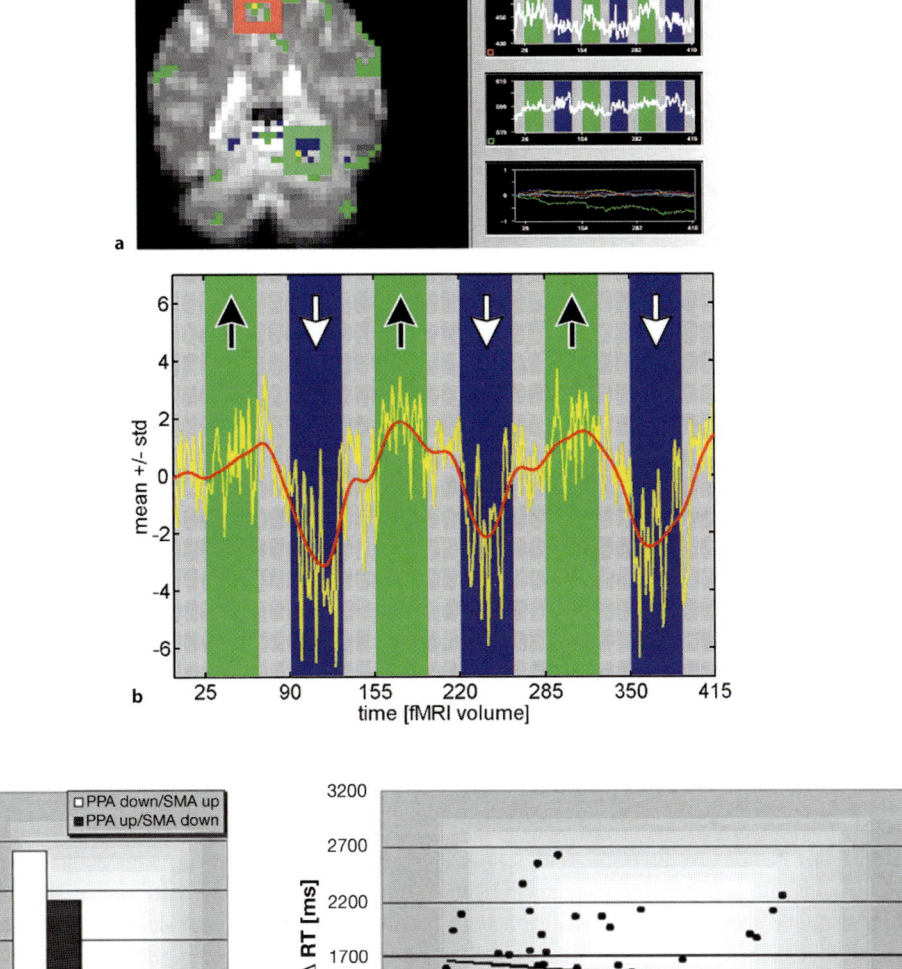

Abb. 6.6 a–d Online gerechnete statistische Auswertung und Neurofeedback (aus Weiskopf et al. 2004a; mit freundlicher Genehmigung von IEEE). **a** Anzeige für den Experimentator. Die *linke Grafik* zeigt eine statistische Karte, die über eine schräge EPI-Schicht gelegt wurde. *Grün* zeigt Voxel an, die während der Hochregulation aktiviert waren, *blau* zeigt Voxel an, die während der Runterregulation aktiviert waren. Die »regions of interest« sind als Rechtecke eingezeichnet und nähern die SMA (*rot*) und die PPA (*grün*) an. Das *rechte obere und mittlere Display* zeigen die Zeitverläufe in SMA und PPA. Diese werden als *weiße Kurven* über das farbkodierte, zeitliche Blockdesign gezeichnet. Dabei zeigt die Farbe *grau* die Ruhephase an, *grün* die Hochregulation und *blau* die Runterregulation. Das *rechte untere Display* zeigt die geschätzten Parameter der Kopfbewegung an und dient zur Kontrolle von Bewegungsartefakten. Die statistischen Karten und Zeitreihen wurden kontinuierlich alle 1,5 s nach jeder Bildakquisition erneuert. **b** Feedbackanzeige für Probanden. Das BOLD-Differenzsignal von SMA–PPA wurde als kontinuierlich erneuerte *gelbe Kurve* auf farbkodiertem Hintergrund gezeigt. Die Aufgabe wurde anhand der farbigen Streifen markiert (*grau:* Ruhe, *grün:* Hochregulation, *blau:* Runterregulation). Die *rote Kurve* ist eine tiefpassgefilterte Zeitreihe. Diese und die *Pfeile* wurden den Probanden nicht gezeigt. Mittelwert (*mean*) und Standardabweichung (*std*) wurden aus dem ersten Ruheblock geschätzt. **c** Verhaltenseffekte durch die Selbstregulation mithilfe des BOLD-Signals nach 4×2 h Training der Kontrolle von SMA–PPA. Die Runterregulation der PPA und die Hochregulation der SMA führten dazu, dass Wörter signifikant besser enkodiert wurden und damit bei einem Gedächtnistest besser erinnert wurden. **d** Das BOLD-Signal in der SMA hatte einen signifikant prädiktiven Wert auf die Reaktionszeiten bei komplexen Antworten auf akustische Reize

und erniedrigen. Rückgekoppelt wurde die Differenz des Signals aus dem supplementärmotorischen Areal und dem parahippocampalen Ortsareal (SMA–PPA).

6.2.2 Technische Anforderungen

> Um ein operantes Konditionieren mithilfe des fMRT-Signals zu ermöglichen, muss eine für die Versuchsperson erkennbare Kontingenz erzeugt werden. Dazu muss das Feedback schnell und zuverlässig dargestellt werden. Dies erfordert eine hohe Geschwindigkeit, Empfindlichkeit gegenüber Aktivitätsänderungen und eine gute Artefaktunterdrückung.

Die hämodynamische Kopplung erzeugt eine Verzögerung von mehreren Sekunden zwischen der neuronalen Aktivität und dem fMRT-Signal. Der erste Signalanstieg erfolgt erst nach ca. 3 s, und die maximale Änderung wird erst nach 6 s erreicht. Das heißt, solange die Verarbeitungsgeschwindigkeit deutlich unter diesem Intervall liegt, kann keine wesentliche Verbesserung erreicht werden. Bei modernen Software-Implementationen wird die Analyse innerhalb von weniger als 1 s durchgeführt. Damit sind weitere Investitionen in die Erhöhung der Verarbeitungsgeschwindigkeit nur notwendig, wenn komplizierte Daten extrahiert werden sollen, wie etwa Konnektivitätsmaße anstatt der einfachen »Regions-of-interest«-Analyse.

Während bei konventionellen fMRT-Untersuchungen eine erhöhte Sensitivität durch längere Messungen oder mehr Mittelungen erreicht werden kann, muss bei der Echtzeit-fMRT eine ausreichende BOLD-Signalempfindlichkeit direkt erreicht werden. Dies erfolgt einerseits durch Optimierung von Bildgebungsparametern wie Bildauflösung und Echozeit, aber auch durch Nutzung von MR-Tomographen mit hohen Feldstärken (3–4 Tesla). Letzteres birgt die Gefahr der verstärkten Artefaktentstehung, sodass hier auch zunehmend optimierte Bildgebungssequenzen zum Einsatz kommen. Es können etwa Multiecho-EPI-Sequenzen zur Reduktion von Auslöschungen und Verzerrungen eingesetzt werden (Posse et al. 2003b; Weiskopf et al. 2005).

6.2.3 Kontrolle von Artefakten

> Kopfbewegung und Atmung sind Hauptquellen von Artefakten in der fMRT. Beim Neurofeedback besteht die Gefahr, dass die Manipulation dieser Artefakte anstatt des eigentlichen BOLD-Signals konditioniert wird. Somit besteht die Anforderung an die Echtzeit-fMRT-Systeme, dass trotz der schnellen Signalverarbeitung eine effektive Artefaktunterdrückung durchgeführt werden muss. Insgesamt sind die Anforderungen an die Zuverlässigkeit und Robustheit höher als bei den Offline-Verfahren.

Kopfbewegungen sind die stärkste potenzielle Artefaktquelle im fMRT. Die BOLD-Signaländerungen erreichen maximal 5 % der Signalintensität im Bild, sind aber in den meisten Fällen kleiner. Die Bildkontraste erreichen häufig 100:1, sodass an Kontrastkanten auch bei nur kleinen Bewegungen die bewegungsinduzierten Intensitätsänderungen den BOLD-Effekt übersteigen. Kopfbewegungen können durch Polsterung und Beißschienen reduziert werden, aber nicht vollständig vermieden werden. Es kann aber prinzipiell auch eine rechnerische Korrektur der Bewegungsartefakte durchgeführt werden. Jede dreidimensionale Bewegung eines starren Körpers lässt sich mit 6 Parametern (3 für Verschiebung und 3 für Rotation) beschreiben, die aus dem jeweiligen Datensatz durch Abgleich der zu verschiedenen Zeitpunkten aufgenommenen Bilder berechnet werden können (Abb. 6.7).

Um die notwendige Geschwindigkeit und Präzision für die Echtzeit-fMRT zu erreichen, dürfen keine Instabilitäten und eine Überschätzung der Bewegung auftreten. Auch andere Helligkeitsfluktuationen sollten nicht als Bewegungsartefakt fehlinterpretiert werden. In der Tat können sogar durch die Bewegungskorrektur zusätzliche Artefakte oder Rauschen eingeführt werden. Heuristisch ist die eingeführte Rauschkomponente etwa $30 \cdot x/\sqrt{n} \cdot$ SNR bei einer räumlichen Auflösung x, einer Anzahl von Voxeln n und einem Signal-Rausch-Verhältnis SNR im Bild. Deswegen wurde vorgeschlagen bei einer 64×64 Bildauflösung mindestens 3 Schichten zu messen (Mathiak u. Posse 2001). Dadurch bleibt die Rauschkomponente des Bewegungsschätzers unter 1 % der Voxelgröße. Typische Echtzeitanwendungen nutzen 10–16 Schichten. Damit ist die interessierende Hirnregion auch bei Bewegungen sicher abgedeckt. Für Echtzeitanwendungen sind auch Bewegungen zwischen den Messblöcken von Bedeutung, da sonst die Vergleichbarkeit der aktuell untersuchten Region nicht gewährleistet ist.

Inhomogenitäten des Magnetfeldes verursachen Bildverzerrungen und Signalauslöschungen bei der echoplanaren Bildgebung, die hauptsächlich zur fMRT eingesetzt wird. Einerseits vermindern sie die Genauigkeit und Sensitivität in den für viele Anwendungen interessanten basalen Hirnstrukturen, anderseits führen Änderungen dieser Artefakte, etwa durch Kopfbewegung oder Atmung, zu einem weiteren indirekten Artefaktmechanismus. Wir haben kürzlich einen Algorithmus vorgestellt, der deswegen dynamisch und in Echtzeit derartige Bildverzerrungen reduziert (Weiskopf et al. 2005). Neuerdings finden aber

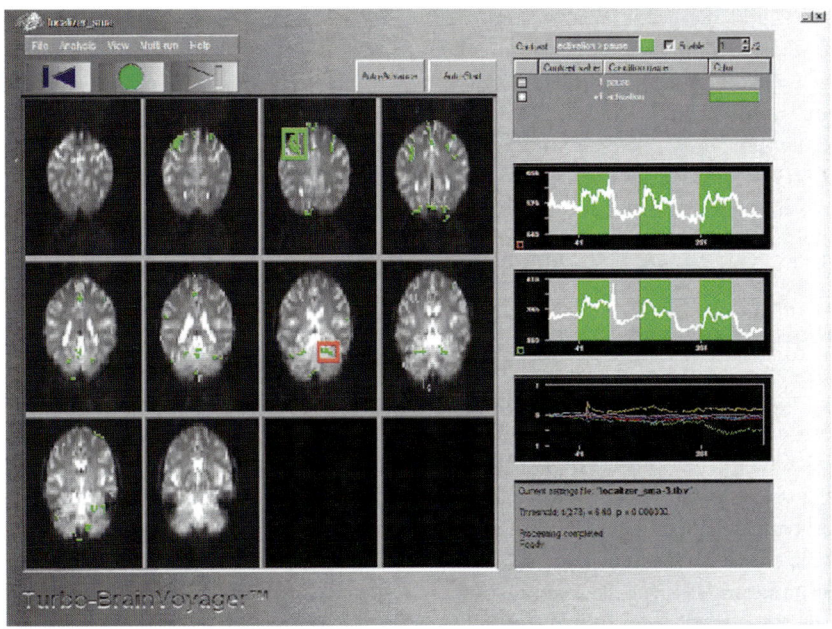

Abb. 6.7 Die Echtzeitanalyse zeigt BOLD-sensitive Bilder mit interaktiven Aktivierungskarten (*links*). Für 2 ausgewählte »regions of interest« (*Quadrat in den Bildern*) wird eine kontinuierliche aktualisierte Zeitserie dargestellt mit ihrem Verhältnis zu den experimentellen Bedingungen (*oben rechts*). Die Darstellung der aktuellen Kopfbewegung gibt direkten Einblick in die Hauptquelle für Artefakte (*rechts unten*)

auch Verfahren Anwendung, die Magnetfeldverzerrung messen und diese in Echtzeit in die Bildrekonstruktion mit einbeziehen (Zaitsev et al. 2004). Nichtsdestotrotz sind weitere Bemühungen notwendig, um stabile Signalqualität in problematischen, aber wichtigen Bereichen wie der Amygdala zu ermöglichen (Mathiak et al. 2011). Nichtkartesische Bildrekonstruktionen und parallele Bildgebung können, sobald sie mit ausreichender Zuverlässigkeit und Rechengeschwindigkeit zur Verfügung stehen, die Robustheit der Echtzeit-fMRT noch weiter verbessern. Multi-echo-Verfahren scheinen zusätzlich die Sensitivität zu verbessern (Kuo et al. 2011).

Atmung führt durch Verschiebung von Massen im Brustbereich zu Magnetfeldfluktuationen im Gehirn. Bei Feedback-Anwendungen besteht nun die Gefahr, dass die Atmung zur Kontrolle der Signalintensität genutzt werden kann. Bisher bekannte Verfahren arbeiten nicht in Echtzeit (Hutton et al. 2011), sodass bisher in erster Linie die Probanden instruiert werden, regelmäßig zu atmen. Kontrollen von Atembewegung und Sauerstoffkonzentration im Blut zeigten in einem Feedback-Experiment keine signifikanten Abhängigkeiten von der Aufgabe (Posse et al. 2003a). Weitere Entwicklungen in diese Richtung sind allerdings noch notwendig. Weiterhin werden Verfahren eingesetzt, die durch lineare Modellierung (Hinds et al. 2011) oder Bayes-basierte Signalverarbeitung (Koush et al. 2012) das zurückgemeldete Signal stabilisieren und robuster gegen Artefakte machen.

6.2.4 Lernparadigmen

Die Art, wie das Feedback-Signal gewonnen wird, beeinflusst auch die Empfindlichkeit gegenüber Artefakten. Es ist zu erwarten, dass insbesondere Differenzsignale aus z. B. 2 Regionen weniger artefaktempfindlich sind. In der Tat würden sich globale Intensitätsschwankungen durch die Subtraktion ausgleichen (Weiskopf et al. 2004a). Die Auswahl der interessierenden Region durch funktionelle Navigatoren stellt sicher, dass das entsprechende Areal aktivierbar ist und diese Aktivierungen mit fMRT messbar sind. Funktionelle Navigatoren sind durch relativ einfache Paradigmen, z. B. Präsentation von Gesichtern im Vergleich zu Häusern, zur Bestimmung von funktionell definierten Arealen geeignet (Weiskopf et al. 2004a).

Es wird versucht, eine möglichst schnelle und einfache Darstellung des Signals zu wählen. Im Allgemeinen erfolgt das Feedback visuell über Kurven oder Balken. Die verstärkende Wirkung dieses Stimulus hängt von den Bedingungen ab. Direkte finanzielle Belohnung (Bray et al. 2007) oder Belohnung durch direkte soziale Verstärker wie Gesichter werden erprobt (z. B. Mathiak et al. 2010). In einem innovativen experimentellen Design wird die Motivation durch ein Spiel gesteigert. Zwei Freiwillige liegen dabei gleichzeitig in 2 verschiedenen Tomographen und versuchen, die virtuellen Tennisschläger im klassischen Computerspiel Pong allein mit ihrer Hirnaktivität so zu steuern, dass sie möglichst viele Punkte erlangen (Goebel et al.

2004). Vermutlich steigert die erhöhte Motivation den Lerneffekt deutlich. Es ist nicht vollständig geklärt, was die optimale Form des Feedbacks ist, insbesondere ob kontinuierliches Feedback optimal wirkt. Die Analyse der Signalsensitivität und ein direkter Vergleich scheinen darauf hinzuweisen, dass ein kontinuierliches Feedback zwar üblich, aber nicht notwendigerweise optimal ist (Johnson et al. 2012; Koush et al. 2012).

6.2.5 Psychologische Effekte

Für viele Regionen und Kontrollbedingungen sind psychologische Effekte des kontrollierten Neurofeedbacks nachgewiesen. Trotz möglicher unspezifischer Effekte aufgrund des Erfolgsgefühls der gelungenen Regulation oder anderer Plazeboeffekte gibt es gute Hinweise darauf, dass es direkte spezifische Verhaltenseffekte der Selbstregulation gibt. Beim differenziellen Feedback konnten Verhaltensunterschiede bei Gedächtnis- und motorischen Aufgaben festgestellt werden, die davon abhängen, ob die SMA oder parahippocampale Areale herauf- oder herabreguliert wurden (Weiskopf et al. 2004b). Die Studie von Shibata et al. (2011) zeigte zudem, dass spezifisches Feedback einen Bias in frühen Wahrnehmungsprozessen induzieren konnte. In dieser Studie extrahierte ein Pattern-Klassifikator das Aktivierungsmuster in V1 und V2 auf eine von 3 visuellen Richtungen. Nach dem Training dieses Aktivierungsmusters nahm die Erkennung dieser Richtung bei hohem Rauschanteil zu. Andere Studien haben Verhaltenseffekte im Bereich der Verarbeitung von Sprache (Rota et al. 2009), schmerzhaften Reizen (deCharms et al. 2005) und emotionalen Bildern (Caria et al. 2010) gezeigt.

6.2.6 Klinische Anwendung

Real-time-fMRT ermöglicht das direkte Erkennen von »brain-states« und somit die Kommunikation, ohne periphere Muskelaktivität. Die funktionelle MRT wurde erfolgreich eingesetzt zur Dekodierung von imaginierten Vorstellungen bei Patienten im vegetativen Zustand (Monti et al. 2010; Owen et al. 2006). Allerdings wurden die Daten erst nach dem Experiment ausgewertet und ließen daher keine direkte Kommunikation zu. Neue Entwicklungen wie Brain-Computer-Interfaces zur Multiple-Choice Selektion oder mit eingebautem »Speller«, mit dem ganze Wörter geschrieben werden können, wurden entwickelt und erfolgreich bei gesunden Probanden eingesetzt und werden bei »Locked-in«-Patienten (wach, aber paralysiert) erprobt (s. Sorger et al. 2009, 2012; ◘ Abb. 6.8). Es ist zu erwarten, dass diese Real-time-fMRT »Speller« völlig neue Möglichkeiten zur Diagnose und Kommunikation mit »Locked-in«-Patienten eröffnen werden.

Ein anderer potenzieller klinischer Anwendungsbereich ist die Behandlung neurologischer oder psychischer Erkrankungen, die mit dysfunktioneller Hirnaktivität einhergehen, durch die direkte Kontrolle der lokalen Hirnaktivität. Die erste Studie mit Patienten wurde von deCharms et al. (2005) publiziert, und dort berichteten 8 chronische Schmerzpatienten über weniger Schmerzen nach Regulation des rostralen ACC. Die bewusste Kontrolle der SMA durch fMRT-Neurofeedback reduzierte auch motorische Symptome bei 5 Parkinsonpatienten (Subramanian et al. 2011). In der Schizophrenie scheint Neurofeedback die Wahrnehmung emotionaler Gesichter beeinflussen zu können (Ruiz et al. 2011) und die Wirkung behandlungsresistenter auditorisch-verbalerer Halluzinationen (Dyck et al. 2012). Eine Pilotstudie bei Tinnitus deutet auch auf eine Reduktion der Symptome durch Neurofeedback-Training hin. Allerdings fehlte eine direkte Kontrollgruppe (Haller et al. 2010), was eine abschließende Beurteilung erschwert. Unsere Arbeitsgruppen konnten auch Effekte bei Depression, Depressivität und Fatigue durch Neurofeedback erreichen (Linden et al. 2012).

> **Zusammenfassung und Ausblick**
>
> Echtzeit-fMRT ermöglicht eine Online-Rückmeldung des BOLD-Signals und das Erlernen von bewusster Kontrolle über die aktuelle Gehirnaktivität. Als neues experimentelles Paradigma können alle messbaren Gehirnaktivitäten als unabhängige Variable genutzt und die funktionellen Konsequenzen der Selbstregulation auf Verhalten und Kognition ermittelt werden. Eine Reihe von Experimenten weist darauf hin, dass mithilfe dieser Technik Verhalten modifiziert werden kann. Technische Weiterentwicklung wie Hochfeld-fMRT, schnelle Datenverarbeitung und optimierte Algorithmen für Datenverarbeitung, Datenanalyse und Signalpräsentation machen die Methodik allgemein zugänglich. Die prinzipielle Nutzbarkeit ist nachgewiesen, darüber hinausgehende Gewinne für die kognitive Neurowissenschaft oder klinische Anwendung in Psychiatrie und Neurologie müssen aber noch erkannt und realisiert werden.
> Echtzeit-fMRT und Neurofeedback mit fMRT-BCI sind ein sich schnell entwickelndes Feld. Deswegen ist ein Ausblick eher arbiträr und spekulativ. Bezogen auf die momentane Entwicklung erscheinen aber 3 Hauptgebiete von besonderer Bedeutung:
> ▼

6.2 · Neurofeedback mit fMRT

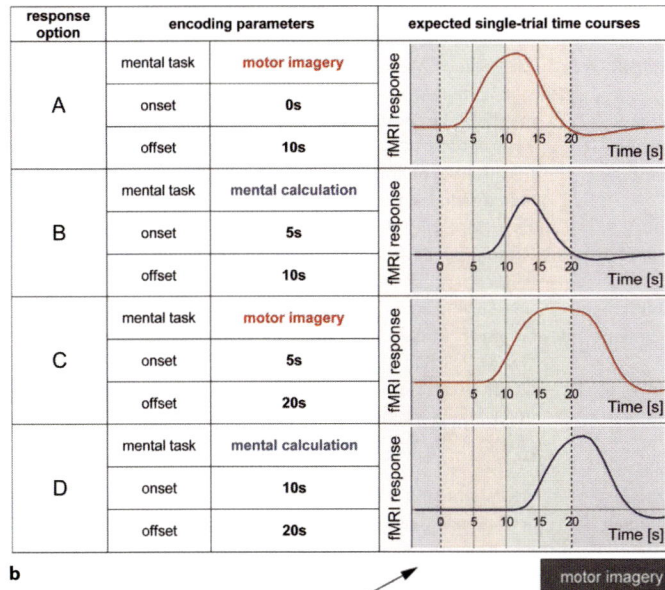

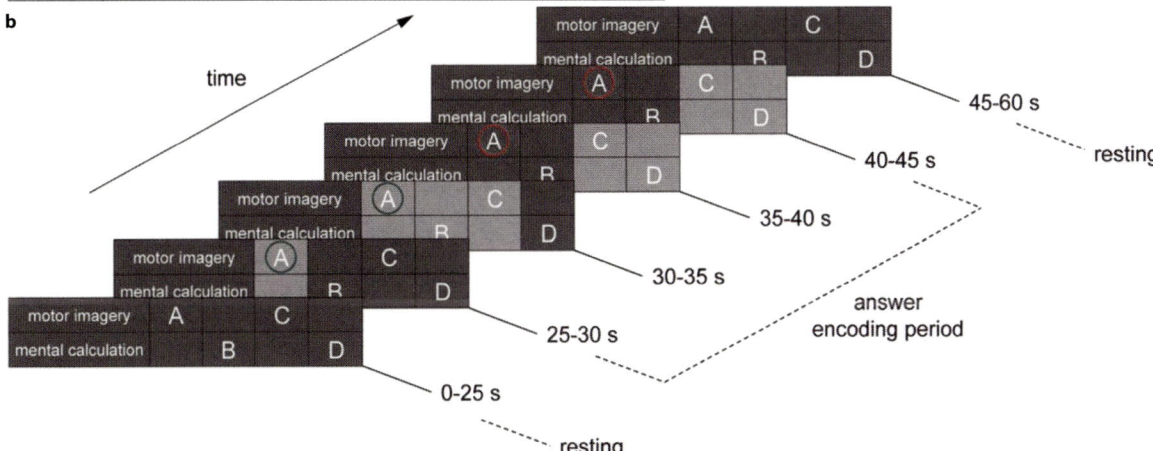

Abb. 6.8 Bei Brain-Computer-Interfaces (BCIs) ist das primäre Ziel, möglichst viel Information pro Zeit robust zu extrahieren. Sorger et al. (2009) kombinierten dazu räumliche und zeitliche Kodierung. **a** Räumliche Antwortmuster für motorische Vorstellung und Kopfrechnen (bzw. inneres Sprechen) wurden in 2 individuell gemessenen Koordinaten unterschieden als auch ein früher und später Anfang dieser mentalen Aktivitäten festgelegt. **b** Dadurch gelang es in 20-s-Antwortfenstern, 1 von 4 alternativen Antworten zu generieren (60 s Gesamtdauer pro Zyklus). 6 der 8 gesunden Probanden erlangten so 100%ige Klassifikationsgenauigkeit (Gruppenmittel: 95 %). (Aus Sorger et al. 2009; mit freundlicher Genehmigung von Elsevier)

Erstens sind viele methodische Fragen noch offen, und die Techniken, von der Bildakquisition bis zur Ergebnispräsentation, können weiter verbessert werden. Zweitens sollte mit der verbesserten Technologie eine höhere Spezifität der Regulation von bestimmten funktionellen Hirnarealen ermöglicht werden. Dies kann z. B. durch eine höhere BOLD-Signal-Empfindlichkeit und auch durch verbesserte Kontrollen beim Feedback erreicht werden. Im Idealfall sollten arbiträre Hirnregionen willkürlich kontrollierbar werden. Drittens scheinen die neuen Möglichkeiten, die durch
▼

die Einführung des regulierten Hirnsignals als unabhängige Variable zur Verfügung stehen, bei weitem noch nicht vollständig ausgelotet zu sein. Neuartige kognitive Untersuchungen oder therapeutische Strategien warten darauf, entdeckt zu werden. Klinische Studien mit ausreichenden Patientenzahlen und kontrolliertem Design fehlen bislang noch.

Literatur

Bagarinao E, Matsuo K, Nakai T, Sato S (2003) Estimation of general linear model coefficients. NeuroImage 19: 422–429

Berman BD, Horovitz SG, Venkataraman G, Hallett M (2012) Self-modulation of primary motor activity with motor and motor imagery tasks using real-time fMRI-based neurofeedback. Neuroimage 59: 917–925

Birbaumer N, Ghanayim N, Hinterberger T, Iversen I, Kotchoubey B, Kubler A, Perelmouter J, Taub E, Flor H (1999) A spelling device for the paralysed. Nature 398: 297–298

Bray S, Shimojo S, O'Doherty JP (2007) Direct instrumental conditioning of neural activity using functional magnetic resonance imaging-derived reward feedback. J Neurosci 27: 7498–7507

Caria A, Veit R, Sitaram R, Lotze M, Weiskopf N, Grodd W, Birbaumer N (2007) Regulation of anterior insular cortex activity using real-time fMRI. Neuroimage 15: 1238–1246

Caria A, Sitaram R, Veit R, Begliomini C, Birbaumer N (2010) Volitional control of anterior insula activity modulates the response to aversive stimuli. A real-time functional magnetic resonance imaging study. Biol Psychiatry 68: 425–432

Cox RW, Jesmanowicz A, Hyde JS (1995) Real-time functional magnetic resonance imaging, Magn Reson Med 33: 230–236

Davatzikos C, Ruparel K, Fan Y, Shen DG, Acharyya M, Loughead JW, Gur RC, Langleben DD (2005) Classifying spatial patterns of brain activity with machine learning methods: Application to lie detection, Neuroimage 28: 663–668

deCharms RC, Christoff K, Glover GH, Pauly JM, Whitfield S, Gabrieli JDE (2004) Learned regulation of spatially localized brain activation using real-time fMRI. NeuroImage 21: 436–443

deCharms RC, Maeda F, Glover GH, Ludlow D, Pauly JM, Soneji D, Gabrieli JD, Mackey SC (2005) Control over brain activation and pain learned by using real-time functional MRI. Proc Natl Acad Sci USA 102: 18626–18631

Dyck M, Koush Y, Alawi E, Zvyagintsev M, Mathiak KA, Shergill SS, Mathiak K (2012) Self-control of auditory verbal hallucinations with an fMRI-based neurofeedback training. Abstract at 16th Annual Meeting of the OHBM, Peking, China

Egner T, Gruzelier JH (2003) Ecological validity of neurofeedback: modulation of slow wave EEG enhances musical performance. Neuroreport 14: 1221–1224

Esposito F, Seifritz E, Formisano E, Morrone R, Scarabino T, Tedeschi G, Cirillo S, Goebel R, Di Salle F (2003) Real-time independent component analysis of fMRI time-series. NeuroImage 20: 2209–2224

Fernandez G, de Greiff A, von Oertzen J, Reuber M, Lun S, Klaver P, Ruhlmann J, Reul J, Elger CE (2001) Language mapping in less than 15 minutes: real-time functional MRI during routine clinical investigation. NeuroImage 14: 585–594

Gasser T, Ganslandt O, Sandalcioglu E, Stolke D, Fahlbusch R, Nimsky C (2005) Intraoperative functional MRI: implementation and preliminary experience. NeuroImage 26: 685–693

Gembris D, Taylor JG, Schor S, Frings W, Suter D, Posse S (2000) Functional magnetic resonance imaging in real time (FIRE): sliding-window correlation analysis and reference-vector optimization. Magn Reson Med 43: 259–268

Goebel R (2001) Cortex-based real-time fMRI. NeuroImage 13: 129

Goebel R, Sorger B, Kaiser J, Birbaumer N, Weiskopf N (2004) BOLD brain pong: self-regulation of local brain activity during synchronously scanned, interacting subjects, programm no. 376.2. Abstract Viewer/Itinerary Planner. Society for Neuroscience, Washington (online)

Goodyear BG, Gati JS, Menon RS (1997) The functional scout image: Immediate mapping of cortical function at 4 tesla using receiver phase cycling. Magn Reson Med 38: 183–186

Hagberg GE, Indovina I, Sanes JN, Posse S (2002) Real-time quantification of T2* changes using multiecho planar imaging and numerical methods. Magn Reson Med 48: 877–882

Haller S, Birbaumer N, Veit R (2010) Real-time fMRI feedback training may improve chronic tinnitus. Eur Radiol 20: 696–703

Hamilton JP, Glover GH, Hsu JJ, Johnson RF, Gotlib IH (2011) Modulation of subgenual anterior cingulate cortex activity with real-time neurofeedback. Hum Brain Mapp 32: 22–31

Hampson M, Stoica T, Saksa J, Scheinost D, Qui M, Bhawnani J, Pittenger C, Papademetris X, Constable T (2012) Real-time fMRI Biofeedback Targeting the Orbitofrontal Cortex for Contamination Anxiety. J Vis Exp pii 3535

Hawkinson JE, Ross AJ, Parthasarathy S, Scott DJ, Laramee EA, Posecion LJ, Rekshan WR, Sheau KE, Njaka ND, Bayley PJ, deCharms RC (2012) Quantification of Adverse Events Associated with Functional MRI Scanning and with Real-Time fMRI-Based Training. Int J Behav Med 19: 372–381

Hinds O, Ghosh S, Thompson TW, Yoo JJ, Whitfield-Gabrieli S, Triantafyllou C, Gabrieli JDE (2011) Computing moment-to-moment BOLD activation for real-time neurofeedback. Neuroimage 54: 361–368

Hutton C, Josephs O, Stadler J, Featherstone E, Reid A, Speck O, Bernarding J, Weiskopf N (2011) The impact of physiological noise correction on fMRI at 7 T. Neuroimage 57: 101–112

Johnson KA, Hartwell K, Lematty T, Borckardt J, Morgan PS, Govindarajan K, Brady K, George MS (2012) Intermittent »Real-time« fMRI feedback is superior to continuous presentation for a motor imagery task: a pilot study. J Neuroimaging 22: 58–66

Kotchoubey B, Strehl U, Uhlmann C, Holzapfel S, Konig M, Froscher W, Blankenhorn V, Birbaumer N (2001) Modification of slow cortical potentials in patients with refractory epilepsy: a controlled outcome study. Epilepsia 42: 406–416

Koush Y, Zvyagintsev M, Dyck M, Mathiak KA, Mathiak K (2012) Signal quality and Bayesian signal processing in neurofeedback based on real-time fMRI. Neuroimage 59: 478–489

Kuo AY, Chiew M, Tam F, Cunningham C, Graham SJ (2011) Multiecho coarse voxel acquisition for neurofeedback fMRI. Magn Reson Med 65: 715–724

Lee CC, Jack CR JR, Rossmann PJ, Riederer SJ (1998) Real-time reconstruction and high-speed processing in functional MR imaging, AJNR. Am J Neuroradiol 19: 1297–1300

Linden DEJ, Habes I, Johnston SJ, Linden S, Tatineni R, Subramanian L, Sorger B, Healy D, Goebel R (2012) Real-time Self-regulation of Emotion Networks in Patients with Depression. PLOS One 7: e38115

Logothetis NK (2003) MR imaging in the non-human primate: studies of function and of dynamic connectivity. Curr Opin Neurobiol 13: 630–642. Erratum in: Curr Opin Neurobiol 13: 779

Mathiak K, Posse S (2001) Evaluation of motion and realignment for functional magnetic resonance imaging in real time. Magn Reson Med 45: 167–171

Mathiak K, Hertrich I, Grodd W, Ackermann H (2004) Discrimination of temporal information at the cerebellum: functional magnetic resonance imagin of non-verbal auditory memory. NeuroImage 21: 154–162

Mathiak KA, Koush Y, Dyck M, Gaber TJ, Alawi E, Zepf FD, Zvyagintsev M, Mathiak K (2010) Social reinforcement can regulate localized brain activity. Eur Arch Psychiatry Clin Neurosci 260 (Suppl 2): S132–S136

Mathiak KA, Zvyagintsev M, Ackermann H, Mathiak K (2012) Lateralization of amygdala activation in fMRI may depend on phase-encoding polarity. MAGMA 25: 177–182

Möller M, Freund M, Greiner C, Schwindt W, Gaus C, Heindel W (2005) Real time fMRI: a tool for the routine presurgical localisation of the motor cortex. Eur Radiol 15: 292–295

Monti MM, Vanhaudenhuyse A, Coleman MR, Boly M, Pickard JD, Tshibanda L, Owen AM, Laureys S (2010) Willful modulation of brain activity in disorders of consciousness. N Engl J Med 362: 579–589

Owen AM, Coleman MR, Boly M, Davis MH, Laureys S, Pickard JD (2006) Detecting awareness in the vegetative state. Science 313: 1402

Phan KL, Fitzgerald DA, Gao K, Moore GJ, Tancer ME, Posse S (2004) Real-time fMRI of cortico-limbic brain activity during emotional processing. Neuroreport 15: 527–532

Phan KL, Magalhaes A, Ziemlewicz TJ, Fitzgerald DA, Green C, Smith W (2005) Neural correlates of telling lies: a functional magnetic resonance imaging study at 4 Tesla. Acad Radiol 12: 164–172

Posse S, Binkofski F, Schneider F, Gembris D, Frings W, Habel U, Salloum JB, Methiak K, Wiese S, Kiseler V, Graf T, Elghahwagi B, Grosse-Ruyken ML, Eickermann T (2001) A new approach to measure single-event related brain activity using real-time fMRI: feasibility of sensory, motor, and higher cognitive tasks. Hum Brain Mapp 12: 25–41

Posse S, Fitzgerald D, Gao K, Habel U, Rosenberg D, Moore GJ, Schneider F (2003a) Real-time fMRI of temporolimbic regions detects amygdala activation during single-trial self-induced sadness. NeuroImage 18: 760–768

Posse S, Shen Z, Kiselev V, Kemna LJ (2003b) Single-shot T(2)* mapping with 3D compensation of local susceptibility gradients in multiple regions. Neuroimage 18: 390–400

Rota G, Sitaram R, Veit R, Erb M, Weiskopf N, Dogil G, Birbaumer N (2009) Self-regulation of regional cortical activity using real-time fMRI: the right inferior frontal gyrus and linguistic processing. Hum Brain Mapp 30: 1605–1614

Ruiz S, Lee S, Soekadar SR, Caria A, Veit R, Kircher T, Birbaumer N, Sitaram R (2011) Acquired self-control of insula cortex modulates emotion recognition and brain network connectivity in schizophrenia. Hum Brain Mapp. DOI: 10.1002/hbm.21427

Scharnowski F, Hutton C, Josephs O, Weiskopf N, Rees G (2010) Manipulating visual perception with real-time fMRI-based neurofeedback. Abstract at 16th Annual Meeting of the OHBM, Barcelona, Spain

Shibata K, Watanabe T, Sasaki Y, Kawato M (2011) Perceptual learning incepted by decoded fMRI neurofeedback without stimulus presentation. Science 334: 1413–1415

Sorger B, Dahmen B, Reithler J, Gosseries O, Maudoux A, Laureys S, Goebel R (2009) Another kind of »BOLD Response«: answering multiple-choice questions via online decoded single-trial brain signals. Prog Brain Res 177: 275–292

Sorger B, Reithler J, Dahmen B, Goebel R (2012) A Real-time fMRI-based Spelling Device Immediately Enabling Robust Motor-independent Communication. Curr Biol 22: 1333–1338

Subramanian L, Hindle JV, Johnston S, Roberts MV, Husain M, Goebel R, Linden D (2011) Real-Time Functional Magnetic Resonance Imaging Neurofeedback for Treatment of Parkinson's Disease. J Neurosci 31: 16309–16317

Swirszcz Z, Zvyagintsev M, Ackermann H, Mathiak K (2005) Amygdala activation in response to fearful faces: lateralization effects in fMRI depending on phase-encoding direction. Proceedings of the Organization for Human Brain Mapping, Toronto, Canada

Thesen S, Heid O, Mueller E, Schad LR (2000) Prospective acquisition correction for head motion with image-based tracking for real-time fMRI. Magn Reson Med 44: 457–465

Voyvodic JT (1999) Real-time fMRI paradigm control, physiology, and behaviour combined with near real-time statistical analysis. NeuroImage 43: 259–268

Weiskopf N, Veit R, Erb M, Mathiak K, Grodd W, Goebel R, Birbaumer N (2003) Physiological self-regulation of regional brain activity using real-time functional magnetic resonance imaging (fMRI): methodology and exemplary data. NeuroImage 19: 577–586

Weiskopf N, Mathiak K, Bock SW, Scharnowski F, Veit R, Grodd W, Goebel R, Birbaumer N (2004a) Principles of a brain-computer interface (BCI) based on real-time functional magnetic resonance imaging (fMRI). IEEE Trans Biomed Eng 51: 966–970

Weiskopf N, Scharnowski F, Veit R, Goebel R, Birbaumer N, Mathiak K (2004b) Self-regulation of local brain activity using real-time functional magnetic resonance imaging (fMRI). J Physiol Paris 98: 357–373

Weiskopf N, Klose U, Birbaumer N, Mathiak K (2005) Single-shot compensation of image distortions and BOLD contrast optimization using multi-echo EPI for real-time fMRI. NeuroImage 24: 1068–1079

Weiskopf N, Sitaram R, Josephs O, Veit R, Scharnowski F, Goebel R, Birbaumer N, Deichmann R, Mathiak K (2007) Real-time functional magnetic resonance imaging: methods and applications. Magn Reson Imaging 25: 989–1003

Yoo SS, Jolesz FA (2002) Functional MRI for neurofeedback: feasibility study on a hand motor task. Neuroreport 13: 1377–1381

Yoo SS, Fairneny T, Chen NK, Choo SE, Panych LP, Park H, Lee SY, Jolesz FA (2004) Brain-computer interface using fMRI: spatial navigation by thoughts. Neuroreport 15: 1591–1595

Yoo SS, Lee JH, O'Leary H, Panych LP, Jolesz FA (2008) Neurofeedback fMRI-mediated learning and consolidation of regional brain activation during motor imagery. Int J Imaging Syst Technol 18: 69–78

Zaitsev M, Hennig J, Speck O (2004) Point spread function mapping with parallel imaging techniques and high acceleration factors: fast, robust, and flexible method for echo-planar imaging distortion correction. Magn Reson Med 52: 1156–1166

Zotev V, Krueger F, Phillips R, Alvarez RP, Simmons WK, Bellgowan P, Drevets WC, Bodurka J (2011) Self-regulation of amygdala activation using real-time fMRI neurofeedback. PLoS One 6: e24522

Rekrutierung von Studienteilnehmern

K. Pauly, U. Habel

7.1 Sicherheitsaspekte – 120

7.2 Ausschlusskriterien im Rahmen der Qualitätssicherung – 123

7.3 Das praktische Rekrutierungsvorgehen – 125
7.3.1 Probandenrekrutierung – 125
7.3.2 Screening – 127
7.3.3 Aufklärung und Einwilligung – 128

Literatur – 129

Zum Thema

Die sorgfältige Rekrutierung von geeigneten Studienteilnehmern ist die Basis einer jeden fundierten (funktionellen) Magnetresonanztomographie-(fMRT-)Studie. Dies gilt insbesondere im klinischen Rahmen. Dennoch wird der vorhergehenden angemessenen Abwägung wesentlicher Ein- und Ausschlusskriterien oft zu wenig Zeit und Überlegung gewidmet. Eine nachlässige Auswahl der Probanden kann sich jedoch gravierend auf die Ergebnisse auswirken und damit auch die Aussagekraft der bestdurchdachten Paradigmen und Designs zunichte machen. Eine sorgfältige Rekrutierung für fMRT-Studien bedarf eines nicht zu unterschätzenden Zeitaufwandes.

Generell gilt es, bei der Rekrutierung von Probanden 2 Dinge zu beachten: Zum einen ist der Studienleiter für die Sicherheit der Studienteilnehmer verantwortlich. Bildgebungsstudien sind ein essenzieller Pfeiler der Forschung in Psychiatrie und Neurologie, dennoch handelt es sich, im Gegensatz zu MRT-Untersuchungen im Rahmen der medizinischen Diagnostik, um für den Patienten nicht unmittelbar notwendige Messungen, die keinerlei unnötiges Risiko rechtfertigen.

Zum anderen ist es sowohl eine Frage der Ökonomie als auch eine ethische Verpflichtung den Probanden gegenüber, dass fMRT-Studien gemäß der bestmöglichen qualitativen Standards durchgeführt werden. Entsprechend sollten die Einschlusskriterien so gewählt werden, dass die bestmögliche Datenqualität gewährleistet ist.

Im Folgenden soll auf beide genannten Aspekte, die Probandensicherheit und die Datenqualität, im Rahmen der Rekrutierung eingegangen werden. Es werden die wichtigsten Ausschlusskriterien für MRT-Studien, auch anhand eines beispielhaften praktischen Vorgehens, erläutert. Dies schließt das Rekrutierungsvorgehen, das Feststellen der »Scanner-Eignung« und die ausführliche Aufklärung von Teilnehmern mit ein.

7.1 Sicherheitsaspekte

Es gibt **Ausschlusskriterien für MRT-Untersuchungen**, welche an verschiedensten Instituten relativ einheitlich gehandhabt werden und gewöhnlich in den Richtlinien der Hersteller von Tomographen verankert sind (z. B. Siemens 2002), da ein Zuwiderhandeln eine körperliche Gefahr für den jeweiligen Teilnehmer darstellen könnte. Dabei ist zwischen medizinisch notwendigen Untersuchungen, welche im Zweifelsfall ein gewisses Restrisiko unvermeidbar machen, und den hier behandelten Forschungsstudien, welche allein wissenschaftlichen Zwecken dienen und damit keinerlei Gefahren für den Probanden rechtfertigen, zu unterscheiden. Zu diesen für den Probanden mitunter gefährlichen Ausschlusskriterien gehören die folgenden:

- **Epilepsien, ungeklärte Krampfanfälle** und andere **Kollapsanfälligkeiten** stellen einen Gefährdungsfaktor während der Durchführung von Bildgebungsparadigmen dar und gelten daher im Allgemeinen bei Forschungsstudien als Ausschlusskriterium
- Dasselbe gilt für Patienten mit hohem Risiko von **Herzanfällen** und anderen gravierenden **Herzproblemen**
- Probanden mit **Metallen im oder in ständiger Verbindung mit dem Körper** (insbesondere mit dem Knochen) dürfen keinesfalls an MRT-Forschungsstudien teilnehmen. Dazu zählen:
    - Herzschrittmacher oder implantierte Herzschrittmacherdrähte
    - Implantierte Kardioverter-Defibrillatoren (bei Patienten mit hohem Risiko für schwere Herzrhythmusstörungen)
    - Andere Stimulationsgeräte (z. B. Hirnstimulatoren) oder Elektroden
    - Medikamenten(dosier)pumpen (z. B. elektrische Insulinpumpen) oder Infusionsgeräte
    - Chirurgische Schrauben, Nägel, Platten, implantierte Gefäßclips (z. B. Aneurysmaclips), Drähte an den Blutgefäßen, Drahtringe, Drahtspiralen, Drahtnähte, Gefäß-/Lumenfilter, Stents (= Implantate, die ein Hohlorgan stützen und damit offen halten), o. Ä.
    - Künstliche Herzklappen
    - Endoprothesen (dauerhafte Implantate, wie z. B. künstliche Hüft-, Knie-, Schulter- oder Fingergelenke)
    - Epithesen (Prothesen, welche v. a. aus ästhetischen Gründen auf der Körperoberfläche angebracht werden, beispielsweise um nach Unfällen oder Tumorentfernung Körperteile zu ersetzen, z. B. Nase, Auge, Ohr), da diese teilweise durch in den Knochen implantierte Metallstifte und/oder durch Klammern, Magnete oder Druckknöpfe befestigt werden
    - Künstlicher Darmausgang (Anus praeter) mit Magnetverschluss
    - Künstliche Shunts, z. B. ventrikuloperitoneale Shunts zur Ableitung von Liquor bei Hydrocephalus (»Wasserkopf«) oder als Verbindung zwischen dem arteriellen und venösen Blutkreislauf bei entsprechendem Herzfehler
    - Metallsplitter im Auge, z. B. infolge von Schleifarbeiten an metallischen Werkstoffen (entsprechend ist die Teilnahme einiger Berufsgruppen von vornherein mit besonderer Vorsicht zu handhaben, so bei häufigen Schweißarbeiten)
    - Granatensplitter, Geschossfragmente, Reste von Stichverletzungen oder andere Metallsplitter, deren

vollkommene Entfernung nicht hundertprozentig gesichert ist
- Einzelne transdermale Pflaster zur Verabreichung von Medikamenten über die Haut in die Blutbahn, welche dünne metallische Folien enthalten oder metallhaltige Arzneistoffe
- Katheter
- Nicht herausnehmbare Piercings
- Kieferorthopädische Drähte
- Fixierte Zahnspangen und Retainer können sich erwärmen und sollten dabei insbesondere bei Kindern als Ausschlusskriterium gesehen werden (da ein schnelles Handeln bei Erwärmungen evtl. nicht sichergestellt werden kann)

- **Zahnmetalle** stellen vor allem immer dann eine Gefahr dar, wenn sie direkt mit dem Kieferknochen verbunden sind. Dies gilt für:
  - Kieferknochen- und Zahnimplantate
  - Stiftzähne, die mit dem Knochen verbunden sind (z. B. im Rahmen einer Nervenentfernung nach Wurzelbehandlung). Wenn bei einem (vitalen) Zahn jedoch nur die Zahnwurzel mit dem Knochen verbunden ist, gilt ein entsprechender Stiftzahn nicht generell als Kontraindikation. Im Zweifelsfall sind Informationen des behandelnden Zahnarztes einzuholen (zumal seit einigen Jahren immer häufiger statt Metall (scannertaugliche) Glasfaser verarbeitet wird)
  - Die Meinung zum Ein- und Ausschluss von Probanden mit nicht herausnehmbaren Brücken ist uneinheitlich. Zwar gelten Brücken (ohne Befestigung an mit dem Knochen verbundenen Stiftzähnen!) inzwischen als relativ ungefährlich, dennoch bleibt zu bedenken, dass mehrere Brücken häufig zu Artefakten führen (s. unten). Amalgamfüllungen, Inlays und Kronen (in überschaubarer Anzahl) gelten jedoch aktuell als unbedenklich

- **Intrauterinpessare** (»Spiralen«) enthalten z. T. Kupfer- oder andere metallhaltige Legierungen, **Diaphragmata** teilweise eingearbeitete Metallfedern, welche eine Kontraindikation für den Tomographen darstellen. Es finden sich jedoch auch Spiralen, welche ausschließlich aus Kunststoff bestehen. Entsprechende Angaben sind vom Hersteller direkt einzuholen. Zudem muss zweifelsfrei geklärt sein und vermerkt werden, um welches Produkt es sich handelt, wozu eine Kontaktierung des behandelnden Gynäkologen zumeist unumgänglich ist. Gegebenenfalls ist Teilnehmerinnen anzuraten, im Anschluss an die Messung den Sitz ihres Intrauterinpessars überprüfen zu lassen, um ungewollte Schwangerschaften aufgrund etwaiger Verschiebungen der Spirale ausschließen zu können

- Ähnlich enthalten auch **Cochlea-Implantate** und einige **Paukenröhrchen** Metalllegierungen. Entsprechend sind bei Letzteren ebenfalls genaue Angaben des Herstellers einzuholen bzw. betroffene Probanden im Zweifelsfall auszuschließen
- Zwar gilt die MRT als relativ nebenwirkungsfreie Bildgebungsmethode, aufgrund von geringem Wissen über die Auswirkungen auf Föten gilt eine **Schwangerschaft** oder eine ungeklärte fragliche Schwangerschaft (ausbleibende Regelblutung!) bei Teilnehmerinnen jedoch als Ausschlusskriterium. Daher sollte bei Frauen generell die Zyklusphase bzw. das Datum der letzten Regelblutung erfasst und im Zweifelsfall ein Schwangerschaftstest durchgeführt werden
- **Tätowierungen** sind in vielen Fällen während der fMRT-Messung für den Probanden ungefährlich. Heikel ist jedoch, dass vereinzelt für Tattoos Farben verwendet werden, in welchen sich Bestandteile nachweisen lassen, die Hautirritationen hervorrufen oder sich gar beim Scannvorgang erhitzen und zu Verbrennungen führen können. Dieses Risiko steigt mit größer werdender Nähe zum Kopf (bzw. der untersuchten Region). Da in diesem Zusammenhang zuverlässige Angaben nur schwer zu erhalten sind, gelten Tätowierungen und **(tätowiertes) Permanent Make-up** (z. B. Eyeliner, Lippenkonturen) normalerweise als Ausschlusskriterium. (Bei Einschluss tätowierter Probanden sollte dies in jedem Fall vermerkt und die Stelle mit einer feuchten Kompresse bedeckt werden.) Auch gewöhnlich aufgetragenes stark glitzerndes Make-up sollte vor der MR-Messung entfernt werden
- Steigen Raumtemperatur und Luftfeuchtigkeit, sind die Probanden zunehmend weniger in der Lage, überschüssige Wärme abzugeben. Trotz MR-Klimaanlage sollten Menschen mit **eingeschränktem Thermoregulationsvermögen** nicht in Forschungsstudien eingeschlossen werden
- Die (funktionelle) Kernspinmessung von Menschen mit **Klaustrophobie**, also einer extremen Angst vor Enge, ist in der relativ schmalen Tomographenröhre wenig erfolgversprechend und moralisch schwer vertretbar. Einige Probanden berichten zwar von leichter »Platzängstlichkeit« und tolerieren dann bei sorgfältiger Aufklärung und vorhergehender Präsentation von Scanner und Equipment die fMRT-Untersuchung erstaunlich gut; wirklich klaustrophobische Menschen werden jedoch innerhalb kürzester Zeit den Tomographen wieder verlassen wollen. Neben ethischen Aspekten bleibt auch zu bedenken, dass sich die damit verbundene emotionale Erregung und Angst bei der Paradigmendurchführung auch auf die funktio-

nellen Gehirndaten auswirkt und/oder zu deutlichen Bewegungsartefakten führen kann (▶ Abschn. 7.2)
- Da die meisten fMRT-Designs die Durchführung spezifischer Aufgaben erfordern und für eine zufriedenstellende statistische Power eine ausreichende Anzahl an Bedingungen vorliegen muss (▶ Kap. 8), muss der Teilnehmer normalerweise für einige Minuten im Tomographen liegen. Die Scannerliege ist zwar gepolstert, für Menschen mit starken **Rücken-/Nackenschmerzen** könnte diese Art der Bettung jedoch schnell untolerierbar werden
- Ein in der praktischen Durchführung heikles Ausschlusskriterium ist **Adipositas**, welche so stark ausgeprägt ist, dass der Proband nicht in den Tomographen passt. Hier ist es von Vorteil, Probanden bereits vor dem Untersuchungstermin (z. B. im Rahmen eines Screeningfragebogens, ▶ Abschn. 7.3.2) in Augenschein zu nehmen oder (so im Rahmen einer telefonischen Kontaktaufnahme) Gewicht und Größe zu erfragen
- Messungen mit **Kindern** müssen unter den größten Sicherheitsvorkehrungen vonstatten gehen. Kinder dürfen lediglich mit Erlaubnis eines Erziehungsberechtigten an MRT-Studien teilnehmen
- Patienten, die so verwirrt oder kognitiv beeinträchtigt sind, dass ein klares **Verständnis** der Sicherheitsvorkehrungen, Krankengeschichte oder der Einwilligungserklärung bezweifelt werden muss, oder bei denen unklar ist, ob Schwierigkeiten während der Messung (z. B. übermäßige Erwärmung, Klaustrophobie) rechtzeitig adäquat wiedergegeben werden können, dürfen **nicht** an MRT-Forschungsstudien teilnehmen. Gleiches gilt für Nichtmuttersprachler bei mangelhaften Verständigungsmöglichkeiten

Allgemein unterscheidet man zwischen **MR-kompatiblen** und **MR-sicheren** (oder **MR-geeigneten**) Stoffen.

> **Definition**
> MR-sichere Gegenstände können zwar in MR-Umgebung gebracht werden, ohne dass sie ein Risiko darstellen, sie können dabei jedoch die Bildqualität der erhobenen Daten deutlich vermindern, indem sie messbare Artefakte erzeugen.

Ist ein Objekt nicht MR-geeignet (z. B. Kugelschreiber, Uhr, Handy, Hörgerät, Schlüssel etc.), kann es durch das statische magnetische Feld des Scanners projektilartig beschleunigt werden, was zu erheblichen Verletzungen von Personen im oder nahe des Scanners sowie zu Beschädigungen des Gerätes führen kann (◘ Abb. 7.1).

> **Definition**
> MR-kompatible Stoffe sind Gegenstände, die MR-sicher sind, dabei in MR-Umgebung jedoch nicht in ihrer Funktion gestört werden oder die Bildqualität herabsetzen.

Bei Geräten kann man dabei zudem weiter zwischen aktiven Apparaturen, die nur funktionieren, solange sie mit einer Energiequelle verbunden sind (z. B. Medikamentenpumpen), und passiven Geräten unterscheiden, die auch ohne Energiequelle arbeiten (z. B. Schrauben, Aneurysmaclips). Folglich kann es neben der Deplatzierung von Materialien durch magnetische Kräfte und Drehmomente und den entsprechenden Folgen (z. B. Schwangerschaft bei Verrutschen einer Spirale, Netzhautablösung aufgrund von Metallsplittern im Auge oder Verschieben von Implantaten) auch zu Fehlfunktionen und Ausfällen von aktiven Apparaten kommen, die im schlimmsten Falle zum Tode führen können (z. B. bei Herzschrittmachern). Aktive und passive Implantate können darüber hinaus unter Einfluss von Gradienten- und Hochfrequenzfeldern elektrische Wirbelströme induzieren, welche zu lokalen Erhitzungen und im Extremfall zu gefährlichen Verbrennungen führen können. Auch Kabelschleifen (z. B. von Patientenüberwachungsgeräten, Elektrokardiogrammen) können als Empfangsantennen für Hochfrequenzfelder fungieren und sich so stark erwärmen, dass bei Körperkontakt starke Verbrennungen resultieren.

> **Eine vorhergehende Teilnahme an einer anderen MRT-Studie ist kein Garant für fehlende Ausschlusskriterien!**

Nicht selten entgegnen Probanden, die wegen MRT-Kontraindikation ausgeschlossen werden, sie seien aber bereits schon einmal Teilnehmer in einer anderen MRT-Studie gewesen oder hätten aus medizinischen Gründen bereits in einem Tomographen gelegen und bei dieser Messung habe es keine Probleme gegeben. Solche Aussagen sind nicht nur schwer überprüfbar; es können sich zudem seit der letzten Untersuchung neue Kontraindikationen ergeben haben. Auch könnten sich verschiedene Feldstärken und Sequenzen unterschiedlich auswirken. Entsprechende Risiken im Rahmen von Forschungsstudien sind nicht gerechtfertigt.

> **Im Zweifelsfall gilt: Bei unklaren Risiken geht Sicherheit immer vor!**

MR-Sicherheit ist nicht nur wichtig für die Durchführung von Forschungsstudien, sondern stellt auch selbst ein Forschungsthema dar. Insofern gibt es auch in diesem Bereich stetig Neuerungen. Zwei Webseiten, die sich als aktuelles Nachschlagewerk eignen, sind beispielsweise:

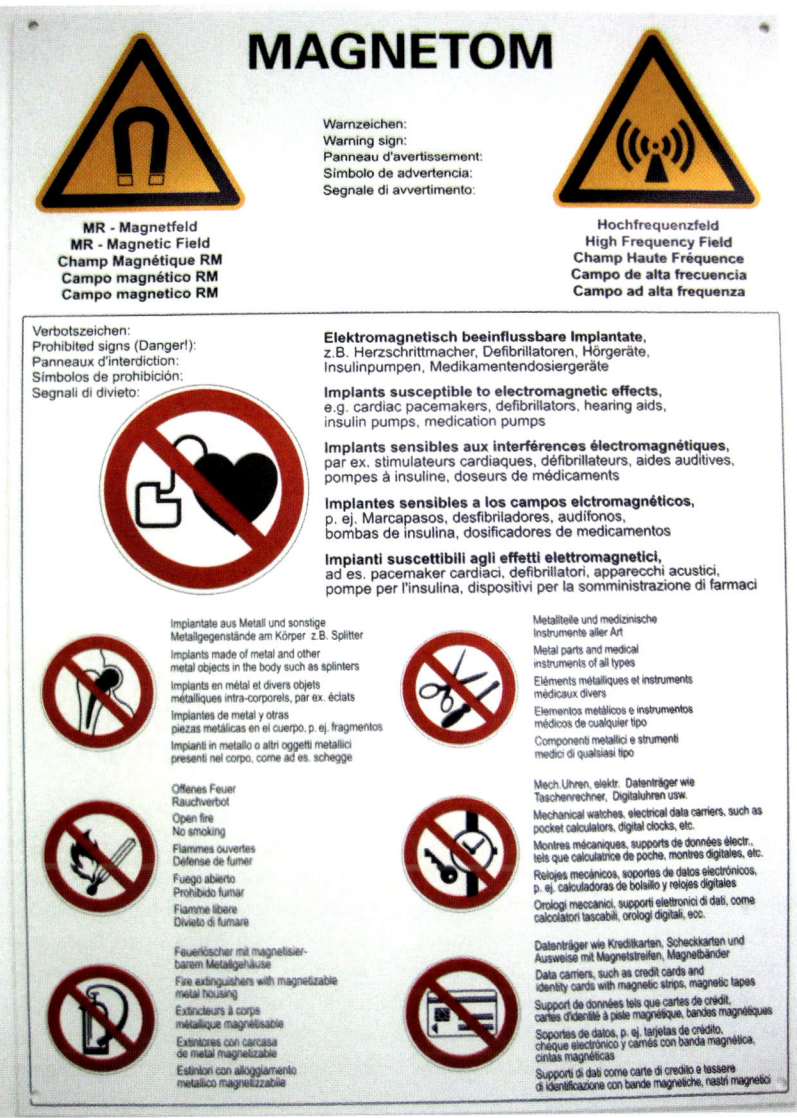

◘ Abb. 7.1 Warntafel an der Tür zum Scannerraum

— http://www.MRIsafety.com (Zugriff: 27.09.2012)
— http://www.IMRSER.org (Zugriff: 27.09.2012)

7.2 Ausschlusskriterien im Rahmen der Qualitätssicherung

Auch wenn Probanden »scannertauglich« sind, macht eine Untersuchung keinen Sinn, wenn aus verschiedenen probandenimmanenten Gründen Gefahr für die Datenqualität besteht. So können auch MR-sichere Geräte aufgrund ihrer Magnetisierbarkeit zu lokalen Verzerrungen des Grundfeldes und damit zu deutlichen **Artefakten** führen, die die gemessenen Aufnahmen unbrauchbar machen können, z. B. im Falle einer großen Anzahl an Brücken (v. a. über mehrere Zähne hinweg) oder Kronen.

Zudem stellen in psychiatrischen Studien und Studien an Gesunden neurologische Erkrankungen ein Ausschlusskriterium dar, da sie **Einfluss auf den zerebralen Metabolismus** nehmen (z. B. Schädel-Hirn-Trauma, Epilepsie, Schlaganfall). Umgekehrt können psychische Auffälligkeiten zu verfälschten Ergebnissen bei der Durchführung von neurologischen Studien führen. Die Tatsache, dass sich psychische und neurologische Erkrankungen in veränderten zerebralen Aktivierungsmustern widerspiegeln, schließt also zum einen die Teilnahme Betroffener als Kontrollprobanden aus und ist zum anderen der Grundgedanke von funktionellen kernspintomographischen Stu-

Tab. 7.1 Beispiele für mögliche gesundheitlich bedingte Ausschlusskriterien bei fMRT-Studien. (Mod. nach Priebe u. Schneider 2007)

Pathomechanismen	Beispiele für häufige Erkrankungen
Möglicherweise veränderter zerebraler Metabolismus und Funktionseinschränkungen aufgrund struktureller Schäden	Erkrankungen des zentralen Nervensystems (z. B. Morbus Parkinson, Epilepsie, Schlaganfall – falls nicht Teil der Forschungsfragen) Chronisch obstruktive Lungenerkrankung (COPD)
Bei längerem unerkannten Fortbestehen progrediente Schädigung von Blutgefäßen und Risiko verminderter zerebraler Durchblutung	Nierenerkrankung Schilddrüsendysfunktion Diabetes Arterielle Hypertonie (>140/90 mmHg)
Altersbedingte Verminderung des zerebralen Metabolismus und damit verbundene Abnahme der Signalstärke; erhöhte Wahrscheinlichkeit demenzieller Prozesse	Probanden über 50 Jahre Demenz
Vermindertes Instruktions- und Aufgabenverständnis, evtl. zugrunde liegende Schädigung des Gehirns	Intelligenzquotient <85 Lernbehinderungen
Evtl. stark aversives Erleben der Messung	Rückenschmerzen Nackenschmerzen Kreislaufbeschwerden Atembeschwerden (z. B. Asthma bronchiale)

dien mit psychiatrischen oder neurologischen Stichproben. Hier empfiehlt es sich, sich auf die Erforschung von möglichst klar umrissenen Symptomclustern zu konzentrieren. Damit stellt sich sehr schnell die Frage, welche (Ko-)Morbiditäten man bei Patienten zulässt. Einerseits spiegeln Komorbiditäten zwar oft die klinische Wirklichkeit wider, andererseits ist ihr Einfluss kaum vorhersagbar und macht damit die Ergebnisse schwer interpretierbar.

Darüber hinaus können nicht nur eigene psychische Erkrankungen den Hirnmetabolismus verändern. Einige Studien der letzten Jahre haben gezeigt, dass auch eine **nahe** (also v. a. **erstgradige**) **Verwandtschaft zu psychisch erkrankten Menschen** aufgrund genetischer Einflüsse zu einem veränderten Hirnmetabolismus führen kann (z. B. Schneider et al. 2007). Entsprechend sollte jeder Screeningbogen auch die Frage nach psychisch erkrankten Verwandten enthalten.

Auch körperliche Erkrankungen, welche nicht unbedingt direkt das Gehirn betreffen, können sich indirekt auf die Gehirnaktivierung auswirken, so zum Beispiel bei der Schädigung von Blutgefäßen aufgrund von lange Zeit unbehandelter Nieren-, Herzkreislauf-, Schilddrüsenerkrankungen oder Diabetes (◘ Tab. 7.1). Weiterhin stellt sich die Frage, ob Patienten eingeschlossen werden sollten, die bereits eine Medikation gegen die zu untersuchende oder aber eine weitere andere Erkrankung erhalten. **Medikamente** können (für Studien unerwünschten) Einfluss auf das Hirnvolumen (z. B. Antipsychotika: Moncrieff u. Leo 2010; Puri 2011; Scherk u. Falkai 2004) und den Gehirnmetabolismus (z. B. Abbott et al. 2011; Franklin et al. 2011) nehmen und sind entsprechend minuziös abzufragen. Andererseits sollen bei Pharmakastudien gerade bestimmte Pharmaka und ihre Wirkung auf das zerebrale Netzwerk untersucht werden.

Teilnehmer einer Studie müssen nicht nur in der Lage sein, die Sicherheitskriterien zu begreifen (s. oben), sondern auch fähig sein, die Aufgabeninstruktionen im Einzelnen zu verstehen (kognitiv wie auch sprachlich). Der Einschluss von **Nichtmuttersprachlern** ist zudem nicht angebracht bei fMRT-Aufgaben, welche sprachliche Funktionen abrufen, da bekannt ist, dass die neuronalen Netzwerke, die der Muttersprache zugrunde liegen, und jene einer später neu erlernten Sprache zwar überlappen, sich jedoch darüber hinaus auch umrissene Aktivierungsunterschiede zeigen (Simmonds et al. 2011; Vingerhoets et al. 2003). Auch können bei einigen (sprachlichen wie nichtsprachlichen) kognitiven Aufgaben kulturelle Einflüsse eine Rolle spielen (z. B. Agranovich u. Puente 2007; Brauer Boone et al. 2007; Gasquoine 1999; Razani et al. 2007; Rosselli u. Ardila 2003), die sich z. T. auch auf die zugrunde liegenden neuronalen Korrelate auswirken können (z. B. Aron et al. 2010; Derntl et al. 2009a).

Sprachliche Paradigmen sind auch besonders »anfällig« für Aktivierungsunterschiede bei **Rechts- und Linkshändern** angesichts einer deutlicheren linksseitigen Sprachdominanz bei Rechtshändern (z. B. Jones et al. 2011). Während sich bei ca. 95 % der Rechtshänder eine linkshemisphärische Dominanz für Sprache findet (was sich jedoch bei Männern stärker zeigt als bei Frauen; Vikingstad et al. 2000), spiegelt eine reduzierte Linkslateralisierung von Sprache bei Linkshändern eine entsprechende höhere Interindividualität wider. Linkshänder zeigen dabei zumeist ebenfalls eine Linkslateralisierung von Sprache, jedoch im direkten Vergleich häufiger auch eine rechtsseitige Dominanz oder ein relativ symmetrisches Netzwerk (z. B. Khedr et al. 2002; Tzourio et al. 1998). Aufgrund der bis zu einem gewissen Grad unterschiedlichen Strukturierung einiger Hirnareale von Linkshändern (v. a. bei Männern, z. B. Witelson u. Kigar 1992) könnte eine unterschiedliche Sprachlateralisierung jedoch auch mit Lateralisierungsunterschieden bei anderen Aufgaben, z. B. visuoräumlichen Tests (Everts et al. 2009), Aufgaben zur (Objekt-)Praxis (Vingerhoets et al. 2012) oder zum sensomotorischen Lernen (Chase u. Seidler 2008) verbunden sein. Entsprechend sollte der Einschluss unterschiedlicher Händigkeitsgruppen (Rechtshänder, Linkshänder und Ambidexter) gut überdacht und dokumentiert werden. Dafür bieten sich einfache Händigkeitstests an, wie das Edinburgh Handedness Inventory (Oldfield 1971) oder das Handedness Inventory modifiziert von Briggs und Nebes (1975).

Nicht nur in Zusammenhang mit der Händigkeit nimmt natürlich auch das Geschlecht (z. B. Koch et al. 2007) und nehmen damit Geschlechtshormone (z. B. Derntl et al. 2008; 2009b) Einfluss auf die Hirnaktivierung. Entsprechend ist es ratsam, insbesondere in Studien, in welchen gesunde Probanden mit Patienten mit psychischen oder neurologischen Erkrankungen verglichen werden sollen, das Geschlechterverhältnis in beiden Gruppen zu parallelisieren. Ebenso sollten Experimentalgruppen auch bezüglich Alter und Bildung miteinander vergleichbar sein, was bei einer ökonomischen Rekrutierungsvorgehensweise frühzeitig zu bedenken ist. So kann es für verschiedene Altersgruppen sinnvoll sein, an unterschiedlichen Orten zu rekrutieren (z. B. an Schulen, Universitäten, in Betrieben, an Volkshochschulen). Für eine höhere Generalisierbarkeit der Daten ist jedoch wiederum eine breitere Variation von Alter und Bildung von Nutzen.

Strenggenommen können selbst der Kaffeegenuss vor einer Messung (Griffeth et al. 2011; Liu u. Liau 2010) oder Nikotinkonsum (Rusted et al. 2011; Vossel et al. 2011) Einfluss auf die Daten nehmen und je nach Fragestellung als Ausschlusskriterium fungieren. Zumindest sollten beide jedoch idealerweise erhoben werden und sich, wenn möglich, nicht zwischen Experimentalgruppen unterscheiden, falls dies nicht Teil der Fragestellung ist.

Ein klares Ausschlusskriterium stellt die unmittelbar vorangehende oder regelmäßige Einnahme von **Drogen** dar. Hier können letztendlich nur Drogenschnelltests vollkommene Abstinenzsicherheit gewährleisten (bisweilen verändert jedoch schon die Erwähnung solch eines Testverfahrens den Wahrheitsgehalt von Antworten zum aktuellen Drogengebrauch).

7.3 Das praktische Rekrutierungsvorgehen

7.3.1 Probandenrekrutierung

Bereits der Ort der Rekrutierung kann – je nach Forschungsfrage – zu einer verminderten Generalisierbarkeit der erhobenen Daten führen, so wenn beispielsweise nur an Universitäten studentische Studienteilnehmer angesprochen oder nur Probanden aus dem eigenen Freundeskreis eingeschlossen werden.

Die wohl klassischsten Varianten der Teilnehmerrekrutierung sind **Aushänge** und **Flugblätter** (z. B. ◘ Abb. 7.2). Hier soll Interesse für die Studie geweckt werden. Gleichzeitig ist es eine deutliche Arbeitsersparnis (für den Rekrutierenden wie auch potenziell ungeeignete Probanden), wenn bereits an dieser Stelle die wichtigsten Ein- und Ausschlusskriterien genannt werden.

Insbesondere wenn die Einschlusskriterien eng gefasst und die zu rekrutierende Stichprobe vergleichsweise klein ist, kann es sich zudem lohnen, **Zeitungsannoncen** aufzugeben. Im Allgemeinen müssen auch bei der Rekrutierung von gesunden Teilnehmern Aushänge und Annoncen zumeist der lokalen Ethikkommission vorgelegt werden.

In diesem Zusammenhang ist es von Vorteil, wenn die Teilnehmer nicht nur »des Geldes wegen« (also extrinsisch motiviert) an einer Studie teilnehmen, sondern eine gewisse (intrinsische) **Eigenmotivation** aufbringen. So kann Belohnung von Leistung durch Geld die intrinsische Motivation, sich freiwillig einer Aufgabe zu widmen, senken, was sich auch in verminderter Aktivierung in einem frontostriatären Evaluierungsnetzwerk widerspiegelt (Murayama et al. 2010). Intrinsische Motivation kann zudem die neuronalen Reaktionen auf eigene Fehler erhöhen (Bengtsson et al. 2009). Auch kann das Ausmaß der Belohnung zu veränderter aufgabenrelevanter Aktivierung (Taylor et al. 2004) und Konnektivität (Szatkowska et al. 2008) führen, sodass in jedem Falle die Aufwandsentschädigung aller Probanden möglichst gleichzuhalten ist.

In einigen Studien kann es relevant sein, nur Probanden einzuschließen, die gewisse Kriterien erfüllen, um Untergruppen zu bilden (z. B. Musiker vs. Nichtmusiker oder die beiden Extremgruppen gemäß der Beantwortung eines Aggressionsfragebogens). Entsprechende Befragungen müssen dann der fMRT-Messung vorangestellt werden.

Die Rekrutierung von **Patienten mit möglichst spezifisch definierten psychischen oder neurologischen Erkrankungen** gestaltet sich aufwändiger. Darüber hinaus gilt es, alle ethischen Bedingungen ganz besonders sorgsam zu beachten. So muss gewährleistet sein, dass der Patient den Inhalt und mögliche Gefahren der Untersuchung versteht. Auch darf (mit Ausnahme von Medikations- und Therapiestudien) nicht der Eindruck erweckt werden, dass eine rein forschungsbezogene Bildgebungsuntersuchung

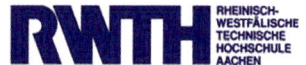
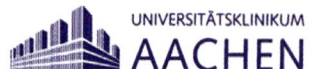

Abb. 7.2 Beispiel für einen Rekrutierungsaushang im Rahmen von fMRT-Studien

oder ihre Ergebnisse in Zusammenhang stehen mit erkrankungsassoziierten Behandlungsmaßnahmen. Ein Patient muss folglich begreifen, dass (und wie) er eine Messung jederzeit unterbrechen kann, ohne dass dies in irgendeiner Form Nachteile für ihn nach sich zieht.

> Der zugrunde liegenden psychischen oder neurologischen Erkrankung ist bei der Rekrutierung und Aufklärung Rechnung zu tragen.

Patienten sollten nur von geschultem Personal angesprochen werden. Insbesondere bei schwerwiegenden und akuten psychischen Erkrankungen ist bei Zustimmung des Patienten sicherzugehen, dass sich der Patient nicht mehr zumutet, als es im aktuellen Zustand ratsam ist.

> Dabei ist immer zuvor mit dem behandelnden Arzt und/oder Psychologen Rücksprache zu halten.

Ist dieser der Meinung, dass eine aktuelle Studienteilnahme nicht vertretbar ist, soll der Patient gar nicht erst angesprochen werden.

In großen Einrichtungen mit mehreren laufenden Forschungsprojekten sollte zudem darauf geachtet werden, dass Patienten nicht parallel von unterschiedlichen Studienleitern angesprochen werden, was schnell zur Überforderung führen kann bzw. sich als lästig und unnötig zeitaufwändig erweist, wenn der Patient bereits anderweitig Studienteilnahmen abgelehnt hat.

Darüber hinaus ist sicherzugehen, dass der Patient aktuell nicht (im Rahmen einer Selbst- oder Fremdgefährdung) nach den Unterbringungsgesetzen (UBG) oder Psychisch-Kranken-Gesetzen (PsychKG) der Länder, nach Betreuungsrecht oder im forensischen Rahmen nach § 63 oder § 64 des Strafgesetzbuches **gesetzlich untergebracht** ist. In spezifischen Fällen ist allerdings die Möglichkeit gegeben, auch diesen Personenkreis in Studien einzuschließen, wenn bestimmte strenge Voraussetzungen gegeben sind und eine Fragestellung nicht anderweitig zu beantworten ist. Eine vorhergehende Beratung durch die zuständige Ethikkommission und ggf. eine Genehmigung durch Aufsichtsbehörden und/oder den Träger der entsprechenden Einrichtung ist hier jedoch unabdingbar. Besteht eine **gesetzliche Betreuung** bzgl. eines hier relevanten Aufgabenkreises, ist zudem die Einwilligung des Betreuers und ggf. des Betreuungsgerichtes einzuholen.

Ist ein Patient geeignet und gewillt, an einer Studie teilzunehmen, empfiehlt es sich, den behandelnden Arzt über das weitere Prozedere in Kenntnis zu setzen, um nicht mit dem therapeutischen Setting in Konflikt zu geraten.

> **Grundsätzlich ist eine Kopie der Einverständniserklärung des Patienten (▶ Abschn. 7.3.3) in seine Krankenakte abzuheften und im Arztbrief die Teilnahme am Forschungsprojekt zu thematisieren.**

Darüber hinaus ist es für das behandelnde Team (oder weitere Studienteilnahmen) von Interesse, wie gut der Patient die Untersuchung toleriert hat und wie die Leistungsfähigkeit eingeschätzt wurde. Eine entsprechende Rückmeldung durch den Studienleiter muss daher zeitnah erfolgen.

7.3.2 Screening

Aus den oben genannten Gründen kann der Einschluss in eine Studie nur erfolgen, wenn zuvor alle möglichen Risikofaktoren ausgeschlossen wurden. An dieser Stelle empfiehlt es sich, einen standardisierten Screeningfragebogen einzusetzen, mit dem alle genannten Gefahrenquellen im Vorfeld abgefragt werden können.

Fragen, die solch ein **Screening** unbedingt umfassen muss, beinhalten (neben der Erfassung der Kontaktdaten):

- Demografische Angaben: Geburtsdatum, Muttersprache, Bildungsstand in Ausbildungsjahren (bei Erkrankungen, die das eigene Leistungsniveau früh beeinträchtigen können, evtl. auch die Bildungsstufe der Eltern)?
- Operationen (mögliche Implantate, Clips, Drähte, Stents etc.)?
- Mögliche Schwangerschaft? Zeitpunkt der letzten Periode?
- Herzschrittmacher oder andere Stimulationsgeräte (z. B. Hörgerät)?
- Medikamentenpumpen und Infusionsgeräte?
- Medikamenteneinnahme?
- Metallteile im/am Körper, z. B. Implantate, Prothesen, Shunts, metallische Splitter, Zahnersatz/-klammern (ggf. nachfragen, ob herausnehmbar und ob eine Verbindung mit dem Knochen besteht), Retainer, Spirale, Diaphragma, chirurgische Schrauben, Nägel oder Platten, Leistenbruchnetz, Katheter etc.; nach Einschluss am Scanner erneut abfragen: Ohrringe, Piercings (wenn ja: problemlos herausnehmbar?), Gebiss, Zahnspange usw.?
- Schleifarbeiten an metallischen Werkstoffen?
- Schussverletzungen?
- Klaustrophobie/Platzangst?
- Rücken- oder Nackenschmerzen?
- Kreislauf- oder Atembeschwerden (z. B. Hypertonie, Asthma bronchiale)?
- Tätowierung oder Permanent Make-up?
- Psychische Probleme aktuell oder in der Vergangenheit (z. B. Alkohol-, Medikamenten- oder Drogenabhängigkeit, Depression, Angsterkrankungen etc.), die nicht Teil der Studie sein sollen?
- Erstgradige Verwandte mit psychischen Erkrankungen?
- Körperliche Erkrankungen, die den Gehirnmetabolismus beeinträchtigen könnten entsprechend ◘ Tab. 7.1, z. B. Epilepsie, Krampfanfälle (ggf. abgesehen von der neurologischen Erkrankung, die untersucht werden soll)?
- Händigkeit?

Sicherlich exakter als die direkte Frage nach der **Händigkeit** ist es, einen Händigkeitsfragebogen heranzuziehen, welcher abfragt, ob alltägliche Tätigkeiten (z. B. schreiben, werfen, Löffel halten) mit der rechten, mit der linken oder mit beiden Händen gleichermaßen durchgeführt werden (▶ Abschn. 7.2). So mancher vermeintliche Rechtshänder stellt sich so als Ambidexter, also beidhändig veranlagter Proband heraus. Überdies war es in einigen Generationen nicht unüblich, Links- zu Rechtshändern »umzuerziehen«, was nicht mit einer natürlichen Rechtshändigkeit gleichzusetzen ist.

Kurz- oder Weitsichtigkeit kann bei Benutzung von Videobrillen im Rahmen der Stimuluspräsentation zumeist durch Einsatz von Brillengläsern ausgeglichen werden. Besitzt der Proband Kontaktlinsen, stellen diese den besten Brillenersatz innerhalb des Scanners dar. Insbesondere wenn keine Kontaktlinsen vorhanden sind und bei der Verwendung eines Spiegelsystems oder bei stärkeren Sehstörungen (z. B. extremem Schielen) kann eine Fehlsichtigkeit jedoch bei der Paradigmendurchführung ein

Hindernis darstellen. Entsprechend sollte auch diese im Vorfeld erhoben werden.

Da bei den meisten fMRT-Untersuchungen aktiv Aufgaben ausgeführt werden sollen, sind ein unbeeinträchtigtes Instruktionsverständnis und eine instruktionsgemäße Aufgabendurchführung unabdingbar. Entsprechend sollte ein ausreichendes **Intelligenzniveau** vorliegen (im Allgemeinen IQ >85). Bekannte Lernbehinderungen können gegen eine Studienteilnahme sprechen. Eine grobe Schätzung des (verbalen) Intelligenzniveaus kann schon mittels kurzer Multiple-Choice-Wortschatztests erfolgen (z. B. Wortschatztest von Schmidt u. Metzler 1992).

7.3.3 Aufklärung und Einwilligung

Eine ausführliche Aufklärung sowie eine beigefügte unterzeichnete schriftliche Einwilligungserklärung sind Grundvoraussetzung für eine Teilnahme an einer Kernspintomographiestudie.

In sogenannten informierten Aufklärungen ist in leicht verständlicher Art und Weise auf das Wesen, den Sinn und mögliche Risiken der verwendeten Techniken, Paradigmen und Tests hinzuweisen. Das schließt im Falle der funktionellen Kernspintomographie eine Aufklärung über die starken Magnetfelder und die Lautstärke mit ein sowie die (realistische!) voraussichtliche Dauer der Kernspinuntersuchung und aller weiteren Testungen. **Ausschlusskriterien und Sicherheitsmaßnahmen müssen in der Aufklärung deutlich genannt werden und der Proband muss angehalten werden, auf einem entsprechenden Fragebogen zutreffende Ausschlusskriterien zu bejahen oder zu verneinen.** Die Risiken und Folgen im Falle eines Verschweigens von vorhandenen Ausschlusskriterien müssen deutlich gemacht werden. Auch ist darauf hinzuweisen, dass es bisweilen zu sensorischen Stimulationseffekten kommen kann, wie einem Kribbeln oder leichten Muskelzucken. Die unbedingte Freiwilligkeit der Teilnahme ist zu betonen sowie dass eine Zustimmung jederzeit (also auch während einer laufenden Messung) und ohne Nennung von Gründen wieder zurückgezogen werden kann, ohne dass daraus Nachteile entstehen.

Allen Teilnehmern muss klar sein, dass die Untersuchung Forschungszwecken und damit nicht der medizinischen Diagnostik dient. Krankheitsprozesse könnten übersehen oder nur mithilfe anderer spezifischer Sequenzen entdeckt werden. Umgekehrt sollte im Vorfeld geklärt werden, was geschieht, falls ein **Zufallsbefund** entdeckt wird. Probanden müssen darauf hingewiesen werden, dass dies gravierende psychische Folgen nach sich ziehen kann. Für den Versuchsleiter würde sich wiederum eine ethisch höchst bedenkliche Situation ergeben, wenn eine (womöglich behandelbare) Auffälligkeit gefunden wird, jedoch nicht geklärt ist, ob der Proband darüber informiert werden möchte. Daher wird inzwischen häufig innerhalb der Probandenaufklärung darauf hingewiesen, dass Zufallsbefunde berichtet bzw. zuvor von einem Neuroradiologen beurteilt werden, damit in Folge geeignete diagnostische Verfahren in die Wege geleitet werden können. Probanden, die sich damit nicht einverstanden erklären, müssten entsprechend solch einer Aufklärung folglich von einer Teilnahme an der Untersuchung ausgeschlossen werden.

Probandendaten sind mit aller Sorgfalt zu behandeln und zu lagern. Die Experimentaldaten sollten anonymisiert abgespeichert werden bzw. möglichst getrennt von den demografischen Angaben. Wenn nicht geplant ist, Teilnehmer über ihre persönlichen Ergebnisse in Kenntnis zu setzen, sind diese darüber zuvor zu informieren.

Zudem sollte jeder Proband wissen, ob er während der Messung versichert ist und ob und wann eine **Wege-Unfall-Versicherung** besteht. Zuletzt muss jedem Teilnehmer klar sein, an wen er sich zu wenden hat, wenn Fragen auftreten sollten.

Jeder Teilnehmer muss innerhalb seiner Einwilligungserklärung unterschreiben, dass er alle Ausführungen verstanden hat, einschließlich der Datenschutzerklärung, und dass zudem eine mündliche Aufklärung erfolgte sowie dass er die Einschlusskriterien erfüllt (bzw. keine Ausschlusskriterien vorliegen). Auch der Testleiter muss üblicherweise schriftlich belegen, dass eine ausführliche Aufklärung erfolgte.

Ein prototypisches Ablaufschema für eine Probandenmessung findet sich in ◘ Abb. 7.3.

> **Zusammenfassung und Ausblick**
>
> Zusammenfassend muss jedem Versuchsleiter von fMRT-Studien klar sein, welche Verantwortung der Rekrutierende zu tragen hat und welche Risiken Untersuchungen mittels fMRT bei einem schlechten Rekrutierungsvorgehen in sich bergen. Nur eine Teilnahme aus freien Stücken und bei vollem Verständnis für die Art und Natur der Untersuchung ist moralisch zu rechtfertigen. Beim Umgang mit Probanden ist zudem zu beachten, dass die eigene Motivation eine wichtige Rolle spielen kann.
>
> Dem Studienleiter muss bewusst sein, dass Paradigmen, die für Gesunde gerade noch tolerierbar sind, für Patienten mit neurologischen Ausfällen oder psychischen Erkrankungen eine klare Überforderung darstellen können. Leidenschaft für die eigene Forschung darf dabei nicht ethisch vertretbare Grenzen überschreiten.

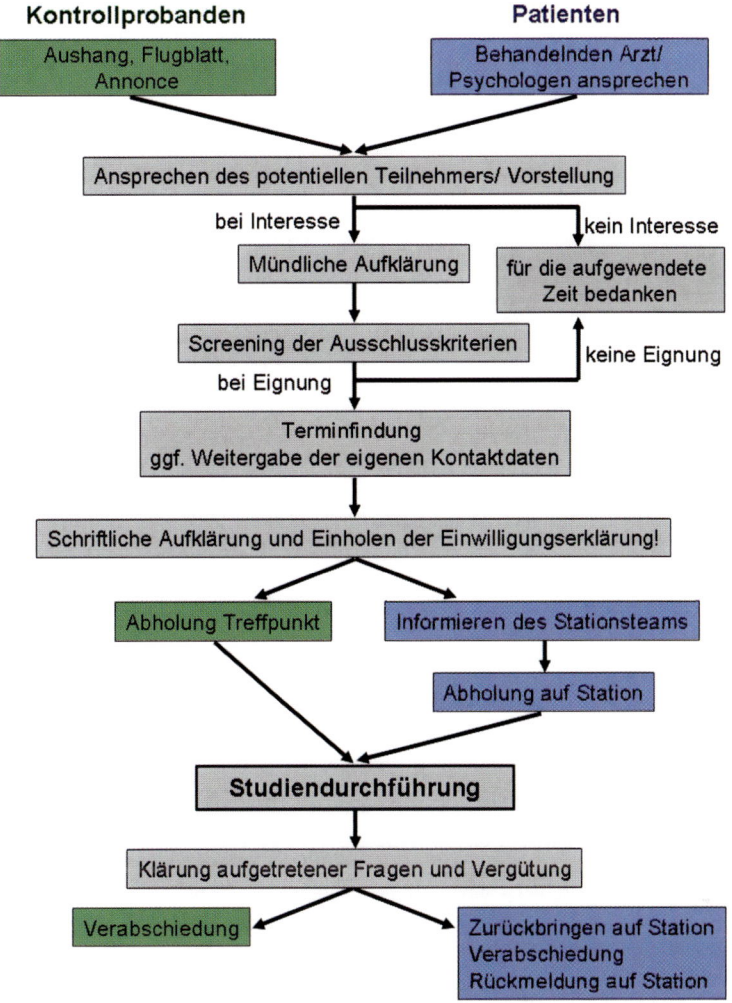

Abb. 7.3 Prototypisches Rekrutierungsvorgehen bei gesunden Kontrollprobanden (*grün*) und neurologischen oder psychiatrischen Patienten (*blau*)

Literatur

Abbott C, Juárez M, White T, Gollub RL, Pearlson GD, Bustillo J, Lauriello J, Ho B, Bockholt HJ, Clark VP, Magnotta V, Calhoun VD (2011) Antipsychotic dose and diminished neural modulation: a multisite fMRI study. Prog Neuropsychopharmacol Biol Psychiatry 35: 473–482

Agranovich AV, Puente AE (2007) Do Russian and American normal adults perform similarly on neuropsychological tests? Preliminary findings on the relationship between culture and test performance. Arch Clin Neuropsychol 22: 273–282

Aron A, Ketay S, Hedden T, Aron EN, Markus HR, Gabrieli JDE (2010) Temperament trait of sensory processing sensitivity moderates cultural differences in neural response. Soc Cogn Affect Neurosci 5: 219–226

Bengtsson SL, Lau HC, Passingham RE (2009) Motivation to do well enhances responses to errors and self-monitoring. Cereb Cortex 19: 797–804

Brauer Boone K, Victor TL, Wen J, Razani J, Pontón M (2007) The association between neuropsychological scores and ethnicity, language, and acculturation variable in a large patient population. Arch Clin Neuropsychol 22: 355–365

Briggs GG, Nebes RD (1975) Patterns of hand preference in a student population. Cortex 11: 230–238

Chase C, Seidler R (2008) Degree of handedness affects intermanual transfer of skill learning. Exp Brain Res 190: 317–328

Derntl B, Kryspin-Exner I, Fernbach E, Moser E, Habel U (2008) Emotion recognition accuracy in healthy young females is associated with cycle phase. Horm Behav 53: 90–95

Derntl B, Habel U, Robinson S, Windischberger C, Kryspin-Exner I, Gur RC, Moser E (2009a) Amygdala activation during recognition of emotions in a foreign ethnic group is associated with duration of stay. Soc Neurosci 4: 294–307

Derntl B, Windischberger C, Robinson S, Kryspin-Exner I, Gur RC, Moser E, Habel U (2009b) Amygdala activity to fear and anger in healthy young males is associated with testosterone. Psychoneuroendocrinology 34: 687–693

Everts R, Lidzba K, Wilke M, Kiefer C, Mordasini M, Schroth G, Perrig W, Steinlin M (2009) Strengthening of laterality of verbal and visuospatial functions during childhood and adolescence. Hum Brain Mapp 30: 473–483

Franklin TR, Wang Z, Sciortino N, Harper D, Li Y, Hakun J, Kildea S, Kampman K, Ehrman R, Detre JA, O'Brien CP, Childress AR (2011) Modulation of resting brain cerebral blood by the GABA B agonist, baclofen: A longitudinal perfusion fMRI study. Drug Alcohol Depend 117: 176–183

Gasquoine PG (1999) Variables moderating cultural and ethnic differences in neuropsychological assessment: the case of Hispanic Americans. Clin Neuropsychol 13: 376–383

Griffeth VE, Perthen JE, Buxton RB (2011) Prospects for quantitative fMRI: Investigating the effects of caffeine on baseline oxygen metabolism and the response to a visual stimulus in humans. Neuroimage 57: 809–816

Jones SE, Mahmoud SY, Phillips MD (2011) A practical clinical method to quantify language lateralization in fMRI using whole-brain analysis. Neuroimage 54: 2937–2949

Khedr EM, Hamed E, Said A, Basahi (2002) Handedness and language cerebral lateralization. Eur J Appl Physiol 87: 469–473

Koch K, Pauly K, Kellermann T, Seiferth NY, Reske M, Backes V, Stocker T, Shah NJ, Amunts K, Kircher T, Schneider F, Habel U (2007) Gender differences in the cognitive control of emotion: An fMRI study. Neuropsychologia 45: 2744–2542

Liu TT, Liau J (2010) Caffeine increases the linearity of the visual BOLD response. Neuroimage 49: 2311–2317

Moncrieff J, Leo J (2010) A systematic review of the effects of antipsychotic drugs on brain volume. Psychol Med 40: 1409–1422

Murayama K, Matsumoto M, Izuma K, Matsumoto K (2010) Neural basis of the undermining effect of monetary reward on intrinsic motivation. Proc Natl Acad Sci U S A 107: 20911–20916

Oldfield RC (1971) The assessment and analysis of handedness: The Edinburgh Inventory. Neuropsychologia 9: 97–113

Priebe M, Schneider F (2007) Rekrutierung, Screening von Gesunden und Patienten, allgemeine Ein- und Ausschlusskriterien. In: Schneider F, Fink G (Hrsg) Funktionelle Kernspintomographie in Psychiatrie und Neurologie, 1. Auflage. Springer, Berlin Heidelberg, S. 103–113

Puri BK (2011) Brain tissue changes and antipsychotic medication. Expert Rev Neurother 11: 943–946

Razani J, Murcia G, Tabares J, Wong J (2007) The effects of culture on WASI test performance in ethnically diverse individuals. Clin Neuropsychol 21: 776–788

Rosselli M, Ardila A (2003) The impact of culture and education on non-verbal neuropsychological measurements: a critical review. Brain Cogn 52: 326–333

Rusted J, Ruest T, Gray MA (2011) Acute effects of nicotine administration during prospective memory, an event related fMRI study. Neuropsychologia 49: 2362–2368

Scherk H, Falkai P (2004) Veränderungen der Hirnstruktur durch neuroleptische Medikation. Nervenarzt 75: 1112–1117

Schmidt K-H, Metzler P (1992) Wortschatztest (WST). Beltz Test GmbH, Weinheim

Schneider F, Habel U, Reske M, Toni I, Falkai P, Shah NJ (2007) Neural substrates of olfactory processing in schizophrenia patients and their healthy relatives. Psychiatry Res 155: 103–112

Siemens (2002) System Manual Operating Instructions – MAGNETOM Trio. Siemens AG, Erlangen

Simmonds AJ, Wise RJ, Dhanjal NS, Leech R (2011) A comparison of sensory-motor activity during speech in first and second languages. J Neurophysiol 106: 470–478

Szatkowska I, Bogorodzki P, Wolak T, Marchewka A, Szeszkowski W (2008) The effect of motivation on working memory: An fMRI and SEM study. Neurobiol Learn Mem 90: 475–478

Taylor SF, Welsh RC, Wager TD, Phan KL, Fitzgerald KD, Gehring WJ (2004) A functional neuroimaging study of motivation and executive function. Neuroimage 21: 1045–1054

Tzourio N, Crivello F, Mellet E, Nkanga-Ngila B, Mazoyer B (1998) Functional anatomy of dominance for speech comprehension in left handers vs. right handers. Neuroimage 8: 1–16

Vikingstad EM, George KP, Johnson AF, Cao Y (2000) Cortical language lateralization in right handed normal subjects using functional magnetic resonance imaging. J Neurol Sci 175: 17–27

Vingerhoets G, Van Borsel J, Tesink C, van den Noort M, Deblaere K, Seurinck R, Vandemaele P, Achten E (2003) Multilingualism: an fMRI study. Neuroimage 20: 2181–2196

Vingerhoets G, Acke F, Alderweireldt AS, Nys J, Vandemaele P, Achten E (2012) Cerebral lateralization of praxis in right- and left-handedness: Same pattern, different strength. Hum Brain Mapp 33: 763–777

Vossel S, Warbrick T, Mobascher A, Winterer G, Fink GR (2011) Spatial and sustained attention in relation to smoking status: behavioural performance and brain activation patterns. J Psychopharmacol 25: 1485–1495

Witelson SE, Kigar DL (1992) Sylvian fissure morphology and asymmetry in men and women: bilateral differences in relation to handedness in men. J Comp Neurol 323: 326–340

Planung und Umsetzung experimenteller Paradigmen

T. Kellermann, U. Habel

8.1 Validierung von Paradigmen – 132
8.1.1 Allgemeines Vorgehen – 132
8.1.2 Anwendungsbeispiele – 132

8.2 Arten der Reizapplikation – 136

8.3 Formen der Reaktionserfassung – 137

8.4 Formen des experimentellen Designs – 140
8.4.1 Block- und Event-related-Design – 140
8.4.2 Designklassifikation – 143
8.4.3 Wahl der Kontrollbedingung – 144

8.5 Messwiederholungen – 145
8.5.1 Habituation – 145
8.5.2 Veränderungsmessungen – 146
8.5.3 Allgemeine Planungshinweise – 149

Literatur – 149

Zum Thema

Die Untersuchung mittels der fMRT konfrontiert den Versuchsleiter aufgrund externer, aber auch interner methodischer Besonderheiten mit besonderen Untersuchungsbedingungen. Dies darf aber nicht dazu verleiten, experimentalpsychologisch wichtige Gütekriterien bei der Wahl und Umsetzung experimenteller Paradigmen außer Acht zu lassen. Hier – wie auch in anderem Kontext – beeinflusst die sorgfältige Wahl und Planung der Experimente sehr wesentlich die Ergebnisse. Die Möglichkeiten der Stimulusvorgabe und der Reaktionserfassung sollen im Folgenden vorgestellt und diskutiert werden. Im Anschluss daran werden die charakteristischen Formen des experimentellen Designs bei funktionell bildgebenden Untersuchungen erörtert. Allgemeine Planungshinweise können nur einen groben Anhalt liefern; eine intensive Beschäftigung mit inhaltlichen und methodischen Fragestellungen, den Charakteristika des interessierenden Konstruktes sowie der Messmethode ist bei der Realisierung experimentell valider funktioneller Magnetresonanzuntersuchungen unerlässlich.

8.1 Validierung von Paradigmen

Jede Methode oder jedes Messinstrument ermöglicht zahlreiche interessante Untersuchungsmöglichkeiten, gleichzeitig sind der Umsetzung von Forschungsideen jedoch auch methodisch bedingt Grenzen und Einschränkungen gesetzt. Dies gilt natürlich auch für den Einsatz der funktionellen Kernspintomographie in Psychiatrie und Neurologie. Zum einen bestehen Vorgaben und Einschränkungen durch die bauliche Enge des Kernspintomographen und durch das Magnetfeld, zum anderen sind bei der Methode inhärente Messcharakteristika bereits bei der Planung der Untersuchungen zu berücksichtigen. So ist beispielsweise die akustische Stimulation im Scanner zwar möglich, durch die lauten Messgeräusche jedoch beeinträchtigt; dasselbe gilt für die Reaktionserhebung im Fall der Sprachaufzeichnung. Diese Einschränkungen können durch bestimmte Untersuchungstechniken oder technische Hilfsmittel zwar prinzipiell überwunden werden (▶ Kap. 21), bestimmen aber das experimentelle Paradigma und schränken die Möglichkeiten der Stimulation der Probanden oder Patienten im Kernspintomographen von vorneherein erheblich ein.

Daneben sind die in der fMRT-Untersuchung einsetzbaren Paradigmen auch von der Messmethodik und der statistischen Auswertung der Daten abhängig, sodass auch dies zu Einschränkungen der im fMRT möglichen Formen des experimentellen Designs führt. Prinzipiell müssen natürlich wie bei der experimentellen Prüfung aller Hypothesen und der Beantwortung aller Forschungsfragestellungen die testpsychologischen Kriterien der Objektivität, Reliabilität und Validität beachtet werden.

> **Paradigmen für fMRT-Untersuchungen sollten neben praktischen und inhaltlichen Überlegungen auch testpsychologischen Kriterien der Objektivität, Reliabilität und Validität genügen.**

8.1.1 Allgemeines Vorgehen

Im Falle psychiatrisch-neurologischer fMRT-Forschung ist es vorteilhaft, wenn das experimentelle Vorgehen bestimmten Kriterien folgt: Zunächst sollte das psychologische Konstrukt bzw. die interessierende Variable/Arbeitshypothese nach operationalen Kriterien definiert sein, um psychometrisch standardisiert werden zu können. Ebenso muss auch ein relevantes pathologisches Syndrom, das spezifische kognitive und/oder emotionale Funktionen beeinträchtigt, definiert werden. Dazu müssen Hypothesen über die an diesen Prozessen beteiligten wesentlichen Hirnareale und deren Interaktionen vorliegen oder generiert werden.

Anschließend bedarf es eines geeigneten Paradigmas (eines Beispiels, das als Muster für den zu untersuchenden psychologischen oder neuropsychologischen Prozess dient) und Messinstruments, um das spezifizierte emotional-kognitive Verhalten messen zu können. Zu diesem Zweck müssen dann entweder gegenwärtig in der Psychologie bzw. Neuropsychologie verfügbare Paradigmen an die fMRT-Umgebung angepasst werden oder aber ein neuer psychometrischer Test entwickelt werden, der unter bildgebenden Bedingungen eingesetzt werden kann und nach den Kriterien der Objektivität, Reliabilität und Validität zunächst außerhalb des fMRT-Gerätes evaluiert wird. Schließlich sollten zuerst gesunde Probanden mit dem Test im fMRT-Gerät untersucht werden, um Normwerte zu erhalten, bevor Patienten mit dem derart neu standardisierten neurobehavioralen Testverfahren und dem fMRT gemessen werden können (Schneider et al. 1995; ▶ Box 8.1).

8.1.2 Anwendungsbeispiele

Beispiel 1 Ein Beispiel einer solchen Testentwicklung ist das Emotionsinduktionsparadigma (Schneider et al. 1994), das zwischenzeitlich in vielen bildgebenden Untersuchungen bei gesunden und psychiatrischen Patienten eingesetzt wurde (Habel et al. 2004, 2005; Schneider et al. 1995, 1997, 1998; ◘ Abb. 8.1; ▶ Kap. 30). Trotz zahlreicher Stimmungsinduktionsmethoden fehlten ausreichend valide, reliable und kontrollierte Methoden, die unter bildgebenden Bedingungen einsetzbar waren. Aus diesem Grund wurde ein Test erstellt, der aus Schwarz-weiß-Aufnahmen von freudigen und traurigen Gesichtern besteht (Schneider et al. 1994). Zunächst wurden 117 Schauspieler während der

8.1 · Validierung von Paradigmen

> **Box 8.1. Stufenweises Forschungsvorgehen**
>
> - Erarbeiten einer spezifischen Arbeitshypothese aufgrund bestehender Forschungsergebnisse über die spezifisch beteiligten Hirnprozesse unter Einbeziehen ortsgebundener Informationen bzgl. der beteiligten Hirnareale
> - Evaluation und Standardisierung der Testaufgaben
> - Möglichst einfaches Stimulusmaterial
> - Möglichst spezifisches Untersuchungsparadigma, das die zu untersuchende Hirnfunktion beispielhaft erfasst
> - Vergleichs- bzw. Kontrollaufgaben, die alle nicht interessierenden Hirnfunktionen herausfiltern, sodass die Reizung von Hirnarealen vermieden werden kann, deren Aktivierung als unerwünscht im Sinne eines Test-Artefakts aufzufassen wäre
> - Vorabuntersuchungen bei Gesunden außerhalb des fMRT-Gerätes müssen reliable und valide Ergebnisse erbringen, bevor Testpersonen im fMRT untersucht werden
> - Untersuchung gesunder Probanden mit bildgebenden Verfahren unter Einsatz der validierten Methode
> - Nachweis, dass die Methode bei Patienten wirksam bzw. anwendbar ist
> - Untersuchung von Patienten mittels bildgebender Verfahren

Darstellung der entsprechenden Emotionen aufgenommen. Die Kleidung und der Hintergrund wurden in Schwarz gehalten, um Ablenkungen durch Distraktoren zu vermeiden. Die Aufnahmen wurden anschließend von 6 Beurteilern nach Asymmetrie, Ambiguität, dargestellter Emotion etc. beurteilt, und nur eindeutige und echte emotionale Gesichtsausdrücke wurden in den Test aufgenommen. Die beabsichtigte Stimmungsinduktion besteht aus 2 Untertests und beinhaltet die Präsentation von 40 männlichen und weiblichen emotionalen (freudigen bzw. traurigen) Gesichtsausdrücken mit der Instruktion, alles zu tun, um sich mithilfe dieser Gesichter freudig bzw. traurig zu fühlen. Die weitere Evaluation dieses Testes zeigte in der Anwendung außerhalb des fMRT-Gerätes eine geringe intraindividuelle Variabilität und eine hohe Retest-Reliabilität (Schneider et al. 1994).

Beispiel 2 Eine solche Testevaluation soll ferner an einem in der eigenen Arbeitsgruppe evaluierten Verfahren zur Untersuchung der neurobiologischen Substrate der Interaktion von Kognition und Emotion beispielhaft dargestellt werden (Schneider et al. 2006). Es handelt sich dabei um eine Untersuchung des Einflusses von Emotionen auf kognitive Leistungen, was mit einem Paradigma geprüft werden soll, das sowohl bei gesunden Probanden als auch bei schizophrenen Patienten zur Anwendung kommen soll. Bislang wurden sowohl kognitive Prozesse bezüglich ihrer neurobiologischen Grundlagen untersucht als auch emotionale Funktionen, meist aber erfolgten diese Untersuchungen getrennt voneinander, oder die Interaktion beider wurde nicht kontrolliert. Im alltäglichen Leben und auch im Falle vieler neurologischer und psychischer Erkrankungen ist jedoch eine sinnvolle Trennung von Emotion und Kognition kaum möglich. Bisherige Trennungsversuche wurden ohne großen Erfolg auf theoretischer Ebene geführt. Eine Untersuchung der Interaktion und Vernetzung beider Prozesse erscheint gerade deshalb notwendig, weil eine gegenseitige Einflussnahme wiederholt gezeigt werden konnte (Gray 2001), über die zerebralen Mechanismen, die dieser Interaktion zugrunde liegen, jedoch wenig bekannt ist.

Bei dem zu evaluierenden Paradigma wird die kognitive Leistung durch ein kombiniertes »0-Back-« und »2-Back-continuous-performance-Test«-Paradigma (CPT, auch »n-Back-Test« genannt) erfasst. Die 0-Back-Bedingung erfordert eine sofortige Reaktion auf einen vorher definierten Zielreiz, wodurch sich eine Aufmerksamkeits-, aber keine relevante Arbeitsgedächtnisbelastung ergibt, da die Antwort unmittelbar erfolgt. Im Gegensatz dazu wird bei der 2-Back-Bedingung eine Reaktion auf einen Reiz hin verlangt, wenn 2 Reizdarbietungen vorher bereits der gleiche Stimulus gezeigt wurde. In dieser Untersuchungsbedingung beinhaltet der Test eine stärkere Arbeitsgedächtniskomponente. Es handelt sich hierbei um ein in der Schizophrenieforschung gut etabliertes kognitives Paradigma, bei dem eine Registrierung der Verhaltensleistung problemlos möglich ist. Das CPT-Paradigma hat sich außerdem als besonders trennscharf zwischen Patienten und Gesunden erwiesen, da es vor allem Aufmerksamkeitsprozesse und Arbeitsgedächtnisleistungen voraussetzt (Volz et

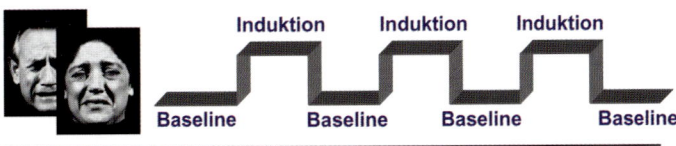

Abb. 8.1 Beispiel des Designs für Stimmungsinduktionen (hier für die Bedingung einer traurigen Stimmungsinduktion), wie es in zahlreichen fMRT-Untersuchungen Verwendung gefunden hat (Habel et al. 2004, 2005; Schneider et al. 1995, 1997, 1998)

al. 1999), die bei vielen neurologischen und psychischen Erkrankungen gestört sind. Auch die Kenntnis der beteiligten zerebralen Areale ist hier von Vorteil, um den Einfluss von Emotionen auf kognitive Prozesse zu untersuchen.

Zur Induktion von Emotionen während einer kognitiven Aufgabe ist eine automatische Stimmungsinduktion ohne weitere kognitive Anstrengung sinnvoll. Daher kann die oben beschriebene Stimmungsinduktionsmethode (die ja eine aktive Mitarbeit des Probanden bzw. Patienten voraussetzt) hier nicht verwendet werden; stattdessen kann eine Emotionsauslösung z. B. mithilfe unterschiedlich valenter olfaktorischer Reizung (hier negative Valenz: vergorene Hefe) erfolgen. Dieser Idee liegt zugrunde, dass das olfaktorische System anatomisch und funktionell eng mit dem limbischen Emotionssystem verbunden ist. Zudem wurde die olfaktorische Stimulation bereits mehrfach auch unter bildgebenden Bedingungen verwendet (Schneider et al. 1998, 2000a), sodass diese Methode zur Stimmungsinduktion im fMRT gut verwendbar ist (▶ Kap. 31). Der aversive Duft der vergorenen Hefe ist nicht toxisch, reizt nicht das Trigeminussystem und wurde bislang übereinstimmend von allen untersuchten Probanden und Patienten negativ eingeschätzt. Ferner zeigten die Ergebnisse der bereits durchgeführten fMRT-Untersuchungen die Möglichkeit zur Stimulation subkortikal-limbischer Regionen, wie z. B. der Amygdala (▶ Kap. 30 und 31; Birbaumer et al. 1998; Schneider et al. 1999, 2000b). Die Amygdala erhält nur aus dem olfaktorischen als einzigem sensorischen System direkt Informationen. Da dieser Struktur eine besondere Bedeutung bei der Verarbeitung negativer Emotionen zukommt, die auch aus evolutionärer Perspektive eine besondere Wichtigkeit besitzen und mithilfe olfaktorischer Reize besser und eindeutiger auslösbar sind, sollte lediglich eine Induktion negativer Affekte mit olfaktorischen Duftreizen erfolgen. Als Kontrollbedingung wurde die neutrale Stimmung durch Stimulation mit (neutralen) Luftreizen gewählt.

Bei der Entwicklung dieses Tests für fMRT-Untersuchungen ist damit wesentlich, dass beide Einzelteile, also sowohl die olfaktorische Stimulation als auch der CPT, ihre Anwendbarkeit im MR-Tomographen gezeigt haben und bezüglich der neuroanatomischen Korrelate (d. h. der aktivierten Hirnstrukturen) hinreichend charakterisiert sind. Damit sind die Voraussetzungen gegeben, eine Interaktion der beiden Faktoren Kognition und Emotion bei Gesunden und Patienten untersuchen zu können. Bevor jedoch eine Anwendung im MR-Tomographen erfolgen kann, muss das Paradigma zunächst im Vorfeld bei Gesunden und Patienten bezüglich der Hypothesen zu den Verhaltenseffekten untersucht werden. Es wird angenommen, dass sich negative Stimmungen leistungsmindernd auswirken, d. h., dass die kognitive Leistung im CPT unter Stimulation mit aversiver Hefe, bzw. dadurch induzierter negativer Stimmung, stärker beeinträchtigt ist als bei neutraler Stimmung. Da schizophrene Patienten emotionale Defizite aufweisen, sollte sich dieser Interaktionseffekt bei ihnen nicht in vergleichbarem Maße zeigen. Dabei ist jedoch zu berücksichtigen, dass Schizophreniepatienten generell eine schlechtere Leistung im CPT zeigen.

Die Testvorgabe außerhalb des MR-Tomographen erfolgt mit größtmöglicher Ähnlichkeit zum späteren Einsatz während der fMRT-Messungen. Da vor dem Hintergrund der allgemeinen Fragestellung (gestörte Interaktion von Kognition und Emotion bei Schizophreniepatienten) die generelle Interaktion von emotionalen und kognitiven Prozessen von Interesse war, spielt das einzelne psychologische Ereignis nicht die wesentliche Rolle. Es sollte vielmehr ein gleichmäßiger Prozess der Verarbeitung bzw. Interaktion von Kognition und Emotion abgebildet werden. Daher sollte ein sog. Blockdesign (▶ Abschn. 8.4.1) verwendet werden, das es erlaubt, die einzelnen Phasen der Aufmerksamkeitsbedingung (0-back) mit denen der Gedächtnisanforderungen (2-back) und einer Baseline zu kontrastieren. Die Wahl der Anzahl von Bedingungen und Messwiederholungen beruhte auf einem Kompromiss zwischen dem Anspruch möglichst vieler Durchgänge, um die statistische Power zu erhöhen und auf der anderen Seite möglichst geringer zeitlicher Belastung im Hinblick auf die Patienten (◘ Abb. 8.2).

Der Test bestand deswegen aus 2 Durchgängen, einem mit neutraler Luftstimulation und einem mit negativer emotionaler Stimulation. Die Reihenfolge der Runs wurde dabei über die Probanden hinweg permutiert. Jeder Durchgang sollte mehrere Aktivierungsphasen beinhalten (d. h. jede der beiden Bedingungen 0-back bzw. 2-back wurde innerhalb eines Durchgangs mehrmals wiederholt), die mit sog. Baseline-Phasen (hier: bloße Fixation von aufeinander folgenden Buchstaben) abwechselten. Jeder Durchgang wurde zweimal wiederholt, um durch eine häufige Wiederholung der Aktivierungsphasen das Signal-Rausch-Verhältnis zu erhöhen.

Eine Nachbefragung diente der Effektivitätsüberprüfung. Nach jeder experimentellen Bedingung wurde die emotionale Befindlichkeit der Probanden mithilfe zweier Fragebögen erhoben, der PANAS (»Positive and Negative Affect Scale«, Watson et al. 1988) und der ESR (»Emotional Self Rating«, Schneider et al. 1994). Die Probanden wurden aufgefordert, ihren erlebten Gefühlszustand während der vergangenen Minuten zu beschreiben. Die Verhaltensleistung wurde per Tastendruck aufgezeichnet und nach signalentdeckungstheoretischen Kennwerten ausgewertet.

Die Vortestung außerhalb des Tomographen erfolgte bei 24 schizophrenen Patienten und ebenso vielen nach Alter, Geschlecht und Bildungsgrad der Eltern parallelisierten gesunden Kontrollprobanden (Schneider et al.

8.1 · Validierung von Paradigmen

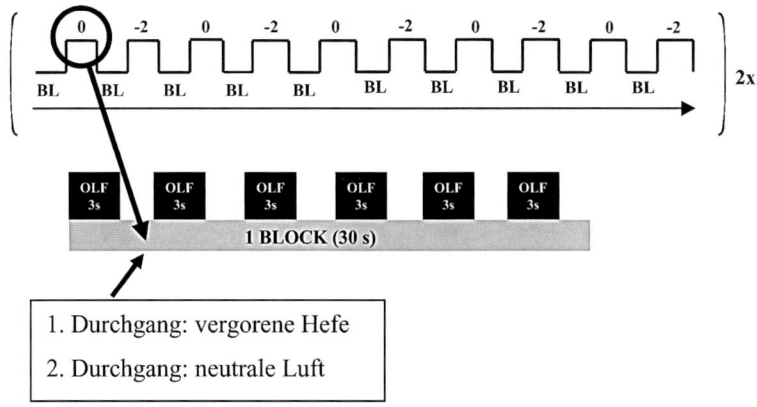

◘ **Abb. 8.2** Blockdesign des Paradigmas zur Untersuchung des Einflusses olfaktorischer emotionaler Reize auf die Arbeitsgedächtnisleistung (Paradigma: CPT). Während der Baseline-Zeiten (Fixation der Buchstaben) erfolgte keine olfaktorische Reizung

2006). Erwartungsgemäß wurde der negative Geruch von beiden Gruppen als aversiv beurteilt. Ebenso ließ sich bei beiden Gruppen eine Zunahme negativen Affektes nach der Stimulation mit aversiver Hefe verzeichnen, womit der Erfolg der olfaktorischen Stimmungsinduktion gewährleistet ist. Bezüglich der meisten Parameter (Treffer, Sensitivität, Reaktionszeit) fielen (ebenfalls erwartungskonform) die Patienten durch eine signifikant schlechtere Leistung auf, sowohl bei Aufmerksamkeits- (0-back) als auch bei Arbeitsgedächtnisanforderungen (2-back). Der interessanteste Effekt betraf jedoch die Interaktion von Emotion und Kognition. Auch hier ließ sich in Einklang mit den formulierten Hypothesen ein signifikant negativer Effekt der aversiven Stimmungsinduktion auf die kognitive Leistung (auf Treffer und Reaktionszeit) bei gesunden Probanden bestätigen, der sich besonders bei höheren kognitiven Anforderungen, d. h. bei der 2-Back-Bedingung der erhöhten Arbeitsgedächtnisbelastung, bemerkbar machte. Neben einer reduzierten Trefferrate war eine signifikante Erhöhung der Reaktionszeit beobachtbar. Bei schizophrenen Patienten hingegen ließen sich solche Effekte nicht in vergleichbarem Maß bestätigen, es zeigte sich lediglich ein Trend in dieselbe Richtung (◘ Abb. 8.3). Stattdessen war bei Patienten bei negativer Stimmungsinduktion unabhängig von der Aufgabe (0-back oder 2-back) die Rate falscher Alarme höher. Während Gesunde also versuchen, durch langsamere Reaktion ihr Verhalten den veränderten Umständen anzupassen, zeigen Patienten infolge der affektiven Stimulation erhöhte Ablenkbarkeit und inadäquates Verhalten bereits bei geringen kognitiven Anforderungen (0-back).

Eine mögliche Interpretation der Verhaltensbefunde ist die, dass die charakteristischen emotionalen und olfaktorischen Beeinträchtigungen der Schizophreniepatienten die erforderlichen adäquaten Verhaltensanpassungen unter negativer Stimmung beeinträchtigen. Im Anschluss

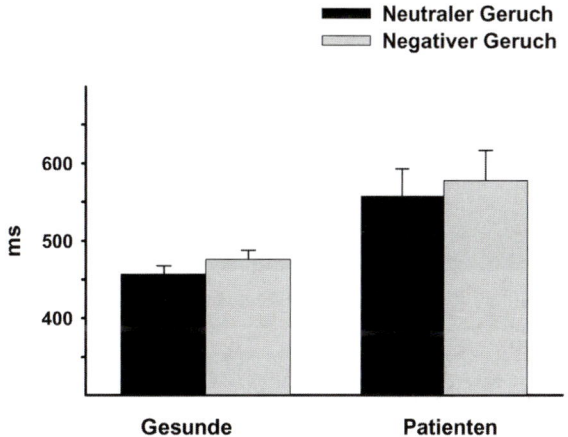

◘ **Abb. 8.3** Verhaltenseffekte der Untersuchung außerhalb des MR-Tomographen. Auswirkung der negativen olfaktorischen Stimulation auf die Reaktionszeit bei Arbeitsgedächtnisanforderungen (2-back) bei Gesunden und schizophrenen Patienten (jeweils n=24). (Aus Schneider et al. 2006; mit freundlicher Genehmigung von Elsevier)

erfolgte die Implementierung des Paradigmas im Kernspintomographen.

Die Ergebnisse der fMRT-Untersuchung brachten weiteren Aufschluss über die Interaktion von Emotionen und Kognition und deren Unterschiede zwischen Gesunden und Patienten mit Schizophrenie (Habel et al. 2010b): Gruppenunterschiede im Interaktionseffekt fanden sich in Form reduzierter Aktivierungen der Patienten im Bereich des anterioren zingulären Kortex sowie im superioren Gyrus frontalis (◘ Abb. 8.4), Regionen, die bekanntermaßen bei Aufmerksamkeits- und Speicherprozessen, aber auch emotionalen Prozessen eine Rolle spielen. Das angeführte Beispiel verdeutlicht, welchen Weg ein standardisierter Paradigmenaufbau für fMRT-Messungen nehmen sollte.

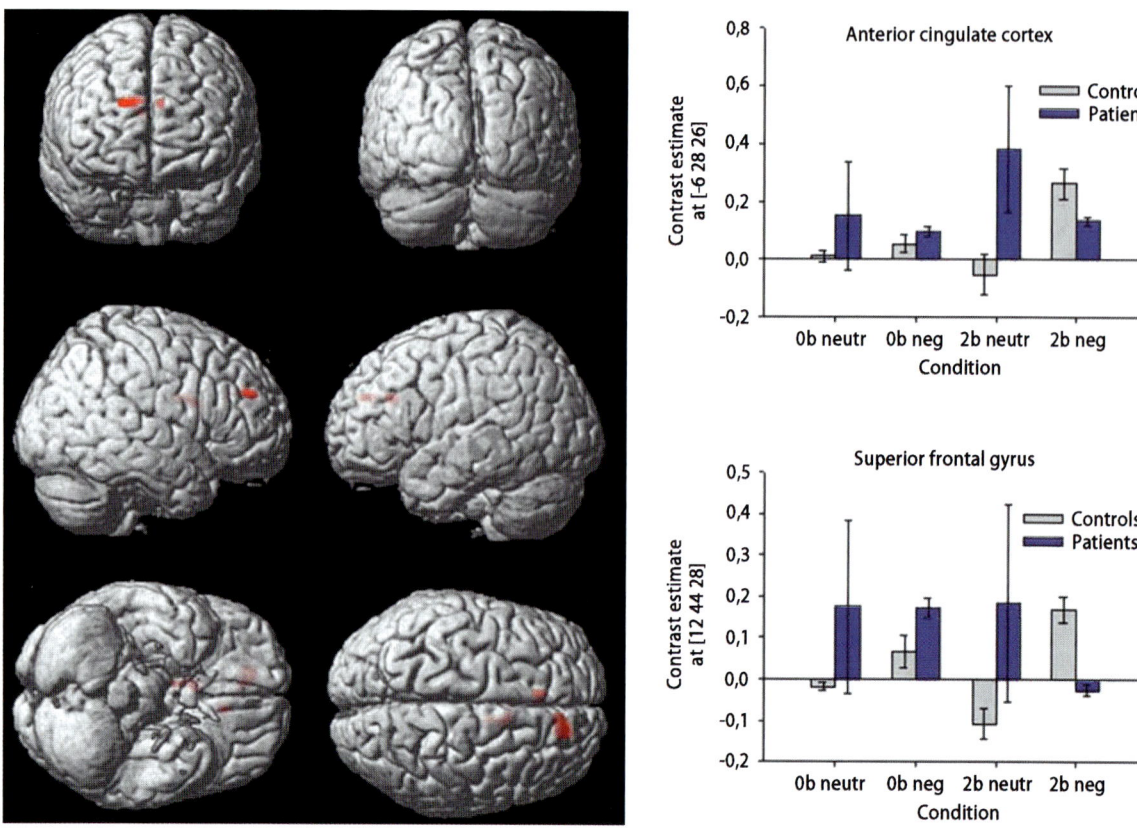

Abb. 8.4 Ergebnisse der Interaktion von Emotion und Kognition bei Schizophreniepatienten im Vergleich zu Gesunden (jeweils n=14). Patienten zeigen bei der Stimulation mit Hefe (im Vergleich zu Luft) während der 2-Back-Bedingung eine geringere Aktivierung im anterioren Anteil des zingulären und superioren präfrontalen Kortex. 0b = 0-back-Bedingung, 2b = 2-back-Bedingung, neutr = neutral, neg = negativ. (Aus Habel et al. 2010b; mit freundlicher Genehmigung)

8.2 Arten der Reizapplikation

Bei fMRT-Messungen sind grundsätzlich alle Arten der Stimulation denkbar. Besonders häufig wird die **visuelle Stimulation** eingesetzt, da sie am leichtesten im MR-Tomographen durchführbar ist. Dabei wird von einem Computer/Laptop außerhalb des Scanners das Bildmaterial über einen LCD-Projektor auf eine Leinwand projiziert, die im Scannerraum entweder an der Öffnung des Tomographen oder besser direkt an der Kopfspule befestigt ist. Der Proband kann die Stimuli dann über einen an der Kopfspule befestigten Spiegel sehen. Alternativ werden auch audiovisuelle Stimulationstools verwendet (wie z. B. sog. »**Goggles**«-**Systeme**). Damit ist eine qualitativ hochwertige dreidimensionale stereoskopische digitale visuelle Präsentation möglich, die zusätzliche Vorteile hat, wie z. B. bei Personen mit Sehhilfe verwendbar zu sein, ein weites visuelles Feld darbieten zu können oder eine binokulare Stimulation zuzulassen (z. B. von Fa. Resonance Technology, ◘ Abb. 8.5).

Die **akustische Stimulation** ist über elektrostatische oder pneumatische Kopfhörer möglich, allerdings können die lauten fMRT-Messgeräusche mit der Übertragungsqualität interferieren. Neuere Systeme versuchen, speziell dieses Problem zu reduzieren und die Akustik zu verbessern.

Olfaktorische Stimulationen können einmal über Duftproben, die vor die Nase gehalten werden, erfolgen, zum anderen aber standardisierter und kontrollierter mit einem sog. **Olfaktometer** (◘ Abb. 8.6).

Die unterschiedlich ausgestatteten Geräte können eine bestimmte Anzahl olfaktorischer Stimuli mit konstantem Druck und gleicher Temperatur mono- oder birhinal sowie computergesteuert applizieren, müssen jedoch meist aufgrund der enthaltenen magnetischen Bestandteile außerhalb des Scannerraumes stehen, sodass die Gerüche den Probanden über einen langen Teflon- bzw. Plastikschlauch erreichen. Dabei ist darauf zu achten, dass die Düfte angewärmt und angefeuchtet werden, um eine Austrocknung der Nasenschleimhaut und Irritationen zu vermeiden. Vorteilhaft ist auch die Möglichkeit, Geruchsstoffe sowohl in flüssiger als auch gasförmiger Form (in Druckzylindern) verwenden zu können.

Die somatosensorische Reizapplikation, auch im Rahmen von Schmerzstudien verwendet, setzt unterschiedli-

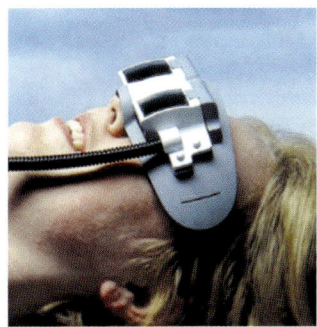 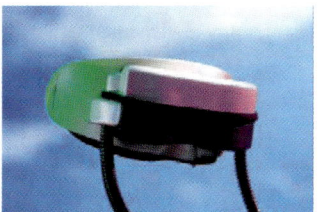 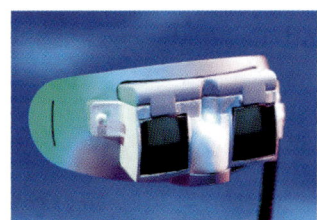

Abb. 8.5 Goggles-Systeme der Fa. Resonance Technology, Inc. (Northridge CA, USA)

che Reize ein, so Druck, Temperatur-, Mechanoreizung oder elektrische Reizung. Dabei können Schmerzreize auch mittels Laser appliziert werden.

> Prinzipiell sind alle Möglichkeiten der Stimulation (visuell, akustisch, somatosensorisch, olfaktorisch) im Kernspintomographen denkbar. Es bedarf kernspintauglicher Stimulusvorrichtungen, die, wenn sie nicht entsprechend erhältlich sind, selbst konstruiert werden müssen.
> Bei selbst konstruierten bzw. modifizierten Vorrichtungen ist auf das Medizinproduktegesetz (http://www.gesetze-im-internet.de/mpg/index.html [Zugegriffen: 27.09.2012]) zu achten und ggf. eine sicherheitstechnische Kontrolle durchzuführen, da Verstöße möglicherweise zum Erlöschen der Betriebserlaubnis des MR-Gerätes führen können. Ist die MR-Kompatibilität sichergestellt, sollten Interferenzeffekte mit allen Sequenzen (insbesondere mit der EPI-Sequenz) minimiert werden. Gegebenenfalls sollten Phantommessungen sicherstellen, dass keine Artefakte die Messergebnisse beeinträchtigen.

8.3 Formen der Reaktionserfassung

Den vielen Möglichkeiten der Stimulation stehen vergleichsweise wenige Möglichkeiten der Reaktionserfassung gegenüber. Im Wesentlichen werden die Antworten der Probanden bzw. Patienten über **motorische Reaktionen** erfasst. Dazu wird meist ein selbst konstruiertes oder aber auch ein standardisiertes und im Verkauf erhältliches Tastatursystem (z. B. Lumitouch, 2 Reaktionsgeräte mit Tasten für jeden Finger jeder Hand) verwendet, mit dem der Proband seine Antworten eingibt. Diese Systeme beruhen meist auf elektrischen oder fiberoptischen Systemen. Möglichkeiten für eine analoge Steuerung bieten Joysticks oder Trackballs.

Grundsätzlich ist es auch möglich, **Sprache** während fMRT-Messungen aufzuzeichnen: Die MR-Geräte sind

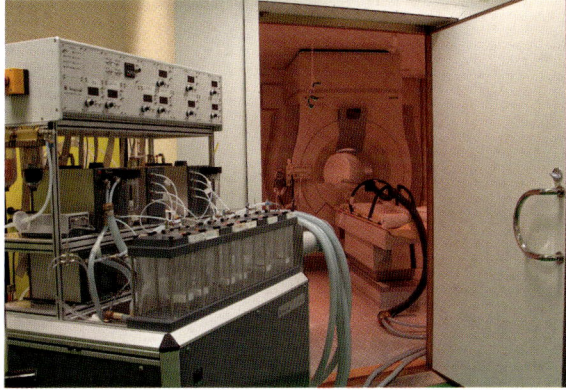

Abb. 8.6 Olfaktometer mit langem Schlauch speziell für fMRT-Applikationen konstruiert (Fa. Burghart). Das eigentliche Olfaktometer steht außerhalb des Scannerraumes. Erlaubt standardisierte bilaterale Applikation mit bis zu 4 Düften, die angewärmt bis zum Nasenloch des Probanden transportiert werden

standardmäßig mit einer Gegensprechanlage ausgestattet, die den Kontakt zwischen Proband/Patient und Untersucher gewährleistet. Stattdessen kann auch ein in den Kopfhörer integriertes Mikrofon verwendet werden. Es gibt Studien, die solche Systeme bereits erfolgreich eingesetzt haben (z. B. Munhall 2001); die Aufzeichnung ist allerdings immer noch mit Problemen verbunden, da mit mundbewegungsassoziierten Artefakten gerechnet werden muss. Zudem muss das Mikrofon nahe dem Mund befestigt sein, damit die Äußerungen des Probanden trotz der lauten Messgeräusche verständlich aufgezeichnet werden können.

Alternativ sind stilles Lesen, internes Memorieren oder Sprechen sowie visuelle Vorstellungen denkbar, wenn ein Tastendruck nicht zur Reaktionserfassung eingesetzt werden kann. Die Reaktionen sollten dann jedoch anschließend außerhalb des Magneten erfasst werden, um die Ergebnisse zumindest nachträglich zu validieren. Allerdings ist damit nicht wirklich gesichert, dass der Proband im Scanner tatsächlich die Aufgabe durchgeführt hat.

Bei fast allen fMRT-Messungen sieht man sich mit diesem Problem konfrontiert, dass man nur sehr schlecht

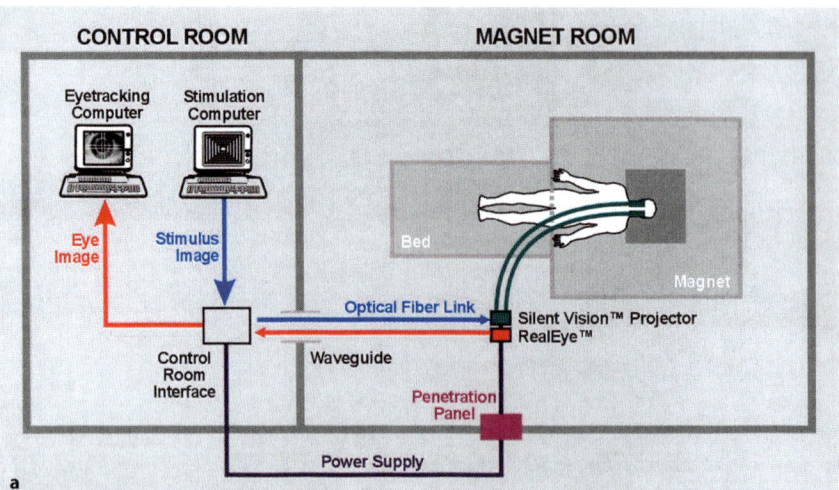
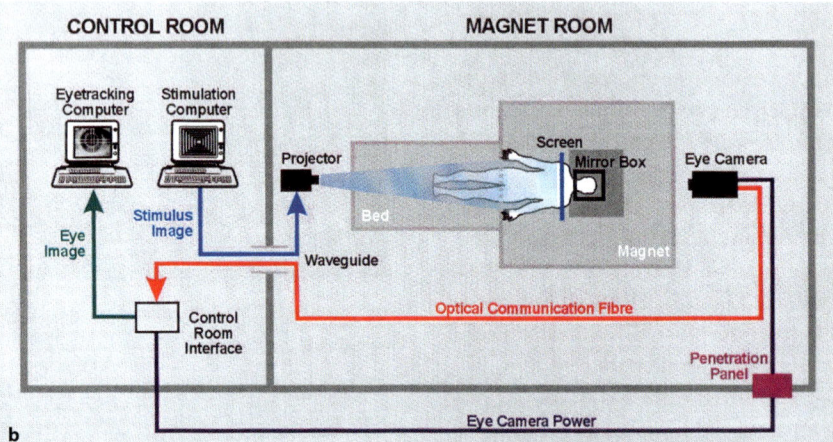
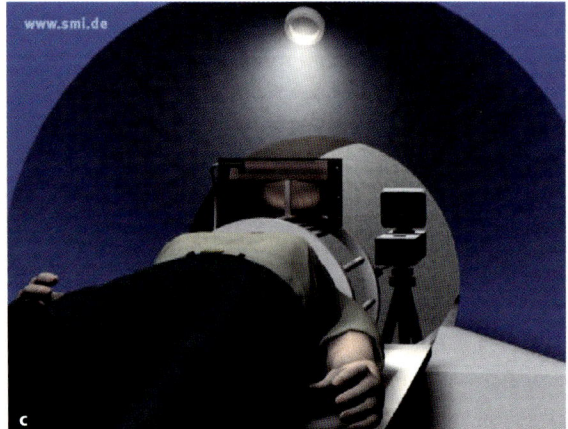
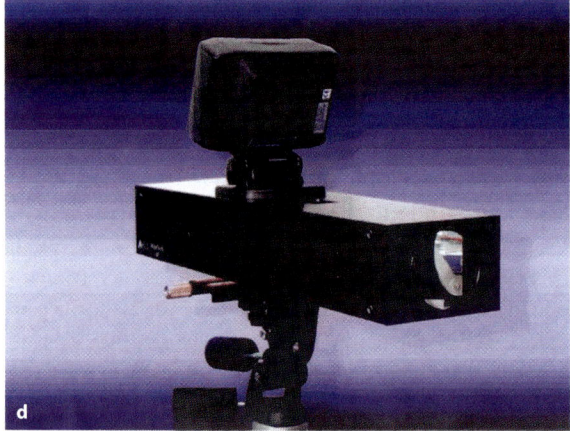

Abb. 8.7 a–d »Eye tracking«-System zur Messung der Augenbewegungen während der fMRT-Untersuchung der Fa. Sensomotoric Instruments (http://www.smi.de [Zugegriffen: 27.09.2012]) für die fMRT-Umgebung mit fiberoptischen Goggles (**a**) (z. B. der Fa. Avotec) zur visuellen Stimulation oder zur Kombination mit projektorbasierter visueller Stimulation (**b**). **c** und **d** Aufbau und Kamera zur Aufnahme der Augenbewegungen

kontrollieren kann, was der Proband während der Messung tatsächlich tut. Auch eine Reaktionserfassung ist hierzu nur bedingt geeignet, denn der Proband kann zufällig antworten, was sich erst im Nachhinein feststellen lässt.

Sinnvoll ist daher die gleichzeitige Aufnahme objektiver Parameter, wie z. B. der **Augenbewegungen** im Tomographen (▶ Kap. 11) während der Messung und Aufgabenbearbeitung, da dies eine Kontrolle zumindest dahingehend erlaubt, dass man sicherstellen kann, dass ein Proband, und dies gilt besonders auch für Patienten, das Stimulusmaterial fixiert und damit beachtet. Sog. »Eye tracking«-Systeme sind oft bereits in ein visuelles Stimulationssystem integriert oder als externe Kamera erhältlich und funktionieren über fiberoptische Systeme, die das Auge mit infrarotem Licht beleuchten und die Reflexion an der Pupille verfolgen. Mit diesen Systemen lassen sich auch Veränderungen des Pupillendurchmessers infolge von Aufmerksamkeitseffekten messen (◘ Abb. 8.7).

Eine weitere Möglichkeit besteht darin, dass man **Videoaufnahmen des Gesichtes** des Probanden/Patienten im Scanner vornimmt. Dies kann z. B. dazu verwendet werden, Mimikanalysen durchzuführen, die z. B. im Kontext emotionalen Verhaltens bzw. emotionaler Gesichtsausdrücke von Bedeutung sind. Im klinischen Bereich wäre die Erfassung motorischer Ticks bei Patienten mit Tourette-Syndrom eine mögliche Anwendung (Neuner et al. 2007).

Weitere wesentliche Reaktionserfassungen beziehen sich auf **physiologische Parameter** wie Herzrate, Atmung und Durchblutung oder Hautleitfähigkeit, die zusätzlichen Informationswert haben. Ein Herzratenanstieg von einer Ruhe-Baseline zu einer Aktivierungsbedingung kann als Indikator einer aktiven Aufgabenbearbeitung (z. B. Schneider et al. 1995, 1997) gelten, obwohl es sich dabei häufig nur um unspezifische Aktivitätsparameter handelt. Die Herzrate kann dabei über ein Pulsoxymeter (Infrarot) an einem Finger oder Zeh erfasst werden oder mittels spezieller EKG-Apparaturen (mittels Kohleelektroden), die als Zusatzausstattung für alle klinisch verwendeten MR-Geräte erhältlich sind. Für die Atmungsaufzeichnung wird ein MR-tauglicher Atemgürtel verwendet. Die Synchronisation der Messung mit diesen Parametern ist auch sinnvoll, um die BOLD-Signale von den durch Atmungs- und Herzbewegungen induzierten Signalschwankungen im Sinne einer Artefaktkorrektur zu bereinigen (für einen Vergleich verschiedener Methoden: Kilzer et al. 2003). Auch die Hautleitfähigkeit (galvanische Hautreizantwort, »galvanic skin reaction«) oder der Startle-Reflex kann relativ störungsfrei im MR-Tomographen abgeleitet werden, was besonders zum Nachweis z. B. einer erfolgten klassischen Konditionierung oder einer emotionalen Beteiligung im Scanner sinnvoll sein kann (◘ Abb. 8.8, vgl. Anders et al. 2004; Büchel et al. 1999; Neuner et al. 2010).

> **Definition**
>
> Der Startle-Reflex oder Schreckreflex ist eine unwillentliche Reaktion auf einen plötzlichen unerwarteten Reiz (meist lautes Geräusch), der eine muskuläre Anspannung und eine Vielzahl viszeraler Reaktionen nach sich zieht. Es kann die Startle-Reflexamplitude und/oder Latenz (30–40 ms) erfasst werden, z. B. über den Lidschluss. Die Amplitude ist emotional modulierbar, d. h. vergrößert in negativ emotionalem Kontext, verkleinert bei positiv emotionalen Reizen, was über die Amygdala reguliert wird.

Anders et al. (2004) haben während der Präsentation emotionaler Bilder sowohl **Startle-Reaktionen** als auch die **Hautleitfähigkeit** im Tomographen abgeleitet. Pro Person wurden multiple Korrelationsanalysen zwischen BOLD-Signalen, verbalen Ratings und physiologischen Reaktionen berechnet, wobei Interaktionen zwischen Valenzeinschätzung und Startle-Reflex sowie Hautleitfähigkeit und Erregung eingeschlossen wurden. Die Autoren konnten zeigen, dass die Valenz mit Aktivierungen in der Amygdala und Inselregion korrelierte, Erregung dagegen mit thalamischer und frontomedialer Aktivität. Die Amygdalaaktivität bei negativ emotionalen Reizen ging ferner mit einer Vergrößerung der Startle-Amplitude einher, frontomediale Aktivität mit Hautleitfähigkeitsänderungen (◘ Abb. 8.8). Die mit Valenz und Erregung verbundenen peripheren und subjektiven Reaktionen sind demnach an unterschiedliche zerebrale Netzwerke gekoppelt.

Die in neuerer Zeit wachsende Zahl simultaner Messungen von Elektroenzephalogramm (EEG) und fMRT bietet potenziell die faszinierende Möglichkeit, kognitive und emotionale Prozesse genauer abzubilden (z. B. Mayhew et al. 2012). Hierbei wird vor allem versucht, die hohe zeitliche Auflösung des elektrophysiologischen Signals mit der hohen räumlichen Präzision der fMRT zu kombinieren. Einschränkend muss derzeit jedoch darauf verwiesen werden, dass das EEG-Signal durch die Gradienten des MRT-Geräts mit starken Artefakten verunreinigt wird, von dem ein großer Teil zwar korrigiert werden kann. Allerdings führen kleinste Bewegungen des Kopfes zu starken Veränderungen der Artefakte über die Zeit, was eine genaue Bereinigung der EEG-Daten zurzeit nahezu unmöglich macht. Gerade im Hinblick auf Untersuchungen an klinischen Populationen muss daher genau abgewogen werden, ob der damit verbundene Mehraufwand für Patienten durch einen entsprechenden Erkenntnisgewinn gerechtfertigt ist.

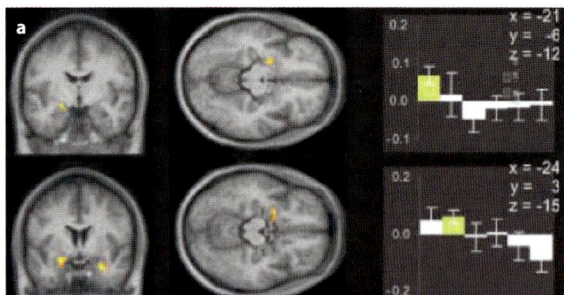
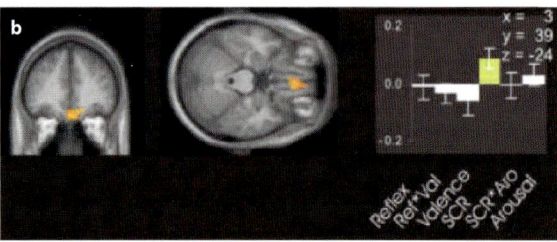

Abb. 8.8 Amygdalaaktivität. **a** Die Amygdalaaktivität variiert mit der Startle-Reflexamplitude (*oben*) sowie der Interaktion von Startle-Reflex und Valenzratings (*unten*). **b** Die Aktivität des frontomedialen Kortex korreliert mit der Hautleitfähigkeit. SCR: Skin Conductance Response. (Aus Anders et al. 2004; mit freundlicher Genehmigung von John Wiley and Sons)

> Reaktionserfassung ist während fMRT-Messungen über motorische Reaktionen oder Sprache möglich. Zur Kontrolle des Probanden oder zur Beantwortung entsprechender Fragestellungen kann eine Messung der Augenbewegungen sinnvoll sein. Eine Alternative, allerdings weniger aussagekräftig, sind Reaktionsaufzeichnungen im Anschluss an die Messung außerhalb des Tomographen.

8.4 Formen des experimentellen Designs

8.4.1 Block- und Event-related-Design

Da sehr viele Variablen die Hirnaktivierung beeinflussen und die fMRT-Messungen relative Signaländerungen erfassen, ist es wesentlich, kontrastierende Bedingungen bei der Messung einander gegenüberzustellen. Bei der optimalen Gestaltung der Paradigmen ist daher anzustreben, einerseits die Empfindlichkeit der fMRT-Messung durch möglichst starke und häufige Änderungen der Aktivierung unter Beachtung der zeitlichen Verzögerung des Signals aufgrund der hämodynamischen Antwortfunktion zu optimieren und andererseits konfundierende Variablen so gut wie möglich zu reduzieren. Es sind je nach Signal-Rausch-Verhältnis mehrere Mittelungen des Aktivierungsverlaufs erforderlich, um eine Signaländerung sicher zu detektieren. In Anlehnung an die Paradigmen von PET-Experimenten wurde daher anfangs vorwiegend das sog. **Blockdesign** verwendet, das aus einer festen Abfolge von Ruhe- und Stimulationsperioden mit mehreren Messwiederholungen während der jeweiligen Stimulationsperiode besteht.

> **Definition**
>
> Blockdesign (auch »boxcar« genannt): Experimentelles Design, in dem die Stimuli in fester Zeitfolge und über längere Zeit (ca. 10–30 s) präsentiert werden – unabhängig von subjektiven Reaktionen. Jeder Block wird bei der Analyse als Einheit betrachtet, sodass alle Stimulusvorgaben bzw. Aufgaben nur zu einer Bedingung gehören sollten.

Diese Blöcke mit mehreren Messwiederholungen des interessierenden psychologischen Vorgangs sind jeweils deutlich länger als die Zeitkonstanten der hämodynamischen Antwortfunktion. Wegen der diskreten Stimulusvariation zwischen On- (hier: interessierende Untersuchungsbedingung) und Off- (hier: Ruhephase bzw. Kontrollbedingung) Phasen im Sinne einer Rechteckfunktion wird es auch »Boxcar«-Paradigma genannt (Abb. 8.9). Es beruht auf der theoretischen Überlegung, dass die stimulusgebundene neuronale Aktivität sich linear aufsummiert und dass ein stabiler kognitiver Zustand erreicht werden kann, während dessen keine Wechselwirkung mit anderen Aufgaben oder Einflüssen stattfindet. Eine flexiblere Gestaltung des Stimulationsablaufs kann durch Verwendung von sog. **»Event related«-Paradigmen** erreicht werden (Abb. 8.9), die analog zu den ereigniskorrelierten Untersuchungen in der Elektrophysiologie aus einer Serie von kurzen und identischen Einzelaktivierungen (**»single trials«**) bestehen und die (bzw. deren BOLD-Antwort) nachträglich aufsummiert werden.

> **Definition**
>
> »Event related«-Design (»Single trial«-Design): Experimentelles Design, bei dem die Zeit des Auftretens eines Stimulus nicht festgelegt ist und bei dem die Stimulusvorgaben sehr kurz sind. Jeder Stimulus/jede Aufgabe ist damit statistisch unabhängig von den vorhergehenden. Um dies zu gewährleisten, müssen die verschiedenen Stimuli randomisiert werden, sodass keine Antizipation möglich ist bzw. der nächste Stimulus/die nächste Aufgabe nicht vorhersagbar ist.

Durch die Einführung des »Event related«-Paradigmas in die fMRT-Messungen konnte die zeitliche Auflösung beträchtlich gesteigert werden. Das Signal kann gut erfasst werden, wenn die Akquisitionszeit etwa im Bereich einer

8.4 · Formen des experimentellen Designs

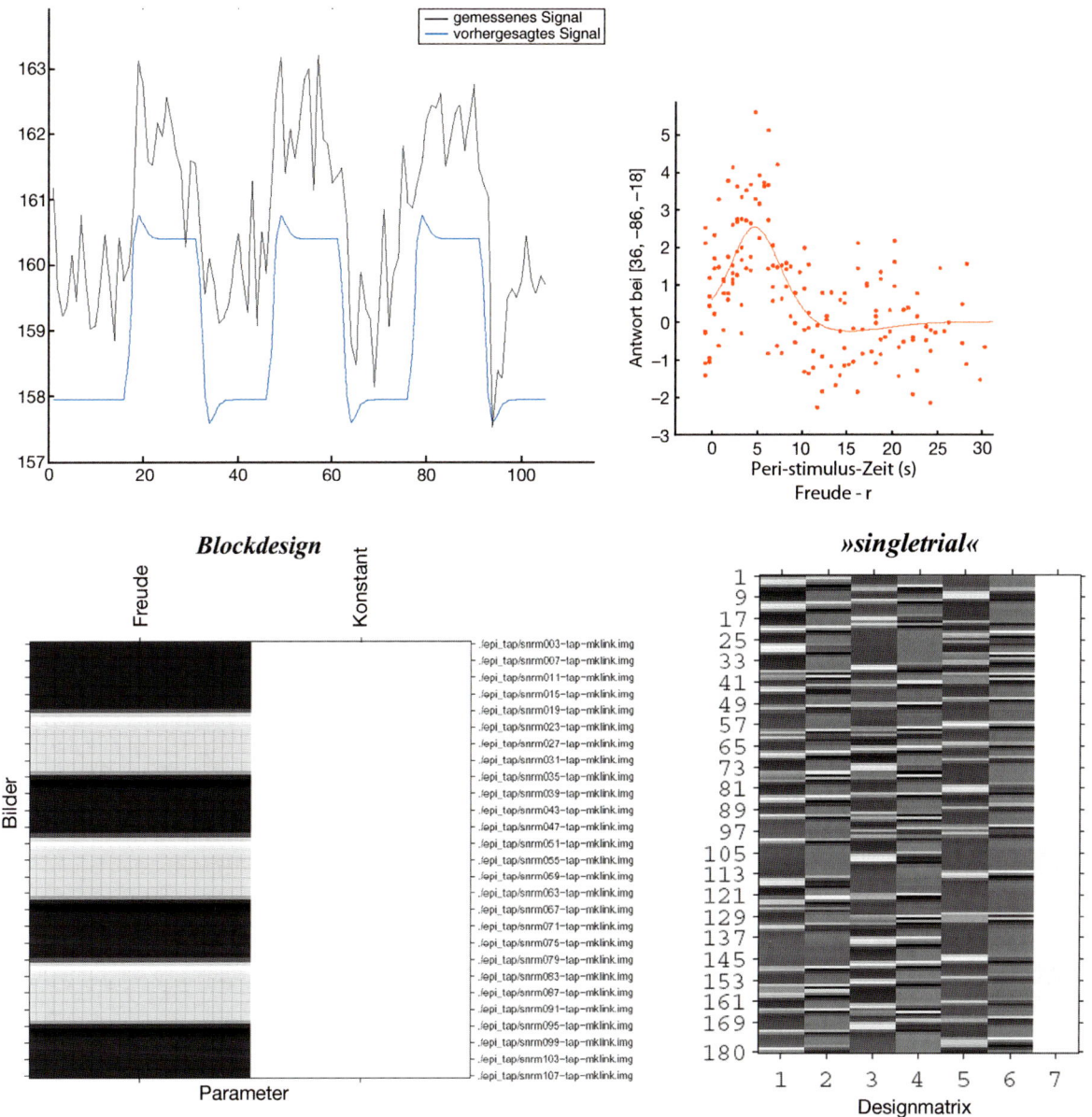

☐ **Abb. 8.9** Beispiel eines Signalverlaufs im Blockdesign (*oben links, schwarze Linie*) mit der Modellfunktion für die hämodynamische Antwortfunktion (*blaue Linie*) und dem in SPM-modellierten Design der Bedingungsabfolge (*unten links*) und zum Vergleich für ein »Event related«-Design (*rechts*)

TR von 2 s liegt (Price et al. 1999); die Abtastrate und damit die genaue Erfassung der Form der Einzelaktivierung kann jedoch noch gesteigert werden, wenn die Reize mit variablem Intervall bezüglich der Messzeitpunkte vorgegeben werden (**jittern**), d. h. also nicht parallel zur Akquisitionszeit.

— **Definition** —

Jittern: Variable Stimulusdauer oder variable Länge des Interstimulusintervalls; dadurch werden unterschiedliche Schichten zu einem bestimmten Zeitpunkt während des definierten Einzelereignisses aufgenommen. Durch Variation der Ereignisse, der TR und der Schichtaufnahmen kann die BOLD-Response für jedes Ereignis besser abgetastet und extrahiert werden.

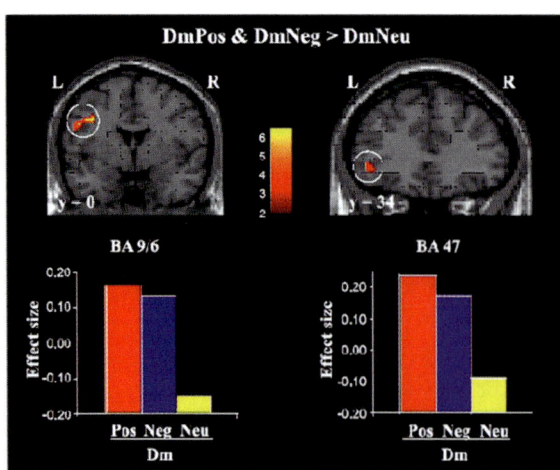

Abb. 8.10 Die Emotionalität erhöhte die erfolgreiche Enkodierungsaktivität (*Dm*, Aktivität bei später erinnerten vs. vergessenen Items) im linken präfrontalen Kortex. Verglichen mit der Aktivität bei neutralen Bildern (*DmNeu*) war die Aktivität bei positiven (*DmPos*) und negativen Bildern (*DmNeg*) größer im linken ventrolateralen (BA47) und dorsolateralen präfrontalen (BA9/6) Kortex. (Aus Dolcos et al. 2004; mit freundlicher Genehmigung von Elsevier)

Es ist jedoch darauf zu achten, dass die Inter-Stimulus-Intervalle nicht zu kurz gewählt werden, da es sonst zu einer Sättigung im Signal kommen kann. Auf diese Weise lassen sich verschiedene Zeitpunkte des Signalverlaufs in verschiedenen Einzelaktivierungen erfassen. Wählt man eine ausreichend hohe Anzahl, lässt sich der Signalverlauf der einzelnen Aktivierungen durch Sortieren der Messwerte rekonstruieren. Allerdings setzt dies voraus, dass die Einzelereignisse während der gesamten Messung identisch reproduzierbar sind.

Inzwischen wurde die Messempfindlichkeit so weit gesteigert, dass sich kurze motorische und sensorische Aktivierungen auch direkt ohne Mittelung messen lassen (»Single trial«-fMRT). Das »Event related«-Design besitzt damit eine höhere zeitliche Auflösung und hat den Vorteil der randomisierten Vorgabe von Stimuli und Bedingungen. Das heißt, analog zu den normalen Alltagsbedingungen wird nicht ein bestimmter dauerhafter Zustand induziert. Außerdem können bei bestimmten Fragestellungen Post-hoc-Analysen durchgeführt werden, die eine weitere Differenzierung der jeweiligen kognitiven Prozesse erlauben. Dies hat es beispielsweise bei Gedächtnisexperimenten ermöglicht, anhand der späteren Erinnerungsleistung Unterschiede in den neuronalen Mechanismen zwischen erinnerten und vergessenen Items bei der Enkodierung zu analysieren (Abb. 8.10).

Die Auswirkung emotionaler Valenz (positiv, negativ, neutral) auf die (implizite) Gedächtnisleistung untersuchten Dolcos et al. (2004) in einem »Event related«-Ansatz. Die Probanden schätzten während der Messung die empfundene Valenz der unterschiedlich emotionalen Bilder ein und wurden 45 min nach der Messung einem unangekündigten Gedächtnistest unterzogen. Die Auswertung erfolgte durch Vergleich der Enkodierungsaktivitäten bei später erinnerten vs. vergessenen Bildern und dies getrennt für jede Emotionskategorie. Dieser Ansatz erlaubt die Analyse der spezifischen Korrelate der Valenzverarbeitung (positive, negative und neutrale Reize), der Erregung (durch Vergleich emotionaler mit neutralen Stimuli) und der Gedächtniseffekte (erinnerte vs. vergessene Reize) sowie der Interaktion von Emotion und Gedächtnis.

Die Wahl des geeigneten Paradigmas richtet sich jedoch nach der Fragestellung und den Untersuchungshypothesen, d. h. nach der Charakteristik der zu erhebenden psychischen Funktion. So ist z. B. das Blockdesign eher für die Abbildung längerdauernder, mehr gleichförmiger, nichtzeitkritischer psychischer Prozesse geeignet, »Event related«-Paradigmen dagegen für randomisiert vorzugebende, abgrenzbare Einzelereignisse sowie bei Versuchsanordnungen, die vom Probanden gesteuert werden.

> Es können prinzipiell auch beide Paradigmen in einem Hybridansatz kombiniert werden, um so beispielsweise tonische und phasische Effekte zu vergleichen. Die Einzelereignisse werden dann in Blöcken gebündelt, sodass sowohl die Analyse von Blöcken als auch von Einzelereignissen (über Blöcke hinweg und innerhalb) möglich ist, wodurch sich die Vorteile beider Methoden kombinieren lassen.

Vorteile des Blockdesigns Vorteilhaft ist die Einfachheit in der Handhabung und Analyse sowie bei der Interpretation. Ferner besitzt das Blockdesign eine hohe statistische Power. Ein hiermit zusammenhängender wesentlicher Vorteil von Blockdesigns im Vergleich zum »Event related«-Design ist die sensitivere Möglichkeit der Untersuchung von effektiver Konnektivität mittels psychophysiologischer Interaktionen (PPI) oder »dynamic causal modeling« (DCM) (▶ Kap. 28). Während PPI-Analysen derzeit noch keine eindeutigen Schlussfolgerungen hinsichtlich einer zeitlichen Präzendenz bei »Event related«-Designs erlauben, ist dies prinzipiell für DCM-Analysen möglich. Allerdings sind Blockdesigns nach wie vor für Konnektivitätsanalysen wegen ihrer höheren Sensitivität zu bevorzugen.

Nachteile des Blockdesigns Nachteilig sind die Möglichkeit der Erwartungs- und Antizipationsbildung, der Habituation von Aktivierungen (▶ Abschn. 8.5.1; Bandettini et al. 1997) und der Schwierigkeit der Randomisierung von Stimuli; ferner können Wiederholungseffekte nur bedingt

8.4.2 Designklassifikation

kontrolliert werden, und die relativen Ereignishäufigkeiten der Stimuli können nicht verändert werden.

Bei der experimentellen Planung ist unabhängig von der Paradigmenwahl (Blockdesign vs. »Event related«-Design) auch die Frage der Faktoren- bzw. Bedingungsanzahl und der Art der Faktoren zu klären. Man unterscheidet dabei allgemein einfaktorielle und mehrfaktorielle Designs, wobei die jeweiligen Faktoren kategorial oder parametrisch sein können. Generell liegt natürlich allen Designformen die Annahme zugrunde, dass das fMRT-Signal parametrisch skaliert ist und die neuronale Aktivität in der entsprechenden Region (bzw. Voxel) reflektiert. Die nachfolgende Einteilung bezieht sich auf die Metrik der Prädiktoren im allgemeinen linearen Modell (▶ Kap. 9).

Kategoriale Designs

In einfachen kategorialen Designs wird eine Aufgabe konzipiert, bei der sich 2 Bedingungen nur hinsichtlich des interessierenden Effektes unterscheiden. Alle anderen kognitiven (einschließlich perzeptueller und motorischer) Prozesse werden in beiden Bedingungen möglichst gleich gehalten. Differenzen im fMRT-Signal zwischen den Bedingungen werden der Hirnaktivität in der jeweiligen Region (oder Voxel) zugeschrieben und deuten auf eine Beteiligung dieser Region bei dem jeweiligen Prozess hin. Im Beispiel der Emotionsinduktion wäre dies die Untersuchung nur einer Emotion (z. B. Freude), wobei die neutrale Stimmungsinduktion als entsprechende Vergleichsbedingung fungiert.

Die beschriebene Stimmungsinduktion allerdings ist ein kategoriales, einfaktorielles Design mit 3 Stufen: die beiden Induktionsbedingungen Freude und Trauer und die neutrale Kontrollbedingung. Dieses Design ist kategorial (im Gegensatz zu parametrisch), da Freude und Trauer qualitativ verschieden sind und daher ein Kontrast zwischen diesen beiden Bedingungen zunächst wenig sinnvoll erscheint.

In einem mehrfaktoriellen Design werden die Stufen von 2 oder mehr Faktoren unabhängig voneinander variiert, sodass im Idealfall alle Stufen des einen Faktors mit allen Stufen des anderen Faktors kombiniert werden. Dieser Idealfall wird auch als »vollständig gekreuztes Design« bezeichnet. Das beschriebene zweite Anwendungsbeispiel über den Einfluss olfaktorischer Reize auf das Arbeitsgedächtnis ist ein solches Design. Beide Stufen des Faktors »Geruch« (negativer Hefegeruch und neutrale Luft) werden mit beiden Ausprägungen des Faktors »Arbeitsgedächtnis« (0-back und 2-back) kombiniert bzw. gekreuzt (◘ Abb. 8.11).

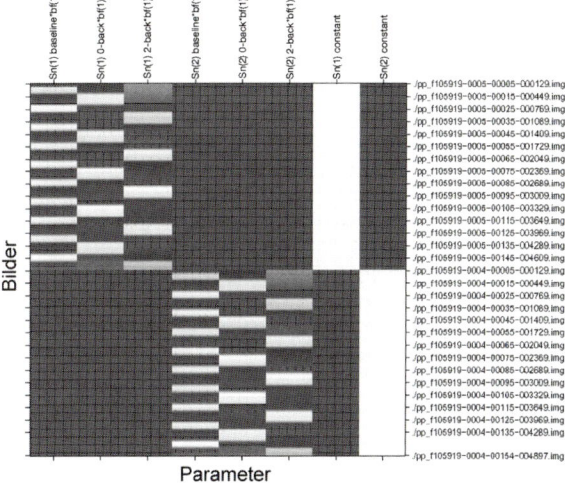

◘ **Abb. 8.11** Faktorielles Blockdesign mit 2 jeweils zweistufigen Faktoren. Es wird der Einfluss von negativen bzw. neutralen Emotionen (Faktor 1) auf die Arbeitsgedächtnisleistung (0-back und 2-back; Faktor 2) untersucht. Analysierbar sind die Haupteffekte Emotion (negative > neutrale Geruchsstimulation) und Arbeitsgedächtnis (2-back > 0-back) und deren Interaktion (negative > neutrale Geruchsstimulation bei 2-back > 0-back). *Unten ist die Modellierung für die statistische Analyse in SPM dargestellt. Eine Spalte repräsentiert eine Bedingungskombination, wobei auch immer die Baseline mit Fixation der Stimuli eingeschlossen ist*

Bei mehrfaktoriellen Designs ist sehr häufig von Interesse, ob es für den einen Faktor einen Unterschied macht, ob er bzgl. eines anderen Faktors auf dieser oder jener Stufe gemessen wird. Auf das Beispiel bezogen kann mit dem Design der Frage nachgegangen werden, ob die Aktivierungsunterschiede beim Arbeitsgedächtnis (2-back vs. 0-back) gleich bleiben oder sich in Abhängigkeit davon verändern, ob der Geruch währenddessen unangenehm oder neutral ist. Verändert sich solch ein Aktivierungsunterschied auf den Ausprägungen eines zweiten Faktors, spricht man von einer »Interaktion« zwischen den beiden Faktoren bzw. von differenziellen Effekten. Die Richtung des Einflusses ist in der Regel nicht ohne weiteres nachweisbar, sodass es strenggenommen nicht möglich ist zu entscheiden, ob die (naheliegende) Vermutung zutrifft, dass der Geruch das Arbeitsgedächtnis beeinflusst oder ob die Belastung des Arbeitsgedächtnisses dazu führt, dass die Gerüche unterschiedlich verarbeitet werden.

Beispiele für Konjunktionen
Werden mehrere Kontraste oder Tests simultan getestet, spricht man von einer Konjunktion. Solche Konjunktionen können dann sinnvoll sein, wenn man herausfinden möchte, welche Hirnregionen durch 2 oder mehrere eigentlich unterschiedliche Prozesse gemeinsam beansprucht werden. Am Beispiel der Stimmungsinduktion könnte man z. B. die beiden Kontraste »Freude vs. neutral« und »Trauer vs. neutral« in Konjunktion setzen, um Hirnareale zu identifizieren, die mit Emotionen per se (zumindest mit Freude und Trauer) zusammenhängen, unabhängig von der Valenz (positive oder negative Emotion).
In mehrfaktoriellen Designs ist eine Konjunktion oft dann von Interesse, wenn der »minimale« Effekt eines Faktors unabhängig von den Ausprägungen eines oder mehrerer anderer Faktoren festgestellt werden soll (Nichols et al. 2005). In dem Beispiel über den Einfluss negativen Geruchs auf das Arbeitsgedächtnis könnte man die Kontraste 2-back vs. 0-back unabhängig für den Hefegeruch und für die neutrale Luft berechnen, um sie anschließend in Konjunktion zu setzen. Das Ergebnis würde Areale zeigen, die in beiden Geruchsbedingungen (mindestens) gleichermaßen das Arbeitsgedächtnis beanspruchen. Umgekehrt könnte man die Kontraste negativer vs. neutraler Geruch für beide Ausprägungen des Arbeitsgedächtnisses definieren, um mit einer Konjunktion dieser Kontraste Regionen zu identifizieren, die gleichermaßen in die Verarbeitung des negativen Geruchs involviert sind.

Konjunktionen im Vergleich zu Haupteffekten
Bei einem Haupteffekt einer der Faktoren werden Regionen identifiziert, die im Mittel über alle Stufen anderer Faktoren eine deutliche Aktivierung zeigen. Dies hat zur Folge, dass einzelne Vergleiche auf bestimmten Stufen des anderen Faktors keine Aktivierung (oder evtl. sogar leichte Deaktivierungen) zeigen, dafür bei mindestens einem anderen Vergleich die Aktivierung groß genug ist, um im Mittel größer als Null zu sein. Im Unterschied hierzu muss bei der Konjunktion jeder einzelne Kontrast eine deutliche Aktivierung aufweisen.

Parametrisches Design

Bei einem parametrischen Design geht man davon aus, dass die zerebralen Aktivierungen mit dem Ausmaß an kognitiver, emotionaler, motorischer oder sensorischer Stimulation und Verarbeitung systematisch variieren. Dazu wird ein Stimulusparameter quantitativ oder blockweise verändert (z. B. die Arbeitsgedächtnisbelastung in den einzelnen Bedingungen, Zeiteffekte, Schmerzintensität etc.). Die Analyse der Daten erfolgt über eine lineare Regression, wobei kurvenförmige Zusammenhänge mittels linearer Regressoren höherer Ordnung implementiert werden können. Sinnvoll kann das parametrische Design allerdings nur eingesetzt werden, um Intensitätszusammenhänge innerhalb einzelner Probanden zu untersuchen. Dies setzt eine (systematische) Variabilität der Prädiktorvariable innerhalb einer Versuchsperson voraus, wie z. B. die unterschiedlichen Intensitäten einer sensorischen Stimulation oder die Reaktionszeit auf einzelne Stimuli. Um Zusammenhänge mit Variablen aufzudecken, die innerhalb eines Probanden (und eines Messzeitpunktes) invariant sind (wie z. B. zerebrale Korrelate klinischer Symptome oder Syndrome), bedarf es der Analyse auf Gruppenebene, wobei die Prädiktorvariable über die Probanden hinweg parametrisch variieren muss (▶ Kap. 9).

Mohr et al. (2005) haben zur Untersuchung der Rolle des anterioren zingulären Kortex (ACC) bei selbst und extern applizierten thermalen Schmerzreizen ein mehrfaktorielles parametrisches Design verwendet (◘ Abb. 8.12). Die Probanden nahmen an 4 Bedingungen teil: (A) Selbst (intern) applizierte Schmerzreize; (B) extern applizierte Schmerzreize gleicher Intensität und Häufigkeit, wobei die motorische Aktivität (der linken Hand) der Probanden vergleichbar gehalten wurde. In den Bedingungen (C) und (D) wurden Schmerzreize auf akustische Hinweisreize gegeben, entweder mit Verzögerung (C) oder ohne Verzögerung (D), um das unterschiedliche Ausmaß an Unsicherheit der Bedingungen (A) und (B) zu berücksichtigen, da extern applizierte Reize bzgl. ihres zeitlichen Auftretens immer mehr Unsicherheit beinhalten als intern verabreichte. Drei verschiedene Schmerzintensitäten wurden verwendet (unter, um und oberhalb der individuellen Schmerzschwelle). Die Probanden schätzten unmittelbar im Anschluss die Intensität in 4 Kategorien ein (P1–P4). Die Ergebnisse zeigten, dass der posteriore zinguläre Kortex mit zunehmender Schmerzintensität bei selbst generiertem Schmerz abnehmende Aktivität zeigt, möglicherweise Ausdruck einer adaptiven Strategie, während der perigenuale Teil des ACC Aktivitätserhöhungen zeigt (die sich so auch in Abhängigkeit der Sicherheit zeigen), was mit Erwartungen bei sicheren Ereignissen in Zusammenhang gebracht wird. Der mittlere zinguläre Bereich scheint dagegen unabhängig von der Art der Stimulusapplikation zu sein.

8.4.3 Wahl der Kontrollbedingung

> **Unabhängig von der Art des gewählten Designs muss jedes experimentelle Paradigma eine passende Ruhe- oder besser Kontrollbedingung einschließen, mit der die neuronale Aktivität der interessierenden Bedingung verglichen wird, da das BOLD-Signal keine absolute Messung neuronaler Aktivität darstellt.**

Dabei ist eine Kontrolle mehrerer wichtiger Punkte zwischen den Bedingungen wesentlich, so z. B. der Aufmerksamkeit, der Anstrengung, der Stimulusanforderungen und der Reaktionsanforderungen. Alle diese Punkte sollten zwischen der Aktivierungs- und der Kontrollbedingung so ähnlich wie möglich gehalten werden; gleichzeitig sollten sie bezüglich des interessierenden Parameters so unterschiedlich wie möglich sein, um differenzielle Aktivierungsmuster zwischen den Bedingungen mit größtmöglicher Sicherheit auf den interessie-

8.5 · Messwiederholungen

	Movement	No movement
Stimulus onset certainty	A	C
Stimulus onset uncertainty	B	D

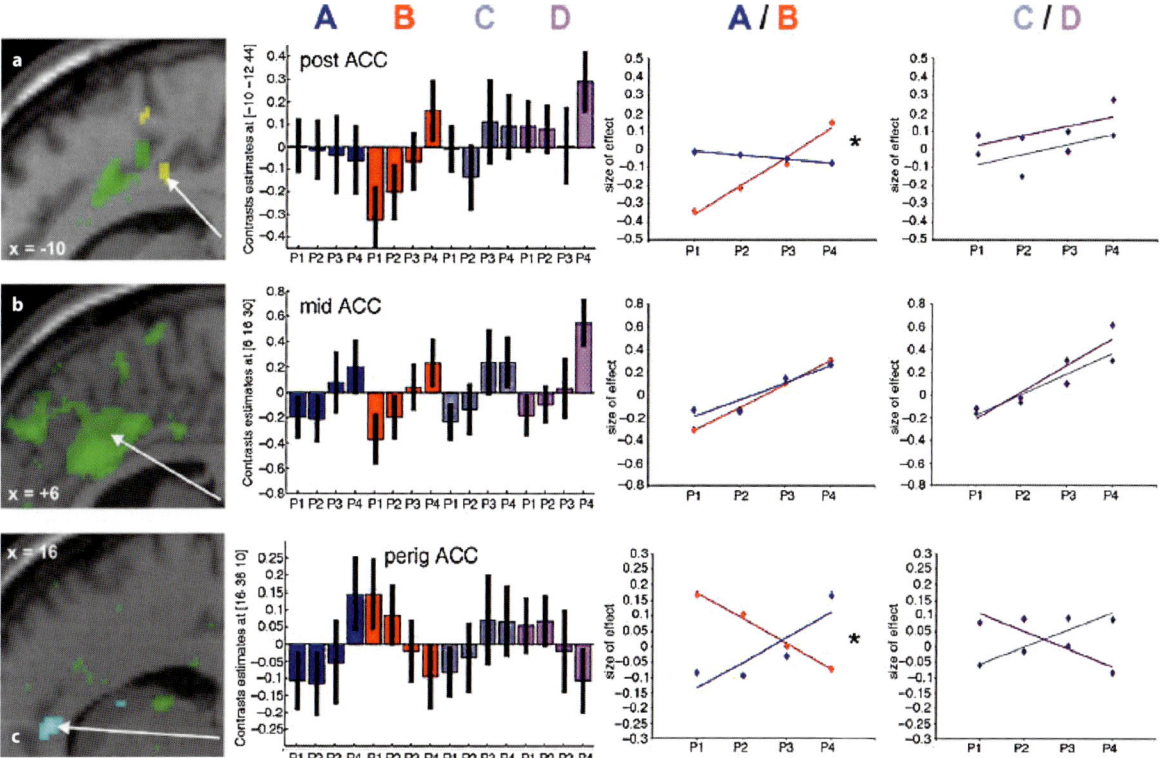

Abb. 8.12 a–c Faktorielles parametrisches Design bei einem Schmerzexperiment (aus Mohr et al. 2005; mit freundlicher Genehmigung von Elsevier). Schmerzassoziierte Aktivierungen im posterioren zingulären Kortex (**a**), dem mittleren zingulären ACC (**b**) und perizingulären ACC (**c**). *Mitte:* Kontrasteinschätzungen für die einzelnen Bedingungen. *Rechts:* lineare Regression der bedingungsspezifischen Effekte der Regionen für die Interaktionen intern vs. externer Schmerz und sicherer vs. unsicherer Schmerz (*geben signifikante Unterschiede an; p=0,005). Die Aktivierungen *in Gelb* repräsentieren die Interaktion zwischen extern vs. intern appliziertem Schmerz, *in Blau* für intern vs. extern. *In Grün* sind Areale aktiviert, die sich aus der »Conjunction«-Analyse von A und B ergaben und übereinstimmende Aktivierungen zeigten

renden unterschiedlichen Parameter zurückführen zu können.

Zwar ist aus den angeführten Gründen zu empfehlen, auf Ruhebedingungen als Vergleichsbedingung zu verzichten. Allerdings bieten sich solche Ruhebedingungen aufgrund einer **Qualitätskontrolle** bzw. eines Plausibilitäts-Checks an (► Kap. 10): Während ein Vergleich zur sorgfältig gewählten Kontrollbedingung z. B. dazu führt, dass sich Aktivierungen durch visuelle Inputs und motorische Antworten durch Subtraktion aufheben, so sollte ein Vergleich zur Ruhebedingung zu starken Aktivierungen im visuellen und motorischen Kortex führen. Ist dies nicht der Fall, so sollte der entsprechende Datensatz möglicherweise verworfen werden, da keine hinreichende Datenqualität gegeben ist. Umgekehrt ist allerdings das Vorhandensein solcher Aktivierungen lediglich eine notwenige, aber keine hinreichende Bedingung für ausreichende Datenqualität.

Allgemeine Planungshinweise werden am Ende des Kapitels stichpunktartig aufgeführt (► Abschn. 8.5.3, ► Box 8.2).

8.5 Messwiederholungen

8.5.1 Habituation

Im Rahmen von fMRT-Messungen kann man zwischen Stimulus- und Messwiederholungen unterscheiden. Eine **Stimuluswiederholung** ist wesentlich, um das Signal-Rausch-Verhältnis, also die Messempfindlichkeit, zu stei-

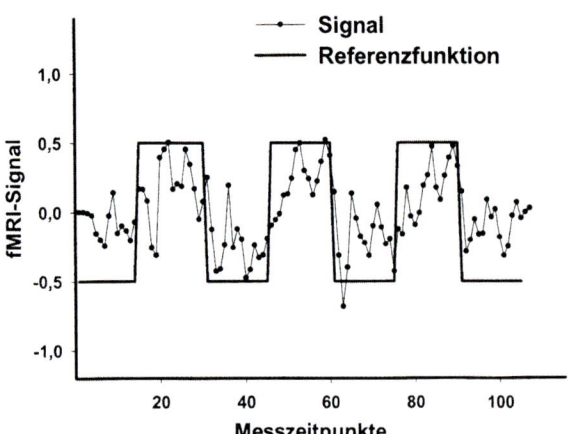

Abb. 8.13 Zeitverlauf in der Amygdala während einer traurigen Stimmungsinduktion bei 19 gesunden Probanden (mod. nach Habel et al. 2004; mit freundlicher Genehmigung von American Psychiatric Association). Es wurde das in ◘ Abb. 8.1 dargestellte Design mit der beschriebenen standardisierten Stimmungsinduktionsmethode verwendet

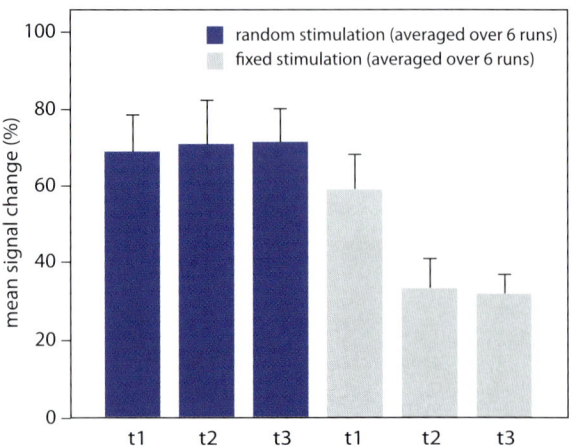

Abb. 8.14 Adaptation des somatosensorischen Kortex bei taktiler Stimulation eines Fingers. Bei gleichbleibender Frequenz der taktilen Stimulation nimmt die Aktivierung im somatosensorischen Kortex innerhalb eines Blocks (Länge 20 s) über die Zeit stark ab (*graue Balken rechts*). Wird die Frequenz der Stimulation innerhalb eines Blockes zufällig gewechselt, ist keine Verminderung der Aktivität sichtbar (*blaue Balken links*). Hierbei zeigte sich sowohl ein Haupteffekt für die Stimulationsmethode (zufällig > fix) als auch eine Interaktion zwischen Stimulationsmethode und Zeit bei 8 Probanden. (Aus Gallasch et al. 2010; mit freundlicher Genehmigung von Elsevier)

gern. Erst mehrere Mittelungen des Aktivierungsverlaufs erlauben es, eine Signaländerung aus dem Rauschen sicher herauszufiltern. Dabei ist man häufig mit dem Problem der Habituation bzw. Adaptation konfrontiert, da neuronale Strukturen im Falle wiederholter Präsentationen eine Reaktionsminderung zeigen können. Demonstriert wurde dies im Falle des visuellen Kortex (Condon et al. 1997), des auditorischen Kortex (Pfleiderer et al. 2002), des primären olfaktorischen Kortex (Poellinger et al. 2001), des somatosensorischen Kortex (Gallasch et al. 2010) und der Amygdala (Breiter et al. 1996; Büchel et al. 1999). Eine Reaktion der Amygdala konnte wiederholt im Kontext emotionaler Reaktionen demonstriert werden (Büchel et al. 1999; Schneider et al. 1997, 1998, 2000a, 2000b), allerdings schwächt sich diese Reaktion bei wiederholter Präsentation ab (Wright et al. 2001). Dies macht es je nach Designplanung oder gewählter Aufgabe schwierig, Amygdalaaktivierungen überhaupt nachzuweisen.

So scheint eine Beteiligung der Amygdala im Kontext emotionalen Erlebens keiner Habituation zu unterliegen (Habel et al. 2004, 2005; Schneider et al. 1997, 1998, 2000a; ◘ Abb. 8.13), im Kontext von Konditionierungen wird sie dagegen häufig berichtet (Büchel et al. 1999; Schneider et al. 1999, 2000b).

Auch bei der somatosensorischen Stimulation müssen Adaptationseffekte bei der Planung des Designs berücksichtigt werden (◘ Abb. 8.14). Trotz dauernder Stimulation bei gleichbleibender Frequenz nahm in einer aktuellen Studie die Antwort im somatosensorischen Kortex innerhalb eines 20-sekündigen Stimulationsblocks deutlich über die Zeit ab. Lediglich bei einer wechselnden Stimulation zwischen 1 Hz und 8 Hz blieb ein hohes Signal über die gesamte Blocklänge erhalten (Gallasch et al. 2010).

Besonders die Wahl eines Blockdesigns kann in so einem Fall durch eine Mittelung der Signale pro Phase eine Aktivierung im Bereich adaptierender oder habituierender Regionen verdecken. Ein häufiger Stimuluswechsel und die Wahl eines »Event related«-Designs, wie auch die Unterteilung eines Blockes in mehrere Phasen, können dem begegnen und eine Reaktion wie auch eine mögliche Abnahme des Signals sichtbar machen.

8.5.2 Veränderungsmessungen

Die fMRT ist aufgrund ihrer Nichtinvasivität besonders gut geeignet, um Messwiederholungen im Zeitverlauf durchführen zu können. Zahlreiche Studien haben dies zwischenzeitlich genutzt, um Therapieeffekte nachzuweisen. So konnten die Effekte eines Trainings der Emotionserkennung auf die zerebralen Korrelate bei schizophrenen Patienten nachgewiesen werden (Habel et al. 2010a).

Zwei Gruppen von jeweils 10 Patienten mit Schizophrenie wurden zweimal im Abstand von 6 Wochen bei einer Emotionsdiskriminationsaufgabe im Scanner gemessen. Eine der beiden Gruppen erhielt in der Zwischenzeit außer der üblichen Behandlung ein Training für Affekterkennung, während der anderen Gruppe lediglich die übliche Behandlung gegeben wurde. Um normale Vertrautheitseffekte mit der Aufgabe über einen Zeitraum von

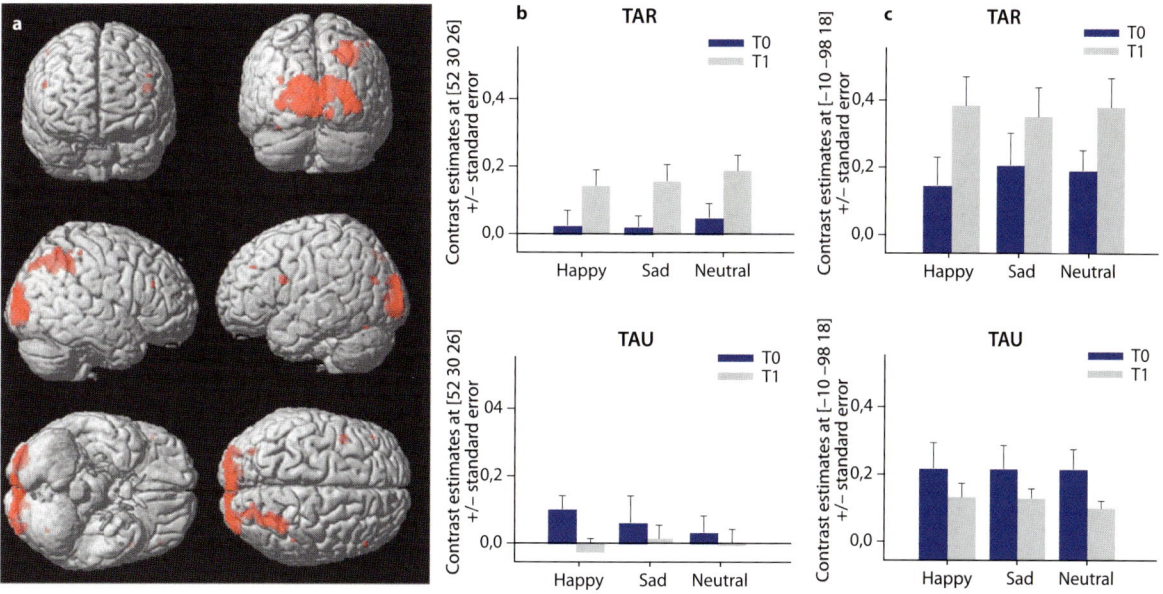

○ **Abb. 8.15 a–c** Effekte eines Trainings der Emotionserkennung auf die Hirnaktivität. **a** Interaktionseffekte zwischen Messzeitpunkt (vor bzw. nach 6-wöchiger Behandlung) und Patientengruppe (trainiert vs. nichttrainiert). Dargestellt sind nur Regionen, die keine signifikante Zunahme der Aktivierung in einer gesunden Kontrollgruppe aufwiesen. Parameterschätzer während der Emotionserkennung aufgeschlüsselt nach Messzeitpunkt und Patientengruppe für (**b**) den linken inferioren frontalen Gyrus und (**c**) den rechten superioren okzipitalen Gyrus. Die Gruppe der trainierten Patienten (TAR, »training of affect recognition«) zeigt Aktivierungszunahmen in beiden Regionen nach dem Training, die bei der normal behandelten Patientengruppe (TAU, »treatment as usual«) nicht zu beobachten waren. (Mod. nach Habel et al. 2010a; mit freundlicher Genehmigung von Taylor & Francis Ltd)

6 Wochen auszuschließen, wurde ebenfalls eine gesunde Kontrollgruppe ohne Training wiederholt gemessen.

Die trainierte Gruppe wies eine Verbesserung in der Emotionserkennung auf, die weder bei den nichttrainierten Patienten noch bei den gesunden Kontrollen zu beobachten war. Darüber hinaus zeigte sich bei der Trainingsgruppe eine Aktivierungszunahme nach der Behandlung im inferioren frontalen und im superioren okzipitalen Gyrus, die nicht in der unbehandelten Gruppe und auch nicht bei den Gesunden zu beobachten war (○ Abb. 8.15).

Dieses Beispiel verdeutlicht die Wichtigkeit von Kontrollgruppen in einem Design mit Veränderungsmessungen: Ohne den Einschluss einer Kontrollgruppe mit nichttrainierten Patienten könnten spezifische Trainingseffekte nicht von medikamentösen oder anderen therapeutischen Effekten getrennt werden. Eine gesunde Kontrollgruppe gibt darüber hinaus Aufschluss über normale Effekte von Wiederholungsmessungen, wie sie z. B. durch Vertrautheit mit der Aufgabe entstehen können.

Im Bereich der **Schizophrenie** konnte in einer Langzeitstudie an ersterkrankten Patienten ein Effekt der therapeutischen Behandlungen auf die Hirnfunktion gezeigt werden (Reske et al. 2007). Zehn Patienten konnten sowohl zum Einschluss in die Studie als auch 6 Monate danach im Kernspintomographen untersucht werden, während sie die oben bereits beschriebene Stimmungsinduktion durchführten. Vor allem kam es bei der Induktion von Trauer zu einer starken Aktivierungszunahme vom ersten zum zweiten Messzeitpunkt im rechten inferioren Frontalkortex. Ein derartiger Aktivierungsanstieg war bei einer parallelisierten gesunden Kontrollgruppe, die ebenfalls im Abstand von 6 Monaten wiederholt gemessen wurde, nicht zu beobachten (○ Abb. 8.16). Allerdings konnte aufgrund der kleinen Stichprobe ein differenzieller Effekt der pharmakologischen Behandlung nicht näher untersucht werden (je 5 Patienten in der Stichprobe wurden mit typischen bzw. atypischen Antipsychotika behandelt).

Diese Beispiele verdeutlichen die kritischen Punkte bei Veränderungsmessungen bzw. Therapieverlaufsstudien. Um genaue Aussagen über die Effekte machen zu können, ist es nötig, Kontrollgruppen ohne die interessierende Therapie und gesunde Probanden zu vergleichbaren Zeitpunkten zu untersuchen, um auch reine Zeiteffekte und die Effekte der bloßen Messwiederholung zu erfassen. Allein diese erneute Untersuchung kann zu anderen Resultaten führen, da die Probanden weniger nervös, an die Situation gewöhnt und möglicherweise auch nicht mehr gleichermaßen motiviert oder interessiert sind. Ferner muss bei der Durchführung des gleichen Paradigmas auch wiederum an Habituationseffekte gedacht werden. Außerdem gibt es Hinweise darauf, dass psychiatrische Patienten (und dies gilt vermutlich nicht nur für diese) verglichen mit Ge-

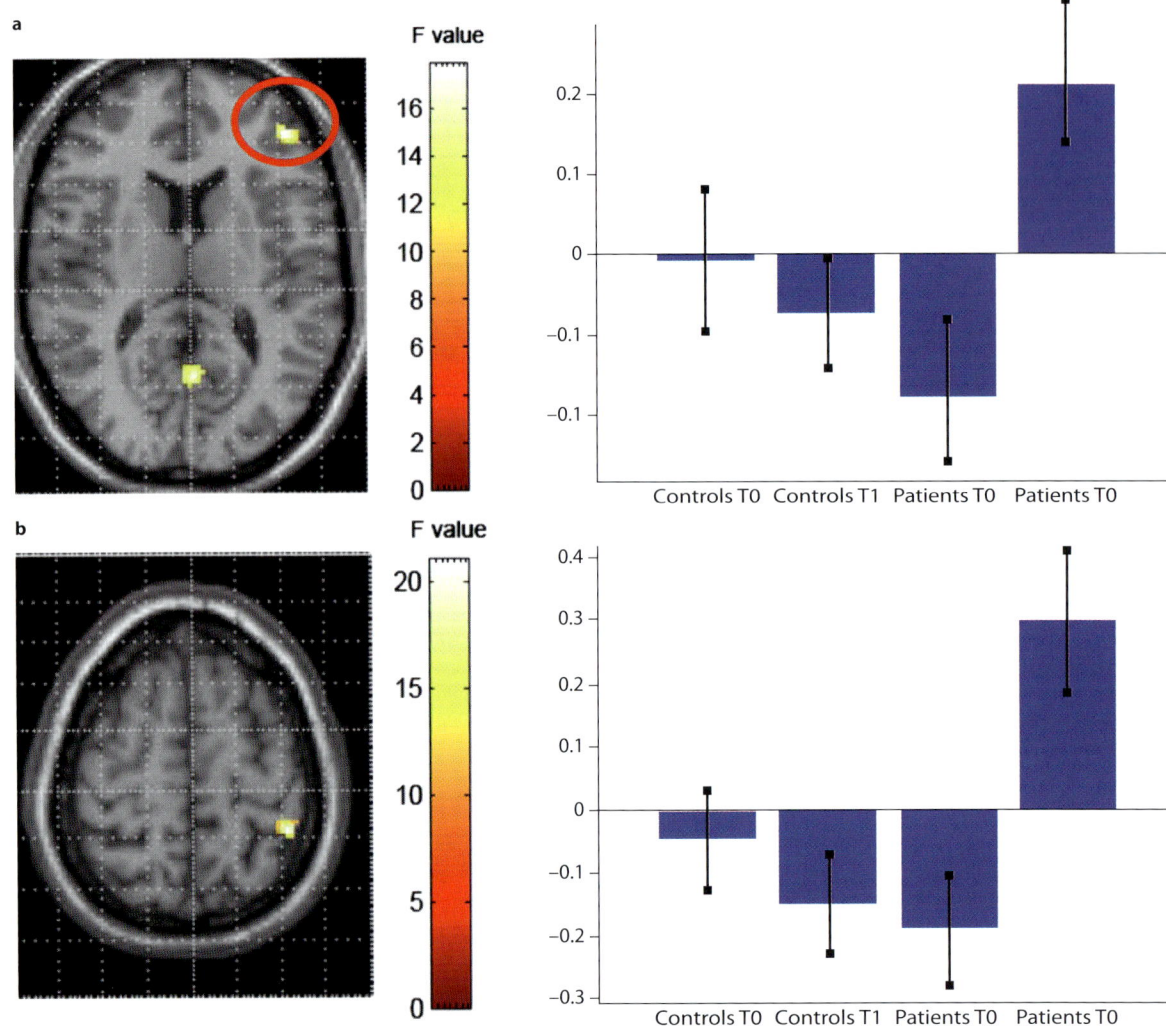

Abb. 8.16 Behandlungseffekte im Sinne einer Aktivierungszunahme bei ersterkrankten schizophrenen Patienten. Dargestellt sind Interaktionen zwischen Gruppe (10 Gesunde / 10 Patienten) und Messzeitpunkt (T0: Einschluss in Untersuchung / T1: Nachuntersuchung nach 6 Monaten). Aktivierungszunahmen bei Patienten, die bei Gesunden nicht zu beobachten waren, fanden sich im rechten inferioren Frontalkortex (a) und im postzentralen Gyrus (b). Die Aktivierungen wurden während der Induktion von Trauer gemessen. (Aus Reske et al. 2007; mit freundlicher Genehmigung von Elsevier)

sunden eine geringere Retest-Reliabilität bei wiederholter Messung zeigen (Manoach et al. 2001). Dies erschwert eine Differenzierung von reinen Zeit- und Therapieeffekten sowie Wechselwirkungen dieser.

Zudem müssen progressive anatomische Veränderungen bei Patienten und solche als Folge von Alterseffekten bei Gesunden im Rahmen von Langzeitstudien als Ursache funktioneller Unterschiede in Betracht gezogen werden (Cahn et al. 2002; Kasai et al. 2003). Bei neurologischen Patienten mit z. B. Ausfallserscheinungen nach einem Schlaganfall ist auch der natürliche Heilungsverlauf (z. B. durch zerebrale Plastizität) mit zu bedenken: Viele Patienten zeigen über Monate hin eine Verringerung ihrer Ausfallserscheinungen, die oft nicht auf eine spezifische The-

rapie zurückzuführen sind. Bei neurologischen Therapiestudien ist es deswegen besonders empfehlenswert, neben den eigentlich interessierenden fMRT-Untersuchungen vor und nach Therapie noch fMRT-Untersuchungen vorher – zum Nachweis der Stabilität des Defizits und der defizitären neuralen Prozesse – und nachher – zum Nachweis der Stabilität des erreichten Therapieeffektes – durchzuführen. Nur so lassen sich Wirksamkeit und Wirkung differenzieren.

8.5.3 Allgemeine Planungshinweise

> **Box 8.2. Planung von fMRT-Messungen**
> - Genaue Spezifizierung der Fragestellungen und Hypothesen. Ist eine Beantwortung der Fragestellung mit dem gewählten Untersuchungsansatz möglich?
> - Anpassung bzw. Entwicklung eines Designs und Paradigmas zur optimalen Erfassung der interessierenden Faktoren. Bei eher zeitunkritischen Prozessen Wahl eines Blockdesigns, bei interessierenden Einzelereignissen und randomisierter Vorgabe der Stimuli eher ein »Event related«-Design bzw. alternativ eine Kombination beider
> - Handelt es sich um abgestufte (kategoriales Design) oder systematisch variierende (parametrisches Design) Faktoren? Sind bei mehreren Faktoren Wechselwirkungen zwischen Faktoren möglich/wahrscheinlich? Dann sollte ein faktorielles Design gewählt werden
> - Verhaltensdaten sollten immer mit erfasst werden, um sicherzustellen, dass der Proband die Aufgabe tatsächlich durchführt, und um die erhaltene Aktivierung sicher mit einem Verhalten korrelieren zu können
> - Zwischen den Bedingungen (interessierende Bedingung, Kontrollbedingung) sollte optimalerweise immer nur ein Unterschied (bzgl. der interessierenden Zielvariable) bestehen. Sonst besteht die Möglichkeit, dass z. B. bei Vergleich der Aktivierungsbedingung mit einer reinen Ruhe-Baseline ohne jede Aufgabe vor allem auch Aufmerksamkeitseffekte abgebildet werden
> - Die Bedingungen, die untersucht werden sollen, sollten möglichst immer in einem Messdurchgang dargeboten werden. In unterschiedlichen Durchgängen kann das Ausmaß an Rauschen verschieden sein, und bestimmte Vorverarbeitungsschritte können die Statistik zwischen den Messdurchgängen unterschiedlich beeinflussen
> - Wenn möglich, sollte eine Balance hergestellt werden zwischen ausreichender Zahl an Stimuluswiederholungen bzw. Blockwiederholungen (mit ausreichender Länge) und begrenzter Dauer des Durchganges, um zum einen eine ausreichende statistische Aussagekraft zu gewährleisten, zum anderen Ermüdungserscheinungen und Bewegungsartefakte zu vermeiden

Zusammenfassung und Ausblick

Die Ausführungen verdeutlichen die Bedeutung der experimentellen Designplanung als wesentlichen Bestandteil jeder funktionell kernspintomographischen Untersuchung. Durch die Wahl des geeigneten Paradigmas und die Kontrolle möglicher Einflussfaktoren kann die Qualität der erhobenen Daten gesteigert werden, was wiederum maßgeblich auf die Ergebnisse und ihre Interpretationsmöglichkeiten zurückwirkt.

Literatur

Anders S, Lotze M, Erb M, Grodd W, Birbaumer N (2004) Brain activity underlying emotional valence and arousal: a response-related fMRI study. Hum Brain Mapp 23: 200–209

Bandettini PA, Kwong KK, Davis TL, Tootell RB, Wong EC, Fox PT, Belliveau JW, Weisskoff RM, Rosen BR (1997) Characterization of cerebral blood oxygenation and flow changes during prolonged brain activation. Hum Brain Mapp 5: 93–109

Birbaumer N, Grodd W, Diedrich O, Klose U, Erb M, Lotze M, Schneider F, Weiss U, Flor H (1998) fMRI reveals amygdala activation to human faces in social phobics. Neuroreport 9: 1223–1226

Breiter HC, Etcoff NL, Whalen PJ, Kennedy WA, Rauch SL, Buckner RL, Strauss MM, Hyman SE, Rosen BR (1996) Response and habituation of the human amygdala during visual processing of facial expression. Neuron 17: 875–887

Büchel C, Dolan RJ, Armony JL, Friston KJ (1999) Amygdala-hippocampal involvement in human aversive trace conditioning revealed through event-related functional magnetic resonance imaging. J Neurosci 19: 10869–10876

Cahn W, Pol HE, Lems EB, van Haren NE, Schnack HG, van der Linden JA, Schothorst PF, van Engeland H, Kahn RS (2002) Brain volume changes in first-episode schizophrenia: a 1-year follow-up study. Arch Gen Psychiatry 59: 1002–1010

Condon B, McFadzean R, Hadley DM, Bradnam MS, Shahani U (1997) Habituation-like effects cause a significant decrease in response in MRI neuroactivation during visual stimulation. Vision Res 37: 1243–1247

Dolcos F, LaBar KS, Cabeza R (2004) Dissociable effects of arousal and valence on prefrontal activity indexing emotional evaluation and subsequent memory: an event-related fMRI study. NeuroImage 23: 64–74

Gallasch E, Fend M, Rafolt D, Nardone R, Kunz A, Kronbichler M, Beisteiner R, Golaszewski S (2010) Cuff-type pneumatic stimulator for studying somatosensory evoked responses with fMRI. NeuroImage 50: 1067–1073

Gray JR (2001) Emotional modulation of cognitive control: approach-withdrawal states double-dissociate spatial from verbal two-back task performance. J Exp Psychol Gen 130: 436–452

Habel U, Klein M, Shah NJ, Toni I, Zilles K, Falkai P, Schneider F (2004) Genetic load on amygdala hypofunction during sadness in nonaffected brothers of schizophrenia patients. Am J Psychiatry 16: 1806–1813

Habel U, Klein M, Kellermann T, Shah NJ, Schneider F (2005) Same or different? Neural correlates of happy and sad mood in healthy males. NeuroImage 26: 206–214

Habel U, Koch K, Kellermann T, Reske M, Frommann N, Wölwer W, Zilles K, Shah NJ, Schneider F (2010a) Training of affect recognition in schizophrenia: neurobiological correlates. Soc Neurosci 5: 92–104

Habel U, Pauly K, Koch K, Kellermann T, Reske M, Backes V, Stöcker T, Amunts K, Shah NJ, Schneider F (2010b) Emotion–cognition interactions in schizophrenia. World J Biol Psychiatry 11: 934–944

Kasai K, Shenton ME, Salisbury DF, Hirayasu Y, Lee CU, Ciszewski AA, Yurgelun-Todd D, Kikinis R, Jolesz FA, McCarley RW (2003) Progressive decrease of left superior temporal gyrus gray matter volume in patients with first-episode schizophrenia. Am J Psychiatry 160: 156–164

Kilzer M, Windischberger C, Moser E (2003) A quantitative comparison of algorithms for physiological artefacts correction. MAGMA 16: 152

Mayhew SD, Li S, Kourtzi Z (2012) Learning acts on distinct processes for visual form perception in the human brain. J Neurosci 32: 775–786

Manoach DS, Halpern EF, Kramer TS, Chang Y, Goff DC, Rauch SL, Kennedy DN, Gollub RL (2001) Test-retest reliability of a functional MRI working memory paradigm in normal and schizophrenic subjects. Am J Psychiatry 158: 955–958

Mohr C, Binkofski F, Erdmann C, Büchel C, Helmchen C (2005) The anterior cingulate cortex contains distinct areas dissociating external from self-administered painful stimulation: a parametric fMRI study. Pain 114: 347–357

Munhall KG (2001) Functional imaging during speech production. Acta Psychol (Amst) 107: 95–117

Neuner I, Wegener P, Stöcker T, Kircher T, Schneider F, Shah NJ (2007) Development and implementation of an MR-compatible whole body video system. Neurosci Lett 420: 122–127

Neuner I, Stöcker T, Kellermann T, Ermer V, Wegener HP, Eickhoff SB, Schneider F, Shah NJ (2010) Electrophysiology meets fMRI: neural correlates of the startle reflex assessed by simultaneous EMG-fMRI data acquisition. Hum Brain Mapp 31: 1675–1685

Nichols T, Brett M, Andersson J, Wager T, Poline JB (2005) Valid conjunction inference with the minimum statistic. NeuroImage 25: 653–660

Pfleiderer B, Ostermann J, Michael N, Heindel W (2002) Visualization of auditory habituation by fMRI. NeuroImage 17: 1705–1710

Poellinger A, Thomas R, Lio P, Lee A, Makris N, Rosen BR, Kwong KK (2001) Activation and habituation in olfaction – an fMRI study. NeuroImage 13: 547–560

Price CJ, Veltman DJ, Ashburner J, Josephs O, Friston KJ (1999) The critical relationship between the timing of stimulus presentation and data acquisition in blocked designs with fMRI. NeuroImage 10: 36–44

Reske M, Kellermann T, Habel U, Shah NJ, Backes V, von Wilmsdorff M, Stöcker T, Gaebel W, Schneider F (2007) Stability of emotional dysfunctions? A long-term fMRI study in first-episode schizophrenia. J Psychiatr Res 41: 918–927

Schneider F, Gur RC, Gur RE, Muenz LR (1994) Standardized mood induction with happy and sad facial expressions. Psychiatry Res 51: 19–31

Schneider F, Gur RC, Gur RE, Shtasel DL (1995) Emotional processing in schizophrenia: neurobehavioral probes in relation to psychopathology. Schizophr Res 17: 67–75

Schneider F, Grodd W, Weiss U, Klose U, Mayer KR, Nägele T, Gur RC (1997) Functional MRI reveals left amygdala activation during emotion. Psychiatry Res 76: 75–82

Schneider F, Weiss U, Kessler C, Salloum JB, Posse S, Grodd W, Müller-Gärtner HW (1998) Differential amygdala activation in schizophrenia during sadness. Schizophr Res 34: 133–142

Schneider F, Weiss U, Kessler C, Müller-Gärtner HW, Posse S, Salloum JB, Grodd W, Himmelmann F, Gaebel W, Birbaumer N (1999) Subcortical correlates of differential classical conditioning of aversive emotional reactions in social phobia. Biol Psychiatry 45: 863–871

Schneider F, Habel U, Kessler C, Posse S, Grodd W, Müller-Gärtner HW (2000a) Functional imaging of conditioned aversive emotional responses in antisocial personality disorder. Neuropsychobiology 42: 192–201

Schneider F, Habel U, Kessler C, Salloum JB, Posse S (2000b) Gender differences in regional cerebral activity during sadness. Hum Brain Mapp 9: 226–238

Schneider F, Koch K, Reske M, Kellermann T, Seiferth N, Stöcker T, Amunts K, Shah NJ, Habel U (2006) Interaction of negative olfactory stimulation and working memory in schizophrenia patients: development and evaluation of a behavioral neuroimaging task. Psychiatry Res 144: 123–130

Volz H, Gaser C, Hager F, Rzanny R, Ponisch J, Mentzel H, Kaiser WA, Sauer H (1999) Decreased frontal activation in schizophrenics during stimulation with the continuous performance test – a functional magnetic resonance imaging study. Eur Psychiatry 14:17–24

Watson D, Clark LA, Tellegen A (1988) Development and validation of brief measures of positive and negative affect: the PANAS scales. J Pers Soc Psychol 54: 1063–1070

Wright CI, Fischer H, Whalen PJ, McInerney SC, Shin LM, Rauch SL (2001) Differential prefrontal cortex and amygdala habituation to repeatedly presented emotional stimuli. Neuroreport 12: 379–383

Datenanalyse: Vorverarbeitung, Statistik und Auswertung

A. Wohlschläger, T. Kellermann

9.1 Vorbereitung der Daten – 152
9.1.1 Bewegungskorrektur – 152
9.1.2 Grenzen des Bewegungskorrekturverfahrens – 153
9.1.3 Slice time correction – 154
9.1.4 Koregistrieren – 155
9.1.5 Normalisierung – 156
9.1.6 Glättung – 157

9.2 Statistische Auswertung – 157
9.2.1 Messungen an einem einzelnen Probanden – 157
9.2.2 Gruppenstatistik – 162

9.3 Zusammenhangsmaße mit anderen Variablen – 163
9.3.1 Parametrische Modulation – 163
9.3.2 Regression – 165

9.4 Erweiterte Analysemethoden – 165
9.4.1 Konnektivitätsanalysen – 165
9.4.2 Multivariate Analysen – 168
9.4.3 Klassifikation – 170

9.5 Anatomische Zuordnung der Ergebnisse – 170

Literatur – 171

Zum Thema

Die fMRT liefert reichhaltige Datensätze von hoher räumlicher wie auch zeitlicher Auflösung mit einem enormen Informationsgehalt. Die übliche Fragestellung, die einer fMRT-Studie zugrunde liegt, lautet, in welchem relativen Ausmaß eine gegebene Hirnregion an der Bearbeitung einer interessierenden Aufgabe beteiligt ist. Die Analyse des Datensatzes folgt normalerweise 2 Fragestellungen: Erstens, korreliert der zeitliche Verlauf des BOLD-Signals aus einer gegebenen anatomischen Region mit einer chronologischen Darstellung des Paradigmas? Und zweitens, besteht ein derartig gefundener Zusammenhang für die gesamte interessierende Population? Beantwortet werden diese Fragen durch Analysen am Einzelprobanden bzw. entsprechend durch anschließende Gruppenanalysen. Dies alles geschieht auf der Grundlage eines relativ geringen Effekts in einer Größenordnung von maximal nur wenigen Prozent des gesamten erfassten MR-Signals. Die Unterscheidung zwischen dem Effekt, der tatsächlich auf der Aufgabenbearbeitung beruht, und dem experimentellen Rauschen, erfordert daher Mittel der Statistik.

Mehr und mehr rückt auch die Frage in den Vordergrund, was fMRT-Daten über das Interaktionsgeflecht der verschiedenen Hirnregionen untereinander aussagen können. Welche Wege nehmen sensorische Informationen im Gehirn? Welches Wechselspiel an Interaktionen besteht, bevor überhaupt ein externer Stimulus das Gehirn erreicht? Zur Untersuchung derartiger Fragestellungen müssen Signalzeitverläufe aus unterschiedlichen Hirnregionen zusammengeführt und abgeglichen werden. Um solche Fragen zu beantworten, werden multivariate Analysen und verschiedene Typen von Konnektivitätsanalysen eingesetzt.

Unterstellt man nun, dass mit extern angelegtem Paradigma, aber auch unter Ruhe akquiriert, ein fMRT-Datensatz eine klare Struktur an Signalabhängigkeiten zwischen den Hirnregionen enthält, so liegt es nahe zu versuchen, diese durch datengetriebene Methoden aufzuspüren und zu beschreiben. Diese explorativen Verfahren fordern nur schwache Vorannahmen und detektieren Zusammenhänge, die über die direkten Reaktionen auf ein von einem Experimentator kontrolliertes Paradigma hinausgehen.

Im Folgenden wird zunächst beschrieben, wie die fMRT-Daten für eine anschließende statistische Analyse vorbereitet werden. Im weiteren Verlauf des Kapitels wird die Auswertung mithilfe des allgemeinen linearen Modells (ALM; »general linear model«, GLM) zunächst für die Daten aus der Messung an einem Probanden eingeführt. Im Anschluss werden statistische Tests an Gruppen von Probanden und die Inferenz auf Populationen erläutert. Weitere Abschnitte enthalten eine Übersicht über Methoden zur Analyse der Konnektivität und eine Einführung in die multivariaten Methoden, mit der Independent Component Analysis (ICA) als Beispiel für eine explorative Analysemethode. Im Anschluss folgt eine Einführung in die Klassifikation von fMRT-Daten. Abschließend werden Herangehensweisen an die anatomische Zuordnung und Darstellung von Aktivierungen beschrieben.

9.1 Vorbereitung der Daten

Bei fMRT-Daten handelt es sich um vierdimensionale Datensätze mit drei räumlichen und einer zeitlichen Dimension. Jedes Bild aus einer fMRT-Zeitserie setzt sich aus derselben Zahl von Bildelementen, den sog. Voxeln (vgl. Pixel bei einem zweidimensionalen Bild), zusammen. Die Voxel sind auf einem dreidimensionalen Gitter angeordnet. Jedem Voxel aus dem Bildvolumen kann ein Signalzeitverlauf zugeordnet werden, der so viele Zeitpunkte enthält, wie Einzelbilder im Datensatz vorliegen.

Das Vorbereiten der Daten hat mehrere inhaltlich unterschiedliche Funktionen. Zum einen können für fMRT-Zeitserien bekannte Artefakte bearbeitet und minimiert werden, zum anderen kann ein Abgleich von EPI-Aufnahmen (»echo planar imaging«) mit Bildern anderer Modalitäten durchgeführt werden. Häufig bearbeitete Punkte sind dabei folgende:

- Kompensation von **Kopfbewegungen** des Probanden im Tomographen während der Datenakquisition
- Bei Bedarf Korrektur der zeitlich gestaffelten Akquisition von Einzelschichten in der EPI-Messung
- **Abgleich von EPI-Aufnahmen**, z. B. mit einer T1-gewichteten Aufnahme des Probanden, was in erster Linie der anatomischen Lokalisation dient
- **Normalisieren auf ein Standardgehirn**, was einen voxelweisen Vergleich zwischen den Probanden ermöglicht
- **Glätten der Daten**, was der Verbesserung der Statistik und der Vergleichbarkeit der Einzelprobandendaten miteinander dient

9.1.1 Bewegungskorrektur

Natürlich ist es auch bei sorgfältiger Positionierung unmöglich, jegliche Kopfbewegung des Probanden während der fMRT-Datenakquisition zu unterdrücken. Dies bedeutet, dass sich das Gehirn in den Aufnahmen der Zeitserie leicht und in zunehmendem Maße verschoben und gedreht abbildet. Nur funktionelle Messungen, während derer sich die Kopfposition insgesamt um nur wenige Millimeter und Winkelgrade geändert hat, sind für die statistische Auswertung geeignet. Da die Voxelgröße bei EPI-Messungen in der Regel bei 3×3×4 mm^3 liegt, führt z. B. eine Verschiebung des Kopfes um nur 3 mm dazu, dass das Signal, das von ein und demselben Ort im Hirn entspringt, zu verschiedenen Zeitpunkten in verschiedenen Voxeln abgebildet wird. In

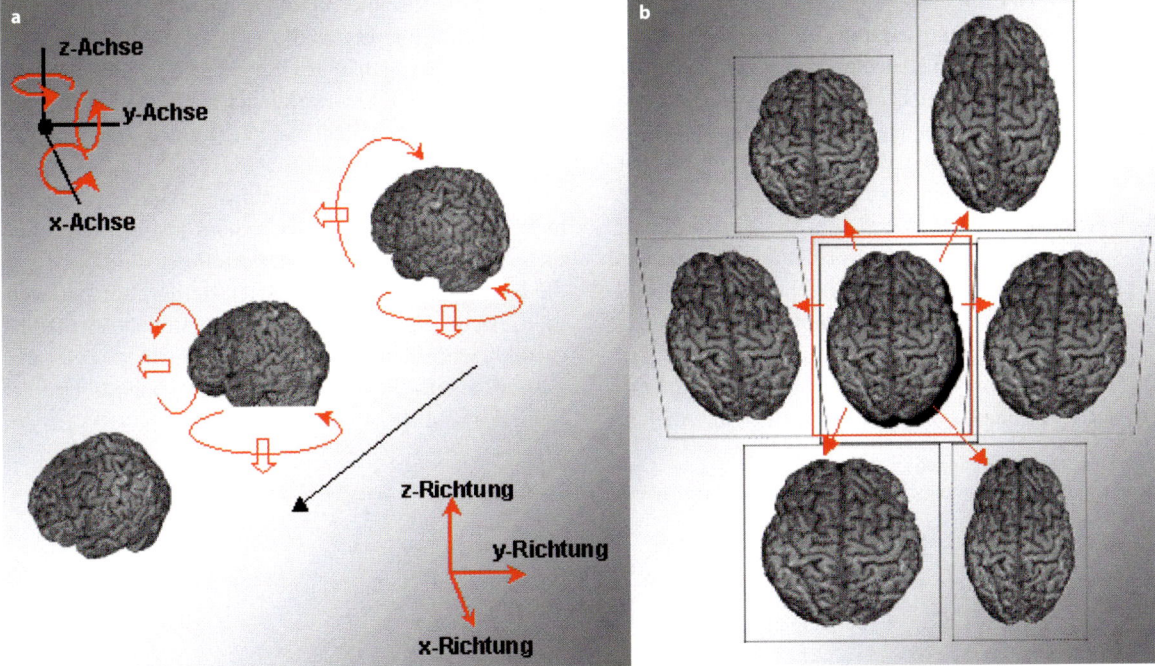

◘ **Abb. 9.1** Transformationsoperationen. **a** »Rigid body«-Transformationen erlauben Rotation und Translation eines starren Objekts im Raum. Im Vorverarbeitungsschritt der Bewegungskorrektur kommt ausschließlich diese Art von Transformationen zum Einsatz. **b** Die Klasse der affinen Transformationen enthält zusätzlich Stauchung, Streckung und Scherung

einem solchen Fall wird der statistische Vergleich, der ja immer innerhalb eines Voxels stattfindet, fehlerhaft.

Eine gängige Vorgehensweise, um Bewegungsartefakte zu minimieren, ist der Vorverarbeitungsschritt der Bewegungskorrektur (»realignment«). Durch Drehung und Verschieben, d. h. durch »Rigid body«-Transformationen, wird jedes Einzelbild der EPI-Zeitserie auf z. B. das erste Bild der Serie reorientiert (Friston et al. 1996; Jenkinson et al. 2002). Das erforderliche Maß an Translation in den 3 Raumrichtungen und Rotation um die 3 Raumachsen wird für jedes EPI-Bild der Zeitserie durch 6 Parameter beschrieben, den Bewegungsparametern.

9.1.2 Grenzen des Bewegungskorrekturverfahrens

Den verfügbaren Korrekturverfahren sind Grenzen gesetzt, und zwar bei ruckartigen Bewegungen wie auch bei der maximalen absoluten Verschiebung der Kopfposition.

Ruckartige Kopfbewegungen im Tomographen können dazu führen, dass sich die Kopfposition innerhalb einer EPI-Volumenmessung ändert. Dadurch kommt es zu starken Artefakten, die nicht durch die Bewegungskorrektur zu beheben sind. Die erfolgten Kopfbewegungen bilden sich dennoch dadurch ab, dass sich die Bewegungsparameter zwischen 2 Zeitpunkten der Zeitserie stark unterscheiden. Durch Einbinden dieser Unterschiede in Form der Differenzen der Parameter in die folgende statistische Analyse kann der Einfluss dieser Artefakte auf die Endergebnisse verringert werden.

> **Koinzidieren ruckartige Kopfbewegung und Komponenten des experimentellen Paradigmas, z. B. die Knopfdruckantwort des Probanden, kann der Effekt der Bewegung von dem der Aktivierung durch die Aufgabe nicht unterschieden werden. Derartige Szenarien müssen dementsprechend schon vor der fMRT-Messung verhindert werden.**

Die Einschränkung der tolerierbaren **Absolutbewegungen** des Probanden liegt in der räumlichen Struktur des außen anliegenden Magnetfeldes begründet. Die Signalintensität der EPI-Messung in einem Voxel hängt vom äußeren Feld ab. Dieses weist trotz Optimierung immer Inhomogenitäten auf. Das lokale äußere Feld, das an den Messorten für 2 unterschiedliche EPI-Bildpunkte herrscht, ist daher nicht identisch. Wird nun Gewebe von einem Ort an den anderen verschoben, so wird das emittierte Signal verstärkt oder abgeschwächt, je nach absoluter Position des Gewebes im Raum. Für diesen Einfluss der magnetischen Feldstärke gibt es 2 Korrekturansätze:

1. Zum einen kann die ortsaufgelöste Feldstärke in sog. »**field maps**« quantifiziert und so in die Korrektur der EPI-Messdaten eingebracht werden (Andersson et al. 2001; Jezzard u. Balaban 1995). Die Feldinhomogenitäten werden u. a. von der magnetischen Suszeptibilität beeinflusst, die der Kopf des Probanden in das Messvolumen einbringt. Daher kann eine »field map« als Teil einer fMRT-Messung bestimmt werden, wenn eine solche Korrektur angestrebt wird, oder sie kann während der Berechnung der Bewegungskorrektur angenähert ermittelt werden (»unwarping«).
2. Der zweite Ansatz zur Korrektur ist das Einbinden der Bewegungsparameter in die statistische Analyse, da sie die absolute Verschiebung im Raum beschreiben. Auch hier ist darauf zu achten, dass die Bewegung nicht mit dem experimentellen Paradigma korreliert, da deren Auswirkungen auf die Daten nach erfolgter Messung nicht mehr zu trennen sind.

Da die Suszeptibilität des Mediums, d. h. die Reaktionsfähigkeit des Mediums auf ein äußeres magnetisches Feld, dieses äußere Feld wiederum beeinflusst, sind die durch die Bewegung verursachten Artefakte dort am stärksten, wo Gewebe unterschiedlicher Suszeptibilität aneinander grenzen, wie z. B. an Grenzen unterschiedlicher Substanzklassen, am Rachenraum, an der Schädelbasis und am Rand der Ventrikel.

Transformationsoperationen
Eine lineare Koordinatentransformation im dreidimensionalen Raum lässt sich mathematisch in folgender Weise darstellen:

$$x' = a_1 \cdot x + b_1 \cdot y + c_1 \cdot z + d_1$$
$$y' = a_2 \cdot x + b_2 \cdot y + c_2 \cdot z + d_2$$
$$z' = a_3 \cdot x + b_3 \cdot y + c_3 \cdot z + d_3$$
$$(1 = 1)$$

oder in Matrixschreibweise:
$$\begin{pmatrix} x' \\ y' \\ z' \\ 1 \end{pmatrix} = \begin{pmatrix} a_1 & b_1 & c_1 & d_1 \\ a_2 & b_2 & c_2 & d_2 \\ a_3 & b_3 & c_3 & d_3 \\ 0 & 0 & 0 & 1 \end{pmatrix} \begin{pmatrix} x \\ x \\ x \\ 1 \end{pmatrix}$$

Ein Punkt an der Koordinatenposition (x, y, z) wird an den Ort (x', y', z') überführt. Die Transformation wird durch die Konstanten a_i, b_i, c_i und d_i beschrieben, wobei i von 1 bis 3 variiert. Diese Klasse von sog. affinen Transformationen bildet gerade Linien auf ebenfalls gerade Linien ab, erhält aber im Allgemeinen nicht Winkel und Längen. Diese Transformation hat 12 Freiheitsgrade entsprechend den 12 dargestellten Konstanten. Anschaulich sind das die Freiheitsgrade, die das erforderliche Maß an Verschiebung in die 3 Raumrichtungen, der Drehung um die 3 Raumachsen, der Streckung und der Scherung jeweils in die 3 Raumrichtungen widerspiegeln. Die Spezialfälle von affinen Transformationen, die Winkel und Längen erhalten, d. h. also einen starren Körper in eine andere Position überführen, heißen »Rigid body«-Transformationen (◐ Abb. 9.1). Sie besitzen nur 6 Freiheitsgrade, die für die Translation und die für die Rotation. Mathematisch bedeutet das, dass die 12 Konstanten, die »Rigid body«-Transformationen beschreiben, nicht voneinander unabhängig sind. Für eine Rotation um die z-Achse um einen Winkel ω gilt beispielsweise:

$a_1 = \cos(\omega)$; $b_1 = \sin(\omega)$; $a_2 = -\sin(\omega)$; $b_2 = \cos(\omega)$

In nichtlinearen Transformationen sind die Faktoren a_1–d_3 keine Konstanten, sondern hängen von x, y und z ab. Im Falle der dreidimensionalen diskreten Sinus- oder Kosinustransformation (DST/DCT), wie sie in SPM zum Einsatz kommt, variieren die Faktoren entlang der x-, y- und z-Achse gemäß Sinus- bzw. Kosinusfunktionen (Ashburner u. Friston 1999).

9.1.3 Slice time correction

Bei EPI-Messungen handelt es sich um echte Schichtmessungen im Gegensatz zu Volumenmessungen. Das heißt, das Signal, das zur Darstellung unterschiedlicher Schichten verwendet wird, entstammt nicht demselben Messvorgang, sondern wird zu getrennten Zeitpunkten aufgenommen. Die Aufnahme der Schichten von einem EPI-Volumen erfolgt innerhalb der TR (Repetitionszeit) nacheinander in aufsteigender, absteigender oder überlappender (»interleaved«) Reihenfolge, sodass sich im Extremfall die Zeitpunkte der Messungen zweier Schichten desselben Volumens um mehrere Sekunden unterscheiden. Da insbesondere bei der Analyse ereigniskorrelierter Messungen (»Event related«-fMRT) eine zeitliche Auflösung im Bereich von Zehntelsekunden anzustreben ist, muss den Unterschieden in den Schichtakquisitionszeiten bei der Analyse Rechnung getragen werden.

Effekte des Zeitpunkts der Schichtakquisition können gezielt in der statistischen Analyse behandelt werden. Alternativ können sie auch als Teil der Vorverarbeitung der Daten behandelt werden. Bei der sog. »slice time correction« wird eine Interpolation der Intensitätswerte auf einen definierten Zeitpunkt innerhalb der TR durchgeführt (◐ Abb. 9.2). Als sinnvollen Zeitpunkt kann man hierbei denjenigen wählen, zu dem die Hirnregion vermessen wird, die im Fokus der Studie steht (z. B. die mittlere EPI-Schicht bei einer Sequenz mit aufsteigender Schichtfolge zur Untersuchung des okzipitalen Kortex). Interpolationsartefakte werden dann dort minimiert.

> Da der Effekt des Messzeitpunkts einer Schicht auf das Signal zumeist kleiner ist als der Effekt der Probandenbewegung, außer bei Sequenzen mit überlappender Schichtreihenfolge, wird die »slice time correction« in der Regel nach der Bewegungskorrektur durchgeführt.

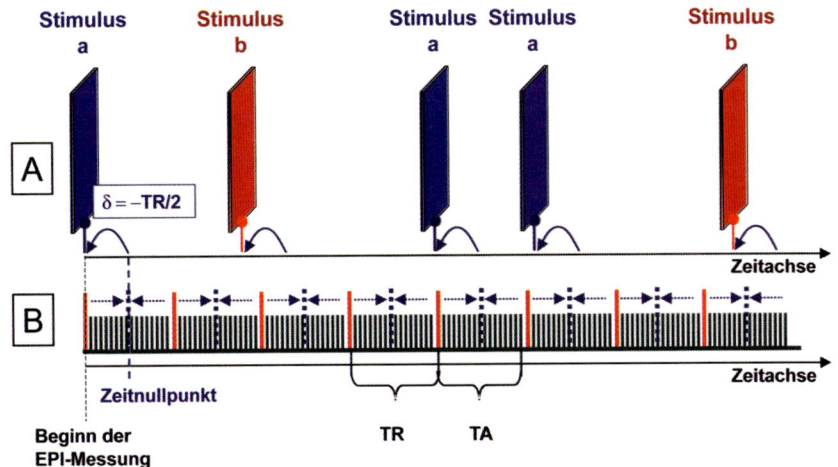

Abb. 9.2 »Slice time correction«. Die Präsentation der Stimuli (*A*) und die Akquisition der EPI-Aufnahmen (*B*) werden mithilfe von Trigger-Signalen synchronisiert. Die EPI-Schichtbilder werden nacheinander aufgenommen und danach zu einem Volumenbild zusammengesetzt. Beispielhaft ist hier eine Sequenz mit 17 Schichten pro Volumen dargestellt. Jede Schichtmessung ist durch einen senkrechten Strich angedeutet, wobei die erste Schicht zum Betonen der Repetitionszeit (*TR*) rot hervorgehoben ist. In diesem Beispiel besteht der überwiegende Teil der TR aus der echten Akquisitionszeit (*TA*), d. h. der Zeit, in der effektiv ein Messsignal aufgenommen wird. Daraus resultiert eine nur sehr kurze anschließende Totzeit, ein kurzer Zeitraum, in dem keine Messung durchgeführt wird. Durch die »slice time correction« wird der Akquisitionszeitpunkt einer jeden Schicht auf einen festgesetzten Zeitpunkt (*blauer durchbrochener Strich*), hier in der Mitte der TR, interpoliert. In der Regel wird der Messzeitpunkt des ersten EPI-Bildes der Zeitserie in der anschließenden statistischen Auswertung als Zeitnullpunkt definiert. Durch die Korrektur der Schichtakquisitionszeiten verschiebt sich dieser Zeitnullpunkt, im dargestellten Fall um δ=TR/2. Ein Stimulus, wie hier der erste Stimulus a, der mit der ersten Schichtakquisition des ersten EPI-Bildes gezeigt wurde, muss daher nach Korrektur nun einer negativen Präsentationszeit zugeordnet werden. Analoge Verschiebungen der Präsentationszeiten gelten für alle Stimuli

9.1.4 Koregistrieren

Definition

Als Koregistrieren bezeichnet man den räumlichen Abgleich von Volumenaufnahmen desselben Probanden mit unterschiedlichen Bildgebungsmodalitäten.

Zusammen mit funktionellen MR-Messungen, die eine vergleichsweise geringe räumliche Auflösung besitzen, wird meist eine höher aufgelöste anatomische MR-Aufnahme gemacht. Diese kann herangezogen werden, um eine Aktivierung genauer anatomisch zu lokalisieren. Außerdem ist die anatomische Aufnahme im Gegensatz zur EPI-Aufnahme verzerrungsarm und kann genutzt werden, um die Normalisierung (▶ Abschn. 9.1.5) der gesamten, also auch der funktionellen Daten, auf ein Standardgehirn zu optimieren.

Wie bei der Bewegungskorrektur sind dabei nur »Rigid body«-Transformationen, d. h. 6 Freiheitsgrade der Operation, erforderlich. Allerdings muss die Kostenfunktion, d. h. die Funktion, die zum Auffinden der optimalen Übereinstimmung beider Bilder minimiert wird, anders formuliert werden als bei der Bewegungskorrektur, da unterschiedliche Modalitäten ein und denselben Gewebetyp in anderer Weise, d. h. bei anderen Bildgrauwerten, darstellen. Eine Möglichkeit dazu besteht darin, die zu koregistrierenden Bilder nach grauer und weißer Substanz und Liquor zu segmentieren. Die durch diese Methode des Segmentierens erzeugten Karten eines Gewebetyps können dann durch Translation und Rotation aufeinander angepasst werden.

Weitere Methoden stammen aus der Informationstheorie. Zum Einsatz im Zusammenhang mit der fMRT kommt hier eine Methode, die als Kostenfunktion das Maß der »mutual information« verwendet (Wells et al. 1996). Die Histogramme, d. h. die Grauwertverteilungen der beiden Bilder unterschiedlicher Modalitäten, werden dabei in verbundenen Histogrammen verglichen (◘ Abb. 9.3). Zum Auffinden der besten räumlichen Übereinstimmung wird dann ein Maß der Entropie, d. h. der Unordnung, dieser verbundenen Histogramme minimiert. Bildlich bedeutet das, dass der Bildgrauwert, der z. B. in der EPI-Sequenz der weißen Substanz entspricht, durch das Verfahren dem zugeordnet wird, der in der anatomischen Aufnahme der weißen Substanz entspricht, wobei die Grauwertskalen nicht proportional sein müssen. Dieselbe Zuordnung erfolgt gleichzeitig für die graue Substanz und andere Substanzklassen.

Anders als bei der Methode des Segmentierens erzwingt das Verfahren hier nicht die Einteilung aller Bildwerte in 3 Kategorien, sondern arbeitet unabhängig von

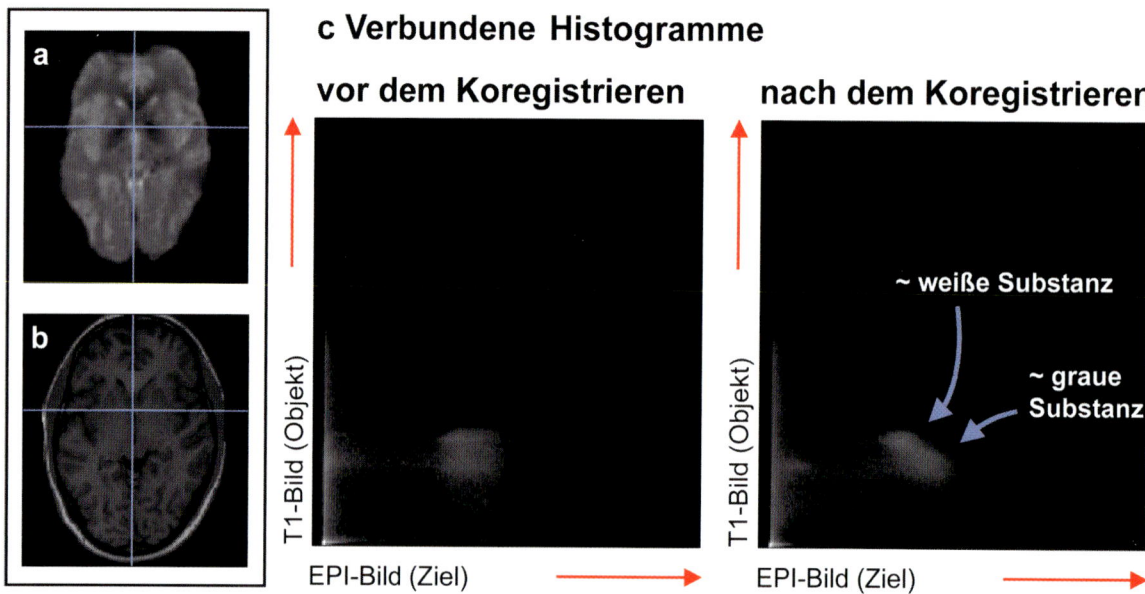

Abb. 9.3 a–c Koregistrierung zweier Bilder verschiedener MR-Modalitäten, hier ein EPI-Bild (**a**) und ein darauf koregistriertes T1-gewichtetes anatomisches Bild (**b**). **c** zeigt die verbundenen Histogramme der beiden Bilder vor und nach dem Koregistrieren. Die Grauwerte in beiden Bildern sind über ihre Koordinatenpositionen zu Paaren verbunden. Nach erfolgreicher Koregistrierung weist das verbundene Histogramm, d. h. die Datenpaare jeweils gegeneinander aufgetragen, eine größere Ordnung auf als zuvor, da nun die Substanzklassen, wie z. B. weiße Substanz und graue Substanz, sich in beiden Bildern an übereinstimmenden Koordinaten befinden (http://www.fil.ion.ucl.ac.uk/spm/spm2.html)

vordefinierten Kategorien auf allen Daten. Speziell für das Verfahren, das auf »mutual information« basiert, aber auch im Allgemeinen ist ein dem Algorithmus vorhergehender manuell-visueller Abgleich beider Bilder von Vorteil, um Fehlanpassungen zu vermeiden.

Im Falle, dass zwischen fMRT-Messung und anatomischer Messung keine nennenswerte Kopfbewegung des Probanden erfolgte, können auch die Schichtpositionierungsparameter beider Messungen, zumindest für den ersten Abgleich beider Bilder, genutzt werden.

9.1.5 Normalisierung

> **Definition**
> Die Normalisierung dient dazu, identische anatomische Strukturen verschiedener Probandengehirne aufeinander abzubilden.

Die einzelnen Probanden unterscheiden sich in den individuellen Formen und Größen der Gehirne. Für den Vergleich von Aktivierungsmustern zwischen Probanden ist es daher erforderlich, einen Normalisierungsschritt einzuführen. Dadurch wird die Gesamtheit der Aktivierungsbilder einer Gruppe von Probanden auch einem voxelweisen statistischen Vergleich zugänglich (»second-level analysis«).

Für die Vergleichbarkeit auch über Studien hinweg hat sich der vom Montreal Neurological Institute (MNI) definierte Referenz- oder Standardraum (**MNI-Raum**) in der wissenschaftlichen Praxis durchgesetzt. Grundlage hierfür waren Gehirnaufnahmen vieler gesunder Probanden, die in ein einheitliches Koordinatensystem transformiert wurden, das sich wiederum weitgehend an dem von Talairach und Tournoux definierten stereotaktischen Hirnatlas orientiert.

Bei der früheren Methode der Normalisierung wurden die unterschiedlichen Bilder (z. B. anatomische oder funktionelle) auf eine für die Bildmodalität spezifische Vorlage im Standardraum hin normalisiert. Nach einer Koregistrierung des individuellen Bildes auf die entsprechende Vorlage im MNI-Raum wurden weitere nichtlineare Anpassungen durchgeführt, um das individuelle Bild auch durch lokale Beugungen (»warping«) möglichst genau an die Vorlage anzupassen. Hierfür hat es sich aufgrund der hochauflösenden Anatomien empfohlen, zunächst die individuelle Anatomie auf die individuellen funktionellen Bilder zu koregistrieren, um nach der Normalisierung der Anatomie einfach die räumlichen Transformationsregeln (Normalisierungsparameter) anschließend auch auf die funktionellen Bilder anzuwenden und sie somit in den Standardraum zu bringen (▶ Kap. 5). Diese Methode empfiehlt sich nach wie vor bei Patienten mit fokalen Läsionen. Stammen die Daten von speziellen Gruppen von Probanden, wie z. B. Kindern oder älteren Menschen, sodass schon bei visuellem Vergleich der Daten mit Standardvorlagen geringe Übereinstimmung auszumachen ist, ist es sinnvoll, angepasste Vorlagen zu verwenden.

> Bei Studien an Patienten mit fokalen Läsionen ist das Erstellen einer Bildmaske für den Bereich der Läsion für die Normalisierung erforderlich. Während des Normalisierens werden die maskierten Bereiche dann nicht zur Bestimmung des besten Abgleichs von Bild und Vorlage mit einbezogen. Die Übereinstimmung des nichtbetroffenen Gewebes wird daher optimiert (◘ Abb. 9.4). Der Bereich der Läsion, der sich auch im normalisierten Bild abbildet, muss bei der folgenden statistischen Analyse in jedem Fall gesondert behandelt werden.

In neuerer Zeit setzt sich zunehmend eine andere Methode der Normalisierung durch, die als »vereinheitlichte Segmentierung« (»unified segmentation«) bezeichnet wird (Ashburner u. Friston 2005). Grundlage hierfür sind keine modalitätsspezifischen Standardgehirne, sondern gewebespezifische Vorlagen (für weiße bzw. graue Substanz und zerebrospinale Flüssigkeit), die A-priori-Wahrscheinlichkeiten der 3 Gewebetypen an allen Voxelkoordinaten im Standardraum beinhalten. Nach einer Koregistrierung des individuellen Bildes beliebiger Modalität auf diese gewebespezifischen Wahrscheinlichkeitskarten wird in einem iterativen Prozess einerseits das Bild in die 3 unterschiedlichen Gewebetypen klassifiziert, was als Segmentierung bezeichnet wird. Andererseits werden Normalisierungsparameter für die Transformation des individuellen Gewebes in den Standardraum bestimmt. Bei jeder Iteration wird zwischen Gewebeklassifikation und Registrierungsschritten alterniert, um mit möglichst wenigen Veränderungen größtmögliche posteriore Wahrscheinlichkeiten zu erzielen. Diese posterioren Wahrscheinlichkeiten ergeben sich durch Bayessche Statistik, die die Bildintensitäten jedes Voxels mit den gewebespezifischen A-priori-Wahrscheinlichkeiten kombiniert.

9.1.6 Glättung

Die räumliche Glättung der EPI-Bilder (»smoothing«) wird erreicht, indem der Bildgrauwert jedes Voxels mit dem der benachbarten Voxel verrechnet wird. Der Beitrag, den jedes Voxel dabei hat, wird üblicherweise durch eine dreidimensionale Gauß-Verteilung bestimmt, d. h., das zentrale Voxel hat den höchsten Beitrag. Dies wird als Faltung mit einem Gauß-Kern bezeichnet (◘ Abb. 9.5).

Glättung kann die Sensitivität der anschließenden statistischen Analyse erhöhen, da z. B. zufällige Effekte, die ein Voxel betreffen, durch die Verrechnung mit den Nach-

Normalisierung:

a ohne Maske   b mit Maske

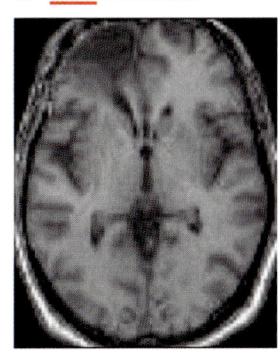

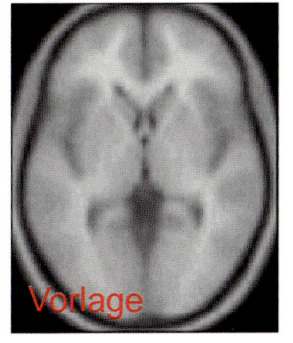
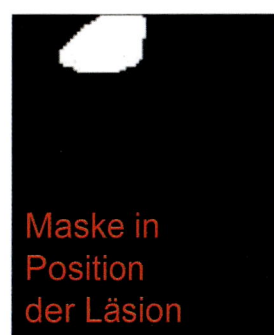

◘ **Abb. 9.4** Normalisierung der anatomischen MR-Aufnahme eines Gehirns mit frontaler Läsion. Die Darstellung zeigt die Ergebnisse von Normalisierungen unter Einbeziehung von nichtlinearen Transformationen auf die unten abgebildete Vorlage. **a** Verzerrungen im gesamten frontalen Bereich, die durch Fehlanpassung aufgrund der Läsion entstehen. **b** Verbesserte Anpassung auf die Vorlage durch Maskieren des Läsionsbereichs während der Normalisierung. Die der dargestellten Schicht entsprechende Maske ist unten abgebildet. (Aus Brett et al. 2001; mit freundlicher Genehmigung von Elsevier)

barn herausgemittelt werden können. Die Vergleichbarkeit zwischen Probanden wird verbessert, da zum einen die Normalisierung im Rahmen der EPI-Bildauflösung keinen hundertprozentigen Abgleich liefern kann und die anatomischen Landmarken, die ja die Basis der Normalisierung darstellen, nur in begrenztem Maß die Lage funktioneller Areale anzeigen.

9.2 Statistische Auswertung

9.2.1 Messungen an einem einzelnen Probanden

Modellspezifikation

Um verschiedene Hypothesen über die Ursachen des zeitlichen Verlaufs des BOLD-Signals in einem Voxel zu tes-

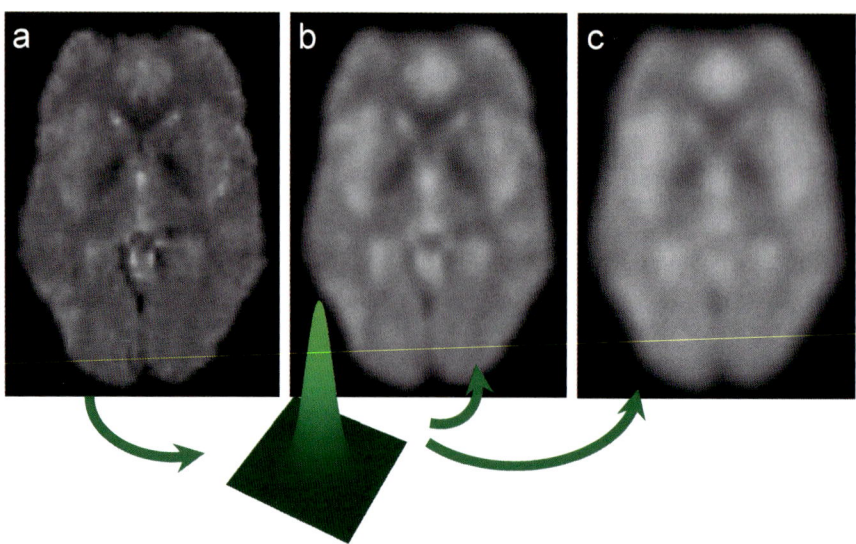

Abb. 9.5 a–c Glättung. Originalschicht eines EPI-Bildes (**a**) und dieselbe Schicht nach Glättung mit einer dreidimensionalen 6-mm- und 10-mm-Gauß-Funktion (**b, c**). Die Skizze zeigt eine zweidimensionale Gauß-Funktion

ten, vergleicht man dessen empirisch beobachteten Verlauf mit einem Modell, das zunächst spezifiziert werden muss. Ein Modell, das möglichst viele Informationen enthält, die im Zusammenhang mit dem Experiment bekannt sind, bietet die beste Möglichkeit, den Signalverlauf möglichst weitreichend zu erklären. Die meisten und interessantesten Informationen gehen aus dem Studiendesign hervor, wie es bereits im Vorfeld des Experiments aufgrund des eigenen Forscherinteresses und theoretischer Überlegungen entworfen wurde (▶ Kap. 8). Dieses Design charakterisiert sämtliche Informationen über den genauen zeitlichen Verlauf der unterschiedlichen experimentellen Bedingungen, die der Proband während der Untersuchung im Tomographen zu bewältigen hatte. Dazu gehören u. a. die Anzahl der unterschiedlichen Bedingungen (z. B. die Präsentation von emotionalen oder neutralen Gesichtern) und der genaue zeitliche Verlauf dieser Bedingungen.

Basierend auf diesem Wissen kann für jede der Bedingungen ein Zeitverlauf kreiert werden, der nur zwischen »on« (Vorhandensein) und »off« (Nichtvorhandensein) der Bedingung zum gegebenen Zeitpunkt unterscheidet. Besteht eine fMRT-Messung beispielsweise aus 120 funktionellen Aufnahmen und wurden dem Probanden im Wechsel emotionale und neutrale Gesichter gezeigt, so würden wir zunächst für jede einzelne der 120 Messungen festhalten, ob ein emotionales Gesicht gezeigt wurde oder nicht, und danach die Prozedur für die neutralen Gesichter wiederholen. Im Prinzip kann dann mit diesem Modell mit 2 Prädiktoren (einer für emotionale, einer für neutrale Gesichter) die Änderung des BOLD-Zeitverlaufs in Abhängigkeit von der jeweiligen Bedingung geschätzt werden.

Natürlich lässt sich das Modell noch wesentlich verbessern. Diese Verbesserungen lassen sich anhand einer Einführung in die wesentlichen Grundlagen des allgemeinen linearen Modells (ALM) erläutern. Mit dem ALM testet man statistisch, ob das gemessene Signal in einem Voxel tatsächlich mit der Präsentation von emotionalen oder neutralen Gesichtern zusammenhängt oder mit der Präsentation von Gesichtern im Allgemeinen oder aber ob das jeweilige Voxel gar nicht auf die Stimulation mit Gesichtern »reagiert«.

Allgemeines lineares Modell

Das allgemeine lineare Modell (ALM) tritt an die Stelle einer Vielzahl statistischer Tests. Das Prinzip der im ALM verwendeten statistischen Tests besteht darin, beobachtete Daten in verschiedene Varianzanteile zu zerlegen, um diese miteinander zu vergleichen (ALM in der funktionellen Bildgebung: Friston et al. 1995). Die wichtigste Unterscheidung von Varianzanteilen besteht zwischen der durch die Modellgleichung erklärten Varianz und der Fehlervarianz (◘ Abb. 9.6).

Im oben ausgeführten Beispiel, das die 3 Bedingungen emotionale Gesichter, neutrale Gesichter und Ruhebedingung unterscheidet, verteilt sich die beobachtete Gesamtvarianz also auf diejenigen Teile, die auf die beiden Prädiktoren für emotionale und neutrale Gesichter zurückzuführen sind. In Abhängigkeit der Vorhersagegüte der Prädiktoren bleibt immer ein mehr oder weniger großer Anteil an Fehlervarianz. Der Mittelwert der gesamten Zeitreihe in einem Voxel wird im Modell durch eine Konstante angepasst, da nur systematische Schwankungen der Zeitreihe interessieren, nicht aber der Mittelwert selbst. Aus diesen

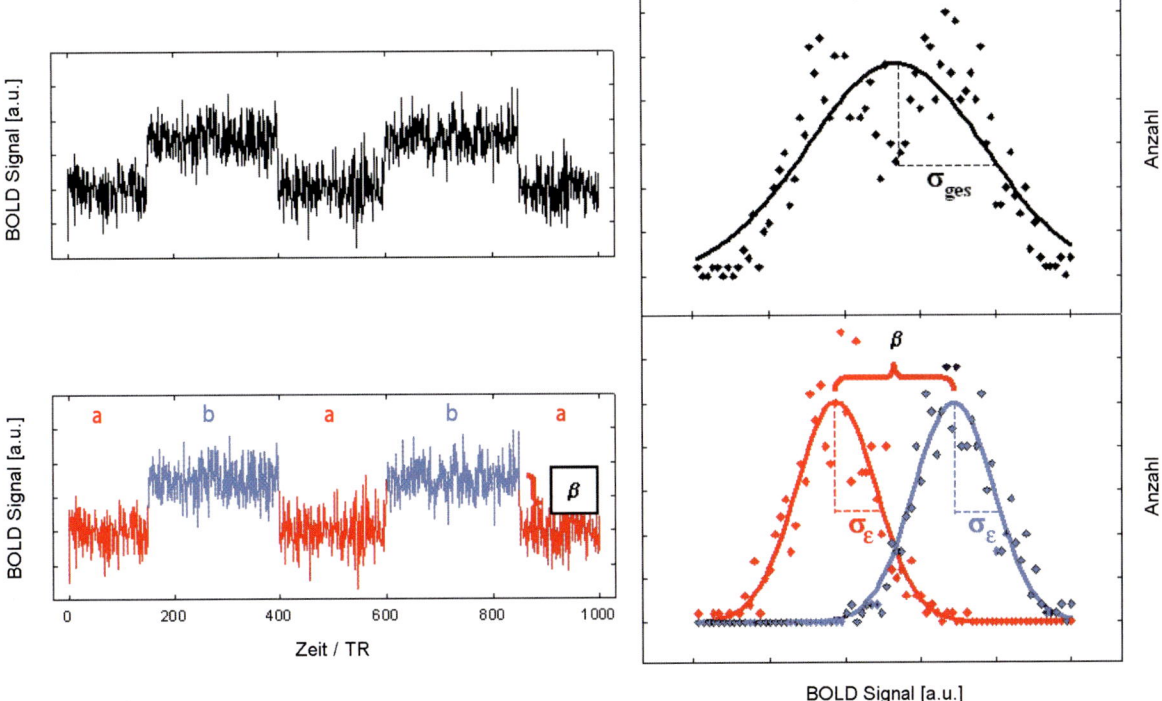

Abb. 9.6 Aufteilung der Gesamtvarianz σ_ges in unterschiedliche Anteile. Auf der linken Seite ist der simulierte Zeitverlauf des BOLD-Signals eines repräsentativen Voxels gegen die Zeit (in Einheiten der Repetitionszeit TR) dargestellt. Im oberen Teil der Abbildung wird die Abfolge der angelegten experimentellen Bedingungen a (*rot*) und b (*blau*) ignoriert. Das Histogramm oben rechts, d. h. die Anzahl der Datenwerte aufgetragen gegen die BOLD-Signalintensität, zeigt eine zweigipflige Verteilung. Anpassen einer Normalverteilung an alle Daten liefert einen großen Wert für die berechnete Varianz σ_ges. Wird das Wissen um das experimentelle Paradigma einbezogen, wie im unteren Teil dargestellt, kann ein großer Teil der Varianz in den Daten durch das Vorliegen der jeweiligen Bedingungen erklärt werden. Die Effektgröße, die sich aus dem Unterschied der Verteilungsmittelwerte ergibt, ist mit β bezeichnet. Rechts unten sind die Histogramme der beiden Verteilungen der BOLD-Signalintensitäten unter Bedingung a und unter Bedingung b dargestellt. Die nicht erklärte Varianz bzw. Fehlervarianz σ_ε ist gegenüber σ_ges wesentlich reduziert. Im ALM (▶ Text) wird von einem einheitlichen Wert für σ_ε in der gesamten Studie ausgegangen, unabhängig von der jeweils anliegenden Bedingung (*a. u.*: beliebige Einheiten)

Informationen kann ein mathematisches Vorhersagemodell aufgestellt werden (◻ Abb. 9.7):

$$y = \beta_1 x_e + \beta_2 x_n + \beta_3 c + \varepsilon$$

Hierbei steht y für die empirisch beobachtete Zeitreihe in einem Voxel (in unserem Beispiel bestehend aus 120 Datenpunkten), x_e und x_n sind die Prädiktoren für emotionale und neutrale Gesichter, wobei eine »1« das Auftreten und eine »0« das Ausbleiben eines dieser Gesichtstypen für jeden der 120 Messzeitpunkte kodieren, sodass 2 Prädiktoren resultieren, von denen jeder 120 Werte (Null oder Eins) enthält. Die Konstante ist hier durch den Vektor c gegeben und enthält lediglich 120-mal die Eins. Der Fehlerterm ε enthält die Differenz zwischen dem Modell und jedem der 120 Datenpunkte (y) und beschreibt somit jenen Anteil in den Daten, der durch das Modell nicht erklärt zu werden vermag. Die 3 Parameter β_1, β_2 und β_3 (auch **β-Gewichte** genannt) sowie der Fehlerterm ε werden im ALM so geschätzt, dass der Fehlerterm ε minimal wird und damit gleichzeitig die durch β_1, β_2 und β_3 erklärte Varianz maximal.

Die Ruhebedingung ist in diesem Fall implizit modelliert, was bedeutet, dass sie zu den Messzeitpunkten vorliegt, an denen keine der übrigen beiden Bedingungen auftritt, und entspricht damit der Konstanten c.

Die experimentellen Daten ergeben sich in dieser Darstellung als lineare Kombination der Prädiktoren oder Regressoren und dem Fehlerterm. Die Gesamtheit der Regressoren lässt sich in der sog. **Design-Matrix** zusammenfassen, die genauso viele Spalten besitzt wie Regressoren und so viele Zeilen wie die Anzahl der Messpunkte in der Zeitreihe.

Daten aus fMRT-Messungen erfüllen allerdings die im ALM gemachte Annahme nicht, dass die Residuen ε normalverteilt sind. Die Daten enthalten beispielsweise langsame Drifts, die z. T. durch **Aliasing** entstehen.

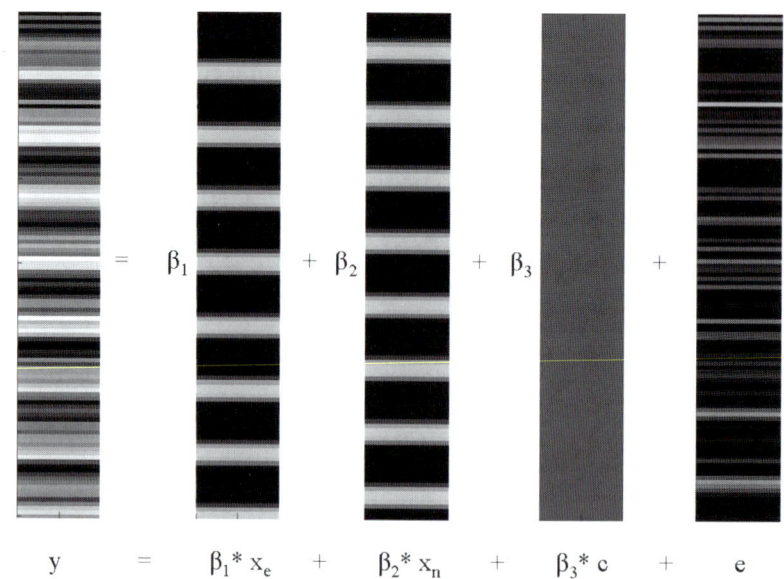

Abb. 9.7 Allgemeines lineares Modell (ALM) am Textbeispiel. Die erste Spalte stellt die Zeitreihe in einem Voxel dar (simuliert), wobei jedem Scan ein Wert zugeordnet wird. Jede weitere Spalte stellt einen Regressor im ALM dar, während die Scans reihenweise von oben nach unten fortschreiten. Die beiden Prädiktoren für die emotionalen (2. Spalte) und die neutralen Gesichter (3. Spalte) zeigen hell kodiert, bei welchen Scans die jeweilige Bedingung auftrat. Der vierte Prädiktor oder auch Regressor ist lediglich eine Konstante, um Mittelwertsschwankungen auszugleichen, und die letzte Spalte stellt den Fehlerterm dar

> **Definition**
>
> Aliasing beschreibt das Phänomen, dass periodische Prozesse, die stroboskopartig nur an diskreten Zeitpunkten (z. B. hier jede TR) beobachtet werden, in dieser Beobachtung eine völlig andere Frequenz aufweisen, als der zugrunde liegende Prozess eigentlich hat.

Durch Modellierung der in den Daten vorliegenden extrem langen Wellenlängen, d. h. niedrigen Frequenzen (also durch Hinzufügen weiterer Regressoren mit entsprechenden Eigenschaften zum Modell), kann man diese Varianz an ihre jeweiligen Regressoren binden, die dadurch als Hochpassfilter fungieren. Der Hochpassfilter sollte Frequenzen unterhalb ca. 7–8 mHz modellieren, da dieser Bereich sehr viele der typischen Artefakte abdeckt (Abb. 9.8).

Das allgemeine lineare Modell setzt voraus, dass die Datenpunkte voneinander unabhängig sind. Diese Annahme ist allerdings bei der Erhebung von fMRT-Zeitreihen verletzt, da zeitlich benachbarte Scans höher miteinander korreliert sind als zeitlich entfernte Messungen. Unter der Annahme, dass diese **Autokorrelationen** zeitlich stabil sind, können diese geschätzt und die Daten entsprechend bereinigt werden. Um die Validität der Statistik zu gewährleisten, muss diese Prozedur durchgeführt werden, die in allen gängigen Programmpaketen zur Analyse von fMRT-Zeitreihen nicht nur vorhanden ist, sondern per Voreinstellung auch gemacht wird.

Auch die eigentlich interessierenden Prädiktoren x_e und x_n können durch zusätzliche Informationen verbessert und so die Fehlervarianz weiter minimiert werden. So weiß man z. B., dass die BOLD-Antwort in einem aktivierten Voxel nicht unmittelbar mit der Präsentation eines Stimulus ansteigt. Aufgrund der Trägheit der Hämodynamik ist das Maximum der BOLD-Antwort erst 5–6 s nach Stimulusbeginn (»Stimulus-Onset«) zu erwarten und folgt einem charakteristischen Verlauf (Friston et al. 1994). Diese Information kann in das Modell einbezogen werden, indem z. B. die Prädiktoren x_e und x_n so verändert werden, dass sie der hämodynamischen Antwort des BOLD-Signals auf das gegebene Paradigma angepasst werden, anstatt die reine Abfolge der Bedingungen wiederzugeben (Abb. 9.9).

Design-Orthogonalität

Ein Szenario, unter dem die Lösung eines ALM nur eingeschränkt aussagekräftig ist, kann oft schon bei der Planung des Experiments verhindert werden. Um Amplitudenänderungen im Signalzeitverlauf nämlich eindeutig nur einer experimentellen Bedingung, d. h. nur einem Regressor des Modells, zuordnen zu können, darf dieser nicht zu ähnlich zu anderen Regressoren des Modells sein. In einem konstruierten Extremfall z. B. haben 2 experimentelle Bedingungen einen identischen zeitlichen Verlauf und werden so als 2 dementsprechend identische Regressoren modelliert. Das mathematische Modell liefert im β-Parameter für eine dieser beiden Bedingungen nur dasjenige Gewicht, das nicht durch die anderen Regressoren erklärt werden kann, im genannten Beispiel also keinen nennenswerten Betrag, da

▼

9.2 · Statistische Auswertung

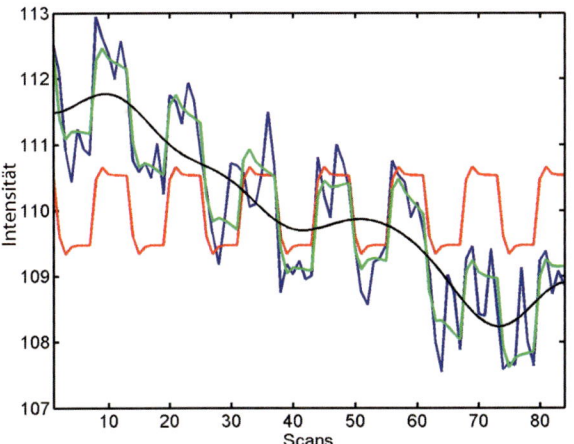

Abb. 9.8 Wirkungsweise eines Hochpassfilters. FMRT-Daten (*blau*) enthalten meist zusätzlich zum vom experimentellen Paradigma beeinflussten Signalverlauf auch langsame, d. h. langwellige Drifts in der Signalintensität, die durch entsprechende Regressoren im Modell unabhängig angepasst werden können. Dargestellt sind die Anpassung durch die zusätzlichen Regressoren (*schwarz*) und das experimentelle Paradigma (*rot*). Die Kombination der Anpassungen (*grün*) beschreibt die Messdaten (*blau*) bis auf residuales Rauschen

alle Varianz genauso gut durch den zweiten Regressor erklärt werden kann. Ob Varianz durch die erstere Bedingung entsteht, bleibt dann völlig unklar. In Realität kann es tatsächlich oft passieren, dass 2 Regressoren im ALM eine relativ hohe Übereinstimmung besitzen. Dies drückt sich in einer mangelnden sog. Orthogonalität, d. h. mangelnden mathematischen Unabhängigkeit der Regressoren, aus. Diese kann im Vorfeld bei der Planung der Stimulus-Reihenfolge schon geprüft werden, indem man das Modell als ALM formuliert und in der entsprechenden Software, z. B. SPM, die Orthogonalität prüft. Null im dort berechneten Skalarprodukt der Regressoren bedeutet vollständige Orthogonalität. Dieselbe Situation kann sich allerdings auch erst bei der Durchführung des Experiments ergeben. Relativ häufig führt ein Proband im MR-Tomographen Kopfbewegungen durch, die mit dem Paradigma korreliert sind. Bindet man die Bewegungsparameter in das ALM ein, so liegen auch hier nichtorthogonale Regressoren vor. Bei der Interpretation der Ergebnisse ist dies zu bedenken. In der Regel führt mangelnde Orthogonalität zu negativen Befunden.

Statistische Inferenz

Durch das ALM wird jeder Bedingung des Experiments in jedem Voxel ein Parameter β zugeordnet, der den Einfluss der Bedingung an dem jeweiligen Ort im Gehirn beschreibt. Der BOLD-Effekt ist jedoch sehr klein und liegt in einer Größenordnung von wenigen Prozent des MR-Signals. Er ist daher von vergleichbarer Größe wie das Rauschen. Erst der statistische Vergleich der Effektgröße mit dem verbleibenden Rauschen ε, liefert Aussagen darüber, ob sich die Größe β tatsächlich als Auswirkung der jeweiligen experimentellen Bedingung ergibt, oder ob es sich um ein reines Zufallsprodukt handelt.

Das Bilden von Kontrasten ermöglicht es, sich auf die Prädiktoren von Interesse zu beschränken. Diejenigen Prädiktoren, die sich im Modell aus dem Hochpassfilter ergeben oder die Mittelwertskonstante, reduzieren zwar die verbleibende Varianz, brauchen bei der Analyse durch Kontraste der β-Gewichte aber nicht berücksichtigt zu werden.

Nicht interessierende Regressoren werden mit Null gewichtet, während die interessierenden Regressoren je nach anzustellendem Vergleich unterschiedlich gewichtet werden. Welche Voxel bei emotionalen Gesichtern mehr Aktivität zeigen als bei neutralen, stellt sich heraus, wenn der Prädiktor x_e mit Eins und der Prädiktor x_n mit minus Eins belegt wird.

> **Jeder Kontrast liefert für jedes Voxel einen Wert, der t-verteilt ist. Die Nullhypothese des statistischen Tests besteht in der Annahme, dass ein Zusammenhang zwischen BOLD-Signal und einer interessierenden Bedingung lediglich zufällig zustande gekommen ist. Die Hypothese wird anhand eines festgelegten zulässigen Fehlers 1. Art für ein Voxel verworfen oder beibehalten. Am Ende der Auswertung der Daten einer Versuchsperson liegt also pro Kontrast ein solcher t-Wert für jedes einzelne Voxel eines EPI-Bildes vor.**

Die bisher beschriebene Auswertung der Daten einer einzelnen Versuchsperson wird auch als **Analyse auf der ersten Ebene** bezeichnet. Eine vergleichende Untersuchung mehrerer Versuchspersonen mittels t-Statistik kann dann auf der **zweiten Ebene** durchgeführt werden, vorausgesetzt, dass gleichwertige Kontraste von allen Probanden hierfür verwendet werden. An dieser Stelle soll auf das Problem der multiplen Vergleiche hingewiesen werden, das gleichermaßen für die Analysen auf der ersten und der zweiten Ebene gilt und deswegen eigens diskutiert wird.

Multiple Vergleiche

Die Problematik der multiplen Vergleiche bezieht sich auf die Tatsache, dass jedes Voxel einzeln auf statistische Signifikanz geprüft wird. Das bedeutet, dass bei einer Anzahl von ca. 28.000 Voxeln im Gesamthirn eben entsprechend 28.000 Tests durchgeführt werden. Dies hat bei einer Irrtumswahrscheinlichkeit (Fehler 1. Art) von 0,05 für jeden einzelnen, unabhängigen Test wiederum zur Folge, dass in ca. 1.400 Voxeln eine falsch-positive Entscheidung zu erwarten ist, selbst wenn überhaupt keine Aktivierung vorliegt. Hier würden also die einzelnen Voxel als »Fälle« angesehen. Betrachtet man jedoch das gesamte Gehirn als Fall, sollte in nur 5 % aller Fälle unter der Nullhypothese überhaupt ein (oder mehrere) Voxel im gesamten Gehirn fälschlicherweise als aktiv deklariert werden. Bei unabhängigen Tests pro Voxel ergibt sich die tatsächliche Fehlerwahrscheinlichkeit über alle Tests (die sog. »**familywise error rate**«) aus der Anzahl der Voxel nach der Formel $1 - (1 - 0{,}005^n)$, wobei n die Anzahl der Voxel bzw. Tests ist. Selbst bei nur 100 Tests würde die »familywise error rate« also tatsächlich bei über 99 % liegen, wenn wir pro Test eine Fehlerrate von 5 % festlegen! Nach der **Bonferroni-Korrektur** werden die individuellen Irrtumswahrscheinlichkeiten nach der Formel $1 - (1 - 0{,}005^n)$ angepasst, um auf die gewünschte »familiywise error rate« von 5 % zu kommen.

▼

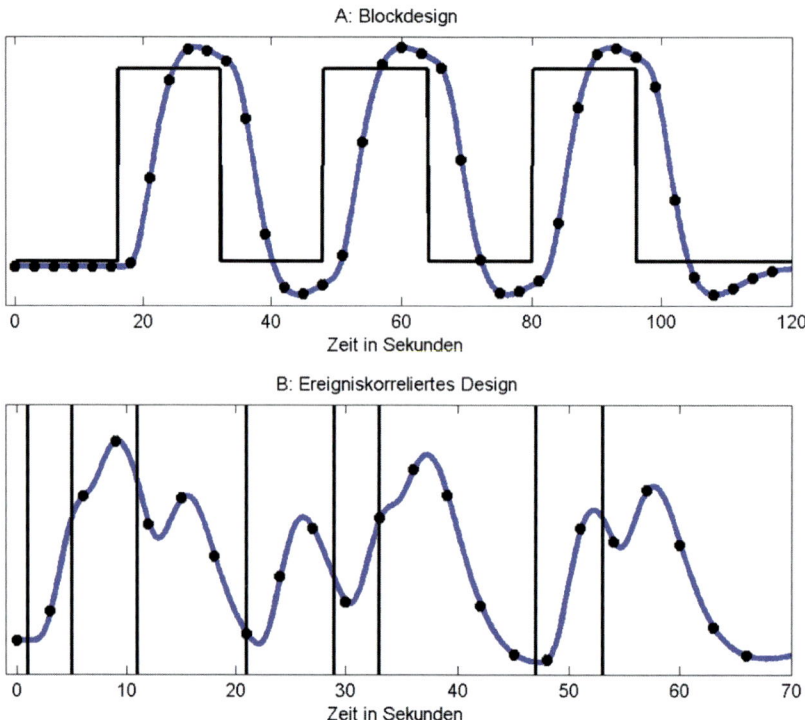

Abb. 9.9 Unterschied zwischen binären Vorhersagefunktionen (*schwarze Linien*) und verbesserten Prädiktoren für die erwartete BOLD-Antwort (*blaue Linien*) bei einem Blockdesign (**a**) und einem ereigniskorrelierten Design (**b**). Die binären Funktionen zeigen lediglich »On«- und »Off«-Phasen an. Der Prädiktor ergibt sich aus der sog. Faltung der binären Funktionen mit der kanonischen hämodynamischen Antwortfunktion (Abb. 3.14) und modelliert z. B. die verzögerte BOLD-Antwort und die weichere Form der Hämodynamik. Die schwarzen Punkte deuten diskrete, vorhergesagte Werte nach dieser Faltung bei einer TR von 3 s an

Die Bonferroni-Korrektur ist die Methode der Wahl, wenn die durchgeführten Tests unabhängig voneinander sind, was aber sicherlich nicht für Voxel gilt, die zusammenhängende Mosaikbausteine des Gehirns sind. Wegen der räumlichen Korrelation der Voxel, die durch Verarbeitungsschritte wie insbesondere die Glättung noch verstärkt wird, ist die Anzahl unabhängiger Beobachtungen viel kleiner als die Anzahl an Voxeln. Diese Tatsache macht sich die **Theorie der Gauß-Felder** zunutze (Worsley 1996), um eine Korrektur zu erzielen, die sensitiver ist als die Bonferroni-Methode. Hierbei werden die sog. »resels« (»resolution elements«, also Auflösungseinheiten) anhand der Voxelzahl und des Glättungskerns ermittelt. Diese bestimmen ihrerseits im Zusammenhang mit der Form des Gehirns die sog. Euler-Charakteristik eines dreidimensionalen Bildes unter der Annahme der Nullhypothese. Die Euler-Charakteristik liefert den korrigierten Schwellenwert eines Voxels für eine gewählte Irrtumswahrscheinlichkeit. Beide Methoden kontrollieren die »familiywise error rate« und werden bei sehr vielen Tests als (zu) konservativ angesehen.

Eine andere Methode macht sich die Tatsache zunutze, dass »echte« Aktivierungen normalerweise nicht nur einzelne Voxel, sondern mehrere benachbarte Voxel (sog. Cluster) aktivieren. Hierbei wird zunächst ein unkorrigierter Schwellenwert gewählt (z. B. 0,001), wonach wiederum durch die Theorie der Gauß-Felder eine korrigierte Fehlerwahrscheinlichkeit jedes Clusters errechnet werden kann. Je größer ein Cluster, desto weniger wahrscheinlicher ist es, dass es allein durch Zufall die unkorrigierte Schwelle »überlebt« hat. Solche auf der Clusterebene korrigierten Irrtumswahrscheinlichkeiten werden für jedes Cluster ausgegeben, und entsprechend werden nur solche Cluster als aktiviert deklariert, die einen korrigierten Schwellenwert auf Clusterebene von weniger als 0,05 aufweisen.

Besteht eine A-priori-Hypothese darüber, in welchem Gebiet im Gehirn eine Aktivierung auftritt, so kann das untersuchte Volumen entsprechend durch Abstecken einer »region of interest« eingegrenzt werden. Die Vorabinformation setzt sich dann in einem verringerten Schwellenwert für t um, da in einem kleineren Volumen die Anzahl der unabhängigen Tests geringer ist (sog. »**small volume correction**«).

9.2.2 Gruppenstatistik

Nachdem alle Daten der einzelnen Probanden unabhängig voneinander wie im vorigen Abschnitt beschrieben analysiert wurden, können die Bilder mit den geschätzten Parametern auf Gruppenebene weiter analysiert werden, um nicht nur Aussagen über spezifische Probanden, sondern über die Population(en), aus denen sie rekrutiert wurden, zu treffen. An dieser Stelle ist wichtig zu verstehen, dass sich die weitere Analyse der Daten nicht prinzipiell von anderen intervallskalierten Daten unterscheidet. Eine Besonderheit besteht nach wie vor in der Anzahl an Voxeln, die wir pro Proband/Patient und Bedingung in jeder »Parameterkarte« haben.

Voraussetzung für den Vergleich äquivalenter Hirnareale verschiedener Probanden auf Voxelbasis ist das Normalisieren der EPI-Bilder, wie in ▶ Abschn. 9.1.5 beschrieben. In jedem Voxel können nun verschiedene statistische Tests berechnet werden, die sich aus dem Studiendesign ergeben (▶ Kap. 8). Ein Kollektiv von gesunden Probanden beispielsweise kann mit einem Einstichproben-t-Test in jedem einzelnen Voxel auf den Kontrastbildern der Einzelprobandenauswertung untersucht werden, um Voxel zu identifizieren, die in der Population gesunder Erwachsener bei einem interessierenden Paradigma erhöhte Aktivität aufweisen. Ein Zweistichproben-t-Test (oder t-Test für unabhängige Stichproben) kann zum Vergleich zweier unterschiedlicher Populationen, wie z. B. gesunde Probanden und Patienten, herangezogen werden. Die Wirkung einer speziellen Therapie kann mittels eines gepaarten t-Tests (oder t-Test für abhängige Stichproben) untersucht werden, bei dem die Messungen an ein und demselben Patienten zu 2 Messzeitpunkten, z. B. vor und nach der Therapie, zu Paaren zusammengefügt werden.

Allerdings reichen diese grundlegenden statistischen Tests in der Regel (und gerade in der psychiatrischen und neurologischen Forschung) nicht aus, da meistens differenzielle Effekte erwartet werden. Möchten wir z. B. die Aktivierungskarten von einer schweren und einer leichten Variante einer Arbeitsgedächtnisaufgabe analysieren, die wir bei gesunden Probanden und Patienten erhoben haben, sind wir einerseits an den (beiden) Haupteffekten interessiert: Wie unterscheiden sich die beiden Bedingungen bzw. (Quasi-)Experimentalgruppen voneinander? Andererseits haben wir in diesem Fall ein besonderes Interesse an der Interaktion zwischen Aufgabe und Gruppe, die uns Aufschluss über differenzielle Effekte gibt. Beispielsweise ist es denkbar, dass leichte Arbeitsgedächtnisaufgaben von einer bestimmten Patientengruppe sehr gut bewältigt werden können, während schwierigere zu deutlichen Einbußen im Vergleich zu Gesunden führen. Hirnregionen, die ein entsprechendes Profil im Sinne einer solchen Interaktion aufweisen, sind gleichermaßen mit der Aufgabe als auch mit der »Diagnose« (gesunder Proband vs. Patient) assoziiert.

Gerade auch in der Therapieforschung reichen einfache t-Tests nicht aus, da nicht nur – wie oben angedeutet – eine Veränderung innerhalb einer therapierten Gruppe nachgewiesen werden muss (vor vs. nach Therapie). Vielmehr sollte gleichzeitig eine »veränderte Veränderungsmessung« in einer zweiten, nichttherapierten Gruppe nachgewiesen werden, was nichts anderes als ein differenzieller Effekt bzw. eine Interaktion ist.

Solche Interaktionen werden in Varianzanalysen auf Signifikanz getestet, wobei die Spezifikation des jeweiligen Modells mögliche Abhängigkeiten zwischen den Beobachtungen berücksichtigen muss. Stammen nämlich mehrere Kontrastbilder, die in die Gruppenanalyse eingehen, von ein und derselben Person (wie z. B. im Falle eines Messwiederholungsdesigns, aber auch bei der Untersuchung mehrerer Aufgaben an einem Probanden), sind diese Beobachtungen nicht unabhängig voneinander. Diese Abhängigkeiten sind unbedingt bei der Modellspezifikation zu berücksichtigen, da die Ergebnisse der Teststatistiken andernfalls ungültig sind.

Etwas schwieriger ist es bei der Frage, ob man annehmen kann, dass die Varianz zwischen den Gruppen bzw. zwischen den Bedingungen gleich ist. Eine statistische Überprüfung dieser Annahme in jedem Voxel ist wenig sinnvoll, da erwartungsgemäß die Varianzhomogenität in mindestens einem Voxel zwischen den Gruppen/Bedingungen nicht gegeben ist. Aus diesem Grund wird häufig von einer Verletzung der Annahme der Varianzhomogenität ausgegangen und das Modell entsprechend angepasst. Diese Vorgehensweise wird hier ausdrücklich empfohlen, wobei allerdings hinzugefügt werden muss, dass es begründete Abweichungen von dieser Regel geben kann.

9.3 Zusammenhangsmaße mit anderen Variablen

In diesem Abschnitt soll es um Auswertungsmethoden gehen, die es ermöglichen, Zusammenhänge zwischen BOLD-Antwort und anderen metrisch skalierten Variablen aufzudecken. Grundsätzlich unterscheiden sich diese Methoden nicht von denen, die in vorigen Abschnitten beschrieben wurden, wobei es hier allerdings um zusätzliche Analysen geht – d. h., es wird nach Zusammenhängen gesucht, die über die reine Aktivierung einer Region (»an« oder »aus«) hinausgehen. Der wesentliche Unterschied besteht in der Tatsache, dass die Prädiktorvariablen metrisch skaliert sind, ihre verschiedenen Ausprägungen also auf einem Kontinuum quantifizierbar sind. Die Methoden in den beiden folgenden Abschnitten zielen also auf die Überprüfung von Hypothesen, dass die Ausprägung einer Variablen (z. B. die Reaktionszeit) eine Vorhersagekraft für die Ausprägung der Aktivität bestimmter Hirnregionen (bzw. deren BOLD-Antwort) hat.

9.3.1 Parametrische Modulation

Eine parametrische Modulation kann dann berechnet werden, wenn die Ausprägung der Prädiktorvariablen innerhalb einer Versuchsperson entweder experimentell manipuliert werden kann oder diese Ausprägung quantitativ erfassbar ist. Der mechanische Druck eines taktilen Reizes, die Konzentration eines Geruchs bei olfaktorischen Stimuli oder die Lautstärke eines auditorischen Reizes sind ein-

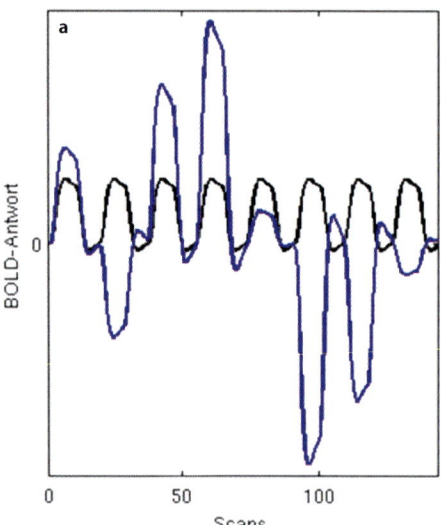 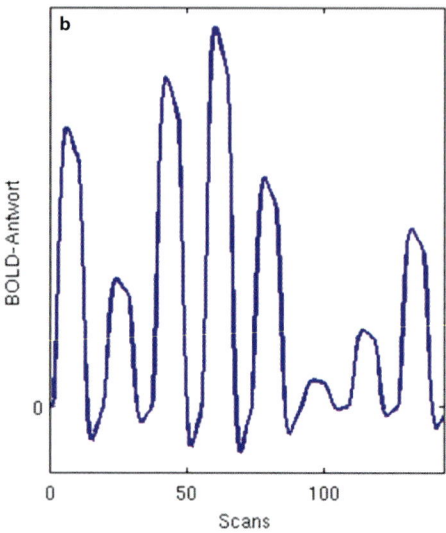

Abb. 9.10 Prädiktoren und idealisierte BOLD-Antwort in einem Design mit parametrischer Modulation. **a** Darstellung der Prädiktoren in einem Design mit parametrischer Modulation. Die *schwarze Linie* stellt den Hauptregressor der Bedingung dar, während die *blaue Linie* den parametrischen Modulator abbildet. Der Hauptregressor für die Aktivierung hat einen Mittelwert größer als Null, während der parametrische Modulator mittelwertzentriert wurde und daher den Mittelwert Null hat. Trotz ihrer gleichzeitigen Blöcke sind der Hauptregressor und die Modulation voneinander unabhängig. **b** Die idealisierte BOLD-Antwort weist einerseits eine Aktivierung auf, d. h., die Antwort während der Aktivierungsphasen ist im Mittel positiv. Andererseits ist erkennbar, dass die Stärke der Aktivierung mit den Ausprägungen des parametrischen Modulators aus der *linken Abbildung* einhergeht. Zu beachten ist der unterschiedliche Nullpunkt der beiden Abbildungen, auch wenn die Einheit der y-Achsen arbiträr ist

fache Beispiele für experimentell manipulierbare Reizapplikationen, bei denen der Versuchsleiter die experimentelle Kontrolle über die Ausprägungen der einzelnen Reize hat und diese wiederholt in einer fMRT-Messung einer Versuchsperson darbieten kann. Reaktionszeiten oder das subjektive Erregungsniveau (»Arousal«) entziehen sich zwar der experimentellen Kontrolle des Versuchsleiters, sind aber in ihren Ausprägungen grundsätzlich erfassbar und eignen sich auch für parametrische Modulationen, sofern diese Variablen quantitativ und für einzelne Blöcke innerhalb einer fMRT-Sitzung an einer Versuchsperson erhoben wurden.

Grundsätzlich erfolgt die Datenanalyse nach derselben Prozedur wie in ▶ Abschn. 9.2.1 beschrieben, d. h., zunächst werden die Regressoren in das Modell aufgenommen, die die BOLD-Antwort auf die bloße An- bzw. Abwesenheit eines bestimmten Stimulus vorhersagen. Darüber hinaus wird ein zusätzlicher Regressor eingefügt (der sog. parametrische Modulator), der die unterschiedlichen Ausprägungen der einzelnen Aktivierungsblöcke parametrisch modelliert. Wichtig ist hierbei, dass dieser Prädiktor trotz seiner offenkundigen Gleichzeitigkeit mit dem Hauptregressor mit diesem unkorreliert ist, was durch eine Mittelwertszentrierung gewährleistet wird und in allen gängigen Auswertungsprogrammen automatisch geschieht (◘ Abb. 9.10).

Statistische Inferenz über den Einfluss des parametrischen Modulators kann also schon auf individueller Ebene geschehen, indem man durch einen Kontrast auf den entsprechenden Regressor seinen Effekt gegen die Nullhypothese keines Zusammenhangs testet. Durch gerichtete t-Kontraste kann entsprechend die Richtung des Zusammenhangs ermittelt werden, d. h., durch eine positive Gewichtung (+1) auf dem Regressor kann auf einen positiven Zusammenhang zwischen der Variablen und der Hirnaktivität geschlossen werden und analog durch eine negative Gewichtung entsprechend auf einen negativen Zusammenhang. In der Regel werden alle anderen Spalten in der Design-Matrix mit Null gewichtet. Häufig ist man allerdings nur an jenen Hirnregionen interessiert, die gleichzeitig auch eine Aktivierung per se in der jeweiligen Bedingung aufweisen. Dies kann wiederum durch eine Konjunktion oder implizite Maskierung des Modulators mit dem Hauptregressor gewährleistet werden.

Selbstverständlich können die Schätzer solcher parametrischen Modulatoren auch auf der Gruppenebene getestet werden, indem diese Schätzer von mehreren Versuchspersonen auf der nächsthöheren Ebene weiter analysiert werden. Hier werden in der Regel nur sehr einfache Designs gewählt, da (zu) viele Faktoren häufig zu wenig interpretierbaren und daher wenig überzeugenden Ergebnissen führen. Daher beschränken sich die Designs für parametrische Modulatoren auf der Gruppenebene im Regelfall auf t-Tests: Einstichproben-t-Tests für einfache Zusammenhänge innerhalb einer Gruppe oder Zweistichproben-t-Tests bei Fragestellungen hinsichtlich eines unterschiedlichen Zusammenhangs eines Modulators in 2 verschiedenen Gruppen.

9.3.2 Regression

Nicht selten sind auch Zusammenhänge von Interesse, bei denen die Ausprägung der Variable innerhalb der Versuchspersonen (relativ) invariant ist, und können daher ausschließlich auf der Gruppenebene untersucht werden. Hat man beispielsweise die Vermutung, dass die Ausprägung einer Persönlichkeitseigenschaft – z. B. Extraversion – die Hirnaktivität während einer bestimmten Aufgabe vorhersagen kann, so würde man die innerhalb der Probandengruppe hoffentlich breit streuenden Extraversionswerte als Prädiktoren in eine lineare Regression zur Vorhersage der BOLD-Antwort stecken. Sollen weitere Persönlichkeitseigenschaften oder auch andere Variablen (z. B. das Alter) berücksichtigt werden, kann die einfache lineare Regression zu einer multiplen Regression erweitert werden, bei der mehrere Variablen zur Vorhersage herangezogen werden.

»Voodoo-Korrelationen«
Zwar ist auch bei Regressionsanalysen – wie in ▶ Abschn. 9.2.2 angemerkt – offensichtlich, dass die Analyse von fMRT-Daten auf der Gruppenebene sich nicht grundsätzlich von anderen abhängigen Variablen unterscheidet. Dennoch gibt es aufgrund der multiplen Tests in vielen verschiedenen Voxeln einen wesentlichen Unterschied, auf den hier kurz eingegangen werden soll. Auch wenn eine Variable, wie z. B. Persönlichkeitseigenschaften, als zeitlich stabil angesehen werden kann, ist sie bei ihrer Erfassung mit einem Messfehler behaftet, was dazu führt, dass die Korrelation zwischen 2 Messzeitpunkten nicht perfekt (d. h. kleiner als 1) ist. Eine solche Korrelation ist ein Maß für die Reliabilität oder Zuverlässigkeit der Erfassung der Variablen. Erwartungsgemäß kann die Korrelation einer Variablen mit einer anderen Variablen nicht höher sein als die Reliabilität. Allerdings ist auch die zweite Variable mit einem Messfehler behaftet, was die Erwartung an die Höhe der Korrelation beider Maße weiter senkt. Werden 2 Variablen z. B. jeweils mit einer Reliabilität von 0,8 erfasst, so sollte **selbst bei einem perfekten Zusammenhang beider Konstrukte** aufgrund der Messfehler eine beobachtete Korrelation nicht höher als 0,8×0,8=0,64 ausfallen.
Vor dem Hintergrund dieser Tatsache kam es kürzlich in der Fachliteratur zu einer Kontroverse über sog. »Voodoo-Korrelationen« in der funktionellen Bildgebung (Vul et al. 2009 und Korrespondenzen hierauf in derselben Ausgabe der Zeitschrift). Erstaunlicherweise gibt es in der Literatur zahlreiche Berichte über Korrelationen zwischen BOLD-Antwort und externen Variablen, die z. T. weit über 0,8 oder sogar 0,9 liegen, obwohl selbst bei großzügiger Schätzung die Reliabilitäten der einzelnen Variablen höchstens 0,8 betragen. Solche Befunde sind dadurch zu erklären, dass aufgrund der hohen Anzahl an Korrelationen (pro Voxel, vgl. ▶ Abschn. 9.2.1: »Multiple Vergleiche«) statistische Zusammenhänge einerseits erst rein zufällig entstehen und andererseits existierende Korrelationen z. T. zufällig geringer werden, aber eben auch z. T. zufällig höher ausfallen. Werden dann –

was zumindest bis zu dieser Kontroverse gängige Praxis war – die Zusammenhänge anhand der Peak-Voxel in den Clustern quantifiziert, führt dies unweigerlich zu einer Überschätzung der Höhe des Zusammenhangs.
Fazit: Die statistische Inferenz sollte sich bei voxelweisen Verfahren auf (Nicht-)Verwerfung der Nullhypothese beschränken. Je nach Gerichtetheit des angewendeten Tests (und der Angemessenheit des Fehlerniveaus I. Art, vgl. ▶ Abschn. 9.2.1: »Multiple Vergleiche«) wären bei entsprechender Verwerfung der Nullhypothese Aussagen wie »Neurotizismus korreliert positiv mit der BOLD-Antwort in der Amygdala während der Präsentation trauriger Gesichter« absolut zulässig. Lediglich die Höhe einer solchen Korrelation kann nicht ohne drastische Verzerrungen an denselben Daten geschätzt werden. Für eine valide Schätzung dieser Korrelation müssten die gleichen Daten an einer unabhängigen Stichprobe erhoben werden, um dann die Werte dieser Gruppe aus dem Cluster, das durch die erste Stichprobe a priori bestimmt wurde, mit den externen Variablen der unabhängigen, zweiten Stichprobe zu korrelieren.

9.4 Erweiterte Analysemethoden

In den bisher beschriebenen Analysen wurden die Signalstränge aus den Bildvoxeln getrennt betrachtet und ihre Varianz parallel, aber im Kern unabhängig analysiert. Da es sich um eine derartige Vielzahl an Voxeln handelt, wird dieser Analysetyp als massiv univariat bezeichnet. Im Vordergrund steht dabei die Frage nach der Lokalisation einer Aktivierung, d. h., welches Voxel zeigt Aktivierung bei einer bestimmten Aufgabe. Die Suche nach funktionsspezialisierten Arealen ist die Suche nach funktioneller Segregation, bei der das Gehirn als eine Anordnung von Modulen aufgefasst wird, die für die Bearbeitung einer definierten Funktion zuständig sind. Ziel der Analyse ist es, die Lage eines jeweiligen Moduls im Gehirn zu bestimmen.

Demgegenüber steht die extrem dichte Vernetzung der Neuronen, die für das Gehirn charakteristisch ist. Hirnaktivität geht also immer auch mit funktioneller Integration einher. Dies bedeutet, die Bearbeitung einer Aufgabe rekrutiert ein ganzes Netzwerk. Eine differenzielle mehr oder weniger Einbindung verschiedener Areale entscheidet über den Erfolg bei der Aufgabenbewältigung. Dieser Informationsfluss auf neuronaler Ebene reflektiert sich auch im BOLD-Signal, sodass typische Netzwerke durch fMRT beschrieben werden können. Zur Untersuchung dieser Zusammenhänge steht mittlerweile eine Reihe von Analyseformen bereit. Diese umfassen sog. Konnektivitätsanalysen (▶ Kap. 28) sowie klassische multivariate Analyseverfahren, also Verfahren, die den Zusammenhang der Varianzen mehrerer Voxel analysieren.

9.4.1 Konnektivitätsanalysen

Stehen 2 Hirnareale in direkter oder enger Verbindung, so sollten ihre Aktivitätsmuster erhöhte Synchronizität auf-

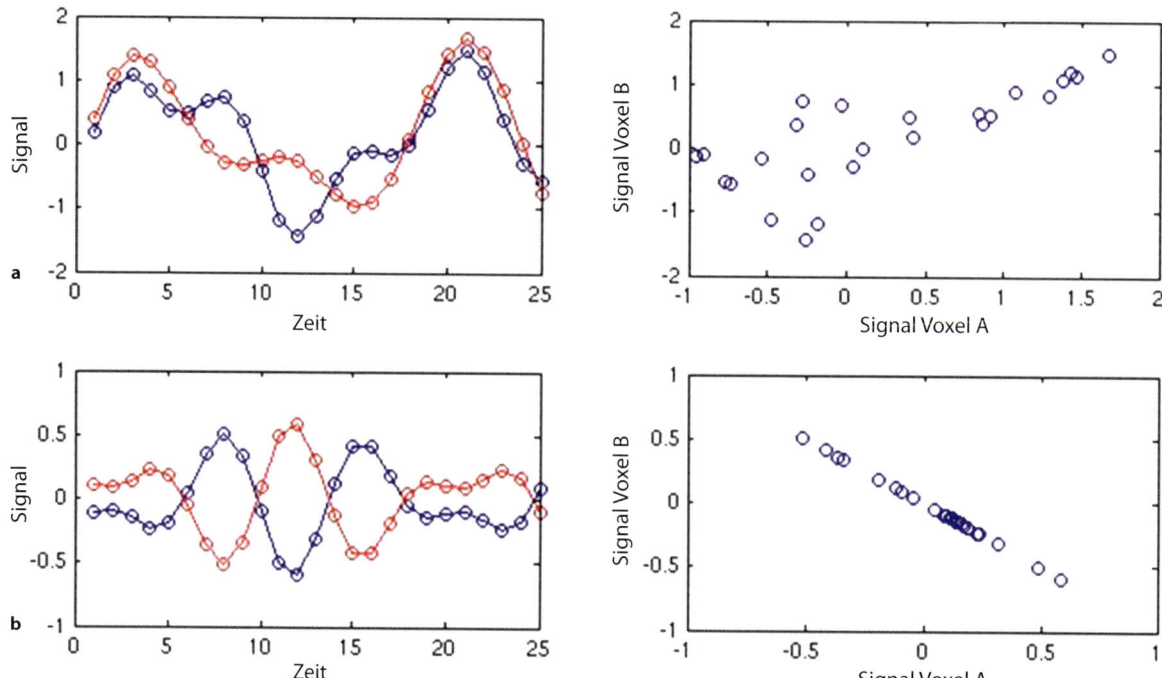

Abb. 9.11 Signalzeitverläufe zweier Voxel A (*blau*) und B (*rot*) und deren positive Korrelation, dargestellt als Auftragung von Signal aus B vs. Signal aus A (**a**), die entsprechenden Signalzeitverläufe, nachdem für beide Voxel die Mittelung der Signalzeitverläufe aus A und B abgezogen wurde und die entsprechende Auftragung der Signale gegeneinander, die eine eindeutig negative Korrelation bzw. Antikorrelation zeigt (**b**)

weisen. Wenn die neuronalen Aktivitäten beider Regionen zu einem BOLD-Signal führen, so können mittels fMRT Signalzeitverläufe beider Regionen erhoben werden. Ist die Konnektivität hoch genug, so kann eine messbare Korrelation der Signalstränge nachgewiesen werden. Nach Zusammenhängen dieser Form suchen die sog. Konnektivitätsanalysen. Diese unterliegen allerdings einigen Limitationen. Beispielsweise ist immer zu bedenken, dass der Umkehrschluss vom Vorhandensein einer Signalkorrelation auf die Konnektivität von 2 Regionen nicht zwingend ist, die ebenso durch eine dritte Region oder auch durch gleichzeitigen sensorischen Input in beide Regionen hervorgerufen sein könnte. Die Richtung des Informationsflusses zwischen 2 Regionen ist schwer zu untersuchen, da der BOLD-Effekt die zeitliche Auflösung limitiert und die BOLD-Antwort auch zwischen Hirnregionen ein und desselben Probanden in ihrem funktionalen Verlauf erheblich variiert.

> **Man unterscheidet funktionelle und effektive Konnektivität (Friston 1994; s. auch ▶ Kap. 28). Die Untersuchung funktioneller Konnektivität besteht in der Suche nach Signalkorrelationen zwischen unterschiedlichen Hirnregionen, während die effektive Konnektivität den Aspekt der Richtung und Ursächlichkeit im Informationsfluss berücksichtigt.**

Die funktionelle Konnektivität wird untersucht anhand von Korrelationsanalysen zwischen Signalsträngen aus unterschiedlichen Hirnregionen. In fMRT-Datensätzen, die, wie in ▶ Abschn. 9.1 beschrieben präprozessiert wurden, besitzen die Signalzeitverläufe aller Voxel untereinander eine hohe, meist signifikante Korrelation. Dies liegt zum Großteil im bereits beschriebenen »baseline drift« (▶ Abb. 9.8) begründet, der alle Voxel betrifft. Entsprechende Hochpassfilter, die diese langsamen Frequenzen aus den Daten filtern und die in den gängigen fMRT-Auswertepaketen im ALM (GLM) eingebaut sind, müssen zusätzlich vor der Korrelationsanalyse appliziert werden, um aussagekräftige Korrelationswerte zu erhalten.

Bildvoxel, die in der Regel ein Volumen von mindestens $2 \times 2 \times 2$ mm^3 abbilden, repräsentieren gerade an Gewebegrenzen ein mittleres Signal von unterschiedlichen Substanzklassen, z. B. grauer und weißer Substanz. Diese Signalverschmierung wird als »Partialvolumeneffekt« bezeichnet. Dieser Partialvolumeneffekt von Weiße-Substanz- und Liquor-Signal in Voxeln, die der interessierenden grauen Substanz zugeordnet werden, tragen auch zu einer diffusen, uninteressanten Erhöhung des Korrelationskoeffizienten bei. Die Analyse kann somit durch Bereinigung der Signalstränge durch Herauspartialisieren der Signalzeitverläufe der weißen Substanz und des Liquors verbessert werden.

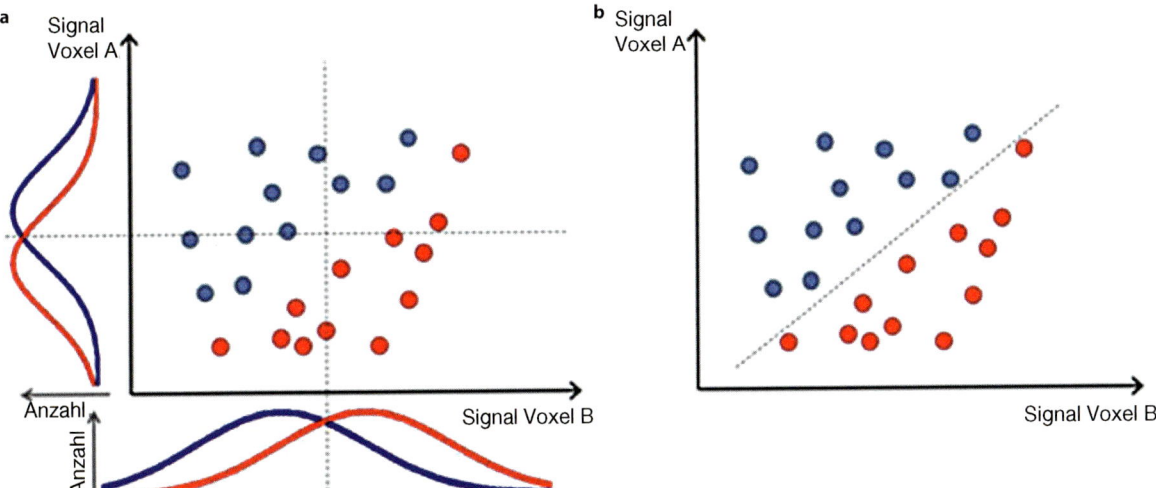

Abb. 9.12 Multivariate Datenanalyse, Beispiel mit nur 2 Bildvoxeln. Jeder Punkt im Graphen repräsentiert einen Messzeitpunkt, die Signalintensität in Voxel A zu diesem Zeitpunkt ist auf der y-Achse, die in B auf der x-Achse abgetragen. Projiziert auf die beiden Achsen ist die Verteilung der Messwerte unter 2 experimentellen Bedingungen: »rot« und »blau«, wie sie für eine univariate Analyse betrachtet würden. Die Verteilungen überlappen stark und würden im Beispiel keinen signifikanten Unterschied zwischen den Bedingungen liefern (**a**). Im Raum (der Bildebene), der durch die Varianzen aller (beiden) Voxel aufgespannt wird, kann eine Linie gefunden werden, die die Bedingungen eindeutig trennt (**b**).

Effekt der Mittelwertskorrektur
Eine einfache Methode, nur auf diejenigen Korrelationen zu fokussieren, die über eine durchschnittliche Korrelation aller Voxel der grauen Substanz hinausgehen, ist, den mittleren Signalzeitverlauf der grauen Substanz aus allen Einzelvoxeln herauszupartialisieren. ◘ Abb. 9.11 zeigt anhand eines Beispiels mit nur 2 Voxeln, wie durch dieses Vorgehen künstliche Antikorrelationen zwischen Voxeln erzeugt werden können.

Es gibt mehrere übliche Einsatzgebiete, die funktionelle Konnektivität auf die beschriebene Art zu untersuchen. Es können im einfachsten Fall 2 interessierende »regions of interest« (ROI) ausgewählt werden, deren Konnektivität von besonderem Interesse ist. Häufiger aber wird der Signalzeitverlauf aus einer speziellen ROI als Regressor in ein ALM eingebunden. Die Schätzung des Modells liefert dann ortsaufgelöst ein Netzwerk von signifikant mit der ROI verknüpften Regionen (ROI vs. »whole brain«). Je größer der β-Faktor, der für den Regressor in einem Voxel berechnet wird, desto größer die Konnektivität des ROI zu diesem Voxel. Bei der Vorbereitung des Signalzeitverlaufs aus dem ROI ist der oben genannte Filter zu berücksichtigen. Genauso, wie man Signalzeitverläufe aus weißer Substanz und Liquor in das Modell einbinden sollte.

Wie beschrieben, wird der Absolutwert des Korrelationskoeffizienten, d. h. die Schätzung der funktionellen Konnektivität zwischen 2 Arealen, stark von der Datenvorbereitung beeinflusst. Besonders aussagekräftig ist also auch bei der Betrachtung von Konnektivität ein Vergleich, d. h. die Analyse relativer Konnektivitätsveränderungen, z. B. zwischen Probandengruppen oder zwischen unterschiedlichen Regionen im Gehirn oder aber auch zwischen unterschiedlichen kognitiven Bedingungen. Letzterer Vergleich in Form einer ROI-vs.-»whole brain«-Analyse wird als Analyse psychophysiologischer Interaktionen (PPI) bezeichnet (Friston et al. 1997). PPI-Analysen werden aus interpretatorischen Gründen oft auch als »Analysen der effektiven Konnektivität« bezeichnet.

Eine interessante Methode, die Untersuchung funktioneller Konnektivität für systemische Betrachtungen einzusetzen, besteht darin, einen festen Satz von ROIs zu definieren, die das Gehirn oder ein interessierendes Subsystem repräsentieren, und die Korrelationskoeffizienten bzw. partiellen Korrelationskoeffizienten zwischen deren Signalzeitverläufen zu berechnen. Mit diesen kann man sog. Graphen erstellen, deren Knoten die ROIs und deren Kanten die Konnektivitätsstärken zwischen den ROIs widerspiegeln. Die Graphentheorie liefert interessante Methoden, diese Objekte zu analysieren (s. ▶ Kap. 28).

Für die Analyse effektiver Konnektivität kann bei den diskreten Zeitserien der fMRT mit N gemessenen Zeitpunkten zum einen untersucht werden, ob das Signal $S_B(t_n)$ in Region B zum Zeitpunkt t_n systematisch von der vorhergehenden Signalintensität $S_A(t_{n-1})$ der Region A zum Zeitpunkt t_{n-1} abhängt (dies lässt sich theoretisch auf t_{n-2} etc. erweitern) (Granger Causality) oder ob die Änderung des Signals in Region B, $\Delta S_B = S_B(t_n) - S_B(t_n-1)$, direkt von $S_A(t_{n-1})$ abhängt (»dynamic causal modelling«, DCM). Diese Untersuchungen der Korrelationen zwischen 2 Signalsträngen sind asymmetrisch zwischen den Regionen und liefern daher Aussagen über den gerichteten Aus-

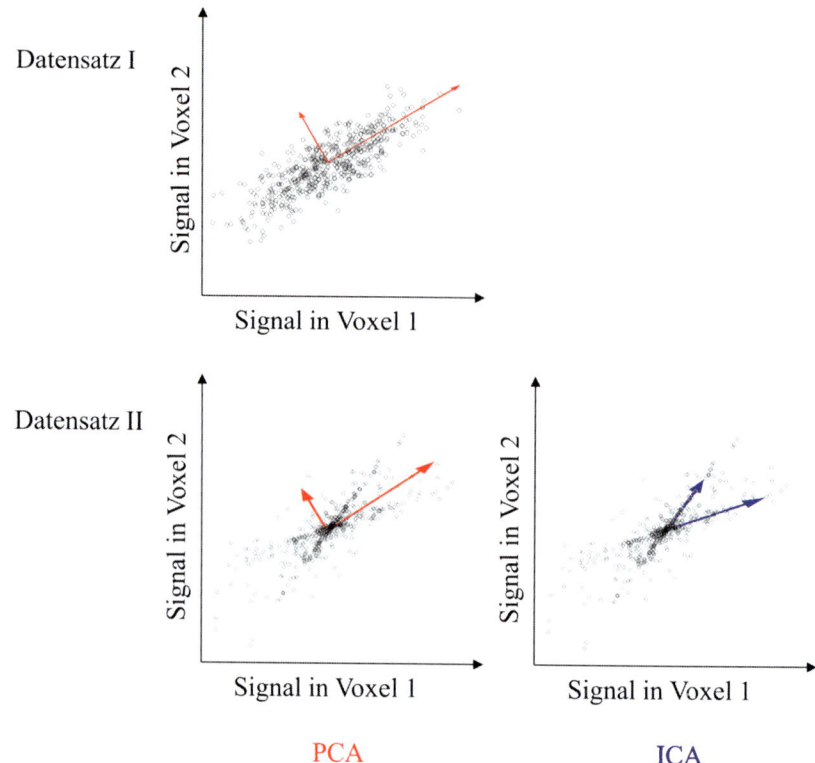

Abb. 9.13 »Principal component analysis« (PCA) im Vergleich mit einer »independent component analysis« (ICA). Korrelationen zwischen Zeitserien werden erkennbar, wenn man sie gegeneinander aufträgt. Im zweidimensionalen Raum ist das nur für 2 Zeitserien (aus 2 Voxeln) möglich. Bei der PCA wird zunächst die Hauptachse der Korrelation bestimmt und dann werden orthogonale Komponenten gesucht. In dem unten aufgetragenen Datensatz II sieht man mit bloßem Auge 2 nichtorthogonale unabhängige Komponenten in den Daten. Die ICA zielt darauf ab, solche Komponenten aufzufinden und zu trennen. (Mit freundlicher Genehmigung von Ch. Beckmann)

tausch von Information (hier: von A nach B). Die spezifische Form der BOLD-Antwort der Region wird im zweiten Beispielansatz (DCM) abgeschätzt, um die Betrachtungen weg vom MR-Signal hin zur Ebene der neuronalen Aktivität zu verlagern. Meist wird zur Untersuchung der subtilen Effekte effektiver Konnektivität auf ein konkretes Modell für die Interaktionen von wenigen ausgewählten Hirnregionen Bezug genommen.

9.4.2 Multivariate Analysen

Auch in multivariaten Analysen wird die Kohärenz von Signalsträngen aus verschiedenen Voxeln mit berücksichtigt. Abb. 9.12 zeigt eine beispielhafte Situation, in der eine multivariate Analyse der univariaten Standardanalyse überlegen ist. Zur Veranschaulichung wird hier eine Messung mit nur 2 Voxeln dargestellt. Auf den Achsen sind jeweils die Signalintensitäten der beiden Voxel A und B aufgetragen. Jeder Punkt stellt einen Zeitpunkt der Zeitserie dar. Die jeweilige Signalintensität in Voxel A und B ist auf den Achsen abgetragen. Das Experiment enthielt 2 Bedingungen: »rot« und »blau«. In Abb. 9.12a sind zusätzlich die beiden Histogramme abgebildet, die für eine univariate Analyse in beiden Voxeln A und B entscheidend wären. Die gestrichelten Linien verdeutlichen, dass anhand dieser Verteilungen kein signifikanter Effekt der Bedingungen zu erwarten ist. In Abb. 9.12b wird durch die gestrichelte Linie hervorgehoben, dass im zweidimensionalen Raum, der für eine multivariate Analyse zur Verfügung steht, eine 100%ige Trennung der Daten zu den 2 Bedingungen möglich ist. Anschaulich gesprochen bedeutet dies, dass unter »rot« Voxel B immer relativ mehr aktiviert ist als Voxel A, während unter »blau« das Gegenteil gilt.

Erweitert man diese Analyse auf ein Bild mit 3 Voxeln, so arbeitet das Verfahren im dreidimensionalen Raum. Für reguläre EPI-Bilder bedeutet dies, dass multivariate Verfahren in extrem hochdimensionalen Räumen arbeiten müssen.

Ein mittlerweile gängiges Verfahren für die multivariate Analyse von fMRT-Datensätzen ist die »independent component analysis« (ICA). Hierbei handelt es sich – ähnlich wie bei der Faktoren- bzw. Hauptkomponentenanalyse

9.4 · Erweiterte Analysemethoden

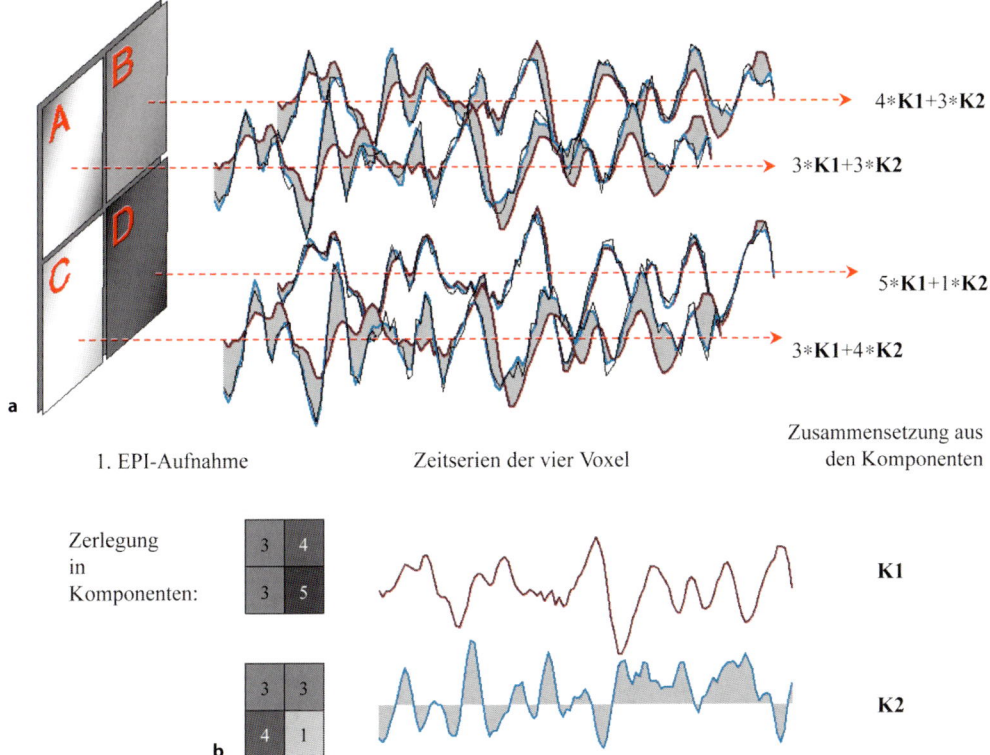

Abb. 9.14 Die ICA zielt darauf ab, die experimentelle Signalzeitkurve durch einige wenige Zeitverläufe möglichst umfassend zu erklären. **a** Darstellung des ersten EPI-Volumenbildes aus einer Zeitserie, das beispielhaft nur aus 4 Voxeln (A–D) besteht. Die Signalentwicklung mit der Zeit in allen Voxeln ist ebenfalls dargestellt. **b** Jeder der 4 Zeitverläufe lässt sich fast vollständig durch die beiden dargestellten Zeitverläufe (K1 in rot und K2 in blau) erklären, wenn sie, je nach Voxelkoordinate, mit den geeigneten Amplituden multipliziert werden. Die Zahlenwerte der Amplituden sind pro Zeitverlaufskomponente in einem Volumenbild (*links*) zusammengestellt. Bei der hier dargestellten Zerlegung des Datensatzes bleibt nur eine geringe residuale Varianz (Differenz zwischen *blauer und dünner schwarzer Linie* in **a**)

(»principal component analysis«, PCA) – um eine datengetriebene Analyseform zur Dimensionsreduktion, die für fMRT-Daten in diversen Software-Paketen angeboten wird. PCA und ICA werden in ◘ Abb. 9.13 verglichen, in der für die Darstellbarkeit in 2D eine analoge Auftragung der Daten von einer EPI-Aufnahme mit nur 2 Voxeln wie in ◘ Abb. 9.12 verwendet wird.

Die ICA benötigt keine Eingabe eines experimentellen Paradigmas und kann daher auch auf Resting-State-fMRT-Daten, aber auch auf Daten mit extern kontrollierten Versuchsbedingungen angewendet werden. Sie liefert eine feste Anzahl N von repräsentativen Signalzeitverläufen und eine gleiche Zahl von Hirnkarten, in denen aufgetragen ist, mit welcher Amplitude der jeweilige Zeitverlauf in einem Voxel repräsentiert ist. Der Signalzeitverlauf jedes Voxels der EPI-Zeitserie ergibt sich als Linearkombination aus den N Zeitverläufen und den zugehörigen Amplituden (◘ Abb. 9.14). Welche Zahl N an Komponenten eingesetzt werden soll, kann mit entsprechenden Verfahren abgeschätzt werden.

Die ICA dient dazu, unabhängige Prozesse im fMRT-Signal zu analysieren, und bietet den Vorteil, dass Artefakte mit ihrer individuellen, charakteristischen Signalentwicklung automatisch abgespalten werden. Dies gilt für den »baseline drift« des fMRT-Signals wie für typische Bewegungsartefakte des Kopfes im Magnetfeld.

> **Die ICA legt die Größe der Varianz des zu einer Komponente gehörigen Zeitverlaufs arbiträr fest. Das heißt, von einer Berechnung zur nächsten an identischem Datensatz kann sich die Varianz des Signalzeitverlaufs verdoppeln, was mit einer Halbierung der entsprechenden Amplitudenhöhen einhergeht. Lösungen, die dennoch einen Vergleich der Amplitudenkarten auch zwischen Probanden und damit Gruppenanalysen ermöglichen, werden von den gängigen Software-Paketen angeboten.**

> **In ihrer Anwendung auf fMRT-Daten kann die ICA als Analyseverfahren der funktionellen Konnektivität aufgefasst werden, da synchrone Verläufe des BOLD-Signals zwischen verschiede-**
▼

nen Voxeln ermittelt werden. Gerade im Bereich der Resting-State-fMRT (▶ Kap. 15) liefert die ICA faszinierende Einblicke über Netzwerke, die in Ruhe durch erhöhte funktionelle Konnektivität verbunden sind.

9.4.3 Klassifikation

Eine leicht anders geartete Fragestellung, die man an fMRT-Daten richten kann, lautet: Kann ich anhand des BOLD-Signals entscheiden, welchem von 2 oder mehr unterschiedlichen Kollektiven der untersuchte Proband entstammt? Dies wäre z. B. eine klinische Fragestellung nach der Diagnose oder Differenzialdiagnose des Patienten. Eine analoge Problemstellung findet sich auch auf der Single-Subject-Ebene, z. B. bei einem Lügendetektor. Kann man aus der fMRT-Aktivierung schließen, ob der Proband bei einer speziellen Frage die Wahrheit gesagt hat oder nicht? Diese Problemstellungen ähneln den Fragen bei einem Two-sample-t-Test auf der Gruppenebene oder einem Kontrast auf der Single-Subject-Ebene, jedoch bietet die Klassifikation die Möglichkeit, im multivariaten Raum zu arbeiten und somit effizienter zu werden. Im Vordergrund steht nicht, wie ein Aktivierungsmuster aussieht, sondern vielmehr, wie genau es die Gruppen, seien es Probandenkollektive oder auch Event-Klassen, nach ihren Labels trennt.

Die Klassifikation enthält 3 entscheidende Schritte:
1. Bei der »feature selection« werden diejenigen Eigenschaften in den Daten der Objekte (Events oder Probanden) bestimmt, auf denen eine Klassifikation durchgeführt werden soll. Diese Größen werden als sog. »feature vector« zusammengestellt und spannen dann den multivariaten Raum für die Klassifikation auf. Die »feature selection« kann z. T. vom Experimentator zielgerichtet durchgeführt werden, indem aus der Literatur besonders vielversprechende Eigenschaften ausgewählt werden (z. B. ROIs), z. T. durch Algorithmen, die beispielsweise Redundanzen in Daten detektieren.
2. Als Klassifikator bezeichnet man eine mathematische Funktion mit optimierbaren Variablen auf dem »feature vector«. Bei der eigentlichen Klassifikation wird der Klassifikator so optimiert, dass seine Werte berechnet auf einem Datensatz von »feature vectors« mit bekannten Labels (Gruppenzugehörigkeiten) sich maximal zwischen den Gruppen unterscheiden. Diesen Vorgang nennt man »Trainieren des Klassifikators«.
3. Schließlich wird mit einer Validierungsprozedur die Aussagekraft des Ergebnisses geprüft. Bei der Kreuzvalidierung wird der Klassifikator an Daten mit bekannten Labels trainiert, wobei der Reihe nach jeweils ein Objekt des Datensatzes beim Training ausgelassen und der trainierte Klassifikator dann anschließend genau auf dieses Element angewandt wird, um es zu klassifizieren. Der Anteil an korrekt klassifizierten Objekten macht als Prozentsatz eine Aussage über die Qualität der Klassifikation. Ein Wert von 50 % bei der Kreuzvalidierung mit 2 Gruppen bedeutet dementsprechende Ratewahrscheinlichkeit und schlechte Klassifikation, das Optimum liegt bei 100 % korrekt klassifiziert.

Ein häufig angewandter Klassifikator ist die »support vector machine« (SVM). Seine Funktionsweise kann wie in ◘ Abb. 9.12b dargestellt werden. Es wird eine Hyperebene im multivariaten Raum gesucht, die die beiden zu den Labels gehörigen Datenwolken möglichst optimal trennt. In der Abbildung wird eine lineare Hyperebene skizziert, Erweiterungen auf gebogene Ebenen sind möglich.

9.5 Anatomische Zuordnung der Ergebnisse

Die Auswertung der EPI-Zeitserie liefert Tabellen von Voxelkoordinaten und zugehörige statistische Kennwerte oder bei einer explorativen Datenanalyse entsprechend Amplituden der Komponenten. Im Folgenden werden repräsentativ Ergebnisse von t-Statistiken beschrieben. Die Vorgehensweisen können aber auf alle anderen Auswerteverfahren direkt übertragen werden. Die anatomische Zuordnung einer Aktivierung kann am zuverlässigsten ermittelt werden, wenn die Darstellung der Aktivierungen einem EPI-Bild der Zeitserie überlagert wird. Da die Aktivierungen auf Grundlage der EPI-Aufnahmen berechnet sind, enthalten sie auch alle charakteristischen EPI-Verzerrungen.

Eine verbesserte Darstellung der anatomischen Areale erreicht man, indem man die Aktivierungen einem koregistrierten anatomischen Bild überlagert, hierbei müssen eventuelle Divergenzen zwischen der anatomischen und der EPI-Aufnahme berücksichtigt werden. Anhand von MNI-Koordinaten können auch äquivalente Talairach-Koordinaten aus Tabellen entnommen werden und dann eine anatomische Zuordnung gemäß dem Atlas von Talairach und Tournoux durchgeführt werden. Die Limitierungen in der Genauigkeit sind offensichtlich, da der Atlas ein einzelnes Beispielhirn enthält, das nur innerhalb der EPI-Genauigkeit dem des zu untersuchenden Probanden entspricht.

Anschauliche Darstellungen, wie die Überlagerung der Aktivierungen auf ein oberflächenrekonstruiertes Gehirn oder auf eine »flatmap«, d. h. die Abbildung des entfalteten

Kortex, können in speziellen Fällen für die Interpretation hilfreich sein.

> **Zusammenfassung und Ausblick**
>
> Die fMRT hat in den letzen Dekaden zusammen mit anderen Methoden, wie z. B. der PET, die Möglichkeit eröffnet, sehr speziellen neuronalen Funktionen eine Lokalisation im Gehirn zuzuordnen. Während in der Anfangszeit nur sehr einfache vergleichende Paradigmen eingesetzt wurden, steht mittlerweile ein breites Spektrum von Paradigmen zur Verfügung, die es erlauben, die Chronologie der neuronalen Aktivität auszuwerten. Etablierte Software-Pakete bieten alle Funktionalitäten, um fMRT-Daten angemessen vorzubereiten und statistisch auszuwerten. Gerade bei diesem weitgehend automatisierten Analyseweg bleibt es aber unerlässlich, die einzelnen Schritte, die durch die Software ausgeführt werden, zu verstehen und den Erfolg jedes durchlaufenen Schritts zu bewerten. Je nach den Zielen der eigenen Studie kann es sogar von Vorteil sein, einzelne Module des regulären Analysewegs auszulassen oder zu modifizieren. Bei der Vielzahl von Möglichkeiten, das Experiment zu gestalten, sollten die Wahl des experimentellen Design-Typs und die Auswertestrategie aus einem Guss sein und durch die Fragestellung des Experiments dominiert werden.
>
> Die Fähigkeit zur präziseren Ortsauflösung wird in den nächsten Jahren durch die immer stärker werdende Verbreitung von Hochfeld-MRT-Geräten an Qualität gewinnen. Im Gegensatz zur Entschlüsselung dieser sog. funktionellen Segregation bieten fMRT-Messungen die Möglichkeit, auch die komplementäre funktionelle Integration der Hirnfunktionen zu untersuchen. Bei deren Analyse spielt die zeitliche Auflösung der Signale eine große Rolle, die in der fMRT grundsätzlich durch die Tatsache begrenzt ist, dass das gemessene Signal der Blutantwort auf ein neuronales Phänomen entstammt. Die gleichzeitige Messung von Elektroenzephalogrammen und fMRT-Signalen wird zur Klärung des genauen Zusammenhangs von neuronaler Aktivität und BOLD-Signal beitragen. Neuartige Informationen können auch aus dem Abgleich von fMRT-Studien mit In-vivo-Messungen der Faserarchitektur (Diffusion-Tensor-Imaging) innerhalb ein und desselben Probanden resultieren (Ramnani et al. 2004).

Literatur

Andersson JL, Hutton C, Ashburner J, Turner R, Friston K (2001) Modeling geometric deformations in EPI time series. NeuroImage 13: 903–919

Ashburner J, Friston KJ (1999) Nonlinear spatial normalization using basic functions. Hum Brain Mapp 7:254–266

Ashburner J, Friston KJ (2005) Unified segmentation. NeuroImage 26: 839–851

Brett M, Leff AP, Rorden C, Ashburner J (2001) Spatial normalization of brain images with focal lesions using cost function masking. NeuroImage 14: 486–500

Friston KJ (1994) Functional and effective connectivity in neuroimaging: A synthesis. Hum Brain Mapp 2: 56–78

Friston KJ, Jezzard P und Turner R (1994) Analysis of functional MRI time-series. Hum Brain Mapp 1: 153–171

Friston KJ, Holmes AP, Worsley KF, Poline JB, Frith CD, Frackowiak RSJ (1995) Statistical parametric maps in functional imaging: a general linear approach. Hum Brain Mapp 2: 189–210

Friston KJ, Williams S, Howard R, Frackowiak RSJ, Turner R (1996) Movement-related effects in fMRI time-series. Magn Reson Med 35: 346–355

Friston KJ, Buechel C, Fink GR, Morris J, Rolls E, Dolan RJ (1997) Psychophysiological and Modulatory Interactions in Neuroimaging. Neuroimage 6: 218–229

Jenkinson M, Bannister P, Brady M, Smith S (2002) Improved optimization for the robust and accurate linear registration and motion correction of brain images. NeuroImage 17: 825–841

Jezzard P, Balaban RS (1995) Correction for geometric distortion in echo planar images from B0 field variations. Magn Reson Med 34: 65–73

Ramnani N, Behrens TE, Penny W, Matthews PM (2004) New approaches for exploring anatomical and functional connectivity in the human brain. Biol Psychiatry 56: 613–619

Vul E, Harris C, Winkielman P, Pashler H (2009) Puzzlingly high correlations in fMRI studies of emotion, personality, and social cognition. Perspect Psychol Sci 4: 274–290

Wells III WM, Viola P, Atsumi H, Nakajima S, Kikinis R (1996) Multi-modal volume registration by maximisation of mutual information. Med Image Anal 1: 35–51

Worsley KJ (1996) The geometry of random images. Chance 9: 27–40

Reliabilität und Qualität von fMRT-Experimenten

T. Stöcker, N. J. Shah

10.1 Problem der Messwiederholung und Qualitätsfaktoren der fMRT – 174

10.2 Qualitätskontrolle von fMRT-Daten – 174

10.3 Einfluss der Datenqualität auf die fMRT-Analyse – 176

Literatur – 179

Zum Thema

In diesem Kapitel sollen die Qualitätsfaktoren der fMRT sowie Methoden zur Quantifizierung von Reliabilität und Variabilität von fMRT-Experimenten beschrieben werden. Im weiteren Verlauf des Kapitels werden Protokolle zur Qualitätskontrolle der fMRT-Hardware und von In-vivo-Experimenten dargestellt. Abschließend wird der Einfluss der Datenqualität auf die statistische Analyse von fMRT-Experimenten beschrieben.

10.1 Problem der Messwiederholung und Qualitätsfaktoren der fMRT

Unter den Begriffen »Stabilität«, »Reliabilität und Variabilität« oder »Test und Retest« wird in der fMRT stets das gleiche Problem verstanden: Eine fMRT-Wiederholungsmessung am gleichen Probanden, der sog. **Retest**, führt zu teilweise unterschiedlichen Aktivierungsmustern. Eine anschauliche Beschreibung des Problems der Messwiederholung wurde in einer Studie von Specht et al. (2003) gegeben; die in ▶ Box 10.1 zusammengefassten Ergebnisse erlauben quantifizierende Klassifizierungen von fMRT-Retest-Experimenten über eingeführte Reliabilitäts- und Variabilitätsmaße.

Um die Ursachen der Variabilität genauer zu verstehen, müssen alle Faktoren, die Schwankungen der Messergebnisse verursachen können, in Betracht gezogen werden. Generell kann man die Qualitätsfaktoren eines funktionellen MRT-Experiments in 3 unabhängige Kategorien einteilen, die jede für sich eine Fülle an Erklärungsmöglichkeiten für das Problem der Messwiederholung bietet:
1. Experimentelles Design
2. Allgemeiner Zustand und Kooperationsbereitschaft des Probanden
3. fMRT-Technik

Beim ersten Punkt ist beispielsweise der Trainingseffekt bei vielen fMRT-Experimenten zu nennen, aufgrund dessen unterschiedliche Aktivierungen in einem zweiten Experiment verständlich sind. Andererseits kann allein die Tagesform des Probanden einen großen Einfluss haben, auch bei bewusster gleicher maximaler Kooperation im Experiment. Beispiel: Im ersten Experiment war der Proband ausgeschlafen, im zweiten nicht; oder er hatte nur vor dem ersten Messtermin Kaffee getrunken und musste während des Experiments auf Toilette – in Erinnerung daran trank er keinen Kaffee vor dem zweiten Experiment; insofern kann auch die bewusste Kooperation aufgrund persönlichen Befindens, z. B. durch Liebeskummer, sehr unterschiedlich sein.

Allgemein sind die beiden erstgenannten Punkte schwierig zu kontrollieren; geeignete Maßnahmen sind sehr stark vom speziellen Design und der Hypothese des Experiments abhängig. Eine interaktive Methode zur hypothesenbasierten Qualitätskontrolle von fMRT-Daten wurde von Luo und Nichols (2003) publiziert.

Als besonders schwerwiegend sind Differenzen in den Ergebnissen zu beurteilen, die auf technischen Unterschieden an den beiden Messtagen beruhen. Die fMRT-Technik ist jedoch leichter zu quantifizieren und sollte deshalb durch eine routinemäßige Qualitätssicherung kontrolliert werden. Ein Verfahren dafür soll kurz angesprochen und seine Anwendbarkeit auf In-vivo-Daten zur Bestimmung von bewegungskorrelierten Signalstörungen gezeigt werden.

10.2 Qualitätskontrolle von fMRT-Daten

Die Bedeutung der Qualitätskontrolle in der fMRT (z. B. Thulborn 2000) begründet sich insbesondere in der geringen Stärke des BOLD-Signals, die je nach Experiment kaum über oder in der Größenordnung des Rauschpegels einer fMRT-Messung liegt (▶ Abschn. 3.6). Zur Qualitätssicherung der fMRT-Technik müssen einerseits die Stärke der zufälligen Schwankungen (»random noise level«) und andererseits mögliche kohärente Schwankungen (Artefakte) in den Daten bestimmt werden. Letztere sollten auf keinen Fall enthalten sein, können aber durch jegliche Änderung der Hardware-Konfiguration entstehen (▶ Abschn. 3.4) – somit ist eine Qualitätskontrolle der fMRT-Technik nach solchen Änderungen im Allgemeinen zwingend erforderlich.

> **Die Qualitätskontrolle sollte mit der gleichen EPI-Messsequenz für die fMRT an einem sog. MR-Phantom durchgeführt werden, z. B. einem mit Wasser gefüllten Glaskolben von der Größe eines menschlichen Kopfes. Die Anzahl der Messzeitpunkte (bzw. der Scans) ist hierbei so lang zu wählen, dass zeitliche Stabilität für alle experimentellen Designs gewährleistet ist.**

◘ Abb. 10.2 zeigt den Vorgang zur Auswertung einer EPI-Zeitreihe von 96 Scans eines homogenen MR-Phantoms. Die auf den Mittelwert normierte **prozentuale Signalschwankung** wird als PSC (»percentage signal change«) bezeichnet. Aus der MR-Physik ist bekannt, dass eine Normalverteilung die Signalschwankungen im MR-Bild beschreibt, sofern ein starkes Signal vorhanden ist. Die Schwankungen in den Randbereichen unterliegen nicht einer symmetrischen Verteilung, da das MR-Bild eine Amplitudenabbildung ist, d. h. hier kann das Signal nicht um den Mittelwert Null schwanken.

Die mathematischen Modelle zur Beschreibung des fMRT-Signals gehen von einem normalverteilten Signal

Box 10.1. Quantifizierung des Problems der Messwiederholung (nach Specht et al. 2003)

Zur Untersuchung der Reliabilität aktivierter Voxel in fMRT-Experimenten wurde eine Studie mit visueller Stimulation durchgeführt, bei welcher der Proband seine Aufmerksamkeit für das dargebotene Material in verschiedenen Bedingungen variieren sollte. Als Hintergrund wurde ein flackerndes Schachbrettmuster gewählt, das bekanntermaßen starke Aktivierung im visuellen Kortex hervorruft. Dieses sollte in 2 Bedingungen entweder bewusst ignoriert oder wahrgenommen werden, sowie in einer dritten Bedingung ein versteckter Buchstabe erkannt werden. Ein einfaches Maß für die Reliabilität in einer Wiederholungsmessung sind dann sog. Scatter-Plots. Es werden die t-Werte aller aktivierten Voxel aus Experiment 1 über den t-Werten aus Experiment 2 aufgetragen. Im Falle einer exakten Übereinstimmung liegen dann die Datenpunkte auf der Linie, die x- und y-Achse mit 45° schneidet.

Die Abbildung zeigt repräsentative Scatter-Plots für die »Ignorieren«- und »Buchstabenerkennung«-Bedingung einer Test und Retest-Messung an einem Probanden. Bei der ersten Bedingung ist die Variabilität groß (d. h. die Reliabilität klein), während die Buchstabenerkennung recht hohe Reliabilität aufweist, was möglicherweise durch die wesentlich konkreter gestellte Aufgabe zu begründen ist. Über den Korrelationskoeffizienten der aufgetragenen Daten kann die Reliabilität mit einer Maßzahl angegeben werden. Ein Maß für die Reliabilität der Lokalisierung durch fMRT kann mit dem sog. Overlap angegeben werden. Bezeichnet man mit V_1 und V_2 die Anzahl aktivierter Voxel in der ersten und zweiten Messung sowie mit $V_{overlap}$ die Anzahl der aktivierten Voxel in beiden Messungen, so gibt die Gleichung

$$R_{1,2} = 2 \frac{V_{overlap}}{(V_1 + V_2)}$$

ein einfaches Maß für die Überlappung der aktivierten Hirnregionen. (Sind die Regionen identisch, so ist $V_{overlap}=2(V_1+V_2)$, also ist $R_{1,2}=1$. Gibt es hingegen keinerlei Überlappung, also $V_{overlap}=0$, dann ist $R_{1,2}=0$). Dieses Maß kann auch für die Reliabilität der Lokalisierung in einer Gruppe von Probanden genutzt werden, indem die Summe der Anzahl aller aktivierten Voxel im Nenner angegeben wird, und $V_{overlap}$ die Anzahl der in allen Experimenten aktivierten Voxel bezeichnet. Für den Overlap wird ein bestimmtes Signifikanzniveau festgelegt – darüber hinaus wird jedoch die unterschiedliche Stärke der Aktivierungen in den verschiedenen Messungen durch $R_{1,2}$ nicht beschrieben, wie es für die Scatter-Plot-Analyse der Fall ist. Um die Reliabilität der Aktivierungsstärke über eine Gruppe von Probanden und Retest-Messungen hinweg zu quantifizieren, schlagen Specht et al. einen sog. Intra-Klassen-Korrelationskoeffizienten (ICC) vor, der von der Varianz innerhalb und zwischen den Probanden abhängt. Die damit berechneten ICC-Karten des Gehirns sind ein geeignetes Maß dafür, inwieweit sich die Varianz der fMRT-Daten durch die Variabilität innerhalb der einzelnen Probanden in den Retest-Messungen erklären lässt, oder ob die Varianz von der Variabilität der Daten über die Probanden hinweg herrührt. Die genaue mathematische Definition des ICC sowie Beispiele sind der Referenz zu entnehmen. (Abb. 10.1)

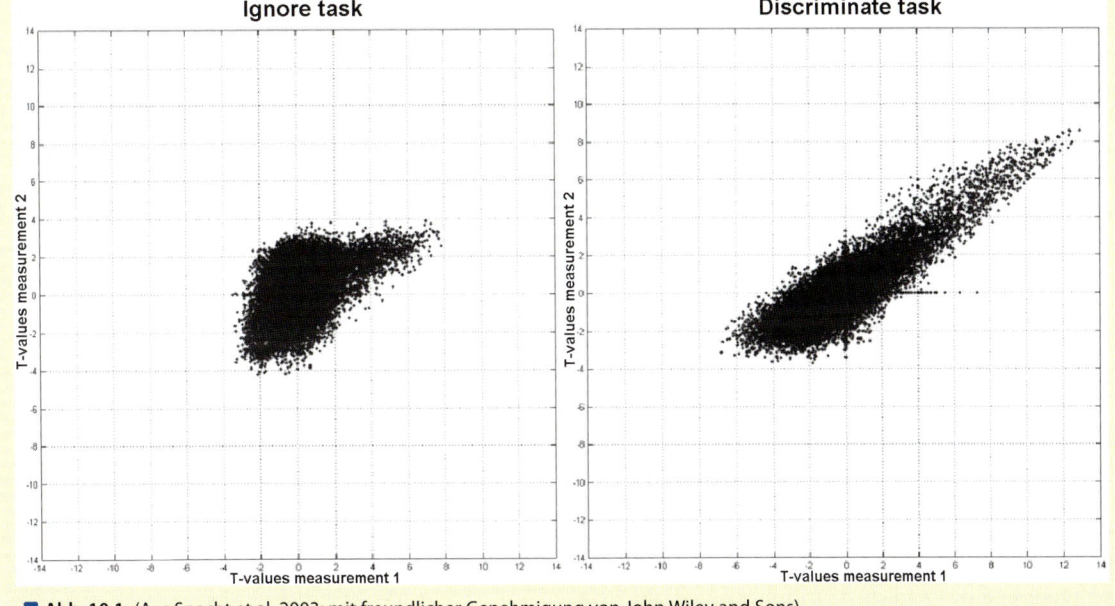

Abb. 10.1 (Aus Specht et al. 2003; mit freundlicher Genehmigung von John Wiley and Sons)

aus. Eine Überprüfung dieser Annahme ist insofern gut an einem homogenen protonenreichen Objekt wie dem MR-Phantom möglich. Relevant sind hier 2 Fragen:
1. Ist das Signal normalverteilt?
2. Wenn ja, wie hoch ist die Streuung, d. h. die Stärke der zufälligen Signalschwankungen?

Das Testen einer Verteilungsfunktion kann mit vielen Methoden erfolgen, z. B. dem **Kolmogorov-Smirnov-Test** oder einer **Histogrammanalyse**, wie in Abb. 10.2 dargestellt. Neuere Methoden der Statistik versuchen einen linearen Zusammenhang zwischen den Daten und einer vorgegeben Verteilungsfunktion nachzuweisen. Trägt man die

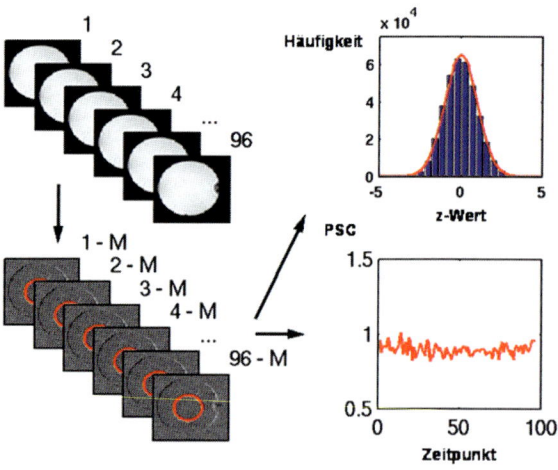

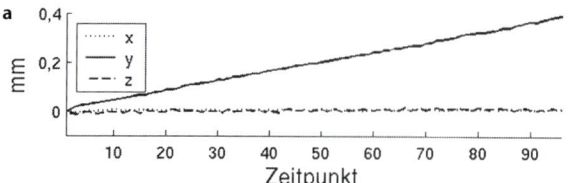

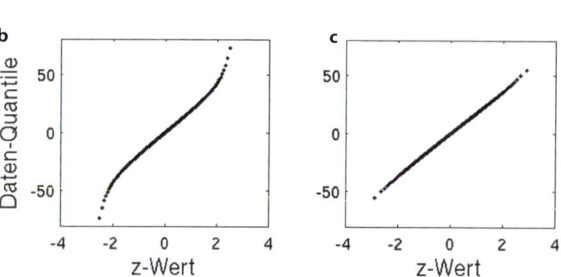

■ Abb. 10.2 Ablauf einer Messung zur fMRT-Qualitätskontrolle. Von jedem Bild in der Zeitreihe wird der Mittelwert der Zeitreihe abgezogen und ein Gebiet von Interesse (ROI) ausgewählt. Die zeitliche prozentuale Signalabweichung (PSC) in der ROI, (d. h. 100×Standardabweichung/Mittelwert) wird dann als Zeitreihe auf die Stärke der zufälligen statistischen Schwankungen hin untersucht (unten rechts). Um die statistischen Eigenschaften der Schwankungen zu untersuchen, kann jeder Voxelwert in einen z-Wert umgerechnet und die Signalschwankungen können über eine Histogrammanalyse auf ihre Verteilungseigenschaften getestet werden (oben rechts)

■ Abb. 10.3 a–c Beispiel zur Qualitätskontrolle der fMRT: Trotz einer Messung an einem MR-Phantom zeigen die Daten im zeitlichen Verlauf der Bildregistrierung deutliche Bewegung entlang einer Raumrichtung, hier dargestellt durch die Parameter der Bewegungskorrektur (a). Dies ist bedingt durch Erwärmung bestimmter Spulensysteme, sodass leichte Verschiebungen bei der Ortskodierung auftreten. Lässt man diesen Effekt unberücksichtigt, zeigt der q-q-Plot deutliche Nichtlinearität (b), d. h. die Daten erscheinen nicht normalverteilt. Nach der Bewegungskorrektur zeigt sich jedoch, dass die Annahme der Normalverteilung sehr gut erfüllt ist (c)

Daten gegen die Quantile der Verteilung auf – den z-Werten im Falle der Normalverteilung – so spricht man von einem **Quantil-Quantil-Plot (q-q-Plot)** (Gnanadesikan 1997), einer Darstellung ähnlich dem Scatter-Plot in ▶ Box 10.1.

Der Korrelationskoeffizient und die Steigung des q-q-Plots, aus der sich die Signalschwankung PSC berechnet, sind aussagekräftige Maße der Datenqualität einer EPI-Messung. Diese Methode wurde von Stöcker et al. (2005) genutzt, um ein Protokoll zur standardisierten und automatisierten Qualitätskontrolle von fMRT-Daten zu beschreiben. Das Verfahren soll hier kurz an 2 Beispielen beschrieben werden.

Wichtig ist es, vor der statistischen Analyse zur Qualitätskontrolle der Daten eine Bewegungskorrektur vorzunehmen, auch bei einer Kontrollmessung an einem MR-Phantom. Erhitzungen in den Spulensystemen während der EPI-Messung führen zu kleinen Fehlern in der Ortskodierung; lässt man diese unberücksichtigt, erscheinen die Daten aufgrund der zeitlichen Drift nicht normalverteilt (■ Abb. 10.3).

Das Protokoll kann ebenso auf In-vivo-Daten angewendet werden – liegen keinerlei hardwarebedingte Artefakte vor, so sind hier starke Schwankungen in der Regel durch Probandenbewegung und physiologisches Rauschen (Blutfluss) zu erklären.

Wird die q-q-Plot-Analyse zu jedem Zeitpunkt (d. h. für jede EPI-Messung) einzeln durchgeführt, so ergibt sich aus den Steigungen wiederum eine zeitliche Messung der prozentualen Signalschwankung PSC (■ Abb. 10.4). Diese Analyse kann weiterhin auf einzelne Schichten reduziert werden, um die betroffenen Daten genauer zu identifizieren und ggf. Maßnahmen zur Korrektur vorzunehmen (Stöcker et al. 2005). Zeitliche Fluktuationen können allerdings auch durch den BOLD-Effekt selbst verursacht werden, sie sind aber in der Regel sehr viel kleiner als die Effekte aufgrund von Bewegung. Falls mit sehr großen Schwankungen des BOLD-Signals zu rechnen ist, z. B. bei sehr großen Magnetfeldstärken, kann der Einfluss auf die Qualitätskontrolle durch zeitliche und räumliche Restriktion der Analyse minimiert werden (Stöcker et al. 2005).

10.3 Einfluss der Datenqualität auf die fMRT-Analyse

Die soeben vorgestellten Verfahren zur Sicherung der Datenqualität in einer fMRT-Studie sollen nun an einem Beispiel erläutert werden. Bei der Untersuchung bzw. Entdeckung von funktionellen Unterschieden einer bestimmten Patientengruppe sind solche Maßnahmen insbesondere von enormer Bedeutung. Dies hat im Wesentlichen 2 Gründe:

Einerseits sind die Auswirkungen solcher Unterschiede oft sehr klein, d. h., die messbare Differenz an BOLD-

10.3 · Einfluss der Datenqualität auf die fMRT-Analyse

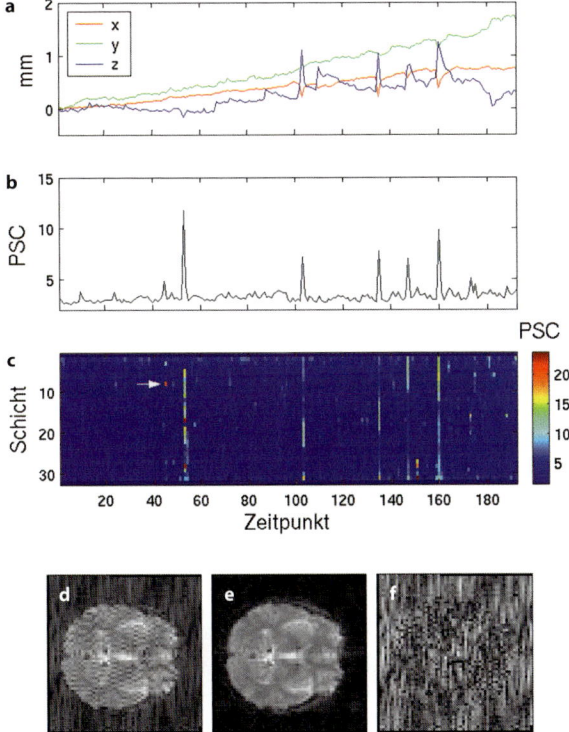

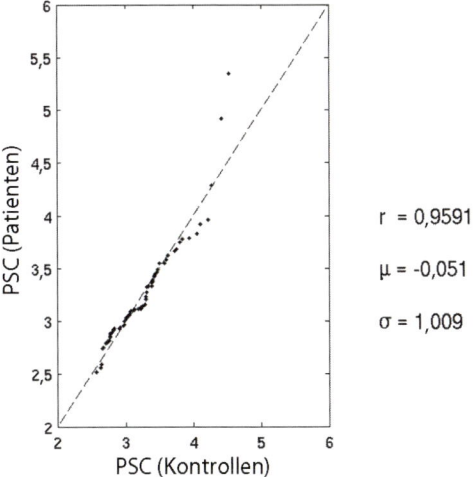

Abb. 10.5 Qualitätskontrolle in einer fMRT-Multicenterstudie. Die mittleren prozentualen Signalabweichungen (*PSC*) aller In-vivo-Messungen der Patienten sowie der Kontrollprobanden wurden in einem q-q-Plot gegeneinander aufgetragen. Die Daten korrelieren sehr stark (Korrelationskoeffizient r=0,9591) mit der Winkelhalbierenden (Steigung σ=1, y-Achsenabschnitt μ=0). Dies bedeutet, dass die Streuung der Datenqualität in beiden Gruppen nahezu gleichverteilt ist – dies ist eine wichtige Voraussetzung für die statistischen Modelle zur Auswertung von fMRT-Gruppenvergleichen

Abb. 10.4 a–f Beispiel der Qualitätskontrolle von In-vivo-fMRT-Daten. Im Vergleich zu den Parametern der Bewegungskorrektur (**a**) ist die prozentuale Signalabweichung (PSC) (**b**) der verlässlichere Parameter zur Beschreibung der Datenqualität. Abbildungsfehler aufgrund von Probandenbewegung werden hier deutlich als Spitzen dargestellt, diese müssen allerdings nicht bei den Bewegungsparametern sichtbar sein, wenn hier die Bewegungskorrektur nicht imstande war, eine Korrektur anzubringen. Die Darstellung des PSC pro Schicht (**c**) ermöglicht die Detektion einzelner fehlerhafter Schichten. Zum Beispiel ist die Schicht Nr. 8 zum Zeitpunkt 45 (*Pfeil*) aufgrund von Bewegung mit starken Artefakten im Bild aufgenommen worden: **d, e** bzw. **f** zeigen diese Schicht zum Zeitpunkt 45, 46 bzw. die Differenz der beiden Aufnahmen

Signal im Vergleich zu einer Kontrollgruppe ist so gering, dass nur eine sehr große Stichprobe signifikante Aussagen erlaubt. Um solche Studien durchführen zu können, sind aus rein logistischen Gründen Kooperationen über verschiedene Forschungseinrichtungen und Universitätskliniken hinweg notwendig. Dies erlaubt dann zwar die Messung einer vergrößerten Stichprobe, birgt aber auch die Gefahr von uneinheitlichem Datenmaterial. Hier ist also eine ständige Überwachung der Rahmenbedingungen unabdingbar. Ein Beispiel für eine solche Multicenterstudie ist die multizentrische fMRT-Untersuchung im Kompetenznetz Schizophrenie, die an 9 deutschen fMRT-Zentren stattgefunden hat (Schneider et al. 2007). Der Einfluss zentrenspezifischer Faktoren wie z. B. die unterschiedliche Güte der beteiligten MR-Tomographen wurde für multizentrische fMRT-Studien auch systematisch von Friedman und Glover (2006a,b) untersucht.

Als zweiter Grund für die besondere Bedeutung qualitätssichernder Maßnahmen in der fMRT an Patientengruppen kann genannt werden, dass sich eine solche Gruppe möglicherweise in ihrer Kooperationsbereitschaft und Fähigkeit deutlich von der Kontrollgruppe unterscheidet und dies einen unerwünschten Einfluss auf die Ergebnisse hat. So ist es z. B. häufig der Fall, dass bestimmte Patientengruppen größere Schwierigkeiten haben, während der Messung absolut still zu liegen bei gleichzeitiger Konzentration zur Erfüllung der jeweiligen Aufgabe.

Bewegungsartefakte können z. B. vermehrt in der Patientengruppe auftauchen und die Datenqualität mindern. Falls solchen Umständen keine Beachtung geschenkt wird, kann dies im schlimmsten Fall zu Fehlinterpretationen führen: Eine geringere Aktivierung wird als funktioneller Unterschied gedeutet, basiert aber tatsächlich auf schlechterem Datenmaterial der Patientengruppe.

> **Um solcher Qualitätsminderung der Daten vorzubeugen, ist also zunächst zu gewährleisten, dass mittels qualitätssichernder Maßnahmen die Datenqualität in beiden Gruppen sehr ähnlich ist, was häufig zum Ausschluss einzelner Messungen innerhalb der Patientengruppe (und der Kontrollgruppe) führen kann.**

Als Beispiel zeigt **Abb. 10.5** Ergebnisse der fMRT-Qualitätskontrolle aus der Multicenterstudie im Kompetenznetz Schizophrenie (Schneider et al. 2007). Hier ist die prozen-

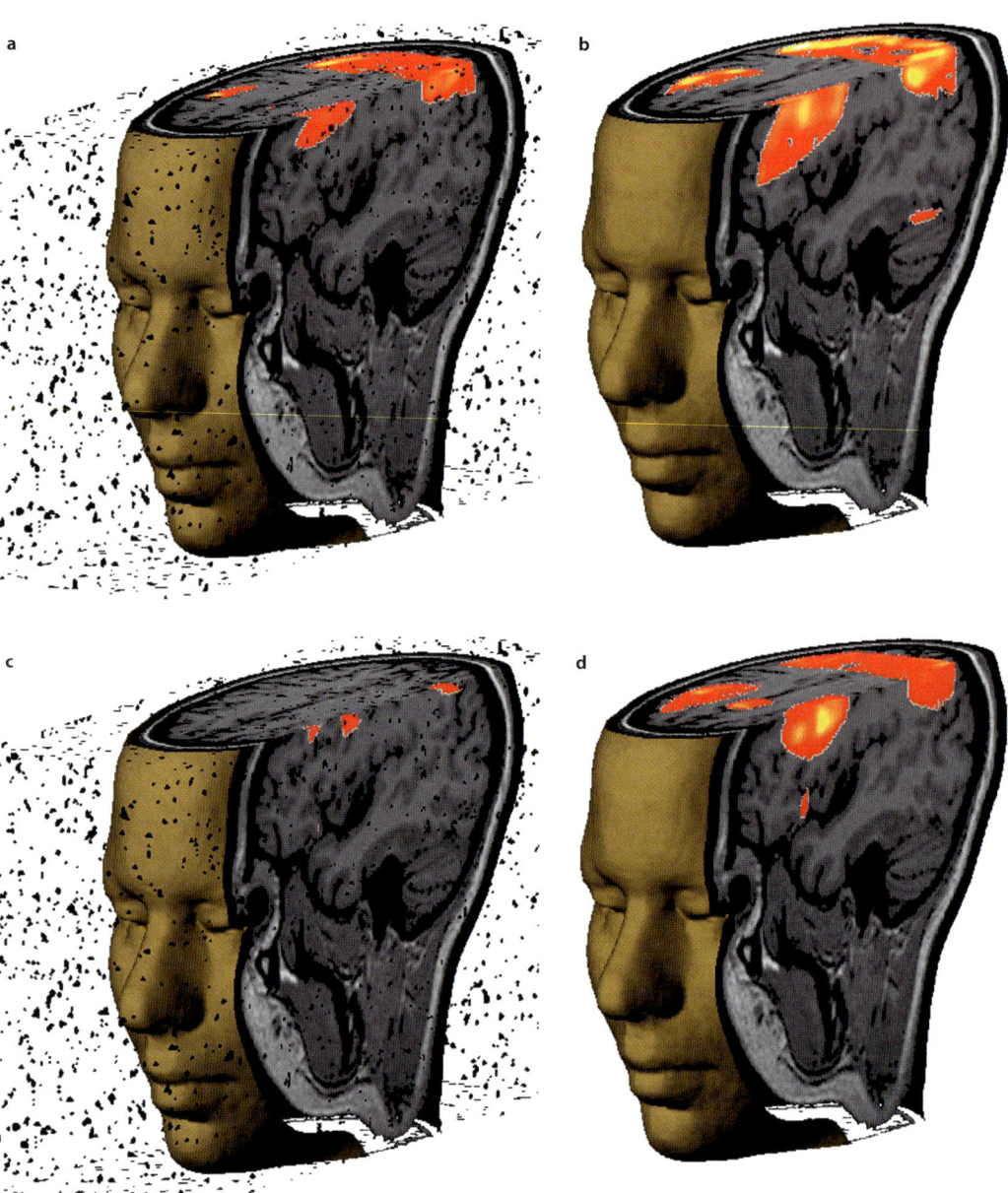

Abb. 10.6 a–d Beispiel von fMRT-Gruppenanalysen bei unterschiedlicher Datenqualität. Aus dem Datenpool in **Abb. 10.5** wurden 4 Untergruppen à 16 Personen gebildet: die Kontrollprobanden und die Patienten mit der schlechtesten bzw. besten Datenqualität, bezeichnet durch K⁻ (**a**) und P⁻ (**c**) bzw. K⁺ (**b**) und P⁺ (**d**). Die Analysen zeigen eine deutliche Abnahme der Aktivierung bei den Gruppen mit schlechter Datenqualität; dieser Effekt ist noch ausgeprägter bei der Patientengruppe, da hier die Variation der Datenqualität noch größer ist. Gruppenvergleiche solcher fMRT-Daten sind nicht zulässig, da hier im wesentlichen Aktivierungsunterschiede aufgrund unterschiedlicher Datenqualität zu erwarten sind. Es besteht die große Gefahr für eine neurologische (funktionelle) Interpretation dieser Unterschiede

tuale Signalschwankung (PSC) aller Patientenmessungen und aller Kontrollmessungen in einem q-q-Plot gegeneinander aufgetragen. Die gute Korrelation mit der Winkelhalbierenden zeigt, dass keine designbedingten Einflüsse zu Unterschieden in der Datenqualität beider Gruppen vorhanden sind. Somit erfüllen die Daten die Voraussetzung, um Gruppenvergleiche funktionell, neurologisch und psychologisch interpretieren zu können.

Abb. 10.6 zeigt den starken Einfluss der Datenqualität auf die Aktivierungskarten der fMRT-Analyse – hier wurden aus dem Datenpool der Multicenterstudie Untergruppen mit guter und schlechter Datenqualität gebildet. Aktivierungskarten zur Darstellung von Gruppenvergleichen anhand solcher Gruppen sind nicht interpretierbar (hier nicht abgebildet; Stöcker et al. 2005).

Zusammenfassung und Ausblick

Das experimentelle Design, der Proband sowie die fMRT-Technik beeinflussen die Qualität von fMRT-Experimenten. Die Analyse von Test und Retest-fMRT-Experimenten lassen Aussagen über die Reliabilität und Variabilität des Experiments zu. Qualitätssichernde Maßnahmen geben Aufschluss über die statistischen Eigenschaften der Daten (Verteilungsfunktion und Streuung). MR-Phantommessungen sind für die Qualitätskontrolle der fMRT-Technik geeignet. Qualitätskontrolle der In-vivo-Daten ist ein unverzichtbarer Bestandteil von fMRT-Patientenstudien, um Fehlinterpretationen der Ergebnisse auszuschließen.

Literatur

Gnanadesikan R (1997) Methods for statistical data analysis of multivariate observations, 2nd ed. Wiley, New York

Friedman L, Glover G (2006a) Report on a multicenter fMRI quality assurance protocol. J Magn Reson Imaging 23: 827–839

Friedman L, Glover G (2006b) Reducing interscanner variability of activation in a multicenter fMRI study: Controlling for signal-to-fluctuation-noise-ratio (SFNR) differences. NeuroImage 33: 471–481

Luo WL, Nichols TE (2003) Diagnosis and exploration of massively univariate neuroimaging models. NeuroImage 19: 1014–1032

Schneider F, Habel U, Klein M, Kellermann T, Stöcker T, Shah NJ, Zilles K, Braus D, Schmitt A, Schlösser R, Wagner M, Frommann I, Kircher T, Rapp A, Meisenzahl E, Ufer S, Ruhrmann S, Thienel R, Sauer H, Henn FA, Gaebel W (2007) Neural correlates of working memory dysfunctions in first-episode schizophrenia patients: An fMRI multicenter study. Schizophr Res 89: 198–210

Specht K, Willmes K, Shah NJ, Jancke L (2003) Assessment of reliability in functional imaging studies. J Magn Reson Imaging 17: 463–471

Stöcker T, Schneider F, Klein M, Habel U, Kellermann T, Zilles K, Shah NJ (2005) Automated quality assurance routines for fMRI data applied to a multi-center study. Hum Brain Mapp 25: 237–246

Thulborn KR (2000) Quality assurance in clinical and research echo planar functional MRI. In: Moonen CTW, Bandettini PA (eds) Functional MRI. Springer, Berlin Heidelberg New York, pp 337–346

Augenbewegungen

U. Pfeiffer, R. Weidner

11.1 Einführung – 182

11.2 Augenbewegungen in der klinischen Forschung – 182

11.3 Augenbewegungen in der psychiatrischen Forschung am Beispiel des sozialen Blicks – 183

11.4 Methoden zur Aufzeichnung von Augenbewegungen – 184
11.4.1 Elektrookulogramm – 185
11.4.2 Kornealreflexmethode – 185

11.5 Durchführung von Eye-Tracking-Studien im MRT – 185
11.5.1 Im Vorfeld der Studie – 186
11.5.2 Softwareanforderungen – 186
11.5.3 Kalibrierung des Eye-Trackers – 186
11.5.4 Während der Untersuchung – 187

11.6 Interaktives Eye-Tracking – 187

11.7 Auswertung von Augenbewegungsdaten – 188

Literatur – 190

Zum Thema
Dieses Kapitel befasst sich mit der Messung von Augenbewegungen während fMRT-Untersuchungen. Nach einer kurzen Einführung in die Funktion verschiedener Arten von Augenbewegungen und deren Bedeutung für die neurologische und psychiatrische Forschung soll eine praktisch orientierte Übersicht über die Messmethoden, die Durchführung der Messung, die Auswertung der Daten sowie einige fortgeschrittene Anwendungen gegeben werden.

11.1 Einführung

Die Messung von Augenbewegungen ermöglicht einen vergleichsweise direkten Zugang zum Verständnis motorischer Kontrolle und zur Interaktion von Wahrnehmung und Handlung, da sich diese von anderen Arten der Bewegung unterscheiden (Leigh u. Zee 1999).

> Augenbewegungen sind auf die Rotation in 3 Ebenen beschränkt, was eine eindeutigere Quantifizierung als bei anderen Bewegungen erlaubt. Zudem können Augenbewegungen in distinkte Klassen eingeteilt werden, die sich aufgrund ihrer Funktion, ihrer physiologischen Eigenschaften und ihrer neuroanatomischen Substrate unterscheiden. Dies vereinfacht ihre Interpretation im Gegensatz zu anderen Bewegungen.

Automatische Methoden zur Erfassung von Augenbewegungen bezeichnet man als **Eye-Tracking**. Pioniere dieser Forschung waren Guy Thomas Buswell und Alfred Yarbus. Buswell (1922) benutzte erstmalig eine Kamera zur Aufzeichnung von Augenbewegungen und lieferte wichtige Einsichten in den Zusammenhang zwischen Lesegeschwindigkeit, Fixationen und Textverständnis. Der russische Psychologe Yarbus konzentrierte sich auf die Exploration von Bildern, indem er die Augenbewegungen von Probanden während der Betrachtung natürlicher Objekte und Szenen aufzeichnete. Seine Studien zeigten, dass das Muster der Trajektorien der Augenbewegungen stark von der Aufgabe und dem Interesse einer Person abhängt (Yarbus 1967), und verdeutlichten somit erstmals den Zusammenhang zwischen Augenbewegungen und höheren kognitiven Prozessen (◘ Abb. 11.1).

Funktion und Klassen von Augenbewegungen

Die grundsätzliche Funktion von Augenbewegungen besteht darin, ein beobachtetes Objekt auf der Fovea zu halten, um ein stabiles visuelles Bild aufrechtzuerhalten. Die Fovea ist der Bereich der Retina mit der höchsten Dichte an Zapfen, was bei Helligkeit die höchste Detailauflösung ermöglicht. Leigh und Zee (1999) unterscheiden unterschiedliche Klassen von Augenbewegungen:

1. **Vestibuläre Bewegungen:** Werden vom vestibulären System kontrolliert ausgelöst und kompensieren die Veränderungen, die durch **kurze** Kopfbewegungen ausgelöst werden.
2. **Optokinetische Bewegungen:** Kompensieren die Veränderungen, die durch **anhaltende** Kopfbewegungen ausgelöst werden.
3. **Sakkaden:** Schnelle, ballistische Augenbewegungen, welche dazu dienen, interessante Objekte im Blickfeld auf der Fovea abzubilden.
4. **Gleitende Folgebewegungen (»smooth pursuit movements«):** Halten ein sich durch das Gesichtsfeld bewegendes Objekt auf der Fovea oder stabilisieren dessen Abbild bei Eigenrotation.
5. **Vergenzbewegungen:** Unabhängige Bewegungen beider Augen in die entgegengesetzte Richtung, um ein Objekt beim räumlichen Sehen simultan auf beiden Foveae zu halten.
6. **Visuelle Fixationen:** Halten den Blick konstant auf einem stationären Objekt.

> Im MRT sind durch die Enge der Kopfspule im Idealfall keine Kopfbewegungen möglich. Dies erleichtert die Messung von Augenbewegungen. Allerdings werden die Stimuli über ein Spiegelsystem so nahe vor den Augen der Testperson dargeboten, dass räumliches Sehen als Untersuchungsvariable nicht von Interesse ist. Aus diesen Gründen werden bei Messungen im MRT nur gleitende Folgebewegungen, Sakkaden oder Fixationen erfasst.

11.2 Augenbewegungen in der klinischen Forschung

Die Untersuchung von Augenbewegungen wird u. a. erfolgreich im Bereich der Schlafforschung, der neuropsychologischen Diagnostik und der Exploration psychischer Erkrankungen angewandt. Probleme bei der visuellen Exploration zählen zu den häufigsten Beeinträchtigungen bei Hirnschädigungen. Hirnläsionen führen teilweise zu Ausfällen des kompletten linken oder rechten Gesichtsfeldes oder zur halbseitigen Vernachlässigung einer Raumhälfte (► Kap. 38). Auch demenzielle Erkrankungen können zu einer Beeinträchtigung des Gesichtsfeldes führen.

In den letzten Jahren hat sich gezeigt, dass Augenbewegungen nicht nur als diagnostisches Werkzeug, sondern auch für die Therapie der Symptome angewandt werden können (Kerkhoff u. Marquardt 2009). Augenbewegungen ermöglichen es, die Interaktion kognitiver und sensomo-

11.3 · Augenbewegungen in der psychiatrischen Forschung am Beispiel des sozialen Blicks

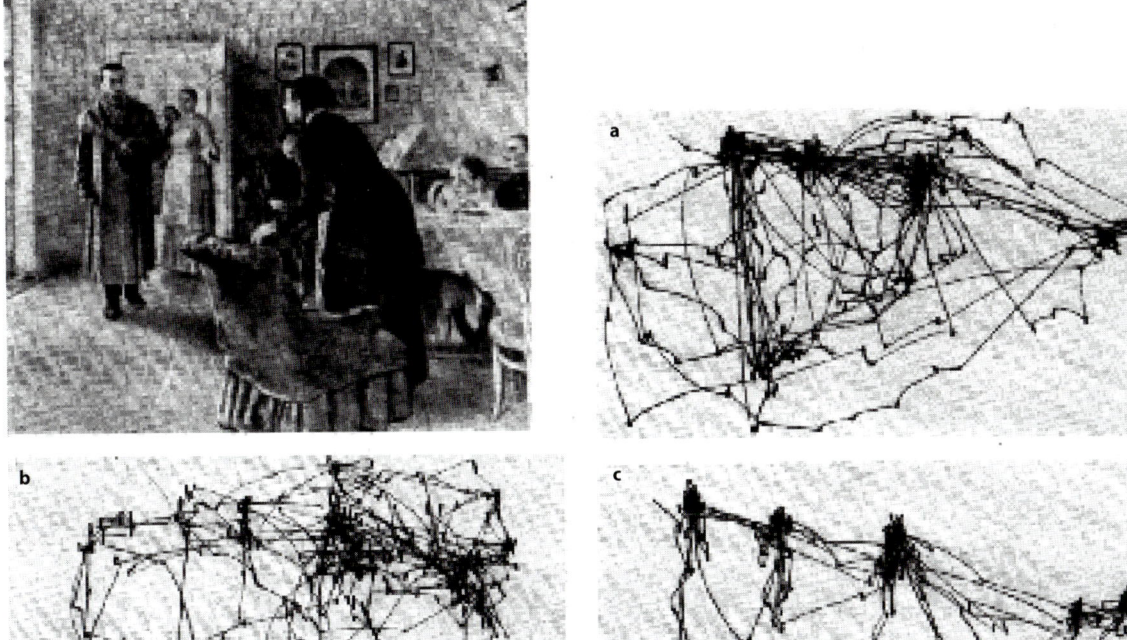

Abb. 11.1 Auszug aus den Augenbewegungsmessungen von Alfred Yarbus (1967) anhand des Gemäldes »Der unerwartete Besucher«: (**a**) Freie Beobachtung. Vor den folgenden Messungen wurde der Proband gebeten, (**b**) das Vermögen der Familie auf dem Bild zu schätzen, (**c**) das Alter der Personen auf dem Bild anzugeben. Die unterschiedlichen Blickwege zeigen die Einflüsse von Top-down-Information auf die Kontrolle von Augenbewegungen. (Aus Yarbus 1967; mit freundlicher Genehmigung)

torischer Systeme zu untersuchen und damit Rückschlüsse auf die Integration von Wahrnehmung und Handlung zu ziehen, und können Hinweise auf eine bestimmte Pathophysiologie oder die anatomische Lokalisierung eines pathologischen Prozesses geben. Dabei ist insbesondere das sakkadische System von großem Wert, da es als populäres Modellsystem für motorische Kontrolle bis auf die zelluläre Ebene gut untersucht und umfassend funktional charakterisiert ist (Haarmeier 2010). Sakkaden sind extrem schnelle und genaue Augenbewegungen, die durch ihre charakteristische Dynamik in Bezug auf Latenz, Spitzengeschwindigkeit und Amplitude gut von anderen Augenbewegungen abgrenzbar sind (◘ Tab. 11.1).

Die Kenntnis dieser Parameter und der neuroanatomischen Grundlagen der Sakkadensteuerung erlaubt die Detektion und Interpretation pathologischer Sakkaden. Dabei geben v. a. Profile der Augenposition und der Geschwindigkeit Aufschluss. ◘ Abb. 11.2 zeigt die Profile verschiedener pathologischer Sakkaden im Vergleich mit dem räumlichen und temporalen Profil einer normalen Sakkade.

◘ Tab. 11.1 Sakkaden. (Aus Haarmeier 2010; mit freundlicher Genehmigung von Elsevier)

Beschleunigung	Etwa 20.000 Winkelgrad/Sekunde
Maximale Geschwindigkeit	Etwa 500 Winkelgrad/Sekunde
Dauer	Bis 100 ms
Latenz	Bis 250 ms
Genauigkeit	Etwa 90 %

11.3 Augenbewegungen in der psychiatrischen Forschung am Beispiel des sozialen Blicks

Neben den beschriebenen klinischen Anwendungen soll hier exemplarisch für die Anwendung in der psychiatrischen Forschung und sozial-kognitiven Neurowissenschaft auf die sog. sozialen Blickbewegungen (»**social gaze**«) eingegangen werden. Anhand von Blickwechseln mit einer anderen Person lassen sich Rückschlüsse über deren Aufmerksamkeitsfokus und Intention ziehen. Wen-

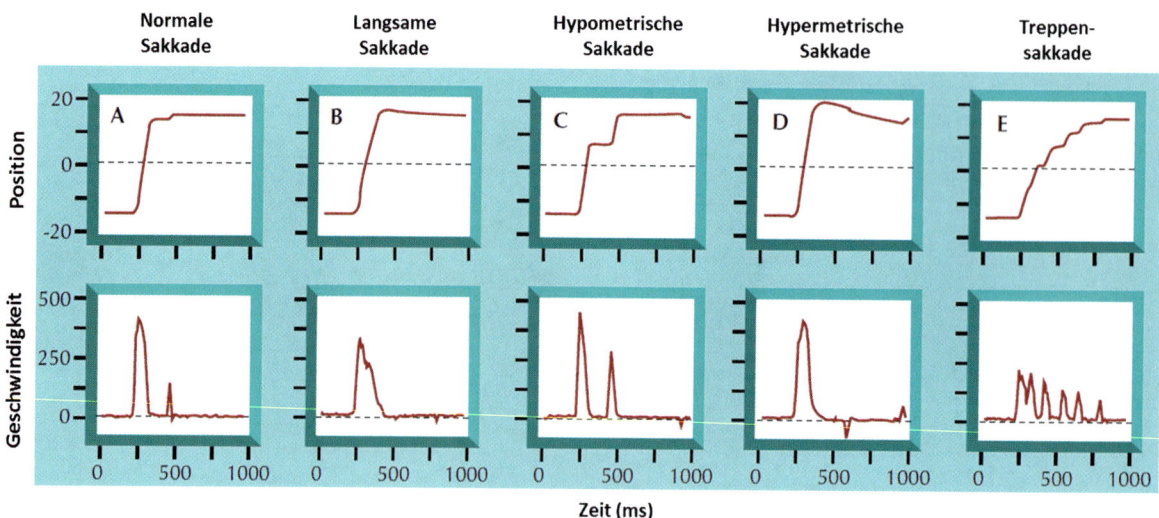

Abb. 11.2 Position und Geschwindigkeit von normalen und pathologischen Sakkaden bei neurologischen Störungen: Normale Sakkade mit korrektiver Mini-Sakkade (*A*). Langsame Sakkade (*B*): Patient mit olivopontozerebellärer Atrophie. Hypometrische Sakkade (*C*): Patient mit vererbter spinozerebellärer Ataxie (SCA). Hypermetrische Sakkade (*D*): Patient mit vererbter SCA. Treppenstufen-Sakkade (*E*): Patient mit sporadischer SCA. (Aus Thurtell et al. 2007)

det beispielsweise Person A den Blick von einer Person B ab, so wird diese automatisch eine Blickfolgebewegung (»**gaze-following**«) zum Fokus der Aufmerksamkeit von Person A ausführen. Bemerken beide Personen, dass sie ein und dasselbe Objekt in der Umgebung im Fokus ihrer Aufmerksamkeit haben, spricht man von gemeinsamer Aufmerksamkeit (»**joint attention**«). Diese ist eine wesentliche Voraussetzung für das Verständnis mentaler Zustände einer anderen Person. Untersuchungen des sozialen Blicks bieten daher ein relativ leicht zugängliches Fenster zur sozialen Kognition.

Es gibt grundlegende Unterschiede in der neuronalen Aktivierung zwischen fremdinitiierter und selbstinitiierter »joint attention« (Schilbach et al. 2010). Interaktives Eye-Tracking im MRT-Scanner erlaubt, die Augen eines virtuellen Avatars in Abhängigkeit der Augenbewegungen eines Probanden zu bewegen (▶ Abschn. 11.6). Folgen Probanden dem Blick des Avatars, um die Aufmerksamkeit auf ein Objekt zu teilen, so wird der ventrale Teil des medialen präfrontalen Kortex aktiviert (◘ Abb. 11.3).

Diese Region wurde in früheren Studien konsistent mit der Zuschreibung mentaler Zustände in Verbindung gebracht. Das Erreichen von »joint attention« liegt demnach dem Verständnis der Gedanken einer anderen Person bezüglich eines Objekts in der gemeinsamen Umgebung zugrunde. Selbstinitiierte »joint attention« führt spezifisch zu einer Aktivierung des ventralen Striatums, das mit motivationalen und affektiven Aspekten des Erfahrens einer Belohnung in Verbindung gebracht wird. Das Initiieren einer sozialen Interaktion scheint also vom Gehirn belohnt zu werden.

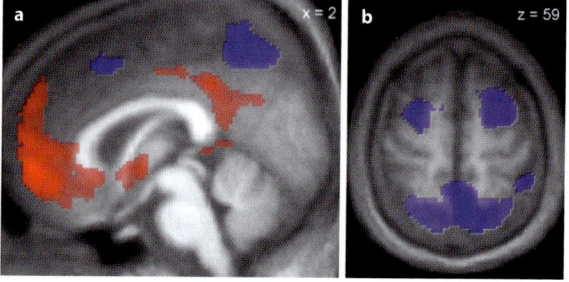

Abb. 11.3 Gehirnaktivierung bei »joint« und »non-joint attention« (mit freundlicher Genehmigung von Leonhard Schilbach). In einer fMRT-Studie wurde ein interaktives Eye-Tracking-Paradigma verwendet, um die neuralen Korrelate gemeinsamer Aufmerksamkeit zu untersuchen: **a** Aktivierung von Arealen des »sozialen Gehirns« bei »joint attention« (*rot*), **b** Aktivierung des frontoparietalen Aufmerksamkeitsnetzwerkes bei »non-joint attention« (*blau*)

Die Kombination von Eye-Tracking und fMRT ist in der Lage, solche Zusammenhänge zwischen sozialer Interaktion und deren zugrunde liegenden neuronalen Prozessen aufzudecken. Bei Erkrankungen wie Schizophrenie oder Autismus versprechen derartige Studien ein genaueres Verständnis der sozial-kognitiven Psychopathologie und der korrespondierenden neuronalen Aktivierungsmuster.

11.4 Methoden zur Aufzeichnung von Augenbewegungen

Zu den am weitesten verbreiteten Methoden der Messung von Augenbewegungen gehören das Elektrookulogramm und das Elektroretinogramm, die Kontaktlinsenmethode mithilfe von »scleral search coils«, die Messung mittels Infrarot-Reflex-Erfassungsgeräten, die Limbusdetektionsmethode sowie die Kornealreflexmethode mittels Videookulographie (Duchowski 2007; Eggert 2007). Im Folgenden sollen 2 Methoden im Detail vorgestellt werden, die im Tomographen bei unterschiedlichen Fragestellungen bereits erfolgreich angewandt wurden: das **Elektrookulogramm** und die **Kornealreflexmethode**.

11.4.1 Elektrookulogramm

Eine relativ simple Methode der Augenbewegungsmessung ist das Elektrookulogramm (EOG). Diese Methode macht sich zunutze, dass das Auge ein Generator elektrischer Potenziale ist. Die unterschiedlichen Neuronen der Retina generieren ein sog. **kornearetinales Potenzial**, welches auch als Bestands- oder Ruhepotenzial bezeichnet wird (Zschocke u. Hansen 2011). Elektrophysiologisch spricht man dabei von einem Dipol, der sich im Falle des Auges aus einem negativen Pol in der Retina und einem positiven Pol in der Kornea bildet. Da die Achse des Dipols in etwa der optischen Achse des Auges entspricht, führen Augenbewegungen zu synchronen Veränderungen des Dipols, welche indirekt mittels Hautelektroden gemessen werden können. Üblicherweise werden dabei pro Auge 2 Elektroden jeweils nasal und temporal platziert, also möglichst nah an den seitlichen Rändern des Auges. Eine weitere Elektrode dient als Referenz und wird am Ohrläppchen oder am Schläfenbein platziert. Anstatt einzelner EOG-Elektroden werden für die Untersuchung auch MRT-kompatible EEG-Hauben verwendet (Chung et al. 2006; Yoon et al. 2005). Während Augenbewegungen bei EEG-Untersuchungen eine stimulusgebundene Artefaktquelle darstellen, gibt es bei fMRT-Versuchen keine solchen funktionellen Artefakte.

Das EOG ist relativ einfach und kostengünstig durchzuführen und erlaubt zudem die Messung von Augenbewegungen bei geschlossenen Augen, was für die Schlafforschung von großem Interesse ist. Die EOG-Daten können mit Standard-Software für die EEG-Auswertung ausgewertet werden. Allerdings wird die Auswertung der Daten dadurch erschwert, dass das Gradientenfeld des Tomographen starke Artefakte erzeugt, die in einem Vorverarbeitungsschritt entfernt werden müssen. Bei der Messung von Sakkaden gibt es im Vergleich zu anderen Methoden zwar keine Unterschiede bei der Messung der Amplitude, allerdings kann es durch die elektrische Aktivität der beteiligten Muskeln zur Verrauschung des EOG-Signals kommen, was zu einem systematischen Fehler bei der Messung von Adduktions- und Abduktionssakkaden führt. Ein weiteres Problem ist die vergleichsweise geringe zeitliche Auflösung von maximal 40 Hz. Das EOG kann zwar im MRT benutzt werden, ist aber eher für spezielle Anwendungen von Interesse (z. B. Blinzeln, Schlaf, Untersuchungen bei geschlossenen Augen etc.) und stellt keine Universallösung dar (Eggert 2007).

11.4.2 Kornealreflexmethode

Bei dieser Methode werden die Augen von einer Lichtquelle beleuchtet. Man macht sich dabei zunutze, dass die Kornea und die Linse des Auges das Licht auf unterschiedliche Art und Weise reflektieren. Diese Reflexionen nennt man **Purkinje-Bilder**.

> **Das sog. erste Purkinje-Bild ist die Reflektion der Außenseite der Kornea, dies ist als »Kornealreflex« bekannt.**

Die Pupille als dunkelster Teil des Auges lässt sich leicht detektieren und vermessen. Dadurch kann der Kornealreflex relativ zur Position des Mittelpunktes der Pupille gemessen werden und ermöglicht eine sehr genaue Bestimmung der Blickrichtung (Abb. 11.4a). Im MRT werden ein Illuminator mit Infrarot-Dioden und eine hochsensible Kamera verwendet, um die Messung von Augenbewegungen in der Dunkelheit des Tomographen zu ermöglichen (Abb. 11.4b).

Die meisten kommerziell erhältlichen Eye-Tracking-Systeme für das MRT benutzen mittlerweile die videobasierte Kornealreflexmethode, da diese verlässliche und zwischen verschiedenen Systemen vergleichbare Daten garantiert. Auch bietet die Methode die Möglichkeit, Augenbewegungen von Kopfbewegungen gut zu unterscheiden. Im Gegensatz zum EOG, bei dem Elektroden auf der Haut angebracht werden müssen, ist die Kornealreflexmethode sowohl mit Remote-Systemen als auch mit Brillensystemen (»eye goggles«) durchführbar und ist demnach nicht invasiv. Bei Remote-Systemen werden Illuminator und Kamera am Ende der Röhre des MRT montiert und mittels eines auf der Kopfspule befestigten Spiegelsystems auf die Augen der Testperson gerichtet. Bei Brillensystemen wird die komplette Technik in eine MRT-kompatible Brille eingebaut. Da kommerziell erhältliche Systeme mittlerweile Abtastraten von bis zu 2000 Hz erlauben, eignet sich die Kornealreflexmethode für nahezu alle Arten von Augenbewegungsmessungen.

11.5 Durchführung von Eye-Tracking-Studien im MRT

Im Folgenden werden einige Hinweise für die erfolgreiche Durchführung einer kombinierten fMRT- und Eye-Tracking-Studie gegeben.

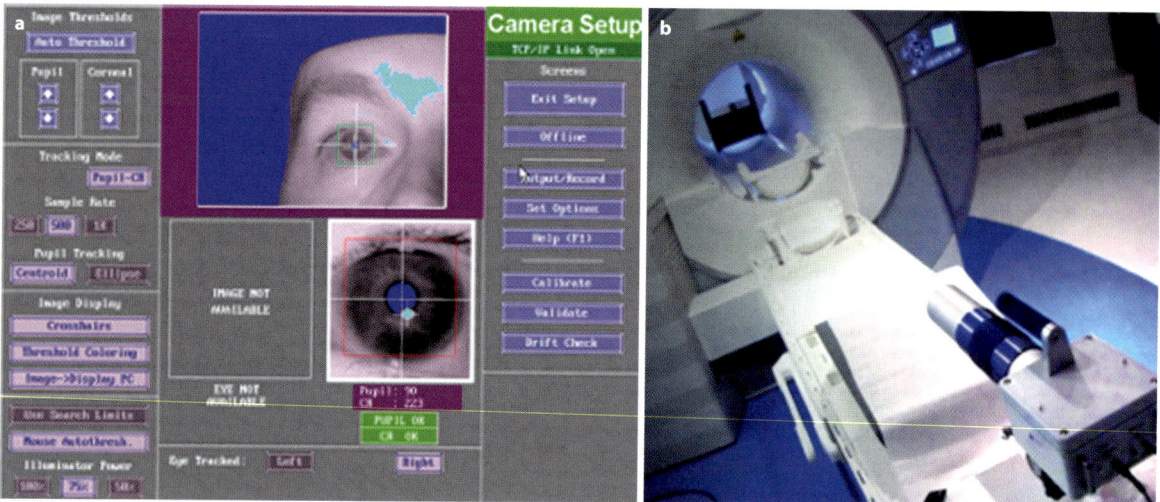

Abb. 11.4 Beispiele zur Messung von Augenbewegungen mittels der videobasierten Kornealreflexmethode im MRT. **a** Benutzeroberfläche eines Programms zur Detektion von Pupille und Kornealreflex (SR-Research Ltd, Ontario, Kanada, http://www.sr-research.com), **b** Darstellung einer Kamera mit Infrarot-Illuminator zur Messung von Augenbewegungen im MRT (SensoMotoric Instruments (SMI), http://www.smivision.com)

11.5.1 Im Vorfeld der Studie

Vor der Verwendung eines Eye-Trackers im Scanner ist es unumgänglich, festzustellen, welche Anforderungen geplante Studien an das System stellen. Die Messung von Augenbewegungen bei geschlossenen Augen oder von Blinzeln erfordert die Verwendung des EOG. Untersucht man schnelle, ballistische Augenbewegungen wie Sakkaden, sollte der Eye-Tracker über eine Abtastrate von mindestens 250 Hz verfügen, da die messbaren Unterschiede bei Sakkaden im Bereich weniger Millisekunden liegen. Es ist ratsam, den Versuch vor der eigentlichen MRT-Studie in einer **behavioralen Pilotstudie** zu testen. Es müssen zudem Qualitätsmessungen durchgeführt werden, um Störungen des Magnetfeldes durch eventuelle ferromagnetische Komponenten des Eye-Trackers oder umgekehrt Störungen des Kamerasignals auszuschließen.

11.5.2 Softwareanforderungen

Beim Design einer Studie ist es wichtig, dass es eine **zeitliche Koregistrierung der Radiofrequenzpulse des Tomographen, der Stimuluspräsentation sowie der Augenbewegungen** gibt. Einige Anbieter kommerzieller MRT-kompatibler Eye-Tracking-Systeme bieten eigene Experimentalsoftware an, wie beispielsweise »Experiment Builder« von SR-Research, welche in Verbindung mit dem Eyelink Eye-Tracking-System benutzt werden kann (http://www.sr-research.com [Zugriff: 27.09.2012]). Prinzipiell ermöglichen aber auch andere Programme wie Presentation™ (Neurobehavioral Systems, http://www.neurobs.com [Zugriff: 27.09.2012]) oder E-Prime (Psychology Software Tools, http://www.pstnet.com [Zugriff: 27.09.2012]) die Anwendung im MRT bei gleichzeitiger Einbindung der Eye-Tracking-Software. Auch wird vermehrt die Programmiersprache Python eingesetzt, da diese die synchrone Kontrolle von mehreren Geräten und eine flexible und präzise Stimulus-Präsentation ermöglicht (Peirce 2007; Venthur et al. 2010).

11.5.3 Kalibrierung des Eye-Trackers

Bei allen erwähnten Methoden außer dem EOG ist eine individuelle Eichung des Systems für jeden Probanden erforderlich, die sog. **Kalibrierung**. Im Falle der Kornealreflexmethode heißt dies, dass für eine bestimmte Anzahl an Bildpunkten die Stellung vom Kornealreflex zur Pupille gespeichert wird. Diese Bildpunkte werden meist als Fixationskreuz dargestellt, welches über den Bildschirm wandert. Die Testperson wird dabei angewiesen, dem Fixationspunkt mit den Blicken zu folgen und ihn an jeder neuen Position zu fixieren. Aus diesen Messungen der Blickachse (»**point of regard**«) entsteht ein Modell des Blickfeldes der Testperson, das zur Berechnung der Blickachsen während des Versuchs verwendet wird.

Normalerweise verwenden Eye-Tracking-Programme standardmäßig eine 5- oder 9-Punkt-Kalibrationsmatrix, diese lässt sich jedoch manuell oder in der Experimentalsoftware an die Anforderungen der Studie anpassen. Theoretisch verbessert eine höhere Anzahl an Bildpunkten das Ergebnis der Kalibrierung. Allerdings ist zu beachten, dass eine hohe Anzahl an Bildpunkten von der Testperson im Tomographen auch höhere Konzentration und Anstrengung erfordert, was zu Problemen bei der fehlerfreien Durchführung der Kalibrierung führen kann. Einige Programme bieten zusätzlich noch eine Validierungsfunktion an, mit der die Qualität der Kalibration getestet werden kann.

> **Die Kalibrierung ist der wichtigste Schritt vor Beginn der Messung. Während dieses Prozesses wird mithilfe einer Kalibrationsmatrix ein Modell vom Gesichtsfeld der Testperson erstellt. Dieses Modell erlaubt die Zuordnung von Blickpositionen zu bestimmten Bildpunkten auf dem Monitor, der zur Stimulus-Präsentation verwendet wird.**

11.5.4 Während der Untersuchung

Ein Problem bei längeren Versuchen sind sog. Drifts, langsame Veränderungen der Augenposition, die beispielsweise dadurch entstehen können, dass die Testperson sich im Verlauf der Untersuchung körperlich entspannt. Einige Programme (z. B. Eyelink, http://www.sr-research.com [Zugriff: 27.09.2012]) erlauben eine automatische Drift-Korrektur. Da dieser Mechanismus jedoch nicht in jeder Eye-Tracking-Software implementiert ist und zudem größere und abrupte Veränderungen der Kopfposition nicht abfängt, müssen in Abhängigkeit von der Länge der Untersuchung sowohl die Kalibrierung als auch die Validierung wiederholt durchgeführt werden.

11.6 Interaktives Eye-Tracking

Eye-Tracking kann laut Duchowski (2007) in 2 Kategorien beschrieben werden:
1. Wird ein Eye-Tracker verwendet, um Daten über die visuelle Wahrnehmung und Ausrichtung der Aufmerksamkeit der Testperson zu erheben, spricht man von **diagnostischem** Eye-Tracking. In den meisten Studien, die eine Kombination von fMRT und Eye-Tracking anwenden, werden die Augenbewegungen im diagnostischen Sinne gemessen. Die auf diese Weise erhobenen Daten werden dann verwendet, um Veränderungen des BOLD-Signals mit spezifischen Augenbewegungen oder der Wahrnehmung eines visuellen Stimulus zu korrelieren.
2. Eine Möglichkeit zur Erweiterung der Anwendbarkeit von Eye-Tracking im fMRT bietet das **interaktive** Eye-Tracking (»**gaze-contingent eye-tracking**«), bei dem der Eye-Tracker als User-Interface funktioniert, welches den Blick der Testperson als Input benutzt, um verschiedenste Anwendungen zu steuern (Duchowski et al. 2004).

Für die neurowissenschaftliche Forschung bietet die Verwendung interaktiver Eye-Tracking-Paradigmen 2 interessante Anwendungsfelder. Patienten mit neuropsychologischen Störungen können Feedback über ihre Handlungen erhalten, was zum einen ein Training visueller Aufmerksamkeit ermöglicht und zum anderen die Untersuchung verschiedener Formen der Handlungskontrolle erlaubt. Zweitens können Studien zur direkten sozialen Interaktion in Echtzeit (»**online social cognition**«) durchgeführt werden, indem beispielsweise die Augenbewegungen eines virtuellen Avatars in Abhängigkeit von den Augenbewegungen einer Testperson variiert werden. Ein Beispiel für eine solche Anwendung wurde bereits in ▶ Abschn. 11.3 beschrieben. Am Forschungszentrum Jülich und der Universität zu Köln wurde vor kurzem ein interaktives Eye-Tracking-Programm zur Studie visueller Aufmerksamkeit und sozial-kognitiver Prozesse entwickelt (Wilms et al. 2010). Der zugrunde liegende Algorithmus ist universell einsetzbar und kann in jeder Programmierumgebung implementiert werden.

◨ Abb. 11.5 zeigt in Anlehnung an die Arbeit von Wilms et al. (2010) ein Flussdiagramm der nötigen Abläufe. Die grünen Elemente bezeichnen dabei die Ein- und Ausgabe des Programmes. Die blauen Elemente markieren den Teil, der für offenes (»**overt**«) Feedback und die Detektion von Fixationen notwendig ist. Dazu werden die Blickdaten in Form von x- und y-Koordinaten eingelesen, aus denen dann mittels eines sich kontinuierlich bewegenden Datenfensters ein **gleitender Mittelwert** einer vorbestimmten Anzahl von Blickpositionen gebildet wird. Durch eine Überprüfung der Standardabweichung der Koordinaten lassen sich kohärente Fixationsperioden detektieren. Nach einer Blickperiode von vorher festgelegter Länge, also einer bestimmten Anzahl von gleitenden Mittelwerten, wird eine Blickperiode als Fixation akzeptiert. Für Untersuchungen mit verdecktem (»**covert**«) Feedback muss überprüft werden, ob die Fixation innerhalb einer vordefinierten »region of interest« (ROI) liegt. Dies wird von den roten Elementen des Flussdiagramms dargestellt. In Abhängigkeit davon, innerhalb welcher ROI die Fixation detektiert wird, kann nun dynamisch verändert werden, was auf dem Bildschirm passiert. Wie in der oben beschriebenen Studie von Schilbach et al. (2010) bietet dies u. a. die Möglichkeit, ein virtuelles Gesicht scheinbar auf das Blickverhalten der Testperson reagieren zu lassen. Interaktive Eye-Tracking-Programme bieten daher eine deutliche **Erweiterung des Methodenspektrums** in der neurologischen und psychiatrischen Forschung.

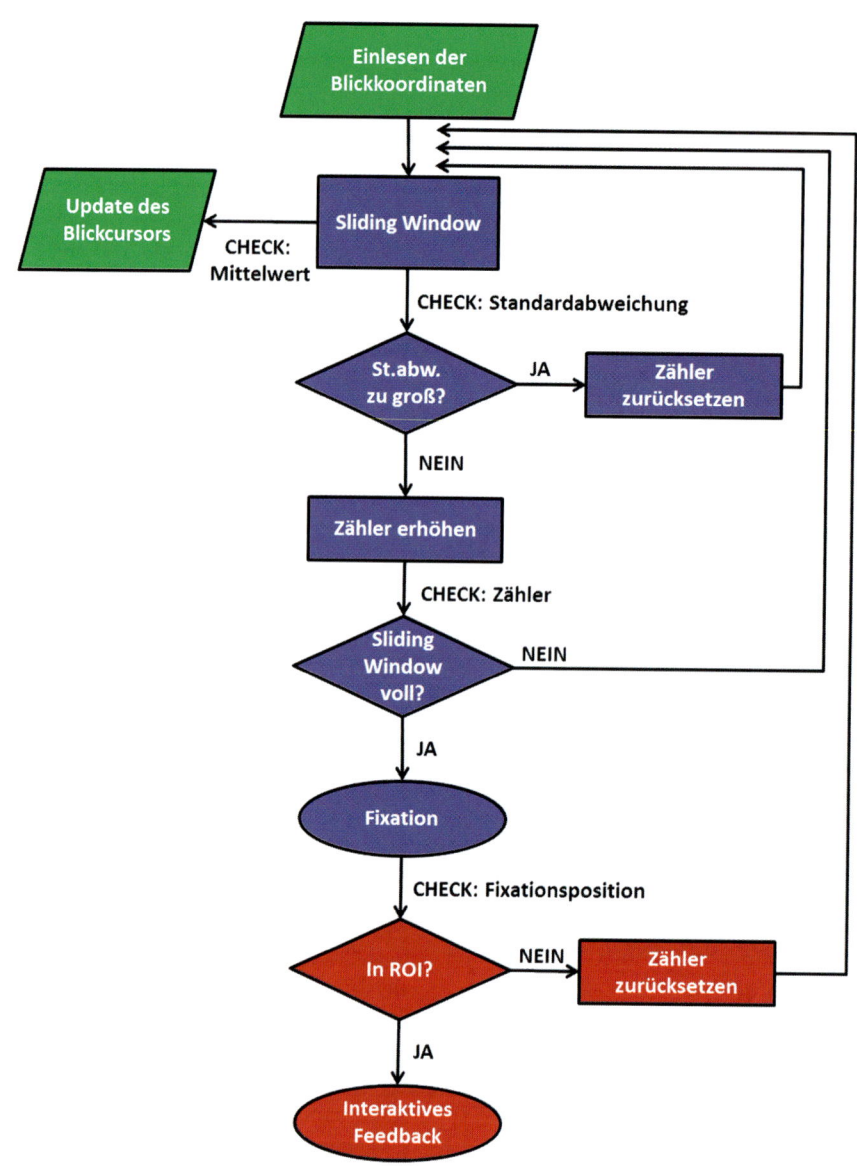

◘ Abb. 11.5 Algorithmus eines interaktiven Eye-Tracking-Programms. (Mod. nach Wilms et al. 2010; mit freundlicher Genehmigung von Oxford University Press)

11.7 Auswertung von Augenbewegungsdaten

Die Auswertung der durch videobasierte Systeme erhobenen Daten kann auf 2 Arten erfolgen. Augenbewegungsdaten können einerseits interaktiv in einen experimentellen Ablauf integriert werden (▶ Abschn. 11.6). Alternativ ist es möglich, Augenbewegungen während eines Experiments passiv aufzuzeichnen und die Daten erst im Anschluss an das Experiment zu analysieren. Augenbewegungen stellen gemeinsam mit funktionellen Daten eine weitere Form abhängiger Variablen dar.

Die zeitlich und räumlich hochauflösende Registrierung von Augenbewegungen erfordert eine hohe Rechenkapazität. Um eine möglichst exakte Kontrolle des zeitlichen Ablaufs eines Experiments zu ermöglichen und gleichzeitig Augenbewegungen präzise zu registrieren, werden sie auf einem separaten Rechner aufgezeichnet.

> **Die Kontrolle des experimentellen Ablaufs und die Aufzeichnung von Blickbewegungen erfolgen in unterschiedlichen Kanälen.**

Es ist erforderlich, diese beiden Kanäle zu synchronisieren, sodass später die Augenbewegungsdaten zuverlässig und zeitlich genau den experimentellen Bedingungen zugeordnet werden können. Eine solche **zeitliche Koregistrierung** erfolgt über das Senden kurzer Kodes. Der Rechner, der den experimentellen Ablauf kontrolliert, ist mit dem Augenbewegungsrechner verbunden und schickt zu relevanten Zeitpunkten Signale, die in den Augenbewegungsdatensatz integriert werden können. Dieser Datensatz besteht im Kern aus einer Matrix von Koordinaten, die die Blickposition des Probanden zu jedem Zeitpunkt des Experiments kodieren. Eine valide Kalibrierung zu Beginn des Experiments (▶ Abschn. 11.5.3) ermöglicht es, diese Koordinaten auf die Positionen auf dem Monitor zu beziehen. Ein weiterer wichtiger Wert, der zusätzlich zur Blickposition aufgezeichnet wird, ist die Größe der Pupille. Sie kann als Maß für mentale Beanspruchung verwendet werden (Beatty 1982) und kann entsprechend als weitere abhängige Variable in kognitiven Experimenten dienen. Darüber hinaus kann sie nützlich sein, um Artefakte und Störungen im Augenbewegungssignal zu erkennen und zu entfernen (Gitelman 2002).

Augenbewegungsdaten sind anfällig und enthalten in der Regel Störungen. Diese können durch die Anwendung von Filtern aus den Daten entfernt oder zumindest reduziert werden (Stampe 1993). Eine Hauptquelle für Störungen sind Lidschlagartefakte. Ein Mensch blinzelt in etwa 18- bis 29-mal pro Minute (Hall 1945). Jeder Lidschlag erzeugt eine Störung der Augenbewegungsdaten, da der Eye-Tracker zu diesem Zeitpunkt keine Blickposition bestimmen kann. Die aufgezeichneten Koordinaten nehmen dann sinnlose Werte an und beeinträchtigen die nachfolgenden Analysen. Lidschlagartefakte können beispielsweise durch heuristische Filter (Stampe 1993) oder auf der Basis der aufgezeichneten Pupillengröße entfernt werden (Gitelman 2002).

> **Nach einer Artefaktbereinigung sollten die Daten nur noch aus Sakkaden, gleitenden Augenfolgebewegungen und Fixationen bestehen.**

Die folgenden Verarbeitungsschritte dienen dazu, die Augendaten entsprechend zu klassifizieren. Verschiedene Algorithmen können unterschiedliche Arten von Augendaten erkennen und zuordnen.

Visuelle Fixationen sind durch Sakkaden getrennt. Entsprechend hilft die Erkennung von Sakkaden auch bei der Zuordnung von Fixationen. Das schnelle, ballistische Geschwindigkeitsprofil von Sakkaden erlaubt es, sofern die Abtastrate des Eye-Trackers hoch genug ist, sie durch lineare Hochpassfilter zu identifizieren (Inchingolo u. Spanio 1985). Ein zuverlässiger Algorithmus für die Identifikation von Sakkaden wurde von Fischer et al. (1993) beschrieben. Dabei werden zunächst Augenbewegungen identifiziert, die schneller als 30°/s sind. Im Anschluss werden sowohl der Scheitelpunkt als auch der Anfang und

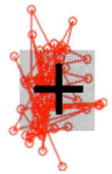

○ **Abb. 11.6** Beispiel für eine Fixationskontrolle. Der Proband ist instruiert, ein Kreuz in der Mitte zu fixieren, aber gleichzeitig mögliche Zielreize links und rechts zu identifizieren. Die Positionen der Fixationen sind *rot* dargestellt und zeigen, dass der Blick des Probanden zuverlässig in der Mitte des Bildschirms lag

das Ende der Augenbewegung bestimmt. Einer Sakkade folgt in der Regel eine visuelle Fixation. Fixationen beschreiben die Phasen, in denen der Blick des Probanden für eine bestimmte Zeit auf eine Position im Raum oder auf einen Punkt auf einem Objekt gerichtet ist. Sowohl der Ort als auch die Dauer der Fixation und die Reihenfolge, in der die Fixationen durchgeführt werden, stellen je nach Fragestellung wichtige Parameter dar.

Nachdem die Augenbewegungsdaten klassifiziert und zugeordnet sind, können weitere Auswertungsschritte erfolgen. Wichtig sind sog. »**Region of interest«-Analysen (ROI)**, bei denen Augenbewegungen auf bestimmte definierte Regionen im visuellen Feld bezogen werden. Dies ist vor allem dann sinnvoll, wenn z. B. kontrolliert werden soll, ob ein Versuchsteilnehmer zu einer bestimmten Zeit auf einen definierten Ort (z. B. ein Fixationskreuz) geblickt hat. Eine solche Fixationskontrolle ist bei Studien relevant, die verdeckte visuelle Aufmerksamkeitslenkung untersuchen (▶ Kap. 19). In diesen Studien wird explizit die Dissoziation von Augenbewegungen und Aufmerksamkeitslenkung untersucht. Die Probanden blicken kontinuierlich auf ein Fixationskreuz in der Mitte eines Bildschirms, während ihre Aufmerksamkeit auf verschiedene Positionen gelenkt wird (○ Abb. 11.6). Die Kontrolle der Blickposition erlaubt es, die experimentellen Durchgänge zu selektieren, bei denen der Proband tatsächlich seinen Blick in der relevanten Region hatte, und die Analyse weiterer funktioneller und Verhaltensdaten auf diese Durchgänge zu beschränken. Für die Durchführung der hier beschriebenen Auswertungsschritte sind frei verfügbare Programme auf der Basis von MATLAB (http://www.mathworks.com [Zugriff: 27.09.2012]) erhältlich. Hier sind vor allem ILAB (Gitelman 2002) (http://tech.groups.yahoo.com/group/ilab/ [Zugriff: 27.09.2012]) und die Eyelink Toolbox (Cornelissen et al. 2002) (http://www.psychtoolbox.org [Zugriff: 27.09.2012]) zu nennen.

> **Zusammenfassung und Ausblick**
>
> Die Messung von Augenbewegungen ist eine wertvolle Ergänzung zu fMRT-Studien, welche visuell dargebotene Stimuli verwenden. Erstens ermöglicht sie eine Kontrolle darüber, ob und wie eine Testperson die Stimuli wahrgenommen hat, und zweitens können die fMRT-Daten in Abhängigkeit von den Blickdaten ausgewertet werden. Durch die enge Kopplung von Wahrnehmung und Handlung im okulomotorischen System bietet die Messung in Patientenstudien auch die Möglichkeit, die neuronale Grundlage von Ausfallerscheinungen in diesem Bereich zu untersuchen. Mit fortgeschrittenen Methoden wie dem interaktiven Eye-Tracking lassen sich zudem unzählige neue Fragestellungen untersuchen. Die wachsende Verfügbarkeit von kommerziellen MRT-kompatiblen Eye-Tracking-Systemen und spezialisierter Software wird die Durchführung solcher Studien in Zukunft deutlich vereinfachen.

Literatur

Beatty J (1982) Task-evoked pupillary responses, processing load, and the structure of processing resources. Psychol Bull 91: 276–292

Buswell G (1922) Fundamental reading habits: a study of their development. The University of Chicago Press, Chicago/IL

Chung J-Y, Yoon HW, Song MS, Park H (2006) Event related fMRI studies of voluntary and inhibited eye blinking using a time marker of EOG. Neurosci Lett 395: 196–200

Cornelissen FW, Peters EM, Palmer J (2002) The Eyelink Toolbox: eye tracking with MATLAB and the Psychophysics Toolbox. Behav Res Methods Instrum Comput 34: 613–617

Duchowski AT (2007) Eye tracking methodology: theory and practice. Springer, London

Duchowski AT, Cournia N, Murphy H (2004) Gaze-Contingent Displays: A Review. Cyberpsychol Behav 7: 621–634

Eggert T (2007) Eye movement recordings: methods. Dev Ophthalmol 40: 15–34

Fischer B, Biscaldi M, Otto P (1993) Saccadic eye movements of dyslexic adult subjects. Neuropsychologia 31: 887–906

Gitelman DR (2002) ILAB: a program for postexperimental eye movement analysis. Behav Res Methods Instrum Comput 34: 605–612

Haarmeier T (2010) Sakkadische Augenbewegungen in der neurologischen Diagnostik. Neurophysiologie-Labor 32:146–152

Hall A (1945) The Origin and Purposes of Blinking. Br J Ophthalmol 29: 445–467

Inchingolo P, Spanio M (1985) On the identification and analysis of saccadic eye movements – a quantitative study of the processing procedures. IEEE Trans Biomed Eng 32: 683–695

Leigh RJ, Zee DS (1999) The Neurology of Eye Movements. Oxford University Press, New York

Kerkhoff G, Marquardt C (2009) EYEMOVE. Standardized assessment and treatment of visual search disorders. Nervenarzt 10: 1196–1204

Peirce JW (2007) PsychoPy - Psychophysics software in Python. J Neurosci Methods 162: 8–13

Schilbach L, Wilms M, Eickhoff SB, Romanzetti S, Tepest R, Bente G, Shah NJ, Fink GR, Vogeley K (2010) Minds made for sharing: initiating joint attention recruits reward-related neurocircuitry. J Cogn Neurosci 22: 2702–2715

Stampe DM (1993) Heuristic filtering and reliable calibration methods for video-based pupil-tracking systems. Behav Res Methods Instrum Comput 25: 137–142

Thurtell MJ, Tomsak RL, Leigh RJ (2007) Disorders of saccades. Curr Neurol Neurosci Rep 7: 407–416

Venthur B, Scholler S, Williamson J, Dähne S, Treder MS, Kramarek MT, Müller KR, Blankertz B (2010) Pyff – a pythonic framework for feedback applications and stimulus presentation in neuroscience. Front Neurosci 4: 179

Wilms M, Schilbach L, Pfeiffer U, Bente G, Fink GR, Vogeley K (2010) It's in your eyes – using gaze-contingent stimuli to create truly interactive paradigms for social cognitive and affective neuroscience. Soc Cogn Affect Neurosci 5: 98–107

Yarbus AL (1967) Eye Movements and Vision. Plenum Press, New York

Yoon HW, Chung JY, Song MS, Park H (2005) Neural correlates of eye blinking; improved by simultaneous fMRI and EOG measurement. Neurosci Lett 381: 26–30

Zschocke S, Hansen H-C (2011) Klinische Elektroenzephalographie. 3. Aufl. Springer, Berlin Heidelberg

Neuropharmakologische funktionelle Bildgebung

C. M. Thiel, G. R. Fink

12.1 Pharmakologische fMRT – 192

12.2 Noradrenerges System – 194

12.3 Dopaminerges System – 195

12.4 Serotonerges System – 196

12.5 Cholinerges System – 197

12.6 GABAerges System – 199

Literatur – 201

Zum Thema

In den letzten Jahren ist die Anzahl von fMRT-Studien, die die neuralen Effekte von Psychopharmaka untersuchen, enorm gestiegen. Das Kapitel erklärt Sinn und Nutzen solcher pharmakologischer fMRT-Studien und gibt einen Überblick über die wichtigsten Arbeiten.

12.1 Pharmakologische fMRT

Die meisten Neurone im Gehirn kommunizieren miteinander durch Ausschüttung von **Neurotransmittern**, die mit den Rezeptoren der nachgeschalteten Zellen interagieren. Neurochemische Kommunikation ist damit ein wesentliches Element für die Weiterleitung von Informationen zwischen Nervenzellen. Pharmaka greifen in diese Reizweiterleitung ein und verstärken oder blockieren beispielsweise in Form von Rezeptoragonisten oder Rezeptorantagonisten die Wirkung eines Neurotransmitters.

> **Definition**
>
> **Rezeptoragonisten** binden an den Rezeptor und erzeugen eine zelluläre Antwort, d. h., sie verstärken dessen Funktion.
> **Rezeptorantagonisten** sind Substanzen, die an den Rezeptor binden, ohne eine zelluläre Antwort zu erzeugen, allerdings verhindern sie die Bindung des Neurotransmitters und reduzieren somit die Funktion des Rezeptors.

Neben ihrer therapeutischen Wirksamkeit können Pharmaka damit als »Werkzeuge« benutzt werden, um neurochemische Kommunikation im Gehirn gezielt und reversibel zu manipulieren. Die Neuropsychopharmakologie untersucht die kognitiven und neuralen Effekte einer solchen pharmakologischen Manipulation. Viele der klassischen Neurotransmittersysteme konnten so anatomisch und funktionell charakterisiert werden. Ein Großteil dieser Befunde beruht auf tierexperimentellen Studien, wo durch intrazerebrale Injektion von verschiedensten Substanzen oder neurochemische Läsionen Neurotransmittersysteme lokal manipuliert und zum anderen durch intrazerebrale Messmethoden Effekte räumlich gut lokalisiert werden können.

Durch die Entwicklung bildgebender Verfahren wie der fMRT und PET stehen der Hirnforschung Werkzeuge zur Verfügung, die es ermöglichen, **neurale Korrelate kognitiver Funktionen** beim Menschen zu untersuchen, d. h. die Hirngebiete zu identifizieren, die bei bestimmten höheren Hirnleistungen ihre Aktivität verändern. Im Gegensatz zum Tiermodell ist die Anzahl der zur Verfügung stehenden Substanzen auf zugelassene Pharmaka beschränkt und auch die räumliche Lokalisation weniger präzise als bei Einzelzellableitungen. Dennoch ermöglichen pharmakologische fMRT-Studien wertvolle Aussagen über die neurochemische Modulation des menschlichen Gehirns. Dies ist besonders für Funktionen und Krankheitsbilder relevant, die nur schlecht im Tiermodell gemessen werden können. In der funktionellen Bildgebung kam es in den vergangenen Jahren zu einer Vielzahl von Studien, die Karten kognitiver Funktionen des menschlichen Gehirns erstellten und eine »Spezialisierung« verschiedener Hirngebiete für bestimmte höhere Hirnleistungen nahe legen (▶ Teil II). Analog können in der Neuropsychopharmakologie diese Methoden genutzt werden, um neben der **funktionell-neuroanatomischen Korrelation** höherer Hirnleistungen die **neurochemische Basis** kognitiver und anderer Hirnfunktionen zu untersuchen. Mit dieser neurochemischen Basis von Hirnfunktionen beschäftigt sich das vorliegende Kapitel.

> **Definition**
>
> Pharmakologische fMRT beschreibt übergreifend alle fMRT-Studien, die die Verabreichung eines Pharmakons beinhalten. Die Mehrzahl pharmakologischer fMRT-Studien untersucht die Beeinflussung aufgabenspezifischer Hirnaktivität durch das Pharmakon. Unter aufgabenspezifischer Hirnaktivität versteht man Veränderungen im BOLD-Signal, die bei einer bestimmten kognitiven, emotionalen, sensorischen oder motorischen Aufgabe (d. h. in sog. Stimulationsparadigmen) im Vergleich zu einer Kontrollaufgabe auftreten.

Der Begriff »pharmakologische fMRT« wird oft übergreifend für alle fMRT-Studien verwendet, die die Verabreichung eines Pharmakons vor oder während der Durchführung einer fMRT-Untersuchung beinhalten (Leslie u. James 2000). Wichtig hierbei ist jedoch, die verschiedenen Ansätze zu unterscheiden:

1. Einer der Ansätze untersucht die **neuralen Effekte der Pharmaka** an sich und gibt Auskunft über den Wirkort des Pharmakons sowie ortsabhängige Dosis-Wirkungs-Zusammenhänge und pharmakokinetische Eigenschaften.
2. Ein weiterer Ansatz, der den Hauptteil der pharmakologischen fMRT-Studien ausmacht, untersucht die Effekte der Pharmaka im Rahmen von Stimulationsparadigmen. Dieser Ansatz gibt Auskunft über Hirngebiete, in denen Pharmaka aufgabenspezifische Hirnaktivität modulieren.
3. Ein dritter Ansatz untersucht ebenfalls die Modulation von Hirnaktivität durch Pharmaka, allerdings aufgabenunabhängig im Rahmen sog. Resting-State-Studien (▶ Kap. 15). Dieser Ansatz gibt Auskunft da-

rüber, wie Pharmaka funktionelle Konnektivität von Hirnnetzwerken verändern.

Beim ersten Ansatz, bei dem die Wirkung des Pharmakons an sich gemessen wird, steht das Pharmakon an Stelle des Stimulationsparadigmas. Das heißt, anstatt Hirnaktivität während einer Aufgabe mit einer Kontrollbedingung zu vergleichen, vergleicht man hierbei Hirnaktivität unter dem Pharmakon mit Hirnaktivität unter Plazebo. Während bei der Datenanalyse (▶ Kap. 9) der Hirnaktivität im Rahmen von Stimulationsparadigmen die Prädiktoren aus der Aufgabe und der Kontrollbedingung bestehen, ist die Wahl der Prädiktoren bei diesem pharmakologischen Ansatz schwieriger. Bei einer der verschiedenen Analysemethoden solcher pharmakologischer fMRT-Studien wird deshalb die pharmakokinetische Information, wie beispielsweise der Zeitpunkt der maximalen Konzentration des Pharmakons, zur Vorhersage von Signalveränderungen im fMRT benutzt (Bloom et al. 1999). Stein und Kollegen (1998) untersuchten mittels dieses Ansatzes die regionalen Effekte von Nikotin im Gehirn von Rauchern. Dazu infundierten sie akut aufsteigende Nikotindosen und verglichen den Zeitverlauf der Aktivierungen in jedem Voxel mit dem auf pharmakokinetischen Kriterien beruhendem Modell. Aktivierungen, die diesem Modell entsprachen, konnten in mehreren Hirngebieten, darunter auch dem Nucleus accumbens, gefunden werden, der eine dosisabhängige Aktivitätszunahme zeigte.

> **Definition**
>
> Als Pharmakokinetik bezeichnet man die Charakteristiken der Aufnahme, Verteilung, Wirkung und des Abbaus von Pharmaka.

Der größte Teil pharmakologischer fMRT-Studien untersucht jedoch die **Effekte eines Pharmakons im Rahmen von Stimulationsparadigmen**. Hier ist – um beim Beispiel Nikotin zu bleiben – nicht der regionale Effekt von Nikotin interessant, sondern die Frage, warum Nikotin beispielsweise Aufmerksamkeitsprozesse beeinflusst. Wir haben diese Fragestellung in einigen pharmakologischen fMRT-Studien untersucht und konnten zeigen, dass Nikotin eine bestimmte Aufmerksamkeitsleistung, die Reorientierung der visuell-räumlichen Aufmerksamkeit, verbessert und dies mit einer Reduktion neuraler Aktivität im posterioren Parietalkortex einhergeht (Thiel u. Fink 2008; Thiel et al. 2005; Vossel et al. 2008). Untersucht wird damit die neurochemische Modulation aufgabenspezifischer Hirnaktivität, d. h., die Ergebnisse sind auch von dem verwendeten Stimulationsparadigma abhängig. In der Datenanalyse kann die etablierte Methodik herkömmlicher fMRT-Studien genutzt werden. Dabei erfolgt als letzter Schritt in der

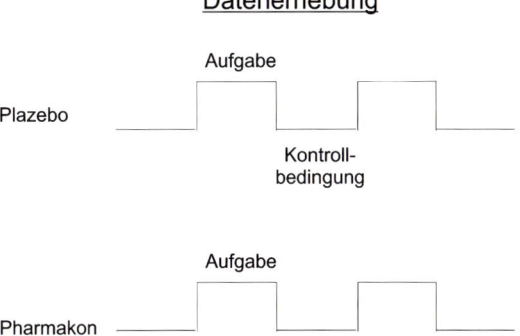
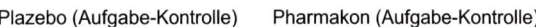
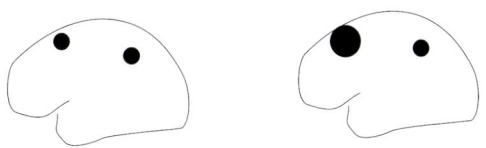
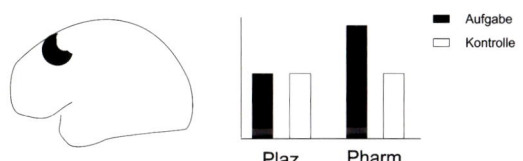

Abb. 12.1 Schematische Illustration pharmakologischer fMRT-Studien im Rahmen von Stimulationsparadigmen. Das Stimulationsparadigma besteht im Beispiel hier aus einer Aufgaben- und Kontrollbedingung und wird unter Pharmaka- und Plazeboapplikation (entweder am gleichen Probanden oder an verschiedenen Probanden) durchgeführt. Wie in allen Stimulationsparadigmen wird in der Datenauswertung aufgabenspezifische Hirnaktivität analysiert, d. h. es werden Hirnregionen isoliert, die eine höhere Aktivität in der Aufgabe im Vergleich zur Kontrollbedingung zeigen. In der Datenauswertung pharmakologischer fMRT-Studien ist die wichtigste Analyse dann der Vergleich zwischen Pharmakon und Plazebo, d. h. die Interaktion aufgabenspezifischer Hirnaktivität mit dem Pharmakon. In dem Beispiel hier zeigt sich eine solche Interaktion im Frontalkortex, die Aktivierungen im Parietalkortex unterscheiden sich nicht signifikant. Das dargestellte Signal im Frontalkortex zeigt, dass die Interaktion auf einer durch das Pharmakon erzeugten Erhöhung der frontokortikalen Aktivität in der Aufgabe besteht

Gruppenstatistik, z. B. durch eine ANOVA, der Vergleich der aufgabenspezifischen neuralen Aktivierungen unter Plazebo mit denen unter Pharmakon (◘ Abb. 12.1).

In den letzten Jahren haben sog. **Resting-State-Studien** in der funktionellen Bildgebung an Bedeutung gewonnen. Diese Studien isolieren niedrigfrequente spontane Fluktuationen des BOLD-Signals, die ein räumlich spezifisches Kohärenzmuster aufzeigen, und bieten somit die Möglichkeit, funktionelle Konnektivität zu untersuchen (▶ Kap. 15). Einige neuere pharmakologische Studien nutzen diese Analysen, um aufgabenunabhängig zu untersuchen, inwiefern bestimmte Substanzen funktionelle Konnektivität modulieren. Solche Studien sind insbesondere auch dann geeignet, wenn die Pharmakonwirkung bei Patienten untersucht werden soll, deren Beeinträchtigung für die Bewältigung einer kognitiven Aufgabe zu groß ist.

Bei pharmakologischen fMRT-Studien im Rahmen von Stimulationsparadigmen oder von Resting-State-Studien wird das Pharmakon plazebokontrolliert und doppelblind freiwilligen Probanden zumeist akut verabreicht. Die Medikamente werden dabei als »Werkzeuge« benutzt, mit deren Hilfe Neurotransmittersysteme experimentell stimuliert oder blockiert werden können. Die so gewonnenen Ergebnisse geben Auskunft über die **modulatorische Rolle** verschiedener Neurotransmitter im gesunden Gehirn. Zum anderen werden pharmakologische fMRT-Studien an Patienten durchgeführt, um Auskunft über die Mechanismen der **therapeutischen Wirksamkeit eines Pharmakons** zu erhalten. Dabei wird das Pharmakon oft chronisch appliziert, und es kommt zu einer »Vorher«- und »Nachher«-Messung. Beiden Arten der Pharmakonapplikation ist jedoch gemein, dass die Wirkung des Pharmakons auf aufgabenspezifische Aktivierungen bzw. Konnektivität untersucht wird und die Lokalisation der modulatorischen Effekte nicht unbedingt dem Ort entsprechen muss, an dem das Pharmakon an die entsprechenden Rezeptoren bindet.

> Im Rahmen pharmakologischer fMRT-Studien wird je nach Ansatz entweder der Effekt eines Pharmakons an sich auf Hirnaktivität untersucht oder aber der modulatorische Effekt einer Substanz auf Hirnaktivität, die im Rahmen sensorischer, motorischer oder kognitiver Aktivierungen entsteht.

Die meisten der im Folgenden erwähnten Studien untersuchen die Modulation aufgabenspezifischer Hirnaktivität, einige neuere Studien betrachten darüber hinaus die Modulation funktioneller Konnektivität im Ruhezustand. Wir haben uns dabei auf Studien im monoaminergen (Noradrenalin, Dopamin, Serotonin), cholinergen und GABAergen System beschränkt, auch wenn es im glutamatergen System oder im Bereich der Neuropeptide (hier insbesondere zum Oxytocin) weitere spannende Arbeiten gibt.

12.2 Noradrenerges System

Noradrenerge Projektionssysteme entspringen 2 Zellgruppen im Hirnstamm: dem Locus coeruleus und einer

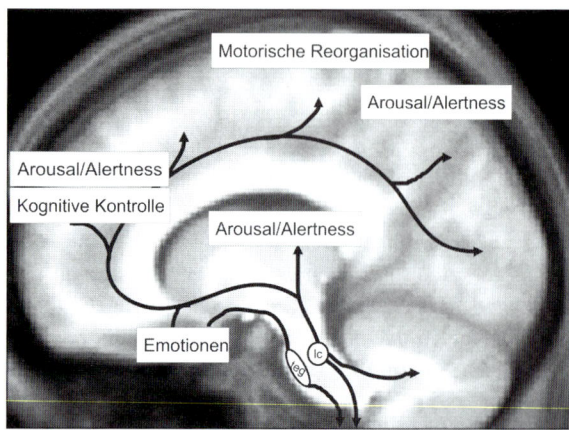

Abb. 12.2 Vereinfachte Darstellung noradrenerger Projektionen und Lokalisation der im Text erwähnten noradrenergen Effekte in verschiedenen Stimulationsparadigmen. Man beachte, dass die anatomische Lokalisation der pharmakologischen Effekte in dieser und den anderen Abbildungen sehr ausgewählt und vereinfacht dargestellt ist. *lc*: Locus coeruleus, *teg*: tegmentale Nuclei

Zellgruppe im lateralen ventralen Tegmentum. Die Fasern, die im Locus coeruleus entspringen, innervieren alle Kortexareale, thalamische und hypothalamische Kerne, den Bulbus olfactorius, das Zerebellum und das Rückenmark. Die Zellgruppe im lateralen ventralen Tegmentum zieht zu Amygdala, Hippocampus und dem Rückenmark. Noradrenerge Rezeptoren werden in α- und β-Rezeptoren unterteilt, für die jeweils weitere Subtypen existieren (α1, α2, β1, β2, β3). Noradrenerge α-Rezeptoren werden mit Arousal, Alertness und kognitiver Kontrolle in Verbindung gebracht. Neurale Korrelate dieser Effekte wurden in frontalen und parietalen Kortexarealen sowie dem Thalamus gefunden. Noradrenerge β-Rezeptoren sind hingegen stark an emotionalem Gedächtnis und Emotionen beteiligt. Effekte von β-Rezeptoren auf emotionales Lernen wurden in Amygdala und Hippocampus gefunden (■ Abb. 12.2).

Definition

Arousal bezeichnet einen Zustand erhöhter physiologischer Aktivität. Der Begriff wird oft mit Aktivierungsgrad oder Erregungszustand übersetzt.
Alertness bezeichnet die Aufmerksamkeitsaktivierung und die erhöhte Bereitschaft, auf auftretende Reize zu antworten.
Kognitive Kontrolle bezeichnet Prozesse, die für zielgerichtetes Verhalten insbesondere in Situationen wichtig sind, in denen Störreize vorliegen oder impulsartiges Verhalten unterdrückt werden muss.

Aufmerksamkeitsmodulierende Effekte einer noradrenergen α-Rezeptormanipulation untersuchten Coull et al. (2001). Sie konnten zeigen, dass eine Störung noradrenerger Neurotransmission durch den α2-Agonisten Clonidin mit geringeren Aktivierungen in parietalen und frontalen Hirnarealen einhergeht; die Lokalisation der noradrenergen Wirkung hing dabei von der untersuchten Aufmerksamkeitsfunktion ab, was nochmals verdeutlicht, dass pharmakologische Effekte im Rahmen kognitiver Studien modulatorischer Art sind und von der spezifischen Aufgabe abhängen. In einer weiteren Studie wurde gezeigt, dass die noradrenergen Effekte zudem vom Arousal abhängig sind (Coull et al. 2004). Aufmerksamkeitsleistungen verschlechterten sich durch α2-Agonisten nur unter Bedingungen geringen Arousals. Dies ging mit einer niedrigeren Aktivität im Pulvinarkern des Thalamus einher. Zwei neuere Studien weisen zudem auf eine Rolle des Neurotransmitters Noradrenalin bei kognitiver Kontrolle hin. Beide Arbeiten nutzten den noradrenergen Wiederaufnahmehemmer Atomoxetin und konnten in 2 unterschiedlichen Aufgaben zeigen, dass die Substanz zu einer Erhöhung inferior-frontaler Aktivität in Situationen führt, in denen kognitive Kontrolle benötigt wird (Chamberlain et al. 2009; Graf et al. 2011). Die Verhaltenseffekte der Substanz unterschieden sich jedoch und führten sowohl zu einer Verschlechterung (Graf et al. 2011) als auch Verbesserung der kognitiven Kontrolle (Chamberlain et al. 2009).

Zudem ist das noradrenerge System (insbesondere noradrenerge β-Rezeptoren) an Emotionen und emotionalem Gedächtnis beteiligt (Kukolja et al. 2008; Onur et al. 2009; Strange u. Dolan 2004). Die Studien konnten dabei übereinstimmend zeigen, dass eine noradrenerge Modulation emotionalen Verhaltens ein neurales Korrelat in der Amgygdala aufweist. So fanden Kukolja und Kollegen (2008), dass der Noradrenalinwiederaufnahmehemmer Reboxetin die durch negativ-emotionale Stimuli hervorgerufene Amygdalaaktivierung erhöht.

In ganz anderem Zusammenhang wurden die Effekte von Reboxetin von Grefkes und Kollegen untersucht. Hier wurde aufgabenabhängige Konnektivität visuomotorischer bzw. motorischer Netzwerke bei gesunden Probanden (Grefkes et al. 2009) und Patienten nach Schlaganfall (Wang et al. 2011) analysiert (▶ Kap. 40). Beide Arbeiten zeigten eine erhöhte effektive Konnektivität aufgabenrelevanter Hirnareale und dass eine noradrenerge Stimulation zur Verbesserung pathologisch veränderter Konnektivität beitragen kann.

12.3 Dopaminerges System

Im Gegensatz zu den anderen Aminen, die die gesamte Neuraxis innervieren, sind die Projektionen des dopaminergen Systems umgrenzt. Oft werden 3 Projektionssysteme unterschieden, die ihren Ursprung jeweils im Mittelhirn haben:

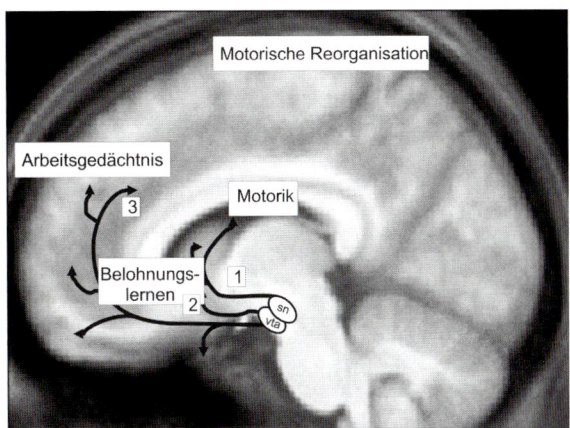

Abb. 12.3 Vereinfachte Darstellung des nigrostriatalen (1), des mesolimbischen (2) und des mesokortikalen dopaminergen (3) Projektionssystems und Lokalisation der im Text erwähnten dopaminergen Effekte in verschiedenen Stimulationsparadigmen. *sn*: Substantia nigra, *vta*: Area ventralis tegmentalis

- **Nigrostriatales System:** entspringt in der Substantia nigra und projiziert zum Neostriatum
- **Mesolimbisches System:** entspringt im ventralen Tegmentum und endet im ventralen Neostriatum
- **Mesokortikales System:** hat seinen Ursprung ebenfalls im ventralen Tegmentum, endet aber im Frontalkortex, Zingulum und in entorhinalen Gebieten

Fünf verschiedene **Dopaminrezeptoren** sind bisher identifiziert worden. Diese werden in 2 Klassen aufgeteilt, die D_1- und die D_2-Familie. Neben psychopharmakologischen Untersuchungen liefern auch neuropsychologische Studien an Patienten mit Erkrankungen wie dem Morbus Parkinson (▶ Kap. 34) und der Schizophrenie (▶ Kap. 42), bei denen dopaminerge Aktivität durch die Erkrankung chronisch reduziert bzw. erhöht ist, einen wichtigen Beitrag zum Verständnis der dopaminergen Modulation kognitiver Leistungen. Funktionell ist das nigrostriatale System vorwiegend an motorischen Leistungen beteiligt. Das mesolimbische System wird mit Belohnungslernen und Substanzabhängigkeit assoziiert. Das mesokortikale System wird mit Arbeitsgedächtnis und anderen Exekutivfunktionen in Verbindung gebracht. Zudem weisen eine Reihe von Studien auf erholungsfördernde Effekte dopaminerger Substanzen hin (Tardy et al. 2006) (◘ Abb. 12.3).

> **Das dopaminerge System wird mit motorischen Leistungen, Motivation, Belohnungslernen, Arbeitsgedächtnis und Exekutivfunktionen in Verbindung gebracht. Die dopaminerge Modulation des Arbeitsgedächtnisses hängt mit neuraler Aktivität im Frontalkortex zusammen.**

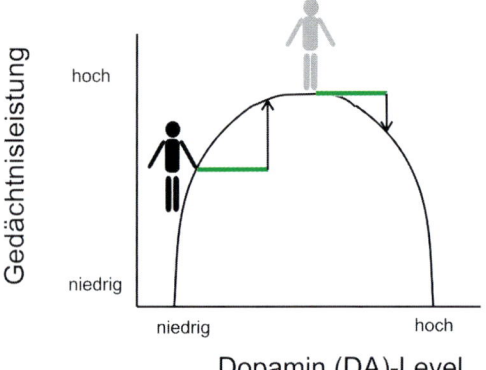

Abb. 12.4 Schematische Verdeutlichung des umgekehrt U-förmigen Dosis-Wirkungs-Zusammenhangs. Die Kurve zeigt, dass zu wenig und zu viel Dopamin zu Defiziten (hier Gedächtnis) führen können. Ebenso kann erklärt werden, warum nur Personen mit anfänglich schlechter Leistung (*schwarzes Männchen*) von einer moderaten Erhöhung des Dopamin-Levels profitieren, Personen mit anfänglich guten Leistungen und optimalen Dopamin-Leveln (*graues Männchen*) aber eine Leistungsverminderung zeigen

In einer fMRT-Studie von Mattay und Kollegen (Mattay et al. 2000) wurden die Effekte des indirekten Dopaminagonisten Dextroamphetamin untersucht. Die Ergebnisse zeigten, dass eine Stimulation dopaminerger Neurotransmission die neurale Aktivität im rechten Präfrontalkortex besonders bei steigender Belastung des Arbeitsgedächtnisses erhöht. Im Verhalten fand man gedächtnisverbessernde Effekte der Substanz allerdings nur bei Versuchspersonen mit einer ursprünglich niedrigen Gedächtnisleistung. Dieser Effekt, der auch in anderen Neurotransmittersystemen zu finden ist, wird oft mit einem umgekehrt U-förmigen Dosis-Wirkungs-Zusammenhang erklärt (◘ Abb. 12.4). Dieser kann auch den Befund erklären, dass eine genetische Variation im dopaminergen System (Catechol-O-Methyltransferase), die zu Unterschieden in der Verfügbarkeit von Dopamin führt, frontokortikale Aktivität nach dopaminerger Stimulation entweder erhöht oder reduziert (Mattay et al. 2003). Auch altersspezifische Effekte können gut mit dem umgekehrt U-förmigen Dosis-Wirkungszusammenhang erklärt werden. So konnten Morcom und Kollegen (2009) gedächtnisverbessernde Effekte des Dopaminagonisten Bromocriptin nur bei alten Probanden mit schlechtem Gedächtnis finden. Neural zeigte sich eine altersabhängige Wirkung der Pharmaka in Regionen des medialen Temporallappens, im Striatum und im Frontalkortex.

Die Rolle des mesolimbischen Dopaminsystems beim Belohnungslernen und der Entscheidungsfindung wurde in verschiedenen Studien untersucht (Jocham et al. 2011; Pessiglione et al. 2006). Pessiglione und Kollegen (2006) konnten beispielsweise zeigen, dass dopaminerge Substanzen (L-Dopa und Haloperidol) den Vorhersagefehler, der im ventralen Striatum kodiert wird, modulieren und die Größe dieser Modulation das im Paradigma gezeigte Verhalten erklären kann (Näheres hierzu ▶ Kap. 25). Eine Resting-State-Studie zeigt darüber hinaus, dass L-Dopa unter anderem die funktionelle Konnektivität zwischen ventralem Striatum und dem ventrolateralen Präfrontalkortex erhöht (Kelly et al. 2009). Ein methodisch etwas anderer Ansatz, Resting-State-Aktivität zu untersuchen, wird von der Arbeitsgruppe von Bullmore verfolgt (Bullmore u. Sporns 2009). Achard und Bullmore (2007) untersuchten alte und junge Probanden mit einem Dopamin-D$_2$-Rezeptor-Antagonisten und konnten zeigen, dass die Blockade des dopaminergen Systems die Effizienz von Hirnnetzwerken reduziert.

> **Definition**
>
> Der Vorhersagefehler ist wichtig für Belohnungslernen und bezeichnet den Unterschied zwischen der erwarteten und der erhaltenen Belohnung, d. h., ein Vorhersagefehler tritt auf, wenn unerwartet eine Belohnung erfolgt oder eine erwartete Belohnung ausbleibt (▶ Kap. 25).

> **Ein umgekehrt U-förmiger Dosis-Wirkungs-Zusammenhang bedeutet, dass eine Blockade der Rezeptorfunktion sowie eine übermäßige Stimulation ähnliche Effekte hervorrufen. Zudem können interindividuelle Unterschiede mit diesem Zusammenhang erklärt werden (◘ Abb. 12.4).**

12.4 Serotonerges System

Die Ursprungszellen des serotonergen Systems liegen in den Raphekernen des Hirnstamms. Die Fasern laufen über das mediale Vorderhirnbündel und innervieren alle Kortexareale, das Neostriatum, den Thalamus und den Hippocampus. Bisher sind 7 serotonerge Rezeptoren identifiziert worden (5-HT1 bis 5-HT7), die in weitere Subtypen unterteilt werden können. Funktionell ist Serotonin mit einer Vielzahl von Verhaltensweisen in Zusammenhang gebracht worden. Aufgrund einer serotonergen Beteiligung beim Krankheitsbild der Depression (▶ Kap. 43) wurde Serotonin in pharmakologischen fMRT-Studien zumeist im Rahmen von Emotion und Motivation untersucht. Weitere Studien bringen Serotonin in Zusammenhang mit Entscheidungsbewertung und Sozialverhalten (Rogers 2011). Da hier die Rolle des serotonergen Systems interessiert, finden fMRT-Studien mit Substanzen, die sowohl ins serotonerge als auch noradrenerge System eingreifen, im Folgenden keine Beachtung. (◘ Abb. 12.5).

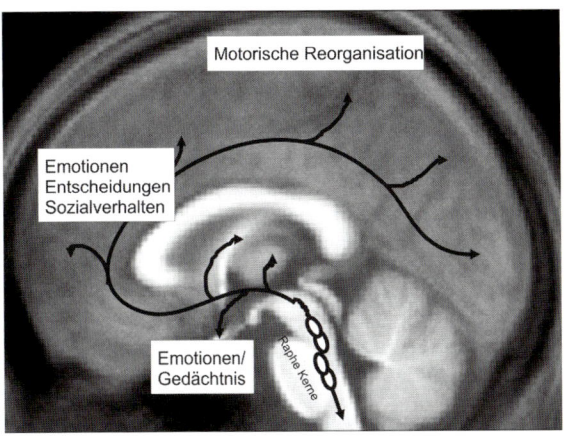

Abb. 12.5 Vereinfachte Darstellung serotonerger Projektionen und Lokalisation der im Text erwähnten serotonergen Effekte in verschiedenen Stimulationsparadigmen

Im Bereich der Emotionen konnte mittels pharmakologischer fMRT beispielsweise gezeigt werden, dass eine akute Gabe des selektiven Serotoninwiederaufnahmehemmers und Antidepressivums Citalopram zu einer Reduktion von neuraler Aktivität in der Amygdala bei Verarbeitung emotionaler Gesichter führte (Murphy et al. 2009). Umgekehrt führte eine Erniedrigung von Serotonin durch Tryptophandepletion zwar nicht generell zu einer Erhöhung von Amygdalaaktivität über alle Probanden, allerdings fand sich eine erhöhte Amygdalaaktivität bei Probanden, die in einem Persönlichkeitstest als bedrohungsängstlich eingestuft wurden (Cools et al. 2005). Während die meisten hier referierten Studien Pharmaka bei gesunden Probanden akut verabreichen, finden sich im Bereich der Antidepressiva auch Untersuchungen mit wiederholter Subtanzgabe. Di Simplicio et al. (2012) untersuchten die Effekte einer einwöchigen Verabreichung von Citalopram. Versuchspersonen waren Probanden, bei denen man aufgrund von hohen Neurotizismuswerten von einer erhöhten Vulnerabilität für Depression ausgeht. Wurden diesen Probanden Wörter mit selbstrelevanten Persönlichkeitseigenschaften präsentiert, kam es zu einer erhöhten medial präfrontalen neuralen Aktivität, die durch Citalopram reduziert wurde. Eine Resting-State-Studie fand bei gleichem Verabreichungsschema zudem eine reduzierte funktionelle Konnektivität zwischen der Amygdala und dem ventralen medialen Präfrontalkortex (McCabe u. Mishor 2011).

In einem inhaltlich ganz anderen Bereich bewegen sich die Studien von Loubinoux und Kollegen. Sie untersuchten bei Schlaganfallpatienten (Pariente et al. 2001) und gesunden Probanden (Loubinoux et al. 2002) die Effekte von Serotonin im Zusammenhang mit motorischer Aktivität. Im gesunden Gehirn konnten sie zeigen, dass bei Durchführung einer motorischen Aufgabe eine akute Erhöhung serotonerger Neurotransmission (durch Paroxetin) zu einer Aktivitätserhöhung im kontralateralen primärsensomotorischen Kortex und im supplementärmotorischen Areal führte. Auch bei Patienten zeigte sich eine Erhöhung von neuraler Aktivität im kontralateralen primärmotorischen Kortex bereits nach einmaliger Gabe eines Serotoninwiederaufnahmehemmers (Fluoxetin). Dies ging mit einer Verbesserung motorischer Leistungen einher. Die Befunde zeigen, dass Serotonin im gesunden Gehirn motorische Hirnaktivität moduliert und dass im kranken Gehirn eine Erhöhung serotonerger Neurotransmission erholungsfördernd sein könnte.

12.5 Cholinerges System

Die 2 großen cholinergen Projektionssysteme entspringen im:
- Basalen Vorderhirn (u. a. Nucleus basalis, Septum) und projizieren in den Kortex und Hippocampus
- Hirnstamm und projizieren u. a. in den Thalamus

Das cholinerge Projektionssystem im basalen Vorderhirn ist maßgeblich an kognitiven Leistungen wie Aufmerksamkeit, Lernen und Gedächtnis beteiligt, sowie an neuronaler Plastizität. Es können 2 Rezeptortypen, der muskarinerge und der nikotinerge Acetylcholinrezeptor, unterschieden werden. Der muskarinerge Rezeptor kann in 5 Untertypen unterteilt werden (M1–M5). Der nikotinerge Rezeptor setzt sich aus verschiedenen Unterformen der Untereinheiten α und β zusammen und variiert funktionell je nach Zusammensetzung.

> **Das cholinerge System ist für Aufmerksamkeit, Lernen und Gedächtnis von Bedeutung. Erhöhte cholinerge Aktivität ist für die Enkodierung neuer Informationen förderlich. Für den Abruf abgespeicherter Informationen ist hingegen eine reduzierte cholinerge Aktivität förderlich. Verbesserte Aufmerksamkeitsleistungen durch Nikotin könnten auf einer Modulation parietaler Aktivität und einer gleichzeitigen Reduktion von Aktivität im »Default Mode«-Netzwerk (ein sog. Ruhenetzwerk, Näheres dazu ▶ Kap. 15) beruhen.**

Die Mehrheit der funktionellen Bildgebungsstudien zum cholinergen System untersucht die cholinerge Modulation von Lernen, Gedächtnis und Aufmerksamkeit. Cholinerge Effekte reichen dabei von einer Modulation sensorischer Areale bis hin zur Modulation hippocampaler, frontokortikaler und parietaler neuraler Aktivität (Übersicht bei Bentley et al. 2011). Effekte einer cholinergen Stimulation durch Physostigmin, einer Substanz, die den Abbau von Acetylcholin reduziert und damit cholinerge Aktivität er-

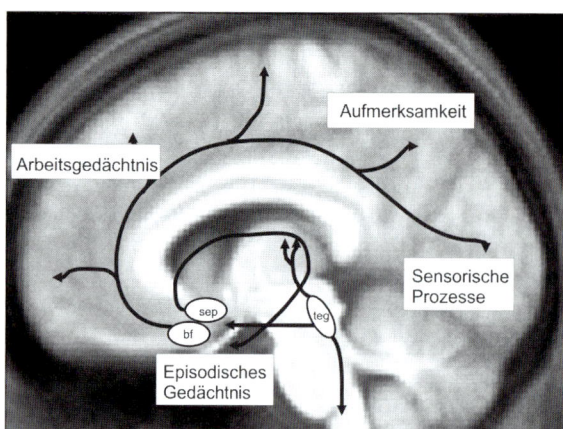

Abb. 12.6 Vereinfachte Darstellung cholinerger Projektionen und Lokalisation der im Text erwähnten cholinergen Effekte in verschiedenen Stimulationsparadigmen. *sep*: Septum, *bf*: basales Vorderhirn, *teg*: tegmentale Nuclei

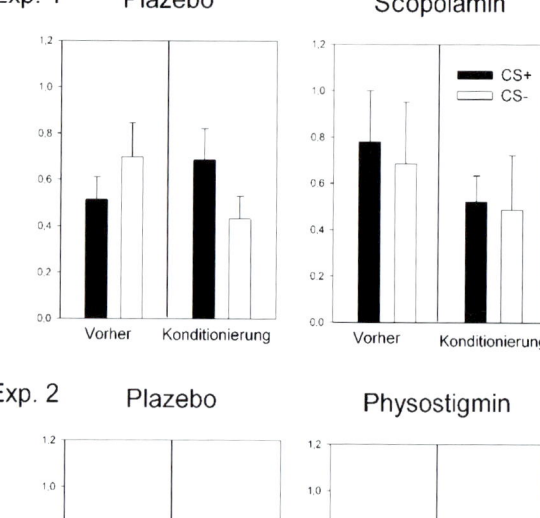

Abb. 12.7 Effekte von Scopolamin und Physostigmin auf lernabhängige Veränderungen im auditorischen Kortex beim Konditionieren. Es wurde ein aversives auditorisches Konditionierungsparadigma verwendet. Als konditionierte Reize (CS) wurden 2 Töne verwendet, von denen der eine mit einem Schock gepaart wurde (CS+), der andere nicht (CS-). Vor der Konditionierung wurden die Töne ohne Schock dargeboten, um die Ausgangsaktivität zu erfassen. Dargestellt sind Signalveränderungen in einem Voxel des auditorischen Kortex vor (*vorher*) und während der Konditionierung

höht, wurden von Furey und Kollegen (2000) in einer Arbeitsgedächtnisaufgabe untersucht. Zum einen fanden die Autoren eine Reduktion frontaler Aktivierungen durch Physostigmin. Zum anderen fanden sie eine Erhöhung extrastriärer Aktivität während der Phase des Enkodierens, was darauf hinweist, dass die Verbesserung von Lernen bei cholinerger Stimulation auf einer effizienteren Reizverarbeitung beruhen könnte. In einer episodischen Gedächtnisaufgabe konnte hingegen gezeigt werden, dass der oft beschriebene tierexperimentelle Befund einer durch cholinerge Stimulation verbesserten Enkodierung und eines verschlechterten Abrufs von Gedächtnisinhalten mit entsprechenden Aktivitätsveränderungen im Hippocampus und der Amygdala einhergeht (Kukolja et al. 2009).

Neben der Untersuchung von gesunden Probanden findet man im cholinergen System auch einige pharmakologische fMRT-Studien an Patienten mit Gedächtnisbeeinträchtigung (z. B. Goekoop et al. 2006; Grön et al. 2006). Ein interessanter Befund von Bentley und Kollegen (2008) sei hier hervorgehoben: Sie fanden, dass die Effekte von Physostigmin bei Patienten oft denen der gesunden Probanden entgegengesetzt waren. So führte die Substanz beispielsweise bei gesunden Probanden zu einer Reduktion stimulusspezifischer Aktivität im parahippocampalen Kortex, bei Patienten mit Morbus Alzheimer jedoch zu einer Erhöhung.

Den Effekt cholinerger Modulation lernabhängiger Plastizität untersuchten Thiel und Kollegen in einem Konditionierungsparadigma, in welchem ein bestimmter Ton (CS+) einen Schock vorhersagte (Thiel et al. 2002a, 2002b); ◘ Abb. 12.7; Näheres zur Konditionierung ▶ Kap. 25). Es konnte gezeigt werden, dass die Aktivität im auditorischen Kortex für den CS+, also den Reiz mit erlernter Relevanz, im Gegensatz zu einem Reiz ohne Relevanz (CS-) ansteigt. Die pharmakologische Manipulation in Form einer Blockade muskarinerger cholinerger Aktivität durch Scopolamin reduzierte diese lernabhängigen Veränderungen, was für eine Rolle des cholinergen Systems bei lernabhängiger Plastizität spricht. Der Nachweis, dass eine Erhöhung cholinerger Aktivität umgekehrt lernabhängige Veränderungen erhöht, gelang jedoch nicht. Im Gegenteil – unter Physostigmin zeigten sich keine Unterschiede in der Aktivierung für den CS+ und CS-. Dieser Befund kam dadurch zustande, dass es unter Physostigmin zu einem Aktivitätsanstieg für den CS- kam. In anderen Worten, eine erhöhte cholinerge Neurotransmission könnte im gesunden Gehirn dazu führen, dass relevante Reize nicht von irrelevanten unterschieden werden können. Ähnlich wie im dopaminergen System spricht auch dies dafür, dass ein Mehr an neurochemischer Aktivität im gesunden Gehirn nicht immer mit Leistungsverbesserung einhergehen muss, sondern dass Neurotransmitterkonzentrationen ein Aktivitätsoptimum besitzen.

12.6 · GABAerges System

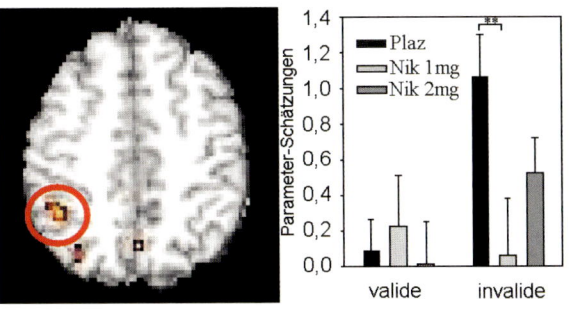

Abb. 12.8 Aktivität im Sulcus intraparietalis des Parietalkortex bei einer visuell-räumlichen Aufmerksamkeitsaufgabe. Unter Plazebo ist die neurale Aktivität dann hoch, wenn die Probanden bei invalide angezeigten Reizen ihre Aufmerksamkeit umlenken müssen. Dies wird durch Nikotin reduziert. (Aus Thiel et al. 2005; mit freundlicher Genehmigung von Nature Publishing Group)

Das nikotinerge cholinerge System ist oft im Zusammenhang mit Aufmerksamkeitsprozessen untersucht worden (Übersicht bei Newhouse et al. 2011). Hier findet man in vielen Studien eine Modulation parietaler Hirnaktivität; beispielsweise konnten wir zeigen, dass das Reorientieren visuell räumlicher Aufmerksamkeit unter Nikotin mit einer Reduktion parietaler Aktivität einhergeht (Thiel u. Fink 2008; Thiel et al. 2005; Vossel et al. 2008) (◘ Abb. 12.8). Ähnlich wie im dopaminergen System zeigte sich auch hier ein umgekehrt U-förmiger Dosis-Wirkungs-Zusammenhang, d. h., nur Probanden mit initial schlechter Leistung profitierten von Nikotin (Thiel et al. 2005). Des Weiteren weisen einige Arbeiten auf eine Reduktion von neuraler Aktivität im sog. »Default Mode«-Netzwerk (▶ Kap. 15) unter Nikotin hin (Hahn et al. 2007; Tanabe et al. 2011). Dass das »Default Mode«-Netzwerk auch Relevanz zur Erklärung interindividueller Unterschiede haben könnte, zeigen Daten von Giessing et al. (2007). Mittels multivariater Datenanalyse fanden die Autoren, dass besonders jene Probanden von Nikotin in einer Aufmerksamkeitsaufgabe profitierten, die unter Plazebo während der Aufgabe eine hohe Aktivität in Regionen des »Default Mode«-Netzwerks aufwiesen.

12.6 GABAerges System

GABA ist der hauptsächliche inhibitorische Neurotransmitter im Zentralnervensystem; er ist in ca. 40 % der Neuronen vorhanden. Es werden 2 Typen von GABA-Rezeptoren unterschieden: $GABA_A$ und $GABA_B$. $GABA_A$-Rezeptoren sind eine funktionell heterogene Rezeptorfamilie, an der klinisch relevante Substanzen wie Barbiturate, Anästhetika und Benzodiazepine binden. Sie kommen in hoher Konzentration im gesamten Kortex vor. Benzodiazepine wie Lorazepam oder Diazepam erhöhen die Wirkung körpereigenen GABAs am Rezeptor und verstärken dadurch

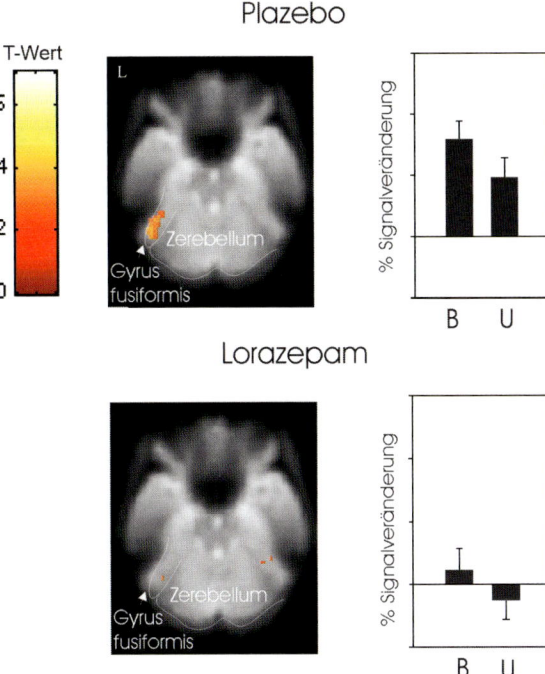

Abb. 12.9 Aktivierungen im Gyrus fusiformis auf Gesichter. Unter Plazebo ist das BOLD-Signal bei Präsentation berühmter (B) und unbekannter (U) Gesichter im linken Gyrus fusiformis erhöht. Dies wird durch Lorazepam reduziert. (Aus Thiel et al. 2002c; mit freundlicher Genehmigung von Nature Publishing Group)

inhibitorische Aktivität. Psychopharmakologische Studien beschäftigen sich vorwiegend mit der Rolle der Benzodiazepine, die neben ihrer angstreduzierenden und antikonvulsiven Wirkung auch gedächtnismindernde Effekte besitzen.

> **Benzodiazepine erhöhen GABAerge Aktivität. Sie reduzieren Angst, verschlechtern aber auch Gedächtnisleistungen. Neurale Korrelate verschlechterter Gedächtnisleistungen wurden im Frontalkortex, dem Hippocampus und in extrastriären Hirnarealen gefunden.**

Sperling und Kollegen (2002) untersuchten die neuralen Korrelate der gedächtnismindernden Effekte von Lorazepam und fanden eine Reduktion von neuraler Aktivität im inferioren Frontalkortex. Dies ging mit Defiziten beim Gesichter-Namen-Assoziationslernen einher. Darüber hinaus kam es zu einer Reduktion von Aktivierungen im Hippocampus und Gyrus fusiformis, ähnliche Effekte wurden in der gleichen Studie bei Blockade des cholinergen Systems gefunden. Eine durch Lorazepam hervorgerufene unspezifische Reduktion von Aktivität im Gyrus fusiformis fanden wir auch in einer Primingstudie mit bekannten und unbekannten Gesichtern (Thiel et al. 2002c) (◘ Abb. 12.9).

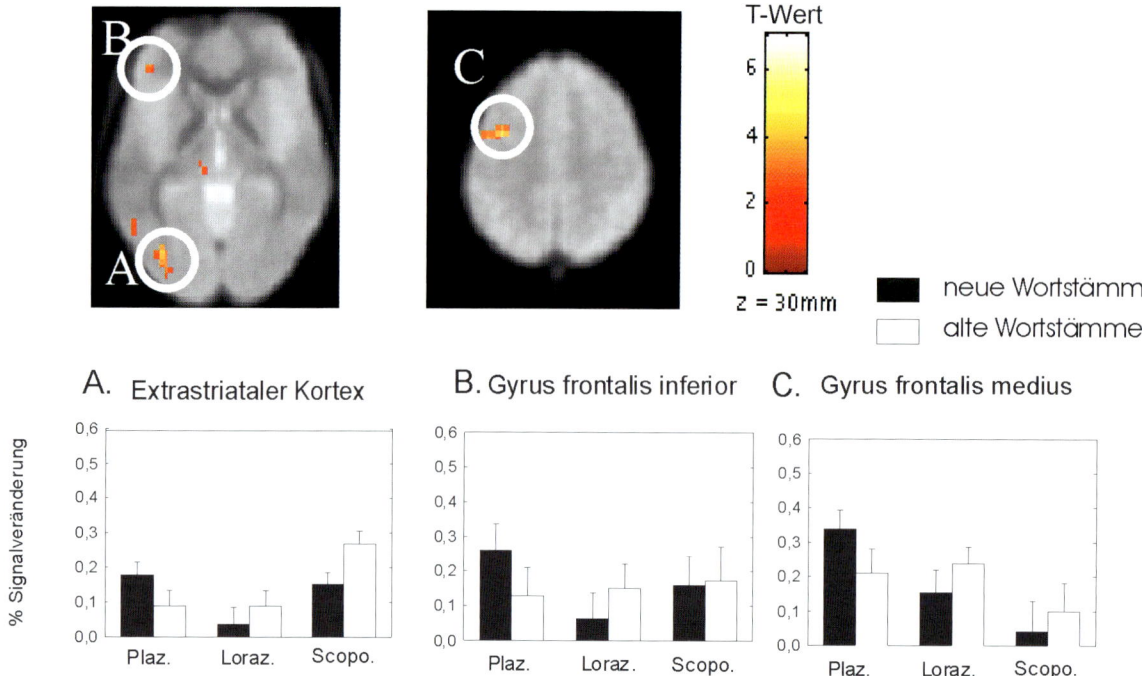

◘ **Abb. 12.10** Lokalisation der Effekte von Scopolamin und Lorazepam in einem Primingparadigma (Wortstammergänzung). Die Aktivierungen stellen die Pharmaka-x-Aufgaben-Interaktion dar, d. h. Regionen, in denen die neuralen Korrelate von Priming durch die Pharmaka unterdrückt werden. Extrastriatale und frontale Hirnregionen zeigen unter Plazebo eine sog. Wiederholungsunterdrückung, d. h. ein geringeres Signal bei wiederholter Darbietung der Reize (alte Wortstämme). Dies wird durch Scopolamin und Lorazepam in unterschiedlicher Weise gestört. (Aus Thiel et al. 2001; mit freundlicher Genehmigung)

> **Definition**
>
> Priming bezeichnet die schnellere oder veränderte Verarbeitung von Reizen, wenn diese ein zweites Mal dargeboten werden. Priming ist eine Form impliziten Lernens. Ein fMRT-Korrelat von Priming ist die sog. Wiederholungsunterdrückung (»repetition suppression«), d. h. eine verringerte BOLD-Antwort auf die zweite Darbietung des Reizes.

In einer anderen Primingaufgabe, in der das Stimulusmaterial aus Wörtern bestand (sog. Wortstammergänzung; Thiel et al. 2001) kam es durch Lorazepam zu einer Reduktion von der sonst beim Priming beobachteten Wiederholungsunterdrückung in extrastriären und frontalen Hirnarealen (◘ Abb. 12.10). Zudem zeigte die Studie im Gegensatz zu den Befunden von Sperling et al. (2002) Unterschiede zwischen der GABAergen Manipulation durch Lorazepam und einer cholinergen Manipulation durch Scopolamin. Eine Dissoziation GABAerger von cholinergen und dopaminergen Effekten fanden auch Bullmore et al. (2003), allerdings bezüglich dorsal präfrontaler Aktivierungen bei steigender Aufgabenschwierigkeit, die durch cholinerge und dopaminerge Pharmaka, nicht aber durch das Benzodiazepin Diazepam beeinflussbar waren.

Die Effekte von Lorazepam bei der Verarbeitung emotionaler Bilder wurden von Northoff und Kollegen in einer kombinierten fMRT/MEG-Studie untersucht. Die fMRT-Ergebnisse zeigten, dass das Benzodiazepin orbitofrontale Aktivität bei emotional negativen Bildern erniedrigt und bei emotional positiven Bildern erhöht (Northoff et al. 2002), was darauf hinweist, dass die GABAerge Modulation emotionaler Reize mit Aktivität im Orbitofrontalkortex zusammenhängt. Dies passt zu klinischen Befunden, die zeigen, dass Lorazepam anxiolytische Effekte bei Erkrankungen mit orbitofrontaler Beteiligung, wie beispielsweise Zwangsstörungen und Panikattacken (► Kap. 44) besitzt. Die Effizienz von Lorazepam wird des Weiteren durch eine neuere Studie belegt, in der man fand, dass auch Hirnaktivität im superioren Gyrus frontalis und Gyrus cinguli, die mit anitzipatorischer Angst einhergeht, bei gesunden Probanden durch das Benzodiazepin reduziert wird (Schunck et al. 2010).

Eine Synthese der Bildgebungsbefunde mit Benzodiazepinen ist schwierig, da sehr viele verschiedene Substanzen existieren und verwendet wurden, die sich schon bezüglich ihrer kognitiven Effekte und wahrscheinlich auch ihrer Bindung an Benzodiazepinrezeptoren unterscheiden. So scheint es, dass nur bestimmte Benzodiazepine beispielsweise Aktivität in frontalen Hirngebieten modulieren. Eine Herausforderung im GABAergen System besteht darin, verschiedene Benzodiazepine zu vergleichen und die neuralen sowie Verhaltenseffekte der Benzodiazepine von denen der Anticholinergika zu trennen.

Zusammenfassung und Ausblick

Funktionelle Bildgebungsstudien versuchen, höhere Hirnleistungen bestimmten Hirngebieten zuzuordnen. Dies bezeichnet man als funktionelle Segregation. In diesem Kapitel wurde versucht, Neurotransmittersysteme bestimmten höheren Hirnleistungen und Hirnsystemen zuzuordnen, d. h. eine neurochemische Segregation vorzunehmen. Insgesamt ist eine solche Abgrenzung jedoch auch bei einer mittlerweile größeren Anzahl pharmakologischer fMRT-Studien nicht einfach. Auch wenn manche der hier selektiv ausgewählten Studien und Abbildungen auf eine zumindest teilweise vorhandene funktionelle Segregation hinweisen, gibt es doch auch eine Reihe von Befunden, die ähnliche Effekte über verschiedene Transmittersysteme hinweg zeigen. Ein Beispiel sind die reorganisationsfördernden Effekte der Monoamine. Vergleiche zwischen einzelnen pharmakologischen fMRT-Studien sind aufgrund unterschiedlicher Paradigmen zudem oft schwierig. Hier könnten Resting-State-Studien, die aufgabenunabhängige Hirnaktivität messen, in der Zukunft an Bedeutung gewinnen. Eine weitere Variabilität der Befunde ergibt sich durch die untersuchte Population und die Rolle, die interindividuelle Unterschiede spielen. So kann schon der Zustand des Gehirns vor Verabreichung eines Pharmakons zumindest teilweise ausschlaggebend für den dann erzielten Effekt sein. Durch eine stärkere Fokussierung auf die Rolle solcher interindividuellen Zustände und Unterschiede könnte auf lange Sicht möglicherweise die mit fMRT gemessene Hirnaktivität als diagnostischer Marker für die durch Pharmaka zu erwartenden therapeutischen Effekte genutzt werden.

Literatur

Achard S, Bullmore E (2007) Efficiency and cost of economical brain functional networks. PLoS Comput Biol 3: e17
Bentley P, Driver J, Dolan RJ (2008) Cholinesterase inhibition modulates visual and attentional brain responses in Alzheimer's disease and health. Brain 131: 409–424
Bentley P, Driver J, Dolan RJ (2011) Cholinergic modulation of cognition: Insights from human pharmacological functional neuroimaging. Prog Neurobiol 94: 360–388
Bloom AS, Hoffmann RG, Fuller SA, Pankiewicz J, Harsch HH, Stein EA (1999) Determination of drug-induced changes in functional MRI signal using a pharmacokinetic model. Hum Brain Mapp 8: 235–244
Bullmore E, Sporns O (2009) Complex brain networks: graph theoretical analysis of structural and functional systems. Nat Rev Neurosci 10: 186–198
Bullmore E, Suckling J, Zelaya F, Long C, Honey G, Reed L, Routledge C, Ng V, Fletcher P, Brown J, Williams SC (2003) Practice and difficulty evoke anatomically and pharmacologically dissociable brain activation dynamics. Cereb Cortex 13: 144–154
Chamberlain SR, Hampshire A, Müller U, Rubia K, Del CN, Craig K, Regenthal R, Suckling J, Roiser JP, Grant JE, Bullmore ET, Robbins TW, Sahakian BJ (2009) Atomoxetine modulates right inferior frontal activation during inhibitory control: a pharmacological functional magnetic resonance imaging study. Biol Psychiatry 65: 550–555
Cools R, Calder AJ, Lawrence AD, Clark L, Bullmore E, Robbins TW (2005) Individual differences in threat sensitivity predict serotonergic modulation of amygdala response to fearful faces. Psychopharmacology (Berl) 180: 670–679
Coull JT, Nobre AC, Frith CD (2001) The noradrenergic alpha2 agonist clonidine modulates behavioural and neuroanatomical correlates of human attentional orienting and alerting. Cereb Cortex 11: 73–84
Coull JT, Jones M, Egan T, Frith CD, Maze M (2004) Noradrenergic a2 attentional effects vary with arousal level: modulation of the thalamic pulvinar in healthy humans. Neuroimage 22: 315–322
Di Simplicio M, Norbury R, Harmer CJ (2012) Short-term antidepressant administration reduces negative self-referential processing in the medial prefrontal cortex in subjects at risk for depression. Mol Psychiatry 17: 503–510
Furey ML, Pietrini P, Haxby JV (2000) Cholinergic enhancement and increased selectivity of perceptual processing during working memory. Science 290: 2315–2319
Giessing C, Fink GR, Rosler F, Thiel CM (2007) fMRI data predict individual differences of behavioral effects of nicotine: a partial least square analysis. J Cogn Neurosci 19: 658–670
Goekoop R, Scheltens P, Barkhof F, Rombouts SA (2006) Cholinergic challenge in Alzheimer patients and mild cognitive impairment differentially affects hippocampal activation – a pharmacological fMRI study. Brain 129: 141–157
Graf H, Abler B, Freudenmann R, Beschoner P, Schaeffeler E, Spitzer M, Schwab M, Gron G (2011) Neural correlates of error monitoring modulated by atomoxetine in healthy volunteers. Biol Psychiatry 69: 890–897
Grefkes C, Wang LE, Eickhoff SB, Fink GR (2009) Noradrenergic Modulation of Cortical Networks Engaged in Visuomotor Processing. Cereb Cortex 20: 783–797
Grön G, Brandenburg I, Wunderlich AP, Riepe MW (2006) Inhibition of hippocampal function in mild cognitive impairment: targeting the cholinergic hypothesis. Neurobiol. Aging 27: 78–87
Hahn B, Ross TJ, Yang Y, Kim I, Huestis MA, Stein EA (2007) Nicotine enhances visuospatial attention by deactivating areas of the resting brain default network. J Neurosci 27: 3477–3489
Jocham G, Klein TA, Ullsperger M (2011) Dopamine-mediated reinforcement learning signals in the striatum and ventromedial prefrontal cortex underlie value-based choices. J Neurosci 31: 1606–1613
Kelly C, de Zubicaray G, Di Martino A, Copland DA, Reiss PT, Klein DF, Castellanos FX, Milham MP, McMahon K (2009) L-dopa modulates functional connectivity in striatal cognitive and motor networks: a double-blind placebo-controlled study. J Neurosci 29: 7364–7378
Kukolja J, Schlapfer TE, Keysers C, Klingmuller D, Maier W, Fink GR, Hurlemann R (2008) Modeling a negative response bias in the human amygdala by noradrenergic-glucocorticoid interactions. J Neurosci 28: 12868–12876

Kukolja J, Thiel CM, Fink GR (2009) Cholinergic stimulation enhances neural activity associated with encoding but reduces neural activity associated with retrieval in humans. J Neurosci 29: 8119–8128

Leslie RA, James MF (2000) Pharmacological magnetic resonance imaging: a new application for functional MRI. Trends Pharmacol Sci 21: 314–318

Loubinoux I, Pariente J, Boulanouar K, Carel C, Manelfe C, Rascol O, Celsis P, Chollet F (2002) A single dose of the serotonin neurotransmission agonist paroxetine enhances motor output: double-blind, plazebo-controlled, fMRI study in healthy subjects. NeuroImage 15: 26–36

Mattay VS, Callicott JH, Bertolino A, Heaton I, Frank JA, Coppola R, Berman KF, Goldberg TE, Weinberger DR (2000) Effects of dextroamphetamine on cognitive performance and cortical activation. NeuroImage 12: 268–275

Mattay VS, Goldberg TE, Fera F, Hariri AR, Tessitore A, Egan MF, Kolachana B, Callicott JH, Weinberger DR (2003) Catechol O-methyltransferase val158-met genotype and individual variation in the brain response to amphetamine. Proc Natl Acad Sci USA 100: 6186–6191

McCabe C, Mishor Z (2011) Antidepressant medications reduce subcortical-cortical resting-state functional connectivity in healthy volunteers. Neuroimage. 57: 1317–1323

Morcom AM, Bullmore ET, Huppert FA, Lennox B, Praseedom A, Linnington H, Fletcher PC (2009) Memory Encoding and Dopamine in the Aging Brain: A Psychopharmacological Neuroimaging Study. Cereb Cortex 20: 743–757

Murphy SE, Norbury R, O'Sullivan U, Cowen PJ, Harmer CJ (2009) Effect of a single dose of citalopram on amygdala response to emotional faces. Br J Psychiatry 194: 535–540

Newhouse PA, Potter AS, Dumas JA, Thiel CM (2011) Functional brain imaging of nicotinic effects on higher cognitive processes. Biochem Pharmacol 82: 943–951

Northoff G, Witzel T, Richter A, Gessner M, Schlagenhauf F, Fell J, Baumgart F, Kaulisch T, Tempelmann C, Heinzel A, Kotter R, Hagner T, Bargel B, Hinrichs H, Bogerts B, Scheich H, Heinze HJ (2002) GABAergic modulation of prefrontal spatio-temporal activation pattern during emotional processing: a combined fMRI/MEG study with Plazebo and lorazepam. J Cogn Neurosci 14: 348–370

Onur OA, Walter H, Schlaepfer TE, Rehme AK, Schmidt C, Keysers C, Maier W, Hurlemann R (2009) Noradrenergic enhancement of amygdala responses to fear. Soc Cogn Affect Neurosci 4: 119–126

Pariente J, Loubinoux I, Carel C, Albucher JF, Leger A, Manelfe C, Rascol O, Chollet F (2001) Fluoxetine modulates motor performance and cerebral activation of patients recovering from stroke. Ann Neurol 50: 718–729

Pessiglione M, Seymour B, Flandin G, Dolan RJ, Frith CD (2006) Dopamine-dependent prediction errors underpin reward-seeking behaviour in humans. Nature 442: 1042–1045

Rogers RD (2011) The roles of dopamine and serotonin in decision making: evidence from pharmacological experiments in humans. Neuropsychopharm 36: 114–132

Schunck T, Mathis A, Erb G, Namer IJ, Demazieres A, Luthringer R (2010) Effects of lorazepam on brain activity pattern during an anxiety symptom provocation challenge. J Psychopharmacol 24: 701–708

Sperling R, Greve D, Dale A, Killiany R, Holmes J, Rosas HD, Cocchiarella A, Firth P, Rosen B, Lake S, Lange N, Routledge C, Albert M (2002) Functional MRI detection of pharmacologically induced memory impairment. Proc Natl Acad Sci USA 99: 455–460

Stein EA, Pankiewicz J, Harsch HH, Cho JK, Fuller SA, Hoffmann RG, Hawkins M, Rao SM, Bandettini PA, Bloom AS (1998) Nicotine-induced limbic cortical activation in the human brain: a functional MRI study. Am J Psychiatry 155: 1009–1015

Strange BA, Dolan RJ (2004) Beta-adrenergic modulation of emotional memory-evoked human amygdala and hippocampal responses. Proc Natl Acad Sci USA 101: 11454–11458

Tanabe J, Nyberg E, Martin LF, Martin J, Cordes D, Kronberg E, Tregellas JR (2011) Nicotine effects on default mode network during resting state. Psychopharmacology (Berl) 216: 287–295

Tardy J, Pariente J, Leger A, Dechaumont-Palacin S, Gerdelat A, Guiraud V, Conchou F, Albucher JF, Marque P, Franceries X, Cognard C, Rascol O, Chollet F, Loubinoux I (2006) Methylphenidate modulates cerebral post-stroke reorganization. Neuroimage 33: 913–922

Thiel CM, Fink GR (2008) Effects of the cholinergic agonist nicotine on reorienting of visual spatial attention and top-down attentional control. Neurosci 152: 381–390

Thiel CM, Henson RN, Morris JS, Friston KJ, Dolan RJ (2001) Pharmacological modulation of behavioural and neuronal correlates of repetition priming. J Neurosci 21: 6846–6852

Thiel CM, Bentley P, Dolan RJ (2002a) Effects of cholinergic enhancement on conditioning-related responses in human auditory cortex. Eur J Neurosci 16:2199–2206

Thiel CM, Friston KJ, Dolan RJ (2002b) Cholinergic modulation of experience-dependent plasticity in human auditory cortex. Neuron 35: 567–574

Thiel CM, Henson RN, Dolan RJ (2002c) Scopolamine but not lorazepam modulates face repetition priming: a psychopharmacological fMRI study. Neuropsychopharmacol 27: 282–292

Thiel CM, Zilles K, Fink GR (2005) Nicotine modulates reorienting of visuospatial attention and neural activity in parietal cortex. Neuropsychopharmacol 30: 810–820

Vossel S, Thiel CM, Fink GR (2008) Behavioral and neural effects of nicotine on visuospatial attentional reorienting in non-smoking subjects. Neuropsychopharm 33: 731–738

Wang LE, Fink GR, Diekhoff S, Rehme AK, Eickhoff SB, Grefkes C (2011) Noradrenergic enhancement improves motor network connectivity in stroke patients. Ann Neurol 69: 375–388

Geschlechtsabhängige Effekte

U. Habel, B. Derntl

13.1 Einleitung – 204

13.2 Geschlechtsspezifische Neuroanatomie – 204

13.3 Geschlechtsspezifische BOLD-Reaktionen – 205

13.4 Funktionelle Unterschiede zwischen Frauen und Männern – 206
13.4.1 Kognitionen – 206
13.4.2 Emotionales Erleben und Verhalten – 207
13.4.3 Interaktion Emotion und Kognition – 209
13.4.4 Resting state – 209

13.5 Zyklusabhängige Aktivierungen – 209

13.6 Interaktion von Geschlecht und Alter – 211

Literatur – 213

Zum Thema
Zahlreiche relevante Einflussfaktoren müssen bei fMRT-Untersuchungen beachtet und kontrolliert oder analysiert werden. Im Folgenden sollen Geschlechtsunterschiede und ihre Bedeutung für fMRT-Ergebnisse veranschaulicht werden, da sie zunehmend auch auf größeres Forschungsinteresse stoßen und nach einer Zeit der Vernachlässigung mittlerweile als wichtiges Forschungsgebiet im Bereich des Neuroimaging gelten.

13.1 Einleitung

Das Geschlecht ist einer der wichtigsten genetischen Einflussfaktoren für menschliches Verhalten und Erleben, mit entsprechenden Folgen für Entwicklung, Gesundheit, Einstellungen, Persönlichkeit und Identität. Neuropsychologische Untersuchungen haben immer wieder Nachweise von Geschlechtsunterschieden bei verschiedenen emotional-kognitiven Prozessen erbracht, so z. B. größere sprachliche Fähigkeiten bei Frauen und bessere visuell-räumliche und motorische Fähigkeiten bei Männern sowie Unterschiede im Bereich des episodischen Gedächtnisses wie auch der Emotionalität. Hierzu ist immer einschränkend festzustellen, dass die Variation der Fähigkeiten innerhalb der Gruppe der Männer und Frauen jeweils sehr hoch ist und die beiden Gruppen stark überlappen, sodass Gruppenunterschiede immer stark von der gerade gewählten Stichprobe abhängig sind.

Diese Ergebnisse führten daher früh zu der Frage nach strukturellen und funktionellen zerebralen Unterschieden zwischen den Geschlechtern. Die starke Verbreitung und Weiterentwicklung funktionell bildgebender Verfahren hat in den letzten Jahren zu einer spezifischeren Charakterisierung der Struktur und funktionellen Neuroanatomie von Geschlechtsunterschieden geführt. Die Beachtung geschlechtsspezifischer Besonderheiten im Verhalten, aber auch in den zugrunde liegenden neuronalen Korrelaten kann dabei helfen, geschlechtsspezifische Unterschiede, Stereotype sowie Vorurteile aufzudecken. Im klinischen Bereich lassen sich dadurch die Diagnostik und Therapie optimieren und unterschiedliche Substanzwirkungen und heterogene Befunde teilweise erklären.

> **Gerade bei der Untersuchung von Geschlechtsunterschieden mittels funktionell bildgebender Verfahren müssen jedoch mögliche Fehlinterpretationen aufgrund methodischer Ungenauigkeiten vermieden werden.**

So verschwanden beispielsweise Geschlechtsunterschiede während der Bearbeitung kognitiver Aufgaben nach Normalisierung der regionalen Aktivierung auf die Durchblutung des gesamten Gehirns (Esposito et al. 1996). Und auch die Leistung in den im Scanner durchgeführten Tests kann einen großen Einfluss auf die geschlechtsspezifischen zerebralen Aktivierungen haben (McClure et al. 2004), sodass diese Informationen zu Verhaltensdaten zur Interpretation der funktionellen Daten nicht fehlen dürfen und einbezogen werden müssen. Neuere Studien wiesen auch auf den Einfluss der Auswertemethode hinsichtlich Geschlechtsunterschieden bei Sprachaufgaben hin (Harrington u. Farias 2008): Wurde eine Gruppenanalyse (ANOVA) durchgeführt, zeigten sich Geschlechtsunterschiede in den klassischen Sprachaarealen, wenn allerdings individuelle »Regions of interest«(ROI)-Analysen und vor allem ein Lateralitätsindex berechnet wurden, fanden sich andere Ergebnisse und deutlich geringere Unterschiede. Die Autoren fassen zusammen, dass bisherige inkonsistente Befunde durch die Auswahl der Aufgabe, aber eben auch der Auswertemethode, teilweise erklärt werden können.

In einer Studie von Unterrainer et al. (2005) wurden aus einer Gruppe gesunder Männer und Frauen jeweils 10 hinsichtlich ihrer Leistung im verwendeten Tower-of-London-Paradigma (▶ Kap. 22) gematchte Probandinnen und Probanden ausgewählt. Während sich eine Korrelation zwischen der Leistung in der Planungsphase und der Stärke der Aktivierung des rechten dorsolateralen Präfrontalkortex (dlPFK) und superior temporaler und inferior-parietaler Areale nachweisen ließ, waren hier jedoch keine geschlechtsspezifischen Unterschiede zu beobachten (Abb. 13.1a). Wurde allerdings die funktionelle Aktivierung während der Lösung der Aufgabe analysiert, zeigten sich Geschlechtsunterschiede dahingehend, dass Frauen eine stärkere Beteiligung des rechten Hippocampus im Vergleich zu Männern aufwiesen (Abb. 13.1b). Zusammenfassend ist somit zu folgern, dass Befunde aus Studien mit weiblichen und männlichen Probanden sowohl Leistungs- als auch tatsächlich bestehende geschlechtsabhängige Aktivierungsmuster widerspiegeln können.

13.2 Geschlechtsspezifische Neuroanatomie

Funktionell zerebrale Unterschiede können durch anatomische Unterschiede determiniert sein. Solche **volumetrischen Differenzen** wurden zwischen adulten männlichen und weiblichen Gehirnen, aber auch bereits in der frühen Adoleszenz beschrieben. So sind männliche Gehirne im Durchschnitt größer (Sullivan et al. 2001) und weisen mehr weiße Substanz und zerebrospinale Flüssigkeit auf – ein Unterschied, der bestehen bleibt, selbst wenn die Werte für das gesamte intrakranielle Volumen korrigiert werden (Gur et al. 1999). Frauen hingegen verfügen über einen größeren Anteil grauer Substanz (Lemaitre et al. 2005). Bezüglich der Anatomie sind insbesondere auch Hemisphärenasymmetrien berichtet worden, welche auf eine

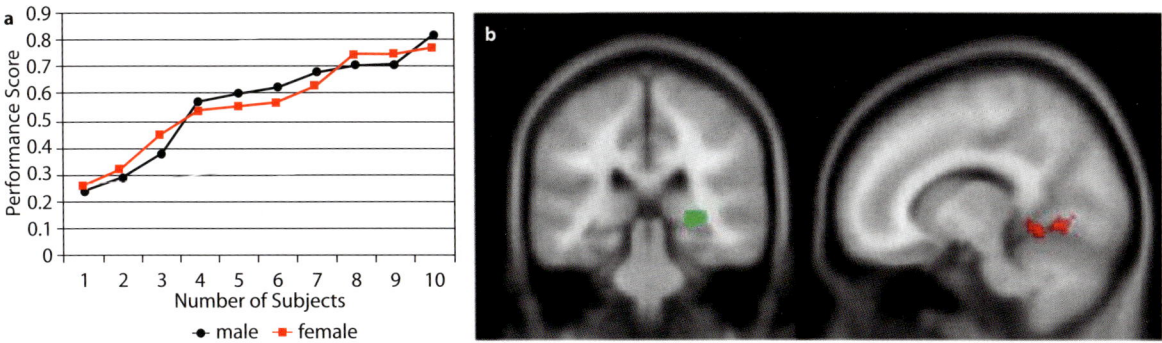

Abb. 13.1 Unterrainer und Kollegen (2005) wählten ihre männlichen und weiblichen Probanden nach vergleichbaren Leistungen in einer kognitiven Aufgabe aus (**a**) und berichteten hiernach funktionelle, geschlechtsabhängige Unterschiede im Bereich des Hippocampus (**b**, *grün*). (Aus Unterrainer et al. 2005; mit freundlicher Genehmigung von Elsevier)

höhere Symmetrie bei Frauen, vor allem in Bereichen des temporalen Kortex, hier im Gyrus temporalis superior (Kovalev et al. 2003), im Planum temporale (Good et al. 2001) und im auditorischen Kortex (Kovalev et al. 2003) hindeuten. Es besteht zunehmend Übereinstimmung dahingehend, dass alle diese beschriebenen zerebralen Unterschiede ein dynamisches Zusammenspiel von biologischen und Umgebungsfaktoren reflektieren.

> Relevant ist die Frage nach geschlechtsspezifischen zerebralen Volumina aufgrund ihrer möglichen Auswirkungen auf zerebrale Funktionen und den Verhaltensbereich.

Die Frage nach der Bedeutung solcher anatomischer Unterschiede muss aktuell noch offen bleiben. Eine sehr interessante Untersuchung von Haier et al. (2005, ◘ Abb. 13.2) demonstriert aber, dass die Unterschiede in der Hirnstruktur bzw. -funktion möglicherweise ein Ausdruck dafür sein könnten, dass Männer und Frauen unterschiedliche funktionale zerebrale Netzwerke nutzen, die jedoch im Verhaltensbereich zu vergleichbaren Ergebnissen führen. Die Autoren fanden, dass bei Männern im Vergleich zu Frauen ein weit größerer Anteil (5-mal so viele Volumenelemente) der grauen Substanz mit intellektueller Leistungsfähigkeit korrelierte, während es bei Frauen 9-mal so viel Volumen der weißen Substanz war. Regional zeigte sich, dass 84 % des mit der Intelligenz korrelierten Volumens der grauen Substanz bei Frauen in frontalen Arealen lokalisiert war im Vergleich zu 45 % bei Männern. Ähnliches galt für die weiße Substanz: Hier lagen 86 % des erfassten Volumens bei Frauen frontal, bei Männern dagegen 0 %. Die Intelligenz, erfasst über Intelligenztests, war jedoch in beiden Gruppen vergleichbar. Damit könnten unterschiedliche Gewichtungen der bei intellektuellen Funktionen involvierten Areale und Netzwerke bei Männern und Frauen vorliegen, ohne dass Verhaltensunterschiede offensichtlich werden. Dies impliziert, dass unterschiedliche Strategien und Wege genutzt werden können, jedoch mit vergleichbarem Ziel und Ergebnis.

13.3 Geschlechtsspezifische BOLD-Reaktionen

fMRT-Studien belegten basale zerebrale Unterschiede zwischen Männern und Frauen. So konnten bei visueller Stimulation signifikant schwächere BOLD-Reaktionen bei Frauen als bei Männern nachgewiesen werden (Kaufmann et al. 2001). Allerdings gab es auch gegenteilige Befunde, sodass die Ergebnisse nur bedingt interpretierbar sind. Möglicherweise gehen die geschlechtsspezifischen BOLD-Reaktionen auf unterschiedliche Hämoglobinspiegel von Männern und Frauen zurück. Unterschiedliche Hämatokritspiegel beeinflussen den BOLD-Effekt (Levin et al. 2001), höhere Hämatokritspiegel können höhere BOLD-Aktivierung bewirken. Diese Beziehung gilt dabei stärker für Männer als für Frauen (Levin et al. 2001).

Eine aktuellere Studie weist deutlich auf einen geschlechterspezifischen Unterschied im Oxyhämoglobin- und totalen Hämoglobinspiegel hin. Bei gleicher Arbeitsgedächtnisleistung demonstrierten Frauen eine niedrigere hämodynamische Reaktion als Männer und eine positive Korrelation zwischen hämodynamischen Parametern und Verhaltensleistung (Li et al. 2010). Diese Ergebnisse bekräftigen die Annahme einer geschlechterspezifischen BOLD-Reaktion und verdeutlichen, dass dieser Faktor zentralen Einfluss auf das Aktivierungsmuster und auch das Aktivierungsausmaß hat.

> Männer und Frauen zeigen unterschiedliche BOLD-Reaktionen, welche u. U. auf dem Hämoglobingehalt des Blutes basieren. Dieser Unterschied beeinflusst die hämodynamische Reaktion und somit sowohl das Aktivierungsmuster als auch die Stärke der neuronalen Aktivierung. Daher sollte das Geschlecht immer als ein zentraler Modulationsfaktor in fMRT-Studien berücksichtigt werden.

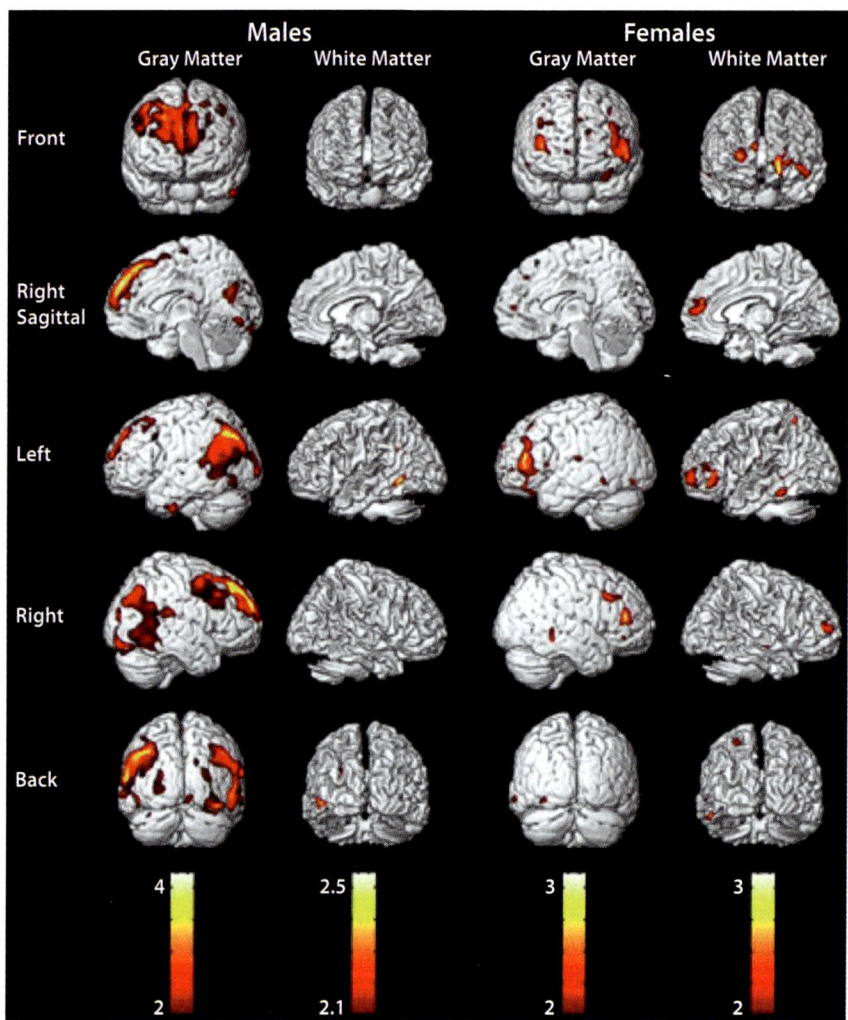

○ **Abb. 13.2** Ergebnis der Korrelationsanalysen (p<0,001) von 25 Frauen bzw. 23 Männern zwischen grauer und weißer Substanz und Intelligenzquotient (IQ). Während Frauen eine signifikante Korrelation zwischen IQ und frontalen Regionen (Brodmann Areal 10) und Broca-Areal aufwiesen, zeigten Männer einen starken Zusammenhang zwischen IQ und frontalen und parietalen Regionen (Brodmann Areale 8, 9, 39, 40). Obwohl sich Frauen und Männer nicht in ihrer IQ-Leistung unterschieden, korrelierte der IQ mit unterschiedlichen Hirnarealen bei den beiden Geschlechtern. (Aus Haier et al. 2005; mit freundlicher Genehmigung von Elsevier)

13.4 Funktionelle Unterschiede zwischen Frauen und Männern

13.4.1 Kognitionen

Hirnfunktionelle Geschlechtsunterschiede wurden bislang sehr oft hinsichtlich kognitiver Anforderungen untersucht. Die Befunde legten vor allem einen starken Einfluss sozialer Faktoren, wie z. B. Geschlechtsrollenstereotypen, oder auch genetischer und hormoneller Faktoren nahe (Udry 1994). Geschlechtsunterschiede in den neuronalen Korrelaten wurden für fast alle kognitiven Aufgaben gefunden, selbst wenn die Leistung vergleichbar gut ist. Diese Ergebnisse deuten darauf hin, dass Frauen und Männer unterschiedliche Strategien zur Lösung der Aufgaben verwenden, die sich dann in unterschiedlichen neuronalen Netzwerken niederschlagen (Cahill 2006).

So lösten mentale Rotationsaufgaben bei Männern und Frauen ein unterschiedliches Aktivierungsmuster aus, mit stärkerer parietaler Aktivität bei Männern und stärkerer frontotemporaler Aktivität bei Frauen (z. B. Gizewski et al. 2006; Weiss et al. 2003; ○ Abb. 13.3).

Bell und Kollegen (2006) untersuchten einen Geschlechtereffekt auf mehrere unterschiedliche kognitive Fähigkeiten, wie **Arbeitsgedächtnis, Wortgenerierung, »finger-tapping« und räumliche Aufmerksamkeit**. Während sich Frauen und Männer in ihrer Leistung in der Arbeitsgedächtnisaufgabe nicht unterschieden, zeigten Män-

MENTALE ROTATION

Männer > Frauen

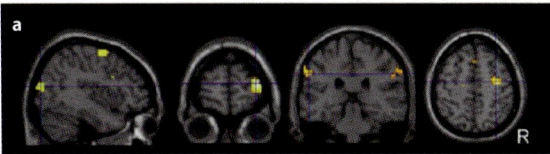

Frauen > Männer

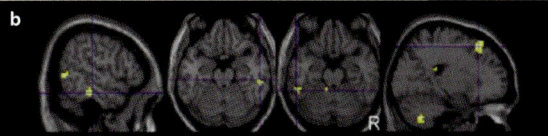

14 F / 12 M   p<.001 unkorr.

Abb. 13.3 Illustration der Geschlechtsunterschiede während einer mentalen Rotationsaufgabe. Während Männer stärkere Aktivierung im bilateral inferior-parietalen Kortex sowie im rechten präzentralen und medial-frontalen Kortex zeigen (*a*), weisen Frauen eine stärkere Aktivierung im rechten temporalen Kortex sowie im linken fusiformen und rechten superior-frontalen Kortex auf (*b*). (Aus Gizewski et al. 2006)

13.4.2 Emotionales Erleben und Verhalten

Frauen und Männer unterscheiden sich in ihrer subjektiv erlebten Emotionalität, die sich z. T. auch in einer geschlechtsspezifischen emotionalen Leistungsfähigkeit niederschlägt (▶ Kap. 30), sodass sich die Frage nach unterschiedlichen zerebralen Korrelaten auch während der Bearbeitung emotionaler Aufgaben stellt.

Viele fMRT-Studien im Emotionsbereich zeigen zwar keinen Geschlechtsunterschied in der Leistung, dafür aber in den zugrunde liegenden neuronalen Korrelaten, z. B. in frontalen Regionen oder auch der Amygdala (z. B. Derntl et al. 2009a; Habel et al. 2007b). Darüber hinaus weisen einige Studien auf eine stärkere Lateralisierung der neuronalen Aktivität während der Bearbeitung emotionaler Aufgaben bei Männern hin (z. B. Kesler-West et al. 2001; Killgore u. Yurgelun-Todd 2001; Metaanalyse: Wager et al. 2003). Hinsichtlich der Amygdala konnte bislang mehrfach eine Interaktion zwischen Geschlecht und Valenz gefunden werden (Schienle et al. 2005; Wrase et al. 2003), d. h., es liegt keine stärkere Reagibilität eines Geschlechts vor, sondern das Ausmaß der Amygdalaaktivierung dürfte durch die unterschiedliche Valenz moduliert sein.

Das Ergebnis einer Metaanalyse von über 105 fMRT-Studien zur Emotionserkennung deutet darauf, dass Männer eine stärkere neuronale Aktivierung in einem Cluster aufweisen, welches die rechte Amygdala und den parahippocampalen Gyrus sowie den rechten medialen frontalen Gyrus und den linken fusiformen Gyrus umfasst. Interessanterweise zeigen Frauen nur eine stärkere Aktivierung im rechten subcallosalen Gyrus (Fusar-Poli et al. 2009). Eine aktuellere Studie mit optimierter Messsequenz für den ventralen Hirnbereich demonstriert eine bilaterale Aktivierung der Amygdala während der expliziten Erkennung sämtlicher Basisemotionen und neutraler Gesichtsausdrücke bei Frauen und Männern (Derntl et al. 2009a; Habel et al. 2007b). Diese Ergebnisse unterstützen somit die Auffassung, dass bislang gezeigte Geschlechtsunterschiede hinsichtlich Amygdalaaktivierung während Emotionserkennung sowohl von der Messgenauigkeit als auch von der zu bewältigenden Aufgabe abhängen.

Auch Aufgaben zur **Induktion** von Emotionen ließen geschlechtsspezifische Aktivierungsmuster erkennen. Schneider et al. (2000) berichteten in einer fMRT-Studie bei Männern eine Amygdalaaktivierung als zerebrales Korrelat subjektiv erlebter Trauer. Diese konnte für Frauen trotz vergleichbarer Selbsteinschätzung nicht nachgewiesen werden. Beide Gruppen zeigten vergleichbare Volumina der Mandelkerne, sodass die Unterschiede nicht strukturell basiert waren. Weitere Studien zur Stimmungsinduktion berichten ebenfalls Geschlechtsunterschiede: Während positiver Stimmung zeigten Männer eine stärkere Aktivierung des rechten posterioren zingulären Kortex,

ner allerdings eine stärkere parietal-okzipitale Aktivierung. Hinsichtlich räumlicher Aufmerksamkeit berichten Bell und Kollegen, dass die Männer zwar eine bessere Leistung erbrachten, aber keine signifikant unterschiedliche Hirnaktivierung aufwiesen. Zusammenfassend deuten die Ergebnisse also darauf hin, dass Frauen und Männer sich in den neuronalen Netzwerken einiger kognitiver Aufgaben trotz gleicher Leistung unterscheiden bzw. dass eine gewisse Variabilität der Leistung nicht unbedingt in der neuronalen Aktivierung reflektiert wird.

Geschlechtsunterschiede im Bereich der **Sprache** wurden bislang sehr oft berichtet (z. B. Chen et al. 2007; Clements et al. 2006). Neuere Metaanalysen weisen allerdings darauf hin, dass zumindest hinsichtlich der Sprachlateralisierung keine Geschlechtsunterschiede bestehen (Sommer et al. 2008). Ihnen und Kollegen (2009) berichten, dass die Gruppenzuteilung entscheidend ist: Während eine erste Gruppenanalyse mit dem Faktor Geschlecht gewisse Unterschiede aufzeigte, führte eine zweite Analyse, bei der die Gruppen nicht nach Geschlecht, sondern rein zufällig in 2 Gruppen aufgeteilt wurden, zu sehr ähnlichen Unterschieden wie die Geschlechteranalyse. Daher betonen die Autoren, dass eine gewisse Vorsicht hinsichtlich Geschlechter- bzw. generell Gruppenunterschieden gelten sollte, da wesentliche andere Einflussfaktoren oft vernachlässigt werden bzw. sonst das Design zu komplex werden würde – dies konnte auch im Rahmen einer aufwendigen Metaanalyse bestätigt werden (Kaiser et al. 2009).

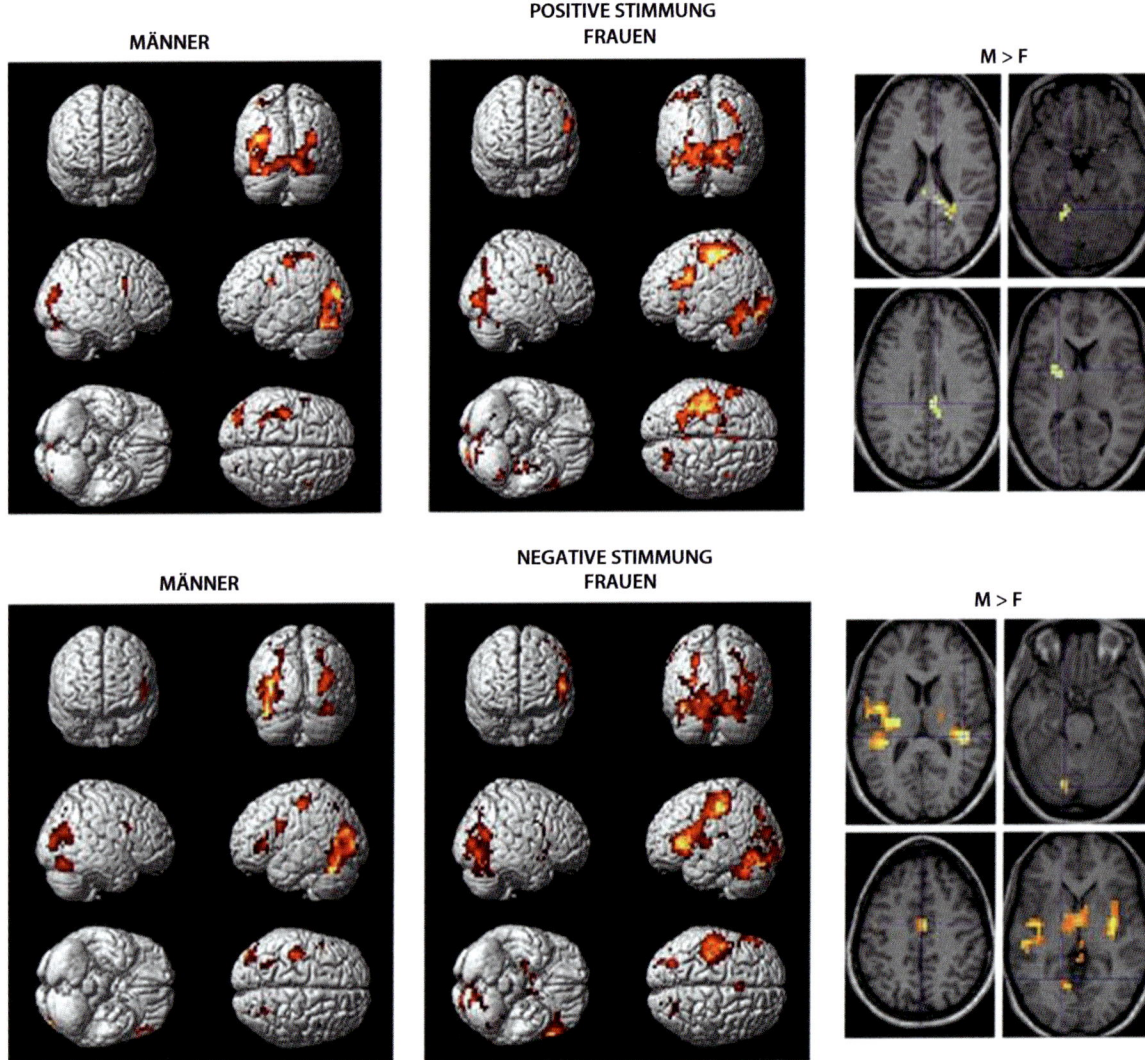

● Abb. 13.4 Illustration der neuronalen Netzwerke für positive (oben) und negative Stimmung (unten) bei Frauen und Männern. (Aus Hofer et al. 2006; mit freundlicher Genehmigung von Elsevier)

des linken Putamens und linken Zerebellums. Negative Stimmung führte zu einer stärkeren Aktivierung im Gyrus temporalis superior bilateral und dem Vermis des Zerebellums. Frauen weisen im direkten Vergleich mit Männern keine signifikant stärkere Aktivierung auf (● Abb. 13.4, Hofer et al. 2006). Eine neuere Studie zur Humorverarbeitung bei Frauen und Männern (Kohn et al. 2011) wies ebenfalls auf einen Geschlechtsunterschied hin: Während Frauen vorwiegend das ventrale System (inkl. Amygdala, Insel und posterior zingulärer Kortex) zur Entdeckung und Bewertung der Emotionen aktivierten, rekrutierten Männer verstärkt das ventrale und dorsale Verarbeitungssystem (v. a. frontale und temporale Areale). Somit unterstreichen diese Ergebnisse die Annahme von Cahill (2006), dass sich die Geschlechter vor allem in der Wahl der Lösungsstrategie unterscheiden, Frauen eher emotional-limbische Regionen aktivieren, während Männer auf evaluative, exekutive Ressourcen zurückgreifen.

Studien, die sich mit komplexeren emotionalen Fähigkeiten, wie z. B. der Empathie oder Mitleid, beschäftigten, berichteten ebenfalls über Geschlechtsunterschiede in den neuronalen Korrelaten (Derntl et al. 2010; Schulte-Rüther et al. 2008). Mercadillo und Kollegen (2011) präsentierten ihren weiblichen und männlichen Probanden Kriegs-, Hunger- oder Traumaszenen (Mitleid-Bedingung) und eine Reihe an neutralen sozialen Szenen (Sozial-Bedingung). Im direkten Vergleich der Bedingungen und der Geschlechter zeigte sich, dass Frauen eine stärkere Aktivierung in limbischen und frontalen Arealen sowie dem zingulären Kortex während der Mitleid-Bedingung im Vergleich zu Männern aufwiesen. Männer hingegen rekrutierten okzipitale und parahippocampale Regionen wesentlich stärker als Frauen (◘ Abb. 13.5).

13.4.3 Interaktion Emotion und Kognition

Emotionen und Kognitionen werden meist getrennt voneinander untersucht und betrachtet. Im Alltag interagieren diese beiden Prozesse jedoch ständig. So ist bekannt, dass Emotionen die Leistung beeinflussen können und umgekehrt kognitive Prozesse modulierend auf Emotionen wirken, über die neuronalen Korrelate ist jedoch wenig bekannt. In einer fMRT-Untersuchung wurden diese Interaktionsprozesse daher erfasst, indem die Arbeitsgedächtnisleistung während olfaktorischer Stimmungsinduktion untersucht wurde (Habel et al. 2007a; Schneider et al. 2006). Während einer Arbeitsgedächtnisaufgabe (n-back) wurde entweder mit Luft oder negativ mit vergorener Hefe stimuliert. Erwartungsgemäß waren bei negativer Reizung, die eine negative Stimmung (Ekel) induzierte, Beeinträchtigungen in der Leistung zu verzeichnen (Schneider et al. 2006; Koch et al. 2007), die bei Männern und Frauen jedoch vergleichbar waren.

Angesichts der Erwartung einer größeren Emotionalität von Frauen wurde die Hypothese aufgestellt, dass bei Frauen stärkere emotionale, d. h. subkortikal-limbische Aktivität bei der Interaktion von Kognition und Emotion nachweisbar sein sollte. Dies war auch tatsächlich der Fall (Amygdala, orbitofrontaler Kortex), während Männer eine stärkere Beteiligung präfrontaler und parietaler Regionen erkennen ließen, die für kognitive Prozesse (Arbeitsgedächtnis) und Kontrollprozesse wesentlich sind (Koch et al. 2007, ◘ Abb. 13.6). Auch diese Befunde verdeutlichen, dass allein das Verhalten keinen Aufschluss über mögliche weitergehende und durchaus relevante neurobiologische Geschlechtsunterschiede als Ausdruck unterschiedlicher Strategien geben kann.

13.4.4 Resting state

Die Analyse funktioneller Bildgebungsdaten, die während des Ruhezustandes (»resting state«) des Gehirns mittels fMRT (rsfMRT) akquiriert wurden, haben gezeigt, dass auch im ruhenden Gehirn ständig ein bestimmtes Maß an Hintergrundaktivität herrscht. Diese spontanen Aktivitäten sind durch niederfrequente Fluktuationen des BOLD-Signals gekennzeichnet, die regional verschieden sind und auf unterschiedliche Netzwerke des Gehirns hinweisen. Daher ist die rsfMRT ein vielversprechendes Verfahren zur Erfassung funktioneller Konnektivität geworden (▶ Kap. 15). Mittlerweile finden sich auch vereinzelt Studien über Geschlechtsunterschiede in der funktionellen Konnektivität neuronaler Netzwerke. So konnten Fillipi et al. (2012) in einer aktuellen Studie zeigen, dass bei Männern generell eine stärkere funktionelle Vernetzung von parietalen und okzipitalen Regionen vorliegt, während bei Frauen die temporalen und frontalen Regionen besser vernetzt zu sein scheinen. Allen und Kollegen (2011) berichteten ebenfalls von Geschlechtsunterschieden in Ruhenetzwerken, weisen jedoch auch auf die signifikanten Interaktionen von Geschlecht und Alter hin.

13.5 Zyklusabhängige Aktivierungen

Innerhalb des weiblichen Zyklus kommt es zu hormonellen Schwankungen, die Auswirkungen u. a. auf die olfaktorische, emotionale, räumliche und gedächtnisbezogene Leistungsfähigkeit der Probandinnen haben können. Auch die zerebrale Asymmetrie (Hausmann u. Güntürkün 2000) und der regionale zerebrale Blutfluss (Berman et al. 1997) scheinen hormonell beeinflusst zu sein. Neuere Studien zeigten vor allem auch eine wesentliche Modulation der Amygdalaaktivierung über den weiblichen Zyklus. Hinsichtlich Emotionserkennung berichteten Derntl und Kollegen (2008) eine stärkere Beteiligung der Amygdala während der follikulären Phase und eine negative Korrelation mit Progesteronwerten. Allerdings fanden Choi und Kollegen (2006) während der Antizipation schmerzhafter, thermischer Reize eine stärkere Beteiligung der Amygdala in der lutealen Phase, während Frauen in der follikulären Phase eine erhöhte Aktivierung im medialen Präfrontalkortex aufweisen. Aber nicht nur die weiblichen Geschlechtshormone zeigen Effekte auf die neuronalen Korrelate menschlichen Verhaltens, sondern einige wenige Studien konnten auch einen Einfluss von Testosteron aufzeigen. Meistens wird eine stärkere neuronale Aktivierung – auch in der Amygdala – mit höherem Testosteronlevel nachgewiesen (Derntl et al. 2009b; Manuck et al. 2010; van Wingen et al. 2009, 2010; ◘ Abb. 13.7).

> **Zum Zwecke der Kontrolle hormoneller Einflussfaktoren ist eine Vereinheitlichung des Messzeitpunktes im Rahmen des Menstruationszyklus anzustreben. Frauen einer Stichprobe sollten im optimalen Fall zum vergleichbaren Zeitpunkt innerhalb des Zyklus untersucht werden, sofern dies nicht einen spezifischen Untersuchungsschwerpunkt darstellt.**

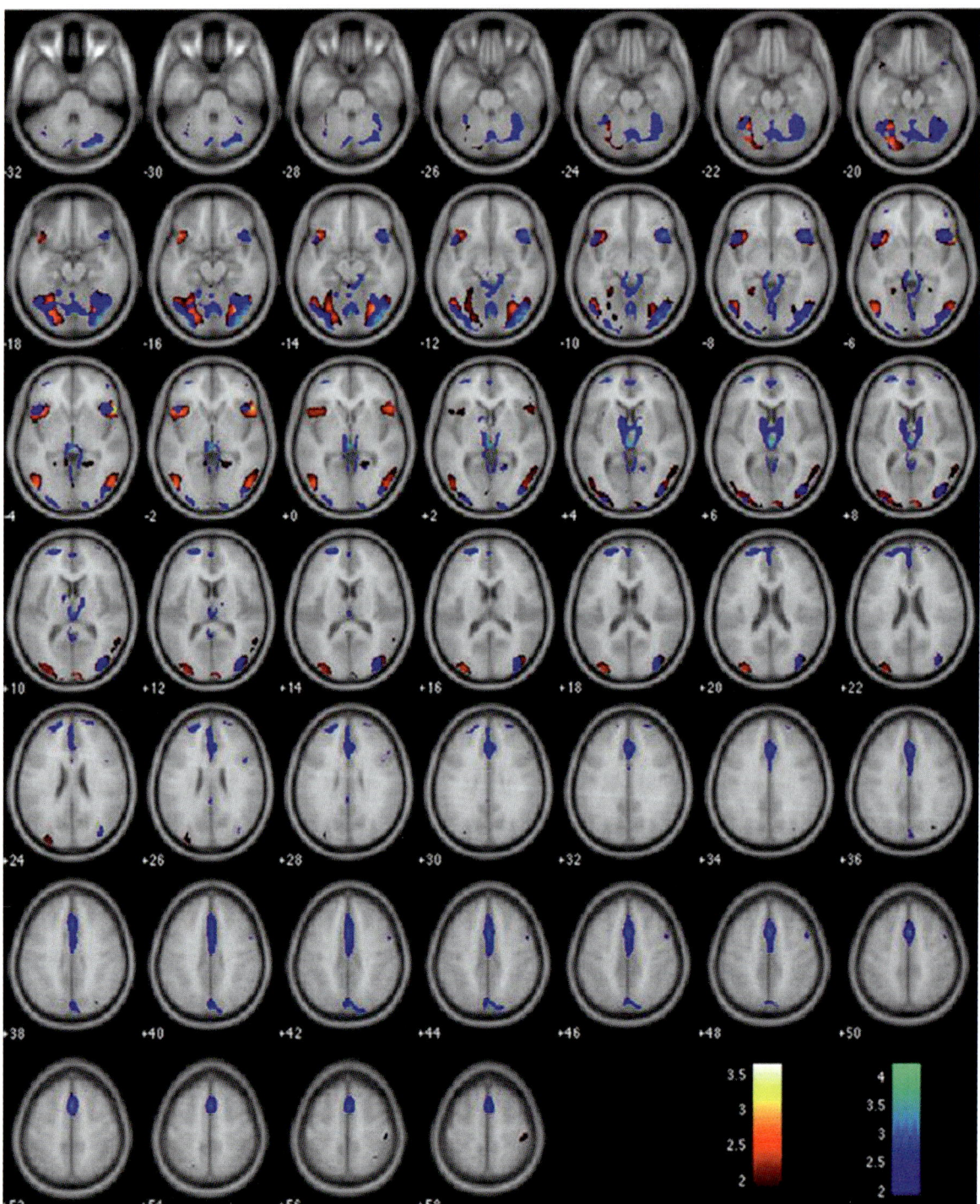

Abb. 13.5 Darstellung des Kontrasts Mitleid > Sozial für Frauen und Männer – Regionen in *Rot-Gelb* zeigen die Aktivierung der Männer in diesem Kontrast, in *Blau-Grün* markierte Areale kennzeichnen die Aktivierung der Frauen. Deutlich erkennbar ist, dass Frauen eine stärkere Aktivierung frontaler Areale und des anterioren zingulären Kortex aufweisen, während Männer verstärkt parietale und okzipitale Regionen rekrutieren. (Aus Mercadillo et al. 2011; mit freundlicher Genehmigung von Elsevier)

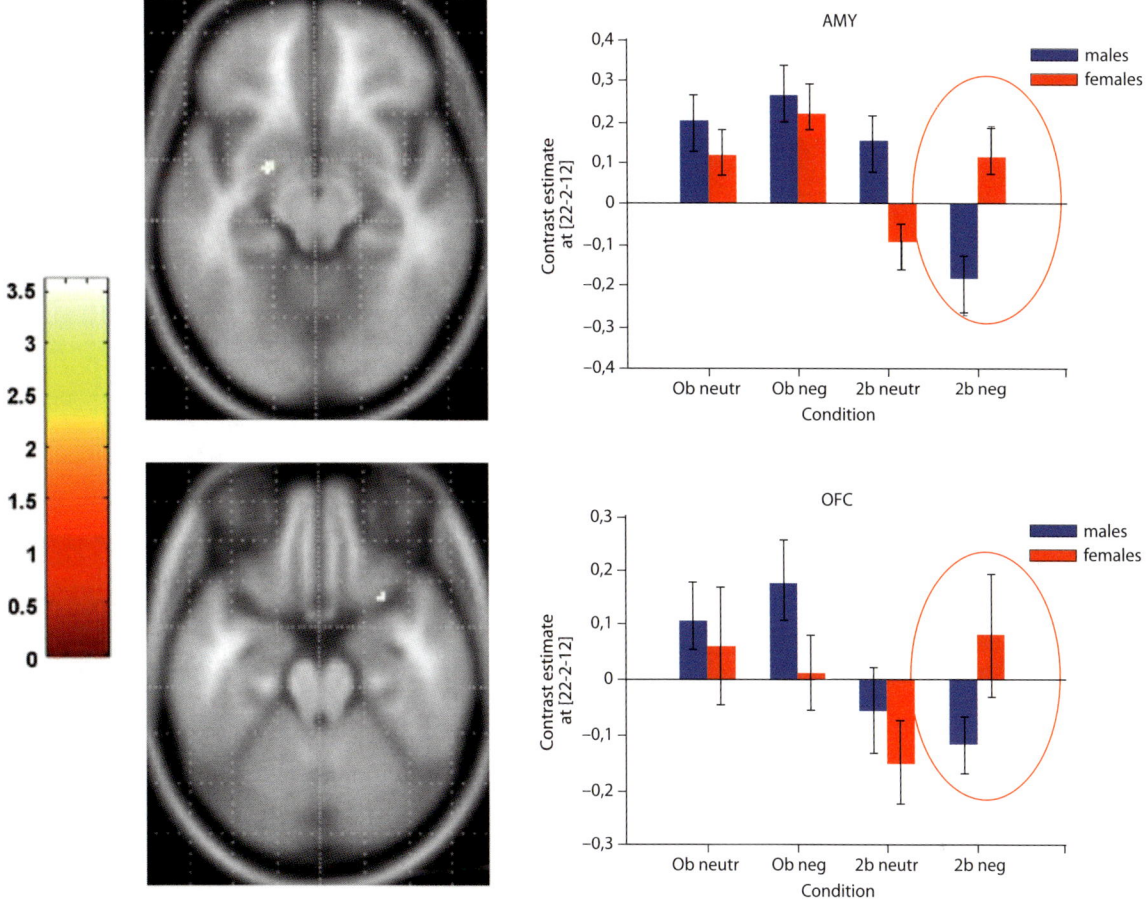

Abb. 13.6 Interaktion zwischen Arbeitsgedächtnis und negativer Emotion (ANCOVA, p<0,001 unkorr.). Frauen zeigen signifikant stärkere Aktivierung in der linken Amygdala (*AMY*) und dem rechten orbitofrontalen Kortex (*OFC*). 0b = 0-back-Bedingung, 2b = 2-back-Bedingung, neutr = neutral, neg = negativ. (Aus Koch et al. 2007; mit freundlicher Genehmigung von Elsevier)

13.6 Interaktion von Geschlecht und Alter

Geschlechtsunterschiede sind nicht zuletzt bezüglich unterschiedlicher Alterseffekte auf die Hirnstruktur bedeutsam (▶ Kap. 14). Bei Männern scheinen altersbedingte Abbauprozesse stärker ausgeprägt zu sein als bei Frauen (Coffey et al. 1998). So sind Volumenreduktionen bei Männern stärker im Frontal- und Temporallappen sowie im Gesamthirnvolumen feststellbar, bei Frauen im Hippocampus und Parietallappen. Zur Beantwortung der Frage nach der Interaktion von Alters- und Geschlechtseffekten wurden von der Gruppe um McClure (2004) sowohl gesunde Männer und Frauen (Alter 25–36 Jahre) als auch gesunde weibliche und männliche Jugendliche (Alter 9–17 Jahre) während des Betrachtens von emotionalen und neutralen Bildern mittels der fMRT untersucht.

Bei vergleichbarer Leistung zwischen den Gruppen wurden Interaktionen zwischen Alter und Geschlecht für die Bereiche des orbitofrontalen Kortex und der Amygdala (Ärger vs. neutral) belegt, wobei adulte Frauen stärkere Aktivierungen zeigten als Männer. Jungen und Mädchen unterschieden sich dagegen nicht (◘ Abb. 13.8). Die Autoren schließen hieraus, dass sich die später beobachteten Geschlechtsunterschiede erst im Verlauf der Entwicklung bilden. Wünschenswert wäre sicherlich eine Replikation mit Gruppen, deren mittleres Alter weiter auseinander liegt bzw. die Durchführung einer Verlaufsstudie.

Eine Interaktion von Geschlecht und Alter findet sich aber nicht nur hinsichtlich emotionaler Fähigkeiten: Rubia und Kollegen (2010) untersuchten den Einfluss der beiden Faktoren auf die Aufmerksamkeit und ihre neuronalen Korrelate bei 38 Frauen und 25 Männern im Alter von 13 bis 38 Jahren. Sie verwendeten dazu ein Oddball-Paradigma, d. h., die Probanden sahen 160 Pfeile und mussten den linken oder rechten Knopf drücken, je nachdem, in welche Richtung die Spitze der Pfeile zeigte. Die 24 »Oddball«-Stimuli waren leicht gedrehte Pfeile, die somit aus der Reihe fielen, auch hier war die Anweisung, den rechten oder linken Knopf je nach Richtung der Pfeilspitze zu drücken.

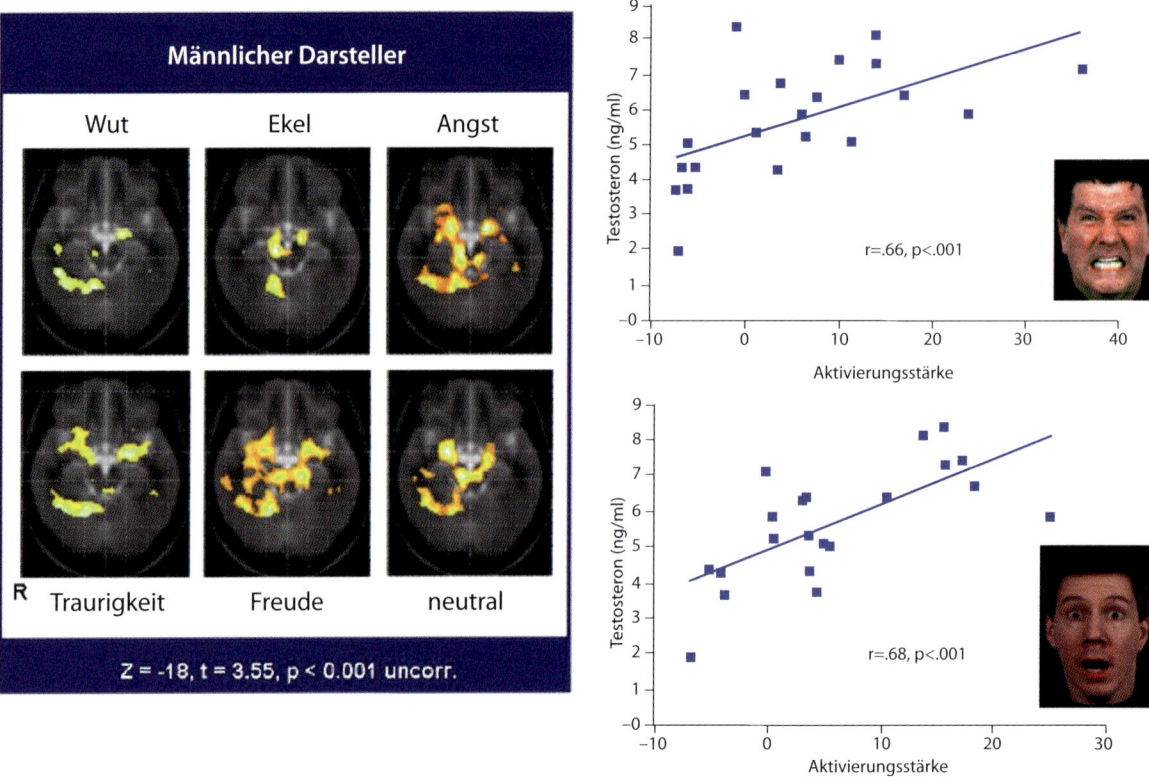

Abb. 13.7 Amygdalaaktivierung während expliziter Emotionserkennung bei 21 Männern (*links*). Das Ergebnis der Korrelationsanalyse weist auf einen signifikanten Zusammenhang zwischen Testosteronkonzentration und Amygdalaaktivierung hin (*rechts*). Dieser Effekt zeigte sich allerdings nur für die Emotionen Wut und Angst und unterstützt daher die Annahme, dass die Amygdala und Testosteron eine spezielle Rolle bei der Verarbeitung bedrohlicher Reize haben. (Nach Derntl et al. 2009b; mit freundlicher Genehmigung von Elsevier)

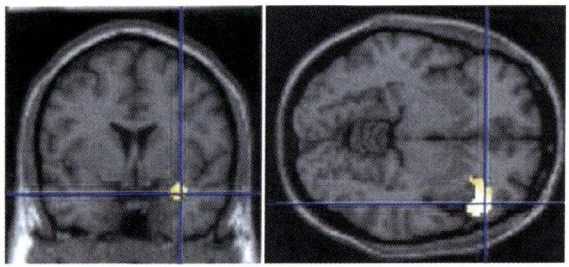

Abb. 13.8 Für Amygdala und orbitofrontalen Kortex ergab sich eine signifikante Interaktion zwischen Alter und Geschlecht: Nur adulte weibliche Probandinnen zeigten hier Mehraktivierungen gegenüber männlichen Probanden. (Aus McClure et al. 2004; mit freundlicher Genehmigung von Elsevier)

In den Verhaltensdaten fanden sich kein Geschlechtereffekt, allerdings lineare Korrelationen mit dem Alter, die darauf hinweisen, dass ältere Probanden weniger Fehler machten, dafür aber auch längere Reaktionszeiten in Kauf nahmen. In den fMRT-Daten entdeckten die Autoren sowohl einen Geschlechtereffekt dahingehend, dass Frauen im Vergleich zu Männern eine stärkere Aktivierung im rechten frontalen Gyrus, der Insula bilateral und dem rechten superioren temporalen Gyrus aufwiesen, während die Männer den inferior-parietalen Kortex stärker involvierten. Eine Analyse der Interaktion Geschlecht und Alter ergab, dass bei Frauen im Vergleich zu Männern die Aktivierung anderer Areale (z. B. inferior-frontale Region, Putamen, Praecuneus) mit dem Alter positiv korrelierte (z. B. medial-frontal, posteriorer zingulärer Kortex, Praecuneus ◘ Abb. 13.9). Damit demonstrieren diese Ergebnisse eindrücklich die progressive funktionale Reifung des frontostriatoparietotemporalen Netzwerks, das für die Allokation von Aufmerksamkeit essenziell ist. Möglicherweise beruhen funktionale Geschlechtsunterschiede auf der geschlechterspezifischen Reifung dieser Areale.–

> **Eine eindeutige Trennung von alters- und geschlechtsabhängigen Effekten ist bei gemischtgeschlechtlichen Stichproben nur schwer möglich. Daher sollten nach Möglichkeit homogene Stichproben untersucht werden.**

a ERGEBNISSE DER INTERAKTION BEI FRAUEN

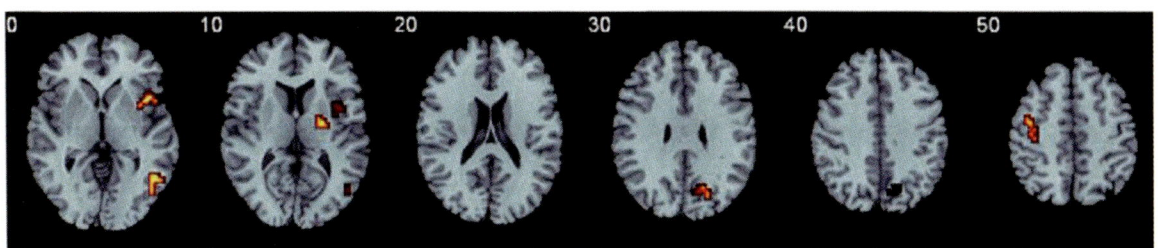

b ERGEBNISSE DER INTERAKTION BEI MÄNNERN

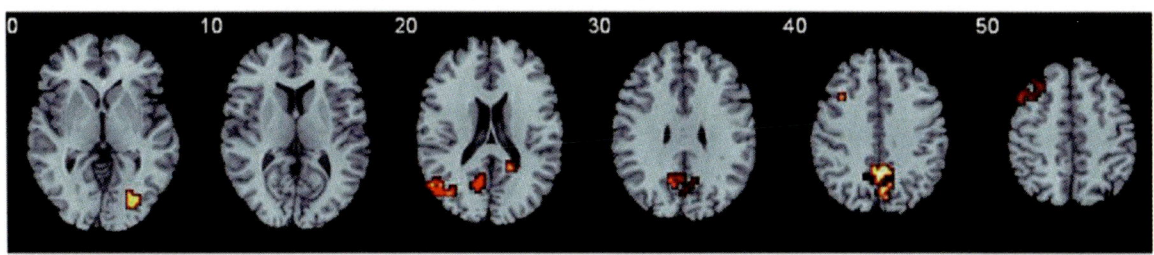

38 F / 25 M, 13–38 Jahre, p<.05 korr

◘ **Abb. 13.9** (**a**) zeigt jene Hirnregionen bei Frauen, die aktiviert während einer Aufmerksamkeitsaufgabe signifikant stärker mit dem Alter positiv korrelierten, während (**b**) jene Areale abbildet, die eine signifikant stärkere Korrelation mit dem Alter bei Männern aufwiesen. (Aus Rubia et al. 2010; mit freundlicher Genehmigung von Elsevier)

Zusammenfassung und Ausblick

Hirnfunktionelle Studien sollten aufgrund der berichteten Geschlechtseffekte eine möglichst homogene Stichprobe einschließen, um valide Ergebnisse erzielen zu können. Bei begrenzten Stichprobengrößen empfiehlt sich die Untersuchung von Probanden eines Geschlechts, deren Altersbereich begrenzt ist. Mögliche Einflussfaktoren wie Hormonstatus und weibliche Zyklusphase erfordern zudem eine stärkere Berücksichtigung, als es zum gegenwärtigen Zeitpunkt der Fall ist.

Literatur

Allen EA, Erhardt EB, Damaraju E et al. (2011) A baseline for the multivariate comparison of resting-state networks. Front Syst Neurosci 5: 2

Bell EC, Willson MC, Wilman AH, Dave S, Silverstone PH (2006) Males and females differ in brain activation during cognitive tasks. Neurolmage 30: 529–538

Berman KF, Schmidt PJ, Rubinow DR et al. (1997) Modulation of cognition-specific cortical activity by gonadal steroids: a positron-emission tomography study in women. Proc Natl Acad Sci USA 94: 8836–8841

Cahill L (2006) Why sex matters for neuroscience. Nat Rev Neurosci 7: 477–484

Chen C, Xue G, Dong Q, Jin Z, Li T, Xue F, Zhao L, Guo Y (2007) Sex determines the neurofunctional predictors of visual word learning. Neuropsychologia 45: 741–747

Choi JC, Park SK, Kim Y-H et al. (2006) Different brain activation patterns to pain and pain-related unpleasantness during the menstrual cycle. Anesthesiology 105: 120–127

Clements AM, Rimrodt SL, Abel JR et al. (2006) Sex differences in cerebral laterality of language and visuospatial processing. Brain Lang 98: 105–158

Coffey CE, Lucke JF, Saxton JA et al. (1998) Sex differences in brain aging: A quantitative magnetic resonance imaging study. Arch Neurol 55: 169–179

Derntl B, Windischberger C, Robinson S, Lamplmayr E, Kryspin-Exner I, Gur RC, Moser E, Habel U (2008) Facial emotion recognition and amygdala activation are associated with menstrual cycle phase. Psychoneuroendocrinology 33: 1031–1040

Derntl B, Habel U, Windischberger C et al. (2009a) General and specific responsiveness of the amygdala during explicit emotion recognition in females and males. BMC Neurosci 10: 91

Derntl B, Windischberger C, Robinson S et al. (2009b) Amygdala activity to fear and anger in healthy young males is associated with testosterone. Psychoneuroendocrinology 34: 687–693

Derntl B, Finkelmeyer A, Eickhoff S et al. (2010) Multidimensional assessment of empathic abilities: neural correlates and gender differences. Psychoneuroendocrinology 35: 67–82

Esposito G, Van Horn JD, Weinberger DR, Berman KF (1996) Gender differences in cerebral blood flow as a function of cognitive state with PET. J Nuclear Medicine 37: 559–564

Filippi M, Valsasina P, Misci P et al. (2012) The organization of intrinsic brain activity differs between genders: a resting-state fMRI study in a large cohort of young healthy subjects. Hum Brain Mapp. DOI:10.1002/bhm.21514

Fusar-Poli P, Placentino A, Carletti F et al. (2009) Functional atlas of emotional faces processing: a voxel-based meta-analysis of 105 functional magnetic resonance imaging studies. J Psychiatry Neurosci 34: 418–432

Gizewski ER, Krause E, Wanke I, Forsting M, Senf W (2006) Gender-specific cerebral activation during cognitive tasks using functional MRI: comparison of women in mid-luteal phase and men. Neuroradiology 48: 14-20

Good CD, Johnsrude I, Ashburner J et al. (2001) Cerebral asymmetry and the effects of sex and handedness on brain structure: A voxel-based morphometric analysis of 465 normal adult human brains. Neuroimage 14: 685–700

Gur RC, Turetsky BI, Matsui M et al. (1999) Sex differences in brain gray and white matter in healthy young adults: correlations with cognitive performance. J Neurosci 19: 4065–4072

Habel U, Koch K, Pauly K et al. (2007a) The influence of olfactory-induced negative emotion on verbal working memory: individual differences in neurobehavioral findings. Brain Res 1152: 158–170

Habel U, Windischberger C, Derntl B et al. (2007b) Amygdala activation and facial expressions: Explicit emotion discrimination versus implicit emotion processing. Neuropsychologia 45: 2369–2377

Haier RJ, Jung RE, Yeo RA, Head K, Alkire MT (2005) The neuroanatomy of general intelligence: sex matters. NeuroImage 25: 320–327

Harrington GS, Farias ST (2008) Sex differences in language processing. Functional MRI methodological considerations. J Magn Reson Imaging 27: 1221–1228

Hausmann M, Güntürkün O (2000) Steroid fluctuations modify functional cerebral asymmetries: the hypothesis of progesterone-mediated interhemispheric decoupling. Neuropsychologia 38: 1362–1374

Hofer A, Siedentopf CM, Ischebeck A et al. (2006) Gender differences in regional cerebral activity during the perception of emotion: a functional MRI study. NeuroImage 32: 854–862

Ihnen SKZ, Church JA, Petersen SE, Schlaggra BL (2009) Lack of generalizability of sex differences in the fMRI BOLD activity associated with language processing in adults. Neuroimage 45: 1020–1032

Kaiser A, Haller S, Schmitz S, Nitsch C (2009) On sex/gender related similarities and differences in fMRI language research. Brain Res Rev 61: 49–59

Kaufmann C, Elbel GK, Gössl C, Pütz B, Auer DP (2001) Frequency dependence and gender effects in visual cortical regions involved in temporal frequency dependent pattern processing. Hum Brain Mapp 14: 28–38

Kesler-West ML, Andersen AH, Smith CD et al. (2001) Neural substrates of facial emotion processing using fMRI. Brain Res 11: 213–226

Killgore WD, Yurgelun-Todd DA (2001) Sex differences in amygdala activation during the perception of facial affect. Neuroreport 12: 2543–2547

Koch K, Pauly K, Kellermann T et al. (2007) Gender differences in the cognitive control of emotion: An fMRI study. Neuropsychologia 45: 2744–2754

Kohn N, Kellermann T, Gur RC, Schneider F, Habel U (2011) Gender differences in the neural correlates of humor processing: implications for different processing modes. Neuropsychologia 49: 888–897

Kovalev VA, Kruggel F, von Cramon DY (2003) Gender and age effects in structural brain asymmetry as measured by MRI texture analysis. NeuroImage 19: 895–905

Lee TMC, Liu H-L, Hoosain R et al. (2002) Gender differences in neural correlates of recognition of happy and sad faces in humans assessed by functional magnetic resonance imaging. Neurosci Lett 333: 13–16

Lemaitre H, Crivello F, Grassiot B et al. (2005) Age and sex-related effects on the neuroanatomy of healthy eldery. Neuroimage 26: 900–911

Levin JM, Frederick Bde B, Ross MH et al. (2001) Influence of baseline hematocrit and hemodilution on BOLD fMRI activation. Magn Reson Imaging 19: 1055–1062

Li T, Luo Q, Gong H (2010) Gender-specific hemodynamics in prefrontal cortex during a verbal working memory task by near-infrared spectroscopy. Behav Brain Res 209: 148–153

Manuck SB, Marsland AL, Flory JD et al. (2010) Salivary testosterone and a trinucleotide (CAG) length polymorphism in the androgen receptor gene predict amygdala reactivity in men. Psychoneuroendocrinology 35: 94–104

McClure EB, Monk CS, Nelson EE et al. (2004) A developmental examination of gender differences in brain engagement during evaluation of threat. Biol Psychiatry 55: 1047–1055

Mercadillo RE, Díaz JL, Pasaye EH, Barrios FA (2011) Perception of suffering and compassion experience: brain gender disparities. Brain Cogn 76: 5–14

Rubia K, Hyde Z, Halari R, Giampietro V, Smith A (2010) Effects of age and sex on developmental neural networks of visual-spatial attention allocation. NeuroImage 51: 817–827

Schienle A, Schafer A, Stark R, Walter B, Vaitl D (2005) Gender differences in the processing of disgust- and fear-inducing pictures: an fMRI study. Neuroreport 16: 277–280

Schneider F, Habel U, Kessler C, Salloum JB, Posse S (2000) Gender differences in regional cerebral activity during sadness. Hum Brain Mapp 9: 226–238

Schneider F, Koch K, Reske M et al. (2006) Interaction of negative olfactory stimulation and working memory in schizophrenia patients: development and evaluation of a behavioral neuroimaging task. Psychiatry Res 144: 123–130

Schulte-Rüther M, Markowitsch HJ, Shah NJ et al. (2008) Gender differences in brain networks supporting empathy. NeuroImage 42: 393-403

Sommer IE, Aleman A, Somers M, Boks MP, Kahn RS (2008) Sex differences in handedness, asymmetry of the Planum temporale und functional language lateralization. Brain Res 1206: 76–88

Sullivan EV, Rosenbloom MJ, Desmond JE, Pfefferbaum A (2001) Sex differences in corpus callosum size: Relationship to age and intracranial size. Neurobiol Aging 22: 603–611

Udry JR (1994) The nature of gender. Demography 31: 561–573

Unterrainer JM, Ruff CC, Rahm B et al. (2005) The influence of sex differences and individual task performance on brain activation during planning. NeuroImage 24: 586–590

Wager TD, Phan KL, Liberzon I, Taylor SF (2003) Valence, gender, and lateralization of functional brain anatomy in emotion: a meta-analysis of findings from neuroimaging. NeuroImage 19: 513–531

Weiss EM, Siedentopf CM, Hofer A et al. (2003) Sex differences in brain activation pattern during a visuospatial cognitive task: a functional magnetic resonance imaging study in healthy volunteers. Neurosci Lett 344: 169–172

Wingen GA van, Zylicz SA, Pieters S et al. (2009) Testosterone increases amygdala reactivity in middle-aged women to a young adulthood level. Neuropsychopharmacology 34: 539–547

Wingen G van, Mattern C, Verkes RJ, Buitelaar J, Fernández G (2010) Testosterone reduces amygdala-orbitofrontal cortex coupling. Psychoneuroendocrinology 35: 105–113

Wrase J, Klein S, Gruesser SM et al. (2003) Gender differences in the processing of standardized emotional visual stimuli in humans: a functional magnetic resonance imaging study. Neurosci Lett 348: 41–45

Altersabhängige Effekte

J. Kukolja, B. Voss

14.1 Episodisches Gedächtnis – 216

14.2 Exekutivfunktionen – 217

14.3 Überaktivierung: Kompensation oder Dedifferenzierung? – 218

14.4 Emotionsverarbeitung – 220

14.5 Neurotransmittersysteme im Alter – 223

14.6 Resting-State- und Default-Mode-Netzwerke im Alter – 223

14.7 Technische und anatomische Besonderheiten bei fMRT-Untersuchungen des Alterns – 224

Literatur – 225

Zum Thema

Im letzten Jahrzehnt gab es einen enormen Wissenszuwachs über die neuralen Grundlagen des kognitiven Alterns. Die funktionelle Bildgebung lieferte eine Reihe von überraschenden Erkenntnissen zu den Mechanismen, wie funktionelle Netzwerke altersbedingte anatomische Veränderungen kompensieren. In diesem Kapitel soll auf die wichtigsten kognitiven Domänen eingegangen werden, deren neurale Funktion sich mit zunehmendem Alter verändert. Dazu zählen das episodische Gedächtnis, die Exekutivfunktionen und die emotionale Verarbeitung. Diskutiert wird eine Reihe von aktuellen neurophysiologischen Modellen, welche das parallele Vorkommen von Unteraktivität auf der einen Seite und kompensatorischer Überaktivität auf der anderen Seite erklären. Neben der aufgabenspezifischen Aktivierung wird zudem die Untersuchung von spontanen Signalfluktuationen in sog. Resting-State-Netzwerken unter Ruhebedingungen beleuchtet. Abschließend soll auf technische und anatomische Besonderheiten eingegangen werden, welche die Analyse altersbedingter fMRT-Veränderungen beeinflussen können.

14.1 Episodisches Gedächtnis

Ältere Menschen beklagen typischerweise ein Nachlassen des Gedächtnisses. Insbesondere das episodische Gedächtnis (▶ Kap. 24) ist im Gegensatz zum semantischen Gedächtnis (▶ Kap. 24) betroffen. Auf Verhaltensebene ist gut belegt, dass vor allem das Enkodieren neuer Information älteren Personen Schwierigkeiten bereitet, während das Abrufen autobiografischer, lange zuvor gespeicherter Erinnerungen kaum beeinträchtigt ist (Craik u. Jennings 1992; Light 1991; Morcom et al. 2003; Tulving 2002).

Dabei spielt die Art der abzuspeichernden Information beim altersbedingten Gedächtnisverlust eine wesentliche Rolle: Einzelne Ereignisse oder Ziel-Objekte werden auch im Alter gut eingeprägt. Allerdings lässt das Vermögen nach, den **Kontext**, in welchem das Ereignis oder Zielobjekt gesehen wurde, abzuspeichern (Spencer u. Raz 1995). Der Kontext umfasst die Begleitumstände, beispielsweise den Ort, den Zeitpunkt oder szenische Details des Erlebten. Das Integrieren einzelner Details zu einem Kontext ist von zentraler Bedeutung für das Abspeichern und die Festigung einer Information im Langzeitgedächtnis.

Mittels funktioneller Bildgebung konnten neurale Veränderungen in gedächtnisrelevanten Strukturen nachgewiesen werden, welche im Alter über das Enkodieren hinaus auch den Abruf betreffen und die Abnahme der Gedächtnisleistung begründen.

In mehreren Studien konnte nachgewiesen werden, dass im Alter gedächtnisrelevante Strukturen wie der Hippocampus (Daselaar 2003; Dennis et al. 2008), Präfrontalkortex (Dulas u. Duarte 2011) und der visuelle Assoziationskortex (Kukolja et al. 2009b) beim Enkodieren nicht ausreichend aktiviert werden und kontextuelle Informationsbestandteile so nicht effizient zu einem Zusammenhang verbunden werden können (▶ Box 14.1). Auf neuraler Ebene zeigt sich dies auch in einer fehlenden Adaptation der neuralen Antwort auf visuellen Kontext (Chee et al. 2006). Mittels fMRT konnte nachgewiesen werden, dass nicht nur beim Enkodieren, sondern auch beim Abruf kontextueller Information die Aktivität im Hippocampus im Alter reduziert ist (Kukolja et al. 2009b) (▶ Box 14.1).

Die Datenlage bezüglich der altersbedingten Aktivitätsveränderungen ist jedoch heterogen. Zwar ist plausibel anzunehmen, dass eine geringere Gedächtnisleistung auf einer verminderten Hirnaktivierung beruht. Dies trifft beispielsweise auch beim inzidentellen Enkodieren, also beim nicht beabsichtigten Abspeichern neuer Information zu: Ältere Probanden zeigten beim inzidentellen Enkodieren von Wortlisten eine verminderte Aktivierung des präfrontalen Kortex (Grady 2008; Logan et al. 2002). Wurden die Probanden aber über die Gedächtnisaufgabe instruiert, so fand man in zahlreichen fMRT-Studien überraschenderweise das Gegenteil: Obwohl ältere Probanden durchweg eine schlechtere Leistung in Gedächtnisaufgaben ab-

---

Box 14.1. Neurale Grundlagen für ein räumlich-kontextuelles Gedächtnisdefizit im Alter

Wo liegen die Autoschlüssel? Diese mit zunehmendem Alter häufig gestellte Frage macht das Gedächtnisdefizit für den räumlichen Kontext, in dem ein Gegenstand zuletzt gesehen wurde, deutlich. Kukolja et al. (2009b) führten eine fMRT-Studie durch, welche das Enkodieren und den Abruf räumlich kontextuellen Gedächtnisses untersuchte. Junge und ältere Probanden sollten sich Objekte und ihre räumliche Position auf dem Bildschirm merken – dies wurde später abgefragt. Während der Enkodierungs- und Abrufphase wurden fMRT-Messungen durchgeführt. Während junge und ältere Probanden eine vergleichbare Leistung im Objektgedächtnis boten, zeigte sich bei älteren Probanden eine signifikant schlechtere Gedächtnisleistung für den räumlichen Kontext, also die Position der gezeigten Objekte. Es konnte nachgewiesen werden, dass dem beobachteten räumlich-kontextuellen Gedächtnisdefizit älterer Probanden sowohl eine Unteraktivität im visuellen Assoziationskortex beim Enkodieren als auch eine Unteraktivität des Hippocampus beim Abruf bereits gespeicherter Information zugrunde lag (Kukolja et al. 2009b) (◘ Abb. 14.1). Von Bedeutung war, dass die Aktivitätsunterschiede funktioneller Art waren und nicht in Regionen lagen, welche in einer voxelbasierten Morphometrieanalyse eine signifikante Atrophie im Alter zeigten.

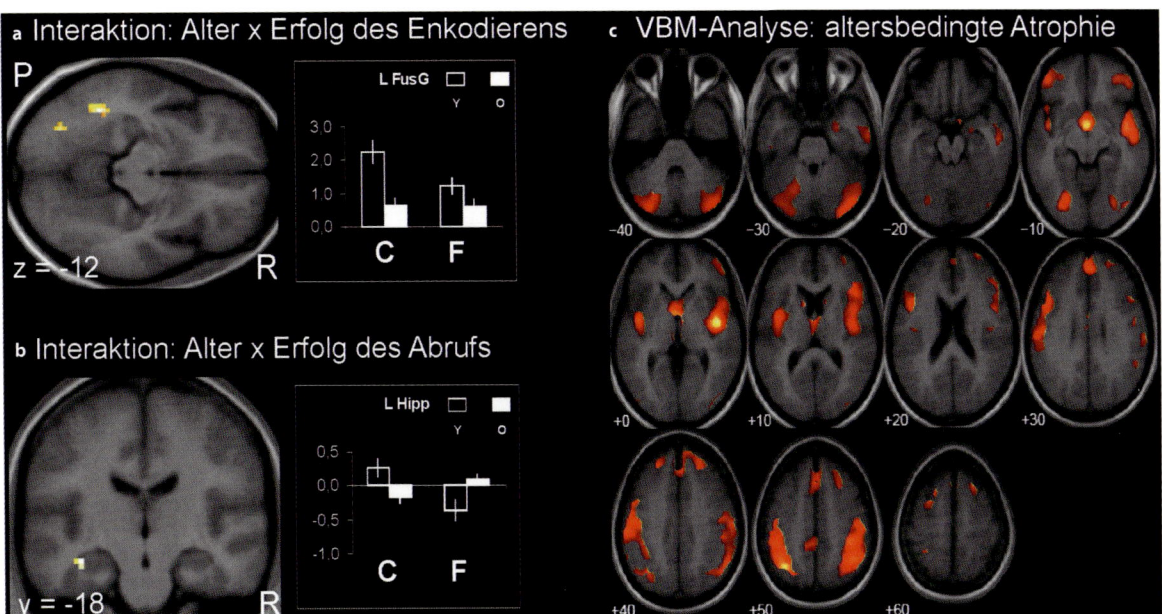

Abb. 14.1 a–c Dargestellt sind Interaktionseffekte zwischen dem Erfolg des (**a**) Enkodierens und (**b**) des Abrufs und dem Alter (adaptiert nach Kukolja et al. 2009b; mit freundlicher Genehmigung von Elsevier). Ältere Probanden aktivierten den linken Gyrus fusiformis (*L FusG*) und den linken Hippocampus (*L Hipp*) signifikant geringer als jüngere beim erfolgreichen Enkodieren bzw. Abruf räumlich kontextueller Information. Die Aktivitätsunterschiede lagen außerhalb altersbedingt atrophierter Areale grauer Substanz (**c**). y = younger (jüngere Probanden), o = older (ältere Probanden), C = correct (korrekt erinnerte räumlich kontextuelle Information), F = false (nicht erinnerte räumlich kontextuelle Information), VBM = Voxelbasierte Morphometrie

lieferten, zeigte sich regelmäßig eine **Überaktivierung**, insbesondere des präfrontalen Kortex (Cabeza et al. 2002; Dennis et al. 2007; Gutchess et al. 2005; Morcom et al. 2003, 2007). Neben einer Aktivitätssteigerung in Hirnarealen, welche von jungen und älteren Probanden gemeinsam genutzt wurden, beobachtete man bei älteren Probanden eine zusätzliche Rekrutierung von Hirnarealen, welche bei jungen Probanden inaktiv blieben. Die Beobachtung einer solchen Überaktivierung hängt dabei kritisch vom Studiendesign ab. Neben der Instruktion der Probanden spielen der Schwierigkeitsgrad der Aufgabe und die Auswertemethode eine entscheidende Rolle.

Überaktivität wird vor allem dann beobachtet, wenn statt eines Blockdesigns eine ereignisbezogene Analyse (»**event-related fMRT**«) durchgeführt wird und die Stimuli beim Enkodieren danach klassifiziert werden, ob sie später erinnert wurden oder nicht. Der Vorteil dieser Methode ist, dass die Aktivität nicht über erinnerte und nichterinnerte Stimuli gemittelt wird, sondern die Aktivität für jeden Stimulustyp separat gemessen werden kann. Der spezifische Unterschied zwischen später erinnerten und später vergessenen Stimuli (»subsequent memory effect«) kann bei älteren Probanden größer sein als bei jüngeren (Gutchess et al. 2005).

Eine Überaktivität wird auch beobachtet, wenn die kognitive Beanspruchung zwischen älteren und jüngeren Probanden angepasst wird. In einer Studie von Morcom et al. (2007) wurde dies beispielsweise erreicht, indem die abzuspeichernden Stimuli bei jungen Probanden zweimal und bei älteren dreimal wiederholt wurden. Ältere Probanden aktivierten beim Abruf dieser Stimuli ein frontoparietales Netzwerk stärker als junge. Die Überaktivität war also nicht einfach das Resultat einer höheren kognitiven Beanspruchung älterer Probanden durch die gleiche Aufgabe.

Es überwiegt die Ansicht, dass die beobachteten Überaktivierungen Kompensationsmechanismen darstellen, um eine defiziente hippocampale Funktion und anatomische Veränderungen zu überwinden und ein hohes Leistungsniveau auf Verhaltensebene zu garantieren (▶ Abschn. 14.3).

14.2 Exekutivfunktionen

Neben dem episodischen Gedächtnis sind auch Exekutivfunktionen (▶ Kap. 22) von Alterseffekten betroffen. Dabei finden sich in höherem Lebensalter insbesondere im Bereich des Arbeitsgedächtnisses (▶ Kap. 24) beeinträchtigte Leistungen. Während ältere und jüngere Probanden ähnliche Netzwerke zur Lösung der Arbeitsgedächtnisaufgaben aktivierten, zeigten ältere Probanden eine zusätzliche Rekrutierung, insbesondere des dorsolateralen präfrontalen Kortex, des supplementärmotorischen Kortex und des inferioren parietalen Kortex (Park u. Reuter-Lorenz 2009;

> **Box 14.2. Über- oder Unteraktivierung?**
>
> Eine Untersuchung von Cappell et al. aus dem Jahr 2010 untersuchte die Nutzung präfrontaler Aktivierungen zwischen jüngeren und älteren Probandengruppen (Cappell et al. 2010). Die Autoren versuchten, mit dieser Studie widersprüchliche Literaturbefunde genauer zu ergründen, wonach bei älteren Probanden sowohl Über- als auch Unteraktivierungen im Bereich des präfrontalen Kortex während der Bearbeitung einer Arbeitsgedächtnisaufgabe nachgewiesen wurden. Mithilfe eines Paradigmas zur Erfassung von verbalen Arbeitsgedächtnisleistungen ansteigender Schwierigkeit und auf der Basis von »**Event-related fMRT**«-**Messungen** konnten die Autoren nachweisen, dass das Ausmaß an rechtsseitiger präfrontaler Aktivierung in Abhängigkeit von der jeweiligen Aufgabenschwierigkeit (»working memory load«) variierte: Bei vergleichsweise geringer Aufgabenschwierigkeit (4 Buchstaben) kam es zu Überaktivierungen im Bereich des präfrontalen Kortex (BA 46, 9, 45), während bei Aufgaben mit hoher Schwierigkeit (7 Buchstaben) Hypoaktivierungen in eben diesen Arealen nachweisbar waren. Diese Ergebnisse werden von den Autoren als Nachweis für kompensatorische Aktivierungen zur Aufrechterhaltung eines adäquaten Leistungsniveaus interpretiert, da die älteren Probanden die Aufgaben mit geringerer Schwierigkeit auf einem vergleichbaren Leistungsniveau bearbeiteten wie die jüngeren Probanden, wohingegen sie bei den Aufgaben mit hoher Schwierigkeit neben der bereits erwähnten präfrontalen Unteraktivierung zusätzlich ein signifikant geringeres Leistungsniveau (längere Reaktionszeiten und geringere Anzahl richtiger Antworten) lieferten. Somit sind die älteren Probanden bei steigender Aufgabenschwierigkeit nicht mehr in der Lage, die für die Lösung der Aufgabe notwendigen Ressourcen zu aktivieren, auf die die jüngeren Probanden noch zurückgreifen können.

Turner u. Spreng 2012). Wie auch im episodischen Gedächtnis wurden die Überaktivierungen als Kompensationsmechanismen interpretiert, um Defizite auf dem Boden altersbedingter struktureller Veränderungen auszugleichen und ein ausreichendes funktionelles Niveau zu erhalten (Davis et al. 2008; Reuter-Lorenz u. Cappell 2008) (▶ Box 14.2, ▶ Abschn. 14.3).

Eine mögliche Ursache für altersbedingte Defizite im Arbeitsgedächtnis ist eine verminderte Top-down-Kontrolle der Perzeption und Verarbeitung visueller Stimuli (Gazzaley et al. 2005; Schmitz et al. 2010): Ältere Personen können schlechter zwischen relevanten und irrelevanten Stimuli unterscheiden, sodass das Arbeitsgedächtnis mit Information überfrachtet und dadurch ineffizient wird. Eine Überaktivität kann somit nicht nur Ausdruck einer neuralen Kompensation, sondern auch einer Dedifferenzierung neuraler Antworten sein. In engem Zusammenhang hiermit wird bei älteren Probanden beim Lösen von Inhibitionsaufgaben (z. B. einem Stroop-Task), welche hohe Anforderungen an die »top-down«-kognitive Kontrolle stellen, zwar eine präfrontale Überaktivität beobachtet (Langenecker et al. 2004), welche jedoch wahrscheinlich mit einer reduzierten Konnektivität präfrontaler Regionen einhergeht (Madden et al. 2010).

14.3 Überaktivierung: Kompensation oder Dedifferenzierung?

Basierend auf funktionellen Bildgebungsdaten wurden mehrere Modelle formuliert, welche die altersbedingten neuralen Veränderungen im Rahmen von Gedächtnis-, Aufmerksamkeits- und Exekutivfunktionsaufgaben erklärten.

Auf der Beobachtung, dass junge Probanden in PET-Studien beim Abruf von Wortlisten insbesondere linkshemisphärische Areale aktivierten, ältere Probanden hingegen beide Hemisphären, basiert das von Cabeza (2002) vorgestellte »**Hemispheric Asymmetry Reduction in Older Adults**«(**HAROLD**)-**Modell** (▶ Box 14.3). HAROLD postuliert, dass der altersbedingte Verlust der Unilateralität durch eine kompensatorische Rekrutierung von kontralateralen Hirnarealen entsteht, um ein ausreichendes Leistungsniveau zu halten. Kritikpunkt an HAROLD ist, dass das Modell stark auf verbalem Gedächtnis basiert, welches bei Rechtshändern vorwiegend linkshemisphärische Regionen aktiviert.

Ähnliche Überaktivierungen nicht nur in der kontralateralen Hemisphäre werden aber auch bei nichtverbalen Gedächtnisaufgaben (Gutchess et al. 2005) und Arbeitsgedächtnisaufgaben beobachtet (Cabeza 2004; Nagel et al. 2009; Reuter-Lorenz u. Cappell 2008). Allgemeingültiger ist daher das »**Posterior to anterior shift in aging**«(**PASA**)-**Modell**, welches annimmt, dass die beobachtete Überaktivierung präfrontaler Regionen ein Kompensationsmechanismus für eine Unteraktivierung okzipitaler und mediotemporaler Regionen ist (Davis et al. 2008) (▶ Box 14.3).

Allerdings werden insbesondere bei kognitiv anspruchsvolleren Aufgaben nicht nur Über-, sondern auch Unteraktivierungen bei älteren Probanden beobachtet (z. B. Kukolja et al. 2009b). Die »**Compensatory Recruitment Utilization of Neural Circuits**«(**CRUNCH**)-**Hypothese** berücksichtigt diese Beobachtungen und bietet somit eine integrativere Erklärung für altersbedingte neurale Veränderungen (Reuter-Lorenz u. Cappell 2008) (▶ Box 14.3). Laut CRUNCH sind ältere Probanden bei geringer bis mittlerer kognitiver Beanspruchung durchaus in der Lage, eine behaviorale Leistung zu erbringen, die derjenigen jüngerer Probanden entspricht. Hierfür nötig sind allerdings zusätzliche neurale Ressourcen, welche aus einer stärkeren Aktivierung aufgabenspezifischer Strukturen

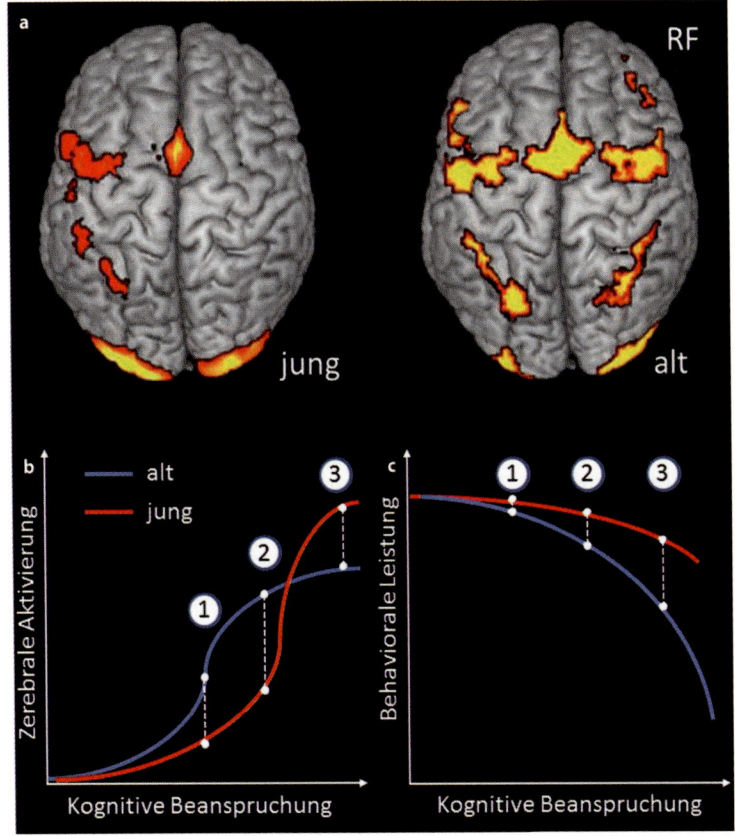

Abb. 14.2 a–c **a** Dieses Bild illustriert die höhere Bilateralität präfrontaler Aktivierungen in älteren Probanden. Dargestellt ist die Aktivität während einer Arbeitsgedächtnisaufgabe kontrastiert mit der Ruhebedingung (aus Schneider-Garces et al. 2010; mit freundlicher Genehmigung). **b,c** Dargestellt sind vermutete Kurven von (**b**) zerebraler Aktivität und (**c**) behavioraler Leistung bei steigender kognitiver Beanspruchung. Ältere Probanden zeigen bei geringer und mittlerer kognitiver Beanspruchung (*Punkte 1 und 2*) eine höhere Aktivierung als jüngere Probanden, um ein vergleichbares Leistungsniveau zu halten. Mit steigender kognitiver Beanspruchung (*Punkt 3*) übertrifft die zerebrale Aktivierung jüngerer Probanden diejenige der älteren, und die behaviorale Leistung älterer Probanden fällt ab. (Mod. nach Reuter-Lorenz u. Cappell 2008; mit freundlicher Genehmigung von SAGE Publications)

und einer Hinzunahme zusätzlicher Regionen resultieren (Abb. 14.2).

Bei steigenden kognitiven Anforderungen erreichen ältere Personen allerdings die Grenze der kompensatorischen Aktivierungsmöglichkeiten und somit ein Aktivierungsplateau, welches von jungen Probanden in der Regel übertroffen werden kann. In solchen Fällen zeigt sich dann eine Unteraktivierung, welche einem behavioralen Defizit bei älteren Probanden zugrunde liegt (Reuter-Lorenz u. Cappell 2008) (Abb. 14.2).

Eine Weiterentwicklung stellt die »**Scaffolding Theory of Aging and Cognition« (STAC)** dar, deren Kernaussage im Wesentlichen derjenigen von CRUNCH entspricht (Park u. Reuter-Lorenz 2009; Reuter-Lorenz u. Park 2010) (▶ Box 14.3). Laut STAC bilden sich im Alter aufgrund von mikro- und makroanatomischen Veränderungen alternative Netzwerke (neurale Gerüste, »scaffolds«), welche die defizient gewordenen Netzwerke stützen und ihre Unzulänglichkeit kompensieren. Allerdings können diese neuen Netzwerke weniger effizient sein als die in der Jugend angelegten. Wichtig bei STAC ist die Annahme, dass der Ausbau alternativer Netzwerke nicht erst im Alter beginnt, sondern sich bereits im jungen Erwachsenenalter manifestiert und z. B. dem Lernen neuer Fertigkeiten dient (Reuter-Lorenz u. Park 2010).

Alternativ wurde postuliert, dass es sich bei der Überaktivierung eher um eine **Dedifferenzierung** neuraler Aktivität aufgrund einer **verminderten Top-down-Kontrolle** und Inhibition aufgabenunspezifischer Aktivität handeln könnte. Es ergaben sich Hinweise, dass ältere Probanden bei der Aufnahme von Informationen in das Arbeitsgedächtnis (Gazzaley et al. 2005) und in das episodische Gedächtnis (Gutchess et al. 2007) aufgrund fehlender kognitiver Kontrolle die neurale Verarbeitung irrelevanter Stimuli nicht ausreichend unterdrücken können und daraus eine ineffiziente Überaktivierung resultiert. Logan et al. (2002) gingen sogar so weit zu vermuten, dass die beobachtete Überaktivität Ausdruck einer altersbedingten Rückbil-

> **Box 14.3. Modelle des neurokognitiven Alterns**
>
> Eine Reihe von Modellen wurde aufgestellt, um die im Alter häufig beobachtete Überaktivierung insbesondere präfrontaler Regionen zu erklären:
>
> - **HAROLD** – »Hemispheric Asymmetry Reduction in Older Adults« (Cabeza 2002): Dieses Modell beruht auf der Beobachtung, dass sich die bei jungen Probanden bestehende Lateralisierung der Hirnaktivität bei bestimmten Aufgaben bei älteren Probanden nicht mehr findet. Die zusätzliche Aktivierung kontralateraler Areale wird als Kompensationsmechanismus aufgefasst
> - **PASA** – »Posterior-Anterior Shift in Aging« (Davis et al. 2008): Dieses Modell erklärt die Erhöhung der Aktivität in präfrontalen Arealen als Kompensationsmechanismus für eine Reduktion der Aktivität in temporookzipitalen Regionen. PASA ist nicht auf Hemisphären beschränkt und beinhaltet auch eine Verschiebung von aufgabenspezifischer Deaktivierung von okzipital nach frontal
> - **CRUNCH** – »Compensatory Recruitment Utilisation of Neural Circuits Hypothesis« (Reuter-Lorenz u. Cappell 2008): Ähnlich wie PASA, erklärt CRUNCH die im Alter beobachtete Überaktivierung als Kompensationsmechanismus. Über PASA hinausgehend postuliert CRUNCH, dass die Aktivitätsunterschiede zwischen Alt und Jung vom Schwierigkeitsgrad der Aufgabe abhängen: Bei leichten Aufgaben wird bei älteren Probanden eher eine Überaktivierung beobachtet, um ein Leistungsniveau zu halten, bei schweren Aufgaben zeigt sich eine Unteraktivierung, welche mit einem Leistungsabfall gegenüber jüngeren Probanden einhergeht (◘ Abb. 14.2)
> - **STAC** – »Scaffolding Theory of Aging and Cognition« (Park u. Reuter-Lorenz 2009): STAC kann als Weiterentwicklung von CRUNCH angesehen werden. STAC postuliert, dass aufgrund anatomischer Veränderungen neue Gerüste (»scaffolds«) neuraler Netzwerke kompensatorisch aktiviert werden, um ein Niveau an Leistungsfähigkeit zu erhalten. Wichtiger Aspekt in STAC ist, dass die neuen Netzwerke eine geringere Effizienz aufweisen als die in der Jugend ursprünglich angelegten

dung der mit der Adoleszenz erlangten regionalen Spezialisierung für bestimmte Aufgaben sei. Dagegen sprach jedoch, dass insbesondere ältere Probanden mit guter Gedächtnisleistung erhöhte Aktivierungen zeigten und diejenigen mit schlechterer Leistung nicht (Cabeza et al. 2002) und das Ausmaß der Überaktivierung mit der kognitiven Leistung korrelierte (Gutchess et al. 2005).

14.4 Emotionsverarbeitung

Studien zur Emotionsverarbeitung im Alter weisen konsistent hohe Ausmaße an emotionaler Stabilität auch im hohen Lebensalter nach. Unabhängig davon können auch im Bereich der Emotionsverarbeitung altersabhängige neurokognitive Veränderungen nachgewiesen werden. Hier kommt es mit zunehmendem Lebensalter vor allem zu Aktivierungsänderungen im Bereich der **Amygdala**. Im Unterschied zu den bereits beschriebenen Veränderungen in den meisten kognitiven Domänen haben Alterungseffekte aber keinen nennenswert negativen Einfluss auf die Emotionserkennung. Im Gegenteil, diese Funktion erscheint in den erhobenen Verhaltensleistungen auch im höheren Lebensalter intakt und mitunter sogar verbessert. Nichtsdestotrotz können bildgebende Studien nachweisen, dass es auch in diesem Bereich zu Veränderungen in Abhängigkeit vom Lebensalter kommt. Hierzu gehört vor allem der wiederholte Nachweis einer reduzierten Aktivierung im Bereich der Amygdala bei der Verarbeitung negativer Stimuli bei gleichzeitig erhöhten Aktivierungen in präfrontalen Arealen (St Jacques et al. 2010), während bei der Verarbeitung positiver Stimuli keine Unterschiede bezüglich der Amygdalaaktivierung nachweisbar sind.

Darüber hinaus scheint es einen altersspezifischen sog. **Positivitätseffekt** zu geben, derart, dass bei älteren Probanden negative Stimuli als weniger »bedeutsam« oder »erregend« verarbeitet werden, als dies bei jüngeren Probanden der Fall ist, während positive Stimuli bevorzugt werden. In Verhaltensstudien wurde bereits vor einigen Jahren nachgewiesen, dass negative Stimuli mit zunehmendem Alter als weniger negativ und weniger anregend beurteilt werden. Bildgebende Befunde ordnen diesem Positivitätseffekt sowohl reduzierte Amygdalaaktivierungen als auch erhöhte präfrontale Aktivierungen zu. Warum es aber zu diesen Aktivierungsänderungen im Alter kommt, konnte bislang nicht abschließend geklärt werden. Dieser Positivitätseffekt scheint abhängig zu sein von den vorhandenen kognitiven Ressourcen: Stehen diese in hohem Umfang zur Verfügung, so werden im Alter positive Stimuli vor negativen Stimuli deutlich bevorzugt. Sind aber die kognitiven Ressourcen anderweitig gebunden, z. B. durch eine konkurrierende kognitive Aufgabe, so ist dieser Effekt nicht mehr nachweisbar.

Dies konnte von Brassen et al. (2011) in einer fMRT-Studie nachgewiesen werden. Hier wurde den Probanden während der fMRT-Messung ein Reiz-Reaktions-Test in unterschiedlicher Schwierigkeit präsentiert, wobei die Stimuli vor dem Hintergrund von emotionalen Gesichtern präsentiert wurden. Die Ergebnisse zeigen hier, dass die älteren Probanden im Vergleich zu den jüngeren Probanden mit höheren Aktivierungen des anterioren Zingulums auf positive im Vergleich zu neutralen Gesichtern reagierten (◘ Abb. 14.3). Dieser Effekt war nur bei einer geringeren Aufgabenschwierigkeit zu beobachten und konnte bei steigender An-

14.4 · Emotionsverarbeitung

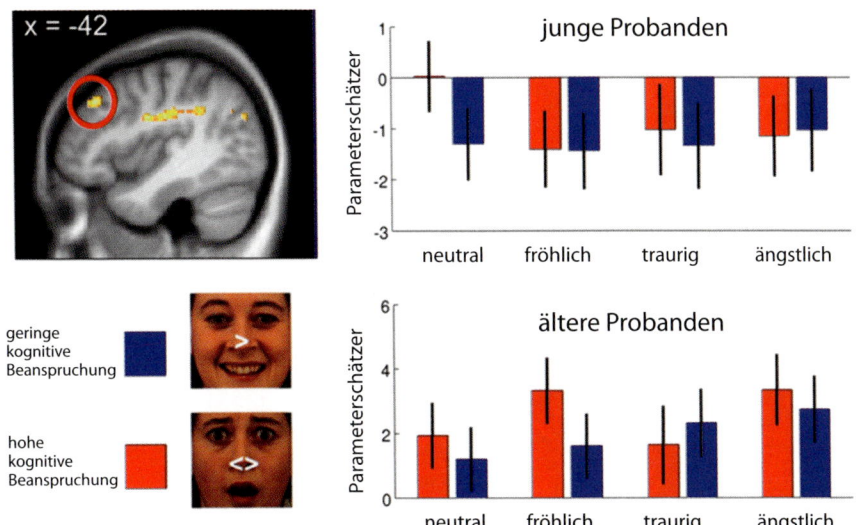

Abb. 14.3 Dargestellt ist die höhere Aktivierung des linken dorsolateralen präfrontalen Kortex (DLPFC) bei fröhlichen vs. neutralen Gesichtern in alten verglichen mit jungen Probanden (aus Brassen et al. 2011; mit freundlicher Genehmigung von Elsevier). In den Graphen werden Parameterschätzer aus dem Peak Voxel für die einzelnen Bedingungen dargestellt. Es zeigt sich, dass ältere Probanden eine erhöhte Aktivierung exklusiv bei fröhlichen Gesichtern und geringer kognitiver Beanspruchung zeigen, nicht aber bei traurigen oder ängstlichen Gesichtern

forderung an die Aufmerksamkeitsleistungen nicht mehr nachgewiesen werden. Auch bei traurigen oder ängstlichen Gesichtern war kein vergleichbarer Effekt vorhanden. Da das anteriore Zingulum in der Emotionsforschung als eine Art Schaltzentrale zwischen Emotionen und Kognition gilt, schließen die Autoren aus diesen Befunden, dass im Alter positive Stimuli bevorzugt verarbeitet werden, wenn hierfür die notwendigen kognitiven Reserven zur Verfügung stehen.

Eine Untersuchung von Roalf et al. (2011) verglich die funktionellen Hirnaktivierungen von 22 älteren und 14 jüngeren Probanden bezüglich einer Valenzeinschätzung von emotionalem Bildmaterial. Verwendet wurden Bilder, die im Vorfeld als stark negativ, positiv und neutral eingestuft worden waren. Die Probanden wurden dabei gebeten, die Bilder hinsichtlich der Variablen Valenz und Erregungsniveau zu bewerten. Bei der Auswertung der Daten zeigten zwar beide Gruppen während der Betrachtung der emotionalen Bilder im Vergleich zur Kontrollbedingung (Betrachten eines Fadenkreuzes) Aktivierungen im Bereich der Amygdala und des präfrontalen Kortex, ein Vergleich der Gruppen zeigt aber, dass die älteren Probanden lediglich bei den negativ emotionalen Bildern Amygdalaaktivierungen zeigten, während dies bei den jüngeren Probanden bei allen Bildkategorien der Fall war (Abb. 14.4). Ferner konnte bei den älteren Probanden ein Habituationseffekt nachgewiesen werden: Zu Beginn der Serie negativ emotionaler Bilder zeigte diese Gruppe höhere präfrontale Aktivierungen als die jüngere Gruppe, die sich aber im Verlauf der Bilderserie an die Aktivierungsstärke der jüngeren Probanden anglich. Allgemein wies die ältere Gruppe deutlich höhere Aktivierungsraten bei negativ emotionalen Bildern auf als bei positiven oder neutralen Bildern, während sich hier bei den jüngeren Probanden keinerlei signifikante Unterschiede nachweisen ließen.

Obwohl Unterschiede bezüglich der Verarbeitung emotionaler Stimuli zwischen jungen und älteren Probanden auf der Verhaltensebene bereits mehrfach beschrieben und gut erforscht sind, existieren nach wie vor nur vereinzelte bildgebende Studien, die sich mit der Identifizierung der zugrunde liegenden neuronalen Strukturen dieser Unterschiede befassen. Existierende Untersuchungen greifen in der Regel auf emotionales Bildmaterial zurück, um Aktivierungsunterschiede bezüglich einzelner Emotionen zwischen verschiedenen Altersgruppen zu beschreiben.

Zur Erklärung des Positivitätseffekts wird u. a. auch herangezogen, dass ältere Probanden eine höhere Motivation aufweisen, ihre Emotionen zu regulieren bzw. mithilfe von kognitiven Strategien anders interpretieren, als dies bei jüngeren Probanden der Fall ist (Nashiro et al. 2011; Winecoff et al. 2011).

Zu diesen Strategien gehört auch die sog. **kognitive Neubewertung** (»cognitive reappraisal«). Neuronale Korrelate dieser Strategie der Emotionsregulation finden sich in Strukturen des lateralen und medialen Präfrontalkortex, die auch der sog. kognitiven Kontrolle zugeordnet werden. In Abhängigkeit vom intendierten Regulationsziel variieren in diesbezüglichen Studien auch die Aktivierungen innerhalb der Amygdala: Ist eine Verringerung des negativen Affektes intendiert, kommt es in der Amygdala zu reduzierten Aktivierungen, ist hingegen mithilfe der kognitiven Neu- oder

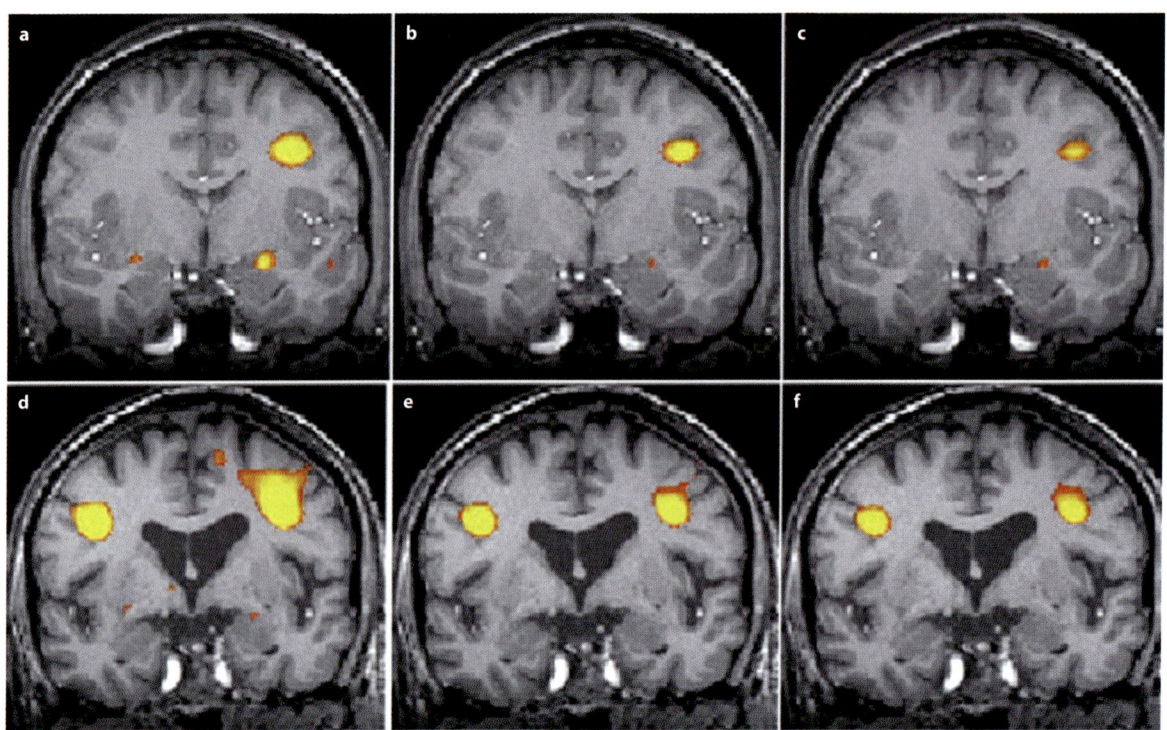

Abb. 14.4 a–f Aktivierungsmuster der Gruppe der jungen Probanden (**a–c**) und der älteren Probanden (**d–f**) auf negative (**a** und **d**), neutrale (**b** und **e**) und positive (**c** und **f**) emotionale Bilder verglichen mit der Baseline (aus Roalf et al. 2011; mit freundlicher Genehmigung von Elsevier). Die jüngeren Probanden weisen in sämtlichen emotionalen Bedingungen signifikante Aktivierungen im Bereich der Amygdala sowie des linken Frontalkortex auf, während die älteren Probanden bei bilateralen frontalen Aktivierungen über sämtliche emotionale Bedingungen hinweg lediglich bei negativen Stimuli signifikante Amygdalaaktivierungen aufweisen

Umbewertung eine Steigerung des negativen Affektes beabsichtigt, finden sich erhöhte Amygdalaaktivierungen (Ochsner et al. 2004). Bei einem Vergleich von 20 älteren Probanden und 22 jüngeren Probanden konnten Winecoff et al. (2011) zeigen, dass es zwischen präfrontalen Aktivierungen und Aktivierungen im Bereich der Amygdala zu den bereits beschriebenen gegenläufigen Aktivierungen kommt. Darüber hinaus wiesen die Autoren den linken Gyrus frontalis inferior als wesentliche Struktur für die Emotionsregulation im höheren Lebensalter nach, da hier während der kognitiven Neubewertung die größten Unterschiede zwischen den beiden untersuchten Altersgruppen nachgewiesen wurden.

> **Der Positivitätseffekt beschreibt eine altersabhängige Reduktion der funktionellen Hirnaktivierungen im Bereich der Amygdala als Reaktion auf negative Stimuli. Gemäß der »sozioemotionalen Selektivitätstheorie« kann der Effekt mit einer erhöhten Emotionsregulation durch eine Bevorzugung von positiven im Gegensatz zu negativen Stimuli erklärt werden, andere Erklärungsmodelle berufen sich auf eine altersabhängige Reduktion der Amygdala oder auf Veränderungen der Emotionsregulationsmechanismen.**

Nashiro et al. (2011) favorisieren eine im höheren Lebensalter gesteigerte Emotionsregulation als Grundlage für den Positivitätseffekt gegenüber der von anderen Autoren beschriebenen altersabhängigen Abnahme bzw. neuroanatomischen Veränderung im Bereich der Amygdala. Ebenfalls mit diesem Erklärungsansatz werden die erhöhten Aktivierungen im Bereich des präfrontalen Kortex (PFC) beschrieben, die bei Studien zur Emotionsregulation bei älteren Probanden wiederholt nachgewiesen wurden. Im PFC befinden sich die für die Prozesse der kognitiven Kontrolle notwendigen Strukturen, sodass eine erhöhte Aktivität in diesen Arealen mit einer Herunterregulierung negativer Emotionen gut beschrieben werden kann.

Demgegenüber wird mitunter davon ausgegangen, dass für die Verarbeitung positiv emotionaler Stimuli im Alter vorwiegend auf präfrontale Areale zurückgegriffen werden muss. Diesen Effekt konnten z. B. auch Ritchey et al. (2011) in einer aktuellen fMRT-Studie nachweisen. Bei einem Vergleich von 21 jungen und 19 älteren Erwachsenen wurden im fMRT positive, negative sowie neutrale Bilder präsentiert, die von den Probanden entweder semantisch (bezüglich ihrer Bedeutung) oder perzeptuell (bezüglich ihrer Formen und Farben) analysiert werden sollten. Im Anschluss wurde die emotionale Intensität des gezeigten Bildes von den Probanden bewertet. Die Ergebnisse zeigen, dass positive Stimuli bei älteren Probanden in der semantischen Verarbeitungsbedingung erhöhte Aktivierungen in präfrontalen Arealen (medial, superior und inferior) hervorrufen, die in der perzeptuellen Verarbeitungsbedingung nicht nachweisbar sind.

Beim Vergleich der unterschiedlichen Hirnaktivierungen zeigten sich unabhängig von der verlangten Verarbeitungstiefe bezüglich der Amygdala vergleichbare Aktivierungen zwischen den Untersuchungsgruppen.

14.5 Neurotransmittersysteme im Alter

Das **cholinerge System** ist von zentraler Bedeutung für Gedächtnisfunktionen. In Tierexperimenten und Humanstudien konnte eine cholinerge Modulierbarkeit von Gedächtnis- und Lernfunktionen gezeigt werden (Bentley et al. 2008; Goekoop et al. 2006; Hallam et al. 2004; Thiel 2003; ▶ Kap. 12). Cholinerge Bahnen entspringen Neuronen im basalen Vorderhirn (Nucleus basalis Meynert bzw. Nucleus septalis medialis) und versorgen vor allem gedächtnisrelevante Strukturen wie den Hippocampus, die Amygdala und den präfrontalen Kortex (Blandina et al. 2004; Mufson et al. 2003). Eine Degeneration des cholinergen Systems wird bei der Alzheimer-Demenz beobachtet (▶ Kap. 41). Bereits Personen mit nur milden kognitiven Einschränkungen (»mild cognitive impairment«, MCI; ▶ Kap. 41) können ähnliche pathophysiologische Veränderungen wie Alzheimerpatienten aufweisen (Goekoop et al. 2004, 2006; Herholz et al. 2004, 2005) und von einer cholinergen Medikation profitieren (Petersen et al. 2005).

Ungeklärt ist, ob auch die Abnahme der Gedächtnisleistung während des normalen Alterns auf ein cholinerges Defizit zurückgeht. Zwar geben behaviorale Studien Hinweise darauf, dass für diese Gedächtnisdefizite ebenfalls Veränderungen des cholinergen Transmitterhaushalts bedeutsam sind (Bartus et al. 1982; Dewey et al. 1990; Schliebs u. Arendt 2006). In einer pharmakologischen fMRT-Studie mit gesunden älteren Probanden konnten Kukolja et al. (2009a) nachweisen, dass eine cholinerge Stimulation das Enkodieren und den Abruf von Gedächtniskontext unterschiedlich beeinflusst. Nach intravenöser Applikation des Cholinesteraseinhibitors Physostigmin kam es einerseits zu einer spezifischen Zunahme der hippocampalen Aktivität beim Enkodieren, jedoch andererseits zu einer Abnahme beim Abruf der kontextuellen Information. Dies wurde als Hinweis auf die steigernde Wirkung von Acetylcholin auf die Verarbeitung neuer Stimuli auf Kosten von Mechanismen, welche das Wiederaufrufen bereits gespeicherter Information vermitteln, gewertet. Dabei zeigte sich ein bedeutsamer Zusammenhang: Ältere Probanden, welche eine schlechte basale Gedächtnisleistung aufwiesen, profitierten von der cholinergen Stimulation, während sich Probanden mit einer besseren Gedächtnisleistung unter cholinerger Stimulation verschlechterten. Da das Verhältnis von Neurotransmitterspiegeln und der kognitiven Leistung generell einer umgekehrten U-Kurve folgt (Diamond et al. 2007), wurde diese Beobachtung als Hinweis auf ein cholinerges Defizit bei älteren Probanden mit schlechterer Gedächtnisleistung gewertet (Kukolja et al. 2009a).

Hinweise auf altersbedingte Veränderungen finden sich auch im **dopaminergen System**. Onur et al. (2011) fanden in einer pharmakologischen fMRT-Studie, dass die Gabe von 100 mg L-Dopa selektiv bei jüngeren Probanden, nicht aber bei älteren Probanden zu einer Verschlechterung der kognitiven Kontrolle in einer Interferenzaufgabe führte. Dies war mit einer Überaktivierung des anterioren Zingulums bei jungen Probanden vergesellschaftet. Die Autoren gingen davon aus, dass das dopaminerge System bei jungen Probanden optimal arbeitete und eine zusätzliche dopaminerge Medikation entlang der umgekehrten U-Kurve zu einer Überstimulation führte, welche die behaviorale Verschlechterung erklärte. Bei älteren Probanden hingegen wurde kein solcher Effekt beobachtet, was als Hinweis auf ein beginnendes dopaminerges Defizit im Alter gewertet werden kann.

Fischer et al. (2010) untersuchten den Einfluss der dopaminergen Transmission auf altersabhängige kognitive Defizite mittels einer Arbeitsgedächtnisaufgabe in einer kombinierten PET- und fMRT-Untersuchung. Nach Applikation des Dopaminrezeptorantagonisten SCH23390 wurde die präfrontale und parietale Aktivität bei jungen Probanden auf das Niveau von älteren Probanden heruntergefahren und die behaviorale Leistung gemindert (◘ Abb. 14.5). Als Beleg, dass hierfür eine Dopaminrezeptorblockade verantwortlich war, diente die PET-Messung: In dieser wurde nachgewiesen, dass radioaktiv nichtmarkiertes SCH23390 durch kompetitive Verdrängung eine 40–50%ige Minderung der Bindung von C11-markiertem SCH23390 an D_1-Rezeptoren verursachte. Die Ergebnisse wiesen darauf hin, dass es im Alter aufgrund eines Rückgangs der Dopamintransmission zu einer verringerten Rekrutierung von frontoparietalen Arealen bei Arbeitsgedächtnisaufgaben kommt, ein Phänomen, welches bei jüngeren Probanden durch Gabe eines Dopaminantagonisten experimentell erzeugt werden konnte (◘ Abb. 14.5).

14.6 Resting-State- und Default-Mode-Netzwerke im Alter

Es hat sich gezeigt, dass auch im Ruhezustand die spontane Aktivität spezifischer Regionen hochgradig korreliert ist. Abhängig von der Messmethode lassen sich hier unterschiedliche Netzwerke funktionell miteinander verbunde-

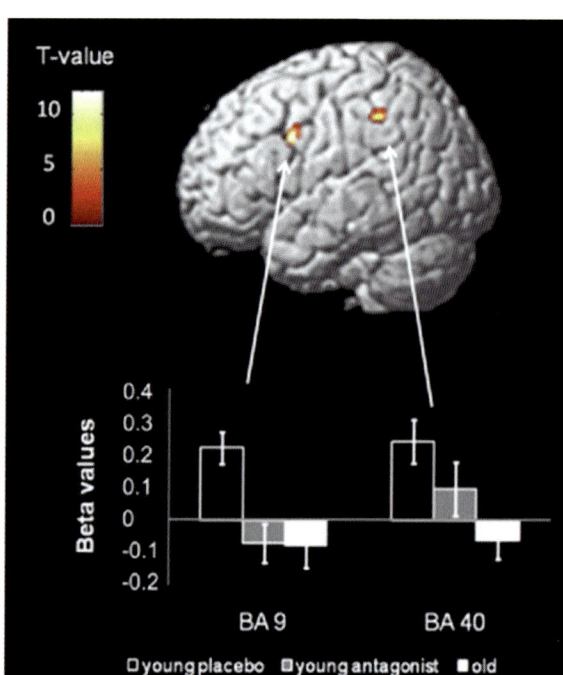

◘ **Abb. 14.5** Dargestellt sind Hirnaktivierungen bei jungen Probanden unter Plazebo, jungen Probanden nach Gabe des D_1-Rezeptorantagonisten SCH23390 und älteren Probanden ohne Pharmaka für den Vergleich hohe > niedrige Arbeitsgedächtnisanforderungen in frontalen (BA 9) und parietalen (BA 40) Arealen. (Aus Fischer et al. 2010; mit freundlicher Genehmigung von Elsevier)

ner Regionen unterscheiden (▶ Kap. 15). Diese spontanen Fluktuationen der Hirnaktivität zeigen altersabhängige Unterschiede, auf die hier näher eingegangen werden soll.

Schon früh fiel auf, dass die aufgabenabhängige Deaktivierung des Ruhenetzwerks mit zunehmendem Alter vermindert ist (Lustig et al. 2003; Persson et al. 2007). Da eine frontale Überaktivierung mit einer fehlenden Deaktivierung des Ruhenetzwerks während des Abrufs semantischer Gedächtnisinhalte einhergeht (Persson et al. 2007), ist davon auszugehen, dass eine Dysregulation des Ruhenetzwerkes die kompensatorische Überaktivität begünstigt (Park u. Reuter-Lorenz 2009; Reuter-Lorenz u. Lustig 2005). Es ist denkbar, dass mit zunehmendem Alter die Umverteilung neuraler Aktivität von Regionen, die nicht zur Aufgabenlösung beitragen, hin zu spezialisierten Regionen, ineffizient wird und zur schlechteren Leistung beiträgt (Davis et al. 2008; Kukolja et al. 2009b).

Eine neuere Methode ist die Messung spontaner Hirnaktivität in der vollständigen Abwesenheit einer aktiven Aufgabe. Dies wird durch multivariate Methoden wie z. B. der Independent Component Analysis (ICA) ermöglicht (▶ Kap. 9). Hiermit konnten über das DMN hinaus weitere, räumlich voneinander getrennte Netzwerke identifiziert werden, deren Regionen regelmäßig im Ruhezustand hochgradig korrelierte Aktivität aufweisen. Eine Reihe von Studien hat gezeigt, dass die Konnektivität innerhalb des DMN (Damoiseaux et al. 2008), aber auch innerhalb weiterer Netzwerke wie dem dorsalen Aufmerksamkeitsnetzwerk (Achard u. Bullmore 2007; Tomasi u. Volkow 2011), mit zunehmendem Alter erniedrigt ist – Befunde, welche in deutlich ausgeprägterem Maße auch bei der Alzheimer-Demenz erhoben werden. Die bei normalem Altern beobachtete Konnektivitätsminderung ist jedoch nicht Resultat einer (präklinischen) Alzheimer-Pathologie, was in einer Studie von Andrews-Hannah et al. (2007) mittels Amyloid-PET ausgeschlossen werden konnte. Stattdessen korrelierte die Reduktion der Konnektivität mit der Integrität der weißen Substanz und der kognitiven Leistung (Andrews-Hanna et al. 2007). Es ist daher wahrscheinlich, dass eine verminderte Konnektivität insbesondere räumlich voneinander entfernter Regionen zu den im Alter beobachteten kognitiven Defiziten beiträgt (Tomasi u. Volkow 2011).

14.7 Technische und anatomische Besonderheiten bei fMRT-Untersuchungen des Alterns

Ein Problem beim Vergleich junger und älterer Populationen ist eine Verfälschung der fMRT-Daten durch die Einflüsse anatomischer Veränderungen. Die fMRT-Studien basieren auf der Messung der BOLD-Antwort, welche nur indirekt mit der zugrunde liegenden neuralen Aktivität korreliert. Vielmehr ist sie komplizierten Abhängigkeiten von zerebralem Blutfluss (»cerebral blood flow«, CBF), zerebralem Blutvolumen und der Rate des zerebralen metabolischen Sauerstoffverbrauchs (»cerebral metabolic rate of oxygen consumption«, $CMRO_2$) unterworfen. Das Verhältnis von CBF zu $CMRO_2$, die neurovaskuläre Kopplung und damit die BOLD-Antwort können im Alter u. a. verändert sein durch Atherosklerose, Veränderungen in der Elastizität und Ultrastruktur der Gefäße sowie verminderter CBF und $CMRO_2$ im Ruhezustand (D'Esposito et al. 2003; Han et al. 2009).

Es ist daher wichtig, Störfaktoren zu minimieren, welche zur fehlerhaften Dateninterpretation führen können. Es empfiehlt sich zunächst, Komorbiditäten und eine genaue Medikamentenanamnese zu erheben. Schließlich ist bei den meisten Medikamenten, welche nicht primär im Verdacht stehen, die neurale oder vaskuläre Funktion zu beeinflussen, so gut wie nichts über die Beeinflussung der BOLD-Antwort bekannt.

Ferner sollten vaskuläre Veränderungen protokolliert werden. Spezifisch ist der Status mikro- und makroangiopathischer Veränderungen zu erheben, welche häufig auch bei gesunden älteren Probanden vorgefunden werden. Hierfür bietet sich z. B. die Verwendung einer FLAIR-Sequenz für mikroangiopathische Veränderungen und einer MR-Angiographie oder Duplexsonographie zur Erfassung von atherosklerotischen Plaques und Stenosen an. Dies kann nicht bedeuten, dass alle vaskulären Veränderungen zum Ausschluss älterer Probanden führen sollen, denn vaskuläre Veränderungen sind Bestandteil des zerebralen Alterns und bedingen wesentlich die funktionellen neuralen Veränderungen. Die Erhebung vaskulärer Daten ist jedoch unabdingbar für die korrekte Interpretation von fMRT-Ergebnissen.

Zur Quantifizierung der altersbedingten Hirnatrophie können Segmentierungsverfahren wie die voxelbasierte Morphometrie (Ashburner u. Friston 2000; Good et al. 2001) hinzugezogen werden. Mit solchen Methoden kann untersucht werden, ob die beobachteten altersbedingten Aktivitätsunterschiede in der Atrophie begründet sind oder außerhalb signifikant atrophierter Regionen liegen und damit nicht auf eine Atrophie zurückzuführen sind (z. B. Kukolja et al. 2009b, 2010).

Darüber hinaus ist für Studien des Alterns die Verwendung von Methoden zur Perfusionsmessung parallel zur BOLD-Messung zukunftsweisend: Mohtasib et al. (2011) konnten mittels »Arterial Spin Labelling«, welches die parallele Akquisition von BOLD und CBF erlaubte, nachweisen, dass eine Überaktivierung mittels BOLD gemessen bei gleichbleibendem Blutfluss auf einem Minderverbrauch des zur Verfügung gestellten Sauerstoffs beruhte. Diese Studie wirft die grundsätzliche Frage neu auf, ob die gemessenen Unterschiede in der BOLD-Antwort überhaupt Unterschiede in der neuralen Aktivierung darstellen und wenn ja, wie sie gerichtet sind.

Neben rein anatomischen Veränderungen ist zu beachten, dass die Umstände einer MRT-Untersuchung für ältere Probanden eine ungewohnte Situation darstellen, die häufig zu mehr Unsicherheit und Stress führt als bei jüngeren Probanden (Gutchess u. Park 2006). Insbesondere die Bedienung einer Tastatur zur Bearbeitung einer Aufgabe bereitet älteren Probanden mehr Schwierigkeiten als jüngeren. Der vermehrte Stress kann Ursache sein für eine schlechtere behaviorale Leistung und ein verändertes zerebrales Aktivierungsmuster. So konnte in einer fMRT-Studie nachgewiesen werden, dass junge und ältere Probanden unterschiedlich auf den Stress reagierten, welcher durch die Lösung einer anspruchsvollen Gedächtnisaufgabe entstand: Während zunehmender Stress (gemessen am Kortisolspiegel im Speichel) bei jüngeren Probanden eine Steigerung der Leistung und der Aktivierung gedächtnisrelevanter Strukturen bewirkte, war bei älteren Probanden das Gegenteil der Fall (Kukolja et al. 2008).

Zusammenfassung und Ausblick

Die fMRT hat einen wesentlichen Beitrag zum Verständnis des kognitiven Alterns geleistet. Trotz oft vergleichbarer Leistung zwischen Jungen und Alten auf Verhaltensebene lassen sich mittels fMRT deutliche Unterschiede in der Nutzung neuraler Netzwerke feststellen. Ein Grundprinzip scheint eine Überaktivierung frontaler Regionen als Kompensation für strukturell bedingte Defizite andernorts zu sein. Es gibt aber auch Hinweise darauf, dass die beobachteten Überaktivierungen Ausdruck des Verlustes der regionalen zerebralen Spezialisierung für bestimmte Aufgaben sind und damit eine neurale Dedifferenzierung darstellen. Aufgrund der Heterogenität der Daten, welche insbesondere auf der Verwendung unterschiedlicher Testparadigmen beruht, existiert noch kein einheitliches, das kognitive Altern erklärendes Konzept. Die Entwicklung eines solchen Konzeptes ist eine vordringliche Aufgabe für zukünftige Studien. Wichtig ist dabei eine methodologische Weiterentwicklung, welche eine Fehlinterpretation der Daten durch Veränderungen der Struktur und der neurovaskulären Kopplung in Betracht zieht.

Literatur

Achard S, Bullmore E (2007) Efficiency and cost of economical brain functional networks. PLoS Comput Biol 3: e17

Andrews-Hanna JR, Snyder AZ, Vincent JL, Lustig C, Head D, Raichle ME, Buckner RL (2007) Disruption of large-scale brain systems in advanced aging. Neuron 56: 924–935

Ashburner J, Friston KJ (2000) Voxel-based morphometry – the methods. Neuroimage 11: 805–821

Bartus RT, Dean RL 3d, Beer B, Lippa AS (1982) The cholinergic hypothesis of geriatric memory dysfunction. Science 217: 408–414

Bentley P, Driver J, Dolan RJ (2008) Cholinesterase inhibition modulates visual and attentional brain responses in Alzheimer's disease and health. Brain 131: 409–424

Blandina P, Efoudebe M, Cenni G, Mannaioni P, Passani MB (2004) Acetylcholine, histamine, and cognition: two sides of the same coin. Learn Mem 11: 1–8

Brassen S, Gamer M, Büchel C (2011) Anterior cingulate activation is related to a positivity bias and emotional stability in successful aging. Biol Psychiatry 70: 131–137

Cabeza R (2002) Hemispheric asymmetry reduction in older adults: the HAROLD model. Psychol Aging 17: 85–100

Cabeza R (2004) Task-independent and Task-specific Age Effects on Brain Activity during Working Memory, Visual Attention and Episodic Retrieval. Cereb Cortex 14: 364–375

Cabeza R, Anderson ND, Locantore JK, McIntosh AR (2002) Aging Gracefully: Compensatory Brain Activity in High-Performing Older Adults. Neuroimage 17: 1394–1402

Cappell KA, Gmeindl L, Reuter-Lorenz PA (2010) Age differences in prefontal recruitment during verbal working memory maintenance depend on memory load. Cortex 46: 462–473

Chee MW, Goh JO, Venkatraman V, Tan JC, Gutchess A, Sutton B, Hebrank A, Leshikar E, Park D (2006) Age-related changes in object processing and contextual binding revealed using fMR adaptation. J Cogn Neurosci 18: 495–507

Craik FIM, Jennings JM (1992) Human memory. In: Craik FIM, Salthouse SA (eds) The handbook of aging and cognitionLawrence Erlbaum, Hillsdale (NJ), pp 51–110

D'Esposito M, Deouell LY, Gazzaley A (2003) Alterations in the BOLD fMRI signal with ageing and disease: a challenge for neuroimaging. Nat Rev Neurosci 4: 863–872

Damoiseaux JS, Beckmann CF, Arigita EJ, Barkhof F, Scheltens P, Stam CJ, Smith SM, Rombouts SA (2008) Reduced resting-state brain activity in the »default network« in normal aging. Cereb Cortex 18: 1856–1864

Daselaar S (2003) Deep processing activates the medial temporal lobe in young but not in old adults. Neurobiol Aging 24: 1005–1011

Davis SW, Dennis NA, Daselaar SM, Fleck MS, Cabeza R (2008) Que PASA? The posterior-anterior shift in aging. Cereb Cortex 18: 1201–1209

Dennis NA, Daselaar S, Cabeza R (2007) Effects of aging on transient and sustained successful memory encoding activity. Neurobiol Aging 28: 1749–1758

Dennis NA, Hayes SM, Prince SE, Madden DJ, Huettel SA, Cabeza R (2008) Effects of aging on the neural correlates of successful item and source memory encoding. J Exp Psychol Learn Mem Cogn 34: 791–808

Dewey SL, Volkow ND, Logan J, MacGregor RR, Fowler JS, Schlyer DJ, Bendriem B (1990) Age-related decreases in muscarinic cholinergic receptor binding in the human brain measured with positron emission tomography (PET). J Neurosci Res 27: 569–575

Diamond DM, Campbell AM, Park CR, Halonen J, Zoladz PR (2007) The temporal dynamics model of emotional memory processing: a synthesis on the neurobiological basis of stress-induced amnesia, flashbulb and traumatic memories, and the Yerkes-Dodson law. Neural Plast 2007: 60803

Dulas MR, Duarte A (2011) The effects of aging on material-independent and material-dependent neural correlates of contextual binding. Neuroimage 57: 1192–1204

Fischer H, Nyberg L, Karlsson S, Karlsson P, Brehmer Y, Rieckmann A, MacDonald SW, Farde L, Bäckman L (2010) Simulating neurocognitive aging: effects of a dopaminergic antagonist on brain activity during working memory. Biol Psychiatry 67: 575–580

Gazzaley A, Cooney JW, Rissman J, D'Esposito M (2005) Top-down suppression deficit underlies working memory impairment in normal aging. Nat Neurosci 8: 1298–1300

Goekoop R, Rombouts SA, Jonker C, Hibbel A, Knol DL, Truyen L, Barkhof F, Scheltens P (2004) Challenging the cholinergic system in mild cognitive impairment: a pharmacological fMRI study. Neuroimage 23: 1450–1459

Goekoop R, Scheltens P, Barkhof F, Rombouts SA (2006) Cholinergic challenge in Alzheimer patients and mild cognitive impairment differentially affects hippocampal activation – a pharmacological fMRI study. Brain 129: 141–157

Good CD, Johnsrude IS, Ashburner J, Henson RN, Friston KJ, Frackowiak RS (2001) A voxel-based morphometric study of ageing in 465 normal adult human brains. Neuroimage 14: 21–36

Grady CL (2008) Cognitive neuroscience of aging. Ann N Y Acad Sci 1124: 127–144

Gutchess AH, Park DC (2006) fMRI environment can impair memory performance in young and elderly adults. Brain Res 1099: 133–140

Gutchess AH, Welsh RC, Hedden T, Bangert A, Minear M, Liu LL, Park DC (2005) Aging and the neural correlates of successful picture encoding: frontal activations compensate for decreased medial-temporal activity. J Cogn Neurosci 17: 84–96

Gutchess AH, Hebrank A, Sutton BP, Leshikar E, Chee MW, Tan JC, Goh JO, Park DC (2007) Contextual interference in recognition memory with age. Neuroimage 35: 1338–1347

Hallam KT, Horgan JE, McGrath C, Norman TR (2004) An investigation of the effect of tacrine and physostigmine on spatial working memory deficits in the olfactory bulbectomised rat. Behav Brain Res 153: 481–486

Han SD, Bangen KJ, Bondi MW (2009) Functional magnetic resonance imaging of compensatory neural recruitment in aging and risk for Alzheimer's disease: review and recommendations. Dement Geriatr Cogn Disord 27: 1–10

Herholz K, Weisenbach S, Zündorf G, Lenz O, Schröder H, Bauer B, Kalbe E, Heiss WD (2004) In vivo study of acetylcholine esterase in basal forebrain, amygdala, and cortex in mild to moderate Alzheimer disease. Neuroimage 21: 136–143

Herholz K, Weisenbach S, Kalbe E, Diederich NJ, Heiss WD (2005) Cerebral acetylcholine esterase activity in mild cognitive impairment. Neuroreport 16: 1431–1434

Kukolja J, Thiel CM, Wolf OT, Fink GR (2008) Increased cortisol levels in cognitively challenging situations are beneficial in young but not older subjects. Psychopharmacology (Berl) 201: 293–304

Kukolja J, Thiel CM, Fink GR (2009a) Cholinergic stimulation enhances neural activity associated with encoding but reduces neural activity associated with retrieval in humans. J Neurosci 29: 8119–8128

Kukolja J, Thiel CM, Wilms M, Mirzazade S, Fink GR (2009b) Ageing-related changes of neural activity associated with spatial contextual memory. Neurobiol Aging 30: 630–645

Kukolja J, Thiel CM, Eggermann T, Zerres K, Fink GR (2010) Medial temporal lobe dysfunction during encoding and retrieval of episodic memory in non-demented APOE epsilon4 carriers. Neuroscience 168: 487–497

Langenecker SA, Nielson KA, Rao SM (2004) fMRI of healthy older adults during Stroop interference. Neuroimage 21: 192–200

Light LL (1991) Memory and aging: four hypotheses in search of data. Annu Rev Psychol 42: 333–376

Logan JM, Sanders AL, Snyder AZ, Morris JC, Buckner RL (2002) Under-recruitment and nonselective recruitment: dissociable neural mechanisms associated with aging. Neuron 33: 827–840

Lustig C, Snyder AZ, Bhakta M, O'Brien KC, McAvoy M, Raichle ME, Morris JC, Buckner RL (2003) Functional deactivations: change with age and dementia of the Alzheimer type. Proc Natl Acad Sci USA 100: 14504–14509

Madden DJ, Costello MC, Dennis NA, Davis SW, Shepler AM, Spaniol J, Bucur B, Cabeza R (2010) Adult age differences in functional connectivity during executive control. Neuroimage 52: 643–657

Mohtasib RS, Lumley G, Goodwin JA, Emsley HC, Sluming V, Parkes LM (2011) Calibrated fMRI during a cognitive Stroop task reveals reduced metabolic response with increasing age. Neuroimage 59: 1143–1151

Morcom AM, Good CD, Frackowiak RS, Rugg MD (2003) Age effects on the neural correlates of successful memory encoding. Brain 126: 213–229

Morcom AM, Li J, Rugg MD (2007) Age effects on the neural correlates of episodic retrieval: increased cortical recruitment with matched performance. Cereb Cortex 17: 2491–2506

Mufson EJ, Ginsberg SD, Ikonomovic MD, DeKosky ST (2003) Human cholinergic basal forebrain: chemoanatomy and neurologic dysfunction. J Chem Neuroanat 26: 233–242

Nagel IE, Preuschhof C, Li SC, Nyberg L, Backman L, Lindenberger U, Heekeren HR (2009) Performance level modulates adult age differences in brain activation during spatial working memory. Proc Natl Acad Sci USA 106: 22552–22557

Nashiro K, Sakaki M, Mather M (2011) Age Differences in Brain Activity during Emotion Processing: Reflections of Age-Related Decline or Increased Emotion Regulation? Gerontology 58: 156–163

Onur ÖA, Piefke M, Lie CH, Thiel CM, Fink GR (2011) Modulatory effects of levodopa on cognitive control in young but not in older subjects: a pharmacological fMRI study. J Cogn Neurosci 23: 2797–2810

Ochsner KN, Ray RD, Cooper JC, Robertson ER, Chopra S, Gabrieli JD, Gross JJ (2004) For better or for worse: neural systems supporting the cognitive down- and up-regulation of negative emotion. Neuroimage 23: 483–499

Park DC, Reuter-Lorenz P (2009) The Adaptive Brain: Aging and Neurocognitive Scaffolding. Annu Rev Psychol 60: 173–196

Persson J, Lustig C, Nelson JK, Reuter-Lorenz PA (2007) Age differences in deactivation: a link to cognitive control? J Cogn Neurosci 19: 1021–1032

Petersen RC, Thomas RG, Grundman M, Bennett D, Doody R, Ferris S, Galasko D, Jin S, Kaye J, Levey A, Pfeiffer E, Sano M, van Dyck CH, Thal LJ (2005) Vitamin E and donepezil for the treatment of mild cognitive impairment. N Engl J Med 352: 2379–2388

Reuter-Lorenz PA, Cappell KA (2008) Neurocognitive aging and the compensation hypothesis. Curr Dir Psychol Sci 17: 177–182

Reuter-Lorenz PA, Lustig C (2005) Brain aging: reorganizing discoveries about the aging mind. Curr Opin Neurobiol 15: 245–251

Reuter-Lorenz PA, Park DC (2010) Human neuroscience and the aging mind: a new look at old problems. J Gerontol B Psychol Sci Soc Sci 65: 405–415

Ritchey M, Bessette-Symons B, Hayes SM, Cabeza R (2011) Emotion processing in the aging brain is modulated by semantic elaboration. Neuropsychologia 49: 640–650

Roalf DR, Pruis TA, Stevens AA, Janowsky JS (2011) More is less: emotion induced prefrontal cortex activity habituates in aging. Neurobiol Aging 32: 1634–1650

Schliebs R, Arendt T (2006) The significance of the cholinergic system in the brain during aging and in Alzheimer's disease. J Neural Transm 113: 1625–1644

Schmitz TW, Cheng FH, De Rosa E (2010) Failing to ignore: paradoxical neural effects of perceptual load on early attentional selection in normal aging. J Neurosci 30: 14750–14758

Schneider-Garces NJ, Gordon BA, Brumback-Peltz CR, Shin E, Lee Y, Sutton BP, Maclin EL, Gratton G, Fabiani M (2010) Span, CRUNCH, and beyond: working memory capacity and the aging brain. J Cogn Neurosci 22: 655–669

Spencer WD, Raz N (1995) Differential effects of aging on memory for content and context: a meta-analysis. Psychol Aging 10: 527–539

St Jacques P, Dolcos F, Cabeza R (2010) Effects of aging on functional connectivity of the amygdala during negative evaluation: a network analysis of fMRI data. Neurobiol Aging 31: 315–327

Thiel C (2003) Cholinergic modulation of learning and memory in the human brain as detected with functional neuroimaging. Neurobiol Learn Mem 80: 234–244

Tomasi D, Volkow ND (2011) Aging and functional brain networks. Mol Psychiatry 17(5): 471, 549–558

Tulving E (2002) Episodic memory: from mind to brain. Annu Rev Psychol 53: 1–25

Turner GR, Spreng RN (2012) Executive functions and neurocognitive aging: dissociable patterns of brain activity. Neurobiol Aging 33: 826.e1–13

Winecoff A, Labar KS, Madden DJ, Cabeza R, Huettel SA (2011) Cognitive and neural contributors to emotion regulation in aging. Soc Cogn Affect Neurosci 6: 165–176

Resting-State-fMRT

W. Grodd, C. F. Beckmann

15.1 Entdeckung des Default-Mode-Netzwerks (DMN) – 230

15.2 Physiologische Eigenschaften des DMN – 231

15.3 Weitere Ruhenetzwerke (RSN) – 233

15.4 Entstehung und Entwicklung der RSN und des DMN – 235

15.5 Neurobiologische Funktionen des DMN – 236

15.6 Klinische Anwendung der rsfMRT – 241

15.7 Durchführung und Auswertung von RNS-Untersuchungen – 247

Literatur – 253

Zum Thema

Das folgende Kapitel soll eine Einführung in die funktionelle MRT während des Ruhezustands des Gehirns (»resting state«) geben, d. h. von bildgebenden fMRT-Untersuchungen, die in Abwesenheit externer Reize oder ohne explizite Aufgaben durchgeführt und daher auch bei Kindern und Patienten angewendet werden können. Es handelt sich um eine relativ neue Methode zur Erfassung regionaler Interaktionen zwischen einzelnen Hirnarealen, die auf einer Korrelation niederfrequenter (<0,1 Hz) BOLD-Schwankungen zwischen einzelnen Hirnregionen beruht. Anhand dieser zeitlichen Fluktuationen können verschiedene Netzwerke identifiziert werden, von denen das sog. »Default Mode«-Netzwerk (DMN) von besonderer Bedeutung ist, da es eine Reihe assoziativer Kortexareale umfasst, zwischen denen sich erst im Verlauf der Kindheit eine stärkere funktionelle Kopplung ausbildet und die wiederum bei einer Reihe von Erkrankungen verändert erscheinen.

15.1 Entdeckung des Default-Mode-Netzwerks (DMN)

Die Tatsache, dass der sog. Ruhezustand (engl. »resting state«) des Gehirns einen zeitlich und räumlich differenziellen Zustand darstellt, der nicht nur mittels Elektroenzephalographie (Entdeckung durch Berger 1924, Erstbeschreibung 1929), sondern auch bildgebend mittels fMRT untersuchbar ist, wurde fast ein Jahrzehnt lang nicht erkannt. In dieser Zeit wurden in den meisten Bildgebungsstudien explizite Aufgaben (Tasks) und Kontrollbedingungen zum Vergleich gemessen und mittels einfacher Subtraktion (Task minus Ruhe oder Kontrollbedingung) die aufgabenbezogene Hirnaktivität ermittelt. Der gegenteilige Kontrast (umgekehrte Subtraktion) wurde als Deaktivierung bezeichnet und oft nur verwendet, wenn der Beitrag der Kontrollbedingung in Bezug auf Aktivierungen erklärt werden sollte (▶ Box 15.1). Implizit wurde bei diesem Vorgehen vereinfacht angenommen, dass sich durch Anwendung kontrollierter sensorischer oder kognitiver Stimuli und motorischer Aufgaben eine Aktivierung in bestimmten Hirnregionen erzeugen lässt, die statistisch sicher von einer zufallsbedingten Hintergrundaktivität zu trennen ist, und dass das Gehirn somit im Wesentlichen als ein Reaktionssystem zur Bewältigung verschiedenster externer Anforderungen fungiert und dass zumindest für alle Kortexregionen ein gleichmäßiger Ruhezustand oder eine »Baseline« existiert.

Allerdings fanden sich schon bald nach der Erstbeschreibung des BOLD-Effekts durch Ogawa et al. (1990) Hinweise, dass es aufgabenbezogen zu umschriebenen Deaktivierungen von Kortexregionen kommen kann. So fanden Shulman et al. (1997a, b) bei einer umfangreichen Reanalyse von 9 PET-Untersuchungen mit visueller Reizung bei Verwendung der umgekehrten Subtraktion umschriebene Abnahmen des regionalen Blutflusses (rCBF) im Vergleich zu Kontrollaufgaben (geschlossene Augen oder passive visuelle Fixierung). Diese Regionen umfassten den posterioren zingulären Kortex mit Praecuneus, den linken und rechten inferioren Parietalkortex, den linken dorsolateralen präfrontalen Kortex, den dorsoventralen frontalen Kortex einschließlich des inferioren anterioren Zingulums, den inferioren frontalen Kortex sowie den inferioren temporalen Gyrus links und die rechte Amygdala.

In einer ähnlichen fMRT-Metaanalyse fanden Binder et al. (1999) bei phonetischer und semantischer Verarbeitung, die teilweise eine bewusste Verarbeitung erforderte, ebenfalls taskbezogene Deaktivierungen (»task induced deactivations«, TID). In ihrer Erklärung griffen sie auf die Annahme der Psychiaterin Nancy Andreasen zurück, die 1995 in einer PET-Studie den Ruhezustand als einen höchst aktiven Zustand bezeichnet hatte, bei dem es zu freien Assoziationen, autobiografischen Erinnerungen, Tagträumen, kreativen Überlegungen und Planungen kommt, und den sie deshalb als »random episodic silent thinking« (REST) benannt hatte. Binder et al. postulierten daher, dass es 2 generell verschiedene Funktionsweisen des Gehirns gibt: einen **perzeptuellen** und einen **konzeptionellen Zustand**. Die perzeptuellen Funktionen sind im Wesentlichen mit der Verarbeitung externer sensorischer Informationen und der Kontrolle der Aufmerksamkeit befasst, während konzeptuelle Funktionen sich mit der inneren Informationsverarbeitung des Gehirns beschäftigen; dazu zählen die Speicherung ins Langzeitgedächtnis sowie der Abruf von Gedächtnisinhalten, internen Repräsentationen und Planungen. Demnach findet die konzeptionelle Verarbeitung während des Ruhezustands statt, und eine Störung dieser Verarbeitung durch externe Stimuli mit dem Zwang zu perzeptueller Verarbeitung unterbricht diese Prozesse und führt in den beteiligten Hirngebieten zu einer Deaktivierung. Daher sollte ein expliziter Task vor allem dann eine Deaktivierung hervorrufen, wenn er nicht zugleich eine konzeptuelle Verarbeitung erfordert.

Im Anschluss an die Untersuchungen von Shulman begann die Gruppe um Marcus Raichle (Übersicht s. Raichle u. Snyder 2007; Deco et al. 2011) mittels PET den rCBF sowie den regionalen Glukose- und Sauerstoffverbrauch des Gehirns während des Ruhezustands genauer zu untersuchen, um auszuschließen, dass es sich um Aktivierungen handelte, die regelhaft in Abwesenheit externer Stimuli auftraten. Dabei stellte sich heraus, dass im Ruhezustand der Blutfluss und die Sauerstoffextraktionsrate dieser Regionen unverändert blieben und sich nicht signifikant von anderen Regionen unterschieden.

15.2 · Physiologische Eigenschaften des DMN

Box 15.1 Bestimmung funktioneller fMRT-Aktivierungen

Es gibt jeweils 2 Möglichkeiten, die Zu- und Abnahme von Aktivierungen in der funktionellen Bildgebung zu ermitteln. Die beiden Möglichkeiten hängen zum einen bei einer gegebenen Aufgabe (Task) von der Richtung der Veränderung der regionalen Hirnaktivität relativ zur Ruhe- und Kontrollbedingung ab und zum anderen von der Art und Weise, wie die beiden Aufgaben (Task und Kontrolle) miteinander verglichen werden. So kommt es z. B. zu einer Zunahme der Aktivierung, wenn die Aufgabe mit einer höheren BOLD-Antwort assoziiert ist als die Kontrollbedingung. Dies kann wiederum unter 2 Bedingungen vorkommen: (a) wenn die Aufgabe eine höhere Zunahme als die Kontrollbedingung im Vergleich zur Ruhe aufweist oder (b) wenn die Aufgabe eine geringere Abnahme als die Kontrollbedingung bezogen auf die Ruhe aufweist. In beiden Fällen wird der Unterschied zwischen der gegebenen Aufgabe und der Kontrollbedingung als eine Zunahme der Aktivität ermittelt (roter Balken). Eine Abnahme wird dagegen beobachtet, wenn die Aufgabe gegenüber der Ruhe mit weniger Aktivierung als in der Kontrollbedingung verbunden ist. Auch dies kann unter 2 Umständen entstehen: In dem einen Fall (c) weist die Aufgabe einen geringeren Anstieg gegenüber der Ruhe auf als die Kontrollbedingung. Im zweiten Fall (d) zeigt die Aufgabe eine stärkere Abnahme von der Ruhe als die Kontrollbedingung. In beiden Fällen wird der Unterschied zwischen der Kontrollbedingung und der gegebenen Aufgabe als ein Rückgang der Aktivität (roter Balken) zu interpretieren sein. Der Wechsel von Aufgabe und Kontrolle wird oft als »umgekehrte Subtraktion« bezeichnet und führt offensichtlich zu einer Abnahme der Aktivität. Diese umgekehrte Subtraktion kann verwendet werden, wenn der Beitrag der Kontrollbedingung hervorgehoben werden soll, oder um taskinduzierte Deaktivierungen (TID) zu detektieren (◘ Abb. 15.1). Schließlich kann es unter Umständen, in denen die Kontrollbedingung und die Aufgabe zu Veränderungen in der Hirnaktivität in entgegengesetzte Richtungen in Bezug auf die Ruhe führen, dazu kommen, dass als Ergebnis eine nicht wahrnehmbare Veränderung oder eine Fehleinschätzung der Aktivierungen resultiert (e). Daher kann bei fehlender Anwendung einer echten (passiven) Ruhebedingung das Abschätzen der BOLD-Veränderungen bei Auftreten solcher konfundierender Faktoren schwierig werden.

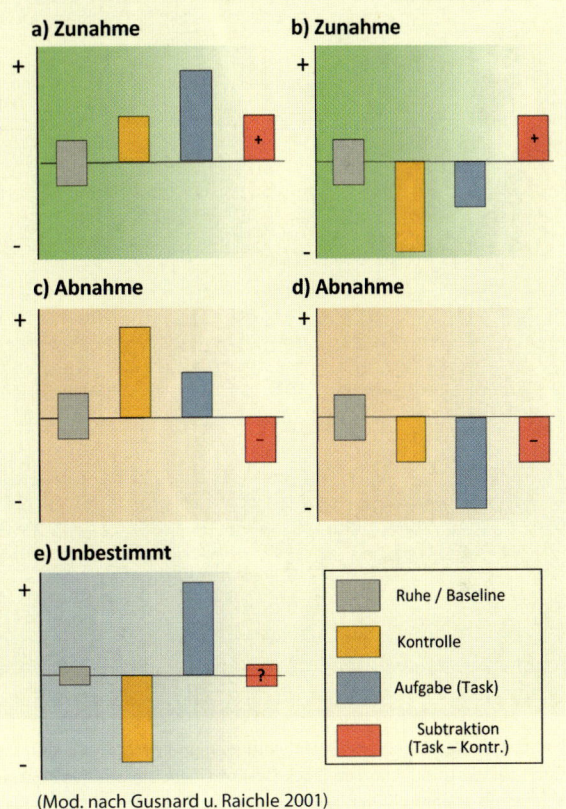

(Mod. nach Gusnard u. Raichle 2001)

> Daraus wurde geschlossen, dass in diesen Regionen eine taskbezogene Deaktivierung auftritt, weil die Ressourcen temporär auf andere Hirnregionen umverteilt werden müssen, um die gestellte Aufgabe zu erfüllen. Daher wurde dieses Ruhenetzwerk (»resting state network«, RSN) von Raichle et al. (2001) als »Default Mode«-Netzwerk bezeichnet. Diese Benennung stellte zugleich klar, dass das DMN ein eigenes System ist, welches wie andere neurofunktionelle Systeme (z. B. motorisches oder visuelles System) separat studiert werden muss.

Die Regionen des DMN können nicht nur mittels TID, sondern auch anhand ihrer intrinsischen BOLD-Signalveränderungen detektiert werden. So hatten Biswal et al. schon 1995 durch Setzen von Saatregionen eine zeitliche Korrelation des BOLD-Signals zwischen verschiedenen Kortexregionen des sensomotorischen Systems im Ruhezustand nachgewiesen, die aber nicht weiter verfolgt wurden. Die detaillierte saatpunktbasierte Korrelationsanalyse (»seed based correlation analysis«, SCA) der BOLD-Signalveränderungen ergab, dass im Gehirn nicht nur das DMN, sondern im Ruhezustand weitere dynamische RSN nachweisbar sind, deren Regionen ähnliche Signalfluktuationen als übergeordnetes Muster aufweisen (Fox et al. 2005) (◘ Abb. 15.2).

15.2 Physiologische Eigenschaften des DMN

> Insgesamt zeigen die Ergebnisse der Subtrakions- und Korrelationsanalysen, dass das DMN ein stabiles und umfassendes Netzwerk darstellt, dessen kortikale Komponente aus einem medialen Kernsystem und 2 lateralen Subsystemen besteht.

Anhand von Konnektivitätsprofilen und Clusteranalysen unterscheiden Andrews-Hanna et al. (2010) 11 mediale und laterale kortikale Komponenten. Hierbei fungieren der

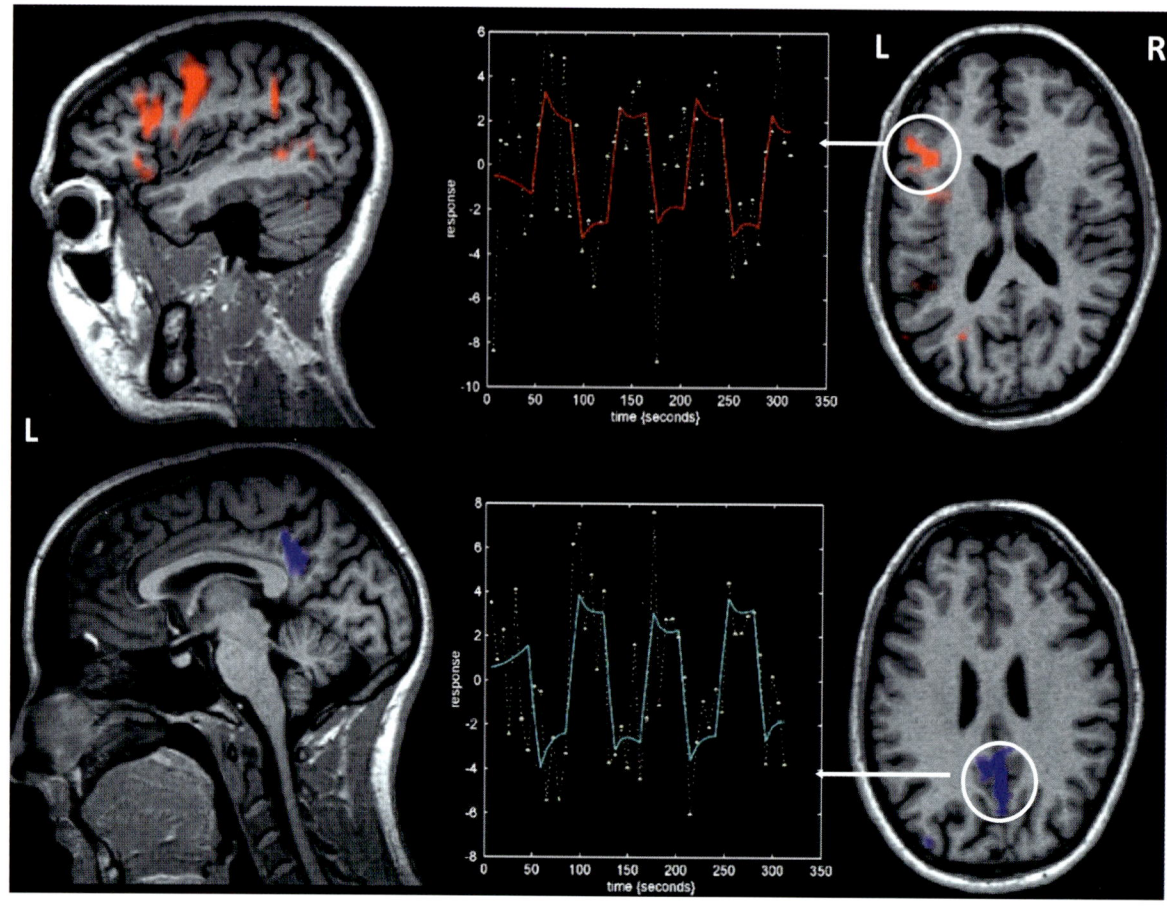

◘ Abb. 15.1 Taskinduzierte Deaktivierungen und DMN. Axiale und sagittale fMRT-Einzelergebnisse mit korrespondierendem Zeitverlauf (*Mitte*) bei Wortproduktion im Block-Design. *Oben*: Der positive Kontrast (Task–Ruhe) zeigt die typischen Aktivierungen (*rot*) des linken motorischen und prämotorischen Kortex sowie des Broca-Areals. *Unten*: Bei der umgekehrten Subtraktion (Ruhe–Task) kommt es zur typischen Deaktivierung des retrosplenialen Kortex (*blau*), der einen Teil des DMN bildet

posteriore zinguläre Kortex (PCC) und der anteriore mediale präfrontale Kortex (aMPFC) als Hauptknotenpunkte (»hubs«), die mit allen Regionen stark verbunden sind. Die übrigen 9 Regionen zerfallen dagegen in 2 distinkte Subsysteme (◘ Abb. 15.3). Eines, das sie als dorsomediales präfrontales (dMPFC) Subsystem bezeichnen, umfasst den dorsalen präfrontalen Kortex (dMPFC), den temporoparietalen Übergang (»temporo-parietal junction«, TPJ), den lateralen temporalen Kortex (LTC) und den Temporalpol (TempP). Das zweite Subsystem wird als mediotemporales Subsystem (MTL) bezeichnet und umfasst den ventralen MPFC (vMPFC), den posterior-inferioren Parietallappen (piPL), den retrosplenialen Kortex (Rsp), den parahippocampalen Kortex (PHC) und die Hippocampusformation (HF+) (◘ Tab. 15.1). Das MTL-Subsystem wird vorzugsweise aktiviert, wenn Personen über episodische Ereignisse in ihrer Zukunft nachdenken. Dabei stimmt das MTL-Aktivierungsmuster mit einer Reihe von fMRT-Studien überein, die einen Abruf vergangener und/oder die Imagination zukünftiger Ereignisse erfordern (Schacter et al. 2007). Im Gegensatz dazu scheint das dMPFC-Subsystem vor allem dann aktiviert zu werden, wenn die Versuchspersonen über ihren eigenen mentalen Status oder über den von anderen Personen nachdenken. Und es scheint insbesondere dann aktiviert zu werden, wenn affektive Informationen auf die eigene Person bezogen werden. Konsistent mit der integrativen Rolle der zentralen Knotenpunkte weisen der aMPFC und PCC funktionelle Eigenschaften beider Subsysteme als Zeichen einer selbstbezogenen Aktivität unabhängig von ihrem zeitlichen Kontext auf.

Die intrinsischen Fluktuationen des BOLD-Signals der RSN liegen in einem Frequenzbereich von 0,01 bis 0,1 Hz (Biswal et al. 1995; Cordes et al. 2000; De Luca et al. 2006). Sie sind somit niedriger als die durch physiologische Schwankungen der Atmung (0,1–0,5 Hz) oder des Herzschlags (0,06–1,2 Hz) hervorgerufenen Signalveränderungen und können deshalb durch geeignete Filterung getrennt werden. Die BOLD-Fluktuationen der RSN wurden auch mit anderen MRT-Verfahren, wie z. B. dem »arterial spin labelling« (ASL), analysiert, welches eine genauere

15.3 · Weitere Ruhenetzwerke (RSN)

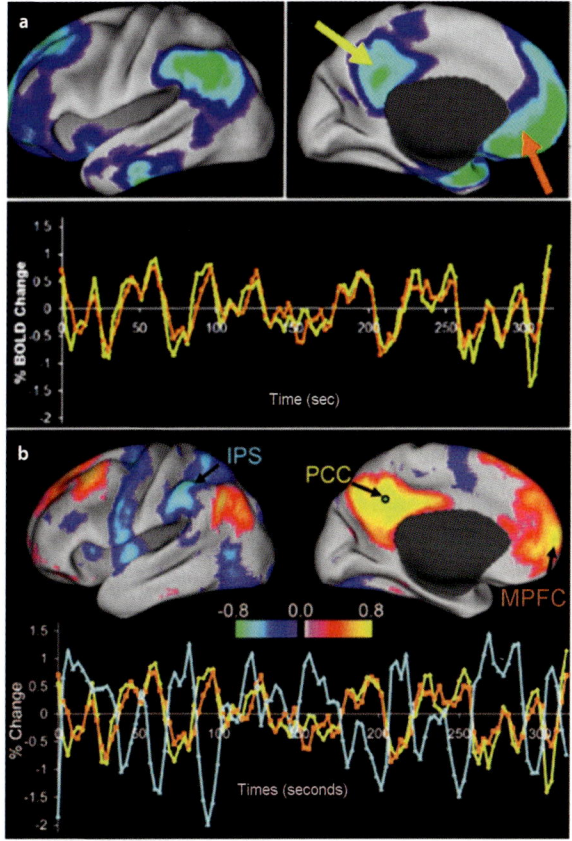

Tab. 15.1 Kortikale Kernregionen des »Default Mode«-Netzwerks (DMN)		
Region	**Abkürzung**	**Brodmann-Areal**
Ventromedialer präfrontaler Kortex	vMPFC	24, 10 m/10 r/10 p, 32ac
Posteriores Zingulum/Praecuneus/retrosplenialer Kortex	PCC/PrC/Rsp	29/30, 23/31
Inferiorer Parietallappen	iPL	39, 40
Lateraler temporaler Kortex[a]	LTC	21
Dorsomedialer präfrontaler Kortex	dMPFC	24, 32ac, 10p, 9
Hippocampusformation[b]	HF+	Hippocampus proper, EC, PH

Bemerkung: Regionen, Abkürzungen und die Arealangaben für die kortikalen Kernregionen, die mit dem »Default Mode«-Netzwerk des Menschen assoziiert sind. Die Brodmann-Areale sollten als Annäherungen betrachtet werden, weil die Gebiete und die Aktivierungsmuster unsichere Grenzen haben und daher als Schätzung anzusehen sind. So ist [a] LTC wenig verstanden. [b] HF+ umfasst auch den entorhinalen Kortex (EC) und den umgebenden parahippocampalen Kortex (PH)

Abb. 15.2 FMRT-Signalfluktuationen. **a** Der fMRT-Signalverlauf aus 2 Regionen (*gelber und orangefarbener Pfeil*) des »Default Mode«-Netzwerks zeigt eine weitgehende Übereinstimmung des BOLD-Signals im parietalen und frontalen Kortex (*unten*) (nach Raichle u. Snyder 2007; mit freundlicher Genehmigung von Elsevier). **b** FMRT-Signalverlauf aus dem posterioren parietalen Kortex (Startregion *PPC*) des »Default Mode«-Netzwerks (*rot bis gelb*) und des Aufmerksamkeitsnetzwerks (Startregion intraparietaler Sulcus *IPS*) (*hellblau bis dunkelblau*). Es zeigt sich, dass sich das Ruhenetzwerk (*gelbe und orange Linien*) gegenläufig zum Aufmerksamkeitsnetzwerk (*blaue Linie*) verhält. (Nach Fox et al. 2005; mit freundlicher Genehmigung von National Academy of Sciences, U.S.A.). MPFC: medialer präfrontaler Kortex, PCC: posteriorer zingulärer Kortex

Bestimmung des rCBF erlaubt. Dabei zeigte sich, dass der rCBF im PCC, Thalamus, in der Insula, im superioren temporalen Gyrus (STG) und MPFC gegenüber anderen Hirnregionen erhöht ist, und dass die rCBF-Fluktuationen ebenfalls hohe Korrelationen zwischen den verschiedenen Komponenten des DMN aufweisen (De Luca et al. 2006; Zou et al. 2009b). Darüber hinaus konnte durch die gleichzeitige Messung von fMRT-Aktivierung und intrakortikalen elektrophysiologischen Ableitungen nachgewiesen werden, dass die langsamen BOLD-Fluktuationen mit der lokalen neuronalen Aktivität korrelieren (Shmuel u. Leopold 2008), sodass sie am ehesten als Folge neuronaler Kopplungen von mono- und polysynaptischen Verbindungen angesehen werden können.

15.3 Weitere Ruhenetzwerke (RSN)

Zwischenzeitlich ist anhand verfeinerter Korrelationsanalysen und mittels Korrelationsmatrizen eine Reihe weiterer RSN mit ihren Komponenten beschrieben worden (Abb. 15.4 und Abb. 15.5). Dazu gehören das somatosensorische, motorische, visuelle und auditorische System sowie das kognitive Kontrollsystem u. a. m. (Biswal et al. 1995; Buckner et al. 2008; Cohen et al. 2008; Cordes et al. 2000; Deco et al. 2011; Fox et al. 2005; Gusnard u. Raichle 2001; Hampson et al. 2004; Raichle 2011; Zhang u. Raichle 2010). Diese verhalten sich z. T. antikorrelativ zum DMN; so zeigt z. B. das kognitive Kontrollnetzwerk regelhaft eine verstärkte Aktivierung frontaler und parietaler Kortexregionen (Cole MW et al. 2010), deren Signalfluktuationen im Vergleich typischerweise einen gegenläufigen Verlauf zum DMN aufweisen (Abb. 15.2).

In Ergänzung zur TID- und SCA-Methode zur Erfassung von RSN wurde erstmals von Beckmann et al. (2005) ein weiteres Verfahren zur Analyse der BOLD-Fluktuationen vorgeschlagen: die probabilistische Independent Component Analysis (ICA) (s. auch ▶ Kap 9). Sie ermöglicht, modellfrei, d. h. ohne das Setzen von Saatregionen, voxelweise Komponenten mit ähnlichem Signalverlauf zu erfassen (Abb. 15.6). Mit dieser Methode konnten weitere sta-

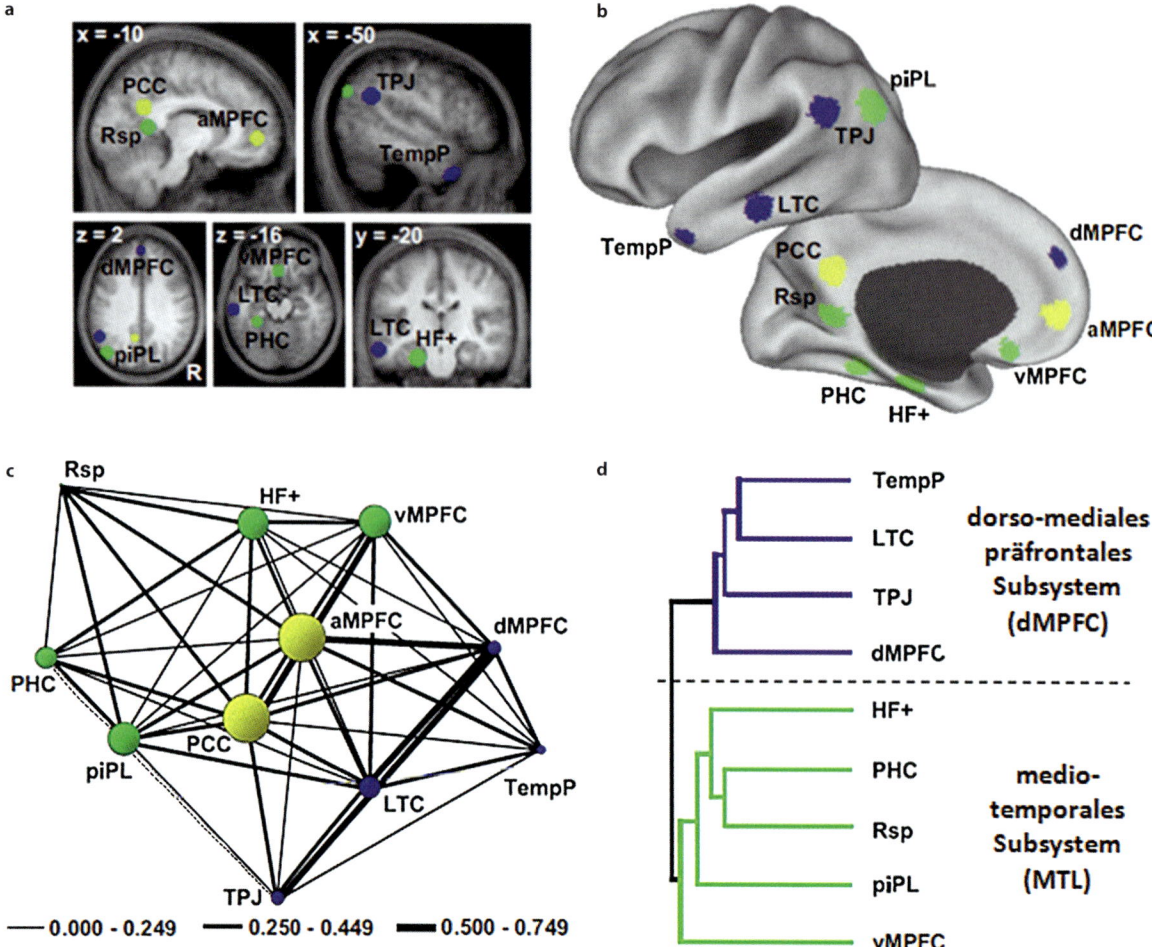

Abb. 15.3 a–d Kortikale Komponenten des DMN. **a, b** Bei einer Gruppe von 28 Erwachsenen wurden 11 Regionen des DMN bestimmt und die funktionelle Konnektivität zwischen den Regionen ausgewertet (s. Überlagerungen auf sagittale, axiale und koronare Schnittbilder) und (**b**) auf die laterale und mediale Oberfläche der linken Hemisphäre übertragen. **c** Darstellung der funktionellen Korrelationen zwischen den 11 Regionen, wobei die Beziehung der Knoten untereinander durch den Abstand und die Stärke der Korrelation durch die *Strichdicke* angedeutet sind. Die *gepunktete Linie* zeigt eine negative Korrelation. Es wurden nur signifikante Korrelationen mit p<0,001 in die Analyse einbezogen. Die Größe der Kreise stellt ein Maß für die Beziehungsstärke der Knoten dar. Die beiden Regionen mit den höchsten Beziehungsstärken sind der anteriore mediale präfrontale Kortex (aMPFC) und der posteriore zinguläre Kortex (PCC), welche die 2 zentralen Knoten (»hubs«) des DMN (*gelb*) bilden. **d** Ergebnis der hierarchischen Clusteranalyse zur Erfassung der Verbindungen zwischen den Knotenpunkten. Dabei finden sich 2 kortikale Subsysteme: Das erste (*blau*) wird als »dorsomediales präfrontales Subsystem« bezeichnet und umfasst den dorsalen medialen präfrontalen Kortex (dMPFC), den temporoparietalen Übergang (TPJ), den lateralen temporalen Kortex (LTC) und den Temporalpol (TempP). Das zweite Subsystem (*grün*) wird als »mediotemporales Subsystem« bezeichnet, umfasst den ventralen MPFC (vMPFC), den posterioren inferioren Parietallappen (piPL), den retrosplenialen Kortex (Rsp), den parahippocampalen Kortex (PHC) und den Hippocampus (HF+). (Aus Andrews-Hanna et al. 2010; mit freundlicher Genehmigung von Elsevier)

bile RSN-Muster gefunden und sehr spezifisch einzelne Funktionssysteme wie das sensomotorische, auditorische, striatale und extrastriatale visuelle System, das exekutive Kontrollsystem u. a. voneinander abgrenzt werden (Damoiseaux et al. 2006). Daher eignet sich diese Methode insbesondere für klinische Studien, um Veränderungen in einzelnen Systemen hypothesenfrei zu detektieren. Mittels Korrelationsanalyse und probabilistischer ICA konnten nicht nur die kortikalen Komponenten einzelner RSN erfasst, sondern auch die Beteiligung subkortikaler und zerebellärer Regionen nachgewiesen werden (Habas et al. 2009; Krienen et al. 2009; O'Reilly et al. 2010; Zhang et al. 2008, 2010). Diese Untersuchungen zeigten, dass viele RSN über langstreckige Verbindungen vom Großhirnkortex zu Dienzephalon, Hirnstamm und Kleinhirn verfügen (◘ Abb. 15.7 und ◘ Abb. 15.8).

> **Mittels Resting-State-fMRT (rsfMRT) können polysynaptische Verbindungen im gesamten Gehirn erfasst werden, die sich bis dato überwiegend nur tierexperimentell nachweisen ließen.**

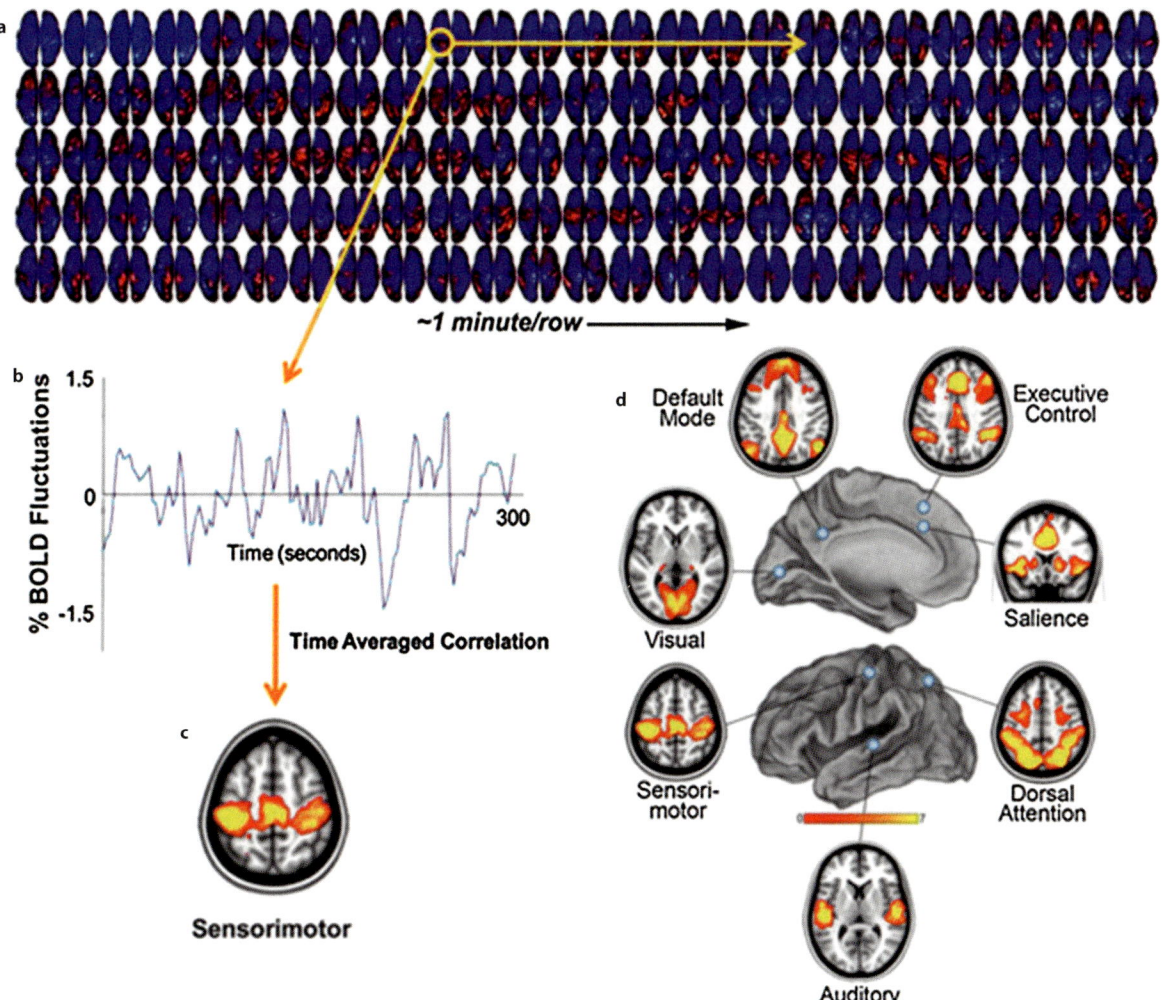

Abb. 15.4 a–d Verschiedene RSN. Aus den intrinsischen Fluktuationen des BOLD-Signals lassen sich einzelne Muster mit einer räumlichen Kohärenz extrahieren, die verschiedenen Funktionssystemen zugeordnet werden können. **a** Ausschnitt der fMRT-Daten einer Einzelperson über einen Zeitraum von 5 min (jede Reihe hat eine Dauer von 1 min mit Einzelbildern von je 2,3 s). Die verschiedenen Kohärenzmuster wurden durch Setzen von Saatregionen in die Kortexareale einzelner Systeme ermittelt. **b** Beispiel des Zeitverlaufs des sensomotorischen Systems (Saatpunkt im Sulcus centralis). Diese Zeitserie wird dann als Regressor für die Suche im restlichen Gehirn nach korrelierenden Bildpunkten benutzt. **c** Als Resultat ergibt sich ein spezifisches Bild der räumlichen Kohärenz für das sensomotorische System. **d** Dieses Vorgehen kann für die verschiedensten Bildpunkte des ganzen Gehirns wiederholt werden und so z. B. 7 verschiedene Netzwerke des Gehirns erfassen. (Aus Raichle 2011; mit freundlicher Genehmigung von Mary Anne Liebert, Inc. publishers)

15.4 Entstehung und Entwicklung der RSN und des DMN

> Da die rsfMRT wenig Kooperation der Probanden oder Patienten erfordert, kann die Untersuchung auch gut bei Kindern und Säuglingen angewendet werden, um die frühe Entwicklung des menschlichen Gehirns und insbesondere die Reifung kortikaler und subkortikaler Netzwerke zu erfassen.

So hat eine Reihe von Arbeitsgruppen RSN-Untersuchungen bei schlafenden Früh- und Neugeborenen durchgeführt (Doria et al. 2010; Fair et al. 2008, 2010; Fransson et al. 2009; Lin et al. 2008; Smyser et al. 2010). Anhand dieser Studien konnte mittels SCA und ICA festgestellt werden, dass zum Zeitpunkt der Geburt zumindest 5 verschiedene RSN nachweisbar sind, welche die sensorischen, motorischen, parietalen, temporalen und frontalen Kortizes und die Basalganglien umfassen (Abb. 15.9). Dabei stellte man jedoch auch fest, dass bei termingerechter Geburt das DMN nur in seinen anterior-medialen und posterior-medialen Anteilen nachweisbar ist, sodass Fransson et al. (2009) von einem »Proto-default Mode«-Netzwerk sprechen. Es zeigte sich auch, dass Frühgeborene im Vergleich

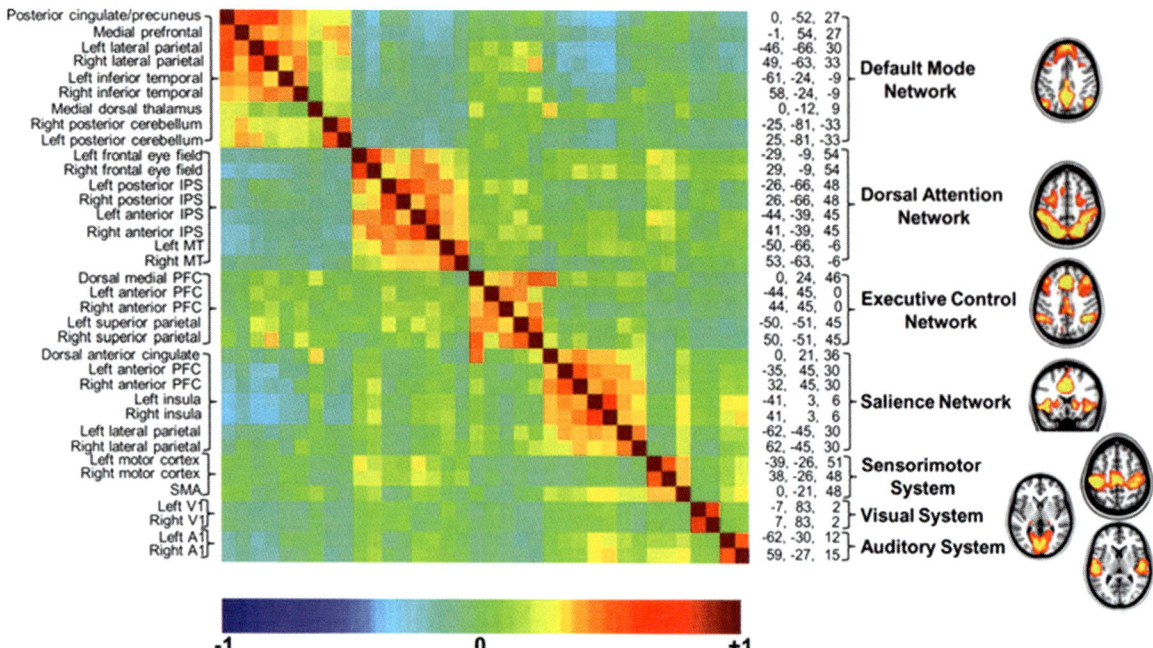

Abb. 15.5 Kreuzkorrelationsmatrix der RSN. Aus den voxelweise bestimmten Korrelationskoeffizienten kann eine Kreuzkorrelationsmatrix für die verschiedenen Hirnregionen erstellt werden, in der die Höhe des Korrelationskoeffizienten farblich kodiert ist, um die Kopplungsstärke zwischen den einzelnen Regionen abzubilden. Dargestellt sind die Daten einer Einzelperson mit den einzelnen Regionen (*links*) und den korrespondierenden MNI-Koordinaten und den korrespondierenden funktionellen Systemen (*rechts*). Es zeigt sich, dass die Regionen der einzelnen funktionellen Systeme untereinander eine höhere Korrelation als zu anderen Regionen aufweisen. Die Diagonale zeigt jeweils den höchsten Wert, da sie die Korrelation jeder Region mit sich selbst darstellt. Darüber hinaus lassen sich auch negative und positive Beziehungen zwischen den einzelnen Netzwerken nachweisen, sodass eine solche Matrix einen guten Überblick über die funktionelle Organisation ergibt. (Aus Raichle 2011; mit freundlicher Genehmigung von Mary Ann Liebert, Inc. publishers)

zu Termingeborenen ein Defizit in der Entwicklung thalamokortikaler Verbindungen aufweisen (Smyser et al. 2010). In einer Studie zur altersabhängigen Entwicklung des DMN haben Fair et al. (2008) Gruppen von Kindern, Adoleszenten und Erwachsenen im Alter von 7–9 Jahren, 10–15 Jahren und 19–31 Jahren untersucht und gefunden, dass bis in das frühe Schulalter die einzelnen Regionen des DMN nur schwach miteinander vernetzt sind und dass das DMN erst im frühen Erwachsenenalter (21–31 Jahre) voll ausgereift ist (◘ Abb. 15.10).

In ähnlicher Weise verstärken sich funktionelle Konnektivitäten zwischen Großhirnkortex und Thalamus erst während der Adoleszenz (Fair et al. 2010a). Auch in Bezug auf die weitere Entwicklung über die gesamte Lebensspanne liegen erste Ergebnisse vor. So berichten Damoiseaux et al. (2008) in einem Vergleich von 20- gegenüber 70-Jährigen, dass es bei höherem Alter wieder zu einer Abnahme der funktionellen Konnektivität zwischen den einzelnen Regionen des DMN kommt, die mit einer Abnahme der kognitiven Leistungsfähigkeit einhergeht.

Um die phylogenetischen Ursprünge des DMN zu untersuchen, wurde eine Reihe von tierexperimentellen Studien an nichthumanen Primaten (vorwiegend Rhesusaffen [Macaca mulatta]), aber auch an Ratten und Mäusen (Becerra et al. 2011; Jonckers et al. 2011) durchgeführt. Die Studien bei Affen berichten übereinstimmend, dass ein funktionelles Äquivalent zum humanen DMN nachweisbar ist (Mantini et al. 2011; Vincent et al. 2007). Hierbei ist bemerkenswert, dass selbst bei einer Inhalationsnarkose (Isofluran) zumindest 3 RSN (okulomotorisch, somatomotorisch und visuell) und das DMN weiter nachweisbar sind. Bei wachen Ratten wurden die RSN mittels ICA untersucht; dabei konnten 7 verschiedene stabile Netzwerke nachgewiesen werden, die neben kortikalen Strukturen auch das Zerebellum und die Basalganglien umfassten (Becerra et. 2011).

15.5 Neurobiologische Funktionen des DMN

Insgesamt werfen die antikorrelativen Eigenschaften des DMN im Vergleich zu den meisten taskinduzierten Aufgaben und die rsfMRT-Untersuchungen von Kindern und nichthumanen Primaten Fragen nach den speziellen Funktionen des DMN und seinem Verhältnis zum Bewusstsein auf. Sicher erscheint, dass es sich um ein evolutionär entwickeltes System handelt, welches sich der bewussten Kontrolle entzieht, und dass viele ihm zugedachten Funktionen (z. B. autobiografisches Gedächtnis, Abruf von Gedächt-

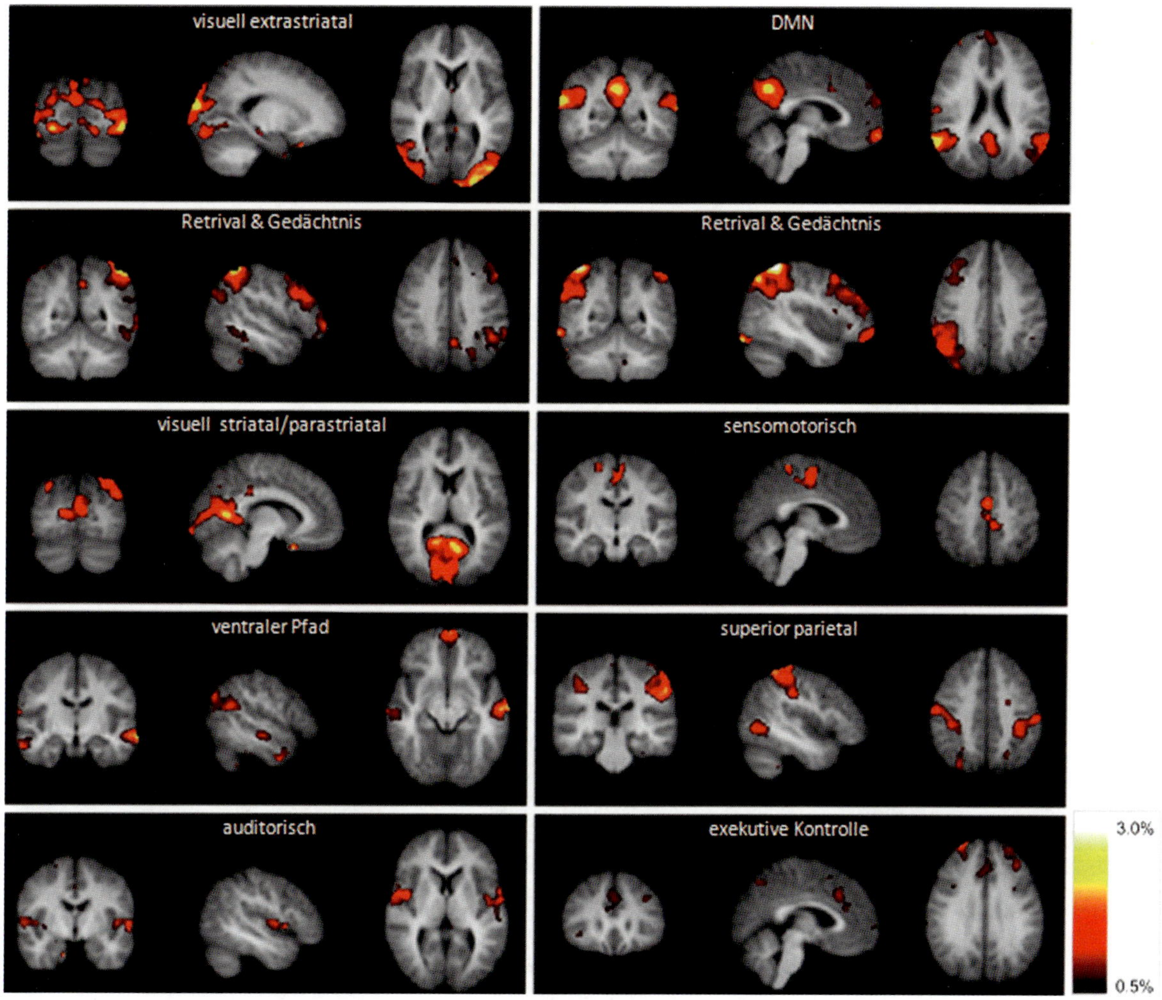

15.5 · Neubiologische Funktionen des DMN

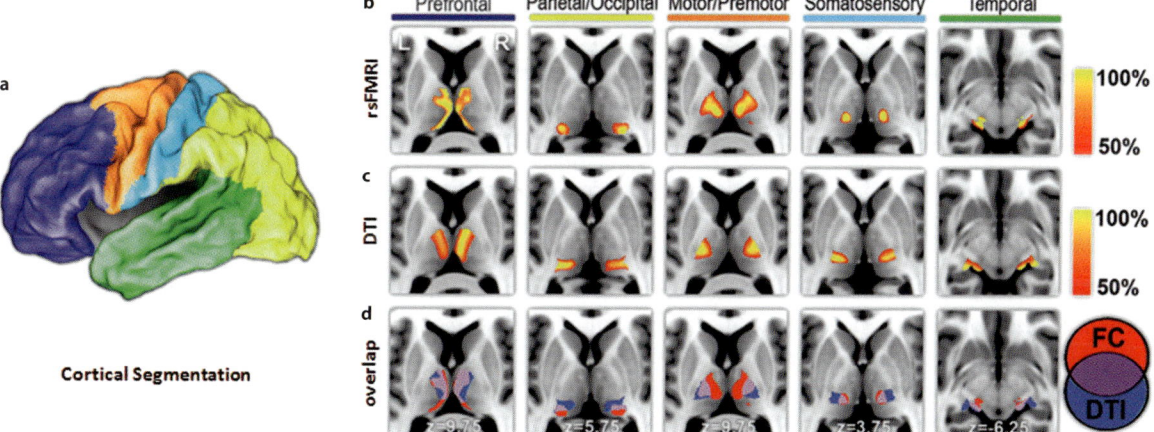

◨ **Abb. 15.6** Probabilistische ICA-Analyse von RSN. Geschätzte RSN einer probabilistischen ICA (Mittelwerte aus 10 rsfMRT-Datensätzen). Darstellung von 10 verschiedenen RSN-Komponenten in koronaren, sagittalen und axialen Bildern des Standardgehirns (MNI 152) mit Angabe der prozentualen BOLD-Signaländerung. (Nach Damoiseaux et al. 2006; mit freundlicher Genehmigung von National Academy of Sciences, U.S.A.)

◨ **Abb. 15.7 a–d** Funktionelle und strukturelle Konnektivität von Kortex und Thalamus. **a** Der Kortex wurde anhand anatomischer Landmarken in 5 nichtüberlappende Regionen unterteilt. **b** Jedes der Kortexareale zeigte eine spezifische Korrelation der BOLD-Signalfluktuation mit bestimmten Arealen des Thalamus. **c** Probabilistisches Fasertracking zeigt ebenfalls spezifische Faserverbindungen zu distinkten Thalamusgebieten. **d** Der Vergleich des strukturellen und funktionellen Mappings weist eine deutliche Überlappung beider Konnektivitäten auf. (Aus Zhang et al. 2010; mit freundlicher Genehmigung von Oxford University Press). FC: Functional connectivity, DTI: Diffusion tensor imaging

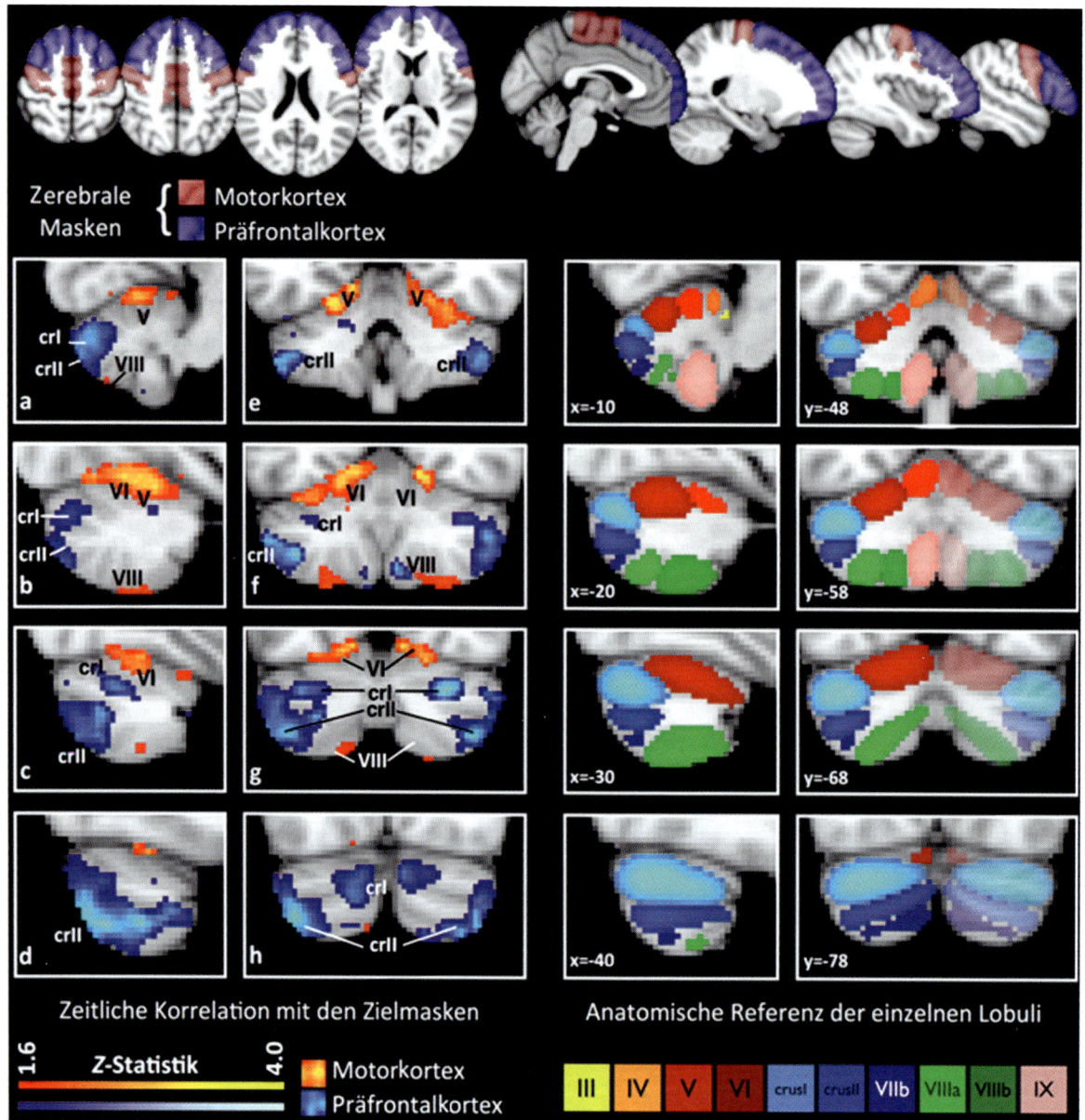

◘ **Abb. 15.8** Kortikozerebelläre RSN. *Oben*: Kortikale Masken für den motorischen (*rosa*) und präfrontalen Kortex (*blau*). *Linke Spalte*: Korrelationskarten für das Zerebellum (Schwellenwert: Z-Score >1,6 (≈p<0,05; unkorrigiert) auf sagittalen (*Zeile a–d*) und koronaren Bildern (*Zeile e–h*). Die *rechte Spalte* zeigt die anatomische Parzellierung der Lobuli des Zerebellums nach Schmahmann et al. (2000). Beachtlich ist die Übereinstimmung zwischen den Lobuli IV–VI und VIII (*rot und grün*) mit den motorischen Arealen sowie des Lobulus VII mit dem präfrontalen Kortex. *crI* Lobulus VIIa crus I; *crII* Lobulus VIIa crus II; V, VI, VIII, Lobulus V, VI und VIII. (Adaptiert von O'Reilly et al. 2010; mit freundlicher Genemigung von Oxford University Press)

nisinhalten, Antizipation zukünftiger Ereignisse u. a.) nicht nur spezifisch humane Eigenschaften sein dürften.

Daher wurde eine Reihe experimenteller Untersuchungen beim Menschen angestellt, um mittels Schlafentzug, Hypnose und Narkose die Stabilität und neurobiologischen Funktionen des DMN zu erkunden. So führt Schlafentzug zu einer Abnahme der intrinsischen Konnektivität mit Dissoziation in ein anteriores und ein posteriores Subsystem des DMN (De Havas et al. 2011; Gujar et al. 2009; Sämann et al. 2011). Dagegen führt ein hypnotischer Zustand zu einer verbesserten Konnektivität im dorsalen Anteil des DMN, besonders zwischen Praecuneus, Gyrus angularis und dorsolateralem präfrontalen Kortex, während sich Verbindungen zu den parahippocampalen Strukturen eher vermindern (Demertzi et al. 2011). Daher schreiben Pyka et al. (2011) dem Praecuneus eine zentrale Rolle bei der Steuerung des Bewusstseinszustands zu und vermuten, dass die hypnotische Lähmung zu einer modifizierten Selbstwahr-

15.5 · Neubiologische Funktionen des DMN

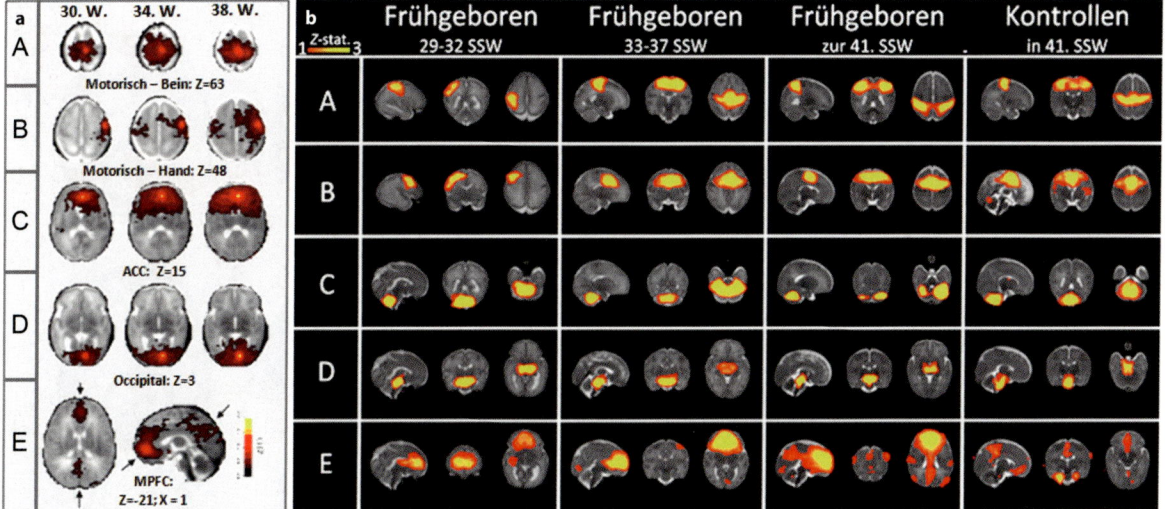

Abb. 15.9 Entwicklung der RSN bei Neugeborenen. **a** Gemittelte fMRT-Korrelationskarten von 5 Kindern von 3 verschiedenen Untersuchungen (30., 34. und 38. Woche), ermittelt anhand von Saatpunkten im sensomotorischen Kortex für das Bein (Z=63) und die Hand (Z=48) sowie im anterioren zingulären (ACC) (Z=15) und occipitalen Kortex (Z=3). Es zeigt sich eine altersabhängige Zunahme der Konnektivität mit zunehmendem Gestationsalter. *Zeile E*: Darstellung der Vorstufen des DMN einschließlich der Verbindungen zwischen dem medialen präfrontalen Kortex und posterioren Zingulum (*Pfeile*) bei Verwendung des rechten medialen präfrontalen Kortex (MPFC) als Saatpunkt (Z=21, X=1) bei einem termingerecht entbundenen Neugeborenen. Es wurde jeweils ein Schwellenwert z (r) von 0,3 verwendet. (Mod. nach Smyser et al. 2010; mit freundlicher Genehmigung von Oxford University Press). **b** Vergleich von ICA-basierten Ruhenetzwerken in Neugeborenen mit unterschiedlicher Gestation (fühgeborene Kinder im Vergleich zu termingerecht entbundenen Neugeborenen). Gezeigt werden 5 verschiedene Ruhenetzwerke, welche sich robust durch die ICA abbilden und vergleichen lassen. (Mod. nach Doria et al. 2010; mit freundlicher Genehmigung von National Academy of Sciences, U.S.A.)

nehmung führt, die eine posthypnotische Amnesie bewirkt und sich auch auf das motorische System auswirken könnte.

Dagegen wird bei intravenöser Sedierung durch das kurzwirksame Benzodiazepin Midazolam, das eine anterograde Amnesie und Bewusstseinstrübung erzeugt, eine reduzierte funktionelle Konnektivität des posterioren zingulären Kortex beschrieben, sodass auch Greicius et al. (2008) in dieser Region ein neuronales Korrelat für den Bewusstseinszustand sehen. Im Unterschied zur Sedierung kommt es bei der intravenösen Narkose mit dem Narkotikum Propofol zum Verlust des Bewusstseins, was mit einer Verminderung der kortikokortikalen und thalamokortikalen Konnektivität aller frontoparietalen Netzwerke (einschließlich des DMN und kognitiven Kontrollsystems) einhergeht, sodass die crossmodalen Wechselwirkungen zwischen visuellem und auditivem Netzwerk verschwinden (Boveroux et al. 2010). Daher wird angenommen, dass die propofolinduzierte Bewusstlosigkeit zu einem Zusammenbruch der zeitlichen Architektur der Netzwerke führt, durch die die interne und externe Konnektivität gestört wird, sodass die für die Perzeption externer Stimuli notwendige Kommunikation zwischen sensorischen und Netzwerken höherer Ordnung nicht mehr möglich ist (◘ Abb. 15.11). Diese Befunde belegen die Wichtigkeit einer thalamokortikalen Konnektivität für das Funktionieren der kognitiven Netzwerke höherer Ordnung und das Entstehen von Bewusstsein.

> **Auf die Frage nach der grundlegenden Funktion des DMN werden prinzipiell 2 Annahmen diskutiert:**
> — 1. Überwachung der externen Umwelt (Wächter- oder Sentinel-Hypothese)
> — 2. Interne Repräsentationshypothese (Übersicht s. Buckner et al. 2008)

Bei der **Wächter- oder Sentinel-Hypothese** beschränkt sich die Rolle des DMN im Wesentlichen auf die Unterstützung der explorativen Überwachung der externen Welt, wenn keine selektive Aufmerksamkeit erforderlich ist. Demnach sind Taskanforderungen Ausnahmezustände, bei denen eine selektive Aufmerksamkeit benötigt wird, um spezifisch auf konkrete, vorhersehbare Ereignisse zu reagieren; dies geht jedoch auf Kosten der Gesamtüberwachung der Umwelt (Fransson 2005). Daher kann das DMN besonders mittels TID gut erfasst werden. Eine Variation dieser Idee ist, dass das externe Monitoring eher passiv ist: So kann das DMN auf einen Zustand der äußeren Umgebung aufmerksam machen, aber deren aktive Exploration selbst nicht unterstützen.

Alternativ nimmt die **Repräsentationshypothese** an, dass das DMN den Aufbau einer internen Repräsentation der Welt vornimmt, die von der Außenwelt weitgehend abgetrennt ist. Hierbei konstruieren die dorsomedialen Antei-

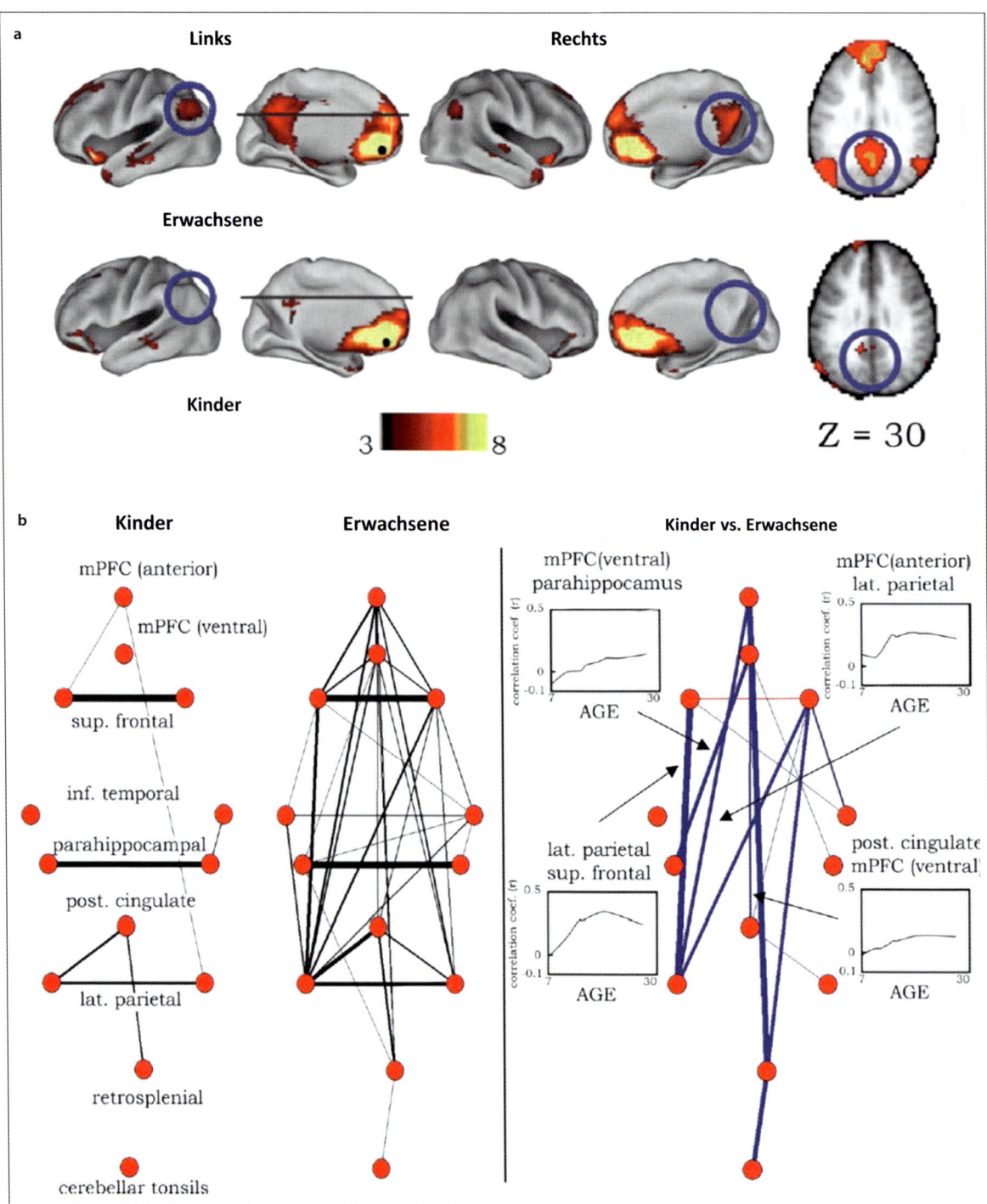

◘ **Abb. 15.10** Entwicklung des DMN. **a** Konnektivitätskarten für eine Saatregion (*schwarzer Punkt*) im MPFC. Qualitativ zeigt die rsfMRT-Karte bei Erwachsenen die typischen Konnektivitätsmuster des DMN, dagegen weicht die Konnektivität bei Kindern deutlich davon ab. So fehlen die Konnektivität mit dem posterioren Zingulum und den lateralen Regionen des parietalen Kortex (*blaue Kreise*). **b** Grafische Visualisierung der funktionellen Konnektivität zeigt *links*, dass die Regionen des DMN bei Kindern im Alter von 7 bis 9 Jahren nur sehr spärlich verbunden sind, während sie bei Erwachsenen im Alter von 21 bis 31 Jahren stark miteinander verbunden sind. Es sind nur Verbindungen mit r>0,15 *links* gezeigt, wobei die Linienstärke proportional die Stärke der Verbindung anzeigt. Die statistisch signifikanten Unterschiede in der funktionellen Konnektivität zwischen Kindern und Erwachsenen sind *rechts* dargestellt. Die *blauen Linien* zeigen die signifikant höhere funktionelle Konnektivität (*r*) bei Erwachsenen gegenüber Kindern. Die Verbindung (zwischen den superioren frontalen Regionen) war dagegen signifikant höher bei Kindern als bei Erwachsenen (*rote Linie*). (Mod. nach Fair et al. 2008; mit freundlicher Genehmigung von National Academy of Sciences U.S.A.)

15.6 · Klinische Anwendung der rsfMRT

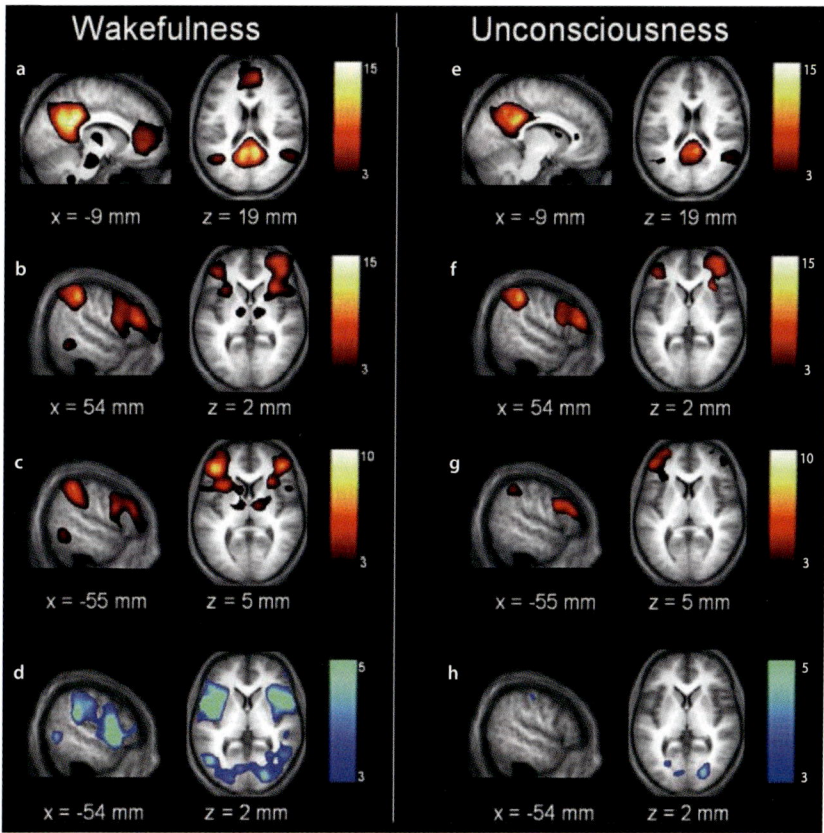

Abb. 15.11 RSN bei Propofol-Narkose. *Links:* Darstellung der Netzwerkkonnektivität im normalen Wachzustand vom DMN (**a**), rechten exekutiven Kontrollnetzwerk (**b**), linken exekutiven Kontrollnetzwerk (**c**) und dem Antikorrelationsmuster der lateralen frontoparietalen Kortizes gegenüber dem DMN (**d**). *Rechts:* Darstellung der Netzwerkkonnektivität während tiefer Sedierung mit klinischer Bewusstlosigkeit vom DMN (**e**), rechten exekutiven Kontrollnetzwerk (**f**), linken exekutiven Kontrollnetzwerk (**g**) und dem Antikorrelationsmuster der lateralen frontoparietalen Kortizes gegenüber dem DMN (**h**). Beachte: Während der propofolinduzierten Bewusstlosigkeit bleibt die Netzwerkkonnektivität teilweise erhalten. Gezeigt werden die Ergebnisse mit einem Schwellenwert korrigiert $p<0{,}05$ auf gemittelten strukturellen T1-Bildern. Farbskalierung mit T-Werten der Gruppenanalyse (SPM 5) mit Angabe der Schnittebenen nach MNI-Koordinaten. (Aus Boveroux et al. 2010; mit freundlicher Genehmigung von Wolters und Kluwer Health)

le einschließlich HF+ und PHC mittels der benachbarten sensorischen, motorischen und temporal gelegenen Areale einen Aufbau dynamischer mentaler Simulationen aus persönlichen Erfahrungen und Erinnerungen und unterstützten so das selbstreflektierende Denken und Urteilen, das von sozialen und emotionalen Inhalten beeinflusst wird. Daher gehören der MPFC und die HF+ während des episodischen Erinnerns immer zu den robust aktivierten Regionen. Dies ist von besonderer Bedeutung, weil wir uns bei der Vorstellung gesellschaftlicher Szenarien und anderer konstruierter mentaler Simulationen auf das Gedächtnis verlassen müssen. Die Evidenz für eine solche Rolle des DMN kommt von Untersuchungen mit kognitiven Aufgaben, bei denen Teile oder das gesamte DMN konsistent aktiviert werden (Abb. 15.12); dazu gehören z. B. autobiografische Erinnerungen, moralische Entscheidungen, Antizipation zukünftiger Ereignisse und die Übernahme der Perspektiven anderer (»Theory of Mind«; ▶ Kap. 29).

15.6 Klinische Anwendung der rsfMRT

In den letzten Jahren hat der Einsatz von rsfMRT-Untersuchungen einen rasanten Aufschwung genommen, sodass gegenwärtig schon über 10.951 Publikationen zu dem Thema erschienen sind. RSN-Untersuchungen haben daher auch schon den Weg in die Klinik gefunden. Nachfolgend kann nur ein kurzer Überblick über einige wichtige Hirnerkrankungen gegeben werden; eine detailliertere Übersicht über verschiedene klinische Anwendungen haben Fox und Greicius (2010) zusammengestellt.

Autismus

Autismus-Spektrum-Störungen (ASD) sind durch Defizite in sozialen und kommunikativen Prozessen geprägt. Die überwiegend jugendlichen Patienten zeigen ein vermindertes Verständnis für die Empfindungen und Gefühle anderer sowie abnorme Erfahrungen der eigenen Gefühle

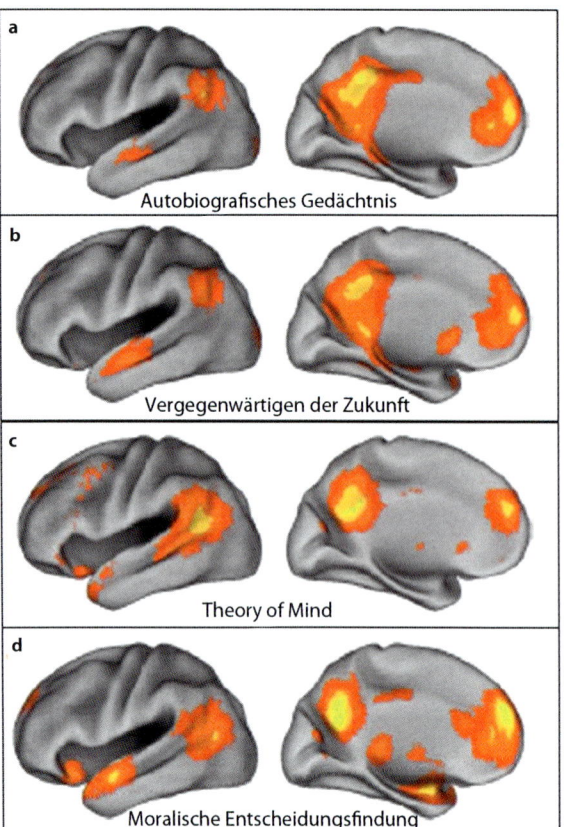

Abb. 15.12 a–d Funktionelle Aktivierungen des DMN. Beispiele aus der Literatur von Aktivierungen des DMN bei verschiedenen Aufgaben, die eine mentale Simulation alternativer Perspektiven oder eingebildete Szenen erfordern. Die Daten stammen aus früheren Studien und werden als Überlagerungen auf die linke laterale und mediale Hemisphäre dargestellt. Daten stammen (**a**) und (**b**) von Addis et al. (2007), (**c**) von einem Paradigma von Saxe und Kanwisher (2003) und (**d**) von Greene et al. (2001). Beachte: Alle Studien aktivieren stark den PCC/Rsp und dMPFC. **a** Autobiografisches Gedächtnis: Probanden müssen sich ein spezielles, vergangenes Ereignis aus dem Gedächtnis vorstellen. **b** Vergegenwärtigen der Zukunft: Nach Hinweis auf ein konkret vorstellbares Objekt (z. B. Kleidung) müssen Probanden sich ein bestimmtes zukünftiges Ereignis mit diesem Objekt vorstellen. **c** »Theory of Mind«: Probanden müssen sich vorstellen, Fragen zu verschiedenen Themen aus der Perspektive (oder dem Glauben) einer anderen Person zu beantworten. **d** Moralische Entscheidungsfindung: Probanden müssen bei Themen entscheiden, die ein persönliches moralisches Dilemma enthalten. (Aus Buckner et al. 2008; mit freundlicher Genehmigung von John Wiley and Sons)

cuneus, MPFC und anteriorem zingulärem Kortex (ACC) fanden, die sich proportional zum Schweregrad der Patienten für soziale und kommunikative Defizite (gemessen mit der Autism Diagnostic Observation Schedule, ADOS, und der Social Responsiveness Scale, SRS) verhielt (◘ Abb. 15.13). Darüber hinaus wird von Ebisch et al. (2011) eine veränderte funktionelle Konnektivität der Autismuspatienten zwischen vorderem und hinterem insulären Kortex im Vergleich zu Kontrollen beschrieben, die die veränderten emotionalen Erfahrungen und die Beeinträchtigung der sozialen Fähigkeiten bei Autismuspatienten erklären könnte. Darüber hinaus hat Iacoboni (2006) vermutet, dass die Defizite von Patienten mit einer Autismus-Spektrum-Störung in der Konstitution des eigenen Selbst und ihrer Beeinträchtigung von Beziehungen zu anderen Personen auch durch Veränderungen in einem anderen neuronalen Simulationssystem bedingt sein könnten, das ebenfalls bei Autismus gestört ist: dem Spiegel-Neuronen-System.

> **Definition**
>
> Das Spiegel-Neuronen-System rekrutiert ein bilateral frontoparietal und okzipitotemporal gelegenes Netzwerk, um Handlungen anderer Personen zu erfassen und deren Intentionen und Emotionen im Zusammenhang mit der Handlungsaktion zu verstehen.

So beschreiben Dapretto et al. (2006), dass Kinder mit Autismus im Vergleich zu gesunden Kontrollen eine verminderte Spiegelneuronenaktivität im Pars opercularis des Gyrus frontalis inferior aufweisen, die mit der Schwere der Symptome korrelierte.

Aufmerksamkeitsdefizit-Hyperaktivitätsstörung

Zum ADHS (▶ Kap. 46) liegen eine Vielzahl struktureller und funktioneller MRT-Untersuchungen vor (Übersicht ▶ Kap. 46). In Bezug auf das DMN berichten Castellanos et al. (2008) und Fair et al. (2008) übereinstimmend von einer Abnahme der funktionellen Konnektivität zwischen ACC und PCC (◘ Abb. 15.14). In einer ersten pharmakologischen Studie haben Chamberlain et al. (2009) nachweisen können, dass Atomoxetin, ein hochselektiver Noradrenalin-Reuptake-Hemmer, bei ADHS-Patienten eine verbesserte Reaktionsinhibition im Vergleich zur Plazebogabe bewirkt. Korrespondierend zur verbesserten Inhibitionskontrolle fand sich nach Atomoxetingabe eine verstärkte Aktivierung des frontostriatalen Netzwerks während der Inhibitionskontrolle (inferiorer frontaler und angrenzender temporaler Gyrus rechts), die mit dem Plasmablutspiegel korrelierte (Chamberlain et al. 2009).

und Empfindungen. Daher wurden einige rsfMRT-Studien bei Patienten mit Autismus-Spektrum-Störungen durchgeführt. In einer der ersten Studien berichteten Kennedy et al. (2006) über eine weitgehende Abnahme der Deaktivierungen des DMN, die mit der Schwere der Verhaltensauffälligkeiten korrelierte. Dieser Befund wurde auch durch Assaf et al. (2010) bestätigt, die mittels ICA 3 Komponenten des DMN unterscheiden konnten und eine verminderte funktionelle Konnektivität insbesondere zwischen Prae-

15.6 · Klinische Anwendung der rsfMRT

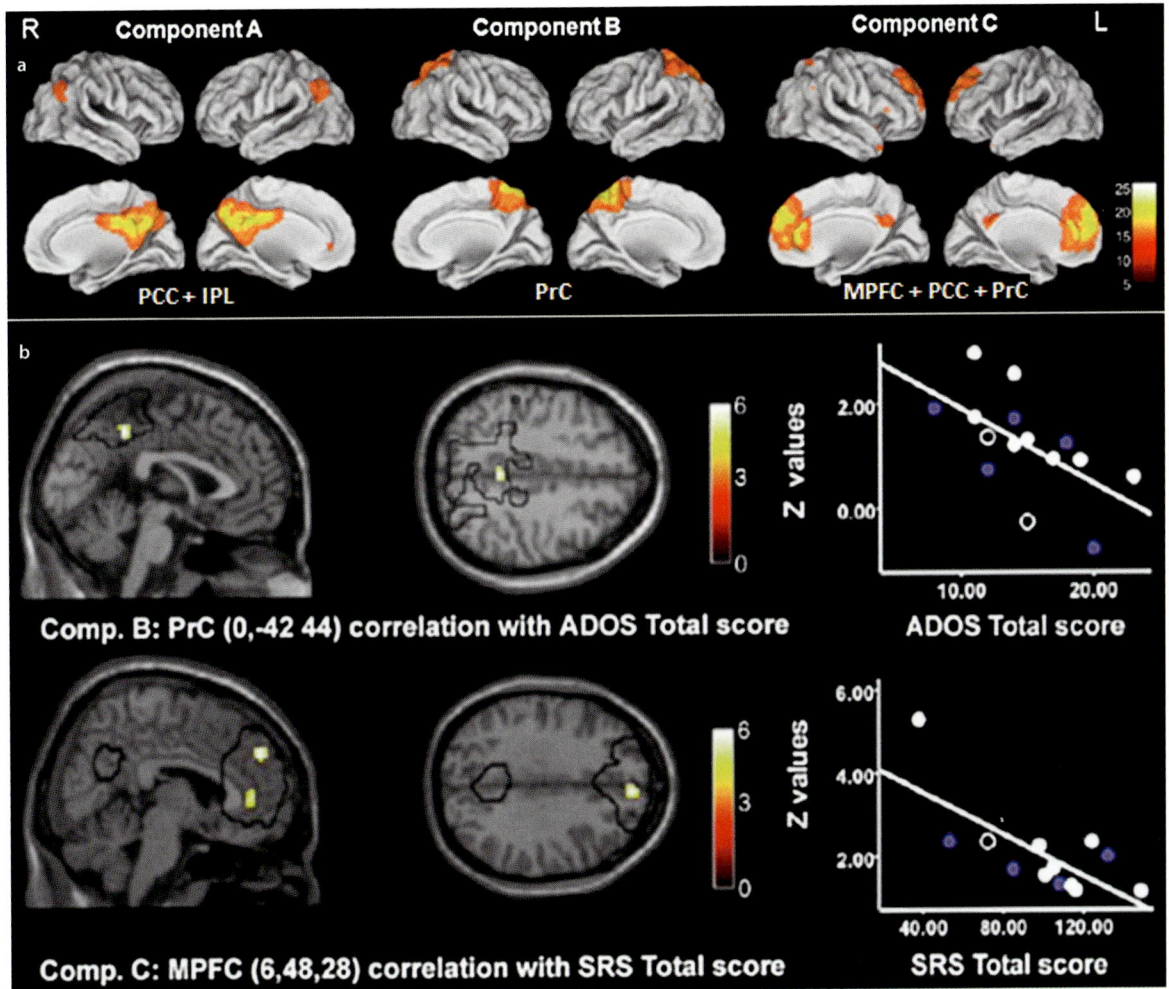

☐ **Abb. 15.13** DMN bei Autismus. **a** Abbildung der 3 ICA-Komponenten des DMN von 16 Patienten und 16 Kontrollen (Schwellenwert $p_{FDR}<0{,}05$). **b** Darstellung der Korrelation zwischen funktioneller Konnektivität und den Subkomponenten des DMN für die ADOS- und SRS-Scores von Autismuspatienten. Patienten, die eine medikamentöse Behandlung während der Untersuchung erhielten, sind als *blaue Punkte* gekennzeichnet. Die benutzte Maske ist mit *schwarzen Linien* gekennzeichnet. Für Komponente A wurde keine Korrelation gefunden. (Nach Assaf et al. 2010; mit freundlicher Genehmigung von Elsevier). ADOS: Autism Diagnostic Observation Schedule, SRS: Social Responsiveness Scale

Schizophrenie

Schizophrenie (SZ) ist durch eine veränderte Wahrnehmung der Realität mit akustischen Halluzinationen, paranoiden und bizarren Wahnvorstellungen, Störungen des Antriebs- und Gefühlsleben sowie des Denkens und des Ich-Erlebens gekennzeichnet (▶ Kap. 42), daher liegt es nahe, diese in Beziehung zum DMN zu setzen, da sich viele Symptome der Schizophrenie aus Fehlzuordnungen im Fühlen und Denken ergeben. In einer der ersten Studien haben Liang et al. (2006) eine verminderte funktionelle Konnektivität des DMN beschrieben. Diese Fehlfunktion des DMN wurde nachfolgend von Garrity et al. (2007) bestätigt. Ergänzend berichten Harrison et al. (2007) von einer verstärkten DMN-Deaktivierung, die besonders den ACC und den MPFC, nicht aber den PCC betreffen. Hierbei erlaubte die emotionale Einschätzungsfähigkeit der Patienten für andere Personen (gemessen mit der Level of Emotional Awareness Scale, LEA) eine prädiktive Vorhersage über die Deaktivierung im rostralen Zingulum und MPFC, nicht aber im PCC.

In einer rezenten Studie berichten Woodward et al. (2011) darüber hinaus, dass es bei Schizophreniepatienten zu einer verstärkten Konnektivität zwischen dem PCC als Hauptknotenpunkt des DMN und dem linken inferioren und mittleren frontalen Gyrus kommt, die beide nicht zum DMN gehören, sondern bei gesunden Kontrollen eine Verbindung zum exekutiven Kontrollsystem aufweisen. Diese Ergebnisse weisen darauf hin, dass bei Schizophrenie die funktionelle Trennung von DMN und exekutiver Kontrolle vermindert sein könnte (☐ Abb. 15.15). In einer Metaanalyse fanden Kühn und Gallinat (2011) ferner beim Vergleich der DMN-Aktivität von Schizophreniepatienten mit der von

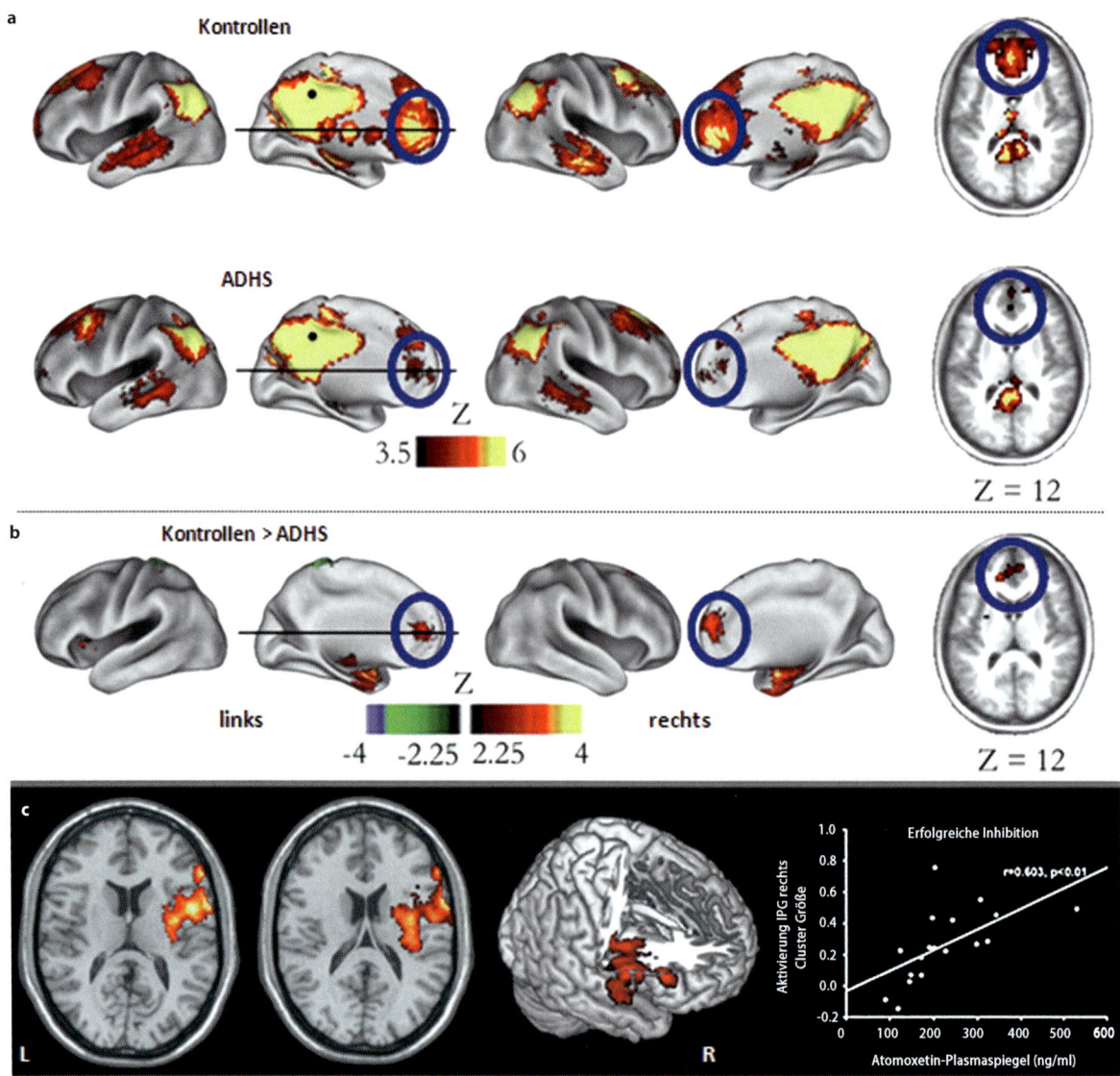

Abb. 15.14 DMN bei ADHS. **a** Während in der Kontrollgruppe der posteriore zinguläre Kortex (PCC) (schwarzer Punkt) eine normale funktionelle Konnektivität zum restlichen DMN aufweist, ist die Konnektivität bei ADHS vermindert. Hier findet sich im Vergleich zur gleichaltrigen Kontrollgruppe eine schwächere Verbindung des PCC zu den Regionen des medialen präfrontalen Kortex (blaue Kreise). **b** Dieser qualitative Unterschied zwischen Jugendlichen mit und ohne ADHS wird auch durch den direkten Vergleich zwischen den Gruppen (random effect Analyse, korrigiert für multiple Vergleiche) bestätigt. (**a** und **b** nach Fair et al. 2010b; mit freundlicher Genehmigung von Elsevier) **c** Zunahme der Aktivierung im Bereich des rechten frontotemporalen Operculums während einer Aufgabe zur Inhibitionskontrolle, die mit dem Blutplasmaspiegel von Atomoxetin korreliert. (Mod. nach Chamberlain et al. 2009; mit freundlicher Genehmigung von Elsevier)

schwer depressiven Patienten heraus, dass bei beiden Erkrankungen ein gegenläufiges Verhalten des DMN im präfrontalen Bereich besteht. Im Gegensatz zur Hypoaktivität (d. h. verstärkten Deaktivierung) bei Schizophreniepatienten kommt es bei depressiven Patienten zu einer Hyperaktivität (d. h. verminderten Deaktivierung) im ventromedialen präfrontalen Kortex. Sie erklären das gegenläufige Verhalten im präfrontalen Bereich damit, dass der Rückgang der DMN-Aktivität bei schizophrenen Patienten mit einem Rückgang der selbstreferentiellen Verarbeitung vereinbar sein könnte, während die Zunahme der DMN-Aktivität bei schwerer Depression mit übermäßigem Grübeln und erhöhtem Selbstfokus bei dieser Erkrankung erklärbar wäre.

Alzheimer-Krankheit

Bei der Alzheimer-Krankheit (»Alzheimer's disease«) (▶ Kap. 41) tritt typischerweise eine Beeinträchtigung der Gedächtnisleistung als erstes klinisches Symptom auf. Da der PCC ebenso wie Hippocampus und parahippocampaler Kortex für die Gedächtnisleistungen verantwortlich sind,

15.6 · Klinische Anwendung der rsfMRT

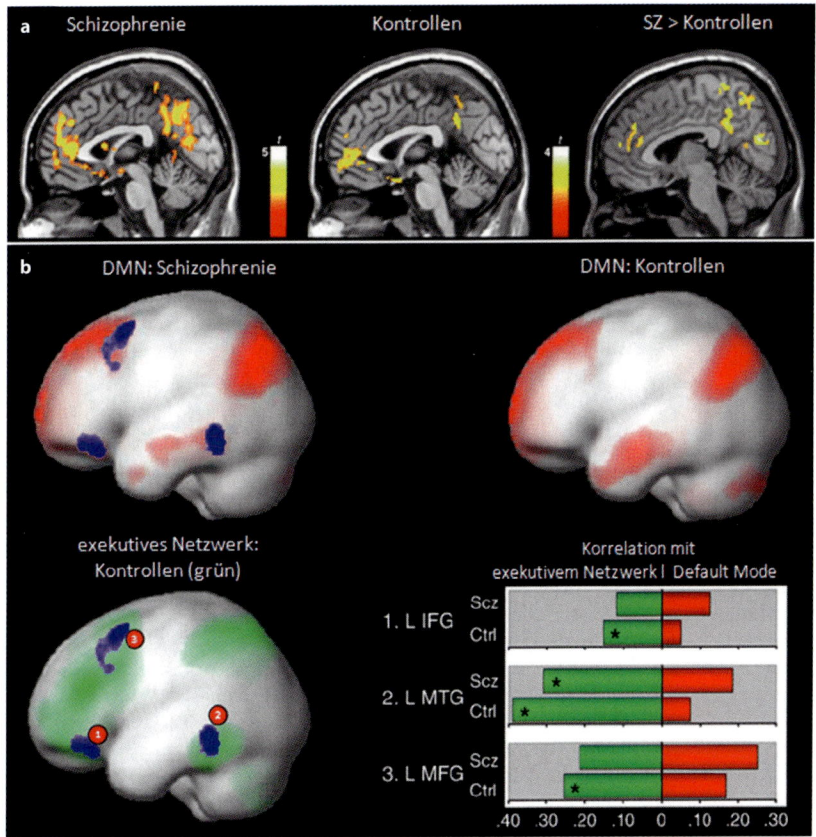

Abb. 15.15 Verstärkte DMN-Deaktivierung bei Schizophrenie **a** TID der Mittellinienstrukturen bei Schizophreniepatienten im Vergleich zu gesunden Kontrollen mit Überlagerungen der funktionellen Deaktivierungen (Gruppenwerte: Z>2,3–5). (Mod. nach Harrison et al. 2007; mit freundlicher Genehmigung von Elsevier). **b** Die funktionelle Trennung von DMN und exekutivem Netzwerk ist bei Schizophrenie reduziert. *Oben*: DMN-Konnektivität (Saatpunkt im PCC) für Schizophrenie und Kontrollen (*rot*). Die 3 *blauen* Cluster zeigen Regionen mit höherer Konnektivität bei Patienten gegenüber Kontrollen an. *Unten links*: *Blaue* Regionen weisen Überlappungen mit dem exekutiven Netzwerk (Saatpunkt im dlPFC) bei gesunden Kontrollen (*grün*) auf. *Unten rechts*: Konnektivitätsprofile dieser 3 Regionen für beide Gruppen. Bei den Kontrollen korrelieren diese Regionen stärker mit dem exekutiven Kontrollsystem als mit dem DMN. Dagegen zeigt bei den Schizophreniepatienten nur noch der MFG links eine stärkere Konnektivität zum exekutiven Netzwerk. *Ctrl*: Kontrollen, *dlPFC*: dorsolateraler präfrontaler Kortex, *IFG*: inferiorer frontaler Gyrus, *L*: links, *MFG*: mittlerer frontaler Gyrus, *MTG*: mittlerer temporaler Gyrus, *PCC*: posteriorer zingulärer Kortex, *Scz*: Schizophrenie. (Mod. nach Woodward et al. 2011; mit freundlicher Genehmigung von Elsevier)

fiel schon bald der Verdacht auf eine Beeinträchtigung des DMN. Aber schon vor der Ära der rsfMRT-Untersuchungen wurde bei PET-Studien des Ruhe-Glukose-Stoffwechsels bei Patienten mit einer Alzheimer-Krankheit ein reduzierter Stoffwechsel gegenüber Kontrollen beobachtet (Alexander et al. 2002; Herholz 1995), dessen anatomisches Muster eine verblüffende Übereinstimmung zu den dorsalen Regionen des DMN aufwies (Buckner et al. 2005). Dieser Hypometabolismus schreitet mit Zunahme der Erkrankung fort und korreliert mit dem Status kognitiver Funktionen. Inzwischen konvergieren alle bildgebenden Methoden dahin, dass bei der Alzheimer-Krankheit das DMN einschließlich der medialen Temporallappen gestört ist (◘ Abb. 15.16).

Eine genauere Netzwerkanalyse der regionalen Synchronisation zeigt bei Patienten mit Alzheimer-Krankheit eine erhöhte Synchronisation in den frontalen Kortizes und eine generalisierte Abnahme zu den parietalen und okzipitalen Regionen, was insgesamt eine globale Reduktion der funktionellen Langstreckenverbindungen zwischen frontalen und kaudalen Hirnregionen bewirkt (Sanz-Arigita et al. 2010). Dabei könnte die Störung der funktionellen Konnektivität auch eine Folge der β-Amyloidablagerung sein. So konnten zuerst Klunk et al. (2004) mittels eines speziellen Radiotracers für Amyloidplaques, der sog. Pittsburgh Compound B (PiB), nachweisen, dass diese Ablagerungen das DMN bevorzugen. Inzwischen konnte in kombinierten Studien nachgewiesen werden, dass die Amyloidablagerungen zu einer Beeinträchtigung der funktionellen Konnektivität des DMN führen und dass subtile Konnektivitätsstörungen und Hypometabolismus schon bei Amyloid-positiven, klinisch jedoch asymptomatischen Probanden nachweisbar sind (Drzezga et al. 2011). Damit stellt sich die Frage, warum es besonders im DMN zu vermehrten Ablagerungen kommt.

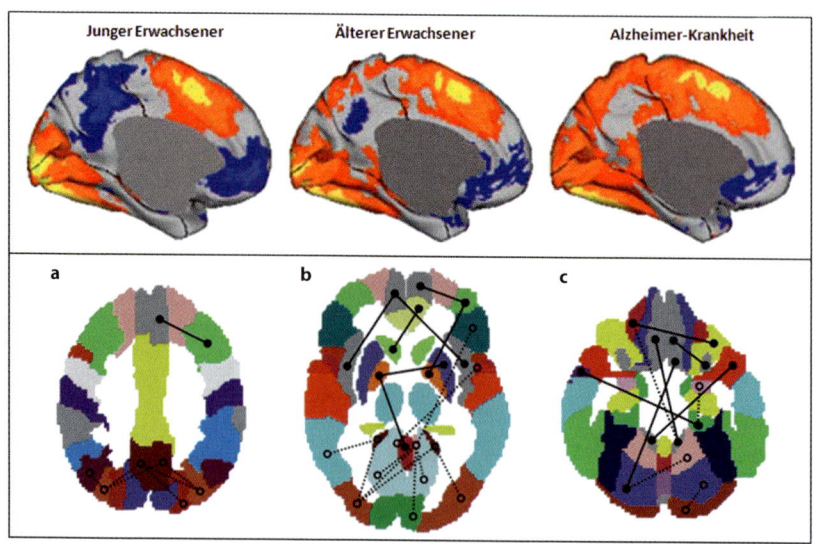

○ **Abb. 15.16** Gestörtes DMN bei Alzheimer-Krankheit. *Oben*: Gestörte funktionelle Aktivität des DMN bei Alzheimer-Krankheit (AD). Zunahme der Aktivität (*rot*) und Abnahme (*blau*) bei einfacher Wortklassifizierungsaufgabe im Vergleich zur Ruhebedingung. Ergebnisse für junge Erwachsene (*links*), normale ältere Erwachsene (*Mitte*) und von dementen älteren Erwachsenen mit AD (*rechts*). Die jungen Erwachsenen zeigen die klassischen Muster der taskinduzierten Inaktivierung innerhalb von PCC/Rsp und MPFC. Der Effekt ist bei AD deutlich gedämpft. (Mod. nach Buckner et al. 2008; mit freundlicher Genehmigung von John Wiley and Sons). *Unten*: Unterschiede in der Synchronisation des DMN zwischen AD und Kontrollen (2-Tail-t-Test, p<0,05 unkorrigiert). **a–c** Darstellung der Konnektivitätsunterschiede zwischen Paaren von Regionen auf 3 verschiedenen axialen Schnittebenen des AAL-Gehirns (AAL: Automated Anatomical Labeling): (**a**) = z 53; (**b**) = z 73; (**c**) = z 111. *Durchgezogene Linien*: verbesserte Synchronisation, *gestrichelte Linien*: reduzierte Synchronisation. Beachte das Muster einer allgemein posterior (parietal und occipital) reduzierten Synchronisation und die erhöhte Synchronisation frontal. (Mod. nach Sanz-Arigita et al. 2010; mit freundlicher Genehmigung von Public Library of Science)

Daher haben Buckner et al. (2008) eine Metabolismushypothese formuliert, welche besagt, dass die hohe und lebenslang andauernde Plastizität der DMN-Regionen einschließlich der Gedächtnisformationen (HF+ und PHC) hohe und andauernde Stoffwechselaktivitäten nach sich zieht und diese Hirnregionen dadurch besonders vulnerabel für derartige Plaqueablagerungen machen.

Morbus Parkinson

Morbus Parkinson (engl. »Parkinson disease«, PD) wird durch motorische Störungen wie Bradykinese, Rigor, Ruhetremor und eine Störung posturaler Reflexe bestimmt (▶ Kap. 34). Die zugrunde liegende Pathologie ist durch eine Degeneration dopaminerger Neurone der Substantia nigra (SN) gekennzeichnet (Braak u. Del Tredici 2009). Diese führt zu einer Störung des striatopallidalen Systems mit Enthemmung des Nucleus subthalamicus und indirekt zu einer verstärkten Inhibition des Thalamus, die konsekutiv eine reduzierte Aktivität der thalamofrontalen Verbindungen bewirkt, die als Korrelat der hypokinetischen Symptome anzusehen ist.

Aufgrund der anatomischen Überlappung der medianen Strukturen des DMN mit dem dopaminergen System haben Argyelan et al. (2008) das motorische Lernen von Parkinsonpatienten bei Dopaminsuppression untersucht und herausgefunden, dass es unter Levodopagabe zu einer verminderten Aktivierung des mPFC kommt. Die Autoren vermuten daher, dass diese lernbezogene Deaktivierung im mPFC durch die Modulation dopaminerger Neurone des ACC vermittelt wird. Im gleichen Sinne haben Wu et al. (2009a,b) in ihren Studien zu Parkinson nachgewiesen, dass die Dopamindefizienz das DMN beeinträchtigt und mit der Schwere der Erkrankung korreliert. In einer TID-Studie (»card-sorting task«) konnten van Eimeren et al. (2009) dann zeigen, dass Parkinsonpatienten im Vergleich zu Kontrollpatienten nicht nur eine geringere Deaktivierung im PCC und Praecuneus, sondern ein umgekehrtes Muster von Aktivierung und Deaktivierung aufweisen. Sie gehen daher davon aus, dass bei nichtmedizierten Parkinsonpatienten eine Fehlfunktion des DMN-Netzwerkes während exekutiver Aufgaben vorliegt. In einer subtilen SCA-Analyse mit Dopamindepletion haben Helmich et al. (2010) schließlich eine veränderte Konnektivität der kortikostriatalen Verbindungen nachgewiesen, bei der Parkinsonpatienten eine spezifische Entkopplung mit dem inferioren parietalen Kortex entwickeln, während sich gleichzeitig die Kopplung zum anterioren Putamen verstärkt. Die Autoren schließen daraus, dass die Dopamindepletion zu einem »remapping« der zerebralen Konnektivität führt, welche die räumlich-funktionelle Segregation der verschiedenen kortikostriatalen Schleifen vermindert (○ Abb. 15.17).

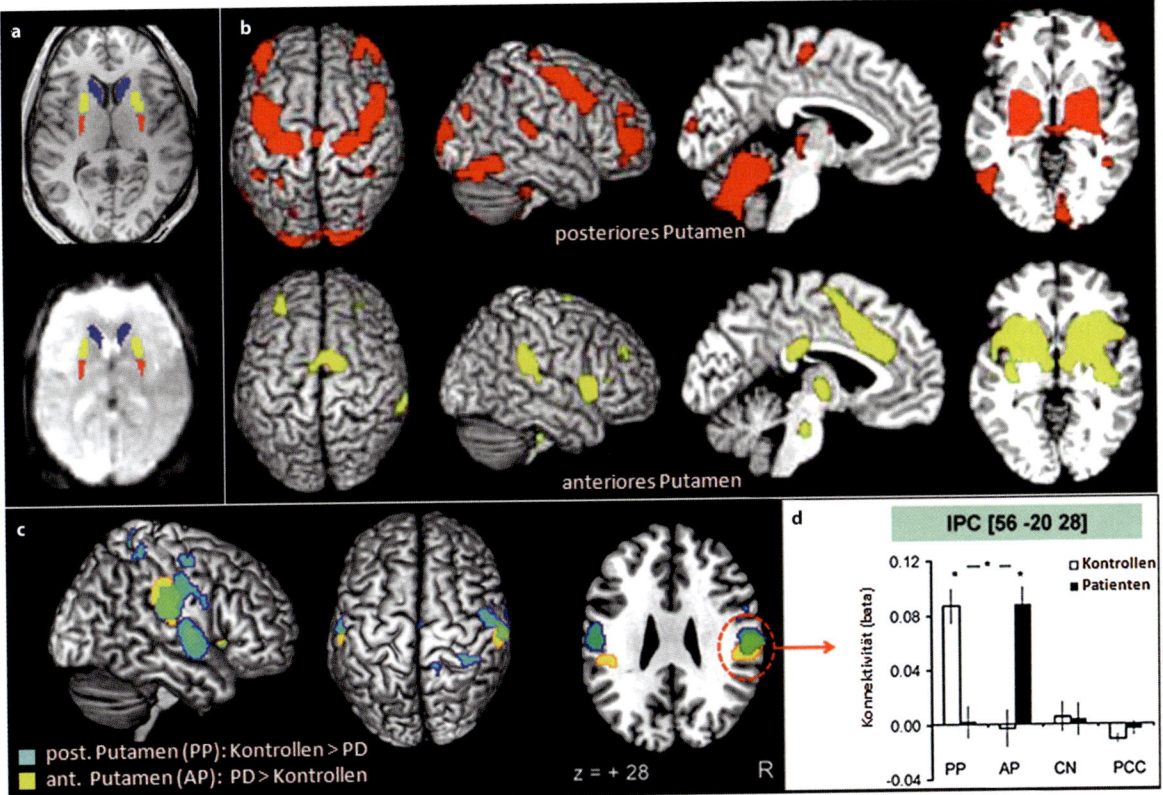

◘ Abb. 15.17 a–d Veränderte kortikostriatale Konnektivität bei Morbus Parkinson. a Platzierung dreier Saatregionen in das anteriore Putamen (AP) und posteriore Putamen (PP) und den Nucleus caudatus (CN) für die SCA-Analyse. b Gruppenergebnisse der kortikostriatalen Konnektivität für das posteriore Putamen (rot) und anteriore Putamen (gelb) der Kontrollgruppe. c Kortikostriatale Konnektivität mit verminderter Konnektivität mit dem PP für die Kontrollgruppe (blau) und erhöhter Konnektivität mit AP für die PD-Patienten (gelb). d Konnektivitätsstärke im rechten intraparietalen Kortex (IPC) für 4 verschiedene Saatregionen, dargestellt für Kontrollen (weiße Säulen) und Parkinsonpatienten (schwarze Säulen). Die x-Achse zeigt die β-Werte der Regressionsanalyse. Beachte die veränderte Konnektivität zum AP in der Parkinson-Gruppe. (Mod. nach Helmich et al. 2010; mit freundlicher Genehmigung von Oxford University Press)

15.7 Durchführung und Auswertung von RNS-Untersuchungen

Messung und Vorverarbeitung von rsfMRT-Daten

Empirisch hat sich gezeigt, dass bei rsfMRT-Messungen innerhalb einer großen Bandbreite verschiedene Repetitionszeiten für eine Ganzhirnakquisition hinreichend sind, um Ruhenetzwerke aus den BOLD-Daten identifizieren zu können. Es genügt eine Standard-EPI-Sequenz mit Ganzhirnabtastung, bei der auch das Kleinhirn miterfasst werden sollte (z. B. TE 28 ms, TR 2000–2400 ms, Matrix 64×64, mit 36–48 Schichten in axialer Orientierung, ohne oder mit 1 mm Gap). Typische rsfMRT-Experimente messen Daten in der Größenordnung von 5 bis 10 min. Somit dauert die Messung nicht zu lange und ist auch für Patienten und Kinder verträglich. Hierbei bleibt jedoch zu bedenken, dass die Frage der optimalen Länge eines rsfMRT-Datensatzes bisher nur unzureichend untersucht und damit auch letztendlich bisher nicht eindeutig geklärt wurde. Untersuchungen von Van Dijk et al. (2010) deuten darauf hin, dass sich eine 5-minütige Aufnahmezeit nahezu asymptotisch im Hinblick auf die Stabilität der geschätzten Korrelationskarten verhält. Ungeklärt bleibt jedoch, inwiefern solch eine Länge hinreichend ist, wenn eine feinere Parzellierung der funktionellen Konnektivitätsmuster, z. B. mittels einer hochdimensionalen ICA-Zerlegung (Kiviniemi et al. 2009; Smith et al. 2009), angestrebt wird, da sich dann der Grad der partiellen zeitlichen Korrelation zwischen den einzelnen Subregionen einzelner Netzwerke erhöht und damit die Fähigkeit sinkt, sie aufgrund unterschiedlicher Korrelationen voneinander abzugrenzen. Darüber hinaus besteht bisher kein Konsens bezüglich der Frage, ob es einen signifikanten Einfluss der experimentellen Anweisungen auf die Abschätzung von Ruhenetzwerken gibt, d. h., ob eine Messung im Schlafzustand mit einer Messung im Wachzustand mit geöffneten oder auch ungeöffneten Augen vergleichbar ist (Bianciardi et al. 2009; Horovitz et al. 2008; Marx et al. 2004). Neuere Studien zur Stabilität der

Ruhemuster in verschiedenen Schlafstadien (Fukunaga et al. 2006; Horovitz et al. 2009) zeigen, dass diese Netzwerke – mit Ausnahme einer Abschwächung der geschätzten Korrelationen in tiefem Schlaf – relativ stabil sind.

Die rsfMRT-Datenanalyse profitiert von der Mehrheit der Vorverarbeitungsschritte, welche routinemäßig bei aufgabenbezogenen fMRT-Daten angewendet werden (Beckmann et al. 2005; Birn et al. 2006). Hierzu zählen die Bewegungskorrektur, das räumliche und zeitliche Glätten der Daten (»smoothing«) und die Entfernung etwaiger Artefakte und nichtphysiologischer Drifts. Hierbei ist jedoch zu beachten, dass für bestimmte Analysen, insbesondere wenn die Amplituden des Frequenzspektrums zur Charakterisierung von Ruhenetzwerken genutzt werden, ggf. Standardparameter der klassischen Datenanalyse, wie z. B. die Übergangsfunktionen von Hochpass- oder Bandpassfiltern, angepasst werden müssen.

Auch wenn ein wesentlicher Teil des fMRT-Signals im Ruhezustand den spontanen BOLD-Aktivitäten zugeordnet werden kann, stellen nichtneuronale physiologische Signale ein großes Problem in Hinblick auf die Interpretation von Ruhenetzwerken dar (Birn et al. 2006). Die explizite Korrektur der Daten in Hinblick auf z. B. Atmungsartefakte und Störsignale des Herzschlags verbessert die Identifikation neuronaler Aktivitätsmuster (Birn et al. 2006, 2008; Van Dijk et al. 2010). Daher ist es nunmehr gängige Praxis, physiologische Signale zusätzlich während der Aufnahme von rsfMRT-Daten zu messen und sie dann mittels spezieller zur Korrektur entwickelter Software-Pakete (z. B. RETROICOR, Glover et al. 2000) nachzubearbeiten. Aufgrund der datengetriebenen Natur der Analysen von rsfMRT-Daten können andernfalls solche Störsignale zu erheblichen falsch-positiven Ergebnissen führen.

Darüber hinaus können auch andere Quellen regionalspezifischer Signale, wie z. B. Signalschwankungen in der weißen Substanz oder im Liquor, in der Analyse berücksichtigt werden (z. B. Fox et al. 2005; Tohka et al. 2008). Hierzu können spezielle Korrekturen als voxelspezifische Regressoren in der Gruppenanalyse eingesetzt werden, entweder durch:
a. Beschränkung der funktionellen Datenanalyse mit binären Masken auf die graue Substanz oder
b. Zeitreihen aus genannten Geweben als zusätzliche Kovariaten der Korrelations- oder Regressionsanalyse oder
c. Einsatz von probabilistischen Karten der Dichte der grauen Substanz

Die Berücksichtigung solcher nichtneuronaler Störfaktoren ist häufig erstrebenswert, insbesondere wenn für die Abschätzung von Konnektivitäten ein saatbasierter Ansatz gewählt wird. Bei einer Datenanalyse mittels multivariater Methoden (z. B. mittels ICA) ist dies jedoch nicht zwingend erforderlich, da solche Methoden aufgrund der multivariaten Natur die Störeffekte häufig sehr verlässlich in Form von zusätzlichen Signalkomponenten getrennt von den Ruhenetzwerken abschätzen können (Beckmann 2012; Beckmann et al. 2005; Birn et al. 2008; De Luca et al. 2006; Kiviniemi et al. 2003, 2009).

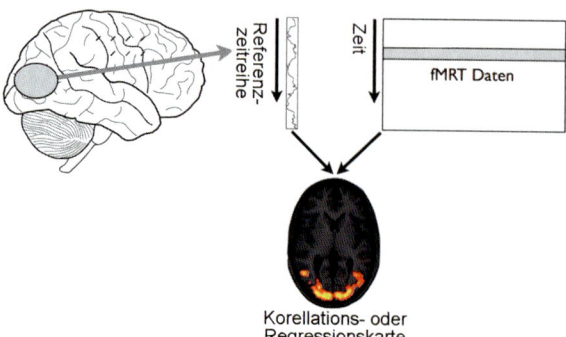

Abb. 15.18 Schematische Illustration der saatbasierten Analyse (SCA). Nach Auswahl einer Saatregion wird eine entsprechende Referenzzeitreihe aus den Daten extrahiert. Dies geschieht z. B. durch Mittelung aller Zeitreihen der in der Saatregion vorhanden Voxel. Diese Referenzzeitreihe wird dann einzeln oder zusammen mit weiteren Zeitreihen, z. B. zur Charakterisierung von Störsignalen wie Bewegungsartefakte, mittels einer Korrelations- oder Regressionsanalyse (GLM) mit den Zeitreihen aller Voxel verglichen

Saatbasierte Korrelationsanalyse (Seed-based Correlation Analysis, SCA)

Die erste Studie zur funktionellen Konnektivität auf Basis von BOLD-Messungen hat das somatosensorische Ruhenetzwerk auf Basis einer Saatanalyse definiert, indem ein abgeleiteter Zeitverlauf global gegen die Zeitreihen aller Voxel getestet wurde (Biswal et al. 1995). Dies erfordert a priori die Spezifikation einer Voxel-, Cluster- oder Atlasregion als Saatregion, aus welcher der Referenzzeitverlauf gebildet wird. Diese Saatregion definiert damit die räumliche Hypothese, auf der die späteren statistischen Vergleiche basieren, und orientiert sich häufig an Ergebnissen in der bestehenden Literatur, an anatomischen Fragestellungen oder an den Ergebnissen einer Analyse eines Lokalisierungsexperiments, z. B. zur Lokalisierung bestimmter funktioneller Regionen wie des frontalen Augenfelds (»frontal eye-field«, FEF). Die gemittelte Zeitreihe innerhalb der so gewählten Region wird dann entweder als Regressor einer einfachen Korrelationsanalyse genutzt oder aber formt zusammen mit weiteren Zeitreihen Regressoren für sekundäre Netzwerke, oder sie dient zur Modellierung von Störsignalen innerhalb einer linearen Modellanalyse (GLM) für die benötigte Design-Matrix. Abb. 15.18 illustriert die Verarbeitung von rsfMRT-Daten mittels SCA. Dieser Ansatz ist univariat, da die Zeitreihen jedes Voxels voneinander getrennt per Regression gegen das De-

15.7 · Durchführung und Auswertung von RNS-Untersuchungen

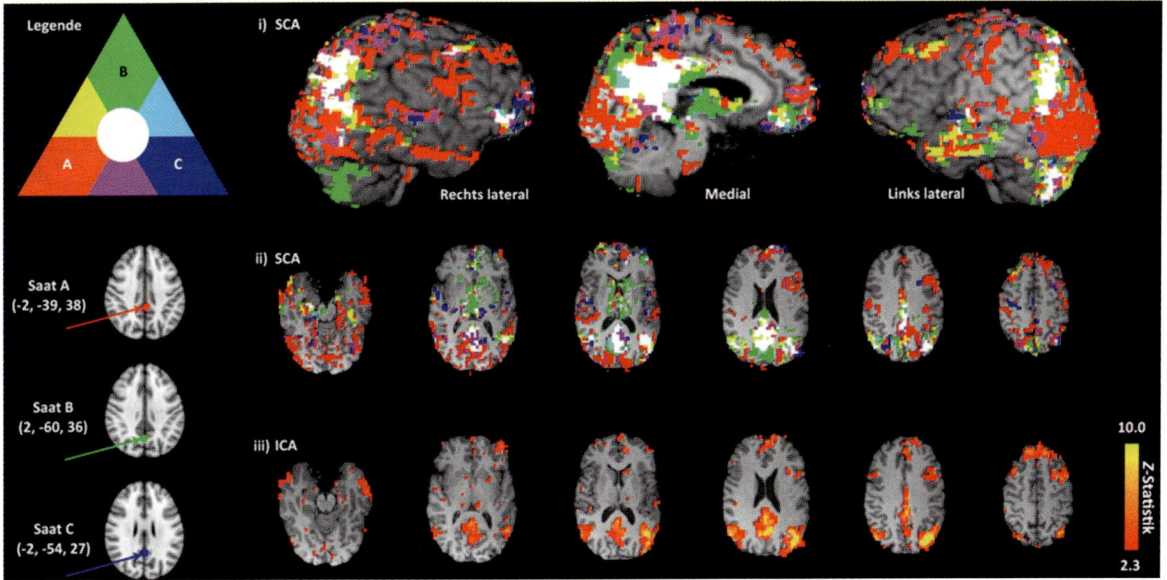

Abb. 15.19 Abhängigkeit der saatbasierten Analyse von verschiedenen Saatregionen. Die verschiedenen Saatregionen für die Charakterisierung des »Default Mode«-Netzwerks (DMN), entnommen aus der Literatur (*A*: Fox et al. 2005 [*rot*], *B*: Singh et al. 2008 [*grün*], *C*: Greicius et al. 2003 [*blau*]), liefern trotz räumlicher Nähe der Saatregionen (einzelne Voxel im Raum des MNI-152-Standardhirns) substanziell unterschiedliche Ergebnisse innerhalb einer SCA. Abbildung (i) und (ii) zeigen farbkodiert die 3 unterschiedlichen Ruhenetzwerke. Primärfarben zeigen Voxel, welche lediglich bei einer der 3 Saaten als Teil des DMN identifiziert werden, während gemischte Farben bzw. weiße Regionen Voxel zeigen, welche bei 2 bzw. 3 Saatregionen als signifikant charakterisiert werden. Kleine Variationen der Saatregion ändern auch substanziell die Struktur des abgeschätzten DMN, z. B. zeigt Saat A eine verstärkte Korrelation im visuellen und auditorischen Kortex. Zum Vergleich zeigt Abb. (iii) das durch eine ICA abgeschätzte DMN. (Aus Cole D et al. 2010; mit freundlicher Genehmigung)

sign getestet werden. Nichtsdestotrotz hat dieser Ansatz in einer Vielzahl von Studien seine Effektivität bezüglich der Identifikation von Ruhenetzwerken bewiesen (z. B. Fox et al. 2005; Greicius et al. 2003; Margulies et al. 2007).

> **Der primäre Vorteil der SCA-Methode ist, dass gezielt räumliche Hypothesen getestet werden, also eine direkte Antwort auf räumlich spezifizierte Fragestellungen gegeben werden kann. Dies vereinfacht die Interpretation funktioneller Konnektivitätsergebnisse erheblich.**

Zudem wurde gezeigt, dass die Retest-Reliabilität dieser Methodik im Hinblick auf die Identifizierung von Ruhenetzwerken mit mäßigem, aber auch mit hohem Grad erreichbar ist (Shehzad et al. 2009). Eine Schwäche der SCA-Methode besteht im möglichen Einfluss von sekundären räumlich strukturierten Effekten, wie z. B. weiteren Ruhenetzwerken, residualen Bewegungsartefakten oder physiologischen Rauschmustern. Einige dieser Effekte können zwar in der Datenvorverarbeitung korrigiert werden, das Vorhandensein von residualen Störsignalen kann jedoch eine erhebliche Variabilität in den geschätzten Korrelationskarten erzeugen, welche dann in der Regel mit einer erhöhten Ausfallrate (»type-I error« oder »false-positive error«) assoziiert sind. Der im Wesentlichen univariate Ansatz der SCA ignoriert häufig die Fülle der simultan in den Daten vorhandenen Signale und liefert damit immer ein vereinfachtes Bild des komplexen Ruhezustands. Zudem ist zu beachten, dass die Spezifikation der Saatregion explizite anatomische Annahmen voraussetzt. Prinzipiell gibt es in der SCA ebenso viele »Netzwerke«, wie es mögliche Saatdefinitionen gibt. Die Interpretation der resultierenden Netzwerke auf dem Niveau neuraler Systeme unabhängig von der spezifischen Definition der Saatregion ist deshalb nicht möglich. Die benötigte Spezifizität induziert potenziell Ruhenetzwerke, welche vorwiegend kleinere, nichtüberlappende Subsysteme und weniger größere systemische Netzwerke abbilden (z. B. Buckner et al. 2008). Die möglichen Probleme hängen sowohl von der Wahl der Saatregion (Lage und Größe) als auch vom individuellen Datensatz ab; z. B. in Fällen, wo die individuelle (strukturelle oder funktionelle) Anatomie in Bezug auf eine definierte Saatposition in der Population der Probanden variiert (Abb. 15.19).

Eine objektive Definition der Saatposition ist somit schwer erreichbar. Abb. 15.19 illustriert an einem einfachen Beispiel die Abhängigkeit der saatbasierten Konnektivitätsanalyse von der exakten Definition der Saatregion. Die Saatregion wurde im Raum des MNI-152-Standardhirns aus 3 unterschiedlichen Publikationen über die strukturellen Eigenschaften des DMN gewählt (Fox et al. 2005 [rot]; Greicius et al. 2003 [blau]; Singh u. Fawcett 2008 [grün]). Die 3 unterschiedlichen DMN-Referenz-

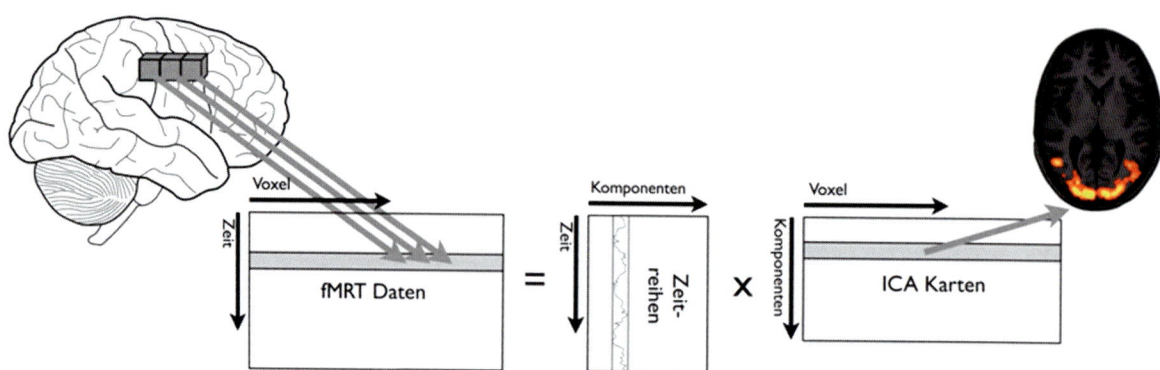

Abb. 15.20 Schematische Illustration der (räumlichen) unabhängigen Komponentenanalyse (spatial ICA). Die gemessenen BOLD-Daten werden als 2-dimensionale Matrix repräsentiert: Jede Zeitreihe wird als Spalte dieser Matrix geschrieben. Mittels informationstheoretischer Verfahren wird diese Matrix als Produkt zweier Matrizen zerlegt, wobei die erstere Matrix die zeitlichen Verläufe der zugrunde liegenden Signale beschreibt und die Zeilen der zweiten Matrix, transformiert zurück in den 3-dimensionalen Raum, die räumliche Struktur der zugrunde liegenden Komponenten beschreibt. Die einzelnen ICA-Karten werden optimiert, sodass die statistische Abhängigkeit untereinander minimiert wird. (Mod. nach Beckmann 2012; mit freundlicher Genehmigung von Elsevier)

zeitreihen aus den Daten eines einzelnen Probanden wurden zusammen mit den Referenzzeitreihen für das Liquorsignal, das gemittelte Signal der weißen Substanz und für die abgeschätzten Zeitreihen für Rotation und Translation des Gehirns für die Dauer des Experiments in einer GLM-Analyse gegen die Daten gerechnet. Die Regressionskarten (transformiert zu einer Z-Statistik-Karte) sind als Projektionen der maximalen Intensität auf axialen Schnitten und auf einem 3D-Gehirn als clusterkorrigierte statistische und binarisierte Karten mit Z>2,3; p<0,05) dargestellt. Die Primärfarben zeigen somit Voxel, welche lediglich in Bezug auf eine einzelne Saatregion signifikante Regressionskoeffizienten zeigen; gemischte Farben zeigen Voxel, welche für 2 von 3 Saatregionen signifikante Ergebnisse liefern, weiße Regionen zeigen Voxel, die invariant in Bezug auf die Wahl der 3 Saatdefinitionen sind. Zwar gibt es erhebliche Überschneidungen im Umfang der 3 abgeleiteten Netzwerke unabhängig von der Saatregion (weiß), jedoch folgt aus der weitläufigen Verteilung der Primärfarben, dass in wichtigen Subsystemen wesentliche strukturelle Unterschiede in der abgeschätzten funktionellen Konnektivität auftreten können. Dies trifft insbesondere im Präfrontallappen, Okzipitallappen, in subkortikalen Regionen, aber auch entlang des medialen Temporallappens zu und kann somit zur Änderung der Interpretation der Analyseergebnisse führen.

Eine Möglichkeit zur Lösung dieses Problems besteht in der Kombination der Ergebnisse über eine Auswahl verschiedener Saatregionen, z. B. durch Mittelung oder andersartige, informationstheoretisch motivierte Kombinationen wie einer Hauptkomponentenanalyse (PCA) oder durch Clustering. Als Beispiel zeigt ■ Abb. 15.19 (iii) die Ergebnisse einer ICA-basierten Dekomposition der Daten (Beckmann u. Smith 2004 für methodische Details). Hierbei treffen die in der ICA-Karte dargestellten Regionen weitgehend mit den Regionen zusammen, welche mittels SCA als invariant bei der expliziten Wahl der Saatregionen abgeschätzt wurden.

Unabhängige Komponentenanalyse (Independent Component Analysis, ICA)

> **Definition**
>
> Bei der ICA handelt es sich um eine modellfreie Methode zur Bilddatenanalyse, bei der die Daten in Form einer 2-dimensionalen Matrix mittels informationstheoretischer Zerlegung als ein Produkt zweier verschiedener Matrizen dargestellt werden. Diese Matrizen repräsentieren die zeitlichen und räumlichen Charakteristika von versteckten Signalkomponenten, d. h., sie stellen den zeitlichen Verlauf und die räumliche Ausdehnung von versteckten Signalen wie z. B. von zugrunde liegenden Aktivierungsmustern oder Artefakten dar.

Innerhalb der Neurowissenschaften wurde die ICA vorrangig für die Analyse von EEG-Zeitreihen verwendet. McKeown et al. (1998) stellten diese Methode zunächst für die Analyse von aufgabenbezogenen fMRT-Daten vor, bevor Kiviniemi et al. (2003) und Beckmann et al. (2005) ihre Anwendbarkeit für die Auswertung von rsfMRT-Daten aufzeigten. Bei fMRT-Daten optimiert die ICA die Signale in Bezug auf eine statistische Unabhängigkeit der zugrunde liegenden räumlichen Komponenten, d. h., die Zerlegung wird dahingehend optimiert, dass jede der abgeschätzten Karten möglichst wenig Information über andere enthält und daher getrennt von diesen interpretiert werden kann (s. auch Beckmann 2012). ■ Abb. 15.20 illustriert die Anwendung der (räumlichen) ICA für die fMRT. Theoretisch ist auch eine Zerlegung in Bezug auf eine zeitliche Unabhängigkeit möglich. Dies erfordert jedoch besonders viele zeitliche Messpunkte, wodurch die praktische Anwendbarkeit insbesondere in der klinischen Bildgebung eingeschränkt wird. Für das Verständnis der Interaktion zwischen einzelnen Ruhenetzwerken erlangt die zusätzliche zeitliche Datenzerlegung zunehmend jedoch Gewicht (Smith et al. 2012).

Es existiert eine Fülle von mathematischen Verfahren zur Optimierung der Abschätzung unabhängiger Komponenten, wobei die Maximierung der zugrunde liegenden Signalkarten nach dem Entropieverfahren und der Nicht-Gaussianität am meisten verwendet wird. Alle Verfahren optimieren die statistische Unabhängigkeit zwischen den abgeschätzten räumlichen Karten. Nichtsdestotrotz können diese Methoden auch verschiedene räumlich überlappende Regionen abschätzen (s. Beckmann et al. 2005 für weitere Details). Dies ermöglicht es der ICA, simultan verschiedene Ruhenetzwerke, aber auch Artefakte, wie z. B. nicht vollständig entfernte Bewegungsartefakte, voneinander zu trennen.

> **Im Vergleich zu einer Hauptkomponentenanalyse (Principal Component Analysis, PCA) besteht der fundamentale Vorteil der ICA darin, dass die zu jeder Komponente gehörigen Zeitreihen nicht miteinander unkorreliert sein müssen, sodass z. B. auch durch aufgabeninduzierte Signale (und somit korrelierte) Bewegungsartefakte getrennt werden können. In dieser Robustheit der ICA gegenüber Störsignalen im Vergleich zur SCA liegt einer der Hauptvorteile dieser datengetriebenen Zerlegung.**

Wie die SCA ermöglicht auch die ICA, eine Anzahl von Ruhenetzwerken in rsfMRT-Daten zu identifizieren, welche die bekannten sensorischen oder kognitiven Systeme beschreiben (◘ Abb. 15.6). Sie beinhalten u. a. somatosensorische Areale, das visuelle System (inklusive primärer und sekundärer visueller Areale), aber auch den auditorischen Kortex zusammen mit höheren kognitiven Systemen wie z. B. dem DMN. Aufgrund der Tatsache, dass in der ICA keine Spezifikation einer bestimmten Saatregion vonnöten ist, erfolgt immer eine simultane Zerlegung. Diese ist insbesondere dann von Nutzen, wenn die Interaktion zwischen verschiedenen Komponenten von wissenschaftlichem Interesse ist, und ermöglicht eine modellfreie Erfassung von übergreifend organisierten integrativen und dissoziativen Hirnprozessen auf dem Niveau von Systemen.

Trotz einiger Vorteile im Vergleich zur SCA ist die Anwendung von ICA auf rsfMRT-Daten jedoch methodologisch anspruchsvoll. Zum einen handelt es sich bei der ICA um ein stochastisches Verfahren, d. h., die Signalkomponenten werden über Optimierungsalgorithmen gefunden. Hierbei ist nicht garantiert, dass wiederholte Zerlegungen exakt die gleichen Ergebnisse liefern. Dies induziert eine gewisse Variabilität in den geschätzten Komponenten, welche mittels strengerer Konvergierungsparameter (mit einhergehender Verlängerung der Rechenzeit) und durch Mittelung über wiederholte Zerlegungen (siehe z. B. ICASSO, Himberg et al. 2004) reduziert werden kann. Ein weiteres Problem besteht darin, dass die ICA eine Abschätzung der Anzahl der zu generierenden Komponenten verlangt, d. h., es muss angegeben werden, wie viele Signale aus den Daten abgeschätzt werden sollen. Hierzu gibt es verschiedene Ansätze (siehe z. B. Beckmann u. Smith 2004); es gilt jedoch zu bedenken, dass es mit großer Wahrscheinlichkeit keine wirklich korrekte Anzahl von Komponenten gibt.

Die komplexe Neurobiologie des betrachteten Systems Gehirn legt nahe, dass es immer mehrere unterschiedliche und zugleich valide Arten der Charakterisierung der Signaldynamiken gibt. Des Weiteren haben verschiedene Publikationen gezeigt, dass sich nicht nur ein einfacher Satz von Ruhenetzwerken, sondern eine Vielzahl funktioneller Netzwerke mit ihren Unterteilungen robust aus den Daten extrahieren lassen (siehe z. B. Smith et al. 2009), sodass hochdimensionale ICA-basierte Zerlegungen zunehmend zur verfeinerten Analyse herangezogen werden (z. B. Kiviniemi et al. 2009). Die weiterhin bestehende Ambiguität hinsichtlich der Anzahl der Komponenten spiegelt zum großen Teil wirklich existierende Ambiguitäten in der Charakterisierung und Klassifizierung einzelner Hirnregionen in dem Sinn wieder, dass sowohl die gröbere Charakterisierung von Hirnfunktionen (z. B. in visuelle, motorische und auditorische Funktionen) als auch ihre feinere und komplexere Aufschlüsselung (in z. B. getrennte Hand- oder Fußareale innerhalb des motorischen Systems) valide Beschreibungen der zugrunde liegenden Systeme darstellen.

Analysen der Frequenzspektra

Ruhenetzwerke im rsfMRT lassen sich neben der SCA und ICA auch direkt durch die Betrachtung der Frequenzspektra von Zeitreihen analysieren. Bereits frühe Publikationen haben unter der Annahme, dass durch die hämodynamische Antwortfunktion und insbesondere ihre niederfrequente Ausgestaltung aktive Regionen der Hirnrinde verstärkte Signalkomponenten aufweisen, einen expliziten Fokus auf diese niederfrequenten Bestandteile von BOLD-gewichteten Messungen gelegt (Cordes et al. 2000). Dieses Prinzip formt auch die Basis für die ALFF-(Amplitude of Low Frequency Fluctuations, Zang et al. 2007) bzw. fALFF-(fractional Amplitude of Low Frequency Fluctuations, Zhu et al. 2008)Methoden zur Analyse von rsfMRT-Daten. Offen bleibt bisher jedoch, inwiefern diese Methoden durch die häufig ebenfalls verstärkt niederfrequenten physiologischen Störsignale negativ beeinflusst werden. Ein weiterer Ansatz zur Datenverarbeitung stellt die regionale Homogenitätsanalyse (Regional Homogeneity, ReHo, Zang et al. 2004) dar. Diese Methode analysiert die lokale Homogeni-

Tab. 15.2 Software zur Datenanalyse und weitere Ressourcen

Software	URL
FSL – FMRIB Software Library (Oxford Centre for Functional Magnetic Resonance Imaging of the Brain [FMRIB], Nuffield, Department of Clinical Neurosciences, University of Oxford, UK.): freies Software-Paket (für akademische Zwecke) zur Analyse funktioneller und struktureller MR-Daten (inkl. fMRT, DTI etc.), beinhaltet ICA, SCA	http://www.fmrib.ox.ac.uk/fsl/ (Zugriff: 27.09.2012)
SPM – Statistical Parametric Mapping (Wellcome Trust Centre for Neuroimaging, University College London, UK): freies Software-Paket (basierend auf MatLab, The MathWorks, Inc.) zur Analyse funktioneller und struktureller Daten	http://www.fil.ion.ucl.ac.uk/spm/software/ (Zugriff: 27.09.2012)
AFNI – Analysis of Functional NeuroImages (National Institute of Mental Health, Bethesda, USA): freies Software-Paket (für akademische Zwecke) zur Analyse funktioneller und struktureller MR-Daten	http://afni.nimh.nih.gov/afni (Zugriff: 27.09.2012)
BrainVoyager (Brain Innovation, NL): kommerzielles Software-Paket für Bilddatenanalyse, beinhaltet ICA	http://www.brainvoyager.com (Zugriff: 27.09.2012)
NITRC – Neuroimaging Informatics Tools and Resources Clearinghouse: Repositorium für Tools und Ressourcen der Neurobildgebung	http://nitrc.org (Zugriff: 27.09.2012)
GIFT – Group ICA Toolbox (Medical Image Analysis Lab, University of New Mexico, USA): freie MatLab Toolbox, implementiert ICA und Gruppen-ICA	http://mialab.mrn.org (Zugriff: 27.09.2012)
Resting-State fMRI Data Analysis Toolkit (State Key Laboratory of Cognitive Neuroscience and Learning, Beijing Normal University, PRC): MatLab Toolbox für die ALFF/fALFF und ReHo-Methoden	http://www.restfmri.net/ (Zugriff: 27.09.2012)
Anatomy Toolbox (Institut für Neurowissenschaften und Medizin, Forschungszentrum Jülich, DE): zytoarchitektonische Karten, erhältlich als SPM MatLab Toolbox, in FSL bereits vorhanden	http://www.fz-juelich.de/SharedDocs/Downloads/INM/INM-1/DE/Toolbox/Toolbox_18.html (Zugriff: 27.09.2012)
Human Connectome Project – NIH Projekt zur Charakterisierung von funktionellen und strukturellen Verbindungen im Hirn, stellt rsfMRT-Daten, Tools und MR-Sequenzen zur Verfügung	http://www.humanconnectome.org (Zugriff: 27.09.2012)
FMRIB fMRT Ressourcen, inkl. RSN-Karten, errechnet per ICA von rsfMRT-Daten, aber auch über einer Metaanalyse der Brainmap-Datenbank	http://www.fmrib.ox.ac.uk/analysis/research (Zugriff: 27.09.2012)
Brainmap (Research Imaging Institute, University of Texas Health Science Centre, San Antonio, USA): Datenbank der Koordinaten publizierter fMRT- und MRT-Experimente	http://brainmap.org (Zugriff: 27.09.2012)

tät der gemessenen Zeitreihen und lässt sich daher schwer auf verteilte Systeme anwenden. Des Weiteren besteht eine Zunahme an Ansätzen, welche zur Datenanalyse graphtheoretische Methoden (Achard et al. 2006; Salvador et al. 2005; Stam u. Reijneveld 2007) oder Methoden der fraktalen Signalverarbeitung (Wink et al. 2008) einsetzen.

Gruppenanalyse der RSNs

Die Mehrzahl der Techniken zur Ermittlung von Ruhenetzwerken bei einzelnen Probanden lassen sich nur bedingt auf Populationsebene übertragen. Dies ist primär durch die typischen Variationen von kortikaler Dicke und Dichte, Faltung und Gyrifikation, aber auch durch die zytoarchitektonische Varianz und die Unterschiede in der funktionellen Anatomie innerhalb einer Population bedingt. Diese Unterschiede erschweren die funktionelle Kolokalisierung einzelner Netzwerke innerhalb einer Gruppe, aber auch zwischen verschiedenen Gruppen. Bei klinischen Vergleichen ist zudem zu bedenken, dass in vielen Fällen die Pathophysiologie mit Veränderungen in Funktion und Struktur einzelner Hirnregionen, wie z. B. bei globaler oder regionaler Atrophie, einhergeht. In solchen Fällen ist die Kolokalisierung einzelner Funktionen und damit die Differenzierung von funktionellen und strukturellen Änderungen erschwert.

Bei der SCA besteht eine Gruppenanalyse in der Regel aus einem voxelspezifischen Vergleich einzelner Regressions- oder Korrelationskarten, z. B. in der Form einer GLM-Analyse nach Transformation von Regressionskoeffizienten hin zu Z-Statistiken (Fischer's Z-Transformation, Fox et al. 2009). Für Gruppenvergleiche mit der ICA gibt es inzwischen eine Vielzahl verschiedener Ansätze. Ein Grundproblem bei der Kombination einzelner probandenspezifischer ICA-Untersuchungen ist, dass bei unabhängig durchgeführten Zerlegungen nicht unbedingt korrespondierende Komponenten vorhanden sind. Eine Ruhekomponente kann durch die ICA bei einem Probanden feiner als bei einem anderen dargestellt werden. Daher wird zur Analyse von Probandengruppen häufig ein Gruppen-ICA-Ansatz gewählt, anstatt einzelne Analysen post hoc miteinander zu kombinieren. Hierbei wird durch die simultane Auswertung aller Daten ein gemeinsamer Satz an Signalkomponenten abgeschätzt. Dazu werden die räumlich koregistrierten Daten der verschiedenen Probanden in einer einzigen Matrix zusammengefasst und einer ICA unterzogen. Um nachfolgend einen voxelspezifischen Vergleich innerhalb einer oder zwischen mehreren Gruppen zu ermöglichen, werden dann durch Rückprojektion (Calhoun et al. 2001) oder aber mittels einer Regressionsanalyse (Beckmann et al. 2009) für die unterschiedlichen Gruppenkomponenten probandenspezifische Karten errechnet, die dann mittels traditioneller GLM-Analyse statistisch verglichen werden können (s. Beckmann 2012).

Praktische Aspekte

Die RSN-Auswertung kann mit frei verfügbaren Programmen durchgeführt werden (Tab. 15.2). Für die Vorverarbeitung (räumliches und anatomisches Alignment, globale Trendeliminierung etc.) eignen sich Standardpakete zur fMRT-Datenanalyse, wie z. B. die FMRIB Software Library FSL, AFNI oder aber Statistical Parametric Mapping (SPM), welches auf MatLab basiert. Auch kommerzielle Pakete wie z. B. BrainVoyager lassen sich verwenden.

Für die Identifikation von Ruhenetzwerken stehen wiederum eine Reihe unterschiedlicher Software-Pakete bereit. Die Korrelations- oder Regressionsanalyse (SCA) ist mit allen oben beschriebenen Paketen möglich (z. B. FSL FEAT oder aber das rsfMRI Data Analysis Toolkit von Song et al. 2011), welches als Toolbox in SPM integriert werden kann. Die Spezifikation der in der Saatanalyse benötigten Saatregion kann auf probabilistische Karten der Zytoarchitektur basieren. Diese Karten sind sowohl im FSL-Paket (implementiert als Toolbox im Visualisierungsprogramm FSLView) als auch in SPM (in Form der Anatomy Toolbox) verfügbar.

Eine explorative Datenanalyse mittels ICA lässt sich ebenfalls mit freien Software-Paketen durchführen. In FSL existiert hierzu das MELODIC tool, während für SPM eine Toolbox GIFT existiert. Die ICA ist auch im kommerziellen Programm BrainVoyager integriert. Die räumlichen Komponenten lassen sich schließlich direkt mit frei verfügbaren Karten für die verschiedenen Ruhenetzwerke vergleichen.

Zusammenfassung und Ausblick

Insgesamt haben diese Befunde unser Verständnis grundlegender Hirnfunktionen sehr erweitert, und Untersuchungen der verschiedenen RSN haben einen rasanten Aufschwung genommen. Doch obwohl die Resting-State-fMRT ein vielversprechendes neues Verfahren zur Erfassung intrinsischer funktioneller Konnektivität darstellt, bleibt es eine indirekte Methode, welche lediglich die zeitlichen Fluktuationen der regionalen Blutversorgung zwischen verschiedenen Hirnregionen auswertet. Daher sollte die Analyse der RSN nicht dazu führen, auf hypothesengeleitete fMRT-Experimente zu verzichten, da durch Letztere eine gezielte weitere Parzellierung neuronaler Funktionen gelingen kann (Diskussion s. Buckner u. Vincent 2007; Morcom u. Fletcher 2007; Morcom et al. 2007). Darüber hinaus kann die rsfMRT keinen direkten Aufschluss über die strukturelle Konnektivität liefern, da z. B. einzelne Hirnregionen, die eine funktionelle Konnektivität aufweisen, auch indirekt über mehrere andere Zentren miteinander verbunden sein können. Aus diesem Grunde ist es in manchen Fällen sinnvoll, die zugrunde liegende strukturelle Konnektivität der RSN mittels Diffusions-Tensor-Bildgebung (DTI) ergänzend zu untersuchen. So haben Greicius et al. (2009) und van den Heuvel et al. (2009) nachweisen können, dass die einzelnen Regionen des DMN über verschiedene Fasersysteme auch strukturell miteinander verbunden sind.

Literatur

Achard S, Salvador R, Whitcher B, Suckling J, Bullmore E (2006) A resilient, low-frequency, small-world human brain functional network with highly connected association cortical hubs. J Neurosci 26: 63–72

Addis DR, Wong AT, Schacter DL (2007) Remembering the past and imagining the future: common and distinct neural substrates during event construction and elaboration. Neuropsychologia 45: 1363–1377

Alexander GE, Chen K, Pietrini P, Rapoport SI, Reiman EM (2002) Longitudinal PET Evaluation of Cerebral Metabolic Decline in Dementia: A Potential Outcome Measure in Alzheimer's Disease Treatment Studies. Am J Psychiatry 159: 738–745

Amann M, Hirsch JG, Gass A (2009) A serial functional connectivity MRI study in healthy individuals assessing the variability of connectivity measures: reduced interhemispheric connectivity in the motor network during continuous performance. Magn Reson Imaging 27: 1347–1359

Andreasen NC, O'Leary DS, Cizadlo T, Arndt S, Rezai K, Watkins GL, Ponto LL, Hichwa RD (1995) Remembering the past: two facets of episodic memory explored with positron emission tomography. Am J Psychiatry 152: 1576–1585

Andrews-Hanna JR, Reidler JS, Sepulcre J, Poulin R, Buckner RL (2010) Functional-anatomic fractionation of the brain's default network. Neuron 65: 550–562

Argyelan M, Carbon M, Ghilardi MF, Feigin A, Mattis P, Tang C, Dhawan V, Eidelberg D (2008) Dopaminergic suppression of brain deactivation responses during sequence learning. J Neurosci 28: 10687–10695

Assaf M, Jagannathan K, Calhoun VD, Miller L, Stevens MC, Sahl R, O'Boyle JG, Schultz RT, Pearlson GD (2010) Abnormal functional connectivity of default mode sub-networks in autism spectrum disorder patients. NeuroImage 53: 247–256

Becerra L, Pendse G, Chang PC, Bishop J, Borsook D (2011) Robust Reproducible Resting State Networks in the Awake Rodent Brain. PLoS ONE 6: e25701

Beckmann CF (2012) Modelling with Independent Components. NeuroImage 62: 891–901

Beckmann CF, Smith SM (2004) Probabilistic independent component analysis for functional magnetic resonance imaging. IEEE Trans Med Imaging 23: 137–152

Beckmann CF, DeLuca M, Devlin JT, Smith SM (2005) Investigations into resting-state connectivity using independent component analysis. Philos Trans R Soc Lond B Biol Sci 360: 1001–1013

Beckmann CF, Mackay CE, Filippini N, Smith SM (2009) Group comparison of resting-state FMRI data using multi-subject ICA and dual regression. Neuroimage 47(Suppl 1): S148

Berger H (1929) Über das Elektrenkephalogramm des Menschen. Arch f Psychiatr 87: 527–570

Bianciardi M, Fukunaga M, van Gelderen P, Horovitz SG, de Zwart JA, Duyn JH (2009) Modulation of spontaneous fMRI activity in human visual cortex by behavioral state. Neuroimage 45: 160–168

Binder JR, Frost JA, Hammeke TA, Bellgowan PS, Rao SM, Cox RW (1999) Conceptual processing during the conscious resting state. A functional MRI study. J Cogn Neurosci 11: 80–95

Birn RM, Diamond JB, Smith MA, Bandettini PA (2006) Separating respiratory-variation-related fluctuations from neuronal-activity-related fluctuations in fMRI. Neuroimage 31: 1536–1548

Birn RM, Murphy K, Bandettini PA (2008) The effect of respiration variations on independent component analysis results of resting state functional connectivity. Hum Brain Mapp 29: 740–750

Biswal B, Yetkin FZ, Haughton VM, Hyde JS (1995) Functional connectivity in the motor cortex of resting human brain using echo-planar MRI. Magn Reson Med 34: 537–541

Biswal B, Mennes M, Zuo XN, Gohel S, Kelly C, Smith SM, Beckmann CF et al. (2010) Toward discovery science of human brain function. Proc Natl Acad Sci USA 107: 4734–4739

Boveroux P, Vanhaudenhuyse A, Bruno MA, Noirhomme Q, Lauwick S, Luxen A, Degueldre C, Plenevaux A, Schnakers C, Phillips C, Brichant JF, Bonhomme V, Maquet P, Greicius MD, Laureys S, Boly M (2010) Breakdown of within- and between-network Resting State Functional Magnetic Resonance Imaging Connectivity during Propofol-induced Loss of Consciousness. Anesthesiology 113: 1038–1053

Braak H, Del Tredici K (2009) Neuroanatomy and Pathology of Sporadic Parkinson's Disease. Springer, Berlin Heidelberg

Buckner RL, Vincent JL (2007) Unrest at rest: default activity and spontaneous network correlations. Neuro-Image 37: 1091–1096

Buckner RL, Snyder AZ, Shannon BJ, LaRossa G, Sachs R, Fotenos AF, Sheline YI, Klunk WE, Mathis CA, Morris JC, Mintun MA (2005) Molecular, structural, and functional characterization of Alzheimer's disease: evidence for a relationship between default activity, amyloid, and memory. J Neurosci 25: 7709–7717

Buckner RL, Andrews-Hanna JR, Schacter DL (2008) The brain's default network: anatomy, function, and relevance to disease. Ann N Y Acad Sci 1124: 1–38

Calhoun VD, Adali T, McGinty VB, Pekar JJ, Watson TD, Pearlson GD (2001) fMRI activation in a visual-perception task: network of areas detected using the general linear model and independent components analysis. Neuroimage 14: 1080–1088

Castellanos FX, Margulies DS, Kelly C, Uddin LQ, Ghaffari M, Kirsch A, Shaw D, Shehzad Z, Di Martino A, Biswal B, Sonuga-Barke EJ, Rotrosen J, Adler LA, Milham MP (2008) Cingulate-precuneus interactions: a new locus of dysfunction in adult attention-deficit/hyperactivity disorder. Biol Psychiatry 63: 332–337

Chamberlain SR, Hampshire A, Müller U, Rubia K, del Campo N, Craig K, Regenthal R, Suckling J, Roiser JP, Grant JE, Bullmore ET, Robbins TW, Sahakian BJ (2009) Atomoxetine modulates right inferior frontal activation during inhibitory control: a pharmacological functional magnetic resonance imaging study. Biol Psychiatry 65: 550–555

Cohen AL, Fair DA, Dosenbach NU, Miezin FM, Dierker D, Van Essen DC, Schlaggar BL, Petersen SE (2008) Defining functional areas in individual human brains using resting functional connectivity MRI. Neuroimage 41: 45–57

Cole D, Smith SM, Beckmann CF (2010) Advances and pitfalls in the analysis and interpretation of resting-state FMRI data. Front Syst Neurosci 4: 8

Cole MW, Pathak S, Schneider W (2010) Identifying the brain's most globally connected regions. NeuroImage 49: 3132–3148

Cordes D, Haughton VM, Arfanakis K, Wendt GJ, Turski PA, Moritz CH, Quigley MA, Meyerand ME (2000) Mapping functionally related regions of brain with functional connectivity MR imaging. AJNR 21: 1636–1644

Damoiseaux JS, Rombouts SARB, Barkhof F, Scheltens P, Stam CJ, Smith SM, Beckmann CF (2006) Consistent resting-state networks across healthy subjects. Proc Natl Acad Sci USA 103: 13848–13853

Damoiseaux JS, Smith SM, Witter MP, Sanz-Arigita EJ, Barkhof F, Scheltens P, Stam CJ, Zarei M, Rombouts SA (2008) Reduced resting-state brain activity in the »default network« in normal aging. Cereb Cortex 18: 1856–1864

Dapretto M, Davies MS, Pfeifer JH, Scott AA, Sigman M, Bookheimer SY, Iacoboni M (2006) Under-standing emotions in others: mirror neuron dysfunction in children with autism spectrum disorders. Nat Neurosci, 9: 28–30

De Havas JA, Parimal S, Soon CS, Chee MW L (2012) Sleep deprivation reduces default mode network connectivity and anti-correlation during rest and task performance. NeuroImage 59: 1745–1751

De Luca M, Beckmann CF, De Stefano N, Matthews PM, Smith SM (2006) fMRI resting state networks define distinct modes of long-distance interactions in the human brain. NeuroImage 29: 1359–1367

Deco G, Jirsa VK, McIntosh AR (2011) Emerging concepts for the dynamical organization of resting-state activity in the brain. Nature reviews. Neuroscience 12: 43–56

Demertzi A, Soddu A, Faymonville ME, Bahri MA, Gosseries O, Vanhaudenhuyse A, Phillips C, Maquet P, Noirhomme Q, Luxen A, Laureys S (2011) Hypnotic modulation of resting state fMRI default mode and extrinsic network connectivity. Prog Brain Res 193: 309–322

Doria V, Beckmann C, Arichi T, Merchant N, Groppo M, Turkheimer F, Counsell S, Murgasova M, Aljabar P, Nunes R, Larkman D, Rees G, Edwards A (2010) Emergence of resting state networks in the preterm human brain. Proc Natl Acad Sci USA 107: 20015–20020

Drzezga A, Becker JA, Van Dijk KRA, Sreenivasan A, Talukdar T, Sullivan C, Schultz AP, Sepulcre J, Putcha D, Greve D, Johnson KA, Sperling RA (2011) Neuronal Dysfunction and Disconnection of Cortical Hubs in Non-Demented Subjects with Elevated Amyloid Burden. Brain 134: 1635–1646

Ebisch SJH, Gallese V, Willems RM, Mantini D, Groen WB, Romani GL, Buitelaar JK, Bekkering H (2011) Altered intrinsic functional connectivity of anterior and posterior insula regions in high-functioning participants with autism spectrum disorder. Hum Brain Mapp 32: 1013–1028

Fair DA, Cohen AL, Dosenbach NUF, Church JA, Miezin FM, Barch DM, Raichle ME, Petersen SE, Bradley L, Schlaggar BL (2008) The maturing architecture of the brain's default network. Proc Natl Acad Sci USA 105: 4028–4032

Fair DA, Bathula D, Mills KL, Dias TGC, Blythe M S, Zhang D, Snyder AZ, Raichle ME, Stevens AA, Nigg JT, Nagel, BJ (2010a) Maturing thalamocortical functional connectivity across development. Front Syst Neurosci 4: 10

Fair DA, Posner J, Nagel BJ, Bathula D, Dias TG, Mills KL, Blythe MS, Giwa A, Schmitt CF, Nigg JT (2010b) Atypical Default Network Connectivity in Youth with Attention-Deficit/Hyperactivity Disorder. Biol Psychiatry 68: 1084–1091

Fox MD, Greicius M (2010) Clinical applications of resting state functional connectivity. Front Syst Neurosci 4: 19

Fox MD, Snyder AZ, Vincent JL, Corbetta M, Van Essen DC, Raichle ME (2005) The human brain is intrinsically organized into dynamic anticorrelated functional networks. Proc Natl Acad Sci USA 102: 9673–9678

Fox MD, Zhang D, Snyder AZ, Raichle ME (2009) The global signal and observed anticorrelated resting state brain networks. J Neurophysiol 101: 3270–3283

Fransson P (2005) Spontaneous low-frequency BOLD signal fluctuations: an fMRI investigation of the resting-state default mode of brain function hypothesis. Hum Brain Mapp 26: 15–29

Fransson P, Skiöld B, Engström M, Hallberg B, Mosskin M, Aden U, Lagercrantz H et al. (2009) Spontaneous brain activity in the newborn brain during natural sleep – an fMRI study in infants born at full term. Pediatric Research 66(3): 301–305

Fukunaga M, Horovitz SG, van Gelderen P, de Zwart JA, Jansma JM, Ikonomidou VN, Chu R, Deckers RH, Leopold DA, Duyn JH (2006) Large-amplitude, spatially correlated fluctuations in BOLD fMRI signals during extended rest and early sleep stages. Magn Reson Imaging 24: 979–992

Garrity AG, Pearlson GD, McKiernan K, Lloyd D, Kiehl KA, Calhoun VD (2007) Aberrant »default mode« functional connectivity in schizophrenia. Am J Psychiatr 164: 450–457

Glover GH, Li TQ, Ress D (2000) Image-based method for retrospective correction of physiological motion effects in fMRI: RETROICOR. Magn Reson Med 44: 162–167

Greene JD, Sommerville RB, Nystrom LE, Darley JM, Cohen JD (2001) An fMRI investigation of emotional engagement in moral judgment. Science 293: 2105–2108

Greicius MD, Krasnow B, Reiss AL, Menon V (2003) Functional connectivity in the resting brain: a network analysis of the default mode hypothesis. Proc Natl Acad Sci USA 100: 253–258

Greicius MD, Kiviniemi V, Tervonen O, Vainionpää V, Alahuhta S, Reiss AL, Menon V (2008) Persistent default-mode network connectivity during light sedation. Hum Brain Mapp 29: 839–847

Greicius MD, Supekar K, Menon V, Dougherty RF (2009) Resting-state functional connectivity reflects structural connectivity in the default mode network. Cereb Cortex 19: 72–78

Gujar N, Yoo SS, Hu P, Walker MP (2009) The Unrested Resting Brain: Sleep Deprivation Alters Activity within the Default-mode Network. J Cogn Neurosci 22: 1637–1648

Gusnard DA, Raichle ME (2001) Searching for a baseline: functional imaging and the resting human brain. Nat Rev Neurosci 2: 685–694

Habas C, Kamdar N, Nguyen D, Prater K, Beckmann CF, Menon V, Greicius MD (2009) Distinct Cerebellar Contributions to Intrinsic Connectivity Networks. J Neurosci 29: 8586–8594

Hampson M, Olson IR, Leung HC, Skudlarski P, Gore JC (2004) Changes in functional connectivity of human MT/V5 with visual motion input. Neuroreport 15: 1315–1319

Harrison BJ, Yücel M, Pujol J, Pantelis C (2007) Task-induced deactivation of midline cortical regions in schizophrenia assessed with fMRI. Schizophr Res 91: 82–86

Helmich RC, Derik LC, Bakker M, Scheeringa R, Bloem BR, Toni I (2010) Spatial remapping of cortico-striatal connectivity in Parkinson's disease. Cereb Cortex 20: 1175–1186

Herholz K (1995) FDG PET and differential diagnosis of dementia. Alzheimer Dis Assoc Disord 9: 6–16

Himberg J, Hyvarinen A, Esposito F (2004) Validating the independent components of neuroimaging time series via clustering and visualization. Neuroimage 22: 1214–1222

Horovitz SG, Fukunaga M, de Zwart JA, van Gelderen P, Fulton SC, Balkin TJ, Duyn JH (2008) Low frequency BOLD fluctuations during resting wakefulness and light sleep: a simultaneous EEG-fMRI study. Hum Brain Mapp 29: 671–682

Horovitz SG, Braun AR, Carr WS, Picchioni D, Balkin TJ, Fukunaga M, Duyn JH (2009) Decoupling of the brain's default mode network during deep sleep. Proc Natl Acad Sci USA 106: 11376–11381

Iacoboni M (2006) Failure to deactivate in autism: the co-constitution of self and other. Trends Cogn Sci 10: 431–433

Jonckers E, Van Audekerke J, De Visscher G, Van der Linden A, Verhoye M (2011) Functional Connectivity fMRI of the Rodent Brain: Comparison of Functional Connectivity Networks in Rat and Mouse. PLoS ONE 6: e18876

Kennedy DP, Redcay E, Courchesne E (2006) Failing to deactivate: resting functional abnormalities in autism. Proc Natl Acad Sci USA 103: 8275–8280

Kew JJ, Brooks DJ, Passingham RE, Rothwell JC, Frackowiak RS, Leigh PN (1994) Cortical function in progressive lower motor neuron disorders and amyotrophic lateral sclerosis: a comparative PET study. Neurology 44: 1101–1110

Kiviniemi V, Kantola JH, Jauhiainen J, Hyvärinen A, Tervonen O (2003) Independent component analysis of nondeterministic fMRI signal sources. Neuroimage 19: 253–260

Kiviniemi V, Starck T, Remes J, Long X, Nikkinen J, Haapea M, Veijola J, Moilanen I, Isohanni M, Zang YF, Tervonen O (2009) Functional segmentation of the brain cortex using high model order group PICA. Hum Brain Mapp 30: 3865–3886

Klunk WE, Engler H, Nordberg A, Wang Y, Blomqvist G, Holt DP, Bergström M, Savitcheva I, Huang GF, Estrada S, Ausén B, Debnath ML, Barletta J, Price JC, Sandell J, Lopresti BJ, Wall A, Koivisto P, Antoni G, Mathis CA, Långström B (2004) Imaging brain amyloid in Alzheimer's disease with Pittsburgh Compound-B. Ann Neurol 55: 306–319

Krienen FM, Buckner RL (2009) Segregated fronto-cerebellar circuits revealed by intrinsic functional connectivity. Cereb Cortex 19: 2485–2497

Kühn S, Gallinat J (2011) Resting-State Brain Activity in Schizophrenia and Major Depression: A Quantitative Meta-Analysis. Schizophre Bull. [Epub ahead of print]

Liang M, Zhou Y, Jiang T, Liu Z, Tian L, Liu H, Hao Y (2006) Widespread functional disconnectivity in schizophrenia with resting-state functional magnetic resonance imaging. Neuroreport 17: 209–213

Lin W, Zhu Q, Gao W, Chen Y, Toh C-H, Styner M, Gerig G et al. (2008) Functional connectivity MR imaging reveals cortical functional connectivity in the developing brain. Am J of Neuroradiology 29(10): 1883–1889

Liston C, Cohen MM, Teslovich T, Levenson D, Casey BJ (2011) Atypical prefrontal connectivity in attention-deficit/hyperactivity disorder: pathway to disease or pathological end point? Biol Psychiatry 69: 1168–1177

Mantini D, Gerits A, Nelissen K, Durand JB, Joly O, Simone L, Sawamura H, Guy A. Orban GA, Buckner RL, Wim Vanduffel W (2011) Default Mode of Brain Function in Monkeys. J Neurosci 31: 12954–12962

Margulies DS, Kelly AM, Uddin LQ, Biswal BB, Castellanos FX, Milham MP (2007) Mapping the functional connectivity of anterior cingulate cortex. Neuroimage 37: 579–588

Marx E, Deutschländer A, Stephan T, Dieterich M, Wiesmann M, Brand T (2004) Eyes open and eyes closed as rest conditions: impact on brain activation patterns. Neuroimage 21: 1818–1824

McKeown MJ, Makeig S, Brown GG, Jung TP, Kindermann SS, Bell AJ, Sejnowski TJ (1998) Analysis of fMRI data by blind separation into independent spatial components. Hum Brain Mapp 6: 160–188

Mohammadi B, Kollewe K, Samii A, Krampfl K, Dengler R, Münte TF (2009) Changes of resting state brain networks in amyotrophic lateral sclerosis. Exp Neurol 217: 147–153

Morcom AM, Fletcher PC (2007) Does the brain have a baseline? Why we should be resisting a rest. NeuroImage 37: 1073–1082

Morcom AM, Paul C, Fletcher PC (2007) Cognitive neuroscience: The case for design rather than default. NeuroImage 37: 1097–1099

Ogawa S, Lee TM, Kay AR, Tank DW (1990) Brain magnetic resonance imaging with contrast dependent on blood oxygenation. Proc Natl Acad Sci USA 87: 9868–9872

O'Reilly JX, Beckmann CF, Tomassini V, Ramnani N, Johansen-Berg H (2010) Distinct and overlapping functional zones in the cerebellum defined by resting state functional connectivity. Cereb Cortex 20: 953–965

Pyka M, Burgmer M, Lenzen T, Pioch R, Dannlowski U, Pfleiderer B, Ewert AW, Heuft G, Arolt V, Konrad C (2011) Brain correlates of hypnotic paralysis – a resting-state fMRI study. NeuroImage 56: 2173–2182

Raichle ME (2011) The Restless Brain. Brain Connectivity 1: 3–12

Raichle ME, MacLeod AM, Snyder AZ, Powers WJ, Gusnard DA, Shulman GL (2001) A default mode of brain function. Proc Natl Acad Sci USA 98: 676–682

Raichle ME, Snyder AZ (2007) A default mode of brain function: a brief history of an evolving idea. NeuroImage 37: 1083–1090, discussion 1097–1099

Salvador R, Suckling J, Schwarzbauer C, Bullmore E (2005) Undirected graphs of frequency-dependent functional connectivity in whole brain networks. Philos Trans R Soc Lond B Biol Sci 360: 937–946

Sämann PG, Tully C, Spoormaker VI, Wetter TC, Holsboer F, Wehrle R, Czisch M (2010) Increased sleep pressure reduces resting state functional connectivity. MAGMA 23: 375–389

Sämann PG, Wehrle R, Hoehn D, Spoormaker VI, Peters H, Tully C, Holsboer F, Czisch M (2011) Development of the Brain's Default Mode Network from Wakefulness to Slow Wave Sleep. Cereb Cortex 21: 2082–2093

Sanz-Arigita EJ, Schoonheim MM, Damoiseaux JS, Rombouts SARB, Maris E, Barkhof F, Scheltens P, Stam CJ (2010) Loss of »small-world« networks in Alzheimer's disease: graph analysis of FMRI resting-state functional connectivity. PloS One 5: e13788

Saxe R, Kanwisher N (2003) People thinking about thinking people: The role of the temporo-parietal junction in »theory of mind«. NeuroImage 19: 1835–1842

Schacter DL, Addis DR, Buckner RL (2007) Remembering the past to imagine the future: the prospective brain. Nat Rev Neurosci 8: 657–661

Schmahmann JD, Doyon J, Toga AW, Petrides M, Evans A (2000) MRI atlas of the human cerebellum. Academic Press, San Diego (CA)

Schöpf V, Windischberger C, Robinson S, Kasess CH, Fischmeister FP, Lanzenberger R, Albrecht J, Kleemann AM, Kopietz R, Wiesmann M, Moser E (2011) Model-free fMRI group analysis using FENICA. NeuroImage 55: 185–193

Shehzad Z, Kelly AM, Reiss PT, Gee DG, Gotimer K, Uddin LQ, Lee SH, Margulies DS, Roy AK, Biswal BB, Petkova E, Castella-nos FX, Milham MP (2009) The resting brain: unconstrained yet reliable. Cereb Cortex. 19: 2209–2229

Shmuel A, Leopold DA (2008) Neuronal correlates of spontaneous fluctuations in fMRI signals in monkey visual cortex: Implications for functional connectivity at rest. Hum Brain Mapp 29: 751–761

Shulman GL, Corbetta M, Buckner RL, Fiez JA, Miezin FM, Raichle ME, Petersen SE (1997a) Common Blood Flow Changes across Visual Tasks: I. Increases in Subcortical Structures and Cerebellum but Not in Nonvisual Cortex. J Cogn Neurosci 9: 624–647

Shulman GL, Fiez JA, Corbetta M, Buckner RL, Miezin FM, Raichle ME, Petersen SE (1997b) Common Blood Flow Changes across Visual Tasks: II. Decreases in Cerebral Cortex. J Cogn Neurosci 9: 648–663

Singh KD, Fawcett IP (2008) Transient and linearly graded deactivation of the human default-mode network by a visual detection task. NeuroImage 41: 100–112

Smith SM, Fox PT, Miller KL, Glahn DC, Fox PM, Mackay CE, Filippini N, Watkins KE, Toro R, Laird AR, Beckmann CF (2009) Correspondence of the brain's functional architecture during activation and rest. Proc Natl Acad Sci USA 106: 13040–13045

Smith SM, Miller KL, Moeller S, Xu J, Auerbach EJ, Woolrich MW, Beckmann CF, Jenkinson M, Andersson J, Glasser MF, Van Essen DC, Feinberg DA, Yacoub ES, Ugurbil K (2012) Temporally-independent functional modes of spontaneous brain activity. Proc Natl Acad Sci USA 109: 3131–3136

Smyser CD, Inder TE, Shimony JS, Hill JE, Degnan AJ, Snyder AZ, Neil JJ (2010) Longitudinal analysis of neural network development in preterm infants. Cereb Cortex 20: 2852–2862

Song X-W, Dong Z-Y, Long X-Y, Li S-F, Zuo X-N, Zhu C-Z, He Y, Yang CG, Zang YF (2011) REST: a toolkit for resting-state functional magnetic resonance imaging data processing. PloS One 6: e25031

Stam CJ, Reijneveld JC (2007) Graph theoretical analysis of complex networks in the brain. Nonlinear Biomed Phys 1: 3

Tohka J, Foerde K, Aron AR, Tom SM, Toga AW, Poldrack RA (2008) Automatic independent component labeling for artifact removal in fMRI. Neuroimage 39: 1227–1245

Van Dijk KR, Hedden T, Venkataraman A., Evans KC, Lazar SW, Buckner RL (2010) Intrinsic functional connectivity as a tool for human connectomics: theory, properties, and optimization. J Neurophysiol 103: 297–321

Van Eimeren T, Monchi O, Ballanger B, Strafella AP (2009) Dysfunction of the default mode network in Parkinson disease: a functional magnetic resonance imaging study. Arch Neurol 66: 877–883

Van den Heuvel MP, Mandl RC, Kahn RS, Hulshoff Pol HE (2009) Functionally linked resting-state networks reflect the underlying structural connectivity architecture of the human brain. Hum Brain Mapp 30: 3127–3141

Vincent JL, Patel GH, Fox M D, Snyder A Z, Baker JT, Van Essen DC, Zempel JM, Snyder LH, Corbetta M, Raichle ME (2007) Intrinsic functional architecture in the anaesthetized monkey brain. Nature 447: 83–86

Weissenbacher A, Kasess C, Gerstl F, Lanzenberger R, Moser E, Windischberger C (2009) Correlations and anticorrelations in resting-state functional connectivity MRI: a quantitative comparison of preprocessing strategies. Neuroimage 47: 1408–1416

Wink AM, Bullmore E, Barnes A, Bernard F, Suckling J (2008) Monofractal and multifractal dynamics of low frequency endogenous brain oscillations in functional MRI. Hum Brain Mapp 29: 791–801

Woodward, ND, Rogers B, Heckers S (2011) Functional resting-state networks are differentially affected in schizophrenia. Schizophr Res 130: 86–93

Wu T, Long X, Zang Y, Wang L, Hallett M, Li K, Chan P (2009a) Regional homogeneity changes in patients with Parkinson's disease. Hum Brain Mapp 30: 1502–1510

Wu T, Wang L, Chen Y, Zhao C, Li K, Chan P (2009b) Changes of functional connectivity of the motor network in the resting state in Parkinson's disease. Neurosci Lett 460: 6–10

Yan C, Liu D, He Y, Zou Q, Zhu C, Zuo X, Long X, Zang Y (2009) Spontaneous brain activity in the default mode network is sensitive to different resting-state conditions with limited cognitive load. PloS One 4: e5743

Zang Y, Jiang T, Lu Y, He Y, Tian L (2004) Regional homogeneity approach to fMRI data analysis. Neuroimage 22: 394–400

Zang YF, He Y, Zhu CZ, Cao QJ, Sui MQ, Liang M, Tian LX, Jiang TZ, Wang YF (2007) Altered baseline brain activity in children with ADHD revealed by resting-state functional MRI. Brain Dev 29: 83–91

Zhang D, Snyder AZ, Fox MD, Sansbury MW, Shimony JS, Raichle ME (2008) Intrinsic functional relations between human cerebral cortex and thalamus. J Neurophysiol 100: 1740–1748

Zhang D, Snyder AZ, Shimony JS, Fox MD, Raichle ME (2010) Noninvasive functional and structural connectivity mapping of the human thalamocortical system. Cerebral Cortex 20: 1187–1194

Zhang D, Raichle ME (2010) Disease and the brain's dark energy. Nature Reviews. Neurology 6: 15–28

Zhu CZ, Zang YF, Cao QJ, Yan CG, He Y, Jiang TZ, Sui MQ, Wang YF (2008) Fisher discriminative analysis of resting-state brain function for attention-deficit/hyperactivity disorder. NeuroImage 40: 110–120

Zou Q, Long X, Zuo X, Yan C, Zhu C, Yang Y, Liu D, He Y, Zang Y (2009a) Functional connectivity between the thalamus and visual cortex under eyes closed and eyes open conditions: a resting-state fMRI study. Hum Brain Mapp 30: 3066–3078

Zou Q, Wu CW, Stein EA, Zang Y, Yang Y (2009b) Static and dynamic characteristics of cerebral blood flow during the resting state. Neuroimage 48: 515–524

Präoperative fMRT-Diagnostik, Neuronavigation

D. Kuhnt, M. H. A. Bauer, C. Nimsky

16.1 Neuronavigation und Multimodalität – 258

16.2 Funktionelle MRT in der Neurochirurgie – 258

16.3 Diffusions-Tensor-Bildgebung – 259

16.4 Genauigkeit der Neuronavigation – 260

16.5 Spezielle präoperative fMRT-Diagnostik – 261
16.5.1 Motorik – 261
16.5.2 Sprache – 262
16.5.3 Visueller Kortex – 262
16.5.4 Gedächtnisfunktionen – 262
16.5.5 Validierung von fMRT und DTI-Traktographie – 262

Literatur – 264

Zum Thema

Die Neuronavigation spielt in der modernen Neurochirurgie eine wichtige Rolle und bietet die Möglichkeit der intraoperativen Visualisierung von Zielstrukturen, aber auch funktionellen Risikostrukturen. Nach Einführung in die Grundprinzipien der Navigation sowie der sog. multimodalen Neuronavigation soll hier detaillierter auf die präoperative fMRT- und DTI-Diagnostik sowie deren intraoperativen Einsatz eingegangen werden. Die intraoperative Visualisierung von funktionellen Strukturen ist bei manchen neurochirurgischen Eingriffen von essenzieller Bedeutung. Hervorzuheben ist hier die Resektion hirneigener Tumoren. Im neurochirurgischen Behandlungskonzept von Tumoren stellt die maximal sichere Tumorvolumenresektion den operativen Standard für intrazerebrale Läsionen dar. Was für benigne Prozesse unbestritten ist, wurde für nieder- und höhergradige hirneigene Tumore mit ihrem histopathologisch gesicherten infiltrativen Wachstumsmuster in der Literatur lange diskutiert (Keles et al. 2006; Pope et al. 2005), da eine Korrelation zwischen maximaler Tumorvolumenreduktion und verlängerter mittlerer Überlebenszeit der Patienten lange nicht sicher nachgewiesen werden konnte. Mittlerweile favorisiert die aktuelle Literatur jedoch auch für diese Art von Läsionen die maximale Tumorvolumenreduktion bei gleichzeitigem Erhalt der neurologischen Funktionalitäten als positiv prädiktiven Faktor für ein verbessertes Outcome der Patienten (Claus et al. 2005; Keles et al. 1999; Lacroix et al. 2001; Sanai u. Berger 2008; Stummer et al. 2006). Die Abgrenzung der Tumorgrenzen vom physiologischen Hirnparenchym stellt jedoch auch für den erfahrenen Neurochirurgen eine Herausforderung dar, da sich pathologisches und gesundes Gewebe auch unter Mikroskopvergrößerung oftmals nicht signifikant unterscheiden. Um dieses Ziel der maximal sicheren Resektion zu erreichen, macht sich die Neurochirurgie die sog. computergestützte multimodale Neuronavigation zunutze.

16.1 Neuronavigation und Multimodalität

Stereotaktische Verfahren kommen bereits seit langer Zeit in der Neurochirurgie zum Einsatz. Der erste stereotaktische Apparat wurde 1947 von Spiegel und Wycis vorgestellt (Spiegel et al. 1947), nachfolgend Systeme von Leksell (Leksell 1949) und Talairach (Talairach et al. 1949). Hiermit wird eine Korrelation zwischen physikalischem Raum und Bildraum ermöglicht. Bei der initial etablierten rahmengestützten Stereotaxie wurde ein stereotaktischer Rahmen am Kopf des Patienten fixiert. In den 1980er Jahren wurde dies abgelöst durch die sog. rahmenlose Stereotaxie oder Neuronavigation, die auf rigide Rahmensysteme verzichtet. Die Basis der Navigation ist die »Registrierung«. Hierunter versteht man in diesem Kontext die Korrelation zwischen realer physikalischer 3D-Welt und virtuellem 3D-Bildgebungsraum. Hierbei bedient man sich z. B. extrakranieller Marker (sog. Fiducials), die diese Zuordnung erlauben. Nach diesem Registrierungsprozess, auf den später noch detaillierter eingegangen wird, ist es somit möglich, neben den Zielstrukturen (z. B. Tumor) auch die umgebenden Risikostrukturen, wie eloquente Areale, Gefäße oder Nervenbahnen, auf einem Bildschirm, der die Position eines Instruments im Situs anzeigt, sowie auch eingespiegelt als Kontur im Sichtfeld des Operationsmikroskops darzustellen.

Die multimodale Neuronavigation erlaubt mittlerweile neben der Integration von rein anatomischen Daten auch die Darstellung funktioneller und metabolischer Informationen. So können Informationen über die Lokalisation eloquenter kortikaler Areale mithilfe von Magnetenzephalographie (MEG) und funktioneller Magnetresonanztomographie (fMRT) gewonnen und dargestellt werden. Subkortikale Strukturen wie zentrale Faserbahnsysteme werden mithilfe der Diffusions-Tensor-Bildgebung (DTI) dargestellt. Auch metabolische Aktivitäten können mittels Magnetresonanzspektroskopie (MRS), Positronenemissionstomographie (PET) oder Single-photon-emission-computertomography (SPECT) intraoperativ visualisiert werden. Zur Vermeidung postoperativer Defizite sind insbesondere die fMRT und die DTI von großem Interesse.

16.2 Funktionelle MRT in der Neurochirurgie

Nachdem in den letzten Jahren entscheidende Fortschritte auf dem Gebiet der fMRT erzielt wurden, sind im Rahmen neurochirurgischer Eingriffe auch weiterhin insbesondere die Darstellung großer eloquenter Areale wie des sensomotorischen Kortex, des visuellen Kortex oder des Broca- und Wernicke-Areals relevant. Im Hinblick auf die Planung operativer Zugangswege ist zudem die Visualisierung kognitiver Zentren sowie des zerebellären Homunculus erwähnenswert. Im Gegensatz zu Arbeiten in den anderen neurowissenschaftlichen Disziplinen sind im neurochirurgischen Kontext die patientenspezifischen Informationen aus der fMRT-Messung relevant, nicht Vergleiche zwischen Kollektiven, bei der durch Normalisierung und Registrierung patientenindividuelle Informationen verloren gehen.

In den Anfängen des Einsatzes der fMRT in der Neurochirurgie (meist Darstellung des Motorkortex mit einfachem Fingertapping-Paradigma) sah man sich insbesondere mit dem Problem konfrontiert, die Integration der fMRT-Daten in die Navigation zu realisieren (Nimsky et al. 1999). Die Darstellung eloquenter kortikaler Areale wurde bis zu dieser Zeit noch mit der MEG realisiert, wobei hier jedoch die Integration der Daten in die Navigation in Form von Potenzialen ähnliche Schwierigkeiten bot (Ganslandt et al. 1999):

Zunächst wurden die fMRT-Daten separat von den strukturellen Daten ausgewertet und die Regionen hoher Aktivität manuell in die strukturellen Daten übertragen. Um Übertragungsfehler beim manuellen Einzeichnen der Aktivitätszonen zu unterbinden, wurden Registrierverfahren entwickelt, die eine Abbildung der funktionellen MRT-Daten auf die strukturellen Daten erlauben. Neben rigiden Registrierverfahren, die bildgebungsbedingte Verzeichnungen nicht kompensieren können, entstanden erweiterte Registrierverfahren, die Verzeichnungen korrigieren und die verzeichneten Bilder nicht rigide auf die strukturellen Daten abbilden, z. B. nichtlineare oder elastische Registrierungsverfahren (Ding et al. 2009; Letteboer et al. 2004).

Weitere Probleme bestehen in der zeitlichen und räumlichen Auflösung der fMRT-Daten. Durch die Vielzahl an Daten, die im Rahmen der fMRT-Bildgebung schnell erhoben werden müssen, ist die räumliche Auflösung im Vergleich zu strukturellen MRT-Datensätzen reduziert. Auch die zeitliche Auflösung in Bezug auf die Abbildung des physiologischen Verhaltens ist bis dato eine weitere Restriktion, da das fMRT-Signal ca. 2 s nach der neuronalen Aktivität einsetzt. Diese Dynamik ist am ehesten beeinflusst durch zeitliche »mismatches« zwischen den hämodynamischen Faktoren, die das Signal beeinflussen. Die Limitierungen in sowohl zeitlicher wie auch räumlicher Auflösung sind insbesondere beeinflusst durch die Bandbreite der Oxygenierungs- und Perfusionsunterschiede bei zerebraler Aktivierung (Bandettini 2009).

16.3 Diffusions-Tensor-Bildgebung

Basierend auf einer speziellen MR-Bildgebungstechnik, der Diffusions-Tensor-Bildgebung, die von Basser et al. (1994) beschrieben wurde, entstand mit der Traktographie von Faserbahnen eine nichtinvasive Möglichkeit, den Verlauf und die Ausdehnung großer Faserbahnsysteme im menschlichen Gehirn darzustellen, die mittlerweile in der klinischen Routine bei vielen Operationen zum Einsatz kommt.

Das Prinzip dieser Bildgebung basiert auf der Messung von Diffusionseigenschaften, die Wassermoleküle im menschlichen Gehirn aufweisen. Im Normalfall bewegen sich die Moleküle gemäß der Brown'schen Molekularbewegung frei im Raum. Befinden sich an einer Stelle stark ausgerichtete Mikrostrukturen, wie sie z. B. durch Zellmembranen, aber auch Myelinscheiden gegeben sind, verändert sich das Diffusionsverhalten der Moleküle und weist eine Vorzugsrichtung entlang dieser »Hindernisse« auf. Bei der diffusionsgewichteten Bildgebung werden nun diese Diffusionseigenschaften für spezielle Untersuchungsrichtungen bestimmt. Kombiniert man mehrere solcher Messungen – notwendig sind mindestens 6 verschiedene Raumrichtungen – mit einer »ungewichteten« Aufnahme, so lässt sich ein sog. Tensor 2. Ordnung bestimmen, der das Diffusionsverhalten für jedes einzelne untersuchte Volumenelement darstellt. Aus diesem Tensor kann jeweils die Hauptdiffusionsrichtung abgeleitet werden, die wiederum Rückschlüsse auf die zugrundeliegende Struktur und somit auf den Verlauf von Faserbahnen zulässt (Le Bihan u. van Zijl 2002; Le Bihan et al. 2001; Mori 2007).

Ein in der klinischen Routine zur Darstellung oft eingesetzter Parameter ist die sog. fraktionelle Anisotropie (FA). Dieser normierte Parameter beschreibt die Stärke der Gerichtetheit der Diffusion und reicht von 0 (höchste Isotropie) bis 1 (höchste Anisotropie). Genutzt wird dieser Wert meist in Zusammenhang mit der Hauptdiffusionsrichtung in sog. farbkodierten FA-Karten, in denen der FA-Wert auf die Intensität und die Richtungsinformation auf ein Farbschema abgebildet werden.

Zur Darstellung der Bahnsysteme wurden bislang verschiedene Verfahren entwickelt (Basser et al. 2000; Mori u. van Zijl 2002), die prinzipiell in deterministische und probabilistische Verfahren eingeteilt werden können. In der klinischen Routine kommen dabei meist einfache deterministische Verfahren zum Einsatz. Der wohl bekannteste Algorithmus stellt ein Verfahren dar, das – ausgehend von einer Saatregion – Bahnen rekonstruiert, die ein Faserbündel repräsentieren und dabei Informationen aus FA-Werten, Hauptdiffusionsrichtungen und der Krümmung der einzelnen Fasern vereint. Als Startpunkt für die Traktographie, der manuell gesetzt wird, ist eine Orientierung rein an anatomischen Strukturen möglich. Da eine Detektion des Gyrus praecentralis in der Regel sicher erfolgen kann, konnten bei Probanden zuverlässige Traktographieergebnisse erzielt werden. Dies ist bei Patienten mit raumfordernden Prozessen nahe der Zentralregion oft erschwert. Ebenso schwierig verhält es sich mit nicht eindeutig zu identifizierenden kortikalen Arealen. In der Zusammenschau können bessere Traktographieergebnisse nach fMRT-basierter Festlegung des Startpunkts erzielt werden (Kleiser et al. 2011).

Der klinische Einsatz der DTI-basierten Faserbahntraktographie, integriert in die Navigationssysteme, hat wiederholt eine niedrige postoperative Morbidität gezeigt (Nimsky et al. 2008). Eine prospektive randomisierte Studie wurde 2007 durchgeführt, die einen eindeutigen Vorteil des Einsatzes von Faserbahnvisualisierungen anhand postoperativer Morbidität und Langzeit-Karnofsky-Index aufwies. Untersucht wurden dabei jeweils eine Patientengruppe, bei der die motorischen Bahnen intraoperativ dargestellt wurden, und eine Patientengruppe, die ohne die

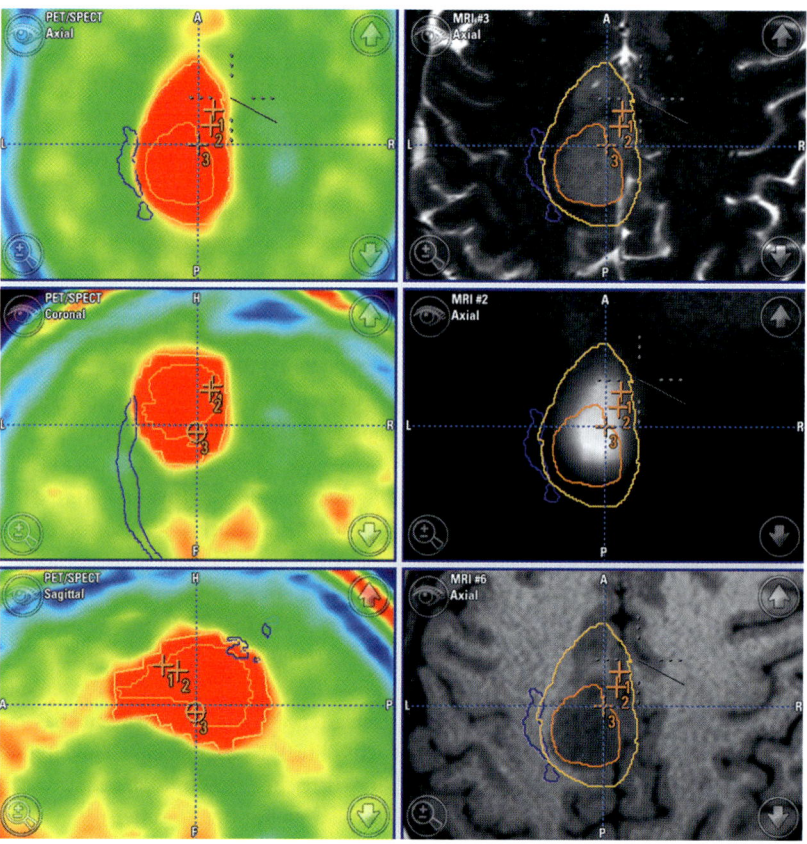

Abb. 16.1 Intraoperative Sicht auf die Navigation unter Visualisierung von anatomischen MRT-Datensätzen, DTI-Traktographie, MRS und PET (*links*). Die Ziel- und Risikostrukturen sind dargestellt in *Gelb* (Tumorbegrenzung aus T2-gewichteter MRT), *Orange* (Tumorbegrenzung aus MRS-Daten) und *Blau* (DTI-Traktographie der Pyramidenbahn). Die Punkte 1–3 markieren Biopsieentnahmestellen

intraoperative Visualisierung von Faserbahnen operiert wurde (Wu et al. 2007). Ähnliche Ergebnisse mit geringer postoperativer Morbidität konnten auch von Coenen et al. bereits 2001 gezeigt werden.

Abgesehen von den motorischen Bahnen wurde u. a. auch der Nutzen der Traktographie des Sehbahnsystems zur Prävention von Gesichtsfelddefekten bei operativen Eingriffen gezeigt (Chen et al. 2009). Die Darstellung der Sehbahn ist für den Neurochirurgen im Rahmen der Epilepsiechirurgie, hier insbesondere bei Temporallappenresektionen, von besonderer Relevanz.

Die Integration multimodaler Daten in die Navigation sollen hier beispielhaft an einem Patientendatensatz dargestellt werden (Abb. 16.1).

16.4 Genauigkeit der Neuronavigation

Für die Operationsplanung und die intraoperative Schonung funktionell relevanter Strukturen nahe einer Läsion spielt die Genauigkeit der Navigationssysteme eine große Rolle.

> Die Genauigkeit der Navigationssysteme ist u. a. beeinflusst durch die Fehler im Rahmen der Patientenregistrierung sowie durch die Verlagerung intrakranieller Strukturen im Verlauf der Operation. Dieses Phänomen wird als »Brainshift« bezeichnet.

Der Registrierungsprozess zu Beginn der Operation stellt eine wichtige Einflussquelle für die Navigationsgenauigkeit dar. Meistens werden zur initialen **Registrierung** des Patienten im OP sog. Fiducials (selbstklebende Marker) genutzt, die vor der präoperativen 3D-MRT-Bildgebung auf dem Kopf des Patienten positioniert werden (Barnett et al. 1999). Diese Marker finden sich auch in den MRT-Bildern wieder. Durch die Registrierungsprozedur wird nun jedem Marker am Kopf des Patienten der korrespondierende Marker in den Bilddaten zugeordnet. Auf diese Weise lässt sich eine Zuordnung zwischen Bild- und Patientenkoordinatensystem erstellen. Alternativ dazu lässt sich die Registrierung auch mithilfe anatomischer Landmarken durchführen (Raabe et al. 2002). Benutzerbedingte Fehler im Registrierungsprozess werden mittlerweile in

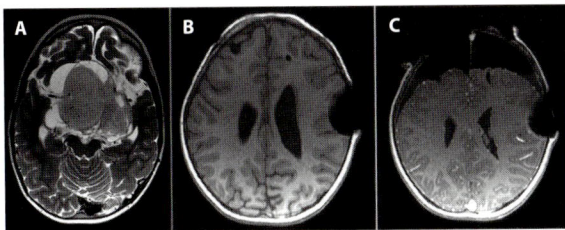

Abb. 16.2 Fallbeispiel: 5-jähriges Kind mit pilozytischem Astrozytom zum Thema intraoperativer Brainshift. T2-gewichtete axiale MRT mit sichtbarem Tumor (*A*); T1-MRT zur Patientenregistrierung, axial, Kopf bereits fixiert (Artefakte), unmittelbar vor Hautschnitt (*B*); intraoperative T1-MRT (+ Gadolinium) nach Großteilresektion des Tumors, axial, mit deutlich ausgeprägtem Brainshift (*C*)

der semiautomatischen Registrierung reduziert, im Rahmen derer die Marker automatisch detektiert werden, die eigentliche Patientenregistrierung jedoch manuell durchgeführt wird (Kozak et al. 2002).

Der zweite und bedeutendste Aspekt ist der sog. **Brainshift**. Im Verlauf der Operation treten Verlagerungen des Gehirns auf, wie in ◘ Abb. 16.2 anhand eines Beispiels mit intraoperativen MRT-Aufnahmen verdeutlicht wird. Diese sind abhängig von verschiedenen Faktoren wie Liquorverlust, Einsatz selbsthaltender Retraktoren, Hirnödem oder auch der Tumorvolumenresektion selbst (Nabavi et al. 2001; Nimsky et al. 2000). Mit fortschreitendem Operationsverlauf nimmt somit der Einfluss des Brainshifts zu und führt zu einer Abnahme der Navigationsgenauigkeit. Auch die funktionellen Informationen werden durch den Brainshift beeinträchtigt. So konnte beispielsweise für die Pyramidenbahn im Rahmen einer Studie mit 37 Gliompatienten eine Verlagerung von -8 mm bis +15 mm festgestellt werden. In 29,7 % der Fälle wurde dabei eine Verlagerung nach innen und in 62,2 % der Fälle eine Verlagerung nach außen detektiert. Zwei weitere Studien mit 38 bzw. 19 Patienten konnten ähnliche Ergebnisse aufweisen (Nimsky et al. 2005a,b, 2006).

Zur Kompensation des Brainshifts stehen verschiedene Verfahren bereit. So bietet die intraoperative MRT-Bildgebung die Möglichkeit, die veränderte Situation (Resektionsfortschritt und Brainshift) zu erfassen und über eine erneute Registrierung abzubilden. Neben einem sog. Update der makroskopisch anatomischen Verhältnisse kann so auch eine Aktualisierung der funktionellen Informationen, die wie beschrieben auch durch den Brainshift tangiert werden, erzielt werden (Hastreiter et al. 2004; Nimsky et al. 2001, 2005a,b).

Eine weitere Möglichkeit besteht alternativ im intraoperativen Ultraschall, der wie die intraoperative MRT neben einer Resektionskontrolle auch den Brainshift erfasst (Letteboer et al. 2005; Ohue et al. 2010; Tirakotai et al. 2006) und für ein Update der Navigation genutzt werden kann (Arbel et al. 2004; Nossek et al. 2011).

Alternativ zum intraoperativen Einsatz von Bildgebungsverfahren können auch mathematische Modelle genutzt werden, um die präoperativen MRT-Bilder gemäß des aufgetretenen Brainshifts anzupassen (Skrinjar et al. 2002; Soza et al. 2003). Neben Verfahren, die den Brainshift simulieren, existieren weitere Verfahren, die basierend auf mathematischen Modellen die aktuelle intraoperative Situation unter Ausnutzung von »Einzeldaten« (»sparse data«) beschreiben (Roberts et al. 1999; Zhuang et al. 2011).

16.5 Spezielle präoperative fMRT-Diagnostik

Im Rahmen der neurochirurgischen Operationsplanung werden meist funktionelle MRT-Aufnahmen für die Lokalisation von Motorik, Sensorik und Sprache erzeugt. Entscheidend ist die fMRT, wie schon zuvor beschrieben, insbesondere auch zur Optimierung von Traktographieergebnissen.

16.5.1 Motorik

Bei neurochirurgischen Eingriffen im Bereich der Zentralregion ist insbesondere der Erhalt der motorischen Funktion essenziell. Gerade bei infiltrativen oder aggressiven Tumoren zielt die Operation auf eine maximal mögliche Resektion bei gleichzeitigem Erhalt der neurologischen Funktion ab. Zur Planung der Operation kann die funktionelle MRT-Bildgebung hier gute Dienste leisten, wie von Wengenroth et al. (2011) gezeigt. Während in der nicht beeinträchtigten Hemisphäre in den rein anatomischen Aufnahmen noch eine sehr zuverlässige Identifikation von anatomischen Landmarken (Thickness Sign, Hand Knob) mit 99 % bzw. 97 % möglich war, sank dies in der tumorbehafteten Hemisphäre auf 49 % bzw. 86 % ab. In 14 % der Fälle war es nicht möglich, die für die Handmotorik zuständige Region zu identifizieren. Mithilfe der fMRT-Diagnostik konnte diese Region auch in der tumorbehafteten Seite in 99 % der Fälle identifiziert werden. Regionen für Fuß- und Zungenbewegung konnten robust in 97 % bzw. 96 % aller Patienten mittels der fMRT-Bildgebung dargestellt werden. Da für diese Regionen keine zuverlässigen anatomischen Landmarken verfügbar sind, bietet die fMRT-Bildgebung hier eine präoperative nichtinvasive Möglichkeit. In dieser Studie mit 77 Patienten konnte gezeigt werden, dass die fMRT-basierte präoperative Risikoanalyse stark mit dem klinischen Outcome der Patienten korreliert, korrespondierend zu 88 % der Fälle, bei denen nur minimale Defizite oder sogar Verbesserungen der neurologischen Funktion entstanden.

16.5.2 Sprache

Zur Operationsplanung und zur Risikoabschätzung hinsichtlich postoperativer aphasischer Störungen bedarf es präoperativ einer genauen Lokalisation der eloquenten kortikalen Zentren und Bahnsysteme. Aufbauend auf diesen lokalisierten kortikalen Regionen lassen sich dann auch die verbindenden Faserbahnsysteme wie der Fasciculus arcuatus (▶ Abschn. 26.6) oder der Fasciculus occipitofrontalis inferior (IOFF) mithilfe präoperativer DTI-Bildgebung darstellen. FMRT-Paradigmen für die Lokalisation beinhalten Aufgaben zum Sprachverständnis und zur Sprachproduktion. Zur Detektion der Sprachproduktion kommen u. a. Wortgenerierungsaufgaben, Aufgaben bezüglich der Wortflüssigkeit und Benennungsaufgaben zur Anwendung und führen zu einer Aktivierung im Broca-Areal, aktivieren aber auch in einem zweiten Schritt oft das Wernicke-Areal mit. Für Sprachverständnis und Sprachperzeption können semantische oder auch grammatikalische Entscheidungsaufgaben genutzt werden, die zu einer dominanteren Aktivierung im Wernicke-Areal, aber auch zu einer abgeschwächten Aktivierung im Broca-Areal führen (Deblaere et al. 2002; Roux et al. 2003; Rutten et al. 1999). Für die Traktographie der sprachassoziierten Bahnen sind die fMRT-Informationen hinsichtlich des Saatpunktes von besonderer Wichtigkeit, da die Zuordnung der bekannten kortikalen Zentren im rein anatomischen Datensatz im Gegensatz zur Detektion des Motorkortex schwieriger ist (▶ Box 16.1).

In einer Studie aus dem Jahr 2012 (Kuhnt et al. 2012) belegen die Daten eine niedrige postoperative Morbidität für ein Patientenkollektiv bestehend aus 32 Patienten mit hirneigenen Tumoren, die mithilfe des intraoperativen 1,5-Tesla-MRT operiert wurden. In der Neuronavigation wurden mit 2 unterschiedlichen Algorithmen rekonstruierte sprachassoziierte Bahnen basierend auf DTI visualisiert. Nach intraoperativer MRT und Update der Navigation konnte eine signifikante Erhöhung der Tumorvolumenreduktion nachgewiesen werden, bei niedriger postoperativer Morbidität von 3,1 %.

16.5.3 Visueller Kortex

Klinische Relevanz findet die Darstellung insbesondere des primären visuellen Kortex bei der Resektion hirneigener Tumoren, die in unmittelbarer Nähe zum Okzipitalpol lokalisiert sind. Im Rahmen epilepsiechirurgischer Eingriffe wiederum ist die DTI-traktographiebasierte Darstellung des gesamten Sehbahnverlaufs hilfreich. Chen et al. (2009) konnten aufzeigen, dass die Sehbahntraktographie eine Möglichkeit ist, intraoperativ das Risiko für Gesichtsfelddefekte einzuschätzen. Erste Anwendungen bestehen nun auch auf dem Gebiet der sellaren Prozesse, die in ihrer suprasellaren Ausdehnung zur Kompression des Chiasma opticum führen können (Anik et al. 2011).

16.5.4 Gedächtnisfunktionen

Beeinträchtigungen im Bereich des Verbalgedächtnisses stellen eine häufige Komplikation bei linksseitigen anterioren Temporallappenresektionen dar. In einer Studie mit 60 Patienten wurde 2008 die Vorhersagekraft für postoperative Einschränkungen im Verbalgedächtnis mittels präoperativer fMRT-Diagnostik evaluiert (Binder et al. 2008). Dazu wurde bei jedem Patienten neben Wada-Test (▶ Kap. 26) und neuropsychologischen Untersuchungen präoperativ auch eine funktionelle MRT durchgeführt. Das Stimulationsprotokoll alternierte dabei zwischen Aufgaben zur auditiven Verarbeitung (Baseline) und zur Sprachperzeption und lexikalisch-semantischer Verarbeitung. Die Auswertung zeigte jeweils eine starke und sehr zuverlässige linkslateralisierte Aktivierung in Regionen, die der Sprachverarbeitung zugeordnet waren (frontaler, temporaler und parietaler Assoziationskortex, linker Hippocampus und mesialer Temporallappen). Anhand der Studie konnte gezeigt werden, dass eine Vorhersage für Verluste im Bereich des Verbalgedächtnisses bei geplanter anteriorer Temporallappenresektion in der sprachdominanten Hemisphäre mithilfe der präoperativen fMRT-Diagnostik möglich ist.

Auch das verbale episodische Gedächtnis (▶ Kap. 24) unterliegt bei Temporallappenresektionen einem Risiko. Nach linksseitigen anterioren Temporallappenresektionen lag bei 30–60 % der Patienten eine Einschränkung im Bereich des verbalen Episodengedächtnisses vor. Mithilfe der präoperativen fMRT-Bildgebung kann nun der Grad der Veränderung des Verbalgedächtnisses vorhergesagt werden, in Kombination mit neuropsychologischen Tests sogar noch mit einer verbesserten Vorhersagequalität (Binder 2011).

Die Anwendung im Rahmen neurochirurgischer Operationen ist hier noch nicht etabliert. Dennoch scheint eine Darstellung von Bestandteilen des limbischen Systems ein vielversprechender Ansatz für resezierende Operationen im Bereich des Temporallappens im Rahmen der Epilepsiechirurgie oder bei operativen Zugangswegen, die einer Callosotomie bedürfen, wie z. B. bei im dritten Ventrikel gelegenen Raumforderungen, zu sein.

16.5.5 Validierung von fMRT und DTI-Traktographie

Eine schon lange Zeit etablierte Methode zur Detektion eloquenter kortikaler Areale und subkortikaler Strukturen sind die intraoperative kortikale und subkortikale Stimu-

16.5 · Spezielle präoperative fMRT-Diagnostik

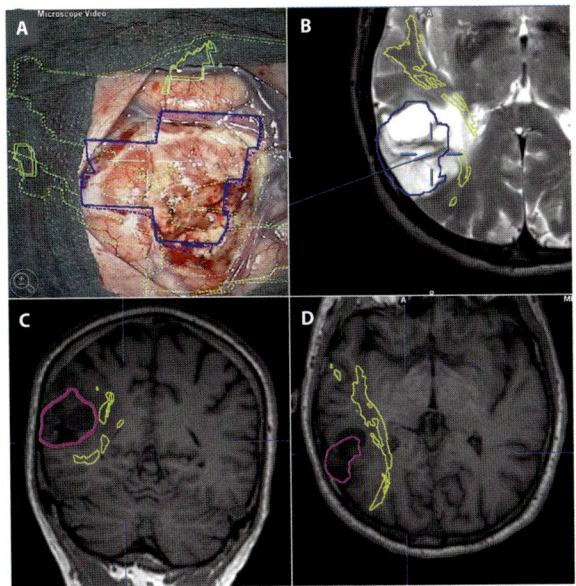

Abb. 16.3 Fallbeispiel: 56-jähriger Patient mit Rezidivastrozytom. Intraoperative Sicht auf die Navigation (*A*: Mikroskopsicht; *B–D*: MRT T2-, T1-Wichtung) mit DTI-Traktographie für die sprachassoziierten Bahnen nach fMRT-basierter Lokalisierung des Broca-Areals (segmentierter Tumor [*A+B*: blau; *C+D*: pink], sprachassoziierte Faserbahnen [*A–D*: gelb])

lation. Eine zuverlässige Darstellung des sensomotorischen Kortex ist hier durch die sog. Phasenumkehr von somatosensorisch evozierten Potenzialen N20–P20 möglich (Romstoeck et al. 2002). Zur Lokalisierung der sprachrelevanten kortikalen Areale kommen zudem Wachoperationen mit intraoperativem neuropsychologischem Monitoring zum Einsatz.

Eine Studie von Keles et al. (2004), die 294 Patienten mit perirolandischen Gliomen einschloss, die mithilfe subkortikaler Stimulationsmethoden operiert wurden, belegte eine niedrige Morbidität von 4,8 %. Duffau et al. (2002) präsentierten dies auch für das intraoperative Mapping der sprachassoziierten Bahnen mithilfe direkter Stimulationsmethoden.

Zusammenfassung und Ausblick

Die multimodale Navigation mit Einspiegelung der entsprechenden Ziel- und Risikostrukturen in das OP-Mikroskop leistet einen wichtigen Beitrag bei neurochirurgischen Eingriffen unter dem Aspekt des Erhalts der neurologischen Funktion. Bereits mehrfach konnte für Operationen von Patienten mit hirneigenen Tumoren eine Maximierung der Tumorvolumenreduktion mit niedriger postoperativer Morbidität dokumentiert werden, insbesondere unter weiterer Zuhilfenahme der intraoperativen MRT und Update der Navigation (Kuhnt et al. 2011).

Mögliche Ungenauigkeiten in der Navigation entstehen durch Registrierungsfehler und Brainshift. Trotz beginnender Fortschritte wie semiautomatischer oder nichtrigider Registrierung ist eine Weiterentwicklung auf diesem Gebiet für die unterschiedlichen bildgebenden Modalitäten weiterhin notwendig.

Neuerungen auf dem Gebiet der Faserbahnrekonstruktion bestehen insbesondere durch die Entwicklung neuartiger Algorithmen zur Traktographie und das Aufkommen von MRT-Sequenzen, die die Darstellung von Tensoren höherer Ordnung ermöglichen (z. B. »high angular resolution diffusion imaging« (HARDI), »q-ball imaging«). Auch auf dem Gebiet der funktionellen MRT können durch Optimierung der Paradigmen entscheidende Fortschritte zur genaueren Detektion der eloquenten kortikalen Areale erreicht werden (Mahdavi et al. 2011).

Box 16.1. Fallbeispiel

Ein 56-jähriger Patient stellte sich nach fraglichem Krampfanfall vor. Bereits vor 13 Jahren war im Rahmen eines generalisierten tonisch-klonischen Anfalls eine Raumforderung linkstemporal diagnostiziert worden. Eine histopathologische Untersuchung hatte ein Astrozytom (WHO Grad II) ergeben. Nach Resektion war die interstitielle Radiatio erfolgt. In einer aktuellen MRT-Untersuchung bestand jetzt der Verdacht auf ein Tumorrezidiv mit nun unregelmäßiger Kontrastmittelaffinität linkstemporoparietal, sodass man die Indikation zur Reoperation stellte. Klinisch-neurologisch bestand kein fokal-neurologisches Defizit.

Der Patient erhielt am Tag vor dem operativen Eingriff eine MR-Bildgebung zur Registrierung an einem 3T-MRT. Die Bildgebung beinhaltete einen 3D T1- und T2-gewichteten hochaufgelösten strukturellen Datensatz zur Segmentierung der Raumforderung sowie eine DTI-Aufnahme und eine fMRT mit Wortgenerierungsparadigma (Blockdesign: Buchstabenpräsentation mit der Aufgabe, Worte zu überlegen, die mit dem gezeigten Buchstaben beginnen) zur Lokalisierung des Broca-Areals und als Ausgangspunkt für die Faserbahntraktographie.

Eine bildmorphologisch komplette Tumorresektion konnte durchgeführt werden. Wie der neuronavigierte Eingriff (zur fallspezifischen Navigation ◻ Abb. 16.3) gestaltete sich auch der postoperative Verlauf komplikationslos. Ein fokal-neurologisches Defizit war auch weiterhin nicht vorhanden. Histopathologisch bestand nun ein Oligodendrogliom WHO Grad III, sodass der Patient einer adjuvanten Radiochemotherapie mit einer Gesamtreferenzdosis von 60 Gy und Temozolomid zugeführt wurde.

Literatur

Anik I, Anik Y, Ceylan S, Genc O, Altintas O, Ozdamar D, Baykal CD (2011) Evaluation of early visual recovery in pituitary macroadenoms after endoscopic endonasal transsphenoidal surgery: Qunatitative assessment with diffusion tensor imaging (DTI). Acta Neurochir (Wien) 153: 831–842

Arbel T, Morandi X, Comeau RM, Collins DL (2004) Automatic nonlinear MRI-ultrasound registration for the correction of intra-operative brain deformations. Comput Aided Surg 9: 123–136

Bandettini A (2009) Functional MRI Limitations and Aspirations. In: Kraft E, Gulyas B, Pöppel E (eds) Neural Correlates of Thinking. Springer, Berlin, pp 15–38

Barnett GH, Miller DW, Weisenberger J (1999) Frameless stereotaxy with scalp-applied fiducial markers for brain biopsy procedures: experience in 218 cases. J Neurosurg 91: 569–576

Basser PJ, Mattiello J, LeBihan D (1994) MR diffusion tensor spectroscopy and imaging. Biophys J 66: 259–267

Basser PJ, Pajevic S, Pierpaoli C, Duda J, Aldroubi A (2000) In vivo fiber tractography using DT-MRI data. Magn Reson Med 44:625-632

Binder JR (2011) Preoperative prediction of verbal episodic memory outcome using FMRI. Neurosurg Clin N Am 22: 219–232, ix

Binder JR, Sabsevitz DS, Swanson SJ, Hammeke TA, Raghavan M, Mueller WM (2008) Use of preoperative functional MRI to predict verbal memory decline after temporal lobe epilepsy surgery. Epilepsia 49: 1377–1394

Chen X, Weigel D, Ganslandt O, Buchfelder M, Nimsky C (2009) Prediction of visual field deficits by diffusion tensor imaging in temporal lobe epilepsy surgery. NeuroImage 45: 286–297

Claus EB, Horlacher A, Hsu L, Schwartz RB, Dello-Iacono D, Talos F, Jolesz FA, Black PM (2005) Survival rates in patients with low-grade glioma after intraoperative magnetic resonance image guidance. Cancer 103: 1227–1233

Coenen VA, Krings T, Mayfrank L, Polin RS, Reinges MH, Thron A, Gilsbach JM (2001) Three-dimensional visualization of the pyramidal tract in a neuronavigation system during brain tumor surgery: first experiences and technical note. Neurosurgery 49: 86–92, discussion 92–83

Deblaere K, Backes WH, Hofman P, Vandemaele P, Boon PA, Vonck K, Boon P, Troost J, Vermeulen J, Wilmink J, Achten E, Aldenkamp A (2002) Developing a comprehensive presurgical functional MRI protocol for patients with intractable temporal lobe epilepsy: a pilot study. Neuroradiology 44: 667–673

Ding S, Miga MI, Noble JH, Cao A, Dumpuri P, Thompson RC, Dawant BM (2009) Semiautomatic registration of pre- and postbrain tumor resection laser range data: method and validation. IEEE Trans Biomed Eng 56: 770–780

Duffau H, Capelle L, Sichez N, Denvil D, Lopez M, Sichez JP, Bitar A, Fohanno D (2002) Intraoperative mapping of the subcortical language pathways using direct stimulations. An anatomo-functional study. Brain 125(Pt 1): 199–214

Ganslandt O, Fahlbusch R, Nimsky C, Kober H, Möller M, Steinmeier R, Romstock J, Vieth J (1999) Functional neuronavigation with magnetoencephalography: outcome in 50 patients with lesions around the motor cortex. J Neurosurg 91: 73–79

Hastreiter P, Rezk-Salama C, Soza G, Bauer M, Greiner G, Fahlbusch R, Ganslandt O, Nimsky C (2004) Strategies for brain shift evaluation. Med Image Anal 8: 447–464

Keles GE, Anderson B, Berger MS (1999) The effect of extent of resection on time to tumor progression and survival in patients with glioblastoma multiforme of the cerebral hemisphere. Surg Neurol 52: 371–379

Keles GE, Lundin DA, Lamborn KR, Chang EF, Ojemann G, Berger MS (2004) Intraoperative subcortical stimulation mapping for hemispherical perirolandic gliomas located within or adjacent to the descending motor pathways: evaluation of morbidity and assessment of functional outcome in 294 patients. J Neurosurg 100: 369–375

Keles GE, Chang EF, Lamborn KR, Tihan T, Chang CJ, Chang SM, Berger MS (2006) Volumetric extent of resection and residual contrast enhancement on initial surgery as predictors of outcome in adult patients with hemispheric anaplastic astrocytoma. J Neurosurg 105: 34–40

Kleiser R, Staempfli P, Valavanis A, Boesiger P, Kollias S (2011) Impact of fMRI-guided advanced DTI fiber tracking techniques on their clinical applications in patients with brain tumors. Neuroradiology1:37-46

Kozak J, Nesper M, Fischer M, Lutze T, Göggelmann A, Hassfeld S, Wetter T (2002) Semiautomated registration using new markers for assessing the accuracy of a navigation system. Comput Aided Surg 7: 11–24

Kuhnt D, Ganslandt O, Schlaffer SM, Buchfelder M, Nimsky C (2011) Quantification of glioma removal by intraoperative high-field magnetic resonance imaging – an update. Neurosurgery 69: 852–862, discussion 862–863

Kuhnt D, Bauer MH, Becker A, Merhof D, Zolal A, Richter M, Grummich P, Ganslandt O, Buchfelder M, Nimsky C (2012) Intraoperative visualization of fiber tracking based reconstruction of language pathways in glioma surgery. Neurosurgery 70: 911–919; discussion 919–920

Lacroix M, Abi-Said D, Fourney DR, Gokaslan ZL, Shi W, DeMonte F, Lang FF, McCutcheon IE, Hassenbusch SJ, Holland E, Hess K, Michael C, Miller D, Sawaya R (2001) A multivariate analysis of 416 patients with glioblastoma multiforme: prognosis, extent of resection, and survival. J Neurosurg 95: 190–198

Le Bihan D, van Zijl P (2002) From the diffusion coefficient to the diffusion tensor. NMR Biomed 15:431-434

Le Bihan D, Mangin JF, Poupon C, Clark CA, Pappata S, Molko N, Chabriat H (2001) Diffusion tensor imaging: concepts and applications. J Magn Reson Imaging 13:534-546

Leksell L (1949) Stereotaxic apparatus for intracerebral surgery. Acta Chir Scand 99: 229–233

Letteboer MM, Willems PW, Viergever MA, Niessen WJ (2005) Brain shift estimation in image-guided neurosurgery using 3-D ultrasound. IEEE Trans Biomed Eng 52: 268–276

Letteboer M, Hellier P, Rueckert D, Willems PW, Niessen W (2004) Non-rigid registration of intraoperatively acquired 3D ultrasound data of brain tumours. Perspective In Image-Guided Surgery: 11–18

Mahdavi A, Houshmand S, Oghabian MA, Zarei M, Shoar MH, Ghanaati H (2011) Developing optimized fMRI protocol for clinical use: Comparison of different language paradigms. J Magn Reson Imaging 34: 413–419

Mori S (2007) Introduction to Diffusion Tensor Imaging, ed 1. Elsevier, Amsterdam

Mori S, van Zijl PC (2002) Fiber tracking: principles and strategies – a technical review. NMR Biomed 15:468-480

Nabavi A, Black PM, Gering DT, Westin CF, Mehta V, Pergolizzi RS Jr, Ferrant M, Warfield SK, Hata N, Schwartz RB, Wells WM 3rd, Kikinis R, Jolesz FA (2001) Serial intraoperative magnetic resonance imaging of brain shift. Neurosurgery 48: 787–797, discussion 797–788

Nimsky C, Ganslandt, O, Kober H, Moller M, Ulmer S, Tomandl B, Fahlbusch R (1999) Integration of functional magnetic resonance imaging supported by magnetoencephalography in functional neuronavigation. Neurosurgery 44: 1249–1255

Nimsky C, Ganslandt O, Cerny S, Hastreiter P, Greiner G, Fahlbusch R (2000) Quantification of, visualization of, and compensation for brain shift using intraoperative magnetic resonance imaging. Neurosurgery 47: 1070–1079, discussion 1079–1080

Nimsky C, Ganslandt O, Hastreiter P, Fahlbusch R (2001) Intraoperative compensation for brain shift. Surg Neurol 56: 357–364, discussion 364–355

Nimsky C, Ganslandt O, Hastreiter P, Wang R, Benner T, Sorensen AG, Fahlbusch R (2005a) Intraoperative diffusion-tensor MR imaging: shifting of white matter tracts during neurosurgical procedures – initial experience. Radiology 234: 218–225

Nimsky C, Ganslandt O, Hastreiter P, Wang R, Benner T, Sorensen AG, Fahlbusch R (2005b) Preoperative and intraoperative diffusion tensor imaging-based fiber tracking in glioma surgery. Neurosurgery 56: 130–137, discussion 138

Nimsky C, Ganslandt O, Merhof D, Sorensen AG, Fahlbusch R (2006) Intraoperative visualization of the pyramidal tract by diffusion-tensor-imaging-based fiber tracking. NeuroImage 30: 1219–1229

Nimsky C, Ganslandt O, Weigel D, Keller B von, Stadlbauer A, Akutsu H, Hammen T, Buchfelder M (2008) Intraoperative tractography and neuronavigation of the pyramidal tract. Jpn J Neurosurg 17: 21–26

Nossek E, Korn A, Shahar T, Kanner AA, Yaffe H, Marcovici D, Ben-Harosh C, Ben Ami H, Weinstein M, Shapira-Lichter I, Constantini S, Hendler T, Ram Z (2011) Intraoperative mapping and monitoring of the corticospinal tracts with neurophysiological assessment and 3-dimensional ultrasonography-based navigation. Clinical article. J Neurosurg 114: 738–746

Ohue S, Kumon Y, Nagato S, Kohno S, Harada H, Nakagawa K, Kikuchi K, Miki H, Ohnishi T (2010) Evaluation of intraoperative brain shift using an ultrasound-linked navigation system for brain tumor surgery. Neurol Med Chir (Tokyo) 50: 291–300

Pope WB, Sayre J, Perlina A, Villablanca JP, Mischel PS, Cloughesy TF (2005) MR imaging correlates of survival in patients with high-grade gliomas. AJNR Am J Neuroradiol 26: 2466–2474

Raabe A, Krishnan R, Wolff R, Hermann E, Zimmermann M, Seifert V (2002) Laser surface scanning for patient registration in intracranial image-guided surgery. Neurosurgery 50: 797–801, discussion 802–793

Roberts DW, Miga MI, Hartov A, Eisner S, Lemery JM, Kennedy FE, Paulsen KD (1999) Intraoperatively updated neuroimaging using brain modeling and sparse data. Neurosurgery 45: 1199–1206, discussion 1206–1197

Romstoeck J, Fahlbusch R, Ganslandt O, Nimsky C, Strauss C (2002) Localisation of the sensorimotor cortex during surgery for brain tumours: feasibility and waveform patterns of somatosensory evoked potentials. JNNP 72: 221–229

Roux FE, Boulanouar K, Lotterie JA, Mejdoubi M, LeSage JP, Berry I (2003) Language functional magnetic resonance imaging in pre-operative assessment of language areas: correlation with direct cortical stimulation. Neurosurgery 52: 1335–1345, discussion 1345–1337

Rutten GJ, van Rijen PC, van Veelen CW, Ramsey NF (1999) Language area localization with three-dimensional functional magnetic resonance imaging matches intrasulcal electrostimulation in Broca's area. Ann Neurol 46: 405–408

Sanai N, Berger MS (2008) Glioma extent of resection and its impact on patient outcome. Neurosurgery 62: 753–764, discussion 264–756

Skrinjar O, Nabavi A, Duncan J (2002) Model-driven brain shift compensation. Med Image Anal 6: 361–373

Soza G, Grosso R, Labsik U, Nimsky C, Fahlbusch R, Greiner G, Hastreiter P (2003) Fast and adaptive finite element approach for modeling brain shift. Comput Aided Surg 8: 241–246

Spiegel EA, Wycis HAT, Marks M, Lee A (1947) Stereotactic apparatus for operations on the human brain. Science 106: 349–350

Stummer W, Pichlmeier U, Meinel T, Wiestler OD, Zanella F, Reulen HJ, ALA-Glioma Study Group (2006) Fluorescence-guided surgery with 5-aminolevulinic acid for resection of malignant glioma: a randomised controlled multicentre phase III trial. Lancet Oncol 7: 392–401

Talairach J, Hecaen M, David M, Monnier M, Ajuriaguerra J (1949) Recherches sur la coagulation therapeutique des structures sous corticales chez l'homme. Rev Neurol 81: 4–24

Tirakotai W, Miller D, Heinze S, Benes L, Bertalanffy H, Sure U (2006) A novel platform for image-guided ultrasound. Neurosurgery 58: 710–718, discussion 710–718

Wengenroth M, Blatow M, Guenther J, Akbar M, Tronnier VM, Stippich C (2011) Diagnostic benefits of presurgical fMRI in patients with brain tumours in the primary sensorimotor cortex. Eur Radiol 21: 1517–1525

Wu JS, Zhou LF, Tang WJ, Mao Y, Hu J, Song YY, Hong XN, Du GH (2007) Clinical evaluation and follow-up outcome of diffusion tensor imaging-based functional neuronavigation: a prospective, controlled, study in patients with gliomas involving pyramidal trats. Neurosurgery 61: 935–948, discussion 948–949

Zhuang DX, Liu YX, Wu JS, Yao CJ, Mao Y, Zhang CX, Wang MN, Wang W, Zhou LF (2011) A sparse intraoperative data-driven biomechanical model to compensate for brain shift during neuronavigation. AJNR Am J Neuroradiol 32: 395–402

Metaanalysen

S. B. Eickhoff, C. Rottschy, T. Nickl-Jockschat

17.1 Gründe für den Einsatz von Metaanalysen – 268

17.2 Quantitative Integration über Metaanalysen – 268
17.2.1 Konzept der Integration von Befunden über Metaanalysen – 268
17.2.2 Ansätze zu quantitativen Metaanalysen – 269
17.2.3 Integration von Befunden mittels »activation likelihood estimation« – 269
17.2.4 Potenzial quantitativer Metaanalysen – 270
17.2.5 Metaanalysen in den klinischen Neurowissenschaften – 271

17.3 Rückschlüsse auf dysfunktionale Prozesse – 272
17.3.1 Wie sind Gruppenunterschiede zu interpretieren? – 272
17.3.2 Funktionelle Charakterisierung mittels Datenbanken – 273

Literatur – 274

Zum Thema

Die PET- und fMRT-Bildgebung hat in den letzten 2 Dekaden zu einem immensen Zuwachs an Befunden über die Lokalisation motorischer, kognitiver und affektiver Prozesse im menschlichen Gehirn geführt. Es besteht jedoch eine deutliche Diskrepanz zwischen der großen Zahl verfügbarer Studien und der eingeschränkten Aussagekraft jedes einzelnen Experiments. Um diese Vielzahl an Befunden möglichst vollständig objektiv zu integrieren, bieten sich quantitative, koordinatenbasierte Metaanalysen an. Im klinischen Kontext lassen sich hierdurch Patientenkollektive untersuchen, welche weit über die Möglichkeiten eines individuellen Zentrums hinausgehen, wodurch Aussagen über allgemeine Pathomechanismen möglich sind. Durch den Einsatz computerisierter Datenbanken können weiterhin regionale Effekte oder Pathologien objektiv funktionellen Prozessen zugeordnet werden, was einen wichtigen Fortschritt im Vergleich zu den bisher oft subjektiven Rückschlüssen über die Bedeutung beobachteter Veränderungen darstellt. Die Anwendung der sich stetig weiterentwickelnden Ansätze zu koordinatenbasierten Metaanalysen und funktioneller Charakterisierung sowie das Wachstum von entsprechenden Datenbanken sollten somit eine wichtige Perspektive zur weiteren Erforschung der neuronalen Korrelate gesunder und gestörter Gehirnorganisation bieten.

17.1 Gründe für den Einsatz von Metaanalysen

Durch eine höhere Verfügbarkeit an Scannern sowie das Vorhandensein standardisierter Auswertesoftware hat sich die Durchführung von Bildgebungsstudien in den letzten Jahren wesentlich vereinfacht, was zu einem enormen Wachstum dieses Wissenschaftsfeldes geführt hat. So finden sich allein in der Literaturdatenbank Pubmed, nach konservativen Suchkriterien, fast 12.000 funktionelle Bildgebungsstudien mittels fMRT und PET (Eickhoff et al. 2010). Auch in der klinischen Forschung konnte sich die funktionelle Bildgebung etablieren: So werden etwa in Pubmed über 1200 Artikel zu regional veränderten Hirnaktivierungen bei Schizophrenie, Depression und Autismus gefunden.

Insbesondere für solche Domänen und Prozesse, die nur selten durch Läsionen isoliert gestört werden und bei nichtmenschlichen Primaten schwer nachzuweisen sind, wie z. B. soziale Kognition, autobiografisches Gedächtnis oder abstrakte Planung, konnte durch diese Untersuchungstechnik ein enormer Wissenszuwachs erreicht werden. Nichtsdestotrotz scheint ein umfassendes Verständnis der physiologischen Funktionsweise des menschlichen Gehirns und der Pathophysiologie komplexer neurologisch-psychiatrischer Erkrankungen noch in weiter Ferne.

Dies liegt zu nicht kleinen Teilen in der Komplexität des Gehirns und seiner Störungen begründet. Jedoch tragen auch die Schwächen der funktionellen Bildgebung zu diesem Dilemma bei.

> **Verschiedene Faktoren schränken die Aussagekraft einzelner fMRT-Studien ein, vor allem:**
> — Oft kleine Probandenzahl
> — Häufig nicht erfolgte Replikation von Befunden einer Einzelstudie
> — Der Umstand, dass hämodynamische Veränderungen durch eine Vielzahl biologischer, technischer und methodischer Faktoren beeinflusst werden können
> — Kontextabhängigkeit der Befunde je nach gewähltem Kontrast zwischen experimenteller und Kontrollbedingung

17.2 Quantitative Integration über Metaanalysen

17.2.1 Konzept der Integration von Befunden über Metaanalysen

Es existiert jedoch eine enorme Vielzahl an Befunden, die zusammengenommen somit in der Lage sein sollte, diese Schwächen zu überwinden und Einblicke in grundlegende Organisationsprinzipien des gesunden und erkrankten Gehirns zu liefern. Ein seit langem etablierter Ansatz hierfür sind qualitative Überblicksarbeiten, welche jedoch immer nur eine orientierende oder fokussierte Zusammenfassung liefern können. Eine quantitative, modellbasierte Integration vieler Bildgebungsstudien ermöglicht es hingegen, Schlussfolgerungen über die Lokalisation von Funktionen und Dysfunktionen, basierend auf hunderten von Probanden oder Patienten und vielfältigen Variationen eines Paradigmas, zu ziehen.

> **Der Ansatz der quantitativen Metaanalysen funktioneller Bildgebungsstudien erlaubt es, die Gesamtheit aller berichteten Ergebnisse zu nutzen und vor allem, statistisch testbare Aussagen über die Konvergenz zwischen Befunden zu treffen.**

Hinzu kommt, dass sich funktionelle Bildgebungsstudien hervorragend zur quantitativen Zusammenfassung eignen. Dies basiert primär auf 2 Faktoren:
1. Zum einen wurden in der funktionellen Bildgebung von Anfang an standardisierte Referenzräume genutzt, um die Ergebnisse einzelner Studien zu berichten (Evans et al. 1992). Dies ist insofern notwendig, da die Auswertung funktioneller Bildgebungsdaten in

der Regel nicht regionenweise, sondern für jeden Bildpunkt (Voxel) separat erfolgt, was voraussetzt, dass die Daten vor der Auswertung so aneinander ausgerichtet sind, dass ein bestimmter Voxel über alle Bilder bzw. Versuchsteilnehmer hinweg derselben Stelle im Gehirn entspricht. Da sich Gehirne aber in Form und Größe unterscheiden, müssen anatomisch identische Strukturen zunächst vergleichbar gemacht werden. Dies geschieht dadurch, dass die Gehirne aller Versuchsteilnehmer in einen gemeinsamen Referenzraum überführt werden. Da sich dieser Standard sehr früh etabliert hat und ein allgemein anerkanntes Koordinatensystem darstellt, liegen quasi seit Beginn der funktionellen Bildgebungsforschung nahezu alle Befunde im selben 3D-Referenzraum vor.
2. Zum anderen werden die Ergebnisse funktioneller Bildgebungsstudien sehr standarisiert veröffentlicht. So wird in der Regel für jeden Kontrast, d. h. für jeden Vergleich zwischen 2 Bedingungen, eine Tabelle der Aktivierungen berichtet, in welcher für jede Region, die einen signifikanten Unterschied zeigte, die Lage der lokalen Maxima in den oben erwähnten standarisierten Koordinaten angegeben ist.

17.2.2 Ansätze zu quantitativen Metaanalysen

Zur quantitativen Zusammenfassung funktioneller Bildgebungsstudien stehen eine Reihe von Verfahren zur Verfügung (Eickhoff et al. 2010). Zunächst wäre hier die bildbasierte Auswertung zu nennen, welche auf den Rohdaten bzw. zumindest den vollständigen Aktivierungskarten jeder einzelnen Studie beruht und somit die volle Information aller Studien nutzt. Da hierbei jedoch Zugriff auf sämtliche Originaldaten nötig ist, lassen sich solche Untersuchungen in der Praxis nur selten realisieren. Darüber hinaus sind sie auch anfällig für Verzerrungen, da sie nicht auf einem vollständigen Literaturüberblick beruhen, sondern nur auf den Studien, für welche entsprechende Daten zugänglich waren.

> In den letzten Jahren haben sich deshalb koordinatenbasierte Metaanalysen durchgesetzt. Diese beruhen auf der modellbasierten Integration der publizierten Aktivierungskoordinaten und können somit auf Basis der gesamten zur Verfügung stehenden Literatur durchgeführt werden. Entsprechend erlauben koordinatenbasierte Metaanalysen eine quantitative Zusammenfassung der Aussagen dutzender oder gar hunderter Experimente. Die Frage, die hierbei statistisch beantwortet wird, lautet: An welchen Stellen des Gehirns ist die Konvergenz über die eingeschlossenen Studien größer, als dies bei einem zufälligen Zusammenhang der Ergebnisse zu erwarten wäre?

Für eine solche Zusammenfassung mittels koordinatenbasierter voxelweiser Metaanalysen existieren mehrere Ansätze, jedoch hat sich die »activation likelihood estimation« (ALE) weitgehend durchgesetzt (Eickhoff et al. 2009). Wie jede Metaanalyse beginnt eine Zusammenfassung funktioneller Befunde mittels der ALE mit der Recherche der relevanten Literatur, d. h. möglichst aller zu dem gewählten Thema veröffentlichten Artikel. Hierbei sollte für eine bestmögliche Datengrundlage die Befragung von Literaturdatenbanken wie Pubmed oder PsychInfo durch das Durchsehen der in den relevanten Artikeln und Übersichtsarbeiten zitierten Referenzen ergänzt werden. Auch die Nutzung von Koordinatendatenbanken wie BrainMap (http://www.brainmap.org [Zugriff: 27.09.2012]) spielt eine wichtige Rolle. Die in den jeweiligen Studien für den Zielvergleich (z. B. Aktivität beim Betrachten emotionaler Bilder gegenüber Ruhe oder Reduktion emotionaler Aktivität bei Schizophrenen gegenüber Kontrollen) berichteten Koordinaten werden dann in einer Tabelle gesammelt und stellen die Ausgangsdaten für die Metaanalyse dar. Beispielhaft ist dies in ■ Abb. 17.1 (a) dargestellt, welche die in insgesamt 155 individuellen Experimenten berichteten zerebralen Aktivierungen bei funktionellen Bildgebungsstudien während der Durchführung von Aufgaben zum Arbeitsgedächtnis, bei gesunden Probanden, illustriert. Es fällt, neben der deutlichen Varianz der gefundenen Lokalisationen, auf, dass diese Aktivierungen anscheinend nicht zufällig über das Gehirn verteilt sind, sondern sich in bestimmten Bereichen häufen. Das Ziel der Metaanalyse ist es nun zu quantifizieren, welche dieser Konvergenzen signifikant größer ist, als es per Zufall zu erwarten wäre.

17.2.3 Integration von Befunden mittels »activation likelihood estimation«

> Die Grundidee hinter ALE ist es, die berichteten Koordinaten nicht als absolute Lokalisationsangaben (ausdehnungslose Punkte), sondern als Zentren von Gauß'schen Wahrscheinlichkeitsverteilungen zu betrachten, was der räumlichen Unsicherheit von Bildgebungsdaten Rechnung trägt. Diese räumliche Unsicherheit hängt dabei von der Anzahl der untersuchten Probanden ab, wodurch Studien, welche eine größere Zahl an Probanden oder Patienten untersucht haben, in der Metaanalyse mehr Gewicht erhalten.

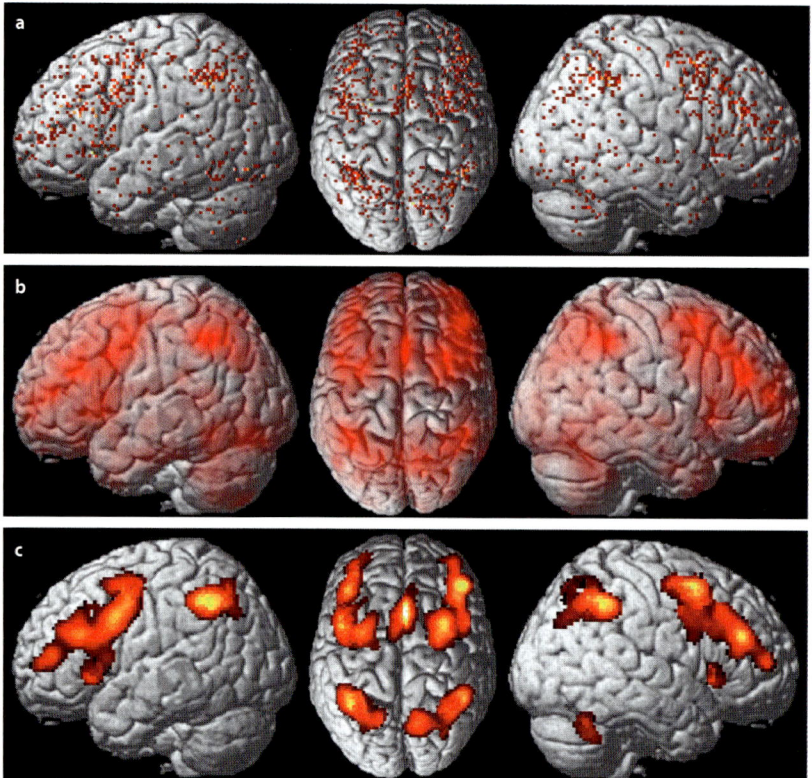

◘ **Abb. 17.1** Signifikante Aktivierungen aus 155 individuellen Experimenten an insgesamt 2352 gesunden Probanden zu den neuronalen Grundlagen von Arbeitsgedächtnisleistungen (**a**). Die »activation likelihood estimation« (ALE, Vereinigungsmenge der modellierten Aktivierungswahrscheinlichkeiten) beschreibt die lokale Konvergenz über Studien (**b**). Das Signifikanzniveau eines ALE-Wertes entspricht der Wahrscheinlichkeit, mit der man diesen oder einen höheren Wert bei einem zufälligen Zusammenhang finden würde. Das Bild zeigt die signifikante Konvergenz der Arbeitsgedächtnisstudien nach Korrektur für multiple Vergleiche (**c**)

Für die Analyse werden zunächst alle Aktivierungen einer Studie auf diese Weise in Wahrscheinlichkeitsverteilungen überführt und dann die lokale Konvergenz der Aktivierungswahrscheinlichkeiten über Studien hinweg modelliert (Eickhoff et al. 2009). Die entstehende ALE-Karte gibt dann für jeden Voxel die Wahrscheinlichkeit an, mit der das »wahre Zentrum« mindestens einer berichteten Aktivierung genau an dieser Stelle lag. Für die beispielhafte Untersuchung der funktionellen Bildgebungsbefunde zum Arbeitsgedächtnis ist diese ALE-Karte in ◘ Abb. 17.1 (b) dargestellt. Diese resultierende Karte stellt letztendlich die Wahrscheinlichkeit dar, mit der jeder Bereich des Gehirns an Arbeitsgedächtnisaufgaben beteiligt ist. So reich sie daher an Informationen ist, so schwer ist sie jedoch auch zu interpretieren, da letztendlich die Beteiligung quasi keiner Region ganz ausgeschlossen werden kann.

Um eine relevante Konvergenz der Befunde einzelner Studien von zufälliger Überlagerung zu unterscheiden, werden die erhaltenen Werte dann mit einer Nullverteilung verglichen, welche einen fehlenden räumlichen Zusammenhang zwischen den in die Metaanalyse eingeschlossenen Ergebnissen annimmt. Diese wird durch ein Permutationsverfahren aus den Daten berechnet und erlaubt es, solche Regionen zu identifizieren, in denen die Konvergenz über Studien signifikant höher war als es auf Basis der Simulation eines zufälligen räumlichen Zusammenhangs zu erwarten wäre. Diese statistische Charakterisierung der ALE-Karte erlaubt es dann, Rückschlüsse auf die am untersuchten Prozess beteiligten Regionen zu ziehen. Dies ist in ◘ Abb. 17.1 (c) dargestellt, in der sich zeigt, dass Arbeitsgedächtnisaufgaben konsistent mit signifikanter bilateraler Aktivierung des intraparietalen Sulcus, des prämotorischen Kortex sowie des unteren frontalen Gyrus in der Broca-Region und des präfrontalen Kortex einhergehen.

17.2.4 Potenzial quantitativer Metaanalysen

Durch die statistische Auswertung von berichteten Aktivierungen, unter der Berücksichtigung räumlicher Unsicherheit, wird eine Konvergenz zwischen den Befunden verschiedener Studien quantitativ erfasst, was es erlaubt, die Erkenntnisse aus vielen individuellen Studien zu integrieren. Dabei liegt das Potenzial quantitativer Metaanalysen vor allem in den folgenden Punkten (Caspers et al. 2010; Eickhoff et al. 2009; Laird et al. 2009a):

- Sie erlauben die quantitative Lokalisation überzufällig häufiger Konvergenz in einem dreidimensionalen Referenzraum und somit Aussagen über die neuronalen Grundlagen psychologischer Prozesse, die deutlich besser zu verallgemeinern sind als die Ergebnisse einer einzelnen Studie
- Metaanalysen bieten gegenüber traditionellen Übersichtsarbeiten eine höhere Objektivität, da durch den algorithmischen Ansatz alle Ergebnisse gleich gewichtet werden. Sie differenzieren somit nicht zwischen erwarteten, gut zu interpretierenden Befunden, welche oft in der Diskussion einen breiten Raum einnehmen, und kaum beachteten Nebenbefunden. Während eine Beeinflussung subjektiver Übersichtsarbeiten durch diese Verzerrung möglich ist, können quantitative Metaanalysen dazu beitragen, dass auch wenig beachtete, aber konsistente Befunde stärker wahrgenommen werden
- Letztendlich ermöglichen quantitative, koordinatenbasierte Verfahren wie ALE nicht nur eine objektive Zusammenschau der bisher verfügbaren Befunde zu einem Thema. Vielmehr können über quantitative Metaanalysen auch Aussagen über unterschiedliche Aktivierungen bei verschiedenen Paradigmen oder bei verschiedenen Patientengruppen getroffen werden, was selbst in umfangreichen Einzelarbeiten kaum möglich ist

17.2.5 Metaanalysen in den klinischen Neurowissenschaften

Das wahrscheinlich größte Potenzial für Metaanalysen findet sich im Bereich der klinischen Hirnforschung. Hier weisen viele Untersuchungen eher kleinere Fallzahlen auf, was sich aus der schwierigeren Rekrutierung, den klinischen Ein- und Ausschlusskriterien und dem größeren Anteil an abgebrochenen Messungen durch Non-Compliance erklären lässt. Führt man sich weiterhin die größere Varianz klinischer Populationen vor Augen, so wird ersichtlich, wie sehr allgemeingültige Schlüsse über regionale Dysfunktionen auf die Integration einzelner Studien angewiesen sind.

> **Metaanalysen klinischer Bildgebungsstudien konzentrieren sich auf die Konvergenz von Befunden für Vergleiche zwischen Patienten und einer parallelisierten Kontrollgruppe. Das heißt, sie untersuchen, ob es über Studien hinweg konsistente Hyper- oder Hypoaktivität in der Patientengruppe gibt.**

Fasst man mittels des ALE-Ansatzes z. B. jene Studien zusammen, welche untersucht haben, wo sich bei der Durchführung von Arbeitsgedächtnisaufgaben eine verminderte Aktivität bei schizophrenen Patienten im Vergleich zu gesunden Kontrollen findet, so zeigt sich das in ◘ Abb. 17.2 (a) gezeigte Muster. Es kommt also, über Studien hinweg, bei Schizophrenen zu einer konsistent verringerten Aktivität bilateral im Bereich des inferioren frontalen Gyrus und der vorderen Insel sowie des hinteren Anteils des linken präfrontalen Kortex. Diese Befunde wurden dann über eine Konjunktionsanalyse mit der in ◘ Abb. 17.1 gezeigten Metaanalyse zu den neuronalen Korrelaten von Arbeitsgedächtnisaufgaben bei gesunden Probanden verglichen. Es zeigte sich (◘ Abb. 17.2 [b]), dass alle Areale, die bei Patienten eine veränderte Aktivierung aufwiesen, auch tatsächlich (bei Gesunden) zuverlässig bei der untersuchten Aufgabe aktiviert wurden. Als weiteres Beispiel ist in ◘ Abb. 17.3 eine Metaanalyse zu veränderter Verarbeitung von positiven Emotionen bei depressiven Patienten dargestellt. Hier wurde, durch Integration der Ergebnisse 9 individueller Studien, gezeigt, dass depressive Patienten beim Betrachten positiver Stimuli eine, im Vergleich zu gesunden Kontrollen, reduzierte Aktivität konsistent im rechten ventralen Striatum aufweisen.

Die Anwendbarkeit von ALE als Verfahren für quantitative Metaanalysen ist dabei jedoch nicht auf funktionelle Bildgebungsstudien beschränkt. Vielmehr können die entsprechenden Algorithmen auch zur Zusammenfassung anatomischer Bildgebungsstudien mittels voxelbasierter Morphometrie (VBM) verwendet werden. VBM-Ergebnisse basieren ebenfalls auf einem Vergleich zwischen Patienten und Kontrollen, berichten jedoch keine Über- bzw. Unteraktivierungen, sondern Unterschiede im regionalen Volumen der grauen oder weißen Gehirnsubstanz. Da die Ergebnisse dieser Untersuchungen ebenfalls als standardisierte Koordinaten im selben Referenzraum wie funktionelle Bildgebungsstudien berichtet werden, können sie, analog zu funktionellen Daten, auf ihre Konvergenz, also auf konsistent gefundene Atrophie bzw. Volumenzunahme, getestet werden. Dies ist in ◘ Abb. 17.4 verdeutlicht, in der eine Metaanalyse über 17 Studien zu morphologischen Unterschieden zwischen Patienten mit Autismus und gesunden Kontrollen dargestellt ist, welche konsistente Veränderungen im ventralen Striatum nachweist.

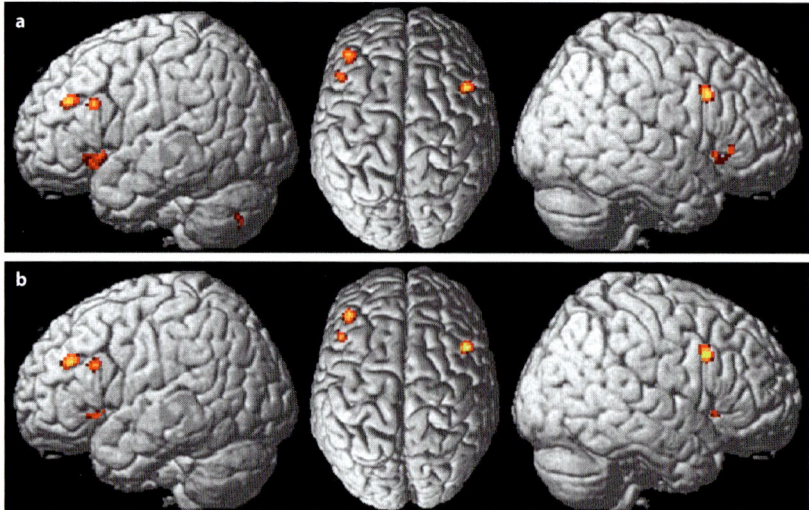

◘ Abb. 17.2 ALE-Metaanalyse über die in 34 Studien berichtete Reduktion der fMRT-Aktivierung bei Arbeitsgedächtnisaufgaben bei schizophrenen Patienten im Vergleich zu gesunden Kontrollprobanden (a). Vereinigungsmenge der beiden in ◘ Abb. 17.1 (c) (Arbeitsgedächtnis bei Gesunden) und ◘ Abb. 17.2 (a) (verminderte Arbeitsgedächtnisaktivität bei Schizophrenen) gezeigten Analysen. Die gezeigten Areale sind konsistent bei Arbeitsgedächtnisaufgaben beteiligt und weisen eine reduzierte Aktivität bei Patienten mit Schizophrenie auf (b)

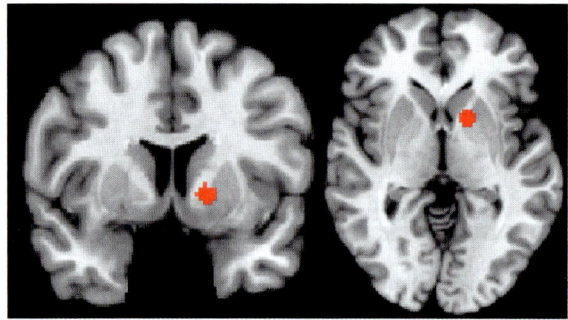

◘ Abb. 17.3 ALE-Metaanalyse über 9 fMRT-Studien zur Verarbeitung positiver Emotionen bei depressiven Patienten. Es zeigt sich eine signifikante Konvergenz von Befunden zur, im Vergleich zu Kontrollen, reduzierten Aktivität im Bereich des ventralen Striatums

17.3 Rückschlüsse auf dysfunktionale Prozesse

17.3.1 Wie sind Gruppenunterschiede zu interpretieren?

Die Interpretation von Gruppenunterschieden in funktionellen oder anatomischen Bildgebungsstudien sind auf der Ebene neuronaler Mechanismen oft nur schwer zu deuten. So kann eine vermehrte Aktivität in der Patientengruppe im Sinne einer vermehrten Anstrengung bei insuffizienter Verarbeitung interpretiert werden. Eine verminderte Aktivität könnte jedoch, über eine unzureichende Rekrutierung, ebenfalls als insuffiziente Verarbeitung gedeutet werden. In vielen Fällen können neuropsychologische Leistungsdaten eine Auflösung für dieses Dilemma bieten. So lassen sich die bei Schizophrenen konsistent gefundenen Hypoaktivierungen im frontoinsulären Bereich (◘ Abb. 17.2 [b]) am ehesten als insuffiziente Rekrutierung interpretieren, wenn man berücksichtigt, dass reduzierte Arbeitsgedächtnisleistungen bei diesen Patienten auch in neuropsychologischen Daten sehr gut dokumentiert sind. In anderen Situationen kann der klinische Phänotyp (z. B. Anhedonie bei Depression) im Verhältnis zum experimentellen Paradigma (Betrachten positiver Bilder) Hinweise auf die mögliche Interpretation geben. In vielen Fällen sollte jedoch konservativ nur von (konsistenten) Hinweisen auf eine regionale Dysfunktion ausgegangen werden. Letztendlich stellt sich jedoch bei jeder Hyper- oder Hypoaktivierung vor allem die Frage nach den ihr zugrunde liegenden, krankheitsbedingt veränderten, Prozessen. In einem oft als »reverse inference« bezeichneten Schritt wird dabei aus der Lage der veränderten Aktivität, der durchgeführten Aufgabe und der Literatur auf die Pathologie eines mentalen Prozesses geschlossen.

Dieser Rückschluss wird jedoch dadurch erschwert, dass es kaum 1:1-Entsprechungen zwischen Gehirnaktivität und psychologischen Funktionen gibt. Vielmehr werden die meisten Gehirnregionen in einer ganzen Reihe von verschiedenen Kontexten aktiviert. So findet sich auf dem linken inferioren frontalen Gyrus (IFG) mit dem Broca-Sprachareal eine der wichtigsten Regionen für linguistische Verarbeitung und Sprache (Heim et al. 2008). Nur teilweise im Einklang mit dieser Funktion ist die konsistente Aktivierung dieser Region im Zusammenhang mit Aufmerksamkeit, Konzentration und Kurzzeitgedächtnis. Au-

17.3 · Rückschlüsse auf dysfunktionale Prozesse

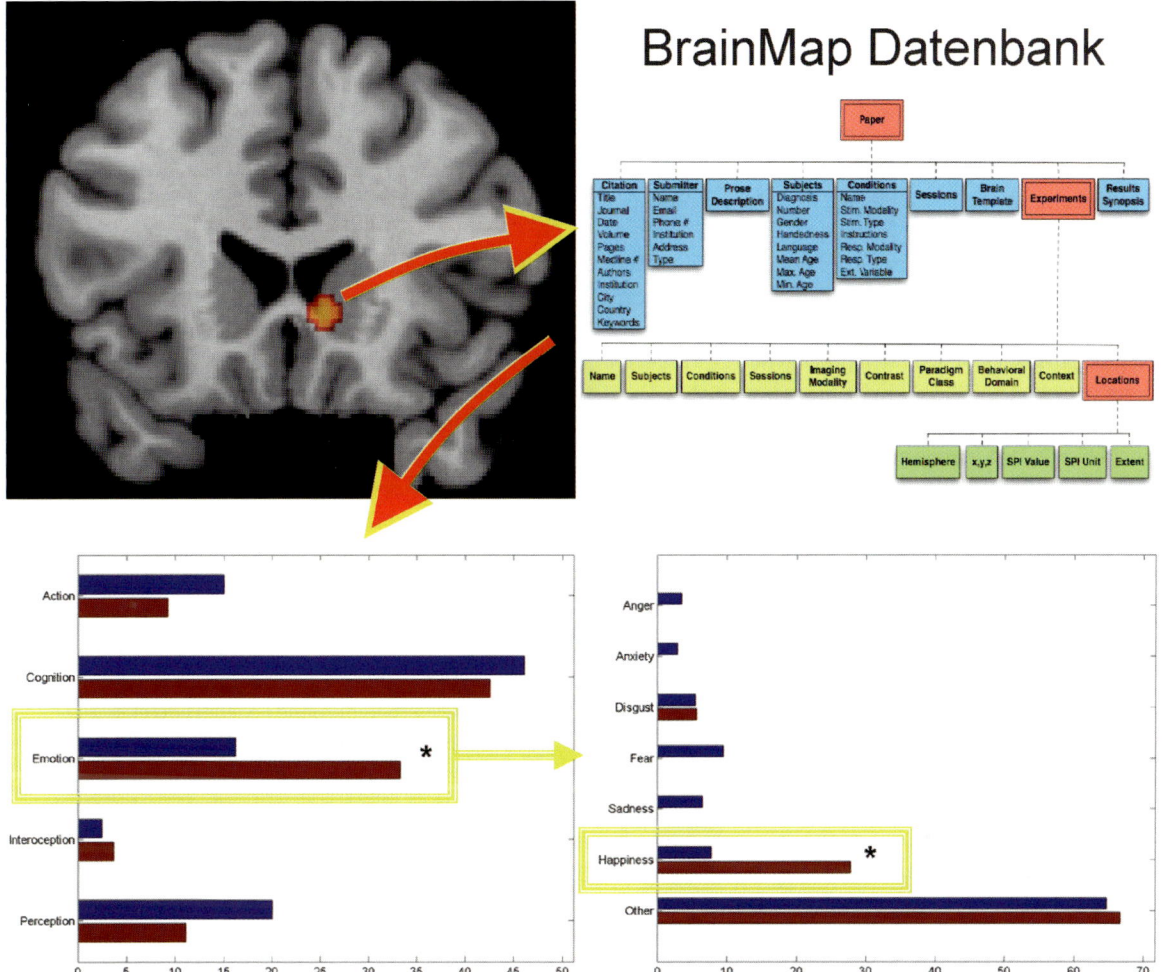

Abb. 17.4 *Links oben:* ALE-Metaanalyse über 17 VBM-Studien zu morphologischen Unterschieden von Patienten mit Autismus im Vergleich zu gesunden Kontrollprobande. Es zeigt sich eine signifikante Veränderung im ventralen rechten Striatum bei autistischen Patienten. *Rechts und unten:* Funktionelle Charakterisierung aller Studien der BrainMap-Datenbank, die im rechten Striatum Aktivierungen zeigen. Das ventrale Striatum, also die bei Autisten morphologisch veränderte Region, ist v. a. bei Studien zur Emotionsverarbeitung, und hierbei speziell bei der Verarbeitung von Freude, aktiv

ßerdem wird dem linken IFG auch eine wichtige Rolle im Spiegelneuronensystem zur Handlungsbeobachtung und -imitation sowie eine Beteiligung an sozialer Kognition zugeschrieben. Es wird also schnell klar, dass der linke IFG in verschiedenen Bereichen der neurowissenschaftlichen Forschung auch ganz unterschiedlich interpretiert wird. Dementsprechend lassen sich (konsistente) Aktivierungsunterschiede zwischen Patienten und Kontrollen in einer bestimmten Region oft als Dysfunktion sehr unterschiedlicher Systeme interpretieren. Hierdurch besteht aber auch die Gefahr, dass diese Interpretationen oft mehr einer Reflektion des Hintergrundes, vor dem die Studie durchgeführt wurde, entsprechen.

17.3.2 Funktionelle Charakterisierung mittels Datenbanken

Eine Alternative zu solch einer tendenziell subjektiven Zuordnung möglicherweise dysfunktionaler mentaler Prozesse zu den identifizierten neuronalen Aberrationen wäre ein systematischer Überblick über die gesamte momentan verfügbare Bildgebungsliteratur. Ein solcher ist in der Praxis aber kaum zu erreichen, gerade aufgrund der oben bereits angerissenen Tatsache, dass eine Region in verschiedenen Zusammenhängen ganz unterschiedlich interpretiert werden kann.

> Ein unbeeinflusster Überblick über die funktionellen Prozesse, die einer Region mit signifikantem Gruppenunterschied zugeschrieben werden können, ist aufgrund der umfangreichen Literatur nur über einen automatisierten Abgleich mit publizierten Aktivierungskoordinaten möglich.

Mit anderen Worten, Rückschlüsse über möglicherweise betroffene mentale Prozesse lassen sich quantitativ am ehesten dadurch ziehen, dass untersucht wird, was für Paradigmen in eben jenen Studien durchgeführt wurden, die an der betroffenen Stelle Aktivierungen berichteten.

Eine solche funktionelle Charakterisierung lässt sich dabei über Datenbanken funktioneller Bildgebungsergebnisse (z. B. BrainMap: http://brainmap.org/ [Zugriff: 27.09.2012]; Laird et al. 2009a) realisieren, welche in den letzten Jahren als elektronische Sammlung funktioneller Befunde eine stetig wachsende Rolle eingenommen haben. Durch einen automatisierten Vergleich sämtlicher in der BrainMap-Datenbank enthaltener Aktivierungskoordinaten (immerhin gut 25 % der gesamten verfügbaren Literatur) mit der zu charakterisierenden Region können dabei alle diese Studien identifiziert werden, welche an dieser Stelle Aktivierungen aufwiesen. Die entsprechenden Studien können dann weiter bezüglich der durch sie abgebildeten Prozesse beschrieben werden. Dies kann entweder manuell geschehen oder, in der Praxis oft einfacher zu realisieren, über die in der Datenbank ebenfalls enthaltenen Beschreibungen des Paradigmas und des verwendeten Kontrastes. Hierbei ist zu beachten, dass verschiedene Prozesse ungleich häufig in der funktionellen Bildgebung untersucht wurden. Es finden sich zum Beispiel wesentlich mehr Studien zur Sprachverarbeitung als zur viszeral-sensorischen Introspektion. Erstere sind demzufolge in den entsprechenden Datenbanken stärker repräsentiert. Die entscheidende Frage zur funktionellen Charakterisierung lautet damit: Welche Art von Studien aktiviert die gefundene Region häufiger, als per Zufall zu erwarten gewesen wäre?

Von besonderer Relevanz ist eine solche Charakterisierung bei der Interpretation von Ergebnissen, deren zugrunde liegende Studien keinen direkten funktionellen Bezug haben. Als Beispiel können hierfür die in Abb. 17.4 gezeigten, in der Metaanalyse als konsistent bestätigten, morphologischen Befunde angesehen werden. Gerade die Interpretation solcher struktureller Veränderungen kann zu Spekulationen über vermeintlich betroffene mentale Prozesse einladen. Eine funktionelle Charakterisierung dieser morphologischen Befunde über die Beschreibung jener Studien in der BrainMap-Datenbank, welche in der entsprechenden Region Aktivierungen aufwiesen, erlaubt hingegen die objektive funktionelle Interpretation anatomischer Befunde. Hierbei zeigte sich, dass die betroffene Region im ventralen Striatum vor allem bei Studien zur Emotionsverarbeitung und hierbei speziell bei der Verarbeitung positiver Emotionen, also Freude, aktiviert wird (Abb. 17.4).

Zusammenfassung und Ausblick

Quantitative Metaanalysen funktioneller Bildgebungsstudien erlauben es, durch die Integration vielfältiger Einzelbefunde jene Regionen zu identifizieren, welche unabhängig vom genauen experimentellen Paradigma konsistent an einem bestimmten Prozess beteiligt sind. Weiterhin lassen sich konvergente regionale Hyper- oder Hypoaktivierungen in klinischen Populationen identifizieren. Die pathophysiologische Bedeutung einer entsprechend vermehrten oder reduzierten Aktivität kann dabei oft nicht letztendlich geklärt werden. Die funktionelle Charakterisierung einer als dysfunktional bzw. zwischen 2 Gruppen als divergent identifizierten Region erlaubt jedoch eine objektive Beschreibung jener mentalen Prozesse, die möglicherweise hierbei zugrunde liegen (Laird et al. 2009b). Die Kombination beider Ansätze sollte es möglich machen, die neuronalen Grundlagen der physiologischen Gehirnorganisation und pathologischer Mechanismen bei psychiatrischen oder neurologischen Erkrankungen außerhalb des Kontextes eines spezifischen Experiments und somit potenziell allgemeingültiger zu untersuchen.

Literatur

Barbour T, Murphy E, Pruitt P, Eickhoff SB, Keshavan MS, Rajan U, Zajac-Benitez C, Diwadkar VA (2010) Reduced intra-amygdala activity to positively valenced faces in adolescent schizophrenia offspring. Schizophr Res 123: 126–136

Caspers S, Zilles K, Laird AR, Eickhoff SB (2010) ALE meta-analysis of action observation and imitation in the human brain. Neuroimage 50: 1148–1167

Eickhoff SB, Laird AR, Grefkes C, Wang LE, Zilles K, Fox PT (2009) Coordinate-Based Activation Likelihood Estimation Meta-Analysis of Neuroimaging Data: A Random-Effects Approach Based on Empirical Estimates of Spatial Uncertainty. Hum Brain Mapp 30: 2907–2926

Eickhoff SB, Nickl-Jockschat T, Kurth F (2010) Metaanalysen in der klinischen Hirnforschung. Nervenarzt 81: 32–38

Evans AC, Marrett S, Neelin P, Collins L, Worsley K, Dai W, Milot S, Meyer E, Bub D (1992) Anatomical mapping of functional activation in stereotactic coordinate space. Neuroimage 1: 43–53

Greicius MD, Krasnow B, Reiss AL, Menon V (2003) Functional connectivity in the resting brain: a network analysis of the default mode hypothesis. Proc Natl Acad Sci USA 100: 253–258

Heim S, Eickhoff SB, Amunts K (2008) Specialisation in Broca-s region for semantic, phonological, and syntactic fluency? Neuroimage 40: 1362–1368

Laird AR, Eickhoff SB, Kurth F, Fox PM, Uecker AM, Turner JA, Robinson JL, Lancaster JL, Fox PT (2009a) ALE Meta-Analysis Workflows Via the Brainmap Database: Progress Towards A Probabilistic Functional Brain Atlas. Front Neuroinformatics 3: 23

Laird AR, Eickhoff SB, Li K, Robin DA, Glahn DC, Fox PT (2009b) Investigating the Functional Heterogeneity of the Default Mode Network Using Coordinate-Based Meta-Analytic Modeling. J Neurosci. 29: 14496–14505

Newman SD, Twieg DB, Carpenter PA (2001) Baseline conditions and subtractive logic in neuroimaging. Hum Brain Mapp 14: 228–235

Schanze D, Ekici AB, Gawlik M, Pfuhlmann B, Reis A, Stober G (2011) Evaluation of risk loci for schizophrenia derived from genome-wide association studies in a German population. Am J Med Genet B Neuropsychiatr Genet 156: 198–203

Wang LE, Fink GR, Diekhoff S, Rehme AK, Eickhoff SB, Grefkes C (2010) Noradrenergic enhancement improves motor network connectivity in stroke patients. Ann Neurol 69: 375–38

Höhere Hirnleistungen

Kapitel 18   **Motorik und Handlung** – 279
P. H. Weiss-Blankenhorn, G. R. Fink

Kapitel 19   **Wahrnehmung und Aufmerksamkeit** – 301
R. Weidner, G. R. Fink

Kapitel 20   **Visuelles System und Objektverarbeitung** – 319
K. Willmes, B. Fimm

Kapitel 21   **Auditorisches System** – 345
M. Meyer

Kapitel 22   **Exekutive Funktionen** – 359
N. Y. Seiferth, R. Thienel

Kapitel 23   **Somatosensorisches System** – 375
C. Grefkes, S. B. Eickhoff, G. R. Fink

Kapitel 24   **Gedächtnis** – 393
M. Piefke, G. R. Fink

Kapitel 25   **Lernen und Belohnungssystem** – 409
L. Rademacher, K. N. Spreckelmeyer

Kapitel 26   **Funktionelle Neuroanatomie der Sprache** – 425
K. Amunts, S. Heim

Kapitel 27   **Zahlenverarbeitung und Rechnen** – 443
H.-C. Nuerk, E. Klein, K. Willmes

Kapitel 28   **Konnektivität** – 457
C. Grefkes, S. B. Eickhoff, G. R. Fink

Kapitel 29   **Soziale Kognition** – 471
K. Vogeley, L. Schilbach

Kapitel 30   **Emotionen**   – 483
B. Derntl, F. Schneider, U. Habel

Kapitel 31   **Olfaktorik**   – 505
C. Moessnang, J. Freiherr

Kapitel 32   **Funktionelle Bildgebung in der Schmerzforschung**   – 523
U. Bingel, K. Wiech

Motorik und Handlung

P. H. Weiss-Blankenhorn, G. R. Fink

18.1 Motorik – 280
18.1.1 Funktionelle Anatomie des kortikalen motorischen Systems – 280
18.1.2 Somatotopische Organisation des kortikalen motorischen Systems – 282
18.1.3 Primärer motorischer Kortex (Area 4 oder F1) – 282
18.1.4 Supplementärmotorisches Areal (SMA, mesiale Area 6 oder F3) – 283
18.1.5 Zinguläres motorisches Areal (CMA) – 285
18.1.6 Parietoprämotorische Netzwerke – 286
18.1.7 Kortikale Netzwerke für die bimanuelle Koordination – 290

18.2 Handlung – 292
18.2.1 Motorische Aufmerksamkeit – 294
18.2.2 Handlungsmotivation – 294
18.2.3 Handlungsvorbereitung – 294
18.2.4 Handlungsabsicht (Intention) – 296

Literatur – 299

Zum Thema

Das motorische System befähigt den Menschen, Bewegungen auszuführen und mit seiner Umwelt zu interagieren. Während früher das motorische System als bloßes »output device« gesehen wurde, versteht man heute mehr und mehr, wie das motorische System in höhere kognitive Funktionen eingebunden ist (▶ Kap. 37). Die Komplexität der menschenmöglichen Bewegungen wird insbesondere bei bimanuellen Bewegungen deutlich. Bei der Steuerung komplexer, bimanueller Bewegungen sind viele Teile des motorischen Systems strukturell und funktionell beteiligt (Fink 2001). Diese kortikalen Netzwerke für die bimanuelle Koordination kann man mit neuen Methoden der Netzwerkanalyse charakterisieren und zudem mit der funktionellen Bildgebung erfassen, wie diese Netzwerke durch Schlaganfälle gestört und durch neuromodulatorische Verfahren wieder restituiert werden können. Die Aufklärung der Prozesse der Bewegungsentstehung ist zugleich ein wichtiger Schritt, sich wissenschaftlich-philosophischen Fragen über die menschliche Fähigkeit der »willkürlichen« Entscheidung (»freier Wille«), der Handlungsabsicht (»Motivation«) sowie des vorausschauenden Planens und Handelns zu nähern.

Die mannigfaltigen Bildgebungsstudien zum motorischen System bedingen eine Fokussierung dieses Kapitels auf zentrale Themen. In Hinblick auf die Möglichkeiten der fMRT und in Hinblick auf das ▶ Kap. 37 über Apraxien rückt hierbei die kortikale Organisation des motorischen Systems in den Vordergrund. Entsprechend werden im Abschnitt Motorik exemplarisch die Bedeutung der verschiedenen kortikalen motorischen Areale für die Steuerung bimanueller Bewegungen besprochen. Danach wird dargestellt, wie dieses motorische Netzwerk für bimanuelle Bewegungen als Ganzes charakterisiert und moduliert werden kann. Im Abschnitt »Handlung« gehen wir dann auf komplexe motorische Prozesse wie Handlungsmotivation, Handlungsvorbereitung und Handlungsabsicht ein.

Tab. 18.1 Vermutete Homologien zwischen dem motorischen System der Makaken und des Menschen

Makake	Mensch	Brodmann-Areal	Afferenzen
F1	M1	Area 4	PE (Area 5)
F2	PMdc	Superiore Area 6	MIP, V6a
F3	SMAproper	Kaudale mesiale Area 6	CMA
F4	PMv[c]	Kaudale inferiore Area 6	VIP
F5ab	PMv[r]	Rostrale inferiore Area 6	AIP
F5c	Broca	Area 44 (45)	PF (Area 40)
F6	präSMA	Rostrale mesiale Area 6	CMA, DLPFC
F7d	SEF	Area 8/9	LIP
F7v	PMdr	Area 8/9	DLPFC

18.1 Motorik

18.1.1 Funktionelle Anatomie des kortikalen motorischen Systems

Durch neuere Erkenntnisse über die funktionelle Organisation des kortikalen motorischen Systems der Makaken (Rizzolatti u. Luppino 2001) konnten Hypothesen über funktionelle Homologien beim Menschen entwickelt und mithilfe der funktionellen Bildgebung getestet werden (◘ Abb. 18.1; ▶ Abschn. 2.3.8, ◘ Abb. 2.34).

Danach ist das kortikale motorische System aus **parallel organisierten parietofrontalen Netzwerken** aufgebaut, die jeweils spezifische sensorische Informationen für die Bewegungsplanung und -ausführung transformieren (sensomotorische Transformationen, ◘ Tab. 18.1). Die **kaudalen motorischen Felder** der Makaken (F2–F5) empfangen Afferenzen vom parietalen Kortex und projizieren direkt zum primären motorischen Kortex (F1). Zu diesen kaudalen Feldern gehören der kaudale dorsale prämotorische Kortex (PMdc oder F2), das eigentliche supplementäre motorische Areal (SMAproper oder F3) sowie der kaudale und der rostrale Anteil des ventralen prämotorischen Kortex (PMvc oder F4 und PMvr oder F5ab; ◘ Tab. 18.1). Die Brodmann-Areale 44 und 45, auch Broca-Areal oder F5c genannt, nehmen eine Sonderstellung ein (Amunts u. Zilles 2012; Rizzolatti u. Craighero 2004).

Die **rostralen motorischen Felder (F6 und F7)** unterscheiden sich von den kaudalen motorischen Feldern dadurch, dass sie nicht direkt zum primären motorischen Kortex (F1) projizieren und keine direkten kortikospinalen Efferenzen haben. Ihre Afferenzen bekommen die rostralen motorischen Felder vom dorsolateralen präfrontalen und dem zingulären Kortex. Zu den rostralen motorischen Feldern gehören die präSMA oder F6 und das supplementäre Augenfeld (SEF oder F7d) sowie der rostrale Anteil des dorsalen prämotorischen Kortex (PMdr oder F7v). Das gemeinsame histologische Merkmal aller kortikalen motorischen Felder ist die agranuläre Rindenschichtung, d. h. eine fehlende Lamina granularis interna (Lamina IV), sodass die kortikalen motorischen Felder auch »frontaler agranulärer Kortex« genannt werden.

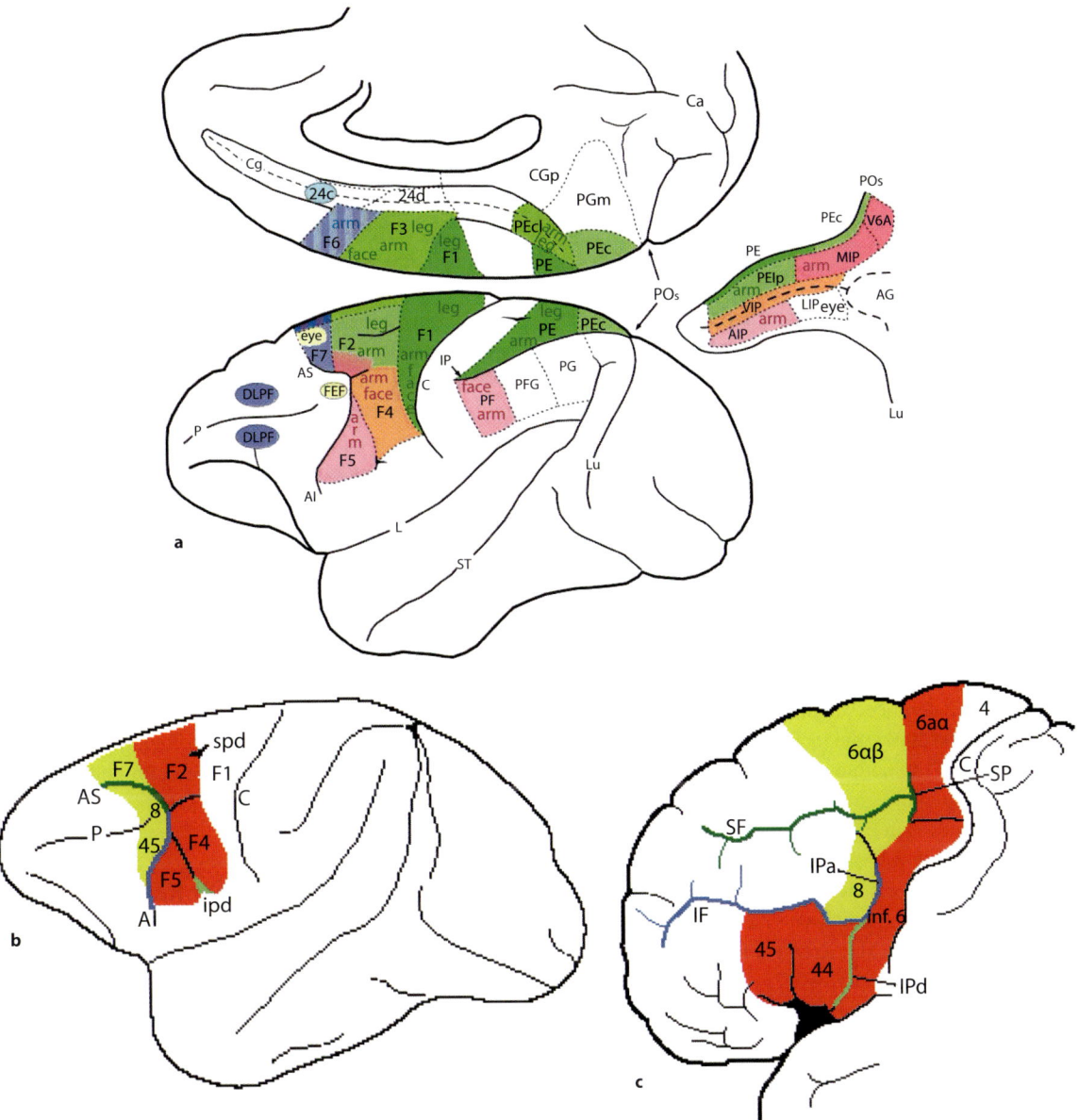

Abb. 18.1 a–c Übersicht über das kortikale motorische System beim Makaken und Menschen. **a** Terminologie und Lokalisation der kortikalen motorischen Felder (F1–F7) beim Makaken (aus Luppino u. Rizzolatti 2000; mit freundlicher Genehmigung von The American Physiological Society, Bethesda). Zusätzlich zu den motorischen Feldern auf der lateralen und mesialen Kortexoberfläche sind die entsprechenden parietalen Projektionsareale (PE, PF etc.) dargestellt. Der Kortex im intraparietalen Sulcus ist zudem aufgeklappt dargestellt, um die Lokalisation der wichtigen polymodalen Areale (AIP, VIP, LIP, MIP) deutlich zu machen. **b** und **c** Betrachtung der möglichen Homologien des prämotorischen Kortex von Makake (**b**) und Mensch (**c**) (aus Rizzolatti u. Arbib 1998; mit freundlicher Genehmigung von Elsevier). Basierend auf der Anatomie der Sulci wird angenommen, dass dem Feld F5 beim Makaken die Areale 44 und 45 beim Menschen entsprechen. Das Feld F4 beim Makaken entspräche dann dem inferioren Anteil des menschlichen Areals 6. Diese Homologien ergeben sich, wenn angenommen wird, dass sich der menschliche inferiore frontale Sulcus (IF) aus dem inferioren Anteil des Sulcus arcuatus (AI) des Makaken (beide *blau*) und sich der menschliche superiore frontale Sulcus (SF) aus dem superioren Anteil des Sulcus arcuatus (AS) entwickelte (beide *dunkelgrün*). Dem inferioren präzentralen Grübchen (ipd) beim Makaken, das F4 von F5 trennt, entspräche dann der absteigende Ast des inferioren präzentralen Sulcus (IPd) beim Menschen (beide *hellgrün*)

> **Das kortikale motorische System besteht aus dem primärmotorischen Kortex, den medial gelegenen supplementärmotorischen und zingulären motorischen Arealen, den lateralen prämotorischen Arealen sowie dem Broca-Areal und dem frontalen Augenfeld. Zudem sind Teile des lateralen parietalen Kortex in das kortikale motorische System eingebunden.**

18.1.2 Somatotopische Organisation des kortikalen motorischen Systems

Aufgrund der initialen invasiven perioperativen Stimulationsexperimente ging man lange Zeit davon aus, dass es nur 2 kortikale motorische Felder mit jeweils einer kompletten somatotopischen Repräsentation des Körpers gibt: den **primären motorischen Kortex (M1 oder F1)** auf der lateralen und das **supplementäre motorische Areal (SMA oder F3)** auf der mesialen Oberfläche der Hemisphäre. Die somatotopische Gliederung der kleineren SMA wurde als weniger genau und insbesondere auf proximale und axiale Bewegungsmuster konzentriert beschrieben. Wiederum in Homologie zu den neueren Studien bei Makaken (Rizzolatti u. Luppino 2001), die in allen kaudalen motorischen Feldern (F1–F5) somatotopisch geordnete Repräsentationen aller Körperbewegungen fanden, geht man heute davon aus, dass es auch beim Menschen multiple somatotopisch gegliederte motorische Repräsentationen in den verschiedenen motorischen Arealen gibt (Fink et al. 1997).

Bezüglich der somatotopen Gliederung des primären motorischen Kortex (M1, Area 4) zeigten die ersten Bildgebungsstudien (Fink et al. 1997) eine mit den invasiven perioperativen Studien vergleichbare Somatotopie: Während sich die Repräsentation des Fußes im Bereich der Mantelkante bzw. im mesialen Anteil des präzentralen Gyrus befindet, liegt das motorische Handareal lateral im Bereich des Knies des zentralen Sulcus. Die lateralsten Aktivierungen fanden sich für Mund- bzw. Zungenbewegungen. Nichtsdestotrotz ist die genaue Organisationsstruktur des (primären) motorischen Kortex weiterhin ungeklärt. Insbesondere die Repräsentation innerhalb einer Gliedmaße scheint keiner strengen Somatotopie zu folgen (Sanes et al. 1995).

Neuere fMRT-Studien legen nahe, dass Hand- und Fingerbewegungen eher durch verteilte und sich überlappende Netzwerke (mit nur gering ausgeprägter Somatotopie) repräsentiert werden, die sich in ihrer Zusammensetzung den jeweils aktuellen funktionellen Erfordernissen anpassen (können). Für diese Hypothese sprechen auch die Ergebnisse von Kleinschmidt und Kollegen, die mithilfe von hochauflösender fMRT beim Vergleich von Fingerbewegungen vs. Ruhe eine deutliche Überlappung der motorischen Repräsentationen der Finger nachweisen konnten (Kleinschmidt et al. 1997). Wenn aber die Aktivierungen ausgelöst durch einzelne Fingerbewegungen verglichen wurden mit der Aktivierung durch Bewegungen der jeweils anderen Finger (als Kontrollbedingung), ergaben sich für die einzelnen Finger differenzielle Aktivierungen, die entsprechend des klassischen motorischen Homunculus mediolateral im Sulcus centralis angeordnet waren. Entsprechend scheint die motorische Somatotopie des Handareals nicht aus qualitativ getrennten Repräsentationen der einzelnen Finger(-bewegungen) zu bestehen, sondern aus funktionellen Einheiten, die eine quantitative Bevorzugung für die Steuerung einzelner Finger(-bewegungen) aufweisen. Interessanterweise lässt sich eine motorische Somatotopie nicht nur für tatsächlich ausgeführte Bewegungen, sondern auch für beobachtete Bewegungen im sog. Spiegelneuronensystem nachweisen (Buccino et al. 2001).

Im Weiteren werden wir auf die einzelnen motorischen Areale in Hinblick auf ihre Bedeutung bei der Steuerung bimanueller Bewegungen eingehen. Nach der Beschreibung der einzelnen Komponenten des kortikalen motorischen Systems wird mithilfe von neueren systemisch-mathematischen Methoden dieses bimanuelle motorische Netzwerk charakterisiert und schließlich gezeigt werden, wie dieses Netzwerk mit technischen und pharmakologischen Ansätzen moduliert werden kann.

18.1.3 Primärer motorischer Kortex (Area 4 oder F1)

An erster Stelle der kortikalen Strukturen des motorischen Systems ist der **primäre motorische Kortex (Area 4 oder F1)** zu nennen, der sich auf der lateralen wie medialen Hemisphäre vom Grund des Sulcus centralis bis auf die freie Oberfläche des Gyrus praecentralis erstreckt. Die in der Schicht V des primärmotorischen Kortex gelegenen Betz-Riesenpyramidenzellen bilden über den **Tractus corticospinalis (die Pyramidenbahn)** die wichtigste Ausflussbahn des motorischen Systems und enden mit ihren Axonen direkt auf den Motoneuronen des Rückenmarks. Entsprechend besitzt der primärmotorische Kortex (Area 4 oder F1) die einzigartige Kapazität zur **Kontrolle von feinen, isolierten (Finger-)Bewegungen.** Die kortikospinalen Projektionen steuern zum überwiegenden Teil die kontralaterale Extremitätenmuskulatur.

Die Größe der Riesenpyramidenzellen-Perikaryen ist zum einen durch die Länge ihrer Axone bedingt, zum anderen ermöglichen sie durch ihre großen Dendritenbäume eine ausgeprägte Konvergenz der Informationen aus den höheren motorischen Feldern. In neueren anatomischen Studien (Geyer et al. 1996) konnte gezeigt werden, dass der primäre motorische Kortex aus mindestens 2 Subarealen (Area 4p[osterior] und Area 4a[nterior]) aufgebaut ist. Auf die differenzielle Funktion dieser Subareale gehen wir im ▶ Abschn. 18.2.1 noch genauer ein.

> **Betz-Riesenzellen und das Fehlen der Lamina IV sind die Charakteristika des primären motorischen Kortex (Area 4 oder F1, ▶ Abschn. 2.3.8, ◘ Abb. 2.35). Aus der Area 4 stammen die schnellleitenden, absteigenden motorischen Bahnen zum Hirnstamm (motorische Kerngebiete der Hirnnerven) und zum Vorderhorn des Rückenmarks, die den wesentlichen Teil der Pyramidenbahn ausmachen. Die Area 4 lässt sich anatomisch und funktionell in ein anteriores (Area 4a) und posteriores (Area 4p) Subareal unterteilen.**

Die wichtigsten parietalen Afferenzen für den primären motorischen Kortex (Area 4 bzw. F1) kommen aus der Area 5 (PE). Die **Area 5 im superioren parietalen Kortex** schließt sich kaudal dem unimodalen sensorischen Kortex auf dem Gyrus postcentralis an und stellt ein »höheres« sensorisches Areal dar, das insbesondere propriozeptive Informationen verarbeitet (▶ Kap. 23). Es wird angenommen, dass die Hauptaufgabe von Area 5 darin besteht, den primären motorischen Kortex (Area 4, F1) mit den für die Bewegungskontrolle notwendigen propriozeptiven Informationen über die **aktuelle Stellung der Extremitäten im Raum** zu versorgen.

Neben den Afferenzen von Area 5 (PE) erhält der primäre motorische Kortex (Area 4, F1) Afferenzen von allen kaudalen prämotorischen Feldern (F2–F5). Somit kommt dem primären motorischen Kortex die Aufgabe zu, die in den »höheren« (prämotorischen) Feldern geplanten Aktionen mithilfe der propriozeptiven Informationen aus der Area 5 in einzelne, elementare Bewegungen zu segmentieren und dann auszuführen.

Untersuchungen an nichtmenschlichen Primaten konnten zeigen, dass dem primären motorischen Kortex (M1, Area 4) bei bimanuellen Bewegungen eine wichtige Funktion zukommt (Donchin et al. 1998). Dies war zunächst im Widerspruch zum Lehrbuchwissen, das insbesondere dem supplementärmotorischen Areal (SMA) eine große Bedeutung bei der bimanuellen Koordination zusprach (▶ Abschn. 18.1.4). Genauere Untersuchungen ergaben aber, dass die Beteiligung des primären motorischen Kortex an der bimanuellen Koordination von der Art der Bewegung abhängt. Bei bimanuellen distalen Fingerbewegungen ist keine relevante Beteiligung des primären motorischen Kortex festzustellen. Dahingegen wird der primäre motorische Kortex bei bilateralen proximalen Bewegungen (z. B. Arm- oder Schulterbewegungen) deutlich aktiviert (Nirkko et al. 2001). Diese Beobachtungen passen sehr gut zu den bekannten anatomischen Verbindungen des primären motorischen Kortex. Im Gegensatz zu distalen Handmuskeln besitzen proximale Armmuskeln eine ausgeprägte ipsilaterale Innervation durch den primären motorischen Kortex. Bei den von Donchin und Kollegen untersuchten bilateralen Bewegungen handelte es sich ebenfalls um proximale Armbewegungen, was die von diesen Untersuchern gefundene starke Beteiligung des primären motorischen Kortex an der bimanuellen Koordination bei Primaten erklären kann.

18.1.4 Supplementärmotorisches Areal (SMA, mesiale Area 6 oder F3)

Basierend auf anatomischen und physiologischen Daten, die an nichtmenschlichen Primaten gewonnen wurden, wurde schon früh postuliert, dass das supplementärmotorische Areal (SMA) für die bimanuelle Koordination von herausragender Bedeutung ist. Viele SMA-Neurone projektieren bilateral auf die Arm- und Handmuskeln (Brinkman u. Porter 1979) und im Gegensatz zum primären motorischen Kortex feuern SMA-Neurone auch bei ipsilateralen und bilateralen Bewegungen (Tanji et al. 1987). Frühere Bildgebungsstudien mit der Positronenemissionstomographie (PET) unterstützen die These, dass die mesiale SMA ein entscheidendes Areal für die bimanuelle Koordination ist (Sadato et al. 1997). Aber auch diese Untersuchung zeigte schon eine relevante Mitbeteiligung des dorsalen (lateralen) prämotorischen Kortex (PM) bei bimanuellen Bewegungen. Folgende Bildgebungsstudien machten sich den Umstand zunutze, dass repetitive bilaterale Anti-Phase-Bewegungen (z. B. Adduktion des linken Zeigefingers bei gleichzeitiger Abduktion des rechten Zeigefingers) deutlich schwieriger durchzuführen sind als repetitive bilaterale In-Phase-Bewegungen (z. B. gleichzeitige Adduktion oder Abduktion beider Zeigefinger; Stephan et al. 1999). Es wurde davon ausgegangen, dass die höhere Schwierigkeit bei der Durchführung von Anti-Phase-Bewegungen Ausdruck der verstärkten Anforderungen an die bimanuelle Koordination ist. Somit werden durch den Kontrast von Anti- vs. In-Phase-Bewegungen mit der funktionellen Bildgebung genau die Areale dargestellt, die diese erschwerte bimanuelle Koordination unterstützen. Gleichzeitig kontrolliert diese Analyse für die Bewegung beider Gliedmaßen, was beim bloßen Vergleich zwischen bimanuellen und unimanuellen Bewegungen nicht der Fall ist (◘ Abb. 18.2a,b). Mithilfe dieser Technik gelang es Stephan und Kollegen, eine umschriebene Region im Bereich der mesialen motorischen Areale (im Grenzbereich zwischen dem supplementärmotorischen Areal, SMA, und dem zingulären motorischen Areal, CMA, ▶ Abschn. 18.1.5), die spezifisch für Anti-Phase-Bewegungen war, zu aktivieren (◘ Abb. 18.2c–e; Stephan et al. 1999).

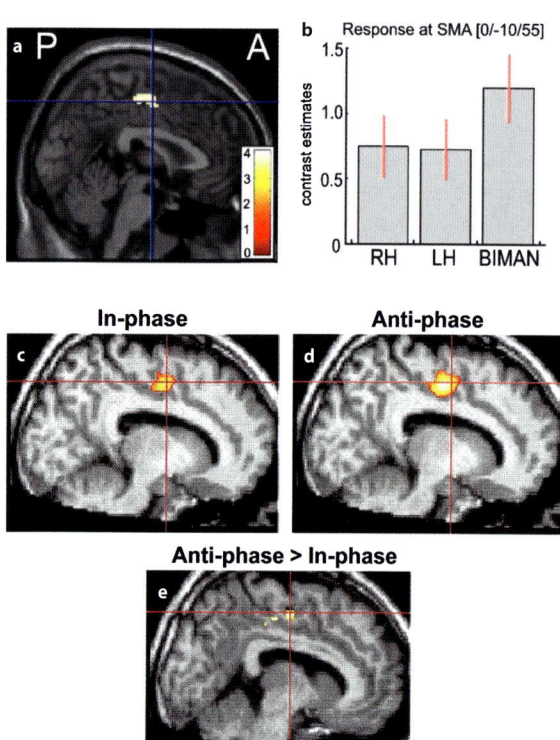

◘ **Abb. 18.2 a–e** Aktivierung des supplementärmotorischen Areals (SMA) und des zingulären motorischen Areals (CMA) bei bimanuellen Bewegungen. **a** und **b** Aktivierung des supplementärmotorischen Areals (SMA) bei bimanuellen Bewegungen im Vergleich zu unilateralen Bewegungen der rechten und linken Hand (aus Grefkes et al. 2008a; mit freundlicher Genehmigung von Elsevier). Dargestellt ist das Ergebnis der Konjunktionsanalyse (**a**), d. h., die signifikante Aktivierung, die beiden Vergleichen (bimanuelle Bewegungen vs. Bewegungen der rechten Hand und bimanuelle Bewegungen vs. Bewegungen der linken Hand) gemeinsam ist. Die signifikante Aktivitätszunahme des SMA bei bimanuellen Bewegungen (BIMAN) wird durch die numerische Darstellung der Aktivitätsänderung in (**b**) nochmals verdeutlicht. Die Konjunktionsanalyse kontrolliert zudem gut für die Bewegung beider Gliedmaßen, was bei den beiden Einzelvergleichen (bimanuelle Bewegungen vs. Bewegung der rechten [RH] oder der linken Hand [LH]) nicht der Fall ist. **c–e** Aktivierung des zingulären motorischen Areals (CMA) bei bimanuellen Anti-Phase-Bewegungen (mod. nach Stephan et al. 1999; mit freundlicher Genehmigung von Oxford University Press). Die mesialen motorischen Areale werden sowohl bei bimanuellen In-Phase- als auch bei Anti-Phase-Bewegungen aktiviert (**c** und **d**). Insbesondere der Übergangsbereich zwischen den zingulären und supplementären motorischen Arealen ist differenziell bei Anti-Phase-Handbewegungen stärker aktiv als bei In-Phase-Bewegungen (**e**)

Eine andere Arbeitsgruppe nutzte den sog. Frequenz-Effekt (»rate effect«), um differenzielle Aktivierungen bei der bimanuellen Koordination zu untersuchen (Jäncke et al. 2000). Dieser Effekt beschreibt die Beobachtung, dass die mit der fMRT gemessene Aktivität in manchen motorischen Arealen parallel zur Frequenz der durchgeführten Bewegung zunimmt. Die Arbeitsgruppe wies gesunde Probanden an, bimanuelle Bewegungen mit unterschiedlichen Frequenzen durchzuführen. Hierbei sollten die Probanden mit der einen (z. B. rechten) Hand in einer anderen (z. B. schnelleren) Frequenz Bewegungen ausführen als mit der anderen (linken) Hand. Wie erwartet, zeigte sich für den primären motorischen Kortex jeweils ein kontralateraler Frequenz-Effekt: Der zu der sich schneller bewegenden Hand kontralaterale primäre motorische Kortex zeigte deutlich stärkere Aktivität als der primärmotorische Kortex, der kontralateral zu der sich langsam bewegenden Hand lag. Bei diesen bimanuellen Bewegungen mit unterschiedlicher Frequenz zeigte sich aber keine funktionelle Asymmetrie im primären motorischen Kortex. Der kontralaterale Frequenz-Effekt im primären motorischen Kortex war ähnlich ausgeprägt, egal welche Hand sich schneller oder langsamer bewegte. Darüber hinaus war im primären motorischen Kortex kein signifikanter Aktivitätsunterschied zwischen uni- und bimanuellen Bewegungen mit gleicher Frequenz festzustellen. Dahingegen wurde die SMA deutlich stärker bei bimanuellen als bei unimanuellen Bewegungen aktiviert. Zudem war beim Frequenz-Effekt eine funktionelle Asymmetrie in der SMA zu beobachten. Die SMA der linken, bei den rechtshändigen Probanden dominanten Hemisphäre zeigte einen deutlich stärkeren Frequenz-Effekt als die rechte SMA. Diese Studie konnte also unter geschickter Ausnutzung des Frequenz-Effektes die Bedeutung der (linken) SMA für die bimanuelle Koordination unterstreichen.

Um die spezifische Funktion der SMA bei der bimanuellen Koordination weiter einzugrenzen, führten Debaere und Kollegen eine fMRT-Studie durch, bei der nicht nur Hand-, sondern auch Fußbewegungen ausgeführt werden mussten, und zwar in einigen Durchgängen in der gleichen, in anderen Durchgängen aber in unterschiedlichen Richtungen (Debaere et al. 2001). Die koordinierte Bewegung beider Gliedmaßen aktivierte ein umfangreiches Netzwerk aus SMA, CMA, prämotorischem und primärmotorischem Kortex sowie dem Zerebellum, und zwar stärker als bei den vergleichbaren Bewegungen der einzelnen Gliedmaßen. Beim Vergleich von koordinierten Bewegungen in unterschiedlichen vs. gleichen Richtungen fand sich eine spezifische Aktivierung der SMA. Somit scheint die SMA insbesondere für die (»bimanuelle«) Koordination von unterschiedlichen Bewegungen wichtig zu sein. Hierbei sei angemerkt, dass bei fast allen alltäglichen bimanuellen Handlungen die beiden Hände nicht die gleichen, sondern unterschiedliche Bewegungen ausführen. Da der SMA auch bei der Handlungsabsicht/-intention (▶ Abschn. 18.2.4) eine wichtige Rolle zukommt, untersuchten Debaere und Kollegen in einer Folgestudie das neurale Substrat von intern vs. extern gesteuerten bimanuellen Bewegungen (Debaere et al. 2003). Die mesialen motorischen Areale (SMA, aber auch CMA) waren besonders dann aktiv, wenn die bimanuellen Bewegungen intern gesteuert

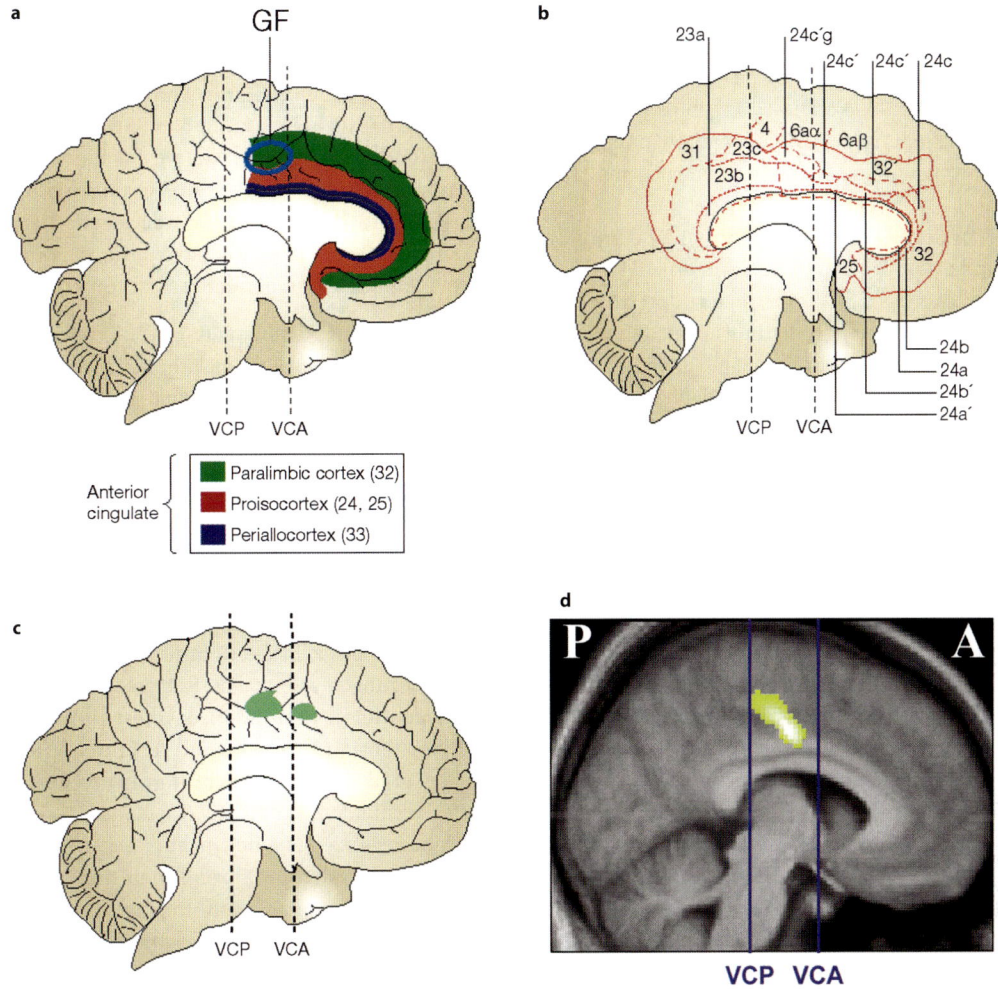

◘ **Abb. 18.3 a–d** Funktionelle Anatomie des zingulären (motorischen) Kortex. **a** und **b** Strukturelle Unterteilung des menschlichen zingulären Kortex (aus Paus 2001; mit freundlicher Genehmigung von Nature Publishing Group). Der anteriore zinguläre Kortex kann in der ventrodorsalen Richtung in 3 Abschnitte unterteilt werden (**a**): periallokortikales Areal (Brodmann-Areal 33), das sich direkt dem Corpus callosum anschließt, proisokortikales Areal (Brodmann-Areale 24 und 25) und schließlich der paralimbische Kortex (Brodmann-Areal 32), der im zingulären Sulcus und auf dem parazingulären Gyrus lokalisiert ist. Das gigantopyramidale Feld (GF, *blauer Kreis*) entspricht in etwa der Handrepräsentation im zingulären motorischen Areal (CMA, [**c**]). **b** Genaue Lokalisation der zingulären Areale nebst ihrer Unterareale. **c** Schematische Darstellung (*grün*) der Handrepräsentation (zinguläres motorisches Areal, CMA) im zingulären Kortex (Paus 2001). Diese liegt in dem Abschnitt des zingulären Kortex, der sich zwischen den vertikalen Ebenen durch die anteriore (VCA) bzw. posteriore (VCP) Kommissur befindet. **d** Aktivierung des zingulären motorischen Areals (CMA, MNI-Koordinaten: -6, -12, +42) bei der Beurteilung der sequenziellen Struktur komplexer Bewegungen in der fMRT-Studie von Weiss et al. (2006). *P* posterior, *A* anterior; Details ▶ Text. (Mod. nach Weiss et al. 2006; mit freundlicher Genehmigung von John Wiley and Sons)

wurden. Diese Bildgebungsstudie zeigt sehr schön, dass man die Funktion eines (motorischen) Areals nicht isoliert betrachten sollte: Die motorische Funktion der SMA umfasst sowohl die bimanuelle Koordination als auch die Handlungsabsicht/-intention.

18.1.5 Zinguläres motorisches Areal (CMA)

Der (anteriore) zinguläre Kortex (ACC) ist durch seine funktionell-anatomische Struktur prädestiniert, als Bindeglied zwischen limbischen, kognitiven und motorischen Prozessen zu fungieren (Paus 2001). Entsprechend nimmt der ACC im motorischen System Einfluss auf die rostralen motorischen Felder, insbesondere auf die präSMA oder F6, einem Areal, das an der Erzeugung der Handlungsabsicht (Intention) beteiligt ist (▶ Abschn. 18.2.4). Außerdem liegen im ACC anatomisch funktionell separate Repräsentationen für Hand-, Augen und Sprechbewegungen vor (◘ Abb. 18.3).

In einer fMRT-Studie konnten Weiss und Mitarbeiter zeigen, dass das linke zinguläre motorische Areal (CMA) als Teil des ACC nicht nur bei der tatsächlichen Auswahl von Bewegungen im Rahmen einer komplexen, sequenziellen Handlung aktiv ist, sondern auch bei der Beurteilung der sequenziellen Struktur dieser Handlungen (Abb. 18.3d; Weiss et al. 2006). Dieses Ergebnis verdeutlicht nochmals die Stellung des ACC zwischen motorischen Steuerungsprozessen und kognitiver Kontrolle von Handlungen.

Zudem passt dieses Ergebnis sehr gut zu den Bildgebungsbefunden von Ullen und Mitarbeitern, die nachweisen konnten, dass das CMA insbesondere durch die Kontrolle der Sequenz von polyrhythmischen, bimanuellen Bewegungen aktiviert wird (Ullen et al. 2003). Im Gegensatz zu bimanuellen In-Phase- oder Anti-Phase-Bewegungen (▶ Abschn. 18.1.4 und Abb. 18.2), die beidseits mit gleicher Frequenz ausgeführt werden, handelt es sich bei Polyrhythmen um bimanuelle Bewegungen, bei denen die beiden Hände Bewegungen von unterschiedlicher Frequenz durchführen. Dadurch entstehen durch Polyrhythmen komplexe Bewegungssequenzen. Somit ergibt sich die Frage, ob die bei bimanuellen, polyrhythmischen Bewegungen beobachtbaren kortikalen Aktivierungen durch die Kontrolle des Rhythmus oder eher durch die Kontrolle der Sequenz ausgelöst werden. Ullen und Kollegen konnten in ihrem fMRT-Experiment zeigen, dass diesbezüglich in dem motorischen Netzwerk für bimanuelle Bewegungen Arbeitsteilung herrscht: Während das SMA eher den Rhythmus der bimanuellen Bewegungen kontrollierte, war der vordere Anteil des CMA in die Kontrolle der Abfolge der sequenziellen Bewegungen involviert.

Die Bedeutung des CMA für motorische Kontrollprozesse wird auch in der Bildgebungsstudie von Wenderoth und Kollegen deutlich (Wenderoth et al. 2005). In dieser Studie mussten gesunde Probanden räumlich komplexe, bimanuelle Bewegungen an 2 MRT-kompatiblen Joysticks durchführen. Hierbei wurde speziell darauf geachtet, dass die Probanden nicht bevorzugte Bewegungsmuster einsetzen konnten (z. B. In-Phase- bzw. Spiegelbewegungen). Diese komplexen bimanuellen Joystickbewegungen führten generell zu einer stärkeren Aktivierung der mesialen motorischen Areale und hier besonders zu einer Aktivitätssteigerung im CMA. Die Autoren der Studie interpretieren dieses Aktivierungsmuster dahingehend, dass das mesiale CMA die Aktivität anderer motorischer Areale (insbesondere die des primären motorischen Kortex und die des SMA) moduliert bzw. kontrolliert, damit die Probanden nicht in die bevorzugten Bewegungsmuster verfallen, sondern die räumlich-komplexe, bimanuelle Koordination aufrecht erhalten.

18.1.6 Parietoprämotorische Netzwerke

 Entsprechend der neueren anatomischen und physiologischen Befunde werden die prämotorischen Areale hier zusammen mit den korrespondierenden parietalen Arealen, aus denen die prämotorischen Areale ihre Efferenzen erhalten (Tab. 18.1), als parietoprämotorische Netzwerke aufgefasst, deren Bedeutung für die bimanuelle Koordination gemeinsam besprochen wird.

Um zielgerichtete Armbewegungen zu Objekten im Raum planen, koordinieren und ausführen zu können, müssen multimodale sensorische Informationen integriert werden. Hierfür müssen die räumlichen Informationen aus dem motorischen, visuellen und sensorischen System in ein gemeinsames räumliches Koordinatensystem (»common spatial reference frame«) transformiert werden. Die Generierung eines gemeinsamen räumlichen Koordinatensystems beinhaltet den Vorteil, dass verschiedene Effektoren des motorischen Systems diese Informationen nutzen können, was z. B. die Koordination von Augen- und Armbewegungen vereinfacht. Entsprechend ist das **mediale intraparietale Areal (MIP)**, das diese visuomotorischen Koordinatentransformationen vermittelt (▶ Box 18.1; Grefkes et al. 2004), mit dem dorsalen prämotorischen Kortex verbunden, wo die Repräsentation von Arm- und Augenbewegungen eng beieinander liegen. Im **kaudalen Anteil des dorsalen prämotorischen Kortex (PMdc, F2)** findet sich eine somatotopische Repräsentation des Armes, die für die Vorbereitung und Planung von Bewegungen genutzt wird. Angrenzend an den dorsalen prämotorischen Kortex (PMd) liegt zum einen ventral gelegen das frontale Augenfeld (FEF) und dorsal gelegen das supplementäre Augenfeld (SEF), sodass dort auf engem Raum die Areale zur Steuerung von Arm- und Augenbewegungen zusammenliegen (PMdc, FEF, SEF). Da in dem MIP-PMdc-Netzwerk alle für die Bewegungsplanung nötigen sensorischen (visuellen und propriozeptiven) Informationen zur Verfügung stehen, eignet es sich auch dazu, während der Annäherungsphase des Armes das gemeinsame räumliche Koordinatensystem ständig zu aktualisieren, d. h. die aktuelle Position des Armes im Raum zu registrieren, mit der gewünschten Zielposition zu vergleichen und ggf. die Trajektorie der Reichbewegung sofort zu modifizieren.

Das **ventrale intraparietale Areal (VIP**; Bremmer et al. 2001) liegt auf dem Boden des intraparietalen Sulcus (IPS) und erhält bilaterale Afferenzen von den Arealen des dorsalen **visuomotorischen Verarbeitungsweges**, die optischen Fluss und Bewegung kodieren (z. B. mittleres superiores temporales Areal, MST, mittleres temporales Areal, MT. Zudem erhält VIP somatosensorische Bewegungsinformationen aus der Area 5 (PE) des superioren parietalen

18.1 · Motorik

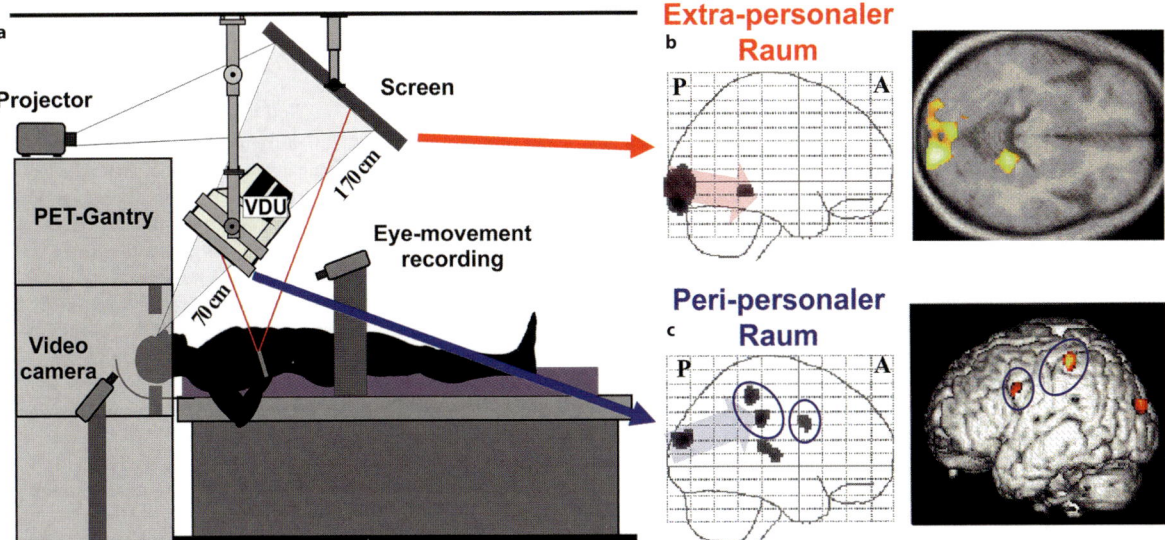

Abb. 18.4 a–c Differenzielle Aktivierung des dorsalen und ventralen Pfades durch Handlungen im peripersonalen vs. extrapersonalen Raum. **a** Versuchsaufbau (PET): Die Linienhalbierung bzw. das einfache Zeigen (als Kontrollbedingung) wurden mit dem Laserpointer auf einem Monitor in Armreichweite (peripersonaler Raum) oder auf einer entfernten Leinwand (extrapersonaler Raum) durchgeführt (mod. nach Weiss et al. 2000; mit freundlicher Genehmigung von Oxford University Press). **b** Handlungen mit einem Effekt im extrapersonalen Raum aktivierten differenziell den ventralen visuoperzeptiven Verarbeitungsweg (*roter Pfeil*): ventraler okzipitaler Kortex und medialer temporaler Kortex (parahippocampales Ortsareal). Gezeigt werden eine Projektion der Aktivierungen auf eine schematische Darstellung des Standardgehirns (*links*) und die Überlagerung der Aktivierungen auf einem axialen Schnitt durch das gemittelte strukturelle Gruppen-MRT (*rechts*). **c** Handlungen mit einem Effekt im peripersonalen Raum aktivieren differenziell den dorsalen visuomotorischen Verarbeitungsweg (*lila Pfeil*): dorsaler okzipitaler Kortex, intraparietaler Kortex, prämotorischer Kortex und Thalamus. Gezeigt werden eine Projektion der Aktivierungen auf eine schematische Darstellung des Standardgehirns (*links*) und die Überlagerung der Aktivierungen auf die Oberfläche eines normalisierten Gehirns (*rechts*). Durch die *blauen Ellipsen* werden die Aktivierungen im intraparietalen Sulcus (d. h. VIP; beachte, dass auf der Oberflächenprojektion die zweite Aktivierung im intraparietalen Sulcus verschwindet) und die prämotorische Aktivierung (PMvc, F4) hervorgehoben

Kortex (▶ Kap. 23). Somit handelt es sich bei VIP um ein polymodales Areal, das Bewegungsinformationen aus dem peripersonalen Raum, d. h. dem Raum um den eigenen Körper herum, der durch den ausgestreckten Arm erreicht werden kann, verarbeitet. Diese Informationen werden dann an den **(kaudalen) ventralen Anteil des prämotorischen Kortex (PMvc, F4)** weitergeleitet. Dort findet sich eine somatotopisch angeordnete Repräsentation insbesondere der proximalen oberen Gliedmaßen. Entsprechend werden die Bewegungsinformationen aus VIP in PMvc (F4) in **Bewegungsentwürfe für (proximale) Reichbewegungen innerhalb des peripersonalen Raumes** umgesetzt (Weiss et al. 2000). Diese Bewegungsentwürfe werden dann vom primären motorischen Kortex (Area 4, F1) zur Ausführung ausgelesen. Demgegenüber führen Handlungen, die im extrapersonalen Raum, d. h. im Raum außerhalb der Reichweite des Armes, einen Effekt haben, zu einer differenziellen Aktivierung des ventralen visuoperzeptiven Verarbeitungsweges (◘ Abb. 18.4).

Um Objekte zu greifen, müssen die Handstellung und die Fingerkonfiguration während der Reichbewegung zum Objekt genau an die Erfordernisse des Objektes angepasst werden. Diese Fähigkeit beruht zum einen auf der Funktionsfähigkeit des primären motorischen Kortex (Area 4, F1), der insbesondere feine Fingerbewegungen steuert (▶ Abschn. 18.1.3), zum anderen müssen aber die (motorisch) relevanten Objekteigenschaften erkannt und für die Planung der Greifbewegung zur Verfügung gestellt werden. Für diese Funktion steht ein spezialisiertes parietofrontales Netzwerk zur Verfügung. Dieses wird aus dem **anterioren intraparietalen Areal (AIP)** und dem **rostralen Anteil des ventralen prämotorischen Kortex (PMv[r] oder F5ab)** im Bereich der inferioren Area 6 gebildet (Binkofski et al. 1998, 1999; Grefkes et al. 2002).

> Nach Jeannerod et al. (1995) findet die Verarbeitung von visuellen Informationen auf 2 interagierenden Verarbeitungswegen statt: dem dorsalen visuomotorischen Verarbeitungsweg, der visuelle Informationen über Objekte und den Raum für die Bewegungssteuerung transformiert, und dem ventralen visuoperzeptuellen Verarbeitungsweg, wo die Objekterkennung und semantische Verarbeitung stattfinden.

> **Box 18.1. Visuomotorische Koordinatentransformationen im menschlichen medialen intraparietalen Kortex (Grefkes et al. 2004)**
>
> Beim Makaken verarbeitet der posteriore Parietalkortex multimodale Informationen für die Planung von Bewegungen. Insbesondere die Areale im intraparietalen Sulcus (IPS) bilden eine Schnittstelle zwischen spezialisierten motorischen und sensorischen Systemen, die der Koordination von Bewegungen im Raum dienen. Die Steuerung von Armbewegungen im Raum wird beim Affen durch das mediale intraparietale Areal (MIP) koordiniert. Entsprechend der schon bekannten Homologien zwischen Mensch und Makake bezüglich der Struktur und Funktion des intraparietalen Kortex (z. B. ventrales [VIP] bzw. anteriores [AIP] intraparietales Areal [Bremmer et al. 2001; Grefkes et al. 2002]) untersuchten Grefkes und Mitarbeiter (2004) mithilfe der fMRT, ob der menschliche mediale intraparietale Kortex, wie beim Makaken, spezifisch bei der visuomotorischen Koordinatentransformation für Bewegungen im Raum beteiligt ist (◘ Abb. 18.5).
>
> Hierzu verwendeten sie einen experimentellen Versuchsaufbau, mit dessen Hilfe das MIP bei neurophysiologischen Untersuchungen am Makaken aktiviert werden konnte (Eskandar u. Assad 1999): Gesunde Probanden sollten mithilfe eines Joysticks einen Punkt auf dem Computerbildschirm von einem vorgegebenen Startpunkt auf eine zufällig generierte Zielkoordinate überführen. Die Rückmeldung über die Bewegung erfolgte entweder über visuelle oder rein propriozeptive Informationen. Die Kontrollbedingungen enthielten keine zielgerichteten, d. h. auf bestimmte Koordinaten ausgerichtete Joystickbewegungen, sondern einfache, relativ ungerichtete Joystickbewegungen in Richtung der 2 Hauptachsen, die durch ein Symbol auf dem Bildschirm angegeben wurden. Die visuelle Stimulation war über alle Versuchsbedingungen vergleichbar (◘ Abb. 18.5a).
>
> Der Prozess der visuomotorischen Koordinatentransformation aktivierte selektiv den posterioren Parietalkortex bilateral. Die Maxima der Aktivierungen lagen im medialen intraparietalen Kortex (rote Fläche in ◘ Abb. 18.5c). Interessanterweise konnte in Übereinstimmung mit den Befunden an Affen eine funktionelle Segregation innerhalb des menschlichen MIP-Areals gefunden werden: Während Koordinatentransformationen unter visueller Kontrolle stärker den posterioren Anteil vom MIP aktivierten (◘ Abb. 18.5b), führten Koordinatentransformationen unter propriozeptiver Kontrolle zu einer stärkeren Aktivierung des anterioren Anteils vom MIP (◘ Abb. 18.5d).
>
> Somit konnte nach dem VIP und AIP in Analogie zum Affen mit dem MIP ein weiteres intraparietales Areal beim Menschen funktionell charakterisiert werden. Die Untersuchung der modularen Struktur des menschlichen intraparietalen Kortex erweitert nicht nur unser Wissen über die neuronalen Mechanismen komplexer kognitiver Prozesse, sondern hilft auch, klinische Defizite nach Läsionen des Parietalkortex zu verstehen. So kann man die optische Apraxie, eine Störung der Koordination von Armbewegungen unter visueller Kontrolle nach Läsionen des superioren Parietalkortex, als Symptom des Ausfalls des posterioren Anteils vom MIP verstehen (▶ Kap. 37).

Somit existieren mindestens 3 parietoprämotorische Netzwerke zur Generierung eines Koordinatensystems für die Bewegungssteuerung (MIP-PMdc-Netzwerk), die Steuerung von proximalen Reich-/Arm-Bewegungen (VIP-PMv[c]-Netzwerk) und die Koordination von distalen Greif-/Handbewegungen (AIP-PMv[r]-Netzwerk). Welchen Beitrag leisten diese parietoprämotorischen Netzwerke zur bimanuellen Koordination?

Freund und Mitarbeiter untersuchten neurologische Patienten mit umschriebenen Läsionen des (lateralen) prämotorischen Kortex (PM; Freund 1985). Neben leichten kontralateralen Paresen der Schulter- und Hüftmuskulatur zeigten die Patienten mit PM-Läsionen bei bilateralen proximalen Armbewegungen zeitliche Dyskoordination, insbesondere dann, wenn die proximalen Bewegungen antiphasisch ausgeführt werden sollten (Freund u. Hummelsheim 1985). Zudem waren bei diesen Patienten Defizite bei der Reproduktion von bimanuellen, nichtsynchronen Rhythmen (▶ Abschn. 18.1.5) zu beobachten (Halsband et al. 1993).

Frühe klinische Untersuchungen, die zeigten, dass Patienten mit parietalen Läsionen Schwierigkeiten bei der bimanuellen Koordination haben (Wyke 1971), konnten durch neuere Studien unter Zuhilfenahme von struktureller und funktioneller MRT bestätigt werden (Serrien et al. 2001).

In Übereinstimmung mit diesen klinischen Studien, die eine Beeinträchtigung der bimanuellen Koordination bei Patienten mit prämotorischen und parietalen Läsionen nachwiesen, konnten erste PET-Studien aufzeigen, dass parietoprämotorische Netzwerke die bimanuelle Koordination unterstützen, und zwar insbesondere, wenn die bilateralen Bewegungen antiphasisch ausgeführt werden mussten (de Jong et al. 2002) oder aber die Probanden zwischen verschiedenen bimanuellen Bewegungsarten wechseln mussten (de Jong et al. 1999). Zudem konnten Wenderoth und Kollegen in einer fMRT-Studie zeigen, dass die parietoprämotorischen Netzwerke wesentlich an der Steuerung komplexer bimanueller (Joystick-)Bewegungen beteiligt sind (Wenderoth et al. 2006). Entsprechend der Art der Informationen, die zur Steuerung der bimanuellen Bewegungen zur Verfügung standen, fand sich eine spezifische Beteiligung von eher anterioren parietalen und kaudalen prämotorischen Arealen (bei somatosensiblen Informationen) oder eher posterioren parietalen und rostralen prämotorischen Arealen (bei visuellen Informationen). Neben den kategorischen Analysen führten Wenderoth und Kollegen auch eine Konnektivitätsanalyse mithilfe der

18.1 · Motorik

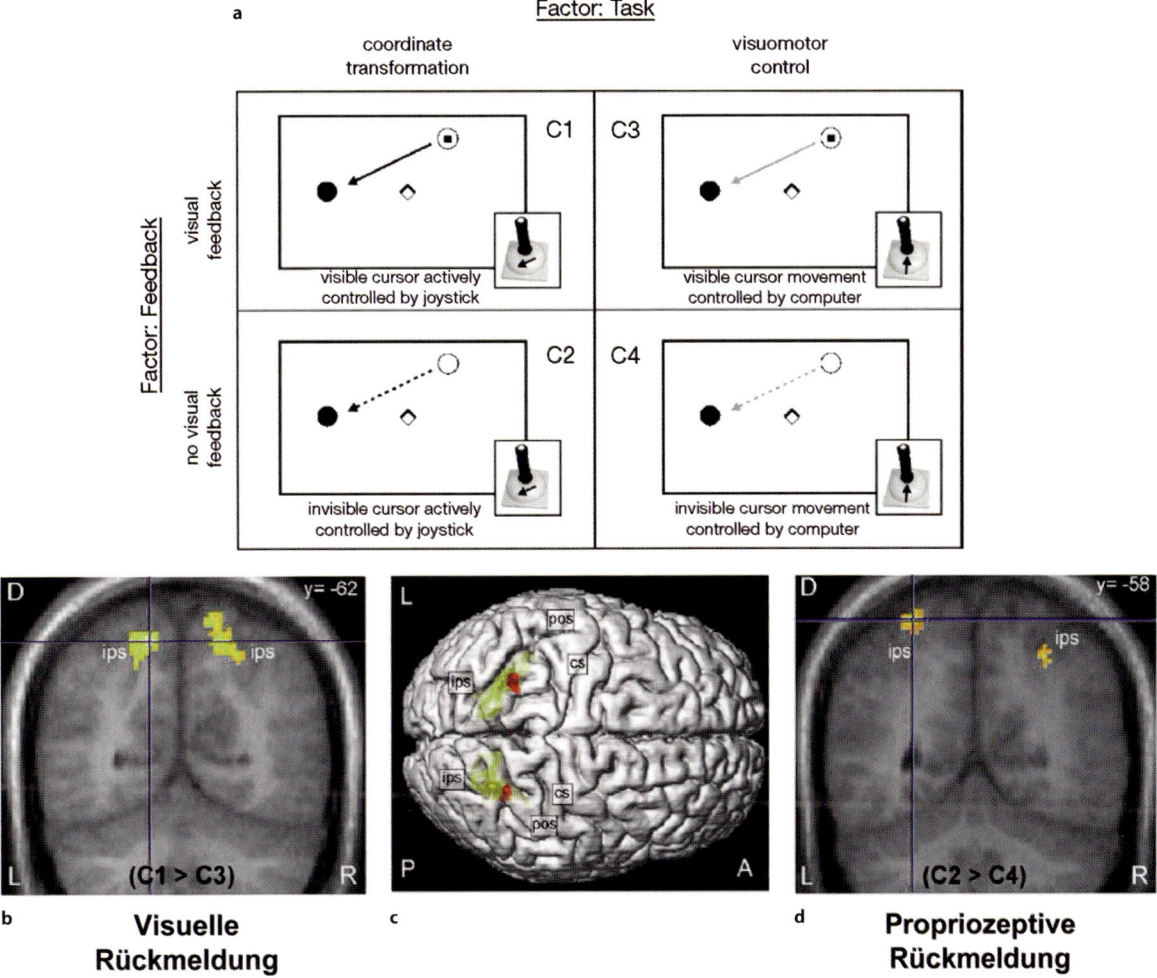

Abb. 18.5 a–d Bedeutung des medialen intraparietalen Areals (MIP) bei der Koordinatentransformation. **a** Versuchsaufbau im fMRT: Die Probanden sollten entsprechend der zweifaktoriellen Experimentstruktur mithilfe eines Joysticks unter visueller oder propriozeptiver Kontrolle (Faktor Feedback: »visuell« vs. »propriozeptiv«) einen Punkt aktiv in einen Zielbereich auf dem Bildschirm zubewegen oder nur zusehen, wie der Computer den Punkt in das Ziel bewegt, während sie selbst den Joystick ohne Effekt bewegen (Faktor Aufgabe: Koordinatentransformation vs. visuomotorische Kontrollaufgabe). Dadurch ergaben sich 4 experimentelle Bedingungen: C1 = Koordinatentransformation unter visueller Kontrolle, C2 = Koordinatentransformation unter rein propriozeptiver Kontrolle, C3 = visuomotorische Kontrollaufgabe unter visueller Kontrolle und C4 = visuomotorische Kontrollaufgabe unter rein propriozeptiver Kontrolle. (Mod. nach Grefkes et al. 2004; mit freundlicher Genehmigung von Elsevier). **b** Der posteriore Anteil des medialen intraparietalen Areals (MIP) wurde insbesondere dann aktiviert, wenn die Probanden visuelle Rückmeldung über ihre Bewegungen bekamen. Dargestellt werden die bilateralen Aktivierungen auf einem koronaren Schnitt durch das gemittelte strukturelle MRT aller Probanden (ips = intraparietaler Sulcus). **c** Übersicht der bilateralen Aktivierungen im medialen intraparietalen Sulcus unabhängig von der Art der Rückmeldung (visuell oder propriozeptiv). Die *rot* dargestellten Anteile der Aktivierung genügen einem höheren statistischen Schwellenwert als das gesamte aktivierte Areal (*gelb*). Dargestellt ist die Projektion der Aktivierungen auf die Oberfläche eines individuellen Gehirns (*pos* postzentraler Sulcus, *cs* zentraler Sulcus). **d** Der anteriore Anteil des medialen intraparietalen Areals (MIP) wird insbesondere dann aktiviert, wenn die Probanden propriozeptive Rückmeldung über ihre Bewegungen bekamen. Dargestellt werden die bilateralen Aktivierungen auf einem koronaren Schnitt durch das gemittelte strukturelle MRT aller Probanden

Methode der psychophysiologischen Interaktion durch (▶ Kap. 28). Diese ergab, dass die posterioren parietalen Areale bei visueller Kontrolle der bimanuellen Bewegungen spezifisch ihre funktionelle Kopplung mit den prämotorischen Arealen verstärkten. Demgegenüber postulierten Nair und Kollegen (Nair et al. 2003), dass die parietalen Aktivierungen, die sie konsistent bei bimanuellen Bewegungssequenzen mit der fMRT messen konnten, durch die bei den schwierigeren bimanuellen Bewegungen verstärkten Anforderungen an die Aufmerksamkeit und Gedächtnisprozesse bedingt seien (s. auch Koeneke et al. 2004). Zu dieser Hypothese passt auch die Beobachtung, dass bei durch visuelle Spiegeleffekte erschwerter bimanueller Koordination prämotorische, aber auch parietale und zerebelläre Areale die korrekte Durchführung der bimanuellen Bewegungen sicherstellen (Fink et al. 1999).

18.1.7 Kortikale Netzwerke für die bimanuelle Koordination

Aus dem oben Gesagten (▶ Abschn. 18.1.3 bis 18.1.6) wird deutlich, dass große Teile des kortikalen motorischen Systems an der bimanuellen Koordination beteiligt sind. Zudem scheint es: »Bimanuelle Koordination wird durch (kortikale) motorische Repräsentationen, die beide Gliedmaßen steuern, unterstützt, und nicht durch zusätzliche Repräsentationen, die spezifisch für die bimanuelle Koordination sind.« (Debaere et al. 2001). Das Fehlen eines solchen spezifischen bimanuellen Areals ist in Übereinstimmung mit elektrophysiologischen Befunden bei nichtmenschlichen Primaten, die auch nur vereinzelte Neurone im primären motorischen Kortex und in dem supplementärmotorischen Areal (SMA) fanden, die exklusive bei bimanuellen Bewegungen feuerten und nicht bei unimanuellen (Donchin et al. 1998; Tanji et al. 1987). Vielmehr wird die bimanuelle Koordination durch ein motorisches Netzwerk aus primärem motorischen Kortex, den mesialen motorischen Arealen (SMA, CMA) und den parietoprämotorischen Netzwerken realisiert. Die relative Beteiligung dieser kortikalen Areale an der bimanuellen Koordination ist wiederum abhängig von der aktuellen motorischen Aufgabe bzw. den Rahmenbedingungen (Ehrsson et al. 2000).

Mit neueren Methoden der funktionellen Bildgebung, die insbesondere die Analyse von (kortikalen) Netzwerken ermöglichen (vor allem »dynamic causal modelling«, DCM, ▶ Kap. 28), ist es neuerdings möglich, das kortikale Netzwerk zur Steuerung von bimanuellen Bewegungen als Ganzes zu untersuchen. Darüber hinaus können so pathologische Veränderungen dieses Netzwerks (z. B. durch Schlaganfälle, ▶ Box 18.2) als auch die Modulation des (pathologisch veränderten) bimanuellen Netzwerks durch neuromodulatorische Verfahren (wie die transkranielle Magnetstimulation, TMS) oder pharmakologische Intervention erfasst werden.

In einer fMRT-Studie untersuchten Grefkes und Kollegen die intrinsischen Eigenschaften des kortikalen motorischen Netzwerks und die aufgabenbedingte Modulation dieser Eigenschaften bei uni- und bimanuellen Bewegungen (Grefkes et al. 2008a). Die kategorische Analyse ergab eine spezifische Aktivitätserhöhung in dem supplementären motorischen Areal (SMA). Für die DCM-Analyse modellierten die Autoren ein umschriebenes bilaterales motorisches Netzwerk aus primärmotorischem Kortex (M1), dem supplementärmotorischen Areal (SMA) und dem lateralen prämotorischen Kortex (PM). In Ruhe befand sich das motorische Netzwerk in einer intrinsischen Balance zwischen exzitatorischen und inhibitorischen Kopplungen. Diese intrinsische Konnektivität wurde durch uni-, aber auch bimanuelle Bewegungen moduliert. Bei unimanuellen Bewegungen fand sich – unabhängig davon, welche Hand bewegt wurde – eine verstärkte positive Kopplung zwischen den zur bewegten Hand kontralateralen motorischen Arealen und eine negative Kopplung zu den ipsilateralen motorischen Arealen. Letztere wurde sowohl durch transcallosale Inhibition (z. B. M1-M1-Kopplung) als auch durch inhibitorische Top-down-Modulation (z. B. SMA-M1-Kopplung) realisiert. Während der Ausübung von bimanuellen Bewegungen änderte sich das Konnektivitätsmuster im kortikalen motorischen Netzwerk deutlich (◘ Abb. 28.5c). Nun waren auch die interhemisphärischen Kopplungen positiv (z. B. zwischen den kontra- und dem ipsilateralen M1). Zudem verstärkten sich die positiven Kopplungen zwischen den motorischen Arealen innerhalb einer Hemisphäre. Das SMA hatte großen Anteil an dieser positiven intra- und interhemisphärischen Kopplung und unterstützte dadurch bimanuelle Bewegungen deutlich.

Motorische Defizite nach Schlaganfällen sind häufig und beeinträchtigen die Rehabilitation der Schlaganfallpatienten. Daher untersuchten Grefkes und Mitarbeiter in einer Folgestudie, wie umschriebene subkortikale Schlaganfälle die Konnektivität im kortikalen motorischen Netzwerk verändern (Grefkes et al. 2008b). Schon die intrinsische motorische Konnektivität war bei den Schlaganfallpatienten verändert: Die positive Kopplung zwischen dem ipsiläsionalen SMA und dem ipsiläsionalen M1 war vermindert. Zudem trat bei Bewegung der paretischen Hand eine pathologische Inhibition des primärmotorischen Kortex (M1) auf der geschädigten Seite durch den kontraläsionalen M1 auf. Bei bimanuellen Bewegungen zeigten die Patienten eine signifikant reduzierte positive Kopplung zwischen dem ipsiläsionalen M1 sowie dem ipsiläsionalen SMA und dem kontraläsionalen M1. Damit waren im Vergleich zu den Gesunden (s. oben) die positiven interhemisphärischen Kopplungen während bimanueller Bewegungen bei Patienten deutlich vermindert (◘ Abb. 18.6a,b). Interessanterweise korrelierte das Ausmaß der Reduktion der positiven SMA-M1-Kopplung während bimanueller Bewegungen mit der Stärke der motorischen Beeinträchtigung bei bimanuellen Bewegungen (◘ Abb. 18.6c).

Nachdem es mit fMRT und DCM gelungen war, die Physiologie und Pathophysiologie des kortikalen motorischen Netzwerks zu charakterisieren, wurde nun untersucht, wie das durch einen Schlaganfall veränderte Netzwerk positiv moduliert werden kann (Grefkes et al. 2010).

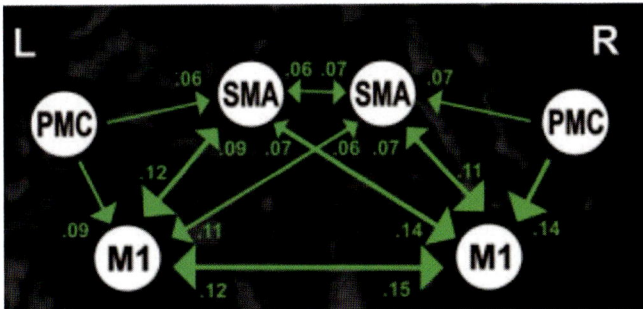

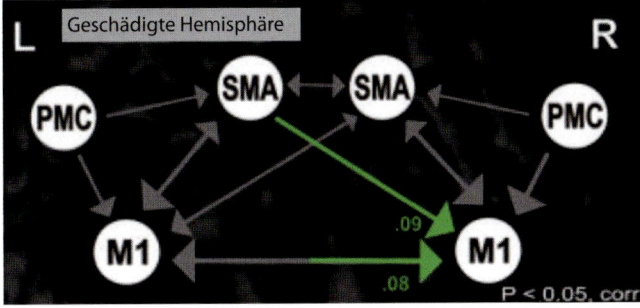

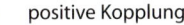

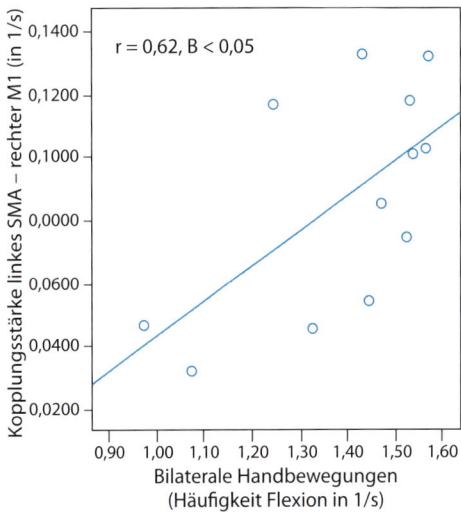

■ **Abb. 18.6 a–c** Physiologie und Pathophysiologie der kortikalen Netzwerke für die bimanuelle Koordination. **a–c** Störung des kortikalen Netzwerks für die bimanuelle Koordination durch einen subkortikalen Schlaganfall (aus Grefkes et al. 2008b; mit freundlicher Genehmigung von John Wiley and Sons). Bei der gesunden Kontrollgruppe (**a**) zeigen sich starke positive intra- und interhemisphärische Kopplungen zwischen den motorischen Arealen beider Hemisphären. Auch bei den neurologischen Patienten mit subkortikalem Schlaganfall (**b**) finden sich nur positive Kopplungen im motorischen Netzwerk. Bei bimanuellen Bewegungen zeigten die Patienten aber im Vergleich zu den gesunden Kontrollpersonen eine signifikant reduzierte positive Kopplung zwischen dem SMA und dem M1 in der betroffenen Hemisphäre und dem M1 in der nichtbetroffenen Hemisphäre (*grüne Pfeile*). Das Ausmaß der Reduktion der positiven Kopplung zwischen dem SMA in der betroffenen Hemisphäre und dem M1 in der nichtbetroffenen Hemisphäre während bimanueller Bewegungen im fMRT korrelierte mit der Stärke der motorischen Beeinträchtigung bei bimanuellen Bewegungen (**c**)

Hierbei kam die neuromodulatorische Technik der transkraniellen Magnetstimulation (TMS) zur Anwendung. Durch niedrigfrequente repetitive TMS über dem kontraläsionalen primären motorischen Kortex (M1) konnte dessen pathologische Inhibition des primärmotorischen Kortex (M1) auf der geschädigten Seite signifikant reduziert werden. Das Ausmaß dieser Reduktion durch TMS korrelierte mit der Verbesserung der Beweglichkeit der betroffenen Hand. Somit führte die repetitive TMS nicht nur zu einer Normalisierung der Konnektivität innerhalb des kortikalen motorischen Netzwerks, sondern auch zu einer messbaren Verbesserung der vom Schlaganfall beeinträchtigten Handfunktion (Nowak et al. 2008). In einer nachfolgenden klinischen Studie konnte nachgewiesen werden, dass eine hochfrequente repetitive TMS über dem primären motorischen Kortex (M1) der vom Schlaganfall betroffenen Hemisphäre nur bei rein subkortikalen Läsionen zu einer Verbesserung der Motorik führte (Ameli et al. 2009). Wenn dagegen der primäre motorische Kortex von der Läsion (mit-)betroffen war, führte die Stimulation des M1 durch die hochfrequente repetitive TMS sogar zu einer Verschlechterung der Beweglichkeit der betroffenen Hand. Somit scheint die Lokalisation und Ausdehnung der Schlaganfallläsion einen maßgeblichen Einfluss auf die Effekte der neuromodulatorischen Verfahren (hier TMS) zu haben. Die mit fMRT gemessene Aktivität im primärmotorischen Kortex der betroffenen Hemisphäre, die natürlich von der Art und Größe der Läsion abhängig ist, könnte sich als Surrogat-Marker eignen, die Effekte einer faszilitatorischen TMS vorherzusagen. Zudem konnte kürzlich gezeigt werden, dass die schlaganfallbedingten pathologischen Veränderungen der Konnektivität im kortikalen motorischen System auch mit pharmakologischen Methoden erfolgreich moduliert werden können. Insbesondere die funktionell wichtige positive intrahemisphärische Kopplung zwischen dem SMA und dem M1 in der betroffenen Hemisphäre konnte durch den selektiven Noradrenalinwiederaufnahmehemmer Reboxetin signifikant verstärkt werden (Wang et al. 2011).

18.2 Handlung

Die Motivation zu handeln, diese Handlungen vorzubereiten (Planung und Selektion von Bewegungsentwürfen) und schließlich die gewünschte Handlung umzusetzen (Handlungsabsicht, -intention) stellen die höchsten motorischen kognitiven Prozesse dar und sind die Grundlage unseres bewussten Handelns. Die Untersuchung dieser höheren motorischen Funktionen ermöglicht u. a. Einblicke in die kognitiven Repräsentationen von Bewegungen (Handlungsvorbereitung) und die Umsetzung unseres Willens (Motivation, Intention). Gleichzeitig stellt die Untersuchung dieser komplexen motorischen Funktionen besondere Anforderungen an die funktionelle Bildgebung. Nachdem schon frühe PET-Studien die neuronalen Netzwerke, die an der motorischen Intention und der Bewegungsvorbereitung beteiligt sind, grob eingegrenzt haben (Frith et al. 1991), konnten in den letzten Jahren mithilfe der **ereigniskorrelierten fMRT** die spezifischen Funktionen der Einzelkomponenten dieses Netzwerks näher charakterisiert werden. Da in der Literatur verschiedene Begrifflichkeiten verwendet werden, möchten wir hier zunächst die verschiedenen kognitiven Prozesse definieren, bevor wir deren postulierte funktionell-anatomische Substrate beschreiben.

Motorische Aufmerksamkeit Dieser Begriff umschreibt die Interaktion von Aufmerksamkeitsprozessen (▶ Kap. 19) und motorischen Handlungen, insbesondere sind damit kognitive Prozesse gemeint, die zu einer aufmerksamkeitsmodulierten Aktivitätsänderung im motorischen System führen. Ähnlich wie im visuellen System (▶ Kap. 20) ist die Aufmerksamkeitsmodulation auch im motorischen System schon im primären motorischen Kortex (M1) messbar.

Motivation Unter der Motivation zu handeln, verstehen wir den Willen, eine Handlung unter Berücksichtigung der eigenen Erfahrungen und Wünsche sowie der kontextuellen Gegebenheiten durchzuführen (generelle Handlungsabsicht auf höchster Ebene). Mit diesem komplexen kog-

---

Box 18.2. Anarchische-Hand-Syndrom als Beispiel für eine Störung der bimanuellen Koordination (Assal et al. 2007)

Patienten mit dem Anarchische-Hand-Syndrom (AHS) leiden unter zielgerichteten, aber ungewollten Bewegungen einer Hand. Der Begriff der »anarchischen Hand« trifft den Kern der Störung besser als der häufiger gebrauchte Ausdruck »Alien-Hand-Syndrom«, da die Patienten die sich ungewollt bewegende Hand eindeutig ihrem Körper zuordnen; diese also eben nicht als fremd empfinden. Beim AHS liegt eine Störung der bimanuellen Koordination vor, da es oft als Folge der ungewollten Bewegungen der betroffenen Hand zum intermanuellen Konflikt mit den geplanten, willkürlichen Bewegungen der anderen Hand kommt (»Diagonistic dyspraxia«; Tanaka et al. 1996). Das AHS tritt deutlich häufiger bei der linken, nichtdominanten Hand auf. Sowohl frontale (z. B. im supplementären motorischen Areal [SMA]) als auch posteriore, parietale Läsionen können zum AHS führen. Oft findet sich auch eine zusätzliche Schädigung des Corpus callosum, sodass das AHS lange als Diskonnektionssyndrom angesehen wurde.

In einer eleganten fMRT-Studie untersuchten Assal und Mitarbeiter das neurale Substrat von anarchischen Bewegungen der linken Hand bei einem Patienten mit einem AHS aufgrund eines rechtsparietalen Schlaganfalls (Assal et al. 2007). Die Untersucher baten den Patienten, während der fMRT-Messungen seine linke Hand willkürlich (also geplant) zu bewegen (Bedingung: willkürliche Bewegung) oder aber still liegen zu lassen. Mithilfe einer MRT-kompatiblen Kamera beobachteten sie, ob der Patient seine linke Hand wirklich still liegen ließ (Bedingung: wirkliche Ruhe) oder ob anarchische Bewegungen der linken Hand auftraten (Bedingung: ungewollte, anarchische Bewegungen). Die Analyse der fMRT-Daten ergab, dass im Vergleich zur wirklichen Ruhe ungewollte AHS-Bewegungen der betroffenen linken Hand zu einer isolierten Aktivierung des rechten primären motorischen Kortex (M1) führten (◘ Abb. 18.7a). Dahingegen aktivierten willkürliche, geplante Bewegungen der linken Hand (verglichen mit wirklicher Ruhe) neben dem rechten M1 ein umfangreiches motorisches Netzwerk (◘ Abb. 18.7b). Beim direkten Vergleich zwischen willkürlichen und ungewollten, AHS-bedingten Bewegungen der linken Hand zeigte sich eine spezifische Aktivierung des inferioren frontalen Gyrus der linken, motordominanten Hemisphäre (◘ Abb. 18.7c). Zusätzlich führten die Autoren der fMRT-Studie noch eine sog. »Localiser«-Aufgabe durch, mit deren Hilfe sie zeigen konnten, dass die durch ungewollte und willkürliche Bewegungen der linken Hand ausgelöste Aktivität im M1 exakt überlappte. Diese Daten legen nahe, dass ungewollte Bewegungen im Rahmen eines AHS mit einer ›unkontrollierten‹ Aktivität des kontralateralen M1 assoziiert sind. Bei willkürlichen Bewegungen scheint der linke inferiore frontale Kortex diese Kontrolle auszuüben, wie eine spätere fMRT-Untersuchung bestätigte (Schaefer et al. 2010). Das Empfinden, eine Bewegung geplant und willentlich auszuführen, wird also nicht allein vom primären motorischen Kortex, sondern von einem umfangreichen motorischen Netzwerk vermittelt (▶ Abschn. 18.2.4).

18.2 · Handlung

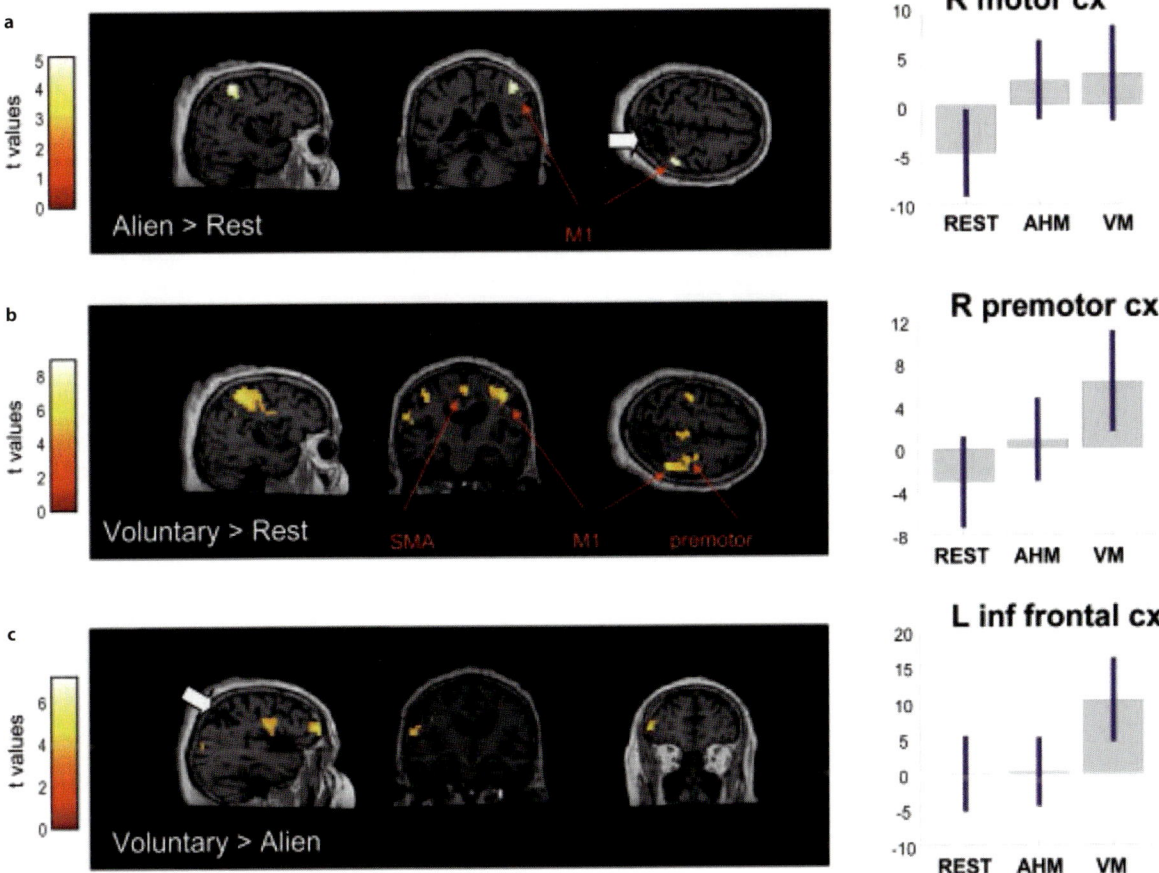

Abb. 18.7 a–c Neurale Korrelate ungewollter Bewegungen im Rahmen des Anarchische-Hand-Syndroms (AHS). **a** Im Vergleich zur Ruhe (REST) zeigt sich bei ungewollten Bewegungen (AHM) der vom AHS-betroffenen linken Hand eine isolierte Aktivierung des rechten, kontralateralen primären motorischen Kortex (M1 bzw. R motor cx). Diese ist bei willkürlichen Bewegungen (VM) der linken Hand ähnlich (*rechte Balkengrafik* in **a**). **b** Dahingegen aktivieren willkürliche Bewegungen (VM) der linken Hand (verglichen mit Ruhe, REST) neben dem rechten M1 ein umfangreiches motorisches Netzwerk: u. a. das supplementäre motorische Areal (SMA) und den prämotorischen Kortex (R premotor cx), der deutlich stärker bei willkürlichen (VM) als bei ungewollten (AHM) Bewegungen aktiviert wird (*rechte Balkengrafik* in **b**). **c** Beim direkten Vergleich zwischen willkürlichen (VM) und ungewollten (AHM) Bewegungen der linken Hand zeigte sich eine spezifische Aktivierung des inferioren frontalen Gyrus der linken, motordominanten Hemisphäre (L inf frontal cx). Der *weiße Pfeil* zeigt auf die durch einen Schlaganfall verursachte Läsion im rechten parietalen Kortex des Patienten (**a** und **c**). (Aus Assal et al. 2007; mit freundlicher Genehmigung von John Wiley and Sons)

nitiven Prozess wird der (anteriore) zinguläre Kortex (ACC) bzw. das in diesem Teil des mesialen Kortex lokalisierte zinguläre motorische Areal (CMA) in Verbindung gebracht.

Vorbereitung Entsprechend der Motivation des Individuums werden bei der Vorbereitung der Handlung unter Berücksichtigung der aktuellen (äußeren) Umstände konkrete Bewegungsentwürfe generiert und ausgewählt. Hierbei kann man 2 kognitive Teilprozesse im Rahmen der Vorbereitung unterscheiden: die Bewegungsplanung und die Bewegungsselektion. Unter der Bewegungsplanung verstehen wir die Definition des aktuellen/konkreten Handlungsziels und Bereitstellung verschiedener Bewegungsal-

ternativen, um dieses Ziel zu erreichen. Die Auswahl eines geeigneten bzw. gewünschten Bewegungsentwurfes entsprechend der kontextuellen Gegebenheiten beschreibt den Prozess der Bewegungsselektion. Die beiden Teilprozesse der Handlungsvorbereitung werden von einem parietoprämotorischen bzw. präfrontalen Netzwerk umgesetzt.

Intention Schließlich ist mit der Handlungsabsicht oder -intention der Entschluss gemeint, den ausgewählten Bewegungsentwurf umzusetzen. Die anterior zum eigentlichen supplementärmotorischen Areal (SMAproper) gelegene präSMA (▶ Abb. 2.34), ein rostrales motorisches Feld (F6, ▶ Abschn. 18.1.1), ist an der Umsetzung des Be-

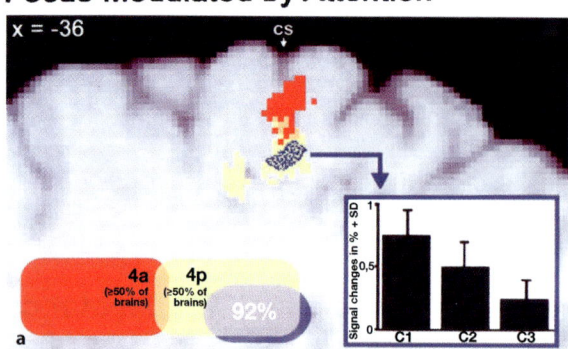 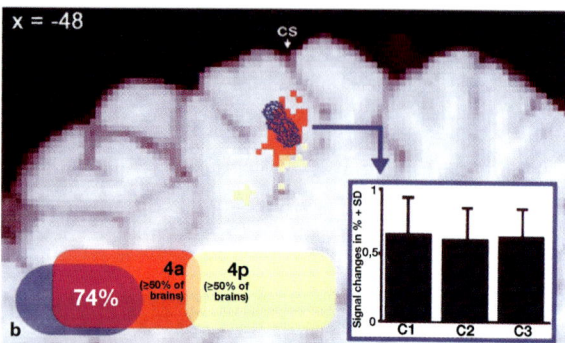

Abb. 18.8 Differenzielle Modulation der Aktivität in Area 4a und 4p durch motorische Aufmerksamkeit. **a** Der Grad der motorischen Aufmerksamkeit moduliert die Aktivität in der Area 4p des primärmotorischen Kortex. Es zeigt sich eine Abnahme des Aktivitätsniveaus in dem Maße, wie die motorische Aufmerksamkeit, die auf die durchgeführte Fingerbewegung gerichtet ist, über die Bedingungen C1, C2 und C3 hinweg abnimmt. Aktivitätsfokus: *blau*, zytoarchitektonische Wahrscheinlichkeitskarte der Area 4p: *gelb*, zytoarchitektonische Wahrscheinlichkeitskarte der Area 4a: *rot*. (Mod. nach Binkofski et al. 2002; mit freundlicher Genehmigung von The American Physiological Society, Bethesda). **b** Die Aktivität im Areal 4a ist unabhängig von der motorischen Aufmerksamkeit. Zusätzlich ist der Grad der Überlappung zwischen den beiden Aktivitätsfoci und den zytoarchitektonischen Wahrscheinlichkeitskarten angegeben (für Area 4p 92 % und für Area 4a 74 %)

wegungsentwurfs maßgeblich beteiligt. Dazu erhält die präSMA ihre Afferenzen vom dorsolateralen präfrontalen Kortex (DLPFC, Bewegungsselektion) und dem (anterioren) zingulären Kortex (ACC, CMA; Motivation).

18.2.1 Motorische Aufmerksamkeit

Im Alltag führen wir häufig mehrere Handlungen gleichzeitig durch, während wir aber nur eine davon aufmerksam verfolgen bzw. bewusst steuern. In der Regel gelingt es uns ohne Weiteres, die nicht beachteten Bewegungen fehlerfrei auszuführen. Erst wenn z. B. durch äußere Umstände Bewegungsfehler auftreten, werden wir auf die durchgeführte Bewegung aufmerksam und müssen korrigierend einschreiten (Fink et al. 1999). Wie aber leistet das motorische System die fehlerfreie Durchführung selbst unbeachteter Bewegungen?

Bezug nehmend auf zytoarchitektonische Arbeiten (Geyer et al. 1996), die eine Unterteilung des primärmotorischen Kortex (Area 4 oder F1) in 2 strukturell unterschiedliche Areale – Area 4a(nterior) und Area 4p(osterior) – nachweisen konnten, zeigten Binkofski und Mitarbeiter (Binkofski et al. 2002), dass die neuronale Aktivität dieser beiden Unterareale bei der Durchführung einer einfachen Fingerbewegung entweder durch Aufmerksamkeitsprozesse moduliert wurde (Area 4p) oder nicht (Area 4a) (◘ Abb. 18.8). Diese Ergebnisse legen nahe, dass es im motorischen System schon auf der Ebene des primärmotorischen Kortex (Area 4) 2 parallele Steuerungsprozesse gibt, die motorische Informationen mit unterschiedlichem Aufmerksamkeitsgehalt verarbeiten, sodass gleichzeitig die Steuerung von aufmerksamkeitserfordernden und automatisierten Bewegungen erfolgen kann.

18.2.2 Handlungsmotivation

Im Prozess der Umsetzung einer Motivation in eine Handlung nimmt der (anteriore) zinguläre Kortex (ACC) durch seine funktionell-anatomischen Verbindungen eine wichtige Position ein (Paus 2001). Neben dichten Projektionen zum motorischen Kortex und dem Rückenmark weisen seine starken Verbindungen zum (dorso-)lateralen präfrontalen Kortex (DLPFC) auf seine Bedeutung bei kognitiven Prozessen hin. Zudem kann über Afferenzen vom (medialen) Thalamus und vom aufsteigenden retikulären Aktivierungssystem (ARAS) die Aktivität des ACC durch den Wachheits- bzw. Erregungszustand des Individuums moduliert werden. Damit kann der ACC als **Bindeglied zwischen limbischen, kognitiven und motorischen Prozessen** angesehen werden. Somit fungiert der ACC (inklusive des zingulären motorischen Areals, CMA) als Schnittstelle zwischen Emotion, Kognition und Handlung. Dadurch kann der ACC verschiedene Motivationsaspekte aus unterschiedlichen Bereichen verarbeiten und zu einer gemeinsamen Handlungsmotivation bündeln.

18.2.3 Handlungsvorbereitung

In einer Reihe von Experimenten mit der ereigniskorrelierten fMRT konnten Toni und Mitarbeiter zeigen, dass bei der Vorbereitung einer Bewegung multiple motorische

18.2 · Handlung

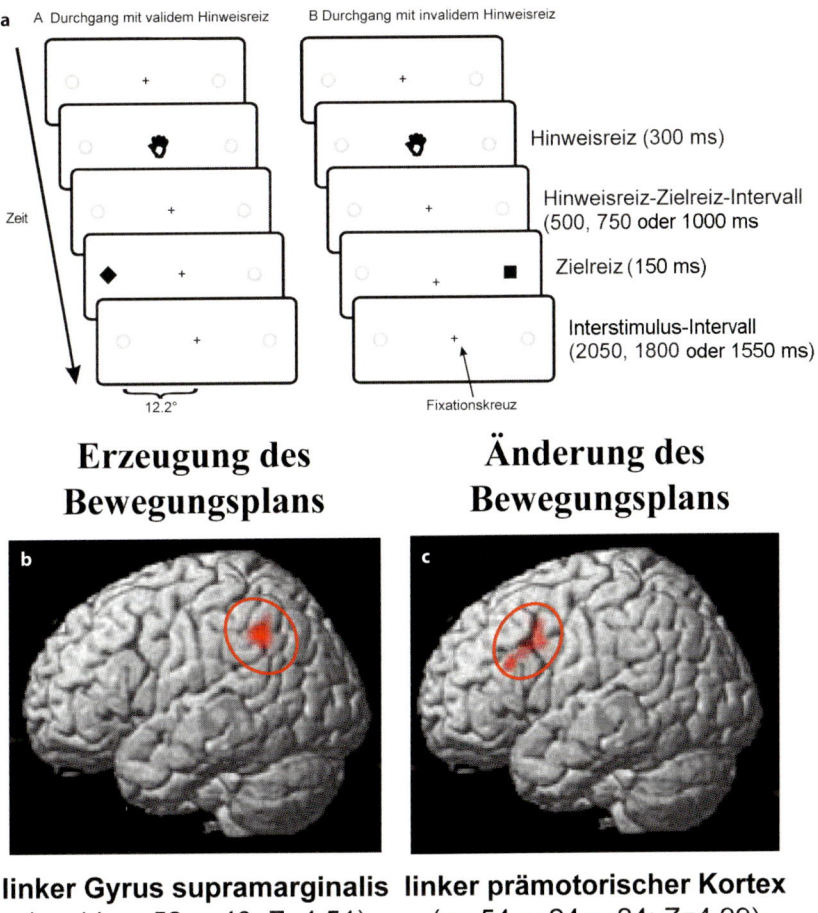

Abb. 18.9 a–c Bedeutung des linken prämotorischen und parietalen Kortex bei der Bewegungsplanung. **a** Versuchsablauf in der ereigniskorrelierten fMRT. Die Probanden sollten entsprechend eines Zielreizes eine bestimmte Handbewegung durchführen. Eine Raute als Zielreiz bedingte eine Bewegung mit der rechten Hand, auf ein Quadrat sollte eine linke Handbewegung folgen. Im Laufe eines Durchgangs wurde unter Fixation zentral ein Hinweisreiz präsentiert (das Bild einer rechten oder linken Hand), der in 80 % der Fälle (valider Hinweisreiz, *linke Spalte*) korrekt angab, welche Hand bewegt werden sollte, sodass die Probanden ihre Handbewegung im Voraus planen konnten. In 20 % der Fälle (invalider Hinweisreiz, *rechte Spalte*) kündigte der Hinweisreiz aber eine falsche Handbewegung an, sodass die Probanden beim Erscheinen des Zielreizes (Raute oder Quadrat) die vorbereitete Handbewegung nicht nutzen konnten, sondern ihren Bewegungsplan vor der Ausführung schnell ändern mussten (mod. nach Hesse und Fink; eingereichte, unveröffentlichte Daten). **b** Die Erzeugung des Bewegungsplans nach validen Hinweisreizen führt zu spezifischen Aktivierungen im linken parietalen Kortex (linker Gyrus supramarginalis). **c** Die nach falschen Hinweisreizen notwendige Änderung des Bewegungsplanes aktiviert differenziell den linken prämotorischen Kortex

Repräsentationen aktiviert werden (Toni et al. 2002). Die Autoren verwandten dazu eine visuomotorische Assoziationsaufgabe mit variablen zeitlichen Verzögerungen zwischen dem (visuellen) Instruktionsreiz, der angab, welche (Finger-)Bewegung ausgeführt werden sollte, und dem akustischen Reiz, der zur Ausführung der (vorbereiteten) Bewegung aufforderte. Dadurch, dass hierbei die Bewegungen nach erlernten willkürlichen Regeln und nicht auf natürliche Reize hin ausgeführt werden, kann bei dieser Aufgabenart auch die Interaktion der beiden visuellen Verarbeitungswege untersucht werden, da die Bewegungsausführung (dorsaler Weg) von der (vorher mithilfe des ventralen Wegs erlernten) Bedeutung der visuellen Instruktionsreize abhängt. Bei der Bewegungsvorbereitung fanden sich nun innerhalb des dorsalen Verarbeitungsweges differenzielle Aktivierungen des posterioren Parietalkortex und des (dorsalen) prämotorischen Kortex. Während der **posteriore Parietalkortex** unabhängig von der Ausführungswahrscheinlichkeit verschiedene potenzielle Bewegungen (**Bewegungsentwürfe**) aufgrund der Analyse der visuellen Instruktionsreize vorbereitete, war die Aktivität im prämotorischen Kortex von der Wahrscheinlichkeit der Ausführung einer Bewegung abhängig, d. h., der **prämotorische Kortex** schien eine **konkrete Bewegung** vorzubereiten. Eine weitere motorische Repräsentation bei der Bewegungsvorbereitung wurde im posterioren Anteil

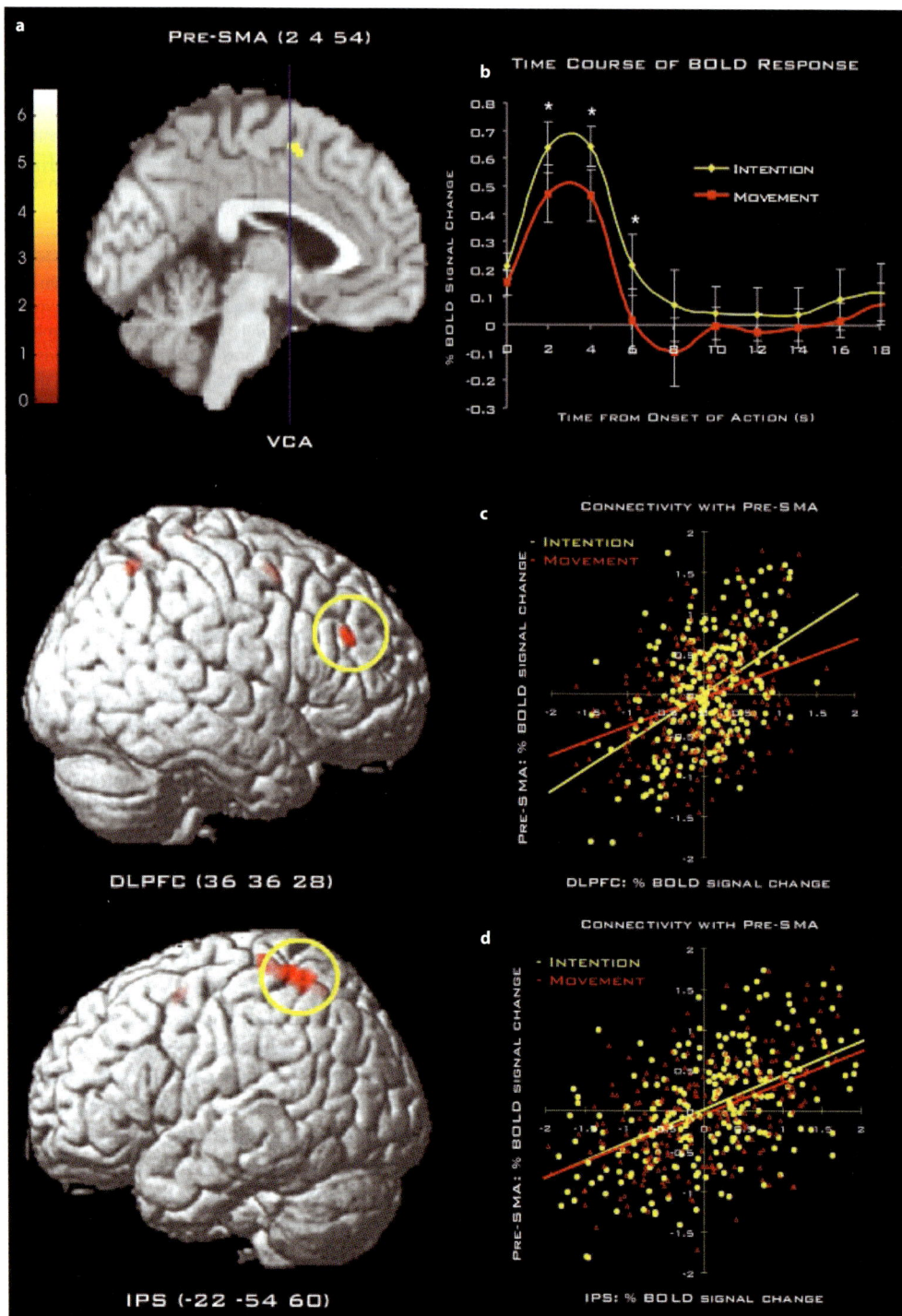

Abb. 18.10 a–d Aktivierung des präsupplementärmotorischen Areals (präSMA) bei der Handlungsabsicht. **a** Lokalisation des Aktivitätsfokus im präSMA auf einem sagitalen Hirnschnitt (VCA = vertikale Ebene durch die anteriore Kommissur) während der Wahrnehmung der Handlungsabsicht, d. h. der Intention, den ausgewählten Bewegungsentwurf tatsächlich auszuführen. (Mod. nach Lau et al. 2004a; mit freundlicher Genehmigung von The American Association for the Advancement of Science). **b** Zeitlicher Verlauf der Blutflussantwort in der präSMA für die 2 experimentellen Bedingungen (»Intention« [*gelb*] und »Bewegung/Movement« [*rot*]). Hierbei zeigt sich für die Bedingung »Intention« ein signifikanter Anstieg des Blutflusses im präSMA kurz nach dem Beginn der Bewegung. **c** und **d** Korrelation weiterer signifikanter neuronaler Aktivierungen im rechten dorsolateralen präfrontalen Kortex (DLPFC) und im linken intraparietalen Sulcus (IPS). Nur für den rechten DLPFC und die präSMA zeigt sich eine Zunahme der Korrelation der Blutflussveränderungen in der Bedingung »Intention« (*gelb*) im Vergleich zu der Bedingung »Bewegung/Movement« (*rot*) (**c**). Dahingegen ändert sich das Verhältnis der Blutflussantworten zwischen dem präSMA und dem IPS nicht (**d**)

dem der nichtmenschlichen Primaten aufweist. Ein Grundprinzip des menschlichen kortikalen motorischen Systems besteht darin, dass hochspezialisierte parietoprämotorische Netzwerke durch geeignete sensomotorische Transformationen dem motorischen System spezifische Informationen für die Bewegungsplanung und -ausführung zur Verfügung stellen. Hierbei sind das VIP-PMvc-Netzwerk für die Steuerung von Bewegungen im peripersonalen Raum, das AIP-PMvr-Netzwerk für die Anpassung von Greifbewegungen und das MIP-PMdc-Netzwerk für die Koordinatentransformation bei Armbewegungen gerade auch in Hinblick auf die Pathophysiologie von Neglekt, Apraxie und optischer Ataxie hervorzuheben.

Das motorische System ist auch in komplexe kognitive Prozesse eingebunden. So konnte schon auf der Ebene des primärmotorischen Kortex eine Aktivitätsmodulation durch Aufmerksamkeitsprozesse nachgewiesen werden. Das zinguläre motorische Areal (CMA) ist am Prozess der Umsetzung einer Motivation in eine Handlung maßgeblich beteiligt. Dahingegen unterstützen die linken parietalen und prämotorischen Kortices die Bewegungsplanung, während der dorsolaterale präfrontale Kortex (DLPFC) für die Bewegungsselektion zuständig ist. Die letztendliche Absicht, eine Handlung tatsächlich auszuführen (Intention), wird durch das präsupplementärmotorische Areal (präSMA) vermittelt.

Literatur

Ameli M, Grefkes C, Kemper F, Riegg FP, Rehme AK, Karbe H, Fink GR, Nowak DA (2009) Differential Effects of High-Frequency Repetitive Transcranial Magnetic Stimulation Over Ipsilesional Primary Motor Cortex in Cortical and Subcortical Middle Cerebral Artery Stroke. Ann Neurol 66: 298–309

Amunts K, Zilles K (2012) Architecture and organizational principles of Broca's region. Trends Cogn Sci 16: 418–427

Assal F, Schwartz S, Vuilleumier P (2007) Moving with or without will. Functional neural correlates of alien hand syndrome. Ann Neurol 62: 301–306

Binkofski F, Dohle C, Posse S, Stephan KM, Hefter H, Seitz RJ, Freund HJ (1998) Human anterior intraparietal area subserves prehension: a combined lesion and functional MRI activation study. Neurology 50: 1253–1259

Binkofski F, Buccino G, Stephan KM, Rizzolatti G, Seitz RJ, Freund H-J (1999) A parieto-premotor network for object manipulation: evidence from neuroimaging. Exp Brain Res 128: 210–213

Binkofski F, Fink GR, Geyer S, Buccino G, Gruber O, Shah NJ, aylor JG, Seitz RJ, Zilles K, Freund H-J (2002) Neural activity in human primary motor cortex areas 4a and 4p is modulated differentially by attention to action. J Neurophysiol 88: 514–519

Bremmer F, Schlack A, Shah NJ, Zafiris O, Kubischik M, Hoffmann K-P, Zilles K, Fink GR (2001) Polymodal motion processing in posterior parietal and premotor cortex: A human fMRI study strongly implies equivalancies between humans and monkeys. Neuron 29: 287–296

Brinkman C, Porter R (1979) Supplementary motor area in the monkey: activity of neurons during performance of a learned motor task. J Neurophysiol 42: 681–709

Buccino G, Binkofski F, Fink GR, Fadiga L, Fogassi L, Gallese V, Seitz RJ, Zilles K, Rizzolatti G, Freund H-J (2001) Action observation activates premotor and parietal areas in a somatotopic manner: an fMRI study. Eur J Neurosci 13: 400–404

de Jong BM, Willemsen ATM, Paans AMJ (1999) Brain activation related to the change between bimanual motor programs. NeuroImage 9: 290–297

de Jong BM, Leenders KL, Paans AMJ (2002) Right parieto-premotor activation related to limb-independent antiphase movement. Cereb Cortex 12: 1213–1217

Debaere F, Swinnen SP, Beatse E, Sunnaert S, Van Hecke P, Duysens J (2001) Brain areas involved in interlimb coordination: a distributed network. NeuroImage 14: 947–958

Debaere F, Wenderoth N, Sunaert S, Van Hecke P, Swinnen SP (2003) Internal versus external generation of movements: differential neural pathways involved in bimanual coordination performed in the presence or absence of augmented visual feedback. NeuroImage 19: 764–776

Donchin O, Gribova A, Steinberg O, Bergman H, Vaadia E (1998) Primary motor cortex is involved in bimanual coordination. Nature 395: 274–278

Ehrsson HH, Naito E, Geyer S, Amunts K, Zilles K, Forssberg H, Roland PE (2000) Simultaneous movements of upper and lower limbs are coordinated by motor representations that are shared by both limbs: a PET study. Eur J Neurosci 12: 3385–3398

Eskandar EN, Assad JA (1999) Dissociation of visual, motor and predictive signals in parietal cortex during visual guidance. Nat Neurosci 2: 88–93

Fink GR (2001) What the brain needs for managing both hands at the same time. NeuroReport 12: A69

Fink GR, Frackowiak RS, Pietrzyk U, Passingham RE (1997) Multiple nonprimary motor areas in the human cortex. J Neurophysiol 77: 2164–2174

Fink GR, Marshall JC, Halligan PW, Frith CD, Driver J, Frackowiak RS, Dolan RJ (1999) The neural consequences of conflict between intention and the senses. Brain 122: 497–512

Freund H-J (1985) Clinical aspects of premotor function. Behav Brain Res 18: 187–191

Freund H-J, Hummelsheim H (1985) Lesions of premotor cortex in man. Brain 108: 697–733

Frith CD, Friston KJ, Liddle PF, Frackowiak RS (1991) Willed action and the prefrontal cortex in man: a study with PET. Proc Biol Sci 244: 241–246

Geyer S, Ledberg A, Schleicher A, Kinomura S, Schormann T, Burgel U, Lindberg T, Larsson J, Zilles K, Roland PE (1996) Two different areas within the primary motor cortex of man. Nature 382: 805–807

Grefkes C, Weiss PH, Zilles K, Fink GR (2002) Crossmodal processing of object features in human anterior intraparietal cortex: An fMRI study implies equivalancies between humans and monkeys. Neuron 35: 173–184

Grefkes C, Ritzl A, Zilles K, Fink GR (2004) Human medial intraparietal cortex subserves visuomotor coordinate transformation. NeuroImage 23: 1494–1506

Grefkes C, Eickhoff SB, Nowak DA, Dafotakis M, Fink GR (2008a) Dynamic intra- and interhemispheric interactions during unilateral and bilateral hand movements assessed with fMRI and DCM. NeuroImage 41: 1382–1394

Grefkes C, Nowak DA, Eickhoff SB, Dafotakis M, Küst J, Karbe H, Fink GR (2008b) Cortical connectivity after subcortical stroke assessed with functional magnetic resonance imaging. Ann Neurol 63: 236–246

Grefkes C, Nowak DA, Wang LE, Dafotakis M, Eickhoff SB, Fink GR (2010) Modulating cortical connectivity in stroke patients by rTMS assessed with fMRI and dynamic causal modeling. NeuroImage 50: 233–242

Halsband U, Ito N, Tanji J, Freund H-J (1993) The role of premotor cortex and the supplementary motor area in the temporal control of movement in man. Brain 116: 243–266

Jäncke L, Peters M, Himmelbach M, Nösselt T, Shah NJ, Steinmetz H (2000) fMRI study of bimanual coordination. Neuropsychologia 38: 164–174

Jeannerod M, Arbib MA, Rizzolatti G, Sakata H (1995) Grasping objects: the cortical mechanisms of visuomotor transformation. Trends Neurosci 18: 314–320

Kleinschmidt A, Nitschke MF, Frahm J (1997) Somatotopy in the human motor cortex hand area. A high-resolution functional MRI study. Eur J Neurosci 9: 2178–2186

Koeneke S, Lutz K, Wüstenberg T, Jäncke L (2004) Bimanual versus unimanual coordination: what makes the difference? NeuroImage 22: 1336–1350

Lau HC, Rogers RD, Haggard P, Passingham RE (2004a) Attention to intention. Science 303: 1208–1210

Lau HC, Rogers RD, Ramnani N, Passingham RE (2004b) Willed action and attention to the selection of action. NeuroImage 21: 1407–1415

Luppino G, Rizzolatti G (2000) The organization of the frontal motor cortex. News Physiol Sci 15: 219–224

Nair DG, Purcott KL, Fuchs A, Steinberg F, Kelso JAS (2003) Cortical and cerebellar activity of the human brain during imagined and executed unimanual and bimanual action sequences: a functional MRI study. Cogn Brain Res 15: 250–260

Nirkko AC, Ozdoba C, Redmond SM, Bürki M, Hess CW, Wiesendanger M (2001) Different ipsilateral representations for distal and proximal movements in the sensorimotor cortex: activation and deactivation patterns. NeuroImage 13: 825–835

Nowak DA, Grefkes C, Dafotakis M, Eickhoff S, Küst J, Karbe H, Fink GR (2008) Effects of low-frequency repetitive transcranial magnetic stimulation of the contralesional primary motor cortex on movements kinematics and neural activity in subcortical stroke. Arch Neurol 65: 741–747

Paus T (2001) Primate anterior cingulate cortex: where motor control, drive and cognition interface. Nat Rev Neurosci 2: 417–424

Rizzolatti G, Arbib MA (1998) Language within our grasp. Trends Neurosci 21: 188–194

Rizzolatti G, Luppino G (2001) The cortical motor system. Neuron 31: 889–901

Rizzolatti G, Craighero L (2004) The mirror-neuron system. Annu Rev Neurosci 27: 169–192

Rowe JB, Stephan KE, Friston KJ, Frackowiak RSJ, Lees AJ, Passingham RE (2002) Attention to action in Parkinson's disease. Impaired effective connectivity among frontal cortical regions. Brain 125: 276–289

Rowe JB, Stephan KE, Friston KJ, Frackowiak RSJ, Passingham RE (2005) The prefrontal cortex shows context-specific changes in effective connectivity to motor or visual cortex during the selection of action or colour. Cereb Cortex 15: 85–95

Rushworth MFS, Ellison A, Walsh V (2001) Complementary localization and lateralization of orienting and motor attention. Nat Neurosci 4: 656–661

Sadato N, Yonekura Y, Waki A, Yamada H, Ishii Y (1997) Role of the supplementary motor area and the right premotor cortex in the coordination of bimanual finger movements. J Neurosci 17: 9967–9674

Sanes JN, Donoghue JP, Thangaraj V, Edelman RR, Warach S (1995) Shared neural substrates controlling hand movements in human motor cortex. Science 268: 1775–1777

Schaefer M, Heinze H-J, Galazky I (2010) Alien hand syndrome: Neural correlates of movements without conscious will. PLoS One 5: e15010

Serrien DJ, Nirkko AC, Lövblad K-O, Wiesendanger M (2001) Damage to the parietal lobe impairs bimanual coordination. NeuroReport 12: 2721–2724

Stephan KM, Binkofski F, Halsband U, Dohle C, Wunderlich A, Schnitzler A, Tass P, Posse S, Herzog H, Sturm V, Zilles K, Seitz RJ, Freund H-J (1999) The role of ventral medial wall motor areas in bimanual co-ordination; A combined lesion and activation study. Brain 122: 351–368

Tanaka Y, Yoshida A, Kawahata N, Hashimoto R, Obayashi T (1996) Diagonistic dyspraxia. Clinical characteristics, responsible lesion and possible underlying mechanism. Brain 119: 859–873

Tanji J, Okano K, Sato KC (1987) Relation of neurons in the nonprimary motor cortex to bilateral hand movement. Nature 327: 618–620

Toni I, Shah NJ, Fink GR, Thoenissen D, Passingham RE, Zilles K (2002) Multiple movement representations in the human brain: An event-related fMRI study. J Cogn Neurosci 14: 769–784

Ullen F, Forssberg H, Ehrsson HH (2003) Neural networks for the coordination of the hands in time. J Neurophysiol 89: 1126–1135

Wang LE, Fink GR, Diekhoff S, Rehme AK, Eickhoff SB, Grefkes C (2011) Noradrenergic Enhancement Improves Motor Network Connectivity in Stroke Patients. Ann Neurol 69: 375–388

Weiss PH, Marshall JC, Wunderlich G, Tellmann L, Halligan PW, Freund H-J, Zilles K, Fink GR (2000) Neural consequences of acting in near versus far space: a physiological basis for clinical dissociations. Brain 123: 2531–2541

Weiss PH, Rahbari NN, Lux S, Pietrzyk U, Noth J, Fink GR (2006) Processing the spatial configuration of complex actions involves right posterior parietal cortex: an fMRI study with clinical implications. Hum Brain Mapp 27: 1004–1014

Wenderoth N, Debaere F, Sunaert S, Swinnen SP (2005) The role of anterior cingulate cortex and precuneus in the coordination of motor behaviour. Eur J Neurosci 22: 235–246

Wenderoth N, Toni I, Bedeleem S, Debaere F, Swinnen SP (2006) Information processing in human parieto-frontal circuits during goal-directed bimanual movements. NeuroImage 31: 246–278

Wyke MA (1971) The effects of brain lesions on the learning performance of a bimanual co-ordination task. Cortex 7: 59–72

Wahrnehmung und Aufmerksamkeit

R. Weidner, G. R. Fink

19.1 Welche Informationen werden selektiert? – 302
19.1.1 Orte – 303
19.1.2 Objekte – 303
19.1.3 Visuelle Merkmale – 305

19.2 Wie wird Information selektiert? – 307
19.2.1 Inhibition irrelevanter Signale – 307
19.2.2 Verstärkung relevanter Signale – 308
19.2.3 Frühe oder späte Selektion – 309

19.3 Steuerung von Aufmerksamkeit – 311
19.3.1 Frontoparietales Netzwerk – 311

19.4 Synopsis – 315

Literatur – 316

Zum Thema

Der Begriff »Aufmerksamkeit« wird umgangssprachlich in einer Vielzahl von unterschiedlichen Zusammenhängen verwendet. Man kann auf etwas aufmerksam gemacht werden, z. B. darauf, dass sich die eigenen Schnürsenkel gelöst haben, oder dass man, ohne es zu bemerken, etwas verloren hat. Andererseits kann man einem Vortrag aufmerksam folgen oder einem Musikstück aufmerksam lauschen. In einem anderen Zusammenhang wird der Begriff »Aufmerksamkeit« gebraucht, wenn etwas Unerwartetes geschieht, wenn beispielsweise plötzlich ein lautes Geräusch ertönt oder ein helles Licht aufblitzt. Man spricht davon, dass ein solches Ereignis unsere Aufmerksamkeit auf sich zieht.

Der Begriff »Aufmerksamkeit« umfasst eine Vielzahl von Aspekten und Phänomenen, die es schwierig machen, eine einheitliche Definition festzulegen. Die verschiedenen Beispiele zeigen jedoch, dass Aufmerksamkeit eng mit dem Begriff »Wahrnehmung« verknüpft ist und meistens dann verwendet wird, wenn es um die Selektion bestimmter Informationen aus einer Vielzahl verfügbarer Informationen geht. Eine solche Selektion ist nötig, da die Kapazität unseres Wahrnehmungssystems begrenzt und mit einer detaillierten Analyse aller verfügbaren Informationen überfordert ist. Eine Auswahl wichtiger Informationen erlaubt es, Verarbeitungsressourcen effizient zu nutzen. Aufmerksamkeitsselektion kann bereits auf der Basis früher (präattentiver) Verarbeitungsebenen erfolgen. In welcher Form präattentive Information kodiert wird, welche Struktur diese Kodierung aufweist und welche neuronalen Strukturen die Aufmerksamkeitsselektion steuern, ist Gegenstand moderner psychologischer und neurowissenschaftlicher Forschung.

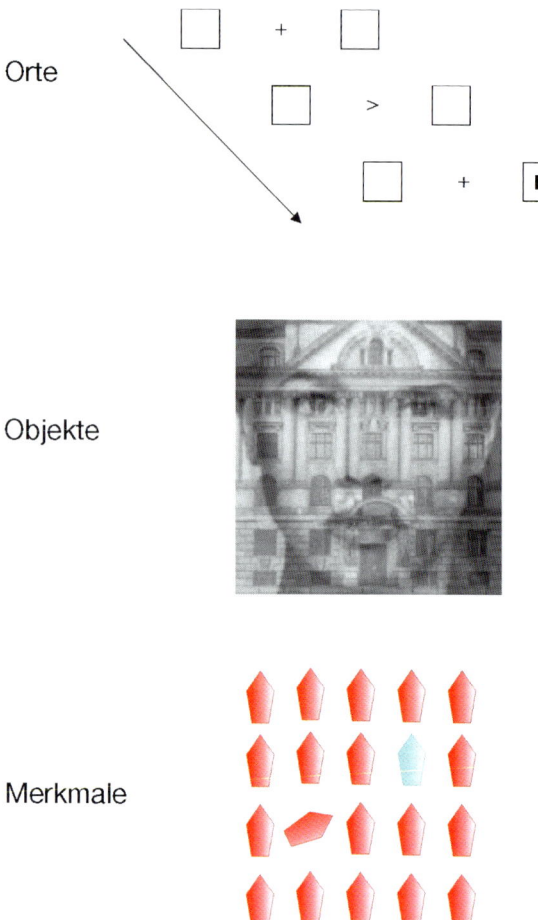

Abb. 19.1 Beispiele für verschiedene Arten von Aufmerksamkeitslenkung. Aufmerksamkeit kann auf bestimmte Orte (*oben*), auf Objekte (*Mitte*) oder bestimmte visuelle Merkmale gerichtet werden (*unten*)

19.1 Welche Informationen werden selektiert?

Die Vielfältigkeit des Phänomens Aufmerksamkeit und die Vielzahl experimenteller Herangehensweisen führten dazu, dass sich im Laufe der Aufmerksamkeitsforschung verschiedene Ansichten entwickelt haben, worauf Aufmerksamkeit gerichtet und welche Art von Information selektiert werden kann. Ergebnisse aus dem von Eriksen und Eriksen (1974) verwendeten »**Flankierreiz-Paradigma**« und aus dem sog. »**Posner-Paradigma**« (Posner u. Cohen 1984) deuten darauf hin, dass die Selektion von Information auf einem räumlichen Mechanismus beruht. Aufmerksamkeit wird demnach auf einen Ort im Raum gerichtet, und alle an diesem Ort vorhandenen Informationen werden dann durch Aufmerksamkeit selektiert.

Im Gegensatz dazu wurde von Duncan (1984) vorgeschlagen, dass es sich bei Aufmerksamkeit nicht um einen rein ortsbezogenen Prozess handelt, sondern dass Aufmerksamkeit selektiv auf verschiedene Objekte gerichtet werden kann, selbst wenn sich diese an ein und demselben Ort befinden (Baylis u. Driver 1993).

Die dritte Art von Aufmerksamkeitstheorie, basierend auf Experimenten mit dem Paradigma der »visuellen Suche« (◘ Abb. 19.1), umfasst die Annahme, dass Aufmerksamkeit auf bestimmte visuelle Dimensionen, wie z. B. Farbe oder Orientierung, gerichtet werden kann (Allport 1971; Müller et al. 1995; Treisman 1969) (▶ Box 19.1).

> **Orts-, Objekt- und dimensionsbasierte Aufmerksamkeitstheorien stellen keine getrennten oder alternativen Erklärungsansätze dar, sondern spiegeln unterschiedliche Aspekte der Selektion relevanter Informationen wider.**

Bildgebende Verfahren wie die funktionelle Kernspintomographie (fMRT) ermöglichen es, die neuronalen Mechanismen attentionaler Selektion zu untersuchen, und erlauben es zu erkennen, welche kortikalen Strukturen

> **Box 19.1. Aufmerksamkeitslenkung**
>
> Aufmerksamkeit kann auf Orte, Objekte und visuelle Merkmale gerichtet werden. In **räumlichen Aufmerksamkeitsparadigmen** wie dem »Posner-Paradigma« wird Aufmerksamkeit über einen Hinweisreiz auf einen bestimmten Ort gelenkt. Hinweisreize können entweder exogen oder endogen sein. Bei exogenen Hinweisreizen handelt es sich um saliente, hervorstechende Reize, wie beispielsweise ein kurzes Aufblitzen, die Aufmerksamkeit automatisch auf sich und damit auf den Ort lenken, an dem sie erschienen sind. Endogene Hinweisreize sind symbolisch. Es kann sich beispielsweise um einen Pfeil handeln, der einen Probanden instruiert, auf welchen Ort die Aufmerksamkeit zu richten ist. In diesem Fall erfolgt die Ausrichtung der Aufmerksamkeit nicht automatisch, sondern wird von der Versuchsperson selbst initiiert und gesteuert (◘ Abb. 19.1 oben). Ein Zielreiz, der an diesem Ort präsentiert wird, kann im Allgemeinen schneller und besser entdeckt werden.
>
> Bei **objektbasierten Aufmerksamkeitsuntersuchungen** können verschiedene Objekte überlagert und Versuchspersonen instruiert werden, ihre Aufmerksamkeit entweder auf das eine oder das andere Objekt zu richten. Im Beispiel in ◘ Abb. 19.1 (Mitte) wurden ein Haus und ein Gesicht transparent überlagert. Es ist möglich, die Aufmerksamkeit entweder selektiv auf das Haus oder auf das Gesicht zu richten.
>
> **Merkmals- oder dimensionsbasierte Aufmerksamkeitslenkung** wird häufig mit dem Paradigma der visuellen Suche untersucht. Probanden müssen hierbei unter einer Vielzahl von visuellen Reizen, den sog. Distraktorreizen, einen Zielreiz entdecken und dessen An- bzw. Abwesenheit durch eine manuelle Reaktion anzeigen. Dabei unterscheidet sich ein Zielreiz von den Distraktorreizen in einem oder mehreren Merkmalen. In ◘ Abb. 19.1 (unten) ist ein Beispieldisplay dargestellt, in dem sich 2 Zielreize befinden. Ein Zielreiz unterscheidet sich in der visuellen Dimension Orientierung, der andere weicht in der visuellen Dimension Farbe von den umgebenden Distraktoren ab.

eine allgemeine Funktion bei der Selektion von Information haben. Solche Strukturen sind an unterschiedlichen Formen von Aufmerksamkeitsselektion beteiligt, während andere Gehirnareale nur spezifische Teilaspekte steuern (für einen Überblick über die subkortikalen Strukturen der Aufmerksamkeitssteuerung sei auf ▶ Abschn. 2.3.12 verwiesen).

19.1.1 Orte

Der Effekt visuell räumlicher Aufmerksamkeitslenkung auf die visuelle Verarbeitung wurde in verschiedenen fMRT-Studien nachgewiesen (Brefczynski u. DeYoe 1999; Tootell et al. 1998). Brefczynski und DeYoe (1999) zeigten ihren Versuchspersonen visuelle Reize, die aus räumlich unterschiedlich lokalisierten Segmenten bestanden (◘ Abb. 19.2). Die retinotope Struktur des visuellen Kortex, d. h. die Konstanz der räumlichen Beziehung zwischen Orten im Gesichtsfeld und deren Repräsentation im Gehirn, ermöglichte die Beurteilung räumlich spezifischer Effekte mittels fMRT. Während des Versuchs richteten die Versuchspersonen ihre Aufmerksamkeit auf eines dieser Segmente, um dort ein Muster aus einer bestimmten Farbe und Orientierung zu entdecken. Damit wurde die Wirkung von Aufmerksamkeit auf die Verarbeitung visuellräumlicher Information bei identischer visueller Stimulation untersucht. Aufmerksamkeitslenkung führte zu einer differenziellen Erhöhung funktioneller Signale im visuellen Kortex.

Silver et al. (2007) untersuchten die Wirkung visueller Aufmerksamkeit im visuellen Kortex ohne direkte visuelle Stimulation. Wie Brefczynski und DeYoe (1999) maßen sie die Veränderung von fMRT-Signalen in retinotopen Arealen. Signaländerungen wurden gemessen, während Versuchspersonen ihre Aufmerksamkeit auf eine bestimmte Region richteten und das Erscheinen eines Reizes antizipierten. Es zeigte sich eine anhaltende Erhöhung des Signals in den entsprechenden retinotopen Arealen, d. h. in den Bereichen, auf die Aufmerksamkeit gerichtet wurde. In den anderen Bereichen zeigte sich komplementär dazu eine anhaltende Verringerung der Signale.

Diese Studien verdeutlichen, dass räumliche Aufmerksamkeitslenkung zu räumlich selektiven Modulationen im visuellen Kortex führt. Signaländerungen werden in den Arealen registriert, die auch ohne Aufmerksamkeitslenkung mit der Verarbeitung von Reizen an diesem Ort assoziiert sind. Dies entspricht den Vorhersagen einer ortsbasierten Sichtweise visueller Aufmerksamkeitslenkung.

> Visuelle Aufmerksamkeit kann auf einen Ort gerichtet werden und führt zu selektiven Änderungen neuraler Aktivität in retinotop organisierten Arealen des Gehirns.

19.1.2 Objekte

In objektbasierten Aufmerksamkeitstheorien wird, wie oben bereits beschrieben, postuliert, dass der Fokus visueller Aufmerksamkeitslenkung nicht auf abstrakte Orte, sondern auf ganze Objekte unabhängig vom Raum gerichtet werden kann. Gewöhnlich befinden sich verschiedene Objekte an unterschiedlichen Orten. Im Experiment lässt sich diese Konfundierung beispielsweise durch die Überlagerung transparenter Objekte auflösen. Wenn es möglich ist,

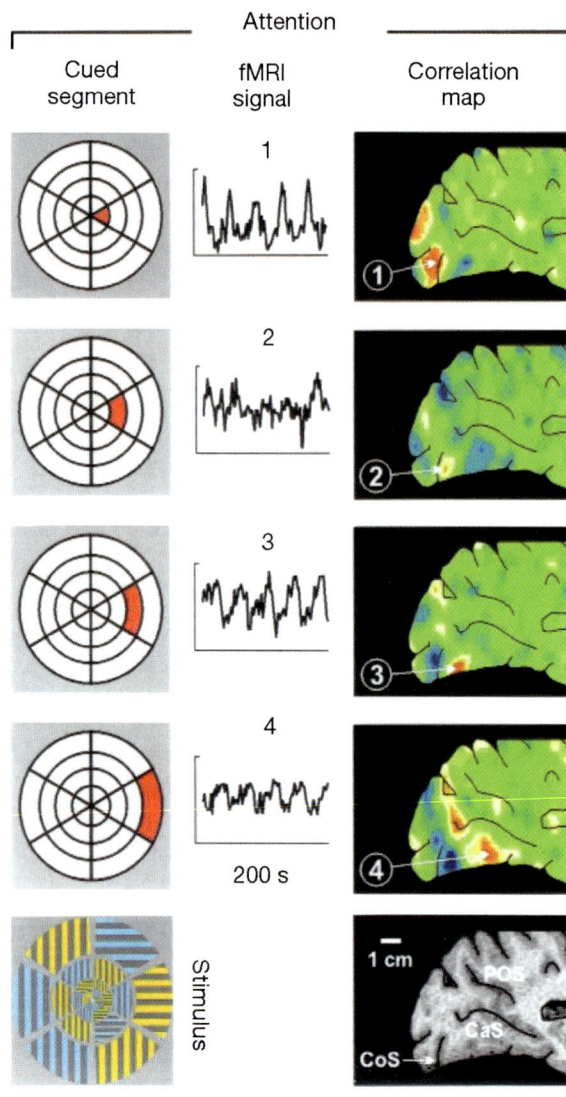

Abb. 19.2 Darstellung der Retinotopie visueller Aufmerksamkeitslenkung. In der *linken Spalte* ist schematisch dargestellt, auf welches Segment jeweils Aufmerksamkeit zu richten war. Ein reales Beispieldisplay ist in der gleichen Spalte ganz unten dargestellt. In der *rechten Spalte* sind die entsprechenden Aktivierungen zu sehen. Mit zunehmender Exzentrizität der attentional selektierten Segmente zeigt sich eine Verschiebung der entsprechenden Aktivierung nach anterior. CaS: calcariner Sulcus. CoS: kollateraler Sulcus, POS: parietookzipitaler Sulcus. (Aus Brefczynski u. DeYoe 1999; mit freundlicher Genehmigung von Nature Publishing Group)

Aufmerksamkeit an einem Ort auf verschiedene Objekte zu lenken, so sollten entsprechende spezifische neurale Effekte im Gehirn beobachtbar sein. Diese Vorhersagen wurden in einer Studie von O'Craven et al. (1999) getestet.

Verschiedene Objekte, jeweils ein Haus und ein Gesicht, wurden überlagert und an derselben Position dargeboten. In jeweils einem experimentellen Durchgang wurde entweder das Gesicht oder das Haus selektiv in eine Richtung bewegt. Die Versuchspersonen waren instruiert, ihre Aufmerksamkeit in verschiedenen Bedingungen entweder auf das Haus, das Gesicht oder auf den Bewegungsaspekt zu lenken (◘ Abb. 19.3).

Untersucht wurden dabei die Signaländerungen in 3 verschiedenen Hirnarealen, die selektiv mit der Verarbeitung von Gesichtern, Häusern und Bewegungen assoziiert sind. Die Ausrichtung der Aufmerksamkeit (bei identischer visueller Stimulation) auf ein Gesicht sollte u. a. zu einer veränderten Aktivität im sog. Gesichtsareal des Gyrus fusiformis führen, das beim Betrachten von Gesichtern aktiv ist. Die Orientierung von Aufmerksamkeit auf das Haus (bei identischer visueller Stimulation) sollte wiederum zu Effekten in Arealen führen, die bei der Verarbeitung von Bildern, von Orten oder beim Betrachten von Gebäuden eine Rolle spielen. Ein solches Areal ist das sog. parahippocampale Ortsareal.

Die beobachteten Effekte standen im Einklang mit den Erwartungen, die man auf der Basis einer objektbasierten Aufmerksamkeitstheorie formulieren würde. Obwohl die dargebotenen Reize bzw. Reizattribute am gleichen Ort dargeboten wurden, konnten selektive Signaländerungen in Abhängigkeit von der Aufmerksamkeitsinstruktion beobachtet werden. Eine Änderung der Aktivierung in bewegungssensitiven Arealen (MT/MST-Komplex) zeigte sich, wenn die Versuchspersonen ihre Aufmerksamkeit auf das jeweils bewegte Objekt richteten. Wurde Aufmerksamkeit auf die visuelle Dimension Bewegung gelenkt, stieg die Aktivität in den Arealen MT/MST, verglichen mit Bedingungen, in denen Aufmerksamkeit auf das jeweils statische Objekt gerichtet war. Obwohl die Aufmerksamkeitsorientierung sich in diesem Fall nicht auf ein Objekt, sondern auf die visuelle Dimension Bewegung richtete, verhielten sich die beobachteten Signaländerungen dennoch objektspezifisch, d. h., lenkte ein Proband seine Aufmerksamkeit auf ein bewegtes Objekt und handelte es sich dabei beispielsweise um ein Gesicht, so wurde zusätzlich zu den Effekten in bewegungssensitiven Arealen eine stärkere Aktivierung des »Gesichtsareals des Gyrus fusiformis« beobachtet. Diese Studie liefert starke Evidenz für einen objektbasierten Ansatz visueller Aufmerksamkeitslenkung.

Eine wichtige Frage ist, ob diese Ergebnisse auch teilweise auf der Basis eines ortsbasierten Aufmerksamkeitsansatzes erklärt werden könnten. Diese Frage muss mit Ja beantwortet werden, wenn man annimmt, dass anstatt des gesamten Objekts nur bestimmte Positionen attentional selektiert wurden. Das ist insofern plausibel, da bestimmte räumliche Bereiche für die Erkennung einer Objektkategorie wichtiger sind als andere. Um beispielsweise das Gesicht in ◘ Abb. 19.1 zu erkennen, sind die Regionen um die Augen und Mundpartie wichtig. Dies spiegelt sich in typischen Augenbewegungsmustern wider (▶ Kap. 11). Für die Detektion des Hauses sind andere Positionen relevant. Wurden in dieser Studie nicht die Objekte selbst attentio-

19.1 · Welche Informationen werden selektiert?

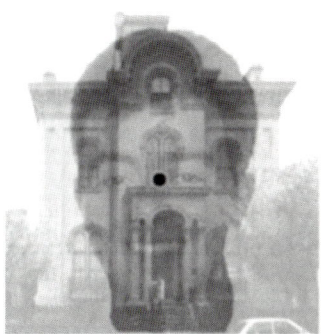
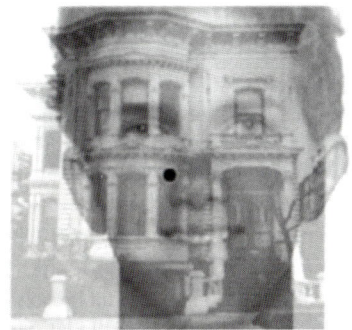

		Attended attribute		
ROI	Stimulus	Face	House	Motion
FFA	Face moving	2.4 >	1.3	2.0 ∨ 1.4
	House moving	2.2 >	1.3	
PPA	Face moving	0.4 <	1.0	0.3 ∧ 0.6
	House moving	0.4 <	0.9	
MT/MST	Face moving	1.4 ∨ 1.2	0.8 ∧ 1.0	< 1.5 1.4
	House moving			

Abb. 19.3 Darstellung der Stimuli, die im Experiment von O'Craven et al. (1999) verwendet wurden (*oben*). Zwei Objekte wurden transparent überlagert. Eines der Objekte bewegte sich in eine von 4 Richtungen (*unten*). Darstellung der Signaländerungen in 3 verschiedenen Arealen in Abhängigkeit von der Aufmerksamkeitsinstruktion. Die Aktivierung im Gyrus fusiformis wurde stärker, wenn Aufmerksamkeit auf das jeweilige Gesicht gerichtet wurde. Im parahippocampalen Ortsareal war die aufmerksamkeitsbedingte Modulation stärker, wenn Aufmerksamkeit nicht auf das Gesicht, sondern auf das Haus gerichtet wurde. Dieses Muster zeigte sich unabhängig davon, welches der Objekte sich bewegte. Sollten die Probanden ihre Aufmerksamkeit auf den Bewegungsaspekt der Reize richten, zeigten sich ebenfalls objektspezifische Signaländerungen. Handelte es sich bei dem bewegten Objekt um ein Gesicht, zeigte sich entsprechend eine stärkere Modulation im Gyrus fusiformis, im Gegensatz dazu wurde eine stärkere Modulation im parahippocampalen Ortsareal deutlich, wenn es sich bei dem bewegten Objekt um ein Haus handelte. *ROI*: »regions of interest«, *FFA*: Gesichtsareal im Gyrus fusiformis, *PPA*: parahippocampales Ortsareal, *MT*: mittleres temporales Areal, *MST*: mittleres superiores temporales Areal. (Aus O'Craven et al. 1999; mit freundlicher Genehmigung von Nature Publishing Group)

nal selektiert, sondern nur unterschiedliche Positionen? Neuere funktionelle Studien sprechen gegen eine solche Interpretation. Sie zeigen, dass die räumliche Selektion eines Ortes auf einem Objekt zu einer attentionalen Modulation der Repräsentationen des gesamten Objektes führt (Martinez et al. 2007). Weitere Evidenz für objektbasierte Aufmerksamkeitslenkung wurde in einer Studie von Ciaramitaro et al. (2011) berichtet. In dieser Studie wurde die Wahrnehmung von Objektoberflächen durch kohärente Bewegungen von Punkten erzeugt. Dadurch war es möglich, an einer Position den Eindruck zweier transparenter Oberflächen zu erzeugen, die sich in unterschiedliche Richtungen drehten. Ein Hinweisreiz lenkte zunächst die Aufmerksamkeit der Versuchsteilnehmer auf eine der beiden wahrgenommenen Oberflächen. Die Probanden sollten dann Änderungen der Bewegungsrichtung einiger Punkte erkennen. Änderungen innerhalb der selektierten Oberfläche wurden besser und zuverlässiger entdeckt und

führten gleichzeitig zu stärkeren Signaländerungen in einer Reihe von visuellen Arealen (V1, V2, V3, V3A und MT+). Diese Effekte stärken objektbasierte Aufmerksamkeitsansätze und sind nur schwer mit räumlichen und merkmalsbasierten Selektionsmechanismen zu erklären, da alle Positionen im visuellen Feld gleich wichtig waren und keine vorherige Information über die Zielbewegungsrichtung gegeben wurde.

> Funktionelle Studien belegen, dass Objekte eine wichtige Informationseinheit bilden, auf die Aufmerksamkeit gerichtet werden kann.

19.1.3 Visuelle Merkmale

Ansätze, die visuelle Merkmale als Grundlage visueller Aufmerksamkeitslenkung postulieren, legen nahe, dass

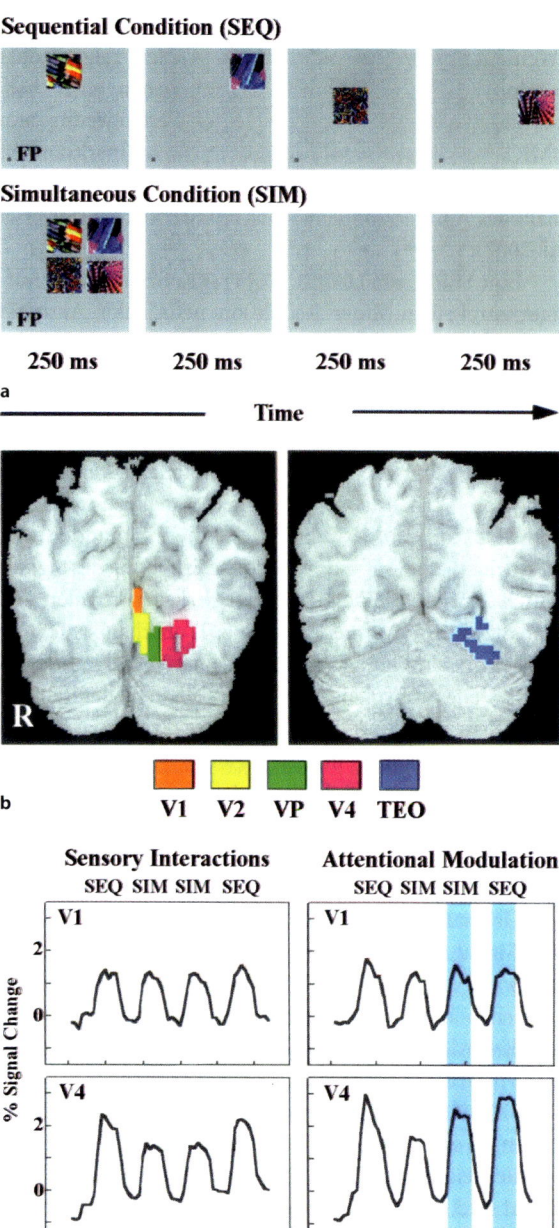

◘ Abb. 19.5 a–c Studie von Kastner et al. (1998). a Beispieldisplays (oben). In der sequenziellen Bedingung wurden nacheinander an 4 verschiedenen Positionen Reize dargeboten. In der simultanen Bedingung wurden diese Reize gemeinsam präsentiert (unten). b Die Präsentation dieser visuellen Reize führte zu Aktivierungen in verschiedenen visuellen Arealen (V1, V2, VP, V4 und TEO). c Darstellung der Signalverläufe in verschiedenen experimentellen Bedingungen. Wurden die Reize simultan (SIM) präsentiert, führte dies zu einer Verringerung des Signals verglichen mit der sequenziellen Bedingung (SEQ). Die Lenkung von Aufmerksamkeit führte zu einer Reduktion sensorischer Interaktion. Die Hemmungseffekte gemeinsam präsentierter Reize verschwanden, wenn gezielt Aufmerksamkeit auf einen dieser Reize gelenkt wurde. (Aus Kastner et al. 1998; mit freundlicher Genehmigung von The American Association for the Advancement of Science)

len Darbietung vergleicht, bei der keinerlei gegenseitige Hemmung wirksam werden kann. Diese Hypothese konnte bestätigt werden.

Wurden Reize gleichzeitig im Display dargeboten, konnten geringere Signale gemessen werden als in der Bedingung, in der die Reize nacheinander zu sehen waren. Eine solche Hemmung konnte mittels Positronenemissionstomographie (PET) (Fink et al. 2000) auch dann nachgewiesen werden, wenn Reize in unterschiedlichen visuellen Halbfeldern präsentiert wurden. Eine gegenseitige Hemmung visueller Informationen ist demnach nicht auf intrahemisphärische Prozesse beschränkt.

Auch die Selektion visueller Information auf der Basis visueller Merkmale geht mit inhibitorischen Prozessen einher. In einer fMRT-Studie von Pollmann et al. (2000) wurde gezeigt, dass attentionale Wechsel zwischen verschiedenen visuellen Dimensionen bei einer visuellen Suchaufgabe zu einer Verringerung des Signals in frühen visuellen Arealen führt. Polk und Kollegen (2008) untersuchten die Effekte merkmalsspezifischer Aufmerksamkeitslenkung unter Verwendung der Stroop-Aufgabe (▶ Kap. 22). Bei dieser Aufgabe sollen Versuchspersonen auf die Schriftfarbe eines Wortes reagieren und gleichzeitig die Wortbedeutung ignorieren. Die Resultate dieser Studie waren mit dem »Biased competition«-Ansatz konsistent. Wie erwartet, führte diese Aufgabe zu einer Erhöhung von Aktivierung in Farbarealen und gleichzeitig zu einer Reduktion von Aktivierung in Wortarealen. Hemmung spielt demnach auch im Kontext von merkmalsbasierter Aufmerksamkeit eine Rolle. Diese Studien legen nahe, dass Hemmung ein wirkungsvoller Selektionsmechanismus des visuellen Systems ist.

> **Die Hemmung irrelevanter Signale trägt entscheidend zur Selektion wichtiger Information bei.**

19.2.2 Verstärkung relevanter Signale

Aufmerksamkeit erhöht den Signal-Rausch-Abstand sensorischer Repräsentationen sowohl durch die Inhibition irrelevanter Informationen als auch durch die Verstärkung relevanter Informationen. Die Frage, wie genau Aufmerksamkeit ein vorhandenes Signal verändert, lässt sich nur beantworten, wenn attentionale Modulation in Abhängigkeit von verschiedenen Reizparametern untersucht wird.

Eine systematische und schrittweise Variation des Helligkeitskontrasts erlaubt Aussagen über den Zusammenhang von der Signalstärke und attentionaler Modulation (Reynolds et. al. 2000). Die Ergebnisse von fMRT- und elektrophysiologischen Studien sind heterogen bezüglich des genauen Zusammenhangs.

In einer fMRT-Studie untersuchten Buracas und Boynton (2007) die Stärke attentionaler Modulation in verschiedenen visuellen Arealen separat für unterschiedliche Kontrastwerte. Die Ergebnisse waren konsistent mit einem additiven Aufmerksamkeitsansatz, bei dem Aufmerksamkeit zu einer Erhöhung der Grundaktivität führt, die zunächst unabhängig von der Intensität und dem Kontrast dargebotener Reize ist. Dies ist konsistent mit den Beobachtungen, dass eine attentionale Modulation auch dann zu sehen ist, wenn keine Reize dargeboten werden (Kastner et al. 1998; Silver et al. 2007).

Im Gegensatz dazu konnten McAdams und Maunsell (1999) einen verstärkenden multiplikativen Effekt von Aufmerksamkeit in Studien mittels Einzelzellableitungen an Affen nachweisen. Die Antwort einzelner Neurone visueller Reize wurde durch Aufmerksamkeit mit einem konstanten Faktor multipliziert. Dies impliziert, dass Aufmerksamkeit einen stärkeren Effekt auf Reize mit einer stärkeren Signalintensität hat. Eine multiplikative Aufmerksamkeitsdynamik kann theoretisch nur für einen beschränkten Bereich von Signalintensitäten zu beobachten sein. Sehr starke Reize lösen maximale Aktivierungen aus, die keine weitere Modulation durch Aufmerksamkeit zulassen.

Ein relevantes Merkmal für die Selektion von Information ist die Detektion von Kontrasten. In verschiedenen Studien konnte gezeigt werden, dass Aufmerksamkeit einen Effekt auf die Kontrast-Antwort-Funktion hat. Aufmerksamkeit erhöht demnach den wahrgenommenen Kontrast eines Reizes, d. h., für einen Beobachter erscheint ein Reiz so, als betrachte er einen Reiz mit einem höheren Kontrast. Ein solcher Aufmerksamkeitseffekt wurde beispielsweise von Reynolds et al. (2000) beschrieben.

Insgesamt zeigen diese Studien, dass Aufmerksamkeit Signale auf unterschiedliche Art modulieren kann. Die Vielzahl von experimentellen Paradigmen, unterschiedlichen Reizmaterialien und Messmethoden, mit denen diese Daten erhoben wurden, erschweren es, genau zu definieren, unter welchen Umständen welche Art der Modulation zum Tragen kommt.

Nach Boynton (2011) führt räumliche Aufmerksamkeitsselektion zu einer fixen Erhöhung von Hintergrundaktivität aller Neurone innerhalb eines rezeptiven Feldes. Diese Erhöhung ist unabhängig von den Merkmalseigenschaften, die durch diese Neurone kodiert werden. Werden diese Neurone jedoch mit ihrem bevorzugten Merkmal stimuliert, kommt es zu einer kontrastspezifischen Modulation.

Die Normalisierungstheorie der Aufmerksamkeit (Reynolds u. Heeger 2009) spezifiziert, wann unterschiedliche Arten der Signalverstärkung zu beobachten sind. Durch Inhibition werden reizassoziierte Aktivierungen normalisiert/dividiert. Das Verhältnis von Hemmung und Verstärkung wird durch die Größe des visuellen Reizes und die Größe des Aufmerksamkeitsfeldes bestimmt. Ein großer Aufmerksamkeitsfokus in Kombination mit einem kleinen Reiz führt tendenziell zu einer Verstärkung des effektiven Kontrastes. Ein kleiner Aufmerksamkeitsfokus in Kombination mit einem großen Stimulus führt eher zu einer multiplikativen Verstärkung.

19.2.3 Frühe oder späte Selektion

Aufmerksamkeit selektiert und verstärkt die Repräsentation bestimmter Informationen und schwächt andere Informationen ab. Die Frage, wie effizient das menschliche Aufmerksamkeitssystem unwichtige Informationen ausblenden kann, ist eng mit der Frage verbunden, auf welcher Verarbeitungsebene eine entsprechende Selektion stattfindet. Ältere Aufmerksamkeitstheorien beschreiben Aufmerksamkeit als Prozess, der Information auf einer frühen sensorischen Ebene selektiert, vergleichbar mit einer Art frühem sensorischen Filter. Dabei würde visuelle Information aufgrund basaler Merkmale selektiert (Broadbent 1958; Treisman 1969). Alternativ wäre vorstellbar, dass visuelle Information zunächst detailliert verarbeitet und Aufmerksamkeit erst im Anschluss daran ausgerichtet wird. Die Grundlagen attentionaler Selektion wären demnach nicht einfache sensorische Merkmale, sondern komplex analysierte Repräsentationen der visuellen Umwelt (Deutsch u. Deutsch 1963).

Die experimentellen Befunde bezüglich dieser Frage waren lange Zeit sehr uneinheitlich. Der Hauptgrund für die unterschiedlichen Ergebnisse liegt nach Kahneman und Treisman (1984) in der Verwendung verschiedenster Paradigmen mit unterschiedlichem Stimulusmaterial. Dabei scheinen Experimente, bei denen komplexe visuelle Reize verwendet werden, eher Evidenz für eine frühe Selektion zu liefern, während Experimente mit einfachen Reizen eher für eine späte Selektion sprechen. Lavie (1995) untersuchte systematisch visuelle Selektionsmechanismen unter einfachen (»low perceptual load«) und komplexeren Verarbeitungsbedingungen (»high perceptual load«) und befand, dass eine frühe Selektion nur unter »High perceptual load«-Bedingungen zu beobachten war. Rees et al. (1997) führten dazu ein fMRT-Experiment durch. Dabei wurden den Versuchspersonen u. a. Bewegungsreize dargeboten. Diese Reize waren jedoch für die Aufgabe der Versuchsperson völlig irrelevant. Die Aufgabe bestand darin, Wörter, die auf dem Bildschirm dargeboten wurden, zu beurteilen. Diese Beurteilung war entweder schwer und erforderte viel Aufmerksamkeit oder sehr leicht und erforderte entsprechend wenig Aufmerksamkeit. Die leichte Aufgabe bestand darin, zu beurteilen, ob die Reize in Groß- oder in Kleinbuchstaben geschrieben waren, wäh-

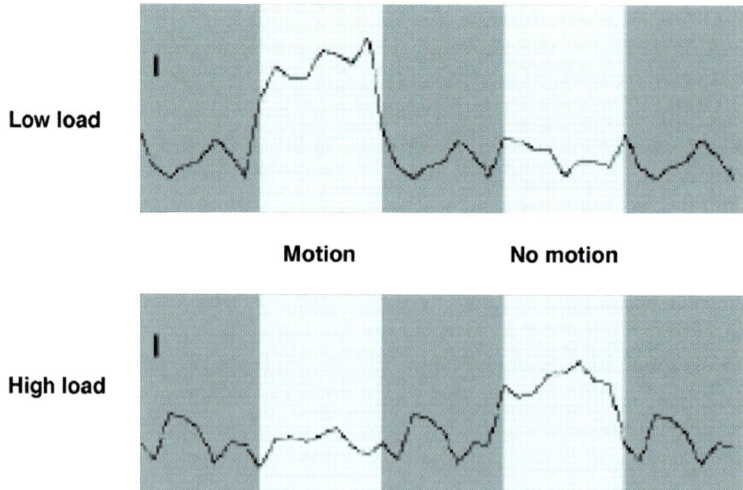

◘ **Abb. 19.6** Dargestellt sind Signaländerungen im bewegungssensitiven Areal V5 unter »Low perceptual load«- (*oben*) und »High perceptual load«-Bedingungen (*unten*) aus dem Experiment von Rees et al. (1997) (Details ▶ Text). Die Zeitabschnitte, in denen Bewegungsreize präsentiert wurden, sind *hellgrau* unterlegt, die *dunkelgrauen* Abschnitte zeigen die Intervalle an, in denen keine Bewegungsreize präsentiert wurden. Eine stärkere Modulation von V5 durch Bewegungsreize ist in der »Low perceptual load«-Bedingung zu erkennen. (Aus Rees et al. 1997; mit freundlicher Genehmigung von The American Association for the Advancement of Science)

rend bei der schwereren Aufgabe die Anzahl der Silben beurteilt werden sollte.

Relevant war nun, ob das Schwierigkeitsniveau der Sprachaufgabe, und entsprechend der Grad von Aufmerksamkeit, der für die Aufgabe benötigt wurde, Auswirkungen auf die Aktivierung in bewegungssensitiven Arealen hat. Nach Lavies Theorie sollte in der schwierigen Bedingung eine frühe Selektion stattfinden, d. h., die Verarbeitung der Bewegungsreize sollte auf einem frühen sensorischen Niveau blockiert werden. Entsprechend sollte in höheren bewegungssensitiven Arealen weniger Aktivierung zu beobachten sein. Im Gegensatz dazu sollte eine leichte Aufgabe zu einer späten Selektion führen, was zu einer kompletten Verarbeitung der Bewegungsreize und damit zu starken Aktivierungen in höheren, bewegungssensitiven Arealen führen sollte. Die Ergebnisse der fMRT-Studie sprechen für diese Theorie: Während die Bewegungsreize eine starke Modulation des Areals V5 auslösten, wenn die sprachliche Aufgabe leicht war, kam es während der schwierigeren Sprachaufgabe nicht zu einer bedeutenden V5-Modulation. Neuere Studien zeigen, dass eine solche frühe Selektion von Information bereits auf frühen visuellen Verarbeitungsebenen (V1) beobachtet werden kann (Lavie 2005). Selbst differenzielle Aktivierungen in der Amygdala, einer Gehirnstruktur, die u. a. mit der Verarbeitung emotionaler Reize assoziiert ist, werden von der Komplexität des Reizmaterials beeinflusst (Bishop et al. 2007). Komplexe Reizkonstellationen führen zu einer Verringerung der Aktivierung durch emotionale Reize.

> Die Art der attentionalen Selektion hängt von der verfügbaren attentionalen Kapazität ab. Reicht die attentionale Kapazität aus, werden viele Reize bis zu einer hohen Verarbeitungsstufe analysiert, übersteigt die Komplexität einer Wahrnehmungsaufgabe die Verarbeitungskapazität, so werden irrelevante Reize bereits auf einer sehr frühen perzeptuellen Stufe gefiltert (◘ Abb. 19.6).

Zusammenfassung

Die Selektion relevanter Aspekte sensorischer Information wurde exemplarisch am Beispiel des visuellen Systems beschrieben. Dabei führt Aufmerksamkeit zu einer spezifischen Gewichtung von Signalen in primären und höheren sensorischen Arealen. Diese Gewichtung umfasst verschiedene Aspekte visueller Verarbeitung wie Ortsinformationen, Objekte und visuelle Merkmale. Die Selektion von Information kann sowohl durch die Verstärkung relevanter Information als auch durch eine Inhibition irrelevanter Information hervorgerufen werden. Beide Mechanismen spielen bei der Selektion visueller Information eine Rolle. Die Ebene der Selektion hängt entscheidend davon ab, wie viele attentionale Ressourcen bei der Verarbeitung zur Verfügung stehen. Wenig freie Ressourcen führen zu einer frühen attentionalen Selektion.

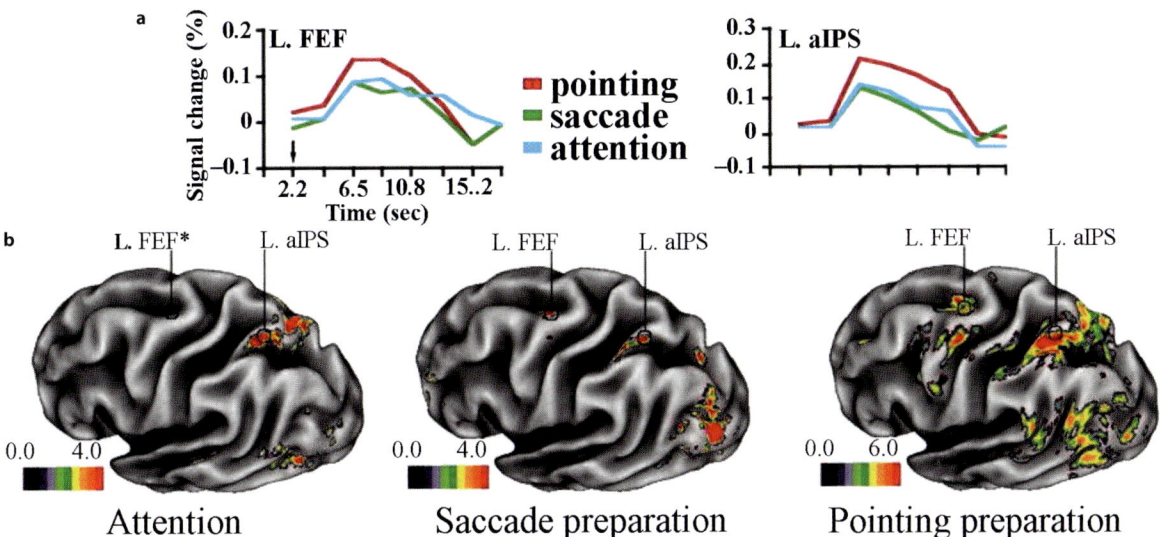

◘ **Abb. 19.7** a Signaländerungen, die im Zusammenhang mit der Vorbereitung einer Aufmerksamkeitsverschiebung (*blau*), einer Augenbewegung (*grün*) und einer Zeigebewegung (*rot*) stehen, separat dargestellt für das linke frontale Augenfeld (*links*) und den linken anterioren Teil des Sulcus intraparietalis (*rechts*). b Areale, die an der Vorbereitung einer Aufmerksamkeitsverschiebung (*links*), einer Augenbewegung (*Mitte*) und einer Zeigebewegung (*rechts*) beteiligt sind. *FEF*: frontales Augenfeld; *IPS*: intraparietaler Sulcus. (Aus Astafiev et al. 2003; mit freundlicher Genehmigung von the Society for Neuroscience)

19.3 Steuerung von Aufmerksamkeit

19.3.1 Frontoparietales Netzwerk

Die Verschiebung räumlicher Aufmerksamkeit geht neben den Effekten in sensorischen Arealen auch mit Aktivierungen in frontalen und parietalen Arealen einher.

> Im frontalen Kortex finden sich dabei hauptsächlich Aktivierungen im Bereich der frontalen und der supplementären Augenfelder. Im parietalen Kortex werden verschiedene Bereiche des Sulcus intraparietalis und des Lobus parietalis superior aktiv. Dieses Aktivierungsmuster bildet das sog. frontoparietale Netzwerk der Aufmerksamkeitslenkung ab.

Diese Aktivierungen konnten unabhängig davon beobachtet werden, ob Probanden ihre Aufmerksamkeit verdeckt, d. h. ohne Ausführung von Augenbewegungen, auf verschiedene Positionen im Raum richteten oder ob diese Aufmerksamkeitsverschiebungen mit Augenbewegungen einhergingen.

Augenbewegungen und Aufmerksamkeit

Dabei fällt auf, dass eine starke Übereinstimmung dieses Netzwerkes mit den Arealen besteht, die an der Planung und Durchführung von Augenbewegungen beteiligt sind. Die Übereinstimmungen dieser funktionellen Systeme stehen sowohl im Einklang mit den Ergebnissen aus Verhaltensstudien als auch mit unserer Alltagserfahrung. Richten wir unsere Aufmerksamkeit auf einen Ort, so folgen unsere Augen normalerweise ebenfalls an die entsprechende Stelle oder umgekehrt.

> Rizzolatti et al. (1987) schlugen in der »Prämotortheorie der Aufmerksamkeit« vor, dass kein separates System für die Steuerung von Aufmerksamkeit existiere. Die Steuerung von Aufmerksamkeit und Bewegung basiert danach gleichermaßen auf Aktivierungen in sog. »spatial pragmatic maps«, neuralen Repräsentationen des Raumes, auf deren Grundlagen gezielte Bewegungen initiiert werden.

Die Ausrichtung von Aufmerksamkeit wäre demnach identisch mit der Planung von Augenbewegungen und ggf. einem anschließenden Unterdrücken der eigentlichen Ausführung der Bewegung, wenn z. B. Aufmerksamkeit verdeckt, d. h. ohne Augenbewegungen verschoben wird.

Tatsächlich konnte in Verhaltensstudien gezeigt werden, dass die Aufmerksamkeitslenkung und die Programmierung von Augenbewegungen eng miteinander verknüpft sind (Deubel u. Schneider 1996). Beispielsweise ist es nicht möglich, Aufmerksamkeit in eine Richtung zu lenken, während eine Augenbewegung in eine andere Richtung vorbereitet wird. Es ist aber möglich, Aufmerksamkeitslenkung und Augenbewegungen zu trennen: Man kann seine Aufmerksamkeit verschieben, ohne die Augen zu bewegen.

In einer Studie von Astafiev et al. (2003) wurde verglichen, welche Areale bei der Vorbereitung von Augenbewegungen, räumlicher Aufmerksamkeitsverschiebung und manuellen Zeigebewegungen beteiligt sind. Neben einer Replikation früherer Studien, die den Zusammenhang zwischen verdeckter Aufmerksamkeitslenkung und Augenbewegungen zeigen konnten (Corbetta et al. 1998; Nobre et al. 2000), konnte auch nachgewiesen werden, dass diese Systeme teilweise dann aktiv sind, wenn eine gezielte Armbewegung initiiert wurde. In 2 Arealen des Sulcus intraparietalis und im frontalen Kortex am Übergang zwischen Sulcus frontalis superior und dem Sulcus praecentralis, dem vermuteten Homolog der frontalen Augenfelder, konnte eine Beteiligung an allen 3 Aufgaben beobachtet werden. Ein Vergleich mit der Anatomie von Makaken legt nahe, dass es sich bei den Aktivierungen im Sulcus intraparietalis um Aktivierungen im VIP/LIP-Komplex handelt (◘ Abb. 19.7).

Die Überlappung von Aktivierungen, die an der Planung und Durchführung von Augen- und Armbewegungen beteiligt sind, und Arealen, die mit verdeckter Aufmerksamkeit assoziiert sind, sprechen für die »Prämotortheorie« von Rizzolatti et al. (1987). Die Programmierung von Augenbewegungen und die Ausrichtung von Aufmerksamkeit scheinen demnach identisch.

In einer Studie von Smith et al. (2010) wurden Aufmerksamkeitseffekte an Positionen im visuellen Feld untersucht, zu denen keine Augenbewegung geplant und durchgeführt werden konnte. Die Versuchsteilnehmer blickten auf eine maximal periphere Position, von der aus keine weitere Augenbewegung in peripherer Richtung möglich war. Reize, die weiter peripher dargeboten wurden, konnten zwar gesehen werden, konnten aber kein Ziel von Augenbewegungen sein. In Übereinstimmung mit der »Prämotortheorie« führte diese experimentelle Manipulation dazu, dass die Aufmerksamkeitslenkung hin zu diesen Positionen eingeschränkt war. Dies konnte allerdings nur im Falle reizgesteuerter, d. h. exogener Aufmerksamkeitslenkung, beobachtet werden (► im Folgenden), intern gesteuerte, d. h. endogene Aufmerksamkeitslenkung (► im Folgendem), war unbeeinträchtigt. Die »Prämotortheorie« erklärt demnach nur einen Teilaspekt visuell-räumlicher Aufmerksamkeitslenkung. Aufmerksamkeitswechsel, die per se nicht mit einer Änderung der Augenposition einhergehen und sich auf Objekte oder visuelle Dimensionen beziehen, können nur schwer auf der Basis der »Prämotortheorie« erklärt werden.

Exogene und endogene Kontrolle

> **Definition**
>
> Exogene Aufmerksamkeitskontrolle erfolgt durch Reize, die so salient, d. h. hervorstechend, sind, dass wir sie nicht ignorieren können (z. B. ein lautes Geräusch oder ein Lichtblitz). Ein externes Ereignis bestimmt also, worauf wir unsere Aufmerksamkeit richten. Von endogener Aufmerksamkeitskontrolle spricht man, wenn wir unsere Aufmerksamkeit gezielt auf einen Ort, ein Objekt oder ein Merkmal richten (z. B. wenn wir nach etwas Bestimmtem suchen).

Vergleich exogene – endogene Kontrolle Anhand des Paradigmas der visuellen Suche lässt sich der Unterschied zwischen exogener und endogener Kontrolle veranschaulichen. Betrachtet man die Figuren in ◘ Abb. 19.8, so wird einem sofort auffallen, dass sich unter den Dreiecken eines befindet, das ein rotes Zentrum besitzt. Im Gegensatz dazu wird man eine Weile suchen müssen, um das Dreieck zu finden, das die grüne Ecke auf der linken Seite hat. Die kognitiven Prozesse und neuronalen Mechanismen, die diesen unterschiedlichen Arten von Aufmerksamkeitskontrolle zugrunde liegen, werden oft mit dem sog. Posner-Paradigma (► Box 19.1) untersucht. Unterschiede zwischen Aufgaben mit endogener und exogener Aufmerksamkeitslenkung werden mit direkten und symbolischen **Hinweisreizen** realisiert.

Ein Vergleich funktioneller Aktivierungen endogener und exogener Aufmerksamkeitslenkung zeigt, dass das frontoparietale Aufmerksamkeitsnetzwerk sowohl bei endogener als auch bei exogener Aufmerksamkeitslenkung aktiv ist (Kim et al. 1999; Thiel et al. 2004). Dennoch kann eine unterschiedliche Beteiligung dieser Komponenten bei verschiedenen Aufgaben beobachtet werden. Exogen gesteuerte Aufmerksamkeitslenkung scheint eine stärkere Lateralisierung zur rechten Seite hervorzurufen, die am deutlichsten im Sulcus intraparietalis zu beobachten ist (Kim et al. 1999). Endogene Aufmerksamkeitsausrichtung führt im Gegensatz dazu zu stärkeren Aktivierungen in temporal-okzipitalen Übergangsregionen und im linken Sulcus intraparietalis. Auf Grundlage dieser und den Ergebnissen weiterer Studien vermuteten Corbetta und Shulman (2002), dass das frontoparietale Netzwerk aus 2 Hauptelementen besteht:

- Aus einem dorsalen Aufmerksamkeitsnetzwerk, das mit endogenen Aspekten von Aufmerksamkeitskontrolle assoziiert ist
- Aus einem ventralen Aufmerksamkeitsnetzwerk, das eher mit exogenen Aspekten einhergeht

Die Ergebnisse neuerer bildgebender Studien scheinen die Existenz zweier Subnetzwerke zu bestätigen (Corbetta et al. 2008).

Dorsales Aufmerksamkeitsnetzwerk Das dorsale Aufmerksamkeitsnetzwerk ist ein weitgehend bilaterales Aufmerksamkeitsnetzwerk, bestehend aus Regionen des dorsalen posterioren Parietalkortex und den frontalen Augenfeldern. Es ist mit der willentlichen Verschiebung von Aufmerksamkeit und mit der Aufrechterhaltung von internen Aufmerksamkeitseinstellungen assoziiert und moduliert die Verarbeitung in sensorischen Arealen. Die Rolle dorsaler Areale bei der willentlichen Verschiebung von Aufmerksamkeit wurde mehrfach belegt. Shulman et al. (1999) isolierten Aktivierungen, die mit der Verarbeitung

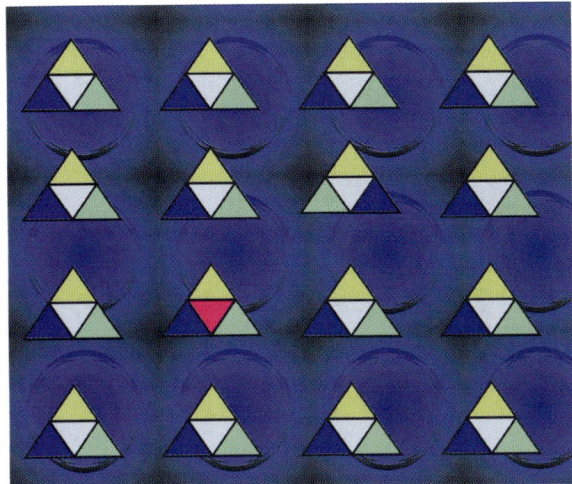

Abb. 19.8 Visuelles Suchdisplay mit 2 Zielreizen. Während das Dreieck mit einem *roten* Zentrum sehr schnell erkannt wird (exogene Aufmerksamkeitslenkung), muss aktiv nach dem Zielreiz gesucht werden, dessen *grüne* Ecke auf der linken Seite ist (endogene Aufmerksamkeitslenkung)

von Hinweisreizen und der Aufrechterhaltung einer Aufmerksamkeitseinstellung assoziiert sind, in einer nichträumlichen Aufmerksamkeitsaufgabe. Dabei präsentierten sie ihren Probanden statische Reize, die als Hinweis auf eine bevorstehende Beurteilung eines Bewegungsreizes dienten. Hinweisreizbezogene Aktivierungen wurden im anterioren und posterioren Segment des Sulcus intraparietalis (bilateral) beobachtet.

Der Anteil endogener visueller Aufmerksamkeitslenkung kann mit dem Paradigma der visuellen Suche experimentell variiert werden. In einer fMRT-Studie von Weidner und Kollegen (2009) konnte so gezeigt werden, dass die Stärke der Aktivierung in Arealen des dorsalen frontoparietalen Netzwerks linear mit dem Bedarf an räumlicher endogener Kontrolle ansteigt. Bei einer räumlichen Aufmerksamkeitsaufgabe mit Hinweisreizen trennten Corbetta und Shulman (2002) ebenfalls Aktivierungen, die mit Hinweisreizen assoziiert sind, von denen, die eher mit der Entdeckung eines Zielreizes einhergehen. In Übereinstimmung mit früheren Studien gingen Signaländerungen im Sulcus intraparietalis mit einer willentlichen Verschiebung von Aufmerksamkeit einher. Die Entdeckung eines Zielreizes aktivierte im Gegensatz dazu Areale, die eher dem ventralen Aufmerksamkeitsnetzwerk zuzurechnen sind.

Ventrales Aufmerksamkeitsnetzwerk Das ventrale frontoparietale Netzwerk besteht aus der rechten temporoparietalen Übergangsregion (**TPJ, »temporoparietal junction«**), dem ventralen Frontalkortex, Teilen des Gyrus frontalis medius und des Gyrus frontalis inferior sowie dem frontalen Operculum und der anterioren Inselrinde.

Dieses Netzwerk zeigt im Gegensatz zu dorsalen Arealen keine präparatorischen Aktivierungen und wird nicht durch Erwartungen verschiedener Reizeigenschaften moduliert. Es wird gemeinsam mit dem dorsalen Aufmerksamkeitsnetzwerk aktiv, wenn relevante Reize entdeckt werden, die außerhalb des Aufmerksamkeitsfokus liegen. Die Reorientierung zu einem Zielreiz, der einem invaliden Hinweisreiz folgt, sowie die Darbietung seltener und damit unerwarteter Reize aktivieren Areale im ventralen Aufmerksamkeitsnetzwerk (Vossel et al. 2009).

Corbetta und Shulman (2002) vermuteten, dass das ventrale Aufmerksamkeitsnetzwerk als neuronales Korrelat exogener reizgesteuerter Aufmerksamkeitslenkung zu verstehen ist. Corbetta et al. (2008) revidieren diese Ansicht und berichten, dass ventrale frontoparietale Aktivierungen kritisch mit der Relevanz von Reizen außerhalb des Aufmerksamkeitsfokus assoziiert sind. In einer Studie von de Fockert et al. (2004) wurde der Effekt irrelevanter, aber salienter Distraktoren untersucht. Obwohl diese Reize die Aufmerksamkeit auf sich zogen, konnte keine Aktivierung im ventralen Aufmerksamkeitsnetzwerk beobachtet werden, d. h., exogene Aufmerksamkeitslenkung geht nicht notwendigerweise mit der Aktivierung des ventralen Aufmerksamkeitsnetzwerkes einher. Ventrale Aufmerksamkeitsaktivierung wird nur dann beobachtet, wenn ein entsprechender Reiz handlungsrelevant ist.

Adäquate Aufmerksamkeitslenkung erfordert einen Austausch von Informationen beider Netzwerke. Die Ergebnisse von Konnektivitätsanalysen (Fox et al. 2006) legen nahe, dass dabei der Gyrus frontalis medius eine entscheidende Rolle spielt. Die Aktivität in dieser Struktur korreliert sowohl mit Aktivierungen im ventralen als auch im dorsalen Aufmerksamkeitsnetzwerk (Abb. 19.9).

Verschiedene Arten endogener Steuerung In dem oben beschriebenen Modell werden keine unterschiedlichen Mechanismen für die Steuerung verschiedener Arten von Aufmerksamkeit postuliert, da es sowohl auf Befunden aus Experimenten mit räumlicher Aufmerksamkeitslenkung (Corbetta et al. 2000) als auch auf der Ausrichtung von Aufmerksamkeit innerhalb des visuellen Merkmals Bewegung basiert. Vieles spricht dafür, dass Arealen des Sulcus intraparietalis eine allgemeinere Rolle bei der Steuerung von Aufmerksamkeit zukommt. So berichteten Wojciulik und Kanwisher (1999), dass Bereiche im anterioren und im posterioren Teil des Sulcus intraparietalis an einer Vielzahl von Aufmerksamkeitsaufgaben beteiligt sind.

Evidenz für gemeinsame neurale Mechanismen von visuell-räumlicher und objektbasierter Aufmerksamkeit wurde bereits von Fink et al. (1997) (▶ Kap. 38) berichtet. Die Rolle parietaler Areale bei der Kontrolle von Aufmerksamkeitswechseln zwischen verschiedenen Orten und beim Wechsel zwischen verschiedenen Objekten wurde

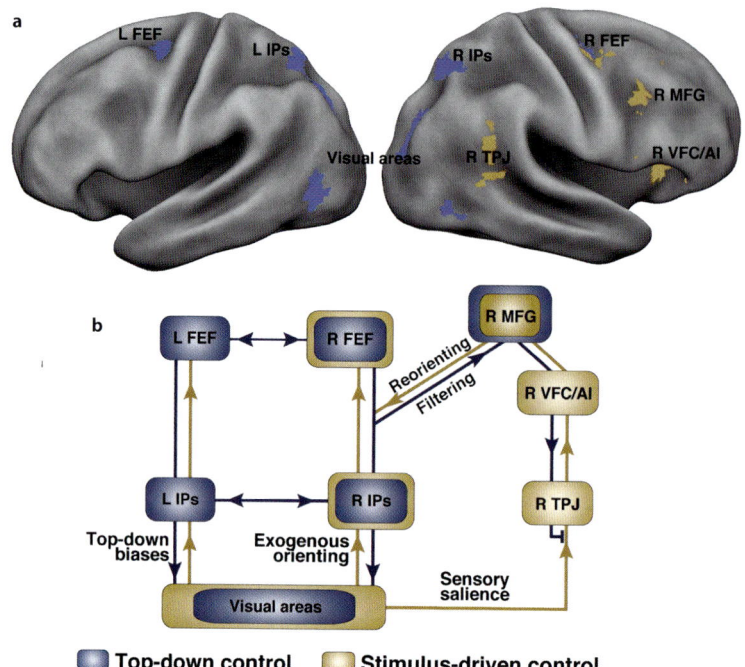

○ **Abb. 19.9** Darstellung des neuroanatomischen Modells visueller Aufmerksamkeitskontrolle nach Corbetta et al. (2008). **a** Areale des dorsalen (*blau*) und ventralen (*braun*) frontoparietalen Aufmerksamkeitsnetzwerks. **b** Schematische Darstellung des neuroanatomischen Modells visueller Aufmerksamkeitskontrolle. Der Sulcus intraparietalis (*IPS*) und die frontalen Augenfelder (*FEF*) sind in die endogene Kontrolle visueller Aufmerksamkeit involviert (*blau*). Die temporoparietale Übergangsregion (*TPJ*) und der ventrale Frontalkortex (*VFC*) sind an exogenen Aufmerksamkeitsverschiebungen beteiligt (*braun*). Beide Netzwerke interagieren über den Gyrus frontalis medius (*MFG*). AI: anteriore Insula. (Aus Corbetta et al. 2008; mit freundlicher Genehmigung von Elsevier)

von Yantis und Serences (2003) untersucht. Sie verwendeten dazu eine sog. **RSVP-Aufgabe** (»rapid serial visual presentation«), bei der in sehr schneller Abfolge Reize präsentiert werden (▶ Box 19.2).

Wenn Aufmerksamkeit von einem Ort an einen anderen verschoben werden musste, wurden phasische Aktivierungen im rechten Lobus parietalis superior und tonische Aktivierungen im Sulcus intraparietalis beobachtet. Dies steht im Einklang mit den Ergebnissen aus der Studie von Corbetta et al. (2000) zur visuell-räumlichen Aufmerksamkeitslenkung. In einer nichträumlichen Version dieser Aufgabe wurden den Probanden in schneller Abfolge räumlich überlagerte Darstellungen von Häusern und Gesichtern präsentiert, ähnlich den Reizen, die auch in der Studie von O'Craven et al. (1999) (▶ Abschn. 19.1.2) verwendet wurden. Aufgabe der Versuchspersonen war es, die Aufmerksamkeit entweder auf das Haus oder das Gesicht zu richten. Die Präsentation eines bestimmten Gesichts bzw. eines bestimmten Hauses signalisierte den Versuchspersonen, die Aufmerksamkeit auf die jeweils andere Objektkategorie zu lenken.

Wechsel zwischen den Objektkategorien führten dabei ebenso wie in der räumlichen Aufgabe zu transienten Aktivierungen im Lobus parietalis superior, was für eine allgemeinere Bedeutung dieses Areals bei der Steuerung von Aufmerksamkeit spricht. Möglicherweise spielt der Lobus

---

Box 19.2. »Rapid serial visual presentation«

Um nichträumliche Aufmerksamkeitslenkung zu untersuchen, kann das sog. RSVP-Paradigma verwendet werden. Verschiedene visuelle Reize werden dabei schnell aufeinander folgend an derselben Position dargeboten. Die Aufgabe der Versuchsperson ist es, das Auftreten eines vorher definierten Reizes, beispielsweise das Erscheinen eines Buchstabens innerhalb einer Folge von Zahlen, zu entdecken (○ Abb. 19.10). Aufgrund der sehr kurzen Präsentationszeiten (zwischen 6–30 dargebotene Reize pro Sekunde) muss Aufmerksamkeit fortwährend auf die Position der Reizpräsentation gerichtet werden. Mit der RSVP-Aufgabe lässt sich sowohl die Dynamik von Prozessen nichträumlicher Aufmerksamkeitsverschiebungen als auch die Dynamik visueller Zielreizentdeckung untersuchen. Folgt beispielsweise einem Zielreiz innerhalb von 500 ms ein weiterer, so kann dieser häufig nicht berichtet werden, ein Phänomen, das unter dem Begriff »attentional blink« bekannt ist (Raymond et al. 1992).

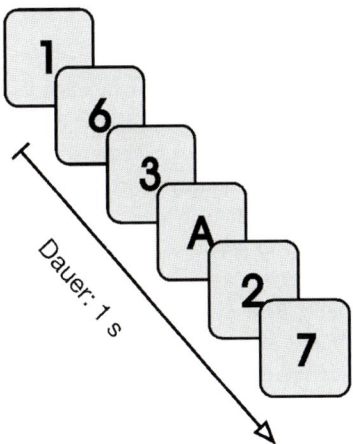

Abb. 19.10 Beispiel für eine Reizabfolge bei einer RSVP-Aufgabe. Dabei werden visuelle Reize seriell in schneller Abfolge zentral auf einem Display dargeboten. Probanden sind instruiert, das Auftreten eines vorher definierten Reizes zu entdecken

parietalis superior aber auch eine generelle Rolle bei der Veränderung kognitiver Einstellungen. Gurd et al. (2002) konnten zeigen, dass der superiore Teil des posterioren Parietalkortex auch dann aktiv ist, wenn Probanden zwischen verschiedenen Wortproduktionsaufgaben wechseln mussten.

Neben räumlicher und objektbasierter Aufmerksamkeitslenkung spielen **Aufmerksamkeitswechsel zwischen verschiedenen visuellen Dimensionen** bei der Selektion von Informationen eine Rolle (Müller et al. 1995). Die neuralen Korrelate dieser Art visueller Aufmerksamkeitswechsel wurden von Pollmann et al. (2000) untersucht. Dabei standen attentionale Wechsel zwischen den verschiedenen visuellen Dimensionen Farbe und Bewegung im Mittelpunkt des Interesses. Wechsel zwischen verschiedenen visuellen Dimensionen führten u. a. zu Aktivierungen im rechten posterioren Parietalkortex (Sulcus intraparietalis, Lobus parietalis superior und Praecuneus).

Neben einer Beteiligung dieser parietalen Areale wurden Aktivierungen in frontalen Arealen entdeckt, die mit der Steuerung visueller Aufmerksamkeit in Zusammenhang stehen. Wechsel zwischen visuellen Dimensionen führen zu Aktivierungen im lateralen frontopolaren Kortex (BA 10) und medialen präfrontalen Arealen. Eine genauere Evaluation der Rolle dieser frontalen Areale zeigte, dass der laterale frontopolare Kortex selektiv bei der Verarbeitung exogen kontrollierter visueller Dimensionswechsel aktiv ist, während mediale präfrontale Areale eine stärkere Rolle bei der Verarbeitung von endogen kontrollierten Aufmerksamkeitswechseln spielen (Weidner et al. 2002). In einer fMRT-Studie von Weidner et al. (2009) konnte gezeigt werden, dass die endogene Kontrolle visuell-räumlicher und dimensionaler Aufmerksamkeit z. T. unterschiedliche neuronale Strukturen involviert. Dies steht im Einklang mit einer Studie von Greenberg und Kollegen (2010). Darin konnte gezeigt werden, dass merkmalsbasierte und visuell-räumliche Aufmerksamkeitswechsel z. T. unterschiedliche Subpopulationen von Neuronen im posterioren Parietalkortex aktivieren. Allerdings finden sich auch Neurone, die beide Arten von Wechseln kodieren (Greenberg et al. 2010)

> **Zusammenfassung**
>
> Visuell-räumliche Aufmerksamkeitslenkung geht mit der Aktivierung eines frontoparietalen Netzwerks, bestehend aus den frontalen Augenfeldern und Arealen im Sulcus intraparietalis, einher. Nach Corbetta et al. (2008) ist ein dorsales frontoparietales Netzwerk mit der Etablierung und Aufrechterhaltung von spezifischen Aufmerksamkeitseinstellungen assoziiert, während ein ventrales frontoparietales Netzwerk mit der Entdeckung von relevanten Reizen außerhalb des Aufmerksamkeitsfokus in Verbindung gebracht wird. Diese Netzwerke scheinen sowohl an der Steuerung ortsbasierter als auch objekt- und merkmalsbasierter Aufmerksamkeitssteuerung beteiligt zu sein.

19.4 Synopsis

Die Vielzahl vorhandener Informationen in unserer Umwelt erfordert von unseren sensorischen Systemen, relevante von irrelevanten Informationen zu unterscheiden und die vorhandenen Ressourcen zur Informationsverarbeitung effektiv einzusetzen. Die Ausrichtung von Aufmerksamkeit führt dazu, dass bestimmte Aspekte sensorischer Information zu Ungunsten anderer Aspekte vorrangig und damit effektiver verarbeitet werden können. Ein neurales Korrelat dieser effizienteren Verarbeitung ist z. B. die **Modulation der Aktivierung von Nervenzellstrukturen** in verschiedenen Arealen im visuellen Kortex. Je nachdem, auf welche Art von Information unsere Aufmerksamkeit gerichtet wird, führt dies zu einer Erhöhung der neuralen Aktivität in den Arealen, die mit der Verarbeitung dieser Art von Information assoziiert sind.

Entsprechend führt beispielsweise die Ausrichtung der Aufmerksamkeit auf den Bewegungsaspekt eines Reizes zu einer Modulation der bewegungssensitiven Areale MT/MST, die Ausrichtung der Aufmerksamkeit auf ein Gesicht führt dagegen zur Modulation von Gehirnarealen, die für die Verarbeitung von Gesichtern zuständig sind. Diese Modulation kann in Form einer allgemeinen Anhebung der Grundaktivität oder über eine multiplikative Verstärkung vorhandener Signale erfolgen. Alternativ kann Aufmerksamkeit zu einer Verbesserung der Kontrastsensitivität führen. Die Selektion relevanter Information wird darüber hinaus durch eine Hemmung irrelevanter Informationsaspekte unterstützt. Die Komplexität vorhandener visueller Reize und die momentan verfügbaren Ressourcen bestimmen, auf welcher Ebene Information selektiert wird. Sind wenige attentionale Ressourcen gebunden, kann unser Verarbeitungssystem viele Reize präattentiv bis zu einer hohen Verarbeitungsstufe analysieren. Sind Verarbeitungsressourcen jedoch knapp, müssen Informationen auf einer relativ frühen Ebene von der Weiterverarbeitung ausgeschlossen werden.

Auf welche Art von Information wir unsere Aufmerksamkeit ausrichten, entscheiden wir entweder selbst, indem wir unsere Aufmerksamkeit gezielt **endogen** verlagern, oder aber unsere Aufmerksamkeit wird durch bestimmte Reizkonstellationen automatisch (**exogen**) angezogen. Damit ein Reiz unsere Aufmerksamkeit automatisch anziehen kann, muss er bis zu einem gewissen Grad ohne die Beteiligung von Aufmerksamkeit, d. h. **präattentiv**, analysiert werden. Psychologische Modelle der Aufmerksamkeit wie z. B. das »Guided Search Modell« von Wolfe et al. (1989) postulieren entsprechend die Existenz verschiedener Merkmalskarten, anhand derer die Salienz eines Reizes präattentiv ermittelt und eine Aufmerksamkeitsverlagerung initiiert wird.

Dieses Konzept korrespondiert teilweise mit dem neuroanatomischen Modell der Aufmerksamkeitssteuerung von Corbetta et al. (2008). Darin wird ein ventrales frontoparietales **Netzwerk der Aufmerksamkeitssteuerung** beschrieben. Dieses Netzwerk steuert exogene Aufmerksamkeitslenkung und hat demnach zwangsläufig die Aufgabe, sensorische Reize zu überwachen, die nicht im Fokus der Aufmerksamkeit liegen. Dieses Netzwerk besteht aus der temporoparietalen Übergangsregion und ventralen frontalen Arealen. Das Aufmerksamkeitsnetzwerk, das für die endogene Steuerung zuständig ist, besteht aus dem Sulcus intraparietalis und dorsalen frontalen Arealen sowie den frontalen Augenfeldern. Nach Corbetta et al. (2008) interagieren diese beiden Netzwerke über Areale im Gyrus frontalis medius.

Das Modell von Corbetta et al. (2008) spezifiziert ein älteres Modell von Corbetta und Shulman (2002). Es integriert eine Vielzahl von Befunden aktueller funktioneller bildgebender Studien. Dennoch werden weitere Studien nötig sein, um die Fragen nach der Steuerung visueller Aufmerksamkeit umfassend zu beantworten. Dabei steht eine exaktere Lokalisation der einzelnen Komponenten beider Netzwerke und eine entsprechend detaillierte funktionelle Beschreibung der Komponenten und deren Interaktion im Vordergrund des Interesses.

> **Zusammenfassung und Ausblick**
> Die Kombination funktioneller bildgebender Verfahren mit experimentalpsychologischen Paradigmen wird auch zukünftig zu einem verbesserten Verständnis des Phänomens Aufmerksamkeit und dessen neuraler Implementation beitragen. Dies wiederum ist Voraussetzung für ein besseres Verständnis von gestörten Aufmerksamkeitsprozessen im Rahmen neurologischer (z. B. Neglekt) oder psychiatrischer (z. B. Schizophrenie, ADHS) Erkrankungen.

Literatur

Allport DA (1971) Parallel encoding within and between elementary stimulus dimensions. Perception & Psychophysics 10: 104–108

Astafiev SV, Shulman GL, Stanley CM, Snyder AA, Van Essen DC, Corbetta M (2003) Functional organization of human intraparietal and frontal cortex for attending, looking, and pointing. J Neurosci 23: 4689–4699

Baylis GC, Driver J (1993) Visual attention and objects: evidence for hierarchical coding of location. J Exp Psychol Hum Percept Perform 19: 451–470

Bishop SJ, Jenkins R, Lawrence AD (2007) Neural processing of fearful faces: effects of anxiety are gated by perceptual capacity limitations. Cereb Cortex 17: 1595–1603

Boynton GM (2011) Spikes, BOLD, Attention, and Awareness: A comparison of electrophysiological and fMRI signals in V1. J Vis 11: 12

Brefczynski JA, DeYoe EA (1999) A physiological correlate of the »spotlight« of visual attention. Nat Neurosci 2: 370–374

Broadbent DE (1958) Perception and communication. Pergamon Press, London

Büchel C, Josephs O, Rees G, Turner R, Frith CD, Friston KJ (1998) The functional anatomy of attention to visual motion. A functional MRI study. Brain 121: 1281–1294

Buracas GT, Boynton GM (2007) The effect of spatial attention on contrast response functions in human visual cortex. J Neurosci 27: 93–97

Chawla D, Rees G, Friston KJ (1999) The physiological basis of attentional modulation in extrastriate visual areas. Nat Neurosci 2: 671–676

Ciaramitaro VM, Mitchell JF, Stoner GR, Reynolds JH, Boynton GM (2011) Object-based attention to one of two superimposed surfaces alters responses in human early visual cortex. J Neurophysiol 105: 1258–1265

Corbetta M, Shulman GL (2002) Control of goal-directed and stimulus-driven attention in the brain. Nat Rev Neurosci 3: 201–215

Corbetta M, Akbudak E, Conturo TE, Snyder AZ, Ollinger JM, Drury HA, Linenweber MR, Petersen SE, Raichle ME, Van Essen DC, Shulman GL (1998) A common network of functional areas for attention and eye movements. Neuron 21: 761–773

Corbetta M, Kincade JM, Ollinger JM, McAvoy MP, Shulman GL (2000) Voluntary orienting is dissociated from target detection in human posterior parietal cortex. Nat Neurosci 3: 292–297

Corbetta M, Patel G, Shulman GL (2008) The reorienting system of the human brain: from environment to theory of mind. Neuron 58: 306–324

Desimone R, Duncan J (1995) Neural mechanisms of selective visual attention. Annu Rev Neurosci 18: 193–222

Deubel H, Schneider WX (1996) Saccade target selection and object recognition: Evidence for a common attentional mechanism. Vision Res 36: 1827–1837

Deutsch JA, Deutsch D (1963) Attention: Some theoretical considerations. Psychol Rev 70: 80–90

Duncan J (1984) Selective attention and the organization of visual information. J Exp Psychol Gen 113: 501–517

Eriksen BA, Eriksen CW (1974) Effects of noise letters upon the identification of a target letter in a nonsearch task. Perception & Psychophysics 16: 143–149

Fink GR, Dolan RJ, Halligan PW, Marshall JC, Frith CD (1997) Space-based and object-based visual attention: shared and specific neural domains. Brain 120: 2013–2028

Fink GR, Driver J, Rorden C, Baldeweg T, Dolan RJ (2000) Neural consequences of competing stimuli in both visual hemifields: a physiological basis for visual extinction. Ann Neurol 47: 440–446

Fockert J de, Rees G, Frith C, Lavie N (2004) Neural correlates of attentional capture in visual search. J Cogn Neurosci 16: 751–759

Fox MD, Corbetta M, Snyder AZ, Vincent JL, Raichle ME (2006) Spontaneous neuronal activity distinguishes human dorsal and ventral attention systems. Proc Natl Acad Sci USA 103: 10046–10051

Gandhi SP, Heeger DJ, Boynton GM (1999) Spatial Attention Affects Brain Activity in Human Primary Visual Cortex. PNAS 96: 3314–3319

Greenberg AS, Esterman M, Wilson D, Serences JT, Yantis S (2010) Control of spatial and feature-based attention in frontoparietal cortex. J Neurosci 30: 14330–14339

Gurd JM, Amunts K, Weiss PH, Zafiris O, Zilles K, Marshall JC, Fink GR (2002) Posterior parietal cortex is implicated in continuous switching between verbal fluency tasks: an fMRI study with clinical implications. Brain 125: 1024–1038

Jehee JFM, Brady DK, Tong F (2011) Attention improves encoding of task-relevant features in the human visual cortex. J Neurosci 31: 8210–8219

Kahneman D, Treisman A (1984) Changing views of attention and automaticity. In: Parasuraman R, Davies R (eds) Varieties of Attention. Academic Press, New York, pp 29–61

Kastner S, De Weerd P, Desimone R, Ungerleider LG (1998) Mechanisms of directed attention in the human extrastriate cortex as revealed by functional MRI. Science 282: 108–111

Kim YH, Gitelman DR, Nobre AC, Parrish TB, LaBar KS, Mesulam MM (1999) The large-scale neural network for spatial attention displays multifunctional overlap but differential asymmetry. Neuroimage 9: 269–277

Lavie N (1995) Perceptual load as a necessary condition for selective attention. J Exp Psychol Hum Percept Perform 21: 451–468

Lavie N (2005) Distracted and confused? Selective attention under load. Trends in cognitive sciences 9: 75–82

Lu ZL, Li X, Tjan BS, Dosher BA, Chu W (2011) Attention extracts signal in external noise: A bold fmri study. J Cogn Neurosci 23: 1148–1159

Lueck CJ, Zeki S, Friston KJ, Deiber M-P, Cope P, Cunningham VJ, Lammertsma AA, Kennard C, Frackowiak RSJ (1989) The colour centre in the cerebral cortex of man. Nature 340: 386–389

Martinez A, Ramanathan DS, Foxe JJ, Javitt DC, Hillyard SA (2007) The role of spatial attention in the selection of real and illusory objects. J Neurosci 27: 7963–7973

McAdams CJ, Maunsell JHR (1999) Effects of attention on orientation-tuning functions of single neurons in macaque cortical area V4. J Neurosci 19: 431–441

Müller HJ, Heller D, Ziegler J (1995) Visual search for singleton feature targets within and across feature dimensions. Perception & Psychophysics 57: 1–17

Nobre A, Gitelman D, Dias E, Mesulam M (2000) Covert visual spatial orienting and saccades: overlapping neural systems. Neuroimage 11: 210–216

O'Craven KM, Downing PE, Kanwisher N (1999) fMRI evidence for objects as the units of attentional selection. Nature 401: 584–587

Polk TA, Drake RM, Jonides JJ, Smith MR, Smith EE (2008) Attention enhances the neural processing of relevant features and suppresses the processing of irrelevant features in humans: a functional magnetic resonance imaging study of the Stroop task. J Neurosci 28: 13786–13792

Pollmann S, Weidner R, Müller HJ, Cramon DY von (2000) A Fronto-Posterior Network Involved in Visual Dimension Changes. J Cogn Neurosci 12: 480–494

Posner MI, Cohen Y (1984) Components of visual orienting. Attention and performance X. Control of language processes 32: 531–556

Posner MI, Dehaene S (1994) Attentional networks. Trends in neurosciences 17(2): 75–79

Raymond JE, Shapiro KL, Arnell KM (1992) Temporary suppression of visual processing in an RSVP task: An attentional blink? J Exp Psychol Hum Percept Perform 18: 849–860

Rees G, Frith CD, Lavie N (1997) Modulating irrelevant motion perception by varying attentional load in an unrelated task. Science 278: 1616–1619

Reynolds JH, Heeger DJ (2009) The normalization model of attention. Neuron 61: 168–185

Reynolds JH, Pasternak T, Desimone R (2000) Attention increases sensitivity of V4 neurons. Neuron 26: 703–714

Rizzolatti G, Riggio L, Dascola I, Umiltá C (1987) Reorienting attention across the horizontal and vertical meridians: evidence in favor of a premotor theory of attention. Neuropsychologia 25: 31–40

Saenz M, Buracas GT, Boynton GM (2002) Global effects of feature-based attention in human visual cortex. Nat Neurosci 5: 631–632

Shulman GL, Ollinger JM, Akbudak E, Conturo TE, Snyder AZ, Petersen SE, Corbetta M (1999) Areas involved in encoding and applying directional expectations to moving objects. J Neurosci 19: 9480–9496

Silver MA, Ress D, Heeger DJ (2007) Neural correlates of sustained spatial attention in human early visual cortex. J Neurophysiol 97: 229–237

Smith DT, Ball K, Ellison A, Schenk T (2010) Deficits of reflexive attention induced by abduction of the eye. Neuropsychologia 48: 1269–1276

Thiel CM, Zilles K, Fink GR (2004) Cerebral correlates of alerting, orienting and reorienting of visuospatial attention: an event-related fMRI study. Neuroimage 21: 318–328

Tootell RB, Hadjikhani N, Hall EK, Marrett S, Vanduffel W, Vaughan JT, Dale AM (1998) The retinotopy of visual spatial attention. Neuron 21: 1409–1422

Treisman AM (1969) Strategies and models of selective attention. Psychol Rev 76: 282–299

Vossel S, Weidner R, Thiel CM, Fink GR (2009) What is »odd« in Posner's location-cueing paradigm? Neural responses to unexpected location and feature changes compared. J Cogn Neurosci 21: 30–41

Weidner R, Pollmann S, Müller HJ, Cramon DY von (2002) Top-down controlled visual dimension weighting: an event-related fMRI study. Cereb Cortex 12: 318–328

Weidner R, Krummenacher J, Reimann B, Müller HJ, Fink GR (2009) Sources of top-down control in visual search. J Cogn Neurosci 21: 2100–2113

Wojciulik E, Kanwisher N (1999) The generality of parietal involvement in visual attention. Neuron 23: 747–764

Wolfe JM, Cave KR, Franzel SL (1989) Guided search: an alternative to the feature integration model for visual search. J Exp Psychol Hum Percept Perform 15: 419–433

Yantis S, Serences JT (2003) Cortical mechanisms of space-based and object-based attentional control. Curr Opin Neurobiol 13: 187–193

Zihl J, Von Cramon D, Mai N (1983) Selective disturbance of movement vision after bilateral brain damage. Brain 106: 313–340

Visuelles System und Objektverarbeitung

K. Willmes, B. Fimm

20.1 Farbwahrnehmung – 320

20.2 Formwahrnehmung – 321

20.3 Bewegungswahrnehmung – 322

20.4 Wahrnehmung räumlicher Tiefe – 323

20.5 Höhere visuelle (apperzeptive) Verarbeitung – 323
20.5.1 Gruppierung nach Kollinearität – 323
20.5.2 Merkmalsverknüpfung/Segmentierung – 324
20.5.3 Normalisierung der Perspektive – 327
20.5.4 Visuelle Agnosie – 327

20.6 Assoziative Verarbeitung – 328
20.6.1 Strukturelles Beschreibungssystem – 328
20.6.2 Semantisches System – 329

20.7 Gesichter – 331
20.7.1 Phänomene und Modelle – 331
20.7.2 Funktionelle Bildgebung – 334

Literatur – 341

☐ **Abb. 20.3 a–d** Formwahrnehmungsleistung. **a** Stimulusbeispiele. **b** Vergleich von 3D-Figuren mit Zufallsreizen bei einem Probanden (*links*; *rot/gelb* = Aktivierung; *blau* = Deaktivierung); Aktivierungen bei Darbietung eines Flackerreizes mit gleicher Exzentrizität wie die Stimuli aus **a** zur Bestimmung des an der Verarbeitung beteiligten Anteils von V1 (*rechts*). Dabei wird deutlich, dass dieser Anteil bei Verarbeitung von 3D-Figuren eine Deaktivierung aufweist. Die durchgezogenen Linien repräsentieren den vertikalen Meridian. **c** Durchschnittliche Signaländerung vom Mittelwert der 3 Bedingungen über 6 Probanden. Alle paarweisen Vergleiche sind signifikant. **d** Durchschnittlicher Zeitverlauf des MRI-Signals im lateralen okzipitalen Komplex (LOC) und in V1 bezogen auf die mittlere Aktivierung über alle 3 Bedingungen. Die Experimentalphasen R (»random«), 2D und 3D sind durch entsprechende Schattierungen gekennzeichnet. (Aus Murray et al. 2002; mit freundlicher Genehmigung von National Academy of Sciences, U.S.A.)

gen im anterioren LOC hingegen stärker mit der wahrgenommenen Ähnlichkeit der Stimuli korrelierten. Entsprechend war die interindividuelle Varianz der neuronalen Aktivierung im posterioren LOC relativ gering, im anterioren LOC jedoch deutlich erhöht.

20.3 Bewegungswahrnehmung

FMRT-Untersuchungen zum Bewegungssehen lassen sich grob klassifizieren nach Studien, die
- bewegte Objekte oder Zufallsmuster und
- biologische Bewegungen (z. B. von Händen)

als Stimuli verwenden.

Kansaku et al. (2001) fanden bei ihren Probanden eine retinotope Aktivierung des Areals V5/MT, wenn diese Zufallsmuster, die aus Punkten bestanden und sich im zentralen oder peripheren Gesichtsfeld mit einer konstanten Geschwindigkeit nach links oder rechts bewegten, mittels Augenbewegungen verfolgten. Sie konnten zeigen, dass Bewegungen im zentralen Gesichtsfeld weiter posterior als jene im peripheren Gesichtsfeld repräsentiert sind.

Aktivierungen in V5/MT sind jedoch nicht nur als Reaktion auf tatsächliche Bewegungen zu finden, sondern treten auch auf, wenn nichtbewegte Objekte, deren Art der Darstellung oder Position jedoch eine Bewegung nahe legen oder implizieren, dargeboten werden (»representational momentum«). So konnten Kourtzi und Kanwisher (2000) u. a. bilaterale Aktivierungen in zuvor bei der Beobachtung

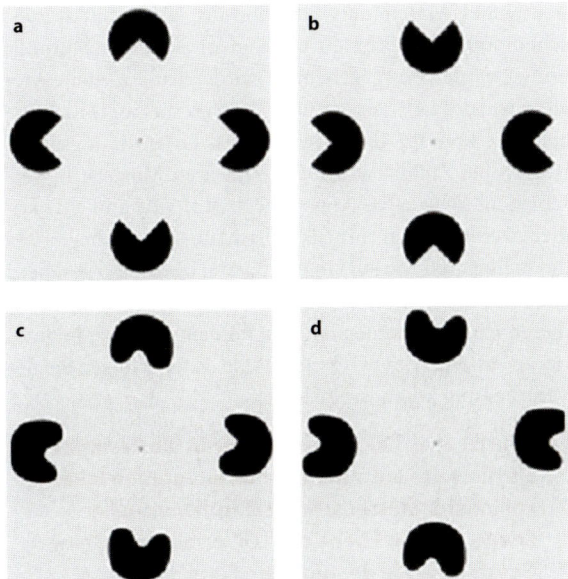

◘ **Abb. 20.4 a–d** Von Stanley und Rubin (2003) verwendete modifizierte Kanizsa-Stimuli. **a** Enthält eine illusionäre Kontur, **c** dagegen eine saliente Figur ohne eindeutige Kanten, **b** und **d** sind die jeweiligen Kontrollreize. (Aus Stanley u. Rubin 2003; mit freundlicher Genehmigung von Elsevier)

konzentrisch sich verändernder Kreise aktiven Arealen (als Korrelat von V5/MT) bei der Darbietung von Objektphotographien, die eine Bewegung implizierten, nachweisen.

> Die funktionale Repräsentation von biologischen Bewegungen unterscheidet sich nach aktuellen Befunden von dem Verarbeitungsnetzwerk, das bei der Wahrnehmung von Bewegungen unbelebter Objekte aktiviert ist.

So konnten Beauchamp et al. (2002) Unterschiede in lateralen Anteilen des posterioren temporalen Kortex bei der Beobachtung menschlicher Bewegungen im Vergleich mit bewegten Werkzeugen nachweisen. Superiore Anteile waren bei **menschlichen Bewegungen**, eher inferiore Anteile bei **Werkzeugbewegungen** stärker aktiviert. Die Autoren nehmen daher im lateralen temporalen Kortex 2 parallele Verarbeitungswege für (komplexere) Bewegungen an. Beide beginnen unmittelbar anterior der Area MT. Der superiore Anteil im superioren temporalen Sulcus (STS) reagiert sensitiver auf biologische Bewegungen, der inferiore, im Bereich des posterioren mittleren temporalen Gyrus, auf Werkzeugbewegungen. Safford et al. (2010) weisen zudem top-down-Einflüsse der Aufmerksamkeit auf die Verarbeitung menschlicher Bewegungen und von Werkzeugbewegungen nach. Sie verwendeten Videos bestehend aus sich bewegenden Lichtpunkten, die menschliche und Werkzeugbewegungen darstellten und jeweils entweder in einer intakten, klar erkennbaren oder einer verzerrten Variante vorgegeben wurden, sodass sich aus der Kombination der Faktoren »biologisch/Werkzeug« und »intakt/verzerrt« 4 Bedingungen ergaben. Die Probanden wurden instruiert, bei den überlagerten Videos entweder nur auf die menschliche Bewegung oder das Werkzeug zu achten. Dabei zeigte sich eine Deaktivierung des BOLD-Signals im linken Sulcus temporalis inferior (STI) und mittleren temporalen Gyrus (MTG) bei Beachtung menschlicher Bewegungen und eine Deaktivierung des rechten superioren temporalen Sulcus (STS) und MTG bei Fokussierung der Werkzeugbewegungen (◘ Abb. 20.5).

20.4 Wahrnehmung räumlicher Tiefe

Stereoskopische Tiefenwahrnehmung basiert auf binokularer Disparität und korreliert mit deren Ausmaß, wie Backus et al. (2001) in einer parametrischen fMRT-Studie mit systematischer Variation der Disparität zwischen 2 räumlichen Wahrnehmungsebenen nachwiesen. Das Areal V3a zeigte dabei eine hohe Sensitivität für stereoskope Stimuli. Bei einem Vergleich der Tiefenwahrnehmung von Menschen und Makaken bildete V3a die Schnittmenge der jeweils beteiligten, mittels fMRT nachgewiesenen, neuronalen Netzwerke (Tsao et al. 2003). Beim Menschen fanden sich dabei zusätzliche Aktivierungen innerhalb des dorsalen visuellen Verarbeitungsweges in V7, V4d und einer Region im kaudalen intraparietalen Sulcus. Dabei werden Tiefeninformationen, die aus der Disparität, Bewegung und Oberflächenstruktur extrahiert werden, sowohl im dorsalen wie auch ventralen Pfad, Tiefenhinweise auf der Basis der Objektschattierung hingegen überwiegend im ventralen Verarbeitungsweg verarbeitet (vgl. die Übersicht bei Orban 2011).

20.5 Höhere visuelle (apperzeptive) Verarbeitung

20.5.1 Gruppierung nach Kollinearität

Das Modell von Riddoch und Humphreys (2001; ◘ Abb. 20.1) geht von einer hierarchischen Struktur visueller Objektwahrnehmung aus. Nach einer ersten primären Analyse der Objektform werden auf einer übergeordneten Ebene Elemente auf der Basis ihrer Kollinearität, d. h. der Eigenschaft, als zusammenhängende Linie perzipiert zu werden, zueinander gruppiert. Es wird angenommen, dass dies schon im primären visuellen Kortex passiert, und es gibt Hinweise, dass in V2 eine Gruppierung von Elementen nach **Kollinearität** erfolgt (Riddoch u. Humphreys 2001) und dass erst danach die Zuweisung bzw. Erkennung von Kanten und Ecken zu Objekten erfolgt.

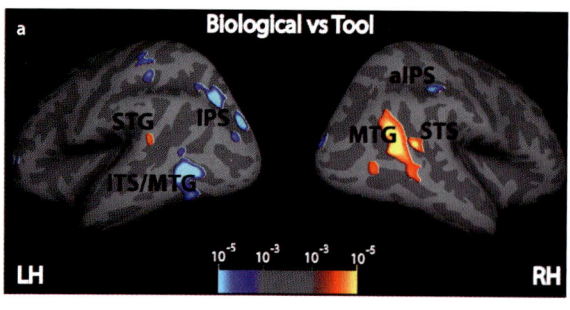

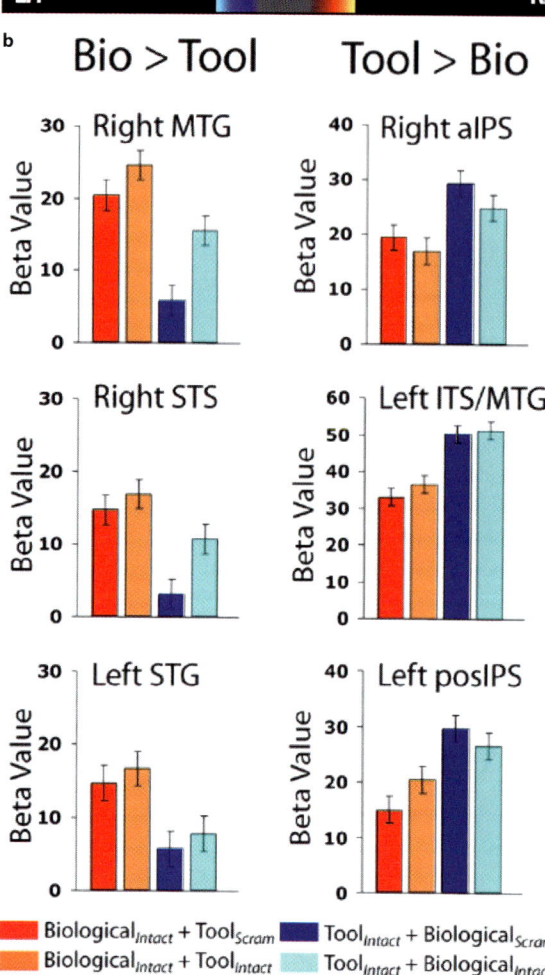

◨ Abb. 20.5 Biologische und Werkzeugbewegungen. a Haupteffekt der Bewegungskategorie; *blaue* Areale stellen Deaktivierungen, *rot-gelbe* Areale Aktivierungen bei Beachtung biologischer Bewegungen dar. ITS inferiorer temporaler Sulcus; STS superiorer temporaler Sulcus; IPS intraparietaler Sulcus; MTG mittlerer temporaler Gyrus; STG superiorer temporaler Gyrus. b β-Werte für jede der 4 experimentellen Bedingungen. (Aus Safford et al. 2010; mit freundlicher Genehmigung von Society for Neuroscience)

neuronaler Aktivität als Funktion der Unterschiede zwischen einem adaptierten und einem aktuellen Stimulus erfasst werden) vorgegeben. Es wurden frühe visuelle Areale sowie der LOC als »regions of interest« (ROI) identifiziert. Sie konnten dabei zeigen, dass Orientierungsänderungen bei Zufalls- und bei kollinearen Mustern in verschiedenen visuellen Arealen (V1, V2, V3a und V4) kodiert werden. Weiterhin zeigte sich ein spezifischer Effekt des kollinearen Musters in peripheren (retinotop gesehen) Arealen von V1 und in zentralen Arealen von V2. Neben diesen frühen visuellen Arealen fanden sich auch in anterioren Anteilen des LOC spezifische Aktivierungen bei der Verarbeitung kollinearer Muster.

> **Kourtzi et al. (2003) interpretieren die Resultate als Hinweise auf zunehmende Integration lokaler kollinearer Muster schon auf früher visueller Ebene. Auf der Ebene des LOC erfolgt dann eine Gesamtanalyse der globalen Form.**

In der Studie von Ostwald et al. (2008) wurden Strichmuster, die entweder zufällig oder aber radial, konzentrisch oder translational angeordnet waren, sequenziell vorgegeben. Mittels MVPA wurde dann, ausgehend vom neuronalen Aktivierungsmuster, vorhergesagt, welche Muster die jeweiligen Probanden verarbeitet hatten. Die Ergebnisse zeigen, dass die Kodierung globaler Formen von der Analyse lokaler Orientierung in Strichmustern in V1 bis zur selektiven Repräsentation von Merkmalen höherer Ordnung (Linien, Grenzen) im temporalen Kortex fortschreitet.

20.5.2 Merkmalsverknüpfung/ Segmentierung

Die Prozesse der Merkmalsverknüpfung (»binding«) und der Segmentierung werden auf einer frühen Stufe der Hierarchie visueller Objekterkennung angenommen, die präattentiv, somit unbewusst, unkontrolliert und parallel abläuft. Hierbei werden Charakteristika eines Objektes (z. B. einzelne Seiten) wahrgenommen und als zusammengehörig »gruppiert«. In der Gestaltpsychologie wurden Prinzipien formuliert, anhand derer Reizcharakteristika gruppiert und zusammengefasst werden: räumliche Nähe, Ähnlichkeit, Kontinuität, Geschlossenheit und Kollinearität (Gray 1999). Die Ergebnisse dieser präattentiven Analyse bilden dann die Basis für selektive Aufmerksamkeitsprozesse bzw. für die Objekterkennung.

Walther et al. (2011) führten hierzu ein interessantes Experiment durch, bei dem sie 10 Probanden Farbfotografien mit 6 Szenarien (Strände, Stadtstraßen, Wälder, Autobahnen, Berge und Büros) zeigten, die passiv betrachtet werden sollten. Zudem wurden ihnen Strichzeichnungen

In einer Studie von Kourtzi et al. (2003) wurde die Integration lokaler Stimulus-Charakteristika in globale Formen untersucht. Dabei wurden, wie in ◨ Abb. 20.6 dargestellt, Zufallsmuster und kollineare Muster in einem ereigniskorrelierten Adaptationsdesign (bei dem Änderungen

20.5 · Höhere visuelle (apperzeptive) Verarbeitung

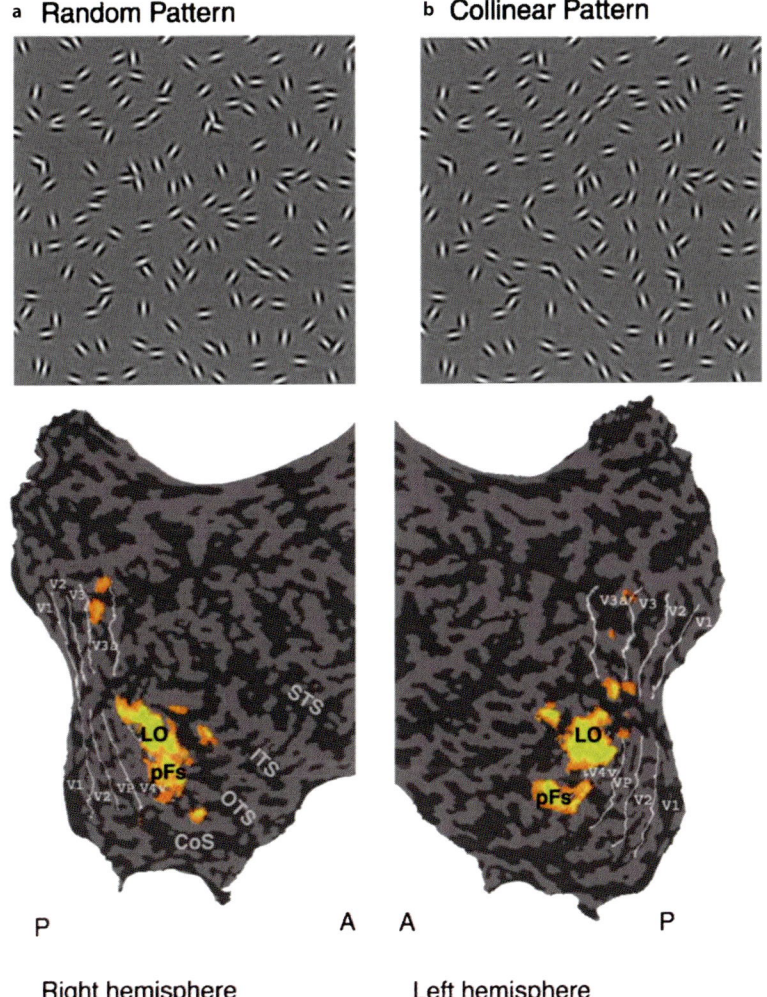

Abb. 20.6 Der obere Teil der Abbildungen zeigt beispielhaft von Kourtzi et al. (2003) verwendete Stimuli mit Zufalls- **(a)** und kollinearem **(b)** Muster. Darunter sind spezifische Aktivierungen eines Probanden auf kollineare Muster in »Flat-map«-Darstellung zu sehen. Sulci sind *dunkel*, Gyri sind *hellgrau* dargestellt. Zusätzlich sind die mittels retinotoper Technik ermittelten Grenzen der früheren Areale V1–V4 zu sehen. *A* anterior; *P* posterior; *STS* superiorer temporaler Sulcus; *ITS* inferiorer temporaler Sulcus; *OTS* okzipitotemporaler Sulcus; *CoS* kollateraler Sulcus; *LO* posteriore bzw. *pFs* anteriore Anteile des lateralen okzipitalen Komplexes *(LOC)*. (Aus Kourtzi et al. 2003; mit freundlicher Genehmigung von Elsevier)

der Fotos gezeigt. Die Studie sollte nun die Frage beantworten, ob anhand der neuronalen Aktivitätsmuster die Kategorie des jeweils betrachteten Bildes aus den Strichzeichnungen wieder dekodiert werden kann und welcher Zusammenhang zwischen der Wahrnehmung der Fotografie und der Strichzeichnung besteht. Dabei interessierte vor allem, welche Elemente/Strukturen eines Bildes erforderlich sind, um dieses noch als natürliche Szene wahrzunehmen. In einem zusätzlichen Verhaltensexperiment wurden in den Strichzeichnungen noch 50 % bzw. 75 % aller kurzen bzw. langen Konturen gelöscht (■ Abb. 20.7a). Diese wurden dann kurzzeitig vorgegeben und sollten kategorisiert werden. Als »regions of interest« (ROI) wurden V1, V2, V3, V4, PPA (»parahippocampal place area«) und der retrosple-

niale Kortex (RSC) verwendet. Dabei zeigte sich, dass eine überzufällige Vorhersage der betrachteten Bildkategorie bei getrennter Betrachtung von Fotografien und Strichzeichnungen möglich war. Auch die Crossdekodierung, d. h. die Bestimmung der Vorhersageparameter anhand der fotografieinduzierten Aktivitätsmuster und die danach erfolgte Klassifizierung der durch die Strichzeichnungen hervorgerufenen neuronalen Aktivitätsmuster und umgekehrt, gelang überzufällig (■ Abb. 20.7b). Die beste Klassifizierung war hierbei in der PPA zu verzeichnen. Im Verhaltensexperiment zeigte sich bei Entfernung von langen Konturen/Linien eine schlechtere Leistung. Die Autoren schließen aus den Ergebnissen auf die Dominanz globaler Bildstrukturen bei der Kategorisierung von Bildern.

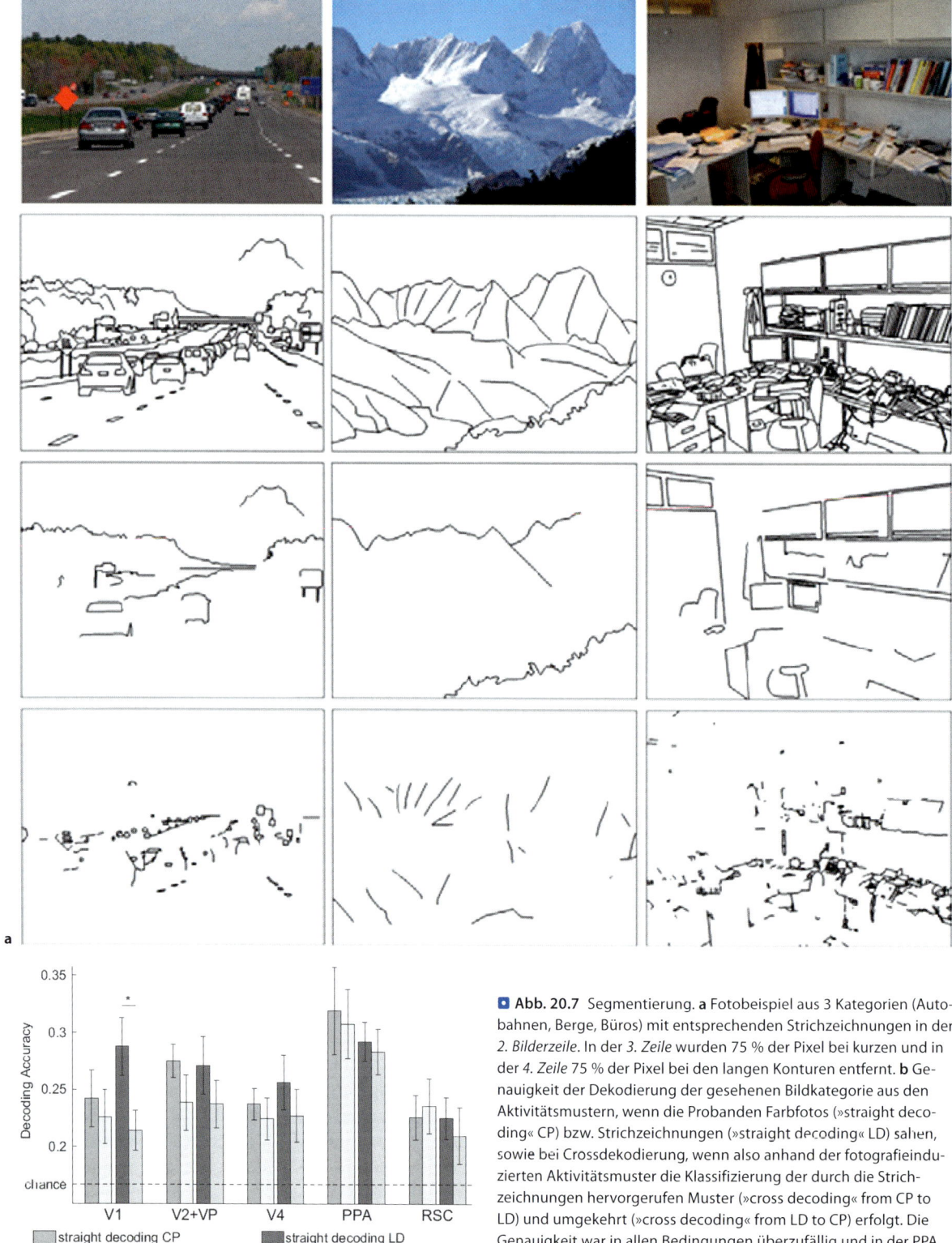

Abb. 20.7 Segmentierung. **a** Fotobeispiel aus 3 Kategorien (Autobahnen, Berge, Büros) mit entsprechenden Strichzeichnungen in der *2. Bilderzeile*. In der *3. Zeile* wurden 75 % der Pixel bei kurzen und in der *4. Zeile* 75 % der Pixel bei den langen Konturen entfernt. **b** Genauigkeit der Dekodierung der gesehenen Bildkategorie aus den Aktivitätsmustern, wenn die Probanden Farbfotos (»straight decoding« CP) bzw. Strichzeichnungen (»straight decoding« LD) sahen, sowie bei Crossdekodierung, wenn also anhand der fotografieinduzierten Aktivitätsmuster die Klassifizierung der durch die Strichzeichnungen hervorgerufen Muster (»cross decoding« from CP to LD) und umgekehrt (»cross decoding« from LD to CP) erfolgt. Die Genauigkeit war in allen Bedingungen überzufällig und in der PPA am größten. (Mod. nach Walther et al. 2011; mit freundlicher Genehmigung von National Academy of Sciences)

20.5 · Höhere visuelle (apperzeptive) Verarbeitung

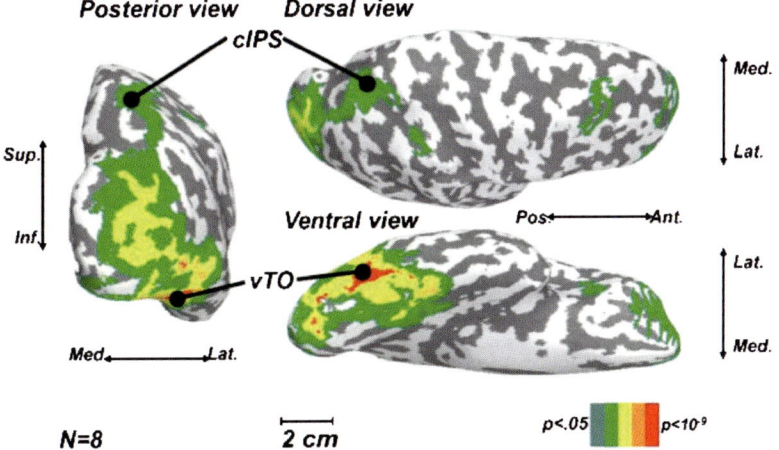

Abb. 20.8 Aktivierungen von 8 Probanden, projiziert auf das Modell eines »aufgeblasenen« Gehirns (Gyri sind *hellgrau*, Sulci *dunkelgrau* dargestellt). Es wurden neuartige und gewöhnliche Objekte in unterschiedlichen Perspektiven dargeboten. Der laterale okzipitale Komplex (*vTO*) reagierte dabei rotationsinvariant, der kaudale intraparietale Sulcus (*cIPS*) rotationsvariant. Die Aktivierungen waren jeweils bilateral. (Aus James et al. 2002; mit freundlicher Genehmigung von Elsevier)

20.5.3 Normalisierung der Perspektive

> Eine wesentliche Eigenschaft menschlicher Objekterkennung ist die Fähigkeit, Objekte unter verschiedenen Perspektiven, bei unterschiedlicher Beleuchtung oder Schattierung sowie aus unterschiedlicher Entfernung erkennen zu können. Zwei verschiedene theoretische Ansätze versuchen zu erklären, wie Objektrepräsentationen beschaffen sein müssen, um diese Fähigkeit zu ermöglichen. Zum einen wird angenommen, dass Objekte durch strukturelle Eigenschaften ausgezeichnet sind, anhand derer eine Repräsentation definiert ist (objektzentrierte Repräsentation), andere Ansätze gehen davon aus, dass multiple »Schnappschüsse« eines Objektes (z. B. aus unterschiedlichen Perspektiven) gespeichert sind (beobachterzentrierte Repräsentation).

Erkennen unter Annahme einer objektzentrierten Repräsentation erfordert somit die Analyse hervorstechender Merkmale eines Objektes (z. B. Ecken, Kanten) sowie deren räumlicher Beziehung zueinander und daran anschließend die Klassifikation anhand dieser strukturellen Beschreibungsmerkmale. Unter der Annahme einer beobachterzentrierten Repräsentation basiert Erkennen auf dem Abgleich eines aktuellen Objektes mit schon gespeicherten Versionen dieses Objektes (bei gegebener Perspektive, Entfernung etc.). Zur klinischen Differenzierung von apperzeptiver Agnosie und assoziativer Agnosie werden Abbildungen von Objekten unter prototypischer und hiervon abweichenden Ansichten vorgegeben.

20.5.4 Visuelle Agnosie

Definition
Visuelle Agnosie bezeichnet die Unfähigkeit, die Art oder Gattung eines gesehenen Objekts bei weitgehend erhaltener primär visueller Wahrnehmung zu erkennen. Hierbei sind im Wesentlichen folgende Unterformen zu differenzieren:
- **Apperzeptive Agnosie:** Unfähigkeit, Objekte zu erkennen, obwohl einzelne Aspekte davon wahrgenommen und erkannt werden; es erfolgt keine Integration von lokalen Details und globaler Form und keine Extraktion charakteristischer Merkmale
- **Assoziative Agnosie:** Unfähigkeit, ein Objekt zu erkennen bzw. seine Bedeutung zu verstehen bei intakter Wahrnehmung von Gestalt und Details als Folge einer gestörten Verknüpfung des visuellen Eindrucks mit dem semantischen Gedächtnis
- **Prosopagnosie:** Unfähigkeit, die Individualität eines Gesichtes zu erkennen

James et al. (2002) prüften die Invarianz für Rotationen gewöhnlicher und neuartiger Objekte mittels Priming und fanden bilateral ein Areal im ventralen temporookzipitalen Kortex, das rotationsinvariant reagierte (d. h. eine Adaptation sowohl auf identische als auch rotierte Objekte aufwies) wie auch bilaterale Aktivierungen im kaudalen intraparietalen Sulcus (cIPS), sowohl bei Darbietung neuartiger als auch rotierter Varianten unmittelbar zuvor gezeigter Objekte (Rotationsvarianz; Abb. 20.8). In einer neueren Studie berichten Andresen et al. (2009) kategoriespezifische Unterschiede im Hinblick auf die Rotationsinvarianz von Objekten. So wiesen Tiere im Vergleich zu Fahrzeugen bei einer Rotation bis zu 60° im LOC eine höhere Rotationsinvarianz auf, diese war bei Tieren sogar bis zu einer Rotation von 120° zu beobachten und maximal im linken Sulcus fusiformis/occipitotemporalis. Eine Anwendung dieses Untersuchungsansatzes (fMRT-Adaptation bei Variation des Blickwinkels auf ein Objekt) auf menschliche Körper berichten Taylor et al. (2010). Diese bestimmten bei gesunden Probanden mittels geeigneter Lokalisieraufgaben (Kontrast »menschlicher Körper vs. Stuhl«) die Lokalisation der extrastriären und fusiformen Körperareale (EBA bzw. FBA), die besonders sensitiv auf Darstellungen menschlicher Körper reagieren. Diese dienten als ROIs und wiesen bei Rotation der Körper bis ca. 30–45° Adaptationseffekte auf, jedoch nur, wenn nach Darbietung eines Körpers kein Maskierungsreiz dargeboten wurde. Der Adaptationseffekt scheint daher durch spätere neuronale Prozesse (in diesem Fall >600 ms nach Darbietung eines Reizes) erzeugt zu werden.

> Der (ventrale) temporookzipitale Kortex scheint somit Repräsentationen über die Identität eines Objektes unabhängig vom Blickwinkel generieren zu können, wogegen der (dorsale) cIPS auf Tiefenrotationen eines Objektes sensitiv reagiert, um beispielsweise Greifoperationen zu diesem Objekt entsprechend dessen Lage im Raum anzupassen.

20.6 Assoziative Verarbeitung

20.6.1 Strukturelles Beschreibungssystem

Auf der nächsthöheren Ebene der visuellen Objekterkennung wird auf gespeichertes Objektwissen zurückgegriffen. Dieser assoziative Prozess wird von Riddoch und Humphreys (2001) in 2 sequenzielle Prozesse unterteilt. In einer ersten Stufe werden gespeicherte Informationen über strukturelle Eigenschaften eines Objekts abgerufen, sodass beispielsweise bestimmt werden kann, ob es sich um ein reales Objekt oder ein nichtexistentes Objekt handelt (z. B. ein Tier vs. ein aus Merkmalen unterschiedlicher Tiere zusammengesetztes Wesen).

So beschrieben Riddoch und Humphreys den Patienten JB (Schädel-Hirn-Trauma mit Contusio cerebri sowie großem epiduralem Hämatom links, das sich bis zur Fossa cranii posterior erstreckte; links parietookzipitale Kraniotomie zur Entlastung des Hämatoms; homonyme Hemianopsie nach rechts; leichte Hemiparese rechts), der zwar Objektentscheidungen korrekt treffen konnte, somit offensichtlich Zugang zu visuellem (strukturellem) Wissen über das Aussehen von Objekten (z. B. Werkzeuge) hatte, aber nicht angeben konnte, welche 2 von 3 Objekten (z. B. Hammer, Nagel, Schraubenschlüssel) normalerweise zusammen verwendet werden. Dieses Defizit trat nur bei visueller Vorgabe der Objekte auf und wurde von den Autoren als eine Schwierigkeit beim Zugriff auf semantische Information (über die Funktion der Werkzeuge) bei intaktem Zugriff auf visuell-strukturelles Wissen gedeutet.

Dieser Prozess der Zuordnung von strukturellem zu semantischem Wissen ist vor allem dann als problematisch anzunehmen (Riddoch u. Humphreys 2001), wenn die verschiedenen Objekte visuell und semantisch ähnlich sind, wie z. B. lebende Objekte. Leblose Objekte (z. B. Gegenstände) sind in der Regel perzeptuell heterogener, was die Unterscheidung erleichtert.

Die neuronalen Korrelate der Anwendung strukturellen Objektwissens wurden von Liu et al. (2008) in einer parametrischen ereigniskorrelierten fMRT-Studie untersucht. Diese verwendeten Linien, 2D- und 3D-Objekte sowie farbige, zweidimensionale Tierzeichnungen in einer Vergleichsaufgabe, bei der innerhalb jeder Objektklasse 2 identische bzw. in unterschiedlichem Ausmaß voneinander abweichende Objekte simultan dargeboten und zu vergleichen waren (◘ Abb. 20.9). Dabei fanden sich bilaterale, links stärker ausgeprägte Aktivierungen im mittleren Gyrus fusiformis. Das Ausmaß der Aktivierung kovariierte mit der strukturellen Ähnlichkeit der zu vergleichenden Objekte, was darauf hinweist, dass der mittlere Gyrus fusiformis besonders in die Verarbeitung von abstrakten, modalitätsunabhängigen und betrachterunabhängigen Objektrepräsentationen eingebunden ist und eine Schnittstelle zwischen perzeptueller und semantischer visueller Informationsverarbeitung darstellt.

Bar et al. (2001) präsentierten in ihrer ereigniskorrelierten fMRT-Untersuchung Schwarz-Weiß-Zeichnungen realer Objekte subliminal (26 ms lang) sowohl mit Maskierung zwischen 2 Versuchsdurchgängen (»trials«) als auch ohne. Jedes der Objekte wurde mehrfach und in unterschiedlichem zeitlichem Abstand zur letzten Darbietung präsentiert. Die Probanden sollten bei jedem Trial mit einer von 4 Tasten angeben, wie sicher sie das Objekt erkannt hatten (1. Taste = Stimulus und Masken können nicht differenziert werden; 2 = Stimulus wird wahrgenommen, aber weder Form noch Identität können eingeschätzt werden; 3 = die Orientierung der Form und deren Größe können wahrgenommen werden, das Objekt wird jedoch nicht erkannt; 4 = das Objekt wird erkannt).

Mit diesem Design versuchten die Autoren, neuronale Korrelate unterschiedlicher Phasen der Objekterkennung bei Konstanthaltung der visuellen Reizattribute (also der Bottom-up-Komponente) darzustellen. Hierbei konnten sie zeigen, dass das fMRT-Signal im anterioren Gyrus fusiformis positiv linear mit dem Grad der Objekterkennung

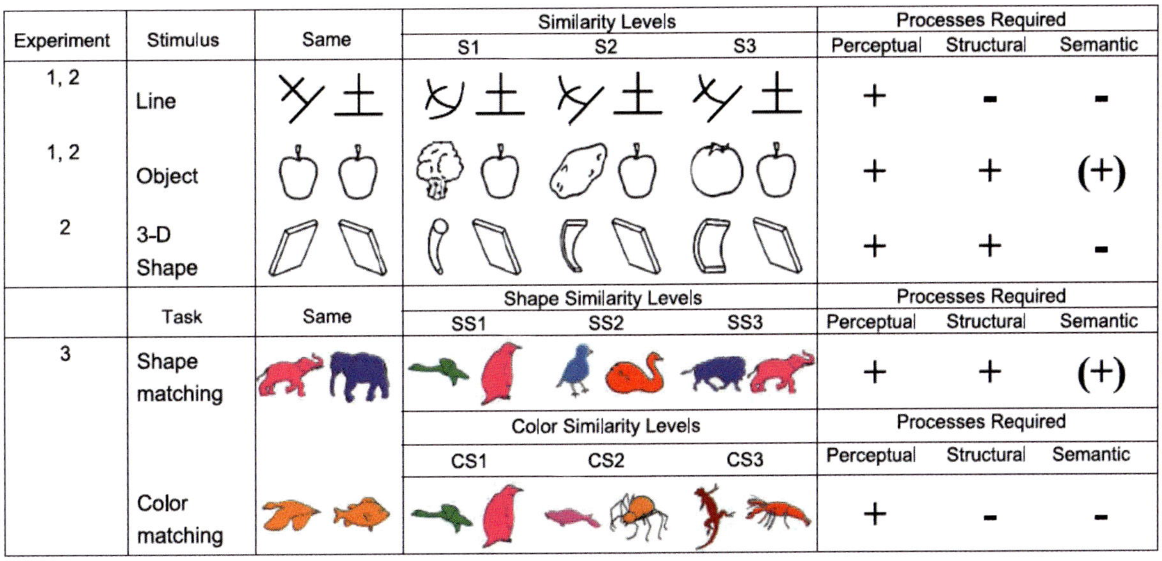

Experiment	Stimulus	Same	Similarity Levels			Processes Required		
			S1	S2	S3	Perceptual	Structural	Semantic
1, 2	Line					+	-	-
1, 2	Object					+	+	(+)
2	3-D Shape					+	+	-

	Task	Same	Shape Similarity Levels			Processes Required		
			SS1	SS2	SS3	Perceptual	Structural	Semantic
3	Shape matching					+	+	(+)
			Color Similarity Levels			Processes Required		
			CS1	CS2	CS3	Perceptual	Structural	Semantic
	Color matching					+	-	-

Abb. 20.9 Beispiele für Stimuli, die von Liu et al. (2008) in ihrer Studie zur Objektdiskrimination verwendet wurden. Hypothetische kognitive Prozesse bei dem jeweiligen Vergleich sind angegeben. (Aus Liu et al. 2008; mit freundlicher Genehmigung von Massachusetts Institute of Technology)

korreliert (Abb. 20.10b). Die Autoren schließen daraus, dass diese Struktur unter anderem für den zunehmenden Abgleich der erhaltenen Objektrepräsentation mit gespeicherten Informationen zuständig ist und dass Objekterkennung ein gradueller und kein abrupter Prozess ist. Die Aktivität in V1 und V2 war unabhängig vom Grad der Objekterkennung. Der posteriore Anteil des inferioren temporalen Sulcus, der in mehreren Studien vor allem mit Formerkennung assoziiert wird, reagierte wesentlich schwächer als der Gyrus fusiformis, wobei sich auch hier eine Entwicklung von posterioren Arealen in Präkognitionsphasen (3) hin zu mehr anterioren Arealen bei gelungener Objekterkennung nachweisen ließ (Abb. 20.10a). Ein Hemisphärenunterschied trat in dieser Studie nicht auf. Weiterhin zeigte sich eine signifikante Aktivierung im Gyrus frontalis inferior bei erkannten Objekten und Stimulusmaskierung, evtl. als Korrelat eines Top-down-Prozesses bei erschwerter Objekterkennung.

Das mit **Dynamic causal modelling (DCM)** überprüfte Modell von Kveraga et al. (2007) geht davon aus, dass schnelle, magnozelluläre Projektionen von frühen visuellen Verarbeitungsarealen zum orbitofrontalen Kortex (OFC) in die Top-down-Kontrolle visueller Verarbeitung eingebunden sind. Diese erfolgt durch Projektionen vom OFC zum inferioren temporalen Kortex. Entsprechend fanden die Autoren kürzere Erkennungszeiten bei M-basierten, achromatischen Stimuli mit niedriger Auflösung sowie eine verstärkte OFC-Aktivierung, wohingegen P-basierte farbige Stimuli mit höherer Auflösung später erkannt wurden und mit einer erhöhten ventrotemporalen Aktivierung einhergingen. Cardin et al. (2011) weisen in ihrer DCM-Studie zudem nach, dass Top-down-Modulation immer dann einsetzt, wenn ein Stimulus eine »erkennbare« Struktur, wie beispielsweise Kollinearität oder Bedeutung, aufweist. Diese Modulation durch »höhere« Verarbeitungszentren findet dabei schon in posterioren (okzipitalen, inferior temporalen) Arealen statt, sodass schon in relativ frühen Phasen der visuellen Objektverarbeitung ein Einfluss nachgeschalteter auf vorgeschaltete Verarbeitungsareale erfolgt.

Bottom-up-Prozess – Bezeichnung für einen seriellen Ablauf der Informationsverarbeitung: von den Sinnesorganen über eine interne Repräsentation von Stimuli hin zu höherer kognitiver Verarbeitung (reizabhängige Verarbeitung).

Top-down-Prozess – Bezeichnung für eine Informationsverarbeitung, die konzeptuell, d. h. erfahrungs- und erwartungsabhängig, gesteuert wird. Dieser Prozess bildet das Gegenstück zur reizabhängigen Verarbeitung.

20.6.2 Semantisches System

Wenn ein semantisches Defizit vorliegt, treten Probleme der Objekterkennung und -benennung sowohl bei verbaler Beschreibung der funktionalen Eigenschaften eines Objektes als auch bei dessen visueller Darbietung auf. Gleichwohl kann der Zugang zu struktureller Information zum Objekt erhalten sein, wenn z. B. die Fähigkeit, Nichtobjekte als solche erkennen zu können, intakt ist. Sowohl klinisch neuropsychologische Untersuchungen (Warrington u. Shallice 1984), elektrophysiologische Studien mit Ein-

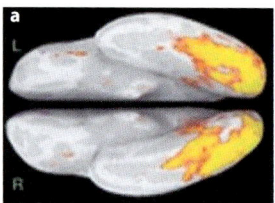 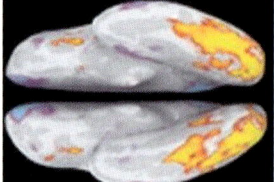 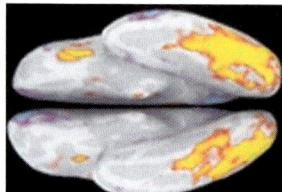 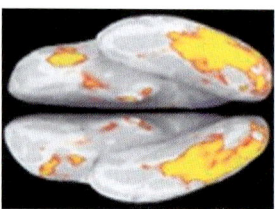

Eine Diskrimination zwischen Stimulus und Maske ist nicht möglich ('1')

Stimulus wird wahrgenommen, Form und Identität können jedoch nicht eingeschätzt werden ('2')

Die Orientierung der Form und die Größe werden wahrgenommen, Objekt jedoch nicht erkannt ('3')

Objekt wird erkannt ('4')

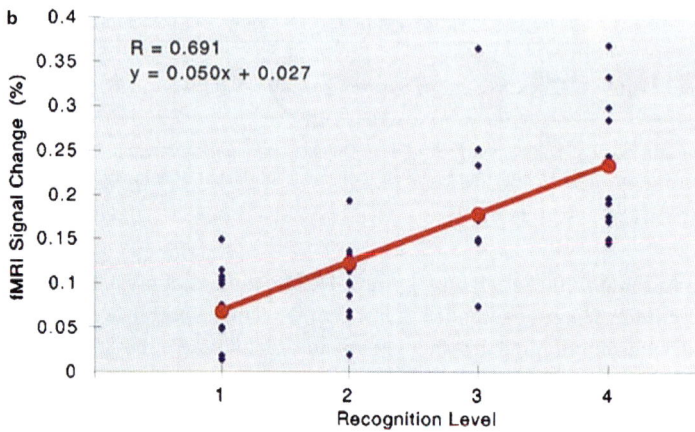

Abb. 20.10 Objekterkennung. **a** Aktivierungen in Abhängigkeit des subjektiven Grades der Objekterkennung (vs. Fixationskontrollbedingung). Es lässt sich eine Entwicklung von posterioren temporalen Arealen in Präkognitionsphasen hin zu mehr anterioren Arealen bei gelungener Objekterkennung nachweisen. **b** Veränderung des fMRT-Signals im linken anterioren Gyrus fusiformis in Abhängigkeit vom subjektiven Grad der Objekterkennung. (Mod. nach Bar et al. 2001; mit freundlicher Genehmigung von Elsevier)

zelzellableitung (Kreiman et al. 2000, die bei Epilepsiepatienten kategoriespezifische Zellantworten bei Darbietung von Gesichtern, Häusern, Szenen, berühmten Personen und Tieren fanden) als auch fMRT-Studien (Tyler et al. 2003; Pourtois et al. 2009) zur funktionellen Neuroanatomie des semantischen Systems geben Hinweise auf kategoriespezifische semantische Defizite bzw. eine analoge Organisation des semantischen Systems. Hierbei sind 2 unterschiedliche Konzeptionen der **Organisation semantischen Wissens** zu unterscheiden.

1. Zum einen wird eine kategoriebasierte Organisation in belebte und unbelebte Objekte sowie deren jeweils weitere Unterteilung in z. B. Pflanzen und Tiere einerseits und Werkzeuge, Fahrzeuge etc. andererseits angenommen.
2. Ein anderer Ansatz geht davon aus, dass eine eigenschaftsbasierte Organisation mit einer Einteilung in perzeptuelle (Farbe, Form, Muster etc.) und funktionale (Handhabung des Gegenstandes, Vorkommen etc.) Eigenschaften vorliegt.

Zahlreiche Studien gingen der Frage nach möglichen **kategoriespezifischen kortikalen Repräsentationen** von Objekten nach. Dabei wurden verschiedene Regionen beschrieben (Dehaene u. Cohen 2011; Downing et al. 2006; Kanwisher et al. 2001; Pitcher et al. 2011):

- »**Fusiform face area (FFA)**« im Gyrus fusiformis, offenbar spezialisiert auf die Verarbeitung von Gesichtern
- »**Occipital face area (OFA)**« lateral okzipital im oder in unmittelbarer Nähe des Gyrus occipitalis inferior; frühe Phase der Gesichterverarbeitung
- »**Fusiform body area (FBA)**« im posterioren Gyrus fusiformis für die Verarbeitung von Bildern menschlicher Körper ohne Gesicht
- »**Extrastriate body area (EBA)**« im posterioren Sulcus temporalis inferior für die Repräsentation menschlicher Körperteile
- »**Parahippocampal place area (PPA)**«, prädestiniert für die Repräsentation bzw. Verarbeitung von Plätzen und Gebäuden

- »**Visual word form area (VWFA)**« im linken lateralen okzipitotemporalen Sulcus für die Verarbeitung von Schriftsprache

Diese Studien zeigen in der Regel jedoch auch, dass diese Areale neben ihrer spezifischen Reaktion auf die genannten Reize auch auf Stimuli anderer Kategorien, wenn auch deutlich schwächer, reagierten. Es bleibt also die Frage, ob sich tatsächlich umschriebene zerebrale, kategoriespezifische Repräsentationen nachweisen lassen, oder ob es sich jeweils eher um disseminierte, relativ unspezifische Repräsentationen mit einzelnen Schwerpunkten handelt.

Aktuelle Studien setzen zur Beantwortung dieser Frage zunehmend die **Multi-Voxel-Pattern-Analyse (MVPA)** ein. So gaben Cichy et al. (2012) ihren Probanden jeweils Stimuli aus 4 Kategorien (Objekte – z. B. Uhr, Stuhl, Bus –, Szenen von Landschaften oder Gebäuden, Körperteile und Gesichter) für jeweils 4 s im linken oder rechten Gesichtsfeld vor. Zur Sicherstellung der Fixation der Probanden hatten diese auf einen zentralen Reiz zu achten und selektiv darauf zu reagieren. Zusätzlich wurden ein retinotopes Mapping zur Identifikation von V1, V2 und V3 sowie fMRT-Paradigmen zur Lokalisierung von PPA, FFA, OFA, FBA, EBA und des LOC, die nachfolgend als ROIs in die Analysen eingingen, eingesetzt. In einem ersten Schritt wurden danach auf der Basis des allgemeinen linearen Modells die Onsets und Offsets der 24 Bilder (3 Bilder x 4 Kategorien x 2 Gesichtsfelder) als Regressoren zur Bestimmung der hämodynamischen Antwortfunktion (HRF) verwendet. Die dabei erhaltenen t-Werte pro Voxel wurden als Ausgangswerte für die MVPA verwendet. Sodann wurden Klassifikatoren anhand eines Teils der Aktivierungsmuster trainiert, zwischen diesen zu differenzieren, und an dem verbleibenden Pool der Aktivierungsmuster getestet. Ziel war es, aus den Aktivierungsmustern die verarbeiteten Stimuli möglichst gut dekodieren zu können. Cichy et al. (2012) konnten dabei zeigen, dass die genannten kategoriespezifischen ROIs sowohl Informationen der jeweiligen Kategorie als auch (in schwächerem Ausmaß) anderer Kategorien verarbeiteten. Zudem waren Lokalisationsinformationen (Gesichtsfeld) in weiten Teilen des ventralen visuellen Kortex nachweisbar (stärker in lateralokzipitalen als in ventral-temporalen Anteilen). Weiterhin wiesen kategoriespezifische Areale einen Bias zum kontralateralen Gesichtsfeld auf und wurden somit auch durch die Lokalisation der Objekte moduliert.

Kriegeskorte et al. (2008) untersuchten kategoriale Objektrepräsentationen im inferioren temporalen Kortex (IT) bei 4 Menschen und 2 Affen. Dabei wurden 92 Farbfotografien von realen Objekten vorgegeben und die Hirnaktivität gemessen. Die Präsentationszeit pro Bild lag bei den Affen bei 105 ms ohne Interstimulusintervall (ISI), im Humanexperiment wurde in einem Rapid-event-related-Design jedes Bild 300 ms gezeigt, gefolgt von 3700 ms ISI. Bei den Affen erfolgte eine Einzelzellableitung mit 674 Elektroden, die Aktivierungsdaten der Probanden wurden mit einem 3T-Scanner erhoben. Die Stimuli wurden in randomisierter Reihenfolge vorgegeben, und jeder Stimulus wurde als separate Experimentalbedingung ohne Smoothing oder Averaging der Daten behandelt. Die Voxelgröße betrug dabei 1.95 x 1.95 x 2 mm^3, und es wurden nur IT-Voxel ausgewählt, die bei der Stimulusverarbeitung Aktivität aufwiesen. Hierauf basierend wurden sog. **Representational dissimilarity matrices (RDM)** erstellt. Damit kann zwischen jeweils 2 Bildern die Unähnlichkeit (definiert als 1-r; r entspricht dem Pearson-Korrelationskoeffizienten) über alle Neurone bzw. Voxel hinweg korrelativ bestimmt werden. Aus den RDM lassen sich dann mittels multidimensionaler Skalierung Stimulusarrangements, basierend auf den jeweiligen paarweisen Unähnlichkeiten, erstellen (◘ Abb. 20.11). Dabei ergab sich eine signifikante Ähnlichkeit zwischen Mensch und Affe hinsichtlich der Verteilung der Kategoriepräsentationen. Clusteranalysen der Antwortmuster beider Spezies unterschieden zudem auf der höchsten Ebene zwischen belebten und unbelebten Objekten, Gesichter und Körperteile bildeten Subcluster innerhalb der belebten Objekte. In Voxeln der frühen visuellen Areale ließ sich keine Objektdifferenzierung feststellen, was dafür spricht, dass kategoriale Verarbeitung visueller Objekte erst im inferioren temporalen Kortex erfolgt.

20.7 Gesichter

20.7.1 Phänomene und Modelle

> **Gesichter sind besonders komplexe visuelle Objekte, die eine Fülle von Informationen verschiedener Art parallel zur Verarbeitung bieten. Das Gesicht liefert den wichtigsten Hinweis auf die Identität einer persönlich bekannten oder berühmten Person. Die physische Beschaffenheit kann verwendet werden, um Eigenschaften wie Geschlecht oder Alter einer Person zu erschließen oder Gesichter hinsichtlich ihrer Ähnlichkeit zu vergleichen. Die emotionale Befindlichkeit einer anderen Person kann aus dem Gesichtsausdruck erschlossen werden. Auch die Sprachperzeption stützt sich teilweise auf die Form und Bewegung von Mund und Lippen.**

Im Unterschied zu den meisten anderen Klassen von Objekten ist die Ähnlichkeit zwischen verschiedenen Gesichtern besonders hoch. Sie unterscheiden sich vorwiegend durch konfigurationale Aspekte zweiter Ordnung, d. h.,

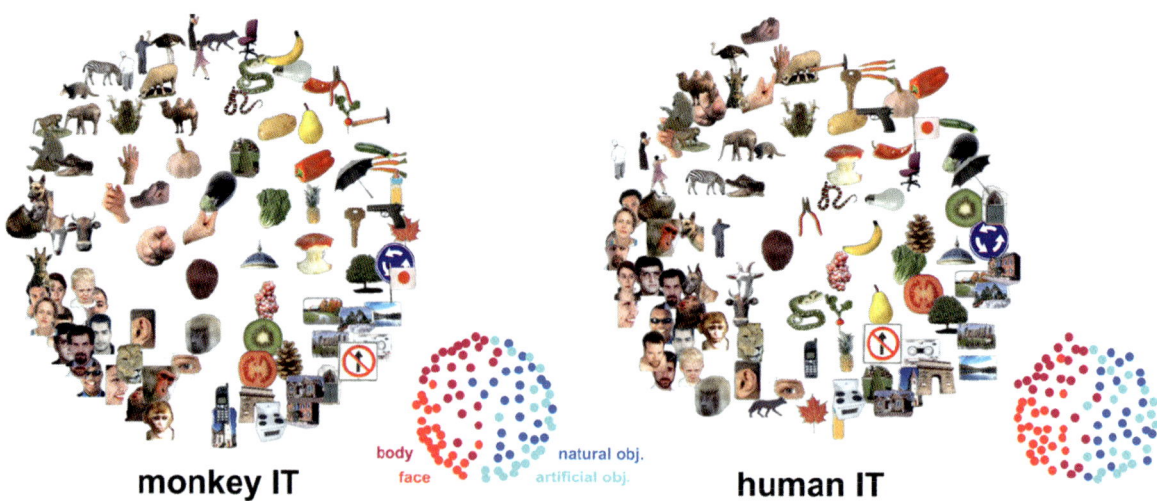

Abb. 20.11 Stimulusarrangements basierend auf den jeweils paarweisen Distanzen (multidimensionale Skalierung: Distanzmaß: 1-Pearson r), die die Ähnlichkeit der von jedem Stimulus erzeugten Aktivierungsmuster im inferioren parietalen Kortex widerspiegeln. Stimuli mit geringer Distanz haben ähnliche Aktivierungsmuster erzeugt. (Aus Kriegeskorte et al. 2008; mit freundlicher Genehmigung von Elsevier)

die strukturelle Beschreibung anhand der räumlichen Beziehungen von Kinn, Mund, Nase, Augen, Augenbrauen, Stirn ist für alle Gesichterexemplare dieselbe, lediglich die metrischen Aspekte dieser Beziehungen sind verschieden und charakterisieren das individuelle Gesicht.

Als ein Ausdruck einer ganzheitlichen (holistischen) Verarbeitung von Gesichtern im Vergleich zu anderen Objekten wurde der viel diskutierte und replizierte **Inversionseffekt** angesehen (Yin 1969). In einem Lerndurchgang eingeprägte Gesichter werden bei invertierter erneuter Darbietung (Präsentation auf dem Kopf) überproportional schlechter wiedererkannt als andere Objekte wie Flugzeuge oder Häuser, die ebenfalls meist in einer bevorzugten Orientierung gesehen werden.

Zudem ist die **Diskrimination von Gesichtsteilen** (z. B. Nasen, Lippen) im Kontext eines Gesichtes leichter zu leisten, als wenn die Gesichtsteile isoliert zu unterscheiden sind. Dieser Vorteil einer holistischen Verarbeitungsmöglichkeit gilt nicht für andere Objekte. Weiterhin können Störungen in der Verarbeitung von Gesichtern (Prosopagnosie) verglichen mit anderen Objekten (Objektagnosie) doppelt dissoziiert auftreten. Eine alternative Erklärung, verbunden mit der Ablehnung eines speziellen Verarbeitungsmodus für Gesichter, gaben Diamond und Carey (1986). Sie belegten, dass der Inversionseffekt dann auftritt, wenn Personen Experten für die visuelle Verarbeitung einer Klasse von Objekten sind, die sich vorwiegend durch feinere Details in konfigurationalen Aspekten zweiter Ordnung unterschieden. Kampfrichter auf Rassehundeschauen zeigten vergleichbare Inversionseffekte wie für menschliche Gesichter bei Portraitfotos von Hunden bestimmter Rassen.

Ein weiteres Phänomen ist die **unbewusste Verarbeitung (»covert recognition«)** von Gesichtern. Zum einen erfolgt eine Antwort des autonomen Nervensystems in der affektiven Verarbeitung: die Hautleitfähigkeit nimmt 1–5 s nach Präsentation eines Gesichts zu. Diese Zunahme ist größer bei bekannten, vertrauten Gesichtern, selbst wenn das gezeigte Gesicht nicht wiedererkannt wird. Zum anderen kommt es zur **Bahnung (»priming«)**, d. h. zur erleichterten (besseren bzw. schnelleren) Verarbeitung eines Stimulus, wenn derselbe Stimulus (»repetition priming«) oder ein verwandter Stimulus (»semantic priming«) kurz zuvor (u. U. nur für eine bewusst nicht wahrnehmbare Zeitspanne; »unconscious priming«) dargeboten worden ist. Für Gesichter sind diese Arten von Bahnung wiederholt nachgewiesen worden (Überblick bei Morrison et al. 2000).

Seit etwa 20 Jahren sind kognitive Modelle der mentalen Verarbeitung von Gesichtern entwickelt worden. Besonders einflussreich ist das Modell von Bruce und Young (1986), auch noch 25 Jahre seit seiner Veröffentlichung (Hanley 2011), sowie eine um einen unabhängigen parallelen Pfad für eine emotionale Reaktion auf ein vertrautes Gesicht erweiterte Version von Ellis und Lewis (2001) (Abb. 20.12). Experimentalpsychologische Befunde, (alltägliche) Fehler gesunder Personen sowie die bei neurologischen Patienten mit einer selektiven Verarbeitungsstörung für Gesichter (Prosopagnosie) vorgefundenen Störungsmuster können als »lokale« Fehlfunktionen bzw. Schädigungen einzelner oder mehrerer Verarbeitungskomponenten oder deren Verbindungen mit dem Modell erklärt werden.

Initial werden Gesichter wie andere visuelle Objekte strukturell enkodiert. Da aber für einige Patienten bereits

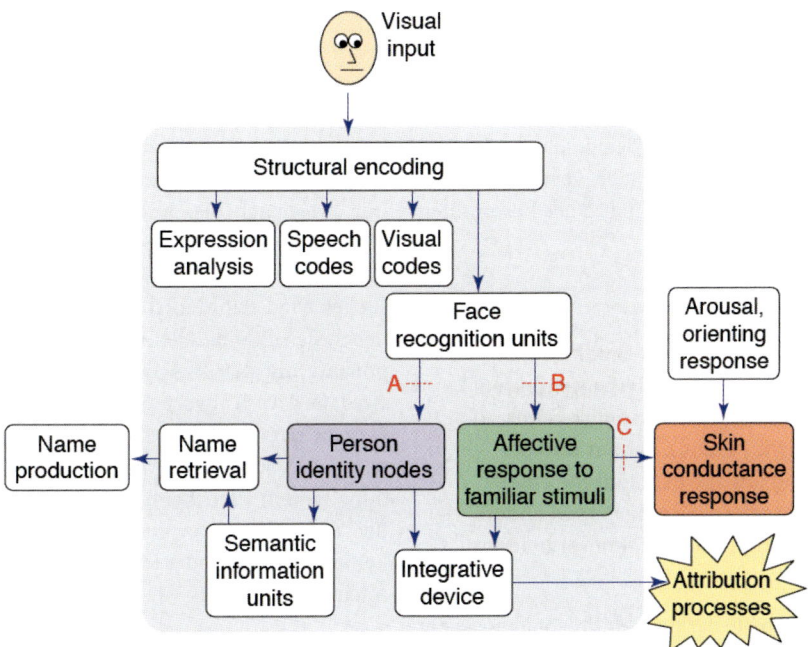

Abb. 20.12 Verarbeitungsmodell für Gesichter von Bruce und Young (1986) in der erweiterten Form von Ellis und Lewis. (Aus Ellis u. Lewis 2001; mit freundlicher Genehmigung von Elsevier)

bei der Entscheidung »Gesicht ja/nein« Defizite auftraten, wird diese Klassifikationskomponente von einigen Autoren im Modell als erste Verarbeitungsstufe vorgesehen. Bei der **strukturellen Enkodierung** werden 2 hierarchisch geordnete Stufen unterschieden:

1. Die betrachterspezifische Beschreibung liefert die relevante Information für die Verarbeitung des emotionalen Gesichtsausdrucks sowie der Lippenbewegungen und des Mundbildes.
2. Die abstraktere, von Emotionsausdruck und Perspektive freie Beschreibung liefert die relevante Information für die Teilprozesse des Wiedererkennens einer Person.

Jede der von der strukturellen Enkodierung aus parallel aktivierbaren Komponenten liefert eine andere Art der Kategorisierung von gesichtsrelevanten Informationen. Mit Aufgabenstellungen zur Zuordnung (»matching«) von 2 Fotos desselben unbekannten Gesichts aus unterschiedlicher Perspektive, zur Zuordnung derselben Emotion bei 2 verschiedenen Gesichtern und der Klassifikation von Gesichter-Fotos von berühmten Persönlichkeiten bzw. unbekannten Personen nach bekannt/unbekannt können diese Aspekte separat erfasst werden. In bestimmten Aufgabenstellungen und Situationen ist es erforderlich und möglich, selektiv für bestimmte Aspekte von Gesichtern aufmerksam zu sein, etwa die Stellung der Augen, die Kopfform, das Geschlecht, die Hautfarbe, um in einer Menge effektiver nach einer (persönlich bekannten) Person suchen zu können. Deshalb ist im Modell die Komponente einer gezielten visuellen Verarbeitung (»directed visual processing«) enthalten. Damit ist eine Unterscheidung zwischen Prozessen eingeführt, die für die Verarbeitung unbekannter Gesichter wie den Vergleich zweier Gesichter oder das Wiedererkennen aus einer Auswahlmenge erforderlich sind, und solchen, die für die Verarbeitung bekannter Gesichter entscheidend sind (über die Wiedererkennenseinheiten für Gesichter).

Im linear hierarchischen Teil wird der Prozess des Identifizierens eines bekannten Gesichts weiter in Teilschritte unterteilt. Am Beginn steht das Wissen darum, dass das gesehene Gesicht einer bekannten Person gehört. Dieses ist in einem Assoziativspeicher abgelegt. Eine **Wiedererkennenseinheit** für Gesichter (»face recognition unit«, FRU) wird aktiviert, wenn die zuvor erstellte strukturelle Beschreibung genügend Ähnlichkeit mit der strukturellen Beschreibung eines gespeicherten Gesichts aufweist. Diese Wiedererkennenseinheit für Gesichter hat Zugriff auf einen Teil des Assoziativgedächtnisses (im kognitiven System), in dem spezifische semantische Informationen über eine bekannte Person abgelegt sind. Letztere bewirken, dass man sich sicher fühlt, eine Person zu kennen.

Auf den Namen einer Person kann nur über den aktivierten **Personen-Identitäts-Knoten** (»person identity node«, PIN) zugegriffen werden. Die Unterscheidung zwischen Erkenneinheiten für Gesichter und Personen-Identitäts-Knoten liegt vorwiegend darin, dass man zu Ersterer nur über die strukturelle Enkodierung des Gesichts gelangt, während man zum Personen-Identitäts-Knoten auch über die Stimme oder den gesprochenen Namen einer Person gelangen kann. Erst bei Letzterer handelt es sich um das Erkennen der Identität einer bestimmten Person.

Prosopagnosie

> Prosopagnosie bezeichnet die Unfähigkeit, vertraute Gesichter von Familienangehörigen, Freunden oder bekannten Persönlichkeiten zu identifizieren trotz intakten Sehens und der erhaltenen Fähigkeit, die Bestandteile eines Gesichts zu erfassen sowie eine Person anders als über das Gesicht (z. B. die Stimme) zu identifizieren.

Es gibt eine lange Debatte darüber, ob Prosopagnosie ein einheitliches Syndrom darstellt. Nur sehr selten sind bei ausführlicher neuropsychologischer Untersuchung nicht auch Schwierigkeiten in der Verarbeitung anderer komplexer visueller Objekte aufgetreten. Häufig wird, wie bei der visuellen Objektagnosie, klinisch eine Unterscheidung nach apperzeptiver und assoziativer Form getroffen. Bei der apperzeptiven Form liegt die Störung in frühen Phasen der strukturellen Enkodierung, sodass kein einheitliches Perzept eines Gesichts entstehen und damit auch keine hinreichende Aktivierung der richtigen Gesichtererkenneinheit erfolgen kann. Bei der assoziativen Form kann ein einheitliches Perzept gebildet werden, ein Wiedererkennen ist jedoch nicht möglich, weil die FRU geschädigt oder nicht zugänglich sind oder nach ihrer Aktivierung kein Abruf von personenspezifischer semantischer Information oder vom Namen der betreffenden Person möglich ist.

Die Beobachtung, dass bei einigen Patienten mit Prosopagnosie Reaktionen des autonomen Nervensystems in Form einer Zunahme der Hautleitfähigkeit auftraten, wenn zu einem bekannten Gesicht (z. B. eines Politikers), das sie nicht bewusst erkennen und benennen konnten, in einer Menge von laut vorgelesenen Namen von Politikern auch der richtige Name darunter war, führte zur Formulierung eines Zwei-Routen-Modells der Gesichtsverarbeitung mit bewusstem Wiedererkennen (»overt recognition«) über den »ventralen visuell-limbischen Pfad« sowie unbewusstem Wiedererkennen (»covert recognition«) über einen zweiten »dorsalen visuell-limbischen Pfad«.

Capgras-Syndrom

Ellis und Young (1990) waren die ersten, die eine kognitionspsychologische Erklärung für das vom französischen Psychiater Capgras zuerst beschriebene Capgras-Syndrom lieferten: Patienten entwickeln die fälschliche Überzeugung, dass nahe Verwandte oder Freunde durch Doppelgänger ersetzt worden sind. Die Patienten können bekannte Personen wiedererkennen, ohne eine affektive Reaktion auf das vertraute Gesicht zu zeigen. Patienten mit Prosopagnosie, besonders vom assoziativen Typ, zeigen das umgekehrte Bild. Diese Befunde machten eine Revision des Ein-Weg-Modells über den ventralen visuellen Pfad erforderlich. Ellis und Lewis (2001) führen neben den PIN parallel und über eine Integrationskomponente mit den PIN verbunden eine Komponente für eine affektive Antwort auf ein bekanntes oder vertrautes Gesicht ein. Eine assoziative Prosopagnosie ergibt sich dann nach Schädigung der FRU und/oder deren Verbindung zu den PIN. Beim Capgras-Syndrom hingegen ist die Verbindung von der FRU zur affektiven Antwortkomponente und/oder letztere Komponente selbst beeinträchtigt.

20.7.2 Funktionelle Bildgebung

Gobbini und Haxby (2007) fassen die Ergebnisse funktioneller Aktivierungsstudien zur Verarbeitung vertrauter Gesichter in einem neurofunktionalen Modell (◘ Abb. 20.13) zusammen, welches eine Modifikation des zuvor für die rein visuelle Verarbeitung von fremden und bekannten Gesichtern (Haxby et al. 2000; vgl. ◘ Abb. 20.17) konzipierten Modells mit direktem Bezug zum kognitiven Modell von Ellis und Lewis darstellt:

- Die Perzeption von (vertrauten) Gesichtern wird mediiert über ein distribuiertes neurales System in multiplen bilateralen Regionen. Es gibt ein Kernsystem (»core system«) mit Regionen zur Enkodierung und Repräsentation invarianter Aspekte der visuellen Erscheinung eines (vertrauten) Gesichts zur Identifikation dessen individueller Identität sowie charakteristischen dynamischen, variablen Aspekten zur Erleichterung des Wiederkennens, wie z. B. Blickrichtung, emotionaler Gesichtsausdruck oder Lippenbewegungen. Das erweiterte System (»extended system«) bildet dann die Verbindung zu anderen Systemen, die für die Weiterverarbeitung der invarianten Identitätsinformation und charakteristischen variablen, dynamischen Informationen zur Enkodierung von Wissensaspekten über die vertraute Person (episodische Gedächtnisinhalte, biografische Kenntnisse, aber auch Intentionen, mentale Zustände und Einstellungen) zuständig sind
- Das **Kernsystem** wird von 3 okzipitotemporalen Regionen im extrastriären visuellen Kortex gebildet. Bereiche des inferioren Gyrus occipitalis, des (lateralen

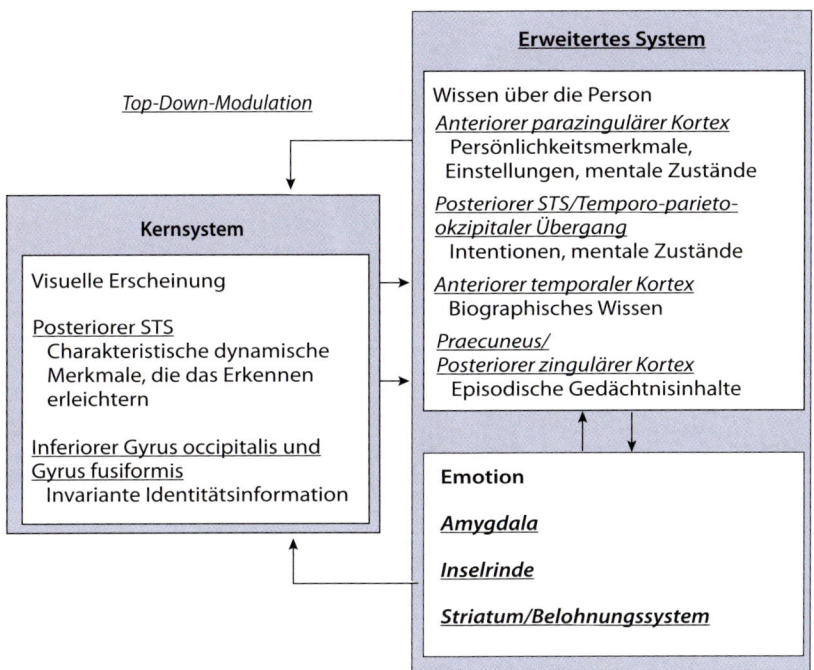

Abb. 20.13 Rahmenmodell von Gobbini und Haxby (2007) für die Verarbeitung persönlich bekannter Gesichter. *STS* superiorer temporaler Sulcus. (Mod. nach Gobbini u. Haxby 2007; mit freundlicher Genehmigung von Elsevier)

mittleren) Gyrus fusiformis und des superioren temporalen Sulcus sind mit unterschiedlicher Aufgabenverteilung in die visuelle Analyse eines Gesichts einbezogen. Der inferiore Gyrus occipitalis projiziert zum lateralen Gyrus fusiformis, der für die Repräsentation der Gesichtsidentität zuständig ist, und zum superioren temporalen Sulcus, in dem vorwiegend veränderliche, dynamische Aspekte eines Gesichts verarbeitet werden

– Das **erweiterte System** in dem generellen Gesichtsverarbeitungsmodell von Haxby et al. (2000) verarbeitet Informationen, die von einem Gesicht »abgelesen« werden können: Ein emotionaler Gesichtsausdruck wird in Arealen des limbischen Systems verarbeitet, die Analyse der Blickrichtung stützt sich auf parietale Areale, die mit räumlicher Aufmerksamkeit in Verbindung gebracht werden, und das Lippenlesen führt zu gesteigerter Aktivität in Regionen, die für die auditive Analyse von Sprachlauten zuständig sind. Die Identität einer Person, ob berühmt (»famous face«) oder persönlich bekannt (»familiar face«), wird anhand der Aktivierung eines in den Verarbeitungsmodellen postulierten, nichtmodalitätsspezifischen Personen-Identitäts-Knoten (PIN) abrufbar, welche den Zugang zu im semantischen und episodischen Gedächtnis gespeicherter biografischer Information ermöglicht. Für eine persönlich vertraute Person sind besonders anterior temporale Areale an der Reprä-

sentation von semantischer und biografischer Information beteiligt, während Praecuneus und posteriorer zingulärer Kortex für die Aktivierung episodischer Gedächtnisinhalte mit Bezug auf die gesehene Person relevant sind (Abb. 20.14). Retrospleniale kortikale Areale, die bei der Feststellung der persönlichen Vertrautheit einer Person aktiviert sind, zeigen vermutlich die Integration visueller Information über die Identität eines Gesichts und eines Vertrautheitsgefühls für eine Person an, die emotional bedeutsam ist. Diese retrosplenialen kortikalen Areale des limbischen Assoziationskortex sind nicht nur bei der Verarbeitung des Gesichts, sondern z. B. auch der Stimme (Shah et al. 2001) aktiviert

In einer ereigniskorrelierten fMRT-Studie (Leveroni et al. 2000) konnte ein temporofrontales Netzwerk nachgewiesen werden, das als zuständig für den Abruf personenspezifischen Wissens aus dem Langzeitgedächtnis angesehen wird. Persönlich gut bekannte Gesichter können auch die Erinnerung an affektive Reaktionen und persönliche episodische Begebenheiten hervorrufen. Für diese Prozesse werden anterolaterale temporale sowie inferolaterale frontale Regionen, verbunden durch den Fasciculus uncinatus, als kritisch angesehen.

Die Verarbeitung von Gesichtern (und anderen visuellen Objekten) ist ein paradigmatischer Fall für die Frage nach der funktionellen Organisation des Gehirns, insbe-

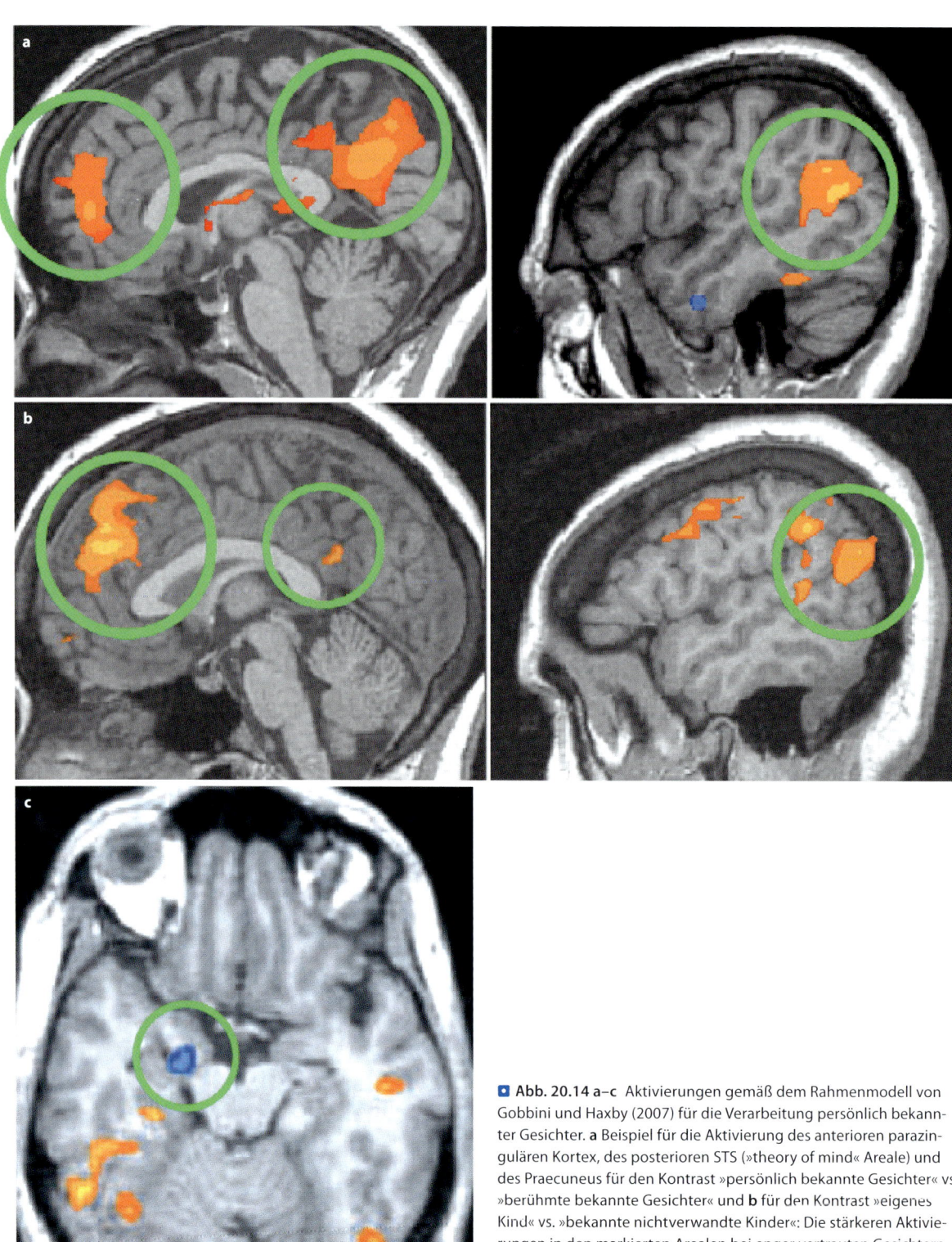

Abb. 20.14 a–c Aktivierungen gemäß dem Rahmenmodell von Gobbini und Haxby (2007) für die Verarbeitung persönlich bekannter Gesichter. **a** Beispiel für die Aktivierung des anterioren parazingulären Kortex, des posterioren STS (»theory of mind« Areale) und des Praecuneus für den Kontrast »persönlich bekannte Gesichter« vs. »berühmte bekannte Gesichter« und **b** für den Kontrast »eigenes Kind« vs. »bekannte nichtverwandte Kinder«: Die stärkeren Aktivierungen in den markierten Arealen bei eng vertrauten Gesichtern zeigen die Bedeutung dieser Areale für die Verarbeitung persönlich bekannter Gesichter. **c** Amygdala-Aktivierung für den Kontrast aus **a**; Gesichter von Familienmitgliedern und Freunden ergeben eine schwächere Aktivierung im Vergleich zu berühmten bekannten Personen. (Aus Gobbini u. Haxby 2007; mit freundlicher Genehmigung von Elsevier)

sondere des ventralen temporalen Kortex als wichtiger Struktur im ventralen Pfad der visuellen Verarbeitung. Gibt es eine Einteilung nach den Inhalten der verarbeiteten Information, d. h., gibt es bereichsspezifische (»domain-specific«) Module, die speziell Gesichter verarbeiten (sog. »face-specificity-hypothesis«), wie für das sog. Gesichtsareal im lateralen mittleren Gyrus fusiformis angenommen (»fusiform face area«, FFA; Kanwisher 2000; Kanwisher u. Yovel 2006, für einen aktuellen Überblick)? Oder gibt es eine Einteilung nach der Art der informationsverarbeitenden Prozesse, d. h., gibt es bereichsübergreifende (»domain-general«) Prozesse wie die Expertise im visuellen Wiedererkennen individueller Exemplare einer Kategorie von Objekten (sog. »expertise hypothesis«), wie das für Gesichter der Fall ist? Die Expertise-Hypothese ist ein Spezialfall der sog. »individuation hypothesis«: Gesichter rufen nach der initialen Klassifikation als ein Gesicht automatisch einen bereichsübergreifenden Mechanismus zur Individuierung eines Exemplars innerhalb der Klasse »Gesichter« auf, welcher je nach Aufgabenstellung auch für andere Klassen von Objekten eingesetzt werden kann.

Eine weitere Möglichkeit besteht darin (Haxby et al. 2001, sog. »object form topography model«), dass es eine verteilte und überlappende topographische Repräsentation von visuellen Formmerkmalen von Gesichtern und anderen Objekten gibt, deren Gesamtheit mit einem Muster sowohl von stärkeren wie auch schwächeren Aktivierungen erst ein individuelles visuelles Objekt, insbesondere ein Gesicht, konstituiert.

In diesem Kontext ist auch die Frage von Interesse, wie die Spezialisierung von Gehirnarealen für die Gesichtsverarbeitung sich individuell entwickelt. Cantlon et al. (2011) diskutieren, ob sich eine Entwicklung der visuellen Spezialisierung eher in einer Zunahme der neuralen Antworten auf eine bevorzugte Kategorie zeigt oder in einer Abnahme der Antworten auf eine nicht bevorzugte Kategorie, ob die Hirnentwicklung sich also im Aufbau oder in einem Zurückstutzen (»pruning«) von Repräsentationen manifestiert. Sie untersuchten 4-jährige Kinder im MR-Scanner bei der Verarbeitung von Gesichtern, Buchstaben, Ziffern und Schuhen (als Beispiel für eine vertraute Objektkategorie) im Vergleich zu jungen Erwachsenen. Als allgemeines Fazit aus der Fülle von differenzierten Analysen ergibt sich, dass Hirnregionen, welche später in der Entwicklung selektiv eine spezielle Kategorie verarbeiten, bereits früh in der Kindheit eine relativ starke Aktivierung zeigen. Die Antwort auf nicht bevorzugte Kategorien nimmt hingegen ab, je mehr Wissen über diese Kategorien von Objekten in der Entwicklung erworben wird.

Netzwerkcharakter vs. (FFA-)Selektivität der Gesichtsverarbeitung

Ishai (2008) betont in einem Überblicksartikel den Netzwerkcharakter der Verarbeitung der invarianten Merkmale zum Wiedererkennen der Identität sowie variabler dynamischer Aspekte (u. a. besonders die Blickausrichtung), die zur sozialen Kommunikation beitragen, denn die (schnelle) Verarbeitung dieser Fülle an Informationen erfordert die Integration von neuraler Aktivität über ein weit verzweigtes (distribuiertes) Netzwerk von kortikalen (und subkortikalen) Regionen. Es geht also nicht vorrangig um die Klärung der Frage der Funktionalität isolierter Areale, wie das bei einem großen Teil der Studien für die fusiforme Gesichtsregion (»fusiform face area«, FFA, oder auch »posterior fusiform gyrus«, pFs), bilateral im lateralen Gyrus fusiformis gelegen mit konsistenterer Aktivierung rechts, der Fall war. Die stärkere Aktivierung des rechten FFA wird häufig mit einer Hemisphärenasymmetrie in der visuellen Verarbeitung erklärt. Rechtshemisphärisch werden vorrangig Prozesse unterstützt, die zu einer maximalen Individuation innerhalb einer Objektklasse führen. Umgekehrt werden linkshemisphärisch Prozesse kategorialer Wahrnehmung mit Maximierung der Ähnlichkeit zwischen Objekten einer Klasse unterstützt.

Gestützt auf den Vergleich der visuellen Verarbeitung von Fotos von Gesichtern kontrastiert mit aus den Bildpixeln hergestellten Zufallsmustern (sog. »scrambled face images«), postuliert Ishai ein distribuiertes kortikales Netzwerk (Abb. 20.15) aus inferiorem okzipitalem Gyrus (IOG) und lateralem fusiformen Gyrus (FG), extrastriären höheren visuellen Arealen zur fortschreitend spezifischeren Verarbeitung individueller Gesichter. Weiterhin gehören zu dem Netzwerk der superiore temporale Sulcus (STS) zur Verarbeitung von Blickrichtung und auf das Sprechen bezogenen Lippen- und Gesichtsbewegungen, Amygdala und Insula zur Verarbeitung des Gesichtsausdrucks sowie zur Aufrechterhaltung einer erhöhten Vigilanz für nicht vertraute Gesichter, der inferiore frontale Gyrus zur Verarbeitung semantischer Aspekte und schließlich der Nucleus accumbens und der orbitofrontale Kortex (OFC) als Regionen des Belohnungssystems zur Verarbeitung der (sexuellen) Attraktivität eines Gesichts.

Verschiedene Arbeiten von Ishai und Kollegen scheinen zu belegen, dass dieses Ensemble von Regionen bei fremden, berühmten oder persönlich bekannten Gesichtern, mit neutralem oder emotionalem Ausdruck sowie bei unterschiedlichen Aufgabenstellungen wie passivem Betrachten oder Attraktivitätsurteilen sich als aktiviert erweist. Untersuchungen zur effektiven Konnektivität mittels DCM zeigten die funktionelle Organisation zwischen und innerhalb von Kern- und erweitertem System, die als bidirektionale Verbindungen modelliert wurden. Beim Betrachten von Gesichtern zeigte sich für das Kernsystem

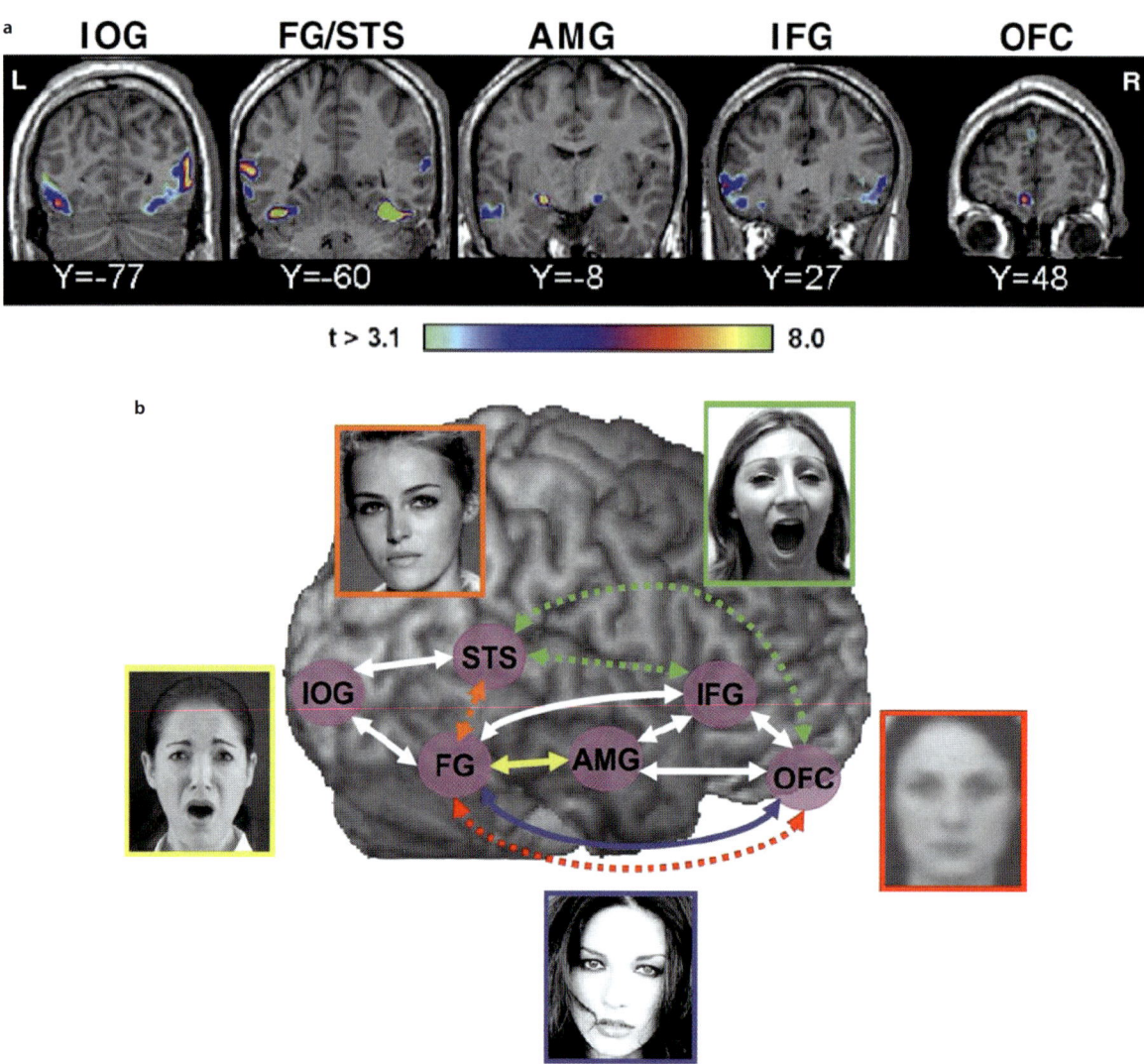

◘ **Abb. 20.15 a** Aktivierungen beim Betrachten von Gesichtern in einem verteilten kortikalen Netzwerk aus visuellen, limbischen und präfrontalen Arealen; koronale Schnitte mit den Aktivierungen für ein Individuum; Aktivierungen im Kernsystem (*IOG, FG, STS*) und im erweiterten System (*AMG, IFG, OFC*); angegebene Koordinaten sind Talairach-Koordinaten (mod. nach Ishai 2008). **b** Modell von Ishai für die Gesichterverarbeitung mit reziproken, möglicherweise asymmetrischen Verbindungen zwischen allen visuellen, limbischen und präfrontalen gesichtsselektiven Arealen: erhöhte funktionelle Konnektivität zwischen *FG* und *AMG* für emotionale Gesichter (*gelb*), zwischen *FG* und *OFC* für berühmte, attraktive Gesichter (*blau*); zusätzlich prüfbare Hypothesen über erhöhte Konnektivität mit *gepunkteten Pfeilen*: Beachtung der Blickrichtung (*orange*), Betrachtung dynamischer, bewegter Gesichter (*grün*), Betrachtung unscharfer Bilder von Gesichtern (*rot*). Abkürzungen ▸ Text. (Aus Ishai 2008; mit freundlicher Genehmigung von Elsevier)

eine hierarchische Feed-forward-Beeinflussung des IOG sowohl auf den FG als auch den STS. Allein der FG beeinflusste stark das erweiterte System, insbesondere Amygdala, IFG und OFC. Bei der Betrachtung emotionaler Gesichter kam es differenziell zu einer stärkeren Kopplung von FG und Amygdala, bei Gesichtern von berühmten Personen zur stärkeren Kopplung von FG und OFC. Aufgabenspezifität zeigte sich im Vergleich von passivem Betrachten mit einer Bottom-up-, Feed-forward-Konnektivität von extrastriären hin zu präfrontalen Arealen und einer umgekehrten Top-down-Beeinflussung bei der mentalen Generierung der Vorstellung von einem Gesicht. In der ◘ Abb. 20.15b sind weitere Vorhersagen des Modells zur verstärkten aufgabenabhängigen Kopplung von Arealen mit unterbrochenen Verbindungslinien dargestellt.

In einer kritischen Würdigung des Modells von Ishai durch Wiggett und Downing (2008) weisen diese darauf hin, dass besonders die Spezifizierung des erweiterten Gesichtsnetzwerks und die gleichzeitige Minderung der Bedeutung der FFA als kritische, gesichtsselektive Region anhand des alleinigen Kontrasts von Gesichtern und ihren Zufallspixel-Pendants nicht zu rechtfertigen sind und auch

20.7 · Gesichter

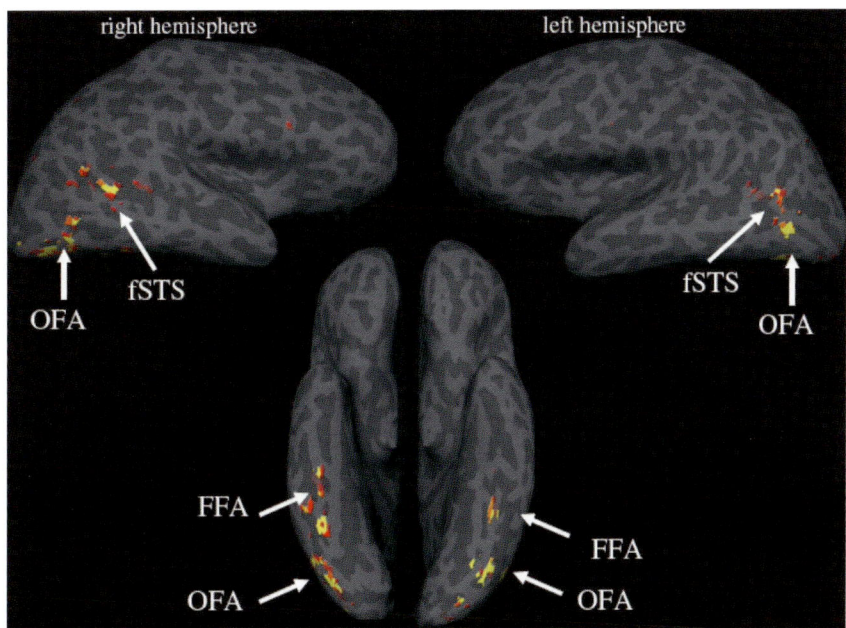

◘ **Abb. 20.16** Typische gesichtsselektive Aktivierungen (Gesichter > Objekte) in den Regionen FFA, OFA und fSTS bei einer Person aus lateraler (*oben*) und ventraler Ansicht (*unten*); Abkürzungen ▶ Text. (Aus Kanwisher u. Yovel 2006; mit freundlicher Genehmigung von The Royal Society)

die Gesichtsspezifität des gesamten Netzwerks so allein nicht zu belegen ist. Der spezifische Beitrag einer jeden Region muss vielmehr über Priming- oder Habituationsparadigmen mit Reduzierung der BOLD-Antwort sowie über die Untersuchung von Patienten mit umschriebenen Läsionen im chronischen Zustand oder den Einsatz von transkranieller Magnetstimulation (TMS) oder transkranieller Gleichstromstimulation (TDCS) dokumentiert werden. Für den Nachweis der zeitlichen Dynamik müssen vermutlich elektrophysiologische und Magnetenzephalographie(MEG)-Methoden in Kombination mit der fMRT herangezogen werden.

Kanwisher und Yovel (2006) führen in ihrem umfangreichen Überblick eine Fülle von Belegen an für die Spezialisierung der FFA zur Entdeckung von Gesichtern sowie zur Extraktion der für die Wiedererkennung erforderlichen perzeptuellen Information einschließlich der Korrelation der Aktivierungsstärkendifferenz zwischen aufrechten und invertierten Gesichtern mit der Stärke des Inversionseffekts bei der Wiedererkennensleistung. Diese Autoren präsentieren auch Belege für 2 weitere, allerdings weniger stark ausgeprägt gesichtsselektive Regionen, die »occipital face area« (OFA) und das gesichtsspezifische Areal fSTS im posterioren Temporallappen (auch von anderen mit »pSTS« bezeichnet).

◘ Abb. 20.16 zeigt diese Areale für eine individuelle Person. Pitcher et al. (2011) geben einen Überblick zur Rolle der OFA. Sie argumentieren, dass die OFA die zeitlich erste Stufe in einem distribuierten kortikalen Netzwerk mit Spezialisierung für die exakte Gesichtswahrnehmung darstellt, indem dieses Areal Komponenten eines Gesichts wie Augen, Nase, Mund repräsentiert. Allerdings ist noch nicht hinreichend geklärt, wie gesichtsselektiv das Areal ist, obwohl es einen ersten Befund gibt, dass nach TMS-Applikation über der rechten OFA das Diskriminieren nur von Gesichtern, aber nicht von Objekten und Körperteilen beeinträchtigt ist. Weiterhin ist noch fraglich, ob es Feedback-Verbindungen von höheren gesichtsselektiven Arealen zurück zur OFA gibt, wie in den Modellen von Haxby oder Ishai postuliert. Schließlich bleibt zu klären, ob die OFA ein Areal zur bewussten Verarbeitung von Gesichtern ist (sog. »face detector«), oder ob nicht auch unbemerkte Veränderungen an Gesichterstimuli zu Aktivierungsveränderungen führen.

Pitcher und Kollegen präsentieren als Fazit ihrer Überlegungen eine adaptierte Version des Verarbeitungsmodells von Haxby et al. (2000), in dem auch erste Angaben zur zeitlichen Dynamik der Netzwerkkomponenten bei der Gesichtsverarbeitung gemacht werden (◘ Abb. 20.17).

Eine wichtige Diskussion gibt es weiterhin zu der wechselseitigen Beeinflussung von FFA und OFA. Rossion (2008) schlägt ein Modell zur kortikalen Gesichterwahrnehmung vor, das der OFA eine andere Rolle zuweist. Darin ist die FFA die erste gesichtsselektive kortikale Region mit holistischer perzeptiver Verarbeitung. Nachfolgend kommt es über rückprojizierende (»re-entrant«) Neurone zur OFA auch dort zu einer holistischen Repräsentation, die wegen der vermutlich kleineren rezeptiven Felder in

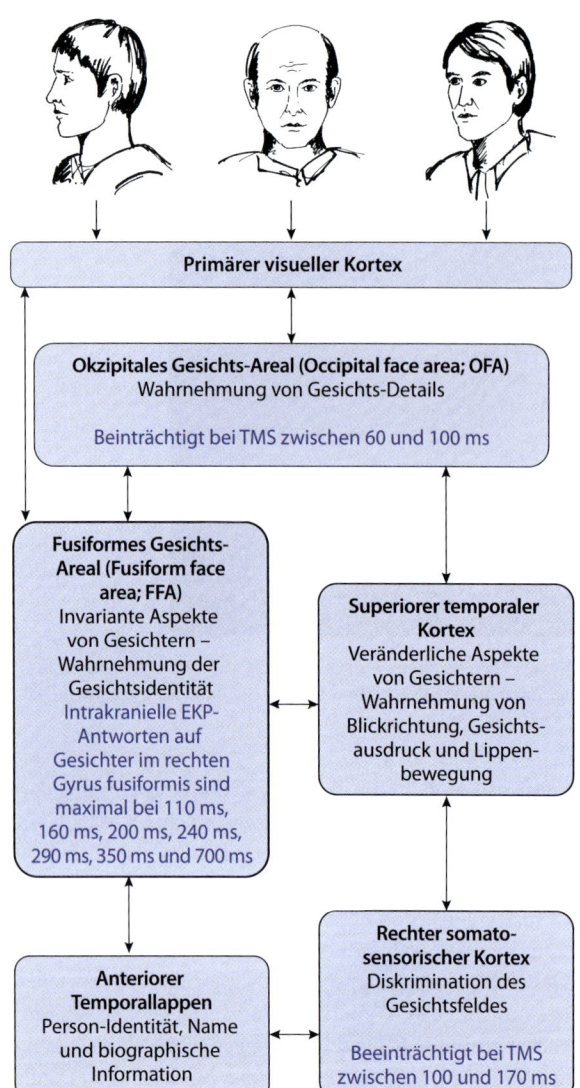

Abb. 20.17 Kortikales Modell des Netzwerks für die Verarbeitung von Gesichtern, adaptiert nach Haxby et al. (2000), mit Angabe von zeitkritischen Informationen nach dem Überblick von Pitcher et al. (2011). *EKP* ereigniskorrelierte Potentiale, *TMS* transkranielle Magnetstimulation

dieser hierarchisch der FFA vorgeordneten Region genauer und detaillierter ausfällt und so die nachfolgende erneute Repräsentation des Gesichts in der FFA verbessert, damit nachfolgend in der Verarbeitung eine Identifikation des Gesichts gelingen kann.

Zur Stützung dieser Vorstellung von einem dynamischen Wechselspiel zwischen OFA und FFA werden die Leistungs- und Hirnaktivierungsmuster von 2 intensiv untersuchten Patienten mit erworbener Prosopagnosie im Vergleich zu einer gesunden Kontrollgruppe verwendet. Als probate Methode zum Nachweis spezifischer Verarbeitung wurde ein Gesichteradaptationsparadigma mit Fotos unbekannter Personen eingesetzt. Trotz einer Läsion der Patientin PS im rechten IOG, der die rechte OFA einschloss, war die Adaptation des BOLD-Effekts in der rechten FFA so wie bei den gesunden Kontrollpersonen. Rossion (2008) interpretierte dieses erstaunliche Aktivierungsmuster so, dass eine FFA-Aktivierung nicht notwendig einer vorausgehenden Aktivierung in der OFA in derselben Hemisphäre bedarf, sondern dass die OFA für die nachfolgende Verfeinerung der initialen Gesichtsrepräsentation in der FFA zuständig ist.

Pitcher et al. (2011) argumentieren aber, dass die bilateralen Läsionen der Patientin PS nicht selektiv genug für eine eindeutige Interpretation sind, weil sie auch den linken Gyrus fusiformis und den rechten anterioren MTG einschließen. Es gibt viele Belege, dass eine Läsion ausschließlich im rechten anterioren Temporallappen zu schweren Beeinträchtigungen der Gesichterverarbeitung führen kann. Kriegeskorte et al. (2007) konnten zeigen, dass eine erfolgreiche Unterscheidung zwischen Gesichtern ein Netzwerk, das sowohl die FFA wie auch den anterioren inferotemporalen Kortex (aIT) einschließt, bei gesunden Probanden aktiviert, sodass eine genaue Unterscheidung zwischen Gesichtern gleichermaßen intakte Verbindungen zwischen der FFA und dem aIT erfordert wie zwischen der OFA und der FFA. Pitcher et al. argumentieren deshalb, dass ihre Interpretation einer Repräsentation von Teilen des Gesichts in der OFA im ersten Feed-forward-Verarbeitungsgang vor der nachfolgenden Verarbeitung in der FFA insgesamt die Befundlage besser widerspiegelt.

Hadjikhani und de Gelder (2002) untersuchten im Erwachsenenalter ausführlich einen Fall mit Entwicklungsprosopagnosie und 2 Fälle mit Prosopagnosie nach traumatischer Hirnschädigung im Alter von 1,5 bzw. 7 Jahren. Mit den in der Arbeitsgruppe von Kanwisher bei normalen Probanden eingesetzten Stimuli verschiedener Objektkategorien (Gesichter, Häuser, Objekte, Szenen) zeigte sich bei passiver Betrachtung der Fotos im 3T-Scanner keine selektiv stärkere Aktivierung für Gesichter in der FFA und im inferioren okzipitalen Gyrus. Die Ergebnisse deuten auf Grenzen kortikaler Plastizität in der individuellen Entwicklung hin.

Ein methodisches Problem in der funktionellen Bildgebungsforschung ist gerade für Gesichter sehr relevant. Massiv univariate Aktivierungskontrastanalysen auf Voxelebene hinsichtlich der Aktivierungsstärke werden dem hoch multivariaten Charakter der BOLD-Zeitreihen nur unvollkommen gerecht. Neuere multivariate Analysen von Aktivierungs(verlaufs-)mustern (sog. »multi-voxel pattern analysis«, »MVPA«) stellen auch für die Untersuchung der visuellen Objektverarbeitung und der Gesichterverarbeitung eine neue Möglichkeit dar. Kriegeskorte et al. (2007) wiesen erstmals nach, dass die BOLD-Antwortmuster auf 2 individuelle zu Beginn des Experiments unbekannte Gesichtsfotos, die dieselbe Größe, Ausrichtung und Verteilung von Leuchtstärke und räumlicher Energieverteilung aufwiesen, zuverlässig nur anhand des BOLD-Informationsmusters im rechten aIT unterschieden werden konnten.

Die Muster in der FFA wie auch in keiner anderen Region in den 15 gescannten Schichten, welche in ihrer Ausrichtung den gesamten temporookzipitalen Kortex entlang des ventralen Stroms erfassten, besaßen eine hinreichende Spezifität. Als Kontrolle dienten 2 ebenfalls visuell sehr vergleichbare individuelle Hausansichten, für die es nirgendwo ein differenzielles Muster gab. Die FFA einschließlich ihrer anatomischen Umgebung scheint also die Kategorie »Gesicht« sehr gut zu verarbeiten, nicht oder nur sehr viel schwächer auch die individuelle Gesichtsidentität. Dafür scheint die aIT-Region weitaus besser geeignet. Möglicherweise doch bestehende subtilere Differenzen in der frühen visuellen Repräsentation scheinen also im Verlauf der Verarbeitung im ventralen Strom so vergrößert zu werden, dass eine Unterscheidung selbst mit der trägen BOLD-Antwort möglich wird. Die Befunde sind nur scheinbar schwer vereinbar mit der bedeutenden Rolle von FFA-Läsionen und Aktivierungsbefunden. Die FFA entdeckt ein Gesicht, aktiviert den aIT zur Identifizierung und erhält Feedback vom aIT. Gemäß den Modellvorstellungen von Ishai zur zentralen Rolle der FFA, wird die FFA nicht nur den aIT zur Verarbeitung »anregen«, sondern auch noch weitere Knoten des Kern- und erweiterten Gesichtsnetzwerks einschließlich der Analyse des Ausdrucks im pSTS.

Zusammenfassung und Ausblick
- Hierarchische Struktur der visuellen Verarbeitung
- FMRT geeignet für retinotopes Mapping und Erfassung der Grenzen zwischen primären und extrastriären Arealen
- Besondere Rolle von lateralem okzipitalem Komplex (LOC) und »fusiform face area« (FFA) im ventralen Pfad visueller Verarbeitung
- Parallele Aktivierung des dorsalen Pfades in Abhängigkeit von der Stimuluskategorie (z. B. Werkzeuge vs. Tiere)
- Hinweise für Top-down-Prozesse, d. h. für die Modulation tieferer durch höhere visuelle Verarbeitungszentren (z. B. zwischen LOC und V1 oder zwischen OFC und inferior-temporalem Kortex)
- Formwahrnehmung und Integration von Teilen zu einer Gesamtform im LOC
- Generierung von Repräsentationen über die Identität eines Objektes unabhängig vom Blickwinkel im ventralen temporookzipitalen Kortex als Teil des ventralen Verarbeitungsweges
- Objekterkennung als gradueller Prozess, mit je nach Schädigungsort spezifischen klinischen Störungsbildern
- Multi-Voxel-Pattern-Analyse als vielversprechende Auswertungsmöglichkeit, die die multivariate Struktur der Aktivierungen auf Voxelebene berücksichtigt
- Gesichter als ausgezeichnete Objektkategorie mit spezifischer Verarbeitung in der FFA

Folgende Fragen bleiben offen und sollten Gegenstand zukünftiger Studien sein:
- Wie viele kategoriespezifische bzw. kategorieselektive Areale gibt es im menschlichen extrastriären Kortex?
- Gibt es spezifische Mechanismen für die Gesichtererkennung in der FFA, für die Erkennung des menschlichen Körpers in der EBA (»extrastriate body area«), oder handelt es sich dabei um allgemeine holistische Verarbeitungsprozesse im LOC, die auch auf andere Objekte anwendbar sind?
- Sind kategoriespezifische Areale genetisch fixiert, oder entwickeln sie sich in Abhängigkeit von der Intensität lebenslanger Erfahrungen mit diesen Kategorien?

Literatur

Andresen DR, Vinberg J, Grill-Spector K (2009) The representation of object viewpoint in human visual cortex. Neuroimage 45: 522–536

Backus BT, Fleet DJ, Parker AJ, Heeger DJ (2001) Human cortical activity correlates with stereoscopic depth perception. J Neurophysiol 86: 2054–2068

Bar M, Tootell RBH, Schacter DL, Greve DN, Fischl B, Mendola JD, Rosen BR, Dale AM (2001) Cortical mechanisms specific to explicit visual object recognition. Neuron 29: 529–535

Beauchamp MS, Lee KE, Haxby JV, Martin A (2002) Parallel visual motion processing streams for manipulable objects and human movements. Neuron 34: 149–159

Bruce V, Young AW (1986) Understanding face recognition. Brit J Psycholog 77: 305–327

Cantlon JF, Pinel P, Dehaene S, Pelphrey KA (2011) Cortical representations of symbols, objects, and faces are pruned back during early childhood. Cereb Cortex 21: 191–199

Cardin YV, Friston KJ, Zeki S (2011) Top-down modulation in the visual form pathway revealed with dynamic causal modelling. Cereb Cortex 21: 550–562

Cichy RM, Sterzer P, Heinzle J, Elliott LT, Ramirez F, Haynes JD (2012) Probing principles of large-scale object representation: category preference and location encoding. Hum Brain Mapp, DOI: 10.1002/hbm.22020

Dehaene S, Cohen L (2011) The unique role of the visual word form area in reading. Trends Cogn Sci 15: 254–262

Diamond R, Carey S (1986) Why faces are and are not special: An effect of expertise. J Exp Psychology: General 115: 107–117

Downing P, Chan A, Peelen M, Dodds C, Kanwisher N (2006) Domain specificity in visual cortex. Cereb Cortex 16: 1453–1461

Ellis HD, Lewis MB (2001) Capgras delusion: a window on face recognition. Trends Cogn Sci 5: 149–156

Ellis AW, Young AW (1990) Human cognitive neuropsychology. Lawrence Erlbaum, London

Gobbini MI, Haxby JV (2007) Neural systems for recognition of familiar faces. Neuropsychologia 45: 32–41

Goddard E, Mannion DJ, McDonald JS, Solomon SG, Clifford CWG (2011) Color responsiveness argues against a dorsal component of human V4. J Vision 11: 1–21

Gray CM (1999) The temporal correlation hypothesis of visual feature integration: Still alive and well. Neuron 24: 31–47

Hadjikhani N, de Gelder B (2002) Neural basis of prosopagnosia: An fMRI study. Hum Brain Mapp 16: 176–182

Hanley Jr (2011) An appreciation of Bruce and Young's (1986) serial stage model of face naming after 25 years. Br J Psychol 102: 915–930

Haxby JV, Hoffman EA, Gobbini MI (2000) The distributed human neural system for face perception. Trends Cogn Sci 4: 223–233

Haxby JV, Gobbini MI, Furey ML, Ishai A, Schouten JL, Pietrini P (2001) Distributed and overlapping representations of faces and objects in ventral temporal cortex. Science 293: 2425–2430

Haushofer J, Livingstone MS, Kanwisher N (2008) Multivariate patterns in object-selective cortex dissociate perceptual and physical shape similarity. PLoS Biology 6: 1459–1467

Ishai A (2008) Let's face it: It's a cortical network. NeuroImage 40: 415–419

James TW, Humphrey GK, Gati JS, Menon RS, Goodale MA (2002) Differential effects of viewpoint on object-driven activation in dorsal and ventral streams. Neuron 35: 793–801

Kansaku K, Hashimoto K, Muraki S, Miura K, Takahashi T, Kawano K (2001) Retinotopic hemodynamic activation of the human V5/MT area during optokinetic responses. Neuroreport 12: 3891–3895

Kanwisher N (2000) Domain specificity in face perception. Nat Neurosci 3: 759–763

Kanwisher N, Downing P, Epstein R, Kourtzi Z (2001) Functional neuroimaging of visual recognition. In: Cabeza R, Kingstone A (eds) Handbook of functional neuroimaging of cognition. Bradford, Cambridge, S 109–151

Kanwisher N, Yovel G (2006) The fusiform face area: a cortical region specialized for the perception of faces. Phil Trans R Soc B 361: 2109–2128

Kourtzi Z, Kanwisher N (2000) Activation in human MT/MST by static images with implied motion. J Cogn Neurosci 12: 48–55

Kourtzi Z, Tolias AS, Altmann CF, Augath M, Logothetis NK (2003) Integration of local features into global shapes: Monkey and human fMRI studies. Neuron 37: 333–346

Kreiman G, Koch C, Fried I (2000) Category-specific visual responses of single neurons in the human medial temporal lobe. Nat Neurosci 3: 946–953

Kriegeskorte N, Formisano E, Sorger B, Goebel R (2007) Individual faces elicit distinct response patterns in human anterior temporal cortex. Prc Nat Acad Science 104: 20600–20605

Kriegeskorte N, Mur M, Ruff DA, Kiani R, Bodurka J, Esteky H, Tanaka K, Bandettini PA (2008) Matching categorical object representations in inferior temporal cortex of man and monkey. Neuron 60: 1126–1141

Kveraga K, Boshyan J, Bar M (2007) Magnocellular projections as the trigger of top-down facilitation in recognition. J Neurosci 27: 13232–13240

Leveroni CL, Seidenberg M, Mayer AR, Mead LA, Binder JR, Rao SM (2000) Neural systems underlying the recognition of familiar and newly learned faces. J Neurosci 20: 878–886

Liu X, Steinmetz NA, Farley AB, Smith CD, Joseph JE (2008) Mid-fusiform activation during object discrimination reflects the process of differentiating structural descriptions. J Cogn Neurosci 20: 1711–1726

McKeefry DJ, Zeki S (1997) The position and topography of the human colour centre as revealed by functional magnetic resonance imaging. Brain 120: 2229–2242

Morrison DJ, Bruce V, Burton AM (2000) Covert face recognition in neurologically intact participants. Psychol Res 63: 83–94

Mullen KT, Dumoulin SO, McMahon KL, de Zubicaray GI, Hess RF (2007) Selectivity of human retinotopic visual cortex to S-cone-opponent, L/M-cone-opponent and achromatic stimulation. Eur J Neurosci 25: 491–502

Murray SO, Kersten D, Olshausen BA, Schrater P, Woods DL (2002) Shape perception reduces activity in human primary visual cortex. PNAS 99: 15164–15169

Orban GA (2011) The extraction of 3D shape in the visual system of human and nonhuman primates. Annu Rev Neurosci 34: 361–388

Ostwald D, Lam JM, Li S, Kourtzi Z (2008) Neural coding of global form in the human visual cortex. J Neurophysiol 99: 2456–2469

Pitcher D, Walsh V, Duchaine B (2011) The role of the occipital face area in the cortical face perception network. Exp Brain Res 209: 481–493

Pourtois G, Schwartz S, Spiridon M, Martuzzi R, Vuilleumier P (2009) Object representations for multiple visual categories overlap in lateral occipital and medial fusiform cortex. Cereb Cortex 19: 1806–1819

Riddoch MJ, Humphreys GW (2001) Object recognition. In: Rapp B (ed) The handbook of cognitive neuropsychology. Psychology Press, Hove, pp 45–74

Rossion B (2008) Constraining the cortical face network by neuroimaging studies of acquired prosopagnosia. NeuroImage 40: 423–426

Safford AS, Hussey EA, Parasuraman R, Thompson JC (2010) Object-based attentional modulation of biological motion processing: Spatiotemporal dynamics using functional magnetic resonance imaging and electroencephalography. J Neurosci 30: 9064–9073

Shah NJ, Marshall JC, Zafiris O, Schwab A, Zilles K, Markowitsch HJ, Fink GR (2001) The neural correlates of person familiarity: A functional magnetic resonance imaging study with clinical implications. Brain 124: 804–815

Shapley R, Hawken MJ (2011) Color in the Cortex: single- and double-opponent cells. Vision Res 51: 701–717

Stanley DA, Rubin N (2003) fMRI activation in response to illusory contours and salient regions in the human lateral occipital complex. Neuron 37: 323–331

Taylor JC, Wiggett AJ, Downing PE (2010) fMRI-adaptation studies of viewpoint tuning in the extrastriate and fusiform body areas. J Neurophysiol 103: 1467–1477

Tsao DY, Vanduffel W, Sasaki Y, Fize D, Knutsen TA, Mandeville JB, Wald LL, Dale AM, Rosen BR, Van Essen, DC, Livingstone MS, Orban GA, Tootell RBH (2003) Stereopsis activates V3a and caudal intraparietal areas in macaques and humans. Neuron 39: 555–568

Tyler LK, Stamatakis EA, Dick E, Bright P, Fletcher P, Moss H (2003) Objects and their actions: Evidence for a neurally distributed semantic system. NeuroImage 18: 542–557

Wade A, Augath M, Logothetis N, Wandell B (2008) fMRI mesaurements of color in macaque and human. J Vision 8: 1–19

Walther DB, Chai B, Caddigan E, Beck DM, Fei-Fei L (2011) Simple Line drawings suffice for functional MRI decoding of natural scene categories. PNAS 108: 9661–9666

Wandell BA, Winawer J (2011) Imaging retinotopic maps in the human brain. Vision Research 51: 718–737

Warnking J, Dojat M, Guérin-Dugué A, Delon-Martin C, Olympieff S, Richard N, Chéhikian A, Segebarth C (2002) fMRI retinotopic mapping – step by step. NeuroImage 17: 1665–1683

Warrington EK, Shallice T (1984) Category specific semantic impairments. Brain 107: 829–854

Wiggett AJ, Downing PE (2008) The face network: Overextended? (Comment on: »Let's face it: It's a cortical network« by Alumit Ishai). NeuroImage 40: 420–422

Yin RK (1969) Looking at upside-down faces. J Exp Psychol 81: 141–145

Zeki S (1993) A vision of the brain. Blackwell Scientific, Oxford

Auditorisches System

M. Meyer

21.1 Einschränkungen im Hinblick auf auditorische fMRT – 346

21.2 Architektur des auditorischen Systems – 347

21.3 Kortikale Kartierung elementarer und höherer auditorischer Funktionen – 349
21.3.1 Lautheit – 350
21.3.2 Akustische Komplexität – 350
21.3.3 Tonhöhe – 350
21.3.4 Tonotopie – 351
21.3.5 Klangfarbe – 351
21.3.6 Zwei-Pfad-Modell der auditorischen Verarbeitung – 351
21.3.7 Kortikale Plastizität auditorischer Funktionen – 352

21.4 Neurobiologische Modelle elementarer Musik- und Sprachverarbeitung – 353

Literatur – 356

Zum Thema

Die Untersuchung auditorischer Funktionen mittels der fMRT stellt eine besondere Herausforderung dar, da das Eigengeräusch des Magneten eine komplexe Störquelle ist. Im ersten Teil des Beitrags werden ausführlich die Implikationen dieses Problems sowie etablierte Ansätze zu dessen Lösung bzw. Minderung vorgestellt. Im zweiten Teil werden die funktionelle Neuroanatomie des auditorischen Systems sowie die Grenzen und Möglichkeiten des Vergleichs mit Tierstudien beschrieben. Im weiteren Verlauf erfolgt eine Zusammenfassung zur Neurokognition elementarer auditorischer Funktionen und deren plastischer Besonderheiten im Vergleich zu anderen Modalitäten im Hinblick auf eine optimale Anwendung der fMRT-Methode. Besondere Beachtung soll im dritten Teil der Frage zukommen, inwiefern fMRT-Studien Evidenz für bzw. gegen jüngere neurobiologische Modelle der elementaren und höheren auditorischen Verarbeitung liefern und damit insgesamt zu einem besseren Verständnis der zerebralen Organisation von kognitiven Funktionen, beispielsweise Sprache und Musik, beitragen konnten. Abgeschlossen wird der Beitrag durch die Beschreibung einiger zweckdienlicher methodischer Hilfsmittel, die heute zum Standardrepertoire innerhalb der Anwendung der fMRT-Methode zur Untersuchung auditorischer Funktionen gehören. Zusammenfassend liefert dieses Kapitel eine Diskussion der Vor- und Nachteile der fMRT sowie nützliche methodische Ansätze, die Einsteiger sowie fortgeschrittene Anwender im Zusammenhang mit der fMRT auditorischer Funktionen kennen sollten.

21.1 Einschränkungen im Hinblick auf auditorische fMRT

Seit Etablierung der BOLD-basierten fMRT konnten auf dem Gebiet der Erforschung des Zusammenhangs von Gehirnfunktionen und Kognition bzw. Wahrnehmung große Fortschritte erzielt werden. Für das auditorische System gelten allerdings in diesem Zusammenhang besondere Randbedingungen (Amaro et al. 2002; Langers et al. 2005a; Moelker u. Pattynama 2003). Die Untersuchung auditorischer Funktionen, z. B. im Kontext der Verarbeitung gesprochener Sprache oder Musik, erfährt eine entscheidende Einschränkung durch den Umstand, dass der Betrieb des MRT-Systems erhebliche Hintergrundgeräusche (bis zu 120 dB SPL) während der kontinuierlichen Bildaufnahme und -auslese generiert. Diese Hintergrundgeräusche interferieren mit der Darbietung akustischer Stimuli auf mehreren Ebenen und beeinflussen, anders als bei der Untersuchung visueller oder somatosensorischer Funktionen, die Qualität der Ergebnisse.

Durch das Gradientengeräusch ist die Wahrnehmung akustischer Stimuli nachhaltig beeinträchtigt, wenn deren spektrale Komponenten mit denen der MR-Sequenz überlappen. Auf der physiologischen Ebene muss die Einschränkung beachtet werden, dass das konstante Hintergrundgeräusch selbst wie ein akustischer Stimulus wirkt und somit die auditorischen Kortexregionen im supratemporalen Planum für die Dauer der experimentellen Blöcke gesättigt sind und das Signal-Rausch-Verhältnis dementsprechend geringer ausfällt. Auf der kognitiven Ebene kann die erschwerte Wahrnehmungsumgebung zu unerwünschten Effekten führen, da die Probanden mehr Aufmerksamkeit aufwenden müssen bzw. durch die Lärmbelastung gestresst sein können, was sich nachteilig auf die Performanz während des Experiments auswirken kann.

Herkömmliche Mittel zur Eindämmung des Gradientenlärms (Ohrenstöpsel, speziell abschirmende Kopfhörer, schallabweisende Dämmmatten) mindern zwar auf der einen Seite die Lärmexposition, vermindern aber auf der anderen Seite noch stärker die Wahrnehmungsqualität der auditorisch präsentierten Stimuli. Zweckdienlichere Ansätze zur Eliminierung des Problems der Lärmbelastung während auditorischer Studien zielen auf eine Modifikation der experimentellen Protokolle ab. Schon seit geraumer Zeit firmieren Messprotokolle unter unterschiedlichen Bezeichnungen (»clustered volume acquisition«, Edmister et al. 1999, Talavage et al. 1999; »sparse temporal sampling«, Hall et al. 1999; »behavior interleaved gradients techniques«, Eden et al. 1999; »interleaved silent steady state«, Schwarzbauer et al. 2006; »clustered-sparse temporal acquisition«, Liem et al. 2012, Schmidt et al. 2008, Zaehle et al. 2007), welche alle ein gemeinsames Ziel verfolgen: die auditorische Präsentation von Stimuli in Ruhe, um die oben beschriebenen nachteilhaften Effekte des Gradientenlärms zu umgehen. Diese Protokolle werden im Folgenden unter dem Begriff »**leise fMRT**« zusammengefasst.

> **Definition**
>
> »Leise fMRT«-Protokolle haben gemeinsam, dass jeweils ein oder mehrere funktionelle Volumen unmittelbar nach der Präsentation eines auditorischen Stimulus in Ruhe aufgenommen werden.

Damit unterscheidet sich die leise fMRT von den herkömmlichen Protokollen mit kontinuierlicher Bildaufnahme dahingehend, dass erste ungleich länger dauern würde, um auf die gleiche Bildanzahl und damit die gleiche Effektstärke zu kommen. Ein weiteres Problem besteht darin, den idealen Moment der Bildaufnahme zu bestimmen, um den Gipfelpunkt der transienten ereigniskorrelierten hämodynamischen Reaktion auf einen Ton oder ein Wort zu erfassen. Dies gerät umso mehr zu einer Herausforderung, wenn im Kontext auditorischer fMRT die neuralen Korrelate von längeren Stimuli (gesprochenen Sätzen, musikali-

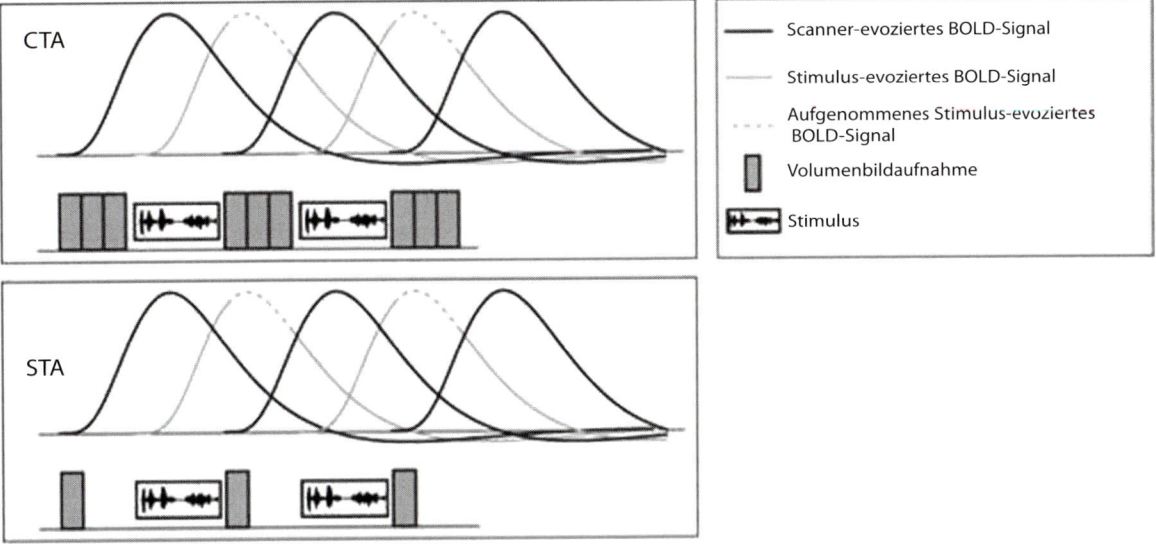

Abb. 21.1 Zeitliche Verläufe der hämodynamischen Reaktionen auf die akustische Stimuluspräsentation und auf die Gradientengeräusche des MR-Tomographen für das »Clustered-temporal-acquisition«-Schema (CTA) (*oben*) und für das »Sparse-temporal-acquisition«-Schema (STA) (*unten*)

schen Melodien) untersucht werden sollen (Liem et al. 2012; Mueller et al. 2011; Schmidt et al. 2008).

Eine Möglichkeit, die Effektivität der leisen fMRT zu erhöhen, besteht darin, die Anzahl der Bildaufnahmen auf bis zu 3 zu erhöhen und somit einen Cluster von unmittelbar aufeinander folgenden Volumen zu bilden (Abb. 21.1). Dies erhöht die Wahrscheinlichkeit, die hämodynamische Reaktion möglichst vollumfänglich zu erfassen, und macht die Clustermethode (CTA) dem »Sparse«-Ansatz (STA) mit nur einer Bildaufnahme überlegen. Ein systematischer Vergleich der Vor- und Nachteile beider Varianten zeigte zwar auf der einen Seite eine höhere Effektstärke und ein besseres Signal-Rausch-Verhältnis für das STA-Protokoll, aber auch eine höhere statistische Bedeutsamkeit für den CTA-Ansatz (Zaehle et al. 2007), insbesondere auf der Ebene von individuellen Datensätzen und Gruppenvergleichen (»Fixed-effects«-Modell).

Einer unverhältnismäßig verlängerten Messzeit, welche durch die Verdreifachung der Messpunkte entstehen würde, kann durch eine Verkürzung des Zeitintervalls zwischen den Bildblöcken entgegengewirkt werden. In einer explorativen Studie, bei der Probanden gesprochene Sätze hörten, zeigten Liem und Kollegen (2012), dass aus einem Protokoll mit kurzen Intervallen von 7,5 s mehr signifikante Voxel und höhere β-Werte in auditorischen Regionen resultierten als aus Bedingungen mit längeren Intervallen. Durch Kombination von kurzen Intervallen und einer erhöhten Anzahl von Messpunkten ergibt sich somit eine vergrößerte statistische Bedeutsamkeit in Form höherer β-Werte (Zaehle et al. 2007). Dieses Ergebnis ist besonders für klinische Einzelfallstudien und fMRT-Untersuchungen zu präoperativen diagnostischen Zwecken von Vorteil. So könnten prächirurgische Sprachprotokolle, die bislang zumeist das Lesen von einzelnen Worten (Férnandez et al. 2003) bzw. das Generieren von Worten und Sätzen (Stippich et al. 2003) vorsahen, künftig verstärkt die natürliche Verarbeitung gesprochener Sprache zur Lokalisation sprachrelevanter Kortexareale in Individuen verwenden.

> **Insgesamt lässt sich feststellen, dass sich die Methode der leisen fMRT im Zusammenhang mit auditorischen Fragestellungen im Vergleich zu herkömmlichen kontinuierlichen Messprotokollen als überlegen herausgestellt hat (Gaab et al. 2007a, b; Schmidt et al. 2008) und somit zukünftig als Standardprotokoll im Kontext der auditorischen fMRT Verwendung finden sollte.**

21.2 Architektur des auditorischen Systems

Zu den neuroanatomischen Grundlagen des auditorischen Systems sei an dieser Stelle auf ▶ Abschn. 2.3.2 verwiesen. Generell muss gesagt werden, dass sich das gängige Modell einer funktionellen Neuroanatomie des auditiven Systems, auf dem auch und gerade viele Annahmen von fMRT-Studien im Humanbereich basieren, primär auf Beobachtungen aus Studien mit nichtmenschlichen Primaten, z. B. Rhesusaffen, stützt. Dieser Ansatz ist umso problematischer, da viele der häufig zitierten Arbeiten zur Lokalisation von elementaren und komplexen Funktionen des auditorischen Kortex beim Menschen auf neurophysiologischen Einzelzellableitungen bei Affen beruhen (Rauschecker et al. 1995). Während diese Ableitungen in Tierstudien direkt die neuronalen Aktivierungen messen, werden beim Menschen bis auf wenige medizinisch indizierte Ausnahmen keine intrakortikalen Ableitungen durchgeführt, sondern lediglich indirekt über das BOLD-Signal Rückschlüsse über aktivierte Areale gezogen. Auch wenn es eine starke Korrelation zwischen neuraler Aktivierung und fMRT-Signalen gibt, ist der eindeutige Zusammenhang bis heute nicht nachgewiesen, sodass immer eine gewisse Zurückhaltung bei vergleichenden Interpretationen geboten ist.

Im Wesentlichen schlägt das Modell der kortikalen Organisation des Hörens die Existenz einer Kernregion (»core«) auf dem supratemporalen Planum (STP) sowie medial als auch lateral angrenzender Felder für die weitere Verarbeitung auditorischer Reize (»belt«, »parabelt«) beim Affen (Hackett u. Kaas 2004) und beim Menschen (Sweet et al. 2005) vor. Ob und inwiefern man dieses Modell einer gemeinsamen, zumindest sehr ähnlichen funktionellen Neuroanatomie auditiver Funktionen bei Mensch und Affe akzeptieren sollte, ist derzeit noch ungeklärt. Zwar gibt es zunehmend bestätigende Resultate, die aus auditorischen fMRT-Studien mit Affen stammen, die aber gesamthaft noch nicht zahlreich genug sind, um einen verlässlichen Vergleich zwischen elementarer auditorischer Verarbeitung bei Mensch und Tier zuzulassen (Baumann et al. 2010; Petkov et al. 2006).

FMRT-Studien zur spezifischen Funktion der subkortikalen Hörbahn (eine schematische Darstellung der Hörbahn gibt ◘ Abb. 2.23) sind nicht sehr zahlreich, da sich diese Gebiete aufgrund der relativ geringen Anzahl von umgebenden Blutgefäßen und dem damit verbundenen schwachen BOLD-Signal weniger gut untersuchen lassen. Stellvertretend sei auf eine Arbeit verwiesen, die einzelne Verarbeitungsschritte nach bin- und monauraler Stimulation bei Hörenden und unilateral Gehörlosen untersucht hat (Langers et al. 2005b). Mittels der Präsentation von komplexen nichtsprachlichen akustischen Stimuli konnten die Autoren eine Beteiligung subkortikaler Strukturen an der Reizverarbeitung (Nucleus cochlearis, obere Olivenkerne, untere Vierhügelplatte im Tectum, lateraler Kniehöcker des Thalamus) mit der fMRT-Methode nachweisen. Ein besonderer Aspekt dieser Studie betrifft die Lateralität der Reizleitung. Bei normal hörenden Personen zeigte sich nach monauraler Stimulation und unabhängig davon, welchem Ohr der Reiz dargeboten wurde, dass die Verarbeitung im Hirnstamm zunächst bilateral erfolgt, um dann auf der Ebene des Tectums bis zur primären Hörrinde eine kontralaterale Dominanz anzunehmen.

Ein vergleichbares, wenn auch schwächeres Aktivierungsmuster mit einer leicht asymmetrischen Verteilung in den Kortexregionen fanden die Autoren, wenn unilateral Gehörlose den Reiz auf der Seite des hörenden Ohrs präsentiert bekamen. Bei einer monauralen Stimulation des betroffenen Ohrs konnten weder in der Hörbahn noch in zentralen Arealen nennenswerte fMRT-Effekte nachgewiesen werden. So zeigt diese Studie wenigstens die prinzipielle Machbarkeit von fMRT-Studien zu subkortikalen Funktionen bei auditorischer Verarbeitung sowie ein wichtiges Prinzip des auditorischen Systems, nämlich die kontralateral dominante Verarbeitung nichtsprachlicher akustischer Reize im Mittelhirn, im Zwischenhirn und auf der kortikalen Ebene.

Die exakte Lage der auditorischen Rindenfelder auf dem supratemporalen Planum veranschaulicht ◘ Abb. 21.2. Demnach nimmt der auditorische Kortex des Menschen im engeren Sinne die Oberfläche des bilateralen supratemporalen Planums entlang des unteren Rands der Sylvischen Fissur (SF) sowie der lateralen Konvexität der Gyrus temporalis superior (GTS) ein. Der primäre auditorische Kortex liegt auf dem medialen Anteil des Gyrus temporalis transversus (Heschl-Gyrus, HG), an welchen kaudal der sekundäre auditorische Kortex im Heschl-Sulcus (HS) angrenzt. Frühere anatomische Untersuchungen berichten von einer erheblichen interindividuellen anatomischen Varianz im Hinblick auf Volumen und Form des primären und sekundären Kortex (Rademacher et al. 2001), was für die Interpretierbarkeit von normalisierten und über mehrere Individuen gemittelten Datensätze hochgradig problematisch ist. Somit lassen sich hämodynamische Reaktionen auf auditorische Stimuli in Gruppenstudien aufgrund dieser Einschränkungen ohne Weiteres kaum entweder dem primären oder sekundären auditorischen Kortex zuordnen.

Relativiert an der Gesamthirngröße ist der gesamte auditorische Kortex beim Menschen ca. 5- bis 10-mal größer als bei nichtmenschlichen Primaten, was durch eine spezielle Ausdehnung im Hinblick auf sprachliche Funktionen erklärbar wäre (Rauschecker u. Scott 2009). Die makroskopischen Grenzen dieser Areale zu medial und kaudal gelegenen Strukturen, wie der Inselrinde und dem parietalen Operculum sind schwierig zu definieren. Bestrebungen, aufgrund der Beschreibung von zytoarchitektonischen Eigenschaften zu einer verlässlichen Bestimmung der Grenzen zwischen distinkten neuronalen Feldern zu kommen, haben bislang nicht zu einer überzeugenden Übereinstimmung geführt, da die gewählten Ansätze insgesamt methodisch zu heterogen sind (Fullerton u. Pandya 2007; Rivier u. Clarke 1997; Wallace et al. 2002). Auch Form, Symmetrie und Volumen des Planum temporale (PT) sind durch erhebliche interindividuelle anatomische Varianz geprägt, was eine eindeutige Bestimmung seiner Grenzen auf strukturellen MRT-Bildern oft erschwert (Westbury et al. 1999). Für eine ausführliche Diskussion der Implikationen der strukturellen Asymmetrie des PT für die Funktionalität von Musik und Sprache siehe Meyer (2008) bzw. Meyer et al. (2012).

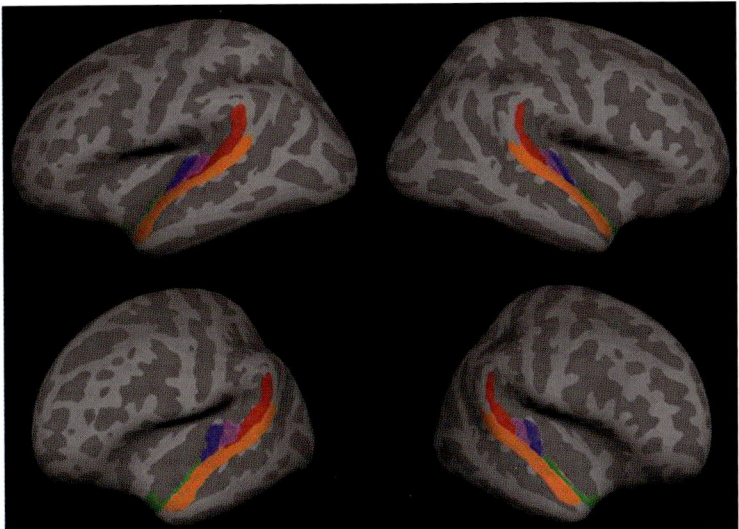

Abb. 21.2 Auditorische Rindenfelder in der linken (*linke Seite*) und rechten (*rechte Seite*) perisylvischen Region in einer sagittalen (*oben*) und leicht gedrehten Ansicht von vorn (*unten*). Die Farbkodierungen markieren die distinkten Areale: *rot* Planum temporale, *pink* Heschl-Sulcus, *violett* Heschl-Gyrus, *grün* Planum polare, *orange* laterale Konvexität des Gyrus temporalis superior

Auch wenn sie im engeren Sinne nicht zum auditiven System gehören, sollte doch erwähnt werden, dass auch die Kerne der Basalganglien sowie die anteriore Inselrinde augenscheinlich in die Verarbeitung auditorischer Reize involviert sind. Ein Aktivierungsanstieg in den Basalganglien, zumeist im Putamen und Caudatus, zeigte sich mehrfach besonders im Zusammenhang mit der Verarbeitung prosodischer und rhythmischer Modulationen während der Verarbeitung gesprochener Sprache und Musik (Baumann et al. 2007; Kotz et al. 2003; Meyer et al. 2004) (▶ Kap. 26). Einer Mutmaßung von Kotz und Schwartze (2010) zufolge kodieren die Basalganglien u. a. zeitliche Muster emotional gefärbter akustischer Signale, wie z. B. Rhythmusveränderungen. Dabei werden Muster der Verteilung akustischer Energie in bestimmten Frequenzbändern und nicht die emotionale Valenz von Sprache und Musik per se verarbeitet.

Um allerdings eine effektive funktionelle Konnektivität im Sinne eines Netzwerks, welches die oben genannten Regionen für bestimmte Funktionen integriert, nachzuweisen, genügt es nicht, die Datenauswertung auf herkömmliche parametrische fMRT-Statistik zu beschränken. Methoden der Modellierung, wie z. B. »psychophysiological interactions« (PPI) oder »dynamic causal modelling« (DCM), die Aufschluss über funktionelle Zusammenhänge zulassen, gelten für diesen Zweck als etablierte und vielseitige Ansätze (Friston et al. 1997, 2003, ▶ Kap. 28).

Aktivierungen der anterioren Inselrinde wurden in den vergangenen Jahren immer wieder im Zusammenhang mit fMRT-Studien zur auditorischen Verarbeitung von sprachlichen und nichtsprachlichen Stimuli berichtet (Ackermann et al. 2001; Bamiou et al. 2003; Friederici et al. 2000; Mutschler et al. 2007). Zum einen mag dies mit der speziellen Lage der Inselrinde im Gehirn erklärt werden, in deren unmittelbarer Nähe sich eine Vielzahl von Blutgefäßen konzentrieren, welche en passant für ein besonders starkes BOLD-Signal sorgen. Zum anderen ist die anteriore Inselregion, welche am Fuß der SF unter dem frontalen Operculum verborgen liegt, mit vielen unterschiedlichen Funktionen auch in anderen Modalitäten (motorisch, visuell, somatosensorisch) in Zusammenhang gebracht worden (Deary et al. 2004; Kosillo u. Smith 2010), was nicht zuletzt an der Vielzahl von Projektionen in weit verbreitete Rindengebiete liegt.

Eine neuere Metaanalyse bildgebender Studien kommt zu dem Schluss, dass der dorsale Anteil der vorderen Inselrinde primär in audiomotorische Funktionen, auch im Zusammenhang mit Lautsprache, involviert ist, während der ventrale Anteil die Regulation emotionaler Zustände steuert (Mutschler et al. 2009). Einer weiteren Vermutung von Sterzer und Kleinschmidt (2010) zufolge kommt der vorderen Inselrinde eine besondere Funktion bei der Integration von wahrnehmungs- und handlungsrelevanten Reizen zu, welche umso mehr zum Tragen kommt, je salienter und handlungsrelevanter ein externer Reiz angesehen wird.

21.3 Kortikale Kartierung elementarer und höherer auditorischer Funktionen

Die Anwendung der fMRT hat in den vergangenen Jahren maßgeblich zum Verständnis der kortikalen Organisation elementarer auditorischer Funktionen beitragen können.

Dabei zeigt sich ein deutlicher Zusammenhang zwischen Modulationen des BOLD-Signals im primären und nicht-primären auditorischen Kortex beider Hemisphären, wobei primäre Rindenfelder sich tendenziell eher von den rein akustischen Eigenschaften der Signale (z. B. Modulationen der Lautheit) aktivieren lassen als höhere auditive Regionen. Allerdings muss in aller Deutlichkeit darauf hingewiesen werden, dass die Anwendungsmöglichkeiten der fMRT-Methode aus den oben genannten Gründen des verminderten Signal-Rausch-Verhältnisses aufgrund des saturierten auditorischen Kortex erheblich eingeschränkt sind. Aktuelle Resultate zu den wichtigsten Bereichen Lautheit, akustische Komplexität, Tonotopie, Tonhöhe, Klangfarbe und Verortung werden in den folgenden Abschnitten zusammengetragen.

21.3.1 Lautheit

Wie mehrere Arbeiten übereinstimmend zeigen konnten, geht ein Anstieg der objektiven Lautheit akustischer Stimuli mit einem linearen Anstieg der hämodynamischen Reaktion in den Kerngebieten des auditorischen Kortex einher (Brechmann et al. 2002; Jäncke et al. 1998). In einer simultanen EEG/fMRT-Studie konnten Mulert et al. (2005) darüber hinaus eine hohe Korrelation zwischen linearen lautheitsabhängigen Modulationen des fMRT-Signals im auditorischen Kortex und der geschätzten Stromdichteverteilung über auditorischen Rindengebieten beobachten.

21.3.2 Akustische Komplexität

Im Einklang mit einer Fülle von Untersuchungen, die sich der Methode der Einzellableitung bei Affen bedient haben (Rauschecker et al. 1995), konnten auch fMRT-Studien im Humanbereich nachweisen, dass sich die hämodynamische Reaktion durch die Komplexität akustischer Reize modulieren lässt. Dabei zeigte sich, dass mit zunehmender akustischer Komplexität (ausgedehnte Frequenzbandbreite, schnelle Frequenzwechsel) die Ausdehnung der neuralen Reaktionen in den auditiven Rindenfeldern beider Hemisphären zunimmt (Hall et al. 2002, 2006; Wessinger et al. 2001).

Mit anderen Worten zeichnen diese Studien das Bild einer hierarchischen Ordnung im auditorischen System mit einem Gradienten zunehmender akustischer Komplexität, welcher mit einer räumlichen Ausdehnung des fMRT-Signals von bilateralen auditorischen »Core«- in die angrenzenden »Belt«-Areale korreliert. Im Speziellen wird eine rechtswärtige Asymmetrie bei der Verarbeitung der spektralen Form akustischer Signale ebenfalls übereinstimmend von einer Reihe von fMRT-Untersuchungen des menschlichen Gehirns berichtet (Overath et al. 2008; Schönwiesner et al. 2005; Warren et al. 2005). Interessanterweise zeigten sich die Maxima der hämodynamischen Reaktionen auf spektrale Modulationen im extrasylvischen Sulcus temporalis superior (STS), dessen Zugehörigkeit zum auditorischen System im anatomischen Sinne fraglich, im funktionellen Sinne aber unbestritten ist.

21.3.3 Tonhöhe

Der Begriff der Tonhöhe (engl. »pitch«) findet in der fMRT-Literatur keine eindeutige Verwendung. Neben der ursprünglichen Bedeutung »Tonlage« im eigentlichen Sinne versteht man unter »pitch« aber auch ein Perzept, welches durch die temporale und spektrale Periodizität eines komplexen Tones determiniert wird und einen subjektiven Charakter annehmen kann (Bendor u. Wang 2006). So kann sich die Wahrnehmung eines Geräusches, beispielsweise einer Sequenz von Tönen, alleine durch die temporale Autokorrelation bei geringem zeitlichen Abstand zwischen den Einzeltönen verändern. Bisherige fMRT-Studien, die die Spezifität des auditorischen Kortex für »pitch« untersucht haben, berichteten übereinstimmend die Existenz eines »Pitch-Zentrums« im (bi-)lateralen HG und im anterior dazu gelegenen Planum polare (PPo) (Hall et al. 2005; Patterson et al. 2002).

Allerdings ist es diesen Arbeiten gemeinsam, dass sie die Verarbeitung der zeitlichen Aspekte von »pitch« stärker als die Verarbeitung der spektralen Signalanteile gewichten. Eine jüngere Arbeit, welche die Verarbeitung temporaler und spektraler Information unterschiedlich komplexer akustischer Signale mit einer Frequenz von 200 Hz untersuchte, fand über die verschiedenen Bedingungen hinweg eine konsistente Beteiligung des bilateralen PT, die um einiges größer war als die Aktivierungen im bilateralen HG (Hall u. Plack 2009). Eine signifikante Einbindung des bilateralen PT im Zusammenhang mit dynamischen »Pitch«-Modulationen (Tonhöhe, Chroma) wurde auch von einer anderen Studie gezeigt (Warren et al. 2003), wodurch eine Verbindung zur kortikalen Repräsentation von Melodien in Sprache und Musik im PT hergestellt werden kann (Meyer et al. 2012).

Eine weitere Differenzierung des »Pitch«-Begriffs findet sich, wenn man sich der Musikpsychologie zuwendet. Im Zusammenhang mit der Verarbeitung musikalischer Melodien unterscheidet man die Analyse der »Pitch«-Kontur und der »Pitch«-Intervalle zwischen aufeinander folgenden Noten (McDermott u. Oxenham 2008). Allerdings berichten fMRT-Studien für diese beiden Aspekte der Verarbeitung musikalischer »Pitch«-Informationen eine rechtswärtige Asymmetrie hämodynamischer Reaktionen in temporalen Arealen, worauf nicht zuletzt die populäre und gleichsam irrige Annahme zurückzuführen ist, dass Musik per se ein Privileg der rechten Hemisphäre ist.

21.3.4 Tonotopie

Älteren Vorstellungen zufolge findet sich im auditorischen Kortex beider Hirnhälften eine tonotopische Anordnung der Frequenzen des akustischen Spektrums, nach der tiefe Frequenzen von lateralen neuronalen Ensembles repräsentiert werden (Mühlnickel et al. 1998). Je weiter man sich entlang der primären Hörrinde in mediale Richtung orientiert, desto mehr fänden sich neuronale Felder, die auf hohe Frequenzen ansprechen. Allerdings wurden mittlerweile erhebliche methodische und inhaltliche Bedenken gegen dieses Modell einer linearen Tonotopie geäußert (Adjamian et al. 2009).

Bildgebende Studien zeichnen ein etwas komplexeres Bild, nach dem hohe Frequenzen (>3000 Hz) präferiert eine kleine laterale Region anterior zum HG sowie eine größere medial gelegene Region kaudal zum retroinsulären Ursprung des HG aktivieren. Hingegen rekrutieren tiefe Frequenzen (<250 Hz) tendenziell zentrale Abschnitte des HG sowie laterale Segmente des posterioren GTS. Mittlere Frequenzen (250–3000 Hz) involvieren relativ unsystematisch auditorische Rindenfelder in rostral, kaudal und lateral zum HG gelegenen kortikalen Abschnitten (Schönwiesner et al. 2002; Talavage et al. 2000; Wessinger et al. 1997; Woods et al. 2010).

Eine der wenigen Studien, welche einen Hochfeld-Tomographen mit einer Stärke von 7 T zur Erforschung auditiver Funktionen beim Menschen verwendet hat, zeigte erhebliche interindividuelle, unsystematische Varianz der tonotopischen Organisation im auditorischen Kortex (Formisano et al. 2003).

21.3.5 Klangfarbe

Unter der Klangfarbe (oder »**timbre**«) eines Tons oder eines Geräuschs versteht man auf der perzeptuellen Ebene die Textur, die es ermöglicht, einen Ton von einem anderen zu differenzieren, wenn sich die beiden Töne nicht hinsichtlich »pitch«, Dauer und Lautheit unterscheiden. Auf der akustischen Ebene bestimmen primär spektrale, aber auch temporale Modulationen diese Unterschiede, welche es einem Hörer ermöglichen, einen Piano- von einem Violinenton oder die prototypische Stimme eines Mannes von der einer Frau zu unterscheiden (McAdams et al. 1995). Aufgrund der engen Verzahnung temporaler und spektraler Parameter bei der Dekodierung von Klangfarbe ist es kaum möglich, diese getrennt voneinander zu betrachten.

Die Untersuchung der Wahrnehmung von verschiedenen auditorischen Eindrücken aufgrund der unterschiedlichen Klangfarben orientiert sich daher eher am integrativen Prozess. Eine fMRT-Studie, welche die hämodynamischen Korrelate der Verarbeitung von Klangfarbe bei komplexen Tönen untersuchte, fand eine Beteiligung von bilateralen Arealen im posterioren HG und im STS (Menon et al. 2002). Da die Dekodierung von Klangfarbe einer der wichtigsten Aspekte von Musikwahrnehmung ist, widerspricht dieser Befund der konventionellen Vorstellung von einer rechtshemisphärischen Hegemonie für musikalische Funktionen.

Dergleichen gilt für die kortikale Repräsentation menschlicher Stimmen. Obwohl frühere bildgebende Studien die Existenz von Arealen im rechten Temporallappen berichten, welche selektiv auf vokale Klangfarbe bei Stimmwahrnehmung reagieren (Belin et al. 2000), können neuere Befunde diese unilaterale Repräsentation nicht bestätigen. Vielmehr beobachtete eine fMRT-Studie, welche die neurale Signatur von Sprechererkennung untersuchte, bilaterale Aktivierungsmuster entlang des rechten und linken extrasylvischen STS (Formisano et al. 2008). Demnach existiert auch für die Verarbeitung der Klangfarbe von Tönen, Stimmen und Geräuschen kein spezialisiertes Areal im auditorischen Kortex des menschlichen Gehirns. Vielmehr hat sich gezeigt, dass bilaterale extra- und perisylvische Areale, welche allgemein als spektrotemporale Prozessoren angesehen werden können, die Verarbeitung der akustischen Muster von Klangfarbe unterstützen (Meyer 2008).

21.3.6 Zwei-Pfad-Modell der auditorischen Verarbeitung

In Analogie zur Existenz eines bilateralen dorsalen und eines ventralen Verarbeitungspfades im visuellen System (▶ Abschn. 2.3.1) wurde in den letzten Jahren eine ähnliche Organisation für das auditorische System vorgeschlagen. Allerdings unterscheiden sich die verschiedenen Ansätze hinsichtlich der funktionellen Beschreibungen dieser Zwei-Pfad-Modelle. Einer Sichtweise zufolge existiert – analog zum Zwei-Pfad-Modell in der visuellen Domäne – ein **dorsaler Verarbeitungspfad** über den inferioren Parietallappen (parietales Operculum) in den mittleren und superioren frontolateralen Kortex, der die Lokalisierung einer Schallquelle im Raum unterstützt, während ein **ventraler Pfad** via PT und anteriorem Temporallappen zum inferioren frontalen Gyrus zur Identifikation und Bedeutungszuweisung eines Geräuschs oder Klangs beiträgt.

Einschränkend muss bemerkt werden, dass die meisten Studien, welche eine klare Dissoziation des »Wo«-Pfades und des »Was«-Pfades berichten, auf Einzelableitungen aus dem Kortex von Affen (Rauschecker u. Tian 2000) oder Katzen basieren (Lomber u. Malhotra 2008). Eine Metaanalyse von 38 fMRT- und PET-Studien mit menschlichen Versuchspersonen erbrachte allerdings übereinstimmende Evidenz für getrennte auditorische Verarbeitungspfade (Arnott et al. 2004). Demnach werden auch im menschlichen Gehirn wesentliche Aspekte der Geräusch- und Klangerkennung entlang eines ventralen Pfads verarbeitet, während die Verortung einer Schallquelle im Raum entlang eines dorsalen Pfades und im PT geschieht.

Neuere Ansätze versuchen die Erweiterung des Zwei-Pfad-Modells auf den Bereich rezeptiver und sprachlicher Funktionen (Friederici 2011; Hickok u. Poeppel 2004, 2007). Bei diesen Modellen befinden sich entlang des ventralen Pfads vor allem Areale, die für die Integration von phonetischen Informationen mit höheren sprachlichen Ebenen (Syntax, Semantik) verantwortlich zeichnen. Der dorsale Pfad hingegen spielt eine wichtige Rolle bei der Integration von auditorisch-motorischen Konzepten. Diese Funktion stellt die konzeptuelle Basis expressiver Sprache dar und ist im Gegensatz zu Mechanismen entlang des ventralen Pfades in der linken Hemisphäre konzentriert und garantiert eine effiziente Übersetzung aus der auditorisch-phonetischen Ebene in motorische Programme.

Einen Brückenschlag zwischen diesen beiden obenstehend skizzierten Ansätzen versucht ein Modell, nach dem Spracherkennung im Sinne einer erweiterten Objekterkennung verstanden wird (Rauschecker u. Scott 2009). Demnach hat sich die Lautsprache im Laufe der Evolution aus dem ursprünglichen Kontext der getrennten Verarbeitung von Lokalisierung und Kategorisierung von auditorischen Objekten entwickelt. Die Verarbeitung elementarer und komplexer sprachlicher Information geschieht demnach entlang des ventralen Strangs und endet im inferioren frontalen Kortex. Eine Efferenzkopie des lautsprachlichen Inhalts in Form einer artikulatorisch-motorischen Repräsentation wird gleichsam im dorsalen Strang via supratemporalem Planum, inferiorem Parietallappen, ventralem Prämotorkortex und dem kaudalem Anteil des frontalen Operculums angelegt.

Leider lässt dieses Modell jegliche Spezifikation hinsichtlich der unterschiedlichen Rollen der rechten und linken perisylvischen Strukturen vermissen. Zur funktionellen Neuroanatomie der Sprache s. auch ▶ Kap. 26.

21.3.7 Kortikale Plastizität auditorischer Funktionen

Das Konzept der neuronalen Plastizität, also der Fähigkeit des zentralen Nervensystems, sich u. a. infolge von kurz- und langfristigen Lern- und Trainingserfahrungen morphologisch zu verändern, hat in den kognitiven Neurowissenschaften in den letzten Jahren dramatisch an Gewicht gewonnen. Dabei können diese Veränderungen auf vielen mikro- und makroskopischen Ebenen gemessen werden, u. a. auch mittels der fMRT-Methode. Das auditive System ist im Vergleich zum visuellen System bemerkenswerterweise plastischer, was darauf zurückzuführen ist, dass Primaten primär visuomotorische Lebewesen sind und die genetische Determinierung der Neuroarchitektur visueller Wahrnehmung wesentlich prominenter ist.

Nichtsdestotrotz gibt es eine Vielzahl an fMRT-Studien, die vor allen Dingen Einblick erlauben, inwiefern sich das Ausmaß und die Ausdehnung der hämodynamischen Aktivierung infolge von lern- und trainingsrelevanten Modifikationen ändern. Eine kurze Auswahl, die unterschiedliche Aspekte der Plastizität des auditiven Systems abdeckt, soll nun beschrieben werden. So konnte beispielsweise gezeigt werden, dass ein einwöchiges Diskriminationstraining von subtilen Frequenzunterschieden bei Sinustönen mit einer verringerten hämodynamischen Aktivität in bilateralen auditorischen Rindenfeldern einhergeht (Jäncke et al. 2001), was mit einer durch das Training erzielten effizienteren Verarbeitung der auditiven Reize erklärt wurde.

Eine andere Arbeit, bei der die kurzfristige Plastizität im Kontext perzeptuellen Lernens (gepaarte Darbietung eines kurzen visuellen und eines auditiven Reizes) untersucht wurde, berichtete hämodynamische Reaktionen in auditorischen Assoziationsgebieten auf die Präsentation von visuellen Stimuli in Isolation (Meyer et al. 2007), was auf eine enge funktionelle Kopplung höherer auditiver und visueller Kortexareale, unabhängig von einem expliziten Lernprozess, schließen lässt. Ebenfalls unter dem Gesichtspunkt kurzfristiger Neuroplastizität stand eine Studie, welche die Adaptation beim Hören zeitlich komprimierter Sprachsignale untersuchte (Adank u. Devlin 2010). Die Probanden lernten rasch, die zeitlich manipulierten Sätze zu verstehen, was mit erhöhter Tätigkeit der bilateralen auditorischen Assoziationsregionen des GTS einherging.

Dass das reine Imaginieren von akustischen Ereignissen ebenfalls zu einer Modulation der BOLD-Signale im auditorischen Assoziationskortex führen kann, zeigten weitere fMRT-Studien. Während sich in einer Untersuchung die Probanden vorstellen sollten, gesprochene Silben zu hören (Jäncke u. Shah 2004), zeigte man Versuchspersonen in einer anderen Untersuchung Bilder von Alltagsgegenständen (z. B. Haartrockner), deren Betrieb mit charakteristischen Geräuschen einhergeht (Bunzeck et al. 2005). Auch hier waren die Probanden aufgefordert, sich die passenden Geräusche einfach nur vorzustellen. In beiden Fällen führte das reine Vorstellen gesprochener Sprache und von Alltagsgeräuschen zu einem Anstieg des BOLD-Effekts im bilateralen posterioren auditorischen Assoziationskortex (PT/STG).

Ebenfalls einen starken Effekt auditorischer Vorstellung beobachteten Baumann und Kollegen in einer Studie, in der

Pianisten gebeten wurden, ein bekanntes und einstudiertes Pianostück auf einem Plastikbrett zu spielen (Baumann et al. 2007). Auch in diesem Fall führte das bloße Vorstellen der gespielten Melodie zu einem signifikanten Anstieg der hämodynamischen Aktivität im auditorischen Assoziationskortex beider Hemisphären. Damit hat sich erwiesen, dass sich die fMRT-Methode an sich sehr gut eignet, lang- und kurzfristige, lern- und trainingsabhängige Plastizitätseffekte im auditorischen System zu untersuchen.

Weniger einfach gestaltet sich hingegen der Einsatz der auditorischen fMRT im klinischen Kontext. Patienten mit einem Cochlea-Implantat sind wegen des konstanten Magnetfelds von der Untersuchung ausgeschlossen. FMRT-Studien mit Gehörlosen sind aufgrund der eingeschränkten Kommunikation mit dem Probanden im Scanner nur mit erheblichem Aufwand durchführbar. Menschen, die eine Tinnitus-, Hyperakusis- oder Schizophreniediagnose haben, fühlen sich aufgrund des betriebsbedingten Lärms und der räumlichen Enge oftmals nicht in der Lage, an einer fMRT-Untersuchung teilzunehmen.

21.4 Neurobiologische Modelle elementarer Musik- und Sprachverarbeitung

Populärwissenschaftlichen Vorstellungen zufolge ist Sprache eine Funktion der linken Hemisphäre, während Musik in der rechten Hemisphäre residiert. Aus naheliegenden Gründen ist dieses Modell zu vereinfachend und kann nicht mehr als maßgeblich bezeichnet werden. Zum einen besteht eine zerebrale Hemisphäre aus einer Fülle von Rinden- und subkortikalen Kerngebieten, die durch Fasertrakte weißer Substanz verbunden sind. Eine komplexe Funktion wie Sprache global einer Hemisphäre zuzuschreiben, ist neuroanatomisch unplausibel. Zum anderen interagieren die beiden Hemisphären bei nahezu allen sensorischen und kognitiven Funktionen über die interhemisphärischen Kommissuren auf das Engste miteinander, sodass man bestenfalls von einer Hemisphärendominanz für bestimmte Funktionen sprechen kann.

Im Fall von Lautsprache ist es tatsächlich erwiesen, dass perisylvische Regionen in der linken Hemisphäre primär elementare und höhere Sprachfunktionen unterstützen (Friederici 2011). Zu dieser Erkenntnis haben in den letzten Jahren u. a. auch eine Fülle von fMRT-Studien beigetragen (Vigneau et al. 2006). Wodurch aber ist diese Dominanz einer Hemisphäre zu erklären? Mit Blick auf den auditorischen Kortex und damit verbunden auf die frühen Stadien der Sprachverarbeitung sollen im Folgenden 2 neuere Modelle zur Erklärung angeführt werden.

Einem Vorschlag von Zatorre und Belin (2001) zufolge können funktionelle Asymmetrien im auditorischen Kortex als eine evolutionäre Spezialisierung angesehen werden, nach der der linke auditorische Kortex temporale Parameter des sich in der Zeit entfaltenden akustischen Signals verarbeitet, während der rechte auditorische Kortex auf die Dekodierung spektraler Muster spezialisiert ist. Ein ähnlicher Ansatz, das »Asymmetric sampling in time«(AST)-Modell, erklärt die Spezialisierung der linken und rechten assoziativen Felder der Hörrinde mit der spezifischen zeitlichen Auflösung (Poeppel 2003). Während der linke auditorische Assoziationskortex primär auf die Verarbeitung schneller zeitlicher Modulationen (ca. 40 Hz) im (sub-)segmentalen akustischen Signal spezialisiert ist, wird das kontralaterale Areal bevorzugt von langsamen zeitlichen Modulationen (ca. 4 Hz) im suprasegmentalen Bereich aktiviert (◘ Abb. 21.3).

Mit anderen Worten, das akustische Signal, unabhängig davon, ob es sich um Sprache, Musik, akustisches Rauschen oder einen anderen Klang oder ein Geräusch handelt, wird von zeitlichen Integrationsfenstern unterschiedlicher Länge auf charakteristische temporale Muster untersucht. So wäre z. B. die Dekodierung von Formantübergängen, einem wichtigen phonetischen Element, ein Privileg des linken posterioren auditorischen Kortex, während die Repräsentation von melodischen Konturen in Musik und Sprache eine Domäne der kontralateralen Neuronenverbände ist.

Man mag sich nun fragen, inwiefern sich die beiden hier skizzierten Ansätze ergänzen oder ausschließen. Im Hinblick auf die linke Hemisphäre ist die Antwort trivial, da beide Modelle darin übereinstimmen, dass der linke auditorische Kortex maßgeblich die Verarbeitung temporaler Signalanteile, welche für das Sprachverstehen essenziell sind, unterstützt. Diese Vermutung wurde in einer Reihe von fMRT-Untersuchungen zur Verarbeitung schnell wechselnder zeitlicher Muster in sprachlichen und nichtsprachlichen Stimuli bestätigt (Jäncke et al. 2002; Meyer et al. 2005; Zaehle et al. 2004). In Bezug auf die rechte Hemisphäre ist die Antwort schwieriger. In der Tat weisen einige fMRT-Studien auf eine bevorzugte Beteiligung des rechten posterioren auditorischen Kortex an der Verarbeitung suprasegmentaler Modulationen hin (Geiser et al. 2008; Hurschler et al. 2012; Meyer et al. 2002, 2004; Zhang et al. 2010), während andere Studien signifikante fMRT-Aktivierung anteriolateraler Abschnitte des GTS für die Verarbeitung komplexer spektraler Information beobachteten (Overath et al. 2008; Schönwiesner et al. 2005; Warren et al. 2005).

Integrierend kann angeführt werden, dass eine spektrale Analyse nicht vollständig ohne die Auswertung zeitlicher Muster auskommen kann, sodass ein temporaler Prozessor mit einer langsamen Abtastrate eine optimale Grundlage für die Dekodierung spektraler Information in akustischen Signalen ist. Die beiden Ansätze stimmen dahingehend überein, dass sie eine »Arbeitsteilung« zwischen auditori-

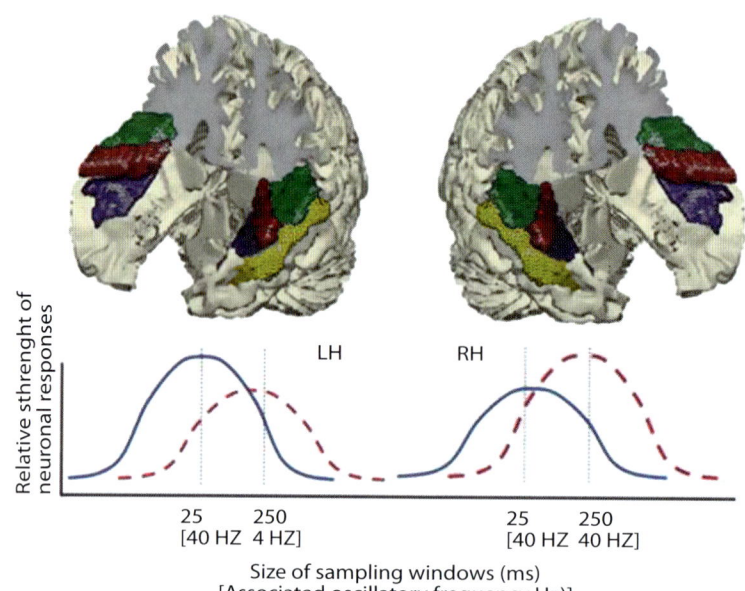

■ **Abb. 21.3** Funktionelle Asymmetrie der Verarbeitungspräferenzen im auditorischen Assoziationskortex nach dem »AST«-Modell (Poeppel 2003). Die *obere Hälfte der Grafik* zeigt die wichtigsten kortikalen Felder, für welche eine asymmetrische Verarbeitung akustischer Signale berichtet wurde (*blau* PPo, *rot* HG/HS, *grün* PT, *gelb* STS). Die *untere Hälfte* veranschaulicht das Schema der Arbeitsteilung zwischen linken und rechten auditorischen Feldern. Demnach weisen die linken auditorischen Regionen eine Präferenz für schnelle zeitliche Wechsel in akustischen Signalen auf, während die kontralateralen Felder stärker auf langsame Modulationen im akustischen Signal ansprechen. (Aus Meyer 2008; mit freundlicher Genehmigung von Hogrefe & Huber). (HG = Heschl-Gyrus, HS = Heschl-Sulcus, PPo = Planum polare, PT = Planum temporale, STS = Sulcus temporalis superior, LH = linke Hemisphäre, RH = rechte Hemisphäre)

schen Regionen im rechten und linken Temporallappen vorschlagen, welche die elementare Verarbeitung sprachlicher, musikalischer und anderer akustischer Signale optimiert. Das »AST«-Modell weist allerdings den Vorteil auf, dass es ein Kontinuum der Verarbeitungspräferenzen von schnellen Mustern (links) zu langsamen akustischen Modulationen (rechts) annimmt, wohingegen das Model von Zatorre und Belin von einer strikten Dichotomie der Verarbeitung temporaler (links) und spektraler (rechts) Information ausgeht. In jedem Fall bieten diese beiden Ansätze eine ausgezeichnete Ausgangslage für die Untersuchung der Verarbeitung elementarer spektrotemporaler Muster in akustischen Signalen, welche sprachlichen Äußerungen und musikalischen Melodien zugrunde liegen.

Zusammenfassung und Ausblick

Fast 2 Jahrzehnte nach der Entdeckung des BOLD-Effekts kann festgehalten werden, dass die Verwendung der fMRT-Methode eine Fülle von wichtigen Einsichten im Bereich auditorischer Kognition hervorgebracht hat. Insbesondere in den Bereichen Plastizität und Hemisphärenasymmetrien darf die Methode aufgrund ihrer exzellenten räumlichen Auflösung als konkurrenz-
▼

los betrachtet werden. Für die Zukunft sollten fMRT-Studien in diesen Bereichen zwingend mit Methoden der strukturellen MRT, beispielsweise der Auswertung lokaler Konzentration von grauer Substanz (kortikale Dicke, kortikale Oberfläche) (Fischl u. Dale 2000) und weißer Substanz (Mukherjee et al. 2008a, b) ergänzt werden, um ein besseres Verständnis vom Zusammenhang zwischen Struktur und Funktion zu erlangen.
Des Weiteren sollte in Zukunft, nachdem nun die globalen Netzwerke im auditorischen und lautsprachlichen Bereich identifiziert wurden, ein stärkeres Augenmerk auf individuelle Varianzen in Struktur und Funktion und deren möglichen Kausalzusammenhänge gerichtet werden. Eine weitere vielversprechende Entwicklung liegt in der Erforschung der Funktion und Konnektivität endogener auditorischen Netzwerke. Beispielhaft wurde dies in einer jüngeren Studie anhand von fMRT-Paradigmen zur Sprachverarbeitung exemplifiziert (Lohmann et al. 2010).
Die Verwendung von bereits vorher erwähnten mathematisch komplexen Verfahren zur Modellierung der Konnektivität von fMRT-Daten, wie z. B. der Ansatz der »psychophysiological interaction« (PPI) (Friston et al.
▼

21.4 · Neurobiologische Modelle elementarer Musik- und Sprachverarbeitung

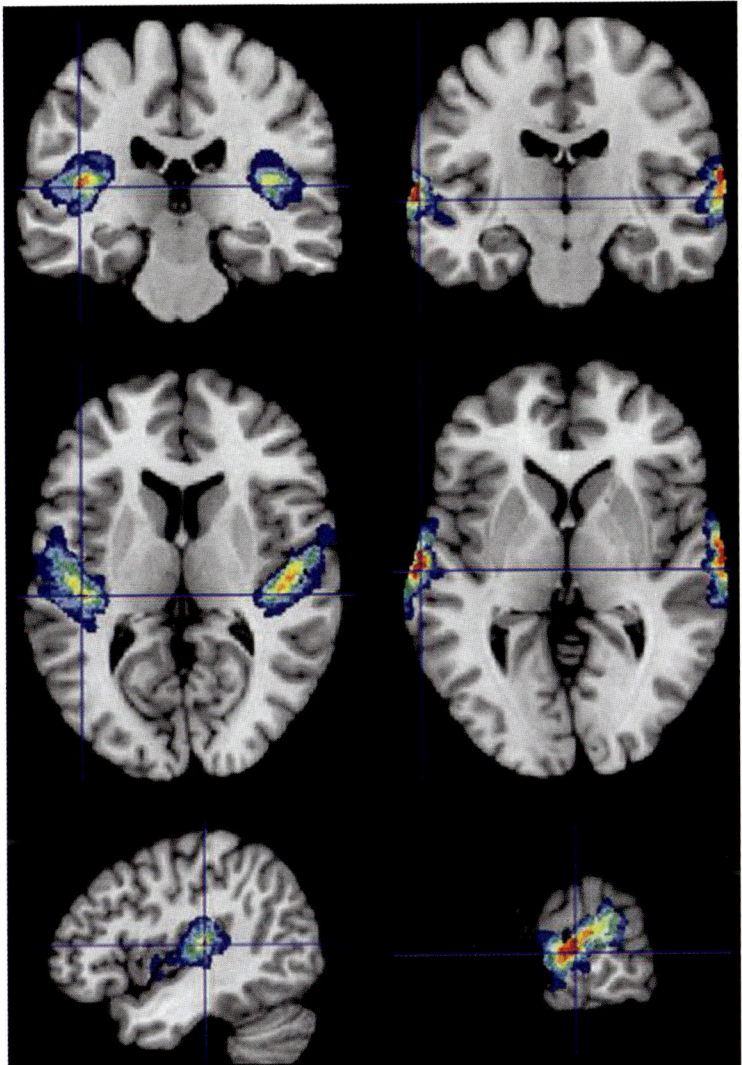

◘ **Abb. 21.4** Beispiele für zytoarchitektonische Wahrscheinlichkeitskarten (Eickhoff et al. 2005, 2006) für die kortikalen auditorischen Regionen T1 (*linke Spalte*) und T3 (*rechte Spalte*) in der koronalen (*obere Zeile*), horizontalen (*mittlere Zeile*) und sagittalen Ansicht (*untere Zeile*). Die Bilder sind gemäß der neurologischen Konvention ausgerichtet, sodass die linke Seite des abgebildeten Gehirns auch der linken Seite der Karten entspricht. Die Farbkodierung zeigt das Kontinuum der Wahrscheinlichkeit, mit der eine Lokalisation innerhalb eines fraglichen Areals liegt (*rot* 90–100 %, *dunkelblau* 1–10 %)

1997) oder der Ansatz des »dynamic causal modelling« (DCM) (Friston et al. 2003), ist in diesem Zusammenhang eine weitere wichtige Option, welche den Zusammenhang zwischen Modulationen der hämodynamischen Aktivität und Verhaltensparametern bzw. eine kausale Beziehung von weit distribuierten aktivierten »Knoten« eines neuralen Netzwerks erhellen können. Ebenfalls sollte der Problematik der beträchtlichen interindividuellen neuroanatomischen Varianz gerade im perisylvischen Kortex Rechnung getragen werden.
▼

Der perisylvische Kortex, der alle relevanten auditorischen Felder beherbergt, weist nicht zuletzt durch eine beträchtliche strukturelle Asymmetrie erhebliche Inhomogenität auf, sodass eine einfache Zuweisung von funktionellen Aktivierungen zu kortikalen Regionen aufgrund von Talairach-Koordinaten nicht möglich ist. Eine Möglichkeit, diesem Problem adäquat zu begegnen, ist die Verwendung von Wahrscheinlichkeitskarten (»probability maps«; ◘ Abb. 21.4; ► Abschn. 2.1.3 u. ► Kap. 50), welche auf zytoarchitektoni-
▼

schen Profilen von Post-mortem-Gehirnen beruhen (Eickhoff et al. 2005, 2006, 2007; Morosan et al. 2001). Allerdings muss auch erwähnt werden, dass einige Nachteile, die mit der fMRT-Methode verbunden sind, insbesondere die relativ schlechte zeitliche Auflösung und die Lärmemission, als gravierend für die Exploration auditiver Funktionen bezeichnet werden müssen. Gerade im Bereich der Verarbeitung von akustischen Signalen, welche aus subtilen spektrotemporalen Modulationen bestehen, sollte das zeitlich hochauflösende EEG als alternative Option in Betracht gezogen werden, zumal verbesserte Algorithmen zur Quellenschätzung in den letzten Jahren viel zu einer wiedererstarkten Attraktivität der Messung von neurophysiologischen Korrelaten auditiver Prozesse beigetragen haben.

Literatur

Ackermann H, Riecker A, Mathiak K, Erb M, Grodd W, Wildgruber D (2001) Rate-dependent activation of a prefrontal-insular-cerebellar network during passive listening to trains of click stimuli: an fMRI study. NeuroReport 12: 4087–4092

Adank P, Devlin JT (2010) On-line plasticity in spoken sentence comprehension: Adapting to time-compressed speech. NeuroImage 49: 1124–1132

Adjamian P, Sereda M, Hall DA (2009) The mechanisms of tinnitus: perspectives from human functional neuroimaging. Hear Res 253: 15–31

Amaro E, Williams SCR, Shergill SS, Fu CHY, MacSweeney M, Piccioni MM, Brammer MJ, McGuire PK (2002) Acoustic noise and functional magnetic resonance imaging: current strategies and future prospects. J Magn Reson Imaging 16: 497–510

Arnott SR, Binns MA, Grady CL, Alain C (2004) Assessing the auditory dual-pathway model in humans. NeuroImage 22: 401–408

Bamiou DE, Musiek FE, Luxon LM (2003) The insula (Island of Reil) and its role in auditory processing. Literature review. Brain Res Rev 42: 143–154

Baumann S, Koeneke S, Meyer M, Lutz K, Jäncke L (2007) A network for audio-motor coordination in skilled pianists and non-musicians. Brain Res 1161: 65–78

Baumann S, Griffiths T, Rees A, Hunter D, Sun L, Thiele A (2010) Characterisation of the BOLD response time course at different levels of the auditory pathway in non-human primates. NeuroImage 50: 1099–1108

Belin P, Zatorre RJ, Lafaille P, Ahad P, Pike B (2000) Voice-selective areas in human auditory cortex. Nature 403: 309–312

Bendor D, Wang X (2006) Cortical representations of pitch in monkeys and humans. Curr Opin Neurobiol 16: 391–399

Brechmann A, Baumgart F, Scheich H (2002) Sound-level-dependent representation of frequency modulations in human auditory cortex: a low-noise fMRI study. J Neurophysiol 87: 423–433

Bunzeck N, Wuestenberg T, Lutz K, Heinze HJ, Jäncke L (2005) Scanning silence: mental imagery of complex sounds. NeuroImage 26: 1119–1127

Deary IJ, Simonotto E, Meyer M, Marshall A, Marshall I, Goddard N, Wardlaw JM (2004) The functional anatomy of inspection time: an event-related fMRI study. NeuroImage 22: 1466–1479

Dorsaint-Pierre R, Penhune VB, Watkins KE, Neelin P, Lerch JP, Bouffard M, Zatorre RJ (2006) Asymmetries of the planum temporale and Heschl's gyrus: relationship to language lateralization. Brain 129: 1164–1176

Eden G, Joseph J, Brown H, Brown C, Zeffiro T (1999) Utilizing hemodynamic delay and dispersion to detect fMRI signal change without auditory interference: the behavior interleaved gradients technique. Magn Reson Med 41: 13–20

Edmister WB, Talavage TM, Ledden PJ, Weisskoff R (1999) Improved auditory cortex imaging using clustered volume acquisitions. Hum Brain Mapp 7: 89–97

Eickhoff SB, Stephan KE, Mohlberg H, Grefkes C, Fink GR, Amunts K, Zilles K (2005) A new SPM toolbox for combining probabilistic cytoarchitectonic maps and functional imaging data. NeuroImage 25: 1325–1335

Eickhoff S, Heim S, Amunts K, Zilles K (2006) Testing anatomically specified hypotheses in functional imaging using cytoarchitectonic maps. NeuroImage 32: 570–582

Eickhoff S, Paus T, Caspers S, Grossbras MH, Evans A, Zilles K, Amunts K (2007) Assignment of functional activations to probabilistic cytoarchitectonic areas revisited. NeuroImage 36: 511–521

Férnandez G, Specht K, Weis S, Tendolkar I, Reuber M, Fell J, Klaver P, Ruhlmann J, Reul J, Elger CE (2003) Intrasubject reproducability of presurgical language lateralization and mapping using fMRI. Neurology 60: 969–975

Fischl B, Dale AM (2000) Measuring the thickness of the human cerebral cortex from magnetic resonance images. Proc Natl Acad Sci USA 97: 11050–11055

Formisano E, Kim DS, Di Salle F, van de Moortele PF, Ugurbil K, Goebel R (2003) Mirror-symmetric tonotopic maps in human primary auditory cortex. Neuron 40: 859–869

Formisano E, De Martino F, Bonte M, Goebel R (2008) ›who‹ is saying ,what'? brain-based decoding of human voice and speech. Science 322: 970–973

Friederici AD (2011) The brain basis of language processing: from structure to function. Physiol Rev 91: 1357–1392

Friederici AD, Meyer M, von Cramon DY (2000) Auditory language comprehension: an event-related fMRI study on the processing of syntactic and lexical information. Brain Lang 74: 289–300

Friston KJ, Buechel C, Fink GR, Morris J, Rolls E, Dolan RJ (1997) Psychophysiological and modulatory interactions in neuroimaging. NeuroImage 6: 218–229

Friston KJ, Harrison L, Penny W (2003) Dynamic causal modelling. NeuroImage 19: 1273–1302

Fullerton BC, Pandya DN (2007) Architectonic analysis of the auditory-related areas of the superior temporal region in human brain. J Comp Neurol 504: 470–498

Gaab N, Gabrieli J, Glover G (2007a) Assessing the influence of scanner background noise on auditory processing. I. an fMRI study comparing three experimental designs with varying degrees of scanner noise. Hum Brain Mapp 28: 703–720

Gaab N, Gabrieli JD, Glover GH (2007b) Assessing the influence of scanner background noise on auditory processing. II. An fMRI study comparing auditory processing in the absence and presence of recorded scanner noise using a sparse design. Hum Brain Mapp 28: 721–732

Galaburda A, Sanides F, Geschwind N (1978) Human brain. cytoarchitectonic left-right asymmetries in the temporal speech region. Arch Neurol 35: 812–817

Geiser E, Zaehle T, Jäncke L, Meyer M (2008) The neural correlate of speech rhythm as evidenced by metrical speech processing: an fMRI study. J Cog Neurosci 20: 541–552

Hackett TA, Kaas JH (2004) Auditory cortex in primates: functional subdivisions and processing streams. In: MS Gazzaniga (ed) The New Cognitive Neuroscience, 3rd ed. Cambridge, MA: MIT Press, pp 215–232

Hall DA, Plack CJ (2009) Pitch processing sites in the human auditory brain. Cereb Cortex 19: 576–585

Hall DA, Haggard MP, Akeroyd MA, Palmer AR, Summerfield AQ, Elliott MR, Gurney EM, Bowtell RW (1999) »Sparse« temporal sampling in auditory fMRI. Hum Brain Mapp 7: 213–223

Hall DA, Johnsrude IS, Haggard MP, Palmer AR, Akeroyd MA, Summerfield AQ (2002) Spectral and temporal processing in human auditory cortex. Cereb Cortex 12: 140–149

Hall DA, Barrett DJK, Akeroyd MA, Quentin A (2005) Cortical representation of temporal structure in sound. J Neurophysiol 94: 3181–3191

Hall DA, Edmondson-Jones AM, Fridriksson J (2006) Periodicity and frequency coding in human auditory cortex. Eur J Neurosci 24: 3601–3610

Hickok G, Poeppel D (2004) Dorsal and ventral streams: a framework for understanding aspects of the functional anatomy of language. Cognition 92: 67–99

Hickok G, Poeppel D (2007) The cortical organization of cortical speech processing. Nat Rev Neurosci 8: 393–402

Hurschler M, Liem F, Jäncke L, Meyer M (2012) Right and left perisylvian cortex mediates sentence-level rhyme detection in spoken language as revealed by sparse fMRI. [Epub ahead of print] doi: 10.1002/hbm.22134

Jäncke L, Shah N (2004) »Hearing« syllables by »seeing« visual stimuli. Eur J Neurosci 19: 2603–2608

Jäncke L, Shah NJ, Posse S, Grosse-Ruyken M, Müller-Gärtner H (1998) Intensity coding of auditory stimuli: an fMRI study. Neuropsychologia 36: 875–883

Jäncke L, Gaab N, Wüstenberg T, Scheich H, Heinze H (2001) Short-term functional plasticity in the human auditory cortex: an fMRI study. Brain Res Cogn Brain Res 12: 479–485

Jäncke L, Wüstenberg T, Scheich H, Heinze H (2002) Phonetic perception and the temporal cortex. NeuroImage 15: 733–746

Kosillo P, Smith AT (2010) The role of the human anterior insular cortex in time processing. Brain Struct Funct 214: 623–628

Kotz SA, Schwartze M (2010) Cortical speech processing unplugged: a timely subcortico-cortical framework Trends Cog Sci 14: 392–399

Kotz SA, Meyer M, Alter K, Besson M, von Cramon DY, Friederici AD (2003) On the lateralization of emotional prosody: an event-related functional MR investigation. Brain Lang 86: 366–376

Langers DR, Van Dijk P, Backes WH (2005a) Interactions between hemodynamic responses to scanner acoustic noise and auditory stimuli in functional magnetic resonance imaging. Magn Reson Med 53: 49–60

Langers DRM, van Dijk P, Backes WH (2005b) Lateralization, connectivity and plasticity in the human central auditory system. NeuroImage 28: 490–499

Liem F, Lutz K, Luechinger R, Jäncke L, Meyer M (2012) Reducing the interval between volume acquisitions improves »sparse« scanning protocols in event-related auditory fMRI. Brain Topogr 25: 182–193

Lohmann G, Hoehl S, Brauer J, Danielmeier C, Bornkessel-Schlesewsky I, Bahlmann J, Turner R, Friederici AD (2010) Setting the frame: the human brain activates a basic low-frequency network for language processing. Cereb Cortex 20: 1286–1292

Lomber SG, Malhotra S (2008) Double dissociation of ›what‹ and ›where‹ processing in auditory cortex. Nature Neurosci 11: 609–616

McAdams S, Winsberg S, Donnadieu S, De Soete G, Krimphoff J (1995) Perceptual scaling of synthesized musical timbres: common dimensions, specificities, and latent subject classes. Psychol Res 58: 177–192

McDermott JH, Oxenham AJ (2008) Music perception, pitch, and the auditory system. Curr Opin Neurobiol 18: 452–463

Menon V, Levitin DJ, Smith BK, Lembke A, Krasnow BD, Glazer D, Glover GH, McAdams S (2002) Neural correlates of timbre change in harmonic sounds. NeuroImage 17: 1742–1754

Meyer M (2008) Functions of the left and right posterior temporal lobes during segmental and suprasegmental speech perception. Z Neuropsychol 19: 101–115

Meyer M, Alter K, Friederici AD, Lohmann G, von Cramon DY (2002) Functional MRI reveals brain regions mediating slow prosodic modulations in spoken sentences. Hum Brain Mapp 17: 73–88

Meyer M, Steinhauer K, Alter K, Friederici AD, von Cramon DY (2004) Brain activity varies with modulation of dynamic pitch variance in sentence melody. Brain Lang 89: 277–289

Meyer M, Zysset S, von Cramon DY, Alter K (2005) Distinct fMRI responses to laughter, speech, and sounds along the human perisylvian cortex. Brain Res Cogn Brain Res 24: 291–306

Meyer M, Baumann S, Marchina S, Jäncke L (2007) Hemodynamic responses in human multisensory and auditory association cortex to purely visual stimulation. BMC Neurosci 8: 14

Meyer M, Elmer S, Jäncke L (2012) Musical expertise induces neuroplasticity of the planum temporale. Ann NY Acad Sci 1252: 116–123

Moelker A, Pattynama PM (2003) Acoustic noise concerns in functional magnetic resonance imaging. Hum Brain Mapp 20: 123–141

Morosan P, Rademacher J, Schleicher A, Amunts K, Schormann T, Zilles K (2001) Human primary auditory cortex: cytoarchitectonic subdivisions and mapping into a spatial reference system. NeuroImage 13: 684–701

Mueller K, Mildner T, Fritz T, Lepsien J, Schwarzbauer C, Schroeter ML, Moller HE (2011) Investigating brain response to music: a comparison of different fMRI acquisition schemes. NeuroImage 54: 337–343

Mühlnickel W, Elbert T, Taub E, Flor H (1998) Reorganization of auditory cortex in tinnitus. Proc Natl Acad Sci USA 95: 10340–10343

Mukherjee P, Berman JI, Chung SW, Hess CP, Henry RG (2008a) Diffusion tensor MR imaging and fiber tractography: theoretic underpinnings. Am J Neuroradiol 29: 632–641

Mukherjee P, Chung SW, Berman JI, Hess CP, Henry RG (2008b) Diffusion tensor MR imaging and fiber tractography: technical considerations. Am J Neuroradiol 29: 843–852

Mulert C, Jäger L, Propp S, Karch S, Störmann S, Pogarell O, Möller HJ, Juckel G, Hegerl U (2005) Soundlevel dependence of the primary auditory cortex: Simultaneous measurement with 61-channel EEG and fMRI. NeuroImage 28: 49–58

Mutschler I, Schulze-Bonhage A, Glauche V, Demandt E, Speck O, Ball T (2007) A rapid sound-action association effect in human insular cortex. PloS One 2: e259

Mutschler I, Wieckhorst B, Kowalvski S, Derix J, Wentlandt J, Schulze-Bonhage A, Ball T (2009) Functional organization of the human anterior insular cortex. Neurosci Lett 457: 66–70

Overath T, Kumar S, von Kriegstein K, Griffiths TD (2008) Encoding of spectral correlation over time in auditory cortex. J Neurosci 28: 13.268–13.273

Patterson RD, Uppenkamp S, Johnsrude IS, Griffiths TD (2002) The processing of temporal pitch and melody information in auditory cortex. Neuron 36: 767–776

Petkov CI, Kayser C, Augath M, Logothetis NK (2006) Functional imaging reveals numerous fields in the monkey auditory cortex. PloS Biol 4: e215

Poeppel D (2003) The analysis of speech in different temporal integration windows: cerebral lateralization as ›asymmetric sampling in time‹. Speech Communication 41: 245–255

Rademacher J, Morosan P, Schormann T, Schleicher A, Werner C, Freund H, Zilles K (2001) Probabilistic mapping and volume measurement of human primary auditory cortex. NeuroImage 13: 669–683

Rauschecker JP, Tian B (2000) Mechanisms and streams for processing of ›what‹ and ›where‹ in auditory cortex. Proc Natl Acad Sci USA 97: 11.800–11.806

Rauschecker JP, Scott SK (2009) Maps and streams in the auditory cortex: nonhuman primates illuminate speech processing. Nature Neurosci 97: 718–724

Rauschecker JP, Tian B, Hauser M (1995) Processing of complex sounds in the macaque nonprimary auditory cortex. Science 268: 111–114

Rivier F, Clarke S (1997) Cytochrome oxidase, acetylcholinesterase, and NADPH-Diaphorase staining in human supratemporal and insular cortex: evidence for multiple auditory areas. NeuroImage 6: 288–304

Schmidt CF, Zaehle T, Meyer M, Geiser E, Boesiger P, Jäncke L (2008) Silent and continuous fMRI scanning differentially modulate activation in an auditory language comprehension task. Hum Brain Mapp 29: 46–56

Schönwiesner M, von Cramon DY, Rübsamen R (2002) Is it tonotopy after all? NeuroImage 17: 1144–1161

Schönwiesner M, Rübsamen R, von Cramon DY (2005) Hemispheric asymmetry for spectral and temporal processing in the human antero-lateral auditory belt cortex. Eur J Neurosci 22: 1521–1528

Schwarzbauer C, Davis MH, Rodd JM, Johnsrude I (2006) Interleaved silent steady state (ISSS) imaging: A new sparse imaging method applied to auditory fMRI. NeuroImage 29: 774–782

Sterzer P, Kleinschmidt A (2010) Anterior insula activations in perceptual paradigms: often observed but barely understood. Brain Struct Funct 214: 611–622

Stippich C, Mohammed J, Kress B, Hähnel S, Günther J, Konrad F, Sartor K (2003) Robust localization of human language function: an optimized clinical and functional magnetic resonance imaging protocol. Neurosci Lett 346: 109–113

Sweet RA, Dorph-Petersen KA, Lewis DA (2005) Mapping auditory core, lateral belt, and parabelt cortices in the human superior temporal gyrus. J Comp Neurol 491: 270–289

Talavage TM, Edmister WB, Ledden PJ, Weisskoff RM (1999) Quantitative assessment of auditory cortex responses induced by imager acoustic noise. Hum Brain Mapp 7: 79–88

Talavage TM, Ledden PJ, Benson RR, Rosen BR, Melcher JR (2000) Frequency-dependent responses exhibited by multiple regions in human auditory cortex. Hear Res 150: 225–244

Vigneau M, Beaucousin V, Hervé PY, Duffau F, Crivello F, Houdé O, Mazoyer B, Tzourio-Mazoyer N (2006) Meta-analyzing left hemisphere language areas: phonology, semantics, and sentence processing. NeuroImage 30: 1414–1432

Wallace MN, Johnston PW, Palmer AR (2002) Histochemical identification of cortical areas in the auditory region of the human brain. Brain Res Exp Brain Res 143: 499–508

Warren JD, Uppenkamp S, Patterson RD, Griffiths TD (2003) Separating pitch chroma and pitch height in the human brain. Proc Natl Acad Sci USA 100: 10.038–10.042

Warren JD, Jennings AR, Griffiths TD (2005) Analysis of the spectral envelope of sounds by the human brain. NeuroImage 24: 1052–1057

Wessinger CM, Buonocore MH, Kussmaul CL, Mangun MR (1997) Tonotopy in human auditory cortex examined with functional magnetic resonance imaging. Hum Brain Mapp 5: 18–25

Wessinger CM, VanMeter J, Tian B, Pekar J, Rauschecker JP (2001) Hierarchical organization of the human auditory cortex revealed by functional magnetic resonance imaging. J Cog Neurosci 13: 1–7

Westbury CF, Zatorre RJ, Evans AC (1999) Quantifying variability in the planum temporale: a probability map. Cereb Cortex 9: 392–405

Woods DL, Herron TJ, Cate AD, Yund EW, Stecker GC, Rinne T, Kang X (2010) Functional properties of human auditory cortical fields. Front Syst Neurosci 4: 155

Zaehle T, Wüstenberg T, Meyer M, Jäncke L (2004) Evidence for rapid auditory perception as the foundation of speech processing – a sparse temporal sampling fMRI study. Eur J Neurosci 20: 2447–2456

Zaehle T, Schmidt CF, Meyer M, Baumann S, Baltes C, Boesiger P, Jäncke L (2007) Comparison of »silent« clustered and sparse temporal fMRI acquisitons in tonal and speech perception tasks. NeuroImage 37: 1195–1204

Zatorre RJ, Belin P (2001) Spectral and temporal processing in human auditory cortex. Cereb Cortex 11: 946–953

Zhang L, Shu H, Zhou F, Wang X, Li P (2010) Common and distinct neural substrates for the perception of speech rhythm and intonation. Hum Brain Mapp 31: 1106–1116

Exekutive Funktionen

N. Y. Seiferth, R. Thienel

22.1 Definition exekutiver Funktionen – 360

22.2 Funktionelle Bildgebung exekutiver Funktionen – 361
22.2.1 Kognitive Flexibilität – 361
22.2.2 Planen und Entscheiden – 364
22.2.3 Inhibition – 365
22.2.4 Monitoring – 368
22.2.5 Arbeitsgedächtnis – 369

Literatur – 371

Zum Thema

Exekutivfunktionen sind kognitive Prozesse, die den Ausdruck, die Organisation, die Aufrechterhaltung, Kontrolle und Modulation von Verhalten ermöglichen. Exekutive Dysfunktionen sind bei verschiedenen Krankheiten beschrieben worden, die im Allgemeinen auf strukturelle oder funktionelle Pathomechanismen des Frontal-, Parietal- und Temporalkortex sowie des anterioren Zingulums und der jeweiligen Konnektivität dieser Areale zurückgeführt werden können. Funktionell bildgebende Verfahren wie die fMRT konnten diesen Zusammenhang sowohl für Patienten wie auch für gesunde Probanden nachweisen. Dieses Kapitel soll zunächst eine Beschreibung und Einordnung der einzelnen Teilaspekte exekutiver Funktionen geben. Im Anschluss werden exemplarisch Untersuchungen dargestellt, die verschiedene Komponenten exekutiver Leistungen mithilfe der fMRT untersucht haben. Es wird zudem auf die Anwendung dieser Erkenntnisse zur Untersuchung von Patientengruppen eingegangen. Schließlich soll ein kurzer Ausblick auf mögliche zukünftige Entwicklungen dieses Bereichs der Forschung mit fMRT gegeben werden.

Tab. 22.1 Schematische Darstellung von Teilaspekten exekutiver Funktionen mit Verweis auf typische Testverfahren und die behandelnden Abschnitte des Kapitels

Teilfunktion	Typische Testverfahren
Kognitive Flexibilität (▶ Abschn. 22.2.1)	Wortflüssigkeitsaufgaben Wisconsin-Card-Sorting-Test (Grant u. Berg 1948)
Planen und Entscheiden (▶ Abschn. 22.2.2)	Turm von Hanoi (Simon 1975) Tower of London (Shallice 1982)
Inhibition (▶ Abschn. 22.2.3)	Go/No-go-Aufgaben Stroop-Test (Stroop 1935) Stopp-Signal-Aufgaben
Monitoring (▶ Abschn. 22.2.4)	Fehlerentdeckungsaufgaben
Arbeitsgedächtnis (zentrale Exekutive; ▶ Abschn. 22.2.5)	Dual-Task-Aufgaben Task-Switching-Aufgaben

22.1 Definition exekutiver Funktionen

Lezak et al. (2012) subsummiert unter Exekutivfunktionen solche Operationen, die einer Person erlauben, selbstständig und zielstrebig selbstdienliche Aktivitäten und Handlungen auszuführen. Sie umfassen diejenigen Verhaltenskomponenten, die den Ausdruck, die Organisation, Aufrechterhaltung, Kontrolle und Modulation von Verhalten ermöglichen.

> **Definition**
>
> Unter dem Begriff »exekutive Funktionen« werden kognitive Prozesse subsummiert, die durch die Kontrolle, Steuerung und Koordination verschiedener Subprozesse das Erreichen eines übergeordneten Ziels ermöglichen.

Kaum einem Teilbereich kognitiver Funktionen liegt ein vergleichbar heterogenes Konzept zugrunde wie dem Begriff der exekutiven Funktionen. Häufig werden exekutive Funktionen daher auch vereinfachend durch die Auflistung von Subfunktionen definiert. Aufgeführt werden dabei zumeist Planungsprozesse, kognitive Flexibilität, Antizipation, Entscheidungsfindung, Inhibitionsprozesse und kognitive Überwachung (Monitoring).

Wesentlich ist, dass allen diesen Funktionen die Koordination, Steuerung und Kontrolle verschiedener, fundamentaler kognitiver Prozesse gemeinsam ist. Exekutive Funktionen können somit als integrierende kognitive Metakomponente verstanden werden. Die Kernfunktion exekutiver Prozesse liegt daher in ihrer Beteiligung an der Lösung neuer, bisher unbekannter Probleme und der Modifikation von Verhalten auf Basis veränderter Informationen über die Umwelt. Hinzu kommen die Sequenzierung komplexen Verhaltens und die Entwicklung von zielorientierten Strategien.

> **Exekutivfunktionen sind die Voraussetzung dafür, sich rasch und erfolgreich an neuartige, unerwartete Situationen in einer variablen Umwelt anzupassen.**

Entsprechend der Heterogenität exekutiver Funktionen kommen verschiedene Tests und experimentelle Paradigmen zum Einsatz, um Teilleistungen exekutiver Funktionen zu erfassen. Die wichtigsten Verfahren, insbesondere für die Durchführung von fMRT-Untersuchungen, werden im Folgenden im Zusammenhang mit der zugrunde liegenden Teilfunktion vorgestellt. Eine Übersicht über Teilfunktionen exekutiver Prozesse, Beispiele für mögliche Testverfahren zur Untersuchung exekutiver Funktionen sowie eine Zuordnung zu den erläuternden Abschnitten gibt ◘ Tab. 22.1.

22.2 Funktionelle Bildgebung exekutiver Funktionen

22.2.1 Kognitive Flexibilität

> **Definition**
> Die Fähigkeit zur Variation in Denken und Handeln zur Adaptation an veränderte Umweltbedingungen wird als »kognitive Flexibilität« bezeichnet.

Um situationsangemessen wahrnehmen und reagieren zu können, ist es notwendig, sein Denken und Verhalten entsprechend der Umstände zu variieren, was als kognitive Flexibilität bezeichnet wird und einen zentralen Bestandteil adaptiven menschlichen Verhaltens darstellt. Durch Teilprozesse kognitiver Flexibilität – wie der Produktion von Ideen, der Handlungsplanung und dem Abwägen von Alternativen – ist der Mensch in der Lage, mit sich verändernden Bedingungen umzugehen und Langzeitziele zu erreichen. Dabei ist kognitive Flexibilität kein einheitliches Konstrukt, sondern kann nach Eslinger u. Grattan (1993) in folgende Komponenten unterteilt werden:

- **Spontane kognitive Flexibilität** beinhaltet einen ständigen Ideen- und Antwortfluss, bei dem durch **divergentes Denken** eine Vielzahl von Antworten generiert werden kann. Spontane kognitive Flexibilität wird beispielsweise getestet, indem eine Person eine Vielzahl von Wörtern produzieren muss, die sich hinsichtlich semantischer oder morphologischer Parameter entsprechen (▶ Abschn. »Wortflüssigkeit«). Spontane Flexibilität beruht laut Eslinger u. Grattan (1993) auf der Integrität des dorsolateralen präfrontalen Kortex (DLPFC).
- **Reaktive kognitive Flexibilität** beinhaltet die Fähigkeit zur Reaktions- und Kognitionsumstellung, wenn es die äußeren Umstände oder der Kontext erfordern. Häufig wird in der angloamerikanischen Fachliteratur synonym der Begriff »**set shifting**« benutzt. Dieser verdeutlicht, dass bei dieser Art kognitiver Flexibilität der Wechsel zwischen verschiedenen Stimulusdimensionen und/oder kognitiven Sets für die Handlungssteuerung entscheidend ist (▶ Abschn. »Set shifting«). Davon unterschieden werden auch einfache Umlernprozesse, welche zunehmend Gegenstand der angewandten neurowissenschaftlichen Forschung sind. Das sog. »**reversal learning**« bezieht sich dabei auf die behaviorale Flexibilität mit Wechseln zwischen verschiedenen Stimulus-Verstärkungs-Assoziationen innerhalb einer Dimension (vgl. Floresco et al. 2009). Reaktive kognitive Flexibilität wird hirnphysiologisch von einer Interaktion zwischen dem PFC und dem dorsalen und ventralen Striatum mediiert, wobei auch weitere neokortikolimbische Substrate reaktiver kognitiver Flexibilität diskutiert werden.

Wortflüssigkeit

> **Definition**
> Unter Wortflüssigkeit versteht man die Generierung von Wörtern nach festgelegten Kriterien innerhalb einer bestimmten Zeit.

Die Wortflüssigkeit ist ein sehr gut untersuchtes neuropsychologisches Testverfahren, mit häufiger Anwendung in Verhaltensexperimenten wie auch fMRT-Untersuchungen. Der Proband soll hierbei innerhalb einer vorgegebenen Zeit möglichst viele verschiedene Wörter generieren, die mit einem bestimmten Anfangsbuchstaben beginnen. Ausgenommen sind dabei zumeist Eigennamen und mehrere grammatikalische Modifikationen ein und desselben Wortstamms. Neben dieser **lexikalischen Wortflüssigkeit** wird außerdem die **semantische Wortflüssigkeit** getestet, bei der möglichst viele Begriffe einer vorgegebenen semantischen Kategorie (z. B. Tiere) zu generieren sind. Defizite der Wortflüssigkeit werden zumeist im Zusammenhang mit frontal lokalisierten Läsionen oder Dysfunktionen beobachtet, auch in Abwesenheit einer Aphasie oder anderer sprachlicher Einschränkungen. Demzufolge gilt die Wortflüssigkeit als Maß kognitiver Flexibilität und damit exekutiver Funktionen. Notwendige kognitive Leistungen umfassen bei dieser Aufgabe die interne Initiierung der verbalen Reaktion, kognitive Flexibilität sowie strategische Suche im mentalen lexikalischen Gedächtnis (Lurito et al. 2000). Typisch für eine eingeschränkte Leistungsfähigkeit in diesem Test sind – neben einer geringen Anzahl korrekt generierter Wörter – sog. **Perseverationen**, d. h. die unbemerkte Wiederholung bereits zuvor genannter Wörter.

Bei der Verwendung der Wortflüssigkeit zur Untersuchung exekutiver Funktionen mithilfe der fMRT ergibt sich jedoch ein relevantes Problem: Das Sprechen des Probanden, d. h. das Nennen der generierten Wörter, führt zwangsläufig zur Bewegung des Kiefers und des Kopfes des Probanden im Kernspintomographen. Aufgrund der Anfälligkeit der Magnetresonanztomographie für Bewegungsartefakte (▶ Kap. 3) ist damit die **offene Reaktion** des Probanden kritisch zu betrachten. Aus diesem Grund wird im Kontext bildgebender Verfahren die Wortflüssigkeit häufig mit einer sog. **verdeckten Reaktion** des Probanden durchgeführt (vgl. Basho et al. 2007; Yetkin et al. 1995). Hierbei werden die Wörter vom Probanden nicht laut ausgesprochen, sondern die stille Generierung eines neuen Wortes durch die Betätigung einer Reaktionstaste angezeigt. Problematisch an dieser Art der Durchführung ist, dass damit kein externes Maß zur Leistungskontrolle vorliegt. Für eine sinnvolle Durchführung ist also die Einhaltung der Instruktionen durch den Probanden hierbei eine notwendige Voraussetzung.

Zu den neuronalen Korrelaten der Wortflüssigkeit sind in den vergangenen Jahren zahlreiche Studien durchgeführt worden, die dem Präfrontalkortex eine zentrale Bedeutung beimessen. Bisherige Studien weisen zudem auf eine materialspezifische Dissoziation hin, mit einem Fokus der Verarbeitung für die phonetische Wortflüssigkeit in frontalen Regionen und für die semantische Wortflüssigkeit in temporalen Strukturen (z. B. Pihlajamaki et al. 2000), was mit Unterschieden in der Abrufstrategie der verschiedenen Materialien in Verbindung gebracht wird (Henry u. Crawford 2004). Eine Metaanalyse von Costafreda und Kollegen (2006) hingegen schreiben dem linken Gyrus frontalis inferior eine zentrale Bedeutung bei der Wortgenerierung zu. Dabei spricht diese systematische Analyse für eine funktionelle Spezialisierung, wobei die phonologische Wortflüssigkeit eher dorsalen und die semantische Wortflüssigkeit eher ventralen Anteilen des linken Gyrus frontalis inferior zuzuordnen ist. Ähnlich beschreiben Amunts und Kollegen (2004), dass das Brodmann-Areal 45 im inferioren Frontalkortex stärker den semantischen Aspekten zuzuordnen ist, wogegen das Brodmann-Areal 44 in die übergeordneten Prozesse der Wortproduktion an sich involviert zu sein scheint (vgl. auch Hirshorn et al. 2006). Über solche differenzierte Betrachtungen hinaus werden zunehmend weitere Einflussfaktoren auf das kortikale Aktivierungsmuster bei Wortflüssigkeitsaufgaben, wie etwa Geschlecht oder Performanz (vgl. Gauthier et al. 2009), untersucht.

Zu berücksichtigen ist grundsätzlich, dass es sich bei exekutiven Funktionen um komplexe kognitive Prozesse handelt, die sich aus mehreren Teilaspekten und Subfunktionen zusammensetzen. So ist beispielsweise die Lösung einer Planungsaufgabe auch von Wahrnehmungs-, Aufmerksamkeits- und Gedächtnisfunktionen abhängig. Insbesondere bei der Untersuchung exekutiver Funktionen ist daher die Wahl einer geeigneten **Baseline-Bedingung** im fMRT (▶ Kap. 8) essenziell. Es ist zudem möglich, dieser Frage experimentell nachzugehen, indem fMRT-Untersuchungen aufgrund ihres Designs eine Trennung der einzelnen Komponenten von komplexen Funktionen zulassen, sog. vollfaktorielle Versuchspläne. So untersuchten etwa Lurito und Kollegen (2000), zu welchen Anteilen die Wortflüssigkeit einerseits exekutive und andererseits sprachliche Funktionen abzubilden vermag, und konnten so über den Vergleich zu einer Reimaufgabe zeigen, dass die Bearbeitung der Wortflüssigkeitsaufgabe mit einer relativ erhöhten spezifischen Aktivierung des DLPFC und des anterioren Zingulums einherging.

Bekannt ist, dass Läsionen des linken Frontalkortex bei Patienten zu Beeinträchtigungen der Leistungsfähigkeit in Wortflüssigkeitsaufgaben führen (z. B. Schlosser et al. 2002). Dabei kann eine Beeinträchtigung der semantischen Wortflüssigkeit auch trotz intakten semantischen Wissens bei Patienten mit frontal lokalisierten Hirnläsionen bestehen (Sylvester u. Shimamura 2002). Die funktionelle Bildgebung wird aber zunehmend auch genutzt, um die neurobiologischen Grundlagen bekannter exekutiver Defizite bei psychiatrischen Patientengruppen aufzudecken. So konnte gezeigt werden, dass die geringere Leistungsfähigkeit von Menschen mit **Depressionen** während einer Wortflüssigkeitsaufgabe mit Hypoaktivierungen im linken präfrontalen Kortex und im linken anterioren Zingulum assoziiert ist (Okada et al. 2003; Takami et al. 2007). Bereits zuvor wurden Auffälligkeiten in diesen Kortexbereichen für Menschen mit Depressionen beschrieben, ohne dass jedoch ein direkter Zusammenhang zu einer bestimmten Funktion hergestellt werden konnte. Zudem ließ sich zeigen, dass diese Auffälligkeiten nach Remission der depressiven Symptomatik persistierten (Okada et al. 2009). Auch bei Menschen mit **Schizophrenie** hat sich diese Beziehung zwischen Defiziten bei der Bearbeitung der Wortflüssigkeit einerseits und einer veränderten Aktivität im linken präfrontalen Kortex andererseits gezeigt (z. B. Curtis et al. 2001; Ragland et al. 2008). Es wird angenommen, dass Aktivitätsunterschiede in diesem Bereich eine genetische Vulnerabilität für die Erkrankung darstellen können, da Auffälligkeiten auch bereits bei gesunden Angehörigen von an Schizophrenie Erkrankten beschrieben wurden (Costafreda et al. 2009).

Set shifting

> **Definition**
>
> Der Begriff »set shifting« bezeichnet die kognitive Fähigkeit, die Aufmerksamkeit von einem Attribut eines Reizes hin zu einem anderen Attribut zu lenken, d. h. einen Stimulus anhand eines neuen kognitiven Sets zu charakterisieren.

Der **Wisconsin-Card-Sorting-Test** (WCST; Grant u. Berg 1948) erfasst die Fähigkeit, zwischen verschiedenen Stimulusattributen flexibel zu wechseln, was im angloamerikanischen Raum als »set shifting« bezeichnet wird. Der WCST wird daher häufig als Maß exekutiver Funktionen verwendet. Es handelt sich hierbei um einen Test, der die Sortierung von verschiedenen Karten anhand eines von insgesamt 3 möglichen Kriterien (Farbe, Form oder Anzahl der abgebildeten Symbole) erfordert. Wesentlich an der Aufgabenstellung des WCST ist, dass das jeweils aktuelle Kriterium ohne Ansage wechselt. Die Versuchsperson kann dies lediglich aus der Rückmeldung schließen, sodass die Versuchsperson aktiv das zuerst gelernte Ordnungsschema unterdrücken muss, um zum neuen, gültigen Schema zu wechseln. Der Test erfordert somit die flexible Anpassung

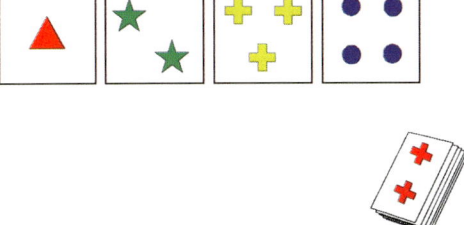

Abb. 22.1 Exemplarische Darstellung des Wisconsin-Card-Sorting-Tests (WCST; Grant u. Berg 1948). Die Karte mit den 2 roten Kreuzen kann nach dem Kriterium Farbe dem roten Dreieck zugeordnet werden, nach dem Kriterium Anzahl den beiden grünen Sternen oder nach der Kategorie Form den 3 gelben Kreuzen

zuvor etablierter, erfolgreicher Verhaltensmuster an veränderte Bedingungen (Abb. 22.1).

Der WCST ist als Stimulationsparadigma in zahlreichen Bildgebungsstudien mit PET oder SPECT verwendet worden, es existieren aber auch fMRT-Untersuchungen beim Menschen. Für die Bearbeitung dieser neuropsychologischen Aufgabe erwies sich die Integrität des dorsolateralen Präfrontalkortex als kritisch (z. B. Konishi et al. 1999a, 2002, 2008, 2010; Lie et al. 2006; Monchi et al. 2001, 2004; Nyhus u. Barcelo 2009; Smith et al. 2004; Specht et al. 2009; Volz et al. 1997). Konishi und Kollegen (1999a, 2002) konnten bei Stimulation mit einer Computerversion des WCST eine vermehrte Aktivität im posterioren Teil des Sulcus frontalis inferior zeigen, die zudem mit der Aufgabenschwierigkeit anstieg. Darüber hinaus beschrieben die Autoren eine funktionelle Lateralisierung im Bereich des lateralen Präfrontalkortex. Während sich diese Areale bei Wechsel der relevanten Stimulusdimension, d. h. Aktualisierung der Stimulusinformationen, vermehrt linkshemisphärisch aktiviert zeigten, waren die korrespondierenden rechtshemisphärischen Areale während negativer Rückmeldung aktiv, d. h. zur Überprüfung des eigenen Verhaltens (▶ Abschn. 22.2.4). Auch berichteten die Autoren, dass neben der mehrfach beschriebenen Aktivierung des inferioren Präfrontalkortex bei Bearbeitung des WCST auch andere Hirnareale eine signifikante Rolle spielen: So zeigte sich, dass unter noch ungelernten Bedingungen eine vermehrte Aktivität des linken superioren Präfrontalkortex (Konishi et al. 2008) sowie eine Beteiligung des medialen präfrontalen Kortex am Prozess des »set-shifting« im WCST (Konishi et al. 2010) auftritt. Eine Metaanalyse verdeutlichte ebenfalls die zentrale Rolle des lateralen Präfrontalkortex beidseitig sowie eine Beteiligung des anterioren Zingulums und des inferioren Parietalkortex (Buchsbaum et al. 2005). Neben der Rolle des Präfrontalkortex existieren zunehmend Evidenzen dafür, dass für die kognitive Flexibilität einer Person auch die subkortikalen Afferenzen in den Präfrontalkortex eine mediierende Rolle spielen. Beispielsweise wurden sowohl das dorsale wie ventrale Striatum mit verschiedenen Formen des »set shifting« in Verbindung gebracht, funktionell bildgebende Studien zeigten eine erhöhte Aktivität des Nucleus caudatus sowie des mediodorsalen Thalamus bei Erhalt negativer Rückmeldung (Monchi et al. 2001).

Auch zeigen Patienten mit **Schizophrenie** hirnfunktionelle Veränderungen im WCST (Riehemann et al. 2001; Volz et al. 1997; Wilmsmeier et al. 2010). Bereits früh berichteten Volz und Kollegen (1997) bei schizophrenen Patienten mittels fMRT eine Minderaktivierung im rechten präfrontalen Kortex sowie eine tendenziell vermehrte Aktivität im linken Temporallappen während Bearbeitung des WCST. Die Autoren regten als Erklärung an, dass die neurobiologische Grundlage dieser Auffälligkeiten bei schizophrenen Patienten nicht in einer primären Dysfunktion des Frontalkortex zu suchen ist. Stattdessen scheine diese vielmehr in einer veränderten funktionellen **Konnektivität** verschiedener Kortexbereiche einschließlich des Temporalkortex begründet zu sein. Aktuelle Arbeiten wie die von Wilmsmeier und Kollegen (2010) konnten dies bestätigen bzw. erweiterten die Befunde dahingehend, dass bei schizophrenen Patienten neben einem Netzwerk kortikaler Strukturen auch subkortikale Areale, wie der Nucleus caudatus und der Thalamus, an der Bearbeitung des WCST beteiligt sind. Sie schlossen zudem, dass Prozesse des »set shifting« bei Patienten mit Schizophrenie vor allem mit einer relativ gesteigerten Aktivität des rostralen sowie dorsalen anterioren Zingulums einhergehen.

Pharmakologische und neurogenetische Studien ermöglichen zunehmend auch die Verlinkung von Bildgebungsbefunden mit spezifischen Neurotransmittersystemen: So konnten Jocham und Kollegen (2009) zeigen, dass Personen mit einem Genotyp, der für eine geringere striatale D_2-Rezeptorexpression prädisponiert, eine verminderte Beteiligung des ventralen Striatums und des lateralen orbitofrontalen Kortex aufweisen. In Verbindung mit einer veränderten Aktivität des rostralen Zingulums nach negativem Feedback lagen diese Veränderungen einer unterschwelligen Beeinträchtigung der Fähigkeit zum Umlernen, im Sinne des oben bereits erwähnten **»reversal learning«**, zugrunde. Anwendung auf Patientenpopulationen fanden fMRT-Paradigmen zum Umlernen bisher insbesondere im Bereich der **Suchterkrankungen** (z. B. Camchong et al. 2011) sowie der **affektiven Erkrankungen** (Dickstein et al. 2010; Remijnse et al. 2009). Aufgrund beschriebener Verhaltensauffälligkeiten (Waltz u. Gold 2007) sowie der gezeigten Beteiligung des dopaminergen Systems (z. B. Floresco et al. 2009; Jocham et al. 2009) ist aber auch von spannenden Anwendungen in der **Schizophrenieforschung** auszugehen.

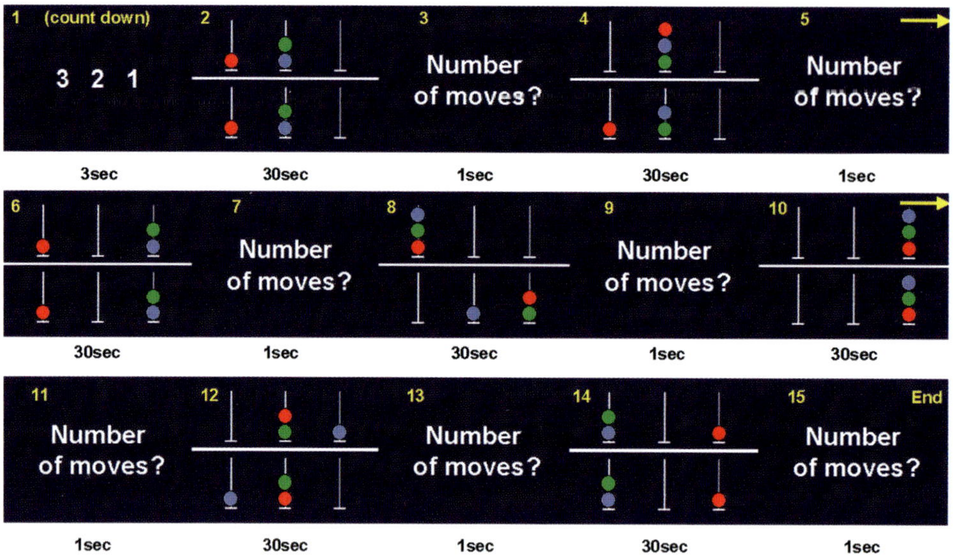

Abb. 22.2 Beispiel einer ToL-Sequenz, wie sie im Scanner dargeboten wurde. Die *gelben* Beschriftungen dienen hier nur der Verdeutlichung und wurden im Versuch nicht präsentiert. Jede Sequenz bestand aus 4 Kein-Zug- und 3 aktiven Bedingungen mit unterschiedlichem Schwierigkeitsgrad (hier: 1-, 3- und 5-Zug-Problem). In der 30 s andauernden Präsentationsphase kalkulierte die Versuchsperson leise, mit welcher minimalen Anzahl an Zügen das jeweilige Problem zu lösen ist. In der anschließenden Sekunde gab sie verbal ihre Lösung an. (Aus Schall et al. 2003; mit freundlicher Genehmigung von Elsevier)

22.2.2 Planen und Entscheiden

Planungsprozesse

Die Planungsfähigkeit ist eine der bedeutendsten höheren kognitiven Leistungen des Menschen. Planungsprozesse sind in solchen Situationen erforderlich, in denen ein Ziel nur durch eine Folge von Zwischenschritten erreicht werden kann. Die Koordination verschiedener Subprozesse und Teilschritte ist gleichzeitig Voraussetzung für andere höhere kognitive Leistungen, wie etwa das Problemlösen.

> **Definition**
> Planung meint die Fähigkeit, kognitives Verhalten in Zeit und Raum zielorientiert und nach bestimmten Kriterien zu organisieren.

Eine der ersten fMRT-Studien auf dem Gebiet des Problemlösens bzw. komplexerer Planungsprozesse veröffentlichten Köchlin und Kollegen 1999 in *Nature*. Es sollte das Handeln der Versuchspersonen im Hinblick auf ein übergeordnetes Ziel während der Bearbeitung mehrerer Subziele abgebildet werden. Zu diesem Zweck modifizierten sie die unterschiedlichen Versuchsbedingungen sowohl hinsichtlich der Arbeitsgedächtnisbelastung (direkter vs. verzögerter Abruf) als auch hinsichtlich der Menge an synchron zu bearbeitenden Aufgaben (Single- vs. Dual-Task-Aufgaben). Dabei zeigte sich, dass der frontopolare präfrontale Kortex selektiv aktiviert war, wenn die Probanden ein übergeordnetes Ziel behalten mussten, während sie gleichzeitig mehrere Teilziele bearbeiteten. Die Autoren schlussfolgerten, dass der frontopolare präfrontale Kortex demnach für komplexere Planungs- und Problemlöseprozesse von besonderer Bedeutung ist.

Häufig wird auch die sog. »**Tower of London«-Aufgabe** (ToL; Shallice 1982), eine Adaptation des »Turm von Hanoi« (Simon 1975), als Paradigma zur Untersuchung der Planungsfunktion eingesetzt. In der Originalversion muss die Versuchsperson unterschiedlich farbige Holzkugeln in der geringst möglichen Anzahl von Zügen rearrangieren, um eine vorgegebene Zielkonfiguration zu erreichen. Vorausplanung und die Entwicklung und Nutzung von Problemlösestrategien sind kognitive Subfunktionen, die zur Lösung des Tests notwendig sind. Vor allem das frontal mediierte visuell-räumliche Arbeitsgedächtnis scheint bei der Bearbeitung der Aufgabe erfasst zu werden. In fMRT-Studien (z. B. Newman et al. 2003; Rasser et al. 2005; Schall et al. 2003; van den Heuvel et al. 2003; Wagner et al. 2006a) wird der Test in computerisierter Form vorgegeben (Abb. 22.2). Die Versuchsperson hat hierbei die Aufgabe anzugeben, in welcher minimalen Anzahl an Zügen aus der Ausgangskonfiguration (unterer Monitorbereich) die Zielkonfiguration (oberer Monitorbereich) herzustellen ist. In einer kombinierten PET- und fMRT-Studie von Schall und Kollegen (2003) zeigte sich bei Gesunden eine links dorsolateral präfrontale und zerebelläre Aktivierung, die zudem schwierigkeitsgradabhängig war (Zugprobleme mit 1–5 Zügen). Auch van den Heuvel und Kollegen (2005) konnten eine planungsassoziierte Hyperaktivierung des dorsolateralen Präfrontalkortex nachweisen. Des Weiteren zeigten sich in dieser Studie das Striatum, der prämotorische und supplementärmotorische Kortex vermehrt aktiv, sowie Hirnareale, die mit visuospatialen Funktionen betraut sind (Praecuneus, inferiorer Parietalkortex). Wagner und Kollegen (2006a) identifizierten aus dem bei der Bearbeitung einer ToL-Aufgabe beteiligten frontoparietothalamischen Netzwerk den linken rostrolateralen Präfrontalkortex als den Anteil frontaler Strukturen, der für die Planungsprozesse bei unterschiedlichem Schwierigkeitsgrad spezifisch war.

Auch lassen sich hirnfunktionelle Veränderungen bei Patienten mit strukturellen Auffälligkeiten in Zusammenhang bringen. Rasser und Kollegen (2005) konnten mithilfe eines dreidimensionalen sog. »Cortical pattern matching«-Verfahrens zeigen, dass bei Patienten mit **Schizophrenie** die oben bereits erwähnten präfrontalen Areale bei der Bearbeitung des Tests minderaktiviert waren und die Lokalisation des funktionellen Defizits mit dem hier im Vergleich zur gesunden Kontrollstichprobe verminderten Volumen an grauer Hirnsubstanz korrelierte (Abb. 22.3). Auch Patienten mit **Depressionen** zeigen neuronale Auffälligkeiten bei der Bearbeitung von Planungsaufgaben. Fitzgerald und Kollegen (2008) konnten zeigen, dass Menschen mit Depressionen eine relativ erhöhte Aktivität des ventrolateralen und dorsolateralen Präfrontalkortex sowie des Cuneus/Gyrus angularis aufweisen. Betroffene von **Zwangserkrankungen** zeigen ebenfalls Beeinträchtigungen der Planungsfunktionen, auf neuronaler Ebene wurden Hypoaktivierungen im dorsolateralen Präfrontalkortex und im Nucleus caudatus im Sinne einer frontostriatalen Minderreagibilität beschrieben, andererseits eine gesteigerte Aktivität im anterioren Zingulum, ventrolateralen Präfrontalkortex und in parahippocampalen Bereichen (van den Heuvel et al. 2005; ▶ Abschn. 22.2.4). Neuronale Veränderungen im Zusammenhang mit eingeschränkten Planungsfunktionen lassen sich aber nicht nur für psychiatrische Störungsbilder, sondern auch für neurologische Erkrankungen wie z. B. **Parkinson** nachweisen (Hodgson et al. 2002).

Entscheidungsfindung

Definition

Kognitive Prozesse, die der Auswahl einer angemessenen Reaktion aus verschiedenen Handlungsalternativen dienen, werden als »Entscheidungsfindung« bezeichnet.

Entscheidungsfindung ist ein komplexer zerebraler Prozess, der erforderlich wird, sobald Uneindeutigkeit über die erforderliche Reaktion vorliegt. Dies umfasst sowohl emotionale wie kognitive Komponenten und erfordert die systematische Prüfung möglicher Handlungsalternativen und damit die Entwicklung einer Strategie. Zudem ist die Beachtung möglicher Vorerfahrungen mit den verschiedenen Handlungsalternativen nötig, um eine optimale Strategie zur Entscheidungsfindung zu gewährleisten. In einer fMRT-Untersuchung von Paulus und Kollegen (2002) zeigten sich bei Bearbeitung einer Wahlreaktionsaufgabe vermehrte Aktivierungen im rechten dorsolateralen und inferioren präfrontalen Kortex sowie im Praecuneus. Zudem betrachteten sie den Einfluss der Fehlerrate und des Grades an Vorhersagbarkeit der korrekten Reaktion auf das kortikale Aktivierungsmuster: Bei hohen Fehlerraten fanden sich prämotorische und parahippocampale Areale aktiviert, bei geringen Fehlerraten hingegen parietale und zinguläre Kortexbereiche. Diese Befunde sprechen dafür, dass die Erfahrung, die eine Entscheidung mit sich bringt, das kortikale Aktivierungsmuster bei nachfolgenden Entscheidungsfindungsprozessen merklich beeinflusst (vgl. auch ▶ Abschn. 22.2.4).

Aus derlei interessanten Befunden ist eine eigene Forschungsrichtung entstanden, die sich mit den Bedingungen von Entscheidungsprozessen sowie outcomebasierten Lernprozessen beschäftigt. In Theorien und Modellen zur Entscheidungsfindung als komplexem Prozess sind dabei Elemente, die den in diesem Kapitel beschriebenen exekutiven Funktionen zuzuordnen sind, integriert (für eine Übersicht siehe z. B. Coutlee et al. 2012; Rushworth et al. 2011).

22.2.3 Inhibition

Definition

Als Inhibition bezeichnet man kognitive Prozesse, die der Unterdrückung einer bestimmten Handlungstendenz und damit einer bereits initiierten Reaktion dienen. Inhibitorische Kontrollprozesse sind daher kritische Komponenten jeglicher Reaktionen, die eine präzise und fehlerfreie Leistung zum Ziel haben.

Inhibition oder Reaktionsunterdrückung kann mithilfe unterschiedlicher Paradigmen untersucht werden. In diesem Zusammenhang häufig verwendete Paradigmen sind sog. **Go/No-go-Aufgaben**. Diesen Aufgaben ist gemein, dass ein bestimmter Reiz wiederholt präsentiert wird, auf den der Proband jeweils reagieren soll. Unterbrochen wird diese Folge von andersartigen Stimuli, auf die keine Reaktion erfolgen soll. Die Reaktionstendenz bei Erscheinen eines Reizes in diesen Durchgängen muss daher unterdrückt werden. Auch werden sog. **Stopp-Signal-Aufga-**

Abb. 22.3 a–c **a** Vergleich der grauen Substanz zwischen Schizophrenie-Patienten und Kontrollen. Positive Werte indizieren erhöhte, negative Werte verminderte graue Substanz bei den Patienten. **b** Schwierigkeitsgradabhängige BOLD-Antwort in beiden Gruppen, mit positiver BOLD-Antwort in präfrontalen und negativer Antwort in temporalen Arealen. **c** Korrelation der funktionellen Aktivierung mit der kortikalen Dicke. Zusammenhang zwischen reduzierter BOLD-Antwort und kortikaler Dicke links präfrontal, rechts orbitofrontal, rechts superior temporal und bilateral parietal über die Gruppen hinweg. (Aus Rasser et al. 2005; mit freundlicher Genehmigung von Elsevier)

ben in diesem Zusammenhang häufig verwendet, wobei nach der Etablierung einer Reaktion auf einen Hinweisreiz diese gelernte Reaktion dann unterdrückt werden muss, wenn ein entsprechendes Stopp-Signal erscheint. Auch die willentliche Inhibition von reflexhaften Augenbewegungen ist in diesem Zusammenhang verwendet worden (Überblick siehe Hutton u. Ettinger 2006).

Neben Go/No-go-Aufgaben ist auch der **Stroop-Test** (Stroop 1935) ein häufig angewandtes Verfahren zur Untersuchung von Inhibitionsprozessen. Bei diesem Test wird eine **kognitive Interferenz** erzeugt, indem der Versuchsperson farblich inkongruent dargestellte Farbwörter vorgelegt werden, deren Druckfarbe benannt werden soll (Abb. 22.4). Der Interferenzeffekt zeigt sich dabei äußerst robust in einem Anstieg der benötigten Reaktionszeit gegenüber einer einfachen Lese- oder Farbbenennungsaufgabe. Exekutive Kontrolle ist zur Bearbeitung dieser Aufgabe zwingend erforderlich, da der erzeugte Konflikt

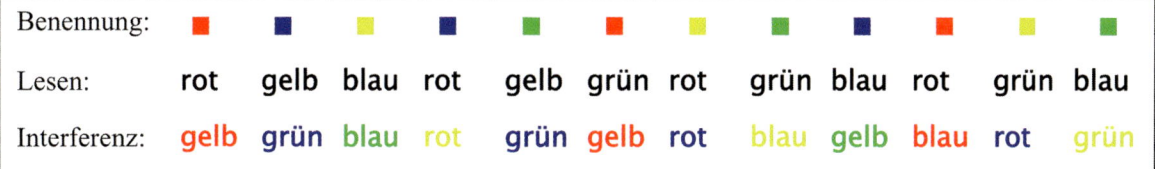

Abb. 22.4 Stroop-Test (Stroop 1935) und seine verschiedenen Bedingungen

zur Ausführung der korrekten Reaktion im Vorfeld erkannt und gelöst werden muss. Der Stroop-Test wird weitverbreitet als Index selektiver Aufmerksamkeit und exekutiver Kontrolle verwendet, da diese Aufgabe die Fähigkeit testet, eine stark überlernte und automatisierte Reaktion (Lesen des Wortes) zugunsten einer eher willentlichen Reaktion (Benennung der Farbe des Wortes) aktiv zu unterdrücken. Es existieren fMRT-Untersuchungen, die sowohl die klassische Aufgabe als auch modifizierte Varianten der Stroop-Aufgabe zur Untersuchung von Inhibitionsprozessen verwendet haben (Bush et al. 1998; Gruber et al. 2002; Harrison et al. 2005; Haupt et al. 2009; Melcher u. Gruber 2009; Peterson et al. 2002; Polk et al. 2008; Roberts u. Hall 2008; Zysset et al. 2001).

Aus der bisherigen Literatur kristallisiert sich unabhängig vom verwendeten Paradigma klar heraus, dass Inhibitionsprozesse vor allem mit der Aktivität des inferioren Frontalkortex assoziiert sind (Cai u. Leung 2011; Chikazoe et al. 2007, 2009; Duann et al. 2009; Goghari u. MacDonald 2009; Liddle et al. 2001). Konishi und Kollegen konnten mittels fMRT bereits 1999 die Inhibition von Reaktionstendenzen mit der Aktivität des inferioren Frontalkortex in Verbindung bringen (Konishi et al. 1999b). Cai und Leung (2011) schlagen eine weitere Untergliederung des inferioren Frontalkortex im Zusammenhang der Reaktionsinhibition vor, wobei die Autoren davon ausgehen, dass der ventral-posteriore Anteil als möglicher Trigger in eine frühe Phase des Inhibitionsprozesses eingebunden ist, wobei der dorsal-posteriore Teil des inferioren Frontalkortex die Stopp-Signale verarbeitet. Chikazoe und Kollegen (2009) weisen zudem darauf hin, dass Aktivierungsunterschiede im Bereich der inferior frontalen Junction (IFJ) durch die infrequente Präsentation der Stopp- bzw. No-go-Trials bedingt sind, während die Aktivierungsunterschiede im angrenzenden posterioren Teil des inferior frontalen Gyrus die eigentliche Reaktionsinhibition repräsentieren. Auch wurden Prozesse der Auswahl der zu inhibierenden Reaktion (»response selection«) mit der Aktivität des präsupplementär-motorischen Kortex in Verbindung gebracht (Simmonds et al. 2008).

Zusätzlich zur Lokalisation der eigentlichen Inhibitionsleistung haben sich einige Arbeitsgruppen mit der Hirnaktivität beschäftigt, die bei Fehlleistungen dieser exekutiven Funktion, d. h. bei mangelnder Unterdrückung einer Reaktion, zu beobachten ist. Diese Fragestellung ist insbesondere im Hinblick auf solche Patientengruppen interessant, die hier Defizite aufweisen. Menon und Kollegen (2001) etwa berichteten, dass die an einer erfolgreichen Reaktionsinhibition beteiligten Hirnregionen und solche bei fälschlichen Reaktionen der Probanden aktivierten Areale nur teilweise überlappend sind. In dieser Studie zeigten sich speziell bei misslungener Reaktionsinhibition das rechte anteriore und linke posteriore Zingulum, der linke Praecuneus und bilateral die anteriore Insula vermehrt aktiviert. Zu ähnlichen Ergebnissen bei Verarbeitungen von Fehlern kamen Garavan und Kollegen (2002), die Aktivierungen insbesondere im anterioren Zingulum und im präsupplementär-motorischen Kortex beobachteten (▶ Abschn. 22.2.4).

Die alltägliche Bedeutung inhibitorischer Prozesse und der Fähigkeit, unerwünschte Reaktionen zu unterdrücken, wird bei Patienten mit **Aufmerksamkeitsdefizit-Hyperaktivitätsstörung (ADHS)** deutlich. Bei diesen zumeist jungen Patienten äußert sich eine defizitäre inhibitorische Kontrolle sowohl motorischer Impulse als auch irrelevanter Reize in vermehrter Impulsivität, Unruhe und Unaufmerksamkeit bzw. mangelhafter Konzentrationsfähigkeit. Bereits 1997 haben Casey und Kollegen Kinder mit dieser Störung im MRT bei Bearbeitung verschiedener Inhibitionsparadigmen untersucht und festgestellt, dass eine verminderte Leistungsfähigkeit bei den Patienten mit strukturellen Auffälligkeiten in frontalen und striatalen Regionen insbesondere der rechten Hemisphäre korrelierte. Dies unterstützt die Annahme, dass für das Krankheitsbild der Aufmerksamkeitsdefizit-Hyperaktivitätsstörung rechtshemisphärische frontostriatale Schleifen eine besondere Rolle spielen. Rubia und Kollegen (2005) beschrieben für Jugendliche mit ADHS Minderaktivierungen im rechten inferioren Frontalkortex bei erfolgreicher Inhibition sowie auch verminderte Aktivität im Praecuneus und dem posterioren Zingulum während misslungener Reaktionsunterdrückung, welche mit der Symptomschwere korreliert war. Neuere Studien konnten zudem zeigen, dass bei Erwachsenen mit ADHS ähnliche Veränderungen der zerebralen Konnektivität eine Rolle spielen: Cubillo und Kollegen (2010) berichteten in einer fMRT-Studie, dass die Patienten trotz vergleichbarer Leistung in einer Stopp-Aufgabe eine reduzierte funktionelle Konnektivität innerhalb des rechten inferioren frontofrontalen, des frontostriatalen und des frontoparietalen Netzwerks aufwiesen.

Auch für Patienten mit affektiven Erkrankungen sind während der Bearbeitung einer Stroop-Aufgabe Veränderungen neuronaler Aktivität beschrieben worden: Patienten mit **Depressionen** zeigten dabei bei gleicher Leistungsfähigkeit vermehrte Aktivierung des ventrolateralen Präfrontalkortex sowie des rostralen Anteils des anterioren Zingulums (Wagner et al. 2006b), Patienten mit **bipolarer Erkrankung** relative Minderaktivierungen im Temporalkortex, im Gyrus frontalis medialis, im Putamen und im Zerebellum sowie Mehraktivierungen im medialen Okzipitalkortex (Strakowski et al. 2005). Menschen mit **Schizophrenie** zeigten in einer kombinierten fMRT- und Elektroenzephalographieuntersuchung zur Stopp-Signal-Aufgabe eine verminderte Aktivierung im rechten inferior frontalen Gyrus, die mit verlangsamter Inhibition der Reaktionstendenz einherging (Hughes et al. 2012).

22.2.4 Monitoring

> **Definition**
>
> Unter Monitoring versteht man eine kognitive Kontrollfunktion, die die ständige Evaluierung der eigenen Leistung gestattet und so die flexible und nahtlose Anpassung des Verhaltens an die sich permanent verändernde Umwelt erlaubt.

Die Fähigkeit, die eigenen Leistungen und Verhaltensweisen hinsichtlich ihrer Effektivität einzuschätzen und ggf. zu modifizieren, ist eine wichtige Funktion des Menschen zur Evaluation des eigenen Verhaltens und zur Anpassung an die Umwelt. Dies erfordert eine interne Überwachung der eigenen Leistungen, ggf. die Erkennung eines Verhaltens als fehlerhaft und die resultierende Korrektur der Reaktion. Diese kognitive Funktion wird daher auch als »**Monitoring**« bezeichnet. Sie kann beispielsweise mithilfe von Aufgaben untersucht werden, die von einer Person erfordern, zusätzlich zu der eigentlichen Anforderung, die Entdeckung und Korrektur von fehlerhaften Reaktionen zu leisten (**Fehlerdetektion**), aber auch Go/No-go-Aufgaben, Stopp-Signal-Aufgaben o. Ä. werden hierzu verwendet. Entsprechend der hier aufgezeigten Charakteristik der Monitoringfunktion besteht auch ein wesentlicher Überschneidungsbereich mit der Literatur zu Inhibitionsprozessen (▶ Abschn. 22.2.3) sowie zur Entscheidungsfindung (▶ Abschn. 22.2.2).

Bisherige bildgebende Untersuchungen legen nahe, dass für fehlerassoziierte Aktivität aufgabenunspezifisch ein zerebrales Netzwerk zuständig ist, welches das anteriore Zingulum, die präsupplementär-motorische Region, den (linken) lateralen Präfrontalkortex, den (rechten) inferioren Parietalkortex, den Thalamus sowie die Insula einschließt (z. B. Garavan et al. 2002, 2003; Hester et al. 2004; Klein et al. 2007; Rubia et al. 2003; Ullsperger u. von Cramon 2001, 2003; Ullsperger et al. 2010). Besonders dem anterioren Zingulum wird zudem die Funktion einer kontextabhängigen Fehlerprädiktion zugeschrieben (Brown u. Braver 2005). Zunehmende Bedeutung erlangt zudem die Erforschung von Monitoringprozessen, die sich auf die Konsequenzen eines bestimmten Verhaltens beziehen (**Outcome-Monitoring**) sowie darauf basierende Lernprozesse (▶ Kap. 25). So postulierten etwa Rushworth et al. (2004), dass die präsupplementär-motorische Region in die Selektion von Handlungssets involviert ist, während das anteriore Zingulum eine grundlegende Rolle dabei spielt, eigene Handlungen mit den erfolgten Konsequenzen zu verlinken, indem es den Zusammenhang zu sowohl fehlerhaften Rückmeldungen als auch positiven Verstärkungen repräsentiert. Auch Walton und Kollegen (2004, 2007) beschrieben, dass das dorsale anteriore Zingulum nicht nur mit isoliertem Monitoring von Fehlern betraut ist, sondern vielmehr in die Evaluation von positiven oder negativen Konsequenzen von Verhaltensweisen involviert ist, die der willentlichen Kontrolle der Person unterliegen. Hiermit in negativ korrelativem Zusammenhang steht das Aktivitätslevel im orbitofrontalen Kortex, welches sich beim Monitoring von Verhaltenskonsequenzen infolge der Entscheidung einer dritten Person erhöht zeigt. Auch scheint die Aktivität in Clustern des posterioren medialen Frontalkortex, die sich mit Prozessen wie Outcome-Monitoring und Fehlerdetektion in Verbindung bringen lassen, in funktioneller Interaktion mit dem lateralen Präfrontalkortex zu stehen, wodurch die Initiierung von Verhaltensmodifikationen möglich wird (Ridderinkhof et al. 2004).

Das Monitoring der eigenen Leistung und die damit verbundene Fähigkeit zur Fehlerdetektion ist eine exekutive Teilleistung, die sich bei Menschen mit **Schizophrenie** häufig beeinträchtigt zeigt und auch mit Veränderungen zerebraler Aktivität einhergeht (Carter et al. 2001; Kerns et al. 2005; Laurens et al. 2003; Polli et al. 2007). Laurens und Kollegen (2003) etwa untersuchten die Gehirnaktivität bei fehlerhaften Leistungen in einer Go/No-go-Aufgabe bei Menschen mit Schizophrenie mittels fMRT. Die Verhaltensdefizite an Schizophrenie erkrankter Probanden bei erforderlichem Monitoring spiegelten sich in dieser Studie in einer Verschiebung kortikaler Aktivierungsmuster wider. Während die Patienten gegenüber Gesunden im Bereich des rostralen anterioren Zingulums sowie in limbischen Regionen hypoaktiviert waren, zeigten sich im Parietalkortex bei den Patienten Hyperaktivierungen. Aufgrund der Bedeutung der hypoaktivierten Strukturen für emotionale und motivationale Prozesse schlussfolgerten die Autoren, dass die beobachteten Verhaltensdefizite schizophrener Patienten u. U. durch eine veränderte interne

Reaktion auf eine erfolgte Fehlreaktion zu erklären sind. Zu ähnlichen Ergebnissen kamen Carter und Kollegen (2001). Sie konnten mittels fMRT bei gesunden Personen eine fehlerkorrelierte Aktivierung des anterioren zingulären Kortex bei Überwachung der eigenen Leistung in einem Aufmerksamkeitstest nachweisen. Dieser Zusammenhang ließ sich jedoch nicht für die schizophrenen Patienten beobachten. Zudem zeigten die Patienten eine schlechte Korrektur ihres Verhaltens nach falschen Alarmen. Eine ausbleibende Fehlerkorrektur sowie eine fehlerassoziierte Hypoaktivierung des anterioren Zingulums bei schizophrenen Patienten bestätigten auch spätere Arbeiten (Kerns et al. 2005; Polli et al. 2007). Diese Befunde sprechen daher ebenfalls für eine Störung der internen Überwachungsfunktionen bei schizophrenen Patienten, die mit einer Dysfunktion des anterioren Zingulums einhergeht.

Auch bei anderen neurologischen und psychiatrischen Patientengruppen werden Auffälligkeiten der fehlerassoziierten Hirnaktivität berichtet, so finden sich etwa entsprechende Hyperaktivierungen des anterioren Zingulums bei Patienten mit **Hirntraumata** (Sozda et al. 2011), **Zwangserkrankungen** (Maltby et al. 2005) sowie bei **Autismus** (Thakkar et al. 2008).

22.2.5 Arbeitsgedächtnis

Der Begriff des Arbeitsgedächtnisses geht ursprünglich auf eine Arbeit von Baddeley und Hitch (1974) zurück. Der wesentliche Aspekt dieses Konzeptes ist, dass jegliche Informationen, die zur zielgerichteten Ausführung einer Aufgabe notwendig sind, kurzzeitig aktiv gespeichert und entsprechend der Aufgabe bearbeitet werden müssen. Baddeleys Konzept beinhaltet eine verbale (engl. »phonological loop«) und eine visuell-räumliche Untereinheit (engl. »visuo-spacial skatchpad«) (▶ Kap. 24), die der sog. zentralen Exekutive untergeordnet sind.

> Die zentrale Exekutive hat die Funktion, die verfügbaren Aufmerksamkeitsressourcen adäquat auf die beiden Untereinheiten zu verteilen. Daher kann dieser Teilaspekt des Arbeitsgedächtnisses nach Baddeley auch der Gruppe der exekutiven Funktionen zugeordnet werden.

Im Folgenden soll nicht auf die funktionelle Bildgebung des Arbeitsgedächtnisses im Allgemeinen eingegangen werden (▶ Kap. 24), sondern insbesondere der exekutive Teilaspekt des Arbeitsgedächtnisses sowie die Überschneidung mit anderen exekutiven Funktionen erläutert werden.

Die zentrale Exekutive des Arbeitsgedächtnisses wird häufig mithilfe sog. **Dual-Task-Aufgaben** untersucht. Bei solchen Paradigmen muss die Versuchsperson 2 verschiedene Aufgaben gleichzeitig bearbeiten, die zudem häufig

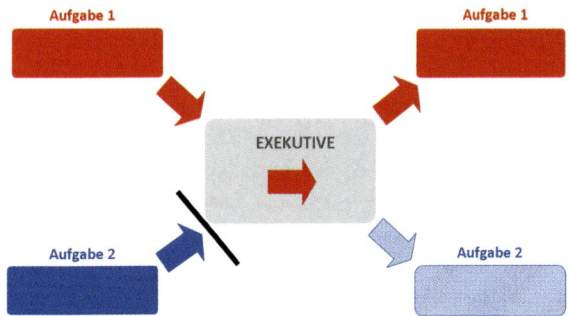

Abb. 22.5 Flaschenhalsprinzip bei der Bearbeitung von Dual-Task-Aufgaben. (Mod. nach Szameitat et al. 2002)

unterschiedliche Modalitäten oder kognitive Prozesse einschließen. Man geht davon aus, dass es dabei im Sinne eines Flaschenhalses zu einer erhöhten Interferenz zwischen 2 konkurrierenden Aufgaben kommt (◘ Abb. 22.5). Dies zeigt sich auf der Verhaltensebene in erhöhten Fehlerraten bzw. Reaktionszeiten. Auf neuronaler Ebene muss die vermehrte Interferenz durch eine erhöhte exekutive Kontrolle aufgelöst werden. Um diesen Prozess näher zu beleuchten, wird in fMRT-Untersuchungen das kortikale Aktivierungsmuster bei Bearbeitung zweier Aufgaben mit der Aktivität bei Bearbeitung nur einer Aufgabe kontrastiert.

D'Esposito und Kollegen berichteten in der Zeitschrift *Nature* bereits 1995 erstmalig die Gehirnaktivität bei Koordination zweier konkurrierender Aufgaben in einer fMRT-Untersuchung. Sie beschrieben in der Dual-Task-Bedingung eine additive Aktivität im DLPFC und im anterioren Zingulum, die nicht mit der Aufgabenschwierigkeit assoziiert war. Diese Befunde wiesen neben folgenden Studien (Herath et al. 2001; Köchlin et al. 1999) bereits früh auf eine Beteiligung des präfrontalen Kortex an der Allokation und Koordination von Aufmerksamkeitsressourcen hin. Konsistent mit diesen Befunden fanden Szameitat und Kollegen (2002) eine spezifische Aktivierung im Bereich des Sulcus frontalis inferior, des Gyrus frontalis medialis und des Sulcus intraparietalis bei Bearbeitung einer Dual-Task-Aufgabe, welche zudem mit der Aufgabenschwierigkeit anstieg. Auch scheinen einzelne Elemente der Aufgabenbearbeitung funktionell dissoziiert zu sein, Stelzel und Kollegen (2008) beschrieben eine Aufsplittung des lateralen Präfrontalkortex hinsichtlich der Kontrolle über die Bearbeitungsreihenfolge in Dual-Task-Aufgaben (Sulcus frontalis inferior und medialis) gegenüber der Aufrechterhaltung eines kognitiven Sets (linke anteriore Insula). Es ist zudem zu erwähnen, dass je nach Erfordernis andere neuronale Systeme einen modulierenden Einfluss auf die mit der Arbeitsgedächtnisleistung assoziierten Aktivierungen des dorsolateralen Präfrontalkortex sowie des Parietalkortex ausüben, beispielsweise durch primäre wie auch sekundäre Verstärker (Beck et al. 2010) (▶ Kap. 25).

Die Fähigkeit, zwischen verschiedenen konkurrierenden Aufgaben zu wechseln, was in der englischsprachigen Literatur als »**task switching**« bezeichnet wird, erfordert ähnlich der zentralen Exekutive des Arbeitsgedächtnisses die Verteilung bzw. Verlagerung kognitiver Ressourcen. Diese Fähigkeit wird dann benötigt, wenn entweder 2 Aufgaben gleichzeitig – wie bei Dual-Task-Aufgaben – oder in raschem Wechsel zu bearbeiten sind, sodass ein Konflikt zwischen den beiden Bearbeitungszielen entsteht. Dabei nimmt die Leistung einer Person im Vergleich zur separaten Bearbeitung der Aufgaben ab, was als Kosten der erforderlichen exekutiven Prozesse bei Aufgabenwechsel verstanden wird (z. B. Rogers u. Monsell 1995). Verschiedene fMRT-Untersuchungen konnten zeigen, dass bei dem Wechsel zwischen verschiedenen Aufgaben tatsächlich mediale und dorsolaterale Teile des Präfrontalkortex ihre Aktivität erhöhen (z. B. Sylvester et al. 2003).

Gurd und Kollegen (2002, 2003) berichten hingegen von einer Studie, in der sie die Versuchspersonen zwischen 2 Wortflüssigkeitsaufgaben mit unterschiedlichen semantischen Kategorien mehrfach wechseln ließen. Zusätzlich waren die gefragten Kategorien unterschiedlich gut gelernt (z. B. Früchte vs. Tage der Woche). In dieser Studie ergab sich beim Vergleich der kortikalen Aktivierungsmuster bei mehrfachem Wechsel der Kategorie gegenüber der Wortflüssigkeit ohne erforderlichen Aufgabenwechsel eine vermehrte Aktivierung des superior-posterioren Parietalkortex. Signifikante Aktivierungen in frontalen Bereichen (anteriores Zingulum, Gyrus frontalis medialis, frontales Operculum, linker Gyrus frontalis inferior) und im Bereich des Zerebellums (Vermis) beschreiben die Autoren für den Vergleich der unterschiedlich gut gelernten Kategorien. Diese Ergebnisse machen deutlich, dass auch parietale Kortexbereiche für das Verständnis exekutiver Funktionen eine Rolle spielen, exekutive Funktionen daher auch keinesfalls mit frontal lokalisierten Funktionen gleichzusetzen sind. Zudem wurde bisher angenommen, dass der parietale Kortex vorwiegend für die Allokation von Aufmerksamkeit hinsichtlich räumlicher und visueller Stimuli von Bedeutung ist. Das Verständnis der Funktion des parietalen Kortex ist so zunehmend um die Verschiebung eines internen Aufmerksamkeitsfokus erweitert worden. Auch andere Arbeitsgruppen schlussfolgerten, dass die Aktivität des Präfrontalkortex stark fluktuierend ist (Leber et al. 2008) und im Sinne eines ständigen Updates der Aufgabenrepräsentation auf parietal repräsentierte Reiz-Reaktions-Assoziationen Einfluss nimmt (Brass u. von Cramon 2004; Brass et al. 2005).

Neuere Arbeiten bemühen sich um eine weitere funktionelle Aufgliederung der beteiligten Hirnregionen. Hyafil und Kollegen (2009) untersuchten in einem Paradigma, welches Anteile klassischer Stroop- sowie »**Task switching**«-Aufgaben kombinierte, welche Strukturen an Subprozessen des Aufgabenwechsels beteiligt sind. Die Autoren kamen so zu dem Schluss, dass das anteriore Zingulum für die Orientierung hin zu neuen kognitiven Anforderungen grundlegend ist, während der dorsolaterale Präfrontalkortex für die Überwindung von Inferenzen durch zuvor aktivierte kognitive Sets notwendig ist. Sie bestätigten damit eine Untersuchung von Lie und Kollegen (2006), die neben der zentralen Rolle des rechten dorsolateralen Präfrontalkortex für die zentrale Exekutive des Arbeitsgedächtnisses eine funktionelle Dissoziation des anterioren Zingulums hinsichtlich der Fehlerentdeckung (rostraler Teil) und der attentiven Kontrolle (kaudaler Teil) im Rahmen von Arbeitsgedächtnisprozessen beschrieben.

Zerebrale Auffälligkeiten, die sich mit den Arbeitsgedächtnisfunktionen assoziiert zeigen, sind bei einer Vielzahl psychischer und neurologischer Erkrankungen beschrieben worden, beispielsweise lassen sich bei **ADHS** Veränderungen der neuronalen Konnektivität im ventrolateralen Präfrontalkortex, im Zerebellum und im anterioren Zingulum bei Bearbeitung von Arbeitsgedächtnisaufgaben nachweisen (Wolf et al. 2009).

Zusammenfassung und Ausblick

Exekutive Funktionen sind kognitive Leistungen, die die Koordination, Steuerung und Kontrolle untergeordneter Denkprozesse ermöglichen. Zu den exekutiven Funktionen werden daher verschiedene Teilleistungen gezählt, etwa kognitive Flexibilität, Planungs- und Entscheidungsprozesse, Inhibition sowie Handlungsüberwachung (Monitoring). Insgesamt gesehen sind die sicheren Erkenntnisse, die man über die neuronalen Korrelate dieser Funktionen bisher gewonnen hat, noch recht lückenhaft. Als bedeutsamste Hirnstruktur für alle diese Teilleistungen hat sich der präfrontale Kortex erwiesen. Häufig findet sich in bildgebenden Untersuchungen aber auch eine Beteiligung des anterioren Zingulums, vor allem bei der Verarbeitung von fehlerhaften Reaktionen, sowie von Arealen im Parietal- und Temporalkortex. Eine genauere Zuordnung exekutiver Funktionen zu einem neuroanatomischen Korrelat erfordert allerdings die Konkretisierung der eigentlichen Teilleistung und eine Modifikation bestehender Konzepte.

Die Möglichkeit, mithilfe der funktionellen Kernspintomographie die Aktivität des Gehirns nicht invasiv und in vivo zu erfassen, hat zu einem geradezu sprunghaft zunehmenden Interesse an den neuronalen Mechanismen von Denken und Verhalten geführt. Insbesondere lässt sich durch diese Methode eine genauere Vorstellung von der Organisation höherer

▼

mentaler Prozesse wie den exekutiven Funktionen entwickeln. Trotzdem offenbaren sich gerade in diesem Bereich deutlich die Probleme, die die kognitiv-neurowissenschaftliche Forschung in den nächsten Jahren zu überwinden suchen muss. Dies erfordert:
- Klare Konzepte zur Untersuchung von Subprozessen der exekutiven Leistungen durch geschickt konstruierte Paradigmen
- Verbesserung und Vereinheitlichung der verwendeten experimentellen Paradigmen über verschiedene Studien hinweg
- Kontinuierliche Überarbeitung der gängigen Theorien sowohl auf der kognitionspsychologischen wie auch auf der neurobiologischen Ebene

Es liegen bisher wenige Modelle über die Funktionsweise des Gehirns hinsichtlich der verschiedenen exekutiven Prozesse und hinsichtlich des Zusammenspiels dieser Funktionen sowohl untereinander als auch mit anderen zerebralen Prozessen vor. Neuere Arbeiten subsummieren einzelne Teilaspekte exekutiver Funktionen zunehmend unter dem Begriff der Entscheidungsfindung. Um dieses schwierige, aber faszinierende Teilgebiet menschlicher Kognition besser beschreiben und verstehen zu können, müssen auf Basis der bisherigen Erkenntnisse genauere modellbasierte Theorien über die Organisation exekutiver Funktionen entwickelt werden, die dann anhand bildgebender Untersuchungen zu überprüfen sind. Ein besseres Verständnis exekutiver Prozesse bei neuropsychologisch gesunden Personen erlaubt in Zukunft dann auch die zunehmende Anwendung dieser Erkenntnisse auf die Untersuchung exekutiver Dysfunktionen bei neurologischen und psychiatrischen Patienten, für welche die Forschung hier noch am Anfang steht.

Literatur

Amunts K, Weiss PH, Mohlberg H, Pieperhoff P, Eickhoff S, Gurd JM, Marshall JC, Shah NJ, Fink GR, Zilles K (2004) Analysis of neural mechanisms underlying verbal fluency in cytoarchitectonically defined stereotaxic space – the roles of Brodmann areas 44 and 45. Neuroimage 22: 42–56

Baddeley AD, Hitch GJ (1974) Working memory. In: Bower GA (ed) Recent advances in learning and motivation, 8th vol. Academic Press, New York, pp 47–90

Basho S, Palmer ED, Rubio MA, Wulfeck B, Muller RA (2007) Effects of generation mode in fMRI adaptations of semantic fluency: paced production and overt speech. Neuropsychologia 45: 1697–1706

Beck SM, Locke HS, Savine AC, Jimura K, Braver TS (2010) Primary and secondary rewards differentially modulate neural activity dynamics during working memory. PLoS One 5: e9251

Brass M, Cramon DY von (2004) Selection for cognitive control: a functional magnetic resonance imaging study on the selection of task-relevant information. J Neurosci 24: 8847–8852

Brass M, Ullsperger M, Knoesche TR, Cramon DY von, Phillips NA (2005) Who comes first? The role of the prefrontal and parietal cortex in cognitive control. J Cogn Neurosci 17: 1367–1375

Brown JW, Braver TS (2005) Learned Predictions of Error Likelihood in the Anterior Cingulate Cortex. Science 307: 1118–1121

Buchsbaum BR, Greer S, Chang WL, Berman KF (2005) Meta-analysis of neuroimaging studies of the Wisconsin card-sorting task and component processes. Hum Brain Mapp 25: 35–45

Bush G, Whalen PJ, Rosen BR, Jenike MA, McInerney SC, Rauch SL (1998) The counting Stroop: an interference task specialized for functional neuroimaging – validation study with functional MRI. Hum Brain Mapp 6: 270–282

Cai W, Leung HC (2011) Rule-guided executive control of response inhibition: functional topography of the inferior frontal cortex. PLoS One 6: e20840

Camchong J, MacDonald AW 3rd, Nelson B, Bell C, Mueller BA, Specker S, Lim KO (2011) Frontal hyperconnectivity related to discounting and reversal learning in cocaine subjects. Biol Psychiatry 69: 1117–1123

Carter CS, MacDonald AW 3rd, Ross LL, Stenger VA (2001) Anterior cingulate cortex activity and impaired self-monitoring of performance in patients with schizophrenia: an event-related fMRI study. Am J Psychiatry 158: 1423–1428

Casey BJ, Trainor RJ, Orendi JL, Schubert AB, Nystrom LE, Giedd JN, Castellanos FX, Haxby JV, Noll, DC, Cohen JD, Forman SD, Dahl RE, Rapoport JL (1997) A developmental functional MRI study of prefrontal activation during performance of a Go-No-Go Task. The J Cogn Neurosci 9: 835–847

Chikazoe J, Konishi S, Asari T, Jimura K, Miyashita Y (2007) Activation of right inferior frontal gyrus during response inhibition across response modalities. J Cogn Neurosci 19: 69–80

Chikazoe J, Jimura K, Asari T, Yamashita K, Morimoto H, Hirose S, Miyashita Y, Konishi S (2009) Functional dissociation in right inferior frontal cortex during performance of go/no-go task. Cereb Cortex 19: 146–152

Costafreda SG, Fu CHY, Lee L, Everitt B, Brammer MJ, David AS (2006) A systematic review and quantitative appraisal of fMRI studies of verbal fluency: role of the left inferior frontal gyrus. Hum Brain Mapp 27: 799–810

Costafreda SG, Fu CH, Picchioni M, Kane F, McDonald C, Prata DP, Kalidindi S, Walshe M, Curtis V, Bramon E, Kravariti E, Marshall N, Toulopoulou T, Barker GJ, David AS, Brammer MJ, Murray RM, McGuire PK (2009) Increased inferior frontal activation during word generation: A marker of genetic risk for schizophrenia but not bipolar disorder? Hum Brain Mapp 30: 3287–3298

Coutlee CG, Huettel SA (2012) The functional neuroanatomy of decision making: Prefrontal control of thought and action. Brain Res 1428: 3–12

Cubillo A, Halari R, Ecker C, Giampietro V, Taylor E, Rubia K (2010) Reduced activation and inter-regional functional connectivity of fronto-striatal networks in adults with childhood Attention-Deficit Hyperactivity Disorder (ADHD) and persisting symptoms during tasks of motor inhibition and cognitive switching. J Psychiatr Res 44: 629–639

Curtis VA, Dixon TA, Morris RG, Bullmore ET, Brammer MJ, Williams SC, Sharma T, Murray RM, McGuire PK (2001) Differential frontal activation in schizophrenia and bipolar illness during verbal fluency. J Affect Disord 66: 111–121

D'Esposito M, Detre JA, Alsop DC, Shin RK, Atlas S, Grossman M (1995) The neural basis of the central executive system of working memory. Nature 378: 279–281

Dickstein DP, Finger EC, Skup M, Pine DS, Blair JR, Leibenluft E (2010) Altered neural function in pediatric bipolar disorder during reversal learning. Bipolar Disord 12: 707–719

Duann JR, Ide JS, Luo X, Li CS (2009) Functional connectivity delineates distinct roles of the inferior frontal cortex and presupplementary motor area in stop signal inhibition. J Neurosci 29: 10171–10179

Eslinger PJ, Grattan LM (1993) Frontal lobe and frontal-striatal substrates for different forms of human cognitive flexibility. Neuropsychologia 31: 17–28

Fitzgerald PB, Srithiran A, Benitez J, Daskalakis ZZ, Oxley TJ, Kulkarni J, Egan GF (2008) An fMRI study of prefrontal brain activation during multiple tasks in patients with major depressive disorder. Hum Brain Mapp 29: 490–501

Floresco SB, Zhang Y, Enomoto T (2009) Neural circuits subserving behavioural flexibility and their relevance to schizophrenia. Behav Brain Res 204: 396–409

Garavan H, Ross TJ, Murphy K, Roche RA, Stein EA (2002) Dissociable executive functions in the dynamic control of behavior: inhibition, error detection, and correction. NeuroImage 17: 1820–1829

Garavan H, Ross TJ, Kaufman J, Stein EA (2003) A midline rostral-caudal axis for error processing and response conflict monitoring. Neuroimage 20: 1132–1139

Gauthier CT, Duyme M, Zanca M, Capron C (2009) Sex and performance level effects on brain activation during a verbal fluency task: a functional magnetic resonance imaging study. Cortex 45: 164–176

Goghari VM, MacDonald AW 3rd (2009) The neural basis of cognitive control: response selection and inhibition. Brain Cogn 71: 72–83

Grant DA, Berg EA (1948) A behavioral analysis of degree of reinforcement and ease of shifting to new responses in a Weigl-type card-sorting problem. J Exp Psychol 38: 404–411

Gruber SA, Rogowska J, Holcomb P, Soraci S, Yurgelun-Todd D (2002) Stroop performance in normal control subjects: an fMRI study. NeuroImage 16: 349–360

Gurd JM, Amunts K, Weiss PH, Zafiris O, Zilles K, Marshall JC, Fink GR (2002) Posterior parietal cortex is implicated in continuous switching between verbal fluency tasks: an fMRI study with clinical implications. Brain 125: 1024–1038

Gurd JM, Weiss PH, Amunts K, Fink GR (2003) Within-task switching in the verbal domain. Neuroimage 20: S50–S57

Harrison BJ, Shaw M, Yücel M, Purcell R, Brewer WJ, Strother SC, Egan GF, Olver JS, Nathan PJ, Pantelis C (2005) Functional connectivity during Stroop task performance. Neuroimage 24: 181–191

Haupt S, Axmacher N, Cohen MX, Elger CE, Fell J (2009) Activation of the caudal anterior cingulate cortex due to task-related interference in an auditory Stroop paradigm. Hum Brain Mapp 30: 3043–3056

Henry JD, Crawford JR (2004) Meta-analytic review of verbal fluency performance following focal cortical lesions. Neuropsychology 18: 284–295

Herath P, Klingberg T, Young J, Amunts K, Roland P (2001) Neural correlates of dual task interference can be dissociated from those of divided attention: An fMRI study. Cerebr Cort 11: 796–805

Hester R, Fassbender C, Garavan H (2004) Individual differences in error processing: a review and reanalysis of three event-related fMRI studies using the GO/NOGO task. Cereb Cortex 14: 986–994

Heuvel OA van den, Groenewegen HJ, Barkhof F, Lazeron RH, van Dyck R, Veltman DJ (2003) Frontostriatal system in planning complexity: a parametric functional magnetic resonance version of Tower of London task. NeuroImage 18: 367–374

Heuvel OA van den, Veltman DJ, Groenewegen HJ, Cath DC, van Balkom AJ, van Hartskamp J, Barkhof F, van Dyck R (2005) Frontal-striatal dysfunction during planning in obsessive-compulsive disorder. Arch Gen Psychiatry 62: 301–309

Hirshorn EA, Thompson-Schill SL (2006) Role of the left inferior frontal gyrus in covert word retrieval: neural correlates of switching during verbal fluency. Neuropsychologia 44: 2547–2557

Hodgson TL, Tiesman B, Owen AM, Kennard C (2002) Abnormal gaze strategies during problem solving in Parkinson's disease. Neuropsychologia 40: 411–422

Hughes ME, Fulham WR, Johnston PJ, Michie PT (2012) Stop-signal response inhibition in schizophrenia: behavioural, event-related potential and functional neuroimaging data. Biol Psychol 89: 220–231

Hutton SB, Ettinger U (2006) The antisaccade task as a research tool in psychopathology: a critical review. Psychophysiology 43: 302–313

Hyafil A, Summerfield C, Koechlin E (2009) Two mechanisms for task switching in the prefrontal cortex. J Neurosci 29: 5135–5142

Jocham G, Klein TA, Neumann J, von Cramon DY, Reuter M, Ullsperger M (2009) Dopamine DRD2 polymorphism alters reversal learning and associated neural activity. J Neurosci 29: 3695–3704

Kerns JG, Cohen JD, MacDonald AW 3rd, Johnson MK, Stenger VA, Aizenstein H, Carter CS (2005) Decreased conflict- and error-related activity in the anterior cingulate cortex in subjects with schizophrenia. Am J Psychiatry 162: 1833–1839

Klein TA, Endrass T, Kathmann N, Neumann J, von Cramon DY, Ullsperger M (2007) Neural correlates of error awareness. Neuroimage 34: 1774–1781

Köchlin E, Basso G, Pietrini P, Panzer S, Grafman J (1999) The role of the anterior prefrontal cortex in human cognition. Nature 399: 148–151

Konishi S, Kawazu M, Uchida I, Kikyo H, Asakura I, Miyashita Y (1999a) Contribution of working memory to transient activation in human inferior prefrontal cortex during performance of the Wisconsin Card Sorting Test. Cereb Cortex 9: 745–753

Konishi S, Nakajima K, Uchida I, Kikyo H, Kameyama M, Miyashita Y (1999b) Common inhibitory mechanism in human inferior prefrontal cortex revealed by event-related functional MRI. Brain 122: 981–991

Konishi S, Hayashi T, Uchida I, Kikyo H, Takahashi E, Miyashita Y (2002) Hemispheric asymmetry in human lateral prefrontal cortex during cognitive set shifting. Proc Natl Acad Sci USA 99: 7803–7808

Konishi S, Morimoto H, Jimura K, Asari T, Chikazoe J, Yamashita K, Hirose S, Miyashita Y (2008) Differential superior prefrontal activity on initial versus subsequent shifts in naive subjects. Neuroimage 41: 575–580

Konishi S, Hirose S, Jimura K, Chikazoe J, Watanabe T, Kimura HM, Miyashita Y (2010) Medial prefrontal activity during shifting under novel situations. Neurosci Lett 484: 182–186

Laurens KR, Ngan ET, Bates AT, Kiehl KA, Liddle PF (2003) Rostral anterior cingulate cortex dysfunction during error processing in schizophrenia. Brain 126: 610–622

Leber AB, Turk-Browne NB, Chun MM (2008) Neural predictors of moment-to-moment fluctuations in cognitive flexibility. PNAS 105: 13592–13597

Lezak MD, Howieson DB, Bigler ED, Tranel D (2012) Neuropsychological Assessment, 5th ed. Oxford University Press, New York

Liddle PF, Kiehl KA, Smith AM (2001) Event-related fMRI study of response inhibition. Hum Brain Mapp 12: 100–109

Lie CH, Specht K, Marshall JC, Fink GR (2006) Using fMRI to decompose the neural processes underlying the Wisconsin Card Sorting Test. Neuroimage 30: 1038–1049

Lurito JT, Kareken DA, Lowe MJ, Chen SH, Mathews VP (2000) Comparison of rhyming and word generation with fMRI. Hum Brain Mapp 10: 99–10

Maltby N, Tolin DF, Worhunsky P, O'Keefe TM, Kiehl KA (2005) Dysfunctional action monitoring hyperactivates frontal-striatal circuits in obsessive-compulsive disorder: an event-related fMRI study. Neuroimage 24: 495–503

Melcher T, Gruber O (2009) Decomposing interference during Stroop performance into different conflict factors: an event-related fMRI study. Cortex 45: 189–200

Menon V, Adleman NE, White CD, Glover GH, Reiss AL (2001) Error-related brain activation during a Go/NoGo response inhibition task. Hum Brain Mapp 12: 131–143

Monchi O, Petrides M, Petre V, Worsley K, Dagher A (2001) Wisconsin card sorting revisited: distinct neural circuits participating in different stages of the task identified by event-related functional magnetic resonance imaging. J Neurosci 21: 7733–7741

Monchi O, Petrides M, Julien D, Postuma R, Worsley K, Dagher A (2004) Neural bases of set-shifting deficits in Parkinson's disease. J Neurosci 24: 702–710

Newman SD, Carpenter PA, Varma S, Just MA (2003) Frontal and parietal participation in problem solving in the Tower of London: fMRI and computational modeling of planning and high-level perception. Neuropsychologia 41: 1668–1682

Nyhus E, Barcelo F (2009) The Wisconsin Card Sorting Test and the cognitive assessment of prefrontal executive functions: A critical update. Brain Cogn 71: 437–451

Okada G, Okamoto Y, Morinobu S, Yamawaki S, Yokota N (2003) Attenuated left prefrontal activation during a verbal fluency task in patients with depression. Neuropsychobiology 47: 21–26

Okada G, Okamoto Y, Yamashita H, Ueda K, Takami H, Yamawaki S (2009) Attenuated prefrontal activation during a verbal fluency task in remitted major depression. Psychiatry Clin Neurosci 63: 423–425

Paulus MP, Hozack N, Frank L, Brown GG (2002) Error rate and out-come predictability affect neural activation in prefrontal cortex and anterior cingulate during decision-making. NeuroImage 15: 836–846

Peterson BS, Kane MJ, Alexander GM, Lacadie C, Skudlarski P, Leung HC, May J, Gore JC (2002) An event-related functional MRI study comparing interference effects in the Simon and Stroop tasks. Brain Res Cogn Brain Res 13: 427–440

Pihlajamaki M, Tanila H, Hanninen T, Kononen M, Laakso M, Partanen K, Soininen H, Aronen HJ (2000) Verbal fluency activates the left medial temporal lobe: a functional magnetic resonance imaging study. Ann Neurol 47: 470–476

Polk TA, Drake RM, Jonides JJ, Smith MR, Smith EE (2008) Attention enhances the neural processing of relevant features and suppresses the processing of irrelevant features in humans: a functional magnetic resonance imaging study of the Stroop task. J Neurosci 28: 13786–13792

Polli FE, Barton JJ, Thakkar KN, Greve DN, Goff DC, Rauch SL, Manoach DS (2007) Reduced error-related activation in two anterior cingulate circuits is related to impaired performance in schizophrenia. Brain 131: 971–986

Ragland JD, Moelter ST, Bhati MT, Valdez JN, Kohler CG, Siegel SJ, Gur RC, Gur RE (2008) Effect of retrieval effort and switching demand on fMRI activation during semantic word generation in schizophrenia. Schizophr Res 99: 312–323

Rasser PE, Johnston P, Lagopoulos J, Ward PB, Schall U, Thienel R, Bender S, Toga AW, Thompson PM (2005) Functional MRI BOLD response to Tower of London performance in first-episode schizophrenia patients using cortical pattern matching. NeuroImage 26: 941–951

Remijnse PL, Nielen MM, van Balkom AJ, Hendriks GJ, Hoogendijk WJ, Uylings HB, Veltman DJ (2009) Differential frontal-striatal and paralimbic activity during reversal learning in major depressive disorder and obsessive-compulsive disorder. Psychol Med 39: 1503–1518

Ridderinkhof KR, Ullsperger M, Crone EA, Nieuwenhuis S (2004) The role of the medial frontal cortex in cognitive control. Science 306: 443–447

Riehemann S, Volz HP, Stützer P, Smesny S, Gaser C, Sauer H (2001) Hypofrontality in neuroleptic-naive schizophrenic patients during the Wisconsin Card Sorting Test – a fMRI study. Eur Arch Psychiatry Clin Neurosci 251: 66–71

Roberts KL, Hall DA (2008) Examining a supramodal network for conflict processing: a systematic review and novel functional magnetic resonance imaging data for related visual and auditory stroop tasks. J Cogn Neurosci 20: 1063–1078

Rogers RD, Monsell S (1995) Costs of a predictable switch between simple cognitive tasks. J Exp Psychol Gen 124: 207–231

Rubia K, Smith AB, Brammer M, Taylor E (2003) Right inferior prefrontal cortex mediates response inhibition while mesial prefrontal cortex is responsible for error detection. Neuroimage 20: 351–358

Rubia K, Smith AB, Brammer MJ, Toone B, Taylor E (2005) Abnormal brain activation during inhibition and error detection in medication-naive adolescents with ADHD. Am J Psychiatry 162: 1067–1075

Rushworth MF, Walton ME, Kennerley SW, Bannerman DM (2004) Action sets and decisions in the medial frontal cortex. Trends Cogn Sci 8: 410–417

Rushworth MF, Noonan MP, Boorman ED, Walton ME, Behrens TE (2011) Frontal cortex and reward-guided learning and decision-making. Neuron 70: 1054–1069

Schall U, Johnston P, Lagopoulos J, Jüptner M, Jentzen W, Thienel R, Dittmann-Balçar A, Bender S, Ward PB (2003) Functional brain maps of Tower of London performance: a positron emission tomography and functional magnetic imaging study. NeuroImage 20: 1154–1161

Schlosser R, Hunsche S, Gawehn J, Grunert P, Vucurevic G, Gesierich T, Kaufmann B, Rossbach W, Stoeter P (2002) Characterization of BOLD-fMRI signal during a verbal fluency paradigm in patients with intracerebral tumors affecting the frontal lobe. Magn Reson Imaging 20: 7–16

Shallice T (1982) Specific impairments of planning. Philos Trans R Soc Lond B Biol Sci 298: 199–209

Simmonds DJ, Pekar JJ, Mostofsky SH (2008) Meta-analysis of Go/No-go tasks demonstrating that fMRI activation associated with response inhibition is task-dependent. Neuropsychologia 46: 224–232

Simon HA (1975) The functional equivalence of problem solving skills. Cognit Psychol 7: 268–288

Smith AB, Taylor E, Brammer M, Rubia K (2004) Neural correlates of switching set as measured in fast, event-related functional magnetic resonance imaging. Hum Brain Mapp 21: 247–256

Sozda CN, Larson MJ, Kaufman DA, Schmalfuss IM, Perlstein WM (2011) Error-related processing following severe traumatic brain injury: An event-related functional magnetic resonance imaging (fMRI) study. Int J Psychophysiol 82: 97–106

Specht K, Lie CH, Shah NJ, Fink GR (2009) Disentangling the prefrontal network for rule selection by means of a non-verbal variant of the Wisconsin Card Sorting Test (WCST). Hum Brain Mapp 30: 1734–1743

Stelzel C, Kraft A, Brandt SA, Schubert T (2008) Dissociable neural effects of task order control and task set maintenance during dual-task processing. J Cogn Neurosi 20: 613–628

Strakowski SM, Adler CM, Holland SK, Mills NP, DelBello MP, Eliassen JC (2005) Abnormal FMRI brain activation in euthymic bipolar disorder patients during a counting Stroop interference task. Am J Psychiatry 162: 1697–1705

Stroop JR (1935) Studies of interference in serial verbal reactions. J Exp Psychol 28: 643–662

Sylvester CY, Shimamura AP (2002) Evidence for intact semantic representations in patients with frontal lobe lesions. Neuropsychology 16: 197–207

Sylvester CY, Wager TD, Lacey SC, Hernandez L, Nichols TE, Smith EE, Jonides J (2003) Switching attention and resolving interference:

fMRI measures of executive functions. Neuropsychologia 41: 357–370

Szameitat AJ, Schubert T, Müller K, von Cramon DY (2002) Localization of executive functions in dual-task performance with fMRI. J Cogn Neurosci 14: 1184–1199

Takami H, Okamoto Y, Yamashita H, Okada G, Yamawaki S (2007) Attenuated anterior cingulate activation during a verbal fluency task in elderly patients with a history of multiple-episode depression. Am J Geriatr Psychiatry 15: 594–603

Thakkar KN, Polli FE, Joseph RM, Tuch DS, Hadjikhani N, Barton JJ, Manoach DS (2008) Response monitoring, repetitive behaviour and anterior cingulate abnormalities in autism spectrum disorders (ASD). Brain 131: 2464–2478

Ullsperger M, von Cramon DY (2001) Subprocesses of performance monitoring: a dissociation of error processing and response competition revealed by event-related fMRI and ERPs. Neuroimage 14: 1387–1401

Ullsperger M, von Cramon DY (2003) Error monitoring using external feedback: specific roles of the habenular complex, the reward system, and the cingulate motor area revealed by functional magnetic resonance imaging. J Neurosci 23: 4308–4314

Ullsperger M, Harsay HA, Wessel JR, Ridderinkhof KR (2010) Conscious perception of errors and its relation to the anterior insula. Brain Struct Funct 214: 629–643

Volz HP, Gaser C, Hager F, Rzanny R, Mentzel HJ, Kreitschmann-Andermahr I, Kaiser WA, Sauer H (1997) Brain activation during cognitive stimulation with the Wisconsin Card Sorting Test – a functional MRI study on healthy volunteers and schizophrenics. Psychiatry Res 75: 145–157

Wagner G, Koch K, Reichenbach JR, Sauer H, Schlösser RG (2006a) The special involvement of the rostrolateral prefrontal cortex in planning abilities: an event-related fMRI study with the Tower of London paradigm. Neuropsychologia 44: 2337–2347

Wagner G, Sinsel E, Sobanski T, Köhler S, Marinou V, Mentzel HJ, Sauer H, Schlösser RG (2006b) Cortical inefficiency in patients with unipolar depression: an event-related fMRI study with the Stroop task. Biol Psychiatry 59: 958–965

Walton ME, Devlin JT, Rushworth MF (2004) Interactions between decision making and performance monitoring within prefrontal cortex. Nat Neurosci 7: 1259–1265

Walton ME, Croxson PL, Behrens TE, Kennerley SW, Rushworth MF (2007) Adaptive decision making and value in the anterior cingulate cortex. Neuroimage 36: 142–154

Waltz JA, Gold JM (2007) Probabilistic reversal learning impairments in schizophrenia: further evidence of orbitofrontal dysfunction. Schizophr Res 93: 296–303

Wilmsmeier A, Ohrmann P, Suslow T, Siegmund A, Koelkebeck K, Rothermundt M, Kugel H, Arolt V, Bauer J, Pedersen A (2010) Neural correlates of set-shifting: decomposing executive functions in schizophrenia. J Psychiatry Neurosci 35: 321–329

Wolf RC, Plichta MM, Sambataro F, Fallgatter AJ, Jacob C, Lesch KP, Herrmann MJ, Schönfeldt-Lecuona C, Connemann BJ, Grön G, Vasic N (2009) Regional brain activation changes and abnormal functional connectivity of the ventrolateral prefrontal cortex during working memory processing in adults with attention-deficit/hyperactivity disorder. Hum Brain Mapp 30: 2252–2266

Yetkin FZ, Hammeke TA, Swanson SJ, Morris GL, Mueller WM, McAuliffe TL, Haughton VM (1995) A comparison of functional MR activation patterns during silent and audible language tasks. Am J Neuroradiol 16: 1087–1092

Zysset S, Müller K, Lohmann G, von Cramon DY (2001) Color-word matching Stroop task: separating interference and response conflict. NeuroImage 13: 29–36

Somatosensorisches System

C. Grefkes, S. B. Eickhoff, G. R. Fink

23.1 Funktionelle Gliederung des somatosensorischen Kortex – 376
23.1.1 Unimodaler somatosensorischer Kortex – 376
23.1.2 Sekundärer somatosensorischer Kortex – 379
23.1.3 Posteriorer parietaler Kortex – 383

23.2 Somatotopie im somatosensorischen System und fMRT – 385

23.3 Läsionen und funktionelle Störungen – 388
23.3.1 Anteriorer parietaler Kortex – 388
23.3.2 Posteriorer parietaler Kortex – 388

Literatur – 391

Zum Thema

Das somatosensorische System verarbeitet Informationen aus Haut-, Gelenk-, und Muskelrezeptoren und dient damit primär der Wahrnehmung sensorischer Qualitäten wie Druck, Berührung, Schmerz und Temperatur. Die Integrität dieses Systems ist eine notwendige Voraussetzung für das Verarbeiten komplexer Stimuli, z. B. für das Erkennen dreidimensionaler Strukturen und Objekte (Stereognosie). Weiterhin spielt der somatosensorische Kortex eine fundamentale Rolle bei der Erfassung von Bewegungsinformation (Kinästhesie) und der Wahrnehmung der Arm- und Handposition im Raum (Propriozeption). Daher besitzt das somatosensorische System vor allem mit dem motorischen System enge anatomische und funktionelle Verflechtungen. Funktionell fasst man beide Systeme auch als »sensomotorisches System« zusammen.

In diesem Kapitel sollen vor allem fMRT-Studien zur kortikalen Domäne im Vordergrund stehen, insbesondere zur Somatotopie und zur taktilen Verarbeitung von einfachen und komplexen taktilen Stimuli (für einen Überblick über die subkortikalen und peripheren Strukturen der Somatosensorik sei auf ▶ Abschn. 2.3.4 verwiesen). Diese werden vor dem Hintergrund tierexperimenteller Daten diskutiert; insbesondere Rhesusaffen (Macaca mulatta) haben sich beim Menschen für das sensomotorische System als gutes Tiermodell bewährt, da viele In-vivo-Experimente (z. B. direkte intrakortikale Ableitung von Neuronen, während die Tiere bestimmte Aufgaben verrichten; gezielte Läsionen und deren Auswirkungen auf Verhalten etc.) aus technischen und ethischen Gründen beim Menschen nicht durchzuführen sind.

23.1 Funktionelle Gliederung des somatosensorischen Kortex

Das somatosensorische System im menschlichen ZNS besteht neben den Hinterhörnern (zweites Neuron der epikritischen [Berührung] Sensibilität) und den aszendierenden Leitungsbahnen des Rückenmarks auf Hirnstammebene aus den Hinterstrangkernen (zweites Neuron der protopathischen [Druck, Schmerz, Temperatur] Sensibilität) und Anteilen der retikulären Formation (entwicklungsgeschichtlich älteste Schmerzregionen). Der Thalamus, insbesondere dessen ventroposteriore Kerngebiete, stellen dann die zentrale Umschaltstation von peripher eingehenden Informationen dar. Von hier aus werden die Informationen über die Faserbündel der Corona radiata zum Kortex weitergeleitet. Anatomisch-funktionell können die kortikalen Anteile des somatosensorischen Systems dann in 3 Regionen untergliedert werden (◘ Abb. 23.1a):

- Der Gyrus postcentralis im anterioren Teil des Parietallappens (APL) enthält die Rindenfelder des unimodalen somatosensorischen Kortex (ältere Bezeichnung: primärsomatosensorischer Kortex, SI)
- Das parietale Operculum auf der oberen Wand der Fissura lateralis Sylvii, welches multiple somatosensorische Regionen beinhaltet, die traditionell oft als sekundärsomatosensorischer Kortex (SII) zusammengefasst werden
- In der Region posterior zum Sulcus postcentralis (posteriorer parietaler Kortex, PPC) werden somatosensorische Stimuli auf höchster Stufe verarbeitet und mit Informationen aus anderen sensorischen Systemen (visuell, akustisch, vestibulär) vereinigt (polymodaler Assoziationskortex)

> **Definition**
>
> Das somatosensorische System besteht im Wesentlichen aus dem unimodalen somatosensorischen Kortex (SI), dem sekundärsomatosensorischen Kortex (SII) und den posterior-parietalen Rindenfeldern (PPC).

23.1.1 Unimodaler somatosensorischer Kortex

Der **Gyrus postcentralis** liegt zwischen dem Sulcus centralis und dem Sulcus postcentralis (◘ Abb. 23.1a; ▶ Abschn. 2.3.4, ◘ Abb. 2.28) und ist das Hauptprojektionsgebiet des ventroposterioren Thalamus-Komplexes mit den beiden wichtigsten somatosensorischen Kerngebieten für Gesichtsrepräsentation (Nucleus ventralis posteromedialis, VPM) und Körperrepräsentation (Nucleus ventralis posterolateralis, VPL). Der Kortex des Gyrus postcentralis lässt sich mikrostrukturell in 4 Areale unterteilen, die gemäß der Brodmann-Nomenklatur Area 3a, 3b, 1 und 2 genannt werden (◘ Abb. 23.1b). Diese 4 Areale erstrecken sich bandförmig vom Interhemisphärenspalt zur Fissura Sylvii, wobei sie in der vorgenannten Reihenfolge rostrokaudal aufeinander folgen. Neben klaren mikrostrukturellen Unterschieden finden sich zwischen den verschiedenen Arealen des unimodalen somatosensorischen Kortex auch deutliche funktionelle Unterschiede (◘ Tab. 23.1, ◘ Tab. 23.2).

Area 3b Als das sog. somatosensorische Primärareal (analog zur primärvisuellen Area 17) ist die Area 3b anzusehen, da in ihm die meisten thalamischen Verbindungen terminieren. Dieses Areal liegt in der Hinterwand des Sulcus centralis und unterliegt einer somatotopen Gliederung, d. h. die Körperoberfläche ist in topologischer Abfolge auf dem Gyrus postcentralis abgebildet (»sensorischer Homunculus«, ◘ Abb. 23.2a). Area 3b weist eine relativ unspezifische Aktivität für eine Vielzahl somatosensorischer Stimuli auf, die von schnell adaptierenden (»rapid

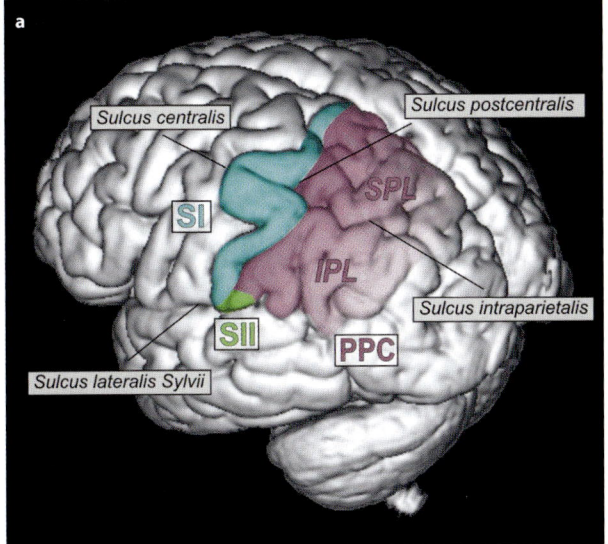 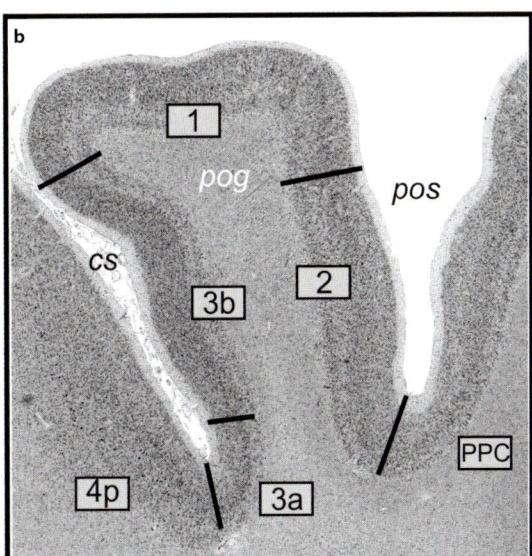

Abb. 23.1 Somatosensorische Regionen im Cortex cerebri. **a** Funktionell lassen sich 3 Regionen definieren, in denen somatosensorische Information verarbeitet wird: der unimodale somatosensorische Kortex (SI, *blau*), der sekundärsomatosensorische Kortex (SII, *grün*) und die posterior-parietalen Rindenfelder (PPC, *violett*), die sich – getrennt durch den Sulcus intraparietalis – auf dem Lobulus parietalis superior (SPL) und Lobulus parietalis inferior (IPL) befinden. Der größte Teil von SII liegt in der Tiefe des Sulcus lateralis und ist daher auf der dargestellten 3D-Rekonstruktion nicht sichtbar. Im PPC sind es vor allem die rostralen Anteile, die in somatosensorische Verarbeitung involviert sind, wohingegen die kaudalen Bereiche eher visuell dominiert sind. **b** Die 4 Areale des SI-Kortex, wie hier an einem histologischen Präparat gezeigt, liegen in rostrokaudaler Abfolge auf dem Gyrus postcentralis (pog). Die vordere Grenze zum motorischen Kortex (Area 4p) wird grob durch den Fundus des Sulcus centralis (cs), die hintere Grenze zum PPC durch den Sulcus postcentralis (pos) markiert. Die exakte Position der Grenzen kann aber nur durch histologische Analysen erfolgen und ist nicht über MR-tomographische oder anatomische Landmarken bestimmbar

adapting«, RA) oder langsam adaptierenden (»slowly adapting«, SA) Hautafferenzen über spezifische histologische Rezeptorstrukturen (Tab. 23.1) registriert werden. Aktivierungen in der Vorderwand des Gyrus postcentralis (Area 3b) lassen sich daher am besten durch passive, punktförmige Stimulierung der Haut (z. B. der Finger) ohne weitere Stimulusinformation (z. B. ohne Bewegung auf der Haut) erreichen (▶ Box 23.1). So konnten in einem fMRT-Experiment durch Applikation von piezoelektrisch erzeugten Vibrationsreizen auf einzelne Finger relativ selektive Aktivierungen in der Vorderwand des Gyrus postcentralis gezeigt werden (Maldjian et al. 1999). Erwähnenswert ist weiterhin, dass interhemisphärische Verbindungen zwischen homologen Regionen des linken und rechten Areals 3b insgesamt eher spärlich sind und insbesondere für die Repräsentation der Hände und Finger gänzlich fehlen.

> **Area 3b ist das somatosensorische Primärareal.**

Area 3a Area 3a liegt am Grund des Sulcus centralis zwischen dem motorischen Primärareal 4p (rostral) und dem somatosensorischen Primärareal 3b (kaudal). Funktionell ist über Area 3a aufgrund ihrer geringen Größe nur sehr wenig bekannt, da sie z. B. in fMRT-Experimenten oft durch die benachbarte 3b-Aktivierung »überstrahlt« wird. Bei Makaken ist durch direkte intrakortikale Ableitungen bekannt, dass Area 3a Informationen aus Muskelspindeln verarbeitet und daher auf Bewegungen und Gelenkmanipulationen reagiert. Beim Menschen wird Area 3a vor al-

Tab. 23.1 Periphere Rezeptoren des taktilen Systems

Rezeptortyp	Endkörperchen	Bevorzugter Stimulus	Verarbeitung von
RA Typ 1	Merkel-Zellen	Leichte Berührung	Bewegung auf der Haut
RA Typ 2	Vater-Pacini-Korpuskel	Vibration (hochfrequent)	Vibrationsempfinden
SA Typ 1	Meissner-Körperchen	Druck	Form von Objekten
SA Typ 2	Ruffini-Körperchen	Dehnung	Fingerbewegung und -position

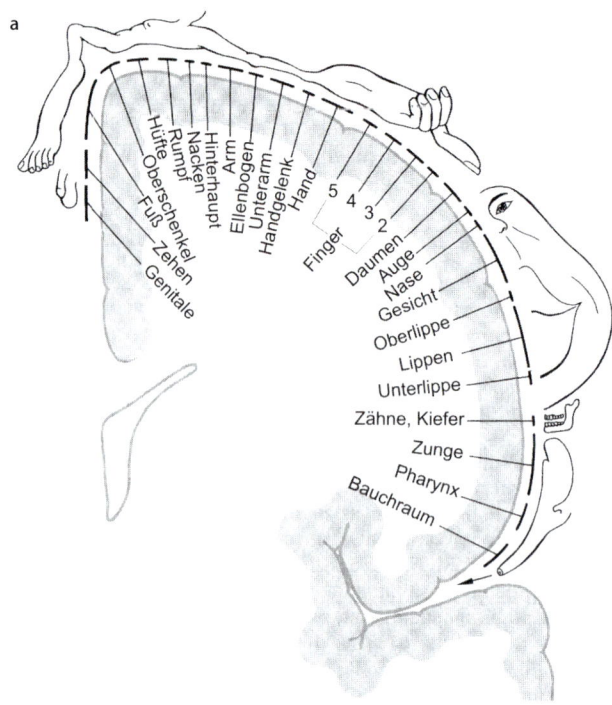

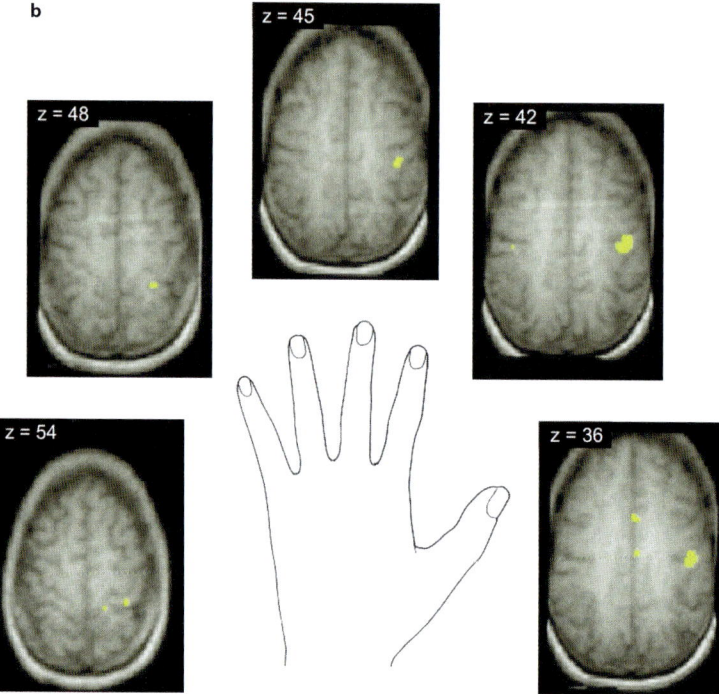

Abb. 23.2 Somatotopie im SI-Kortex des Menschen. **a** Die Repräsentationen der verschiedenen Körperbereiche spiegeln sich auf dem Gyrus postcentralis als »sensorischer Homunculus« wider. Man beachte die disproportionale Abbildung mit starker Betonung von Hand- und Gesichtsregionen (mod. nach Penfield u. Rasmussen 1952). **b** Somatotopie der Handregion des Menschen (Gruppenanalyse), dargestellt mit fMRT bei 4,0 T. Die Finger der Probanden wurden mit piezoelektrischen Vibrationsreizen stimuliert. Man erkennt deutlich, wie die Aktivierungsmaxima vom kleinen Finger (36/-36/54; Z=3,07) zum Daumen (54/-14/36, Z=4,04) von posterior, superior und medial nach anterior, inferior und lateral wandern. Der Indexfinger zeigt die flächenmäßig größte Aktivierung (50/-18/42, Z=3,88). Für den kleinen Finger findet sich ein weiteres Maximum, das etwas weiter lateral gelegen ist (48/-24/42, Z=3,74). (Mod. nach Maldjian et al. 1999)

lem bei aktiver Palpation von Objekten mittels Hand und Finger aktiviert, wohingegen passive Berührungen oder das Bestreichen von Texturen und gekrümmten Oberflächen nur schwache Reaktionen auslösen (Bodegard et al. 2001). Wahrscheinlich versorgt Area 3a den motorischen Kortex (Hauptprojektionsziel der 3a-Neurone) mit sensorischem, insbesondere propriozeptivem, Feedback und ist im Zusammenspiel mit anderen (z. B. posterior-parietalen) Arealen in Planung und Durchführung von Bewegungen involviert.

> **Area 3a verarbeitet vor allem Informationen aus Muskelspindeln und ist strukturell und funktionell eng mit dem motorischen System verbunden.**

Area 1 Area 1 ist das Hauptprojektionsgebiet von Area 3b und verarbeitet vor allem Signale aus kutanen RA-Rezeptoren auf höherem kortikalen Level, d. h. in Area 1 konvergieren Informationen aus dem somatosensorischen Thalamus mit bereits verarbeiteten Informationen aus Area 3b, sodass Neurone in Area 1 bereits eine gewisse Spezialisierung für bestimmte taktile Stimuli aufweisen (▶ Box 23.1). Bei Makakenaffen besitzen Area-1-Neurone größere rezeptive Felder (einige umfassen sogar mehrere Finger) und sind z. T. selektiv für Bewegungsrichtungen von Berührungen. Auch beim Menschen konnte gezeigt werden, dass durch Stimulation der Haut mit einer rotierenden Bürste Area 1 im SI-Kortex am stärksten aktiviert wird. Weiterhin wurde bereits für dieses frühe somatosensorische Areal eine Modulation durch Erwartungen im Sinne einer Vorwärtskodierung dynamischer Informationen aufgezeigt (Blankenburg et al. 2006).

> **Area 1 wird insbesondere durch taktile Bewegungs- und Richtungsinformation aktiviert.**

Area 2 Area 2 schließt sich kaudal an Area 1 an und liegt in der Hinterwand des Gyrus postcentralis in der Tiefe des gleichnamigen Sulcus (◘ Abb. 23.1b und ◘ Abb. 23.4a). Bei Makaken verarbeitet dieses Areal hauptsächlich Efferenzen aus Area 3b und 1, teilweise auch direkte thalamische Information von peripheren Gelenkrezeptoren. Die rezeptiven Felder von Area-2-Neuronen sind oft größer als in Area 1 und umfassen mehrere Finger. Bis vor wenigen Jahren war über die funktionelle Bedeutung dieses Areals beim Menschen nur sehr wenig bekannt. Bildgebende Studien legen jedoch nahe, dass Area 2 beim Menschen vor allem in die taktile Erfassung von räumlichen Objekteigenschaften wie Form und Größe involviert ist und eine Reihe von integrativen Prozessen unterstützt. Diese erstrecken sich insbesondere auch auf bimanuale Integration von Informationen, wie sie für die Exploration mit beiden Händen und der abstrakten Repräsentation ertasteter Objekte nötig ist (siehe Hsiao 2008). In der Hierarchie des somatosensorischen Systems nimmt Area 2 somit eine höhere Stufe ein als die übrigen 3 Areale (3b, 3a, 1) des SI-Kortex.

> **Area 2 wird bevorzugt durch dreidimensionale Stimuli aktiviert.**

23.1.2 Sekundärer somatosensorischer Kortex

Der sekundäre somatosensorische Kortex (SII) umfasst eine Reihe von individuellen Regionen entlang der oberen Bank der Sylvischen Fissur (parietales Operculum, ◘ Abb.

Box 23.1. Wieviel taktile Information ist nötig, um ein BOLD-Signal zu erzeugen?

Eine essenzielle Frage der funktionellen Bildgebung ist, wie stark oder wie ausgedehnt ein peripherer Stimulus sein muss, um im Gehirn ein messbares Signal zu erzeugen. Die menschliche Hand ist durch ca. 17.000 mechanozeptive Afferenzen sehr dicht innerviert, wobei nach Rezeptortyp schnell adaptierende (RA, z. B. für Vibrationsempfindung) und langsam adaptierende (SA, z. B. für Druckempfindung) Einheiten klassifiziert werden können (◘ Tab. 23.1).
Trulsson et al. (2001) haben in einem fMRT-Experiment (3,0 T, EPI, TR=2000 ms, TE=35 ms, »voxel size« = 3,0×3,0×4 mm³) gezielt einzelne mechanozeptive Nervenfasern im Nervus medianus mithilfe von Mikroelektroden gerade oberhalb der Wahrnehmungsschwelle gereizt (Stimu-

lusstärke bis 7 µA, Frequenz 30 Hz in 0,5-s-Serien über eine Blocklänge von 16 s). Dabei löste die Stimulation einer SA-Faser eine Drucksensation, die Stimulation einer RA-Faser Vibrationsempfindungen im zugehörigen rezeptiven Feld aus (◘ Abb. 23.3a).
In diesem Versuch konnte bereits durch die Stimulation einer einzelnen afferenten Nervenfaser ein robustes BOLD-Signal im somatosensorischen Kortex erzeugt werden (◘ Abb. 23.3b, c). Des Weiteren zeigte sich, dass bei Stimulation einer RA-Faser des Daumens (◘ Abb. 23.3) 2 separate Aktivierungsfoci im Gyrus postcentralis ausgemacht werden konnten (◘ Abb. 23.3c), zum einen in der Vorderwand des Gyrus (Area 3b), zum anderen auf dessen Kuppe (Area 1).

Somit kann bereits durch Stimulation einer einzelnen afferenten Nervenfaser des N. medianus ein robustes und abgrenzbares Signal bei 3 T detektiert werden. Die Robustheit dieses Signals ist dabei sehr wahrscheinlich thalamokortikaler Divergenz taktiler Information zuzuschreiben, durch die relativ breiten Verzweigungen der aus dem Thalamus stammenden und in den mittleren kortikalen Schichten (insbesondere Schicht IV) des somatosensorischen Kortex terminierender Axone. Dabei war bei fast allen Probanden die Ausdehnung der Aktivität in Area 1 größer als in Area 3b, was auf eine weitere Divergenz taktiler Information im kortikalen Datenfluss schließen lässt.

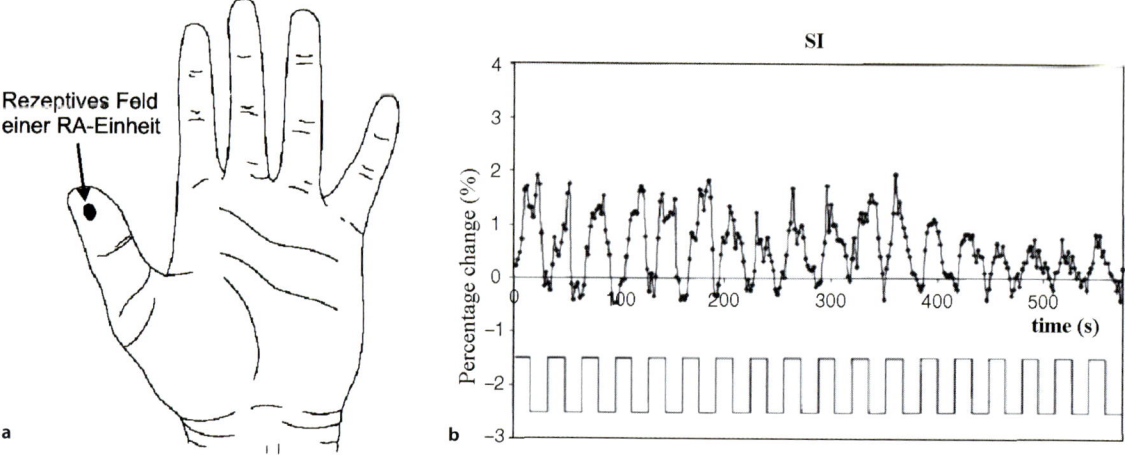

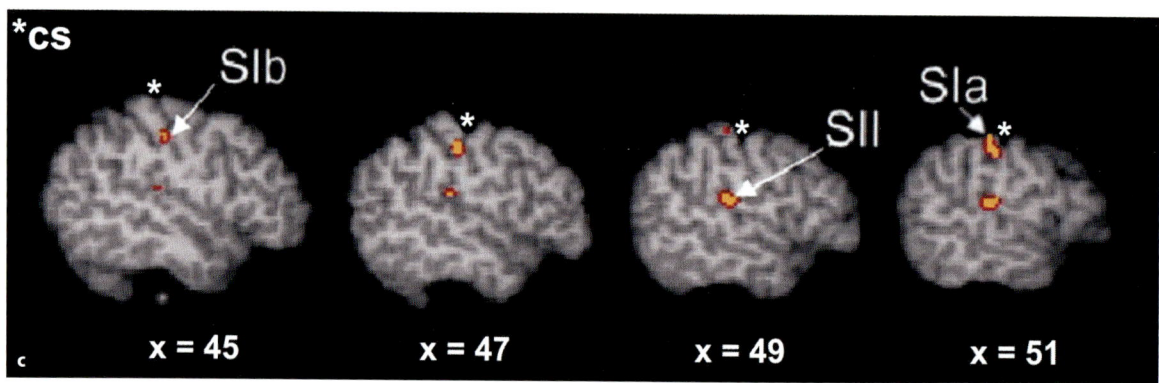

Abb. 23.3 a–c Kortikale Antwort bei Stimulation einer einzelnen RA-Faser im Nervus medianus mit intraneuraler Mikroneurographie und fMRT (3 T mit 14 cm Surface-Coil). **a** Rezeptives Feld einer RA-Faser am Daumen. **b** Hämodynamische BOLD-Antworten für signifikante Voxel im Gyrus postcentralis während einer Stimulationsserie (Blocklänge jeweils 16 s, X-Achse). **c** Drei signifikante Aktivierungscluster im sensomotorischen Kortex: Kuppe (*SIa*) und Vorderwand (*SIb*) des Gyrus postcentralis, parietales Operculum (*SII*) (p<0,005; korrigiert). (Mod. nach Trulsson et al. 2001). cs = Sulcus centralis

23.1a), welche robust durch eine Vielzahl von somatosensorischen Stimuli und Aufgaben aktiviert werden (Abb. 23.5a). Dabei soll die Bezeichnung »sekundär« keine funktionelle Bewertung dieser Kortexregion im Vergleich zum unimodalen (primären) somatosensorischen Kortex implizieren. Vielmehr beruht die Benennung auf den historisch unterschiedlichen Zeitpunkten der Identifizierung von SI und SII. In der Regel finden sich Aktivierungen im »SII-Komplex« in Kombination mit den Arealen des unimodalen (primären) somatosensorischen Kortex, mit dem der SII-Kortex über direkte axonale Verbindungen anatomisch eng verbunden ist. Jedoch wurden insbesondere bei Untersuchungen zur Schmerzverarbeitung auch oft Aktivierungen isoliert in der SII-Region gefunden. Hierzu könnte jedoch auch die Tatsache beigetragen haben, dass SII-Neurone große, meist bilaterale rezeptive Felder besitzen, was beim Makaken demonstriert wurde. Diese Neurone feuern somit bevorzugt bei großflächiger kutaner Stimulierung (z. B. Bestreichen der Palma manūs mit einem Schwamm), sind aber auch in komplexe Aufgaben wie z. B. in die bilaterale Koordination der Hände eingebunden. Neben dem Kernareal des sekundären somatosensorischen Kortex, dem Areal SII, wurde dann beim Makaken und in der Folge bei quasi allen untersuchten Säugern **Areal PV** (ventrales parietales Areal) mit sehr ähnlichen Eigenschaften und spiegelbildlicher Somatotopie identifiziert. Weitere somatosensorische Areale in der Sylvischen Fissur sind der retroinsuläre Kortex (Ri), der postauditorische Kortex (Pa) und die somatosensorische Inselrinde (Ig), die aber schon höhere, z. T. polymodale bzw. assoziative Areale mit rudimentärer Somatotopie darstellen und in vestibuläre Funktionen, viszerale Perzeption und taktiles Lernen involviert sind.

Die SII-Region und benachbarte Kortizes werfen noch viele unbeantwortete Fragen zur Struktur und Funktion auf. Beim Menschen stellt sich die SII-Studienlage relativ

23.1 · Funktionelle Gliederung des somatosensorischen Kortex

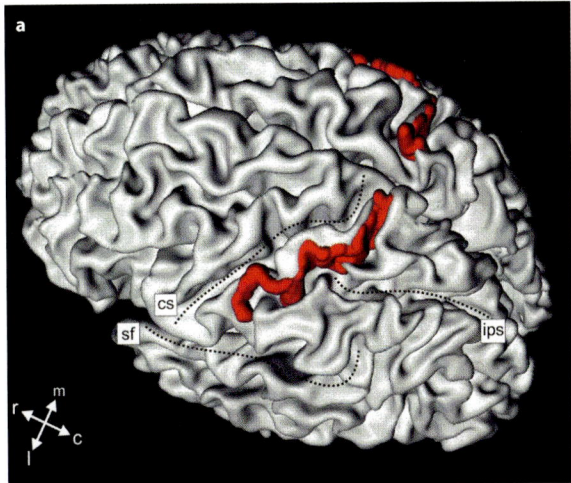

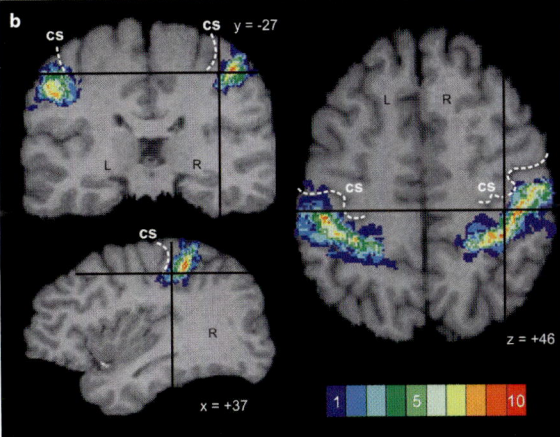

Abb. 23.4 Wahrscheinlichkeitskarte (»population map«) von Area 2. **a** 3D-Rekonstruktion von Area 2 (*rot*) beruhend auf der mikroskopischen Analyse eines einzelnen Post-mortem-Gehirns. Ansicht von linksdorsolateral auf den Parietallappen. **b** Die Ergebnisse der histologischen Analyse von Area 2 aus 10 Individualgehirnen wurden räumlich normalisiert und anschließend im Raum des Referenzgehirns überlagert. Der Grad der resultierenden Überlappung der einzelnen Area-2-Repräsentationen ist farbkodiert (*blau* 10 %, *rot* 100 %). Diese Wahrscheinlichkeitskarte (»population map«) kann mit fMRT-Aktivierungen überlagert werden und erlaubt somit Aussagen über die funktionellen Bedeutungen von Area 2 (◘ Abb. 23.7a, ▶ Box 23.2). *r* rostral, *c* kaudal, *l* lateral, *m* medial, *L* links, *R* rechts, *cs* Sulcus centralis, *sf* Fissura Sylvii, *ips* Sulcus intraparietalis. (Mod. nach Grefkes et al. 2001)

komplex dar, da von sehr vielen Autoren Aktivierungen im frontoparietalen Operculum pauschal dem SII-Kortex zugeordnet werden. Dies hat zur Folge, dass dieser Region eine ganze Reihe Aufgaben zugesprochen wird, z. B. Oberflächenanalyse (Textur), Längendiskriminierung, Schmerzwahrnehmung, taktile Aufmerksamkeit und taktiles Kurzzeitgedächtnis. SII ist beim Menschen also eher ein funk-

tionell definierter Komplex mit großer topographischer Ausdehnung, der sehr wahrscheinlich aus mehreren Arealen besteht, nach Eickhoff et al. (2002) aus mindestens 4 Arealen: OP1 bis OP4 (◘ Abb. 23.5b). Daher kann auch die strukturelle Bezeichnung »Area 43« (nach Brodmann) für SII als überholt und zu unpräzise angesehen werden.

SII-Analogien zwischen Mensch und Makake Zwei in diesem Zusammenhang besonders erwähnenswerte fMRT-Studien stammen von Disbrow et al. (2000) und Eickhoff et al. (2007). Beide Gruppen nutzten in ihrem Studiendesign Stimuli, welche auch für SII-Studien beim Makaken benutzt wurden, um analoge Organisationsstrukturen im menschlichen SII-Bereich aufdecken zu können: Bei gesunden Probanden wurde im Scanner die Haut verschiedener Körperregionen (Hand, Fuß, Gesicht, Hüfte, Schulter) mit einem Schwamm stimuliert. Die Analyse der BOLD-Antworten zeigte eine ähnliche somatotope Verteilung der stimulierten Körperregionen, wie sie für den Makaken-SII-Kortex beschrieben worden ist, d. h., die Repräsentationen von Gesicht und Hand waren lateral zu finden, die von Bein und Fuß weiter medial (◘ Abb. 23.5a). Weiterhin zeigte sich, dass signifikante Aktivierungen im Zusammenhang mit der Stimulation stammnaher Körperteile wie Rumpf, Hüfte oder Schulter doppelt, nämlich rostral und kaudal von der Hand-/Fußrepräsentation auftraten. Die doppelte Aktivierung lässt sich anhand der Makakenliteratur erklären, da, wie oben schon erwähnt, für diese Region 2 Areale beschrieben sind (SII und PV). Sie liegen benachbart zueinander und weisen entlang der gemeinsamen Grenze eine spiegelbildliche Somatotopie von Hand und Fuß auf, die jeweils rostral (im Areal PV) bzw. kaudal (Areal SII) von der Schulter-, Rumpf- und Hüftrepräsentation flankiert werden (◘ Abb. 23.5). Auf das Aktivierungsmuster beim Menschen bezogen bedeutet dies, dass die Hand-/Fuß-Aktivierung eigentlich aus 2 benachbarten Arealen stammt, die aber aufgrund der räumlichen Nähe zu einer einzigen Aktivierung konfluieren. Dies wurde dadurch bestätigt, dass die Repräsentationen der distalen Körperteile in der Tat entlang der Grenzen zwischen den Arealen OP 1 und OP 4 gefunden wurden. Die Repräsentationen rumpfnaher Areale blieben jedoch getrennt und fanden sich klar in den Regionen OP 4 (rostral) und OP 1 (kaudal), welche somit den Arealen PV und SII nichtmenschlicher Primaten entsprechen dürften. Weiterhin zeigte sich medial zu dieser Konfiguration eine weitere, wenn auch weniger ausdifferenzierte rostrokaudale somatotope Organisation im tiefen parietalen Operculum, genauer gesagt im Areal OP 3, welches sehr wahrscheinlich das menschliche Homolog zum Areal VS (ventral-somatonsensorisch) beim Affen darstellt.

Somit scheint die SII-Region beim Menschen ähnlich organisiert zu sein wie bei Makaken-Affen, aber auch an-

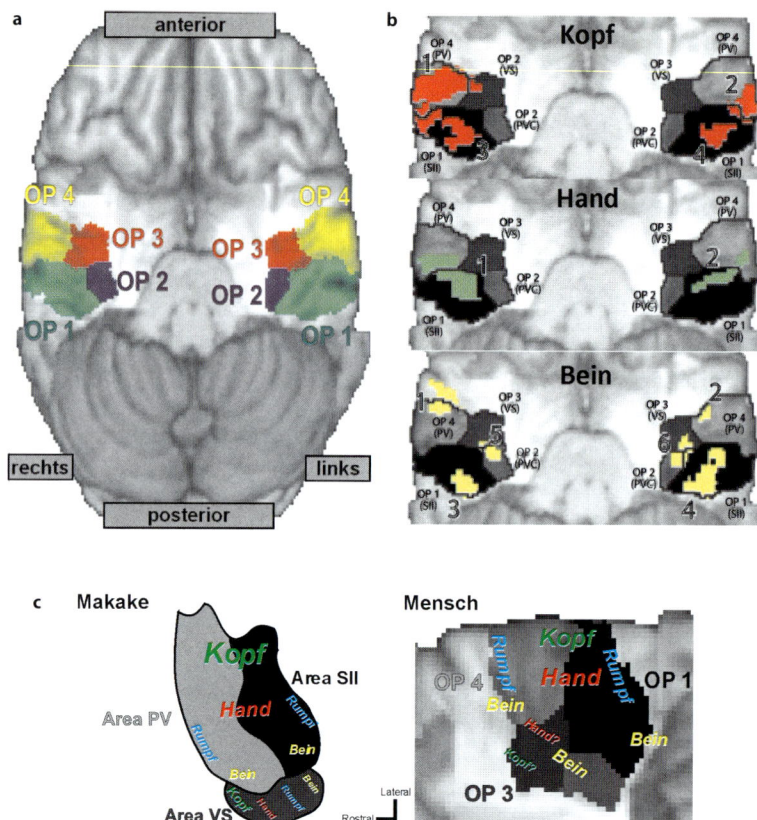

Abb. 23.5 a–c Somatotopie der SII-Region. **a** Die zytoarchitektonische Analyse des parietalen Operculums ergibt 4 strukturelle Entitäten, welche aufgrund der fehlenden Äquivalenz mit den Brodmann-Arealen als OP1 bis OP4 bezeichnet werden. Dargestellt sind hier die probabilistischen Maximalwahrscheinlichkeitskarten mit Blick von unten (Temporallappen wurde aus Darstellungsgründen entfernt). Hierbei entspricht OP 1 dem Makakenareal SII, OP4 dem Makakenareal PV und OP3 sehr wahrscheinlich dem Makakenareal VS (Eickhoff et al. 2007). **b** *Rechts* dargestellt sind Aktivierungscluster eines rein somatosensorischen Paradigmas, bei dem die Haut verschiedener Körperteile bestrichen wurde. Es zeigt sich eine zu Makaken analoge Somatotopie (**c**) in OP1 und OP4 mit einem spiegelbildlichen Aufbau: Die Handrepräsentation findet sich nahe der gemeinsamen Grenze von OP1 und OP4 und verschmilzt zu einem funktionellen Aktivierungscluster, die Fußrepräsentation findet sich grenzfern und lässt sich daher klar in beiden Arealen abgrenzen. (Mod. nach Eickhoff et al. 2007). (OP = Operculum parietale)

Tab. 23.2 Areale des Gyrus postcentralis

Areal	Bevorzugte Afferenzen via Thalamus)	Rezeptive Felder (überwiegend)	Projektion (hauptsächlich)	Funktionen
Area 3b	Muskelrezeptoren (Dehnung)	Klein	Area 4	Sensorischer Eingang zum Motorkortex
Area 3b	Hautrezeptoren (SA und RA)	Sehr klein (meist auf einem Finger)	Area 1 (überwiegend) und SII; gering zu Area 3a und 2	Primärareal
Area 1	Hautrezeptoren (RA)	Etwas größer als in 3b	Area 2 und SII	Bewegungsrichtung
Area 2	Gelenkrezeptoren (SA), jedoch hauptsächlich aus Area 3b und 1	Groß (über mehrere Finger)	Posterior-parietaler Kortex, Area 3a	Manuelle Objektexploration und 3D-Objekterkennung

> **Box 23.2. Korrelation von Struktur und Funktion im somatosensorischen System: Wahrscheinlichkeitskarten**
>
> Die Interpretation funktioneller Daten vor dem Hintergrund struktureller Areale, d. h. die Verknüpfung von Struktur und Funktion, ist ein problematisches Thema in der funktionellen Bildgebung (für eine ausführliche Darlegung dieses Themenkomplexes ▶ Kap. 50). Anhand der makroanatomischen Lokalisation von Aktivierungen lassen sich in strukturellen MR-Bildern keine Arealzugehörigkeiten bestimmen. Dies hat gerade für das somatosensorische System, das aus vielen relativ kleinen Arealen besteht, zur Folge, dass bis vor kurzem relativ wenig über die spezifischen Funktionen z. B. von Area 3a, 3b, 1 und 2 beim Menschen bekannt war. Viele Autoren nutzen zur Lokalisation ihrer Aktivierungen den Schnittbild-Atlas von Talairach und Tournoux (1988), der jedoch nicht auf strukturellen (d. h. zytoarchitektonischen) Analysen beruht, sondern lediglich eine ungefähre Abschätzung der Arealgrenzen gemäß der Zeichnungen von Brodmann (1909) darstellt. Abgesehen von der Problematik, eine abstrahierte zweidimensionale Hirnkarte auf ein dreidimensionales Gehirn zu projizieren, zeigt das Brodmann-Gehirn (und damit auch der Talairach-Atlas) nicht die mikrostrukturelle Organisation des Kortex in der Tiefe der Sulci, welcher jedoch ca. 2/3 der gesamten Großhirnrinde ausmacht. Weiterhin fehlen Informationen über die biologische interindividuelle Variabilität von Form, Größe und Lokalisation eines Areals.
> Leider existieren zahlreiche fMRT-Studien zum somatosensorischen System, in denen relativ unkritisch Aktivierungen mittels des Talairach-Atlas bestimmten Arealen zugeordnet wurden. Einen Ausweg aus dieser Problematik bieten die sog. zytoarchitektonischen Wahrscheinlichkeitskarten (Probabilitätskarten, »population maps«), die auf zytoarchitektonischen Post-mortem-Analysen einer Serie von Gehirnen beruhen (◘ Abb. 23.4a) und im Raum des Talairach-Referenzsystems die Wahrscheinlichkeiten angeben (◘ Abb. 23.4), mit der ein Voxel einem bestimmten zytoarchitektonisch definierten Areal angehört (▶ Kap. 50). Für die meisten Areale des somatosensorischen Systems existieren solche Probabilitätskarten und werden bereits im Rahmen von funktionellen Studien zur Lokalisation von Aktivierungen eingesetzt: Dabei werden signifikante Aktivierungen aus funktionellen Bildgebungsstudien mit den strukturellen Probabilitätskarten überlagert (◘ Abb. 23.7a) und somit auf probabilistischer Basis histologisch definierten Arealen zugeordnet (◘ Abb. 23.8). Dadurch werden neue Dimensionen der Interpretation funktioneller Daten eröffnet (s. Blankenburg et al. 2006; Bodegard et al. 2001; Eickhoff et al. 2008)

deren Primaten und fast allen untersuchten Säugetieren. Im Gegensatz zur deutlich divergenten Organisation des unimodalen Parietalkortex zwischen verschiedenen Spezies deutet dieser Befund darauf hin, dass die SII-Region evolutionär stark konserviert zu sein scheint. Dieser Umstand steht jedoch im Widerspruch zur der immer noch weitgehend unverstandenen Rolle des sekundärsomatosensorischen Kortex in der funktionellen Neuroanatomie der somatosensorischen Verarbeitung (▶ Box 23.3).

> **Der sekundärsomatosensorische Kortex (SII) des Menschen ist eine strukturell wie funktionell heterogene Region. Es bestehen funktionelle Homologien zum SII-Bereich des Makaken.**

23.1.3 Posteriorer parietaler Kortex

> **Der posteriore parietale Kortex (PPC) verarbeitet somatosensorische Information auf höchster kortikaler Stufe und stellt ein Integrationszentrum für Informationen aus verschiedenen sensorischen Systemen dar. Er nimmt essenzielle Aufgaben für Planung, Exekution und Kontrolle motorischer Aktionen wahr, ist aber auch in Aufmerksamkeit, Bewusstsein und andere höhere kognitive Prozesse involviert.**

Aufgrund der vielfältigen Funktionen parietaler Regionen, der strukturellen und funktionellen Heterogenität des posterioren parietalen Kortex und der in vielerlei Hinsicht noch schlecht verstandenen – da sehr komplexen – Interaktionen zwischen somatosensorischen, visuellen und motorischen Funktionen in dieser Region, kann das Thema »PPC und Somatosensorik« im Rahmen dieses Kapitels nur skizzenhaft dargestellt werden. Vor allem die anterioren Bereiche des PPC sind für die Verarbeitung somatosensorischer Information von Bedeutung. Hier treten sie dabei in enge Interaktion mit den motorischen Zentren des prämotorischen Kortex, was für die Integration somatosensorischer Informationen in die Handlungsplanung entscheidend ist. Hierbei können 2 wichtige Aspekte unterschieden werden:

1. Zum einen müssen somatosensorische Informationen als »Jetzt-Zustand« in die motorische Planung integriert werden. Das heißt, die Planung einer Bewegung kann sinnvollerweise nur dann erfolgen, wenn den dafür zuständigen Regionen Informationen über die momentane Lage und Stellung einzelner Körperteile sowie über Berührungen mit anderen Objekten zur Verfügung stehen. Diese Informationen werden durch den unimodalen und sekundärsomatosensorischen Kortex aufbereitet.
2. Auf der anderen Seite muss die motorische Planung auch über die somatosensorischen Konsequenzen der gerade erfolgten Bewegung informiert werden, um über einen Regelkreis Änderungen in nachfolgenden motorischen Programmen zu bewirken. Als Beispiel kann hier der Versuch angeführt werden, ein überraschend schweres Objekt zu heben. Die fehlende Bewe-

> **Box 23.3. Rau, rauer, am rauesten: sensorische und kognitive Komponenten taktiler Entscheidungsfindung**
>
> Menschen sind in der Lage, Sinneseindrücke nach bestimmten Kriterien zu ordnen, z. B. nach Lautstärke, Helligkeit, Geruchsintensität oder Temperatur. Dies setzt natürlich voraus, dass physikalische Unterschiede von den jeweiligen peripheren Rezeptoren registriert werden können. Die eigentliche sensorische und kognitive Analyse des Stimulus findet jedoch im Gehirn statt. So ist z. B. Oberflächentextur, also wie glatt oder rau ein Stimulus ist, eine Sinnesqualität, die besonders durch das taktile System verarbeitet wird. Um festzustellen, welche von 2 Oberflächen eine gröbere Textur besitzt, muss das Gehirn dabei sowohl sensorische Analysen als auch Arbeitsgedächtnis- und Entscheidungsfindungsprozesse durchführen.
>
> Um die neuralen Mechanismen für taktile Texturdiskrimination zu bestimmen, haben Kitada et al. (2005) in einem fMRT-Experiment (fMRT: 3 T, EPI, TR=3000 ms, TE=30 ms, »voxel size« =3,0×3,0×3,0 mm³) ihre Probanden verschiedene Oberflächenrauigkeiten vergleichen lassen. Die Stimuli bestanden aus 3 verschiedenen Texturen, zusammengesetzt aus vertikalen Linien mit einem Abstand von 0,5, 1,2 oder 1,8 mm. Es gab 2 Bedingungen, die den gleichen zeitlichen Ablauf hatten (◘ Abb. 23.6a). Zuerst wurde den Probanden für 15 s eine glatte Oberfläche am rechten Mittelfinger präsentiert (»Baseline«). Dann wurde für 6 s der Referenzstimulus (eine der 3 Texturen) gezeigt (passive Stimulation). Anschließend wurde der Teststimulus für 18 s passiv präsentiert. In der Diskriminationsaufgabe (»estimation task«) sollten die Probanden diesen Stimulus mit dem zuvor eingeprägten Referenzstimulus vergleichen und in der anschließenden Antwortphase (9 s) per Fingerzeichen mitteilen, wie rau der Teststimulus im Vergleich zum Referenzstimulus auf einer Skala von 1 bis 10 war (größere Zahlen entsprachen gröberer Rauigkeit). Für die Kontrollbedingung (»no-estimation task«) waren die Probanden instruiert, während des Abtastens des Teststimulus keine Texturvergleiche zum Referenzstimulus durchzuführen und in der Antwortphase lediglich ein zuvor eintrainiertes Handzeichen zu geben (als motorische Kontrolle). Während der gesamten Aufgabe wurde mittels Elektromyographie (EMG) die Aktivität der Fingermuskeln der stimulierten Hand (M. flexor digitorum superfic., M. interosseus dorsalis II) aufgezeichnet, um eventuelle Fingerbewegungen während der taktilen Stimulation zu registrieren.
>
> Die EMG-Analyse zeigte über alle Bedingungen hinweg keine vermehrte Aktivität während der Fingerstimulation. Das Studiendesign erlaubte sowohl eine kategorische als auch eine parametrische Analyse der fMRT-Daten. Im Vergleich der taktilen Kontrollbedingung (»no-estimation task«) gegen die Baseline fanden sich wie erwartet signifikante Aktivierungen in einem ausgedehnten somatosensorischen Netzwerk. Dagegen wurde die neurale Aktivität in der Texturdiskriminationsbedingung relativ zur Kontrollaufgabe (»estimation vs. no-estimation«) vor allem bilateral im präfrontalen und posteriorparietalen Kortex, im frontalen Operculum, im linken lateralen parietalen Operculum (PO) und im rechten Zerebellum erhöht (◘ Abb. 23.6b). In der parametrischen Analyse sollte die Abhängigkeit der Aktivierungen von dem Texturabstand (0,5, 1,2, 1,8 mm) bestimmt werden. Wie erwartet, fanden sich keine signifikanten Aktivierungen in der Kontrollaufgabe, bei der ja keine Texturdiskrimination durchgeführt werden musste. Dahingegen fanden sich für die Diskriminationsbedingung signifikante Modulationen in Abhängigkeit vom Texturabstand im rechten lateralen präfrontalen Kortex, des Weiteren im rechten lateralen PO und linken medialen PO/Inselrinde (◘ Abb. 23.6c). Alle 3 Aktivierungen sind somit spezifische Bestandteile eines Analysenetzwerkes für taktile Textur. Die präfrontale Aktivierung findet sich auch im Kontrast »Diskrimination vs. Kontrolle« (◘ Abb. 23.6), die beiden opercularen Aktivierungen nur im Kontrast »Kontrolle vs. Baseline«. Die Autoren schließen aus diesen Ergebnissen, dass die opercularen Aktivierungen die extrahierten sensorischen Informationen zur untersuchten Oberflächentextur repräsentieren könnten, wohingegen die rechtslaterale, präfrontale Aktivierung sehr wahrscheinlich in den kognitiven Entscheidungsfindungsprozess involviert ist, wie rau die eine Oberfläche im Vergleich zur anderen war.

gung der Gelenke und der statische Druck auf die Finger geben hier gleichermaßen das Signal dafür, dass die bisherige motorische Anstrengung unzureichend war und motorische Programme geändert werden müssen.

Die Areale des **superioren parietalen Kortex**, vor allem die Unterareale von **Area 5**, prozessieren somatosensorische Information über die Stellung von Gelenken (Propriozeption) und sind, zusammen mit den Arealen des Sulcus intraparietalis, beteiligt an der Transformation von Hand- und Armkoordinaten in ein allgemeines visuomotorisches Referenzsystem (Buneo u. Andersen 2006), das für objektzentrierte Handlungen (z. B. Greifbewegungen) vom motorischen System »ausgelesen« werden kann (parietofrontale Schaltkreise). So konnte eine fMRT-Studie zeigen, dass beim Menschen rostrale Anteile des oberen Parietallappens aktiviert wurden, wenn sich die Probanden beim Steuern eines Joysticks allein auf propriozeptive Reize (ohne zusätzliche visuelle Hilfe) verlassen mussten (Grefkes et al. 2004), während für »visuomotorische Koordinatentransformation« insbesondere der **mediale intraparietale Kortex** aktiv wird. Eine enge Verknüpfung von Somatosensorik und Motorik besteht auch im **anterioren intraparietalen Kortex**, z. B. für die Erfassung dreidimensionaler Objekteigenschaften (Form und Größe). Vor allem aktive Formdiskriminierung, d. h. die Durchführung explorativer Fingerbewegungen mit wechselnden Gelenkstellungen und Palpationsgeschwindigkeiten, gewährleistet eine ausreichende sequenzielle Akquisition taktiler Information für die Generierung einer abstrakten Objektrepräsentation, welche auch vom visuellen System ausgelesen werden kann (Grefkes et al. 2002; ► Box 23.4).

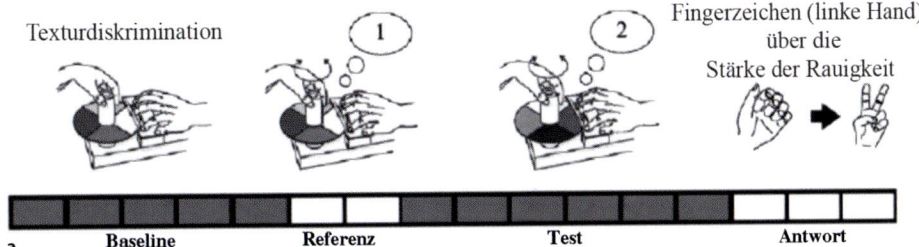
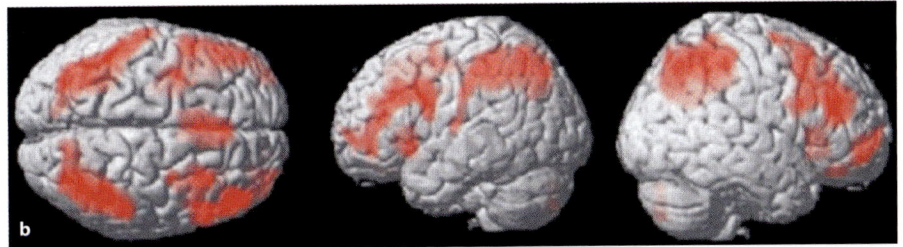
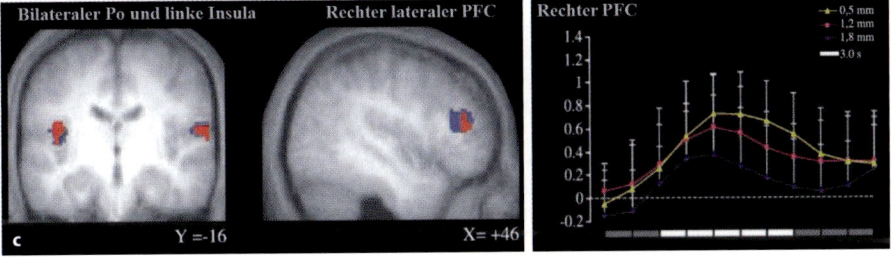

○ **Abb. 23.6 a–c** Taktile Diskrimination von Oberflächentexturen (mod. nach Kitada et al. 2005). **a** Zeitlicher Ablauf eines Trials. Die verschiedenen Texturen (Linienabstand: 0 mm, 0,5 mm, 1,2 mm, 1,8 mm) wurden über ein Drehrad mit einer Frequenz von 0,7 Hz am fixierten rechten Mittelfinger präsentiert. **b** Signifikante Aktivierungen (p<0,05; korrigiert auf Cluster-Level) im Subtraktionskontrast Diskrimination (zwischen Test- und Referenztextur) vs. Nichtdiskrimination. **c** Parametrische Analyse für Areale, die in Abhängigkeit vom Texturmuster (d. h. Linienabstand der Oberflächen) aktiviert wurden. *Blau*: Areale, die während der Diskriminationsaufgabe moduliert wurden. *Rot*: Areale, die stärker in der Diskriminierungsaufgabe als in der Nichtdiskriminierungsaufgabe aktiviert wurden. *Graph*: Zeitserie der BOLD-Signalveränderung (in Prozent) im rechten präfrontalen Kortex (PFC) für verschiedene Texturen (Graphen unterscheiden sich signifikant, p<0,0001; ANOVA)

23.2 Somatotopie im somatosensorischen System und fMRT

Der deutsche Neurologe Otfrid Foerster (1936) beschrieb als einer der ersten Neurowissenschaftler eine somatotope Gliederung im motorischen Kortex des Menschen. Knapp 2 Jahrzehnte später haben Penfield und Rasmussen (1952) durch ihre bahnbrechenden kortikalen Stimulationsexperimente in der Zentralregion des menschlichen Gehirns eine Karte des Gyrus postcentralis erstellen können, die die topologische Repräsentation der Körperoberfläche (Somatotopie) in Form des berühmten »**sensorischen Homunculus**« wiedergibt (○ Abb. 23.2a). Dabei korreliert die Dichte der peripheren Rezeptoren mit der räumlichen Ausdehnung der entsprechenden Regionen im zerebralen Kortex, d. h. Hand, Zunge und Gesicht sind überproportional repräsentiert, z. B. im Vergleich zum Rumpf.

Es gibt zahlreiche fMRT-Untersuchungen zur sensiblen Somatotopie. Mit herkömmlichen 1,5-T-Scannern lassen sich sehr einfach das Fußareal (Kortex im Interhemisphärenspalt), Handareal (Kortex im mittleren Drittel des Gyrus postcentralis) und die Gesichtsrepräsentation (Kortex nahe der Sylvischen Fissur) diskriminieren. Schwieriger gestaltet sich die Darstellung der einzelnen **Fingerrepräsentationen**. In einer fMRT-Studie bei einer Magnetfeldstärke von 4,0 T (Maldjian et al. 1999) konnte dann jedoch gezeigt werden, dass bei Stimulation einzelner Finger über Vibrationsreize die Aktivierungsfoci von Daumen, Zeige-, Mittel-, Ring- und kleinem Finger sukzessive nach medial, superior und posterior wandern (○ Abb. 23.2b). Im direk-

> **Box 23.4. Verarbeitung von 3D-Objekteigenschaften im somatosensorischen System**
>
> Grefkes et al. (2002) haben eine fMRT-Studie (1,5 T, EPI, TR=3935 ms, TE=66 ms, »voxel size« = 3,13×3,13×4 mm³) zur taktilen und visuellen Verarbeitung abstrakter dreidimensionaler Objekte mit gesunden Probanden durchgeführt. Dabei standen 2 Fragestellungen im Vordergrund:
>
> - Wird im menschlichen Gehirn bei der taktilen Diskriminierung von 3D-Objektpaaren bevorzugt Area 2 aktiviert, da beim Makaken Area-2-Neurone vor allem in die Verarbeitung von 3D-Information taktiler Stimuli involviert sind?
> - Welche Bereiche des Gehirns sind besonders aktiv, wenn 3D-Objektinformation aus dem taktilen System in das visuelle System transferiert werden muss?
>
> Die Stimuli bestanden aus mit kleinen Kugeln aufgebauten, abstrakten Objekten (◘ Abb. 23.7a, links), die gesunde Probanden entweder taktil durch aktives Abtasten mit der rechten Hand (ohne visuelles Feedback) oder visuell durch Betrachten auf einem Monitor enkodieren (t=5000 ms) sollten. Nach einer kurzen Pause (»delay« = 1000 ms) wurde den Probanden entweder das identische Objekt oder ein in seiner geometrischen Form leicht abweichendes Objekt in wiederum entweder der visuellen oder taktilen Modalität präsentiert (t=5000 ms). Die Probanden mussten dann entscheiden, ob es sich bei dem zweiten Objekt um dasselbe Objekt wie zuvor gezeigt handelte oder nicht (◘ Abb. 23.7a, links). Antwort wurde mit der linken Hand über ein MR-kompatibles Tastengerät gegeben. Somit gab es 4 Bedingungen: taktiles Einprägen und taktiles Wiedererkennen (TT), visuelles Einprägen und visuelles Wiedererkennen (VV), taktiles Einprägen und visuelles Wiedererkennen (TV), visuelles Einprägen und taktiles Wiedererkennen (VT). Bei allen Bedingungen musste ein weißes Fixationskreuz im Zentrum des Bildschirms fixiert werden, um evtl. unterschiedliche Augenbewegungen zu kontrollieren.
>
> Die Gruppenanalyse (RFX) zeigte, dass bei sensomotorischer Verarbeitung von 3D-Objektinformation (TT>VV) ein Netzwerk von Arealen, bestehend aus motorischem Kortex, unimodalem sensorischem Kortex (SI), SII, Zerebellum, präfrontalen und temporalen Kortizes rekrutiert wurde. Die stärkste Aktivierung lag jedoch um die Zentralregion herum. Die Aktivierungsmaxima (◘ Abb. 23.7a, rechts) lagen zum einen auf dem präzentralen Gyrus im Bereich des »hand knob« (anatomische Landmarke für das Handareal) und zum anderen in der Hinterwand des Gyrus postcentralis. Überlagerung mit den Wahrscheinlichkeitskarten von Area 6, 4a, 4p, 3a, 3b, 1, 2 zeigten, dass das Maximum der motorischen Aktivierung in Area 4a, das Maximum der somatosensorischen Aktivierung in Area 2 lag (◘ Abb. 23.7a, rechts). Somit ist auch beim Menschen vor allem Area 2 in die Verarbeitung von 3D-Objekten involviert.
>
> Eine Analyse der Bedingungen, die einen crossmodalen Informationsaustausch zwischen dem visuellen und dem taktilen System voraussetzten (VT, TV), zeigte, dass ein Areal im Bereich des vorderen intraparietalen Sulcus immer dann besonders aktiviert wurde, wenn Objektinformation von der taktilen in die visuelle Domäne oder umgekehrt transferiert werden musste (◘ Abb. 23.7b). Die Aktivierung, benachbart zu Area 2, lag höchstwahrscheinlich im Areal AIP (anteriores intraparietales Areal). Interessanterweise wurde dieses Areal zwar am stärksten in der crossmodalen Bedingung aktiviert, jedoch fand sich Aktivierung auch während reiner taktiler (TT) oder reiner visueller (VV) Objektverarbeitung. Insgesamt bedeutet dies, dass das taktile System schon relativ früh in der kortikalen Hierarchie mit anderen sensorischen Systemen im Austausch steht.

ten Vergleich der verschiedenen fMRT-Somatotopiestudien zeigt sich aber, dass sowohl die mediolateralen wie auch anteroposterioren Anordnungen der BOLD-Fingerrepräsentationen interindividuell sehr variabel ausfallen, im Gegensatz zu den relativ diskreten und konsistent organisierten Fingerlokalisationen in elektrophysiologischen Kortexableitungen (Overduin u. Servos 2004). Vor dem Hintergrund der relativ stabilen Makrorepräsentationen somatosensorischer Areale (Anordnung größerer Körperabschnitte wie Hände, Arme, Schultern) liegt somit der Schluss nahe, dass die somatotope Gliederung des somatosensorischen Systems zwar in der Entwicklung fest vorgegeben ist, jedoch plastisch durch die individuelle Nutzung und Übungseffekte ausgestaltet werden kann.

Der Blick auf die elektrophysiologischen Untersuchungsbefunde aus dem Makakenkortex ist von besonderem Interesse, da durch Verwendung intrakortikaler Mikroelektroden die Repräsentationen der verschiedenen Körperbereiche bis auf das Niveau eines einzelnen Neurons verfolgt werden können, sodass diese Technik eine um einige Dimensionen höhere Auflösung bietet als es (zurzeit) die fMRT gestattet. Hierdurch lässt sich beim Makaken für jedes Areal des unimodalen anterioren parietalen Kortex (SI) wie auch für die einzelnen Areale der SII-Region eine eigene somatotope Gliederung beschreiben, welche an den Arealgrenzen spiegelbildlich aneinanderstoßen. Hinweise dafür finden sich z. B. in einer 4-T-fMRT-Studie (Overduin u. Servos 2004) mit einem dynamischen Kartierungsparadigma, bei dem die Finger der Probanden entweder von proximal nach distal oder umgekehrt stimuliert wurden. Durch die Korrelation des BOLD-Signals mit den jeweiligen Phasenverschiebungen konnten bei der Stimulation eines einzelnen Fingers mehrere Fingerrepräsentationen auf dem Gyrus postcentralis dargestellt werden. Interessanterweise waren die durchschnittlichen Volumina aktivierter Voxel bei Stimulation des Daumens signifikant größer als die der anderen Finger, was im Einklang mit der Non-Linearität des Penfield-Homunculus (◘ Abb. 23.2) steht.

Durch den Vergleich von funktionellen Bildgebungsdaten mit Wahrscheinlichkeitskarten somatosensorischer Regionen wurde weiterhin gezeigt, dass der Grad bilateraler Repräsentation sowohl vom untersuchten Körperteil als auch vom betrachteten Areal abhängt (Eickhoff et al. 2008). Insbesondere für die Hand zeigte sich dabei ein

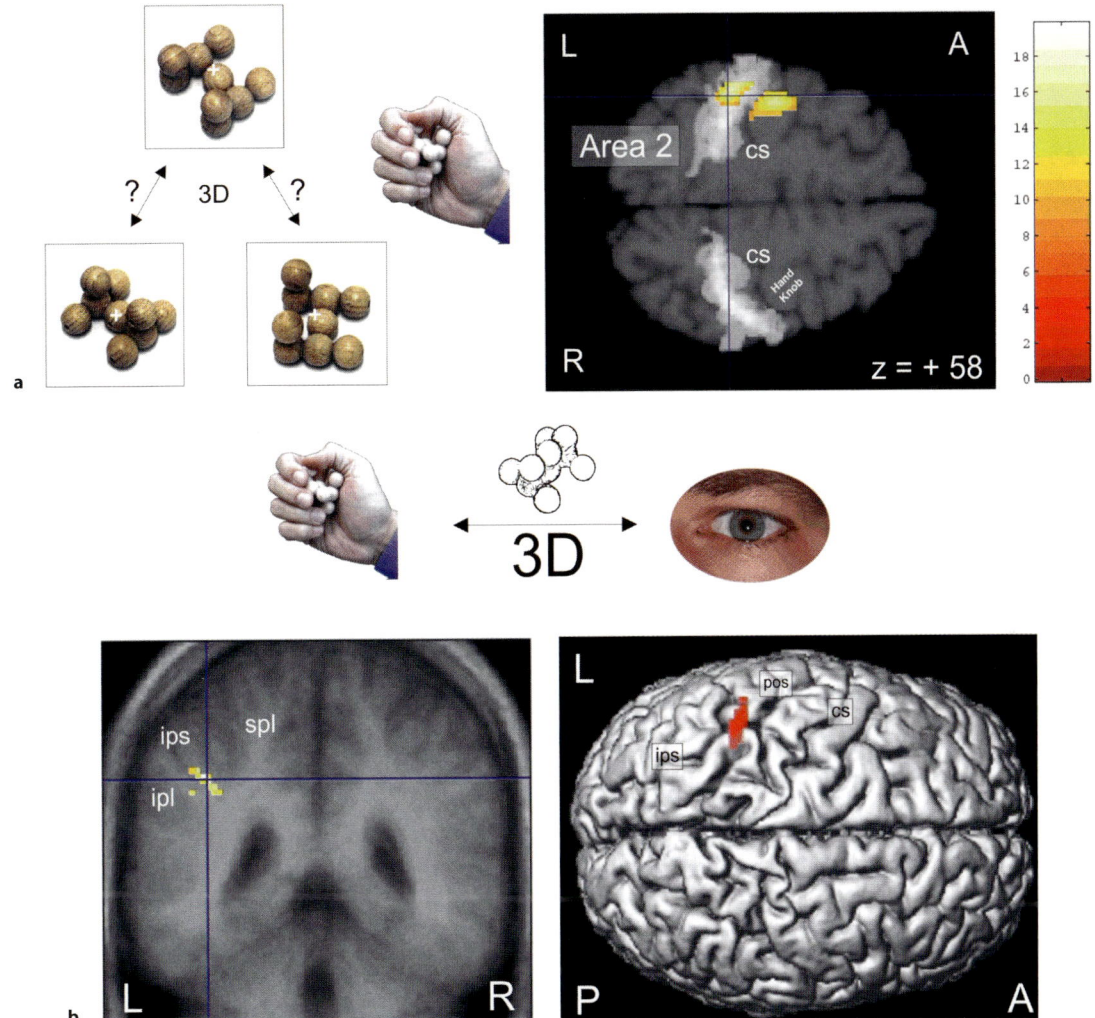

Abb. 23.7 Formverarbeitung im somatosensorischen Kortex. **a** Stimuli: Jedes aus multiplen Kugeln zusammengesetzte Objekt besaß ein in seiner geometrischen Anordnung leicht verändertes Gegenstück. Die Probanden sollten durch aktives Abtasten ohne visuelle Information entscheiden, ob sich die 3D-Konfigurationen der präsentierten Objektpaare unterscheiden oder nicht. Die Analyse der BOLD-Antworten zeigte für diese Aufgabe, dass das Aktivierungsmaximum des sensorischen Kortex mit dem strukturellen Maximum der Wahrscheinlichkeitskarte von Area 2 zusammenfällt (*grau*, Abb. 23.4b). Die zweite, weiter anterior liegende Aktivierung repräsentiert das motorische Handareal, die sich anhand der Probabilitätskarten dieser Region in Area 4a lokalisieren lässt (»single subject analysis«). **b** Wenn 3D-Objektinformationen zwischen dem taktilen und dem visuellen System ausgetauscht werden (crossmodaler Transfer), zeigt die Gruppenanalyse (n=12, RFX, »smoothing« = 10 mm) einen Aktivierungsfokus im anterioren intraparietalen Kortex (Area AIP). *A* anterior, *P* posterior. Weitere Abkürzungen Abb. 23.1 und Abb. 23.4. (Mod. nach Grefkes et al. 2002)

deutlicher Interaktionseffekt: Während die taktile Stimulation einer Hand stets bilaterale Aktivierungen in allen Arealen des SII-Komplexes hervorrief, kam es in Area 3b und Area 1 der ipsilateralen Gehirnhälfte zu einer Inhibition kortikaler Aktivität. In Area 2 zeigte sich eine klare Hemisphärenasymmetrie, da dieses Areal auf der rechten Hemisphäre auch auf Stimulation der ipsilateralen Hand reagierte, jedoch keine Aktivierung der linken Area 2 bei Stimulation der linken Hand auftrat. Dies kann als Hinweis auf eine zentrale Rolle der Area 2 für die Entwicklung der Händigkeit und Gehirnasymmetrie gedeutet werden. Alternativ könnte die Area 2 auch als Teil eines Kontinuums zunehmender hemisphärischer Spezialisierung und abnehmender kontralateraler Repräsentation angesehen werden. Während in der Zentralregion eine klare kontralaterale Dominanz mit transkallosaler reziproker Inhibition als dominierendes Merkmal der funktionellen Architektur angesehen werden kann (Grefkes et al. 2008), tritt diese nach kaudal immer weiter in den Hintergrund zugunsten einer Dominanz der linken oder rechten Hemisphäre für bestimmte kognitive Teilleistungsprozesse.

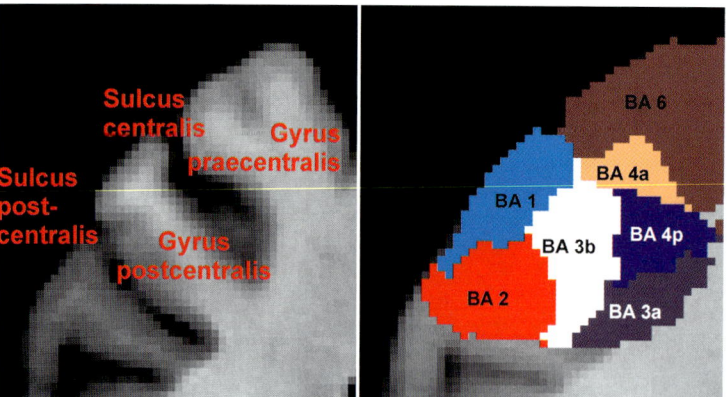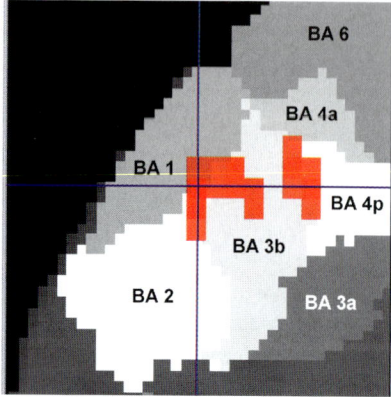

Abb. 23.8 Interpretation von fMRT-Aktivierungsdaten mithilfe von probabilistischen Maximalwahrscheinlichkeitskarten des sensomotorischen Kortex. Dargestellt sind die probabilistischen Maximalwahrscheinlichkeitskarten der motorischen Areale 6, 4a und 4p sowie der unimodal somatosensorischen Areale 3b, 3a, 1 und 2. Ganz *rechts* sieht man die Überlagerung mit den Aktivierungsclustern in dieser Region, die während taktiler Exploration aktiviert wurden (vgl. Abb. 23.7)

Somatotopie im posterioren parietalen Kortex Die Areale des posterioren parietalen Kortex (PPC) weisen ebenfalls eine somatotope Gliederung auf. So berichten z. B. Fink et al. (1997), dass die Armrepräsentation in Area 5 anterior zur Beinrepräsentation liegt. Insgesamt zeigt sich aber, dass die Somatotopie in den höheren sensomotorischen Arealen deutlich an Schärfe und Auflösung verliert. Als Ursache dafür kann die Vorverarbeitung bzw. Filterung der Information durch vorgeschaltete somatosensorische Areale (3b, 1, 2) bei gleichzeitig geringem direkten thalamischen Informationsinflux angesehen werden, zum anderen sind die Areale des PPC in z. T. sehr komplexe kortikale Schaltkreise eingebunden und werden stark durch Aufmerksamkeitsprozesse moduliert.

> Die meisten Areale des somatosensorischen Systems weisen eine Somatotopie auf. Dabei nimmt der Differenzierungsgrad der somatotopen Gliederung eines Areals mit steigender Hierarchie ab.

23.3 Läsionen und funktionelle Störungen

Läsionen, die das somatosensorische System betreffen, lassen anatomisch und funktionell zwischen denen des anterioren parietalen Kortex (Gyrus postcentralis) und denen des posterioren parietalen Kortex (PPC) unterscheiden.

23.3.1 Anteriorer parietaler Kortex

Schädigungen des Gyrus postcentralis durch eine Durchblutungsstörung oder eine neurochirurgische Exzision im Rahmen einer Tumoroperation führen im akuten Stadium meist zu kompletter epikritischer und thermaler Anästhesie und Analgesie der kontralateralen Seite, ähneln also peripheren Nerven- oder Wurzelschädigungen (Freund 2003). Weiterhin zeigt sich bei Schädigung des Gyrus postcentralis auch eine starke Beeinträchtigung des motorischen Systems in Form von Areflexie, Hypotonie, Ataxie und Dysmetrie, was im Einklang mit der Bedeutung somatosensorischer Feedback-Mechanismen für die Motorik steht. Aufgrund der mangelhaften bzw. unterbrochenen »primären« Verarbeitung taktiler Informationen sind bei entsprechenden Läsionen auch »höhere« Leistungen des somatosensorischen Systems wie taktile Diskriminierung, Stereognosie oder Kontrolle von Präzisionsbewegungen sekundär gestört. Selektive Ablationen bestimmter Anteile des Gyrus postcentralis beim Makaken konnten jedoch zeigen, dass eine solch globale Störung somatosensorischer Diskriminationsfähigkeit und Objektverarbeitung hauptsächlich nach Entfernung der Vorderwand des Gyrus postcentralis (Area 3b) auftrat. Dahingegen führte die selektive Abtragung der Kuppe des Gyrus postcentralis (Area 1) »nur« zu deutlich erschwerter Texturerkennung. Die Entfernung der Hinterwand des Gyrus postcentralis (Area 2) ergab schwere Defizite bei taktiler Formdiskrimination (Randolph u. Semmes 1974).

> Läsionen des anterioren parietalen Kortex führen zu starken Störungen der elementaren somatosensorischen Wahrnehmung, sodass auch komplexere Funktionen wie mikro- und makrogeometrische Analysen und Objekterkennung sekundär gestört sind.

23.3.2 Posteriorer parietaler Kortex

Läsionen des PPC zeigen je nach Lokalisationen und hemisphärischer Lateralisierung der geschädigten Seite eine

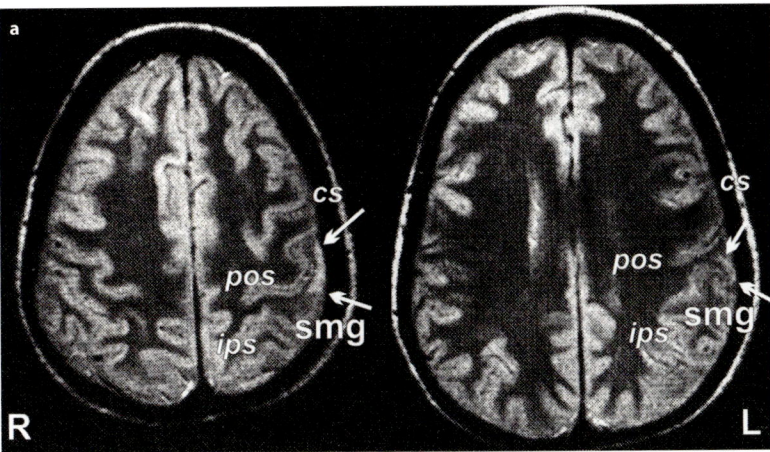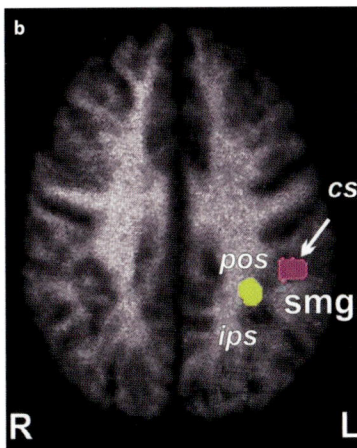

Abb. 23.9 Taktile Stereognosie/Agnosie. **a** Protonengewichtetes MR einer 65 Jahre alten Hypertonikerin mit einer fokalen Läsion des vorderen Gyrus supramarginalis (*smg*) (*Pfeile*) im linken inferioren parietalen Kortex nach einem Infarkt. Die Patientin war unfähig, Objekte mit ihrer rechten Hand trotz erhaltener Oberflächen- und Tiefensensibilität und Fehlen von motorischen Störungen taktil zu erkennen. Nach visueller Präsentation oder nach Exploration mit der linken Hand konnten die Objekte direkt benannt werden. Die Patientin litt an einer unilateralen taktilen Agnosie (mod. nach Reed et al. 1996). **b** Taktile Formerkennung bei gesunden Probanden (PET-Studie). Der vordere intraparietale Kortex (*gelb*) und der vordere Teil des Gyrus supramarginalis (*violett*) wurden vor allem bei aktiver und passiver Formerkennung rekrutiert, wohingegen einfache Diskriminierung von Kanten, Oberflächenkrümmung oder Textur keine signifikanten Aktivierungen dieser Regionen auslöste (mod. nach Bodegard et al. 2001). Somit scheint der Gyrus supramarginalis eine zentrale Rolle für Form- und Objekterkennung zu besitzen. (Abkürzungen ◘ Abb. 23.1 und ◘ Abb. 23.4)

Reihe klinischer Defizite und neuropsychologischer Syndrome. Für das taktile System sei an dieser Stelle die taktile Agnosie vorgestellt. Ein weiteres Beispiel stellt die taktile Apraxie dar, die in ▶ Kap. 37 beschrieben wird.

Taktile Agnosie

> **Definition**
> Taktile Agnosie (bzw. taktile Astereognosie) beschreibt die Unfähigkeit, Objekte durch Betasten zu erkennen, obwohl Oberflächen- und Tiefensensibilität erhalten sind.

Ein taktil durch den Patienten nicht zu identifizierendes Objekt kann bei visueller Präsentation direkt erkannt und benannt werden, was ihn dann oft selbst sehr erstaunt. Taktile Agnosie tritt nach parietalen Läsionen auf und betrifft stets die kontralaterale Hand, wobei die Fingerbewegungen dieser Hand während der Exploration eines Objektes nicht pathologisch verändert sind. Das heißt, die Ursache des Nichterkennens liegt nicht in der gestörten Explorationsbewegung, sondern in der fehlenden Integration taktiler Informationen zu einem abstrakten Konzept wie »Schlüssel«. Die klinische Diagnose dieses Syndroms erfordert eine intensive Testung des Patienten, um andere funktionelle Ursachen einer gestörten Objekterkennung auszuschließen. Basales Tastempfinden (Berührung, Schmerz, Temperatur, Propriozeption, Vibration, Kinästhesie, 2-Punkt-Diskrimination, Gewicht, Größe) sollten weitgehend normal sein, ebenso dürfen keine Störungen von globaler Objekterkennung, von genereller Verarbeitung räumlicher Information, von Sprache (Aphasie), von motorischen Fähigkeiten (Hemiparese, Apraxie, Ataxie) oder intellektuellen Leistungen (Aufmerksamkeit, Gedächtnis) vorliegen (Reed et al. 1996).

Die sog. **aperzeptive taktile Agnosie** resultiert dabei aus einer fehlerhaften perzeptuellen Synthese von mikro- und makrogeometrischen Objekteigenschaften, wohingegen die **assoziative taktile Agnosie** auf einer gestörten semantischen Einordnung des Objektes bei erhaltenen perzeptuellen Fähigkeiten beruht. Als neuroanatomische Korrelate können vor allem Läsionen des Lobulus parietalis inferior (Operculum parietale, Gyrus supramarginalis) angesehen werden, aber auch nach Schädigungen des superioren parietalen Kortex oder Teilen des Gyrus postcentralis kann taktile Agnosie auftreten (◘ Abb. 23.9).

Die Hypothese, dass taktile Formerkennung einem von genereller (amodaler) räumlicher Wahrnehmung unabhängigen System unterliegt und als separates Modul kortikaler Informationsverarbeitung eher im inferioren PPC fungiert, wird durch Ergebnisse aus der funktionellen Bildgebung mit gesunden Probanden gestützt. So erarbeiteten Bodegard et al. (2001) die Relevanz des Gyrus supramarginalis als Ort für abstrakte Oberflächenrepräsentation und taktile Objekterkennung auf hoher kognitiver Stufe in der Hierarchie somatosensorischer Formverarbeitung. Eine fMRT-Studie (Jäncke et al. 2001) zeigte Aktivierungen des IPL, vor allem des Gyrus angularis, bei geistiger Vorstel-

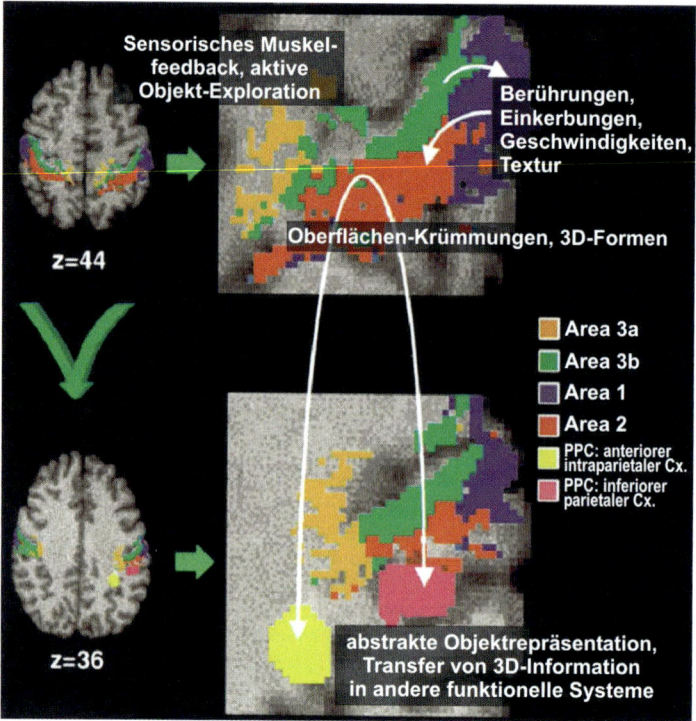

Abb. 23.10 Hierarchie der Areale im somatosensorischen System bei der Verarbeitung taktiler Objektinformation. Dargestellt sind die Ausdehnungen von Area 3a, 3b, 1, 2 gemäß der zugehörigen Probabilitätskarten. Die aufgeführten Schritte kortikaler Informationsverarbeitung wurden über Korrelationen von »population maps« mit Aktivierungen aus funktionellen Bildgebungsstudien (PET und fMRT) erarbeitet, in denen mit spezifischen Paradigmen verschiedene Aspekte der Somatosensorik untersucht wurden. Area 3b prozessiert als somatosensorisches Primärareal hauptsächlich Informationen aus dem sensiblen Thalamus und projiziert überwiegend zu Area 1. Dort werden vor allem Oberflächenmerkmale wie Textur, Richtung und Geschwindigkeiten taktiler Stimuli verarbeitet. Area 2 integriert diese Informationen und analysiert 3D-Beschaffenheiten von Objekten, die dann weitergeleitet werden zu verschiedenen Arealen innerhalb des PPC, der in Zusammenarbeit mit anderen kortikalen Systemen die letzten Schritte taktiler Objekterkennung leistet. Für SII lagen zum Zeitpunkt der Studien noch keine Probabilitätskarten vor. (Mod. nach Bodegard et al. 2001)

lung eines zuvor palpierten Objektes und legt somit die Bedeutung des IPL als abstrakter sensomotorischer Speicher bzw. mentale Repräsentation für Formen und Objekte dar.

Letztendlich muss aber festgehalten werden, dass die neuronalen Korrelate für die Entstehung einer taktilen Agnosie anatomisch sehr heterogen ausfallen. Dies wirft die Frage auf, ob ein komplexer Vorgang wie die taktile Erfassung eines Objekts mit allen dafür nötigen Teilleistungen wie der Integration vielfältiger epikritischer, propriozeptiver und motorischer Informationen, deren Verknüpfung zu einem einheitlichen Perzept und dessen semantische Assoziation überhaupt in einem einzelnen Areal repräsentiert sein kann. Es erscheint daher gut möglich, dass Leistungen, wie sie bei der taktilen Agnosie gestört sind, nicht durch ein einzelnes Areal bereitgestellt werden, sondern sich aus der Interaktion von verschiedenen Arealen im Sinne eines Netzwerkes ergeben. Somit könnte dann sowohl die Läsion einzelner strategischer Knotenpunkte dieses Netzwerkes als auch eine Schädigung der sie verbindenden Faserbahnen eine entsprechende klinische Symptomatik auslösen. Dies entspricht der Unterscheidung zwischen der Konzeptualisierung neuropsychologischer Defizite als Folge lokalisierter Ausfälle bzw. als Diskonnektionssyndrome.

> Taktile Agnosie bedeutet die Unfähigkeit zur taktilen Erkennung eines Objektes, obwohl keine elementaren somatosensorischen, motorischen oder kognitiven Störungen vorliegen. Die taktil nicht identifizierten Objekte können visuell erkannt und benannt werden. Diese Störung tritt vor allem nach Läsionen des parietalen Kortex auf.

Stellenwert von Läsionsstudien

In der Literatur sind bis dato nur sehr wenige fMRT-Studien über Patienten mit taktiler Agnosie oder anderen Störungen der höheren taktilen Informationsverarbeitung (z. B. taktile Apraxie, ▶ Kap. 37) publiziert. Die Ursache dafür liegt darin, dass insgesamt fMRT-Studien mit Patienten nach Infarkten bzw. mit tumorbedingten Läsionen nicht unproblematisch sind. Zum einen treten viele neuropsychologische Syndrome, wie taktile Agnosie oder Apraxie, hauptsächlich im akuten Stadium der Erkrankung auf. Es handelt sich also oft nur um transiente Defizite, welche im weiteren klinischen Verlauf, am ehesten durch strukturelle und funktionelle Reorganisationsprozesse, wieder in den Hintergrund treten oder sich sogar ganz zurückbilden. Viele Patienten sind jedoch gerade im akuten Stadium so krank, dass ihnen die Strapazen eines MR-Scans nicht zugemutet werden können. Ein weiterer kritischer Punkt betrifft die Größe der Läsion. Ausgedehnte Infarkte (z. B. nach Verschluss eines großen Astes der A. cerebri media) erlauben keine präzise Korrelation von strukturellem und funktionellem Defizit. »Wünschenswert« für genaue Testungen inklusive fMRT-Scan wären also ein chronisch-stabiles Defizit und eine relativ umschriebene Läsion. Selbst dann aber kann nur schwer beurteilt werden, ob das funktionelle Defizit auf der direkten Störung einer kortikalen Neuronenpopulation am Ort der Ischämie/Nekrose beruht oder aus der Schädigung passierender Faserbahnen im Sinne eines Diskonnektionssyndroms resultiert.

Hinweise auf eine differenzierte Funktionalität der einzelnen Areale sind jedoch rar. Eine weitere wichtige Station in der taktilen Analyse von Objekten stellt der anteriore intraparietale Kortex (Area AIP) dar, in dem taktile Objektinformation dem visuellen System durch intermodalen Informationstransfer zugänglich gemacht wird. Des Weiteren spielt für das Prozessieren von 3D-Formen der Kortex auf dem Gyrus supramarginalis eine Rolle. Im superioren parietalen Kortex wird vor allem somatosensorische (propriozeptive) Information zu Gelenkstellung und Positionen der Extremitäten im Raum verarbeitet. Dagegen besitzt der laterale präfrontale Kortex eine wesentliche Rolle für taktiles Arbeitsgedächtnis und für die Differenzierung zwischen verschiedenen taktilen Stimuli. Läsionen des parietalen Kortex können zu ausgeprägten somatosensorischen Defiziten führen. Schädigungen des anterioren parietalen Kortex bewirken eine massive Störung basaler somatosensorischer Wahrnehmung. Schädigungen des posterioren parietalen Kortex betreffen höhere Funktionen der Sensomotorik wie z. B. taktile Objekterkennung (taktile Agnosie) oder Objektgebrauch (taktile Apraxie, ▶ Kap. 37).
Die meisten Areale des somatosensorischen Systems sind somatotop gegliedert. Je höher jedoch die Position, die ein Areal in der kortikalen Hierarchie einnimmt, desto gröber, unschärfer und variabler die Ausprägung der Somatotopie. Areale wie Area 2 und Area 5 besitzen für einige Körperbereiche sogar multiple Repräsentationen.
Weiterhin sind auch subkortikale Kerngebiete, mehrere Bereiche des Insellappens und vor allem das Zerebellum in somatosensorische Informationsverarbeitung involviert. Die Erkenntnisse zu diesen Regionen sind aber noch relativ unklar und z. T. spekulativ und wurden daher in diesem Kapitel nicht gesondert aufgeführt.

Zusammenfassung und Ausblick

Somatosensorische Information wird von den Arealen in SI, SII und PPC sowohl seriell als auch parallel verarbeitet (◘ Abb. 23.10). Der prozentual größte Anteil der im Thalamus umgeschalteten Afferenzen aus Haut-, Muskulatur- und Gelenkrezeptoren erreicht dabei Area 3b. Somit stellt Area 3b das somatosensorische Primärareal dar (analog zum visuellen Primärareal, Area 17/V1). Aber auch andere Areale wie z. B. Area 3a, 1, 2, 5 und die meisten Areale der SII-Region besitzen direkte Verbindung zum ventroposterioren Thalamus. Da ihre thalamischen Afferenzen jedoch geringer ausfallen, erhalten diese Regionen ihren Hauptinformationseingang aus kortikokortikalen Projektionen. Area 1 verarbeitet Information aus Area 3b und führt erste integrative Prozesse durch, so z. B. die Analyse taktiler Richtungsinformation. Area 2 repräsentiert die höchste hierarchische Stufe des SI-Kortex und integriert Information aus Area 3b und 1 zur Analyse dreidimensionaler Strukturen. Area 2 weist also bereits keinen Primärareal-Charakter mehr auf und stellt eine Mittelposition zwischen dem kontralateral repräsentierenden anterioren parietalen Kortex und dem hemisphärisch spezialisierten posterioren parietalen Kortex dar.
Der sekundärsomatosensorische Kortex besteht aus einer Ansammlung von mindestens 4 Regionen auf dem parietalen Operculum, welche auf unilateral präsentierte taktile Reize fast durchgehend bilateral antworten und eine somatotope Gliederung aufweisen. Die SII-Region wird mit Schmerzverarbeitung, taktilen Kurzzeitspeichern, sensomotorischer Kopplung und bimanueller Verarbeitung in Verbindung gebracht,

▼

Literatur

Blankenburg F, Ruff CC, Deichmann R, Rees G, Driver J (2006) The cutaneous rabbit illusion affects human primary sensory cortex somatotopically. PLoS Biol 4: e69

Bodegard A, Geyer S, Grefkes C, Zilles K, Roland PE (2001) Hierarchical processing of tactile shape in the human brain. Neuron 31: 317–328

Brodmann K (1909) Vergleichende Lokalisationslehre der Großhirnrinde. Barth, Leipzig

Buneo CA, Andersen RA (2006) The posterior parietal cortex: sensorimotor interface for the planning and online control of visually guided movements. Neuropsychologia 44: 2594–606

Disbrow E, Roberts T, Krubitzer L (2000) Somatotopic organization of cortical fields in the lateral sulcus of Homo sapiens: Evidence for SII and PV. J Comp Neurol 418: 1–21

Eickhoff S, Geyer S, Amunts K, Mohlberg H, Zilles K (2002) Cytoarchitectonic analysis and stereotaxic map of the human secondary somatosensory cortex region. NeuroImage 16 (S1): 1780

Eickhoff SB, Grefkes C, Zilles K, Fink GR (2007) The somatotopic organization of cytoarchitectonic areas on the human parietal operculum. Cereb Cortex 17: 1800–1811

Eickhoff SB, Grefkes C, Fink GR, Zilles K (2008) Functional lateralization of face, hand, and trunk representation in anatomically defined human somatosensory areas. Cereb Cortex 18: 2820–2830

Fink GR, Frackowiak RSJ, Pietrzyk U, Passingham RE (1997) Multiple nonprimary motor areas in the human cortex. J Neurophysiol 77: 2164–2174

Foerster O (1936) Motorische Felder und Bahnen. In: Bumke O, Foerster O (Hrsg) Handbuch der Neurologie. Springer, Berlin, S 1–357

Freund HJ (2003) Somatosensory and motor disturbances in patients with parietal lobe lesions. Adv Neurol 93: 179–193

Grefkes C, Geyer S, Schormann T, Roland PE, Zilles K (2001) Human somatosensory area 2: observer-independent cytoarchitectonic mapping, interindividual variability, and population map. NeuroImage 14: 617–631

Grefkes C, Weiss PH, Zilles K, Fink GR (2002) Crossmodal processing of object features in human anterior intraparietal cortex: an fMRI study implies equivalencies between humans and monkeys. Neuron 35: 173–184

Grefkes C, Ritzl A, Zilles K, Fink GR (2004) Human medial intraparietal cortex subserves visuomotor coordinate transformation. NeuroImage 23: 1494–1506

Grefkes C, Eickhoff SB, Nowak DA, Dafotakis M, Fink GR (2008) Dynamic intra- and interhemispheric interactions during unilateral and bilateral hand movements assessed with fMRI and DCM. Neuroimage 41: 1382–1394

Hsiao S (2008) Central mechanisms of tactile shape perception. Curr Opin Neurobiol 18: 418–424

Jäncke L, Kleinschmidt A, Mirzazade S, Shah NJ, Freund HJ (2001) The role of the inferior parietal cortex in linking the tactile perception and manual construction of object shapes. Cereb Cortex 11: 114–121

Kitada R, Hashimoto T, Kochiyama T, Kito T, Okada T, Matsumura M, Lederman SJ, Sadato N (2005) Tactile estimation of the roughness of gratings yields a graded response in the human brain: an fMRI study. NeuroImage 25: 90–100

Maldjian J, Gottschalk A, Patel R, Detre J, Alsop D (1999) The sensory somatotopic map of the human hand demonstrated at 4 Tesla. NeuroImage 10: 55–62

Overduin SA, Servos P (2004) Distributed digit somatotopy in primary somatosensory cortex. NeuroImage 23: 462–472

Penfield W, Rasmussen T (1952) The cerebral cortex of man. Macmillan, New York

Randolph M, Semmes J (1974) Behavioral consequences of selective subtotal ablations in the postcentral gyrus of macaca mulatta. Brain Res 70: 55–70

Reed CL, Caselli RJ, Farah MJ (1996) Tactile agnosia. Underlying impairment and implications for normal tactile object recognition. Brain 119: 875–888

Talairach J, Tournoux P (1988) Co-planar stereotaxic atlas of the human brain. 3-Dimensional proportional system: an approach to cerebral imaging. Thieme, Stuttgart

Trulsson M, Francis ST, Kelly EF, Westling G, Bowtell R, McGlone F (2001) Cortical responses to single mechanoreceptive afferent microstimulation revealed with fMRI. NeuroImage 13: 613–622

Gedächtnis

M. Piefke, G. R. Fink

24.1 Zeitliche Gedächtniseinteilung – 394

24.2 Arbeitsgedächtnis – 394

24.3 Langzeitgedächtnis – 397
24.3.1 Enkodierung und Konsolidierung – 398
24.3.2 Speicherung von Information – 399
24.3.3 Abruf von Information – 399
24.3.4 Interaktion zwischen Enkodierungs- und Abrufprozessen – 401
24.3.5 Langzeitgedächtnisfunktionen von Strukturen des medialen Temporallappens – 401
24.3.6 Präfrontaler Kortex: Steuerung und Kontrolle von Gedächtnisprozessen – 403

Literatur – 406

Zum Thema

Unter Gedächtnis wird allgemein ein komplexes und dynamisches System zum Speichern und Abrufen von Informationen verstanden, die nicht mehr in der Umwelt präsent sind (Bower 2000; Tulving 2000). Das Gedächtnis lässt sich entlang der Dimensionen Zeit und Inhalt in Subsysteme einteilen (Piefke u. Markowitsch 2009; Tulving 2000). In diesem Kapitel werden hauptsächlich die einzelnen Komponenten des Arbeitsgedächtnisses und des Langzeitgedächtnisses sowie die Interaktion zwischen dem Arbeits- und Langzeitgedächtnis beschrieben. Im ersten Abschnitt geht es um die Komponenten und Funktionen des Arbeitsgedächtnisses, im zweiten um die Subsysteme des Langzeitgedächtnisses und die verschiedenen Stufen der Informationsverarbeitung (Registrierung, Enkodierung, Konsolidierung, Speicherung und Abruf). Die verschiedenen Komponenten und Funktionsweisen des Arbeits- und Langzeitgedächtnisses sowie pathologische Veränderungen der Gedächtnissysteme können mithilfe der fMRT dargestellt werden. Die Möglichkeiten und Grenzen des Einsatzes der fMRT für die Untersuchung von Gedächtnisfunktionen werden diskutiert.

24.1 Zeitliche Gedächtniseinteilung

Atkinson und Shiffrin (1968) nehmen in ihrem **Mehrspeichermodell** eine zeitliche Klassifikation des Gedächtnisses vor und unterscheiden ein sensorisches Register, einen Kurzzeit- und einen Langzeitspeicher. Das sensorische Register hält sensorische Informationen für einige hundert Millisekunden präsent und leistet so die anfängliche Verarbeitung der Informationen, die von den Sinnesorganen aufgenommen werden. Richten Menschen ihre Aufmerksamkeit auf die durch das sensorische Register präsent gehaltenen Informationen, gelangen diese ins Kurzzeitgedächtnis und können dort bewusst verarbeitet werden. Das Kurzzeitgedächtnis speichert zwischen 5 und 9 Informationseinheiten für 30 s oder weniger. Werden Informationen durch Kontrollprozesse in ausreichendem Ausmaß im Kurzzeitgedächtnis verarbeitet, gelangen sie ins Langzeitgedächtnis, wo sie für mehrere Jahre und sogar Jahrzehnte gespeichert werden können. Im Langzeitgedächtnis gespeicherte Information gelangt beim Abruf wieder ins Kurzzeitgedächtnis und wird dadurch erneut einer bewussten Verarbeitung zugänglich (Atkinson u. Shiffrin 1968; Shiffrin u. Atkinson 1969; s. auch Piefke u. Markowitsch 2009).

24.2 Arbeitsgedächtnis

Das **Kurzzeitgedächtnis** stellt in dem Mehrspeichermodell von Atkinsons und Shiffrin (1968) einen eher statischen und passiven Speicher dar, der zwischen dem sensorischen Register und dem Langzeitgedächtnis vermittelt.

Dieses Modell wurde in den 1970er Jahren von Baddeley und Hitch (1974) durch das dynamische Konzept des **Arbeitsgedächtnisses** ersetzt (Baddeley 2000a, 2000b), das aus mehreren Komponenten besteht und neben dem kurzzeitigen Speichern von perzeptuell nicht mehr verfügbarer Information auch deren aktive Manipulation zur Steuerung nachfolgenden Verhaltens ermöglicht.

> **Definition**
>
> Mit Arbeitsgedächtnis bezeichnet man die kurzfristige und unmittelbare Speicherung von Information, die nicht mehr perzeptuell in der Umwelt verfügbar ist, sowie deren aktive Manipulation.

Diese aktive Manipulation von Informationen ist als eine wesentliche Bedingung verschiedener exekutiver Leistungen zu betrachten (z. B. logisches Denken, Problemlösen). Baddeley und Hitch (1974) nahmen zunächst 3 Komponenten des Arbeitsgedächtnisses an: die **phonologische Schleife**, den **visuell-räumlichen Skizzenblock** und die **zentrale Exekutive**. Später ergänzte Baddeley (2000b) das Arbeitsgedächtnismodell um eine vierte Komponente, den **episodischen Puffer**. Des Weiteren wird zwischen dem **Aufrechterhalten** und der **aktiven Manipulation** von Information im Arbeitsgedächtnis zur Steuerung nachfolgenden Verhaltens unterschieden. Das Arbeitsgedächtnis ist somit in die meisten kognitiven Funktionen involviert, wie z. B. Verstehen, Planen, (logisches) Denken und das Verarbeiten räumlich-visueller Information. Das Konzept des Arbeitsgedächtnisses betrachtet die Speicherung und die Manipulation von Information als voneinander getrennte Prozesse, da beispielsweise Untersuchungen an hirngeschädigten Patienten nahelegen, dass beide Prozesse unabhängig voneinander gestört sein können. Mithilfe funktioneller bildgebender Verfahren lassen sich die neuronalen Repräsentationen dieser Prozesse auch bei gesunden Menschen unterscheiden.

Phonologische Schleife Die phonologische Schleife verarbeitet verbale und auditive Informationen. Sie enthält einen phonologischen Speicher, der verbale und auditive Informationen wenige Sekunden präsent halten kann, und einen artikulatorischen Wiederholungsprozess, der die im phonologischen Speicher präsent gehaltenen Informationen in Echtzeit repetieren kann. Durch die artikulatorische Wiederholung der Informationen gelangen diese abermals in den phonologischen Speicher und können dort erneut für einige Sekunden präsent gehalten werden.

Visuell-räumlicher Skizzenblock Der visuell-räumliche Skizzenblock verarbeitet visuelle und räumliche Informa-

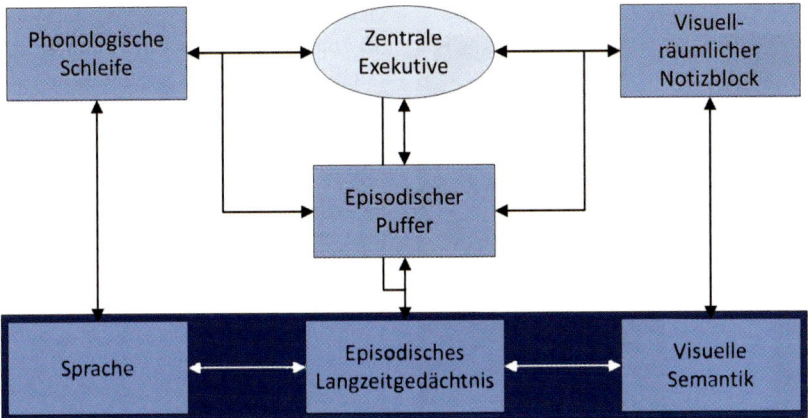

Abb. 24.1 Modell des Arbeitsgedächtnisses. (Mod. nach Baddeley 2003)

tionen (Baddeley u. Hitch 1974). Logie (1995) schlägt in Analogie zur Unterteilung der phonologischen Schleife eine Einteilung des visuell-räumlichen Skizzenblocks in eine visuelle Speicherkomponente und einen visuell-räumlichen Wiederholungsprozess vor. Aufgabe der visuellen Speicherkomponente ist das Präsenthalten von visuellen Informationen für wenige Sekunden (Logie 1995). Einige Autoren gehen davon aus, dass der visuell-räumliche Skizzenblock inhaltlich in 2 Subsysteme unterteilbar ist, von denen das eine visuelle und das andere räumliche Informationen verarbeitet (Baddeley 2003; Della Sala et al. 1999). Auch sind inhaltliche Unterteilungen hinsichtlich verschiedener weiterer Kriterien, wie z. B. die Unterscheidung zwischen räumlicher und objektbezogener Kodierung denkbar (einen Überblick gibt Baddeley 2003).

Episodischer Puffer Unter dem episodischen Puffer versteht Baddeley (2000b) ein kapazitätsbegrenztes System zur temporären Speicherung von Informationen in einem multimodalen Kode. Er erlaubt die räumliche und potenziell auch die zeitliche Integration von Informationen der phonologischen Schleife, des visuell-räumlichen Skizzenblocks und des Langzeitgedächtnisses (Baddeley 2000b). Die Informationen, die sich im episodischen Puffer befinden, stellen kohärente Episoden dar, die bewusst abrufbar sind (Baddeley 2000b).

Zentrale Exekutive Die zentrale Exekutive ist als eine übergeordnete aufmerksamkeitsbasierte Kontrolleinheit konzipiert, die das Funktionieren der phonologischen Schleife, des visuell-räumlichen Skizzenblocks und des episodischen Puffers sowohl überwacht als auch unterstützt (Baddeley 2000b; Baddeley u. Hitch 1974).

Eine schematische Darstellung der Komponenten des Arbeitsgedächtnisses gibt ☐ Abb. 24.1.

fMRT-Studien über das Arbeitsgedächtnis

In seiner Überblicksarbeit über funktionelle Bildgebungsstudien zum Arbeitsgedächtnis kommt D'Esposito (2007) zu dem Schluss, dass Arbeitsgedächtnisfunktionen nicht in einer bestimmten Hirnregion lokalisiert sind, sondern vielmehr aus der Interaktion zwischen dem präfrontalen Kortex (PFC) und verschiedenen anderen Strukturen des Gehirns resultieren. Kamen Smith et al. (1998) noch zu dem Schluss, dass die phonologische Wiederholung durch linkshemisphärische frontale Sprachareale vermittelt wird (vor allem BA44 und BA6), während der phonologische Speicher durch Regionen im linken posterioren Parietallappen repräsentiert ist (BA40), so gehen aktuelle Annahmen über die neuronalen Korrelate des Arbeitsgedächtnisses eher davon aus, dass seine Teilkomponenten als theoretische Konstrukte aufzufassen sind, die nicht direkt zerebralen Strukturen zugeordnet werden können. Buchsbaum und D'Esposito (2008) argumentieren, dass phonologische Arbeitsgedächtnisleistungen aus der Integration neuronaler Prozesse resultieren, die der Wahrnehmung und Produktion von Sprache zugrunde liegen.

Ein frontoparietales neuronales Netzwerk, das insbesondere Funktionen des anterioren mittleren frontalen Gyrus und inferiorer frontaler und parietaler Regionen integriert, wird als funktionelle Basis der zentralen Exekutive diskutiert. Mithilfe der fMRT konnten Mohr et al. (2006) zeigen, dass die Modulation neuronaler Aktivität innerhalb dieses Netzwerks eine wichtige Rolle für die Manipulation von Information im Arbeitsgedächtnis spielt (weitere Befunde der funktionellen Bildgebung zur zentralen Exekutive werden in ▶ Kap. 22 beschrieben).

Räumlich-visuelle Arbeitsgedächtnisleistungen aktivieren ein weitverzweigtes neuronales Netzwerk präfrontaler, prämotorischer und parietaler Hirnregionen. Silk et al. (2010) konnten zeigen, dass diese Regionen mit erhöhter Aktivität auf ansteigende Arbeitsgedächtnisanforderungen reagieren. Darüber hinaus berichten die Autoren,

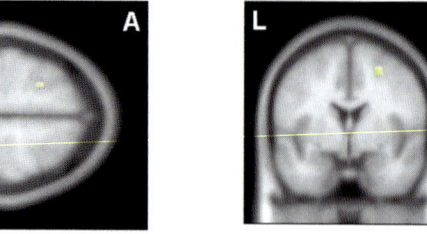

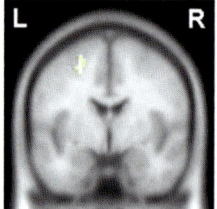
Linker DLPFC
Praecuneus bilateral

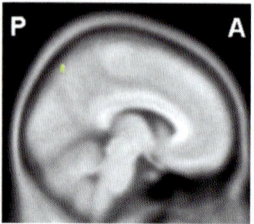
Rechter DLPFC
Linker Praecuneus

◘ **Abb. 24.2** Funktionelle Reorganisation der funktionellen Neuroanatomie des Arbeitsgedächtnisses im höheren Alter: Präfrontale und okzipito-parietale Aktivierungen bei jüngeren und älteren Personen während der Bearbeitung von Aufgaben mit besonders hohen visuell-räumlichen Arbeitsgedächtnisanforderungen. (Aus Piefke et al. 2012; mit freundlicher Genehmigung von Elsevier)

dass der rechte supramarginale Gyrus (eine Komponente des beschriebenen Netzwerks) eine Modulatorfunktion sowohl für das räumlich-visuelle Arbeitsgedächtnis als auch für die räumlich-visuelle Aufmerksamkeit hat.

Zudem bringt das biologische Altern eine funktionelle Reorganisation des Gehirns mit sich, die auch die neuronalen Grundlagen des Arbeitsgedächtnisses beeinflusst. Piefke et al. (2012) zeigen in einer fMRT-Studie über den Einfluss des biologischen Alterns auf die Repräsentation von räumlich-visuellen Arbeitsgedächtnisfunktionen, dass es im Verlauf des Alterns zu einer funktionellen zerebralen Reorganisation des Arbeitsgedächtnisses kommt. Diese ist vermutlich u. a. mit altersabhängigen Veränderungen des präfrontalen Dopaminhaushalts assoziiert (z. B. Klostermann et al. 2011; Nieoullon 2002). Sowohl im PFC als auch in parietalen Regionen belegen die fMRT-Daten das sog. HAROLD(»hemispheric asymmetry reduction in older adults«)-Modell, das bislang hauptsächlich für den PFC galt (s. auch ▶ Kap. 14). Es wurde wiederholt berichtet, dass ältere Probanden präfrontale Regionen zur Bewältigung von Exekutiv- und Arbeitsgedächtnisaufgaben bilateral rekrutieren, während junge Studienteilnehmer PFC-Areale nur unilateral aktivieren (z. B. Cabeza et al. 2002; Dolcos et al. 2002). Piefke et al. (2012) replizierten diese Annahme des HAROLD-Modells. Darüber hinaus zeigten die Autoren jedoch auch eine altersbedingte funktionelle Reorganisation in okzipitoparietalen Regionen sowie bei besonders hohen Anforderungen an das räumlich-visuelle Arbeitsgedächtnis eine umgekehrte Lateralisierung von PFC-Aktivierungen bei älteren (im Vergleich zu jüngeren) Personen (◘ Abb. 24.2). Weder die präfrontale noch die okzipitoparietale funktionelle Reorganisation verhinderten, dass die älteren Studienteilnehmer schlechtere Arbeitsgedächtnisleistungen zeigten als die jungen Probanden. Die Autoren schlussfolgern, dass die beobachtete regionale Reorganisation des Gehirns zwar der Kompensation der altersbedingten verringerten Leistungsstärke des Gehirns dient, jedoch die Abschwächung von Arbeitsgedächtnisleistungen im höheren Alter nicht verhindern kann (zu Alterseffekten auf Arbeitsgedächtnisleistungen s. auch ▶ Kap. 14).

> **Zusammenfassung und Weiterentwicklungen**
>
> Arbeitsgedächtnisfunktionen sind nicht in einer bestimmten Hirnregion lokalisiert, sondern resultieren aus der Interaktion zwischen dem präfrontalen Kortex (PFC) und verschiedenen anderen Strukturen des Gehirns. Die angenommen Teilkomponenten des Arbeitsgedächtnisses (zentrale Exekutive, phonologische Schleife, räumlich-visueller Skizzenblock, episodischer Puffer; ◘ Abb. 24.1) sind als theoretische Konstrukte aufzufassen, die nicht direkt zerebralen Strukturen zugeordnet werden können. Das biologische Altern verändert die neuronalen Grundlagen des Arbeitsgedächtnisses. Altersbedingte Veränderungen des Dopaminhaushalts im PFC spielen vermutlich eine entscheidende Rolle für die funktionelle Reorganisation des Arbeitsgedächtnisses im alternden Gehirn.
> Für die gegenwärtige fMRT-Forschung über das Arbeitsgedächtnis bilden nicht nur die an Arbeitsgedächtnisleistungen beteiligten Hirnstrukturen den Fokus des Interesses, sondern insbesondere auch die Untersuchung der Konnektivität zwischen Hirnstrukturen während der Durchführung von Arbeitsgedächtnisaufgaben. Aktuelle fMRT-Studien konnten zeigen, dass die Auslastung des Arbeitsgedächtnisses die Konnektivität zwischen Hirnstrukturen innerhalb eines frontoparietalen Netzwerks moduliert. Ma et al. (2011) verwendeten »dynamic causal modelling« (DCM) in ihrer fMRT-Studie und berichteten, dass eine hohe Arbeitsgedächtnisauslastung die Konnektivität zwischen dem linken posterioren parietalen Kortex und dem linken inferioren frontalen Kortex verstärkt, während eine niedrige Auslastung des Arbeitsgedächtnisses die Konnektivität zwischen dem posterioren parietalen Kortex und dem anterioren zingulären Kortex verringerte. Dieser Befund zeigt, dass eine von der Auslastung des Arbeitsgedächtnisses abhängige Modulation der Konnektivität zwischen Hirnstrukturen in einem frontoparietalen Netzwerk stattfindet.
> ▼

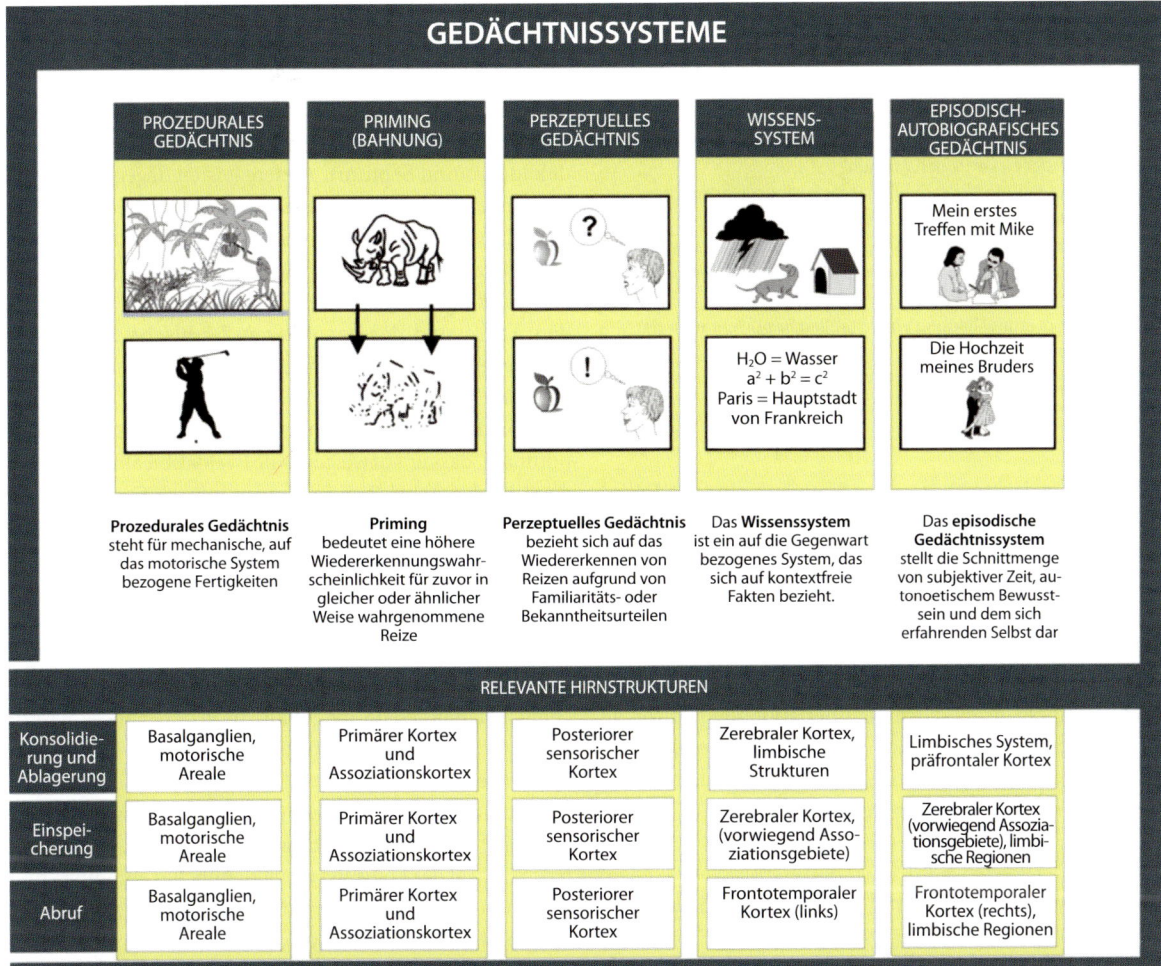

Abb. 24.3 Systeme des menschlichen Langzeitgedächtnisses und die systemspezifisch in unterschiedliche Gedächtnisprozesse (Enkodierung und Ablagerung, Einspeicherung, Abruf) involvierten Hirnstrukturen. (Aus Piefke u. Markowitsch 2007; mit freundlicher Genehmigung von Thieme)

Diese Unterschiede in der frontoparietalen Konnektivität könnten veränderte neuronale Prozesse als Basis veränderter kognitiver Prozesse reflektieren (z. B. Komplexität der Informationsverarbeitung und Monitoring von Fehlern), die mit Veränderungen der Arbeitsgedächtnisauslastung einhergehen.

24.3 Langzeitgedächtnis

Definition

Ganz allgemein kann das Langzeitgedächtnis als Form langfristig verhaltensmodifizierender Prozesse definiert werden. Eine solch weitgefasste Definition schließt auch viele unbewusste Lernvorgänge wie klassisches Konditionieren und prozedurales Lernen mit ein.

Die Unterteilung des Langzeitgedächtnisses nach Inhalten mit den wichtigsten zugehörigen Gedächtnisprozessen und Hirnarealen ist in ◘ Abb. 24.3 zusammengefasst (zur Relevanz der Gedächtnissysteme hinsichtlich verschiedener Formen von Amnesien s. auch ▶ Kap. 39 und ◘ Abb. 39.1). Da sich die meisten fMRT-Studien auf Untersuchungen des deklarativen Gedächtnisses beziehen, beschränkt sich die Darstellung in diesem Kapitel hauptsächlich auf dessen Hauptkomponenten: das episodische und das semantische Gedächtnis.

Um die komplexen Wege der Informationsverarbeitung im episodischen und semantischen Gedächtnis zu beschreiben, ist es zunächst erforderlich, eine Unterteilung in unterschiedliche Stufen der Informationsverarbeitung vorzunehmen. Mindestens 5 solcher Stufen müssen voneinander getrennt werden (▶ Box 24.1; Piefke u. Markowitsch 2007, 2008, 2009).

> **Box 24.1. Stufen der Informationsverarbeitung und deren Beziehungen zum episodischen und semantischen Gedächtnis**
> - Registrierung: Initiale Perzeption der Information und Transfer zu kortikalen Arealen
> - Enkodierung: Weitere frühe Informationsverarbeitung (»binding«, Bildung von Assoziationen)
> - Konsolidierung: Tiefe Enkodierung und Einbettung von Information in bestehende Repräsentationen (Engrammbildung)
> - Speicherung: Bildung einer stabilen Repräsentation der Information im ZNS
> - Abruf: Reproduktion von Information

Die direkt gedächtnisbezogenen Vorgänge sind die Enkodierung, Konsolidierung, Speicherung und der Abruf. Im Folgenden werden die neuronalen Grundlagen dieser Stufen der Langzeitgedächtnisverarbeitung episodischer und semantischer Information sowie die aktuell relevanten fMRT-Ergebnisse vorgestellt. Da die Prozesse der Enkodierung und Konsolidierung eng miteinander verwoben sind und zu einem großen Anteil überlappende neuronale Grundlagen besitzen, werden sie in einem gemeinsamen Abschnitt erörtert. Speicherung und Abruf werden im Anschluss in separaten Abschnitten besprochen.

24.3.1 Enkodierung und Konsolidierung

Grundlegende Annahmen

Episodische und semantische Information finden über sensorische Bahnen Eingang in das Gehirn. Beide Arten von Information werden vermutlich zunächst online (d. h. kurzzeitig vorübergehend) in **kortikalen Assoziationsarealen** gespeichert, insbesondere (jedoch nicht ausschließlich) in denen des lateralen parietalen Kortex (Piefke u. Markowitsch 2007, 2008, 2009). Teile des präfrontalen Kortex werden ebenfalls als Orte der Kurzzeitspeicherung diskutiert. Von dort wird die Information übermittelt zum **limbischen System**, einem phylogenetisch älteren System von Gehirnstrukturen und Faserverbindungen, das die Enkodierung und Konsolidierung kognitiver und emotionaler Information leistet (vgl. auch ▶ Abschn. 2.3.9 und 2.3.10).

Die verschiedenartigen Strukturen und Faserverbindungen, die zum limbischen System gehören, fungieren vermutlich insbesondere als Loci der Evaluation eingehender Information sowie auch der Übertragung dieser Information zu den endgültigen neokortikalen Speicherorten. Traditionell werden die hippocampale Formation und das Corpus amygdaloideum als die Kernstrukturen des limbischen Systems betrachtet. Eine Reihe anderer Gehirnstrukturen spielen jedoch ebenfalls eine Schlüsselrolle für die Gedächtnisfunktionen des limbischen Systems (z. B. Septum, thalamische Kerne, Mammillarkörper).

Innerhalb des limbischen Systems sind einige Gehirnstrukturen insbesondere an der affektiven und emotionalen Informationsverarbeitung beteiligt (z. B. Corpus amygdaloideum und Septum). Andere leisten dagegen eher die kognitiven Aspekte der Informationsverarbeitung (z. B. hippocampale Formation). Entsprechend werden 2 limbische Netzwerke als neuronale Grundlagen der Selektion, des »binding« und Transfers von Information unterschieden. Diese sind der **basolaterale limbische Schaltkreis** und der **Papez- bzw. mediale Schaltkreis** (Piefke u. Markowitsch 2007, 2008, 2009).

Vom **basolateralen limbischen Schaltkreis** wird angenommen, dass er vorwiegend die Evaluation affektiver und emotionaler Aspekte eingehender Information leistet. Er besteht aus dem Corpus amygdaloideum, dem mediodorsalen Thalamus und der subkallosalen Region des basalen Vorderhirns. Diese Strukturen sind unidirektional verbunden durch den ventralen amygdalofugalen Trakt, der von der Amygdala zum mediodorsalen Thalamus führt, und durch Fasern, die von dort die subkallosale Region erreichen. Via Bandeletta diagonalis projizieren diese Fasern dann zurück in das Corpus amygdaloideum. Der **Papez-Schaltkreis** (s. auch ▶ Kap. 2, ◘ Abb. 2.38) wird dagegen gewöhnlich als ein Netzwerk funktionell miteinander verbundener limbischer Strukturen betrachtet, das das neuronale Substrat der kognitiven Evaluation, des »binding« und der Übertragung von Information für die Langzeitspeicherung bildet. Ihm werden gewöhnlich die Mammillarkörper, der anteriore Thalamus, die hippocampale Formation und der Gyrus cinguli zugerechnet.

> Eine Gedächtnisspur besitzt nach der Enkodierung und Übertragung der Information in neokortikale Langzeitspeicherorte noch keine Stabilität. Vielmehr müssen weitere Konsolidierungsprozesse stattfinden, die kürzlich erworbene Information mit schon länger vorhandener abgleichen. Die gegenwärtigen Kenntnisse über die Biochemie der Gedächtniskonsolidierung deuten darauf hin, dass Konsolidierungsprozesse dazu tendieren, eine kongruente und kontinuierliche Gestalt des Gedächtnisrepertoires zu formen (Piefke u. Markowitsch 2007, 2008, 2009).

FMRT-Untersuchungen

In einer Reihe von fMRT-Studien konnte übereinstimmend gezeigt werden, dass spezifische Aktivierungsmuster insbesondere im medialen Temporallappen während der Enkodierung von Information als Prädiktoren für den Erfolg bzw. Misserfolg bei einem späteren Informationsabruf fungieren (z. B. Brassen et al. 2006; Hannula u. Ranganath

2008; Jenkins u. Ranganath 2010; Tsukiura et al. 2010). Diese Befunde belegen die zentrale Rolle, die dem **Hippocampus** und angrenzenden Hirnregionen im **medialen Temporallappen** bei der Enkodierung und Konsolidierung zugeschrieben wird. Weiteren Aufschluss geben fMRT-Studien, bei denen mit einer pharmakologischen Stimulation gearbeitet wurde (▶ Kap. 12). Kukolja et al. (2011) berichten aktuell in einer pharmakologischen fMRT-Studie, dass die Stressmediatoren Noradrenalin (NE) und Kortisol (CORT) synergistisch zu einer verstärkten hippocampalen Aktivität bei der Enkodierung emotionaler Information beitragen, wenn die Verfügbarkeit von NE und CORT im Gehirn durch eine pharmakologische Manipulation auf das Stress-Level gebracht wird (◘ Abb. 24.4). Dieser Mechanismus wirkt sich unter der Bedingung von traumatischem Stress mit großer Wahrscheinlichkeit maladaptiv auf die Bewältigung des traumatischen Ereignisses aus. Ein Stress-Level von CORT allein führt dagegen zu einer Verminderung der Hippocampusaktivität. FMRT-Studien legen insofern nahe, dass die Entstehung einer posttraumatischen Belastungsstörung (PTBS, ▶ Kap. 45) zumindest teilweise von spezifischen neurobiologischen Prozessen im Hippocampus und der angrenzenden Amygdala während der Enkodierung emotional traumatischer Informationen abhängig ist. Die Rolle der Strukturen des medialen Temporallappens wird im ▶ Abschn. 24.3.5 noch einmal aufgegriffen.

24.3.2 Speicherung von Information

Ausgedehnte neuronale Netzwerke fungieren als Orte der Speicherung von Information im Langzeitgedächtnis. Im Falle des episodischen und des semantischen Gedächtnisses befinden sich diese Netzwerke hauptsächlich in **neokortikalen Gehirnregionen**, z. B. im polysensorischen und im Assoziationskortex. Jedoch erfordert die Speicherung von episodischer Information und Faktenwissen vermutlich zusätzlich den Rückgriff auf allokortikale und subkortikale Gehirnstrukturen. Insbesondere die Speicherung von episodisch autobiografischer Information verlangt einen Input vom Corpus amygdaloideum und der septalen Region. Da episodisch autobiografische Information bewusst reflektiert werden kann, mag deren Speicherung darüber hinaus auf ein neuronales Netzwerk angewiesen sein, das sich von der Formatio reticularis des Hirnstamms bis in neokortikale Regionen erstreckt (Piefke u. Markowitsch 2007, 2008, 2009).

> **Die Prozesse der Informationsspeicherung im Langzeitgedächtnis sind mithilfe der fMRT nicht direkt zugänglich. Über die Messung von Hirnaktivität während der Enkodierung und während des Abrufs können nur indirekt Rückschlüsse auf die Prozesse, Orte und unterschiedliche Zeiträume der Informationsspeicherung gezogen werden.**

Dieser Aspekt wird im ▶ Abschn. 24.3.5 noch einmal bei der Diskussion über die Studie von Piefke et al. (2003) aufgegriffen, in der die Autoren fMRT-Daten präsentieren, die eine zeitbegrenzte Rolle des Hippocampus beim Abruf von Information aus dem episodischen Gedächtnis nahelegen.

24.3.3 Abruf von Information

Neurofunktionelle Bildgebungsstudien haben Befunde neuropsychologischer Untersuchungen an amnestischen Patienten sowie tierexperimentelle Studien bestätigt und erweitert, indem sie zeigten, dass der orbitofrontale Kortex und weitere präfrontale Regionen (z. B. ventrolateraler und dorsolateraler präfrontaler Kortex), anterolaterale Areale des temporalen Pols, mediale temporale Regionen sowie der posteriore Gyrus cinguli und der retrospleniale Kortex die Hauptkomponenten der funktionellen Neuroanatomie des Abrufs von episodischer Information und Faktenwissen bilden (Budson 2009; Fink et al. 1996; Piefke et al. 2003, 2005, 2007; Svoboda et al. 2006).

Präfrontale und **temporopolare Regionen** sind durch den Fasciculus uncinatus miteinander verbunden. Die präfrontalen Areale stellen vermutlich Trigger-Signale für den Abruf von Information bereit, die in den posterioren Assoziationskortizes gespeichert ist. Von den anterioren temporalen Regionen nimmt man demgegenüber an, dass sie die Verarbeitung affektiver und emotionaler Aspekte und die Re-Enkodierung von Information leisten. **Re-Enkodierungsprozesse** sind vermutlich vor allem abhängig von der hippocampalen Formation (z. B. Svoboda u. Levine 2009). Aktuelle fMRT-Studien zeigen, dass jedoch auch frontopolare und orbitofrontale Regionen an der Re-Enkodierung und dem »Updating« emotionaler Erinnerungen beteiligt sind (Sakaki et al. 2011). Grundsätzlich ist davon auszugehen, dass jeder Abrufprozess von der Re-Enkodierung der abgerufenen Information begleitet ist. Umgekehrt beinhaltet aber auch jede Enkodierung neuer Information Abrufprozesse (Buckner et al. 2001; Sakaki et al. 2011).

Das episodische und semantische Gedächtnis basieren insofern hauptsächlich auf einem frontotemporalen Netzwerk, für das sich – je nach Aufgabenstellung – in einigen PET- und fMRT-Studien eine rechtshemisphärische Dominanz zeigte (Fink et al. 1996), in anderen dagegen eine Linkslateralisierung (Nolde et al. 1998a, b; Piefke et al. 2003; eine Metaanalyse berichten Svoboda et al. 2006). Auf

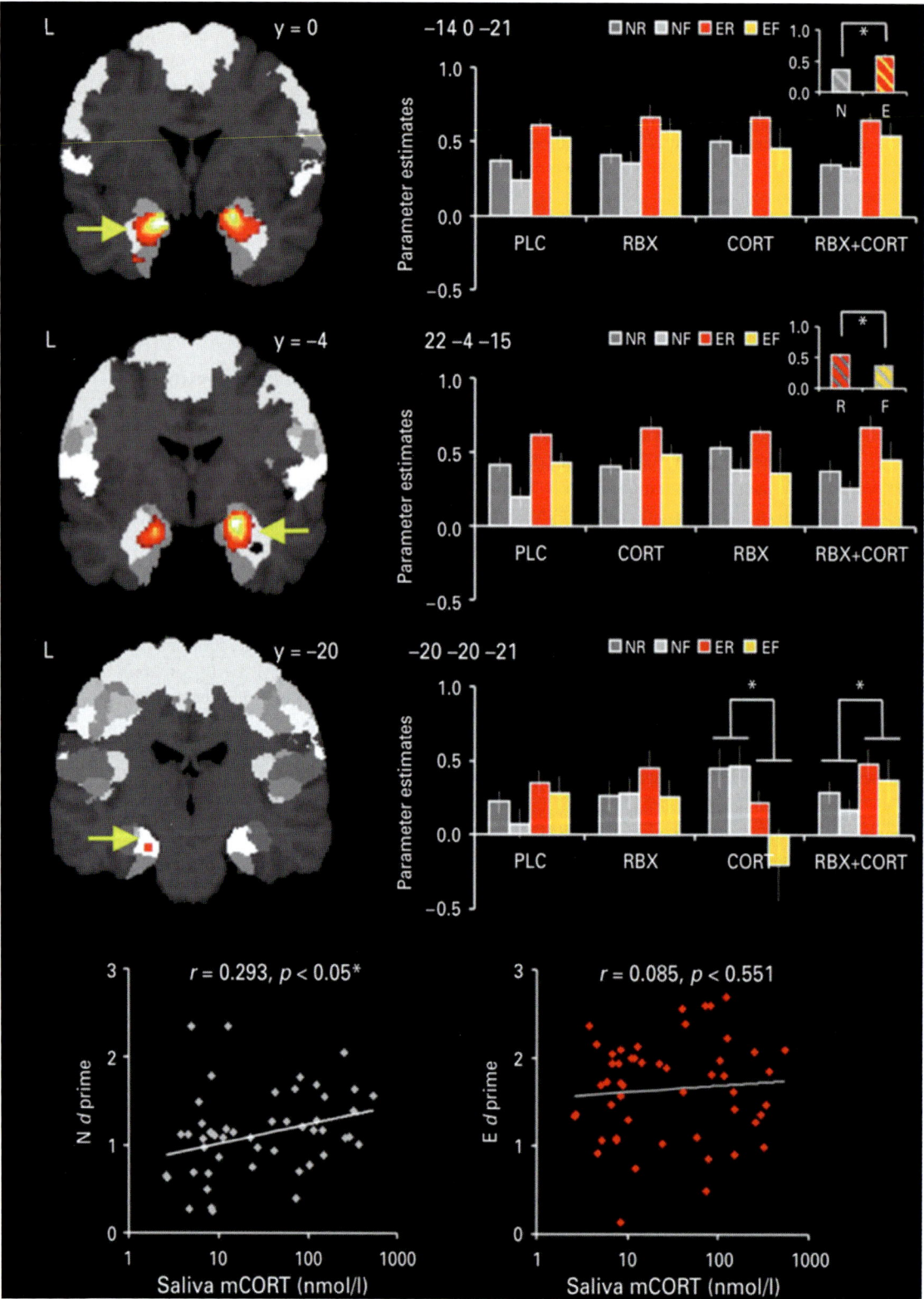

◘ **Abb. 24.4** Synergistische Modulation der Hippocampusaktivität durch die Stressmediatoren Noradrenalin (NE) und Kortisol (CORT) bei der Enkodierung emotionaler Information (unter pharmakologischer Induktion eines Stress-Levels mit NE und CORT). RBX = Reboxetin; PLC= Plazebo; ER = emotional recognized; EF= emotional forgotten; NR = neutral recognized; NF = neutral forgotten; R = recognized; F = forgotten; mCORT = mittleres Kortisol-Level. (Aus Kukolja et al. 2011; mit freundlicher Genehmigung von Cambridge University Press)

die Modelle zur Lateralisierung des episodischen und semantischen Gedächtnisses wird im ▶ Abschn. 24.3.6 detaillierter eingegangen. Im Hinblick auf den Beitrag posteriorer neokortikaler Gehirnregionen zum episodischen Gedächtnis haben einige Studien eine spezifische Funktion des **Praecuneus** nahe gelegt. Es wurden stärkere Aktivierungen dieser Region beim Abruf konkreter als beim Abruf abstrakter Wörter berichtet (Fletcher et al. 1996). Neuere Studien berichten eine Beteiligung des Praecuneus an der Entstehung visueller Vorstellungen während des Informationsabrufs, die insbesondere typisch für den Abruf autobiografischer Erinnerungen sind (Huijbers et al. 2011; Piefke et al. 2003; Poppenk et al. 2010).

mit der ereigniskorrelierten fMRT-Technik spezifische Aktivierungsmuster im **Praecuneus** und in Arealen des **parietalen Kortex** während des richtigen Abrufs eines gelernten Items gezeigt werden, die in Fällen misslungener Wiedererkennung nicht zu beobachten waren. Insofern spielen diese Regionen mit großer Wahrscheinlichkeit eine Schlüsselrolle für den erfolgreichen Abruf episodischer und möglicherweise auch semantischer Information (McCormick et al. 2010; Vannini et al. 2011). Eine aufschlussreiche Metaanalyse ereigniskorrelierter fMRT-Studien über neuronale Aktivierungen während der Enkodierung und während des Abrufs episodischer Information liefern Spaniol et al. (2009).

24.3.4 Interaktion zwischen Enkodierungs- und Abrufprozessen

Mithilfe **ereigniskorrelierter fMRT-Paradigmen** (»event-related fMRI«) ist es möglich, verhaltensbezogene Zusammenhänge zwischen der Hirnaktivität während der Enkodierung von Information und der Hirnaktivität während des Informationsabrufs zu untersuchen.

> »Blocked-design«-fMRT erlaubt die Messung der andauernden neuronalen Antwort auf eine Serie homogener Stimuli, die zusammen mit der Aufgabenstellung die Messung des interessierenden spezifischen kognitiven Prozesses erlauben sollen. Ereigniskorrelierte fMRT-Designs stellen das Handwerkszeug zur Messung itemabhängiger Veränderungen der neuronalen Aktivität im Verlauf einer bestimmten Gedächtnisaufgabe bereit.

Mittels der »Blocked«-fMRT (▶ Kap. 8) kann die funktionelle Neuroanatomie identifiziert werden, die anhaltend einer bestimmten Gedächtnisfunktion zugrunde liegt. Die ereigniskorrelierte fMRT (▶ Kap. 8) erlaubt die Identifikation der neuronalen Antwort auf die Präsentation einzelner Items. Damit ermöglichen ereigniskorrelierte fMRT-Paradigmen beispielsweise die Unterscheidung zwischen Enkodierungsaktivierungen, die nachfolgend zu einem erfolgreichen Abruf des entsprechenden Items führen, und solchen, die das Fehlschlagen der Wiedererkennung oder des freien Abrufs des Items nach sich ziehen. Ereigniskorrelierte fMRT-Studien haben wiederholt demonstriert, dass es während der Lernphase eines Experiments für später wiedererkannte Items zu spezifischen Mustern und Intensitäten neuronaler Aktivität im medialen Temporallappen und im präfrontalen Kortex kommt, die nicht beim Lernen solcher Items auftreten, die in der Abrufphase nicht erinnert werden (Kircher et al. 2008; Qin et al. 2011). In Bezug auf die Beteiligung posteriorer neokortikaler Regionen an episodischen Gedächtnisfunktionen konnten

24.3.5 Langzeitgedächtnisfunktionen von Strukturen des medialen Temporallappens

Verhaltensuntersuchungen an Tieren und Menschen zeigen, dass Läsionen der hippocampalen Formation das Erlernen neuer Information schwer beeinträchtigen und in manchen Fällen sogar unmöglich machen. Hat die Speicherung der Information jedoch bereits stattgefunden, sind Menschen und Tiere mit Schädigungen der **Hippocampusformation** häufig imstande, die entsprechenden episodischen Komponenten und Wissensaspekte abzurufen (▶ Kap. 39). Es wird daher vermutet, dass dem Hippocampus eine Schlüsselfunktion im Bereich des anterograden Gedächtnisses zukommt und er darüber hinaus in das retrograde Gedächtnis innerhalb eines bestimmten Zeitintervalls involviert ist.

> Das »klassische« Modell der Gedächtniskonsolidierung schreibt dem Hippocampus eine zeitbegrenzte Funktion innerhalb der Langzeitgedächtnisverarbeitung zu (Squire 1992; Teng u. Squire 1999).

Nach diesem klassischen Modell ist der Hippocampus nur so lange in den Abruf deklarativer (d. h. episodischer und semantischer) Information involviert, bis die Prozesse der Gedächtniskonsolidierung abgeschlossen und die Informationen in die neokortikalen Speicherorte transferiert worden sind. Nach der Ablagerung im Neocortex ist die Information dann ohne Beteiligung des Hippocampus direkt aus den dortigen Speicherorten abrufbar.

> Die sog. »Multiple Trace Theory« (Nadel u. Moscovich 1997) postuliert dagegen, dass der Hippocampus lebenslang in den Abruf zumindest episodischer Erinnerungen involviert ist.

Ältere Erinnerungen sind nach der »Multiple Trace Theory« durch ihre über Jahre und Jahrzehnte fortschrei-

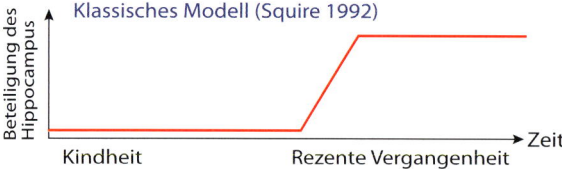

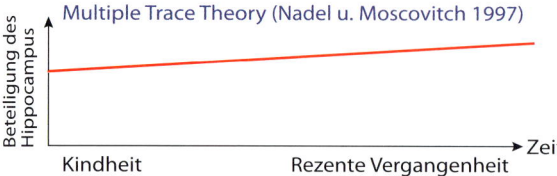

Abb. 24.5 Zeitabhängige Funktion des Hippocampus beim Langzeitgedächtnisabruf: klassisches Modell und »Multiple Trace Theory«

tend zwischen dem medialen Temporallappen und dem Neokortex vernetzte zerebrale Repräsentation weniger von Schädigungen des Hippocampus betroffen als jüngere Erinnerungen.

Bislang sprechen Daten aus Tierexperimenten und Verhaltens- und Bildgebungsstudien an Menschen mal eher für das klassische Modell, mal eher für die »Multiple Trace Theory«. Der Grund hierfür liegt vor allem in den unterschiedlichen Untersuchungsparadigmen und der unterschiedlichen Lokalisierung und Ausdehnung hippocampaler Läsion, die in den einzelnen Studien zugrunde gelegt wurden. Die Annahmen des klassischen Modells der Gedächtniskonsolidierung und der »Multiple Trace Theory« sind in ◘ Abb. 24.5 einander gegenübergestellt.

Entsprechend ihrer Rolle für das emotionale Langzeitgedächtnis (▶ Box 24.2) sind die Hirnstrukturen im medialen Temporallappen auch vielfach mit der Stressverarbeitung in Verbindung gebracht worden. FMRT-Studien haben insbesondere über die Rolle der Amygdala und des Hippocampus bei der Stressverarbeitung und bei der Entstehung **posttraumatischer Belastungsstörungen (PTBS)** wichtige neue Aufschlüsse erbracht, indem sie strukturelle und funktionelle Veränderungen der beiden limbischen Kernstrukturen, aber auch von Strukturen im PFC zeigten (Überblicksarbeiten geben Liberzon u. Sripada 2008 und Shin et al. 2006; s. auch ▶ Kap. 45). Piefke et al. (2007) berichten, dass es im akuten Stadium der PTBS (bis zu 6 Monaten nach dem traumatisierenden Ereignis) zu ausgedehnten und instabilen Hyperaktivierungen im Bereich der Amygdala und des Hippocampus kommen kann. fMRT-Studien über chronische Stadien der PTBS zeigten dagegen eher stabile Abnormalitäten in umschriebenen Hirnregionen. Driessen et al. (2004) demonstrierten mit fMRT, dass Patienten mit einer Borderline-Persönlichkeitsstörung und zusätzlicher komorbider PTBS beim Abruf ihrer Trauma-Ereignisse Hyperaktivierungen im Hippocampus, der Amygdala und angrenzenden Regionen des medialen Temporallappens zeigen. Eine ausführlichere Darstellung dieser Studie findet sich in ▶ Abschn. 39.5.

Box 24.2. Zeit- und emotionsabhängige Aktivierung beim Abruf autobiografischer Erinnerungen

In Übereinstimmung mit dem klassischen Modell der Gedächtniskonsolidierung zeigten Piefke et al. (2003) in einer fMRT-Studie, dass die funktionelle Neuroanatomie des autobiografischen Gedächtnisses abhängig vom Alter einer Erinnerung ist. Im Vergleich zu Kindheitserinnerungen (die bei allen Studienteilnehmern vor mehr als 15 Jahren enkodiert wurden) führten Erinnerungen an die rezente Vergangenheit zu Aktivierungen des Hippocampus und des retrosplenialen Kortex (◘ Abb. 24.6), während der umgekehrte Kontrast (Kindheitserinnerungen vs. rezente Erinnerungen) zu keinerlei signifikanten Aktivierungen führte. Der retrospleniale Kortex ist vielfach mit der Verarbeitung vertrauter Information in Verbindung gebracht worden. Da anzunehmen ist, dass rezente Erinnerungen vertrauter sind als alte Kindheitserinnerungen, ist dieser fMRT-Befund von Piefke et al. (2003) ein kohärenter Beleg für die Gültigkeit des klassischen Modells der zeitabhängigen Funktion des Hippocampus beim Gedächtnisabruf. FMRT-Befunde anderer Forschergruppen zur Frage einer zeitlich begrenzten Funktion des Hippocampus beim Abruf episodischer und semantischer Information lassen jedoch auch andere Schlussfolgerungen zu und unterstützen teilweise eher das Modell der »Multiple Trace Theory«, das eine lebenslange Funktion des Hippocampus zumindest für den Abruf episodischer Erinnerungen postuliert (z. B. Winocur et al. 2010).

Darüber hinaus wurden in der Studie von Piefke et al. (2003) Veränderungen der funktionellen neuronalen Korrelate des autobiografischen Gedächtnisses in Abhängigkeit von der emotionalen Bewertung einer Erinnerung beobachtet. Gegenüber negativen Erinnerungen aktivierten positive Erinnerungen interessanterweise den entorhinalen Kortex, die Amygdala und angrenzende Strukturen des medialen Temporallappens. Der Abruf negativer episodisch-autobiografischer Information führte dagegen zu verstärkter neuronaler Aktivität im rechten mittleren temporalen Gyrus (◘ Abb. 24.7). Die Daten legen nahe, dass die Amygdala und benachbarte Strukturen nicht nur, wie häufig angenommen, in der Verarbeitung negativer Emotionen eine Schlüsselrolle spielen, sondern ebenso, oder u. U. sogar noch stärker, in die Verarbeitung positiver Emotionen involviert sind. Grundsätzlich belegen die Ergebnisse die zentrale Rolle, die das limbische System bei der Enkodierung, Konsolidierung und beim Abruf emotionaler episodischer Informationen spielt.

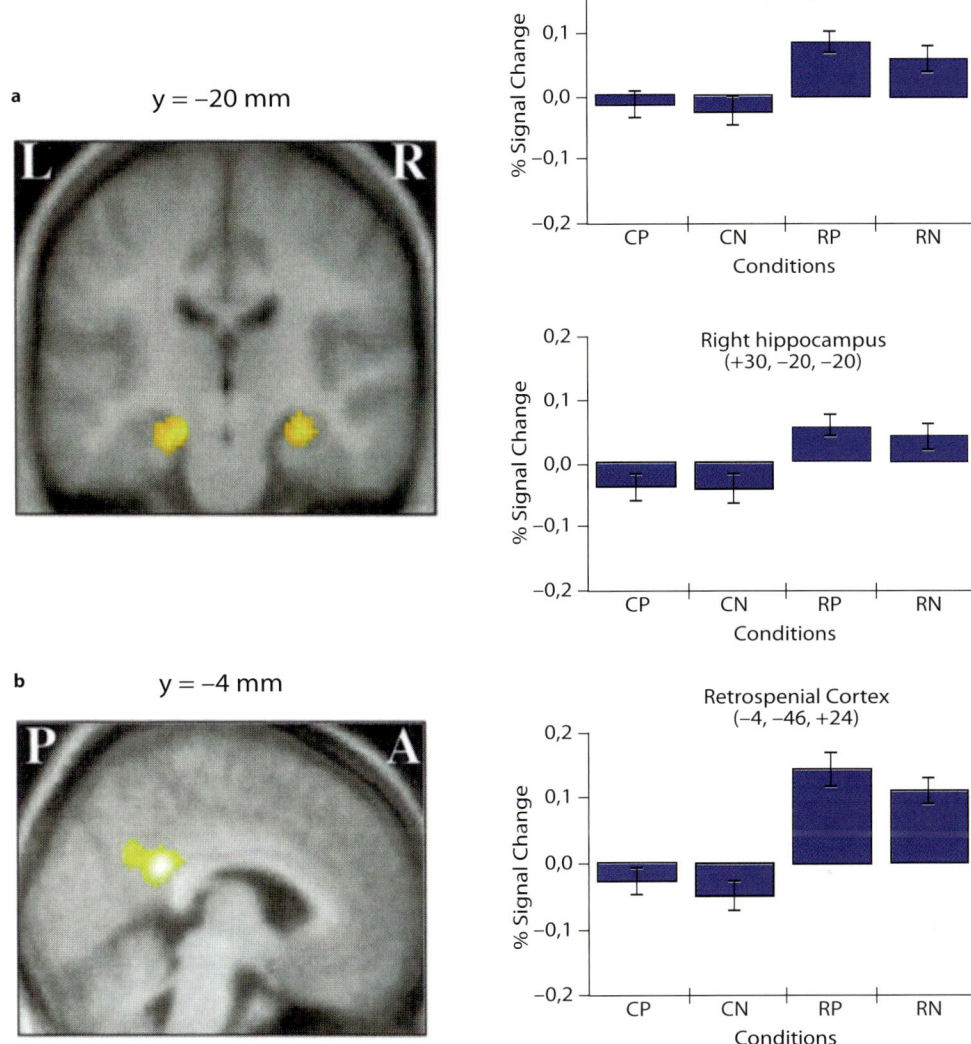

○ **Abb. 24.6** Aktivierung des Hippocampus (**a**) und des retrosplenialen Kortex (**b**) während des Abrufs rezenter autobiographischer Erinnerungen im Vergleich zu alten Kindheitserinnerungen. Die Daten unterstützen das klassische Modell der zeitbegrenzten Funktion des Hippocampus während der Gedächtniskonsolidierung. CP: positive Kindheitserinnerungen, CN: negative Kindheitserinnerungen, RP: positive rezente Erinnerungen, RN: negative rezente Erinnerungen. (Aus Piefke et al. 2003; mit freundlicher Genehmigung von Oxford University Press)

24.3.6 Präfrontaler Kortex: Steuerung und Kontrolle von Gedächtnisprozessen

Zahlreiche Regionen des präfrontalen Kortex sind in das Monitoring abgerufener Informationen und Assoziationen sowie auch in die Inhibition des Abrufs irrelevanter und nicht zugehöriger Information involviert. Einige präfrontale Regionen leisten vermutlich die zeitliche Sequenzierung inhaltlich unverbundener Episoden. Areale des frontalen Pols (BA10) wurden wiederholt mit der Spezifizierung von Intentionen und Plänen basierend auf der Projektion vergangener Erfahrungen in die Zukunft in Verbindung gebracht. Die mit episodischen und semantischen Gedächtnisaufgaben assoziierten frontalen Aktivierungen sind vorwiegend im ventrolateralen und dorsolateralen präfrontalen Kortex (exekutive Komponenten wie Monitoring, Inhibition, prospektives Gedächtnis) sowie in orbitofrontalen und frontopolaren Regionen (emotionale Komponenten wie Valenz und Arousal) lokalisiert (Überblicksarbeiten geben Buchanan 2007; Polyn u. Kahana 2008; Polyn et al. 2009).

HERA-Modell
Das HERA-Modell (»hemispheric encoding retrieval asymmetry«) postuliert, dass der linke präfrontale Kortex bei der Enkodierung episodischer Information aktiver ist als beim Abruf und dass der rechte präfrontale Kortex wiederum mehr beim Abruf aktiviert wird als bei
▼

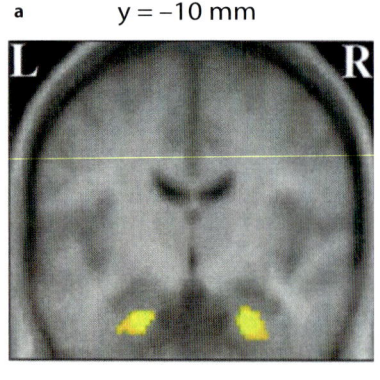
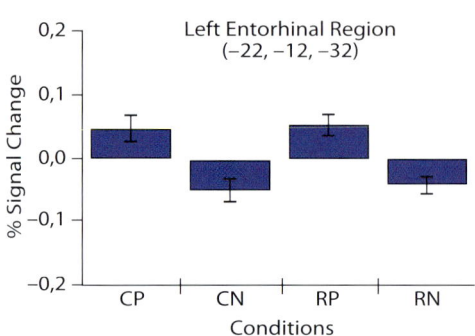
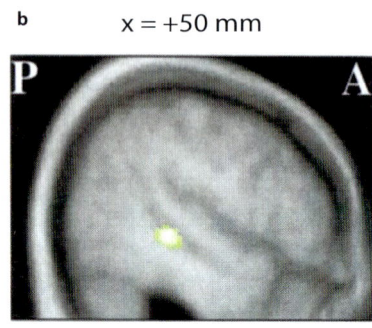
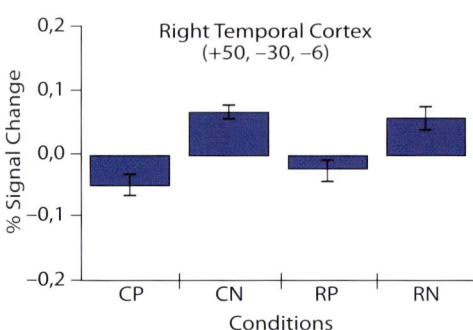

Abb. 24.7 (a) Aktivierung des entorhinalen Kortex und der Amygdala beim Abruf positiver (im Vergleich zu negativer) autobiographischer Erinnerung und (b) Aktivierung des rechten mittleren temporalen Gyrus beim Abruf negativer (im Vergleich zu positiver) autobiographischer Erinnerung. Abkürzungen s. ◘ Abb. 24.6. (Aus Piefke et al. 2003; mit freundlicher Genehmigung von Oxford University Press)

der Enkodierung solcher Informationen (Babiloni et al. 2006; Blanchet et al. 2001; Habib et al. 2003; Tulving et al. 1994). Das HERA-Modell ist auf der Basis materialspezifischer Lateralisierungsmodelle kritisiert worden. Diese schreiben dem rechten präfrontalen Kortex die Verarbeitung räumlicher und dem linken präfrontalen Kortex die Verarbeitung verbaler Stimuli zu. Einige Autoren betonen jedoch, dass die beiden Ansätze einander nicht ausschließen (z. B. Blanchet et al. 2001; McDermott et al. 1999).

In einem fMRT-Gedächtnisexperiment können die beobachteten Aktivierungsmuster jeweils abhängig sein von der Modalität der Stimuluspräsentation (z. B. visuell, auditorisch), von Eigenschaften des Stimulusmaterials (z. B. Wörter, Objekte, Bilder), den spezifischen Aufgabenanforderungen (z. B. Enkodierung, freier Abruf, Wiedererkennung) und anderen Aspekten des experimentellen Designs.

Darüber hinaus formulieren Nolde et al. (1998b) als Ergebnis eines Reviews neurofunktioneller Bildgebungsstudien, dass die neuronale Aktivität im linken präfrontalen Kortex ansteigt mit der Erweiterung der Komplexität und des Reflektionsaufwandes, den eine Gedächtnisaufgabe erfordert. Demgegenüber wurden präfrontale Aktivierungen in der rechten Gehirnhemisphäre mit weniger anspruchsvollen Gedächtnisaufgaben in Verbindung gebracht. Interessanterweise beobachteten Hunkin et al. (2000), dass ein initialer Zuwachs der Komplexität abzurufender episodischer und semantischer Information zu einem Anstieg der neuronalen Aktivität im rechten inferioren präfrontalen Kortex führt. Dagegen war das Ergebnis einer weiteren Steigerung der Komplexität die Aktivierung des linken dorsolateralen präfrontalen Kortex. Entsprechend nehmen die Autoren an, dass die präfrontale Beteiligung am Informationsabruf aus dem episodischen und semantischen Gedächtnis als nichtlineare Funktion des Komplexitätsgrades der Information beschreibbar ist. Aktuelle fMRT-Studien, die insbesondere die Konnektivität zwischen Hirnregionen in das Zentrum des Interesses rücken, nehmen sowohl von dem HERA-Modell als auch von den inhalts- und komplexitätsspezifischen Modellen Abstand. Vielmehr gehen sie von einem gemeinsamen Netzwerk für den Abruf episodischer und semantischer Erinnerungen aus, das unabhängig vom Inhalt der abzurufenden Information ist (z. B. Burianova et al. 2010).

Regionen des rechten präfrontalen Kortex sind mit unterschiedlichen Komponenten episodischer Abrufprozesse in Verbindung gebracht worden, so z. B. mit dem Abrufmodus (»retrieval mode«; Nyberg et al. 1995), der Mühe, die der Abruf bereitet (»retrieval effort«; Schacter et al. 1996), und mit Monitoringprozessen nach erfolgtem Abruf (»post-retrieval monitoring«; Rugg et al. 1996). Andere Autoren versuchen, die Rolle präfrontaler Areale beim Abruf episodischer (und teilweise auch semantischer) Information durch die Unterscheidung zwischen versuchtem Abruf (»retrieval attempt«) und erfolgreichem Abruf (»retrieval success«) zu erfassen.

Nach diesem Modell ist rechtshemisphärische präfrontale Aktivität mit episodischen Abrufprozessen assoziiert, unabhängig davon, ob der Informationsabruf erfolgreich ist. Es basiert in erster Linie auf einer Reihe von neurofunktionellen Bildgebungsstudien, in denen abhängig vom Erfolg des Informationsabrufs keinerlei Veränderungen der neuronalen Aktivität in Arealen des rechten präfrontalen Kortex beobachtet wurden (Buckner et al. 1998; Nyberg et al. 1995; Schacter 1997). Jedoch konnten andere Studien mit dem Anstieg des erfolgreichen Informationsabrufs einhergehend die Intensivierung der neuronalen Aktivität im rechten präfrontalen Kortex demonstrieren (Rugg et al. 1996). Abseits von den Lateralisierungsfragen diskutiert Badre (2008) die Evidenz für eine rostrokaudale Achse des präfrontalen Kortex, die die Hierarchie kognitiver Prozesse kontrolliert, und eine anterior-posterior gelagerte Achse, die unspezifisch in Kontrollprozesse höherer Ordnung involviert ist.

Es ist zu betonen, dass eine beträchtliche Anzahl von funktionellen Bildgebungsstudien über die neuronalen Korrelate des Langzeitgedächtnisses, des Arbeitsgedächtnisses und anderer (nicht direkt gedächtnisrelevanter) kognitiver Funktionen von Aktivierungen des präfrontalen Kortex berichtet haben. In einem Review von Studien über unterschiedliche Funktionen einiger präfrontaler Areale bei der Enkodierung und beim Abruf episodischer Information sowie im Bereich des Arbeitsgedächtnisses konzentrierten sich Fletcher und Henson (2001) auf 3 Regionen. Nach diesem Review sind ventrolaterale präfrontale Regionen insbesondere in die Aktualisierung und die Erhaltung von Information involviert. Dem dorsolateralen präfrontalen Kortex wird dagegen die Selektion, Manipulation und das Monitoring von mnestischer Information zugeschrieben. Hier treffen die Modelle der Langzeitgedächtnisfunktionen des präfrontalen Kortex mit den oben diskutierten Annahmen über die Rolle präfrontaler Regionen im Bereich des Arbeitsgedächtnisses zusammen. Die Hypothese des Zusammentreffens und der Interaktion von Langzeit- und Arbeitsgedächtnisprozessen im präfrontalen Kortex wird auch in einem Review von Lee et al. (2003) ausgearbeitet.

Der anteriore laterale präfrontale Kortex (laterale Regionen des frontalen Pols) wird von Fletcher und Henson (2001) mit der Selektion von exekutiven Prozessen und Zwischenzielen in Verbindung gebracht. Die Autoren nehmen an, dass dieses Areal ein spezifisches Monitoring der Interaktion zwischen dem ventrolateralen und dem dorsolateralen präfrontalen Kortex leistet.

Aktuelle fMRT-Ergebnisse sprechen eher für ein Zusammenspiel präfrontaler und parietaler Hirnregionen als Grundlage vielfältiger mnestischer und nichtmnestischer Kontrollprozesse (z. B. Onur et al. 2011; Piefke et al. 2012; Weidner et al. 2009).

> **Zusammenfassung und Ausblick**
>
> Gerade höhere kognitive Funktionen wie das episodische und semantische Langzeitgedächtnis zeichnen sich durch ihren »Netzwerkcharakter« aus, d. h. nicht eine Hirnstruktur, sondern das (zeitliche und räumliche) Zusammenspiel mehrerer Hirnregionen ist notwendig, um neuronale Prozesse in Gang zu setzen, die die Grundlage solcher Funktionen bilden (s. funktionelle Integration, ▶ Kap. 28). Für die zukünftige fMRT-Grundlagenforschung über Gedächtnisfunktionen sind in diesem Zusammenhang die folgenden Fragestellungen von besonderem Interesse:
> — Wie lassen sich Designs, Modelle und Auswertungsmethoden in der fMRT-Forschung so verbessern, dass die funktionelle Integration der beteiligten Hirnstrukturen an Gedächtnisprozessen genauer charakterisiert werden kann?
> — Inwieweit können theoretische Modelle von Systemen des Gedächtnisses (z. B. das Arbeitsgedächtnis, Enkodierungs- und Abrufprozesse) mittels fMRT auf der neuronalen Ebene abgebildet werden?
> — Ist die zeitliche Dynamik der funktionellen Neuroanatomie von Gedächtnisprozessen mittels fMRT erfassbar?
>
> Auf dem Gebiet klinischer Anwendungen der fMRT werden Weiterentwicklungen entlang dieser Fragestellungen neue Aufschlüsse über Störungen der zerebralen Informationsverarbeitung bei neurologischen und psychiatrischen Patienten aufdecken können. Neben dem Aspekt der neurofunktionellen Integration lassen die Techniken der funktionellen Bildgebung für die Zukunft weiteren Aufschluss über Auswirkungen des biologischen Alterns sowie genetischer Faktoren auf das Gedächtnis und andere kognitive Funktionen erwarten (Piefke u. Fink 2005; Piefke et al. 2012; Onur et al. 2011). FMRT-Studien mit pharmakologischer Stimulation (Kukolja et al. 2009; Onur et al. 2011; ▶ Kap. 12) werden weitere Aufschlüsse über die Zusammenhänge neurofunktioneller und neurochemischer Prozesse im menschlichen Gehirn ermöglichen. In dieser Hinsicht sind auch von der in-
> ▼

zwischen durchführbaren parallelen Messung neurofunktioneller und neurochemischer Prozesse mittels kombinierter fMRT und PET neue Einsichten in die Neurobiologie gesunder und pathologisch veränderter Hirnfunktionen zu erwarten.

Literatur

Atkinson RC, Shiffrin RM (1968) Human memory: A proposed system and its control processes. In: Spence KW, Bower GH, Spence JT (eds) Psychology of learning and motivation: Advances in research and theory. Academic Press, New York, pp 89–195

Babiloni C, Vecchio F, Cappa S, Pasqualetti P, Rossi S, Miniussi C, Rossini PM (2006) Functional frontoparietal connectivity during encoding and retrieval processes follows HERA model: a high-resolution study. Brain Research Bull 68: 203–212

Baddeley A (2000a) Short-term and working memory. In: Tulving E, Craik FIM (Eds) The Oxford handbook of memory. Oxford University Press, Oxford, pp 77–92

Baddeley A (2000b) The episodic buffer: A new component of working memory? Trends Cogn Sci 4: 417–423

Baddeley A (2003) Working memory and language: An overview. J Comm Disorders 36: 189–208

Baddeley A, Hitch G (1974) Working memory. In: Bower GH (ed) The psychology of learning and motivation. Academic Press, New York, pp 89–195

Badre D (2008) Cognitive control, hierarchy, and the rostro-caudal organization of the frontal lobes. Trends Cogn Sci 12: 193–200

Blanchet S, Desgranges B, Denise P, Lechevalier B, Eustache F, Faure S (2001) New questions on the hemispheric encoding/retrieval asymmetry (HERA) model assessed by divided visual-field tachistoscopy in normal subjects. Neuropsychologia 39: 502–509

Bower GH (2000) A brief history of memory research. In: Tulving E, Craik FIM (eds) The Oxford handbook of memory. Oxford University Press, Oxford, pp 3–32

Brassen S, Weber-Fahr W, Sommer T, Lehmbeck JT, Braus DF (2006) Hippocampal-prefrontal encoding activation predicts whether words can be successfully recalled or only recognized. Behav Brain Res 171: 271–278

Buchanan TW (2007) Retrieval of emotional memories. Psychol Bull 133: 761–779

Buchsbaum BR, D'Esposito M (2008) The Search for the phonological store: From loop to convolution. J Cogn Neurosci 20: 762–778

Buckner RL, Koutstaal W, Schacter DL, Dale AM, Rotte M, Rosen BR (1998) Functional-anatomic study of episodic retrieval. II. Selective averaging of event-related fMRI trials to test the retrieval success hypothesis. NeuroImage 10: 163–175

Buckner RL, Wheeler ME, Sheridan MA (2001) Encoding processes during retrieval tasks. J Cogn Neurosci 13: 406–415

Budson AE (2009) Understanding memory dysfunction. Neurologist 15: 71–79

Burianova H, McIntosh AR, Grady CL (2010) A common functional brain network for autobiographical, episodic, and semantic memory retrieval. NeuroImage 49: 865–874

Cabeza R, Anderson ND, Locantore JK, McIntosh AR (2002) Aging Gracefully: Compensatory brain activity in high-performing older adults. NeuroImage 17: 1394–1402

Della Sala S, Gray C, Baddeley A, Allamano N, Wilson L (1999) Pattern span: A tool for unwelding visuo-spatial memory. Neuropsychologia 37: 1189–1199

D'Esposito M (2007) From cognitive to neural models of working memory. Phil Trans R Soc B 362: 761–772

Dolcos F, Rice HJ, Cabeza R (2002) Hemispheric asymmetry and aging: Right hemisphere decline or asymmetry reduction. Neurosci Biobehav Rev 26: 819–825

Driessen M, Beblo T, Mertens M, Piefke M, Rullkoetter N, Silva-Saavedra A, Reddemann L, Rau H, Markowitsch HJ, Wulff H, Lange W, Woermann FG (2004) Posttraumatic stress disorder and fMRI activation patterns of traumatic memory in patients with borderline personality disorder. Biol Psychiatry 55: 603–611

Fink GR, Markowitsch HJ, Reinkemeier M, Bruckbauer T, Kessler J, Heiss WD (1996) Cerebral representation of one's own past: Neural networks involved in autobiographical memory. J Neurosci 16: 4275–4282

Fletcher PC, Henson RNA (2001) Frontal lobes and human memory: Insights from functional neuroimaging. Brain 124: 849–881

Fletcher PC, Shallice T, Frith CD, Frackowiak RSJ, Dolan RJ (1996) Brain activity during memory retrieval. The influence of imagery and semantic cueing. Brain 119: 1587–1596

Habib R, Nyberg L, Tulving E (2003) Hemispheric asymmetries of memory: the HERA model revisited. Trends Cogn Sci 7: 241–245

Hannula DE, Ranganath C (2008) Medial temporal lobe activity predicts successful relational memory binding. J Neurosci 28: 116–124

Huijbers W, Pennartz CM, Rubin DC, Daselaar SM (2011) Imagery and retrieval of auditory and visual information: neural correlates of successful and unsuccessful performance. Neuropsychologia 49: 1730–1740

Hunkin NM, Mayes AR, William SCR, Gregory LJ, Nunn JA, Nicholas AK, Brammer MJ, Bullmore ET (2000) Does frontal lobe activation during retrieval reflect complexity of retrieved information? NeuroReport 11: 557–561

Jenkins LJ, Ranganath C (2010) Prefrontal and medial temporal lobe activity at encoding predicts temporal context memory. J Neurosci 30: 15558–15565

Kircher T, Weis S, Leube D, Freymann K, Erb M, Jessen F, Grodd W, Heun R, Krach S (2008) Anterior hippocampus orchestrates successful encoding and retrieval of non-relational memory: an event-related fMRI study. Eur Arch Psychiatry Clin Neurosci 258: 363–372

Klostermann EC, Braskie MN, Landau SM, O'Neil JP, Jagust WJ (2011) Dopamine and frontostriatal networks in cognitive aging. Neurobiol Aging 33: 623.e15–24

Kukolja J, Thiel CM, Fink GR (2009) Cholinergic stimulation enhances neural activity associated with encoding but reduces neural activity associated with retrieval in humans. J Neurosci 29: 8119–8128

Kukolja J, Klingmüller D, Maier W, Fink GR, Hurlemann R (2011) Noradrenergic-glucocorticoid modulation of emotional memory encoding in the human hippocampus. Psychol Med 41: 2167–2176

Lee ACH, Robbins TW, Owen AM (2003) Episodic memory meets working memory in the frontal lobe: Functional neuroimaging studies of encoding and retrieval. Crit Rev Neurobiol 14: 165–197

Liberzon I, Sripada CS (2008) The functional neuroanatomy of PTSD: A critical review. Prog Brain Res 167: 151–169

Logie RH (1995) Visuo-spatial working memory. Lawrence Erlbaum Assoiates, Publishers, Hove (UK)

Ma L, Steinberg JL, Hasan KM, Narayana PA, Kramer LA, Moeller FG (2012) Working memory load modulation of parieto-frontal connections: Evidence from dynamic causal modeling. Hum Brain Mapp 33: 1850–1867

McCormick C, Moscovitch M, Protzner AB, Huber CG, McAndrews MP (2010) Hippocampal-neocortical networks differ during encoding and retrieval of relational memory: functional and effective connectivity analyses. Neuropsychologia 48: 3272–3281

McDermott KB, Buckner RL, Petersen SE, Kelley WM, Sanders AL (1999) Set- and code-specific activation in the frontal cortex: An fMRI study of encoding and retrieval of faces and words. J Cogn Neurosci 11: 631–640

Mohr HM, Goebel R, Linden DEJ (2006) Content- and task-specific dissociations of frontal activity during maintenance and manipulation in visual working memory. J Neurosci 26: 4465–4471

Nadel L, Moscovitch M (1997) Memory consolidation, retrograde amnesia and the hippocampal complex. Curr Opin Neurobiol 7: 217–227

Nieoullon A (2002) Dopamine and the regulation of cognition and attention. Prog Neurobiol 67: 53–83

Nolde SF, Johnson MK, D'Esposito M (1998a) Left prefrontal activation during episodic remembering: an event-related fMRI study. NeuroReport 9: 3509–3514

Nolde SF, Johnson MK, Raye CL (1998b) The role of prefrontal cortex during tests of episodic memory. Trends Cogn Sci 2: 399–406

Nyberg L, Tulving E, Habib R, Nilsson LG, Kapur S, Houle S, Cabeza R, McIntosh AR (1995) Functional brain maps of retrieval mode and recovery of episodic information. NeuroReport 7: 9–10

Onur ÖA, Piefke M, Lie C-H, Thiel CM, Fink GR (2011) Modulatory effects of levodopa on cognitive control in young, but not in older, subjects: a pharmacological fMRT study. J Cogn Neurosci 23: 2797–2810

Piefke M, Fink GR (2005) Recollections of one's own past: The effects of aging and gender on the neural mechanisms of episodic autobiographical memory. Anat Embryol 210: 497–512

Piefke M, Markowitsch HJ (2007) Gedächtnis und Gedächtnisstörungen. Neuroanatomische und neurofunktionelle Grundlagen. Psychoneuro 33: 522–525

Piefke M, Markowitsch HJ (2008) Anatomische und funktionelle Grundlagen von Gedächtnisfunktionen. Psychologieunterricht 9: 17–23

Piefke M, Markowitsch HJ (2009) Gedächtnisbildung und -umbildung. In: Schloffer H, Prang E, Frick A (Hrsg) Handbuch Gedächtnistraining. Springer, Berlin Heidelberg, S 27–33

Piefke M, Weiss PH, Zilles K, Markowitsch HJ, Fink GR (2003) Differential remoteness and emotional tone modulate the neural correlates of autobiographical memory. Brain 126: 650–668

Piefke M, Weiss PH, Markowitsch HJ, Fink GR (2005) Gender differences in the functional neuroanatomy of emotional episodic autobiographical memory. Hum Brain Mapp 24: 313–324

Piefke M, Pestinger M, Arin T, Kohl B, Kastrau F, Schnitker R, Vohn R, Weber J, Ohnhaus M, Erli HJ, Paar O, Petzlod ER, Flatten G (2007) The neurofunctional mechanisms of traumatic and non-traumatic memory in patients with acute PTSD following accident trauma. Neurocase 13: 342–357

Piefke M, Onur ÖA, Fink GR (2012) Aging-related changes of neural mechanisms underlying visual-spatial working memory. Neurobiol Aging 33: 1284–1297

Polyn SM, Kahana MJ (2008) Memory search and the neural representation of context. Trends Cogn Sci 12: 24–30

Polyn SM, Norman KA, Kahana MJ (2009) Task context and organization in free recall. Neuropsychologia 47: 2158–2163

Poppenk J, McIntosh AR, Craik FI, Moscovitch M (2010) Past experience modulates the neural mechanisms of episodic memory formation. J Neurosci 30: 4707–4716

Qin S, van Marle HJ, Hermans EJ, Fernández G (2011) Subjective sense of memory strength and the objective amount of information accurately remembered are related to distinct neural correlates at encoding. J Neurosci 31: 8920–8927

Rugg MD, Fletcher PC, Frith CD, Frackowiak RSJ, Dolan RJ (1996) Differential activation of the prefrontal cortex in successful and unsuccessful memory retrieval. Brain 119: 2073–2083

Sakaki M, Niki K, Mather M (2011) Updating existing emotional memories involves the frontopolar/orbito-frontal cortex in ways that acquiring new emotional memories does not. J Cogn Neurosci 23: 3498–3514

Schacter DL (1997) The cognitive neuroscience of memory: Perspectives from neuroimaging research. Philos Trans R Soc Lond B Biol Sci 352: 1689–1695

Schacter DL, Alpert NM, Savage CR, Rauch SL, Albert MS (1996) Conscious recollection and the human hippocampal formation: Evidence from positron emission tomography. Proc Natl Acad Sci USA 93: 321–325

Shiffrin RM, Atkinson RC (1969) Storage and retrieval processes in long-term memory. Psychological Review 76: 179–193

Shin LM, Rauch SL, Pitman RK (2006) Amygdala, medial prefrontal cortx, and hippocampal function in PTSD. Ann N Y Acad Sci 1071: 67–79

Silk TJ, Bellgrove MA, Wrafter P, Mattingley JB, Cunnington R (2010) Spatial working memory and spatial attention rely on common neural processes in the intraparietal sulcus. NeuroImage 53: 718–724

Smith EE, Jonides J, Marshuetz C, Koeppe RA (1998) Components of verbal working memory: Evidence from neuroimaging. Proc Natl Acad Sci USA 95: 876–882

Spaniol J, Davidson PS, Kim AS, Han H, Moscovitch M, Grady CL (2009) Event-related fMRI studies of episodic encoding and retrieval: meta-analyses using activation likelihood estimation. Neuropsychologia 47: 1765–1779

Squire LR (1992) Memory and the hippocampus: a synthesis from findings with rats, monkeys, and humans. Psych Rev 99: 195–231

Svoboda E, Levine B (2009) The effects of rehearsal on the functional neuroanatomy of episodic autobiographical and semantic remembering: a functional magnetic resonance imaging study. J Neurosci 29: 3073–3082

Svoboda E, McKinnon MC, Levine B (2006) The functional neuroanatomy of autobiographical memory: a meta-analysis. Neuropsychologia 44: 2189–2208

Teng E, Squire LR (1999) Memory for places learned long ago is intact after hippocampal damage. Nature 400: 675–677

Tsukiura T, Mano Y, Sekiguchi A, Yomogida Y, Hoshi K, Kambara T, Takeuchi H, Sugiura M, Kawashima R (2010) Dissociable roles of the anterior temporal regions in successful encoding of memory for person identity information. J Cogn Neurosci 22: 2226–2237

Tulving E (2000) Organization of memory: Quo vadis? In: Gazzaniga MS (ed) The cognitive neurosciences. MIT, Cambridge, MA, pp 839–847

Tulving E, Kapur S, Craik FI, Moscovitch M, Houle S (1994) Hemispheric encoding/retrieval asymmetry in episodic memory: Positron emission tomography findings. Proc Natl Acad Sci USA 91: 2016–2020

Vannini P, O'Brien J, O'Keefe K, Pihlajamäki M, Laviolette P, Sperling RA (2011) What goes down must come up: role of the posteromedial cortices in encoding and retrieval. Cereb Cortex 21: 22–34

Weidner R, Krummenacher J, Reimann B, Müller HJ, Fink GR (2009) Sources of top-down control in visual search. J Cogn Neurosci 21: 2100–2113

Winocur G, Moscovitch M, Bontempi B (2010) Memory formation and long-term retention in humans and animals: convergence towards a transformation account of hippocampal-neocortical interactions. Neuropsychologia 48: 2339–2356

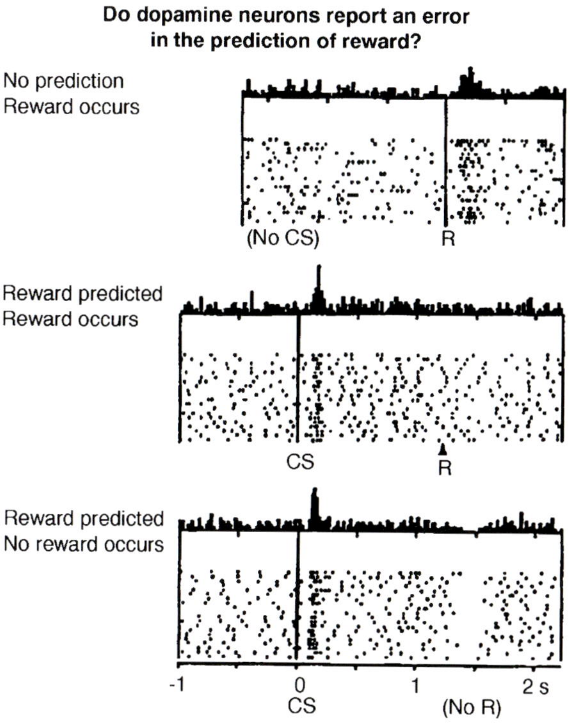
Do dopamine neurons report an error in the prediction of reward?
No prediction
Reward occurs
(No CS)
R
Reward predicted
Reward occurs
CS
R
Reward predicted
No reward occurs
-1
0
1
2 s
CS
(No R)

Abb. 25.2 Feuerrate eines Dopaminneurons bei Gabe einer Belohnung ohne vorherigen Hinweisreiz (*oben*), nach einem ankündigenden Hinweisreiz (*mittig*) sowie bei Ausbleiben der Belohnung nach einem ankündigenden Hinweisreiz (*unten*). *R*: Belohnung in Form von Fruchtsaft, *CS*: konditionierter Stimulus in Form eines Lichtsignals. (Aus Schultz et al. 1997; mit freundlicher Genehmigung von American Association for the Advancement of Science)

nissen und entsprechenden Hinweisreizen feuern (Matsumoto u. Hikosaka 2009). Es ist daher davon auszugehen, dass es unter den Dopaminneuronen Subgruppen gibt, die auf verschiedene Signale reagieren.

Dass die Aktivität der Dopaminneurone nicht nur Vorhersagefehler kodiert, sondern auf diese Weise auch Assoziationen erlernt werden, konnten Tsai et al. (2009) in einer Studie an Mäusen zeigen. Sie stimulierten mithilfe eines optogenetischen Verfahrens selektiv die elektrische Aktivität dopaminerger Neurone aus dem ventralen Tegmentum und stellten fest, dass diese phasische Aktivierung für eine Verhaltenskonditionierung ausreichte, ohne dass eine explizite Belohnung dargeboten wurde. Die Mäuse bildeten im Platzpräferenz-Paradigma eine eindeutige Präferenz für die Seite aus, die mit der phasischen optischen Stimulation der Neurone verbunden war. Dass die Stimulation sich als hinreichend für die konditionierte Platzpräferenz erwies, legt eine kausale Rolle der Dopaminaktivität für Konditionierungsprozesse nahe.

Phasisches Feuern dopaminerger Neurone im Mittelhirn kodiert Belohnungsvorhersage sowie Abweichung von der Vorhersage (Vorhersagefehler).

Inzwischen konnten auch in anderen Hirnregionen wie dem orbitofrontalen Kortex (OFC), dem Striatum und der Amygdala Neurone identifiziert werden, die als Reaktion auf Belohnung ankündigende Reize oder bei Erhalt einer Belohnung feuern. Andere Neurone im präfrontalen Kortex sowie im anterioren und posterioren Zingulum scheinen hingegen dann zu feuern, wenn eine Belohnung aufgrund einer falschen Verhaltensreaktion ausbleibt.

25.2 Funktionelle Bildgebungsstudien

In Einklang mit den Daten aus der Tierforschung zeigen fMRT-Studien beim Menschen, dass Belohnungslernen bzw. -verarbeitung zu Aktivitäten in Hirnregionen führen, die durch Dopaminneurone innerviert werden. In der fMRT-Forschung wird bei diesen Strukturen meist pauschal vom mesolimbischen Belohnungssystem gesprochen.

25.2.1 Untersuchung von Belohnungsverarbeitung mithilfe der fMRT

Die simpelste Untersuchung des Belohnungssystems wurde in Form von Designs durchgeführt, bei denen Bilder von Objekten präsentiert wurden, die eine positive Bedeutung für die Probanden hatten, also belohnend wirkten. Die Hirnaktivierungen während der Präsentation dieser Bilder wurden dann mit Aktivierungen während der Darbietung neutraler bzw. weniger positiv bewerteter Bilder verglichen. Als belohnende Stimuli wurden beispielsweise attraktive Gesichter, Sportwagen oder lustige Cartoons verwendet (Aharon et al. 2001; Erk et al. 2002; Mobbs et al. 2003). Dabei wurden insbesondere Aktivierungen des Nucleus accumbens, des orbitofrontalen Kortex, des anterioren Zingulums, des ventralen tegmentalen Areals und der Amygdala festgestellt (Abb. 25.3).

Eine andere Reihe von Paradigmen, die häufig in fMRT-Studien zur Untersuchung von Belohnungsverarbeitung verwendet werden, sind die **Incentive Delay Tasks**. Dabei wird den Probanden ein Hinweisreiz präsentiert, der prädiktiv für eine Belohnung ist. Welche Belohnungen die Hinweisreize ankündigen, wurde in einem Übungsdurchgang vor dem Scan erlernt. Durch einen schnellen Tastendruck bei einem folgenden Zielreiz können die Probanden die angekündigte Belohnung dann »gewinnen«, d. h. präsentiert bekommen. Drücken sie die Taste nicht schnell genug, bleibt die Belohnung aus (Abb. 25.4). Diese Paradigmen eignen sich gut, um neuronale Korrelate der Belohnungsvorhersage (Antizipationsphase) zu untersuchen und den Aktivierungen gegenüberzustellen, die während der anschließenden Präsentation der Belohnung (Konsumphase) auftreten.

erwarteten und tatsächlichen Verhaltenskonsequenzen basiert. Dies bedeutet, dass eine Handlung (bzw. ein Stimulus) erlernt wird, wenn die Konsequenz überraschend oder unvorhersehbar ist.

> **Definition**
>
> Von positivem Vorhersagefehler wird gesprochen, wenn eine Verhaltenskonsequenz die Erwartung übertrifft, von negativem, wenn sie schlechter als erwartet ausfällt. Im Fall eines positiven Vorhersagefehlers wird das entsprechende Verhalten erlernt. Ist er hingegen negativ, so wird die Verhaltensweise gelöscht (Extinktion).

Die entscheidende Rolle des Vorhersagefehlers für Lernen verdeutlicht der **Blocking-Effekt**: Nachdem ein Stimulus als Hinweisreiz für eine Belohnung erlernt wurde, kann man einen weiteren Hinweisreiz gemeinsam mit dem ersten als Ankündigung für die Belohnung verwenden, ohne dass dieser zweite Hinweisreiz zu einer Konditionierung führt. Das heißt, obwohl der zweite Stimulus ebenso wie der erste die Belohnung vorhersagt, wird keine Assoziation zwischen ihm und der Belohnung erlernt. Die Verknüpfung des zweiten Stimulus mit der Belohnung wird geblockt, da bereits eine Assoziation zu dem ersten Stimulus erlernt wurde und so kein Vorhersagefehler für den zweiten Stimulus auftritt.

25.1.2 Dopamin

Auf neuronaler Ebene spielt der Neurotransmitter Dopamin eine entscheidende Rolle für belohnungsbezogenes Lernen. Dopamin wird vor allem im Mittelhirn gebildet und von dort in verschiedene kortikale und subkortikale Hirnareale ausgeschüttet. Meist werden 3 dopaminerge Systeme unterschieden: das **mesolimbische, mesokortikale und nigrostriatale** System (Abb. 25.1; s. hierzu auch ▶ Abschn. 12.3). In den vergangenen Jahren gab es zudem Hinweise auf ein von diesen Projektionsbahnen unabhängiges thalamisches Dopaminsystem (Sanchez-Gonzalez et al. 2005).

Schultz und seine Kollegen führten in zahlreichen Studien an Affen Einzelzellableitungen durch, um die Reaktion dopaminerger Nervenzellen im Mittelhirn während belohnungsbezogenen Lernens zu untersuchen (z. B. Mirenowicz u. Schultz 1996; Schultz et al. 1993). Darin konnte die Arbeitsgruppe nachweisen, dass dopaminerge Neurone in der Substantia nigra sowie im ventralen Tegmentum eine kurzzeitig (phasisch) gesteigerte Reaktion auf eine unerwartete Belohnung zeigen. Geht der Belohnung jedoch ein Stimulus voraus, der als Hinweisreiz für die Belohnung erlernt wurde, verlagert sich das Feuern der Do-

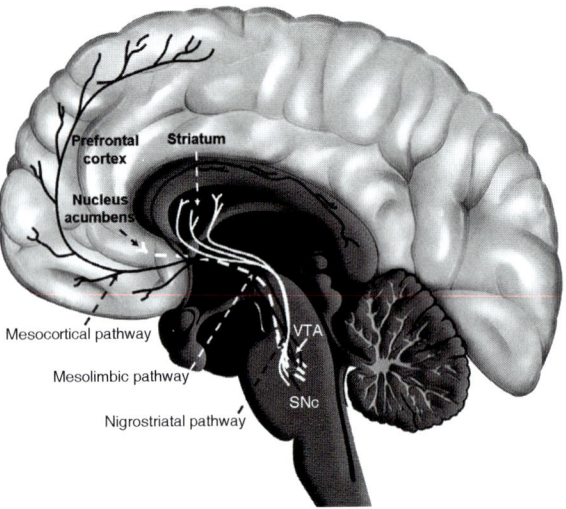

Abb. 25.1 Dopaminerge Projektionsbahnen. SNc – Substantia nigra pars compacta, VTA = ventrales tegmentales Areal. (Aus Arias-Carrión u. Pöppel 2007; mit freundlicher Genehmigung)

paminneurone auf den Zeitpunkt der Stimuluspräsentation und findet nicht mehr zum Zeitpunkt der eigentlichen Belohnung statt. Bleibt eine Belohnung, die aufgrund des Hinweisreizes erwartet wurde, hingegen aus, so kommt es zu einer phasischen Reduzierung der Dopaminausschüttung (Abb. 25.2). In einer ersten Humanstudie fanden Zaghloul et al. (2009) bei der Untersuchung von Parkinsonpatienten, bei denen aufgrund eines implantierten Tiefenhirnstimulators Mikroelektrodenableitungen im Gehirn möglich waren, entsprechende Daten für Dopaminneurone in der Substantia nigra. Wie in den Tierstudien feuerten die Neurone signifikant stärker bei unerwarteten Belohnungen (Geld) als bei unerwarteten negativen Ergebnissen (Geldverlust). Für erwartete Ereignisse war hingegen kein Unterschied in der Feuerungsrate feststellbar.

Bayer und Glimcher (2005) konnten in einer Tierstudie mit Rhesusaffen zudem zeigen, dass auch der subjektive Wert einer Belohnung eine Rolle spielt. So wurde ein besonders starkes Feuern der Dopaminneurone festgestellt, wenn die Affen eine Belohnung erhielten, die größer ausfiel als die vorhergehenden Belohnungen. Man geht daher davon aus, dass die Stärke des phasischen Feuerns der Dopaminneurone positive Vorhersagefehler quantitativ widerspiegelt, d. h., je mehr eine Belohnung die Erwartung übertrifft, desto stärker feuern die Dopaminneurone. Reduziertes Feuern als quantitatives Maß für negative Vorhersagefehler ist hingegen umstrittener, da die Feuerungsrate der Dopaminneurone im Ruhezustand (= tonisches Aktivierungsniveau) relativ niedrig ist und Reduktionen nur in einem sehr eingeschränkten Ausmaß auftreten können.

Obwohl die Mehrheit der Dopaminneurone auf Belohnungen bzw. positive Vorhersagefehler reagiert, wurden auch Neurone gefunden, die ebenfalls bei aversiven Ereig-

Zum Thema

In diesem Kapitel geht es um die Rolle des Belohnungssystems beim Assoziationslernen. Dazu werden zunächst die wichtigsten Lerntheorien vorgestellt, und es wird die Bedeutung des Neurotransmitters Dopamin für belohnungsbezogene Lernprozesse erläutert. Anschließend werden aktuelle fMRT-Studien vorgestellt, welche neuronale Korrelate der Belohnungsverarbeitung und belohnungsbezogener Lernprozesse untersuchen. Zum Schluss wird auf die Bedeutung belohnungsbezogenen Lernens für psychische Erkrankungen eingegangen, und es werden aktuelle Forschungsergebnisse dargestellt.

25.1 Einführung

Das Streben nach Belohnungen und das Vermeiden von Bestrafungen gelten als grundlegende Ziele menschlichen Handelns und als Basis für Motivation. Dabei stellt das Erlernen von Assoziationen zwischen bestimmten Umweltreizen oder eigenem Verhalten und dem Auftreten belohnender bzw. bestrafender Ereignisse eine wichtige Fähigkeit dar. Findet ein Verhalten statt, weil zuvor erlernt wurde, dass es mit einer Belohnung verknüpft ist (Verhaltens-Konsequenz-Assoziation), wird das Verhalten als »zielgerichtet« bezeichnet. Zielgerichtetes Verhalten gilt als ein grundlegendes Merkmal von Motivation. Um Motivation für belohnungsorientiertes Verhalten entwickeln zu können, muss der Mensch folglich in der Lage sein, das Auftreten potenzieller Belohnungen vorauszusehen. Dazu nutzt er frühere Erfahrungen, bei denen Hinweisreize bzw. Verhaltensweisen mit bestimmten Konsequenzen assoziiert waren und diese Verknüpfung (Kontingenz) erlernt wurde. Durch diesen Lernprozess erhält der Hinweisreiz **motivationale Salienz**, d. h., er zieht Aufmerksamkeit auf sich und motiviert zu einer Verhaltensreaktion. In diesem Zusammenhang wird auch von »wanting« gesprochen. Im Gegensatz zum »liking«, welches das Lusterleben während des Konsums einer Belohnung beschreibt, bezeichnet »wanting« also die motivationale Komponente, die bei Antizipation einer Belohnung zu Annäherungsverhalten führt (Berridge 1996).

25.1.1 Lerntheorien

Mit Mechanismen des Reiz-Reaktions-Lernens befassten sich bereits Ende des 19. Jahrhunderts behavioristische Lernpsychologen, die den Begriff »**Konditionierung**« einführten. Zu den wichtigsten Lerntheorien gehören die klassische sowie die operante Konditionierung. Die klassische Konditionierung geht auf Iwan Pawlow zurück, der in einem Experiment zeigen konnte, dass das Klingeln eines Glöckchens bei einem Hund Speichelfluss auslöst, wenn das Klingeln zuvor mehrfach zeitgleich mit der Gabe von Futter aufgetreten ist. Das ursprünglich bedeutungslose Klingelzeichen ist zu einem prädiktiven Hinweisreiz geworden.

> **Definition**
>
> Klassische Konditionierung: Ein neutraler Reiz erwirbt aufgrund seiner mehrfachen Paarung mit einem bedeutsamen Reiz (unkonditionierter Reiz, US), der eine unkonditionierte Reaktion (UR) auslösen kann, die Fähigkeit, ebenfalls und auch alleine (nun als konditionierter Reiz, CS) dieselbe Reaktion zu bewirken. Sie wird dann als konditionierte Reaktion (CR) bezeichnet.

In Bezug auf den unkonditionierten Reiz wird auch häufig von »**primären Verstärkern**« gesprochen, die Grundbedürfnisse befriedigen und ohne vorhergehenden Lernprozess wirksam sind (z. B. Essen, Trinken oder Sexualität). Davon lassen sich die »**sekundären Verstärker**« abgrenzen, die ihre Bedeutung erst durch gelernte Verknüpfung mit primären Verstärkern erlangen (z. B. Geld).

Während bei der klassischen Konditionierung Signale erlernt werden, die daraufhin unwillkürliche Reaktionen auslösen, werden bei der operanten Konditionierung Assoziationen zwischen eigenem willkürlich gezeigtem Verhalten und darauf folgenden Konsequenzen erlernt. Im Falle angenehmer Konsequenzen (Belohnung oder das Ausbleiben einer Bestrafung) wird das Verhalten in Folge häufiger gezeigt (Verhaltensverstärkung). Unangenehme Konsequenzen (Bestrafung oder das Ausbleiben von Belohnung) führen hingegen dazu, dass das Verhalten seltener gezeigt wird (Verhaltensunterdrückung oder Löschung).

> **Definition**
>
> Operante Konditionierung: Ein Organismus wiederholt ein bestimmtes Verhalten, wenn durch das Verhalten eine angenehme Empfindung ausgelöst wird (positive Verstärkung) oder eine unangenehme Empfindung verhindert oder beendet wird (negative Verstärkung).

Nachdem in diesen frühen Lerntheorien insbesondere die zeitliche Kontingenz von Stimulus bzw. Verhalten und Belohnung als notwendig für belohnungsbezogenes Lernen betrachtet wurde, stellten einige spätere Theorien, z. B. von Rescorla und Wagner (1972), den **Vorhersagefehler** (»prediction error«) als Basis für das Erlernen von Stimulus-Belohnungs-Assoziationen heraus. Das Rescorla-Wagner-Modell besagt, dass Lernen auf einer Diskrepanz zwischen

Lernen und Belohnungssystem

L. Rademacher, K. N. Spreckelmeyer

25.1	**Einführung**	**– 410**
25.1.1	Lerntheorien	– 410
25.1.2	Dopamin	– 411
25.2	**Funktionelle Bildgebungsstudien**	**– 412**
25.2.1	Untersuchung von Belohnungsverarbeitung mithilfe der fMRT	– 412
25.2.2	Untersuchung von Lernmechanismen mithilfe der fMRT	– 414
25.3	**Klinische Relevanz**	**– 415**
25.3.1	Abhängigkeitserkrankungen	– 415
25.3.2	Schizophrenien	– 415
25.3.3	Depression	– 417
25.3.4	Angststörungen	– 419
25.3.5	Aufmerksamkeitsdefizit-Hyperaktivitätssyndrom (ADHS)	– 419
	Literatur	– 421

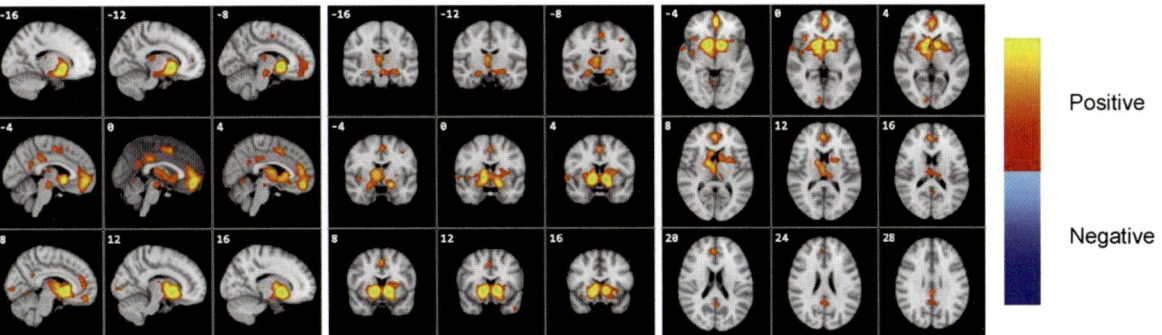

Abb. 25.3 Hirnstrukturen, die nach einer Metaanalyse von Liu et al. (2011) an der Belohnungsverarbeitung beteiligt sind. (Aus Liu et al. 2001; mit freundlicher Genehmigung von Elsevier)

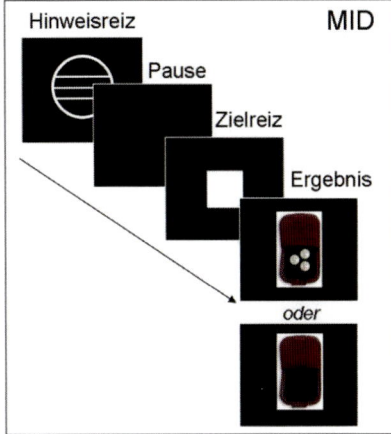 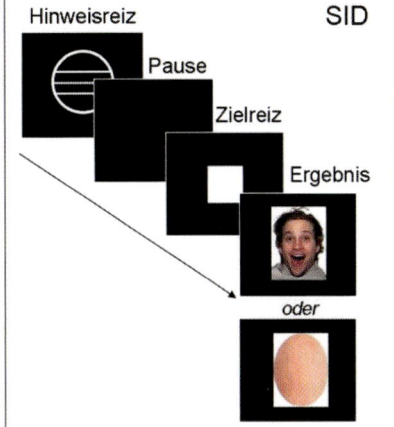

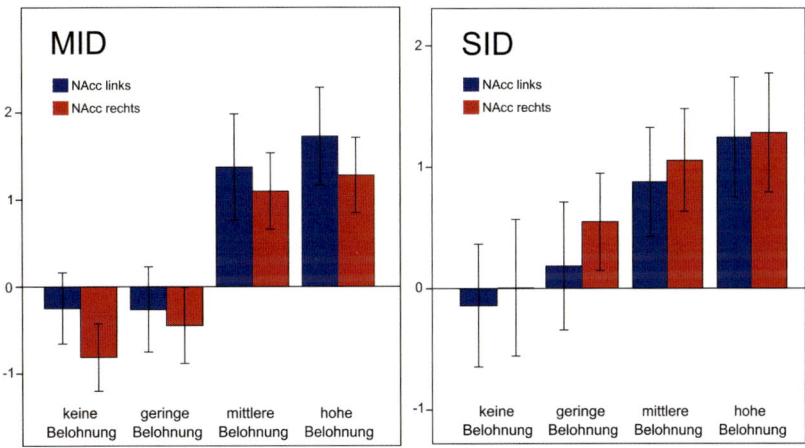

Abb. 25.4 Ablauf eines Trials im Monetary Incentive Delay Task (MID) und Social Incentive Delay Task (SID). Die potenzielle Belohnung wird durch einen Hinweisreiz angekündigt. Drückt der Proband beim Zielreiz in einem bestimmten Zeitfenster die Taste, erhält er das belohnende Bild (voller Geldbeutel bzw. jubelndes Gesicht). Ist er nicht schnell genug, wird ein leerer Geldbeutel bzw. ein gesichtsloses Oval angezeigt. Der Nucleus accumbens (NAcc) reagiert dabei linear auf den Hinweisreiz: je höher die Belohnung angekündigt wird, desto höher die Aktivität (*blau*: linker Nucleus accumbens, *rot*: rechter Nucleus accumbens). (Mod. nach Spreckelmeyer et al. 2009; mit freundlicher Genehmigung von Oxford University Press)

So konnten Knutson et al. (2001b) in ihrer Studie zeigen, dass die Antizipation einer Belohnung mit einer Aktivierung des ventralen Striatums (Nucleus accumbens) einhergeht, während die Präsentation der Belohnung mit Aktivierungen des präfrontalen Kortex verbunden ist. In Folge konnte mithilfe ähnlicher Paradigmen auch für andere Belohnungsarten, z. B. angenehme Geschmacksreize (Saft) oder zustimmend lächelnde Gesichter, gezeigt werden, dass die Antizipation der angekündigten Belohnung mit einer Aktivierung des ventralen Striatums verbunden ist (O'Doherty et al. 2002; Spreckelmeyer et al. 2009). Dabei wurde mit zunehmender Höhe der zu erwartenden Belohnung ein proportionaler Anstieg der Aktivität im Nucleus accumbens festgestellt (Knutson et al. 2001a; Spreckelmeyer et al. 2009; ◘ Abb. 25.4).

> **Die Erwartung einer Belohnung geht mit einer Aktivierung des Nucleus accumbens einher, unabhängig von der Art der Belohnung.**

Die Präsentation einer bereits angekündigten Belohnung scheint hingegen mit unterschiedlichen Hirnaktivierungen je nach Belohnung verbunden zu sein, wobei das ventrale Striatum keine entscheidende Rolle spielt (Rademacher et al. 2010). Analog zu den Daten der Dopaminneurone aus den Tierstudien verlagert der Nucleus accumbens folglich seine Reaktion im Laufe einer Konditionierung von der eigentlichen Belohnung auf den konditionierten Stimulus. Dementsprechend gibt es auch zahlreiche Studien, welche die Aktivität des ventralen Striatums und orbitofrontalen Kortex für den positiven Vorhersagefehler aufzeigen konnten, wobei z. B. Fruchtsaft oder Geld als Belohnungen eingesetzt wurden (Berns et al. 2001; Yacubian et al. 2006). Bleibt eine erwartete Belohnung aus, kommt es hingegen im Sinne des negativen Vorhersagefehlers zu einer verringerten Aktivität in diesen Arealen.

Ein anderer Bereich der Belohnungsforschung beschäftigt sich mit **Delay Discounting**. Darunter versteht man, dass Belohnungen in der Regel umso stärker abgewertet werden, je länger die Zeitverzögerung ist, nach der man die Belohnung erhält. Zur Untersuchung von Delay Discounting werden sog. **Intertemporal Choice Tasks** verwendet, in denen die Probanden zwischen 2 Belohnungen wählen müssen: einer unmittelbaren und einer größeren, aber zeitverzögerten Belohnung. Häufig handelt es sich bei den Belohnungen um fiktive Geldbeträge, wobei die Höhe des Betrags und die Dauer der Zeitverzögerung variiert werden, um eine Abwertungskurve bestimmen zu können. Andere Studien setzen z. B. Saft als Belohnung ein. Bei Verwendung dieser Paradigmen zeigte sich, dass die Aktivität des ventralen Striatums, des orbitofrontalen Kortex (insbesondere des ventromedialen präfrontalen Kortex) und des posterioren Zingulums mit der Abwertung zukünftiger Belohnungen korreliert (Peters u. Büchel 2011).

25.2.2 Untersuchung von Lernmechanismen mithilfe der fMRT

Bei den Paradigmen, die Belohnungsvorhersage oder Vorhersagefehler untersuchen, findet die Konditionierung in der Regel bereits vor dem Scan statt, d. h., die Probanden kennen während der Untersuchung bereits die die Belohnung ankündigende Bedeutung eines Hinweisreizes. Diese Paradigmen eignen sich daher nicht, um neuronale Korrelate des Assoziationslernens bzw. Zuschreibens motivationaler Salienz zu untersuchen. Um klassische Konditionierungsprozesse zu untersuchen, wurden zahlreiche fMRT-Studien mit aversiven Stimuli im Rahmen von Furchtkonditionierung durchgeführt (▶ Kap. 30). Mit den neuronalen Korrelaten der Belohnungskonditionierung haben sich hingegen nur wenige Studien beschäftigt. Bray und O'Doherty (2007) führten eine Konditionierungsstudie durch, in der neutrale visuelle Stimuli mit attraktiven oder unattraktiven Gesichtern gekoppelt wurden. Dabei reagierte das ventrale Striatum stärker auf Vorhersagefehler während des Lernvorgangs bei attraktiven Gesichtern verglichen zu unattraktiven Gesichtern. Der Lernprozess, bei dem ein neutraler Stimulus zu einem positiv konditionierten Stimulus wird, scheint also durch das ventrale Striatum kodiert zu werden, während diese Struktur für die Konditionierung bei negativen Stimuli eine weniger bedeutsame Rolle zu spielen scheint.

In einer weiteren Studie konnten Schönberg et al. (2007) zeigen, dass die Reaktion des ventralen (und dorsalen) Striatums auf Vorhersagefehler auch zwischen Probanden unterscheidet, die eine optimale oder eine weniger gute Lernleistung zeigen. Dafür verwendeten sie ein Paradigma, in dem die Probanden jeweils eine Karte aus 4 Stapeln ziehen sollten, wobei die Stapel unterschiedlich viele »Gewinn-Karten« enthielten, die Wahrscheinlichkeit, eine Gewinn-Karte zu ziehen, also unterschiedlich hoch war. Die optimale Strategie bestand demnach darin, nur noch Karten des Stapels mit der höchsten Gewinnchance zu ziehen, sobald diese Kontingenz erkannt wurde. Die Probanden konnten anhand ihrer Leistung in 2 Gruppen aufgeteilt werden: diejenigen, die den Zusammenhang erfolgreich erlernt hatten, und diejenigen ohne Lernleistung. Während bei der ersten Gruppe eine robuste striatale Reaktion auf Vorhersagefehler während des Lernprozesses zu finden war, blieb diese in der zweiten Gruppe aus. Diese Ergebnisse unterstreichen die Bedeutung einer neuronalen Reaktion auf Vorhersagefehler für die behaviorale Leistung und legen somit nahe, dass die striatale Reaktion eine entscheidende Rolle für belohnungsbezogene instrumentelle Konditionierung spielt.

Einen anderen Ansatz zur Untersuchung neuronaler Korrelate der Konditionierung wählten Tobler et al. (2006) in ihrer Studie, in der sie sich den Blocking-Effekt zunutze machten. So untersuchten sie die Rolle des Vorhersagefehlers für belohnungsbezogenes Lernen mithilfe eines Blocking-Paradigmas, in dem abstrakte visuelle Stimuli mit Belohnungen in Form von Fruchtsaft gepaart wurden. In einer Trainingsphase vor dem Scan wurde ein bestimmter Stimulus als Hinweis auf die Belohnung erlernt. Während des Scans wurde dann ein weiterer Stimulus gemeinschaftlich mit dem zuerst erlernten als Hinweisreiz dargeboten. Wie oben beschrieben, wird die Konditionierung des zweiten Stimulus geblockt, d. h. obwohl er die Belohnung ankündigt, wird er nicht als Hinweisreiz erlernt, da bereits eine Assoziation zwischen dem ersten Stimulus und der Belohnung erlernt worden ist. Die fMRT-Ergebnisse zeigten dabei, dass geblockte Hinweisreize mit signifikant schwächeren Reaktionen des orbitofrontalen Kortex und ventralen Putamens verbunden waren als ungeblockte Hinweisreize. Zudem korrelierte die Aktivität des orbitofrontalen Kortex mit Verhaltensmaßen des Lernerfolgs, d. h. dem Ausmaß, in welchem der Blocking-Effekt auftrat.

Weitere Hinweise für die entscheidende Rolle des dopaminergen Belohnungssystems für Assoziationslernen konnten Pessiglione et al. (2006) durch eine Medikamentenstudie liefern. Sie untersuchten 39 Probanden im fMRT, nachdem sie durch Medikamentengabe das tonische Dopaminniveau veränderten: 13 Probanden erhielten ein Plazebo, 13 ein dopaminsteigerndes (L-DOPA) und 13 ein dopaminhemmendes Medikament (Haloperidol). Das fMRT-Paradigma von Pessiglione et al. bestand darin, jeweils zwischen 2 abstrakten Stimuli zu wählen, deren Bedeutung (Geldgewinn, -verlust oder neutrales Ergebnis mit verschiedenen Wahrscheinlichkeiten) im Laufe des Scans erlernt werden musste. Dabei konnten sie zeigen, dass sowohl der Lernerfolg als auch die striatale Reaktion auf Vorhersagefehler während des Lernvorgangs durch die Medikamentengabe beeinflusst wurde: Probanden, deren Dopaminaktivität durch L-DOPA gesteigert wurde, wählten signifikant häufiger den Stimulus, der mit hoher Wahrscheinlichkeit einen Geldgewinn ankündigte, als Probanden, die Haloperidol erhalten hatten. Auch die BOLD-Reaktion des Striatums auf Vorhersagefehler fiel nach Gabe von L-DOPA signifikant stärker aus als bei Haloperidol-Medikation.

> FMRT-Studien haben gezeigt, dass belohnungsbezogenes Assoziationslernen mit einer Reaktion des Belohnungssystems einhergeht.

25.3 Klinische Relevanz

Mit einer Dysfunktion des dopaminergen Belohnungssystems gehen starke Beeinträchtigungen im Belohnungslernen einher, was zu Störungen der Motivation und Entscheidungsfindung führen kann. Diese Symptome können bei vielen psychischen Erkrankungen beobachtet werden. Zu den Krankheitsbildern, die mit gestörtem Belohnungslernen in Verbindung gebracht werden, gehören beispielsweise Abhängigkeitserkrankungen, Schizophrenien, Depressionen und das Aufmerksamkeitsdefizit-Hyperaktivitätssyndrom (ADHS).

25.3.1 Abhängigkeitserkrankungen

Das dopaminerge Belohnungssystem spielt eine entscheidende Rolle bei Abhängigkeitserkrankungen (▶ Kap. 48). Da in tierexperimentellen Studien gezeigt werden konnte, dass es bereits kurz vor der Drogeneinnahme schon zu einer Dopaminausschüttung im Nucleus accumbens kommt, gehen Robinson und Berridge (2000) von einer Sensitivierung des Belohnungssystems aus, d. h., Hinweisreize werden salienter wahrgenommen. Dies bedeutet, dass Stimuli oder Verhaltensweisen, für die eine Assoziation mit der Droge erlernt wurde, Aufmerksamkeit auf sich ziehen, besonders begehrenswert erscheinen und dadurch zum Konsum motivieren. In Einklang mit dieser Theorie konnte in fMRT-Studien eine erhöhte striatale Aktivität des Striatums während der Präsentation drogenassoziierter Bilder z. B. bei Alkoholikern (Schacht et al. 2011; Wrase et al. 2007) und Rauchern (David et al. 2005) nachgewiesen werden (vgl. ▶ Kap. 48). Gleichzeitig berichten andere Studien, welche das Monetary-Incentive-Delay-Paradigma verwendeten, eine verringerte Aktivität des ventralen Striatums während der Antizipation von Geldbelohnungen (Beck et al. 2009; Wrase et al. 2007), auch wenn nicht alle Studien diese Ergebnisse replizieren konnten (Bjork et al. 2008).

> Abhängigkeitserkrankungen gehen mit einer Sensitivierung des Belohnungssystems einher, welche die Aufmerksamkeit auf suchtbezogene Reize lenkt und zum Abhängigkeitsverhalten motiviert.

25.3.2 Schizophrenien

Unangemessene Assoziationen zwischen Umweltreizen und Gedanken bzw. das Erlernen von Kontingenzen zwischen eigentlich zufällig gemeinsam auftretenden Ereignissen spielen eine wichtige Rolle bei den Positivsymptomen der Schizophrenie. Daher geht man davon aus, dass Schizophrenie mit einer Störung des Assoziationslernens verbunden ist. Kapur (2003) nimmt in seiner Hypothese der aberranten Salienz an, dass es aufgrund eines erhöhten Dopamintonus im ventralen Striatum zu unangemessenen Bedeutungszuschreibungen kommt. Eigentlich unbedeu-

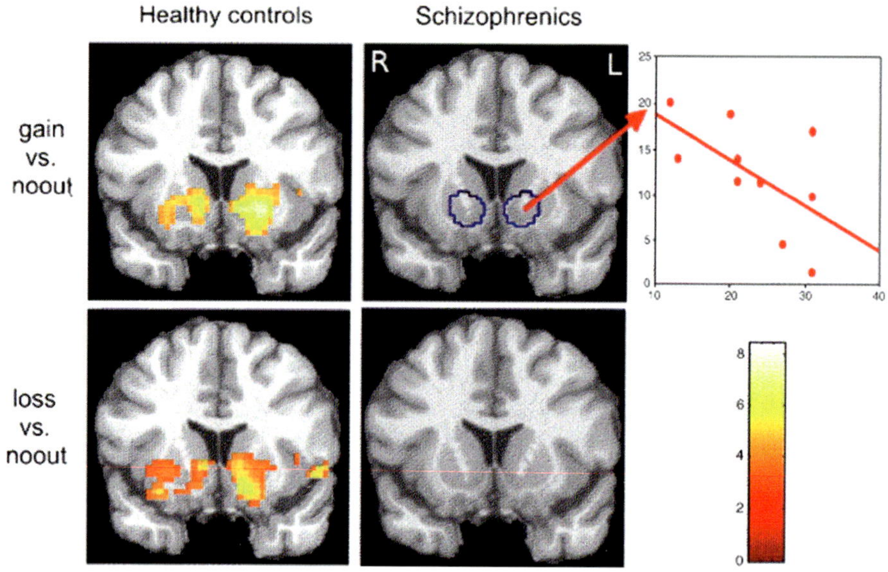

Abb. 25.5 Vergleich der Aktivierungen im ventralen Striatum von Schizophreniepatienten und gesunden Kontrollprobanden während der Antizipation von Geldbelohnungen. Die Patienten zeigen signifikant reduzierte Aktivitäten, diese stehen zudem in einem negativen Zusammenhang mit der Stärke der Negativsymptomatik. noout: no outcome. (Aus Juckel et al. 2006b; mit freundlicher Genehmigung von Elsevier)

tenden externen Sinneseindrücken oder internen Reizen (z. B. Gedanken, Erinnerungen) wird motivationale Salienz zugeschrieben, wodurch sie als bedeutsam wahrgenommen werden. Dies führe zu Wahn und Halluzinationen.

Im fMRT führten Jensen et al. (2008) eine klassische Konditionierungsaufgabe bei 13 Schizophreniepatienten und ebenso vielen Kontrollprobanden durch. Darin wurden Assoziationen zwischen neutralen visuellen Stimuli (farbigen Kreisen) und einem unangenehmen Geräusch als unkonditioniertem Stimulus erlernt. Andere Stimuli wurden hingegen mit einem neutralen Ereignis (visuelle Präsentation eines Sterns) gekoppelt. Dabei zeigte sich bei den Patienten im Vergleich zu den gesunden Probanden eine erhöhte Reaktivität des ventralen Striatums auf solche Reize, die kein aversives Ereignis ankündigten. Des Weiteren war auch eine erhöhte Aktivität im rechten präfrontalen Kortex, Hippocampus, Thalamus und Zingulum festzustellen. Diaconescu et al. (2011) führten eine Studie mit jeweils 18 Schizophreniepatienten und Kontrollprobanden durch, in der sie ebenfalls farbige Kreise als neutrale Stimuli und einen Stern als neutrales Ereignis einsetzten. Jedoch verwendeten sie statt eines aversiven Ereignisses Bilder von Geld als unkonditionierten Stimulus. Auch in dieser Studie zeigten sich für die Patientengruppe stärkere Reaktionen im Striatum, Hippocampus und präfrontalen Kortex bei Stimuli, die keine Belohnung ankündigten. Diese Ergebnisse werden von den Autoren derart interpretiert, dass Schizophreniepatienten weniger gut zwischen relevanten und irrelevanten Reizen unterscheiden und bedeutungslosen Stimuli übermäßige motivationale Salienz zusprechen.

In Einklang mit dieser Interpretation können Ergebnisse aus einer Studie gesehen werden, welche die Reaktionen auf Belohnung ankündigende (also bedeutsame) Hinweisreize mit dem Monetary Incentive Delay Task untersuchte. Juckel et al. (2006b) konnten in ihrer Studie zeigen, dass unmedizierte Schizophreniepatienten verglichen mit gesunden Kontrollprobanden signifikant reduzierte Aktivierungen im ventralen Striatum während der Antizipation von Geldgewinnen aufwiesen. Zudem korrelierten diese Aktivierungen negativ mit der Negativsymptomatik, d. h., eine stärkere Psychopathologie war bei diesen Patienten mit einer schwächeren Aktivierung des Belohnungssystems als Reaktion auf erwartete Belohnungen verbunden (Abb. 25.5).

Den scheinbaren Widerspruch zwischen der aus Positronenemissionstomographie-Studien bekannten Hyperaktivität des mesolimbischen Dopaminsystems und den gefundenen verminderten Aktivitäten im fMRT erklären Juckel et al. mit einem stärkeren »Rauschen« durch den gesteigerten Dopaminumsatz bei schizophrenen Patienten. Dadurch hebe sich die phasische Dopaminausschüttung weniger stark ab und es werde weniger motivationale Salienz bei eigentlich bedeutsamen Stimuli zugeschrieben. Die Folge seien Negativsymptome wie Motivationsstörungen, Antriebslosigkeit und Apathie.

Eine weniger starke Hypofunktion des ventralen Striatums während der Antizipation von Belohnungen zeigt sich interessanterweise bei Patienten, die mit Antipsychotika der zweiten Generation (sog. atypischen Antipsychotika) behandelt wurden, nicht aber bei Patienten, die mit klassischen (»typischen«) Antipsychotika behandelt wurden (Juckel et al. 2006a; Kirsch et al. 2007; Schlagenhauf et al. 2008; Simon et al. 2009). Typische Antipsychotika haben eine stärkere antagonistische Wirkung an striatalen Dopamin-D_2-Rezeptoren als atypische Antipsychotika, d. h., sie hemmen die Dopaminwirkung in stärkerem Maße, während die atypischen teilweise sogar agonistisch (die Dopaminwirkung verstärkend) wirken. Diese Befunde erscheinen widersprüchlich zu der Theorie des stärkeren »Rauschens« durch gesteigerten Dopaminumsatz. Dass die bisherige Forschung kein einheitliches Bild ergibt, liegt einerseits sicherlich an dem heterogenen Krankheitsbild, das in Studien häufig nicht differenziert genug betrachtet wird. Andererseits ist der dopaminerge Einfluss möglicherweise viel komplexer, als die bisherigen Erklärungsmodelle es annehmen. Zudem müssen auch Wechselwirkungen mit dem präfrontalen Kortex stärker berücksichtigt werden, für den eine Hypoaktivität bei Schizophrenie angenommen wird, welche im Gegensatz zum hyperaktiven mesolimbischen System steht (Davis et al. 1991).

Auch wenn noch viele Fragen ungeklärt sind, liefern auch Studien, die sich statt der Belohnungsvorhersage dem Vorhersagefehler widmeten, ebenfalls Ergebnisse, die auf eine gestörte neuronale Verarbeitung belohnungsassoziierter Reize bei Schizophreniepatienten hinweisen. Beispielsweise untersuchten Morris et al. (2012) in ihrer Studie positive und negative Vorhersagefehler bei 16 atypisch behandelten Schizophreniepatienten und genauso vielen gesunden Kontrollprobanden im fMRT. Dafür verwendeten sie ein Paradigma, bei dem in einem Kartenspiel eine bestimmte Karte Geldbelohnung vorhersagte, was zuvor in einem Übungsdurchgang erlernt wurde. Nicht in allen Trials wurde diese Belohnung dann jedoch auch angezeigt, bzw. in manchen erschien eine Belohnung ohne den vorherigen Hinweisreiz (◘ Abb. 25.6a). Dabei zeigte sich für die Patienten bei unerwarteten Belohnungen eine verringerte Aktivierung im Parietalkortex, der Insula und dem anterioren Zingulum, während erwartete Belohnungen zu erhöhten Aktivitäten im Caudatus und ventralen Striatum führten. Auch eine Region-of-interest-Analyse des Nucleus accumbens wies darauf hin, dass bei den Patienten nicht die übliche Differenzierung zwischen unerwarteten und erwarteten Belohnungen erfolgt: So war einerseits für erwartete Ergebnisse eine übermäßige Reaktion im rechten Nucleus accumbens festzustellen. Andererseits zeigte sich für überraschende Ergebnisse eine verringerte Reaktivität des linken Nucleus accumbens (◘ Abb. 25.6b). Murray et al. (2008) berichten in ihrer Studie mit Psychosepatienten neben der abnormen Reaktion des ventralen Striatums auf positive Vorhersagefehler auch verringerte Aktivitäten im Mittelhirn sowie in einer Reihe von weiteren Hirnstrukturen wie dem präfrontalen Kortex, der Insula, dem Thalamus oder dem Zingulum. Waltz et al. (2009) hingegen fanden bei Verwendung von Saft als Belohnung zwar eine reduzierte Aktivität des ventralen Striatums und einer Reihe anderer Regionen bei positiven Vorhersagefehlern, jedoch keinen Unterschied zu den Kontrollprobanden bei negativen Vorhersagefehlern.

Insgesamt deuten die Daten darauf hin, dass Reaktionen, die üblicherweise nur für überraschende Belohnungen auftreten, bei Schizophreniepatienten auch noch nach einem ankündigenden Hinweisreiz bestehen. Dies lässt den Schluss zu, dass die Patienten weniger zwischen erwarteten und unerwarteten Ereignissen differenzieren, was durch dysfunktionales Assoziationslernen begründet sein könnte.

> **Es gibt einerseits die Theorie, dass der bei Schizophrenie erhöhte Dopamintonus im ventralen Striatum zu unangemessenen Bedeutungszuschreibungen bei eigentlich unwichtigen Sinneseindrücken und damit zu Halluzinationen und Wahn führen könnte. Andererseits wird mit ihm auch ein geringerer Kontrast zwischen bedeutsamen und unbedeutsamen Stimuli begründet, was Motivationsstörungen und Apathie zur Folge haben könnte.**

25.3.3 Depression

In den meisten funktionellen Bildgebungsstudien, die sich mit neuronalen Korrelaten der Depression befassen, stehen Reaktionen auf negative Stimuli im Vordergrund. Da im Zusammenhang mit Depressionen jedoch nicht nur eine erhöhte Sensitivität gegenüber negativen Reizen beobachtet werden kann, sondern auch eine verringerte Reaktion auf positive Stimuli (▶ Kap. 43), adressierten mehrere fMRT-Studien die Frage, ob auch die Belohnungsverarbeitung bei Depressionspatienten verändert ist. Diese liefern erste Hinweise auf ein dysfunktionales Belohnungssystem, auch wenn die Studien bisher kein einheitliches Bild ergeben.

Zunächst wurde eine Reihe von Studien durchgeführt, in der die Reaktion depressiver Patienten auf die Präsentation von Reizen mit Belohnungscharakter untersucht wurde. Als Stimuli dienten dabei beispielsweise positive Wörter, fröhliche Gesichtsausdrücke oder positives Feedback in einem Ratespiel (z. B. Epstein et al. 2006; Steele et al. 2007; Surguladze et al. 2005). Dabei wurden häufig verringerte Aktivierungen des Striatums und anderer dem Belohnungssystem zugehöriger Regionen bei den Patienten berichtet, auch wenn nicht alle Studien in diesen Ergebnissen übereinstimmten. Eine Studie von McCabe et al. (2009) stellte bei Patienten eine gegenüber gesunden Kontrollprobanden verringerte Reaktion des ventralen Striatums auf angenehme Geschmacksreize auch dann noch fest, nachdem die Patienten eine Behandlung erfolgreich abgeschlossen hatten.

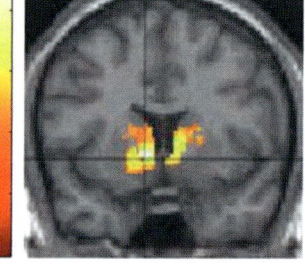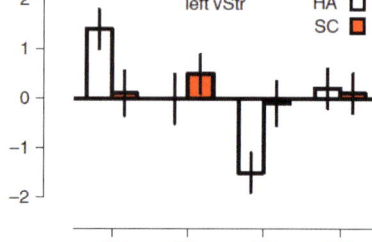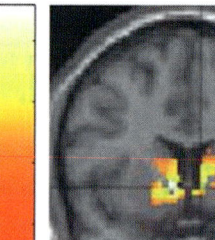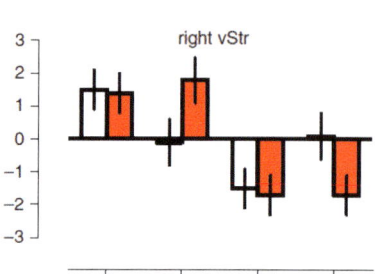

Abb. 25.6 a Von Morris et al. (2012) verwendetes Paradigma zur Untersuchung des Vorhersagefehlers. b Signifikante Gruppenunterschiede in der Aktivität des ventralen Striatums bei Vorhersagefehlern zwischen Schizophreniepatienten und gesunden Kontrollprobanden. vStr: ventrales Striatum, HA: gesunde Erwachsene, SC: Schizophreniepatienten, UR: unerwartete Belohnung, ER: erwartete Belohnung, UO: unerwartetes Ausbleiben einer Belohnung, EO: erwartetes Ausbleiben einer Belohnung. (Aus Morris et al. 2012; mit freundlicher Genehmigung von Nature Publishing Group)

Nachdem in diesen Studien der Fokus meist auf einem Vergleich der Reaktionen auf positive und negative Stimuli lag, wurden im Folgenden weitere Studien durchgeführt, die sich gezielter der Verarbeitung von Belohnung und der Unterscheidung von Antizipations- und Konsumptionsphase widmeten. So führten Smoski et al. (2009) eine Studie durch, in der sie 14 unmedizierte depressive Patienten und 15 gesunde Kontrollprobanden jeweils zwischen 2 verschiedenen Geldbeträgen mit verschiedenen Gewinnwahrscheinlichkeiten wählen ließen. Der Computer entschied dann in jedem Durchgang, ob sie das Geld gewannen. Dabei stellten Smoski et al. bei den Patienten verringerte Aktivierungen im Striatum, dem anterioren Zingulum sowie dem mittleren Frontalgyrus während der Antizipation der Belohnungen fest. Auch in einer Studie mit unmedizierten depressiven Jugendlichen wurden ebenfalls verringerte striatale Reaktionen bei der Antizipation sowie bei der Darbietung von Geld-Belohnungen berichtet (Forbes et al. 2009). In Einklang mit diesen beiden Studien können auch die Ergebnisse einer Untersuchung von Stoy et al. (2012) gesehen werden, in welcher der Monetary Incentive Delay Task (MID) verwendet wurde. Stoy et al. untersuchten 15 unmedizierte depressive Patienten und 15 Kontrollprobanden. Anschließend erhielten die Patienten über 6 Wochen antidepressive Medikation, bevor sie erneut untersucht wurden. Ein Gruppenvergleich zum Zeitpunkt des ersten Scans zeigte dabei signifikant verringerte Aktivität im rechten ventralen Striatum der unbehandelten Patienten während der Antizipation von Belohnungen. Nach der Behandlung war hingegen kein Unterschied mehr feststellbar. Im Gegensatz zu dieser Studie konnten in anderen Untersuchungen, bei welchen der MID verwendet wurde, jedoch keine eindeutigen Hinweise auf eine gestörte Reaktion des ventralen Striatums während der Antizipation von Belohnungen bei depressiven Patienten festgestellt werden (z. B. Knutson et al. 2008; Pizzagalli et al. 2009; Smoski et al. 2011). Pizzagalli et al. (2009) fanden hingegen eine signifikant schwächere Reaktionen der Patienten während der Belohnungskonsumption.

Nur wenige Bildgebungsstudien widmeten sich der Frage, ob die Belohnungskonditionierung, also der Lernprozess, der eine Belohnungsantizipation erst möglich macht, bei depressiven Personen verändert ist. Kumar et al. (2008) sowie Gradin et al. (2011) untersuchten jeweils 15 medizierte depressive Patienten mithilfe von Konditionierungsaufgaben und verglichen die neuronalen Reaktionen mit denen gesunder Kontrollprobanden. Als unkonditionierter Stimulus wurde in beiden Studien Wasser verwendet, das für die zuvor durstig gemachten Probanden belohnende Wirkung hatte. Als konditionierte Stimuli wurden Bilder benutzt, für die die Probanden erlernen sollten, welche die Wassergabe vorhersagen. In beiden Studien zeigten die fMRT-Daten bei der Patientengruppe signifikant reduzierte Reaktionen in verschiedenen Hirnarealen während des Belohnungslernens, insbesondere im ventralen Striatum. Gradin et al. konnten zudem eine negative Korrelation der Hirnaktivität mit der Schwere von Krankheitssymptomen feststellen: Je geringer die Aktivität des rechten Nucleus accumbens, des bilateralen Nucleus caudatus und des Mittelhirns bei den Patienten war, desto stärker waren bei ihnen Anhedoniesymptome ausgeprägt, die mithilfe eines Fragebogens erfasst worden waren. Dies deutet darauf hin, dass die Hyporeaktivität des Belohnungssystems durch die Schwere der Depressionssymptome moduliert sein könnte, was möglicherweise auch eine Erklärung für widersprüchliche Ergebnisse verschiedener Studien darstellen könnte.

> Eine Reihe von Studien deutet darauf hin, dass depressive Patienten eine verminderte Reaktion des mesolimbischen Belohnungssystems auf belohnende Reize zeigen.

25.3.4 Angststörungen

Konditionierungsprozesse spielen eine wichtige Rolle bei Angststörungen. Da es sich dabei jedoch nicht um belohnungsassoziiertes Lernen handelt, sondern um aversive Konditionierung mit dem Ziel der Vermeidung, gibt es bislang kaum Bildgebungsstudien, die Patienten mit einer Angststörung mit Belohnungsparadigmen untersucht haben. Hingegen wurden zahlreiche Untersuchungen durchgeführt, die negative Konditionierungsprozesse bei Angstpatienten fokussierten und hierbei eine entscheidende Bedeutung der Amygdala aufzeigten (▶ Kap. 44).

Eine der wenigen Studien zur Belohnungsverarbeitung bei Angstpatienten wurde von Guyer et al. (2012) durchgeführt. Dabei verwendeten die Autoren den MID bei einer Stichprobe von 18 Jugendlichen mit der Diagnose einer generalisierten Angststörung, 14 Jugendlichen mit einer sozialen Phobie sowie 26 gesunden jugendlichen Kontrollprobanden. Guyer et al. stellten bei der sozial ängstlichen Gruppe eine striatale Hypersensitivität für die Belohnungshöhe fest: Im Vergleich zu den beiden anderen Gruppen zeigten die sozialphobischen Patienten einen deutlich stärkeren Anstieg der Aktivität im Nucleus caudatus, Putamen und Nucleus accumbens mit zunehmender Höhe des zu gewinnenden Geldbetrags. Für die Patientengruppe mit generalisierter Angststörung ergab sich hingegen ein völlig anderes Muster bezüglich der striatalen Hirnaktivitäten, welches vor allem durch eine Sensitivität gegenüber der Valenz (Geldgewinn vs. -verlust) gekennzeichnet war.

Diese Studie liefert einen ersten Hinweis, dass Angsterkrankungen möglicherweise mit Störungen der Belohnungsverarbeitung einhergehen. Für genauere Erkenntnisse sind jedoch weitere Studien notwendig, die auch erwachsene Patienten untersuchen.

25.3.5 Aufmerksamkeitsdefizit-Hyperaktivitätssyndrom (ADHS)

Bei Patienten mit Aufmerksamkeitsdefizit-Hyperaktivitätssyndrom (ADHS) lassen sich Veränderungen des Dopaminsystems feststellen (▶ Kap. 46). Zudem zeigt sich in Verhaltensstudien, dass ADHS mit einer erhöhten Belohnungssensitivität einhergeht. Es wird daher diskutiert, ob der ADHS-Symptomatik eine dysfunktionale Belohnungsverarbeitung, z. B. infolge einer Störung des Dopaminsystems, zugrunde liegt (für einen Review s. Luman et al. 2010). So nimmt die Dopamin-Transfer-Defizit-Theorie (Tripp u. Wickens 2008) an, dass Dopaminneurone ihr Feuern bei ADHS zeitlich nicht verlagern, wenn es einen Belohnung ankündigenden Hinweisreiz gibt. Eine reduzierte Dopaminausschüttung während der Antizipation von Belohnungen würde daher z. B. die häufig festgestellte Abwertung zukünftiger Belohnungen im Vergleich zu unmittelbaren (kleineren) Belohnungen erklären (Delay Discounting).

Tatsächlich liefern fMRT-Studien Daten, die in Einklang mit der Annahme eines gestörten dopaminergen Belohnungssystems stehen: In einer Studie von Scheres et al. (2007) bearbeiteten 11 Jugendliche mit ADHS und eine ebenso große Vergleichsgruppe die Monetary Incentive Delay Task im fMRT. Dabei zeigte sich eine reduzierte Aktivierung des ventralen Striatums bei den ADHS-Patienten während der Antizipation von Geldgewinnen im Vergleich zu den Kontrollprobanden (◘ Abb. 25.7). Geringere Aktivitäten in diesem Areal waren zudem in der Gesamtgruppe mit stärkeren von den Eltern berichteten Hyperaktivitäts- und Impulsivitätssymptomen verbunden. Für die Konsumptionsphase war hingegen kein signifikanter Gruppenunterschied in der neuronalen Reaktion festzustellen.

Ähnliche Ergebnisse lieferten auch Ströhle et al. (2008) in einer Studie, in der sie 10 erwachsene Männer mit ADHS und gesunde Kontrollprobanden mithilfe desselben Paradigmas untersuchten. Während der Antizipation von Belohnungen wurde auch bei diesen ADHS-Patienten eine verringerte Aktivität des ventralen Striatums festgestellt. Die selbst angegebene Stärke der Hyperaktivitäts- und Impulsivitätssymptome korrelierte bei den Patienten ebenfalls negativ mit der Aktivität des ventralen Striatums während der Belohnungsantizipation. Bei der Konsumption von Belohnungen wurde in dieser Studie eine erhöhte Aktivität des orbitofrontalen Kortex bei den Patienten beobachtet. Die Ergebnisse aus diesen beiden Studien legen nahe, dass ADHS-Symptome (insbesondere Impulsivität und Hyperaktivität) mit einer verringerten Reaktion auf antizipierte Belohnungen verbunden sind. Basierend auf diesen Ergebnissen untersuchten Stark et al. (2011) in ihrer Studie eine Stichprobe ausschließlich gesunder weiblicher Probandinnen und fanden sogar bei dieser Gruppe einen

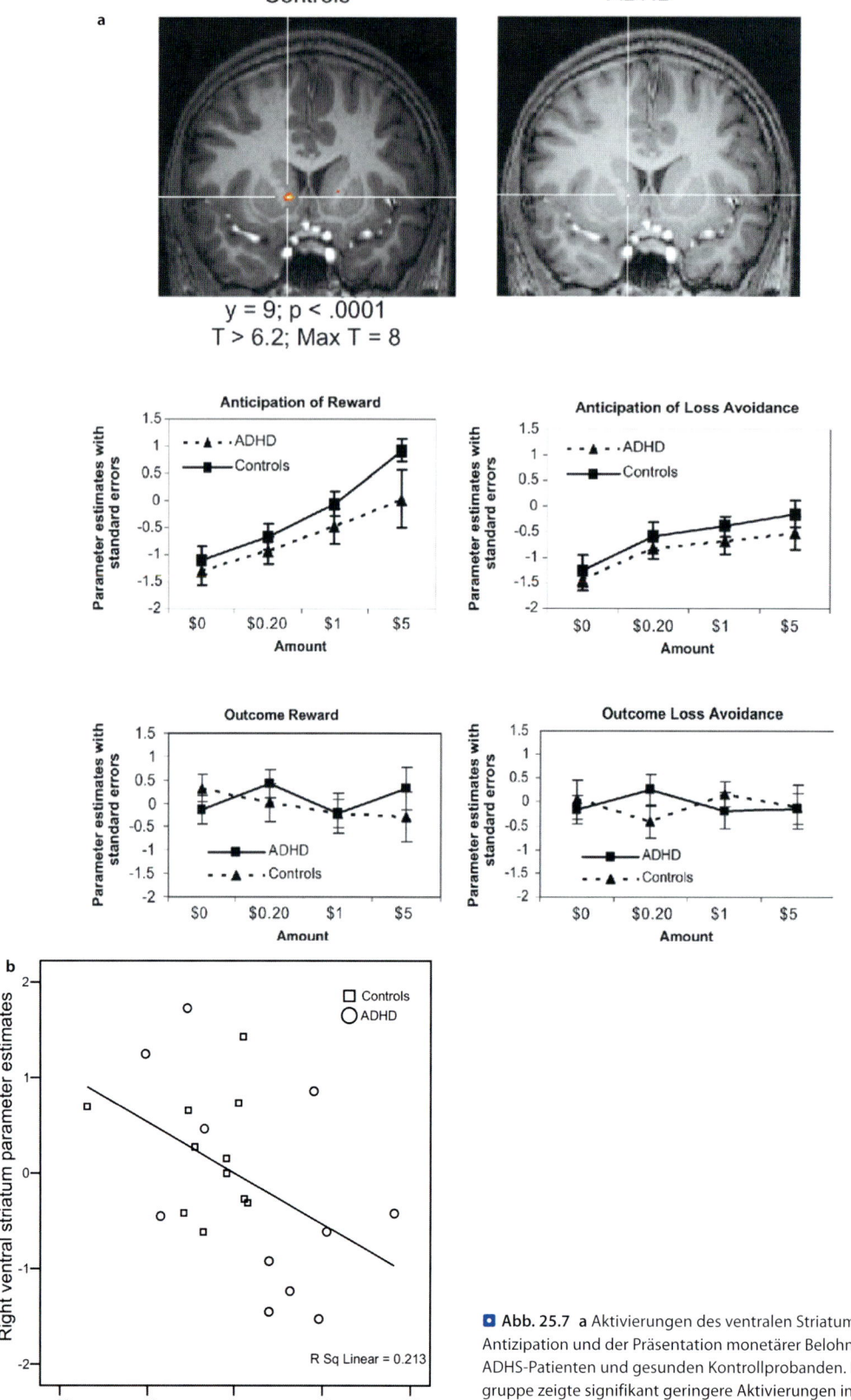

◘ **Abb. 25.7 a** Aktivierungen des ventralen Striatums während der Antizipation und der Präsentation monetärer Belohnungen bei ADHS-Patienten und gesunden Kontrollprobanden. Die Patientengruppe zeigte signifikant geringere Aktivierungen in der Antizipationsphase. **b** Diese korrelierten zudem mit klinischen Symptomen. (Aus Scheres et al. 2007; mit freundlicher Genehmigung von Elsevier)

negativen Zusammenhang zwischen der Aktivität des Nucleus accumbens während der Antizipation verschiedener Belohnungen und ADHS-Symptomen wie Unaufmerksamkeit und Hyperaktivität/Impulsivität.

> Es wird daher angenommen, dass eine Hyporeaktivität des dopaminergen Belohnungssystems auf antizipierte Belohnungen mit einer Hyperreaktivität auf der Verhaltensebene einhergeht, die sich in gesteigerter Belohnungssuche bzw. Impulsivität im Sinne einer Bevorzugung unmittelbarer gegenüber verzögerter Belohnungen äußert.

Medikation in Form von Methylphenidat führt hingegen zu einem Dopaminanstieg und wird daher mit einer Steigerung motivationaler Salienz, verringertem Delay Discounting und folglich mit einer Verbesserung der ADHS-Symptomatik in Verbindung gebracht (Volkow et al. 2004).

Zusammenfassung und Ausblick

Das Belohnungssystem spielt für Assoziationslernen eine wichtige Rolle. Dopaminneurone reagieren sowohl auf Belohnungsvorhersage als auch auf Vorhersagefehler. Entsprechend konnte in fMRT-Studien mit verschiedenen Paradigmen gezeigt werden, dass während belohnungsbezogenen Lernens sowie als Reaktion auf bereits konditionierte Stimuli zum Belohnungssystem zugehörige Hirnstrukturen aktiviert werden. Für psychische Erkrankungen wie Abhängigkeitserkrankungen, Schizophrenien, Depressionen und ADHS konnten mit diesen Paradigmen gestörtes Belohnungslernen bzw. beeinträchtigte Belohnungsverarbeitung nachgewiesen werden. Weitere Forschung wird benötigt, um aus diesen Forschungsergebnissen möglicherweise Therapieansätze ableiten zu können. Eine medikamentöse Behandlung, die global Dopamin steigert oder vermindert, scheint dabei nicht ausreichend und führt teilweise zu widersprüchlichen Forschungsergebnissen. Ein besseres Verständnis der zugrunde liegenden Mechanismen ist daher erforderlich, um verbesserte Therapiemöglichkeiten abzuleiten. So wäre neben medikamentösen Maßnahmen in weiteren Studien auch zu untersuchen, wie durch psychotherapeutische Interventionen motivationale Salienz verändert werden könnte. Erste fMRT-Studien konnten beispielsweise bereits zeigen, dass eine bewusste Distanzierung von angenehmen Gefühlen während der Belohnungsantizipation (durch »Reappraisal«, d. h. eine Neuinterpretation der Stimulusbedeutung) die striatale Reaktivität bei Geldbelohnungen verringert, während die Aktivität des dorsolateralen präfrontalen Kortex erhöht wird (Staudinger et al. 2011). Darüber hinaus konnten Dichter et al. (2009) mithilfe einer fMRT-Studie bei depressiven Patienten, die mit behavioraler Aktivierungstherapie behandelt wurden, Effekte der Psychotherapie auf die Reaktion belohnungsrelevanter Hirnstrukturen aufzeigen, beispielsweise eine gesteigerte Aktivität des Nucleus caudatus während Belohnungsantizipation.

Literatur

Aharon I, Etcoff N, Ariely D, Chabris CF, O'Connor E, Breiter HC (2001) Beautiful faces have variable reward value: fMRI and behavioral evidence. Neuron 32: 537–551

Arias-Carrión O, Pöppel E (2007) Dopamine, learning, and reward-seeking behavior. Acta Neurobiol Exp (Wars) 67: 481–488

Bayer HM, Glimcher PW (2005) Midbrain dopamine neurons encode a quantitative reward prediction error signal. Neuron 47: 129–141

Beck A, Schlagenhauf F, Wüstenberg T, Hein J, Kienast T, Kahnt T, Schmack K, Hagele C, Knutson B, Heinz A, Wrase J (2009) Ventral striatal activation during reward anticipation correlates with impulsivity in alcoholics. Biol Psychiatry 66: 734–742

Berns GS, McClure SM, Pagnoni G, Montague PR (2001) Predictability modulates human brain response to reward. J Neurosci 21: 2793–2798

Berridge KC (1996) Food reward: brain substrates of wanting and liking. Neurosci Biobehav Rev 20: 1–25

Bjork JM, Smith AR, Hommer DW (2008) Striatal sensitivity to reward deliveries and omissions in substance dependent patients. Neuroimage 42: 1609–1621

Bray S, O'Doherty J (2007) Neural coding of reward-prediction error signals during classical conditioning with attractive faces. J Neurophysiol 97: 3036–3045

David SP, Munafo MR, Johansen-Berg H, Smith SM, Rogers RD, Matthews PM, Walton RT (2005) Ventral striatum/nucleus accumbens activation to smoking-related pictorial cues in smokers and nonsmokers: a functional magnetic resonance imaging study. Biol Psychiatry 58: 488–494

Davis KL, Kahn RS, Ko G, Davidson M (1991) Dopamine in schizophrenia: a review and reconceptualization. Am J Psychiatry 148: 1474–1486

Diaconescu AO, Jensen J, Wang H, Willeit M, Menon M, Kapur S, McIntosh AR (2011) Aberrant Effective Connectivity in Schizophrenia Patients during Appetitive Conditioning. Front Hum Neurosci 4: 239

Dichter GS, Felder JN, Petty C, Bizzell J, Ernst M, Smoski MJ (2009) The effects of psychotherapy on neural responses to rewards in major depression. Biol Psychiatry 66: 886–897

Epstein J, Pan H, Kocsis JH, Yang Y, Butler T, Chusid J, Hochberg H, Murrough J, Strohmayer E, Stern E, Silbersweig DA (2006) Lack of ventral striatal response to positive stimuli in depressed versus normal subjects. Am J Psychiatry 163:1784–1790

Erk S, Spitzer M, Wunderlich AP, Galley L, Walter H (2002) Cultural objects modulate reward circuitry. Neuroreport 13: 2499–2503

Forbes EE, Hariri AR, Martin SL, Silk JS, Moyles DL, Fisher PM, Brown SM, Ryan ND, Birmaher B, Axelson DA, Dahl RE (2009) Altered striatal activation predicting real-world positive affect in adolescent major depressive disorder. Am J Psychiatry 166: 64–73

Gradin VB, Kumar P, Waiter G, Ahearn T, Stickle C, Milders M, Reid I, Hall J, Steele JD (2011) Expected value and prediction error abnormalities in depression and schizophrenia. Brain 134: 1751–1764

Guyer AE, Choate VR, Detloff A, Benson B, Nelson EE, Perez-Edgar K, Fox NA, Pine DS, Ernst M (2012) Striatal Functional Alteration During Incentive Anticipation in Pediatric Anxiety Disorders. Am J Psychiatry 169: 205–212

Jensen J, Willeit M, Zipursky RB, Savina I, Smith AJ, Menon M, Crawley AP, Kapur S (2008) The formation of abnormal associations in schizophrenia: neural and behavioral evidence. Neuropsychopharmacology 33: 473–479

Juckel G, Schlagenhauf F, Koslowski M, Filonov D, Wüstenberg T, Villringer A, Knutson B, Kienast T, Gallinat J, Wrase J, Heinz A (2006a) Dysfunction of ventral striatal reward prediction in schizophrenic patients treated with typical, not atypical, neuroleptics. Psychopharmacology (Berl) 187: 222–228

Juckel G, Schlagenhauf F, Koslowski M, Wüstenberg T, Villringer A, Knutson B, Wrase J, Heinz A (2006b) Dysfunction of ventral striatal reward prediction in schizophrenia. Neuroimage 29: 409–416

Kapur S (2003) Psychosis as a state of aberrant salience: a framework linking biology, phenomenology, and pharmacology in schizophrenia. Am J Psychiatry 160: 13–23

Kirsch P, Ronshausen S, Mier D, Gallhofer B (2007) The influence of antipsychotic treatment on brain reward system reactivity in schizophrenia patients. Pharmacopsychiatry 40: 196–198

Knutson B, Adams CM, Fong GW, Hommer D (2001a) Anticipation of increasing monetary reward selectively recruits nucleus accumbens. J Neurosci 21: RC159

Knutson B, Fong GW, Adams CM, Varner JL, Hommer D (2001b) Dissociation of reward anticipation and outcome with event-related fMRI. Neuroreport 12: 3683-3687

Knutson B, Bhanji JP, Cooney RE, Atlas LY, Gotlib IH (2008) Neural responses to monetary incentives in major depression. Biol Psychiatry 63: 686–692

Kumar P, Waiter G, Ahearn T, Milders M, Reid I, Steele JD (2008) Abnormal temporal difference reward-learning signals in major depression. Brain 131: 2084–2093

Liu X, Hairston J, Schrier M, Fan J (2011) Common and distinct networks underlying reward valence and processing stages: a meta-analysis of functional neuroimaging studies. Neurosci Biobehav Rev 35: 1219–1236

Luman M, Tripp G, Scheres A (2010) Identifying the neurobiology of altered reinforcement sensitivity in ADHD: a review and research agenda. Neurosci Biobehav Rev 34: 744–754

Matsumoto M, Hikosaka O (2009) Two types of dopamine neuron distinctly convey positive and negative motivational signals. Nature 459: 837–841

McCabe C, Cowen PJ, Harmer CJ (2009) Neural representation of reward in recovered depressed patients. Psychopharmacology (Berl) 205: 667–677

Mirenowicz J, Schultz W (1996) Preferential activation of midbrain dopamine neurons by appetitive rather than aversive stimuli. Nature 379: 449–451

Mobbs D, Greicius MD, Abdel-Azim E, Menon V, Reiss AL (2003) Humor modulates the mesolimbic reward centers. Neuron 40: 1041–1048

Morris RW, Vercammen A, Lenroot R, Moore L, Langton JM, Short B, Kulkarni J, Curtis J, O'Donnell M, Weickert CS, Weickert TW (2012) Disambiguating ventral striatum fMRI-related bold signal during reward prediction in schizophrenia. Mol Psychiatry 17: 235, 280–289

Murray GK, Corlett PR, Clark L, Pessiglione M, Blackwell AD, Honey G, Jones PB, Bullmore ET, Robbins TW, Fletcher PC (2008) Substantia nigra/ventral tegmental reward prediction error disruption in psychosis. Mol Psychiatry 13: 239, 267–276

O'Doherty JP, Deichmann R, Critchley HD, Dolan RJ (2002) Neural responses during anticipation of a primary taste reward. Neuron 33: 815–826

Pessiglione M, Seymour B, Flandin G, Dolan RJ, Frith CD (2006) Dopamine-dependent prediction errors underpin reward-seeking behaviour in humans. Nature 442: 1042–1045

Peters J, Büchel C (2011) The neural mechanisms of inter-temporal decision-making: understanding variability. Trends Cogn Sci 15: 227–239

Pizzagalli DA, Holmes AJ, Dillon DG, Goetz EL, Birk JL, Bogdan R, Dougherty DD, Iosifescu DV, Rauch SL, Fava M (2009) Reduced caudate and nucleus accumbens response to rewards in unmedicated individuals with major depressive disorder. Am J Psychiatry 166: 702–710

Rademacher L, Krach S, Kohls G, Irmak A, Grunder G, Spreckelmeyer KN (2010) Dissociation of neural networks for anticipation and consumption of monetary and social rewards. Neuroimage 49: 3276–3285

Rescorla RA, Wagner AR (1972) A theory of Pavlovian conditioning: Variations in the effectiveness of reinforcement and nonreinforcement. In: Black AH, Prokasy WF (eds) Classical conditioning II: Current research and theory. Appleton-Century-Crofts, New York, pp 64–99

Robinson TE, Berridge KC (2000) The psychology and neurobiology of addiction: an incentive-sensitization view. Addiction 95 (Suppl 2): S91–117

Sanchez-Gonzalez MA, Garcia-Cabezas MA, Rico B, Cavada C (2005) The primate thalamus is a key target for brain dopamine. J Neurosci 25: 6076–6083

Schacht JP, Anton RF, Randall PK, Li X, Henderson S, Myrick H (2011) Stability of fMRI striatal response to alcohol cues: a hierarchical linear modeling approach. Neuroimage 56: 61–68

Scheres A, Milham MP, Knutson B, Castellanos FX (2007) Ventral striatal hyporesponsiveness during reward anticipation in attention-deficit/hyperactivity disorder. Biol Psychiatry 61: 720–724

Schlagenhauf F, Juckel G, Koslowski M, Kahnt T, Knutson B, Dembler T, Kienast T, Gallinat J, Wrase J, Heinz A (2008) Reward system activation in schizophrenic patients switched from typical neuroleptics to olanzapine. Psychopharmacology (Berl) 196: 673–684

Schönberg T, Daw ND, Joel D, O'Doherty JP (2007) Reinforcement learning signals in the human striatum distinguish learners from nonlearners during reward-based decision making. J Neurosci 27: 12860–12867

Schultz W, Apicella P, Ljungberg T (1993) Responses of monkey dopamine neurons to reward and conditioned stimuli during successive steps of learning a delayed response task. J Neurosci 13: 900–913

Schultz W, Dayan P, Montague PR (1997) A neural substrate of prediction and reward. Science 275: 1593–1599

Simon JJ, Biller A, Walther S, Roesch-Ely D, Stippich C, Weisbrod M, Kaiser S (2009) Neural correlates of reward processing in schizophrenia – relationship to apathy and depression. Schizophr Res 118: 154–161

Smoski MJ, Felder J, Bizzell J, Green SR, Ernst M, Lynch TR, Dichter GS (2009) fMRI of alterations in reward selection, anticipation, and feedback in major depressive disorder. J Affect Disord 118: 69–78

Smoski MJ, Rittenberg A, Dichter GS (2011) Major depressive disorder is characterized by greater reward network activation to monetary than pleasant image rewards. Psychiatry Res 194: 263–270

Spreckelmeyer KN, Krach S, Kohls G, Rademacher L, Irmak A, Konrad K, Kircher T, Gründer G (2009) Anticipation of monetary and social reward differently activates mesolimbic brain structures in men and women. Soc Cogn Affect Neurosci 4: 158–165

Stark R, Bauer E, Merz CJ, Zimmermann M, Reuter M, Plichta MM, Kirsch P, Lesch KP, Fallgatter AJ, Vaitl D, Herrmann MJ (2011) ADHD related behaviors are associated with brain activation in the reward system. Neuropsychologia 49: 426–434

Staudinger MR, Erk S, Walter H (2011) Dorsolateral Prefrontal Cortex Modulates Striatal Reward Encoding during Reappraisal of Reward Anticipation. Cereb Cortex 21: 2578–2588

Steele JD, Kumar P, Ebmeier KP (2007) Blunted response to feedback information in depressive illness. Brain 130: 2367–2374

Stoy M, Schlagenhauf F, Sterzer P, Bermpohl F, Hagele C, Suchotzki K, Schmack K, Wrase J, Ricken R, Knutson B, Adli M, Bauer M, Heinz A, Ströhle A (2012) Hyporeactivity of ventral striatum towards incentive stimuli in unmedicated depressed patients normalizes after treatment with escitalopram. J Psychopharmacol 26: 677–688

Ströhle A, Stoy M, Wrase J, Schwarzer S, Schlagenhauf F, Huss M, Hein J, Nedderhut A, Neumann B, Gregor A, Juckel G, Knutson B, Lehmkuhl U, Bauer M, Heinz A (2008) Reward anticipation and outcomes in adult males with attention-deficit/hyperactivity disorder. Neuroimage 39: 966–972

Surguladze S, Brammer MJ, Keedwell P, Giampietro V, Young AW, Travis MJ, Williams SC, Phillips ML (2005) A differential pattern of neural response toward sad versus happy facial expressions in major depressive disorder. Biol Psychiatry 57: 201–209

Tobler PN, O'Doherty J P, Dolan RJ, Schultz W (2006) Human neural learning depends on reward prediction errors in the blocking paradigm. J Neurophysiol 95: 301–310

Tripp G, Wickens JR (2008) Research review: dopamine transfer deficit: a neurobiological theory of altered reinforcement mechanisms in ADHD. J Child Psychol Psychiatry 49: 691–704

Tsai HC, Zhang F, Adamantidis A, Stuber GD, Bonci A, de Lecea L, Deisseroth K (2009) Phasic firing in dopaminergic neurons is sufficient for behavioral conditioning. Science 324: 1080–1084

Volkow ND, Wang GJ, Fowler JS, Telang F, Maynard L, Logan J, Gatley SJ, Pappas N, Wong C, Vaska P, Zhu W, Swanson JM (2004) Evidence that methylphenidate enhances the saliency of a mathematical task by increasing dopamine in the human brain. Am J Psychiatry 161: 1173–1180

Waltz JA, Schweitzer JB, Gold JM, Kurup PK, Ross TJ, Salmeron BJ, Rose EJ, McClure SM, Stein EA (2009) Patients with schizophrenia have a reduced neural response to both unpredictable and predictable primary reinforcers. Neuropsychopharmacology 34: 1567–1577

Wrase J, Schlagenhauf F, Kienast T, Wüstenberg T, Bermpohl F, Kahnt T, Beck A, Ströhle A, Juckel G, Knutson B, Heinz A (2007) Dysfunction of reward processing correlates with alcohol craving in detoxified alcoholics. Neuroimage 35: 787–794

Yacubian J, Glascher J, Schroeder K, Sommer T, Braus DF, Buchel C (2006) Dissociable systems for gain- and loss-related value predictions and errors of prediction in the human brain. J Neurosci 26: 9530–9537

Zaghloul KA, Blanco JA, Weidemann CT, McGill K, Jaggi JL, Baltuch GH, Kahana MJ (2009) Human substantia nigra neurons encode unexpected financial rewards. Science 323: 1496–1499

Funktionelle Neuroanatomie der Sprache

K. Amunts, S. Heim

26.1 Einführung – 426

26.2 Neuroanatomie – 426
26.2.1 Broca-Region – 427
26.2.2 Wernicke-Region – 429
26.2.3 Andere sprachassoziierte Gebiete – 430

26.3 Sprachverarbeitung – 431
26.3.1 Semantik – 431
26.3.2 Phonologie – 433
26.3.3 Syntax – 434
26.3.4 Prosodie – 435

26.4 Gebärdensprache, Zweitsprachen – 436

26.5 Lesen – 437

26.6 Strukturelle und funktionelle Konnektivität der Broca-Region – 437

Literatur – 439

Zum Thema

Bis zur Einführung der funktionellen Bildgebung basierte die Erforschung der neuronalen Grundlagen der Sprache im Wesentlichen auf der Untersuchung von Patienten mit Hirnläsionen und einer Aphasie. Am Anfang dieser Forschung standen die Beobachtungen von Paul Broca (1824–1880) und Carl Wernicke (1848–1904). Broca publizierte 1861 die Beschreibung eines Patienten mit Sprachverlust infolge einer Hirnläsion im vorderen linken unteren Frontallappen, der in die neurowissenschaftliche Literatur als »Tan« einging (◘ Abb. 26.1). Wernicke entwickelte wenig später die erste Theorie der Sprache und postulierte ein vorderes, motorisches Sprachzentrum (**Broca-Region**), ein hinteres, sensorisches Sprachzentrum (**Wernicke-Region**) sowie eine Faserverbindung zwischen beiden Zentren (Fasciculus arcuatus). Lichtheim (1885) entwickelte dieses Konzept weiter und beschrieb, dass Läsionen in den beiden Zentren bei Patienten zum Bild der Broca- bzw. Wernicke-Aphasie führten (▶ Kap. 35). Broca, wie andere vor ihm, z. B. Marc Dax, beobachtete außerdem, dass nur eine Schädigung der linken, nicht jedoch der rechten Hemisphäre zu einem Sprachverlust führt, und legte damit die Grundlage für das Konzept der **Sprachdominanz**. Diese Beobachtungen und klinischen Befunde waren wichtige Argumente für die sich entwickelnde Lokalisationslehre, einer deren Vertreter Korbinian Brodmann war. Brodmanns vielzitierte, schematisierte Hirnkarte (Brodmann 1909), die den Neokortex in eine Vielzahl zytoachitektonischer Areale aufgrund einer mikroskopischen Analyse histologischer Schnitte einteilte, erschien zu Beginn des 20. Jahrhunderts neben anderen Parzellierungsschemata der Hirnrinde. Diese Karte nahm keinen Bezug auf die von Broca und Wernicke definierten Sprachzentren. Broca und Wernicke wiederum untersuchten die von ihnen beschriebenen Gehirne von Patienten nicht mikroskopisch, sondern nur makroskopisch. Somit wurde kein direkter Bezug zwischen den klinischen Symptomen nach einer Hirnläsion und der für Sprachfunktionen relevanten mikrostrukturell definierten, kortikalen Areale hergestellt, und es gab nur eine ungefähre Zuordnung anhand von makroskopischen Merkmalen der Hirnoberfläche.

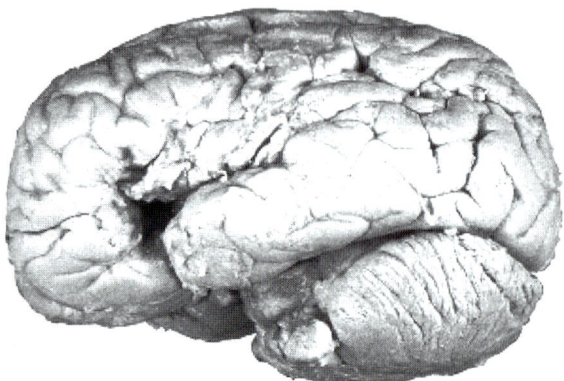

◘ **Abb. 26.1** Lateralansicht des Gehirns von »Tan«, auf dessen Grundlage Broca das Konzept des motorischen Sprachzentrums entwickelte. Diese Region wurde später Broca-Region genannt und das Syndrom, das nach Läsion dieser Region entsteht, Broca-Aphasie. Die Läsion umfasste neben dem Gyrus frontalis inferior auch Bereiche des Gyrus temporalis medius, der Inselrinde, der darunter gelegenen weißen Substanz und Teile der Basalganglien. Es gab außerdem eine weiter posterior gelegene Läsion, die von Broca jedoch als zeitlich früher aufgetreten und nicht mit der Aphasie in Zusammenhang stehend eingeordnet wurde. (Grodzinsky u. Amunts 2006)

26.1 Einführung

In den letzten Jahren hat sich unser Konzept von **Sprache** und den ihr zugrunde liegenden kognitiven und anatomischen Gesetzmäßigkeiten wesentlich gewandelt. Während zu Zeiten Brocas und Wernickes eher die **Artikulation** von Sprache im Vordergrund stand, ist der Fokus jetzt eher auf spezifische Aspekte der **Sprachverarbeitung**, z. B. das Sprachverständnis oder die Anwendung bestimmter grammatikalischer Regeln, gerichtet. Darüber hinaus wird unter Sprache auch Gebärdensprache, die nicht mit Artikulation von Lauten, sondern mit Mimik und Gestik kommuniziert wird, verstanden. Es gibt zurzeit keine allgemein anerkannte Definition von Sprache, eine mögliche Definition könnte aber wie folgt lauten:

> **Definition**
> Sprache ist die Fähigkeit, bedeutungshaltige, regelbasierte Kombinationen und Verknüpfungen zu bilden und zu analysieren (von Phonemen über Morpheme, Phrasen, Sätze). Diese Kapazität wird über verschiedene Kanäle und Modalitäten praktiziert (sprechen, lesen, hören usw.) und dient der schnellen Kommunikation zwischen Individuen.

Sprache ist in ca. 95% der Bevölkerung linksdominant (Branche et al. 1964). Ausgehend davon, dass ca. 64% der Bevölkerung als konsistente Rechtshänder, 33% als Beidhänder und nur 4% als konsistente Linkshänder klassifiziert werden können (Annett 1996), bedeutet dies, dass auch bei den meisten Linkshändern ebenso wie den Rechtshändern die sprachrelevanten Areale in der linken Hemisphäre liegen. Die sprachdominante Hemisphäre kann mit dem Wada-Test bestimmt werden (▶ Box 26.1).

26.2 Neuroanatomie

Verschiedene kortikale und subkortikale Areale und Kerngebiete sind an der Steuerung von Sprache sowie der Artikulation beteiligt:

26.2 · Neuroanatomie

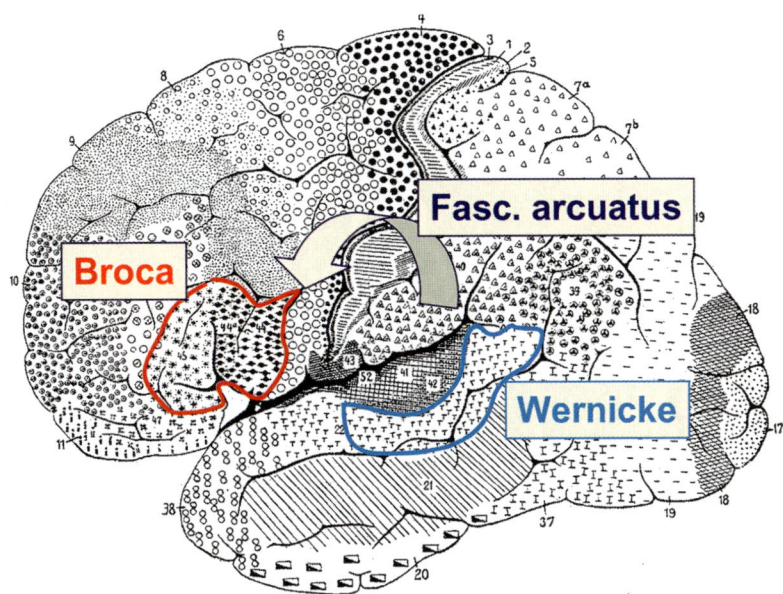

Abb. 26.2 Lage der Broca-Region (Areale 44 und 45, *rot*) und der Wernicke-Region (Area 22 posterior, *blau*) in Bezug auf die Brodmann-Karte (Brodmann 1909). Beide Regionen haben wahrscheinlich eine größere Ausdehnung und umfassen möglicherweise auch Teile des orbitalen Anteils des Gyrus frontalis inferior mit der Area 47 (Broca-Region), bzw. das Planum temporale, Teile des Gyrus supramarginalis und Gyrus angularis (z. B. Areae 39, 42, Wernicke-Region)

Box 26.1. Wada-Test

Beim Wada-Test wird, während der Patient spricht, ein schnell wirkendes Barbiturat (Amobarbital) in eine der beiden Halsschlagadern (Arteria carotis interna) gegeben, das somit vorwiegend ipsilateral wirkt. Ein Aussetzen des Sprachvermögens ist Indikator dafür, dass die jeweils ipsilateral zur Injektion gelegene Hemisphäre die sprachdominante ist. Es werden inzwischen auch fMRT-Befunde zur Bestimmung der Sprachdominanz verwendet. Die strukturellen Korrelate dieser Lateralisierung sind weniger gut verstanden; eine Betrachtung der Hirnoberfläche erlaubt keine Rückschlüsse auf die Lateralisierung. Es gibt jedoch quantitative Unterschiede in Bezug auf die Mikrostruktur der Areale 44/45, das Volumen und die Zellanzahl der Area 44 (links > rechts) sowie die Größe des Planum temporale, die mögliche anatomische Korrelate funktioneller Sprachdominanz sind.

– Broca-Region im Lobus frontalis
– Wernicke-Region im Lobus temporalis
– Faserverbindungen zwischen Lobus temporalis und Lobus frontalis
– Inselrinde
– Teile der Basalganglien und des Thalamus
– Prämotorischer und supplementärmotorischer Kortex
– Bestimmte Hirnnerven (Nn. V, VII, IX–XII) und Teile ihrer Kerngebiete

26.2.1 Broca-Region

> Die Broca-Region (vorderes Sprachzentrum, Broca-Areal, motorisches Sprachzentrum) befindet sich im posterioren Anteil des Gyrus frontalis inferior (◘ Abb. 26.2). Diese Region wird makroskopisch durch den Sulcus frontalis inferior (nach dorsal), den Sulcus praecentralis (nach kaudal) und die Fissura lateralis Sylvii mit ihrem Ramus horizontalis (nach ventral) begrenzt. Zytoarchitektonisch wurden dieser Region in der Vergangenheit unterschiedliche kortikale Areale zugeordnet, zu denen die Brodmann-Areale 44 und 45 gehören (Amunts et al. 1999).

Der Begriff der Broca-Region (wie auch der der Wernicke-Region) wird in der Literatur der funktionell bildgebenden Untersuchungen wie auch der Aphasie-Literatur in Bezug auf unterschiedliche kortikale Areale angewandt. So wird er z. B. in einigen Arbeiten mit der Brodmann-Area 44 gleichgesetzt, wohingegen in anderen Arbeiten eine Zuordnung zu den Arealen 44 und 45 oder auch zu den Arealen 44, 45 und 47 erfolgt. Es wurde darüber hinaus auch eine Broca-Region im engeren Sinne von einer Region im

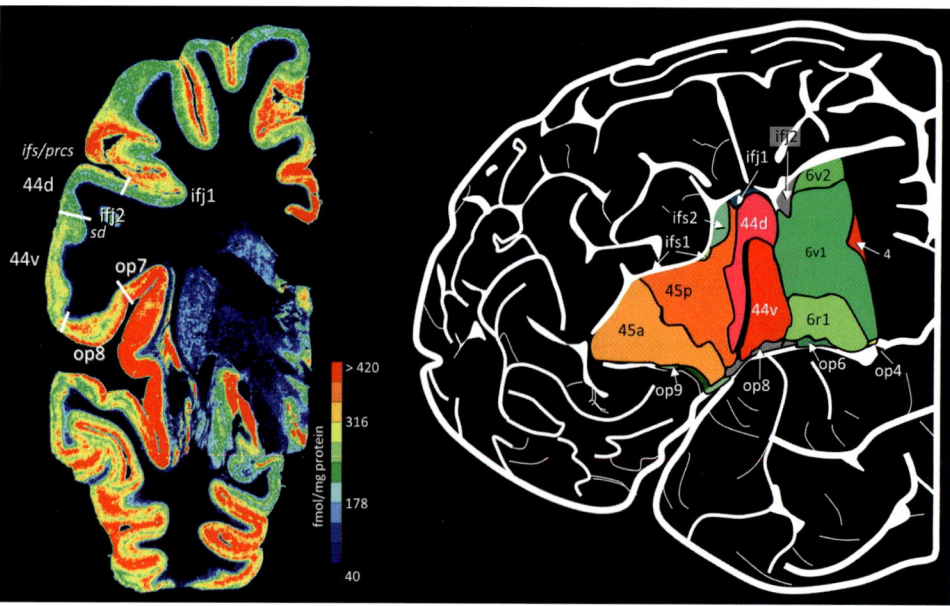

◘ **Abb. 26.3** Rezeptorarchitektur der Broca-Region und umgebender Areale in einem Koronarschnitt und Ausdehnung dieser Areale auf der lateralen Hirnoberfläche. Bindungsstellen für den α1-Rezeptor für Noradrenalin. Die absolute Rezeptorkonzentration ist in fmol/mg Protein angegeben und farbkodiert dargestellt. Annähernd koronare Schnittführung durch die Pars opercularis des linken Gyrus frontalis inferior. Zu beachten sind die unterschiedlichen Verteilungsmuster und Konzentrationen der Rezeptorbindungsstellen in den verschiedenen kortikalen Arealen, die eine Unterteilung der Area 44 in einen mehr dorsal (und anterior) und einen mehr ventral (und posterior) gelegenen Anteil (44d, 44v) erlauben und auch die Area 45 in einen mehr anterior und einen mehr posterior gelegenen Anteil gliedern. ifs/prcs – Kreuzungsbereich des Sulcus frontalis inferior mit dem Sulcus praecentralis mit den beiden Arealen ifj1 und ifj2; Areale op8 und op9 – ventral der Areale 44 und 45 und dorsal der Insula gelegene Felder des frontalen Operculums. (Aus Amunts et al. 2010; mit freundlicher Genehmigung)

weiteren Sinne (die sich bis auf die orbitale Oberfläche erstrecken soll) unterschieden (Riegele 1931). Aktuelle Ergebnisse zeigen, dass die Broca-Region sehr viel komplexer als ursprünglich angenommen aufgebaut ist (s. im Folgenden; Amunts et al. 2010).

Mikroskopische Gliederung und Aufbau Die Areale 44 und 45 haben den typischen 6-schichtigen Aufbau eines isokortikalen Areals. Sie weisen beide in der unteren Lamina III (äußere Pyramidenzellschicht) besondere Pyramidenzellen auf, die die Pyramidenzellen in der Lamina V (innere Pyramidenzellschicht) an Größe übertreffen. Darüber hinaus gibt es jedoch Unterschiede in Bezug auf die Zyto-, Myelo- und Rezeptorarchitektur. Die Area 45 hat eine deutlich entwickelte innere Körnerschicht (Lamina IV) und ist somit ein granuläres Areal. Die Area 44 hat dagegen eine nur schwach entwickelte Lamina IV, in die an manchen Stellen die Pyramidenzellen der benachbarten Laminae hineinragen (dysgranuläres Areal). Die Area 44 nimmt somit hinsichtlich dieses Merkmals eine Zwischenstellung zwischen den kaudal gelegenen agranulären motorischen Arealen und den rostral gelegenen, frontalen, granulären Arealen ein (▸ Abschn. 2.1.3). Neben der Zytoarchitektonik unterscheiden sich die beiden Areale auch hinsichtlich der Rezeptorarchitektonik (◘ Abb. 26.3). Dabei stimmen die Grenzen, soweit sie in der jeweiligen architektonischen Modalität nachweisbar sind, hinsichtlich ihrer genauen Lage überein.

Neuere Untersuchungen zur Verteilung der Rezeptoren für verschiedene Neurotransmitter haben gezeigt, dass sowohl die Area 44 als auch die Area 45 in 2 Anteile gegliedert ist. Außerdem konnte der Nachweis für eine Reihe von neuen Arealen im Sulcus frontalis inferior und im frontalen Operculum (Op 6, 8, 9), ventral der Areale 44 und 45 erbracht werden, und auch der Übergang zum prämotorischen Kortex wurde neu definiert (Amunts et al. 2010). Diese Komplexität ähnelt der, die in Untersuchungen des Makakengehirns gefunden wurde (Belmalih et al. 2009; Nelissen et al. 2005) und ermöglicht es, funktionelle Aktivierungen, die bisher nur unzureichend mit der Brodmann-Karte erklärt werden konnten, zuzuordnen. Insbesondere funktionelle Befunde, die ventral der Area 45 lokalisiert und oft als BA 47 bezeichnet wurden, müssen vor diesem Hintergrund hinterfragt werden, da zwischen der BA 47 und der BA 45 die neuen operkularen Areale Op 8 und 9 liegen (◘ Abb. 26.3).

Die o. g. zytoarchitektonischen Areale sind sowohl auf der sprachdominanten als auch auf der kontralateralen Seite vorhanden. Es bestehen jedoch statistisch nachweisbare, interhemisphärische Unterschiede im mikroskopischen

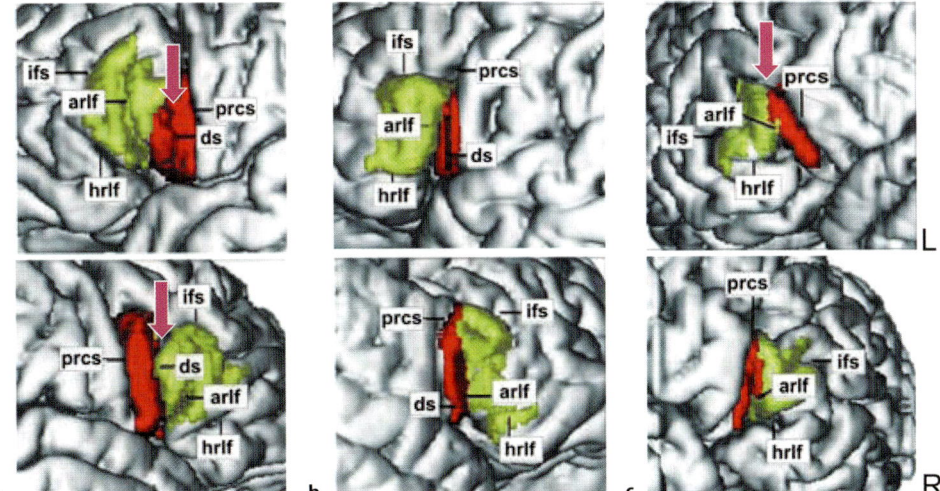

● Abb. 26.4 a–c Lateralansichten von 3 Post-mortem-Gehirnen (*L* linke und *R* rechte Hemisphäre) nach Untersucher-unabhängiger Kartierung der Areale 44 (*rot*) und 45 (*gelb*) in zellkörpergefärbten histologischen Serienschnitten (Amunts et al. 1999). Die Abbildung veranschaulicht die große Variabilität im Sulcusmuster des unteren Frontallappens sowie der Lage der Arealgrenzen in Bezug auf die Sulci, z. B. den Sulcus diagonalis (*ds*). Während in **a** (L) der Sulcus diagonalis innerhalb der Area 44 liegt, markiert er in **b** (R) die Grenze zwischen den Arealen 44 und 45, wohingegen er in **c** (L) ganz fehlt. *ifs* Sulcus frontalis inferior, *prcs* Sulcus praecentralis, *arlf* Ramus ascendens, *hrlf* Ramus horizontalis der Fissura lateralis. (Aus Amunts et al. 2004; mit freundlicher Genehmigung von Elsevier)

Bau, d. h. eine strukturelle Asymmetrie. Diese betreffen ein größeres Volumen der Area 44 in der linken als in der rechten Hemisphäre (Amunts et al. 1999) und interhemisphärische zytoarchitektonische sowie rezeptorarchitektonische Unterschiede (Amunts et al. 1999, 2010).

Räumliche Ausdehnung Die Ausdehnung der Areale bezüglich der umgebenden Gyri und Sulci zeigt eine **große interindividuelle und interhemisphärische Variabilität**. Während z. B. in einigen Hemisphären die Grenze zwischen der Area 44 und der Area 45 im Bereich des Sulcus diagonalis liegt, kann dieser Sulcus auch vollständig in der Area 44 liegen oder, wie in ca. 50 % aller Hemisphären, sogar ganz fehlen (● Abb. 26.4). Darüber hinaus variiert die Lage der Grenzen der kortikalen Areale erheblich bezüglich des Sulcus-Grundes. So kann z. B. die kaudale Grenze der Area 44 zur Area 6 in einem Bereich beginnend von der vorderen bis hin zur hinteren Wand des Sulcus liegen und somit um bis zu 1,5–2 cm bezüglich der rostrokaudalen Ausdehnung variieren. Das gleiche trifft auf den Sulcus frontalis inferior zu, wobei dieser Sulcus auch noch unterbrochen sein kann. In keiner der untersuchten Hemisphären gingen allerdings die Areale 44 oder 45 auf die freie Oberfläche des Gyrus frontalis medius über. Somit gibt es mehrere Quellen anatomischer interindividueller Variabilität:

- Variabilität im Gyrus- und Sulcusmuster
- Variabilität in der Ausdehnung (dem Volumen) der mikroskopisch definierten Areale
- Variabilität in der Lagebeziehung der Areale bezüglich der sie umgebenden Gyri und Sulci
- Interhemisphärische Unterschiede

Das bedeutet, dass die Sulci, die makroskopisch die Broca-Region begrenzen, nur einen ungefähren Anhalt zur Lage der Brodmann-Areale innerhalb der Broca-Region, jedoch keine zuverlässige Information zur Lage der kortikalen Arealgrenzen geben.

Die anatomischen **Wahrscheinlichkeitskarten** (»probability maps«) der Areale 44 und 45 enthalten deswegen Informationen zu interhemisphärischen und interindividuellen Unterschieden im stereotaxischen Referenzraum (Amunts et al. 1999, 2004; Evans et al. 1993). Die Karten wurden durch zytoarchitektonische Kartierung in 10 Post-mortem-Gehirnen gewonnen und räumlich normiert. Sie weisen gegenüber den klassischen Hirnkarten wie der von Brodmann verschiedene Vorteile auf und sind zur direkten Gegenüberstellung mit Daten bildgebender Verfahren zur Untersuchung von Struktur-Funktions-Beziehungen im menschlichen Gehirn geeignet.

26.2.2 Wernicke-Region

> Die Wernicke-Region (hinteres Sprachzentrum, Wernicke-Areal, sensorisches Sprachzentrum) befindet sich entsprechend der Befunde von

klinischen Untersuchungen im hinteren Bereich des Gyrus temporalis superior (◘ Abb. 26.2 und ◘ Abb. 26.5). Sie umfasst das Planum temporale und reicht wahrscheinlich in den Lobulus parietalis inferior (Teile des Gyrus angularis und des Gyrus supramarginalis) sowie auf den Gyrus temporalis medius.

Im Unterschied zur Broca-Region, die zumindest in Hinblick auf makroskopische Landmarken und mit den oben genannten Einschränkungen relativ genau lokalisiert werden kann, ist die exakte Lage und Ausdehnung der Wernicke-Region weit weniger klar. Es besteht weitgehender Konsens darüber, dass die Brodmann-Area 22 zumindest in ihrem posterioren Anteil Teil der Wernicke-Region ist (Aboitiz u. Garcia 1997). Möglicherweise sind auch die Areale 42, 39, 40 und evtl. BA 37 (als Ganzes oder teilweise) dazu zu zählen. In diesem Sinne könnten auch die zahlreichen Befunde zu interhemisphärischen Unterschieden dieser Region interpretiert werden (z. B. Geschwind u. Levitsky 1968).

Mikroskopische Gliederung und Aufbau Neue zytoarchitektonische Untersuchungen zur Kartierung des Gyrus temporalis superior zeigen, dass die Area 22 heterogen aufgebaut ist. Der posteriore Anteil wurde als Te3 bezeichnet (Morosan et al. 2005). Dieser Befund wird auch durch Ergebnisse der funktionellen Bildgebung unterstützt (z. B. Friederici u. Kotz 2003). Die Zytoarchitektur der posterioren Area 22 ist gekennzeichnet durch eine relativ zellarme Lamina II, große und dicht gepackte Pyramidenzellen in der Lamina III sowie eine eher schmale Lamina IV (Morosan et al. 2004). Neben der Zytoarchitektur unterscheiden sich auch die Myelo- und die Rezeptorarchitektur vom vorderen Anteil der Area 22 sowie von den benachbarten kortikalen Arealen.

26.2.3 Andere sprachassoziierte Gebiete

Neben den beiden klassischen Sprachregionen nehmen auch andere kortikale Areale an der Steuerung von Sprachprozessen teil. Zu diesen Arealen gehören der **primärmotorische Kortex** und der **prämotorische Kortex**, deren Funktion für das Sprechen (Artikulation) schon in reizphysiologischen Experimenten zu Beginn des 20. Jahrhunderts z. B. durch Foerster und das Ehepaar Vogt nachgewiesen wurde; es entstanden dabei sehr detaillierte Karten, die eine somatotope Gliederung beider Areale mit Repräsentation der Zunge, des Gaumens und des Kehlkopfes zeigten (Abbildung in Vogt u. Vogt 1926).

Die Beteiligung des prämotorischen Kortex an Sprachprozessen wurde in neuerer Zeit durch funktionell bildge-

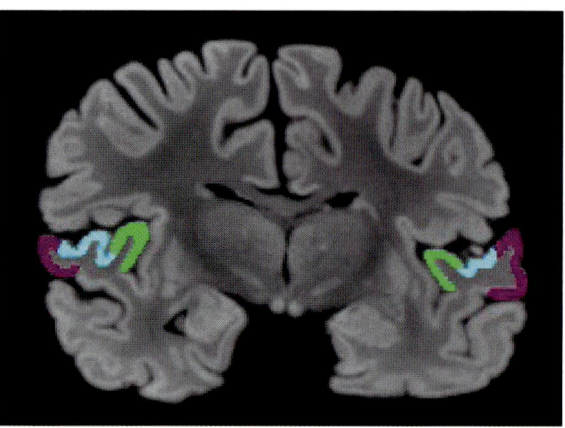

◘ **Abb. 26.5** Lage der auditorischen Areale Te1 (*grün*), Te2 (*blau*) und Te3 (*violett*) in einem Koronarschnitt durch ein menschliches Gehirn. Der Darstellung liegt ein zellkörpergefärbter histologischer Schnitt von 20 μm Dicke zugrunde, der digitalisiert und dann bezüglich der Grauwerte invertiert wurde. Die Grenzen zwischen den Arealen wurden mithilfe morphometrischer und statistischer Verfahren bestimmt

bende Verfahren sowie intraoperatives Mapping bei Patienten weiter bestätigt (Duffau et al. 2003; Ojeman et al. 1989). Es wird vermutet, dass der prämotorische Kortex eine Rolle bei der Planung von Sprache, aber auch bei semantischen Prozessen und Kategorisierungsaufgaben spielt. Funktionell bildgebende Untersuchungen an gesunden Probanden deuten außerdem auf eine Beteiligung des supplementärmotorischen Kortex (SMA) bei der motorischen Planung und Artikulation hin (Paulesu et al. 1993).

Neben diesen kortikalen Gebieten wird auch von einer Beteiligung **subkortikaler Kerngebiete** (Basalganglien und Thalamus) an Sprachprozessen ausgegangen, wobei sich die Befunde wiederum auf funktionell bildgebende Untersuchungen und Läsionsstudien bei Patienten mit Aphasie stützen (für einen Überblick ▶ Kap. 35).

Auch der dorsolaterale präfrontale Kortex, das frontale Operculum und die Insula gehören zu den sprachverarbeitenden Regionen. Der dorsolaterale präfrontale Kortex ist z. B. in allgemeine kognitive Prozesse wie z. B. das Arbeitsgedächtnis eingebunden. So konnte seine Rolle für verbale Gedächtnisprozesse gezeigt werden (Gurd et al. 2002). Hierbei sind insbesondere Aktivierungen im Sulcus frontalis inferior zu nennen (Zurowski et al. 2002; für eine Metaanalyse zu neuronalen Korrelaten des Arbeitsgedächtnis siehe Rottschy et al. 2012). Das frontale Operculum ist u. a. bei der Verarbeitung sequenzieller Grammatiken involviert (Friederici et al. 2006).

Schließlich spielt für die Artikulation die neuromuskuläre Steuerung des Mundbereiches (Zunge, Lippen, Gaumen), des Rachens, des Kehlkopfes mit den Stimmbändern sowie der Atemmuskulatur eine wesentliche Rolle, wobei hier neben kortikalen motorischen und somatosensorischen Arealen sowie dem Zerebellum (Murphy et al. 1997) auch Hirnnerven (besonders der N. vagus [X] mit seinem N. laryngeus superior und N. recurrens und den entsprechenden Hirnnervenkernen für die Kehlkopfmuskeln) hervorzuheben sind. Diese Funktionen motorischer Kerngebiete im Hirnstamm können mit geeigneten Paradigmen und Sequenzen unter Einbeziehung von sog. »cardiac gating« ebenfalls mittels fMRT dargestellt werden (Corfield et al. 1999).

> **Zusammenfassung**
>
> Für die Sprachverarbeitung sind verschiedene kortikale und subkortikale Areale und Kerngebiete von Bedeutung. Diese haben motorische Funktion (Steuerung der Artikulation) oder sind in den kognitiven und linguistischen Aspekt von Sprache involviert. Eine zentrale Rolle bei Sprachverarbeitung spielen die Broca- und die Wernicke-Region.
> Die Neuroanatomie verschiedener Sprachfunktionen hängt eng mit der Definition der Bestandteile von Sprache zusammen. Die Diskussion darüber, was Sprache ausmacht, sowie die Methoden, die zur Klärung dieser Frage eingesetzt werden, haben sich seit den Zeiten von Broca und Wernicke wesentlich verändert.

26.3 Sprachverarbeitung

In den nun folgenden Abschnitten wird auf die linguistischen Aspekte von Sprachverarbeitung eingegangen. Dabei werden die folgenden Bestandteile gesondert behandelt: Semantik (Bedeutungsinformation), Phonologie (Lautinformation), Syntax (grammatikalische Information) und Prosodie (Sprachmelodie). In jedem Abschnitt werden Beispiele für gängige experimentelle Paradigmen und aktuelle Befunde aus bildgebenden Studien dargestellt. Die linguistischen Grundbegriffe orientieren sich an Bußmann (1990).

26.3.1 Semantik

> **Definition**
>
> Unter Semantik versteht man die Bedeutung von sprachlichen Ausdrücken sowie Bedeutungsbeziehungen zwischen Wörtern.

Im Bereich des Sprachverstehens werden üblicherweise visuell oder auditiv Wörter oder Sätze präsentiert, wobei die Versuchspersonen entweder passiv zuhören/-schauen, eine Aufgabe ausführen, die sich inhaltlich auf das Stimulusmaterial bezieht (Entscheidungs-, Gedächtnisaufgaben) oder einer Aufgabe unterzogen werden, die nur der Aufmerksamkeitskontrolle dient (z. B. Tastendruck nach jedem Wort). Passive oder **nichtmaterialbezogene** Aufgaben finden sich oft in Priming-Paradigmen, in denen die Effekte semantisch verwandter (Hund – Katze) und nichtverwandter (Hund – Nagel) Begriffe verglichen werden. Andere, **materialbezogene Paradigmen** beinhalten Entscheidungen über semantische Aspekte der Stimuli wie ihre Zugehörigkeit zu einer bestimmten Kategorie (z. B. Tiere, Werkzeuge) oder eine bestimmte Eigenschaft (z. B. belebt – unbelebt, natürliche Größe, Ähnlichkeit).

In einer **lexikalischen Entscheidungsaufgabe** treffen die Versuchspersonen die Entscheidung, ob der Stimulus ein reales Wort, z. B. »Ofen«, ein orthografisch legales Pseudowort »Efon« oder ein Nichtwort »Fnoe« ist. Im Satzkontext können Versuchspersonen mit semantisch plausiblen oder unplausiblen Sätzen konfrontiert werden. Beispiele für solche Sätze sind (Friederici et al. 2003): »Die Gans wurde gefüttert« (plausibel) bzw. »Das Lineal wurde gefüttert« (unplausibel).

Bei der **Sprachproduktion** dienen anstelle von Wörtern meist Bilder oder Szenen als Stimuli, die von den Versuchspersonen zu benennen (Wortebene) oder zu beschreiben (Satzebene) sind. Verbreitet sind auch Wortgenerierungsaufgaben (»verbal fluency«), in denen zu einem vorgegebenen Begriff, z. B. »Hund«, verwandte Wörter zu produzieren sind (»Leine«, »Katze« etc.). In **Bildbenennungsexperimenten** können die Stimuli wiederum semantisch miteinander verwandt sein bzw. zu vorgegebenen Kategorien gehören.

Bildgebende Befunde zu semantischer Verarbeitung

Die Aktivierungsbefunde stimmen für die Domänen Sprachverstehen und Sprachproduktion weitestgehend überein, sodass sie im Folgenden gemeinsam dargestellt werden. Eine Reihe von Ergebnissen spricht für die Existenz von »**semantic maps**«, d. h. kategoriespezifischen Repräsentationen von Begriffen im linken Temporallappen. Einer Metaanalyse (Devlin et al. 2002) zufolge ist jedoch die einzige Unterscheidung, die sich über alle Studien als beständig erweist, die zwischen natürlichen (medialer Temporalpol) und künstlichen Objekten (linker posteriorer Gyrus temporalis medius).

Zusätzlich zu den konsistenten linkstemporalen Aktivierungen finden sich bei semantischer Verarbeitung auch Foci im linken inferior-frontalen Bereich. Thompson-Schill (1997) formulierte erstmals die Hypothese, dass diese Aktivierung immer und nur dann auftritt, wenn spezifische semantische Informationen (z. B. die Farbe eines

Objektes) ausgewählt werden müssen. Das würde bedeuten, dass die Repräsentation von Begriffen sich vornehmlich linkshemisphärisch inferior- und medial-temporal befindet, während linksinferior-frontale Aktivierungen anforderungs- oder aufgabenbezogen sind. Schließlich gibt es Befunde zu Aktivierungen in der Pars orbitalis, die etwa der Area 47 nach Brodmann entspricht, bei semantischer Satzverarbeitung (Dapretto u. Bookheimer 1999).

Eine Untersuchung, bei der Worte zu verschiedenen Kategorien (z. B. Musikinstrumente, Tiere, Autos) generiert werden sollten, ergab im Vergleich zu einer Kontrollbedingung mit automatisierter Wortgenerierung (Wochen- und Monatstage) Aktivierungen im linken Gyrus frontalis inferior. Diese wurden mit zytoarchitektonischen Wahrscheinlichkeitskarten der Areale 44 und 45 überlagert (Abb. 26.6). Die maximalen Aktivierungen lagen mit einer Wahrscheinlichkeit von 60 % in der Area 45 und nur mit einer Wahrscheinlichkeit von 20 % in der Area 44 der linken Hemisphäre (Amunts et al. 2004), was dafür spricht, dass die linke Area 45 stärker in semantische Verarbeitung einbezogen ist als die Area 44 derselben Hemisphäre.

Solche kombinierten Analysen von zytoarchitektonischen Wahrscheinlichkeitskarten (»**probability maps**«) und Aktivierungen aus fMRT-Untersuchungen ermöglichen einerseits eine größere Präzison bei der Lokalisation der Aktivierungen, aber auch eine differenziertere, aufgrund quantitativer Darstellung und Abwägung der Ergebnisse der Lokalisation. Dies erscheint notwendig, da gerade neurolinguistische und neuropsychologische Studien immer differenziertere Fragestellungen zur Sprachverarbeitung analysieren, z. B. die neuralen Korrelate der Unterscheidbarkeit ähnlicher semantischer Kategorien oder bestimmter syntaktischer Regeln (▶ Abschn. 26.3.3). Eine funktionelle Parzellierung der Broca-Region in einen semantischen Anteil (Area 45/47) und einen eher phonologischen und syntaktischen Anteil (Area 44) wird von vielen Autoren angenommen (z. B. Costafreda et al. 2006; Friederici 2002). Allerdings sprechen neuere Befunde dafür, dass auch semantische Information in Area 44 verarbeitet wird (z. B. Heim et al. 2009a, b), während die Area 45 nicht nur semantische Selektion einbezieht, sondern generell einen top-down-gesteuerten Abruf von Wörtern aus dem mentalen Lexikon unterstützt (Heim 2010).

Die Broca-Region ist eine zentrale, aber nicht die einzige Region, die semantische Verarbeitung unterstützt. Metaanalysen von Binder et al. (2009) und Vigneau et al. (2011) zeigten die funktionelle Vernetzung nicht nur mit dem Gyrus temporalis medius, sondern mit parietalen Regionen wie dem Gyrus angularis und Bereichen des anterioren zingulären Kortex auch in der rechten Hemisphäre. Offen ist weiterhin die Rolle des Temporalpols für semantische Verarbeitung, der von einigen Autoren als zentraler Knoten von räumlich im Gehirn verteilten Repräsentatio-

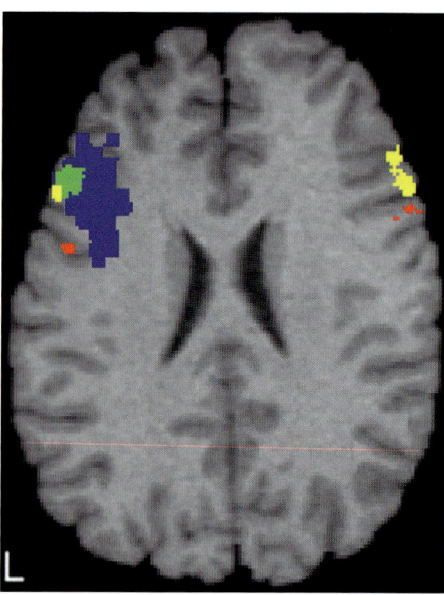

Abb. 26.6 Anatomische Wahrscheinlichkeitskarten der Areale 44 (*rot*) und 45 (*gelb*) auf einem Horizontalschnitt bei z=4 mm überlagert mit den Aktivierungen einer fMRT-Studie (*blau*) zur Wortflüssigkeit (mod. nach Amunts et al. 2004; mit freundlicher Genehmigung von Elsevier). Für die kortikalen Areale wurden alle die Voxel dargestellt, die in 4 oder mehr der 10 untersuchten Post-mortem-Gehirne im Referenzraum übereinstimmten. Die Area 45 überlagert sich mit der Aktivierung (*grün*) bei höherer semantischer Belastung. Dargestellt wurden alle die Voxel der Areale im Standardraum, die in 4 oder mehr von 10 Post-mortem-Gehirnen nach Untersucherunabhängigem Mapping übereinander zu liegen kommen. *L* linke Hemisphäre. Eine zytoarchitektonische Zuordnung und probabilistische Abschätzung der Lage funktioneller Aktivierungen wird durch die SPM-Toolbox (Eickhoff et al. 2005, 2006; ▶ Kap. 50) ermöglicht

nen semantischer Information verstanden wird (Patterson 2007). Anders als die Broca-Region, die als wesentlich für die Selektion semantischer Informationen für die Sprachverarbeitung angesehen werden kann, würde dem Temporalpol eher die Funktion einer zentralen Verbindungsstelle zukommen. Für diese Ansicht spricht die Tatsache, dass bei Patienten mit semantischer Demenz eine Atrophie v. a. im Bereich eben des Temporalpols gezeigt werden kann. Neuere Daten lassen vermuten, dass nur die bilaterale Schädigung des Pols zu schweren semantischen Einbußen führt, während bei unilateraler Schädigung die kontralaterale Polregion die Funktion der Schaltstelle auch alleine ausüben kann (Lambon Ralph et al. 2010).

> **An der Verarbeitung semantischer Informationen sind die Broca-Region im linken Gyrus frontalis inferior, der linke Gyrus angularis und der Temporallappen v. a. der linken Hemisphäre beteiligt. Dem bilateralen Temporalpol kommt eine Funktion als zentrale Schaltstelle zu, die bei semantischer Demenz geschädigt ist.**

26.3.2 Phonologie

> **Definition**
>
> Ein bedeutungsunterscheidender Sprachlaut wird als Phonem bezeichnet. Die Phonologie ist eine Teildisziplin der Sprachwissenschaft, die sich mit Phonemen und ihren Beziehungen beschäftigt.

Bei den experimentellen Paradigmen zu phonologischen Aspekten von Sprache dominieren explizite phonologische Entscheidungen, z. B. über die Identität zweier Silben »dip – tip« oder die Reihenfolge von Phonemen (B nach D in Duisburg). Ähnlich wird bei der Produktion entschieden, ob z. B. der Name eines auf einem Bild gezeigten Objektes mit einem bestimmten Phonem beginnt. Weitere Methoden sind z. B. das Reimen auf ein gegebenes Startwort oder die Entscheidung, ob sich 2 Worte reimen.

Bildgebende Befunde zu phonologischer Verarbeitung

Überblicksarbeiten zu phonologischer Verarbeitung (Indefrey u. Levelt 2004; Price 2010; Vigneau et al. 2011) vertreten z. T. verschiedene Sichtweisen über die Anzahl und Funktion der beteiligten Regionen. Relativ stabil ist der Befund, dass sich bei phonologischer Verarbeitung in der Perzeption Aktivierungen im oberen Bereich der Pars opercularis in der Broca-Region, dem posterioren Anteil des linken Gyrus temporalis superior sowie bei akustischer Präsentation, im primären und assoziativen auditorischen Kortex zeigen. Gemäß einer Studie von Burton und Kollegen findet sich der inferior-frontale Fokus nur bei einer expliziten phonologischen Entscheidungsaufgabe, wenn die Stimuli sich mindestens um ein Phonem unterscheiden »dip – ten«, nicht aber bei subphonemischen Differenzen wie Stimmhaftigkeit »dip – tip« (Burton et al. 2000). Thierry und Kollegen (1999) zeigten, dass die Aktivierung im posterioren superioren Temporalgyrus zeitlich vor der im Gyrus frontalis inferior auftritt.

Diese funktionelle Abgrenzung von frontalen und temporalen Arealen wird durch eine neue Studie von Wilson et al. (2011) bestätigt, die ein implizites Priming-Paradigma benutzten. Die Verarbeitung von Phonemen nach subliminaler Darbietung eines Vorbereitungsreizes (Prime) führte zu reduzierter Aktivierung bilateral im Gyrus temporalis superior und medius, bilateralem Gyrus angularis und linkem Gyrus supramarginalis, nicht aber des linken Gyrus frontalis inferior. Weitere Bestätigung kommt durch eine Studie von Specht et al. (2008), die durch die Independent Component Analysis, ein statistisches Verfahren zur objektiven Trennung von Aktivierungen, zeigen konnten, dass die automatische akustisch-phonetische Verarbeitung vor allem bilateral-temporale Areale rekrutiert.

FMRT-Untersuchungen zur phonologischen Verarbeitung bei Sprachproduktion deuten auf die Beteiligung desselben Netzwerks wie beim Verstehen, jedoch mit umgekehrter zeitlicher Dynamik, hin (▶ Box 26.2; Abel et al. 2009; Heim u. Friederici 2003; Heim et al. 2003b). Area 44 in der Broca-Region ist dabei möglicherweise die letzte linguistisch-relevante Region im Produktionsnetzwerk (Heim et al. 2009a, b, c); nachgeschaltet sind Insula, Basalganglien, Zerebellum sowie prämotorischer und primärmotorischer Kortex, die v. a. an der artikulatorischen Realisierung der phonologischen Informationen beteiligt sind (Eickhoff et al. 2009; vgl. Heim 2010).

Box 26.2. Beispiel eines fMRT-Experiments zur Untersuchung phonologischer Prozesse bei Sprachproduktion (Heim u. Friederici 2003; Heim et al. 2003b)

Stimulusmaterial
- 80 Bilder von realen Objekten: 25 % natürliche (z. B. Tiere, Pflanzen), 75 % künstliche (z. B. Werkzeuge, Gebäude)
- Die Bildnamen beginnen in 25 % der Fälle mit einem Vokal und in 75 % mit einem Konsonant (je 25 % B, K, und T)

Aufgaben
- Semantische Entscheidung (SEMAN): Ist das dargestellte Objekt natürlich?
- Phonologische Entscheidung (PHON1): Beginnt der Bildname mit B?
- Phonologische Entscheidung (PHON2): Beginnt der Bildname mit einem Vokal?

Design
- Ereigniskorreliert (Aufgaben und Stimuli erscheinen in pseudorandomisierter Reihenfolge)
- »Null events« (Durchgänge ohne Stimuli) und »jittering« (variable Zeitintervalle zwischen Aufgabenhinweisreiz und Stimulus) zur Steigerung der experimentellen Aussagekraft

MR-Methode
- Funktionell: EPI-Sequenz (TR=1 s, TE=30 ms, 8 axiale Schichten)

Resultate (◘ Abb. 26.7)
- Aktivierung für phonologische Prozesse (»conjunction analysis« PHON1 und PHON2 minus SEMAN): Broca-Region (linker Gyrus frontalis inferior, etwa im Bereich der Area 44), Wernicke-Region (linker posteriorer Gyrus temporalis superior, etwa im Bereich der Area 22)
- Zeitliche Dynamik (»time to peak«, TTP) der BOLD-Antwort: Broca-Region vor Wernicke-Region

Fazit
- Aktivierung in demselben kortikalen Netzwerk wie bei Sprachproduktion und Sprachverstehen
- Zeitliche Dynamik bei Sprachproduktion und Sprachverstehen umgekehrt

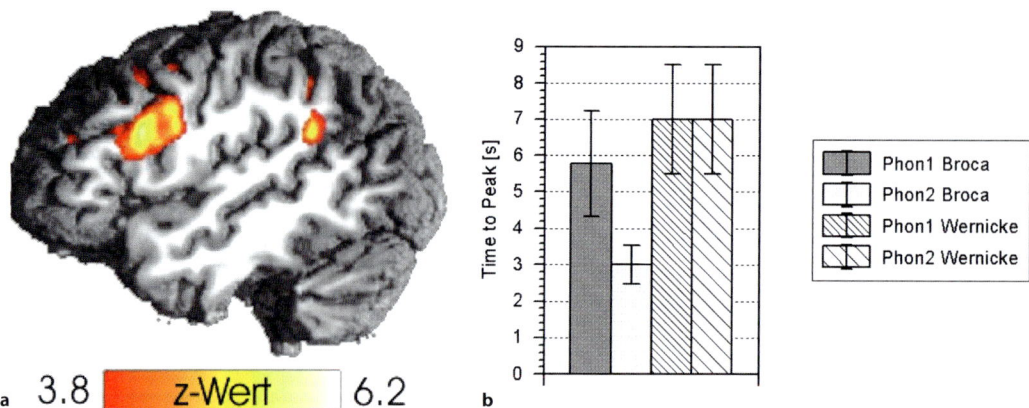

◘ **Abb. 26.7** Untersuchung phonologischer Prozesse bei Sprachproduktion. **a** Netzwerk für phonologische Aufgaben (▶ Box 26.2) bei der Sprachproduktion, bestehend u. a. aus dem superioren Anteil der Broca-Region (BA 44) und dem posterioren Anteil des linken Gyrus temporalis superior (Wernicke-Region; Heim et al. 2003b). Die Signifikanz der Aktivierung (z-Wert) ist farbig kodiert (aus Heim u. Friederici 2003; mit freundlicher Genehmigung von Wolters Kluwer Health). **b** Zeitliche Dynamik (»time to peak« = Latenz der maximalen Aktivierung) der phonologischen Verarbeitung in diesem Netzwerk (getrennt dargestellt für 2 verschiedene phonologische Aufgaben). Die Aktivierung in der Broca-Region erreicht früher ihr Maximum als die in der Wernicke-Region

> **Eine Region im posterioren Gyrus temporalis superior (Wernicke-Region) dient als phonologischer Wortformspeicher, während die Area 44 in der Pars opercularis (Broca-Region) wahrscheinlich immer dann aktiviert wird, wenn auf einzelne Phoneme zugegriffen werden muss.**

26.3.3 Syntax

> **Definition**
>
> Mit Syntax bezeichnet man ein System von Regeln, das beschreibt, wie aus einem Inventar von Grundelementen durch spezifische syntaktische Mittel (morphologische Markierung, Wort- und Satzgliedstellung etc.) alle wohlgeformten Sätze einer Sprache abgeleitet werden können. Beispiele für syntaktische Informationen: grammatikalisches Geschlecht (Maskulinum, Femininum, Neutrum), Wortkategorie (z. B. Substantiv, Verb, Präposition, Konjunktion).

Im Bereich des **Sprachverstehens** zählen auf der Einzelwortebene Entscheidungsaufgaben (z. B. über grammatikalisches Geschlecht oder Wortkategorie) zu den häufigsten Paradigmen, aber auch das passive Verarbeiten von Wörtern aus unterschiedlichen syntaktischen Kategorien (Substantive, Verben etc.) wurde untersucht. Auf der Satzebene finden sich Vergleiche zwischen Sätzen und Pseudowortsätzen (»Das mumpfige Fölöfel hongert das apoldige Trekon«) (Meyer et al. 2002) oder Wortlisten, syntaktisch korrekten Sätzen (»Die Gans wurde gefüttert«) und inkorrekten Sätzen (»Die Gans wurde im gefüttert«) (Friederici et al. 2003) sowie syntaktisch komplexeren Sätzen (»I helped the girl [that Mary saw in the park]«) (mit Transformationen) gegen solche ohne Transformationen (»I told Mary [that the girl ran in the park]«) (Ben-Shachar et al. 2003).

In der Domäne der **Sprachproduktion** verwendet man das Erzeugen von Wörtern aus bestimmten Kategorien (Substantive, Verben etc.), die Produktion des bestimmten Artikels (der, die, das) von Bildnamen bzw. Wörtern und die Beschreibung bewegter Szenen, bei der die Versuchspersonen entweder alle Worte in Grundform als Wortliste (»Dreieck, blau, Kreis, rot, stoßen«), in deklinierter Form als Wortliste (»blaues Dreieck, roter Kreis, stoßen«) oder als ganzen Satz produzieren (»Das blaue Dreieck stößt den roten Kreis«) (Indefrey et al. 2004). Der letztgenannte Ansatz erfordert den Zugriff auf unterschiedliche Ausmaße an syntaktischer Information in den einzelnen Bedingungen (keine syntaktische Information vs. grammatikalisches Geschlecht vs. Wortkategorieinformation und grammatikalisches Geschlecht und syntaktische Verknüpfungsregeln im Satz).

Bildgebende Befunde zu syntaktischer Verarbeitung

Die Entscheidung über syntaktische Eigenschaften von Einzelwörtern führt in der Mehrzahl der Studien zu einer Aktivierung der Broca-Region in der linken Hemisphäre (Areale 44/45; ◘ Abb. 26.8; Heim et al. 2003a). Diese ist besonders ausgeprägt, wenn syntaktisch falsche Informationen (z. B. falsche Artikel: »das Baum«) verarbeitet werden

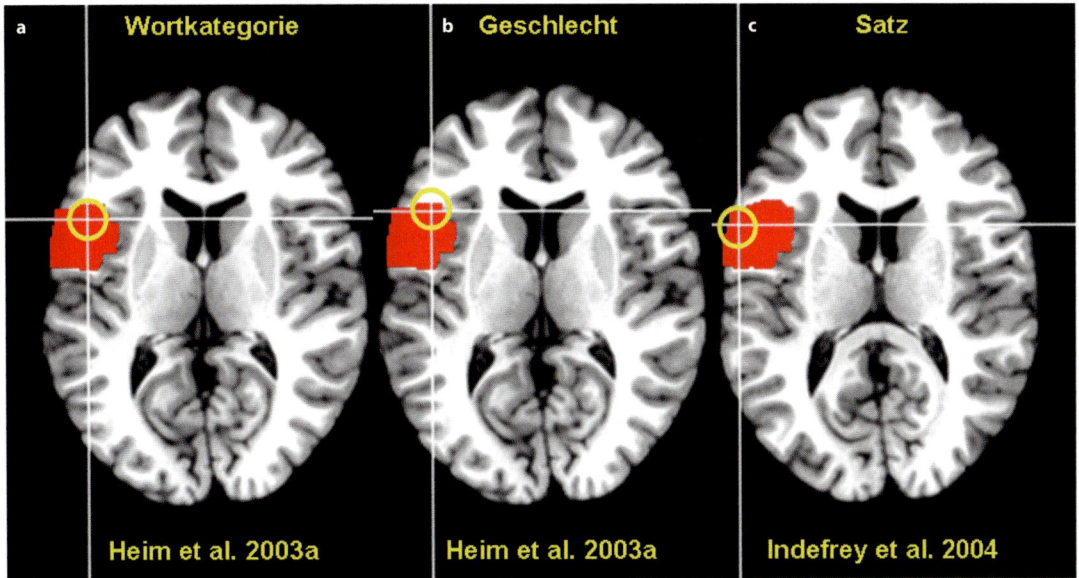

◘ **Abb. 26.8 a–c** Maxima der Aktivierungen für syntaktische Verarbeitung, dargestellt durch das *Fadenkreuz* und den *gelben Kreis*, überlagert auf die »probability map« von Area 44 (*rot*) in der Broca-Region. **a** Entscheidung über die Wortkategorie. **b** Entscheidung über das grammatikalische Geschlecht. **c** Syntaktische Verarbeitung bei der Satzproduktion

(Heim et al. 2010c). Im Satzkontext zeigen sich Aktivierungen im linken tiefen frontalen Operculum und im anterioren Anteil des Gyrus temporalis superior (Friederici et al. 2003). Für den Vergleich von Sätzen mit komplexer vs. einfacher syntaktischer Struktur wird über Aktivierungen in verschiedenen Bereichen des linken Gyrus temporalis inferior berichtet (Caplan et al. 1999). Bei sorgfältiger Kontrolle des Stimulusmaterials ergibt sich, dass Aktivierungen in der Broca-Region (etwa im Bereich der Area 44) nicht auf Komplexität per se, sondern z. B. auf die Anforderungen an das syntaktische Arbeitsgedächtnis zurückzuführen sind (Fiebach et al. 2002). Neuere Untersuchungen von Santi und Grodzinsky (2010) demonstrieren, dass Area 44 und 45 an verschiedenen syntaktischen Operationen beim Sprachverstehen beteiligt sind. Die Beteiligung dieser Areale der Broca-Region scheint insbesondere relevant zu sein für komplexere grammatische Strukturen, die nur Menschen beherrschen, während einfachere Grammatiken, die auch Affen erlernen können, eher das weiter medial gelegene frontale Operculum rekrutieren (Friederici et al. 2006).

Auch für die Sprachproduktion wird eine Erhöhung der Hirnaktivität in der Umgebung der Broca-Region berichtet. Für die Beschreibung von Szenen mit Sätzen vs. Wortlisten berichteten Indefrey et al. (2004) eine Beteiligung der Broca-Region. Die Befunde lassen sich so interpretieren, dass die Broca-Region eine zentrale Rolle bei der Verarbeitung syntaktischer Abhängigkeiten zwischen Elementen eines Satzes spielt.

Ein systematischer Vergleich der syntaktischen Verarbeitung bei Sprachproduktion und Verstehen (Segaert et al. 2012) demonstrierte, dass die Broca-Region (BA 45) in allen Fällen involviert war. Interessanterweise war auch der linke posteriore Gyrus temporalis medius in allen Fällen beteiligt. Die Tatsache, dass die Broca-Region nicht alleine, sondern in Interaktion mit anderen Hirnregionen involviert ist, steht in Einklang mit einer Patientenstudie von Papoutsi et al. (2011), die demonstrierte, dass die syntaktische Verarbeitung bei Schlaganfallpatienten umso besser war, je intakter die Faserbahnen waren, die frontale und temporale Areale verbanden und je höher die funktionelle Konnektivität zwischen diesen Regionen war. Zusammen sprechen diese Befunde für ein Netzwerk der Syntaxverarbeitung vor allem in der linken Hemisphäre, das neben der Broca-Region als zentraler Struktur auch temporale Areale umfasst und sowohl die Sprachproduktion als auch das Sprachverstehen unterstützt.

> Auch bei der Verarbeitung von syntaktischer Information (grammatikalisches Geschlecht, Wortkategorie, Transformationen etc.) ist die Broca-Region maßgeblich beteiligt.

26.3.4 Prosodie

— **Definition** —
Prosodie bezeichnet die Sprachmelodie (Wort-, Satzmelodie). Grundparameter sind Amplitude (Lautstärke), Grundfrequenz (Tonhöhe) sowie Rhythmus (Dauer und Pausen).

Erst kürzlich rückte die Untersuchung der melodischen und rhythmischen Eigenschaften von Sprache in den Brennpunkt neurolinguistischer Forschung. In natürlicher Sprache unterscheidet sich die Prosodie für Fragen und Antworten (Modus), betonte und unbetonte Satzelemente (Akzent, Fokus), die emotionale Befindlichkeit des Sprechers etc. Beim Sprachverstehen verwendet man als Stimuli akustisch dargebotene Sätze
- mit korrekter Prosodie,
- mit inkorrekter Prosodie (z. B. Fragesatz mit der Betonung eines Aussagesatzes; inhaltlich fröhliche Aussage mit trauriger Prosodie),
- ohne Prosodie (Eliminierung der Grundfrequenzänderungen durch Filter) oder
- mit erhaltener prosodischer Information, aber ohne verstehbare Wörter, »als ob jemand hinter einer geschlossenen Tür redet« (Meyer et al. 2002).

Bildgebende Befunde zu prosodischer Verarbeitung

Generell finden sich in bildgebenden Studien zum Sprachverstehen bilaterale Aktivierungen mit rechtshemisphärischer Dominanz. Dies gilt sowohl für den prosodischen Modus (Meyer et al. 2002) als auch für emotionale Prosodie (Mitchell et al. 2003). Die Foci liegen dabei v. a. in temporalen Regionen, speziell im superioren und medialen Temporalgyrus. Die rechtsdominante Lateralisierung scheint allerdings von der jeweiligen experimentellen Aufgabe (Plante et al. 2002) und dem Studiendesign (Block vs. ereigniskorreliert) abzuhängen (Kotz et al. 2006). Zusätzlich zu den temporalen werden auch bilaterale inferiorfrontale und frontooperkulare Aktivierungen berichtet (Hsieh et al. 2001; Meyer et al. 2002). Diese werden, wie bei Meyer et al. (2002), als antiproportional zur Verfügbarkeit syntaktischer Information im Satz oder, wie bei Hsieh und Mitarbeitern (2001), als abhängig von der sprachspezifischen Erfahrung interpretiert.

> Das aus frühen Läsionsstudien stammende Konzept der rechtshemisphärischen Dominanz für prosodische Information wird prinzipiell durch funktionelle Studien unterstützt, bedarf in einigen Punkten jedoch der Spezifizierung. Auf der Basis von funktionellen, neurophysiologischen und Patientendaten schlagen Friederici und Alter (2004) folgendes »Zwei-Routen-Modell« vor: Tonhöheninformation wird rechtshemisphärisch verarbeitet. Je »linguistischer« die Stimuli oder die Aufgabe, desto höher ist die Beteiligung der linken Hemisphäre. Die Integration der Ergebnisse beider Verarbeitungsrouten erfolgt dabei über das Corpus callosum.

26.4 Gebärdensprache, Zweitsprachen

Funktionelle bildgebende Untersuchungen konnten zeigen, dass neben offener (gesprochener, »overt speech«) und stiller Sprache (»covert speech«) auch **Zeichensprache** zu einer Aktivierung der klassischen Sprachzentren führt. So wies Horwitz et al. (2003) in einer PET-Studie zur Untersuchung von »American Sign Language« an bilingualen (beherrschen »American Sign Language« und »gesprochenes« Englisch) und monolingualen Probanden (beherrschen nur »gesprochenes« Englisch, kein »American Sign Language«) nach, dass »American Sign Language« genauso wie (gesprochenes) Englisch bei Probanden, die bilingual aufgewachsen sind, zu einer Aktivierung der linken Area 45 führt. Hierbei wurden zur topographischen Interpretation wiederum zytoarchitektonische Wahrscheinlichkeitskarten der Areale 44 und 45 (Amunts et al. 1999) genutzt. Es wurden während des Experiments auftretende Bewegungen der Extremitäten und des Larynx kontrolliert.

> Zeichensprache greift auf ähnliche neurale Netzwerke wie gesprochene Sprache zurück, zumindest dann, wenn diese zu einem relativ frühen Zeitpunkt während der Ontogenese erlernt wurde.

Diese Befunde werden unterstützt durch Ergebnisse von Untersuchungen zum Zweitspracherwerb (Kim et al. 1997; Perani et al. 1998). Eine wichtige Rolle dafür, welche Regionen für die Zweitsprache (L2 im Vergleich zur Erstsprache, L1) genutzt werden, spielen allerdings das Alter, in dem der Spracherwerb erfolgte, sowie der Grad der Sprachbeherrschung (Perani et al. 1998). Wartenburger et al. (2004) untersuchten die neuronalen Aktivierungsmuster der L1 und L2 im Hinblick auf grammatikalische und semantische Aufgaben bei Bilingualen mit früh oder spät einsetzender Bilingualität oder hohem und niedrigem Kompetenzniveau. Bei den Probanden mit früh einsetzender Bilingualität und hohem Kompetenzniveau in der L1 und L2 wurden ähnliche Aktivierungsmuster für beide Sprachen beobachtet, während bei Probanden mit spät einsetzender Bilingualität und hohem Kompetenzniveau im Hinblick auf die grammatikalischen Übungen größere Aktivierung im Gyrus frontalis inferior (Area 44 in der Broca-Region) festzustellen war.

Bei einer semantischen Aufgabe zeigte die Gruppe mit spät einsetzender Bilingualität und hohem Kompetenzniveau bilaterale Aktivierung im Gyrus frontalis inferior im Vergleich von L2 zur L1 (Wartenburger et al. 2003). Darüber hinaus sind für die Lokalisation von Aktivierungen mit nur geringen topographischen Unterschieden im Bereich weniger Millimeter, wie z. B. die in der Studie von Kim et al. (1997) in Bezug auf spät erlernte Zweitsprachen und Muttersprachen, methodische Fragen des Auflösungsvermögens der Bildgebung, des Warpings, der Filterung usw. sowie die Genauigkeit der zugrunde liegenden anatomischen Karten besonders zu berücksichtigen. Zentral scheint insgesamt die Schwierigkeit des lexikalischen Zugriffs zu sein, die sich generell in erhöhter Aktivierung bei Bilingualen äußert (Parker Jones et al. 2012) und zusätzlich zu Sprachregionen auch Areale des Konfliktmonitorings wie den anterioren zingulären Kortex involvieren kann (Abutalebi et al. 2012).

26.5 Lesen

Lesen ist eine kulturelle Fähigkeit, Sprache symbolisch zu repräsentieren, die der Mensch in seiner Entwicklungsgeschichte erst relativ kürzlich erworben hat. Die initiale Verarbeitung von geschriebenen Wörtern nutzt dabei Regionen im inferioren Temporallappen (v. a. linker Gyrus fusiformis), deren ursprüngliche Aufgabe die Identifikation von komplexen visuellen Mustern wie z. B. Gesichtern war. So entdeckte die Arbeitsgruppe um Dehaene (z. B. Cohen et al. 2004; Dehaene et al. 2002) eine Region im linken Gyrus fusiformis, die besonders auf die Präsentation von geschriebenen Wörtern (im Gegensatz zu gesprochenen Wörtern oder geschriebenen Pseudowörtern) reagiert und die sie das »visuelle Wortform-Areal« tauften. Die weitere Verarbeitung des geschriebenen Wortes hinsichtlich seiner Semantik, Syntax und Phonologie scheint analog zu der von gesprochener Sprache zu funktionieren (Jobard et al. 2003), die bereits besprochen wurde (▶ Abschn. 26.3.1–3).

Auch die Untersuchung von Lesestörungen z. B. bei Legasthenie bedient sich zunehmend der funktionellen Bildgebung. Eine frühe Studie von Paulesu et al. (2001) konnte demonstrieren, dass Legastheniker aus Frankreich, Italien und Großbritannien beim Lesen in ihrer jeweiligen Muttersprache vergleichbare Aktivierungsmuster zeigen, dass ihre Leseschwäche also ein sprach- und kulturunabhängiges neuronales Korrelat hatte. Dieses lag in der linken temporoparietooccipitalen Übergangsregion und wurde in nachfolgenden Studien häufig bestätigt. Es handelt sich dabei allerdings nicht um die einzige legasthenierelevante Region. Auch die Broca-Region und die Insel zeigen in verschiedenen Sprachaufgaben Unterschiede zwischen Normallesern und Legasthenikern (Grande et al. 2011; Steinbrink et al. 2009). Neuere Befunde zur Legasthenie zeigen außerdem, dass sich nicht nur beim Lesen selbst, sondern auch bei anderen kognitiven Funktionen wie Aufmerksamkeit oder Wahrnehmungsprozessen Aktivierungsunterschiede in den entsprechenden Hirnregionen zeigen (Heim et al. 2010a). Es scheint hier bei Legasthenikern eine größere Variabilität der linkshemisphärischen Aktivierungen vorzuliegen, die bei Normallesern eher in der rechten Hemisphäre zu finden ist (Heim et al. 2010b).

Am Beispiel des Lesens lässt sich also demonstrieren, wie eng Sprachfunktionen mit anderen kognitiven Funktionen verknüpft sind. Es ist zu erwarten, dass zur Erklärung von Sprachstörungen auf hirnfunktioneller Ebene auch solche Regionen berücksichtigt werden müssen, die nicht Teil des klassischen Sprachnetzwerks sind, sondern z. B. im rechtshemisphärischen Aufmerksamkeitsnetzwerk liegen.

26.6 Strukturelle und funktionelle Konnektivität der Broca-Region

Der Fasciculus arcuatus gilt als Faserbahn, der im Bereich der Wernicke-Region beginnt und zur Broca-Region führt, und wurde schon früh als wichtige Faserbahn für Sprachverarbeitung bezeichnet. Grundlage waren Beobachtungen bei Patienten mit Läsionen im Bereich des Fasciculus arcuatus und anschließender Leitungsaphasie. Der Fasciculus arcuatus liegt in der Nähe des Fasciculus longitudinalis superior, weshalb diese beiden Begriffe häufig synonym verwendet werden. Es ist im menschlichen Gehirn jedoch immer noch nicht zweifelsfrei nachgewiesen, dass der Fasciculus arcuatus wirklich eine direkte Verbindung zwischen Broca- und Wernicke-Region darstellt. Zu Zweifeln trugen auch Befunde zu Läsionen bei Patienten mit Leitungsaphasie bei, die in der Regel nicht nur den Fasciculus arcuatus, sondern auch benachbarte Faserbahnen betreffen. Es wird deshalb heute angenommen, dass ein Teil des Fasciculus longitudinalis superior, der den Gyrus supramarginalis mit der Area 44 der Broca-Region verbindet, sowie Faserbündel der Capsula extrema und andere Faserzüge die für die Sprachverarbeitung relevanten Bahnen sind. Dafür gibt es nun auch Hinweise aus der funktionellen Bildgebung.

Mit der Entwicklung von Verfahren zur Analyse der funktionellen Vernetzung von Hirnregionen wie der psychophysiologischen Interaktion (PPI) oder dem »Dynamic Causal Modelling« (DCM; ▶ Kap. 28) ist es möglich zu untersuchen, welche Hirnregionen bei sprachlichen Anforderungen vernetzt sind und welchen Einfluss (aktivierend vs. hemmend) sie unter welchen Umständen aufeinander ausüben. Konnektivitätsanalysen können dazu beitragen, Regionen wie Area 44 und 45 funktionell voneinander abzugrenzen, selbst wenn die Standardauswertung über das allgemeine lineare Modell keine Unterschiede in der Amplitude der hämodynamischen Antwort aufzeigt. So zeigte der Vergleich einer semantischen und einer phonologischen Wortflüssigkeitsaufgabe beispielsweise in beiden Fällen die Rekrutierung von Area 44 und Area 45 (Heim et al. 2008). Eine nachfolgende DCM-Analyse deckte allerdings auf, dass Area 45 aktivierenden Einfluss auf Area 44 ausübte, während Area 44 ihrerseits Area 45 hemmte (Heim et al. 2009b) und so von verschiedenen Funktionen

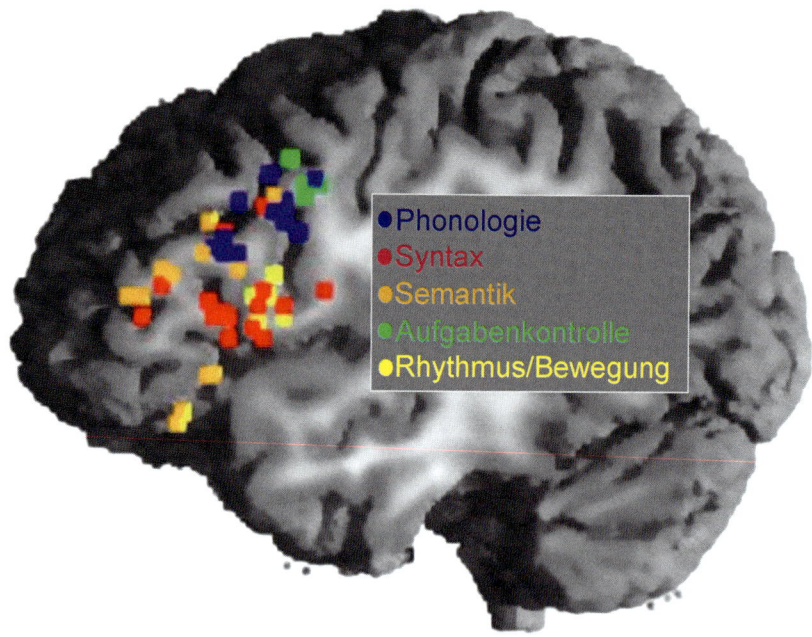

Abb. 26.9 Metaanalyse über 32 Studien aus den Jahren 1992–2005, die Aktivierungen in der Broca-Region berichten (Heim, unveröffentlichte Daten). Farbig kodiert sind die Maxima der Aktivierungen für die Verarbeitung von Sprachinformationen (Phonologie: *blau*, Syntax: *rot*, Semantik: *orange*) sowie Aufgabenkontrolle (*grün*) und Verarbeitung von Rhythmus und Vorstellung von Bewegung (*gelb*), dargestellt auf einem repräsentativen Referenzgehirn. Die Abbildung verdeutlicht die im Text beschriebene Konzentration in Unterbereichen der Broca-Region und die große Variabilität in der Lokalisierung. Insgesamt lässt sich die Komplexität der Prozesse erkennen, an denen die Broca-Region beteiligt ist

der beiden Areale ausgegangen werden kann. In einer Untersuchungsreihe konnten wir systematisch die Stadien der Sprachproduktion vom semantischen Wortabruf bis zur Artikulation untersuchen und so eine Schleife von Area 45 (Selektion) → Area 44 (Phonologie) → Insula → Basalganglien und Zerebellum → Prämotorkortex → Motorkortex nachweisen (Eickhoff et al. 2009; Heim et al. 2009b; für ein Modell vgl. Heim 2010). Diese Befunde passen inhaltlich zu DCM-Daten aus dem Bereich des Lesens (Heim et al. 2009a; Mechelli et al. 2005) und erweitern so das Verständnis der Funktionalität und Modularität von Arealen, die idealerweise darüber hinaus anatomisch (z. B. via zytoarchitektonische Wahrscheinlichkeitskarten) exakt definiert werden können.

Speziell für das Broca-Areal lässt sich eine Beteiligung an der Verarbeitung einer Vielzahl von linguistischen Informationen und Prozessen (Semantik, Syntax, Phonologie, Zweitsprachkontrolle) festhalten, wobei es eine funktionelle Spezialisierung der Areale 44 und 45 innerhalb der Broca-Region gibt (◘ Abb. 26.9).
Das gegenwärtige Konzept zur Funktion der Wernicke-Region ist dagegen weit weniger präzise formuliert; es scheinen neben den klassischen posterioren (Area 22, posteriorer Teil) auch mittlere und sogar anteriore Anteile des Gyrus temporalis superior sowie Bereiche des Lobulus parietalis inferior bei der Sprachverarbeitung eine Rolle zu spielen.
Diese Netzwerkorganisation von Sprache lässt sich durch verschiedene funktionelle Konnektivitätsanalysen näher untersuchen. Sie ist bei der sprachbezogenen Funktionsdiagnostik neurologischer und psychiatrischer Patienten von Bedeutung.
Die genaue Klärung des Zusammenhangs zwischen funktioneller und struktureller Spezialisierung der Broca- und der Wernicke-Region sowie deren Einbindung in sprachrelevante Netzwerke wird auch weiterhin Schwerpunkt klinischer und angewandter Forschung sein.

> **Zusammenfassung und Ausblick**
>
> Sprachliche Informationen werden im Gehirn vornehmlich in linkslateralisierten Netzwerken verarbeitet, die aus inferior-frontalen und temporalen Komponenten bestehen, die sich z. T. mit den »klassischen« Sprachregionen (Broca, Wernicke) decken. Diese Netzwerke sind sowohl in Prozesse des Sprachverstehens als auch der -produktion involviert.
>
> ▼

Literatur

Abel S, Dressel K, Bitzer R, Kümmerer D, Mader I, Weiller C, Huber W (2009) The separation of processing stages in a lexical interference fMRI-paradigm. Neuroimage 44: 1113–1124

Aboitiz F, Garcia GL (1997) The evolutionary origin of language areas in the human brain. A neuroanatomical perspective. Brain Res Rev 25: 381–396

Abutalebi J, Della Rosa PA, Green DW, Hernandez M, Scifo P, Keim R, Cappa SF, Costa A (2012) Bilingualism Tunes the Anterior Cingulate Cortex for Conflict Monitoring. Cereb Cortex 22: 2076–2086

Amunts K, Schleicher A, Bürgel U, Mohlberg H, Uylings HBM, Zilles K (1999) Broca's region revisited: Cytoarchitecture and intersubject variability. J Comp Neurol 412: 319–341

Amunts K, Weiss PH, Mohlberg H, Pieperhoff P, Eickhoff S, Gurd JM, Marshall JC, Shah NJ, Fink GR, Zilles K (2004) Analysis of neural mechanisms underlying verbal fluency in cytoarchitectonically defined stereotaxic space – The roles of Brodmann areas 44 and 45. NeuroImage 22: 42–56

Amunts K, Lenzen M, Friederici AD, Schleicher A, Morosan P, Palomero-Gallagher N, Zilles K (2010) Broca's region: novel organizational principles and multiple receptor mapping. PLoS Biol 8: e1000489

Annett M (1996) In defence of the right shift theory. Perc Mot Skills 82: 115–137

Belmalih A, Contini M, Gerbella M, Rozzi S, Luppino G (2009) Multimodal architectonic subdivision of the rostral part (area F5) of the macaque ventral premotor cortex. J Comp Neurol 512: 183–217

Ben-Shachar M, Hendler T, Kahn I, Ben-Bashat D, Grodzinsky Y (2003) The neural reality of syntactic transformation: Evidence from fMRI. Psychol Sci 14: 433–440

Binder JR, Desai RH, Graves WW, Conant LJ (2009) Where is the semantic system? A critical review and meta-analysis of 120 functional neuroimaging studies. Cereb Cortex 19: 2767–2796

Branche C, Milner B, Rasmussen T (1964) Intracarotid sodium amytal for the lateralization of cerebral speech dominance. J Neurosurg 21: 399–405

Broca P (1861) Remarques sur le siège de la faculté du langage articulé, suivies d'une observation d'aphemie. Bulletin Des Societés Anatomiques de Paris 2: 330–357

Brodmann K (1909) Vergleichende Lokalisationslehre der Großhirnrinde in ihren Prinzipien dargestellt auf Grund des Zellenbaues. Barth, Leipzig

Burton MW, Small SL, Blumstein SE (2000) The role of segmentation in phonological processing: an fMRI investigation. J Cogn Neurosci 12: 679–690

Bußmann H (1990) Lexikon der Sprachwissenschaften. Stuttgart, Kröner

Caplan D, Alpert N, Waters G (1999) PET studies of syntactic processing with auditory sentence presentation. NeuroImage 9: 343–351

Cohen L, Jobert A, Le Bihan D, Dehaene S (2004) Distinct unimodal and multimodal regions for word processing in the left temporal cortex. Neuroimage 23: 1256–1270

Corfield DR, Murphy K, Josephs O, Fink GR, Frackowiak RS, Guz A, Turner R (1999) Cortical and subcortical control of tongue movement in humans: a functional neuroimaging study using fMRI. J Appl Physiol 86: 1468–1477

Costafreda SG, Fu CH, Lee L, Everitt B, Brammer MJ, David AS (2006) A systematic review and quantitative appraisal of fMRI studies of verbal fluency: role of the left inferior frontal gyrus. Hum Brain Mapp 27: 799–810

Dapretto M, Bookheimer SY (1999) Form and content: Dissociating syntax and semantics in sentence comprehension. Neuron 24: 427–432

Dehaene S, Le Clec'H G, Poline JB, Le Bihan D, Cohen L (2002) The visual word form area: a prelexical representation of visual words in the fusiform gyrus. Neuroreport 13: 321–325

Devlin JT, Moore CJ, Mummery CJ, Gorno-Tempini ML, Phillips JA, Noppeney U, Frackowiak RJS, Friston KJ, Price CJ (2002) Anatomic constraints on cognitive theories of category specifity. NeuroImage 15: 675–685

Duffau H, Capelle L, Denvil D, Gatignol P, Sichez N, Lopez M, Sichez J-P, Van Effenterre R (2003) The role of dominant premotor cortex in language: a study using intraoperative functional mapping in awake patients. NeuroImage 20: 1903–1914

Eickhoff SB, Stephan KE, Mohlberg H, Grefkes C, Fink GR, Amunts K, Zilles K (2005) A new SPM toolbox for combining probabilistic cytoarchitectonic maps and functional imaging data. Neuroimage 25: 1325–1335

Eickhoff SB, Heim S, Zilles K, Amunts K (2006) Testing anatomically specified hypotheses in functional imaging using cytoarchitectonic maps. Neuroimage 32: 570–582

Eickhoff SB, Heim S, Zilles K, Amunts K (2009) A systems perspective on the effective connectivity of overt speech production. Phil Trans Royal Soc A 367: 2399–2421

Evans AC, Collins DL, Mills SR, Brown ED, Kelly RL, Peters TM (1993) 3D statistical neuroanatomical models from 305 MRI volumes. 1813–1817. IEEE-NSS-MI Symposium

Fiebach CJ, Schlesewsky M, Friederici AD (2002) Separating syntactic memory costs and syntactic integration costs during parsing. J Mem Lang 47: 250–272

Friederici AD (2002) Towards a neural basis of auditory sentence processing. Trends Cogn Sci 6: 78–84

Friederici AD, Kotz SA (2003) The brain basis of syntactic processes: functional imaging and lesions studies. NeuroImage 20: S8–S17

Friederici AD, Alter K (2004) Lateralization of auditory language functions – the dual pathway model. Brain Lang 89: 267–276

Friederici AD, Rüschemeyer SA, Hahne A, Fiebach CJ (2003) The role of left inferior frontal and superior temporal cortex in sentence comprehension: localizing syntactic and semantic processes. Cereb Cortex 13: 170–177

Friederici AD, Bahlmann J, Heim S, Schubotz RI, Anwander A (2006) The brain differentiates human and non-human grammar. Proc Natl Acad Sci USA 103: 2458–2463

Geschwind N, Levitsky W (1968) Human brain: left-right asymmetries in temporal speech region. Science 130: 186–187

Grande M, Meffert E, Huber W, Amunts K, Heim S (2011) Word frequency effects in the left IFG in dyslexic and normally reading children during picture naming and reading. Neuroimage 57: 1212–1220

Grodzinsky Y, Amunts K (2006) Broca's region. Oxford University Press, New York

Gurd J, Amunts K, Weiss PH, Zafiris O, Zilles K, Marshall JC, Fink GR (2002) Posterior parietal cortex is implicated in continous switching between verbal fluency tasks: an fMRI study with clinical implications. Brain 125: 1024–1038

Heim S (2010) Sprache und ihre Störungen in der Psychiatrie. Ein neurokognitiver Ansatz. Die Psychiatrie 7: 227–234

Heim S, Friederici AD (2003) Phonological processing in language production: time course of brain activity. Brain Res Neuroreport 14: 2031–2033

Heim S, Opitz B, Friederici AD (2003a) Distributed cortical networks for syntax processing. Brain Lang 85: 402–408

Heim S, Opitz B, Müller K, Friederici AD (2003b) Phonological processing during language production: fMRI evidence for a shared production-comprehension network. Cog Brain Res 16: 285–296

Heim S, Eickhoff SB, Amunts K (2008) Specialisation in Broca's region for semantic, phonological, and syntactic fluency? Neuroimage 40: 1362–1368

Heim S, Eickhoff SB, Amunts K (2009a) Different roles of cytoarchitectonic BA 44 and BA 45 in phonological and semantic verbal fluency as revealed by dynamic causal modelling. NeuroImage 48: 616–624

Heim S, Eickhoff SB, Ischebeck AK, Friederici AD, Stephan KE, Amunts K (2009b) Effective connectivity of the left BA 44, BA 45, and inferior temporal gyrus during lexical and phonological decisions identified with DCM. Hum Brain Mapp 30: 392–402

Heim S, Eickhoff SB, Friederici AD, Amunts K (2009c) Left cytoarchitectonic area 44 supports selection in the mental lexicon during language production. Brain Struct Funct 213: 441–456

Heim S, Grande M, Meffert E, Eickhoff SB, Schreiber H, Kukolja J, Shah NJ, Huber W, Amunts K (2010a) Cognitive levels of performance account for hemispheric lateralisation effects in dyslexic and normally reading children. Neuroimage 53: 1346–1358

Heim S, Grande M, Pape-Neumann J, van Ermingen M, Meffert E, Grabowska A, Huber W, Amunts K (2010b) Interaction of phonological awareness and »magnocellular« processing during normal and dyslexic reading: Behavioural and fMRI investigations. Dyslexia 16: 258–282

Heim S, van Ermingen M, Huber W, Amunts K (2010c) Left cytoarchitectonic BA 44 processes syntactic gender violations in determiner phrases. Hum Brain Mapp 31: 1532–1541

Horwitz B, Amunts K, Bhattacharyya R, Patkin D, Jeffries J, Zilles K, Braun AR (2003) Activation of Broca's area during the production of spoken and signed language: A combined cytoarchitectonic mapping and PET analysis. Neuropsychologia 41: 1868–1876

Hsieh L, Gandour J, Wong D, Hutchins GD (2001) Functional heterogeneity of inferior frontal gyrus is shaped by linguistic experience. Brain Lang 76: 227–252

Indefrey P, Hellwig F, Herzog H, Seitz RJ, Hagoort P (2004) Neural responses to the production and comprehension of syntax in identical utterances. Brain Lang 89: 312–319

Indefrey P, Levelt WJM (2004) The spatial and temporal signatures of word production components. Cognition 92: 101–144

Jobard G, Crivello F, Tzourio-Mazoyer N (2003) Evolution of the dual-route theory of reading: a metaanalysis of 35 neuroimaging studies. Neuroimage 20: 693–712

Kim KHS, Relkin NR, Lee K-M, Hirsch J (1997) Distinct cortical areas associated with native and second languages. Nature 388: 171–174

Kotz SA, Meyer M, Paulmann S (2006) Lateralization of emotional prosody in the brain: an overview and synopsis on the impact of study design. Prog Brain Res 156: 285–294

Lambon Ralph MA, Ciplotti L, Manes F, Patterson K (2010) Taking both sides: do unilateral anterior temporal lobe lesions disrupt semantic memory? Brain 133: 3243–3255

Lichtheim L (1885): On aphasia. Brain 7: 433–484

Mechelli A, Crinion JT, Long S, Friston KJ, Lambon Ralph MA, Patterson K, McClelland JL, Price CJ (2005) Dissociating reading processes on the basis of neuronal interactions. J Cogn Neurosci 17: 1753–1765

Meyer M, Alter K, Friederici AD, Lohmann G, v.Cramon DY (2002) FMRI reveals brain regions mediating slow prosodic modulations in spoken sentences. Hum Brain Mapp 17: 73–88

Mitchell RLC, Elliott R, Barry M, Cruttenden A, Woodruff PWR (2003) The nerual response to emotional prosody, as revealed by functional magnetic resonance imaging. Neuropsychologia 41: 1410–1421

Morosan P, Rademacher J, Palomero-Gallagher N, Schleicher A, Mohlberg H, Amunts K, Zilles K (2004) Architectonic mapping of human posterior superior temporal gyrus: Brodmann area 22 revisited. NeuroImage Supplement

Morosan P, Schleicher A, Amunts K, Zilles K. (2005) Multimodal architectonic mapping of human superior temporal gyrus. Anat Embryol 210: 401–406

Murphy K, Corfield DR, Guz A, Fink GR, Wise RJ, Harrison J, Adams L (1997) Cerebral areas associated with motor control of speech in humans. J Appl Physiol 83: 1438–1447

Nelissen K, Luppino G, Vanduffel W, Rizzolatti G, Orban GA (2005) Observing others: Multiple action representation in the frontal lobe. Science 310: 332–336

Ojeman G, Ojeman J, Lettich B, Berger M (1989) Cortical language localization in left, dominant hemisphere. J Neurosurg 71: 316–326

Papoutsi M, Stamatakis EA, Griffiths J, Marslen-Wilson WD, Tyler LK (2011) Is left fronto-temporal connectivity essential for syntax? Effective connectivity, tractography and performance in left-hemisphere damaged patients. Neuroimage 58: 656–664

Parker Jones O, Green DW, Grogan A, Pliatsikas C, Filippopolitis K, Ali N, Lee HL, Ramsden S, Gazarian K, Prejawa S, Seghier ML, Price CJ (2012) Where, When and Why Brain Activation Differs for Bilinguals and Monolinguals during Picture Naming and Reading Aloud. Cereb Cortex 22: 892–902

Patterson K, Nestor PJ, Rogers TT (2007) Where do you know what you know? The representation of semantic knowledge in the human brain. Nature Rev Neurosci 8: 976–987

Paulesu E, Frith CD, Frackowiak RSJ (1993) The neural correlates of the verbal component of working memory. Nature 362: 342–345

Paulesu E, Démonet JF, Fazio F, McCrory E, Chanoine V, Brunswick N, Cappa SF, Cossu G, Habib M, Frith CD, Frith U (2001) Dyslexia: Cultural diversity and biological unity. Science 291: 2165–2167

Perani D, Paulesu E, Galles NS, Dupoux E, Dehaene S, Bettinardi V, Cappa SF, Fazio F, Mehler J (1998) The bilingual brain. Proficiency and age of acquisition of the second language. Brain 121: 1841–1852

Plante E, Creusere M, Sabin C (2002) Dissociating sentential prosody from sentence processing. NeuroImage 17: 401–410

Price CJ (2010) The anatomy of language: a review of 100 fMRI studies published in 2009. Ann N Y Acad Sci 1191: 62–88

Riegele L (1931) Die Cytoarchitektonik der Felder der Broca'schen Region. J Psychol Neurol 42: 496–514

Rottschy C, Langner R, Dogan I, Reetz K, Laird AR, Schulz JB, Fox PT, Eickhoff SB (2012) Modelling neural correlates of working memory: A coordinate-based meta-analysis. Neuroimage 60: 860–846

Santi A, Grodzinsky Y (2010) fMRI Adaptation Dissociates Syntactic Complexity Dimensions. NeuroImage 51: 1285–1293

Segaert K, Menenti L, Weber K, Petersson KM, Hagoort P (2012) Shared Syntax in Language Production and Language Comprehension – An fMRI Study. Cereb Cortex 22: 1662–1670

Specht K, Huber W, Willmes K, Shah NJ, Jäncke L (2008) Tracing the ventral stream for auditory speech processing in the temporal lobe by using a combined time series and independent component analysis. Neurosci Lett 442: 180–185

Steinbrink C, Ackermann H, Lachmann T, Riecker A (2009) Contribution of the anterior insula to temporal auditory processing deficits in developmental dyslexia. Hum Brain Mapp 30: 2401–2411

Thierry G, Boulanouar K, Kherif F, Ranjeva JP, Démonet JF (1999) Temporal sorting of neural components underlying phonological processing. Neuroreport 10: 2599–2603

Thompson-Schill SL, D'Esposito M, Aguirre GK, Farah MJ (1997) Role of left inferior prefrontal cortex in retrieval of semantic knowledge: a reevaluation. Proc Natl Acad Sci 94: 14792–14797

Vigneau M, Beaucousin V, Hervé PY, Jobard G, Petit L, Crivello F, Mellet E, Zago L, Mazoyer B, Tzourio-Mazoyer N (2011) What is right-hemisphere contribution to phonological, lexico-semantic, and

sentence processing? Insights from a meta-analysis. Neuroimage 54: 577–593
Vogt C, Vogt O (1926) Die vergleichend-architektonische und die vergleichend-reizphysiologische Felderung der Großhirnrinde unter besonderer Berücksichtigung der menschlichen. Die Naturwissenschaften 14: 1192–1195
Wartenburger I, Heckeren HR, Abutalebi J, Cappa SF, Villringer A, Perani D (2003) Early setting of grammatical processing in the bilingual brain. Neuron 37: 159–170
Wartenburger I, Heekeren HR, Burchert F, Heinemann S, De Bleser R, Villringer A (2004) Neural Correlates of Syntactic Transformations. Hum Brain Mapp 22: 72–81
Wilson LB, Tregellas JR, Slason E, Pasko BE, Rojas DC (2011) Implicit phonological priming during visual word recognition. Neuroimage 55: 724–731
Zilles K, Schleicher A, Palomero-Gallagher N, Amunts K (2002) Quantitative analysis of cyto- and receptor architecture of the human brain. In: Mazziotta JC, Toga A (eds) Brain mapping: the methods. Elsevier, Amsterdam, pp 573–602
Zurowski B, Gostomzyk J, Grön G, Weller R, Schirrmeister H, Neumeier B, Spitzer M, Reske SN, Walter H (2002) Dissociating a common working memory network from different neural substrates of phonological and spatial stimulus processing. Neuroimage 15: 45–57

Zahlenverarbeitung und Rechnen

H.-C. Nuerk, E. Klein, K. Willmes

27.1 Ein funktional-anatomisches Modell der Zahlenverarbeitung – 444

27.2 Befunde zu den Zahlenrepräsentationen – 445
27.2.1 Größenrepräsentation – 445
27.2.2 Verbale Repräsentation – 448
27.2.3 Visuelle Zahlenform – 448
27.2.4 Räumliche Zahlenrepräsentation – 449
27.2.5 Strategische, konzeptuelle und prozedurale Prozesse – 451
27.2.6 Repräsentation des Platz-x-Wert-Systems – 451
27.2.7 Numerische Fingerrepräsentation – 451

27.3 Entwicklung – 452

Literatur – 453

Zum Thema

Zahlen werden nicht als eine einzige Entität verarbeitet. Eine häufige Beobachtung im klinischen Alltag ist, dass Patienten bestimmte Aufgaben mit Zahlen problemlos ausführen können, während ihnen andere einfache Aufgaben große Schwierigkeiten bereiten. So können beispielsweise Patienten mit Läsionen im Versorgungsgebiet der linken Arteria cerebri media im Allgemeinen Größenvergleiche zwischen arabischen Zahlen noch ohne Fehler ausführen, während sie gleichzeitig unfähig sind, selbst einfachste Zahlen sicher zu benennen. Zahlreiche fMRT-Studien haben sich in den letzten Jahren mit der funktional-anatomischen Basis solcher neuropsychologischer Phänomene beschäftigt und zu einer Verfeinerung und Erweiterung unserer Vorstellungen darüber, wie das Gehirn Zahlen verarbeitet, geführt.

27.1 Ein funktional-anatomisches Modell der Zahlenverarbeitung

> Zahlenverarbeitung beschäftigt sich mit der Wahrnehmung, Repräsentation und Manipulation von Zahlen (wie z. B. beim Rechnen). Eine einzelne Zahl wird multidimensional repräsentiert und nicht als eine einzige Entität wahrgenommen.

Dehaene und Cohen haben 1995 (Cohen et al. 2000; Dehaene u. Cohen 1997) ein funktional-anatomisches Modell der Zahlenverarbeitung vorgeschlagen, an dem sich die Konzeption und Interpretation von fMRT-Studien zur Zahlenverarbeitung maßgeblich weltweit orientiert. In dem Modell wird postuliert, dass verschiedene Funktionen der Zahlenverarbeitung von verschiedenen, z. T. weit auseinander liegenden Hirnregionen übernommen werden und deshalb auch unabhängig voneinander beeinträchtigt sein können.

Das funktional-anatomische Modell von Dehaene und Cohen (1995) basiert auf dem **Triple-Code-Modell** von Dehaene (1992) und unterscheidet 3 wichtige mentale Repräsentationen von Zahlen und Mengen, auf die sich Prozesse der Zahlenverarbeitung und des Rechnens stützen. Je nach Aufgabenstellung können nach dem Triple-Code-Modell also 3 verschiedene Repräsentationen involviert sein, die als unterschiedliche »Codes« bezeichnet werden:

1. Eine beidseitig im Bereich des horizontalen intraparietalen Sulcus (hIPS) lokalisierte numerische Größenrepräsentation, mittels derer Größenvergleiche (z. B. ist 9 größer als 5?) oder Abschätzungen (120 Personen in einem Bus, ist das viel oder wenig?) vorgenommen werden (s. *rote Fläche* in ◘ Abb. 27.1). Personen mit unbeeinträchtigten numerischen Fähigkeiten aktivieren bei symbolischen und nichtsymbolischen Numerositäten (symbolisch: z. B. arabische Ziffern; nichtsymbolisch: z. B. Punktmengen) automatisch die (ungefähre) Größe dieser Zahl. Dadurch wird diese unmittelbar verfügbar und hilft z. B., beim Rechnen korrekte Ergebnisse abzuschätzen oder unplausible Ergebnisse von vornherein auszuschließen (z. B. 3+2=9).
2. Eine linksseitig im Gyrus angularis sowie in perisylvischen (Sprach-)Arealen lokalisierte verbale Repräsentation von Zahlen (z. B. /neun/), an die auch arithmetisches Faktenwissen wie das kleine 1x1 gebunden ist (s. *blaue Fläche* in ◘ Abb. 27.1). Ist diese Repräsentation gestört, können u. U. Zahlen nicht mehr richtig benannt werden. Insbesondere der Abruf von multiplikativem Faktenwissen ist dann häufig gestört.
3. Eine beidseitig (für arabische Ziffern) bzw. einseitig links (für Zahlwörter) im okzipitotemporalen Übergangsbereich (BA 19/37) lokalisierte Repräsentation der visuellen Zahlenform (z. B. der Form /9/) ermöglicht es, arabische Zahlensymbole zu erkennen (s. *grüne Fläche* in ◘ Abb. 27.1).

In jüngeren Spezifikationen des Modells haben Dehaene und Kollegen (Dehaene 2009; Dehaene et al. 2003; Nieder u. Dehaene 2009) eine weitere Repräsentation in ihr Modell aufgenommen, die inzwischen ein wichtiges Konzept im Bereich der Zahlenverarbeitung darstellt:

– Eine räumliche Zahlenrepräsentation: Nach dieser sind Zahlen in unserer Kultur auf einem von links nach rechts orientierten mentalen Zahlenstrahl angeordnet. Diese Repräsentation wird bilateral im superior-parietalen Bereich lokalisiert (s. *braune Fläche* in ◘ Abb. 27.1)

Zudem hat Dehaene weitere Verarbeitungsprozesse nicht als eigene Zahlenrepräsentationen betrachtet, aber schon in seinen ersten Modellversionen berücksichtigt:

– Strategische, prozedurale und konzeptuelle Prozesse: Diese Prozesse spielen beim Rechnen eine wichtige Rolle und werden etwas unspezifisch im dorsolateralen präfrontalen Kortex (DLPFC) verortet (s. *gelbe Fläche* in ◘ Abb. 27.1)

Darüber hinaus haben Kaufmann et al. 2008 und Nuerk et al. 2011 (s. auch Nuerk et al. 2006; Moeller et al. 2009) das Triple-Code-Modell um folgende Komponente erweitert:

– Platz-×-Wert-System: Die Größe von Zahlen wird im Platz-×-Wert-System repräsentiert. Eine Ziffer ändert ihren Wert, je nachdem, an welcher Stelle in einer mehrstelligen Zahl sie steht (z. B. Einerstelle 2 in 32 oder Zehnerstelle 2 in 23). Lokalisiert wird diese Komponente bilateral im posterioren intraparietalen Kortex (Knops et al. 2006; Wood et al. 2006; s. *orange Fläche* in ◘ Abb. 27.1)

27.2 · Befunde zu den Zahlenrepräsentationen

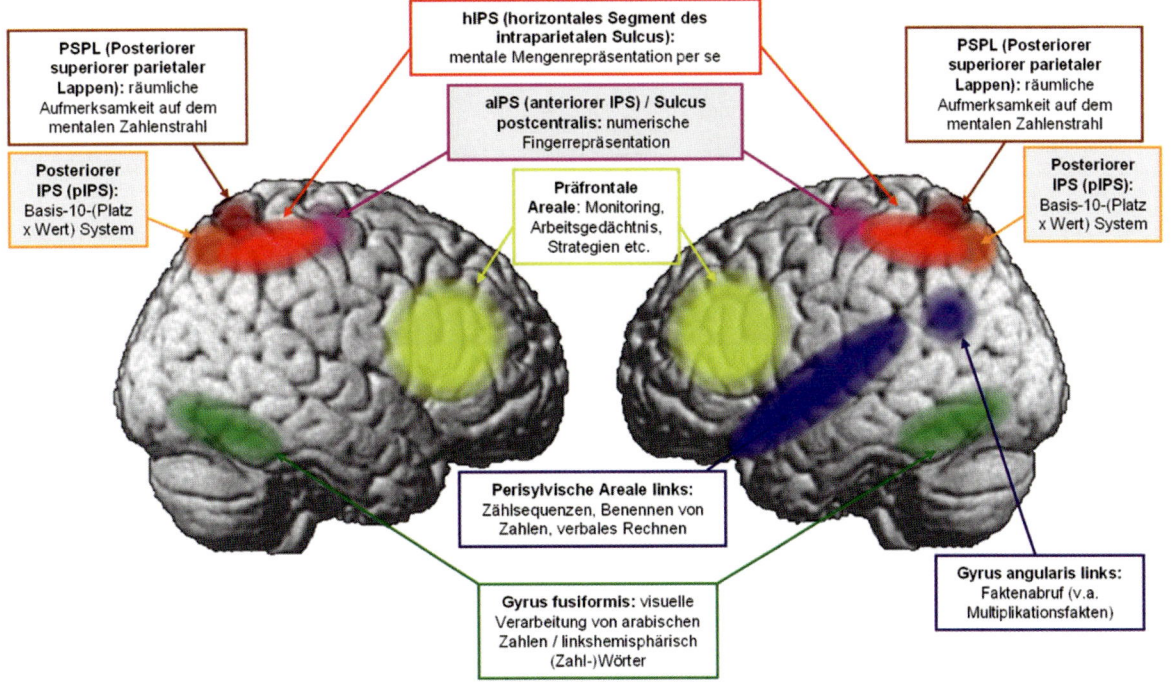

Abb. 27.1 Neuroanatomisches Modell der Zahlenverarbeitung. Basierend auf dem Triple-Code-Modell von Dehaene und Cohen 1995; mit Modifikationen (*grau unterlegt*) nach Kaufmann et al. 2008 und Nuerk et al. 2011

Zudem wurde in jüngster Zeit eine Erweiterung um folgende Komponente vorgeschlagen:

- Numerische Fingerrepräsentation (Di Luca u. Pesenti 2011; Kaufmann et al. 2008): Diese wird bilateral im Bereich des anterioren IPS sowie im prämotorischen Kortex verortet und soll auch noch bei Erwachsenen mitaktiviert werden (s. *rosa Fläche* in Abb. 27.1)

Diese Repräsentationen interagieren, wann immer Zahlenverarbeitung stattfindet. Jede dieser Komponenten kann aber auch spezifisch beeinträchtigt sein, sodass beispielsweise bei Beeinträchtigung des sprachlichen Systems die Bedeutung der Zahlen (z. B. ihre Größe) noch erfasst werden kann, während das Lesen der Zahlen oder das Schreiben nach Diktat beeinträchtigt ist.

Eine aktuelle quantitative Metaanalyse der Hirnaktivierungsmaxima aus fMRT-Studien zur Zahlenverarbeitung und zum Rechnen von Arsalidou und Taylor (2010) ergab einerseits eine Bestätigung der Aussagen des Triple-Code-Modells. Anderseits wurden zusätzliche, vorwiegend (prä-)frontale Areale identifiziert, die – hierarchisch abgestuft – je nach Komplexität der Anforderungen in den Aufgabenstellungen verschiedene kognitive Kontrollfunktionen (exekutive und Arbeitsgedächtnisfunktionen) unterstützen (Abb. 27.2). Zudem wurde abweichend von bisherigen Vorstellungen eine bedeutsame Rolle von Arealen des rechten Gyrus angularis für einen visuospatial kodierten Abruf von Rechenfakten postuliert.

27.2 Befunde zu den Zahlenrepräsentationen

Die neurokognitiven Befunde zur Zahlenrepräsentation werden nachfolgend entsprechend den eingangs im Modell postulierten neurokognitiven Komponenten dargestellt.

27.2.1 Größenrepräsentation

Die Repräsentation numerischer Größe (oder Numerosität; Butterworth 1999) liefert eine nonverbale, semantische Repräsentation der Größe und Distanzrelationen zwischen Zahlen (oft in der Metapher vom sogenannten mentalen Zahlenstrahl ausgedrückt). Wenn Zahlen auch nur gesehen oder gehört werden, wird automatisch eine Repräsentation ihrer semantischen Größe aktiviert (Eger et al. 2003; Klein et al. 2010a). Dass diese semantische Größenrepräsentation nonverbal ist, ist sehr gut illustrierbar an Patientenbefunden. Nach einer linkshemisphärischen Schädigung sind diese Patienten oft nicht mehr in der Lage, selbst einzelne Ziffern zu benennen; sie würden also die präsen-

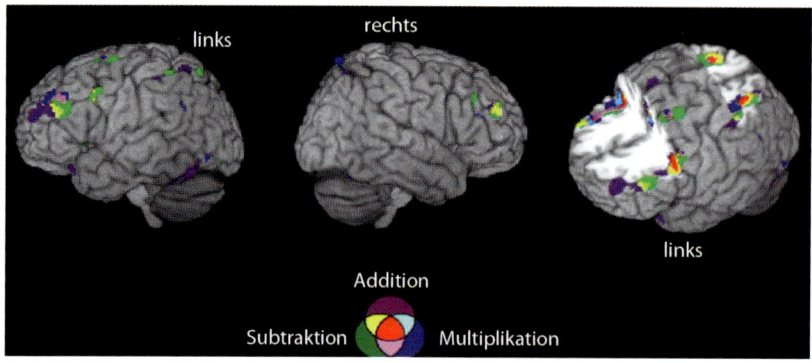

◘ **Abb. 27.2** Partielle Überlagerungen bei verschiedenen Rechenoperationen im Zusammenspiel von parietalen mit frontalen Arealen (nach einer Metaanalyse von Arsalidou u. Taylor 2010). (Aus Arsalidou u. Taylor 2010; mit freundlicher Genehmigung von Elsevier)

tierte Zahl »5« zum Beispiel als »vier« laut lesen und bei mehrstelligen Zahlen wie 3621 u. U. gar keine Antwort oder nur eine unvollständige Antwort geben können. Dennoch können diese Patienten ohne größere Schwierigkeiten durch Zeigen entscheiden, welche der beiden mehrstelligen Zahlen 623456 oder 697346 größer ist (Willmes 2008). Eine plausible, modellkonforme Erklärung ist, dass die Größenrepräsentation im Gehirn redundant bilateral um das horizontale Segment des intraparietalen Sulcus (IPS) (Dehaene et al. 2003; Hubbard et al. 2005) lokalisiert ist (vgl. die *rote Fläche* in ◘ Abb. 27.1). Bei einer Schädigung der linken Hemisphäre kann die kontralaterale rechte Hemisphäre die Größenverarbeitung weitgehend übernehmen.

Belege für die Angemessenheit der mentalen Größenrepräsentation werden u. a. aus 2 wiederholt replizierten Effekten in Reaktionszeitexperimenten abgeleitet (1. Überblick bei Dehaene 1992; aktuelle Darstellungen Dehaene 2007, 2009).

> **Definition**
>
> Der sogenannte **Distanzeffekt** besagt, dass 2 Zahlen, Zahlwörter oder Punktmengen umso leichter/schneller hinsichtlich ihrer Größe zu vergleichen sind, je größer ihre Differenz ist. Derselbe Effekt stellt sich ein, wenn eine einzelne präsentierte Zahl mit einer fest vereinbarten Standardzahl zu vergleichen ist. Der sogenannte **Problemgrößeneffekt** bedeutet, dass die Verarbeitung größerer Zahlen in verschiedensten einfachen und komplexeren Aufgabenstellungen zu schlechteren Leistungen führt (z. B. längere Reaktionszeiten, mehr Fehler).

Unter der Lupe
In der Studie von Hubbard und Kollegen (2005) wurde über die generelle Verortung der Größenrepräsentation hinaus neuroanatomisch eine weitere Ausdifferenzierung kortikaler Areale im Bereich des IPS vorgenommen (◘ Abb. 27.3). Diese Differenzierung wurde in Homo-

logie zu entsprechenden Arealen bei Makaken-Affen entwickelt. Dabei wurden insbesondere das laterale (LIP), das anteriore (AIP) und das ventrale (VIP) intraparietale Areal der Makaken-Affen in Verbindung mit numerischer Kognition gebracht. Hierbei entspricht das VIP des Makaken gut dem beim Menschen bereits erwähnten hIPS (vgl. die *rote Fläche* in ◘ Abb. 27.1). Parietale Regionen wie der mediale posteriore IPS / das PSPL beim Menschen (posteriorer superiorer Parietallappen) sollen hingegen in Analogie zum LIP-Areal bei Makaken-Affen stehen (vgl. die *braune Fläche* in ◘ Abb. 27.1 und ► Abschn. 27.2.4 zu einer räumlichen Repräsentation). Da diese Areale räumliche Transformationen unterstützen, werden sie als geeignete Kandidaten für arithmetische Transformationen und andere räumliche Aspekte numerischer Kognition angesehen. Das sind besonders solche Areale, die Raum unabhängig von der Modalität und den beteiligten Effektoren (Arme, Beine) kodieren. Zudem sollten Mechanismen der räumlichen Aufmerksamkeitsverschiebung, die sich auf das LIP-Areal stützen, auch für Verschiebungen der Aufmerksamkeit auf verschiedene Bereiche des mentalen Zahlenstrahls hilfreich sowie für Verschiebungen der Aufmerksamkeit hin zu verschiedenen Konstituenten einer Rechenaufgabe (vgl. auch Knops et al. 2009 unter ► Abschn. 27.2.4). Das weiter anterior gelegene Areal AIP bei Makaken-Affen wurde in Verbindung mit dem menschlichen anterioren IPS (aIPS) gebracht. Dieser ist bei Greifbewegungen der Finger aktiv und lässt sich leicht auf den Einsatz der Finger in der individuellen Entwicklung von mentalen Zahlenrepräsentationen und zur Unterstützung von elementaren Rechenprozessen beziehen (vgl. die *rosa Fläche* in ◘ Abb. 27.1 und ► Abschn. 27.2.7 zu einer postulierten Fingerrepräsentation).

Offene Fragen zur Größenrepräsentation betreffen deren Ausdifferenzierung und Spezifität: Ist die im IPS lokalisierte Größenrepräsentation spezifisch für Zahlen oder ist sie Teil eines »General purpose«-Größenrepräsentationssystems, das Größe ganz generell für Raum, Zeit, Zahlen und andere Objekteigenschaften kodiert? So argumentierte beispielsweise Walsh (2003) in seiner ATOM-Theorie (**A T**heory **o**f **M**agnitude), dass die für die Repräsentation abstrakter numerischer Quantität vermuteten parietalen Regionen auch generell räumliche Repräsentationen unterstützen und bei der Verarbeitung zeitlicher Ordnung relevant sind. Im Gegensatz dazu argumentieren Cohen Kadosh u. Walsh (2009), dass sich im Parietalkortex eng benachbart angesiedelte, aufgabenabhängige, nichtabs-

27.2 · Befunde zu den Zahlenrepräsentationen

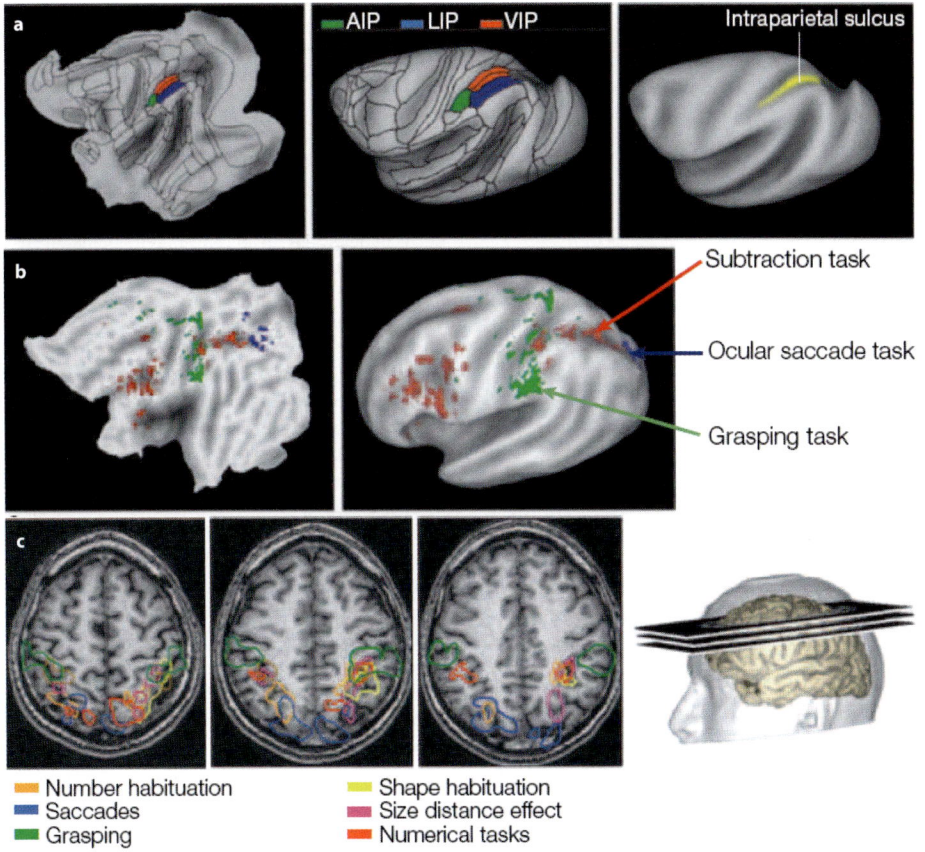

Abb. 27.3 a–c Differenzierung verschiedener IPS-Areale in Homologie zu entsprechenden Arealen bei Makaken-Affen. (Aus Hubbard et al. 2005; mit freundlicher Genehmigung von Nature Publishing Group). **a** Anteriorer intraparietaler IPS (AIP), lateraler intraparietaler IPS (LIP) und ventraler intraparietaler IPS (VIP) beim Makaken. **b** Humane Areale in Homologie zu den in **a** beschriebenen Arealen bei Makaken. Die verschiedenen Farben entsprechen denjenigen Arealen, die während der Durchführung bestimmter Aufgaben aktiviert waren. Regionen, die im menschlichen Gehirn mit Greifbewegungen assoziiert sind, entsprechen dem AIP bei Makaken, wohingegen Regionen, die im humanen Kortex mit Sakkaden in Verbindung gebracht werden, dem LIP in Makaken entsprechen. Numerische Aufgaben hingegen scheinen im menschlichen Gehirn von einem Areal übernommen zu werden, das relativ genau mit dem VIP beim Affen übereinstimmt. Prinzipiell sprechen diese Homologien dafür, dass die generelle Organisation des IPS bei Makaken im menschlichen Hirn konserviert ist. **c** Horizontale Schnitte, die detaillierter dieselbe posterior-anteriore Organisation im menschlichen Parietalhirn zeigen. Wie in **b** gezeigt, liegen mit Greifbewegungen assoziierte Regionen am weitesten anterior, während mit Sakkaden assoziierte Areale am weitesten posterior zu finden sind. Numerische Aufgaben werden dazwischen liegenden Arealen zugeordnet

trakte Repräsentationen befinden, die sich besonders bei automatischer in Abgrenzung zu intentionaler Verarbeitung numerischer Informationen zeigten.

Abstrakte oder notationsspezifische Aktivierung des IPS: Ein Beispiel für eine wissenschaftliche Kontroverse
Ein deutliches Beispiel für kontroverse Meinungen in aktueller wissenschaftlicher Diskussion findet sich in einer Ausgabe der Zeitschrift »Neuron« von 2007. In dieser Ausgabe erschienen 2 Artikel, die beide mittels eines fMRT-Adaptationsparadigmas die Frage untersuchten, ob der IPS Aufgaben notationsspezifisch verarbeitet oder nicht. Interessanterweise kamen beide Studien zu völlig unterschiedlichen Ergebnissen.
Ein fMRT-Adaptationsparadigma ist eine innovative Technik, die auf der Annahme basiert, dass das fMRT-Signal (und damit indirekt die neuronale Antwort) schwächer wird, wenn ein- und derselbe Stimulus mehrfach präsentiert wird (vgl. Grill-Spector 2006; Grill-Spector et al. 2006). Es wird davon ausgegangen, dass der dabei beobachtete Effekt eine Abnahme der sog. »spiking rates« (Summenaktionspotenzial) der adaptierenden neuronalen Population reflektiert (Grill-Spector u. Malach 2001). Wenn sich bestimmte Attribute der dargebotenen Stimuli ändern, kann man in der Regel Neuronenpopulationen beobachten, in denen das Summenaktionspotenzial wieder zunimmt, was das fMRT-Signal wieder stärker werden lässt. Umgekehrt bedeutet das, dass die Neurone im beobachteten Areal diese Attribute nicht spezifisch verarbeiten, wenn das fMRT-Signal trotz der Änderung der Stimulusattribute sich nicht verändert. Wenn allerdings das fMRT-Signal nach Änderung bestimmter Stimulusattribute wieder stärker wird, spricht das dafür, dass Neuronenpopulationen involviert sind, die auf Stimuluseigenschaften reagieren, die sich während der Präsentation verändert haben (vgl. Jacob u. Nieder 2009).
Während Piazza und Kollegen (2007) zu dem Schluss kamen, es gäbe eine abstrakte und notationsunabhängige Kodierung für Zahlwörter,

symbolische (arabische Zahlen) und nichtsymbolische (Punktemengen) Stimuli, fanden Cohen Kadosh und Kollegen (2007) eine Asymmetrie im intraparietalen Kortex, bei der der rechte IPS als notationsspezifisch identifiziert wurde. Die Debatte, inwieweit welche Regionen Zahlengrößen abstrakt bzw. notationsspezifisch verarbeiten, dauert bis heute an und scheint vom konkreten Paradigma und der konkreten Art der Datenanalyse und -interpretation abzuhängen.

27.2.2 Verbale Repräsentation

In der verbalen Repräsentation von Zahlen werden Zahlwörter lexikalisch, phonologisch und syntaktisch in ähnlicher Form wie Wörter generell repräsentiert und verarbeitet. So sind arabische Zahlen (»5«) einem Zahlwort zugeordnet (»fünf«), das visuell (als geschriebenes Wort) oder auditiv (als gesprochenes Wort) auftreten kann. Eine besondere Form der verbalen Repräsentation von Zahlen stellt nach Dehaene und Kollegen das Wissen um Multiplikationsfakten dar. Dem liegt die Beobachtung zugrunde, dass Patienten, die Schwierigkeiten haben, Zahlen zu benennen, auch häufig Schwierigkeiten haben, Multiplikationsfakten aus dem kleinen 1×1 (z. B. 7×4) abzurufen.

Man vermutet, dass diese Multiplikationsfakten eng mit der verbalen Repräsentation von Zahlen verknüpft sind. Neuere fMRT-Studien zeigen, dass beim trainierten Abruf erlernter Multiplikationsfakten andere Gehirnregionen aktiv sind, als wenn ein Multiplikationsproblem (z. B. 17×8) errechnet werden muss (Delazer et al. 2003). Dehaene war initial davon ausgegangen, dass vor allem subkortikale Regionen wie die Basalganglien für den Abruf von Multiplikationsfakten verantwortlich sind. Dies ist jedoch aufgrund neuerer fMRT-Befunde (s. unten »Die Veränderung von Zahlenaktivierungen durch systematisches Training«) weitgehend revidiert worden (Dehaene et al. 2003). Inzwischen wird die Speicherung von (Multiplikations-)Fakten meist im linken Gyrus angularis lokalisiert, dem eine Rolle bei der mentalen Manipulation von Zahlen in verbalem Format für den Abruf von Zahlenfaktenwissen zugeschrieben wird (Delazer et al. 2004; Grabner et al. 2007, 2009), sowie in klassischen perisylvischen Sprachregionen der linken Hemisphäre (vgl. die *blaue Fläche* in ◘ Abb. 27.1).

Neuere Bildgebungsstudien haben darüber hinaus gezeigt, dass es generell zu einer Verschiebung der Aktivierung von frontalen Regionen hin zu parietalen Regionen wie dem Gyrus angularis durch intensives Training von arithmetischen Aufgaben (Delazer et al. 2003, 2005; Ischebeck et al. 2006, 2007) oder mit zunehmendem Alter (Rivera et al. 2005) kommen kann. Zudem konnte eine aktuelle fMRT-Studie bei erwachsenen Probanden mit höherer mathematischer Kompetenz während des Lösens von Rechenaufgaben eine stärkere Aktivierung im linken Gyrus angularis nachweisen. Kompetentere Rechner scheinen sich stärker auf automatische, sprachmediierte Prozesse zu verlassen (Grabner et al. 2007). Insgesamt wird angenommen, dass der automatische Abruf von Fakten das Rechnen erleichtert.

Die Veränderung von Zahlenaktivierungen durch systematisches Training

Delazer und Kollegen (2003) ließen Probanden Multiplikationsfakten lernen und verglichen Aktivierungen bei gelernten Fakten mit denen bei nicht gelernten Fakten. Sie fanden signifikant stärkere Aktivierungen für nicht trainierte Multiplikationsitems im linken IPS, links im inferior parietalen Bereich (-64, -24, 24) sowie im linken inferioren frontalen Gyrus sowie in linken perisylvischen Arealen (-62, -36, 20) und im linken Gyrus lingualis (-8, -84, 0). Dagegen ergaben sich für die trainierten Items signifikant stärkere Aktivierungen vor allem links im Gyrus angularis (-46, -60, 24), im inferioren temporalen Gyrus, im zingulären Gyrus sowie bilateral parazentral (-24, -20, 48 und 14, -12, 44) und bilateral im Zerebellum. Sie interpretierten diese Befunde dahingehend, dass bei nicht trainierten Multiplikationsaufgaben die Größenrepräsentation (IPS-Aktivierung) sowie strategische und Arbeitsgedächtnisprozesse (frontale Aktivierungen) noch eine größere Rolle spielen, während die trainierten Items häufiger über einen direkten Faktenabruf (vor allem Gyrus angularis) gelöst werden. Die Ergebnisse legen eine Modifikation des Modells von Dehaene und Cohen (1995) wie in der Version von Dehaene und Kollegen (2003) nahe, da der Faktenabruf eher vermehrt posterior im Gyrus angularis stattzufinden scheint als in (anderen) perisylvischen Arealen, die für nicht trainierte Items stärker aktiviert waren (◘ Abb. 27.4).
Ischebeck et al. (2007) gingen einen Schritt weiter und untersuchten den Lernprozess selbst für komplexere Multiplikationsprobleme während der fMRT-Messung. Die Aufgaben waren nach der Wiederholungshäufigkeit (hoch vs. niedrig) in 2 Gruppen unterteilt. Im Verlauf zeigte sich für die häufig wiederholten Aufgaben bereits nach 8 Replikationen eine signifikante Abnahme von Aktivierungen in frontoparietalen Arealen und im Nucleus caudatus, während temporoparietale Aktivierungen unter Einschluss des linken Gyrus angularis signifikant zunahmen. Die Veränderungsmuster waren also nicht prinzipiell von denen nach intensivem mehrtägigem Training verschieden (vgl. Zamarian et al. 2009).

27.2.3 Visuelle Zahlenform

Um mit Zahlen arbeiten zu können, müssen zunächst einmal die arabischen Ziffern von 0 bis 9 als bedeutungshaltige Symbole erkannt werden. Wenn jemand die arabischen Ziffern von 0 bis 9 nicht erkennt, wird er auch Rechnungen mit diesen Ziffern nicht ausführen können. Diese Aussage ist trivial; daher ist es umso erstaunlicher, dass die Repräsentation der visuellen Zahlenform in der Praxis nicht immer systematisch überprüft wird. In der visuellen Zahlenform sind Zahlen als (bedeutungslose) Sequenzen arabischer Ziffern enkodiert; dieses System soll bilateral im inferioren okzipitotemporalen Kortex (Brodmann-Areal 19/37, häufig auch Gyrus fusiformis genannt) verortet sein (Dehaene u. Cohen 1995, 1997; vgl. die *grüne Fläche* in ◘ Abb. 27.1).

Obwohl es sich bei der visuellen Zahlenform um eine basale Zahlenrepräsentation handelt, ist sie gerade im Ver-

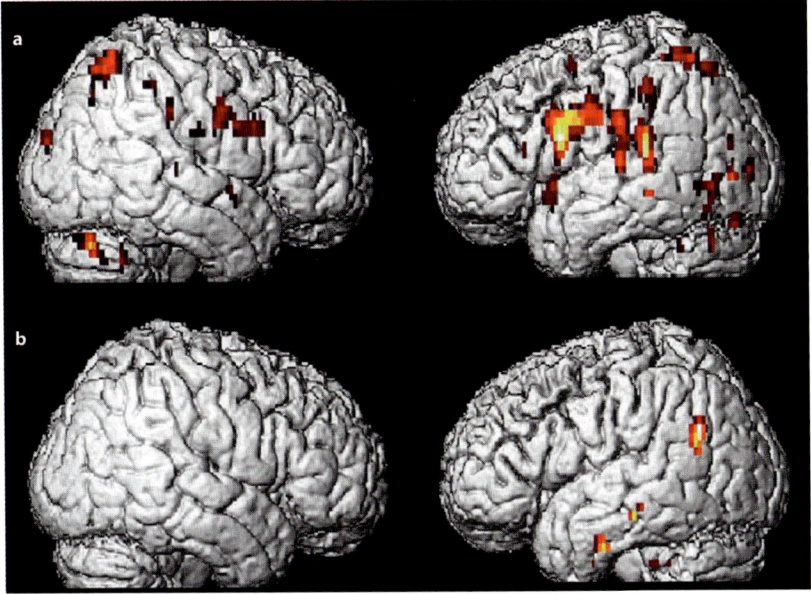

Abb. 27.4 **a** Regionen, die im Kontrast untrainierte minus trainierte Multiplikationsaufgaben stärker aktiviert waren, **b** Areale, die im umgekehrten Kontrast (trainierte vs. untrainierte Multiplikationsaufgaben) eine stärkere Aktivierung zeigen. (Mod. nach Delazer et al. 2003; mit freundlicher Genehmigung von Elsevier)

gleich zur sog. visuellen Wortform (VWF), die bei der Erkennung von Buchstaben und Wörtern eine wichtige Rolle spielt, relativ wenig untersucht. Interessanterweise scheint der Gyrus fusiformis gerade bei einem Rechenkünstler bei schwierigen Aufgaben relativ stärker aktiviert zu sein als bei normalen Kontrollpersonen (Fehr et al. 2010). Ob das allerdings auf eine unbewusste visuelle Merkstrategie auf niedrigem kognitiven Niveau (Snyder 2001, 2009) oder eher auf eine stärkere Konnektivität zwischen parietalen und frontalen Strukturen via dem fusiformen Gyrus hinweist (Büchel et al. 1999), gilt es noch mit neueren Methoden wie strukturellen und funktionellen Konnektivitätsanalysen herauszufinden.

27.2.4 Räumliche Zahlenrepräsentation

Die sogenannte räumliche Zahlenrepräsentation ist in der westlichen Kultur mit ihrer Schreibrichtung von links nach rechts in die Orientierung des von links nach rechts orientierten mentalen Zahlenstrahls involviert. Dieser ergänzende Kode wurde bereits von Dehaene und Mitarbeitern (2003) vorgeschlagen und wird bilateral im superior-parietalen Bereich lokalisiert (vgl. *braune Fläche* in Abb. 27.1): Kleinere Zahlen sind links auf dem mentalen Zahlenstrahl repräsentiert und größere Zahlen rechts. Am eindrucksvollsten kann diese Annahme an 2 Befunden verdeutlicht werden.

Üblicherweise wird angenommen, dass der sogenannte **SNARC-Effekt** (**S**patial-**N**umerical **A**ssociation of **R**esponse **C**odes) diese Verbindung von Zahlgröße und räumlicher Orientierung zeigt. Der SNARC-Effekt beinhaltet, dass bei (einstelligen) Zahlen die Entscheidung über die Parität einer Zahl für die relativ kleineren Zahlen schneller mit der linken Hand und für die relativ größeren Zahlen schneller mit der rechten Hand erfolgt, weil es eine Kongruenz zwischen der mentalen Repräsentation der Zahl auf einem von links nach rechts orientierten mentalen Zahlenstrahl (sog. »mental number line«) und der mentalen Repräsentation der räumlichen Reaktionszuordnung (sog. »response code«) gibt (Dehaene et al. 1993).

Der Effekt tritt also auf, obwohl die Zahlgröße für die Entscheidung über die Parität irrelevant ist. Zudem wurde er für verschiedene Zahlennotationen beobachtet, selbst dann, wenn nicht über eine numerisch-semantische Eigenschaft der Zahlen, sondern über eine oberflächliche Eigenschaft wie das Vorhandensein eines bestimmten Lautes in dem zu einer arabischen Zahl gehörenden Zahlwort (sog. »phoneme-monitoring«) zu entscheiden ist (Fias et al. 1996). Letztere Befunde deuten darauf hin, dass bei Präsentation einer arabischen Zahl automatisch eine Aktivierung einer räumlichen (Größen-)Repräsentation erfolgt, selbst wenn sie zur Aufgabenlösung nicht relevant ist (vgl. die umfangreiche Metaanalyse von Wood et al. 2008b; s. aber Gevers et al. 2010, für eine ergänzende verbale Arbeitsgedächtnishypothese zum SNARC).

Es hat sich inzwischen gezeigt, dass räumliche Störungen die Zahlenverarbeitung und das Rechnen entscheidend beeinträchtigen können. Beim Vorliegen eines Halbseiten-Neglekts (▶ Kap. 38) vernachlässigen Menschen mit

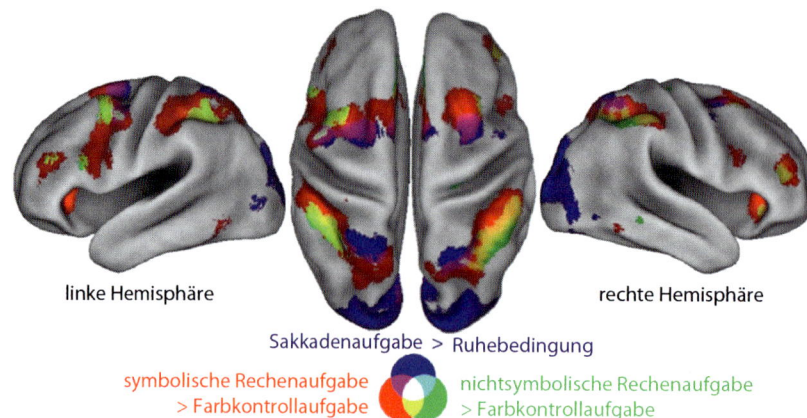

Abb. 27.5 Aktivierungen in der Rechenaufgabe (»calculation«) und der Sakkaden-Localizer-Aufgabe. Die Aktivierungen in der Rechenaufgabe sind Kontraste zwischen symbolischen (*rot*) oder nichtsymbolischen Rechenaufgaben (*grün*) im Vergleich zu einer Farbkontrollaufgabe, während die Aktivierung für die Sakkadenaufgabe (*blau*) aus dem Kontrast zwischen Sakkaden und der Ruhebedingung resultiert (p=0,005, unkorrigiert). (Aus Knops et al. 2009; mit freundlicher Genehmigung von American Association for the Advancement of Science)

zumeist rechtshemisphärischer Schädigung im parietalen (-temporalen) Bereich die linke Hälfte des Raums: Sie können ihre Aufmerksamkeit nicht oder nur noch schwer dahin lenken und nehmen im Allgemeinen nicht mehr bewusst wahr, was in dieser linken Raumhälfte geschieht. Sie können aber in der rechten Raumhälfte meist alles ohne größere Schwierigkeiten wahrnehmen. Solchen Patienten wurde eine Zahlenbisektionsaufgabe gegeben (Zorzi et al. 2002): Sie wurden z. B. gefragt, welche Zahl genau in der Mitte zwischen 1 und 9 liege (die richtige Antwort wäre also 5). Die Fehler der Neglektpatienten waren sehr systematisch. Sie antworteten mit Zahlenergebnissen, die auf der rechten Hälfte ihres mentalen Zahlenstrahls lagen, also z. B. mit 6, 7, 8. Sie vernachlässigten dabei die linke Hälfte des mentalen Zahlenstrahls und gaben kaum einmal 2, 3, 4 als Antwort an.

Die Befunde sind ähnlich wie bei der gewöhnlichen Linienhalbierungsaufgabe, in der man eine Linie in der Mitte teilen muss. Während aber diese Linie tatsächlich visuell-räumlich von dem Probanden zu sehen ist, gibt es bei der Zahlenbisektionsaufgabe keine explizite räumliche Information. Dennoch spielt die mentale räumliche Anordnung von Zahlen auf einem vorgestellten Zahlenstrahl offenbar eine wichtige Rolle in der Zahlenbisektionsaufgabe bei Neglektpatienten. Diese Verbindung zwischen der räumlichen Repräsentation von Zahlen und räumlicher Aufmerksamkeit ist möglicherweise in der gemeinsamen Kodierung beider Repräsentationen im superior-parietalen Bereich begründet. Diese Ergebnisse wurden inzwischen mehrfach repliziert (Hoeckner et al. 2008; Priftis et al. 2006; Umiltà et al. 2009 für einen Überblicksartikel) und zeigen, dass räumliche Störungen auch zu systematischen Störungen bei Zahlenaufgaben führen können.

Modifizierung von Modellen durch neue hochentwickelte fMRT-Methodik

Höher räumlich auflösende fMRT-Protokolle, präzisere zytoarchitektonisch definierte Unterteilungen des intraparietalen Areals, elaboriertere Untersuchungsdesigns und komplexere (oft multivariate) Auswertemethoden für strukturelle Hirnbilder und Muster von Hirnaktivierungsdaten führten – oft unterstützt durch mathematische Modellierungen der kognitiven Modellvorstellungen – zu grundlegend modifizierten und verfeinerten Sichtweisen über die neurofunktionelle Architektur von Zahlenverarbeitungs- und Rechenprozeduren sowie über die Spezifität von Hirnaktivierungen intraparietaler Areale. So untersuchten Knops et al. (2009), ob bei der (approximativen) Addition und Subtraktion von Punktmustern oder Zahlen entsprechende »Quantitäten« auf einem mentalen Zahlenstrahl »bewegt« werden. Im Verhalten zeigte sich zusätzlich zum generellen Effekt der Unterschätzung mit zunehmender Punktezahl bei der Addition/Subtraktion eine relativ dazu vorhandene systematische Über-/Unterschätzung der richtigen Lösung (sog. »operational momentum effect«), besonders ausgeprägt für die nichtsymbolische Notation. Dann wurden Probanden instruiert, im Scanner lediglich Augenbewegungen (Sakkaden) entweder nach rechts oder nach links zu machen. Die resultierende Aktivierung im Areal PSPL wurde hierbei aufgezeichnet und dazu benutzt, einen sog. Klassifikator (»supporting vector machine«, SVM) zu trainieren, der später lediglich anhand der Aktivierung im PSPL nachträglich überzufällig voraussagen konnte, ob die Sakkade nach rechts oder links gemacht worden war. Anschließend lösten die Probanden mit Punktemengen Additions- und Subtraktionsaufgaben. Das Erstaunliche war, dass der mit Sakkaden im PSPL trainierte Klassifikator ebenfalls überzufällig anhand der Aktivierungsverläufe im PSPL bei den Rechenaufgaben vorhersagen konnte, ob der Aktivierungsverlauf aus dem approximativen Rechenparadigma von einer Addition oder Subtraktion stammte. Dies bestärkt die Aussagen des modifizierten Triple-Code-Modells zur Rolle des PSPL in der Unterstützung der mentalen Aufmerksamkeitsausrichtung auf dem mentalen Zahlenstrahl. Für einen Überblick über die beteiligten Areale ◘ Abb. 27.5.

27.2.5 Strategische, konzeptuelle und prozedurale Prozesse

Um beispielsweise Rechenaufgaben zu lösen, braucht man nicht nur die o. g. Basisrepräsentationen, sondern auch strategisches, konzeptuelles und prozedurales Wissen, um diese Basisrepräsentationen erfolgreich anzuwenden. Ein Beispiel ist der Übertrag bei Additionsaufgaben: Bei einer Aufgabe wie 28+35 muss man wissen, welche Prozedur man anwenden muss, wenn die Einerzahlen (also 8+5) in ihrer Summe größer als oder gleich 10 sind. Diese Prozesse haben Dehaene u. Cohen (1995, 1997) zusammengefasst und neuroanatomisch wenig spezifisch frontalen Regionen zugeordnet (vgl. *gelbe Fläche* in ◘ Abb. 27.1).

Die Beteiligung frontaler Areale wurde in fMRT-Studien ausdifferenziert. So wurden beispielsweise bei Additionsaufgaben mit Übertrag im Vergleich zu Aufgaben ohne Übertrag wiederholt (prä-)frontale Aktivierungen nachgewiesen (Klein et al. 2010b; Kong et al. 2005), die nicht spezifisch für numerische Größenverarbeitung sind (Pesenti et al. 2000). Vielmehr wird davon ausgegangen, dass diese Aktivierungen eher allgemeineren Prozessen zugrunde liegen. Diese umfassen z. B. Arbeitsgedächtniskomponenten (vgl. Ashcraft u. Kirk 2001; Imbo et al. 2007a, b), die Bearbeitung von Interferenzprozessen sowie Prozessen der Antwortauswahl (Liu et al. 2004), zusätzliche Operationen beim Rechnen (Menon et al. 2000) sowie Prozesse zu kognitiver Kontrolle (Miller 2000). In jüngerer Zeit wird versucht, diese Prozesskomponenten weiter zu differenzieren und z. B. konzeptuelles und prozedurales Wissen zu trennen (Moeller et al. 2009; Wood et al. 2008a).

27.2.6 Repräsentation des Platz-×-Wert-Systems

Die Größe von arabischen Zahlen wird im Platz-×-Wert-System repräsentiert. Das arabische Zahlensystem ist ein reines Platz-×-Wert-System mit der Basis 10 und als solches in seiner Taxonomie bei den bekannten Zahlensymbolsystemen einzigartig. McCloskey hat bereits 1992 argumentiert, dass dieses System die Repräsentation von mehrstelligen Zahlen beeinflusst: Demnach ist 37 als {3} 10EXP1, {7} 10EXP0 repräsentiert, also als $3\times10^1+ 7\times10^0$. In einer Serie von Experimenten wurden Belege dafür gefunden, dass zweistellige Zahlen hinsichtlich ihrer Größe nicht auf einem holistischen Zahlenstrahl repräsentiert sind, sondern Zehner und Einer zumindest auch getrennt repräsentiert werden (Nuerk u. Willmes 2005; Nuerk et al. 2001, 2011).

Das Verständnis des Platz-×-Wert-Systems ist essenziell für den Umgang mit mehrstelligen Zahlen. Es ist noch nicht eindeutig lokalisiert, am wahrscheinlichsten ist von einem Verbundnetzwerk des posterioren-parietalen Bereichs (Raumverarbeitung: Platz) und des IPS (Größenverarbeitung: Wert) auszugehen (vgl. *orange Fläche* in ◘ Abb. 27.1). Unterstützt wird diese Annahme durch fMRT-Studien, die beispielsweise beim Übertragsrechnen Aktivierungen in posterioren intraparietalen Bereichen zeigen konnten (Klein et al. 2009, 2010b). Wood und Kollegen (2006; vgl. Knops et al. 2006) konnten für den numerischen Größenvergleich zweistelliger Zahlen in einer parametrischen Analyse der Hirnaktivierungen zeigen, dass ganz im Sinne einer dekomponierten Verarbeitung der Ziffern einer mehrstelligen Zahl die Stärke der Aktivierungen in für die Zahlenverarbeitung relevanten intraparietalen Regionen bilateral mit der (abnehmenden) logarithmierten Dekadendistanz der zu vergleichenden Zahlen kovariiert, ebenso wie die kompatibilitätskodierte Einerdistanz mit einem Areal im anterioren Teil des IPS rechts.

27.2.7 Numerische Fingerrepräsentation

Eine numerische Fingerrepräsentation wurde als weitere basale Zahlenrepräsentation vorgeschlagen (Di Luca u. Pesenti 2011; Moeller u. Nuerk 2012). Diese soll bilateral im Bereich des anterioren IPS sowie im prämotorischen Kortex lokalisiert sein und auch noch bei Erwachsenen mitaktiviert werden (vgl. *rosa Fläche* in ◘ Abb. 27.1).

In einer fMRT-Studie zeigten Kaufmann und Kolleginnen (2008) Kindern und Erwachsenen Bilder von Fingern, in denen die Probanden entweder angeben mussten, welche Zahl mit den Fingern gezeigt wurde (numerische Bedingung), ob die Handflächen beide gleich orientiert waren (also nach vorne oder nach hinten zeigten, räumliche Bedingung), oder in welchen Farben die Daumen eingefärbt waren (gleiche oder unterschiedliche Farben, Farbbedingung). Elegant am Design war, dass immer die gleichen Bilder gezeigt wurden und nur jeweils unterschiedliche Aufgaben abgefragt wurden, sodass eventuelle neurokognitive Unterschiede nicht auf die Darbietung unterschiedlicher Stimuli, sondern nur auf beteiligte kognitive Prozesse zurückgeführt werden können. Es zeigte sich bei Kindern in der numerischen Fingeraufgabe eine stärkere Aktivierung des rechten anterioren IPS und postzentralen Gyrus. Genau diese Regionen wurden in früheren Modellen einerseits dem sog. »finger grasping« (Simon et al. 2002) und andererseits der Verwendung von kleinen exakten Zahlen zugeordnet (Göbel et al. 2004). Der anteriore IPS (allerdings links) wird auch stärker aktiviert, wenn man Größeninformation anhand von Fingerbewegungen anstatt von Lippenbewegungen extrahieren muss (Thompson et al. 2004). Der anteriore IPS war schließlich auch in einer Studie von Krinzinger und Kollegen (2011) sowohl in einer visuell geführten Fingeraufgabe als auch bei symbolischen und nichtsymbolischen Zahlenaufgaben involviert.

Dass Finger- und Handrepräsentationen ursächlich Zahlenverarbeitung beeinflussen können, zeigen auch TMS-Studien von Andres et al. (2007) und Sato et al. (2007), in denen die kortikospinale Erregbarkeit von Hand- und Fingerregionen durch TMS das Zählen bzw. die Paritätsentscheidung spezifisch beeinflusste, obwohl gar keine Fingerbewegungen gefragt waren.

Fingerrechnen als Beispiel für Kulturspezifität und Embodiment
Eine innovative Studie (Tschentscher et al. 2012) bestätigte diesen ursächlichen Zusammenhang zwischen Fingern und kleinen Zahlen. Die Autoren unterschieden Personen, die von rechts bzw. von links begannen, mit den Fingern zu zählen. Den Probanden wurden jeweils Zahlen und Zahlwörter dargeboten. Die fMRT-Auswertung ergab, dass auf der kontralateralen Seite jeweils die zum Zählbeginn kontralaterale Fingerregion (die vorher durch eine sog. Localizer-Aufgabe identifiziert worden war) stärker bei kleinen Zahlen aktiviert war, obwohl keinerlei Hand- oder Fingerbewegung beim Betrachten der Zahlen erforderlich war. Die Studie unterstreicht die enge funktionale Beziehung zwischen Fingern bzw. Fingerzählen und kleinen Zahlen.
Diese letzte Studie zeigt sehr schön differenzielle Einflüsse auf die Zahlenverarbeitung, denn während in westlichen Kulturen von links nach rechts gezählt wird, wird im Nahen Osten, wo von rechts nach links gelesen wird, auch eher von rechts nach links gezählt. Solche kulturellen Einflüsse auf die Interaktion zwischen Zahlen und Raum sind gut mit dem aktuell viel diskutierten Konzept von »embodied cognition« (Barsalou 1999) vereinbar, welches beinhaltet, dass solche Korrelationen in der Umwelt eines Organismus das kognitive System, welches diese Korrelationen verarbeitet, prägen. Die sehr allgemein formulierte »Neuronal-recycling«-Hypothese von Dehaene (Dehaene 2007) ist in diesem Kontext ebenfalls relevant, denn sie postuliert, dass kulturelle Erfindungen wie das Alphabet oder arabische Ziffern zu mentalen Repräsentationen mit bestimmten Implementierungen in lokalisierten neuronalen Netzwerken führen, dass sie sich sozusagen »parasitär« evolutionär weit ältere Hirnfunktionskreise und -strukturen in okzipitotemporalen Arealen links und in bilateralen intraparietalen Kortexarealen zunutze machen, allerdings um den Preis, dass sie auch deren strukturelle Beschränkungen mit übernehmen müssen.
Ein anderer Aspekt von Embodiment bezieht sich auf die Rolle der Finger beim Zählen und den Erwerb von Zahlkonzepten. Domahs et al. (2010) konnten zeigen, dass selbst bei erwachsenen Probanden die Struktur der Fingerabzählgewohnheiten einen Einfluss auf die mentale Zahlenrepräsentation besitzt. In einer numerischen Größenvergleichsaufgabe für (symbolische) arabische Zahlenpaare mit konstanter Distanz von 2 im Bereich bis 20 zeigten sich zusätzlich zu dem zu erwartenden Problemgrößeneffekt z. B. überproportional lange Reaktionszeiten, wenn beide Zahlen beide Hände zur Veranschaulichung benötigen würden. Das galt auch für Sprecher der deutschen Gebärdensprache, welche ebenfalls ein transparentes Kodiersystem anhand der Fingeranzahl beider Hände im Zahlraum bis 10 aufweist. Bei Sprechern der chinesischen Gebärdensprache mit komplexeren Gebärden für die Zahlen ab 5, gebärdet mit einer Hand, war das nicht der Fall.

27.3 Entwicklung

Die neurokognitive Entwicklung der Zahlenverarbeitung und des Rechnens wurde bisher noch kaum untersucht. Dennoch fand eine erste Metanalyse (Kaufmann et al. 2011) 19 fMRT-Studien, die die typische und atypische Entwicklung von Zahlen untersuchten. Die oben beschriebenen Befunde bei Erwachsenen ließen sich nicht einfach auf Kinder übertragen. So zeigten sich in Studien mit Kindern viel deutlicher notationsspezifische Unterschiede zwischen symbolischer und nichtsymbolischer Zahlenverarbeitung in Regionen um den IPS. Allerdings fanden sich solche notationsspezifischen Effekte in Kinderstudien nicht nur um den IPS herum, sondern auch in frontalen und sogar subkortikalen Regionen sowie dem Zerebellum.

Auch zeigen sich Alterseffekte in der Verarbeitung von Zahlen. Bei (jüngeren) Kindern war die parietale Aktivierung stärker anterior, was mit einer stärkeren Involviertheit fingerbasierter Repräsentationen bei (jüngeren) Kindern erklärt werden könnte (▶ Abschn. 27.2.7).

Dagegen konnte eine stärkere frontale Aktivierung bei Kindern, wie sie oft in der Literatur postuliert wird (Kaufmann et al. 2005, 2006; Rivera et al. 2005), nicht gefunden werden. Der Grund dafür dürfte sein, dass die stärkeren frontalen Aktivierungen, die in den einzelnen Studien berichtet werden, unspezifisch sind; d. h., sie unterscheiden sich von Studie zu Studie. Daher gibt es nicht eine bestimmte frontale Region, die bei Kindern stärker aktiviert ist. Stattdessen scheinen sich die verschiedenen frontalen Aktivierungen von Aufgabe zu Aufgabe und möglicherweise von Kind zu Kind zu unterscheiden und auf unterschiedliche Kompensationsmechanismen hinzuweisen, die aufgrund mangelnder Automatisierung von Kindern verwendet werden.

Allerdings unterscheiden sich Kinder mit und ohne Entwicklungsdyskalkulie hinsichtlich der Aktivierung verschiedener Hirnregionen. Im parietalen Bereich aktivieren typisch entwickelte Kinder stärker den linken Praecuneus (um den IPS herum), den rechten inferioren parietalen Kortex sowie den rechten dorsolateralen präfrontalen Kortex. Kinder mit Entwicklungsdyskalkulie dagegen scheinen stärker den rechten supramarginalen Gyrus sowie den postzentralen Gyrus sowie posterior rechte frontale Regionen zu aktivieren als Kontrollkinder. Die Autoren erklären dies damit, dass bei Entwicklungsdyskalkulie schon bei einfachen Aufgaben stärker fingerbasierte Repräsentationen sowie stärkere kompensatorische Mechanismen vorkommen.

> **Zusammenfassung und Ausblick**
>
> Neuere fMRT-Studien zur Zahlenverarbeitung (z. B. Hubbard et al. 2005) führten zu einer stärkeren Ausdifferenzierung und teilweisen Modifizierung des Modells von Dehaene und Cohen (1995; Dehaene et al. 2003). Unterspezifiziert sind in den gegenwärtigen Zahlenmodellen allerdings noch die verschiedenen Aspekte der verbal-sprachlichen Repräsentation von Zahlen. Ist die Repräsentation von verbal gelernten Multiplikationsfakten wirklich die gleiche verbale Repräsentation im Vergleich zu abstrakteren, konzeptuell-linguistischen Eigenschaften wie der linguistischen Markiertheit (z. B. Nuerk et al. 2004)? In der Sprachforschung werden verschiedene verbale Repräsentationen unterschieden, in der Zahlenforschung noch nicht. Die Spezifizierung verschiedener Ebenen der verbalen Verarbeitung von Zahlen stellt eine wichtige Aufgabe für die Zukunft dar.

Literatur

Andres M, Seron X, Olivier E (2007) Contribution of hand motor circuits to counting. J Cogn Neurosci 19: 563–576

Arsalidou M, Taylor MJ (2010) Is 2+2=4? Meta-analyses of brain areas needed for numbers and calculations. NeuroImage 54: 2382–2393

Ashcraft MH, Kirk EP (2001) The relationships among working memory, math anxiety, and performance. J Exp Psychol Gen 130: 224–237

Barsalou LW (1999) Perceptual symbol systems. Behav Brain Sci 22: 577–660

Büchel C, Coull JT, Friston KJ (1999) The predictive value of changes in effective connectivity for human learning. Science 283: 1538–1541

Butterworth B (1999) The mathematical brain. Macmillan, London

Cohen L, Dehaene S, Chochon F, Lehéricy S, Naccache L (2000) Language and calculation within the parietal lobe: A combined cognitive, anatomical and fMRI study. Neuropsychologia 38: 1426–1440

Cohen Kadosh R, Walsh V (2009) Numerical representation in the parietal lobes: Abstract or not abstract? Behav Brain Sciences 32: 313–373

Cohen Kadosh R, Cohen Kadosh K, Kaas A, Henik A, Goebel R (2007) Notation-dependent and -independent representations of numbers in the parietal lobes. Neuron 53: 307–314

Dehaene S (1992) Varieties of numerical abilities. Cognition 44: 1–42

Dehaene S (2007) Symbols and quantities in parietal cortex: Elements of a mathematical theory of number representation and manipulation. In: Haggard P, Rossetti Y (eds) Attention & Performance XXII. Sensori-Motor Foundations of Higher Cognition. Harvard University Press, Cambridge, MA, pp 527–574

Dehaene S (2009) Origins of mathematical intuitions. Ann NY Acd Sci 1156: 232–259

Dehaene S, Cohen L (1995) Towards an anatomical and functional model of number processing. Math Cogn 1: 83–120

Dehaene S, Cohen L (1997) Cerebral pathways for calculation: double dissociation between rote verbal and quantitative knowledge of arithmetic. Cortex 33: 219–250

Dehaene S, Bossini S, Giraux P (1993) The mental representation of parity and number magnitude. J Exp Psychol Gen 122: 371–396

Dehaene S, Piazza M, Pinel P, Cohen L (2003) Three parietal circuits for number processing. Cogn Neuropsychol 20: 487–506

Delazer M, Domahs F, Bartha L, Brenneis C, Lochy A, Trieb T, Benke T (2003) Learning complex arithmetic – a fMRI study. Cogn Brain Res 18: 76–88

Delazer M, Domahs F, Lochy A, Bartha L, Brenneis C, Trieb T (2004) The acquisition of arithmetic knowledge – an FMRI study. Cortex 40: 166–167

Delazer M, Ischebeck A, Domahs F, Zamarian L, Koppelstaetter F, Siedentopf CM, Kaufmann L, Benke T, Felber S (2005) Learning by strategies and learning by drill: Evidence from an fMRI study. Neuroimage 25: 838–849

Di Luca S, Pesenti M (2011) Finger numeral representations: more than just another symbolic code. Front Psychol 2: 272. DOI:10.3389/fpsyg.2011.00272

Domahs F, Moeller K, Huber S, Willmes K, Nuerk H-C (2010) Embodied numerosity: Implicit hand-based representations influence symbolic number processing across cultures. Cognition 116: 251–266

Eger E, Sterzer P, Russ MO, Giraud AL, Kleinschmidt A (2003) A number representation in human intraparietal cortex. Neuron 37: 719–725

Fehr T, Weber J, Willmes K, Herrmann M (2010) Neural correlates in exceptional mental arithmetic – About the neural architecture of prodigious skills. Neuropsychologia 48: 1407–1416

Fias W, Brysbaert M, Geypens F, d'Ydevalle G (1996) The importance of magnitude information in numerical processing: Evidence from the SNARC effect. Math Cogn 2: 95–110

Gevers W, Santens S, Dhooge E, Chen Q, Van den Bossche L, Fias W, Verguts T (2010) Verbal-spatial and visuospatial coding of number-space interactions. J Exp Psychol Gen 139: 180–190

Göbel SM, Johansen-Berg H, Behrens T, Rushworth MFS (2004) Response-selection related parietal activation during number comparison. J Cogn Neurosci 16: 1536–1551

Grabner RH, Ansari D, Reishofer G, Stern E, Ebner F, Neuper C (2007) Individual differences in mathematical competence predict parietal brain activation during mental calculation. Neuroimage 38: 346–356

Grabner RH, Ansari D, Koschutnig K, Reishofer G, Ebner F, Neuper C (2009) To retrieve or to calculate? Left angular gyrus mediates the retrieval of arithmetic facts during problem solving. Neuropsychologia 47: 604–608

Grill-Spector K (2006) Selectivity of adaptation in single units: Implications for fMRI experiments. Neuron 49: 170–171

Grill-Spector K, Malach R (2001) FMR-adaptation: A tool for studying the functional properties of human cortical neurons. Acta Psychol (Amst) 107: 293–321

Grill-Spector K, Henson R, Martin A (2006) Repetition and the brain: Neural models of stimulus-specific effects. Trends Cogn Sci 10: 14–23

Hoeckner SH, Zauner H, Moeller K, Wood G, Haider C, Gaßner A, Nuerk H-C (2008) Impairments of the mental number line for two-digit numbers in neglect. Cortex 44: 429–438

Hubbard EM, Piazza M, Pinel P, Dehaene S (2005) Interactions between number and space in parietal cortex. Nat Rev Neurosci 6: 435–448

Imbo I, Vandierendonck A, De Rammelaere S (2007a) The role of working memory in the carry operation of mental arithmetic: Number and value of the carry. Q J Exp Psychol 60: 708–731

Imbo I, Vandierendonck A, Vergauwe E (2007b) The role of working memory in carrying and borrowing. Psychol Res 71: 467–483

Ischebeck A, Zamarian L, Siedentopf C, Koppelstatter F, Benke T, Felber S, Delazer M (2006) How specifically do we learn? Imaging the learning of multiplication and subtraction. Neuroimage 30: 1365–1375

Ischebeck A, Zamarian L, Egger K, Schocke M, Delazer M (2007) Imaging early practice effects in arithmetic. Neuroimage 36: 993–1003

Jacob SN, Nieder A (2009) Notation-independent representation of fractions in the human parietal cortex. J Neurosci 29: 4652–4657

Kaufmann L, Nuerk H-C (2005) Numerical development: Current issues and future perspectives. Psychology Science 47: 142–170

Kaufmann L, Koppelstaetter F, Delazer M, Siedentopf C, Rhomberg P, Golaszewski S, Felber S, Ischebeck A (2005) Neural correlates of distance and congruity effects in a numerical Stroop task: an event-related fMRI study. NeuroImage 25: 888–898

Kaufmann L, Koppelstaetter F, Siedentopf C, Haala I, Haberlandt E, Zimmerhackl LB, Felber S, Ischebeck A (2006) Neural correlates of a number-size interference task in children. NeuroReport 17: 587–591

Kaufmann L, Vogel S, Wood G, Kremser C, Schocke M, Zimmerhackl LB, Koten JW (2008) A developmental fMRI study of nonsymbolic numerical and spatial processing. Cortex 44: 376–385

Kaufmann L, Wood G, Rubinsten O, Avishai H (2011) Metaanalyses of Developmental fMRI Studies Investigating Typical and Atypical Trajectories of Number Processing and Calculation. Dev Neuropsychol 36: 763–787

Klein E, Nuerk H-C, Wood G, Knops A, Willmes K (2009) The exact vs. approximate distinction in numerical cognition may not be exact, but only approximate: How different processes work together in multi-digit addition. Brain Cogn 69: 369–381

Klein E, Moeller K, Nuerk H-C, Willmes K (2010a) On the neuro-cognitive foundations of basic auditory number processing: An fMRI study. Behav Brain Funct 6: 44

Klein E, Willmes K, Dressel K, Domahs F, Wood G, Nuerk H-C, Moeller K (2010b) Categorical and continuous – Disentangling the neural correlates of the carry effect in multi-digit addition. Behav Brain Funct 6: 70

Knops A, Nuerk H-C, Fimm B, Vohn R, Willmes K (2006) A special role for numbers in working memory? An fMRI study. NeuroImage 29: 1–14

Knops A, Thirion B, Hubbard EM, Michel V, Dehaene S (2009) Recruitment of an area involved in eye movements during mental arithmetic. Science 324: 1583–1585

Kong J, Wang C, Kwong K, Vangel M, Chuac E, Gollub R (2005) The neural substrate of arithmetic operations and procedure complexity. Cogn Brain Res 22: 397–405

Krinzinger H, Koten JW, Horoufchin H, Kohn N, Arndt D, Sahr K, Konrad K, Willmes K (2011) The role of finger representations and saccades for number processing: an FMRI study in children. Front Psychol 2: 373

Liu X, Banich MT, Jacobson BL, Tanabe JL (2004) Common and distinct neural substrates of attentional control in an integrated Simon and spatial Stroop task as assessed by event-related fMRI. NeuroImage 22: 1097–1106

McCloskey M (1992) Cognitive mechanisms in numerical processing: Evidence from acquired dyscalculia. Cognition 44: 107–157

Menon V, Rivera SM, White CD, Eliez S, Glover GH, Reiss AL (2000) Functional optimisation of arithmetic processing in perfect performers. Cogn Brain Res 9: 343–345

Miller EK (2000) The prefrontal cortex and cognitive control. Nat Rev Neurosci 1: 58–65

Moeller K, Nuerk H-C (2012) Zählen und Rechnen mit den Fingern: Hilfe, Sackgasse oder bloßer Übergang auf dem Weg zu komplexen arithmetischen Kompetenzen? Lernen und Lernstörungen 1: 49–69

Moeller K, Fischer MH, Nuerk H-C, Willmes K (2009) Sequential or parallel decomposed processing of two-digit numbers? Evidence from eye-tracking. Q J Exp Psychol 62: 324–335

Nieder A, Dehaene S (2009) Representation of Number in the Brain. Ann Rev Neurosci 32: 185–208

Nuerk H-C, Weger U, Willmes K (2001) Decade breaks in the mental number line? Putting the tens and units back in different bins. Cognition 82: B25–33

Nuerk H-C, Iversen W, Willmes K (2004) Notational modulation of the SNARC and the MARC (Linguistic Markedness Association of Response Codes) Effect. Q J Exp Psychol A 57: 835–863

Nuerk H-C, Graf M, Willmes K (2006) Grundlagen der Zahlenverarbeitung und des Rechnens [Foundations of number processing and calculation]. In Sprache, Stimme, Gehör: Zeitschrift für Kommunikationsstörungen 30: 147–153

Nuerk, H-C, Moeller K, Klein E, Willmes K, Fischer MH (2011) Extending the Mental Number Line – A Review of Multi-Digit Number Processing. J Psychol 219: 3–22

Nuerk H-C, Willmes K (2005) On the magnitude representations of two-digit numbers. Psychol Sci 47: 52–72

Pesenti M, Thioux M, Seron X, De Volder A (2000) Neuroanatomical substrates of Arabic number processing, numerical comparison and simple addition: a PET study. J Cogn Neurosci 12: 461–479

Piazza M, Pinel P, Le Bihan D, Dehaene S (2007) A magnitude code common to numerosities and number symbols in human intraparietal cortex. Neuron 53: 293–305

Priftis K, Zorzi M, Meneghello F, Marenzi R, Umiltà C (2006) Explicit versus implicit processing of representational space in neglect: dissociations in accessing the mental number line. J Cogn Neurosci 18: 680–688

Rickard TC, Romero SG, Basso G, Wharton C, Flitman S, Grafman J (2000) The calculating brain: An fMRI study. Neuropsychologia 38: 325–335

Rivera SM, Reiss AL, Eckert, MA, Menon V (2005) Developmental changes in mental arithmetic: Evidence for increased functional specialization in the left inferior parietal cortex. Cereb Cortex 15: 1779–1790

Sato M, Cattaneo L, Rizzolatti G, Gallese V (2007) Numbers within our hands: modulation of corticospinal excitability of hand muscles during numerical judgment. J Cogn Neurosci 19: 684–693

Simon O, Mangin JF, Cohen L, Le Bihan D, Dehaene S (2002) Topographical layout of hand, eye, calculation and language-related areas in the human parietal lobe. Neuron 33: 475–487

Snyder A (2001) Paradox of the Savant mind – The provocative exceptions to our understanding of intellectual ability. Nature 413: 251–252

Snyder A (2009) Explaining and inducing savant skills: Privileged access to lower level, less-processed information. Philosl Trans R Soc Lond B Biol Sci 364: 1399–1405

Thompson JC, Abbott DF, Wheaton KJ, Syngeniotis A, Puce A (2004) Digit representation is more than just hand waving. Cogn Brain Res 21: 412–417

Tschentscher N, Hauk O, Fischer MH, Pulvermüller F (2012) You can count on the motor cortex: Finger counting habits modulate motor cortex activation evoked by numbers. Neuroimage 59: 3139–3148

Umiltà C, Priftis K, Zorzi M (2009) The spatial representation of numbers: evidence from neglect and pseudoneglect. Exp Brain Res 192: 561–569

Walsh V (2003) A theory of magnitude: common cortical metrics of time, space and quantity. Trends Cogn Sci 7: 483–488

Willmes K (2008) Acalculia. In: Goldenberg G, Miller BL (eds) Handbook of Clinical Neurology, Vol 88 (3rd series). Neuropsychology and behavioral neurology. Elsevier, Lisse, pp 339–358

Wood G, Nuerk H-C, Willmes K (2006) Neural representations of two-digit numbers: A parametric fMRI study. NeuroImage 46: 358–367

Wood G, Nuerk HC, Moeller K, Geppert B, Schnitker R, Weber J, Willmes K (2008a) All for one but not one for all: How multiple number representations are recruited in one numerical task. Brain Res 1187: 154–166

Wood G, Willmes K, Nuerk H-C, Fischer M (2008b) On the cognitive link between space and number: A meta-analysis of the SNARC effect. Psychol Sci Q 59: 489–525

Zamarian L, Ischebeck A, Delazer M (2009) Neuroscience of learning arithmetic – Evidence from brain imaging studies. Neurosci Biobehav Rev 33: 909–925

Zorzi M, Priftis K, Umiltà C (2002) Neglect disrupts the mental number line. Nature 417: 138–139

Konnektivität

C. Grefkes, S. B. Eickhoff, G. R. Fink

28.1 Einführung – 458

28.2 Prinzipien der Hirnorganisation – 458

28.3 Konnektivität – Konzepte und Verfahren – 459
28.3.1 Graph-Theorie – 459
28.3.2 Funktionelle Konnektivität – 460
28.3.3 Effektive Konnektivität – 462

28.4 Vor- und Nachteile verschiedener Konnektivitätsansätze – 467

Literatur – 468

Zum Thema

Konnektivitätsanalysen sind in zunehmendem Maße feste Bestandteile in der Auswertung funktioneller Bildgebungsdaten. In diesem Kapitel werden zunächst die grundlegenden Konzepte hinsichtlich der Organisation des Gehirns besprochen. Im Folgenden werden dann Verfahren zur Berechnung von funktioneller und effektiver Konnektivität vorgestellt und diskutiert. Abschließend werden Vor- und Nachteile der verschiedenen Konnektivitätsansätze beleuchtet.

28.1 Einführung

Funktionell-bildgebende Verfahren erlauben, mentale Prozesse im Gehirn nichtinvasiv zu untersuchen. Eine Vielzahl an fMRT-Studien beschäftigt sich mit der Frage, wo im Gehirn ein spezifischer kognitiver Zustand »erhöhte Aktivität« hervorruft. Auch können mit der fMRT regionale Veränderungen neuraler Aktivität als mögliche Ursachen neurologischer oder psychiatrischer Symptome sichtbar gemacht werden. Eine solche Analyse zentralnervöser Korrelate von Verhalten und Kognition ist geeignet, das Gehirn in seine funktionellen Einheiten zu zerlegen, um dadurch Struktur-Funktions-Beziehungen aufzuzeigen. Andererseits ist diese Sichtweise nicht ausreichend für die neurobiologische Beschreibung von Verhalten und Kognition. Die Kenntnis, wo ein bestimmter Zustand Aktivität im Gehirn erhöht, sagt uns nicht, wie diese Aktivitätsänderung vermittelt ist und was sie bedeutet.

> Die Funktion eines Areals ergibt sich maßgeblich daraus, wie es mit anderen Arealen verbunden ist.

Die Verbindungen eines Areals, auch »**Konnektivität**« genannt, bestimmen, welche Informationen in dieses Areal gelangen und wohin diese weitergeleitet werden. Schätzungsweise geht jede der ca. 20 Mrd. Nervenzellen des zerebralen Kortex im Mittel 5.000–10.000 Verbindungen mit anderen Neuronen ein (Pakkenberg et al. 2003). Somit stellt Konnektivität ein fundamentales Prinzip für die Funktionsweise des Gehirns dar. In diesem Kapitel werden Konzepte und Verfahren vorgestellt, mit denen die Konnektivität von Hirnregionen auf Basis funktionell-bildgebender Verfahren untersucht werden kann.

28.2 Prinzipien der Hirnorganisation

Das Gehirn kann als ein System von Elementen konzeptualisiert werden (z. B. neuronale Populationen in unterschiedlichen Arealen), welche in einer zeitlich und räumlich spezifischen Weise miteinander interagieren. Diese Organisationsstruktur und deren Rekrutierung durch unterschiedliche Aufgaben kann mithilfe der funktionellen Bildgebung, insbesondere der funktionellen Magnetresonanztomographie (fMRT), untersucht werden. Hierbei sind 2 fundamentale Dimensionen von Interesse: **Segregation** und **Integration**.

> **Definition**
>
> Segregation (lat. segregare: absondern, trennen) bezeichnet die Aufteilung des Gehirns in verschiedene strukturelle und funktionelle Untereinheiten (Areale).

Die funktionelle **Segregation** trägt der Kenntnis Rechnung, dass das Gehirn und insbesondere die Großhirnrinde keine homogene Entität darstellt, sondern auf Basis histologischer, neurochemischer oder funktioneller Kriterien in zahlreiche, regional distinkte Untereinheiten (Regionen, Areale) unterteilt werden kann. So lässt sich auf der Hinterwand des Gyrus praecentralis ein Areal abgrenzen, welches Korbinian Brodmann aufgrund seiner charakteristischen zytoarchitektonischen Struktur als Area 4 bezeichnete (Brodmann 1909). Der deutsche Neurologe Otfrid Foerster war einer der ersten Neurowissenschaftler, der durch Stimulation bestimmter Regionen in Area 4 isolierte Bewegungen einzelner Körperteile hervorrufen konnte (Foerster 1936). Seither gilt die Area 4 als der primärmotorische Kortex der Großhirnrinde (▶ Abschn. 2.3.8, ▶ Kap. 18).

Im Gegensatz zum Konzept der Segregation bedient sich das Konzept der funktionellen **Integration** der Hypothese, dass sich motorische, sensorische, affektive und kognitive Prozesse niemals auf eine einzige Region zurückführen lassen. Vielmehr resultieren solche Prozesse aus einem dynamischen Informationsaustausch zwischen räumlich distinkten Hirnregionen.

> **Definition**
>
> Funktionelle Integration (lat. integrare: wiederherstellen) bezeichnet die Verknüpfung räumlich getrennter Elemente (Areale) zu einer funktionellen Einheit.

Beispielsweise wird die Aktivität von Neuronen in Area 4 durch aktivierende und inhibierende Einflüsse aus prämotorischen Arealen wie dem dorsalen und ventralen Prämotorkortex (dPMC, vPMC), dem supplementärmotorischen Areal (SMA) sowie subkortikalen Regionen moduliert, die sich wiederum allesamt untereinander gegenseitig beeinflussen sowie mit weiteren Arealen im präfrontalen und parietalen Kortex interagieren. Das Zusammenspiel in diesem Netzwerk von Arealen führt letztendlich dazu, dass eine motorische Aktion, beispielsweise Greifen nach einem

Glas Kölsch, ausgeführt werden kann. Somit stellen die Konzepte der funktionellen Segregation und Integration sich gegenseitig ergänzende Organisationsprinzipien dar.

28.3 Konnektivität – Konzepte und Verfahren

Die Integration funktionell-segregierter Areale erfolgt über Konnektivität, also den Verbindungen eines Areals oder eines Netzwerks von Arealen. Hierbei ist anzumerken, dass es nicht die eine Konnektivität gibt, sondern dieser Begriff für eine ganze Reihe von Interaktionsmaßen zweier oder mehrerer Regionen verwendet wird (Eickhoff u. Grefkes 2011).

> Die Untersuchung von Konnektivität erfolgt auf verschiedenen Ebenen mit unterschiedlichen Methoden.

Netzwerkmodelle konzeptualisieren die Organisation des Gehirns auf 3 Stufen (Sporns et al. 2005):
1. Auf der Ebene individueller Neurone und Synapsen (Mikroebene)
2. Auf der Ebene neuronaler Populationen (Mesoebene)
3. Auf der Ebene anatomischer Areale und deren Projektionen (Makroebene)

In der Humanforschung erfolgt die Untersuchung von Konnektivität aufgrund der Millimeter-Auflösung von fMRT meist auf der Makroebene. Hier werden neuronale Netzwerke in der Regel als Graphen dargestellt und interpretiert.

28.3.1 Graph-Theorie

> **Definition**
> Ein Graph ist die Darstellung eines Netzwerks in Form von Knoten und Verbindungen.

Ein Graph besteht aus Knoten (z. B. Hirnregionen), welche über Kanten bzw. Verbindungen (entsprechen dem jeweiligen Konnektivitätsmaß) zu einem Netzwerk geformt sind. Die Verbindungen zwischen den Knoten können dabei entweder ungewichtet (An-/Abwesenheit einer Verbindung) oder gewichtet (Stärke der Verbindung) beschrieben werden. Des Weiteren können die Kanten bzw. Verbindungen ungerichtet (Verbindung zwischen A und B) oder gerichtet (Verbindung von A nach B) sein (◌ Abb. 28.1). Zur Vereinfachung der Analyse werden gewichtete Netzwerke meist binarisiert (in ungewichtete überführt) und gerichtete Netzwerke symmetrisiert (in ungerichtete überführt)

(◌ Abb. 28.1). Um die Struktur (Topologie) eines Netzwerks zu beschreiben, kann man sich der Graph-Theorie bedienen (Rubinov u. Sporns 2010). Diese erlaubt die Beschreibung lokaler und globaler Eigenschaften eines Netzwerks hinsichtlich des theoretisch möglichen Informationsaustausches. Beispielsweise beschreibt die **kürzeste Pfadlänge** (»shortest path length«) den kürzesten Abstand zwischen 2 Netzwerkknotenpunkten (◌ Abb. 28.1). Wenn diese Maßzahl für jeden Netzwerkknotenpunkt berechnet wird, kann die **mittlere kürzeste Pfadlänge** (»mean shortest path length«) bestimmt werden, welche eine Maß dafür ist, wie schnell Informationen in einem Netzwerk ausgetauscht werden können.

Theoretisch besitzt ein Netzwerk, in dem jedes Areal mit jedem verbunden ist, eine besonders kleine mittlere kürzeste Pfadlänge, was einen besonders schnellen Austausch von Informationen ermöglicht. Jedoch wäre ein solches Netzwerk energetisch aufwändig, da eine sehr hohe Anzahl an Verbindungen unterhalten werden müsste. Ein **effizientes Netzwerk** besitzt dagegen möglichst wenige Verbindungen, die aber optimal angeordnet sind, sodass ein schneller Informationsaustausch möglich ist. Dies kann durch ein hohes **lokales Clustering** erreicht werden, d. h. durch die Bildung von einzelnen Gruppen von intensiv vernetzten Arealen, welche über einzelne Langstreckenverbindungen zu einem Netzwerk verbunden sind. Die Netzwerkknoten, die diese Langstreckenverbindungen ausbilden, werden als »Hubs« (Nabe/Drehkreuz) bezeichnet (◌ Abb. 28.1). Diese **Hubs** besitzen eine wichtige Rolle für die funktionelle Integration und somit für die Netzwerkresilienz (Widerstandsfähigkeit) im Falle des Ausfalles eines Knotenpunkts (z. B. durch eine Hirnläsion). Insgesamt zeichnen sich neurale Netzwerke durch einen hohen globalen Informationstransfer (hohes Clustering von Arealen) bei möglichst niedriger mittlerer Verbindungslänge aus (Sporns et al. 2007). Diese von Hirnnetzwerken recht häufig erreichte Konfiguration wird auch als Kleine-Welt-Netzwerk (»**small world network**«) bezeichnet.

In der funktionellen Bildgebung werden Netzwerkgraphen im Wesentlichen auf Basis von 2 methodisch sehr unterschiedlichen Konnektivitätsansätzen berechnet:
1. Funktionelle Konnektivität
2. Effektive Konnektivität

Darüber hinaus ist in den bildgebenden Neurowissenschaften auch noch die **strukturelle Konnektivität** von Bedeutung, welche insbesondere mit der diffusionsgewichteten MR-Bildgebung untersucht werden kann.

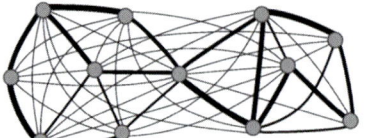
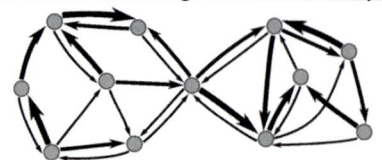
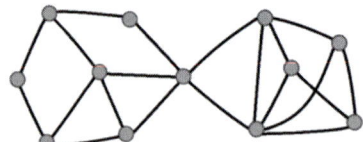
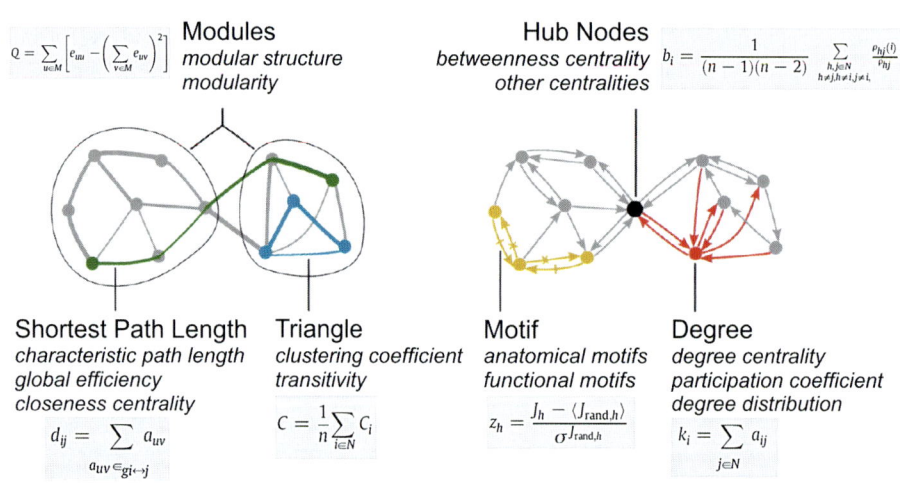

Abb. 28.1 Graph-Theorie. Im oberen Abschnitt sind verschiedene Formen von Graphen dargestellt sowie die Datensätze, auf welche sie meist angewendet werden. Aufgrund der Komplexität von gewichteten und/oder gerichteten Graphen mit mehreren Dutzend Knoten und hunderten bis tausenden Verbindungen werden die Daten für die graphtheoretische Analyse meist mittels Schwellenwerten binarisiert und symmetrisiert. Im unteren Abschnitt sind verschiedene, häufig untersuchte graphtheoretische Parameter dargestellt. Die Formeln von oben links nach unten rechts geben die Berechnung wieder von (i) Modularity, (ii) Betweenness Centrality, (iii) Shortest Path Length, (iv) Clustering Coefficient, (v) Motif z-score und (vi) Degree. (Mod. nach Rubinov u. Sporns 2010; mit freundlicher Genehmigung von Elsevier)

28.3.2 Funktionelle Konnektivität

— Definition —
Funktionelle Konnektivität ist als der zeitliche Zusammenhang zwischen räumlich getrennten neurophysiologischen Ereignissen definiert.

Aus dieser Definition (Friston 1994) lassen sich bereits viele Eigenschaften dieses Konnektivitätskonzeptes erkennen. So ist funktionelle Konnektivität nicht spezifisch für funktionelle Bildgebungsdaten. Vielmehr lassen sich Informationen dieser Art auch aus anderen Messungen, z. B. aus elektrophysiologischen Daten wie Entladungsfrequenzen von Neuronen, lokalen Feldpotenzialen oder EEG-Signalen, gewinnen. Auf Basis von Datenbanken zu Aktivierungsbefunden lassen sich darüber hinaus überzufällige Koaktivierungsmuster untersuchen, welche ebenfalls als funktionelle Konnektivität interpretiert werden können (Eickhoff u. Grefkes 2011). Im Falle von funktionellen Bildgebungsdaten entsprechen die neurophysiologischen Ereignisse in der Regel den Aktivitätsverläufen von Arealen. Diesem Konnektivitätskonzept liegt die Annahme zugrunde, dass 2 oder mehr Areale zum gleichen Netzwerk

28.3 · Konnektivität – Konzepte und Verfahren

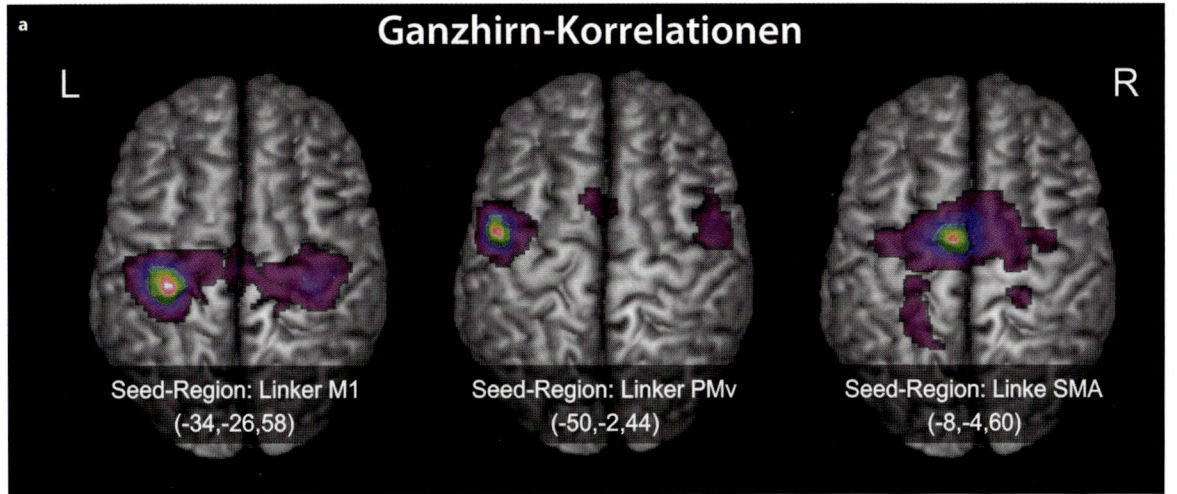

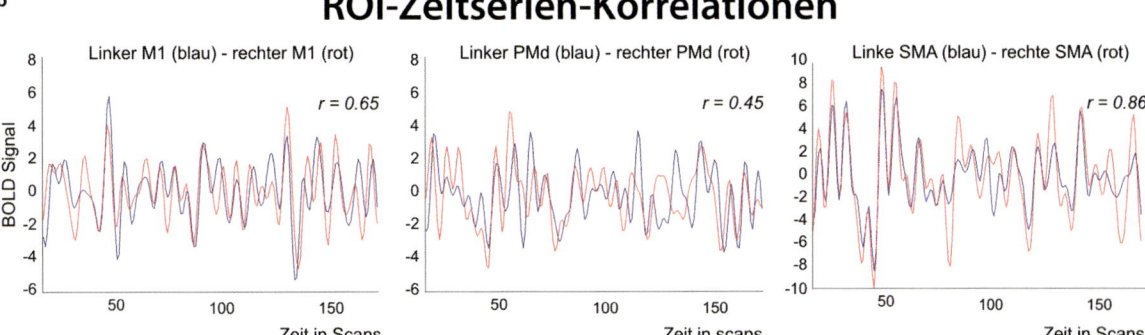

Abb. 28.2 Saatbasierte funktionelle Konnektivität. Dargestellt sind die Resting-State-Korrelationen von verschiedenen Saat(»seed«)-Voxeln. **a** 3D-Rekonstruktionen von Voxeln, die mit der Saatregion signifikant korrelieren (Gruppenanalyse, n=14). **b** Interhemisphärische Saat-zu-Saat-Korrelationen zwischen M1-M1, PMd-PMd und SMA-SMA aus einem einzelnen Probanden. Es zeigt sich eine hohe Korrelation im Zeitverlauf dieser homotopen Regionen

gehören, wenn ihre Zeitverläufe ausreichend hoch miteinander korreliert sind (Abb. 28.2). Dieser Umstand weist auch schon auf die wichtigste Limitation von funktioneller Konnektivität hin: Sie ist rein korrelativ und ungerichtet, d. h., funktionelle Konnektivität spiegelt nicht notwendigerweise kausale Zusammenhänge wider (Abb. 28.3) und kann nicht zwischen Einflüssen unterscheiden. So kann korrelierte Aktivität zwischen 2 Regionen A und B zum einen dadurch entstehen, dass Region A die Aktivität in Region B beeinflusst, oder auch dadurch, dass Region B den Zeitverlauf von A beeinflusst. In einigen fMRT-Studien konnte nachgewiesen werden, dass die Stärke der funktionellen Konnektivität mit der Stärke der anatomischen Konnektivität assoziiert ist (Honey et al. 2009). Aber auch ohne die Anwesenheit einer anatomischen Verbindung kann funktionelle Konnektivität zwischen 2 Arealen bestehen, beispielsweise wenn sie über eine dazwischengeschaltete dritte Region vermittelt wird (A treibt B über C an) oder wenn diese dritte Region die Zeitserien von A und B antreibt (Abb. 28.3). Darüber hinaus konnten Resting-State-Studien an Makaken zeigen, dass eine hohe funktionelle Konnektivität zwischen 2 Regionen nicht nur über direkte oder indirekte anatomische Verbindungen bestehen kann, sondern sich möglicherweise auch durch die topologische Konfiguration des Gesamtnetzwerks ergibt, in welchem die Areale eingebettet sind (Adachi et al. 2012).

Untersuchungen zur funktionellen Konnektivität erfolgen zurzeit insbesondere durch die Analyse sog. Resting-State(»Ruhezustand«)-Datensätze (Biswal et al. 1995; ▶ Kap. 15). Hierbei werden fMRT-Zeitserien von Probanden erhoben, die ruhig und entspannt im Scanner liegen, ohne eine bestimmte Aufgabe durchzuführen. Da die Rohdaten aufgrund von Scannerartefakten, Kopfbewegungseffekten und physiologischen Störquellen wie Pulsations- oder Respirationsartefakte verrauscht sind, müssen die fMRT-Zeitserien von dem Einfluss dieser Faktoren in multiplen Verarbeitungsschritten befreit werden. Ein stets notwen-

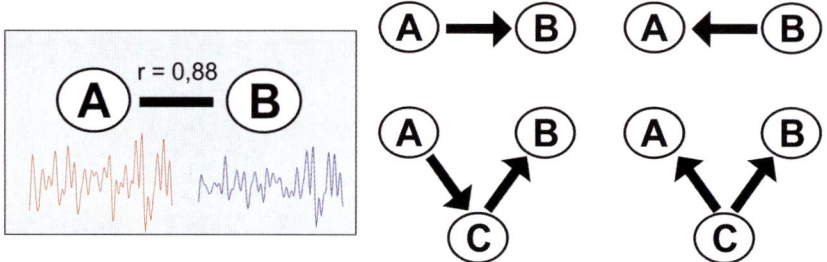

◘ **Abb. 28.3** Ambiguität von funktioneller Konnektivität. Korrelierte Aktivität zweier Regionen (*links*) kann über verschiedene Mechanismen entstehen (*rechts*). Somit bleibt bei allen korrelativen Konnektivitätsansätzen offen, wodurch der statistische Zusammenhang in den Zeitverläufen der Regionen angetrieben wird

diger Korrekturschritt ist jedoch die zeitliche Filterung der Daten, da Resting-State-Korrelationen von fMRT-Zeitserien aufgrund der Tiefbandfilterwirkung der BOLD-Antwort vor allem im unteren Frequenzbereich (<0,1 Hz) zu finden sind, wohingegen hochfrequente Schwankungen des Messsignals als Rauschen zu werten sind (für technische Details zur Durchführung von Resting-State-Studien ▶ Abschn. 15.7).

Ein relativ einfaches hypothesenbasiertes Verfahren zur Untersuchung funktioneller **Resting-State-Konnektivität** ist die Zeitserien-Korrelation von definierten Regionen (»regions of interest«, ROIs). Ein Beispiel hierfür ist die Korrelation des Aktivitätsverlaufs des primären Motorkortex (M1) mit dem supplementärmotorischen Areal (SMA) oder dem lateralen prämotorischen Kortex (PMC) (◘ Abb. 28.2). Dagegen zerlegen multivariate, datengetriebene Verfahren wie die Hauptkomponentenanalyse (»**principal component analysis**«, PCA) oder Analyse unabhängiger Komponenten (»**independent component analysis**«, ICA) die Zeitserien in einzelne, voneinander unabhängige (d. h. unkorrelierte) Komponenten, welche die Varianz der Ursprungsvariable (hier: BOLD-Signal-Zeitverläufe) erklären (◘ Abb. 28.4). Angewandt auf Resting-State-Datensätze kann durch dieses Verfahren eine ganze Reihe von Netzwerken separiert werden, in welchen die spontanen BOLD-Fluktuationen hoch korreliert sind (Fox u. Raichle 2007; Friston et al. 1993, Horwitz et al. 1998). Diese Ruhenetzwerke haben große Ähnlichkeit mit denjenigen Aktivierungsmustern, welche man während der Durchführung einer bestimmten Aufgabe beobachten kann (»sensomotorisches Netzwerk«, »dorsales Aufmerksamkeitsnetzwerk«, »visuelles Netzwerk«). Somit erlaubt die multivariate Analyse von Resting-State-Konnektivität die Darstellung der gesamten Bandbreite funktioneller Systeme in einem einzigen fMRT-Experiment. Dieser Umstand besitzt eine besondere Attraktivität für die Untersuchung pathologischer Veränderungen in neuronalen Netzwerken infolge neurologischer oder psychiatrischer Erkrankungen (▶ Kap. 15). So konnten Resting-State-Daten zeigen, dass bei Patienten mit motorischen Ausfällen nach einem Schlaganfall die Ruhekopplung zwischen beiden M1-Kortizes mit dem Ausmaß des klinischen Defizits korreliert und ein Prädiktor für die Funktionserholung darstellt (Carter et al. 2010) (▶ Kap. 40).

Eine graphtheoretische Analyse von Resting-State-Daten (in der Regel auf Basis einer großen Anzahl von Untersuchungsregionen, zwischen welchen dann paarweise die Konnektivität bestimmt wird) ermöglicht es, komplexe Netzwerke mit einer Vielzahl an Regionen hinsichtlich ihrer informationstheoretischen Eigenschaften zu untersuchen. So zeigte die graphtheoretische Analyse von über 1000 Resting-State-Datensätzen, dass mit zunehmendem Alter die lokale Integration in den einzelnen Modulen eines Netzwerks zwar abnimmt, die globale Integration über zentrale Hubs jedoch sehr stabil bleibt, sodass weiterhin ein guter Informationsaustausch möglich ist (Zuo et al. 2012). Dagegen zeichnet sich die globale Netzwerktopologie bei Patienten mit Alzheimer-Demenz durch einen Verlust der Kleine-Welt-Architektur aus, welcher insbesondere durch den Wegfall von Langstreckenverbindungen zwischen frontalen und posterioren Arealen verursacht wird (Sanz-Arigita et al. 2010).

28.3.3 Effektive Konnektivität

Der relativ einfachen Definition und Berechnung funktioneller Konnektivität steht die Limitation dieses Verfahrens gegenüber, dass es sich um rein korrelative Zusammenhänge handelt und daher keine Aussagen erlaubt, wie sich die Areale gegenseitig beeinflussen. Um etwas über die Richtung und somit Kausalität von Konnektivitäten sagen zu können, muss man sich der Modelle der effektiven Konnektivität bedienen (Eickhoff u. Grefkes 2011; Grefkes u. Fink 2011).

> **Definition**
> Effektive Konnektivität ist definiert als Einfluss, den ein neuronales System auf die Aktivität eines anderen neuronalen Systems ausübt.

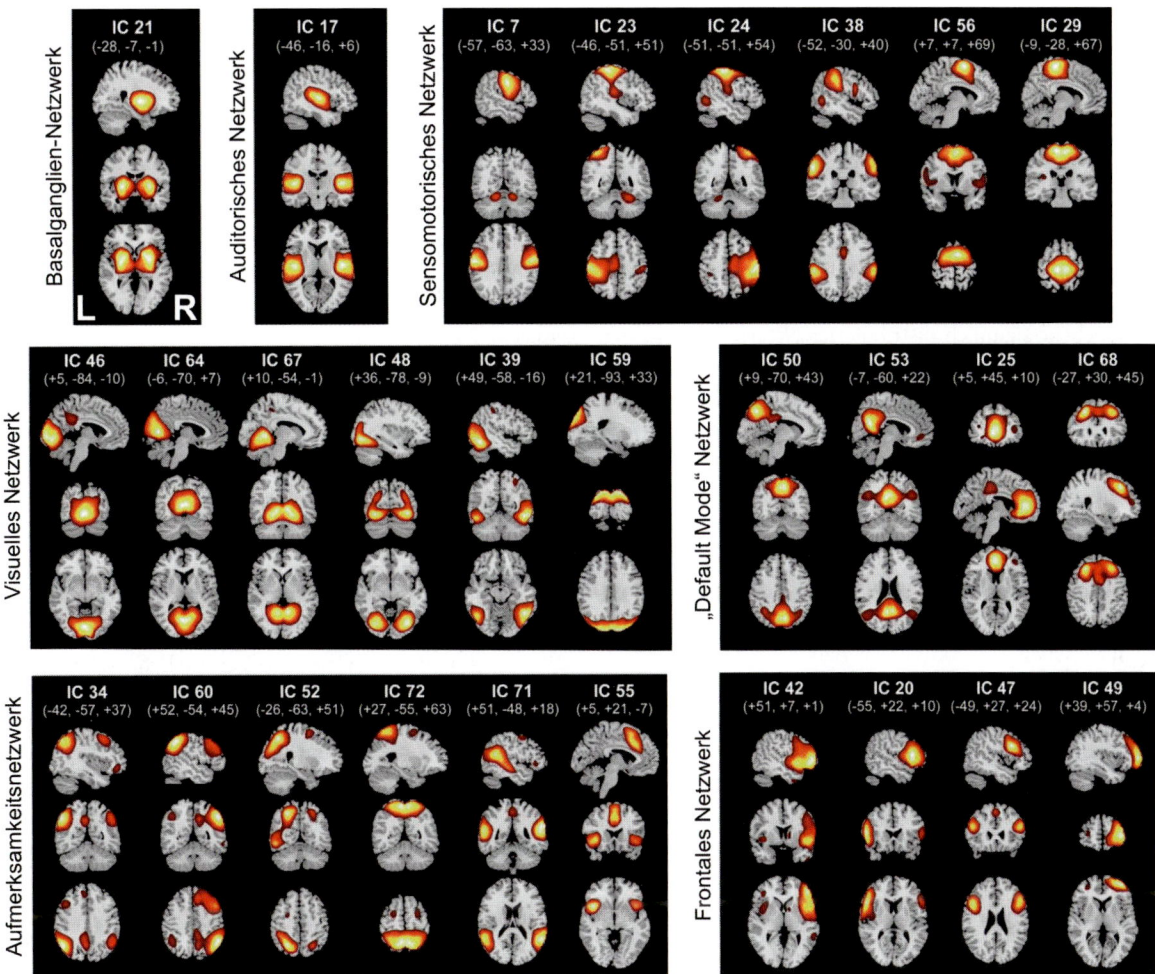

Abb. 28.4 Beispiele für eine ICA-basierte Parzellierung von Resting-State-Netzwerken (Gruppenanalyse, über 600 gesunde Probanden). Dargestellt sind die 28 Komponenten, welche biologisch plausible, statistisch voneinander unabhängige Netzwerke bilden. Diese Resting-State-Netzwerke sind aufgrund ihrer anatomischen und funktionellen Eigenschaften 7 Gruppen zugeteilt: (i) Basalganglien-, (ii) auditorische, (iii) sensomotorische, (iv) visuelle, (v) »Default Mode«-, (vi) Aufmerksamkeits- und (vii) frontale Netzwerkgruppe. (Mod. nach Allen et al. 2011; mit freundlicher Genehmigung)

Im Zusammenhang mit funktionellen Bildgebungsdaten beschreibt effektive Konnektivität den kausalen Einfluss eines Areals auf die Aktivität eines anderen Areals (Friston 1994). Eine allgemeine mathematische Form quasi aller etablierten Verfahren zur effektiven Konnektivität stellt die **allgemeine Statusgleichung** für nichtautonome, deterministische Systeme dar, welche die Dynamik nichtautonomer Systeme (d. h. Systeme, die im Energieaustausch mit ihrer Umwelt stehen) aus deren Struktur erklärt:

$$x(\tau) = x(0) + \int_0^\tau (x, u, \theta)\, dt$$

Hierbei handelt es sich um eine Funktion, bei der sich der momentane Zustand des Systems [X(τ)] aus dem Ausgangszustand [X(0)] und seiner integrierten Entwicklung über die Zeit ergibt. Diese zeitliche Dynamik lässt sich wiederum aus dem momentanen Zustand des Systems, den äußeren Einflüssen, welche auf das System einwirken [u], und einem Satz von Parametern [θ, Theta] beschreiben. Letztere entsprechen in neuronalen Systemen zum einen den biologischen Rahmenbedingungen (Zeitkonstanten etc.) sowie der Kopplung zwischen neuronaler Aktivität und gemessenem Signal. Zum anderen aber – und für die Analyse entscheidend – werden durch θ auch Interaktionen zwischen den verschiedenen Arealen parametrisiert.

In diesem Zusammenhang sind Systeme definiert als ein Set von interagierenden Elementen (z. B. einzelne Neurone oder ein Neuronenverband in einem Areal, hier: X) mit zeitinvarianten Eigenschaften (z. B. neurophysiologische Eigenschaften wie Entladungsfrequenzen oder – allgemeiner definiert – neuraler Aktivität), deren Ausgangszustand [X(0)] durch externe Einflüsse (z. B. sensorische Stimuli, u) moduliert werden. Wie oben dargelegt sind die Zeitkonstanten bzw. Stärke, mit der diese Modulationen erfolgen, aber auch weitere für die Modellierung und Messung der Systemaktivität notwendige Parameter, im Parametersatz θ kodiert. Solche Modelle der effektiven Konnektivität können sowohl auf der Mikroebene einzelner Synapsen als auch auf der Makroebene räumlich distribuierter Netzwerke eingesetzt werden. Im Gegensatz zu Verfahren zur funktionellen Konnektivität, welche meist für die Analyse von Resting-State-Datensätzen eingesetzt werden, werden Verfahren der effektiven Konnektivität insbesondere für die Analyse von Aktivierungsdaten verwendet.

Ein relativ einfaches Verfahren zur Bestimmung der effektiven Konnektivität sind **psychophysiologische Interaktionen (PPI)**. Diese explorative Methode erklärt Aktivitätsänderungen eines Areals durch einen Interaktionsterm zwischen dem Aktivitätsverlauf eines anderen Areals und eines experimentellen Parameters (Friston et al. 1997). Die Unterscheidung zur eben beschriebenen funktionellen Konnektivität ergibt sich dabei primär aus 2 Komponenten: Zum einen werden bedingungsabhängige Modulationen in Form von Änderungen im Kopplungsgrad untersucht. Zum anderen kann über eine Entfaltung (Dekodierung) der Hämodynamik im Ausgangsareal und eine erneute Faltung des Interaktionsvektors mit der hämodynamischen Antwortfunktion eine Richtung der Kopplung und somit Kausalität berechnet werden.

Ein weiteres exploratives Verfahren für effektive Konnektivität ist die Granger-Kausalitätskartierung (**Granger Causality Mapping, GCM**). Ein wichtiges Prinzip des GCM ist die Annahme der zeitlichen Präzedenz. Dies bedeutet, dass Areal X nur dann einen Einfluss auf Areal Y besitzen kann, wenn Areal X zeitlich früher aktiviert und somit den Aktivitätsverlauf von Areal Y beeinflussen kann. Bei gleichzeitiger Aktivierung von X und Y muss die Ursache in der Vergangenheit liegen, was im Zeitverlauf eines weiteren Areals Z kodiert ist. Neben der zeitlichen Präzedenz ist ein wichtiges Kriterium für Granger-Kausalität das der Prädiktabilität, also der Vorhersagefähigkeit. Wenn ein kausaler Einfluss eines Areals X auf ein Areal Y besteht, dann sollte die Kenntnis der Vergangenheit des Aktivitätsverlaufs von Areal X die Vorhersage von zukünftigen Aktivitätswerten in Areal Y gegenüber der alleinigen Betrachtung dessen eigener Vergangenheit verbessern. Wenn also Areal X hilft, den Zeitverlauf von Areal Y vorherzusagen, aber nicht umgekehrt, so besitzt Areal X einen kausalen Einfluss auf Areal Y. Eine methodische Limitation von GCM bei fMRT-Daten ist die Abhängigkeit der Konnektivitätsschätzungen von der hämodynamischen Antwortfunktion, welche im Gehirn regional unterschiedlich ausfallen kann. So kann im Extremfall der BOLD-Signal-Anstieg in Areal X zeitlich später als der von Areal Y auftreten, obwohl auf neuronaler Ebene Areal X früher aktiviert. Diese Konstellation würde zu falschen Rückschlüssen hinsichtlich der effektiven Konnektivität dieser Areale führen. Daher sollten, wenn möglich, die Zeitserien der berücksichtigenden Regionen zuvor von der hämodynamischen Ebene auf die neuronale Ebene dekonvolviert werden, um valide Granger-Kausalitätswerte zu erhalten (David et al. 2008).

Diesen explorativen Verfahren zur effektiven Konnektivität stehen hypothesentestende Ansätze gegenüber. Hierbei besteht bereits ein A-priori-Modell von den relevanten Teilnehmern eines Netzwerks, welches z. B. einem bestimmten kognitiven Prozess unterliegt. Solche modellbasierten Verfahren liefern dann über die geschätzten Modellparameter (θ) die Verbindungsstärken zwischen den Regionen, welche die Aktivitätsverläufe der Areale in dem gegebenen Modell erklären. Die am meisten eingesetzten Methoden sind hierbei Strukturgleichungsmodelle (»**structural equation modelling**«, **SEM**) und dynamisch-kausale Modelle (»**dynamic causal modelling**«, **DCM**). SEM ist ein multivariater Ansatz, in welchem die Stärke einer Verbindung zwischen 2 Arealen (Pfadkoeffizient) so lange optimiert wird, bis die Kovarianz der Daten über das errechnete Pfadmodell optimal abgebildet wird (Stephan 2004). Vor dem Hintergrund von Bildgebungsdaten ist wichtig zu betonen, dass SEM direkt auf der Ebene des BOLD-Signals arbeitet und sofortige Interaktionen zwischen den Regionen annimmt. Weiterhin kommt es zu der Beschränkung, dass die zeitliche Abfolge der äußeren Einflüsse nicht berücksichtigt werden kann, sodass letztendlich von stochastischen Prozessen ausgegangen wird. Aufgrund dieser Einschränkungen finden SEM-Analysen in der funktionellen MRT-Bildgebung kaum noch Anwendung und sind hauptsächlich von historischem Interesse.

Dagegen behandelt DCM das Gehirn als ein deterministisches System, in welchem externe Einflüsse (im Sinne einer Stimulation oder experimentellen Bedingung) Änderungen neuronaler Aktivität induzieren, welche dann in ein messbares BOLD-Signal münden (Abb. 28.5a). Neuere Weiterentwicklungen von DCM können dabei sowohl nichtlineare Einflüsse also auch stochastische Effekte modellieren. In dem am weitesten verbreiteten deterministischen DCM-Ansatz wird jedoch effektive Konnektivität nach einem »Perturb-and-measure«-Verfahren gemessen, d. h., man ändert den Zustand eines Systems (hier: durch Stimulation oder Durchführung einer Aufgabe in einer experimentellen Bedingung, daher »**dynamic** causal modelling«) und misst die daraus (kausal) resultierenden Effekte (hier: BOLD-Signal-Änderungen) (Friston et al. 2003). Ein wichtiges Merkmal von DCM ist, dass die hä-

28.3 · Konnektivität – Konzepte und Verfahren

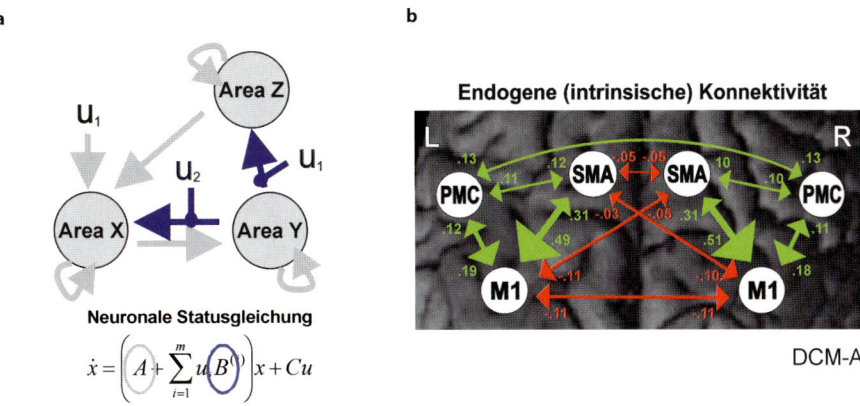

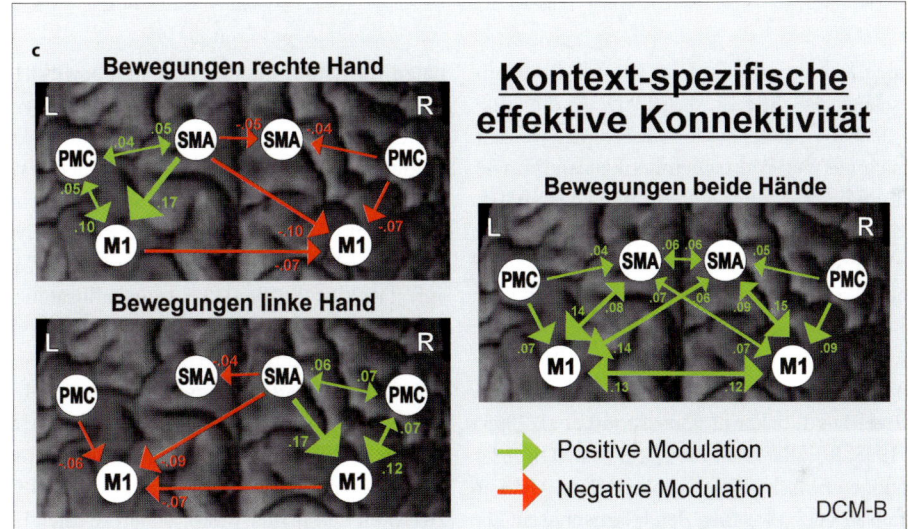

◘ **Abb. 28.5 a–c** »Dynamic causal modelling« (DCM) der effektiven Konnektivität im motorischen System. **a** Die Interaktion in einem Netzwerk wird über eine bilineare neuronale Statusgleichung modelliert, in welchem die Änderung der Aktivität eines Areals X von der endogenen Konnektivität (DCM-A), deren kontextspezifischen Modulation (DCM-B) und extrinsischen Einflüssen (DCM-C) abhängt. Der Parameter »u« gibt an, wann externe Einflüsse auf das System wirken. **b** Endogene (intrinsische) Konnektivität zwischen motorischen Schlüsselregionen (▶ Box 28.1). **c** Kontextspezifische Modulation der Konnektivität bei Bewegungen der rechten Hand, der linken Hand und beider Hände (n=14). (Mod. nach Grefkes et al. 2008; mit freundlicher Genehmigung von Elsevier)

modynamischen Effekte in den Zeitserien separat modelliert werden, um zugrunde liegende neuronale Antwort explizit zu schätzen. Dieser Punkt ist wichtig, da – wie oben bereits erläutert – die hämodynamische Antwortfunktion regional unterschiedlich ausfällt und somit falsche Konnektivitäten resultieren können, wenn diese Effekte nicht berücksichtigt werden.

DCM unterscheidet hierbei zwischen 3 Parametern, welche neuronale Aktivität und somit BOLD-Aktivität beeinflussen (◘ Abb. 28.5a):

- Der erste DCM-Parameter (DCM-A) gibt die konstante, d. h. kontextunabhängige (intrinsische oder endogene) Konnektivität zwischen den Arealen des Modells wieder (◘ Abb. 28.5, ▶ Box 28.1). Da die endogene Konnektivität aus der gesamten Zeitserie berechnet wird, ist sie nicht gleichzusetzen mit der Konnektivität im Ruhezustand (Baseline-Konnektivität), sondern spiegelt übergreifende Netzwerkeffekte während des Experiments wider
- Der zweite DCM-Parameter (DCM-B) beschreibt Änderungen der Aktivität eines Areals infolge von erhöhter oder erniedrigter Konnektivität mit anderen Arealen des Modells. Diese kontextspezifische Modulation der Konnektivität wird für jede experimentelle Bedingung berechnet
- Der dritte Parameter (DCM-C) beschreibt den direkten Einfluss einer experimentellen Bedingung auf die neurale Aktivität einer Region, beispielsweise Aktivität im primärvisuellen Kortex infolge einer Stimulation der Retina

> **Box 28.1. Effektive Konnektivität im motorischen System**
>
> Eine Vielzahl von funktionellen Bildgebungsstudien haben diejenigen Areale im Kortex identifizieren können, welche eine erhöhte Aktivität während der Durchführung von Handbewegungen aufweisen. Hierbei sind typischerweise der primärmotorische Kortex (M1) kontralateral zur bewegten Hand als auch prämotorische Regionen im lateralen Prämotorkortex (PMC) und im medialen Gyrus frontalis superior (supplementärmotorisches Areal, SMA) aktiviert. In einer DCM-Studie haben wir untersucht, wie diese Regionen während unimanueller und bimanueller Handbewegungen untereinander kommunizieren (Grefkes et al. 2008). Das fMRT-Paradigma bestand aus Faustschlussbewegungen mit der rechten Hand, der linken Hand oder synchron mit beiden Händen. Die Bewegungsfrequenz von 1 pro Sekunde (1 Hz) wurde durch einen blinkenden Kreis (Cue) gesteuert, welcher über einen an der MR-Spule befestigten Spiegel sichtbar war. Das Design bestand aus 15-s-Blöcken Bewegungsdurchführung, welche durch Ruhepausen von gleicher Länge unterbrochen waren. Nach einer Standard-SPM-Auswertung der individuellen fMRT-Datensätze im Rahmen eines allgemeinen linearen Modells wurden in jeden Probanden die individuellen Aktivierungsmaxima der 3 Regionen (M1, SMA, PMC) in beiden Hemisphären aufgesucht. Darüber hinaus wurde noch der Aktivitätsverlauf aus dem visuellen Areal V5 in beiden Hemisphären extrahiert. Diese Region diente als sensorische Inputregion für das DCM, da die Faustschlussbewegungen der Probanden durch den blinkenden Kreis angetrieben wurden. Weitere Informationen zu den Ergebnissen dieses Paradigmas finden sich weiter unten im Haupttext.

Diese neuronalen Kopplungsparameter werden in jedem Probanden geschätzt. Wichtig ist, dass in DCM die Güte eines Modells über die Modellevidenz berechnet werden kann, welche sich aus der Wahrscheinlichkeit ergibt, wie gut das Modell auf die tatsächlich gemessenen Daten passt. Dies eröffnet die Möglichkeit, mehrere Alternativmodelle gegeneinander zu testen.

Im Folgenden soll ein Beispiel für den Einsatz von DCM anhand des motorischen Systems gegeben werden (▶ Box 28.1). Aus Studien an nichtmenschlichen Primaten ist die anatomische Konnektivität motorischer Regionen untereinander relativ gut bekannt (Boussaoud et al. 2005; Luppino et al. 1993; Rouiller et al. 1994). So bestehen reziproke Verbindungen zwischen allen motorischen Arealen sowohl innerhalb als auch zwischen den Hemisphären. Da der prinzipielle anatomische Aufbau des menschlichen Motorkortex dem des Makaken sehr ähnlich ist, kann auch eine ähnliche anatomische Konnektivität angenommen werden. Somit ergibt sich in unserem Modell der endogenen (intrinsischen) Konnektivität der motorischen Areale eine sog. volle Konnektivität, d. h., jedes Areal ist mit jedem anderen verbunden. In unserem Modell nahmen wir einen Einfluss von V5 sowohl auf den PMC als auch auf das SMA an. Da es bei Makaken keine bzw. zahlenmäßig keine relevanten Verbindungen zwischen V5 und dem motorischen Kortex gibt, wird der Einfluss des visuellen Kortex sehr wahrscheinlich über Relaisstationen wie z. B. dem Parietalkortex bzw. die Basalganglienschleifen wirksam. Dies spielt für unser Modell jedoch eine untergeordnete Rolle, da der Einfluss von Relaisstationen implizit in den Kopplungsparametern berücksichtigt wird.

◘ Abb. 28.5b zeigt die in einem t-Test signifikanten Kopplungsparameter für die endogene (intrinsische) Konnektivität der untersuchten Areale (DCM-A). Die Kopplungsparameter spiegeln dabei die Stärke der kausalen Einflüsse wider, d. h. wie schnell und stark Aktivitätsänderungen in den Ursprungsarealen Änderungen der neuronalen Aktivität in den Zielarealen bewirkt haben. Es fällt auf, dass die intrinsische Konnektivität des motorischen Systems relativ symmetrisch aufgebaut ist. Der stärkste fazilitierende Einfluss (grün dargestellt) besteht zwischen SMA und M1 innerhalb derselben Hemisphäre, wohingegen die ipsilaterale intrinsische Konnektivität zwischen PMC und M1 weniger stark ausgeprägt ist. Weiterhin fällt auf, dass der Großteil der transkallosalen Interaktionen inhibitorischer Natur ist (rot dargestellt), dass also eine Zunahme der Aktivität in einer Hemisphäre eine Reduzierung des Aktivitätsniveaus der Gegenseite bewirkt. Insbesondere besteht eine reziproke Hemmung beider M1-Regionen, wobei die Stärke der Hemmung symmetrisch ausfällt. Hieraus ergibt sich ein dynamisches Gleichgewicht zwischen den primärmotorischen Arealen beider Gehirnhälften. Nur auf Ebene des PMC zeigen sich positive interhemisphärische Kopplungen. Bereits die Betrachtung der Parameter für die intrinsische Kopplung liefert somit neurobiologische Erkenntnisse über das modellierte System.

◘ Abb. 28.5c zeigt den modulatorischen Effekt von unilateralen und bilateralen Handbewegungen auf die neuronale Kopplung der motorischen Areale (DCM-B). Rechtsseitige Handbewegungen bewirken eine verstärkte Konnektivität in linkshemisphärischen Arealen. Insbesondere die Kopplung mit dem linksseitigen M1 (kontralateral zur bewegten Hand) ist sowohl für die SMA als auch für den PMC signifikant verstärkt ($p<0,05$; bonferronikorrigiert). Im Gegensatz dazu werden praktisch alle Verbindungen in Richtung des rechtsseitigen M1 (ipsilateral zur bewegten Hand) negativ moduliert. Darüber hinaus findet sich auch ein direkter hemmender Einfluss des »aktiven« linken M1 auf den »inaktiven« rechten M1, somit eine Verschiebung des intrinsischen inhibitorischen Gleichgewichts. Bei Bewegungen der linken Hand zeigt sich für fast alle Verbindungen eine spiegelbildliche Veränderung der Kopplungsparameter. Bei gleichzeitiger Bewegung beider Hände hingegen findet sich eine Erhöhung fast aller Kopplungsparameter. Insbesondere solche Interaktionen, die bei unilateraler Bewegung eine negative Kopplungsstärke aufweisen, z. B. diejenigen zwischen den beiden SMA oder beiden M1-Regionen, zeigen eine signifikante positive Modulation im Kontext bilateraler Handbewegungen. Die Stärken dieser fazilitierenden Einflüsse sind dabei bezüglich ihrer Richtung nicht signifikant unterschiedlich.

Eine solche explizite Systembetrachtung, wie sie hier am motorischen System beispielhaft demonstriert ist, besitzt gegenüber dem klassischen Kontrastansatz den entscheidenden Vorteil, dass die Ursachen von Aktivitätsänderungen im System aufgedeckt werden. So würde in einer Subtraktionsanalyse die Deaktivierung des ipsilateralen M1 möglicherweise signifikant. Über die Mechanismen dieser Reduktion kann aber nur spekuliert werden, wenn keine Beschreibung der Interaktionen und damit der Systemkausalität vorgenommen wird. Die hier durchgeführte explizite Modellierung und die nachfolgende Betrachtung der geschätzten Modellparameter erlaubt eine deutlich weitergehende Aussage über die Ursachen der Hemmung, welche im vorliegenden Falle nicht nur prämotorisch, sondern insbesondere auch durch eine verstärkte transcallosale Inhibition vermittelt wird. Auch in Bezug auf die bilaterale Integration können durch die Systembetrachtung neue Erkenntnisse gewonnen werden, und zwar vor allem diejenige, dass die beiden Gehirnhälften nicht nur parallel aktiviert werden, sondern diese sich darüber hinaus transcallosal gegenseitig in ihrer Aktivität verstärken.

28.4 Vor- und Nachteile verschiedener Konnektivitätsansätze

Jedes der oben vorgestellten Konnektivitätsverfahren besitzt Vor- und Nachteile (Eickhoff u. Grefkes 2011; Grefkes u. Fink 2011). Wenn die relevanten Netzwerkknotenpunkte weitgehend unbekannt sind, bieten Verfahren der funktionellen Konnektivität die Möglichkeit einer explorativen Datenanalyse (Stephan 2004). Funktionelle Konnektivitätsanalysen von Resting-State-Zeitserien erscheinen sehr gut dazu geeignet, Patienten mit eingeschränkter Kooperations- oder Konzentrationsfähigkeit zu untersuchen. Der Vorteil besteht hier in der Kürze der Datenerhebung (in der Regel <10 min) und in den geringen Anforderungen, die an die Mitarbeit der Patienten gestellt werden. Darüber hinaus kommt es bei Resting-State-Messungen auch nicht zu Konfundierungen des gemessenen BOLD-Signals mit unterschiedlicher Performanz der Patienten, beispielsweise im Rahmen von longitudinalen Studien oder Interventionsstudien, wenn sich motorische oder kognitive Fähigkeiten verändern (Carter et al. 2010). Hier besteht bei »klassischen« Aktivierungsstudien stets das Problem, dass, wenn sich zwischen 2 Messzeitpunkten die Performanz bei der Durchführung einer Aufgabe ändert (z. B. schnellere Fingertippfrequenzen zum zweiten Messzeitpunkt), Änderungen im Aktivierungsmuster einerseits der Intervention, andererseits aber Änderungen der kognitiven Kontrolle (z. B. geringere Aktivität im Aufmerksamkeitsnetzwerk bei geringerer Anstrengung zur Durchführung einer Aufgabe) oder performanzassoziierten Effekten (z. B. erhöhte Aktivität in sensomotorischen Arealen bei höheren Fingertippgeschwindigkeiten infolge verstärkter Feedbackprozessierung) zugesprochen werden können. Dagegen spiegeln jedoch Resting-State-Netzwerke das Gehirn in einem eher »unscharfen« Zustand wider, denn es gibt keine Kontrolle darüber, was die Probanden während der Messung gedacht oder gemacht haben. Somit gibt es auch keinen einheitlichen Ruhezustand, was auf der einen Seite die Vergleichbarkeit erschwert, auf der anderen Seite aber gerade bei Patienten auch pathophysiologisch relevant sein kann. Ein weiteres Problem vieler Resting-State-Studien liegt in dem meist rein korrelativen Ansatz der verwendeten Analyseverfahren (»Seed-based«-Korrelationen, »independent component analysis«; s. auch ▶ Abschn. 15.7), sodass unklar bleibt, in welche Richtung eine Interaktion zwischen 2 Regionen (und deren Änderungen in pathologischen Zuständen) wirkt.

Dagegen erlauben Modelle der effektiven Konnektivität eine Beschreibung von Kausalität innerhalb eines neuralen Netzwerks. Psychophysiologische Interaktionsanalysen (PPI) und Granger Causality Mapping (GCM) können als explorative Verfahren herangezogen werden, um den gerichteten Einfluss einer Referenzregion auf andere Regionen zu untersuchen. PPIs sind jedoch hinsichtlich der Komplexität der zu untersuchenden Netzwerke eingeschränkt, da hier nur jeweils paarweise Interaktionen zwischen dem Referenzvoxel und allen anderen Voxeln des Gehirns berechnet werden können. GCMs beruhen auf der Annahme der zeitliche Präzedenz von Kausalität und können zu falschen Ergebnissen führen, wenn sich die hämodynamische Antwort zweier Regionen deutlich unterscheidet (David et al. 2008), was insbesondere bei Patientenpopulationen mit vaskulären Pathologien von Bedeutung sein kann. Wenn die Struktur des zu untersuchenden Systems aufgrund einer bestimmten Modellvorstellung bekannt ist, können konfirmatorische Verfahren wie Strukturgleichungsmodelle oder DCM verwendet werden.

Im Gegensatz zu Strukturgleichungsmodellen, welche auf Ebene des BOLD-Signals arbeiten, wandelt DCM die hämodynamischen Antworten in die zugrunde liegenden neuronalen Effekte um (Friston et al. 2003). Da in DCM die hämodynamischen Parameter für jede Region separat geschätzt werden, können hier Abweichungen von der kanonischen Standardfunktion, beispielsweise infolge einer verminderten vaskulären Reagibilität, in einem gewissen Umfang kompensiert werden. Jedoch erfordert DCM, die jeweiligen Regionen in den individuellen Aktivierungsdaten eines jeden Probanden zu identifizieren, was im Falle von schwacher Aktivität oder hoher interindividueller Variabilität in der räumlichen Lokalisation eines Areals (z. B. im Präfrontalkortex) schwierig werden kann. Darüber hinaus sind DCMs in ihrer Komplexität eingeschränkt. In den verfügbaren Software-Versionen (http://www.fil.ion.ucl.ac.uk/spm [Zugriff: 27.09.2012]) können derzeit maximal 8 Regionen modelliert werden. Jedoch sind die kombinatorischen Möglichkeiten bereits bei einem 5-Regionen-Modell, welches beispielsweise auf einen fMRT-Datensatz mit 3 experimentellen Bedingungen angewendet wird, mit 3.98^{23} denkbaren Modellvariationen derart hoch, dass sie mit den heutigen technischen Mitteln unlösbar sind (Lohmann et al. 2012). Somit gilt, dass DCM nicht explorativ, sondern hypothesengetrieben auf Basis von A-priori-Wissen eingesetzt werden muss. Hierbei ergibt sich das Problem, dass die Validität der gewonnenen Erkenntnisse durch die zahlreichen Vorannahmen beeinflusst werden.

Zusammenfassung und Ausblick

Die Betrachtung des Gehirns als ein komplexes System interagierender Regionen wird insbesondere durch Konnektivitätsanalysen gewährleistet. Konnektivitätsmodelle scheinen in diesem Zusammenhang besonders geeignet zu sein, um den Einfluss von Läsionen auf zerebrale Netzwerke zu untersuchen. Solche Modelle nehmen von vornherein eine Netzwerkperspektive ein und erscheinen somit der Pathophysiologie neurologischer und psychiatrischer Erkrankungen näher zu sein als »klassische« Analysen, welche Unterschiede zwischen 2 Zuständen (z. B. gesund und krank) lokalisieren, aber nicht aus der Systemdynamik erklären können. Eine individuelle Beurteilung der Desintegration kortikaler Netzwerke von Patienten und eine entsprechende Neuinterpretation klinisch beobachtbarer Symptome können dann zu einer sensitiveren Diagnostik und gezielteren Therapie führen.

Literatur

Adachi Y, Osada T, Sporns O, Watanabe T, Matsui T, Miyamoto K, Miyashita Y (2012) Functional connectivity between anatomically unconnected areas is shaped by collective network-level effects in the macaque cortex. Cereb Cortex 22: 1586–1592

Allen EA, Erhardt EB, Damaraju E, Gruner W, Segall JM, Silva RF, Havlicek M, Rachakonda S, Fries J, Kalyanam R, Michael AM, Caprihan A, Turner JA, Eichele T, Adelsheim S, Bryan AD, Bustillo J, Clark VP, Feldstein Ewing SW, Filbey F, Ford CC, Hutchison K, Jung RE, Kiehl KA, Kodituwakku P, Komesu YM, Mayer AR, Pearlson GD, Phillips JP, Sadek JR, Stevens M, Teuscher U, Thoma RJ, Calhoun VD (2011) A baseline for the multivariate comparison of resting-state networks. Front Syst Neurosci 5: 2

Biswal B, Yetkin FZ, Haughton VM, Hyde JS (1995) Functional connectivity in the motor cortex of resting human brain using echoplanar MRI. Magn Reson Med 34: 537–541

Boussaoud D, Tanne-Gariepy J, Wannier T, Rouiller EM (2005) Callosal connections of dorsal versus ventral premotor areas in the macaque monkey: a multiple retrograde tracing study. BMC Neurosci 6: 67

Brodmann K (1909) Vergleichende Lokalisationslehre der Großhirnrinde. Barth, Leipzig

Carter AR, Astafiev SV, Lang CE, Connor LT, Rengachary J, Strube MJ, Pope DL, Shulman GL, Corbetta M (2010) Resting interhemispheric functional magnetic resonance imaging connectivity predicts performance after stroke. Ann Neurol 67: 365–375

David O, Guillemain I, Saillet S, Reyt S, Deransart C, Segebarth C, Depaulis A (2008) Identifying neural drivers with functional MRI: an electrophysiological validation. PLoS Biol 6: 2683–2697

Eickhoff SB, Grefkes C (2011) Approaches for the Integrated Analysis of Structure, Function and Connectivity of the Human Brain. Clin EEG Neurosci 42: 107–121

Foerster O (1936) Motorische Felder und Bahnen. In: Bumke O, Foerster O (Hrsg) Handbuch der Neurologie. Springer, Berlin, S 1–357

Fox MD, Raichle ME (2007) Spontaneous fluctuations in brain activity observed with functional magnetic resonance imaging. Nat Rev Neurosci. 8: 700–711

Friston KJ (1994) Functional and effective connectivity in neuroimaging: a synthesis. Hum Brain Mapp 2: 56–78

Friston KJ, Frith CD, Liddle PF, Frackowiak RS (1993) Functional connectivity: the principal-component analysis of large (PET) data sets. J Cereb Blood Flow Metab 13: 5–14

Friston KJ, Buechel C, Fink GR, Morris J, Rolls E, Dolan RJ (1997) Psychophysiological and modulatory interactions in neuroimaging. Neuroimage 6: 218–229

Friston KJ, Harrison L, Penny W (2003) Dynamic causal modelling. Neuroimage 19: 1273–1302

Grefkes C, Fink GR (2011) Reorganization of cerebral networks after stroke: new insights from neuroimaging with connectivity approaches. Brain 134: 1264–1276

Grefkes C, Eickhoff SB, Nowak DA, Dafotakis M, Fink GR (2008) Dynamic intra- and interhemispheric interactions during unilateral and bilateral hand movements assessed with fMRI and DCM. Neuroimage 41: 1382–1394

Honey CJ, Sporns O, Cammoun L, Gigandet X, Thiran JP, Meuli R, Hagmann P (2009) Predicting human resting-state functional connectivity from structural connectivity. Proc Natl Acad Sci USA 106: 2035–2040

Horwitz B, Rumsey JM, Donohue BC (1998) Functional connectivity of the angular gyrus in normal reading and dyslexia. Proc Natl Acad Sci USA 95: 8939–8944

Lohmann G, Erfurth K, Muller K, Turner R (2012) Critical comments on dynamic causal modelling. Neuroimage 59: 2322–2329

Luppino G, Matelli M, Camarda R, Rizzolatti G (1993) Corticocortical connections of area F3 (SMA-proper) and area F6 (pre-SMA) in the macaque monkey. J Comp Neurol 338: 114–140

Pakkenberg B, Pelvig D, Marner L, Bundgaard MJ, Gundersen HJ, Nyengaard JR, Regeur L (2003) Aging and the human neocortex. Exp Gerontol 38: 95–99

Rouiller EM, Babalian A, Kazennikov O, Moret V, Yu XH, Wiesendanger M (1994) Transcallosal connections of the distal forelimb representations of the primary and supplementary motor cortical areas in macaque monkeys. Exp Brain Res 102: 227–243

Rubinov M, Sporns O (2010) Complex network measures of brain connectivity: uses and interpretations. Neuroimage 52: 1059–1069

Sanz-Arigita EJ, Schoonheim MM, Damoiseaux JS, Rombouts SA, Maris E, Barkhof F, Scheltens P, Stam CJ (2010) Loss of ›small-world‹ networks in Alzheimer's disease: graph analysis of FMRI resting-state functional connectivity. PLoS One 5: e13788

Sporns O, Tononi G, Kotter R (2005) The human connectome: A structural description of the human brain. PLoS Comput Biol 1: e42

Sporns O, Honey CJ, Kotter R (2007) Identification and classification of hubs in brain networks. PLoS One 2: e1049

Stephan KE (2004) On the role of general system theory for functional neuroimaging. J Anat 205: 443–470

Zuo XN, Ehmke R, Mennes M, Imperati D, Castellanos FX, Sporns O, Milham MP (2012) Network centrality in the human functional connectome. Cereb Cortex 22: 1862–1875

Soziale Kognition

K. Vogeley, L. Schilbach

29.1 Einführung – 472

29.2 Intuitive und inferenzielle Leistungen – 473

29.3 Animiertheitserleben – 473

29.4 Soziales Blickverhalten – 474

29.5 »Echte« Interaktion – 476

29.6 Das »soziale Gehirn« – 477

29.7 Schlussfolgerungen – 478

Literatur – 480

Zum Thema

Unsere Fähigkeiten zur Interaktion und Kommunikation mit anderen beruhen wesentlich darauf, dass wir uns in die Lage eines anderen Menschen hineinversetzen und uns vorstellen können, was in ihm vorgeht, was er denkt, fühlt oder erlebt. Diese Leistungen können als soziale Kognition zusammengefasst werden. Psychologisch werden in der Regel 2 verschiedene Prozessformate unterschieden, die man als intuitiv-präreflexiv und inferenziell-reflexiv beschreiben kann, beide wirken während unserer Alltagsanforderungen bei komplexen Eindrucksbildungsprozessen meist zusammen. Besonders großen Anteil an sozialen Begegnungen mit anderen haben intuitive Prozesse, die nonverbal vermittelt werden. Mittels funktioneller Hirnbildgebung lassen sich auch die neuralen Mechanismen sozial kognitiver Prozesse untersuchen. Es lässt sich zeigen, dass im Wesentlichen medial präfrontal und parietal sowie superior temporal gelegene Hirnregionen und die Amygdala rekrutiert werden. Besonders interessant ist, dass dieses Netzwerk eine hohe Überlappung zum »Hirnruhezustand« (»default mode of brain function«) aufweist, was die Spekulation zulässt, dass es möglicherweise diese auf Interaktionen mit anderen gerichtete Prozesse sind, die eine Art sozial kognitive Universalie darstellen.

29.1 Einführung

Die Erforschung der neuralen Grundlagen sozialer Kognition hat in der kognitiven Neurowissenschaft die Entwicklung der sog. sozial kognitiven Neurowissenschaft als Subdisziplin der Neurowissenschaften bewirkt (Adolphs 2003; Ochsner 2004; Ochsner u. Lieberman 2001). Diese mikrosoziologische Erforschung dyadischer oder triadischer Interaktionen, also Interaktionen unter Beteiligung von 2 oder 3 Personen, fokussiert auf die soziale Interaktion und Kommunikation zwischen Personen. Dabei handelt es sich um eine folgerichtige und nachvollziehbare Entwicklung der Neurowissenschaften, die in den letzten beiden Jahrzehnten zunehmend Forschungsgegenstände erarbeitet haben, die sich mit Alltagsphänomenen beschäftigen. Die Fähigkeit, mit anderen Personen in einen kommunikativen und interaktiven Austausch zu treten, gehört zu den wesentlichen kognitiven Ausstattungsmerkmalen unserer Gattung.

Die Fähigkeit, anderen Personen verlässlich ein »inneres Erleben« zuzuschreiben, ist eine notwendige Voraussetzung für erfolgreichen sozialen Austausch mit anderen und ermöglicht kollaboratives Lernen. So lässt sich von Generation zu Generation neu erworbenes Wissen effektiv und ohne Verluste an andere im Sinne eines »Wagenhebereffekts« (Tomasello 2006) weitergeben. Damit ist eine wesentliche Voraussetzung für die vergleichsweise explosive evolutionäre Entwicklung der menschlichen Spezies geschaffen. Es kann spekuliert werden, dass diese Möglichkeit zur Herstellung von Gemeinschaften unter uns Menschen auch Anlass zu »Kultur«-Leistungen gegeben hat, also Wissenschaft, Technik, Kunst. Folgt man diesen Überlegungen, dann ist die Fähigkeit zum »Sozialen« tatsächlich der kognitive Kern unserer Gattung: Wer sich der Frage der Natur des sozialen Verstehens zuwendet, macht sich gewissermaßen auf den Weg zum Verständnis der natürlichen Grundlagen der Menschwerdung. Vor diesem Hintergrund ist nicht weiter verwunderlich, dass diese Leistungen in einer besonderen Weise das neurowissenschaftliche Interesse geweckt haben.

Definition

Unter sozialer Kognition können alle solchen Wahrnehmungs- und Erkenntnisleistungen zusammengefasst werden, die den Zwecken der Interaktion und Kommunikation mit anderen Menschen dienen. Dieses Leistungsbündel schließt sowohl Leistungen zum Selbst-Fremd-Austausch ein als auch zur Selbst-Fremd-Differenzierung: Ohne die Fähigkeit, adäquat zwischen den eigenen mentalen Phänomenen (Gefühle, Gedanken, Wünsche, etc.) und denen anderer zu unterscheiden, kann auch keine angemessene Zuschreibung mentaler Phänomene an andere erfolgen. Unter Kognition sind allgemein informationsverarbeitende Prozesse in einem System zu verstehen, das infolge dieser Prozesse mindestens minimal verhaltensfähig ist.

Neben diesem evolutionär wichtigen Aspekt ist das kognitive Leistungsbündel der sozialen Kognition aber auch inhaltlich abzugrenzen von kognitiven Leistungen, die sich nicht auf das Verstehen anderer Personen beziehen, sondern auf das Verständnis von physikalischen Sachverhalten oder auf das Verhalten von physikalischen Objekten. Der Sozialpsychologe Fritz Heider macht hier die Unterscheidung zwischen »**Dingwahrnehmung**« oder »nichtsozialer Wahrnehmung« einerseits und »**Personenwahrnehmung**« oder »sozialer Wahrnehmung« andererseits. Im Gegensatz zur Dingwahrnehmung oder zum weltbezogenen Wissen bleiben Personenwahrnehmung oder die Verarbeitung sozial relevanter Informationen häufig »nicht formuliert oder nur vage«, sie führen aber dennoch oft zu sinnvollen Handlungen und Interaktionen mit anderen (Heider 1977, S. 11).

Diese Erfassung von unscharfen oder vagen Datenmengen hat meist intuitiven Charakter und wird schnell verarbeitet, wie es am Beispiel des Blickverhaltens deutlich wird: »Die Komplexität von Gefühlen und Handlungen, die mit einem Blick verstanden werden können, ist überraschend groß, obwohl die volle Bedeutung der Relationen zwischen Mensch und Mensch nicht direkt evident ist« (Heider 1977, S. 11). Eine Besonderheit ist hier, dass die Wahrnehmung und Einschätzung anderer Personen, ihres inneren Erlebens und ihrer Handlungsintentionen sehr oft auf unscharfen, nur intuitiv zugänglichen oder präreflexiven Wissensformen beruhen, die uns nicht in einem solchen Grad von Belastbarkeit vorliegen wie semantisch gesichertes Wissen. Hier wird also die Alltagsintuition gestärkt, dass wir vergleichsweise schnell recht robuste Eindrücke von anderen Menschen in unserer Umgebung bekommen können, wobei diese aber interessanterweise lediglich auf unterbestimmten Datensätzen beruhen.

> Soziale Kognition richtet sich auf »Personenwahrnehmung«, es werden hier also Phänomene bearbeitet, die das innere Erleben oder das Verhalten anderer Personen betreffen. Dem steht die »Dingwahrnehmung« gegenüber, die sich auf das Verständnis des Verhaltens physikalischer Sachverhalte oder Objekte richtet. Während die Domäne der Dingwahrnehmung auf der Anwendung von Naturgesetzen beruht (Newtonsche Mechanik), muss bei der Personenwahrnehmung auf das alltagspsychologische oder »volkspsychologische« Wissen (»folk psychology«) zurückgegriffen werden, das uns über die Beweggründe des Verhaltens anderer informiert.

29.2 Intuitive und inferenzielle Leistungen

Damit ist die Alltagskapazität der »Personenwahrnehmung« oder sozialen Wahrnehmung, wie Fritz Heider es genannt hat, eingeführt. Die Daten oder Signale, die wir dazu verwenden, können sprachlich zum Ausdruck gebracht werden, können aber auch nonverbal über Gestik, Mimik oder Blickverhalten der anderen Person vermittelt werden. Die sozialpsychologische Theoriebildung kennt zahlreiche Modelle der Informationsverarbeitung, die auf 2 verschiedene Prozessformate zurückgreifen. Diese Modelle werden in sog. **Zwei-Prozess-Theorien (»dual process theories«)** verhandelt. Übergreifend kann man diese beiden Prozessformate mit den Begriffen **implizit vs. explizit** oder **intuitiv-präreflexiv vs. inferenziell-reflexiv** bezeichnen (Frith u. Frith 2008; Vogeley u. Roepstorff 2009). Hier wird allgemein davon ausgegangen, dass explizite, inferenziell-reflexive Informationen ganz überwiegend auf sprachliche Äußerungen zurückgehen, die digital definierbar sind, über einen expliziten, semantischen Kode verfügen und eine komplexe logische Syntax aufweisen.

> **Definition**
> Sog. Zwei-Prozess-Theorien (»dual process theories«) nehmen an, dass die Verarbeitung von Informationen auf 2 verschiedenen Wegen oder Formaten beruhen, die entweder intuitiv-implizit (z. B. nonverbale Kommunikation) oder inferenziell-explizit (z. B. verbale Information, Kategorisierungen, Stereotypverarbeitung) gegeben sind.

Mittlerweile sehr gut untersucht sind hier beispielsweise Leistungen der inferenziellen Fremdzuschreibung, die mit der sog. »Theory of Mind« oder »ToM« in Zusammenhang stehen. Die ToM-Leistung erlaubt, anderen Personen mentale Zustände zuzuschreiben, um das Verhalten dieser Person erklären oder vorhersagen zu können. Sie wird auch als »Mindreading« oder »Mentalising« bezeichnet (Baron-Cohen 1995; Premack u. Woodruff 1978). Zur Prüfung der ToM-Leistung wird beispielsweise eine kurze Geschichte (narratives Textmaterial, Bildsequenz) präsentiert, in der ein Agent in einem sozial relevanten Kontext erscheint und dessen Erleben oder Handeln beurteilt werden muss (Vogeley et al. 2001).

Daneben wird aber in unserem Alltag sehr oft auch nonverbale Kommunikation relevant. So spielt beispielsweise in unserem Alltag, oft noch bevor wir explizites, semantisch gehaltvolles Wissen über eine andere Person erreicht haben, der sog. erste Eindruck eine wichtige Rolle, der uns sehr schnell in die Lage versetzt zu entscheiden, ob der Gegenüber ein potenziell verlässlicher Kooperationspartner sein wird oder vermutlich eher nicht (Uleman et al. 2008). Aktuelle Untersuchungen können zeigen, dass gerade auch sehr kurze Exzerpte von nonverbalem Verhalten (z. B. Filmausschnitte), sog. »thin slices«, sehr gut geeignet sind, schnell unterschiedliche Beurteilungen anderer Personen zu evozieren (Ambady et al. 2000; Kuzmanovic et al. 2011). Die verschiedenen Formate der nonverbalen Kommunikation sind auch bereits in vielfältigen empirischen Zugängen untersucht worden. Dazu gehören etwa das Erkennen von Animiertheit in bewegtem Stimulusmaterial (Heider u. Simmel 1944; Santos et al. 2010), die Verarbeitung von Perspektivwechsel im Raum (Vogeley et al. 2004), die Beteiligung bei bedeutungsvoller Imitation (Meltzoff u. Decety 2003), die nonverbale Kommunikation (Kuzmanovic et al. 2011) oder das Erleben von Interaktion mit anderen (Schilbach et al. 2006, 2010).

29.3 Animiertheitserleben

Als eine mittlerweile als klassisch anzusehende Untersuchung in diesem Feld kann die von Heider und Simmel im Jahr 1944 publizierte Untersuchung gelten, in der einfache geometrische Objekte durch ihr Bewegungsverhalten beim Betrachter den Eindruck erwecken, als handele es sich um »animierte« oder »belebte« Objekte, die ein Eigenleben zu führen scheinen, bzw. um Objekte, die eigentlich von Personen gesteuert werden. In empirischer Hinsicht sind hier bereits zahlreiche Folgeuntersuchungen durchgeführt worden, die sich um die Aufklärung der einzelnen Konstituenten dieses Animiertheitserlebens bemühen: Wie muss die Bewegung dieser geometrischen Objekte genau gestaltet sein, damit sie uns »animiert« erscheint?

Ein wesentliches Untersuchungsfeld richtet sich auf die **»biologische Bewegung«** (**»biological motion«**). Es lässt sich zeigen, dass bestimmte Bewegungsmuster, die anhand von sehr stark reduzierten visuellen Stimuli präsentiert werden, als zu biologischen Organismen zugehörig erkannt werden können – im Gegensatz zur Bewegung physikalischer Objekte (Blake u. Shiffrar 2007). Vor allem scheinen besondere Aspekte der Bewegung selbst hier einflussreich zu sein, dabei ist die Art des Stimulus, der sich bewegt, nicht relevant (Barrett et al. 2005; Rochat et al. 1997; Tremoulet u. Feldman 2006). Bewegungsmuster, die zu diesem Animiertheitserleben führen, umfassen selbstgesteuerte Bewegung, die nicht durch äußere Anstöße erzeugt wird (Leslie 1984), räumliche und zeitliche Synchronisierung der Bewegungen verschiedener Objekte (Bassili 1976; Blakemore et al. 2003; Johnson et al. 2001) oder adäquates Antwortverhalten zu Bewegungsreizen aus der Umwelt (Abell et al. 2000; Castelli et al. 2000; Michotte 1946; Schultz et al. 2005).

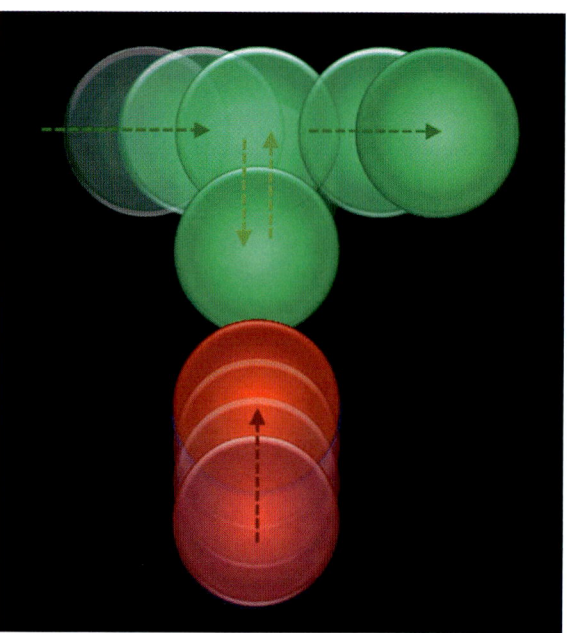

Abb. 29.1 In einem durch die Studie von Heider und Simmel (1944) inspirierten eigenen Untersuchungsansatz wurden 2 Kugeln in animierten Videosequenzen gezeigt. Systematisch variiert wurde, ob die erste Kugel (*grün*) plötzlich innehält, sich der anderen Kugel (*rot*) nähert und die derart »angesprochene« Kugel (*rot*) durch Annäherung reagiert oder nicht (Kuzmanovic et al. 2009; mit freundlicher Genehmigung von Dipl.-Psych. Bojana Kuzmanovic, Köln/Jülich)

> **Definition**
>
> Das Erkennen von »biologischer Bewegung« (»biological motion detection«) beruht auf der Integration von Informationen über relevante Bewegungsreize von Objekten, die zu einer adäquaten Interpretation der Gedanken, Gefühle oder Handlungsintentionen anderer führen; die Art des bewegten Objektes oder der bewegten Objekte ist dabei nicht relevant. Eine klassische Untersuchungsmöglichkeit stellen sog. »point light displays« dar: Hier werden auf den Gelenken von Personen Lichtpunkte fixiert. Wenn sich die Person vor einem dunklen Hintergrund bewegt, sieht man sich bewegende Lichtpunkte. Interessant ist, dass wir als Menschen mit einer sehr hohen Trefferquote erkennen können, ob diese Lichtpunkte die Bewegungen einer Person nachzeichnen oder einfach nur zufällige Bewegungen von Lichtpunkten darstellen.

In einer eigenen Untersuchung zum Erleben von Animiertheit haben wir selbst einfaches, »physikalisch« erscheinendes Stimulusmaterial mit 2 Kugeln auf schwarzem Hintergrund gewählt, die in kurzen bewegten Videosequenzen präsentiert wurden (Abb. 29.1). In 4 verschiedenen Stufen konnte systematisch der Eindruck von Animiertheit dieser beiden Kugeln erzeugt werden, d. h. der Eindruck, dass gewissermaßen »hinter« dem Verhalten dieser physikalischen Objekte ein personaler Agent tätig sein könnte. Dieser Eindruck wurde durch Unterbrechung einer stetigen Bewegung, durch eine Annäherung einer Kugel an die andere und durch die Reaktion der anderen auf die Annäherung der ersten erreicht. Die Probanden sollten auf einer vierstufigen Skala (»überwiegend physikalisch« bis »überwiegend personal«) ihren Eindruck dokumentieren. Der Faktor Animiertheit wurde also in 4 verschiedenen Stufen variiert (Santos et al. 2008). In einer fMRT-Untersuchung zu den neuralen Korrelaten zeigte sich dabei eine Aktivierung des sog. »Mentalizing«-Netzwerks bei Animiertheitserleben unter Einschluss des medial präfrontalen Kortex, des temporoparietalen Übergangskortex, der Amygdala und der Inselregion (Santos et al. 2010; Abb. 29.2).

29.4 Soziales Blickverhalten

Eine besondere Domäne der sozialen Kognition stellt unser Blickverhalten dar (Kampe et al. 2003). Der »soziale

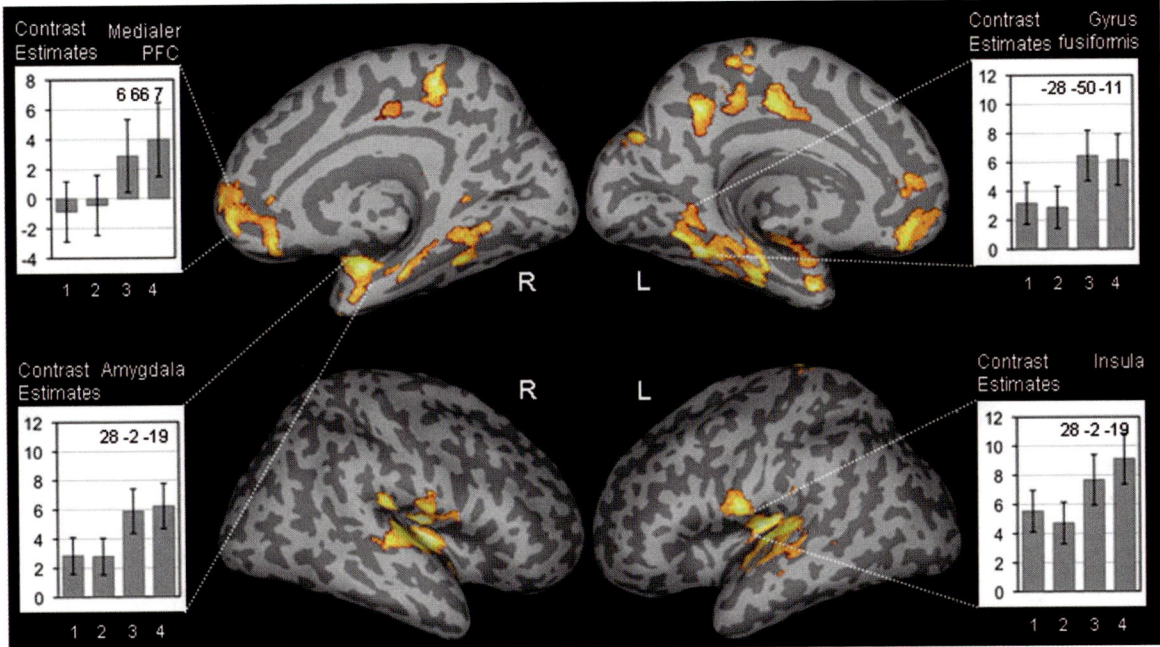

Abb. 29.2 Dieses Kontrastbild zeigt das neurale Korrelat des subjektiven Animiertheitserlebens der Versuchspersonen auf der Basis der Ratings der Versuchspersonen. Es zeigen sich die folgenden Hirnregionen differenziell aktiviert: medialer präfrontaler Kortex, medialer parietaler Kortex, Amygdala, Insula, fusiformer Kortex. Zusätzlich sind auch die β-Schätzwerte der einzelnen Bedingungen für die einzelnen Hirnregionen ausgewiesen (»Contrast Estimates«; 1 = »überwiegend physikalisch«, 2 = »überwiegend personal«; Siemens 3T; Auswertung mit SPM5; Event-Related-Design, n=15, random effect model, height threshold p<0,05, corr. [cluster-level], height threshold p<0,001, uncorr. [voxel-level]) (Kuzmanovic et al. 2009; mit freundlicher Genehmigung von Dipl.-Psych. Bojana Kuzmanovic, Köln/Jülich)

Blick« kann auch als Unterkategorie von visuellem Verhalten aufgefasst werden, das sich auf sozial relevante Interaktion und Kommunikation bezieht (Emery 2000; Pelphrey et al. 2004). Er dient zum einen als Indikator von nicht unmittelbar einsehbaren kognitiven Prozessen, die nur aus dem Blickverhalten einer anderen Person erschlossen werden können. Sozialer Blick dient aber auch als Signalsystem, mit dessen Hilfe Informationen zu kommunikativen Zwecken gezielt »gesendet« werden können. Unter diesen Gesichtspunkten ist das Phänomen bereits ausführlich sozialpsychologisch untersucht worden (Argyle u. Cook 1976; Kendon 1967). In einer eigenen Studie haben wir unter Anwendung anthropomorpher, virtueller Charaktere systematisch die Dauer von sozialem Blick untersucht (Kuzmanovic et al. 2009).

> **Eine sehr wertvolle Möglichkeit zum Studium sozial kognitiver Prozesse und ihrer neuralen Mechanismen bietet die Arbeit mit medienvermittelten, virtuellen, anthropomorphen Charakteren, die das Erleben von »sozialer Präsenz« erzeugen können. Der Vorteil ihrer Nutzung liegt darin, dass eine volle, systematische, experimentelle Kontrolle aller denkbaren psychophysischen Parameter ermöglicht wird, beispielsweise hinsichtlich der mimischen Expression oder der genauen zeitlichen Parameter im Fall dynamischer Animationen. Mit sozialer Präsenz ist gemeint, dass medienvermittelte, virtuelle, anthropomorphe Charaktere nicht nur soziale Informationen transportieren können, sondern auch als soziale Akteure wahrgenommen werden und Einfluss auf den menschlichen Betrachter ausüben können (zur Übersicht Bohil et al. 2011; Vogeley u. Bente 2010; ◘ Abb. 29.3).**

Die virtuellen Charaktere schauten in kurzen, wenige Sekunden langen Videoanimationen die Probanden an. Die Dauer des direkten Augenkontakts konnte 0, 1, 2.5 und 4 s betragen. Über die Variation der Dauer des Blickkontaktes von 1 bis zu 4 s ließ sich auf diese Weise verlässlich ein Eindruck von zunehmender Sympathie beim Betrachter für den virtuellen Charakter erzeugen. Dieses Design erlaubte in einer zugehörigen fMRT-Studie zunächst die differenzierte Untersuchung des Haupteffektes des »zugewandten Blicks«. Bei dieser Analyse wurden alle Bedingungen, in denen der Blick dem Betrachter zugewandt wurde – unabhängig von der Blickdauer – zusammengefasst (also 1, 2.5 und 4 s). Dabei ließ sich zeigen, dass an der

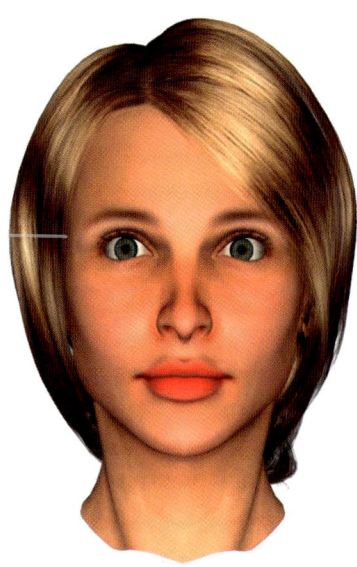

Abb. 29.3 Beispiel eines anthropomorphen virtuellen Charakters, dessen Blickrichtung (hier: zugewandter Blick) systematisch variiert werden kann. Anthropomorphe virtuelle Charaktere können beim Betrachter das Erleben von »sozialer Präsenz« simulieren und erlauben die volle, systematische, experimentelle Kontrolle aller denkbaren psychophysischen Parameter. Folgt ein derartiger virtueller Charakter etwa systematisch dem Blick des Betrachters, kann der Eindruck von »gemeinsamer Aufmerksamkeit« entstehen

29.5 »Echte« Interaktion

Unter Anwendung komplexer Videoanimationen, die virtuelle Charaktere darstellen, lassen sich auch vergleichsweise komplexe, »quasi«-interaktive Studien planen und durchführen. In eigenen Untersuchungen gingen wir der Frage nach, welchen Einfluss das persönliche Involviertsein auf das Erleben einer sozialen Interaktion und ihre neuralen Korrelate hat (Schilbach et al. 2006, 2010, im Druck). Zu diesem Zweck haben wir über das Blickverhalten in 2 Untersuchungsansätzen das Erleben von Involviertheit in eine Interaktion mit einer anderen Person simuliert.

In einem ersten Experiment wurden dazu 2 Faktoren systematisch variiert, nämlich Mimik und Blickrichtung. Hinsichtlich des Faktors Mimik zeigten die virtuellen Charaktere in der einen Hälfte der Fälle Gesichtsausdrücke, die als Hinweis auf den Wunsch einer Kontaktaufnahme gewertet wurden (z. B. Lächeln, Augenbrauenhochzug etc.), während in der anderen Hälfte der Fälle willkürlich anmutende Gesichtsbewegungen, die keine oder geringe soziale Signalwirkung hatten, präsentiert wurden (Abb. 29.4). Als zweiter Faktor wurde im Experiment die Blickrichtung der virtuellen Charaktere variiert, die entweder den Betrachter anschauten oder aber eine unsichtbare 3. Person, die etwa an der linken oder rechten Seite des Betrachters vorzustellen war.

Unterscheidung, ob sie selbst oder eine andere Person angesehen wurden, vor allem 2 Hirngebiete beteiligt waren, zum einen das sog. V5-Areal, eine Region im visuellen Assoziationskortex, die auf das Erkennen bewegter Stimuli spezialisiert ist, zum anderen wurde der hintere (posteriore) Anteil des Sulcus temporalis superior (pSTS) im Schläfenlappen aktiv. Dieses Hirngebiet reagiert auf Bewegungen, die von lebendigen Objekten im Sinne der biologischen Bewegung stammen.

In einer weiteren parametrischen Analyse konnte das neurale Korrelat der Blickdauer untersucht werden. Als neurales Korrelat der zunehmenden Blickdauer zeigte sich eine Aktivierung in dem bereits vorbeschriebenen Areal des medial präfrontalen Kortex (Kuzmanovic et al. 2009). Dieser Befund lässt die Deutung zu, dass diese Hirnregion bei der Blickevaluation maßgeblich beteiligt ist, d. h. bei dem Prozess, der das beobachtete Blickverhalten als sozial relevant oder irrelevant einstuft.

Diese Studie lässt die Interpretation zu, dass wir – um den Blick einer anderen Person zu »verstehen« – mindestens auf die Prozesse der Detektion biologischer Bewegung und die soziale Evaluation des Materials zurückgreifen. Erst dann können wir, beispielsweise anhand der Dauer des Blickkontakts, entscheiden, welche Bedeutung diese Wahrnehmung für uns hat.

Die Ergebnisse zeigten, dass bereits allein die Hinwendung des Gesichts der virtuellen Figur zum Beobachter eine differenzielle Aktivierung des dorsalen Anteils des medialen präfrontalen Kortex unabhängig von der gezeigten Mimik erzeugte. Die Wahrnehmung von sozial relevantem Stimulusmaterial ging mit differenzieller neuraler Aktivität im ventral gelegenen medialen präfrontalen Kortex einher. Das Erleben von sozialer Interaktion anhand eines dem Beobachter zugewandten Gesichtes, das einen interaktionell bedeutsamen Gesichtsausdruck zeigte, korrelierte mit erhöhter neuraler Aktivität in den Regionen des ventralen medialen präfrontalen Kortex, des rechten Gyrus temporalis superior und des linken Gyrus parahippocampalis (Schilbach et al. 2006). Differenzielle Aktivität dieser Hirnregion wird insbesondere dann sichtbar, wenn es zur Antizipation von positiven und negativen Konsequenzen von Handlungen kommt (Knutson et al. 2003, 2005) oder wenn Bewertungen von sozialen Interaktionen erforderlich werden (Amodio u. Frith 2006). Diese Ergebnisse stehen in guter Übereinstimmung mit der vorhandenen Literatur, die dem medialen präfrontalen Kortex eine zentrale Rolle bei Emotionsverarbeitung und sozialer Kognition zuspricht (Amodio u. Frith 2006; Frith u. Frith 2003; Mitchell 2009; Vogeley u. Fink 2003) (Abb. 29.5).

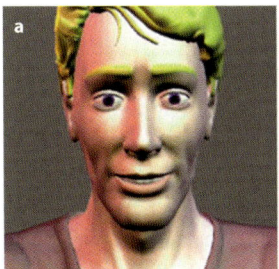
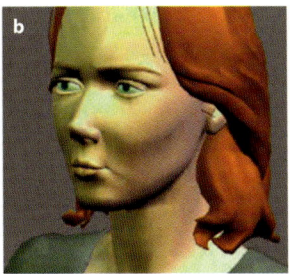

◘ **Abb. 29.4** Illustration eines virtuellen Charakters mit einem sozial relevanten Gesichtsausdruck (**a**) und mit einem sozial weniger relevanten Gesichtsausdruck (**b**)

Definition

Unter »gemeinsamer Aufmerksamkeit« (»joint attention«) ist die Fähigkeit zu verstehen, die eine Manipulation der Aufmerksamkeit einer anderen Person durch unser Blickverhalten erlaubt. Diese gemeinsame Aufmerksamkeit stellt sich immer dann ein, wenn nach wechselndem Anblicken einer anderen Person und eines Objekts die mich dabei beobachtende andere Person schließlich auch auf das Objekt schaut, in der Vermutung, ich habe sie auf das Objekt aufmerksam machen wollen. Hier werden das nonverbale Verhalten von Interaktionspartnern als auch ihre intentionalen Beziehungen zur Welt koordiniert (Moll u. Tomasello 2007). Ontogenetisch wird diese vorsprachliche Leistung bereits vor Ablauf des ersten Lebensjahres erworben, wobei zwischen der eigenen Initiation und dem Antwortverhalten auf derartige Bemühungen unterschieden wird (Mundy u. Newell 2007).

Einen vielversprechenden Zugang eröffnet eine weitere Studie in diesem Arbeitsfeld, bei der wir das Blickverhalten ausgenutzt haben, um damit in Echtzeit das Stimulusmaterial, nämlich das Blickverhalten eines virtuellen Charakters, zu verändern (Wilms et al. 2010). Da sich das Stimulusmaterial (z. B. mich anschauender vs. von mir wegschauender virtueller Charakter) in Abhängigkeit vom Blickverhalten der Versuchsperson veränderte, wurde über diese interaktive Blickkoordination zwischen Versuchsperson und virtuellem Agenten gezielt das Erleben von **gemeinsamer Aufmerksamkeit (»joint attention«)** erzeugt. Systematisch variiert wurde, ob das Blickverhalten zwischen Versuchsperson und virtuellem Agenten kongruent war oder nicht (ob ein Erleben von gemeinsamer Aufmerksamkeit erzeugt wurde, unabhängig davon, wer es eingeleitet hat) und ob die Versuchsperson die Einleitung der gemeinsamen Aufmerksamkeit führte oder der virtuelle Agent.

Die Ergebnisse zeigen, dass das Erleben von gemeinsamer Aufmerksamkeit zu einem differenziellen Anstieg

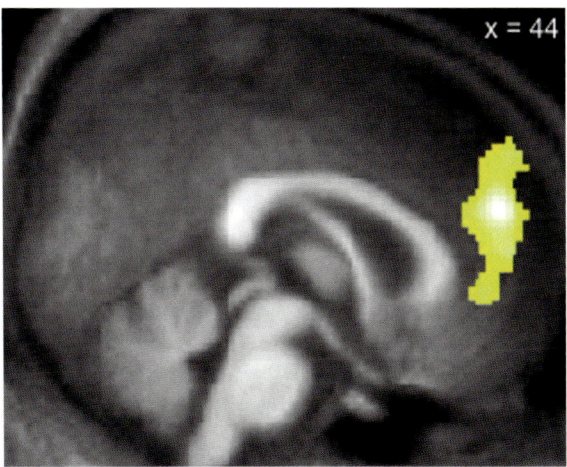

◘ **Abb. 29.5** Dieses Kontrastbild zeigt das neurale Korrelat der Wahrnehmung von Gesichtern, die den Beobachter direkt anblicken, unabhängig von dem hiernach gezeigten Gesichtsausdruck. Es zeigt sich der dorsale mediale präfrontale Kortex aktiviert (Auswertung mit SPM5; Event-Related-Design, n=18, random effect model, height threshold p<0,05, corr. [cluster-level], height threshold p<0,001, uncorr. [voxel-level]) (Schilbach et al. 2006)

neuraler Aktivität insbesondere im Bereich des medialen präfrontalen Kortex führte (Schilbach et al. 2010). Zusätzlich ließ sich interessanterweise demonstrieren, dass es bei selbstinitiierter gemeinsamer Aufmerksamkeit zu einem differenziellen Anstieg im Bereich des ventralen Striatums als Teil des Belohnungssystems des Gehirns kam (Rolls et al. 2008), was als Hinweis auf die intrinsische Motivation zur Initiierung sozialer Interaktion interpretiert werden kann (Schilbach et al. 2010; ◘ Abb. 29.6).

29.6 Das »soziale Gehirn«

Die hier zusammengestellten Ergebnisse sind in guter Übereinstimmung mit der vorhandenen Literatur, die dem medialen präfrontalen Kortex eine wichtige Rolle im Rahmen der Emotionsverarbeitung und sozialen Kognition zuspricht und ihn als notwendige Hirnregion betrachtet, der bei selbstreferenziellen und sozial kognitiven Prozessen von zentraler Bedeutung ist (Amodio u. Frith 2006; Decety u. Sommerville 2003). Interessant ist hier nun, der Frage nachzugehen, welche Gemeinsamkeiten diese Studienansätze aufweisen, sodass sie alle zu einer Rekrutierung des medial präfrontalen Kortex führen und was die eigentliche Aufgabe dieser Hirnregion sein könnte. Was also ist die genaue funktionale Rolle des »sozialen Gehirns«, das uns das Überleben in sozialen Gemeinschaften erst ermöglicht hat (Dunbar 1998, 2009)?

Zum medialen präfrontalen Kortex ist kürzlich eine solche Hypothese vorgetragen worden: Der Basismecha-

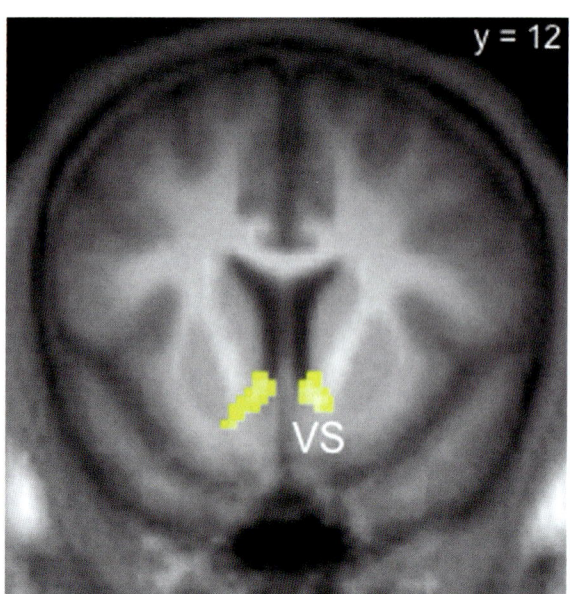

Abb. 29.6 Dieses Kontrastbild zeigt einen Teil des neuralen Korrelates von selbstinitiierter, gemeinsamer Aufmerksamkeit. Es zeigt sich unter anderem das ventrale Striatum bilateral-symmetrisch aktiviert (Auswertung mit SPM5; Event-Related-Design, n=21, random effect model, height threshold p<0,05 FWE corr.)

nismus dieser Region könnte danach die Generierung von unscharfen, vagen Schätzwerten (»fuzzy estimates«) sein (Mitchell 2009). Hier ist besonders interessant und stimulierend, dass eine ähnliche Intuition des Unscharfen und Vagen, das der Personenwahrnehmung oder der sozialen Wahrnehmung anhaftet, bereits von Fritz Heider (1977) vorformuliert war und die der Hypothese von Mitchell inhaltlich entspricht. Es wäre damit gewissermaßen eine wichtige sozial kognitive Operation auf einer neuralen Beschreibungsebene identifiziert, wenn nicht sogar die Schlüsseloperation sozialer Kognition.

Eine bemerkenswerte Anreicherung und Deutungsmöglichkeit der Aktivitätsverteilung des »sozialen Gehirns«, wie sie typischerweise bei den exemplarisch beschriebenen intersubjektiven Prozessen erscheinen, bietet der Befund des sog. Hirnruhezustandes (»default mode of brain function«, ▶ Kap. 15) (Raichle et al. 2001; Schilbach et al. 2008; Vogeley 2010). Mit dem Hintergrundinteresse an der intrinsischen Konnektivität des Gehirns wurden neurale Korrelate von Ruhebedingungen untersucht, in denen die Versuchspersonen keiner expliziten Instruktion im Rahmen eines kontrollierten Experiments unterlagen. Bemerkenswertes und mittlerweile sehr oft repliziertes Ergebnis ist, dass – über Personen hinweg und in der zeitlichen Mittelung von einer natürlich ausgeprägten Dynamik der Aktivitätsverteilung – immer wieder ein ähnliches Aktivitätsverteilungsmuster im Sinne eines »Attraktors« aufgesucht wird, nämlich der sog. Voreinstellungszustand oder Ruhezustand des Gehirns (»default mode of brain function«). Dieser Hirnruhezustand umfasst üblicherweise den anterioren medialen frontalen Kortex, den medialen parietalen Kortex und den superior temporal gelegenen Kortex bzw. temporoparietalen Übergangskortex beidseits (Gusnard et al. 2001; Raichle et al. 2001). Interessanterweise entspricht dieses Verteilungsmuster der Aktivitätsverteilung im Gehirn, wie sie auch bei sozial kognitiven Leistungen beansprucht wird (Buckner et al. 2008; Schilbach et al. 2012).

29.7 Schlussfolgerungen

Die gemachten Ausführungen laden abschließend dazu ein, einige Überlegungen zur Allgemeingültigkeit oder zur Universalität des »Sozialen« vor dem Hintergrund moderner neurowissenschaftlicher Ergebnisse anzustellen. Die hier illustrierte Fähigkeit zur sozialen Kognition stellt Tomasello ganz stark in den Vordergrund unserer kognitiven Ausstattung und vermutet in ihr die zentrale kognitive Leistung des Menschen im Sinne einer gattungsspezifischen Universalie. Damit, »dass Menschen sich über verschiedene Dinge […] von verschiedenen Standpunkten aus miteinander verständigen«, ist vielleicht die herausragende menschliche Grundfähigkeit benannt (Tomasello 2006, S. 155).

Wenn man versucht, die Ebene psychologischer Prozesse oder neuraler Mechanismen aufzusuchen, macht wieder bereits Heider die schon erwähnte plausible Unterscheidung zwischen sozialen und nichtsozialen kognitiven Prozessen, denen Intentionalität und Kausalität als unterliegende Konstruktionen zugeordnet werden könnten (Heider 1977). Eine interessante, wenngleich auch spekulative Entsprechung könnte die soziale Informationsverarbeitung dann in der Generierung von probabilistischen, unscharfen Schätzwerten haben (Mitchell 2009), die sich dem medial präfrontalen Kortex zuordnen lassen, also einer Schlüsselregion sozial kognitiver Prozesse. Diese interessante Verknüpfung könnte einen erheblichen heuristischen Wert entfalten. Ein empirischer Hinweis dafür, dass es sich hier um eine neurobiologische Universalie handelt, die möglicherweise sogar über unsere eigene Spezies hinausreichen und alle Säugetiere im Sinne eines übergreifenden neuralen Funktionsprinzips miteinander verbinden könnte, ist der Befund, dass sich dieser Hirnruhezustand auch bei nichtmenschlichen Primaten nachweisen lässt (Vincent et al. 2007).

Hieraus könnte spekulativ abgeleitet werden, dass neural geradezu eine Disposition zur sozialen Kognition angelegt ist, die durch die ähnliche Aktivitätsverteilung im Gehirn unter experimentell kontrollierten, quasi »fremdveranlassten«, kognitiven Aufgaben und unter unkontrollierter, »selbstveranlasster« kognitiver Tätigkeit in Abwesenheit einer konkreten experimentellen Instruktion belegt werden könnte. So stimulierend dieser Befund auch sein mag, so ist doch kritisch anzumerken, dass die Zuordnung von »selbstnahen« und/oder »sozialen« Erfahrungen und Zuständen während der beobachteten Hirnruhezustände bisher spekulativ ist, da aus diesen Phasen bisher keine systematischen Informationen zur Erfahrungs- oder Erlebnisebene der Probanden während dieser Untersuchungen erhoben wurden.

Von außen bestimmbare und experimentell einholbare Kognition ist vor diesem Hintergrund nur eine Irritation oder Auslenkung aus dieser bereits voreingestellten Verfassung oder Disposition zum Personalbezug, der neural der Hirnruhezustand entsprechen könnte. Diese intersubjektive Kompetenz lässt sich schon sehr früh in der Karriere der verschiedenen Sicherungsstufen unseres Wissens – von der Ahnung zur Deutung zum Wissen – festmachen. Auch unscharfe, »mantische« Wissensformen weisen im Kern immer schon einen sozialen Bezug zu möglichen Begegnungen mit anderen Personen im Sinne einer Voreinstellung auf, und es kann vermutet werden, »dass wir ohne ein entgegenkommendes Verstehen das dunkle Du nicht aufgebaut hätten« und »dass ohne einen Minimalanimismus unser Gegenstandsbezug, d. h. unsere Referenzialität oder Intentionalität, kollabieren würde« (Hogrebe 2006, S. 33). Dieser personale Bezug auf das Gegenüber wäre dann der nichtsozialen Kognition vorgängig. Dieser minimalanimistische Personalbezug auf das Gegenüber könnte der Fähigkeit des Perspektivwechsels entsprechen, der Fähigkeit nämlich, die Welt aus der Perspektive eines anderen sehen zu können. Neurowissenschaftliche Daten lassen die Spekulation zu, dass es sich hierbei tatsächlich um eine neurobiologisch verankerte universale Verfassung handelt, die uns als Gattung auszeichnet und die für uns eine Art Voreinstellung unserer kognitiven Verfassung bedeutet, aus der wir uns nur unter bestimmten Anforderungen von außen aktiv entfernen.

Zusammenfassung und Ausblick

Die moderne kognitive Neurowissenschaft hat sich in den letzten Jahren ausführlich mit den kognitiven Leistungen beschäftigt, die der Interaktion und Kommunikation mit anderen unterliegen. Diese Leistungen können auch als soziale Kognition zusammengefasst werden, innerhalb der kognitiven Neurowissenschaften haben sie das neue Forschungsfeld der »sozialen Neurowissenschaft« oder »sozial kognitiven Neurowissenschaft« begründet. Sie erlauben uns, uns in die Lage eines Gattungsgenossen »hineinzuversetzen«. Diese Prozesse finden psychologisch gesprochen auf einer intuitiv-präreflexiven und einer inferenziell-reflexiven Ebene statt. Prozesse auf beiden Ebenen wirken während unserer Alltagsanforderungen bei komplexen Eindrucksbildungsprozessen zusammen. Vermutlich haben nonverbale Signale (Gestik, Mimik, Blickverhalten) einen besonders großen Anteil an unseren sozial kognitiven Leistungen. Sie bestimmen in besonderer Weise unsere Alltagsbegegnungen mit anderen. Mittels funktioneller Hirnbildgebung lassen sich auch die neuralen Mechanismen sozial kognitiver Prozesse untersuchen. Es lässt sich zeigen, dass im Wesentlichen ein Netzwerk rekrutiert wird, das medial präfrontal und parietal sowie superior temporal gelegene Hirnregionen und die Amygdala einschließt.

Im Ausblick kann diese Studienlage weitere grundlagenwissenschaftliche, aber auch klinisch motivierte Fragestellungen anregen. In grundlagenwissenschaftlicher Hinsicht liegt auf der Grundlage dieses Stands der Wissenschaft die weitere Erforschung der einzelnen Komponenten kommunikativer Leistungen und ihrer Kombinationen auf der Hand, dies kann ein besseres Verständnis der unterschiedlichen Bedeutung der verschiedenen Kommunikationskanäle vermitteln. Darüber hinaus ist der Endpunkt dieses Ausblicks die Untersuchung direkter sozialer Interaktion, bei der 2 oder 3 Personen aufeinander treffen und miteinander in eine soziale Begegnung eintreten: Hier werden auf komplexe Reize schnelle adaptive Verhaltensantworten abverlangt, die nicht standardisiert werden können. Darüber hinaus ergibt sich hier auch die Möglichkeit, Kooperation und Kompetition zwischen Beziehungspartnern (in Zweierbegegnungen) oder soziale Akzeptanz und soziale Ablehnung (in Dreierbegegnungen) zu studieren. In klinischer Hinsicht lassen sich insbesondere psychische Erkrankungen als Störungen dieser sozial kognitiven Fähigkeiten verstehen. Hochfunktionaler Autismus kann hier geradezu als Modellerkrankung betrachtet werden. Andere Störungsbilder, bei denen es zu relevanten Störungen in der Beziehungsgestaltung kommen kann, sind die verschiedenen Formen der Schizophrenie und Persönlichkeitsstörungen. Damit ließen sich substanziell das pathophysiologische Verständnis dieser psychischen Erkrankungen verbessern und auch neue Möglichkeiten anbieten, die Verursachung dieser Erkrankungen weiter aufzuklären.

Literatur

Abell F, Happe F, Frith U (2000) Do triangles play tricks? Attribution of mental states to animated shapes in normal and abnormal development. Cogn Dev 15: 1–16

Adolphs R (2003) Cognitive neuroscience of human social behavior. Nature Rev Neurosci 4: 165–178

Ambady N, Bernieri F, Richeson J (2000) Towards a histology of social behavior: Judgmental accuracy from thin slices of behavior. In: Zanna MP (ed) Advances in Experimental Social Psychology, Vol. 32. Academic Press, San Diego, pp 201–272

Amodio DM, Frith CD (2006) Meeting of minds: The medial frontal cortex and social cognition. Nat Rev Neurosci 7: 268–277

Argyle M, Cook M (1976) Gaze and Mutual gaze. Cambridge University Press, Cambridge, UK

Baron-Cohen S (1995) Mindblindness. MIT Press, Cambridge, MS

Barrett H, Todd P, Miller F, Blythe M (2005) Accurate judgments of intention from motion cues alone: A cross-cultural study. Evol Hum Behav 26: 313–331

Bassili JN (1976) Temporal and spatial contingencies in the perception of social events. J Pers Soc Psychol 33: 680–685

Blake R, Shiffrar M (2007) Perception of human motion. Annu Rev Psychol 58: 47–73

Blakemore SJ, Boyer P, Pachot-Clouard M, Meltzoff A, Segebarth C, Decety J (2003) The detection of contingency and animacy from simple animations in the human brain. Cereb Cortex 13: 837–844

Bohil CJ, Alicea B, Biocca F (2011) Virtual reality in neuroscience research and therapy. Nat Rev Neurosci 12: 752–762

Buckner RL, Andrews-Hanna JR, Schacter DL (2008) The brain's default network: anatomy, function, and relevance to disease. Ann N Y Acad Sci 1124: 1–38

Castelli F, Happe F, Frith U, Frith C (2000) Movement and mind: A functional imaging study of perception and interpretation of complex intentional movement patterns. Neuroimage 12: 314–325

Decety J, Sommerville JA (2003) Shared representations between self and other: A social cognitive neuroscience view. Trends Cogn Sci 7: 527–533

Dunbar RIM (1998) The Social Brain Hypothesis. Evol Anthropol 6: 178–190

Dunbar RIM (2009) The social brain hypothesis and its implications for social evolution. Ann Hum Biol 36: 562–572

Emery NJ (2000) The eyes have it: The neuroethology, function and evolution of social gaze. Psychol Sci 15: 598–603

Frith CD, Frith U (2008) Implicit and explicit processes in social cognition. Neuron 60: 503–510

Frith U, Frith CD (2003) Development and neurophysiology of mentalizing. Philos Trans R Soc Lon B Biol Sci 358: 459–473

Gusnard DA, Akbudak E, Shulman GL, Raichle ME (2001) Medial prefrontal cortex and self-referential mental activity: Relation to a default mode of brain function. Proc Natl Acad Sci USA 98: 4529–4534

Heider F (1958/1977) Psychologie der interpersonalen Beziehungen. Klett, Stuttgart, 1977 (Original: The Psychology of Interpersonal Relations. Lawrence Erlbaum Associates, Hillsdale NJ, 1958)

Heider F, Simmel M (1944) An experimental study of apparent behaviour. Am J Psychol 57: 243–259

Hogrebe W (2006) Mantik und Hermeneutik. In: Heinze M, Kupke C, Eckle I (Hrsg) Sagbar – Unsagbar. Philosophische, psychoanalytische und psychiatrische Grenzreflexionen. Parodos, Berlin

Johnson SC, Booth A, O'Hearn K (2001) Inferring the goals of a non-human agent. Cogn Dev 16: 637–656

Kampe KKW, Frith CD, Frith U (2003) »Hey John!«: Signals conveying communicative intention towards the self activate brain regions associated with mentalizing regardless of modality. J Neurosci 23: 5258–5263

Kendon A (1967) Some functions of gaze-direction in social interaction. Acta Psychol 26: 22–63

Knutson B, Fong GW, Bennett SM, Adams CM, Hommer D (2003) A region of mesial prefrontal cortex tracks monetarily rewarding outcomes: Characterization with rapid event-related fMRI. NeuroImage 18: 263–272

Knutson B, Taylor J, Kaufman M, Peterson R, Glover G (2005) Distributed neural representation of expected value. J Neurosci 25: 4806–4812

Kuzmanovic B, Georgescu A, Eickhoff S, Shah N, Bente G, Fink GR, Vogeley K (2009) Duration matters. Dissociating neural correlates of detection and evaluation of social gaze. Neuroimage 46: 1154–1163

Kuzmanovic B, Schilbach L, Lehnhardt FG, Bente G, Vogeley K (2011) A matter of words: Impact of verbal and nonverbal information on impression formation in high-functioning autism. Res Autism Spectr Disord 5: 604–613

Leslie AM (1984) Spatiotemporal continuity and the perception of causality in infants. Perception 13: 287–305

Meltzoff AN, Decety J (2003) What imitation tells us about social cognition: a rapprochement between developmental psychology and cognitive neuroscience. Philos Trans R Soc Lon B Biol Sci 29: 491–500

Michotte A (1946) La perception de la causalite, etudes psychologiques vi: Institut superieur de philosophie, France

Mitchell JP (2009) Social psychology as a natural kind. Trends in Cognitive Science 13: 246–251

Moll H, Tomasello M (2007) Cooperation and human cognition: The Vygotskian intelligence hypothesis. Philos Trans R Soc Lon B Biol Sci 362: 639–648

Mundy P, Newell L (2007) Attention, joint attention, and social cognition. Curr Dir Psychol Sci 16: 269–274

Ochsner KN (2004) Current directions in social cognitive neuroscience. Curr Opin Neurobiol 14: 254–258

Ochsner KN, Lieberman MD (2001) The emergence of social cognitive neuroscience. Am Psychol 56: 717–734

Pelphrey KA, Viola RJ, McCarthy G (2004) When Strangers Pass. Processing of Mutual and Averted Social Gaze in the Superior Temporal Sulcus. Psychol Sci 15: 589–603

Premack D, Woodruff D (1978) Does the chimpanzee have a »theory of mind«? Behav Brain Sci 4: 515–526

Raichle ME, MacLeod AM, Snyder AZ, Powers WJ, Gusnard DA, Shulman GL (2001) A default mode of brain function. Proc Nat Acad Sci 98: 676–682

Rochat P, Morgan R, Carpenter M (1997) Young infants' sensitivity to movement information specifying social causality. Cogn Dev 12: 537–561

Rolls ET, Grabenhorst F, Parris BA (2008) Warm pleasant feelings in the brain. NeuroImage 41: 1504–1513

Santos NS, David N, Bente G, Vogeley K (2008) Parametric induction of animacy experience. Conscious Cogn 17: 425–437

Santos NS, Kuzmanovic B, David N, Rotarska-Jagiela A, Eickhoff S, Shah JN, Fink G, Bente G, Vogeley K (2010) Animated brain: a functional neuroimaging study on the parametric induction of animacy experience. Neuroimage 53: 291–302

Schilbach L, Wohlschlaeger AM, Kraemer NC, Newen A, Shah NJ, Fink GR, Vogeley K (2006) Being With Virtual Others: Neural Correlates of Social Interaction. Neuropsychologia 44: 718–730

Schilbach L, Eickhoff S, Rotarska-Jagiela A, Fink GR, Vogeley K (2008) Minds at rest? Social cognition as the default mode of cognizing and its putative relationship tp the »default system« of the brain. Conscious Cogn 17: 457–467

Schilbach L, Wilms M, Eickhoff SB, Romanzetti S, Tepest R, Bente G, Shah NJ, Fink GR, Vogeley K (2010) Minds made for sharing: initiating joint attention recruits reward-related neurocircuitry. J Cogn Neurosci 22: 2702–2715

Schilbach L, Bzod D, Timmermans B, Vogeley K, Eickhoff SB (2012) Introspective minds: Using ALE meta-analyses to study commonalities in the neural correlates of emotional processing, social & unconstrained cognition. Plos One 7, e30920: 1–10

Schilbach L, Timmermans B, Reddy V, Costall A, Schlicht T, Vogeley K (im Druck) Toward a second-person neuroscience. Behav Brain Sci

Schultz J, Friston KJ, O'Doherty J, Wolpert DM, Frith CD (2005) Activation in posterior superior temporal sulcus parallels parameter inducing the percept of animacy. Neuron 45: 625–635

Tomasello M (2006) Die kulturelle Entwicklung des menschlichen Denkens. Suhrkamp, Frankfurt am Main

Tremoulet PD, Feldman J (2006) The influence of spatial context and the role of intentionality in the interpretation of animacy from motion. Percept Psychophys 68: 1047–1058

Uleman JS, Adil Saribay S, Gonzalez CM (2008) Spontaneous inferences, implicit impressions, and implicit theories. Annu Rev Psychol 59: 329–360

Vincent JL, Patel GH, Fox MD, Snyder AZ, Baker JT, Van Essen DC, Zempel JM, Snyder LH, Corbetta M, Raichle ME (2007) Intrinsic functional architecture in the anaesthetized monkey brain. Nature 447: 83–86

Vogeley K (2010) Social Consciousness. In: Perry E, Collerton D, LeBeau F, Ashton H (eds) New Horizons in the Neuroscience of Consciousness. Advances in Consciousness Research, Vol. 79. John Benjamins Publishing Company, Amsterdam, pp 121–128

Vogeley K, Fink G (2003) Neural correlates of self perspective and its disorders. Trends Cogn Sci 7: 38–42

Vogeley K, Roepstorff A (2009) Contextualising Culture and Social Cognition. Trends Cogn Sci 13: 511–516

Vogeley K, Bente G (2010) »Artificial Humans«: Psychology and Neuroscience Perspectives on Embodiment and Nonverbal Communication. Neural Netw 23: 1077–1090

Vogeley K, Bussfeld P, Newen A, Herrmann S, Happé F, Falkai P, Maier W, Shah NJ, Fink GR, Zilles K (2001) Mind reading: Neural mechanisms of theory of mind and self-perspective. NeuroImage 14: 170–181

Vogeley K, May M, Ritzl A, Falkai P, Zilles K, Fink GR (2004) Neural correlates of first-person-perspective as one constituent of human self-consciousness. J Cogn Neurosci 16: 817–827

Wilms M, Schilbach L, Pfeiffer U, Bente G, Fink GR, Vogeley K (2010) It's in your eyes. Using gaze-contingent stimuli to create truly interactive paradigms for social cognitive and affective neuroscience. Soc Cogn Affect Neurosci 5: 98–107

Emotionen

B. Derntl, F. Schneider, U. Habel

30.1	**Emotionales Erleben**	**– 484**
30.1.1	Stimmungsinduktionsmethoden	– 484
30.1.2	Individuelle Einflussfaktoren	– 487
30.1.3	Emotion, Stimmung und Gefühl	– 487
30.1.4	Netzwerk des emotionalen Erlebens	– 488
30.2	**Emotionserkennung**	**– 489**
30.2.1	Explizite vs. implizite Verarbeitung	– 489
30.2.2	Amygdalaaktivierung durch spezifische Emotionen	– 489
30.2.3	Habituationsprozesse	– 491
30.2.4	Backward masking	– 491
30.2.5	Modulation der Amygdalaaktivität	– 492
30.3	**Empathie**	**– 494**
30.4	**Emotionales Lernen und Gedächtnis**	**– 495**
30.5	**Klinische Relevanz**	**– 499**
	Literatur	– 501

Zum Thema

Die Bedeutung, die Emotionen zukommt, wird besonders sichtbar, wenn sie eine Stärke erreichen, die zu überschießenden und unkontrollierten Reaktionen führt oder wenn pathologische Prozesse ihren normalen Ausdruck und ihre Funktionsweise verändern oder beeinträchtigen. Während emotionsspezifische Korrelate mittels physiologischer Indikatoren bisher kaum nachgewiesen werden konnten, bieten bildgebende Verfahren nun die Möglichkeit, die für die jeweiligen Emotionen spezifischen zerebralen Verarbeitungsprozesse abzubilden und ggf. zu lokalisieren. Angesichts des Einflusses von Emotionen auf nahezu alle interessierenden psychologischen Variablen (wie Gedächtnis, Verhalten, Lernen, Wahrnehmung etc.) ist dies eine positiv zu wertende Entwicklung, andererseits steht man in der Emotionsforschung nach wie vor einem Gebiet gegenüber, dessen mangelnde Operationalisierbarkeit und Zugänglichkeit nur schwer objektivierbare Untersuchungsbedingungen bietet. Mit bildgebenden Verfahren wurden im Bereich von emotionalem Verhalten und Erleben verschiedene Prozesse experimentell realisiert und untersucht, darunter das emotionale Erleben, die emotionale Diskriminationsfähigkeit, die Fähigkeit, Emotionen zu regulieren, sowie das emotionale Gedächtnis und Lernprozesse. Diese emotionalen Komponenten menschlichen Verhaltens sollen im Folgenden anhand der bislang veröffentlichten fMRT-Untersuchungen bezüglich ihrer neurobiologischen Grundlagen näher charakterisiert werden.

30.1 Emotionales Erleben

Im Tomographen können Emotionen meist nicht unter natürlicherweise emotionsauslösenden Bedingungen erfasst werden. Ein grundlegendes Problem der Forschung in diesem Bereich sind daher wirksame Methoden zur experimentellen Emotionsinduktion. Es muss vor allem gewährleistet sein, dass der interessierende emotionale Zustand von den Personen auch erreicht wird. Bisher wurde dies jedoch auf sehr verschiedenartige Weise angestrebt. Der Nachteil einer solchen Methodenvielfalt liegt in unterschiedlichen Ergebnissen und mangelnder Vergleichbarkeit der Untersuchungen. Ein Hauptproblem besteht nach wie vor in der fehlenden Standardisierung des Materials und Vorgehens.

30.1.1 Stimmungsinduktionsmethoden

Das emotionale Erleben wird meist mithilfe von Stimmungsinduktionsmethoden experimentell untersucht. Es lassen sich dabei verschiedene Formen der experimentellen Emotionsinduktion unterscheiden, so z. B.:

- Hineinversetzen in einen bestimmten emotionalen Zustand anhand von dargebotenem emotionalem Material (Texte, Filme, Musik, Geruch) entsprechend einer vorgegebenen Instruktion
- Freie Erinnerung an eigene Erlebnisse
- Darbietung emotionalen Materials ohne explizite Instruktion, sich in die Emotion einzufühlen
- Rückmeldung von Erfolg bzw. Misserfolg und entsprechend die Herbeiführung von Befriedigung bzw. Frustration
- Experimentelle physiologische Veränderungen (z. B. Gabe von Medikamenten)

Die ersten bildgebenden Untersuchungen zum emotionalen Erleben wurden mit der PET durchgeführt (George et al. 1995; Pardo et al. 1993). Im einen Fall handelte es sich um selbstinduzierte Trauer, bei der inferiore und orbitofrontale Aktivität sichtbar wurde (Pardo et al. 1993), im anderen Fall wurden Trauer und Freude mit der Vorgabe entsprechender affektiver Gesichtsausdrücke ausgelöst (George et al. 1995). Trauer war von diffusen Blutflussänderungen in limbischen und paralimbischen Bereichen begleitet, Freude dagegen von regionalen Blutfluss-Abnahmen bilateral im temporoparietalen und rechten frontalen Kortex.

Dies verdeutlicht bereits die Ergebnisunterschiede, die durch verschiedenartige Stimulusvorgaben bedingt sein können. In dem Bestreben, solche Schwierigkeiten zu vermeiden, wurde eine standardisierte Methode zur Emotionsinduktion entwickelt (Schneider et al. 1994), die im Vorfeld mittels Untersuchungen bei gesunden Probanden (Weiss et al. 1999) und psychiatrischen Patienten (Habel et al. 2000) validiert wurde (▶ Abschn. 8.1.2).

Amygdala

Die zentrale Rolle der Amygdala hinsichtlich emotionaler Fähigkeiten konnte sicherlich durch die eindrucksvollen Beschreibungen von Verhaltensänderungen bei Affen durch Heinrich Klüver und Paul Bucy erstmals bestätigt werden. Basierend auf tierexperimentellen Studien konnte Joseph LeDoux (2000) sein bekanntes Modell der 2 Inputrouten der Amygdala aufstellen: Zum einen verfügt die Amygdala über eine schnelle, subkortikale Route, die grobe Informationen liefert und dadurch eine erste Einschätzung der Situation oder Stimuli erlaubt. Die zweite langsamere Route basiert auf kortikalen Verschaltungen, die Detailinformationen enthalten, die eine genaue Klassifikation und Diskrimination des Stimulus ermöglichen.

Die Stimmungsinduktionsmethode (▶ Abschn. 8.1.2) wurde in PET- und zwischenzeitlich vielfach in fMRT-Untersuchungen eingesetzt und hat das bei emotionalem Erleben beteiligte Netzwerk näher gekennzeichnet. Charakteristisch war eine Aktivierung im Bereich der Amygdala während der traurigen Stimmungsinduktion, die sich

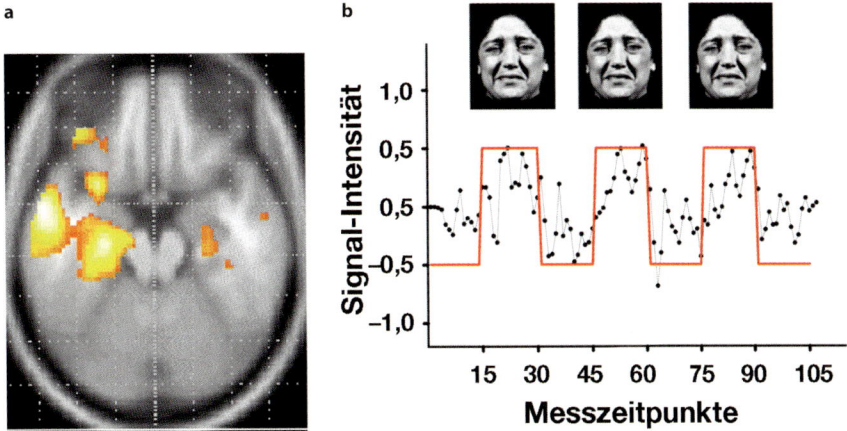

Abb. 30.1 Aktivität der Amygdala während einer traurigen Stimmungsinduktion bei 26 gesunden Probanden (**a**). Zusätzlich zur Ganzhirnanalyse wurde eine regionale Analyse für die Amygdala durchgeführt, bei der individuell der Signalverlauf extrahiert wurde. Bei 19 Probanden konnte eine Aktivierung im Bereich der Amygdala lokalisiert werden. Der gemittelte Signalverlauf während der Trauerinduktion (**b**) dieser 19 Probanden entspricht im Wesentlichen der Referenzfunktion, die das experimentelle Design wiedergibt. Die Aktivität war zudem signifikant mit den subjektiven Einschätzungen zum Emotionserleben korreliert. (Mod nach Habel et al. 2004; mit freundlicher Genehmigung von American Psychiatric Association)

sowohl mit der PET als auch mit der fMRT (Schneider et al. 1998, 2000) nachweisen ließ. Durch die hohe Korrelation mit dem subjektiven Emotionserleben erhielt sie zusätzliche Bestätigung als Emotionskorrelat (◘ Abb. 30.1; Schneider et al. 1998, 2000; Habel et al. 2004, 2005).

Die Bedeutung der Amygdala als Korrelat einer traurigen Stimmung zeigte sich auch in einer weiteren Untersuchung, die zudem als eine der ersten Studien belegen konnte, dass die Aktivierung der Amygdala durch Neurofeedback modulierbar ist (Posse et al. 2003; ▶ Abschn. 6.2). Sechs gesunde Probanden nahmen an einer Stimmungsinduktion teil. Die fMRT-Messungen fanden während randomisierter Bedingungen einer neutralen Stimmungsinduktion mit gleichzeitiger Präsentation eines neutralen Gesichtes bzw. einer traurigen Stimmungsinduktion mit der Darbietung eines traurigen Gesichtes statt. Die Probanden schätzten im Anschluss an jede Bedingung ihr subjektives Erleben ein und erhielten zudem verbales Feedback über das Ausmaß ihrer Aktivierung in der Amygdala, um den Stimmungsinduktionseffekt noch zu verstärken. Dieses Feedback beruhte auf der Beobachtung der während der Messung online durchgeführten Realtimeauswertung der Daten außerhalb des Scannerraumes.

Die Daten zeigten starke Übereinstimmung zwischen selbst eingeschätzter Trauer und Amygdalaaktivität der Realtimeanalyse. Eine Beteiligung der Amygdala konnte jedoch auch in einer im Anschluss an die Untersuchung durchgeführten regionalen Analyse nachgewiesen werden. Von den insgesamt 120 bei den Probanden aufgenommenen Bedingungen war bei 78 % eine Übereinstimmung von hauptsächlich linksseitiger Amygdalaaktivität und selbsteingeschätzter Trauer nachweisbar. Im Gegensatz dazu war dies nur bei 14 % der neutralen Stimmungsbedingungen der Fall. Eine kürzlich erschienene Studie weist übrigens auf die Trainierbarkeit der Amygdalaaktivierung während Freudeinduktion mittels Realtime-fMRT-Neurofeedback hin (Zotev et al. 2011, ◘ Abb. 30.2). Hier wurde den Probanden der Experimentalbedingung das Ausmaß der aktuellen Amygdalaaktivierung visuell zurückgemeldet, und sie wurden aufgefordert, die Aktivierung mittels positiver, autobiografischer Erinnerungen zu erhöhen, was auch tatsächlich gelang.

Selten wurde bislang ein direkter Vergleich unterschiedlicher Stimmungsinduktionsmethoden mittels fMRT durchgeführt (Baumgartner et al. 2006; Falkenberg et al. 2012). Eine aktuelle Studie (Dyck et al. 2011), die Stimmungsinduktion mittels Gesichterpräsentation mit einer Kombination aus Gesichterpräsentation und Musik direkt verglichen hat, konnte kürzlich zeigen, dass die linke Amygdala bei beiden Induktionsmethoden ähnlich stark aktiviert wird, während die rechte Amygdala eine signifikant erhöhte Aktivität während der Kombinationsinduktion aufweist. Diese **aufgabenspezifische Lateralisierung** deutet darauf hin, dass die linke Amygdala eher zur bewussten und kontrollierten Stimmung beiträgt, während die rechte Amygdala eher an der automatischen Induktion von Emotionen beteiligt ist. Diese Ergebnisse stützen die Annahme, dass der Amygdala auch eine wesentliche Rolle hinsichtlich der Regulation von Emotionen zukommt.

Wie aus ◘ Abb. 30.3 ersichtlich, hat die Amygdala eine zentrale Stellung inmitten aller am Gefühlsleben beteiligter Hirnareale und stellt durch die vielfachen Vernetzungen mit anderen Hirnarealen eine integrative Schaltstelle dar. Die Bedeutung der Amygdala für emotionale Prozesse

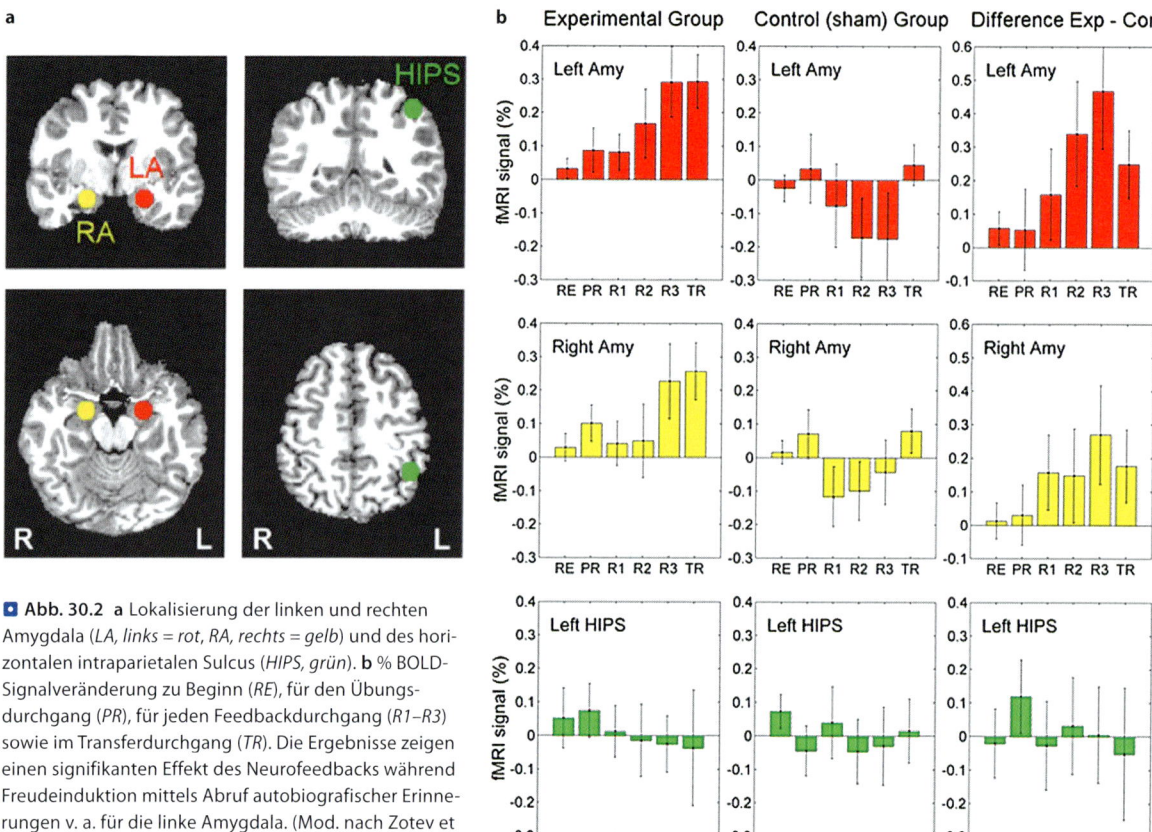

☐ **Abb. 30.2** a Lokalisierung der linken und rechten Amygdala (*LA, links = rot, RA, rechts = gelb*) und des horizontalen intraparietalen Sulcus (*HIPS, grün*). **b** % BOLD-Signalveränderung zu Beginn (*RE*), für den Übungsdurchgang (*PR*), für jeden Feedbackdurchgang (*R1–R3*) sowie im Transferdurchgang (*TR*). Die Ergebnisse zeigen einen signifikanten Effekt des Neurofeedbacks während Freudeinduktion mittels Abruf autobiografischer Erinnerungen v. a. für die linke Amygdala. (Mod. nach Zotev et al. 2011; mit freundlicher Genehmigung)

wird in Bezeichnungen wie »headganglion of the emotional-motivational system« (Doty 1989) oder »sensory gateway to the emotions« (Aggleton u. Mishkin 1986) deutlich. Aufgrund ihrer Verbindung zum Hypothalamus kontrolliert die Amygdala vermutlich die eher rudimentären, hypothalamisch gesteuerten emotionalen Reaktionen bzw. ermöglicht durch ihre Evaluationsfunktion die Vorbereitung einer hypothalamisch angeregten Triebbefriedigung. Damit bildet ihre Funktion die Grundlage einer emotionalen Reaktion infolge einer Valenzbestimmung der Reizsituation. Diese Valenzzuschreibung ist wiederum Ausgangspunkt für eine differenzierte emotionale Reaktion.

Allerdings gelingt es nicht allen Forschungsgruppen, Amygdalaaktivierungen während emotionalen Erlebens nachzuweisen. Stattdessen wird wiederholt eine Beteiligung des anterioren zingulären Kortex, des präfrontalen Kortex, des Praecuneus und des Hippocampus nachgewiesen (Jeong et al. 2011; Koepp et al. 2009; Mitterschiffthaler et al. 2007; Teasdale et al. 1999), aber auch Aktivität zerebellärer Regionen berichtet (Brattico et al. 2011; Hofer et al. 2006). Möglicherweise sind methodische Unterschiede für diese abweichenden Ergebnisse verantwortlich. Es werden unterschiedliche Methoden der Stimmungsinduktion eingesetzt: So wird oftmals auf visuelles Material zurückgegriffen (Hofer et al. 2006; Kohn et al. 2011; Teasdale et al. 1999), es werden aber auch Musik (Baumgartner et al. 2006; Dyck et al. 2011; Mitterschiffthaler et al. 2007), Erinnerung an persönliche emotionsbeladene Lebensereignisse (Zotev et al. 2011) oder auch emotionale Wörter/Sätze (Colibazzi et al. 2010; Hofer et al. 2007) benutzt. Wie sich jedoch zeigen ließ, aktivieren intern und extern generierte Emotionen jeweils andere kortikale und subkortikale Netzwerke (Reiman et al. 1997), und auch die Aufgabeninstruktion bei der Präsentation von emotionalem Material hatte Einfluss auf die limbische Beteiligung (Gur et al. 2002; Habel et al. 2007).

> **Werden Emotionen infolge kognitiver Prozesse ausgelöst oder sind kognitive Prozesse daran beteiligt, so findet man regelmäßig eine Beteiligung des anterioren zingulären Kortex und präfrontaler Areale. Angesichts seiner aufmerksamkeitsmodulierenden Funktion und seiner Beeinflussung exekutiver Prozesse sowie seiner Verbindung zu subkortikal-limbischen Arealen (besonders Amygdala) ist die Beteiligung des anterioren zingulären Kortex in diesem Kontext durchaus nachvollziehbar.**

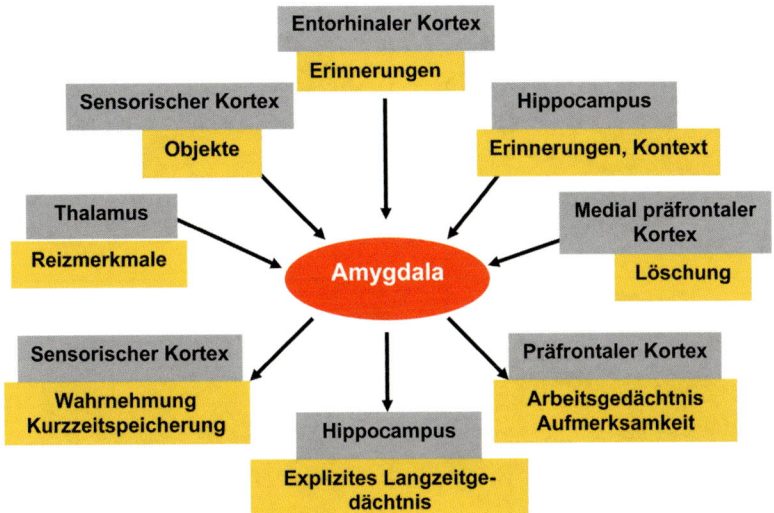

Abb. 30.3 Ausschnitt aus der beispielhaft aufgezeichneten Konnektivität der Amygdala im Kontext emotional-kognitiver Funktionalität

Medialer Präfrontalkortex

In mehreren Metaanalysen (Etkin et al. 2010; Wager et al. 2003) erwies sich der mediale präfrontale Kortex als eine Region, die bei emotionalem Erleben unabhängig von der spezifischen Emotion und der Stimmungsinduktionsmethode beteiligt ist und damit seine Bedeutung im Rahmen des emotionalen Netzwerkes verdeutlicht. Es sind dabei einige emotionsübergreifende Funktionen wie Aufmerksamkeitsfokussierung, Bewertung, Regulation oder Entscheidungsprozesse denkbar, die frontal moduliert werden könnten (Etkin et al. 2010). Beim Vergleich einer traurigen Stimmungsinduktion (mittels Filmen) und einer Bedingung, in der die Probanden eine aufkommende traurige Stimmung unterdrücken sollten, waren bei Trauer Temporalpol, Mittelhirn, Inselregion, Amygdala und ventrolateraler präfrontaler Kortex beteiligt, während die Unterdrückung dieser Stimmung zu dorsolateral präfrontaler und orbitofrontaler Aktivität führte (Levesque et al. 2003).

30.1.2 Individuelle Einflussfaktoren

Neben methodischen Aspekten können auch individuelle Einflussfaktoren für bildgebende Befunde in diesem Zusammenhang von Bedeutung sein (Eugene et al. 2003): Zwei identische fMRT-Untersuchungen zur traurigen Stimmungsinduktion wurden bei 2 verschiedenen, weiblichen Versuchsgruppen (jeweils n=10) durchgeführt. Im einen Fall korrelierte das subjektive Trauererleben mit der Aktivität im anterioren Temporalpol und der Insel, im anderen Fall mit der Aktivität im orbitofrontalen und medialen präfrontalen Kortex. Zudem war ein beträchtliches Ausmaß an interindividueller Variabilität festzustellen.

Ebenso können Geschlecht (Hofer et al. 2006, 2007; Kohn et al. 2011) oder auch Persönlichkeitsfaktoren, wie z. B. Extraversion oder Neurotizismus, als Moderatorvariablen fungieren (Hamann u. Canli 2004).

30.1.3 Emotion, Stimmung und Gefühl

Eine weitere wesentliche Unterscheidung in diesem Kontext betrifft die zwischen Emotion und Stimmung bzw. Gefühl (vgl. Dolan 2002; Lammers 2007), wobei man unter Letzteren längerwährende Reaktionstendenzen versteht, die das Auftreten einer bestimmten Emotion begünstigen können.

> **Definition**
>
> **Gefühle** können als mentale Repräsentationen physiologischer Veränderungen infolge der Verarbeitung emotionsauslösender Zustände oder Objekte definiert werden. **Emotionen** sind spezifischer und bewusster, es sind eher kurzzeitige heftige emotionale Reaktionen, die automatische Reaktionsmuster beinhalten.

Es gibt einige Belege, die dafür sprechen, dass Emotionen und Stimmungen von unterschiedlichen neuronalen Systemen vermittelt werden (Dolan 2002).

Spezifische Korrelate für bestimmte Emotionen konnten anhand der Metaanalyse von Phan et al. (2002), in die 55 PET- und fMRT-Studien eingingen, im subgenualen anterioren zingulären Kortex für Trauer und in den Basalganglien für Freude identifiziert werden. Furcht ist dage-

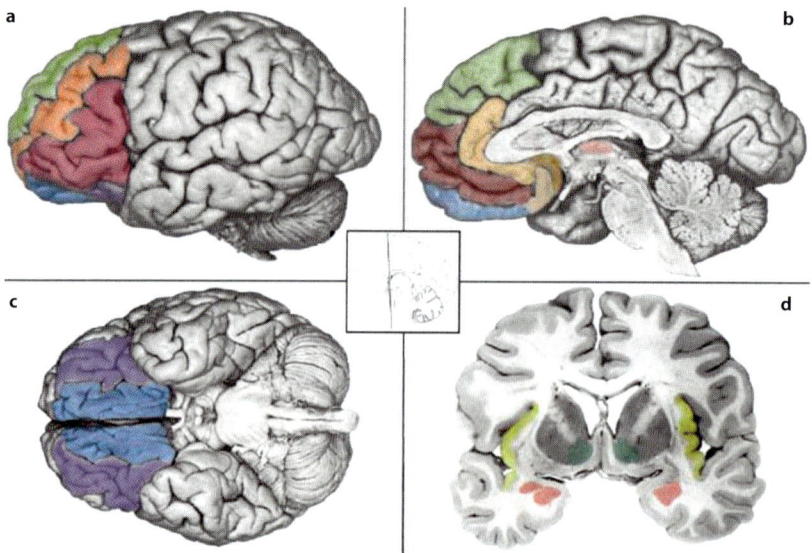

■ **Abb. 30.4 a–d** Regionen, die bei Emotionen eine Rolle spielen in der Ansicht von sagittal (**a,b**), axial (**c**) und coronal (**d**) nach Barrett et al. (2007): orbitofrontaler Kortex (*violett*), ventromedialer präfrontaler Kortex (*blau*), insulärer Kortex (*gelb*), (subgenual) anteriorer zingulärer Kortex (*beige* und *braun*), dorsolateral präfrontaler Kortex (*orange* und *pink*), dorsomedial präfrontaler Kortex (*hellgrün*), ventrales Striatum (*dunkelgrün*), Thalamus (**b**, *rosa*) sowie die Amygdala (**d**, *rosa*). (Mod. nach Barrett et al. 2007; mit freundlicher Genehmigung von Annual Reviews, Inc.)

gen stark mit einer Aktivierung der Amygdala assoziiert. Für die Rolle des subgenualen zingulären Kortex bei negativer Emotion sprechen auch klinische Befunde, die bei depressiven Patienten eine verringerte Aktivierung in diesem Bereich berichteten (Drevets et al. 2008), die sich im Zuge einer erfolgreichen antidepressiven Therapie normalisierte (Mayberg et al. 2000). Neuere Studien von Keedwell und Kollegen (2009, 2010) konnten darüber hinaus zeigen, dass die Aktivierung genau dieser Region bei der Betrachtung trauriger Gesichter das beste Korrelat hinsichtlich der Prädiktion einer Verbesserung der klinischen Symptome bei depressiven Patienten darstellt.

Die Basalganglien haben durch die hohe Konzentration dopaminerger Neurone und ihre Rolle im Rahmen des Belohnungssystems eine wesentliche Bedeutung für positive Affekte. Diese funktionale Unterteilung kann jedoch nicht als umfassend und ausschließlich betrachtet werden. Sie repräsentiert vielmehr eine besondere Rolle der genannten Regionen im Kontext der spezifischen Emotionen und ist Teil eines differenziellen und emotionsspezifischen Aktivierungsmusters. Dennoch ist eine Beteiligung der Basalganglien z. B. auch bei Ekel beschrieben worden, und viele Untersuchungen demonstrieren eine Aktivität der Amygdala bei negativen und positiven Emotionen, wie Trauer (Levesque et al. 2003; Schneider et al. 1998, 2000) und Freude (Habel et al. 2005; Kohn et al. 2011; Zotev et al. 2011), auch wenn man davon ausgehen kann, dass eine stärkere Beteiligung bei negativen Emotionen vorherrscht.

30.1.4 Netzwerk des emotionalen Erlebens

Die Unterschiede zwischen Emotionsqualitäten bzw. den Einfluss der Valenz verdeutlichen ebenfalls mehrere Untersuchungen (Habel et al. 2005; Hofer et al. 2006, 2007). Die Studien weisen auf ein breit gespanntes Netzwerk beteiligter Regionen beim Erleben von Trauer und Freude hin, das im Vergleich zu kognitiven Kontrollaufgaben präfrontale, orbitofrontale, anterior zinguläre, temporale Kortexareale sowie die Amygdala involviert und damit im Einklang zu Einzelbefunden und metaanalytischen Ergebnissen steht (Barrett et al. 2007; Phan et al. 2002, ■ Abb. 30.4).

Der direkte Vergleich von Freude und Trauer weist allerdings auf unterschiedliche valenzspezifische Aktivierungsschwerpunkte innerhalb dieses Netzwerkes hin: bei Trauer eher auf den anterior zingulären Bereich, den ventrolateralen präfrontalen und temporalen Kortex, bei Freude dagegen auf den dorsolateralen präfrontalen Bereich, den inferior temporalen Kortex, einen Bereich mehr im dorsalen posterioren zingulären Kortex und das Zerebellum. Dies deutet darauf hin, dass innerhalb eines gemeinsamen, dem emotionalen Erleben zugrunde liegenden Netzwerkes spezifische zerebrale Komponenten charakteristisch für einzelne Emotionen sind und demnach möglicherweise für die einzigartige emotionale Qualität und Färbung verantwortlich sind. Mittels Präsentation emotionaler Sätze konnten Colibazzi et al. (2010) aufdecken, dass die beiden Dimensionen Valenz und Arousal, anhand derer sich sämtliche Emotionen einteilen lassen, auch unterschiedliche neuronale Netzwerke rekrutieren: Während mediale Hirnregionen, v. a. medial temporale Areale wie die Amygdala, mit Arousal in Zusammenhang stehen, differenzieren dorsal gelegene kortikale Areale als auch mesolimbische Aktivierung zwischen den Valenzen.

Die vielfältigen Ergebnisse in Einklang zu bringen, ist angesichts der Verschiedenheit der verwendeten Methoden und des experimentellen Designs nicht einfach. Hinsichtlich Geschlecht haben einige Studien entweder nur weibliche Probandinnen (George et al. 1995; Pardo et al. 1993; Reske et al. 2010) oder nur männliche Probanden (Habel et al. 2005) untersucht. Einige z. T. auch neuere Studien weisen aber auf Geschlechterunterschiede hinsichtlich der neuronalen Korrelate von positiver und negativer Stimmung hin (Hofer et al. 2006, 2007; Kohn et al. 2011; Schneider et al. 2000), und es bleibt zukünftigen Studien überlassen aufzudecken, ob diese Aktivierungsunterschiede auf verschiedene Strategien zur Generierung oder Regulation von Emotionen hinweisen. Auf der anderen Seite variieren die Stimmungsinduktionsmethoden beträchtlich: Während in einigen Studien die Probanden aufgefordert werden, selbstständig die Stimmung mithilfe präsentierter Stimuli zu verändern (Habel et al. 2005; Hofer et al. 2006; Reske et al. 2007, 2010), geschieht dies in anderen Studien eher passiv (Mitterschiffthaler et al. 2007) oder es werden unstrukturiertere Methoden (Koepp et al. 2009) oder unbewusste Methoden (Teasdale et al. 1999) angewandt. Dennoch lassen die Ergebnisse die Beteiligung der erwarteten subkortikal-limbischen und kortikalen Strukturen erkennen. Die zwischen ihnen bestehenden Divergenzen verweisen aber auch auf ein komplexes Zusammenspiel der am emotionalen Erleben beteiligten Netzwerke in Abhängigkeit von der Emotion und den experimentellen Anforderungen.

> **Emotionales Erleben beruht auf der Beteiligung eines breit gespannten Netzwerkes aus kortikalen und subkortikalen Arealen mit einer besonderen Rolle der Amygdala. Die Befunde deuten ferner auch auf emotionsspezifische Korrelate innerhalb dieses Netzwerkes hin, die möglicherweise den qualitativ unterschiedlichen Emotionsempfindungen zugrunde liegen. Allerdings spielen eine Reihe interner wie auch externer Einflussfaktoren eine Rolle, die die teilweise divergierenden Ergebnisse erklären können.**

30.2 Emotionserkennung

Eine weitere häufig im Tomographen untersuchte Aufgabe ist das Erkennen oder Diskriminieren emotionaler Gesichtsausdrücke. Während viele Studien die implizite Erkennensleistung bzw. Verarbeitung emotionaler Gesichtsausdrücke untersuchten, indem den Probanden emotionale Gesichtsausdrücke ohne weitere Instruktion oder mit einer ablenkenden Instruktion (z. B. Geschlechterdiskrimination) gezeigt werden (Fitzgerald et al. 2006). Diese Methode steht im Gegensatz zu einer expliziten Emotionserkennungsaufgabe, bei der jeweils entschieden werden soll, ob ein emotionaler Ausdruck, und wenn ja, welcher, im Gesicht dargestellt ist (Derntl et al. 2009; Fitzgerald et al. 2006; Gur et al. 2002).

> **Definition**
>
> Unter **Emotionsdiskrimination** wird allgemein die Fähigkeit zur Erkennung von Emotionen in Gesichtsausdrücken verstanden. Dabei wird bei bildgebenden Untersuchungen zwischen impliziter und expliziter Verarbeitung unterschieden. Bei der expliziten Emotionserkennung haben die Probanden die Aufgabe, Emotionen im Gesichtausdruck zu benennen oder aus verschiedenen Alternativen auszusuchen. Bei der impliziten Verarbeitung werden die emotionalen Gesichter mit ablenkenden Aufgaben (z. B. Geschlechterdiskrimination) vorgegeben, die die Aufmerksamkeit nicht spezifisch auf die emotionalen Inhalte lenken.

30.2.1 Explizite vs. implizite Verarbeitung

Entsprechend haben implizite und explizite Verarbeitung auch unterschiedliche neuronale Korrelate. Einige Untersuchungen haben inzwischen den direkten Vergleich angestellt: Explizite Verarbeitung zeigt stärkere temporale Beteiligung, während implizite Aufgaben eher die Amygdala ansprechen (Critchley et al. 2000). Die Befunde anderer Arbeitsgruppen legen jedoch genau das Gegenteil nahe. Hier war eine stärkere Amygdala- und Hippocampusaktivität sichtbar, wenn die emotionalen Gesichtsausdrücke aufgabenrelevant waren (Emotionsdiskrimination) im Gegensatz zu einer Bedingung der Altersdiskrimination, in der sie es nicht waren (◘ Abb. 30.5; Gur et al. 2002; Habel et al. 2007).

30.2.2 Amygdalaaktivierung durch spezifische Emotionen

Die Tatsache, dass neben der expliziten oder impliziten Aufgabenstellung auch die gezeigten Emotionen, Darstellereigenschaften sowie die Art des Stimulusmaterials eine Rolle spielen, trägt zur Steigerung der Komplexität noch bei. Selbst unterschiedliche Aufgabenanforderungen bei expliziten Emotionsdiskriminationsaufgaben führen zu

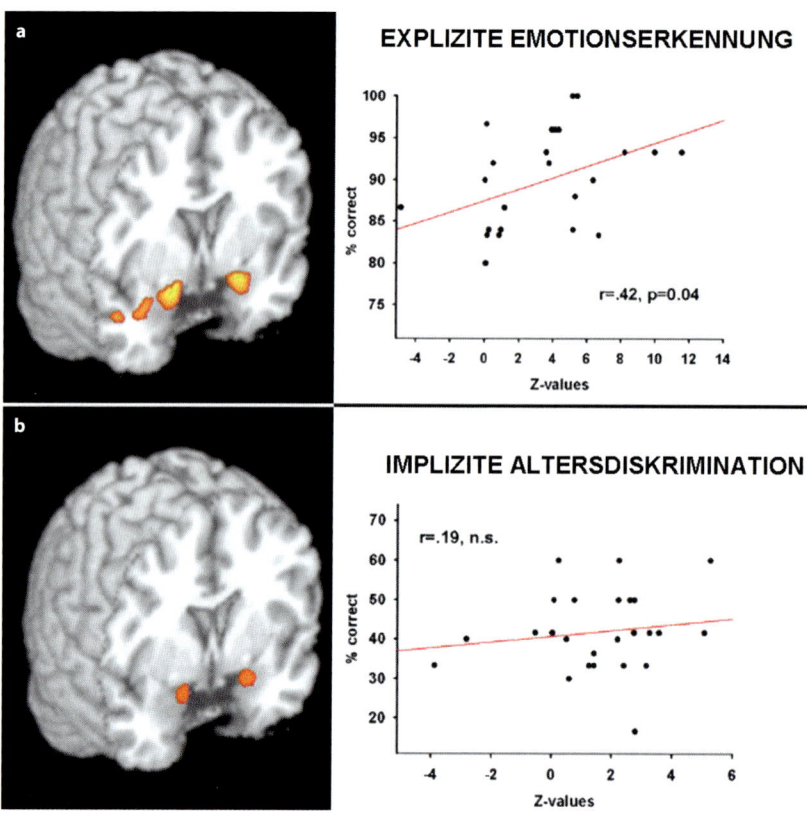

Abb. 30.5 Bilaterale Amygdalaaktivierung bei expliziter Emotionserkennung (**a**) und impliziter Altersdiskrimination (**b**) bei 29 gesunden Probanden. Nur für die explizite Emotionserkennung zeigt sich ein signifikant positiver Zusammenhang zwischen Amygdalaaktivierung und Erkennensleistung. (Mod. nach Habel et al. 2007; mit freundlicher Genehmigung von Elsevier)

unterschiedlichen Aktivierungsmustern. Die Verwendung eines Tests zum visuellen Zuordnen (»matching«) und eines Tests zum verbalen Benennen mimischen Affektausdrucks (»labeling«) von Ärger und Angst ergab Amygdalaaktivität nur beim »matching«, bei der »Labeling«-Aufgabe war dagegen eine Abnahme der Aktivität bei gleichzeitiger frontaler Beteiligung feststellbar (Hariri et al. 2000). Darüber hinaus ist aber die Reaktion der Amygdala bei emotionalen Gesichtsausdrücken stärker als bei anderen visuellen affektiven Reizen (z. B. IAPS, Hariri et al. 2002), obwohl beide Stimulusmaterialien ähnliche Netzwerke aktivieren (Britton et al. 2006).

In einer eigenen Studie sind wir der Frage nachgegangen, welche Basisemotionen (Freude, Trauer, Ärger, Wut, Ekel) sowie neutrale Gesichtsausdrücke eine Aktivierung der Amygdala während einer expliziten Emotionserkennungsaufgabe auslösen (Derntl et al. 2009). Dabei zeigte sich, dass alle emotionalen Gesichter und auch neutrale Stimuli bilaterale Amygdalaaktivierung hervorrufen. Somit erweitern diese Resultate auch die überholte Annahme, dass die Amygdala nur in die Verarbeitung von bedrohlichen Reizen involviert ist (Morris et al. 1996), und stützen jene Modelle, welche die Evaluationsfunktion und die Rolle der Amygdala beim Detektieren von Relevanz postulieren (vgl. Sander et al. 2003).

Allerdings stellt die Amygdala nur einen Knotenpunkt im neuronalen Netzwerk der Emotionsverarbeitung dar, und die Frage, welche anderen Strukturen bei der Verarbeitung welcher Emotionen beteiligt sind, blieb lange Zeit offen. Eine kürzlich erschienene Metaanalyse von Fusar-Poli und Kollegen (2009) ist genau dieser Frage nachgegangen, und es konnten für jede Emotion die jeweiligen Netzwerke identifiziert werden. Während sich Amygdala- und zerebelläre Aktivierung bei negativen und positiven Emotionen zeigen, gibt es einige Strukturen, die ein eher emotionsspezifischeres Muster aufweisen. So aktivieren traurige, freudige und ekelbesetzte Gesichter neben anderen Regionen auch verstärkt die Insel, während die bedrohlichen Emotionen, Wut und Angst, zu erhöhter Aktivität im inferior frontalen Gyrus führen. Demnach ist es denkbar, dass dem frontalen Kortex auch in diesem Zusammenhang kognitive sowie Entscheidungs- und Bewertungsfunktionen zukommen. Dafür spricht auch, dass bei emotionalen verglichen mit neutralen Gesichtern stärkere Aktivität resultiert, die auch zusätzliche Regionen mit einbezieht (Fusar-Poli et al. 2009).

> Neben einem allgemeinen Emotionsverarbeitungsnetzwerk, das Aktivierung bei positiven und negativen Emotionen zeigt und zu dem die Amygdala, aber auch das Zerebellum gehören, gibt es auch Strukturen, die emotionsspezifische Muster aufweisen, z. B. die Insel oder auch der inferiore frontale Gyrus.

Anscheinend haben Aufmerksamkeitseffekte auch modulierende Funktion bezüglich der Amygdala: Vor allem konnte eine reduzierte Amygdalaaktivierung während aufmerksamkeitsintensiver Aufgaben beobachtet werden (Morawetz et al. 2011; Williams et al. 2005). Diese Ergebnisse stützen daher die These der »attentional load theory« (Lavie 1995; Lavie u. De Fockert 2005), die postuliert, dass mehr neuronale Kapazität jenem System zukommt, das zur Aufgabenverarbeitung beiträgt – je schwieriger die Aufgabe, desto mehr Aufmerksamkeit kommt diesem System zu und desto weniger können aufgabenirrelevante Aspekte bearbeitet werden. Darüber hinaus dürfte sich auch die Kenntlichkeit der Stimuli (Pessoa et al. 2005) und die Örtlichkeit der Stimuli (zentrales vs. peripheres Blickfeld; Morawetz et al. 2010) auf die Amygdalaaktivierung auswirken. Allerdings ist hier auch anzuführen, dass gerade die Aktivierung der Amygdala eine Überlebensfunktion dahingehend hat, dass emotionale Gesichter hinsichtlich ihrer Bedrohlichkeit und Valenz (positiv vs. negativ) prompt eingeschätzt werden, was ihr auch die Bezeichnung »relevance detector« (vgl. Sander et al. 2003) einbrachte.

> Wenn emotionale Reize unter Bedingungen von reduzierter Aufmerksamkeit (z. B. kognitiv anspruchsvolle Aufgabe soll gelöst werden) präsentiert werden, führt dies zu einer verminderten Aktivierung der Amygdala, die damit möglicherweise eine Art Filterfunktion für affektiv negative und damit potenziell bedrohliche Reize ausübt.

30.2.3 Habituationsprozesse

Problematisch bei einem Nachweis der Amygdala im Kontext emotionaler Verarbeitung ist die schnelle Habituation der Amygdalaneurone (Britton et al. 2008; Williams et al. 2004) bei wiederholter Reizdarbietung. Allerdings kann dem durch Einführung von »Event-related«-Paradigmen vorgebeugt werden, bei denen die Reize in randomisierter Folge dargeboten werden. Hinsichtlich »Boxcar«-Paradigmen ist anzumerken, dass aktuellere Studien auch belegen konnten, dass verkürzte Blöcke (max. 20 s Dauer) ebenfalls einer Habituation der Amygdala vorbeugen können (Haas et al. 2009; Morawetz et al. 2011). Dennoch sollte der Zeitverlauf der Aktivierung beobachtet werden: Wie sich zeigte, kann das zeitliche Antwortmuster in rechter und linker Amygdala nämlich unterschiedlich sein (Phillips et al. 2001), und das gilt auch für Habituationsprozesse (Wright et al. 2001). Zudem müssen neben Habituations- auch Sensitivierungsprozesse mit in Betracht gezogen werden. Feinstein und Kollegen (2002) fanden Habituationsprozesse in aufmerksamkeitsrelevanten Regionen der rechten Hemisphäre, so im posterioren parietalen Kortex und im frontalen Augenfeld, Sensitivierungprozesse dagegen auf der linken Seite im Gyrus angularis, posterioren superioren temporalen Kortex und der Insel, während die Probanden eine Geschlechterdiskrimination bei emotionalen Gesichtern durchführten.

30.2.4 Backward masking

> Da selbst die unbewusste Wahrnehmung (»backward masking«) emotionaler Reize in der Lage ist, das subkortikal-limbische Emotionsnetzwerk zu stimulieren, kann man die Amygdala auch als Warn- und Schutzsystem bezeichnen, das automatisch adaptiv auf wechselnde Umweltanforderungen reagiert.

— Definition —
Unter »backward masking« versteht man eine kurze Stimulusdarbietung unterhalb der bewussten Wahrnehmungsschwelle (subliminal; 17–30 ms), der ein länger dargebotener Stimulus folgt, sodass die Wahrnehmung des ersten Reizes durch die Präsentation des zweiten Reizes verdeckt wird.

Bei »Backward-masking«-Paradigmen reichte die kurze Präsentation von emotionalen Gesichtern maskiert mit einem neutralen Gesicht, um Amygdalaaktivität bei gesunden Probanden nachweisen zu können (◘ Abb. 30.6; Duan et al. 2010; Juruena et al. 2010; Kim et al. 2010; Whalen et al. 1998). Whalen und Kollegen (2004) konnten auch zeigen, dass allein die maskierte Darbietung des Angstausdrucks der Augen ausreicht, um reliable Amygdalaaktivierung hervorzurufen. Eine aktuelle Studie von Kim und Kollegen (2010) weist nicht nur auf den Einfluss der Emotion des maskierten Gesichts hin, sondern auch auf einen Effekt der Maske selbst. Während die Maskierung mit neutralen Gesichtern, wie in den meisten Studien angewandt, zu einer erhöhten Aktivierung der Amygdala führt, löst ein grafisches Muster als Maske eine Verringerung der Amygdalaantwort, v. a. bei maskierten ängstlichen Gesichtern, aus (◘ Abb. 30.6).

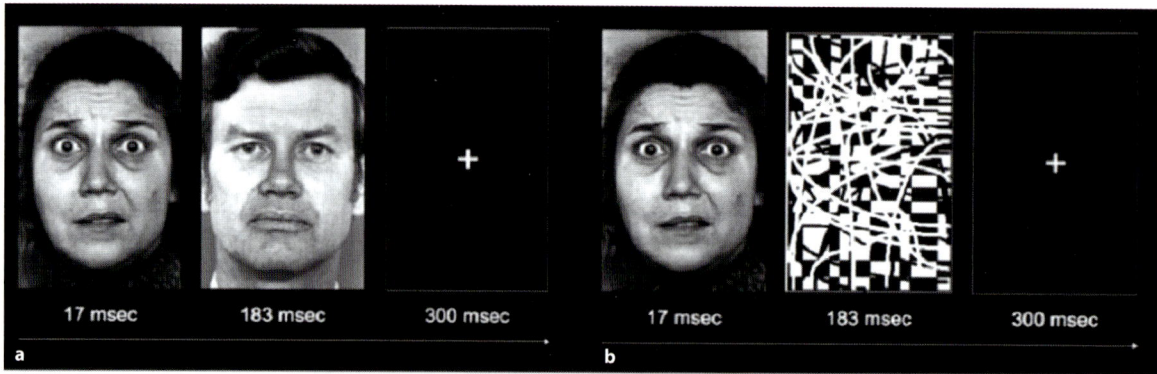
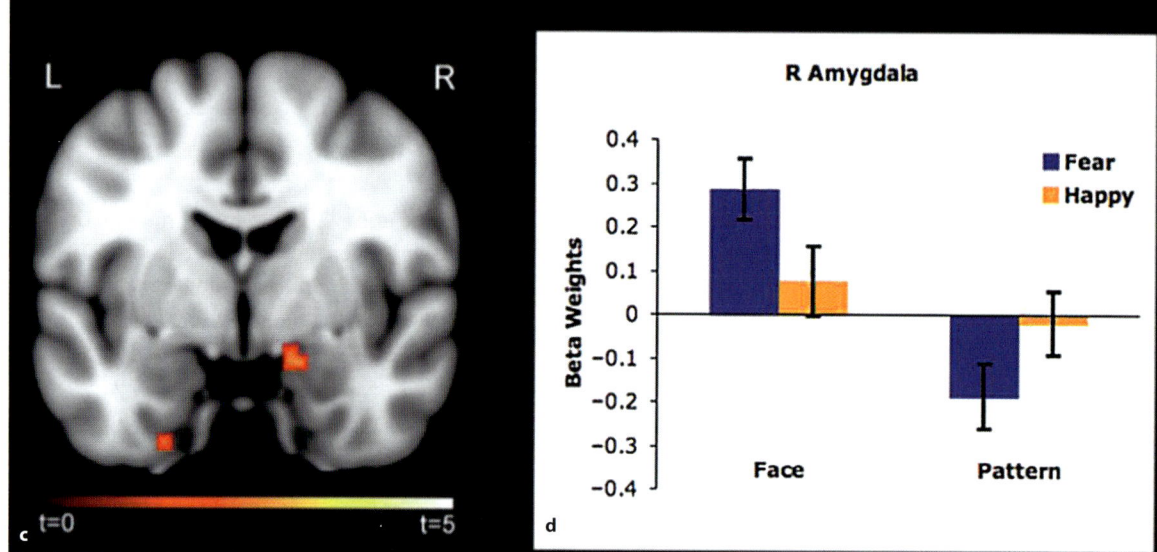

Abb. 30.6 Beispiel eines klassischen »Backward-masking«-Paradigmas mit kurzer Präsentation des emotionalen Stimulus, gefolgt von einem neutralen Gesicht (**a**). Im Vergleich ein »backward-masking« mit einem grafischen Muster als Maske (**b**). Während die Gesichtermaske zu erhöht signifikanter Amygdalaaktivierung bei ängstlichen im Vergleich zu freudigen Gesichtern führt (**c**), löst die Mustermaske eine signifikant verringerte Aktivierung der Amygdala, v. a. für ängstliche Gesichter, aus (**d**). (Aus Kim et al. 2010; mit freundlicher Genehmigung von Oxford University Press)

In anfänglichen Studien stellte sich auch die Frage, ob die Valenz der Emotion einen Einfluss auf das Ausmaß an Amygdalaaktivierung hat, da Whalen et al. (1998) eine stärkere Reizantwort in der Amygdala bei ängstlichen maskierten Gesichtern fanden als bei freudigen, während Killgore und Yurgelun-Todd (2004) bei maskierten freudigen und traurigen Gesichtern eine stärkere Amygdalabeteiligung bei den freudigen Gesichtern verzeichnen konnten. Diese Ergebnisse werden auch von aktuellen Befunden gestützt (Juruena et al. 2010), nach denen freudige und traurige maskierte Gesichter ebenfalls bilaterale Amygdalaaktivierung hervorgerufen haben, freudige aber in einem signifikant verstärkten Ausmaß. Maskierte überraschte Gesichter vs. freudige oder neutrale maskierte Stimuli lösten übrigens neben einer Reizantwort in der Amygdala auch verstärkte Aktivierung im parahippocampalen Gyrus und dem Gyrus fusiformis aus (Duan et al. 2010). Diese Ergebnisse deuten auf die zentrale Rolle der Amygdala in der unbewussten und bewussten Verarbeitung emotionaler Reize hin.

30.2.5 Modulation der Amygdalaaktivität

Insgesamt mehren sich zwischenzeitlich die Befunde, die eine Fülle relevanter Einflussfaktoren identifizieren und charakterisieren konnten, welche die Aktivität der Amygdala modulieren. So spielt beispielsweise die **Blickrichtung** eine Rolle, denn zugewandte ärgerliche Gesichter sind mit einer stärkeren Amygdalareaktion verbunden als abgewandte (Sato et al. 2004a), allerdings wurden auch gegensätzliche Befunde gezeigt (Adams et al. 2003). Diese Divergenz könnte möglicherweise durch das unterschiedliche Stimulusmaterial bedingt sein, denn während Adams et al.

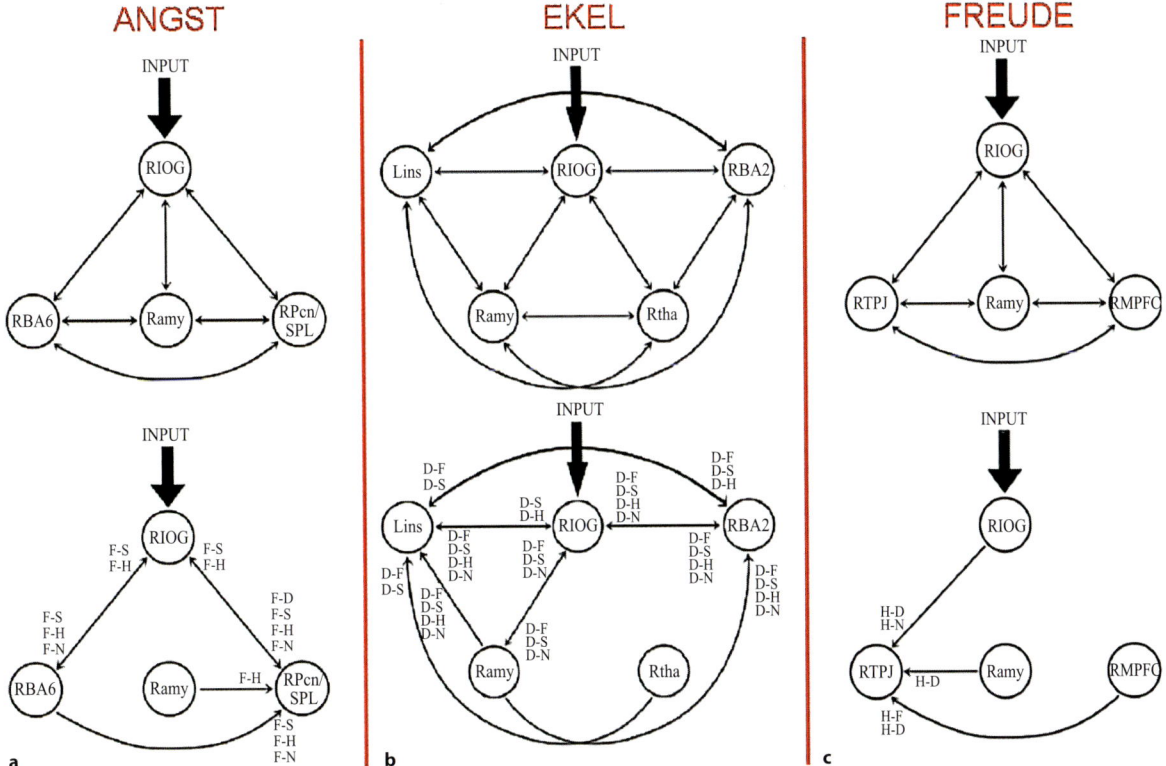

Abb. 30.7 a–c Funktionale Integration zwischen Amygdala und emotionsspezifischen sensorimotorischen, somatosensorischen und kognitiven Systemen. Die obere Reihe stellt Verbindungsmuster für die 3 spezifizierten Modelle/Emotionen dar. Die untere Reihe präsentiert signifikante emotionsspezifische Modulationen der Verbindungsstärke (p<0,05 FDR korr.). **a** DCM-Modell für Angst, welches die Hypothese der stärkeren positiven Modulation von Handlungstendenzen darstellt. **b** Ekel-DCM-Modell, welches untersucht, ob die Ekelwahrnehmung eine stärkere Modulation somatosensorischer Regionen auslöst. **c** Freude-DCM-Modell, wo die Annahme überprüft wird, ob Freude stärkere modulatorische Effekte auf das Netzwerk des Mentalisierens und der Perspektivübernahme hat. *Lins*: linke Insula, *Ramy*: rechte Amygdala, *RBA2*: rechter somatosensorischer Kortex, *RBA6*: rechter prämotorischer Kortex, *RIOG*: rechter inferior okzipitaler Gyrus, *RMPFC*: rechter medialer Präfrontalkortex, *RPcn/SPL*: rechter Praecuneus/superior parietaler Lobulus, *Rtha:* rechter Thalamus, *RTPJ*: rechte temporoparietale Übergangsregion. (Aus Tettamanti et al. 2012; mit freundlicher Genehmigung von Elsevier)

statische Gesichter verwendeten, haben Sato und Kollegen **dynamische Darstellungen** präsentiert. Diese dynamischen und damit biologisch relevanteren Stimuli gehen nicht nur mit einem höheren Arousal einher (Sato u. Yoshikawa 2007), sondern führen im Vergleich zu statischen Gesichtsausdrücken auch zu einer stärkeren amygdaloiden Beteiligung (Pelphrey et al. 2007; Sato et al. 2004b). Gleiches gilt für einige andere Areale, vor allem den mittleren temporalen Kortex (V5), den superior temporalen Sulcus und auch frontale Regionen (Kessler et al. 2011). Ebenso haben sich schematische emotionale im Vergleich zu neutralen Gesichtsausdrücken als geeignet erwiesen, Stimulusantworten in Amygdala, Hippocampus und präfrontalem Kortex auszulösen (Wright et al. 2002). Ein direkter Vergleich von artifiziellen Gesichtern, sog. Avataren, mit realen emotionalen Gesichtsausdrücken zeigte ebenfalls keinen signifikanten Unterschied im Ausmaß der Amygdalaaktivierung, nur im fusiformen Gyrus, wo reale Gesichter eine stärkere Antwort hervorriefen (Moser et al. 2007). Der Nachweis, dass die Amygdala auch auf schematische und artifizielle Gesichtsausdrücke anspringt und dies nicht realen Gesichtern vorbehalten ist, hat den experimentellen Vorteil, dass diese »künstlichen« Stimuli einfacher herzustellen und im Ausdruck sowie hinsichtlich der Kontextbedingungen deutlich kontrollierbarer sind als menschliche Gesichtsausdrücke.

> Emotionserkennung ist demnach wesentlich an die Beteiligung der Amygdala gebunden, doch ist auch die Amygdala eng vernetzt mit weiteren subkortikalen und kortikalen Strukturen, die für eine intakte Emotionserkennung relevant sind.

Mithilfe neuerer Analysemethoden wie der effektiven Konnektivitätsanalyse (»Dynamic Causal Modelling«, DCM, ▶ Kap. 28) haben sich Modelle zum neuronalen Netzwerk der Emotionserkennung (z. B. Pessoa u. Adolphs 2010; Phillips et al. 2003) weitestgehend bestätigen lassen. Vor allem konnte gezeigt werden, dass die Amygdala für die schnelle Erkennung und Evaluation von affektiven Reizen zuständig ist, während der ventrale präfrontale Kortex eher die detaillierte Erfassung und Differenzierung von Reizen übernimmt (Dima et al. 2011). Tettamanti und Kollegen (2012) konnten kürzlich erst belegen, dass die Netzwerke für die Emotionen Angst, Ekel und Freude zwar alle die Amygdala und den Gyrus angularis beinhalten, dennoch auch emotionsspezifische neuronale Verbindungen aufweisen: Während das Angstnetzwerk v. a. frontoparietale Regionen involviert, aktiviert Ekel somatosensorische Zentren und Freude ein Netzwerk aus medial präfrontalem Kortex sowie temporoparietalen Regionen (◘ Abb. 30.7; Tettamanti et al. 2012).

30.3 Empathie

Nach Decety und Jackson (2004) stellt Empathie eine komplexe Form psychologischer Interferenz dar, in der Beobachtung, Gedächtnisleistung, Wissen und Schlussfolgern kombiniert werden, um Einblick in die Gedanken- und Gefühlswelt anderer zu bekommen. Somit involviert Empathie nicht nur die Erkennung und das Verstehen des emotionalen Zustandes anderer, sondern beinhaltet auch die affektive Erfahrung eines emotionalen Zustandes. Decety und Jackson (2004) nehmen 3 funktionelle Komponenten der Empathie an, die dynamisch miteinander interagieren, sodass keine Komponente allein für das Konstrukt der Empathie stehen kann, sondern alle 3 Komponenten notwendig sind, um Empathie zu ermöglichen:

- **Emotionserkennung** als Unterscheidung zwischen selbst erlebten und fremden Emotionen durch die Erkennung emotionaler Gesichtsstimuli, verbaler oder behavioraler Emotionsäußerungen
- **Perspektivenübernahme (kognitive Komponente)** als Fähigkeit, die Sichtweise anderer unabhängig vom subjektiven Zugang zu übernehmen
- **Affektives Nacherleben (affektive Komponente)** als Fähigkeit, eigene Emotionen empfinden zu können und folglich emotionale Zustände anderer zu simulieren

> **Empathie spielt eine wichtige Rolle innerhalb sozialer Gemeinschaften, denn erfolgreiches soziales Verhalten beinhaltet ein Verständnis für die Emotionen, das Verhalten und die Intentionen anderer. Decety und Lamm (2006) postulieren 2 Prozesse des Empathiekonstrukts: Zum einen sei für die Emotionsnachempfindung ein »Bottom-up«-Prozess verantwortlich, der automatisch und unbewusst abläuft. Zum anderen existiert eine exekutive Kontrolle als »Top-down«-Prozess, der eine bewusste kognitive Regulierung und Modulation von Empathie bewirkt.**

Durch bildgebende Verfahren ist es möglich, diese unterschiedlichen Domänen der Empathie ausfindig zu machen und z. B. affektive oder kognitive Komponenten neuroanatomisch zu lokalisieren. Hinsichtlich der neuronalen Grundlagen der Empathie gehen die meisten Studien von einem geteilten neuronalen Netzwerk, sog. »shared neural representations«, aus (vgl. Preston u. de Waal 2002). Hierbei steht die Annahme im Vordergrund, dass das Beobachten anderer Personen in gewissen emotionalen Zuständen oder die Vorstellung dieser, automatisch nicht nur eine neuronale Repräsentation dieses Zustands in uns auslöst, sondern auch die damit verbundenen autonomen und somatischen Prozesse. Das heißt, wenn wir versuchen zu verstehen, wie sich eine Person in einer gewissen Situation fühlt, dann simulieren wir diese Gefühle mittels unseres eigenen affektiven Programms (vgl. Singer u. Lamm 2009).

Bildgebende Studien zur Empathie haben sich einer großen Anzahl an unterschiedlichen Aufgaben und Stimuli bedient. So kam eine große Bandbreite an Gefühlen zum Einsatz – von Schmerz über Ekel bis hin zu Freude –, und auch die Aufgabe variierte diesbezüglich stark – von einfacher Beobachtung über Imagination bis hin zu Evaluation.

Damit einhergehend wurden auch viele unterschiedliche neuronale Aktivierungen berichtet und die Frage aufgeworfen, welche Strukturen in einem generellen Empathienetzwerk enthalten sind. Im Rahmen einer aktuellen quantitativen Metaanalyse von 40 Studien mit funktioneller Kernspintomographie (fMRT) konnten Fan et al. (2011) nachweisen, dass unabhängig von der Emotion der linke dorsale anteriore midzinguläre Kortex (aMCC) eine Schlüsselstruktur für den kognitiven Anteil der Empathie darstellt. Hingegen kann eine Aktivierung der bilateralen anterioren Insula eher während affektiver Resonanz und emotionalem Erleben, sprich der affektiven Komponente der Empathie, beobachtet werden. Hinsichtlich der neuronalen Korrelate von Empathie bezogen auf Schmerzreize konnten Lamm et al. (2011) mittels Metaanalyse von 32 fMRT-Studien zeigen, dass die bilaterale anteriore Insula, der anteriore mediale zinguläre Kortex und posteriore zinguläre Kortex Schlüsselpositionen einnehmen und somit auch die Ergebnisse der Metaanalyse von Fan et al. (2011) teilweise bestätigen (◘ Abb. 30.8).

Ein potenzieller Einflussfaktor sowohl auf die verhaltensmäßigen als auch die neuronalen Grundlagen der Empathie stellt das **Geschlecht** dar. Neben signifikanten Geschlechtsunterschieden in der Selbstdarstellung (Rueckert u. Naybar 2008), wo sich Frauen als deutlich empathischer darstellen als Männer, zeigen einige Studien auch Geschlechterunterschiede in den zugrunde liegenden neuronalen Korrelaten. So berichten Singer und Kollegen (2006), dass Frauen neuronale Aktivierung in schmerzassoziierten Arealen zeigen, wenn andere Personen einen milden Elektroschock bekommen, selbst wenn diese zuvor unfair ge-

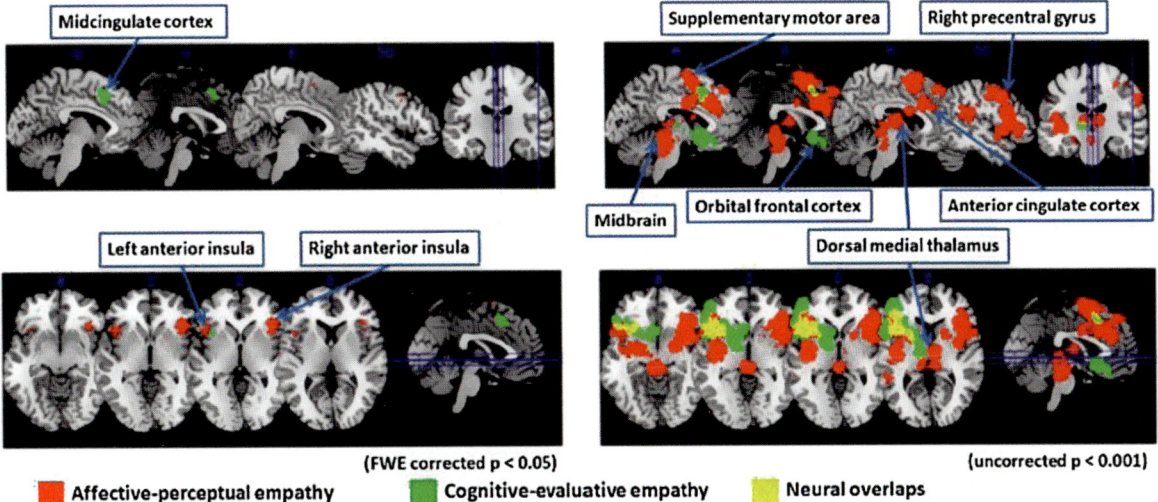

Abb. 30.8 Ergebnis einer Metaanalyse von Fan et al. (2011), in der 40 fMRT-Studien zu Empathie eingeschlossen waren. Eine Illustration jener Regionen, die v. a. in die Verarbeitung emotionaler Empathie involviert sind, zeigt sich in *Rot*, jene für kognitive Empathie in *Grün*. In *Gelb* werden gemeinsam beanspruchte Areale angegeben. (Aus Fan et al. 2011; mit freundlicher Genehmigung von Elsevier)

spielt hatten. Hingegen zeigten Männer eine Aktivierung in belohnungsrelevanten Arealen, wenn die unfairen Spieler mittels Elektroschock bestraft wurden. Aktuellere fMRT-Studien konnten ebenfalls Geschlechterunterschiede aufzeigen: So berichten Schulte-Rüther und Kollegen (2008), dass Frauen eher inferior frontale und superior temporale Regionen zur emotionalen Perspektivübernahme rekrutieren, während Männer stärkere Aktivierung in der linken temporoparietalen Übergangsregion aufweisen.

Ein ähnlicher Effekt zeigte sich in einer fMRT-Studie aus unserer Gruppe (Derntl et al. 2010), wo wir die 3 Komponenten der Empathie mittels einzelner Paradigmen bei Frauen und Männern untersuchten. So schätzten sich die Frauen nicht nur empathischer ein, sondern wiesen auch eine stärkere Aktivierung emotionsassoziierter Areale auf, z. B. der Amygdala, während die männlichen Teilnehmer eher kognitionsbezogene Regionen wie z. B. die temporoparietale Übergangsregion rekrutierten. Somit zeigten sich erste Hinweise, dass Frauen und Männer auf unterschiedliche Verarbeitungsstrategien zurückgreifen, wenn sie emotionale, empathische Fähigkeiten messende Aufgaben lösen (Abb. 30.9).

30.4 Emotionales Lernen und Gedächtnis

Ein biologisch relevanter adaptiver Mechanismus zur Vereinfachung und Steigerung der Effektivität menschlicher Reaktionen stellt die **klassische Konditionierung** dar (▶ Kap. 25). Auch im Bereich der Emotionen kommt diesem Phänomen eine wesentliche Bedeutung zu, die ebenfalls an die Funktion der Amygdala gekoppelt scheint.

Die optimalen Voraussetzungen, um die neurobiologischen Grundlagen klassischer Konditionierung zu untersuchen, bietet die Anwendung von »Event-related«-Paradigmen. In einer typischen Konditionierungsstudie (Abb. 30.10) wurden Gesichter als konditionierter Reiz (CS) verwendet und aversive Töne als unkonditionierter Reiz (US) (Büchel et al. 1999). Die CS+ (Dauer 3 s) waren nur in der Hälfte der Fälle von einem US gefolgt. Diese partielle Verstärkung erlaubte es, die Reaktion auf den CS+ von der auf den US zu trennen, da nur solche CS+ in die Analyse eingeschlossen wurden, die nicht mit einem US assoziiert waren. CS- bezeichnet jene Gesichtsreize, die nie mit dem aversiven Ton gekoppelt waren. Differenzielle Konditionierungseffekte (auf den CS+ im Vergleich zum CS-) fanden sich wiederum in der Amygdala und im anterioren zingulären Kortex.

In allen Untersuchungen zur **Angstkonditionierung** war eine Abnahme der konditionierten Reaktionen zu verzeichnen. Dies unterstützt das bereits vorliegende Wissen aus tierexperimentellen Studien, aus denen deutlich wurde, dass die Amygdala hauptsächlich an dem Prozess der Assoziationsbildung beteiligt ist und anschließend eine schnelle Habituation in ihrer Reaktivität zeigt (Phelps et al. 2004; Quirk u. Beer 2006). Unterschiedliche Befunde existieren zu der Beteiligung der Amygdala bei Löschungsprozessen. Teilweise wird eine Aktivitätssteigerung immer dann berichtet, wenn sich Kontingenzen ändern, also auch bei der Löschung (Knight et al. 2004), teilweise gibt es auch Hinweise darauf, dass Konditionierungseffekte besonders bei Furchtreizen in der Amygdala wenig reversibel sind. Während der orbitofrontale Kortex sehr schnell auf die Änderungen der Kontingenzen reagierte (CS+ und CS-

Empathie Netzwerke

Emotionserkennung

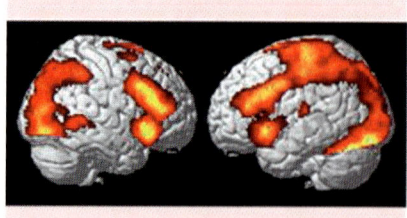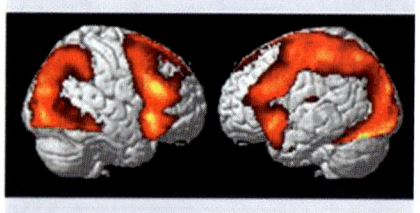

Perspektivübernahme

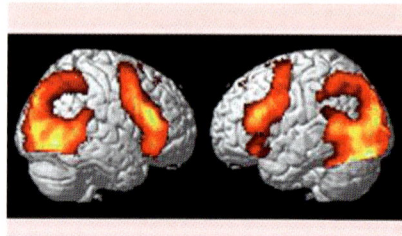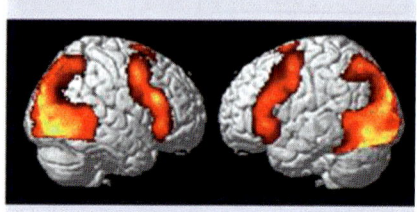

Affektives Nachempfinden

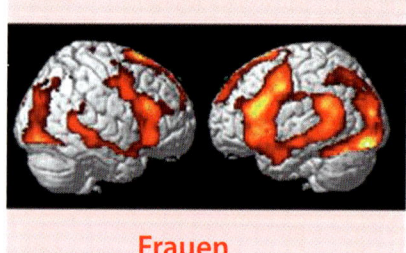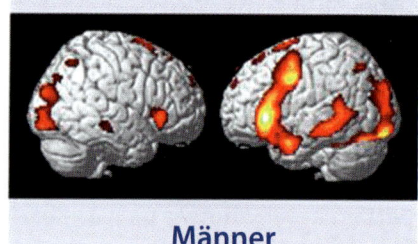

Frauen — **Männer**

p<.05 HET corrected

Abb. 30.9 Illustration der neuronalen Netzwerke, die den einzelnen Kernkomponenten der Empathie zugrunde liegen für Frauen (*links, rosa*) und Männer (*rechts, blau*) getrennt. Es zeigt sich ein relativ ähnliches Aktivierungsmuster für beide Geschlechter, bei dem frontotemporookzipitale Regionen bilateral aktiviert sind. Der direkte Vergleich für Perspektivübernahme und affektives Nachempfinden weist allerdings auf signifikante Geschlechterunterschiede, während Männer eine stärkere Aktivierung der temporoparietalen Übergangsregion zeigen, weisen Frauen eine stärkere Aktivierung in frontotemporozerebellären Regionen auf. (Aus Derntl et a. 2010; mit freundlicher Genehmigung von Elsevier)

wurden vertauscht), zeigte die Amygdala nach wie vor eine Reaktion auf den neuen CS-, der vorher CS+ war (Morris u. Dolan 2004). Eine bedeutendere Rolle bei der Extinktion wird dem Hippocampus zugeschrieben (Ji u. Maren 2007).

Indovina et al. (2011) untersuchten den **Einfluss von Ängstlichkeit als Persönlichkeitseigenschaft** auf das neuronale Netzwerk der Angstkonditionierung. Dazu wurden hoch und wenig ängstlichen Teilnehmern visuell 3 Räume präsentiert, wobei in einem Raum ein Darsteller immer seine Hände an die Ohren legte (CS) und zeitlich gekoppelt einen Schrei ausstieß (UCS). Im zweiten Raum war diese Handlung (Hände an die Ohren, Schrei) nicht zeitlich gekoppelt und in einem dritten Raum trat nur der Schauspieler auf, aber es erfolgte nie ein Schrei (**Abb. 30.11a**). Als Erstes überprüften die Autoren, ob die Amygdala bei hoch ängstlichen Personen auch eine signifikant verstärkte Aktivität während der Angstkonditionierung aufwies, was sie tatsächlich nachweisen konnten (**Abb. 30.11b**). Des Weiteren interessierte die Autoren, ob von Grund auf ängstliche Personen eine dysfunktionale Aktivität im ventralen präfrontalen Kortex, der eine wichtige Rolle bei der Regulation von Emotionen spielt, aufweisen. Hier zeigte sich, dass hoch ängstliche Personen tatsächlich eine reduzierte Aktivität dieser Region, sowohl bei der Präsentation des CS als auch generell eine schwächere Reaktion dieser Struktur im zweiten Raum, wo das Auftreten des UCS unvorhersag-

a Delay conditioning

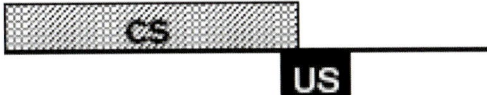

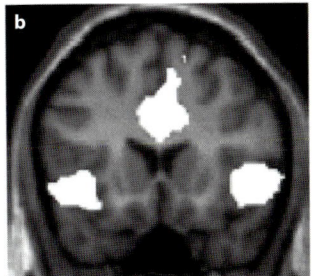

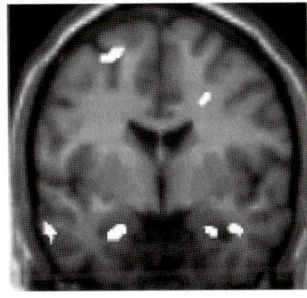

Anterior cingulate

Insulae

Amygdala

Abb. 30.10 a Schematische Darstellung der zeitlichen Aufeinanderfolge von US und CS im Rahmen der klassischen Konditionierung. **b** Aktivierung im Bereich des anterioren zingulären Kortex, der Inselregion und der Amygdala auf CS+ (*oben*) im Vergleich zu CS− (*unten*). (Mod. nach Büchel u. Dolan 2000; mit freundlicher Genehmigung von Elsevier)

bar war (d. h. nicht zeitlich gekoppelt an den CS, ◘ Abb. 30.11c), aufweisen. Daher dürfte es diesen Personen auch schwieriger fallen, ihre negativen Emotionen, speziell Angst, zu regulieren. Zusammenfassend kommen die Autoren zu dem Schluss, dass die Analyse von Persönlichkeitsmerkmalen wie der Ängstlichkeit im Alltag wesentlich zur Erklärung der neuronalen Grundlagen der Angstkonditionierung beitragen (hoch ängstliche Personen zeigen nicht nur eine erhöhte Amygdalaaktivierung, sondern auch eine abgeschwächte Antwort des ventralen präfrontalen Kortex) und somit in weiterer Folge einen essenziellen Beitrag zum Verständnis von Angsterkrankungen liefern.

Zerebrale Korrelate von Enkodierung und Abruf

Übereinstimmend wird in der Psychologie ein Einfluss von Emotionen auf Gedächtnisleistungen beschrieben: So wird angenommen, dass emotionale Inhalte leichter gelernt und besser behalten werden (z. B. Dolcos et al. 2004, 2005; Sharot u. Yonelinas 2008; Sharot et al. 2004) und dass Emotionen auch den Abruf beeinflussen. Aufgrund der uneinheitlichen experimentellen Befundlage war jedoch die längste Zeit unklar, ob es sich hierbei um einen Valenz- oder Intensitätseffekt handelt, d. h., ob die spezifische Emotion oder die Steigerung der Erregung infolge einer Emotion für diesen Einfluss verantwortlich ist. Einige Autoren nehmen an, dass die Intensität der Emotion ausschlaggebend für die Gedächtnisleistung ist. Dies konnte mit Textmaterial und mit visuellem Material aufgezeigt werden.

Funktionell-bildgebende Untersuchungen haben meist die Hirnaktivität während der Enkodierung gemessen und mit der späteren Behaltensleistung in Beziehung gesetzt (Dolcos et al. 2004; Sergeric et al. 2005). Nur wenige fMRT-Untersuchungen haben die Aktivität während der Wiedergabe erfasst (Smith et al. 2004), und eine weitere hat sowohl die Enkodierung als auch die Wiedergabe mittels fMRT bezüglich ihrer zerebralen Korrelate untersucht (Tabert et al. 2001). Auch hier scheint die Amygdala eine große Rolle zu spielen (LaBar u. Cabeza 2006; Murty et al. 2010); dies verdeutlicht damit einmal mehr ihre herausragende Rolle im emotional-limbischen Netzwerk. Generell wird hinsichtlich des emotionalen Gedächtnisses auf das sog. **MTL-Gedächtnissystem** verwiesen, das Regionen des medialen Temporallappens umfasst: den Hippocampus, den entorhinalen Kortex, den perirhinalen Kortex und eben die Amygdala (◘ Abb. 30.12).

Hinsichtlich Amygdala berichten Studien immer wieder auch von einer signifikanten Korrelation zwischen dem Ausmaß der Aktivierung und der Behaltensleistung für emotionale Stimuli (Canli et al. 2000; Tabert et al. 2001). Die Korrelation mit der nachfolgenden Behaltensleistung scheint dabei vom Ausmaß der subjektiv eingeschätzten emotionalen Intensität abhängig zu sein (Canli et al. 2000), was die Bedeutung der Erregung für die Gedächtnisleistung hervorhebt.

Die Beteiligung während der **Enkodierung** deutet darauf hin, dass eine Funktion der Amygdala in diesem Kontext in einer Steigerung der Behaltensleistung für emotionales Material liegt. Dies konnte auch durch Ergebnisse bei Patienten mit Amygdalaläsion nachgewiesen werden, wo das Ausmaß der Schädigung mit dem Gedächtnisdefizit für emotionales, nicht aber neutrales Material in Zusammenhang stand (Richardson et al. 2004). Es wird angenommen, dass die Amygdalareaktion bei emotionalem Material die frühe Verarbeitung visueller Information moduliert, sodass diese Prozesse der Informationsverarbeitung und Bewertung verstärkt werden – eine Annahme, die durch die Korrelation von amygdaloider Aktivität und okzipitaler Aktivität unterstützt wird (Tabert et al. 2001). Neuere Befunde mit dem β-adrenergen Antagonisten Propranolol deuten auf eine noradrenerg modulierte amygdaloide Beteiligung bei der Enkodierung hin (van Stegeren et al. 2010).

Die meisten Studien haben sich mit der Rolle der Amygdala bei der Enkodierung und Konsolidierung emo-

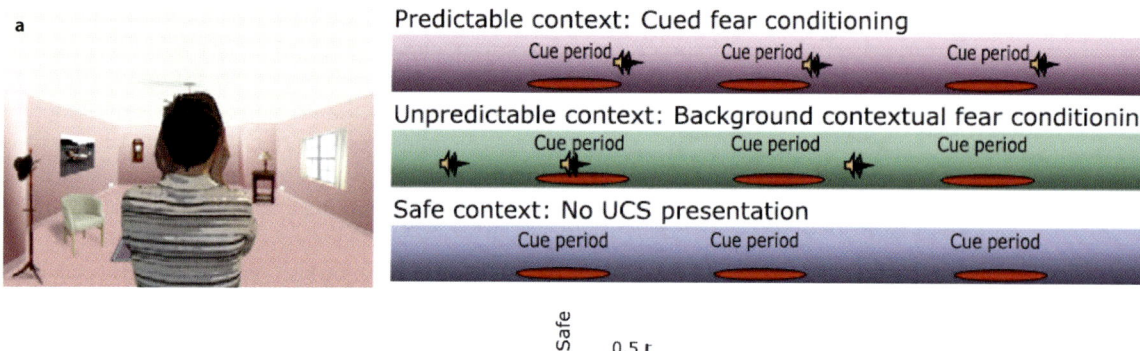

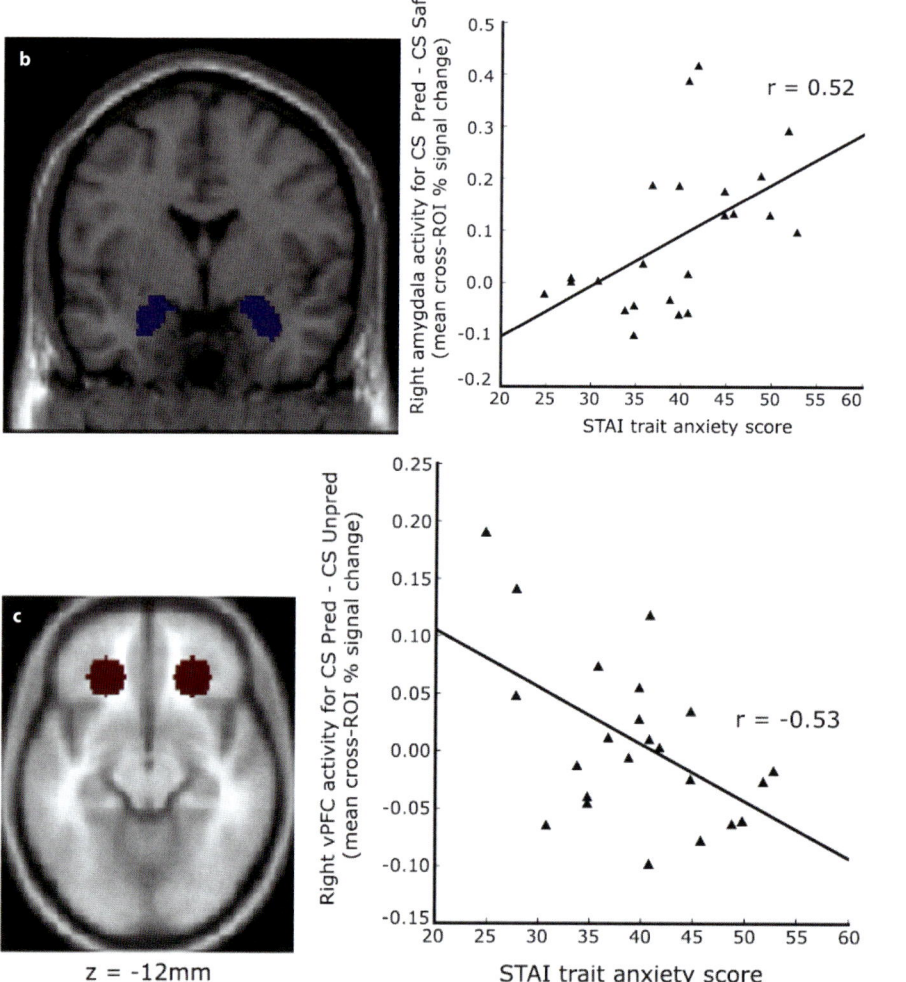

◘ Abb. 30.11 a–c **a** Schematische Darstellung des experimentellen Designs zur Untersuchung der Angstkonditionierung. **b** Signifikante Korrelation zwischen Amygdalaaktivierung in der Bedingung CS und Ängstlichkeit der Personen, die einen signifikant positiven Zusammenhang aufweist, d. h. je ängstlicher die Personen, desto stärker die Amygdalaantwort. **c** Einfluss der Ängstlichkeit auf die Aktivität im ventralen präfrontalen Kortex – hier zeigt sich eine signifikant negative Korrelation, was darauf deutet, dass ängstliche Personen eine schwächere Reaktion dieser Region während der Betrachtung der angstkonditionierten Reize aufweisen. (Aus Indovina et al. 2011; mit freundlicher Genehmigung von Elsevier)

tionaler Inhalte beschäftigt. Neuere Studien untersuchen aber auch ihre Funktion beim Abruf, wobei angenommen wird, dass der Einfluss der Amygdala sich vor allem auf das **Langzeitgedächtnis** bezieht. Eine Möglichkeit, den Abruf im fMRT zu überprüfen, ist, die erfolgreichen Erinnerungen (»hits«) mit den falschen Erinnerungen (»misses«) zu vergleichen. Der Einfluss der Emotion kann dann über den Vergleich der »hits« für emotionale Stimuli vs. neutrale Stimuli gezeigt werden. Dabei ist wichtig, zwischen »wirklicher« Erinnerung und Bekanntheit zu unterscheiden, da beiden Methoden ein unterschiedliches neuronales Netzwerk zugrunde liegt (Yonelinas et al. 2005) und Wiederer-

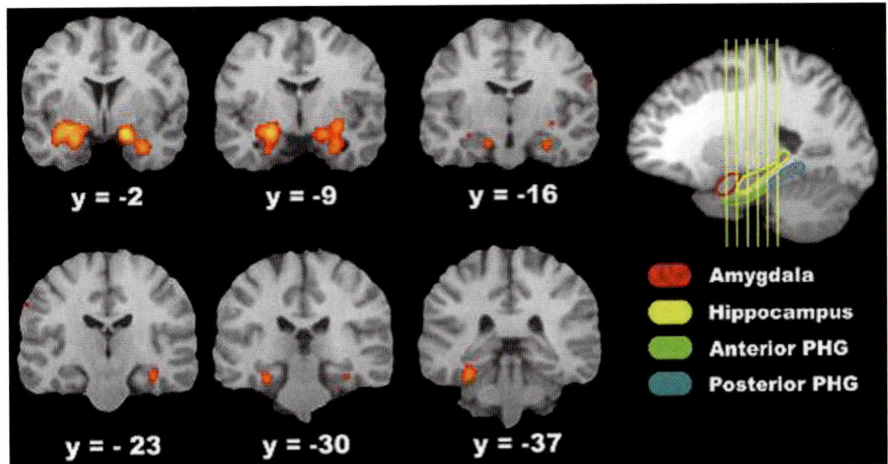

Abb. 30.12 Regionen, die dem MTL-System zugeordnet werden und laut Metaanalyse von Murty et al. (2010) konsistent Aktivierung in Studien zum emotionalen Gedächtnis zeigen (p<0,05 FDR korr.). (Aus Murty et al. 2010; mit freundlicher Genehmigung von Elsevier)

innern besonders stark durch Emotionen beeinflusst wird (Jackson et al. 2008; Ochsner 2000). Dolcos et al. (2005) untersuchten genau den Einfluss von Emotionen auf diese beiden Abrufmechanismen. Dabei wurden die Probanden ein Jahr nach der Enkodierung nochmals untersucht, und die Autoren konnten zeigen, dass eine bessere Erinnerungsleistung emotionaler Inhalte von einer stärkeren Aktivität in der Amygdala, dem Hippocampus und dem entorhinalen Kortex begleitet wurde. In der Amygdala und im Hippocampus war diese Aktivierung sogar stärker, wenn die Inhalte tatsächlich erinnert wurden und nicht nur angegeben wurde, ob dieser Inhalt bekannt sei.

Jackson et al. (2008) untersuchten das visuelle Kurzzeitgedächtnis für emotionale Gesichter und stellten fest, dass die Basalganglien eine wichtige Rolle bei der Interaktion von Emotion und Kognition (hier Gedächtnis) einnehmen. Darüber hinaus traten ähnliche Befunde wie bei früheren Enkodierungsstudien dahingehend auf, dass eine stärker positive Korrelation zwischen Amygdalaantwort und den anderen Regionen des MTL-Gedächtnissystems während des Abrufs emotionaler vs. neutraler Inhalte nachweisbar war. Dieses Ergebnis stützt die Annahme, dass das MTL-Gedächtnissystem nicht nur für Enkodierung und Konsolidierung wesentlich ist, sondern auch beim Abruf von Gedächtnisinhalten, vor allem emotionaler Inhalte, und somit hinsichtlich des Langzeitgedächtnisses essenziell ist.

Eine aktuelle Metaanalyse über insgesamt 18 fMRT-Studien (Murty et al. 2010) zeigt konsistente Aktivierung in der Amygdala bilateral, dem Hippocampus, dem anterioren und posterioren parahippocampalen Gyrus, dem ventralen visuellen Pfad, dem linken lateralen Präfrontalkortex und dem rechten ventralen Präfrontalkortex. Diese Ergebnisse unterstreichen zum einen die Vielzahl an Befunden hinsichtlich Amygdala und MTL-Gedächtnissystem bezüglich erregungsmodulierter Gedächtniseffekte.

Die starke Involvierung kortikaler Areale, v. a. parietaler und präfrontaler Regionen, verdeutlicht ganz besonders das Zusammenspiel zwischen subkortikal-limbischen Strukturen einerseits und kortikalen Regionen andererseits. Es wird angenommen, dass die Interaktion zwischen Amygdala und kortikalen Strukturen die Wahrnehmungsverarbeitung, die semantische Elaboration und die Aufmerksamkeit fördert, was einer erfolgreichen Behaltensleistung emotionaler Reize zugrunde liegen dürfte.

> Neuere Untersuchungen legen nahe, dass die Amygdala sowohl in die Enkodierung, die Konsolidierung als auch den Abruf emotionaler Gedächtnisinhalte involviert ist. Dabei zeigt sich eine stärkere Amygdalaaktivität während tatsächlichem, erfolgreichem Erinnern, und die Antwort der Amygdala korreliert positiv mit der Aktivität der anderen Regionen des MTL-Gedächtnissystems (Hippocampus, entorhinaler und perirhinaler Kortex) während des Abrufs emotionaler, aber nicht neutraler Inhalte. Gerade im Bereich des emotionalen Gedächtnisses zeigt sich eine starke Interaktion zwischen subkortikalen und kortikalen Regionen, vor allem hinsichtlich der besseren Behaltensleistung hoch erregender Inhalte, wo neben der Amygdala und den anderen MTL-Regionen auch der präfrontale Kortex wesentlich involviert ist (LaBar u. Cabeza 2006).

30.5 Klinische Relevanz

Emotionale Beeinträchtigungen sind für viele Patienten mit psychischen wie auch neurologischen Erkrankungen charakteristisch. Sie treten in großer Zahl auf und besitzen daher hohe klinische Relevanz. So konnte in einer Auswertung der psychopathologischen Befunde für n=2011 allgemeinpsychiatrische stationäre Patienten der Düsseldorfer Klinik und Poliklinik für Psychiatrie und Psychotherapie die Häufigkeit von Affektstörungen ermittelt werden: Folgende Prozentverteilung von Affektstörungen mit mindestens erheblicher Ausprägung fand sich bei den einzelnen ICD-10-Hauptgruppen:

- Suchtstörungen 65 %
- Schizophrenie 77 %
- Affektive Störungen 86 %
- Neurosen 77 %
- Persönlichkeitsstörungen 83 %

Auf neurobiologischer Ebene lassen sich bei vielen dieser Störungen Auffälligkeiten im limbischen System bzw. speziell in der Amygdala finden. So sind pathologische Veränderungen der Amygdala bei Morbus Alzheimer, unipolarer Depression, bipolaren affektiven Störungen und Schizophrenie, aber auch bei Morbus Parkinson und Epilepsie berichtet worden. Funktionell bildgebende Befunde bei psychiatrischen und neurologischen Patienten mehren sich in den letzten Jahren ebenfalls, die emotionales Verhalten und Erleben bezüglich seiner neurobiologischen Grundlagen und Dysfunktionen untersuchen. So werden emotionale Auffälligkeiten bei unipolarer Depression und bipolaren affektiven Störungen, Schizophrenien, Autismus, Angststörungen, Substanzabhängigkeit, Persönlichkeitsstörungen wie Borderline-Persönlichkeitsstörung und Soziopathie und ferner Demenz erforscht. Aber auch bei neurologischen Störungen finden affektive Beeinträchtigungen zunehmend mehr Beachtung, so z. B. bei Morbus Parkinson oder Epilepsie.

Meist werden dabei krankheitsspezifische Beeinträchtigungen emotionaler Fähigkeiten untersucht, wie das emotionale Erleben bei Schizophrenien oder Depressionen, die Fähigkeit, Emotionen im Gesicht zu erkennen bei Schizophrenien, affektiven Störungen, Persönlichkeitsstörungen und Epilepsien, die Reaktionen auf emotionale, oft störungsspezifische Stimuli bei Angst- und Persönlichkeitsstörungen oder Depressionen und das stimulusausgelöste Suchtverlangen (»craving«) bei Abhängigkeiten. Damit ließen sich störungsübergreifende krankheitsunspezifische, aber auch störungsspezifische Auffälligkeiten feststellen, die Hinweise auf zugrunde liegende, an den Dysfunktionen beteiligte, neuronale Substrate geben. Beispielsweise konnten Auffälligkeiten schizophrener Patienten sowohl während des emotionalen Erlebens von Trauer (Habel et al. 2004) als auch während der Emotionsdiskrimination (Habel et al. 2010a) im Bereich der Amygdala lokalisiert werden. Damit kommt der Amygdala möglicherweise bei den zerebralen Grundlagen emotionaler Beeinträchtigungen und affektiver Symptome bei Schizophrenen eine besondere Rolle zu (▶ Kap. 42).

In einem nächsten Schritt lassen sich daraus möglicherweise neue Implikationen für die Diagnose und Therapie gewinnen. So ließ sich beispielsweise feststellen, dass dysfunktionale Aktivierungsmuster schizophrener Patienten während einer Emotionsdiskriminationsaufgabe durch ein standardisiertes Emotionsdiskriminationstraining abgenommen haben (Habel et al. 2010b). Wie bereits erwähnt (▶ Abschn. 30.1.3), konnten aktuellere Studien von Keedwell und Kollegen (2009, 2010) zudem zeigen, dass die Aktivierung des subgenualen Zingulums bei der Betrachtung trauriger Gesichter das beste Korrelat hinsichtlich der Vorhersage einer Verbesserung der klinischen Symptome bei depressiven Patienten darstellt. Somit eignet sich die Anwendung bildgebender Verfahren auch, um Therapieeffekte zu evaluieren und auf zerebraler Ebene nachzuweisen.

Zusammenfassung und Ausblick

Emotionen – lange ein vernachlässigtes Forschungsfeld – rücken dank der schnellen und weiten Verbreitung bildgebender Verfahren wieder stark in den Mittelpunkt der Aufmerksamkeit. Verwendete Paradigmen dienen der Erfassung des emotionalen Erlebens, der Erkennungsfähigkeit, der Emotionsregulation, aber auch der Untersuchung des emotionalen Gedächtnisses und Lernens. Dies verweist auch auf die hohe Bedeutung und den Einfluss von Emotionen auf nahezu alle weiteren kognitiven Prozesse. Daher sind Emotionen und Kognitionen auch nur schwer trennbare Konstrukte, die sich in ständigen Interaktionen befinden; diese Wechselwirkungen müssen daher stärker beachtet und besser besonders bezüglich ihrer neurobiologischen Korrelate untersucht werden. Die Ergebnisse bildgebender Untersuchungen im Bereich der Emotionen weisen auf ein breit gespanntes zugrunde liegendes Netzwerk aus subkortikalen und kortikalen Regionen hin, bei denen die Amygdala eine Schlüsselstellung einnimmt. Sie kann als zentrale und integrative Schaltstelle für Emotionen gelten, gekennzeichnet durch eine vielfältige Funktionalität, die trotz der zunehmenden Häufigkeit der Befunde von Amygdalaaktivitäten in unterschiedlichem emotionalem Kontext noch weiter klärungsbedürftig ist. Eine Reihe funktioneller Charakteristika, aber auch weiterer externer, insbesondere methodischer Einflussfaktoren und Probleme machen den Nachweis einer Amygdalaaktivität nach wie vor zu einer messtechnischen Herausforderung. Weitere bei emotionalen Prozessen wesentliche Regionen sind präfrontale und anterior zinguläre wie auch temporale Areale; für ein intaktes
▼

emotionales Erleben und Verhalten ist das gesamte Emotionsnetzwerk unerlässlich. Im klinischen Bereich kann die Untersuchung von zerebralen Dysfunktionen psychiatrischer und neurologischer Patienten, bei denen emotionale Beeinträchtigungen häufig und in großer Zahl auftreten, dazu beitragen, eine genauere Charakterisierung möglicher pathogenetisch bedeutsamer Merkmale zu liefern.

Literatur

Adams RB Jr, Gordon HL, Baird AA, Ambady N, Kleck RE (2003) Effects of gaze on amygdala sensitivity to anger and fear faces. Science 300: 1536

Aggleton JP, Mishkin M (1986) The amygdala: sensory gateway to the emotions. In: Plutchik R, Kellermann H (eds) Emotion: Theory, research, and experience, vol 3. Academic Press, New York, pp 281–299

Baumgartner T, Lutz K, Schmidt CF, Jäncke L (2006) The emotional power of music: how music enhances the feeling of affective pictures. Brain Res 1075: 151–164

Barrett LF, Mesquita B, Ochsner KN, Gross JJ (2007) The experience of emotion. Ann Rev Psychol 58: 373–403

Brattico E, Alluri V, Bogert B, Jacobsen T, Vartiainen N, Nieminen S, Tervaniemi M (2011) A Functional MRI Study of Happy and Sad Emotions in Music with and without Lyrics. Front Psychol 2: 308

Britton JC, Taylor SF, Sudheimer KD, Liberzon I (2006) Facial expressions and complex IAPS pictures: common and differential networks. Neuroimage 31: 906–919

Britton JC, Shin LM, Barrett LF, Rauch SL, Wright CI (2008) Amygdala and fusiform gyrus temporal dynamics: responses to negative facial expressions. BMC Neurosci 9: 44

Büchel C, Dolan RJ, Armony JL, Friston KJ (1999) Amygdala-hippocampal involvement in human aversive trace conditioning revealed through event-related functional magnetic resonance imaging. J Neurosci 19: 10869–10876

Büchel C, Dolan RJ (2000) Classical fear conditioning in functional neuroimaging. Curr Opin Neurobiol 10: 219–223

Canli T, Zhao Z, Brewer J, Gabrieli JD, Cahill L (2000) Event-related activation in the human amygdala associates with later memory for individual emotional experience. J Neurosci 20: RC99

Colibazzi T, Posner J, Wang Z et al. (2010) Neural systems subserving valence and arousal during the experience of induced emotions. Emotion 10: 377–389

Critchley HD, Daly E, Phillips M et al. (2000) Explicit and implicit neural mechanisms for processing of social information from facial expressions: a functional magnetic imaging study. Hum Brain Mapp 9: 93–105

Decety J, Jackson PL (2004) The functional architecture of human empathy. Behav Cogn Neurosci Rev 3: 71–100

Decety J, Lamm C (2006) Human empathy through the lens of social neuroscience. Scientific World Journal 6: 1146–1163

Derntl B, Habel U, Windischberger C et al. (2009) General and specific responsiveness of the amygdala during explicit emotion recognition in females and males. BMC Neurosci 10: 91

Derntl B, Finkelmeyer A, Eickhoff SB et al. (2010) Multidimensional assessment of empathic abilities: neural correlates and gender differences. Psychoneuroendocrinology 35: 67–82

Dima D, Klaas ES, Roiser JP et al. (2011) Effective Connectivity during Processing of Facial Affect: Evidence for Multiple Parallel Pathways. J Neurosci 31: 14378–14385

Dolan RJ (2002) Emotion, cognition, and behavior. Science 298: 1191–1194

Dolcos F, LaBar KS, Cabeza R (2004) Dissociable effects of arousal and valence on prefrontal activity indexing emotional evaluation and subsequent memory: an event-related fMRI study. NeuroImage 23: 64–74

Dolcos F, LaBar KS, Cabeza R (2005) Remembering one year later: role of the amygdala and the medial temporal lobe memory system in retrieving emotional memories. Proc Natl Acad Sci USA 102: 2626–2631

Doty RW (1989) Some anatomical substrates of emotion, and their bihemispheric coordination. In: Gainotti G, Caltagirone C (eds) Emotion and the dual brain. Springer, Berlin, pp 55–81

Drevets WC, Price JL, Furey ML (2008) Brain structural and functional abnormalities in mood disorders: implications for neurocircuitry models of depression. Brain Struct Funct 213: 93–118

Duan X, Dai Q, Gong Q, Chen H (2010) Neural mechanism of unconscious perception of surprised facial expression. Neuroimage 52: 401–407

Dyck M, Loughead J, Kellermann T et al. (2011) Cognitive versus automatic mechanisms of mood induction differentially activate left and right amygdala. Neuroimage 54: 2503–2513

Etkin A, Egner T, Kalisch R (2010) Emotional processing in anterior cingulated and medial prefrontal cortex. Trends Cogn Sci 15: 85–93

Eugene F, Levesque J, Mensour B et al. (2003) The impact of individual differences on the neural circuitry underlying sadness. NeuroImage 19: 354–364

Falkenberg I, Kohn N, Schoepker R, Habel U (2012) Mood induction in depressive patients: a comparative multidimensional approach. PLoS One 7: e30016

Fan Y, Duncan NW, de Greck M, Northoff G (2011) Is there a core neural network in empathy? An fMRI based quantitative meta-analysis. Neurosci Biobehav Rev 35: 903–911

Feinstein JS, Goldin PR, Stein MB, Brown GG, Paulus MP (2002) Habituation of attentional networks during emotion processing. Neuroreport 13: 1255–1258

Fitzgerald DA, Angstadt M, Jelsone LM, Nathan PJ, Phan KL (2006) Beyond threat: amygdala reactivity across multiple expressions of facial affect. Neuroimage 30: 1441–1448

Fusar-Poli P, Placentino A, Carletti F et al. (2009) Functional atlas of emotional faces processing: a voxel-based meta-analysis of 105 functional magnetic resonance imaging studies. J Psychiatry Neurosci 34: 418–432

George MS, Ketter TA, Parekh PI, Horwitz B, Herscovitch P, Post RM (1995) Brain activity during transient sadness and happiness in healthy women. Am J Psychiatry 152: 341–351

Gur RC, Schroeder L, Turner T et al. (2002) Brain activation during facial emotion processing. NeuroImage 16: 651–662

Haas BW, Constable RT, Canli T (2009) Functional magnetic resonance imaging of temporally distinct responses to emotional facial expressions. Soc Neurosci 4: 121–134

Habel U, Gur RC, Mandal MK, Salloum JB, Gur RE, Schneider F (2000) Emotional processing in schizophrenia across cultures: standardized measures of discrimination and experience. Schizophr Res 42: 57–66

Habel U, Klein M, Shah NJ et al. (2004) Genetic load on amygdala hypofunction during sadness in non-affected brothers of schizophrenia patients. Am J Psychiat 161: 1806–1813

Habel U, Klein M, Kellermann T, Shah NJ, Schneider F (2005) Same or different? Neural correlates of happy and sad mood in healthy males. NeuroImage 26: 206–214

Habel U, Windischberger C, Derntl B et al. (2007) Amygdala activation and facial expressions: Explicit emotion discrimination versus implicit emotion processing. Neuropsychologia 45: 2369–2377

Habel U, Chechko N, Pauly K et al. (2010a) Neural correlates of emotion recognition in schizophrenia. Schizophr Res 112: 113–123

Habel U, Koch K, Kellermann T et al. (2010b) Training of affect recognition in schizophrenia: neurobiological correlates. Soc Neurosci 5: 92–104

Hamann S, Canli T (2004) Individual differences in emotion processing. Curr Opin Neurobiol 14: 233–238

Hariri AR, Bookheimer SY, Mazziotta JC (2000) Modulating emotional responses: effects of a neocortical network on the limbic system. Neuroreport 11: 43–48

Hariri AR, Tessitore A, Mattay VS, Fera F, Weinberger DR (2002) The amygdala response to emotional stimuli: a comparison of faces and scenes. NeuroImage 17: 317–323

Hofer A, Siedentopf CM, Ischebeck A et al. (2006) Gender differences in regional cerebral activity during the perception of emotion: a functional MRI study. Neuroimage 32: 854–862

Hofer A, Siedentopf CM, Ischebeck A et al. (2007) Sex differences in brain activation patterns during processing of positively and negatively valenced emotional words. Psychol Med 37: 109–119

Indovina I, Robbins TW, Núñez-Elizalde AO, Dunn BD, Bishop SJ (2011) Fear-conditioning mechanisms associated with trait vulnerability to anxiety in humans. Neuron 69: 563–571

Jackson MC, Wolf C, Johnston SJ, Raymond JE, Linden DE (2008) Neural correlates of enhanced visual short-term memory for angry faces: an FMRI study. PLoS One 3: e3536

Jeong JW, Diwadkar VA, Chugani CD et al. (2011) Congruence of happy and sad emotion in music and faces modifies cortical audiovisual activation. Neuroimage 54: 2973–2982

Ji J, Maren S (2007) Hippocampal involvement in contextual modulation of fear extinction. Hippocampus 17: 749–758

Juruena MF, Giampietro VP, Smith SD et al. (2010) Amygdala activation to masked happy facial expressions. J Int Neuropsychol Soc 16: 383–387

Keedwell P, Drapier D, Surguladze S et al. (2009) Neural markers of symptomatic improvement during antidepressant therapy in severe depression: subgenual cingulate and visual cortical responses to sad, but not happy, facial stimuli are correlated with changes in symptom score. J Psychopharmacol 23: 775–788

Keedwell PA, Drapier D, Surguladze S et al. (2010) Subgenual cingulate and visual cortex responses to sad faces predict clinical outcome during antidepressant treatment for depression. J Affect Disord 120: 120–125

Kessler H, Taubner S, Buchheim A et al. (2011) Individualized and clinically derived stimuli activate limbic structures in depression: an fMRI study. PLoS ONE 6: e15712

Killgore WD, Yurgelun-Todd DA (2004) Activation of the amygdala and anterior cingulate during nonconscious processing of sad versus happy faces. NeuroImage 21: 1215–1223

Kim MJ, Loucks RA, Neta M et al. (2010) Behind the mask: the influence of mask-type on amygdala response to fearful faces. Soc Cogn Affect Neurosci 5: 363–368

Knight DC, Smith CN, Cheng DT, Stein EA, Helmstetter FJ (2004) Amygdala and hippocampal activity during acquisition and extinction of human fear conditioning. Cogn Affect Behav Neurosci 4: 317–325

Koepp MJ, Hammers A, Lawrence AD et al. (2009) Evidence for endogenous opioid release in the amygdala during positive emotion. Neuroimage 44: 252–256

Kohn N, Kellermann T, Gur RC, Schneider F, Habel U (2011) Gender differences in the neural correlates of humor processing: implications for different processing modes. Neuropsychologia 49: 888–897

Lamm C, Decety J, Singer T (2011) Meta-analytic evidence for common and distinct neural networks associated with directly experienced pain and empathy for pain. NeuroImage 54: 2492–2502

Lammers CH (2007) Emotionsbezogene Psychotherapie. Schattauer, Stuttgart

LaBar KS, Cabeza R (2006) Cognitive neuroscience of emotional memory. Nat Rev Neurosci 7: 54–64

Lavie N (1995) Perceptual load as a necessary condition for selective attention. J Exp Psychol Hum Percept Perform 21: 451–468

Lavie N, De Fockert J (2005) The role of working memory in attentional capture. Psychol Bull Rev 12: 669–674

LeDoux JE (2000) Emotion circuits in the brain. Annu Rev Neurosci 23: 155–184

Levesque J, Eugene F, Joanette Y et al. (2003) Neural circuitry underlying voluntary suppression of sadness. Biol Psychiatry 53: 502–510

Mayberg HS, Brannan SK, Tekell JL et al. (2000) Regional metabolic effects of fluoxetine in major depression: serial changes and relationship to clinical response. Biol Psychiatry 48: 830–843

Mitterschiffthaler MT, Fu CH, Dalton JA, Andrew CM, Williams SC (2007) A functional MRI study of happy and sad affective states induced by classical music. Hum Brain Mapp 28: 1150–1162

Morawetz C, Baudewig J, Treue S, Dechent P (2010) Diverting attention suppresses human amygdala responses to faces. Front Hum Neurosci 3: 226

Morawetz C, Baudewig J, Treue S, Dechent P (2011) Effects of spatial frequency and location of fearful faces on human amygdala activity. Brain Res 31: 87–99

Morris JS, Frith CD, Perrett DI et al. (1996) A differential neural response in the human amygdala to fearful and happy facial expressions. Nature 383: 812–815

Morris JS, Dolan RJ (2004) Dissociable amygdala and orbitofrontal responses during reversal fear conditioning. NeuroImage 22: 372–380

Moser E, Derntl B, Robinson S, Fink B, Gur RC, Grammer K (2007) Amygdala activation at 3T in response to human and avatar facial expressions of emotions. J Neurosci Meth 161: 126–133

Murty VP, Ritchey M, Adcock RA, LaBar KS (2010) fMRI studies of successful emotional memory encoding: A quantitative meta-analysis. Neuropsychologia 48: 3459–3469

Ochsner KN (2000) Are affective events richly recollected or simply familiar? The experience and process of recognizing feelings past. J Exp Psychol Gen 129: 242–261

Pardo JV, Pardo PJ, Raichle ME (1993) Neural correlates of self-induced dysphoria. Am J Psychiat 150: 713–719

Pelphrey KA, Morris JP, McCarthy G, LaBar K (2007) Perception of dynamic changes in facial affect and identiy in autism. Soc Cogn Affect Neurosci 2: 140–149

Pessoa L, Adolphs R (2010) Emotion processing and the amygdala: from a ›low road‹ to ›many roads‹ of evaluating biological significance. Nat Rev Neurosci 11: 773–783

Pessoa L, Japee S, Sturman D, Ungerleider LG (2005) Target visibility and visual awareness modulate amygdala responses to fearful faces. Cereb Cortex 16: 366–375

Phan KL, Wager T, Taylor SF, Liberzon I (2002) Functional neuroanatomy of emotion: a meta-analysis of emotion activation studies in PET and fMRI. NeuroImage 16: 331–348

Phelps EA, Delgado MR, Nearing KI, LeDoux JE (2004) Extinction learning in humans: role of the amygdala and vmPFC. Neuron 16: 897–905

Phillips ML, Medford N, Young AW et al. (2001) Time courses of left and right amygdalar responses to fearful facial expressions. Hum Brain Mapp 12: 193–202

Phillips ML, Drevets WC, Rauch SL, Lane R (2003) Neurobiology of emotion perception I: The neural basis of normal emotion perception. Biol Psychiatry 54: 504–514

Posse S, Fitzgerald D, Gao K et al. (2003) Real-time fMRI of temporolimbic regions detects amygdala activation during single-trial self-induced sadness. NeuroImage 18: 760–768

Preston SD, de Waal FBM (2002) Empathy: Its ultimate and proximate bases. Behav Brain Sci 25: 1–72

Quirk GJ, Beer JS (2006) Prefrontal involvement in the regulation of emotion: convergence of rat and human studies. Curr Opin Neurobiol 16: 723–727

Reiman EM, Lane RD, Ahern GL et al. (1997) Neuroanatomical correlates of externally and internally generated human emotion. Am J Psychiat 154: 918–925

Reske M, Kellermann T, Habel U et al. (2007) Stability of emotional dysfunctions? A long-term fMRI study in first-episode schizophrenia. J Psychiatr Res 41: 918–927

Reske M, Kellermann T, Shah NJ, Schneider F, Habel U (2010) Impact of valence and age on olfactory induced brain activation in healthy women. Behav Neurosci 124: 414–422

Richardson MP, Strange BA, Dolan RJ (2004) Encoding of emotional memories depends on amygdala and hippocampus and their interactions. Nat Neurosci 7: 278–285

Rueckert L, Naybar N (2008) Gender differences in empathy: the role of the right hemisphere. Brain Cogn 67: 162–167

Sander D, Grafman J, Zalla T (2003) The human amygdala: an evolved system for relevance detection. Rev Neurosci 14: 303–316

Sato W, Yoshikawa S, Kochiyama T, Matsumura M (2004a) The amygdala processes the emotional significance of facial expressions: an fMRI investigation using the interaction between expression and face direction. NeuroImage 22: 1006–1013

Sato W, Kochiyama T, Yoshikawa S, Naito E, Matsumura M (2004b) Enhanced neural activity in response to dynamic facial expressions of emotion: an fMRI study. Brain Res Cogn Brain Res 20: 81–91

Sato W, Yoshikawa S (2007) Enhanced experience of emotional arousal in response to dynamic facial expressions. J Nonverb Behav 31: 119–135

Schneider F, Gur RC, Gur RE, Muenz LR (1994) Standardized mood induction with happy and sad facial expressions. Psychiatry Res 51: 19–31

Schneider F, Weiss U, Kessler C, Salloum JB, Posse S, Grodd W, Müller-Gärtner H-W (1998) Differential amygdala activation in schizophrenia during sadness. Schizophr Res 34: 133–142

Schneider F, Habel U, Kessler C, Salloum JB, Posse S (2000) Gender differences in regional cerebral activity during sadness. Hum Brain Mapp 9: 226–238 [Erratum: 2001, 13: 124]

Schulte-Rüther M, Markowitsch HJ, Shah NJ, Fink GR, Piefke M (2008) Gender differences in brain networks supporting empathy. Neuroimage 42: 393–403

Sergerie K, Lepage M, Armony JL (2005) A face to remember: emotional expression modulates prefrontal activity during memory formation. NeuroImage 24: 580–585

Sharot T, Yonelinas AP (2008) Differential time-dependent effects of emotion on recollective experience and memory for contextual information. Cognition 106: 538–547

Sharot T, Delgado MR, Phelps EA (2004) How emotion enhances the feeling of remembering. Nat Neurosci 7: 1376–1380

Singer T, Lamm C (2009) The Social Neuroscience of Empathy. Ann N Y Acad Sci 1156: 81–96

Singer T, Seymour B, O'Doherty JP et al. (2006) Empathic neural responses are modulated by the perceived fairness of others. Nature 439: 466–469

Smith AP, Henson RN, Dolan RJ, Rugg MD (2004) FMRI correlates of the episodic retrieval of emotional contexts. NeuroImage 22: 868–878

Stegeren AH van, Roozendaal B, Kindt M, Wolf OT, Joëls M (2010) Interacting noradrenergic and corticosteroid systems shift human brain activation patterns during encoding. Neurobio Learn Mem 93: 56–65

Tabert MH, Borod JC, Tang CY et al. (2001) Differential amygdala activation during emotional decision and recognition memory tasks using unpleasant words: an fMRI study. Neuropsychologia 39: 556–573

Teasdale JD, Howard RJ, Cox SG et al. (1999) Functional MRI study of the cognitive generation of affect. Am J Psychiat 156: 209–215

Tettamanti M, Rognoni E, Cafiero R, Costa T, Galati D, Perani D (2012) Distinct pathways of neural coupling for different basic emotions. NeuroImage 59: 1804–1817

Wager TD, Phan KL, Liberzon I, Taylor SF (2003) Valence, gender, and lateralization of functional brain anatomy in emotion: a meta-analysis of findings from neuroimaging. NeuroImage19: 513–531

Weiss U, Salloum JB, Schneider F (1999) Correspondence of emotional self-rating with facial expression. Psychiatry Res 86: 175–184

Whalen PJ, Rauch SL, Etcoff NL et al. (1998) Masked presentations of emotional facial expressions modulate amygdala activity without explicit knowledge. J Neurosci 18: 411–418

Whalen PJ, Kagan J, Cook RG et al. (2004) Human amygdala responsivity to masked fearful eye whites. Science 306: 2061

Williams MA, Morris AP, McGlone F et al. (2004) Amygdala responses to fearful and happy facial expressions under conditions of binocular suppression. J Neurosci 24: 2898–2904

Williams MA, McGlone F, Abbott DF, Mattingley JB (2005) Differential amygdale responses to happy and fearful facial expressions depend on selective attention. Neuroimage 24: 417–425

Wright CI, Fischer H, Whalen PJ, McInerney SC, Shin LM, Rauch SL (2001) Differential prefrontal cortex and amygdala habituation to repeatedly presented emotional stimuli. Neuroreport 12: 379–283

Wright CI, Martis B, Shin LM, Fischer H, Rauch SL (2002) Enhanced amygdala responses to emotional versus neutral schematic facial expressions. Neuroreport 13: 785–790

Yonelinas AP, Otten LJ, Shaw KN, Rugg MD (2005) Separating the brain regions involved in recollection and familiarity in recognition memory. J Neurosci 25: 3002–3008

Zotev V, Krueger F, Phillips R et al. (2011) Self-regulation of amygdala activation using real-time FMRI neurofeedback. PLoS One 6: e24522

Olfaktorik

C. Moessnang, J. Freiherr

31.1 Bedeutung der Olfaktorik beim Menschen – 506

31.2 Experimentelle Herausforderungen olfaktorischer Bildgebungsstudien – 506
31.2.1 Herausforderungen der Stimuluskontrolle – 506
31.2.2 Herausforderungen der Datenerhebung und -analyse – 508

31.3 Funktionelles Netzwerk der Olfaktorik – 509

31.4 Exkurs: Funktionelles Netzwerk der Gustatorik – 511

31.5 Gerüche und deren Bedeutung für Affekt, Lernen und Gedächtnis – 511

31.6 Exkurs: Chemosensorische Botenstoffe – 515

31.7 Klinische Relevanz – 517

Literatur – 519

Zum Thema

In diesem Kapitel wird zunächst auf die experimentellen Herausforderungen olfaktorischer Bildgebungsexperimente eingegangen. Es folgt ein Überblick über die Hirnanteile, die an der Verarbeitung olfaktorischer Stimuli beteiligt sind, sowie eine kurze Beschreibung der gustatorischen Verarbeitungsschritte. Etwas ausführlicher wird auf die Bedeutung von Gerüchen für affektive Handlungen, Gedächtnisleistung und Lernprozesse, und deren neuronale Korrelate eingegangen. Der darauf folgende Teil befasst sich mit der Wahrnehmung und Verarbeitung chemosensorischer Botenstoffe in zwischenmenschlichen Kommunikationssituationen. Zuletzt geben wir einen Überblick über die klinische Relevanz bildgebender Studien zur Geruchswahrnehmung.

31.1 Bedeutung der Olfaktorik beim Menschen

Riechen zählt zu den fundamentalen Leistungen unseres Wahrnehmungssystems. Als ältestes Sinnessystem beeinflusst es vornehmlich Verhaltensweisen, die unmittelbar mit dem Überleben verknüpft sind und sich im weitesten Sinne auf Nahrungsaufnahme, Sexualität und Fortpflanzung beziehen. Entsprechend ihrer Bedeutung werden olfaktorische Empfindungen hauptsächlich in phylogenetisch alten Hirnanteilen verarbeitet. Diese anatomische Besonderheit impliziert Abweichungen in der funktionellen Organisation olfaktorischer Hirnareale, die hervorragend mittels Magnetresonanztomographie untersucht werden können.

31.2 Experimentelle Herausforderungen olfaktorischer Bildgebungsstudien

31.2.1 Herausforderungen der Stimuluskontrolle

Olfaktorische Reize gehen mit einer Reihe von Störfaktoren einher, welche beim Design einer fMRT-Studie und der Interpretation der Ergebnisse berücksichtigt werden müssen.

Adaptation und Habituation

Wichtige Störquellen während Geruchsexperimenten sind Adaptation und Habituation (▶ Abschn. 8.5.1).

> **Definition**
>
> Während Adaptation die Abnahme der Sensitivität peripherer und zentraler Neuronen meint, bezeichnet Habituation einen komplexen, kognitiven Lernprozess.

Haupteinflussgrößen der Adaptation und auch der Habituation sind Stimulationsdauer und -intensität (◘ Abb. 31.1) (Berglund 1974; Dalton 2000; Poellinger et al. 2001). Um eine ausreichend konstante Duftstimulation für die Dauer des Experiments zu gewährleisten, sollten möglichst lange Interstimulusintervalle in Kombination mit kurzen Duftpulsen verwendet werden.

Auch die hedonischen Eigenschaften des Duftreizes spielen eine wichtige Rolle. So stellt sich die Habituation bei neutralen und angenehmen Düften schneller ein (Dalton 2002; Jacob et al. 2003). Diese Dynamik der olfaktorischen Wahrnehmung verleiht dem Geruchssinn die Eigenschaft eines »Unterschiedsdetektors«, der neue oder gefährliche Reize in der Umwelt schnell entdeckt, während neutrale oder bekannte Düfte in den Hintergrund treten. Die Verwendung von mehreren unterschiedlichen (angenehmen und unangenehmen) Geruchsstoffen, die während eines Experiments alternierend präsentiert werden, kann somit ebenfalls einer schnellen Habituation entgegenwirken, solange dies mit der experimentellen Fragestellung vereinbar ist.

> ▶ Die schnelle Adaptation und Habituation des olfaktorischen Systems erlaubt eine schnelle und effiziente Entdeckung von neuen oder gefährlichen chemosensorischen Reizen. Diesem Prozess kann im Experiment entgegengewirkt werden, indem möglichst kurze Duftreize mit möglichst langen Intervallen sowie verschiedene Duftreize alternierend appliziert werden.

Art der chemosensorischen Reizung

Eine weitere Schwierigkeit bei der Untersuchung des olfaktorischen Systems ist die Verwendung von rein olfaktorischen Reizen. Die meisten Duftstoffe beinhalten eine mehr oder weniger stark ausgeprägte trigeminale Komponente (Doty et al. 1978). Je nach Fragestellung ist die ausschließliche olfaktorische Reizung jedoch Voraussetzung, weshalb in diesen Fällen nur ausreichend charakterisierte, rein olfaktorische Duftstoffe verwendet werden dürfen (z. B. Phenylethylalkohol [Rose], Vanillin [Vanille] und Schwefelwasserstoff [faule Eier]). Die Modalität ist zudem konzentrationsabhängig: In hohen Konzentrationen beinhalten auch vormals rein olfaktorische Düfte, z. B. Phenylethylalkohol, eine trigeminale Komponente (Frasnelli et al. 2011a). Außerdem werden teilweise auch bei sehr gering konzentrierten Duftstoffen schon Hirnareale angesprochen, die typischerweise trigeminale oder Schmerzreize verarbeiten, obwohl die Probanden noch keine bewusste Schmerzwahrnehmung berichten (Albrecht et al. 2009). Eine Metaanalyse aus dem Jahr 2010 zeigt eindrucksvoll die Unterschiede und Überlappungen der neuronalen

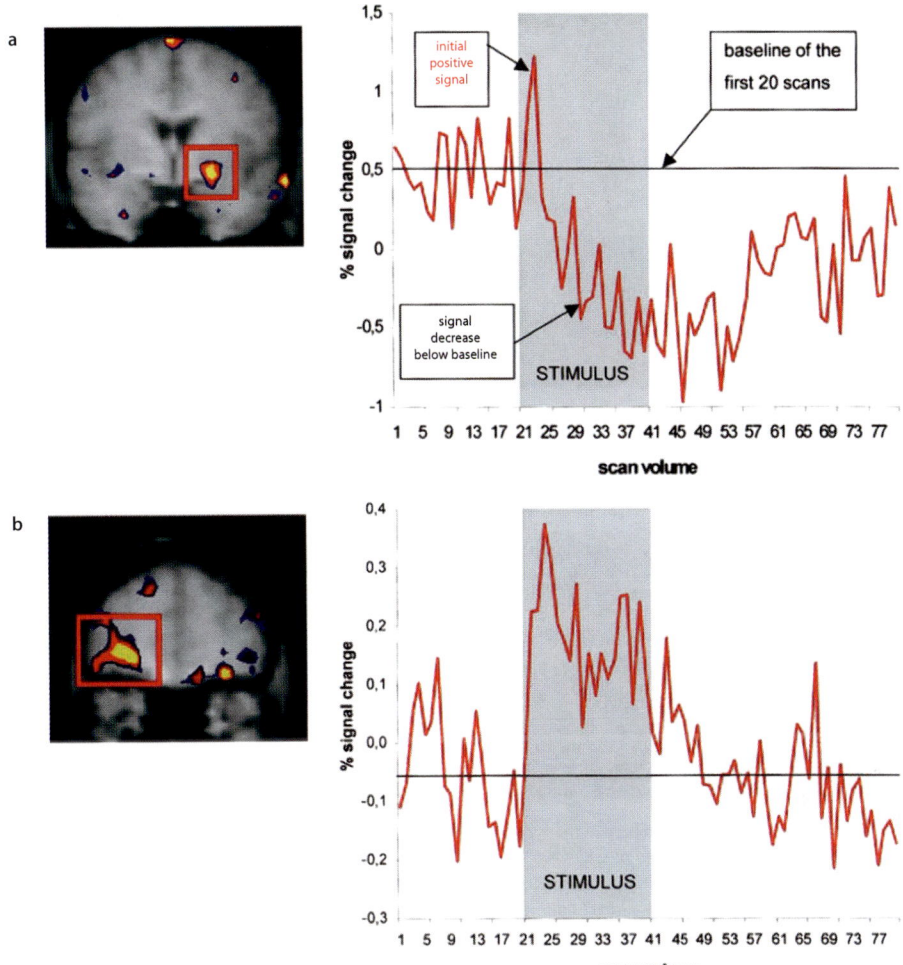

Abb. 31.1 Prozentuale Signaländerung im (a) piriformen und (b) orbitofrontalen Kortex während einer Stimulation mit Phenylethylalkohol (60 s Ruhebedingung, 60 s Stimulus – *grau* hinterlegt, 120 s Ruhebedingung). **a** Eine schnelle Habituation des piriformen Kortex wird deutlich: Das Signal steigt initial an und fällt dann sehr schnell auf ein Niveau unterhalb des Aktivierungsniveaus der Ruhebedingung ab. Eine Rückkehr zum Aktivierungsniveau der Ruhebedingung erfolgt nur sehr langsam. **b** Im Gegensatz dazu wird deutlich, dass das Signal im orbitofrontalen Kortex für die Dauer der Stimulation erhalten bleibt und danach langsam auf das Niveau der Ruhebedingung abfällt. (Aus Poellinger et al. 2001; mit freundlicher Genehmigung von Elsevier)

Netzwerke für die Verarbeitung von olfaktorischen und trigeminalen Reizen (Albrecht et al. 2010).

Aktives und passives Riechen

Die inhärente Kopplung des Geruchssinnes an die Atmung stellt eine weitere Herausforderung für die kontrollierte Stimuluspräsentation dar. Beim aktiven Riechen (engl. »sniffing«), wird die Luft durch die Nase eingeatmet, was unabhängig vom Vorhandensein eines Geruchsreizes zur Aktivierung eines typischen Sniffing-Netzwerks führt (Abb. 31.2) (Sobel et al. 1998a). Dieses Netzwerk überlappt teilweise mit dem Netzwerk, welches durch olfaktorische Stimulation aktiviert wird (vor allem im piriformen Kortex), und stellt somit eine ernstzunehmende Störquelle dar. Folgende Möglichkeiten zur Kontrolle der Atmung werden eingesetzt: Mundatmung bei velopharyngealer Schließung (passives Riechen, Abb. 31.3) (Kobal 1981, 1985), instruktionsgeleitetes Sniffing (Gottfried u. Dolan 2003) sowie die Aufzeichnung des Sniffings während des fMRT-Experimentes, um die Effekte der Atmung nachträglich zu korrigieren (Gottfried et al. 2002).

Subjektive Geruchswahrnehmung

Eines der wichtigsten Probleme der Stimuluskontrolle ist die Subjektivität der Geruchswahrnehmung. Es bestehen große interindividuelle Unterschiede in der Beurteilung der Duftreize hinsichtlich Valenz und Intensität, welche eine vergleichbare Stimulation zwischen den Probanden erschweren. Hier ist auch zu erwähnen, dass der semantische Kontext der Duftstoffpräsentation ausschlaggebend

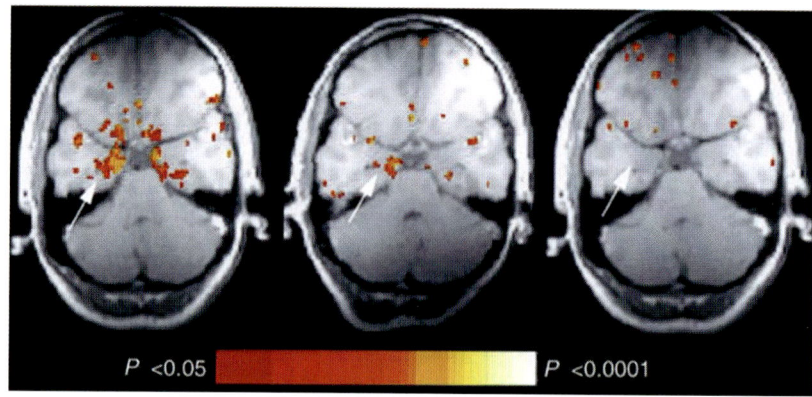

◘ **Abb. 31.2** Aktivierung im olfaktorischen Kortex (piriformer Kortex, *s. weißer Pfeil*) während Sniffings in Abwesenheit eines Duftstoffes. *Links*: Aktivierung während uneingeschränkten Sniffings, *Mitte*: Verminderte Aktivierung während Sniffings unter Lokalanästhesie der Nasengänge, *Rechts*: Keine Aktivierung während Sniffings bei Verschluss der Nasengänge. (Aus Sobel et al. 1998a; mit freundlicher Genehmigung von Nature Publishing Group)

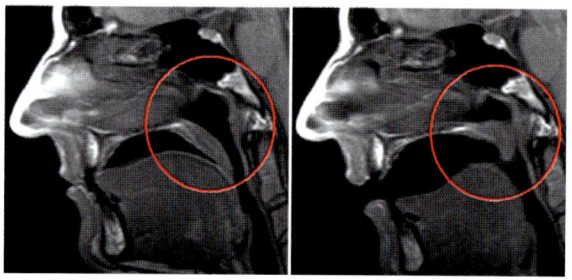

◘ **Abb. 31.3** Strukturelle MRT-Aufnahme eines Probanden, der aktives Riechen oder normale Nasenatmung (*links*) und passives Riechen oder Mundatmung mit velopharyngealer Schließung (*rechts*) durchführt. Durch Mundatmung mit velopharyngealer Schließung wird sichergestellt, dass der Proband einem definierten Geruchsstimulus nicht entgegenatmet, sowie das Sniffing-Netzwerk nicht aktiviert wird. (Mit freundlicher Genehmigung von Dr. Johannes Gerber, Abteilung für Neuroradiologie, TU Dresden)

31.2.2 Herausforderungen der Datenerhebung und -analyse

Neben der Kontrolle von Störfaktoren, die mit den sinnesphysiologischen und psychologischen Eigenschaften des olfaktorischen Systems einhergehen, müssen auch technische und analytische Aspekte von olfaktorischen fMRT-Studien berücksichtigt werden.

Applikation olfaktorischer Reize

Im Vergleich zu visuellen oder auditorischen Reizen ist die Applikation olfaktorischer Reize im Kernspintomographen relativ aufwändig. Sie erfolgt am elegantesten und exaktesten mittels eines Flussolfaktometers, welches von einem PC gesteuert wird (▸ Abschn. 8.2, ◘ Abb. 8.6). Dabei werden Duftreize bestimmter Dauer und Konzentration in einen kontinuierlichen Luftstrom mit konstanter Temperatur und Feuchtigkeit eingebettet. Diese Methode ermöglicht eine standardisierte und damit reliable Geruchsstimulation unter konstanten Bedingungen. In früheren Untersuchungen wurden z. T. Duftproben verwendet, die einfach blockweise unter die Nase gehalten wurden. Besonders bei ereigniskorrelierten fMRT-Studiendesigns ist dies jedoch mit erheblicher Ungenauigkeit verbunden und heutzutage nicht mehr praktikabel.

Signalverluste und Artefakte

Die Erfassung von olfaktorischer Hirnaktivität ist auch in physikalisch-technischer Hinsicht problematisch. Olfaktorische Hirnareale befinden sich hauptsächlich in mediobasalen Anteilen des Großhirns. Aufgrund umgebender Gefäße, Knochen und Luft in den Stirn-, Nasennebenhöhlen und Gehörgängen sind diese Strukturen erheblichen Magnetfeldinhomogenitäten ausgesetzt, welche zu einem schnellen Signalabfall und folglich zu eingeschränkter Signalerfassung führen (◘ Abb. 31.4). Solchen Suszeptibi-

für die Hirnaktivierung ist. De Araujo und Kollegen (2005) präsentierten den Duftstoff Isovaleriansäure jeweils mit dem Label »Körpergeruch« oder »Cheddar-Käse« und konnten Unterschiede in der Aktivierung des zingulären Kortex, des orbitofrontalen Kortex und der Amygdala in Relation zum jeweiligen Label finden. Erschwerend kommt hinzu, dass es Unterschiede im zeitlichen Verlauf der Adaptation und Habituation gibt. Im Extremfall beurteilt Proband 1 einen Duftreiz als unangenehm und zeigt keine Habituation, während Proband 2 den Duftreiz als neutral bewertet und nach kurzer Zeit fast vollständig habituiert. Derartige Unterschiede findet man weniger bei evolutionär bedeutsamen Gerüchen (z. B. Gerüche, die bei Fäulnisprozessen entstehen). Steht die Homogenität der Duftwahrnehmung im Vordergrund, sollte also auf Duftstoffe zurückgegriffen werden, die von allen Probanden eindeutig bewertet werden, bzw. sollten die Duftstoffe in identischem Kontext präsentiert werden.

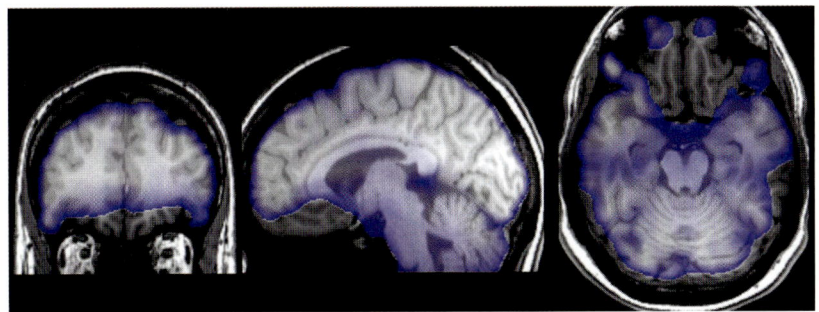

Abb. 31.4 Die Nähe zu Stirn-, Nasennebenhöhlen und den Gehörgängen sowie zu Knochen und Blutgefäßen verursacht sog. Suszeptibilitätsartefakte und kann zu erheblichen Signalverlusten in mediobasalen Hirnanteilen führen. Hier wurde ein funktionelles Bild mit einer nicht für olfaktorische fMRT-Experimente optimierten Sequenz aufgenommen, in *Blau* eingefärbt und auf das zugrunde liegende strukturelle Abbild des Gehirns projiziert, um das Ausmaß der Artefakte zu verdeutlichen

litätsartefakten kann mit angepassten Messsequenzen (Kopietz et al. 2009; Stöcker et al. 2006) entgegengewirkt werden. Neben diesen vereinzelten Studien steht eine umfassende Charakterisierung geeigneter Messparameter für olfaktorische fMRT-Studien (z. B. Feldstärke, Schichtorientierung, Flipwinkel, Echozeit) jedoch noch aus.

Hämodynamische Antwortfunktion

Schließlich müssen auch bei der Auswertung olfaktorischer fMRT-Daten bestimmte Aspekte berücksichtigt werden. So scheinen standardisierte Auswertungsvorlagen, die den Zeitverlauf des BOLD-Signals modellieren, die sog. hämodynamische Antwortfunktion, vom Zeitverlauf des BOLD-Signals in olfaktorischen Arealen abzuweichen (vgl. Abb. 31.1) (Poellinger et al. 2001; Sobel et al. 2000). Die Verwendung von vordefinierten Antwortfunktionen kann die Sensitivität der Analyse erheblich beeinträchtigen. Mögliche Alternativen sind:

1. Verwendung von wahrnehmungsbasierten Vorlagen und anschließender Korrelation von Verhaltens- und fMRT-Daten (Cerf-Ducastel u. Murphy 2004)
2. Modellierung des Zeitverlaufs des BOLD-Signals ohne Verwendung der Einheitsfunktion (Glover 1999; Goutte et al. 2000)
3. Berücksichtigung von Latenz- und Verlaufsunterschieden der vordefinierten Antwortfunktion durch Beachtung ihrer zeitlichen Derivate (1. und 2. Ableitung; Friston et al. 1998; Henson et al. 2002)
4. Modellierung zeitlicher linearer und nichtlinearer Zusammenhänge zwischen dem BOLD-Signal und der Antwortfunktion (z. B. Habituation anhand exponentiell abfallender Funktionen oder ausschließliche Modellierung der frühen Phase der olfaktorischen Stimulation; Tabert et al. 2007)

31.3 Funktionelles Netzwerk der Olfaktorik

Geruchsinformation wird von olfaktorischen Rezeptorneuronen in der Nase und über deren Dendriten, die durch den Schädelknochen ziehen, enkodiert und an den Bulbus olfactorius weitergeleitet (Abb. 31.5). In der Literatur der letzten Jahrzehnte wurde dieses vorgelagerte Hirnareal hinsichtlich seiner Wichtigkeit für die olfaktorische Informationsverarbeitung vernachlässigt. Heute ist man sich im Klaren, dass der Bulbus olfactorius Aufgaben während der primären Geruchsverarbeitung übernimmt, die mit den Aufgaben anderer primärer sensorischer Kortizes vergleichbar sind. Der **Bulbus olfactorius** wird deshalb im Nachfolgenden als **primärer olfaktorischer Kortex** bezeichnet. Im Bulbus olfactorius findet eine erste Verarbeitung, eine Kondensation und Verstärkung der Geruchsinformation, statt. Dieses Verarbeitungsprinzip ist der Flaschenhalsfunktion des Thalamus auffallend ähnlich (Kay u. Sherman 2007). Zudem durchlaufen olfaktorische afferente Fasern nicht das thalamische Relay, sondern projizieren teilweise vom Bulbus olfactorius aus direkt in neokortikale Areale. Diese strukturellen und funktionellen Besonderheiten unterstützen die Hypothese, dass der Bulbus olfactorius eine dem Thalamus äquivalente Rolle im olfaktorischen Netzwerk übernimmt.

Da während der funktionellen Bildgebung im Bereich des Bulbus olfactorius sehr starke Suszeptibilitätsartefakte auftreten, ist es zum heutigen Stand der Wissenschaft nicht möglich, den Bulbus olfactorius des Menschen in MRT-Studien funktionell abzubilden. Das bisher verfügbare Wissen stammt deshalb aus Untersuchungen an niederen Tieren.

> **Wie andere primäre sensorische Kortizes übernimmt der Bulbus olfactorius die primäre Signalverarbeitung, indem er die Information**
> ▼

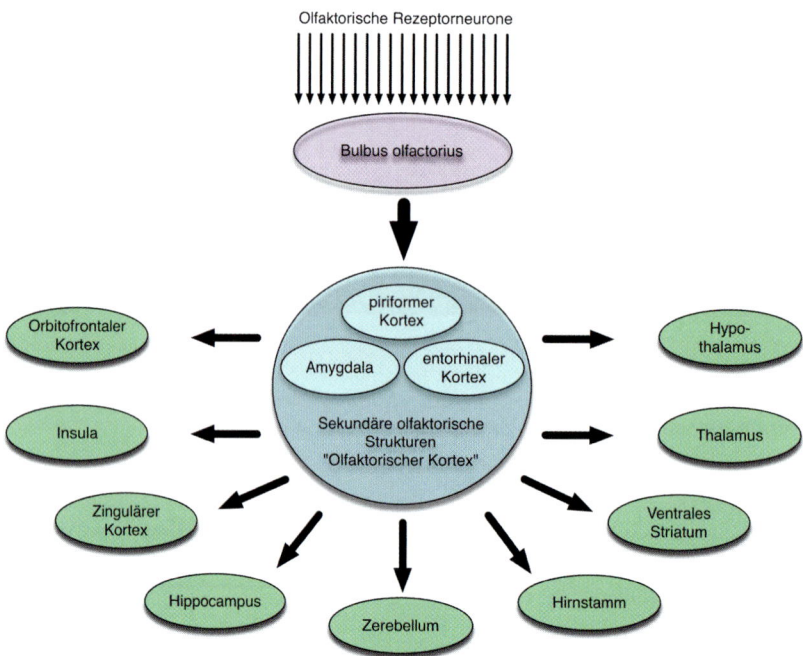

Abb. 31.5 Überblick über Hirnareale, die an der Verarbeitung von olfaktorischen Reizen beteiligt sind. Geruchsinformation erreicht zunächst den Bulbus olfactorius, ein primäres Kortexareal, in dem die Information kondensiert und verstärkt wird. Von dort aus gelangt die Information in ein Netzwerk kleiner Areale, die auch als sekundäre olfaktorische Strukturen bezeichnet werden. Dann wird die Information auf neokortikale Areale geschaltet. Hier werden olfaktorische Prozesse, denen höhere, kognitive Leistungen zugrunde liegen, ausgeführt

> kondensiert und verstärkt. Olfaktorische Nervenbahnen haben direkten Zugang zum Bulbus olfactorius, ohne vorher ein thalamisches Relay zu durchlaufen.

Im Bulbus olfactorius erfolgt die Umschaltung von primären auf sekundäre olfaktorische Neurone. Er stellt damit das erste Relay in der olfaktorischen Informationsverarbeitung dar. Die sekundären Neurone ziehen in ein Netzwerk kleinerer Hirnstrukturen, die ausschließlich für die Geruchsverarbeitung zuständig sind und als sekundärer olfaktorischer Kortex zusammengefasst werden. Die prominenteste Struktur ist hier der **piriforme Kortex**, welcher oft auch generalisiert als **olfaktorischer Kortex** bezeichnet wird und am mediobasalen Übergang von Frontal- auf Temporallappen lokalisiert ist. Demnach kann man 2 Teile des piriformen Kortex ausmachen – den anterioren, frontalen Teil und den posterioren, temporalen Teil. Diese beiden Teile übernehmen verschiedene Funktionen. Während der anteriore Teil eher an basalen Verarbeitungsschritten wie beispielsweise dem passiven Riechen oder aber der Unterscheidung der Duftmoleküle beteiligt ist, finden im posterioren Teil höhere Verarbeitungsschritte wie beispielsweise die hedonische Qualitätsbewertung sowie die Unterscheidung des perzeptuellen Charakters von Duftstoffen statt (Gottfried 2006, 2010; Gottfried et al. 2006). Gottfried et al. (2006) nutzten 2 verschiedene qualitative Kategorien an Duftstoffen – Zitrone und Gemüse – in Kombination mit einem Kreuzadaptationsparadigma. Jede Qualität beinhaltete sowohl Duftstoffmoleküle mit der chemischen Struktur eines Alkohols als auch eines Aldehyds. Die Autoren konnten so herausfinden, dass der anteriore Teil auf die Verarbeitung der chemischen Struktur des Duftstoffes und der posteriore Teil des piriformen Kortex auf die Verarbeitung der Qualität des Duftstoffes spezialisiert sind.

Zwei weitere wichtige Areale des sekundären Netzwerks sind der **entorhinale Kortex** und die **Amygdala**. Es wird vermutet, dass der entorhinale Kortex die neuronale Verbindung zum Hippocampus darstellt und dementsprechend essenziell für olfaktorische Erinnerungsvorgänge ist (Zald u. Pardo 2000). Die Amygdala ist, wie in ▶ Abschn. 31.5 detailliert beschrieben, wichtig für die Kodierung der Salienz eines Geruchsreizes (Winston et al. 2005).

> Die Nervenfasern aus dem Bulbus olfactorius projizieren auf ein Netzwerk aus sekundären olfaktorischen Strukturen: piriformer Kortex, entorhinaler Kortex, Amygdala.

Von diesen sekundären Arealen aus ziehen Nervenbahnen entweder direkt oder indirekt durch den Hirnstamm, das ventrale Striatum, den Hypothalamus und den Thalamus in neokortikale Areale wie orbitofrontaler Kortex, zingulärer Kortex, Insula, Hippocampus, aber auch ins Zerebellum. Diese Areale sind weniger auf olfaktorische Verarbeitung spezialisiert als auf die Vermittlung höherer, kognitiver Prozesse, die die Grundlage für die Geruchswahrnehmung bilden. Es wurde gezeigt, dass der indirekte, transthalamische Weg der Signalweiterleitung benötigt wird, wenn die Geruchsverarbeitung in unser Bewusstsein dringt (Plailly et al. 2008). Unter den neokortikalen Arealen spielt der orbitofrontale Kortex eine übergeordnete Rolle, da er die Kodierung der sog. **Pleasantness** eines Stimulus übernimmt (▶ Abschn. 31.5). Die Pleasantness wird nach neueren Studien als primäre Dimension des olfaktorischen Systems gehandhabt und ist vergleichbar mit der Wellenlänge bei der Farbwahrnehmung oder der Tonhöhe bei der Wahrnehmung von Musik (Khan et al. 2007; Lapid et al. 2011). Weiterhin sind orbitofrontale Kortexareale an olfaktorischen Gedächtnis- und Diskriminationsprozessen (Plailly et al. 2007) und an der Integration der olfaktorischen Wahrnehmung mit anderen sensorischen Modalitäten beteiligt (Gottfried u. Dolan 2003; Rolls 2004). Diese Integration stellt die Grundlage für die Generierung einer ganzheitlichen Aromawahrnehmung eines Lebensmittels dar (▶ Abschn. 31.4). Die Insula, im Besonderen der ventrale oder anteriore Anteil, stellt ein weiteres chemosensorisches Integrationsareal dar. Wie in ▶ Abschn. 31.4 genauer beschrieben, wird vermutet, dass in diesem Areal verschiedene chemosensorische Empfindungen miteinander verknüpft werden. Während der zinguläre Kortex v. a. für Aufmerksamkeitsprozesse verantwortlich ist, werden im Hippocampus olfaktorische Erinnerungsvorgänge gesteuert (▶ Abschn. 31.5). Das Zerebellum hat vermutlich eine Aufgabe in der motorischen Kontrolle des Riechvorganges. In einer beeindruckenden Studie von Sobel und Kollegen (1998b) wurde gezeigt, dass das Zerebellum das Einatemvolumen in Relation zur Duftstoffkonzentration reguliert.

> Das Bewusstwerden eines Duftstoffes ist an den indirekten Weg der olfaktorischen Information aus dem piriformen Kortex über ein Relay im Thalamus an den orbitofrontalen Kortex geknüpft. Außerdem sind der Hirnstamm, das ventrale Striatum, der Hypothalamus, der zinguläre Kortex, die Insula und der Hippocampus an der Verarbeitung von Duftstoffen beteiligt.

31.4 Exkurs: Funktionelles Netzwerk der Gustatorik

Neben der Olfaktorik haben sich einige chemosensorische fMRT-Untersuchungen dem Geschmackssinn gewidmet. Eine experimentelle Herausforderung ist die standardisierte Verabreichung der Geschmacksproben sowie der Schluckvorgang, welcher Kopfbewegungen des Probanden verursacht, die wiederum die Qualität der funktionellen Bilder beeinträchtigt (Kringelbach et al. 2004). So werden meist kleine Mengen an flüssigen oder viskosen Proben über Schläuche in den Scanner geleitet und über spezielle Mundstücke in den Mund appliziert. Die Benutzung der Mundstücke sowie kontrolliertes, instruktionsgeleitetes Schlucken bedürfen einer gewissen Übung vonseiten des Probanden.

In mehreren Studien konnte ein Netzwerk zur Geschmackswahrnehmung identifiziert werden, das sowohl primäre als auch sekundäre Anteile umfasst (Veldhuizen et al. 2011). Als primärer gustatorischer Kortex werden die anteriore Insula und das angrenzende frontale Operculum beschrieben, da deren Aktivierung durch Art und Intensität (süß, salzig, sauer, bitter oder umami), aber auch durch Textur und Temperatur des Geschmacksreizes moduliert wird (Small et al. 1999). Die kognitive Verarbeitung von Geschmacksreizen findet dagegen größtenteils im orbitofrontalen Kortex statt, der daher als sekundärer gustatorischer Kortex bezeichnet wird. Hier wird die Geschmacksinformation mit Informationen anderer Sinnesmodalitäten integriert. Die Integration mit olfaktorischer Information trägt ganz entscheidend zu unserem Essverhalten bei. Sie resultiert in Aromawahrnehmung und beansprucht nicht nur orbitofrontale Areale, sondern involviert ein ausgedehntes, bimodales Netzwerk mit insulären, operkulären und zingulären Anteilen sowie der Amygdala (◘ Abb. 31.6) (de Araujo et al. 2003).

Die Integration der Aromainformation mit viszeralen Sättigungssignalen findet ebenfalls im orbitofrontalen Kortex statt und beeinflusst maßgeblich die Beurteilung des hedonischen Charakters von Nahrung. So konnte in einer Studie zu neuronalen Korrelaten der Sättigung gezeigt werden, dass die Aktivierung im orbitofrotalen Kortex mit zunehmender Sättigung abnimmt und dies mit einer Abnahme der Attraktivitätseinschätzung des angebotenen Nahrungsmittels einhergeht (◘ Abb. 31.7) (Kringelbach et al. 2003).

Der vordere Teil der Insula stellt laut Ergebnissen einer kürzlich veröffentlichten Metaanalyse funktioneller Bilddaten ein wichtiges Integrationszentrum der 3 chemosensorischen Empfindungen dar, da sich hier die Netzwerke für olfaktorische, gustatorische und trigeminale Reizverarbeitung überlappen (Lundstrom et al. 2011).

31.5 Gerüche und deren Bedeutung für Affekt, Lernen und Gedächtnis

Das olfaktorische System besitzt im Gegensatz zu den anderen Sinnessystemen einen besonderen Zugang zu affektiven und mnemonischen Prozessen. So lassen Gerüche Erinnerungen an vergangene Situationen wachwerden und

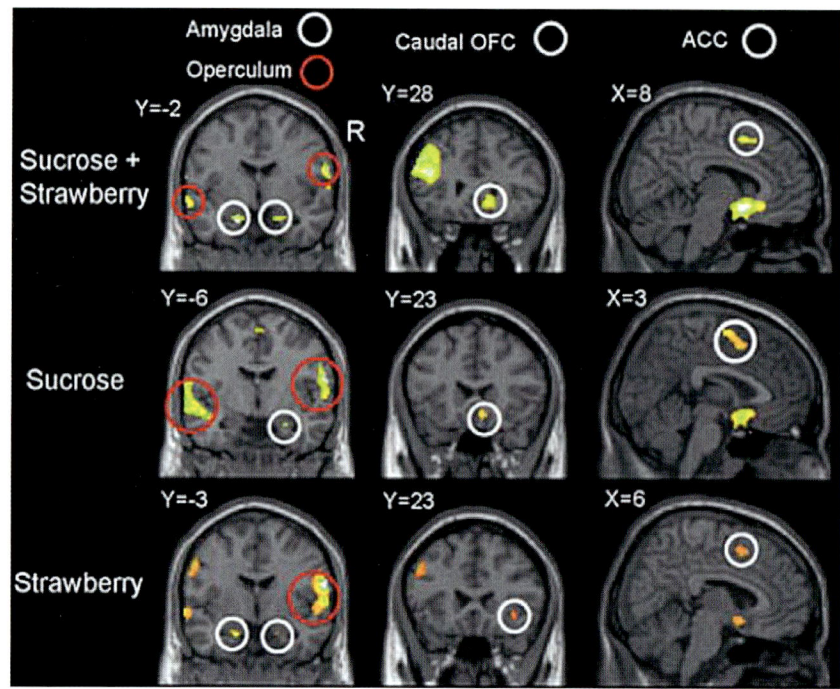

Abb. 31.6 In einer Studie zur Aromawahrnehmung wurden Probanden entweder unimodal olfaktorisch (Erdbeerduft, *Strawberry*), unimodal gustatorisch (Zuckerlösung, *Sucrose*) oder bimodal (olfaktorisch und gustatorisch) stimuliert. Dabei zeigten Amygdala, Operculum und anteriores Zingulum (*ACC*) in der bimodalen Bedingung eine stärkere Aktivierung als in der unimodalen Bedingung. Der kaudale orbitofrontale Kortex (*caudal OFC*) reagierte dagegen ausschließlich auf die bimodale Bedingung, was als neuronales Korrelat für olfaktorisch-gustatorische Konvergenz und Aromawahrnehmung interpretiert wird. (Aus de Araujo et al. 2003; mit freundlicher Genehmigung von John Wiley and Sons)

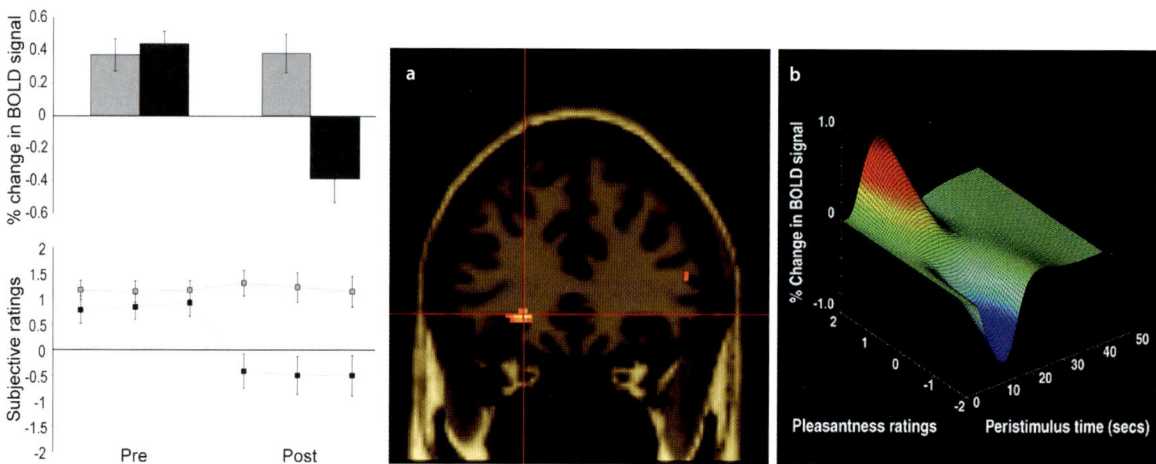

Abb. 31.7 Um den Einfluss von Sättigung auf Hirnaktivierung zu untersuchen, wurden Probanden flüssige Nahrungsproben (Tomatensaft und Schokoladenmilch) verabreicht. Während der ersten Messeinheit waren die Probanden in einem hungrigen Zustand (*pre*). Vor der zweiten Messeinheit sollten die Probanden dagegen so viel wie möglich von einer der beiden Nahrungsproben zu sich nehmen, um eine spezifische maximale Sättigung (*post*) zu erreichen. Der Vergleich der gesättigten (*schwarz*) und nichtgesättigten Bedingung (*grau*) in der ersten und zweiten Messeinheit zeigte einen signifikante Signalabfall im orbitofrontalen Kortex (**a**), welcher zudem mit der Attraktivitätsschätzung des Nahrungsmittels korrelierte (**b**). (Aus Kringelbach et al. 2003; mit freundlicher Genehmigung von Oxford University Press)

aktivieren die damit verbundenen affektiven Reaktionen. Angesichts der anatomischen Überlappung des Riechkortex mit limbischen Strukturen ist dies nicht verwunderlich. Beide Systeme sind im evolutionsgeschichtlich sehr alten, dreischichtigen Allokortex lokalisiert. Funktionell wird das olfaktorische System sogar als Ursprung des limbischen Systems diskutiert (Carpenter 2003). Während bei niederen Tieren alle wesentlichen Handlungsimpulse, wie beispielsweise Fortpflanzung und Nahrungsaufnahme, durch das Geruchssystem diktiert werden, haben sich bei

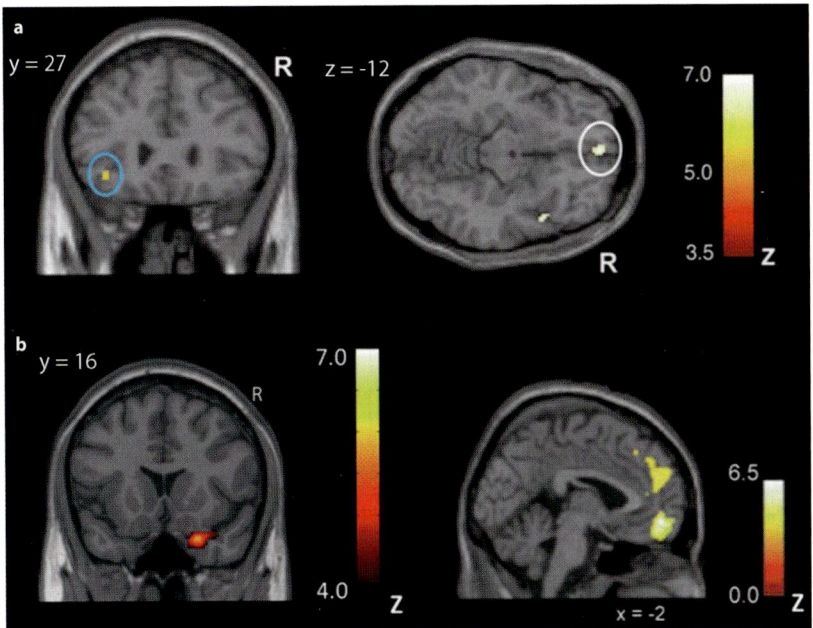

Abb. 31.8 a Unangenehme Düfte beanspruchen vermehrt linkslaterale Areale (*oben links, blaue Markierung*), während positive Düfte zu verstärkter Aktivierung in medialen orbitofrontalen Arealen führen (*oben rechts, weiße Markierung*). b Außerdem zeigt sich eine Modulation der Aktivierung im piriformen Kortex durch die Duftintensität (*unten links*), während die Signalstärke in medial-zingulären Arealen mit Valenzschätzungen korreliert (*unten rechts*). (Aus Rolls et al. 2003; mit freundlicher Genehmigung von John Wiley and Sons)

höheren Tieren und bei uns Menschen weitere Bereiche des Kortex herausgebildet, die zusammenfassend für die Steuerung von Annäherungs- und Ablehnungsverhalten, für Verstärkungslernen und episodischen Gedächtnisabruf verantwortlich sind.

Wie bereits in der Abhandlung potenzieller Störfaktoren erwähnt, ist es aufgrund der anatomischen und funktionellen Nähe der beiden Systeme oft schwierig, die Ergebnisse von Studien zu reiner olfaktorischer Verarbeitung von solchen zu affektiven Reaktionen auf olfaktorische Reize klar zu trennen. Olfaktorische Reize ziehen je nach subjektiver Erfahrung und hedonischer Qualität häufig implizite emotionale Reaktionen nach sich.

Entsprechend naheliegend ist der Versuch, affektive Reaktionen auf Gerüche systematisch zu untersuchen. Diese Fragestellung sollte vorzugsweise mit einer Metaanalyse beantwortet werden, die bis dato jedoch aussteht. Nur wenige fMRT-Studien hatten das Ziel der expliziten Kontrastierung von Effekten angenehmer und unangenehmer Duftstimulation. Unter Verwendung von jeweils 3 angenehmen und unangenehmen Duftstoffen konnte allerdings gezeigt werden, dass mediale orbitofrontale Anteile verstärkt auf positive Düfte reagieren, während linkslaterale Anteile des orbitofrontalen Kortex eine stärkere Antwort auf unangenehme Düfte geben (◘ Abb. 31.8) (Rolls et al. 2003). Obwohl die Dimensionen Valenz und Intensität einander beeinflussen und nur schwer getrennt voneinander wahrgenommen werden, konnte in der Studie eine Dissoziation gezeigt werden. Olfaktorische Regionen, u. a. piriformer und entorhinaler Kortex, wiesen eine Korrelation mit Intensitätsschätzungen auf, während das anteriore Zingulum mit der Valenzschätzung korrelierte (◘ Abb. 31.8a) (Rolls et al. 2003). In einer Folgestudie konnte dieses Netzwerk erneut gezeigt und auf Effekte selektiver Aufmerksamkeit erweitert werden (Rolls et al. 2008). Dabei waren wiederum mediale orbitofrontale Bereiche sowie das prägenuale anteriore Zingulum mit selektiver Aufmerksamkeit für hedonische Aspekte des (in diesem Falle angenehmen) Geruchsreizes assoziiert. Sollten die Probanden auf die Intensität des Geruches achten, zeigte der inferiore frontale Kortex relativ stärkere Aktivierung (◘ Abb. 31.8b).

Die Frage nach der Dissoziation von Intensität und Valenz wurde eingehend am Mandelkern, der Amygdala, untersucht. Olfaktorische Reize bieten sich für diese Fragestellung besonders an, da im Gegensatz zu anderen Modalitäten beide Dimensionen vergleichsweise unabhängig voneinander manipuliert werden können. Zunächst wurde in einer Studie von Anderson und Kollegen (2003) gezeigt, dass die Aktivierung der Amygdala über die Intensitätsinformation moduliert wird, während unterschiedliche Areale (rechtsmedial vs. linkslateral) innerhalb des orbitofrontalen Kortex jeweils auf die positive bzw. negative hedonische Qualität reagieren. Allerdings wurden in dieser

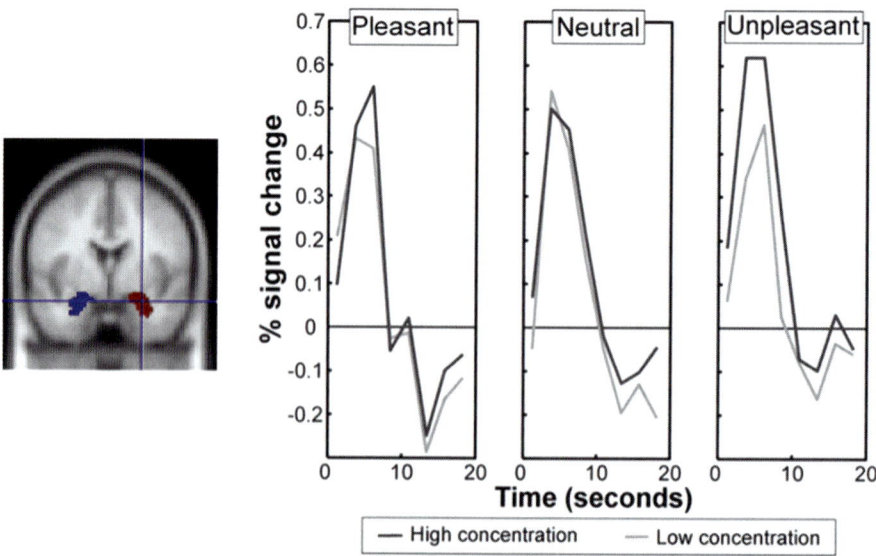

○ Abb. 31.9 Durch elegante Variation der Intensitäts- und Valenzdimension konnte gezeigt werden, dass die Amygdala nur dann Unterschiede in der Intensität kodiert, wenn es sich um emotionale, d. h. nichtneutrale Reize handelt. Die Amygdala kodiert also die allgemeine emotionale Stimulussalienz. (Grafiken rechts aus Winston et al. 2005; mit freundlicher Genehmigung von Society for Neuroscience)

Studie nur ein positiver und negativer Duft in jeweils niedriger und hoher Konzentration präsentiert, jedoch kein neutraler Duft. Dieser Einschränkung wurde in einer weiteren fMRT-Untersuchung begegnet (Winston et al. 2005), in der neue Erkenntnisse über die Funktion der Amygdala gewonnen werden konnten. Dabei ist die Amygdalaaktivität nur dann eine Funktion der Stimulusintensität, wenn eine ausreichend hohe Ausprägung der Valenz (angenehm oder unangenehm) vorliegt (○ Abb. 31.9). Mit anderen Worten: Die Intensitätsmodulation gilt nicht für neutrale Reize, was schlussfolgern lässt, dass die Amygdala die allgemeine emotionale Salienz eines Reizes kodiert. Diese Studien sind ein eindrucksvolles Beispiel für die Eignung von Düften zur Untersuchung emotionaler Prozesse.

In diesem Sinne werden olfaktorische Reize auch bewusst zur Induktion emotionalen Erlebens eingesetzt. Im Vergleich zu anderen Methoden bieten sich Düfte gerade für fMRT-Untersuchungen zur Erzeugung eines emotionalen Zustands an, da die Applikation von Gerüchen standardisierbar, praktisch relativ gut umsetzbar und sehr effektiv ist. So konnte in einer Reihe von Untersuchungen gezeigt werden, dass sich die Arbeitsgedächtnisleistung durch die Induktion eines negativen emotionalen Zustands mithilfe eines unangenehmen Duftes verschlechtert (Habel et al. 2007; Koch et al. 2007). Weiterhin konnte in einer Studie zur Wahrnehmung emotionaler Gesichter nachgewiesen werden, dass es einen spezifischen, olfaktorisch-induzierten Effekt auf die Erkennung von Gesichtern mit Ekelausdruck gibt. Gesichter mit der Emotion »Ekel« wurden schneller und effizienter erkannt, wenn zuvor ein Duftreiz präsentiert wurde, und äußerte sich u. a. in einer verminderten Aktivierung in gesichtsspezifischen Arealen (z. B. fusiformer Kortex). Dieser Effekt war unabhängig von der Valenz des Duftreizes, was eine besondere Verbindung zwischen Chemosensorik und der Basisemotion »Ekel« nahelegt (○ Abb. 31.10) (Seubert et al. 2010).

Als weitere limbische Funktionen weisen auch Lernen und Gedächtnis eine besondere Beeinflussbarkeit durch olfaktorische Reize auf. Die Eindringlichkeit von olfaktorisch-assoziierten Erinnerungen, besonders episodischer Art, legt eine sehr effiziente Assoziationsbildung und robuste Konsolidierung nahe. Tatsächlich konnte in einer Studie gezeigt werden, dass persönlich bedeutsame Düfte (z. B. Düfte, die mit einer persönlichen Erinnerung verknüpft waren) zu vergleichsweise stärkerer Aktivierung in Amygdala und Hippocampus führen, als persönlich bedeutsame Bilder (○ Abb. 31.11) (Herz et al. 2004).

Dieses Muster impliziert einen verbesserten Abruf olfaktorischer Episoden aus dem Langzeitgedächtnis. Dass dabei die Reihenfolge der Duftassoziationen eine Rolle spielt, konnte in einer weiteren fMRT-Studie nachgewiesen werden (Yeshurun et al. 2009). In dieser Studie sollten zunächst Assoziationen zwischen visuellen Objekten einerseits und olfaktorischen bzw. auditorischen Reizen andererseits gebildet werden. Jedes Objekt wurde nacheinander mit jeweils einem angenehmen und einem unangenehmen olfaktorischen bzw. auditorischen Reiz präsentiert, sodass eine erste, frühe und eine zweite, späte Assoziation entstehen sollte. In der Abrufphase zeigte sich in den Bilddaten ein duftspezifischer Effekt der frühen Assoziation: Die Hippocampusaktivität korrelierte mit der Abrufleistung von frühen olfaktorischen, jedoch nicht von frühen audi-

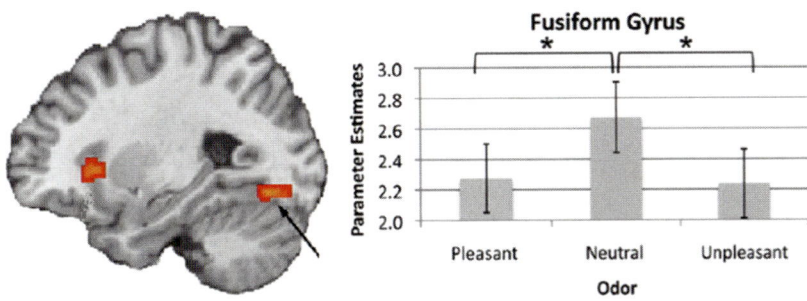

Abb. 31.10 Die Präsentation eines angenehmen (Vanille) und unangenehmen Duftes (faule Eier) führte zur schnelleren Identifikation von Gesichtern, die die Emotion »Ekel« zum Ausdruck bringen, und wurde von einer vergleichsweise verringerten Aktivierung in Hirnarealen begleitet, die mit der Erkennung von Gesichtern assoziiert sind. (Aus Seubert et al. 2010; mit freundlicher Genehmigung von Elsevier)

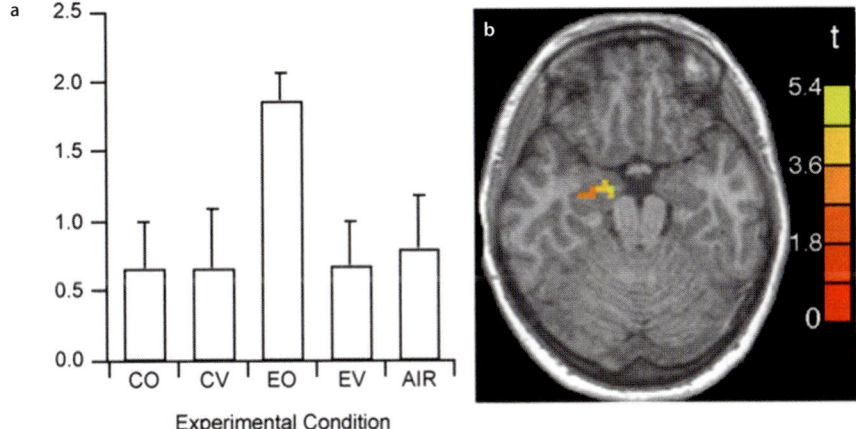

Abb. 31.11 Laut einer Studie von Herz und Kollegen (2004) führt der Abruf von olfaktorischen im Vergleich zu visuellen Erinnerungen zu verstärkter Aktivierung in limbischen Arealen. **a** Das Balkendiagramm zeigt eine signifikant stärkere Amygdalaantwort auf persönlich bedeutsame Düfte (*EO*) im Vergleich zu persönlich bedeutsamen Bildern (*EV*) sowie unpersönlichen Kontrollreizen (*CO, CV*) und einer stimulationsfreien Kontrollbedingung (*AIR*). **b** Der direkte Vergleich der beiden Experimentalbedingungen EO und EV zeigt eine Aktivierung in der linken Amygdala. (Aus Herz et al. 2004; mit freundlicher Genehmigung von Elsevier)

torischen Assoziationen, unabhängig davon, ob die Reize angenehm oder unangenehm waren. Dieses Ergebnis wird als Hinweis für eine bevorzugte Assoziationsbildung bei Erstbegegnung mit einem Duftreiz interpretiert.

Das Erlernen und Erinnern von Düften findet jedoch nicht nur in Hippocampus und Amygdala statt. In verschiedenen Studien wurde der piriforme Kortex als zentraler Bestandteil des mnemonischen Netzwerks identifiziert. So führte der erfolgreiche Abruf von zuvor gelernten, im Vergleich zu neuen, nichtgelernten Duftproben zu einer signifikanten Aktivierung (Gottfried 2006). Zelano und Kollegen (2009) konnten zeigen, dass der piriforme Kortex beim Erinnern von nichtbenennbaren, jedoch nicht von benennbaren Düften beansprucht wird. Die Autoren schließen daraus, dass im piriformen Kortex die kurzfristige Aufrechterhaltung von Duftrepräsentationen stattfindet und dieser somit einem modalitätsspezifischen Arbeitsgedächtnis entspricht.

> Gerüche werden genutzt, um einerseits grundlegende sensorische Verarbeitungsschritte zu charakterisieren und andererseits affektive Reaktionen, die durch Duftstoffe ausgelöst werden, zu untersuchen.

31.6 Exkurs: Chemosensorische Botenstoffe

Pheromone sind eine höchst interessante, jedoch umstrittene Reizklasse im Bereich menschlicher Chemosensorik. Während Kommunikation in der Tierwelt zu weiten Teilen auf Pheromonen basiert, scheinen Menschen das hierfür notwendige Sinnesorgan, das sog. **vomeronasale Organ**, im Laufe der Evolutionsgeschichte verloren zu haben (Frasnelli et al. 2011b). Dennoch konnte in mehreren Bildgebungsstudien gezeigt werden, dass auch Menschen Emotionen anhand volatiler chemosensorischer Botenstoffe kommunizieren können.

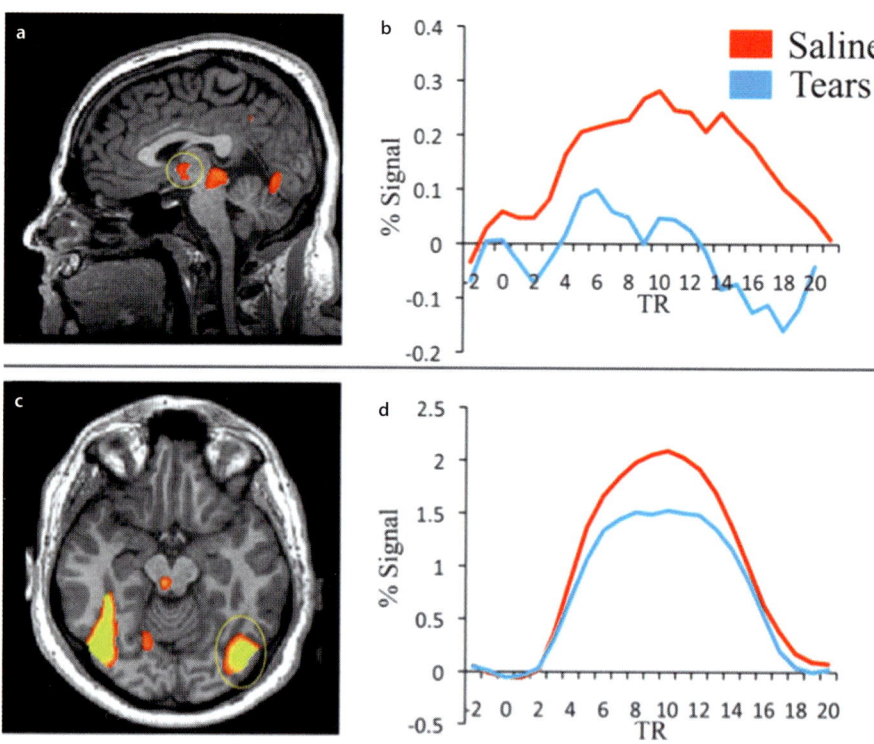

Abb. 31.12 Die Wahrnehmung der chemosensorischen Botenstoffe in Tränen weiblicher Probanden bewirkt einen Signalabfall in Hirnarealen männlicher Probanden, die in Relation mit sexueller Erregung stehen (a und b: Hypothalamus; c und d: fusiformer Gyrus). (Aus Gelstein et al. 2011; mit freundlicher Genehmigung von The American Association for the Advancement of Science)

Zum heutigen Zeitpunkt gibt es einige Verhaltensstudien zur Wahrnehmung von chemosensorischen Botenstoffen, in welchen gezeigt wurde, dass chemosensorische Botenstoffe zur zwischenmenschlichen Kommunikation von Emotionen genutzt werden. Es gibt allerdings nur wenige, jedoch sehr einflussreiche fMRT-Studien, welche diese Hypothese unterstützen. In einer vergleichsweisen frühen Untersuchung von Sobel und Kollegen (1999) wurde synthetisches Estratetraenol (EST) eingesetzt. Dieser Stoff ist im weiblichen Urin nachweisbar und wird als menschliches Pheromon diskutiert. Tatsächlich führte die Präsentation von EST zu Aktivierungen im Thalamus und inferioren frontalen Gyrus, obwohl EST nicht subjektiv wahrgenommen wurde. Hiermit war der Nachweis der Wirkung von EST als potenzieller Botenstoff erbracht.

Im weiteren Zeitverlauf wurden nicht nur Einzelmoleküle wie EST oder Androstadienon (AND, ein Botenstoff im männlichen Schweiß) auf ihre pheromonartige Wirkung untersucht, sondern auch komplexere Duftstoffgemische, die direkt am Menschen gewonnen wurden. Beispielsweise wurde nachgewiesen, dass Körpergerüche im Vergleich zu perzeptuell gleichartigen, herkömmlichen Gerüchen bevorzugt und von einem differenzierten neuronalen Netzwerk verarbeitet werden (Lundstrom et al. 2006, 2008). Unter Verwendung anderer bildgebender Verfahren (EEG/ERP [= event-related potentials], PET) konnte gezeigt werden, dass der Verwandtschaftsgrad (Lundstrom et al. 2009) sowie das Geschlecht und die sexuelle Orientierung wichtige Modulatoren der neuronalen Antwort auf Pheromone und Körpergerüche sind (Lundstrom u. Olsson 2005; Pause et al. 1999, 2006; Savic 2002; Savic u. Lindstrom 2008; Savic et al. 2001, 2005). In neueren Studien rückte eine weitere, potenzielle Botenstoffklasse in den Mittelpunkt, welche nach Induktion einer bestimmten Emotion am gesunden Probanden gewonnen wird. So konnten die Gruppen um Mujica-Parodi (2009) und Prehn-Kristensen (2009) etwa zeitgleich menschlichen Angstschweiß mithilfe eines Tandem-Fallschirmsprunges und während des Wartens auf eine mündliche Prüfung induzieren. Die gewonnenen Duftstoffproben wurden im Anschluss in die Nase gesunder Probanden appliziert, um mittels fMRT deren Effekt auf die neuronale Aktivierung zu messen. Tatsächlich wurde eine signifikante Reaktion in Hirnarealen gefunden, die mit der Verarbeitung von Emotionen (Amygdala, fusiformer Gyrus), aber auch mit der Regulation von Empathie (Insula, Praecuneus, Zingulum) und Aufmerksamkeit (Thalamus, präfrontaler Kortex) assoziiert sind.

Zhou und Chen (2008) untersuchten chemosensorische Botenstoffe sexueller Erregung, die während der Präsentation eines erotischen Videos gewonnen wurden. Die

Präsentation dieses Stimulus führte zu einer verstärkten Antwort im Hypothalamus, orbitofrontalen Kortex und fusiformen Gyrus. In einer weiterführenden Studie konnte außerdem gezeigt werden, dass das individuelle Ausmaß an sozialer Ängstlichkeit einen Einfluss auf die zentrale Verarbeitung dieser Signale hat. So zeigten sozial ängstlichere Menschen eine geringere Aktivierung in orbitofrontalen Hirnbereichen (Zhou et al. 2010).

Ein sehr eindrucksvolles Beispiel chemosensorischer Kommunikation und dessen Untersuchung mittels fMRT ist eine Studie von Gelstein und Kollegen (2011), welche die pheromonartige Wirkung von Tränenflüssigkeit impliziert. Dabei wurde zunächst Tränenflüssigkeit von Frauen während der Präsentation eines traurigen Filmes gewonnen. Die Wahrnehmung der in der Tränenflüssigkeit enthaltenen Botenstoffe bewirkte eine Reduktion der sexuellen Erregung von männlichen Teilnehmern. Diese ging mit einem Signalabfall in Hirnregionen einher, die mit sexueller Erregung in Verbindung gebracht werden (Thalamus, fusiformer Gyrus) (◘ Abb. 31.12).

Aus den genannten Studien geht hervor, dass chemosensorische Botenstoffe vom Menschen wahrgenommen und verarbeitet werden. Im Gegensatz zur visuellen oder akustischen Kommunikation von Emotionen, wie sie z. B. in Mimik, Gestik, und Prosodie stattfindet, dringt die chemosensorische Kommunikation meist nicht in unser Bewusstsein. Aufgrund der unbewussten Verarbeitung ist die weitergehende Untersuchung mit bildgebenden Methoden von essenzieller Bedeutung. Weiteres Wissen über die Wirkungsmechanismen der Botenstoffe könnte beispielsweise zur Entwicklung von Substanzen führen, welche diese Botenstoffe maskieren oder aber verstärken. Dies wiederum hätte bedeutende Implikationen für die zwischenmenschliche Kommunikation.

31.7 Klinische Relevanz

Die Untersuchung olfaktorischer Netzwerke ist nicht nur Gegenstand der Grundlagenforschung. Auch in der angewandten Forschung wird man sich der klinischen Relevanz olfaktorischer Prozesse und deren Veränderung in verschiedenen Krankheitsbildern zunehmend bewusst. Bei vielen neurologisch-psychiatrischen Erkrankungen, wie z. B. Morbus Alzheimer, Morbus Parkinson, Schizophrenie und Depression, sind olfaktorische Defizite bekannt (Hawkes 2006). Ziel der dazu durchgeführten fMRT-Studien ist die genauere Charakterisierung der olfaktorischen Störung und Lokalisierung pathologischer Prozesse, die letztendlich Erkenntnisse über grundlegende Krankheitsprozesse liefern sollen.

So konnten z. B. mehrere fMRT-Untersuchungen zu Riechdefiziten bei Parkinsonpatienten zeigen, dass sowohl die Modulation olfaktorischer Riechprozesse durch die Basalganglien (Westermann et al. 2008) als auch die Aktivierung olfaktorischer Areale Auffälligkeiten aufweisen. Dabei wurde in Abhängigkeit von Paradigma und Patientengruppe (z. B. Krankheitsstadium) sowohl von Hyper- (◘ Abb. 31.13) (Moessnang et al. 2011) als auch Hypoaktivität (Hummel et al. 2010; Welge-Lussen et al. 2009) olfaktorischer Areale in Reaktion auf Duftreize berichtet. Einen wichtigen Erklärungsansatz liefert hierbei die Netzwerkhypothese degenerativer Erkrankungen (Palop et al. 2006). So kann in einem frühen Krankheitsstadium eine Fehlfunktion einzelner Netzwerkmodule durch verstärkte Signalprozessierung, d. h. Hyperaktivierung, kompensiert werden. Bei Fortschreiten der Erkrankung wird jedoch letztlich ein Stadium erreicht, in dem die Kompensationsfähigkeit des Netzwerks und damit auch eine erfolgreiche Signalprozessierung versagt (Hypoaktivierung).

Mit diesem Ansatz wurde auch bei Patienten mit Morbus Alzheimer der Frage nach neuronalen Korrelaten von Riechdefiziten nachgegangen. In einer eleganten Kreuzadaptationsstudie, bei der die qualitative Verarbeitung von Gerüchen anhand von Adaptationsmustern im piriformen Kortex untersucht wurde, konnte eine signifikante Verschlechterung der Duftunterscheidung mit den behavioralen Defiziten der Geruchsidentifikation in Zusammenhang gebracht werden (Li et al. 2010). Zudem wurde in einer Untersuchung von Alzheimerpatienten in frühem Krankheitsstadium gezeigt, dass die Verringerung der Duftkonzentration zu einer signifikant stärkeren Abnahme der ohnehin verminderten Aktivität im piriformen Kortex führt (Wang et al. 2010). Dabei wurde ein Zusammenhang zwischen klinischem Krankheitsbild (basierend auf gemessenem Riechvermögen und verschiedenen Demenzskalen) und der Aktivierungsstärke im olfaktorischen Netzwerk (piriformer Kortex, Hippocampus und Insula) nachgewiesen.

Diese Beispiele verdeutlichen, dass der Einsatz funktioneller Bildgebung eine hervorragende Möglichkeit bietet, die Integrität des Netzwerks und Veränderungen im Krankheitsverlauf abzubilden. Generell werden die funktionellen Beeinträchtigungen bei Morbus Parkinson und Alzheimer mit degenerativen Prozessen in limbischen Arealen erklärt. Aufgrund der anatomischen Überlappung bietet sich somit der Einsatz olfaktorischer Bildgebungsstudien sowohl zur Untersuchung der Progredienz als auch zur genaueren Charakterisierung der Pathogenese an.

Auch bei nichtdegenerativen Erkrankungen finden olfaktorische fMRT-Experimente vermehrt Einsatz. In Studien mit schizophrenen Patienten wurden sowohl olfaktorisch-sensorische als auch emotionale Verarbeitungsprozesse untersucht. Der interessierte Leser wird hier auf ► Kap. 42 verwiesen. Im Gegensatz dazu gibt es zum Krankheitsbild der Depression noch keine einschlägigen

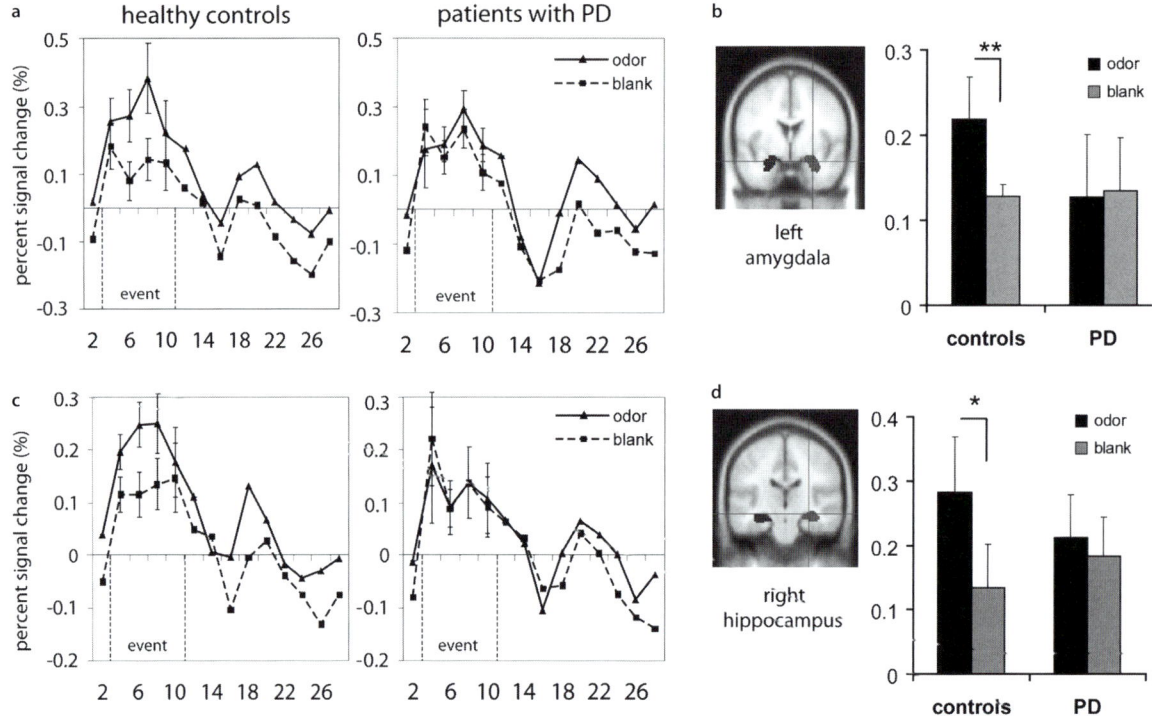

Abb. 31.13 Neuronale Korrelate des Riechdefizits bei Patienten mit Morbus Parkinson (PD). Olfaktorische Areale, insbesondere Amygdala und Hippocampus, weisen eine verminderte oder gar fehlende Differenzierung zwischen Duft- und Neutralbedingung auf. Dargestellt sind sowohl der Zeitverlauf (**a, c**) als auch die mittlere Stärke (**b, d**) der Hirnaktivierung in der linken Amygdala und im rechten Hippocampus. (Aus Moessnang et al. 2011; mit freundlicher Genehmigung von Oxford University Press)

olfaktorischen Bildgebungsstudien, obwohl eine verminderte Sensitivität für Gerüche mit der Ausprägung von Depressivität korreliert (Pollatos et al. 2007; Serby et al. 1990). Die zahlreichen Befunde zu neuronalen Korrelaten der Emotionsverarbeitung lassen allerdings vermuten, dass die Veränderungen in limbischen Netzwerken, die mit Depression assoziiert sind, zu den beobachteten olfaktorischen Auffälligkeiten führen (Atanasova et al. 2008). Eine ähnliche Studienlage findet sich im Bereich der Essstörungen. Bislang wurden v. a. visuelle Reize, z. B. Fotos von Nahrungsmitteln, verwendet, um die neuronale Antwort bei Patienten mit Essstörung, meist Adipositas, zu untersuchen (Cornier 2009; Martin et al. 2010; Rothemund et al. 2007; Stoeckel et al. 2008). Dabei wurde bei Übergewichtigen eine verstärkte Aktivierung des striatalen Belohnungssystems sowohl im ungesättigten als auch im gesättigten Zustand gefunden. Es liegt auf der Hand, dass die Präsentation von Aromastoffen sowie von Geschmacksproben eine weitere, vielleicht sogar potentere Möglichkeit darstellt, neuronale Korrelate von Essstörungen zu untersuchen. Mit fortschreitender Verfügbarkeit chemosensorischer Stimulationstechniken sollte dieser Möglichkeit in naher Zukunft erfolgreich begegnet werden.

> Der Geruchssinn und die damit verbundenen neuronalen Substrate weisen bei verschiedenen neurologischen und psychiatrischen Erkrankungen Veränderungen auf. Die Methodik der olfaktorischen fMRT-Experimente kann teilweise als diagnostisches Werkzeug genutzt werden.

Zusammenfassung und Ausblick

Während der letzten Jahre hat sich die bildgebende Forschung verstärkt der Charakterisierung chemosensorischer Funktionen und deren zugrunde liegenden neuronalen Korrelate gewidmet. Die experimentelle Umsetzung der Forschungsarbeiten wird von verschiedenen Herausforderungen während der Applikation und Kontrolle der Geruchsreize, aber auch während der Optimierung der Sequenz- und Auswertungsparameter begleitet. Als besonders wesentlich können hier Adaptations- und Habituationsvorgänge, aber auch die Subjektivität der Geruchswahrnehmung genannt werden. Der Geruchssinn ist anatomisch und auch funktionell sehr stark an die Verarbei-

▼

tung von Affekten geknüpft, was ihn zu einem hervorragenden Modell im Kontext der Emotionsforschung macht. Dementsprechend rückten neben der reinen Charakterisierung der olfaktorischen Verarbeitung auch die höheren olfaktorischen Funktionen wie Gedächtnis- und Lernprozesse in den Vordergrund, die bei neurologischen und psychiatrischen Erkrankungen gestört sein können. Bildgebungsstudien an diesen Patientenkollektiven können der Aufklärung der funktionellen Mechanismen des jeweiligen Krankheitsbildes dienen und bieten damit mögliche Ansätze für eine therapeutische Beeinflussung.

Literatur

Albrecht J, Kopietz R, Linn J, Sakar V, Anzinger A, Schreder T, Pollatos O, Bruckmann H, Kobal G, Wiesmann M (2009) Activation of olfactory and trigeminal cortical areas following stimulation of the nasal mucosa with low concentrations of S(-)-nicotine vapor – an fMRI study on chemosensory perception. Hum Brain Mapp 30: 699–710

Albrecht J, Kopietz R, Frasnelli J, Wiesmann M, Hummel T, Lundstrom JN (2010) The neuronal correlates of intranasal trigeminal function – an ALE meta-analysis of human functional brain imaging data. Brain Res Rev 62: 183–196

Anderson AK, Christoff K, Stappen I, Panitz D, Ghahremani DG, Glover G, Gabrieli JD, Sobel N (2003) Dissociated neural representations of intensity and valence in human olfaction. Nat Neurosci 6: 196–202

Araujo IE de, Rolls ET, Kringelbach ML, McGlone F, Phillips N (2003) Taste-olfactory convergence, and the representation of the pleasantness of flavour, in the human brain. Eur J Neurosci 18: 2059–2068

Araujo IE de, Rolls ET, Velazco MI, Margot C, Cayeux I (2005) Cognitive modulation of olfactory processing. Neuron 46: 671–679

Atanasova B, Graux J, El Hage W, Hommet C, Camus V, Belzung C (2008) Olfaction: a potential cognitive marker of psychiatric disorders. Neurosci Biobehav Rev 32: 1315–1325

Berglund U (1974) Dynamic properties of the olfactory system. Ann N Y Acad Sci 237: 17–27

Carpenter RHS (2003) Neurophysiology. Arnold Publishers, London

Cerf-Ducastel B, Murphy C (2004) Improvement of fMRI data processing of olfactory responses with a perception-based template. Neuroimage 22: 603–610

Cornier MA (2009) The effects of overfeeding and propensity to weight gain on the neuronal responses to visual food cues. Physiol Behav 97: 525–530

Dalton P (2000) Psychophysical and behavioral characteristics of olfactory adaptation. Chem Senses 25: 487–492

Dalton P (2002) Odor, irritation and perception of health risk. Int Arch Occup Environ Health 75: 283–290

Doty RL, Brugger WE, Jurs PC, Orndorff MA, Snyder PJ, Lowry LD (1978) Intranasal trigeminal stimulation from odorous volatiles: psychometric responses from anosmic and normal humans. Physiol Behav 20: 175–185

Frasnelli J, Hummel T, Berg J, Huang G, Doty RL (2011a) Intranasal localizability of odorants: influence of stimulus volume. Chem Senses 36: 405–410

Frasnelli J, Lundstrom JN, Boyle JA, Katsarkas A, Jones-Gotman M (2011b) The vomeronasal organ is not involved in the perception of endogenous odors. Human Brain Mapping 32: 450–460

Friston KJ, Fletcher P, Josephs O, Holmes A, Rugg MD, Turner R (1998) Event-related fMRI: characterizing differential responses. Neuroimage 7: 30–40

Gelstein S, Yeshurun Y, Rozenkrantz L, Shushan S, Frumin I, Roth Y, Sobel N (2011) Human tears contain a chemosignal. Science 331: 226–230

Glover GH (1999) Deconvolution of impulse response in event-related BOLD fMRI. Neuroimage 9: 416–429

Gottfried JA (2006) Smell: central nervous processing. Adv Oto-Rhino-Laryngol 63: 44–69

Gottfried JA (2010) Central mechanisms of odour object perception. Nat Rev Neurosci 11: 628–641

Gottfried JA, Dolan RJ (2003) The nose smells what the eye sees: crossmodal visual facilitation of human olfactory perception. Neuron 39: 375–386

Gottfried JA, Deichmann R, Winston JS, Dolan RJ (2002) Functional heterogeneity in human olfactory cortex: an event-related functional magnetic resonance imaging study. J Neurosci 22: 10819–10828

Gottfried JA, Winston JS, Dolan RJ (2006) Dissociable codes of odor quality and odorant structure in human piriform cortex. Neuron 49: 467–479

Goutte C, Nielsen FA, Hansen LK (2000) Modeling the haemodynamic response in fMRI using smooth FIR filters. IEEE Trans Med Imaging 19: 1188–1201

Habel U, Koch K, Pauly K, Kellermann T, Reske M, Backes V, Seiferth NY, Stöcker T, Kircher T, Amunts K, Shah NJ, Schneider F (2007) The influence of olfactory-induced negative emotion on verbal working memory: individual differences in neurobehavioral findings. Brain Res 1152: 158–170

Hawkes C (2006) Olfaction in neurodegenerative disorder. Adv Otorhinolaryngol 63: 133–151

Henson RN, Price CJ, Rugg MD, Turner R, Friston KJ (2002) Detecting latency differences in event-related BOLD responses: application to words versus nonwords and initial versus repeated face presentations. Neuroimage 15: 83–97

Herz RS, Eliassen J, Beland S, Souza T (2004) Neuroimaging evidence for the emotional potency of odor-evoked memory. Neuropsychologia 42: 371–378

Hummel T, Witt M, Reichmann H, Welge-Luessen A, Haehner A (2010) Immunohistochemical, volumetric, and functional neuroimaging studies in patients with idiopathic Parkinson's disease. J Neurol Sci 289: 119–122

Jacob TJ, Fraser C, Wang L, Walker V, O'Connor S (2003) Psychophysical evaluation of responses to pleasant and mal-odour stimulation in human subjects; adaptation, dose response and gender differences. Int J Psychophysiol 48: 67–80

Kay LM, Sherman SM (2007) An argument for an olfactory thalamus. Trends Neurosci 30: 47–53

Khan RM, Luk CH, Flinker A, Aggarwal A, Lapid H, Haddad R, Sobel N (2007) Predicting odor pleasantness from odorant structure: pleasantness as a reflection of the physical world. J Neurosci 27: 10015–10023

Kobal G (1981) Elektrophysiologische Untersuchungen des menschlichen Geruchssinns. Thieme, Stuttgart

Kobal G (1985) Pain-related electrical potentials of the human nasal mucosa elicited by chemical stimulation. Pain 22: 151–163

Koch K, Pauly K, Kellermann T, Seiferth NY, Reske M, Backes V, Stöcker T, Shah NJ, Amunts K, Kircher T, Schneider F, Habel U (2007) Gender differences in the cognitive control of emotion: An fMRI study. Neuropsychologia 45: 2744–2754

Kopietz R, Albrecht J, Linn J, Pollatos O, Anzinger A, Wesemann T, Fesl G, Stephan T, Bruckmann H, Wiesmann M (2009) Echo time dependence of BOLD fMRI studies of the piriform cortex. Klin Neuroradiol 19: 275–282

Kringelbach ML, O'Doherty J, Rolls ET, Andrews C (2003) Activation of the human orbitofrontal cortex to a liquid food stimulus is correlated with its subjective pleasantness. Cereb Cortex 13: 1064–1071

Kringelbach ML, de Araujo IE, Rolls ET (2004) Taste-related activity in the human dorsolateral prefrontal cortex. Neuroimage 21: 781–788

Lapid H, Shushan S, Plotkin A, Voet H, Roth Y, Hummel T, Schneidman E, Sobel N (2011) Neural activity at the human olfactory epithelium reflects olfactory perception. Nat Neurosci 14: 1455–1461

Li W, Howard JD, Gottfried JA (2010) Disruption of odour quality coding in piriform cortex mediates olfactory deficits in Alzheimer's disease. Brain 133: 2714–2726

Lundstrom JN, Olsson MJ (2005) Subthreshold amounts of social odorant affect mood, but not behavior, in heterosexual women when tested by a male, but not a female, experimenter. Biol Psychol 70: 197–204

Lundstrom JN, McClintock MK, Olsson MJ (2006) Effects of reproductive state on olfactory sensitivity suggest odor specificity. Biol Psychol 71: 244–247

Lundstrom JN, Boyle JA, Zatorre RJ, Jones-Gotman M (2008) Functional neuronal processing of body odors differs from that of similar common odors. Cereb Cortex 18: 1466–1474

Lundstrom JN, Boyle JA, Zatorre RJ, Jones-Gotman M (2009) The neuronal substrates of human olfactory based kin recognition. Hum Brain Mapp 30: 2571–2580

Lundstrom JN, Boesveldt S, Albrecht J (2011) Central Processing of the Chemical Senses: an Overview. ACS Chem Neurosci 2: 5–16

Martin LE, Holsen LM, Chambers RJ, Bruce AS, Brooks WM, Zarcone JR, Butler MG, Savage CR (2010) Neural mechanisms associated with food motivation in obese and healthy weight adults. Obesity (Silver Spring) 18: 254–260

Moessnang C, Frank G, Bogdahn U, Winkler J, Greenlee MW, Klucken J (2011) Altered activation patterns within the olfactory network in Parkinson's disease. Cerebral Cortex 21: 1246–1253

Mujica-Parodi LR, Strey HH, Frederick B, Savoy R, Cox D, Botanov Y, Tolkunov D, Rubin D, Weber J (2009) Chemosensory cues to conspecific emotional stress activate amygdala in humans. PLoS ONE 4: e6415

Palop JJ, Chin J, Mucke L (2006) A network dysfunction perspective on neurodegenerative diseases. Nature 443: 768–773

Pause BM, Rogalski KP, Sojka B, Ferstl R (1999) Sensitivity to androstenone in female subjects is associated with an altered brain response to male body odor. Physiol Behav 68: 129–137

Pause BM, Krauel K, Schrader C, Sojka B, Westphal E, Müller-Ruchholtz W, Ferstl R (2006) The human brain is a detector of chemosensorily transmitted HLA-class I-similarity in same- and opposite-sex relations. Proc Biol Sci 273: 471–478

Plailly J, Radnovich AJ, Sabri M, Royet JP, Kareken DA (2007) Involvement of the left anterior insula and frontopolar gyrus in odor discrimination. Hum Brain Mapp 28: 363–372

Plailly J, Howard JD, Gitelman DR, Gottfried JA (2008) Attention to odor modulates thalamocortical connectivity in the human brain. J Neurosci 28: 5257–5267

Poellinger A, Thomas R, Lio P, Lee A, Makris N, Rosen BR, Kwong KK (2001) Activation and habituation in olfaction – an fMRI study. Neuroimage 13: 547–560

Pollatos O, Albrecht J, Kopietz R, Linn J, Schoepf V, Kleemann AM, Schreder T, Schandry R, Wiesmann M (2007) Reduced olfactory sensitivity in subjects with depressive symptoms. J Affect Disord 102: 101–108

Prehn-Kristensen A, Wiesner C, Bergmann TO, Wolff S, Jansen O, Mehdorn HM, Ferstl R, Pause BM (2009) Induction of empathy by the smell of anxiety. PLoS ONE 4: e5987

Rolls ET (2004) Convergence of sensory systems in the orbitofrontal cortex in primates and brain design for emotion. Anat Rec A Discov Mol Cell Evol Biol 281: 1212–1225

Rolls ET, Kringelbach ML, de Araujo IE (2003) Different representations of pleasant and unpleasant odours in the human brain. Eur J Neurosci 18: 695–703

Rolls ET, Grabenhorst F, Margot C, da Silva MA, Velazco MI (2008) Selective attention to affective value alters how the brain processes olfactory stimuli. J Cogn Neurosci 20: 1815–1826

Rothemund Y, Preuschhof C, Bohner G, Bauknecht HC, Klingebiel R, Flor H, Klapp BF (2007) Differential activation of the dorsal striatum by high-calorie visual food stimuli in obese individuals. Neuroimage 37: 410–421

Savic I (2002) Sex differentiated hypothalamic activation by putative pheromones. Mol Psychiatry 7: 335–336

Savic I, Lindstrom P (2008) PET and MRI show differences in cerebral asymmetry and functional connectivity between homo- and heterosexual subjects. Proc Natl Acad Sci U S A 105: 9403–9408

Savic I, Berglund H, Gulyas B, Roland P (2001) Smelling of odorous sex hormone-like compounds causes sex-differentiated hypothalamic activations in humans. Neuron 31: 661–668

Savic I, Berglund H, Lindstrom P (2005) Brain response to putative pheromones in homosexual men. Proc Natl Acad Sci U S A 102: 7356–7361

Serby M, Larson P, Kalkstein D (1990) Olfactory sense in psychoses. Biol Psychiatry 28: 830

Seubert J, Kellermann T, Loughead J, Boers F, Brensinger C, Schneider F, Habel U (2010) Processing of disgusted faces is facilitated by odor primes: a functional MRI study. Neuroimage 53: 746–756

Small DM, Zald DH, Jones-Gotman M, Zatorre RJ, Pardo JV, Frey S, Petrides M (1999) Human cortical gustatory areas: a review of functional neuroimaging data. Neuroreport 10: 7–14

Sobel N, Prabhakaran V, Desmond JE, Glover GH, Goode RL, Sullivan EV, Gabrieli JDE (1998a) Sniffing and smelling: separate subsystems in the human olfactory cortex. Nature 392: 282–286

Sobel N, Prabhakaran V, Hartley CA, Desmond JE, Zhao Z, Glover GH, Gabrieli JD, Sullivan EV (1998b) Odorant-induced and sniff-induced activation in the cerebellum of the human. J Neurosci 18: 8990–9001

Sobel N, Prabhakaran V, Hartley CA, Desmond JE, Glover GH, Sullivan EV, Gabrieli JD (1999) Blind smell: brain activation induced by an undetected air-borne chemical. Brain 122: 209–217

Sobel N, Prabhakaran V, Zhao Z, Desmond JE, Glover GH, Sullivan EV, Gabrieli JD (2000) Time course of odorant-induced activation in the human primary olfactory cortex. J Neurophysiol 83: 537–551

Stöcker T, Kellermann T, Schneider F, Habel U, Amunts K, Pieperhoff P, Zilles K, Shah NJ (2006) Dependence of amygdala activation on echo time: results from olfactory fMRI experiments. Neuroimage 30: 151–159

Stoeckel LE, Weller RE, Cook EW 3rd, Twieg DB, Knowlton RC, Cox JE (2008) Widespread reward-system activation in obese women in response to pictures of high-calorie foods. Neuroimage 41: 636–647

Tabert MH, Steffener J, Albers MW, Kern DW, Michael M, Tang H, Brown TR, Devanand DP (2007) Validation and optimization of statistical approaches for modeling odorant-induced fMRI signal changes in olfactory-related brain areas. Neuroimage 34: 1375–1390

Veldhuizen MG, Albrecht J, Zelano C, Boesveldt S, Breslin P, Lundstrom JN (2011) Identification of human gustatory cortex by activation likelihood estimation. Hum Brain Mapp 32: 2256–2266

Wang J, Eslinger PJ, Doty RL, Zimmerman EK, Grunfeld R, Sun X, Meadowcroft MD, Connor JR, Price JL, Smith MB, Yang QX (2010) Olfactory deficit detected by fMRI in early Alzheimer's disease. Brain Res 1357: 184–194

Welge-Lussen A, Wattendorf E, Schwerdtfeger U, Fuhr P, Bilecen D, Hummel T, Westermann B (2009) Olfactory-induced brain activity in Parkinson's disease relates to the expression of event-related potentials: a functional magnetic resonance imaging study. Neuroscience 162: 537–543

Westermann B, Wattendorf E, Schwerdtfeger U, Husner A, Fuhr P, Gratzl O, Hummel T, Bilecen D, Welge-Lussen A (2008) Functional imaging of the cerebral olfactory system in patients with Parkinson's disease. J Neurol Neurosurg Psychiatry 79: 19–24

Winston JS, Gottfried JA, Kilner JM, Dolan RJ (2005) Integrated neural representations of odor intensity and affective valence in human amygdala. J Neurosci 25: 8903–8907

Yeshurun Y, Lapid H, Dudai Y, Sobel N (2009) The privileged brain re-presentation of first olfactory associations. Curr Biol 19: 1869–1874

Zald DH, Pardo JV (2000) Functional neuroimaging of the olfactory system in humans. Int J Psychophysiol 36: 165–181

Zelano C, Montag J, Khan R, Sobel N (2009) A specialized odor memory buffer in primary olfactory cortex. PLoS ONE 4: e4965

Zhou W, Chen D (2008) Encoding human sexual chemosensory cues in the orbitofrontal and fusiform cortices. J Neurosci 28: 14416–14421

Zhou W, Hou P, Zhou Y, Chen D (2010) Reduced Recruitment of Orbitofrontal Cortex to Human Social Chemosensory Cues in Social Anxiety. Neuroimage 55: 1401–1406

Funktionelle Bildgebung in der Schmerzforschung

U. Bingel, K. Wiech

32.1 Zentrale Korrelate der Schmerzwahrnehmung – 524

32.2 Deszendierendes schmerzmodulierendes System – 525

32.3 Zentrale Mechanismen der kognitiven Schmerzmodulation – Beispiel Plazeboanalgesie – 525

32.4 Bedeutung frontaler Hirnareale für die Schmerzmodulation – 526

32.5 Einfluss der kognitiven Schmerzmodulation auf die Schmerzrepräsentation in sensorischen Arealen – 527

32.6 Schmerzmodulation bereits im Rückenmark? – 528

32.7 Intrakortikale Mechanismen der Schmerzmodulation – 529

32.8 Neurochemische Grundlagen der Schmerzmodulation – 529

32.9 Pharmakologische Modulation von Schmerz – 530

32.10 Verbindung von Genetik und funktioneller Bildgebung – 530

32.11 Bildgebung bei chronischem Schmerz – 531

32.12 Deszendierendes Schmerzsystem und chronische Schmerzen – 531

Literatur – 532

Zum Thema

Schmerz ist eine komplexe, subjektive Erfahrung, die von einer starken intra- und interindividuellen Varianz geprägt ist. Chronischer Schmerz, von der WHO mittlerweile als eigenständige Krankheitsentität definiert, ist mit erheblichen persönlichen und sozioökonomischen Konsequenzen verbunden und mit einer Prävalenz von ca. 20 % in Europa eine der größten Herausforderungen für das Gesundheitssystem. Die Anwendung der funktionellen Bildgebung in der Schmerzforschung erlaubte in den vergangenen 20 Jahren erstmals Einblicke in die bis dahin unzugänglichen Prozesse der kortikalen, subkortikalen und kürzlich auch spinalen Schmerzverarbeitung im Menschen. In Kombination mit experimentellen Untersuchungen an gesunden Versuchspersonen und zunehmend auch an Patienten mit chronischen Schmerzen hat die funktionelle Bildgebung unser Verständnis der Mechanismen der zentralen Schmerzverarbeitung und Schmerzmodulation entscheidend beeinflusst. Dieses Kapitel bietet einen Überblick über die Anwendungsbereiche, wichtigste Erkenntnisse und jüngste Entwicklungen der funktionellen Bildgebung in der Schmerzforschung. Diese umfassen die Untersuchung akuter und chronischer Schmerzzustände, den klinisch hochrelevanten Einfluss kontextueller Modulationen sowie die Verknüpfung mit genetischen und pharmakologischen Untersuchungen.

32.1 Zentrale Korrelate der Schmerzwahrnehmung

Die Entwicklung der funktionellen Bildgebung hat ein Fenster zur zerebralen und kürzlich auch spinalen Schmerzverarbeitung und Schmerzkontrolle im Menschen geöffnet, sodass in den vergangenen 20 Jahren bedeutende Fortschritte im Verständnis der zentralen Prozesse von Nozizeption, Schmerzwahrnehmung und der körpereigenen Schmerzmodulation bei Gesunden und Schmerzkranken erzielt werden konnten. Entsprechende Studien zeigen übereinstimmend, dass eine schmerzhafte Stimulation zur Aktivierung eines ausgedehnten Netzwerkes von kortikalen und subkortikalen Strukturen führt, welche häufig unter dem Begriff »Schmerzmatrix« subsummiert werden. Zu diesen durch verschiedene Arten der Schmerzstimulation aktivierten Hirnarealen gehören u. a. der primäre und sekundäre somatosensorische Kortex (SI, SII), die Insel, der anteriore zinguläre Kortex (ACC), der präfrontale Kortex sowie der Thalamus. Aber auch andere subkortikale Strukturen wie der Hirnstamm, die Amygdala und das Zerebellum lassen sich regelmäßig infolge schmerzhafter Stimulationen darstellen (Apkarian et al. 2005). Dabei muss betont werden, dass diese sog. **Schmerzmatrix** nicht als stabile, invariable Entität aufzufassen ist. Die unter diesem Sammelbegriff zusammengefassten Areale (◘ Abb. 32.1) scheinen vielmehr wichtige Knotenpunkte eines dynamischen neuronalen Netzwerkes zu sein, welches substanziellen kontextabhängigen Modulationen unterliegt.

> **Die Schmerzmatrix umfasst kortikale und subkortikale Strukturen: primärer und sekundärer somatosensorischer Kortex, Insel, anteriores Zingulum, präfrontaler Kortex und Thalamus. Auch der Hirnstamm, die Amygdala und das Zerebellum lassen sich regelmäßig infolge schmerzhafter Stimulationen darstellen.**

Mediales und laterales Schmerzsystem

Innerhalb des Schmerznetzwerkes wird grob zwischen dem medialen und lateralen System unterschieden, welche unterschiedliche Beiträge zur Schmerzcharakterisierung leisten. Das laterale Schmerzsystem, zu dem der laterale Thalamus, die hintere Insel sowie SI und SII gehören, ist insbesondere für die Repräsentation **sensorisch-diskriminativer Aspekte**, z. B. Intensität, Dauer, Ort und Qualität der nozizeptiven Stimulation, verantwortlich (Apkarian et al. 2005). So zeigen funktionell-bildgebende, insbesondere fMRT-Untersuchungen, eine Kodierung der Stimulusintensität von nozizeptiven Reizen in Thalamus, Insel, SII und SI sowie in Teilen des zingulären Kortex (Coghill et al. 1999). Für die Insel, SII und SI wurde darüber hinaus eine Somatotopie auch für nozizeptive Reize gezeigt. Außer in diesen sensorischen Arealen ist die räumliche Information von Schmerz auch in wichtigen Hirnstrukturen des motorischen Systems wie z. B. dem Zerebellum und den Basalganglien repräsentiert, was vermutlich der schnellen Generierung adäquater motorischer Reaktionen dienlich ist (Bingel et al. 2002). Im Gegensatz dazu ist die **kognitiv-affektive Schmerzkomponente** eher im medialen Schmerzsystem repräsentiert, welches die medialen Thalamuskerne, die vordere Insel, den Gyrus cinguli sowie Teile des präfrontalen Kortex umfasst.

Schmerzintensität und -aversivität sind in vielen Fällen eng miteinander verknüpft, was eine differenzielle Betrachtung ihrer neuronalen Korrelate erschwert. Den Autoren um Rainville gelang die Dissoziation der beiden Komponenten, indem sie mithilfe suggestiver Instruktionen (Hypnose) selektiv die Aversivität von Schmerzreizen modulierten (Rainville et al. 1999). Mithilfe der PET zeigten sie, dass sich Veränderungen der affektiven Schmerzkomponente im ACC widerspiegelten, wohingegen passend zu der unverändert berichteten Schmerzintensität keine Veränderungen im SI registriert wurden (sensorisch-diskriminative Komponente). Diese Befunde unterstreichen in Übereinstimmung mit älteren Läsionsstudien (z. B. Zingulotomien) die funktionelle Relevanz dieser Hirnregion für die affektive Dimension von Schmerz. Dennoch ist die Rolle des Zingulums mit seinen funktionell diversen Subregionen

32.3 · Zentrale Mechanismen der kognitiven Schmerzmodulation – Beispiel Plazeboanalgesie

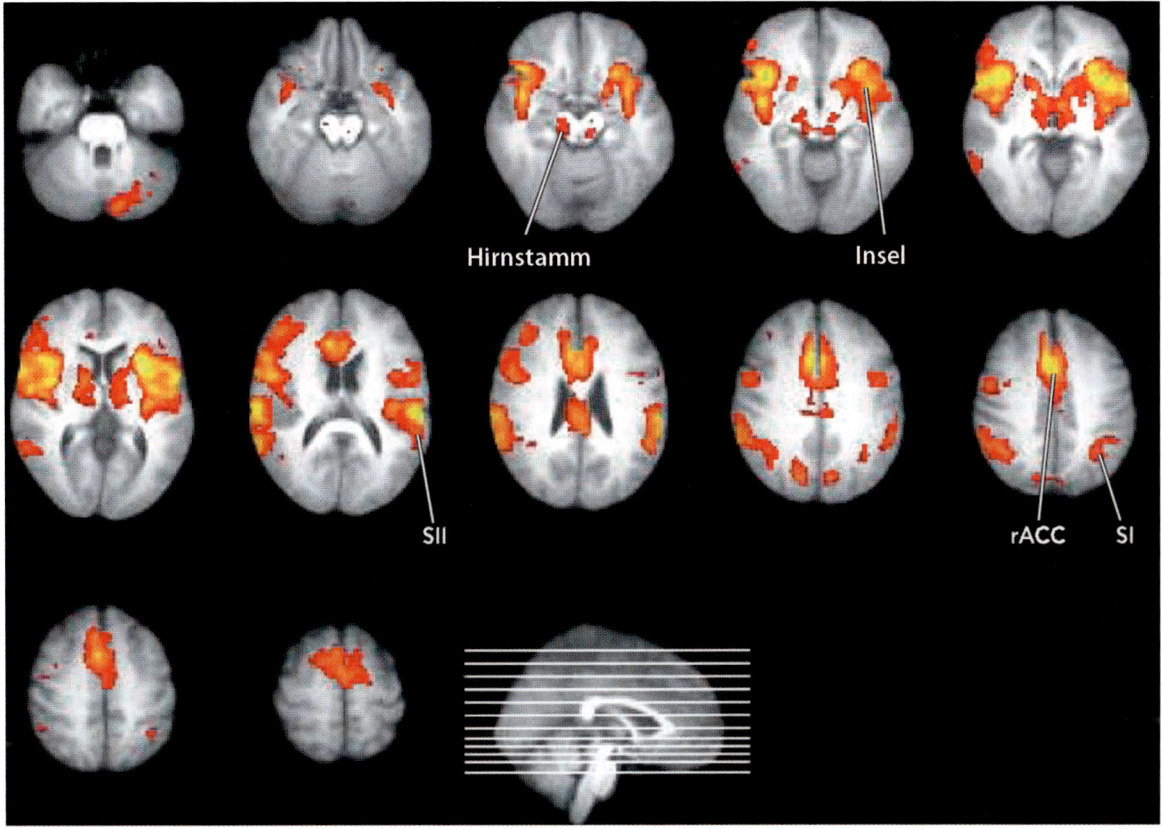

Abb. 32.1 Schmerzmatrix: BOLD-Aktivierungen infolge thermischer nozizeptiver Stimulation (projiziert auf T1-gewichtete MRT-Aufnahmen). *rACC*: rostrales anteriores Zingulum, *SI*: primärer somatosensorischer Kortex, *SII*: sekundärer somatosensorischer Kortex. (Aus Bingel u. Tracey 2008; mit freundlicher Genehmigung von The American Physiological Society)

(Vogt 2005) für die Schmerzwahrnehmung insgesamt komplexer: Auch wenn es überwiegend mit affektiven Schmerzaspekten in Verbindung gebracht wurde, so gibt es ebenfalls experimentelle Befunde, die nahe legen, dass Teile des Zingulums zur Kodierung der Schmerzintensität beitragen (Büchel et al. 2002). Darüber hinaus sind vordere Anteile des Zingulums, wie das sog. rostrale ACC (rACC), maßgeblich an den Mechanismen der endogenen Schmerzkontrolle beteiligt (▶ Abschn. 32.2 u. ▶ Abschn. 32.3).

32.2 Deszendierendes schmerzmodulierendes System

Physikalisch identische nozizeptive Reize können personen- und kontextabhängig zu sehr unterschiedlichen Schmerzempfindungen führen. Erwartungen, Befürchtungen, Vorerfahrungen und Stimmung gehören zu den Hauptmodulatoren der Schmerzwahrnehmung. Diese kognitiv-emotional vermittelte Schmerzmodulation ist nur deshalb möglich, weil dem aszendierenden nozizeptiven System ein sog. deszendierendes Schmerzsystem gegenübersteht. Tierexperimentellen Befunden zufolge sind zingulofrontale Areale zusammen mit subkortikalen Arealen wie der Amygdala, dem periaquäduktalen Grau (PAG) und der rostralen ventromedialen Medulla (RVM) wichtige Bestandteile des deszendierenden schmerzmodulierenden Systems. Die RVM scheint dabei eine bidirektionale (inhibierende oder faszilitierende) Kontrolle auf die Weiterleitung nozizeptiver Information zu haben.

> Schmerzwahrnehmung und subjektives Schmerzerleben resultieren aus dem Wechselspiel peripherer Bottom-up-Faktoren (z. B. Stimulation der Schmerzrezeptoren) und zentraler top-down-modulatorischer Einflüsse (z. B. Erwartung) (**Abb. 32.2**).

32.3 Zentrale Mechanismen der kognitiven Schmerzmodulation – Beispiel Plazeboanalgesie

Die Plazeboanalgesie ist als klinisch relevantes Beispiel der kognitiven Schmerzmodulation zu einem klassischen Paradigma für die Untersuchung der körpereigenen Schmerz-

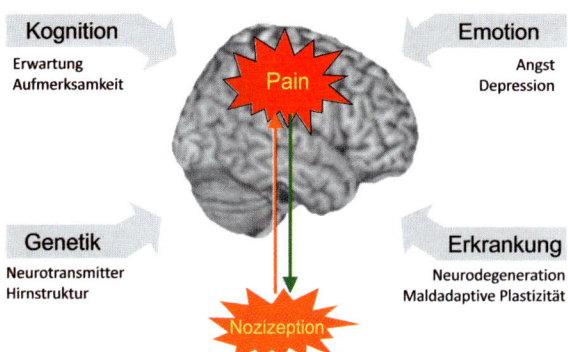

Abb. 32.2 Prinzip der Schmerzmodulation. Schmerz ist eine bewusste Erfahrung, die im Gehirn entsteht. Schmerz ist dabei keine lineare Übersetzung nozizeptiven Inputs. Vielmehr unterliegt die aus einem nozizeptiven Stimulus resultierende Schmerzempfindung Modulationen durch kontextuelle Faktoren. Weiterhin beeinflussen bestimmte Erkrankungen und die genetische Ausstattung die individuelle Schmerzempfindlichkeit. (Mod. nach Tracey u. Mantyh 2007)

> **Die funktionelle Kopplung zwischen rACC und PAG ist ein wesentliches Korrelat kognitiv vermittelter Schmerzmodulationen, so z. B. der Plazeboanalgesie.**

Die Bedeutung dieses Netzwerkes aus rACC und subkortikalen Arealen wie dem PAG und auch der Amygdala für verschiedenste Modelle der Plazeboanalgesie (z. B. durch vermeintlich schmerzlindernde Salben, Scheinakupunktur etc.) wurde in der Zwischenzeit in vielen Studien bestätigt (Bingel et al. 2006; Kong et al. 2006; Wager et al. 2004). Es scheint also bei der Plazeboanalgesie zu einer durch das rACC vermittelten Rekrutierung subkortikaler Strukturen zu kommen, deren Bedeutung sowohl für die körpereigene Antinozizeption als auch die Emotionsregulation gut bekannt ist.

Die Aktivierung des deszendierenden schmerzmodulierenden Systems ist nicht spezifisch für die Plazeboanalgesie, sondern stellt eine gemeinsame funktionelle Endstrecke verschiedener Formen der kognitiven Schmerzmodulation, wie der durch Ablenkung oder eine kognitiv anspruchsvolle Aufgabe, dar (Bantick et al. 2002; Tracey et al. 2002).

modulation geworden und hat wesentlich dazu beigetragen, die beteiligten neuronalen Schaltkreise im Menschen zu charakterisieren.

> **Definition**
> Unter Plazeboanalgesie versteht man die reduzierte Schmerzwahrnehmung nach der Einnahme inaktiver Substanzen oder nach Scheineingriffen.

Die erste Arbeit zur Erforschung der neurobiologischen Grundlagen der Plazeboanalgesie stammt von Levine und Kollegen (1978). Die Autoren untersuchten bereits 1978 die schmerzlindernde Wirkung eines Plazebos auf den Schmerz nach Zahnextraktion und zeigten, dass die zusätzliche Gabe des Opiatantagonisten Naloxon zu einer Aufhebung bzw. signifikanten Reduktion der Plazeboanalgesie führte. Diese Arbeit ist ein Meilenstein der Plazeboforschung, da sie erstmals Hinweise dafür lieferte, dass es sich bei der Plazeboanalgesie um einen komplexen neurobiologischen Vorgang handelt, bei dem es zu einer kognitiv vermittelten Freisetzung von endogenen Substraten wie z. B. Opioiden kommt.

Erste Hinweise auf die zugrunde liegenden zentralnervösen Mechanismen gelangten erst 24 Jahre später, als die Autoren um Petrovic die Gemeinsamkeiten von Opiat- und Plazeboanalgesie mithilfe von $H_2[^{15}O]$-PET untersuchten (Petrovic et al. 2002). Sowohl Remifentanyl als auch Plazebo (NaCl + analgetische Instruktion) führten in Kombination mit einer schmerzhaften Stimulation zu einer Aktivierung des rostralen anterioren Zingulums (rACC) sowie zu einer verstärkten Kopplung zwischen rACC und PAG, womit erstmals ein gemeinsames neuronales Korrelat der Plazebo- und der Opiatanalgesie dokumentiert wurde.

32.4 Bedeutung frontaler Hirnareale für die Schmerzmodulation

Ein weiteres entscheidendes Hirnareal für die Mechanismen der endogenen Schmerzmodulation ist der präfrontale Kortex (◨ Abb. 32.3). Aktivierungen des lateralen präfrontalen Kortex werden übereinstimmend sowohl in PET- als auch fMRT-Untersuchungen bei verschiedenen Formen der Schmerzmodulation beobachtet und korrelieren mit dem individuellen Ausmaß der Schmerzmodulation. Dies betrifft sowohl spontane Modulationen der Schmerzintensität ohne explizite Manipulation des kognitiven Kontextes, wie z. B. in einem Capsaicin-Hitzeschmerzmodell (Lorenz et al. 2003), aber auch verschiedene Formen der kognitiven Schmerzmodulation wie die Plazeboanalgesie, die Reinterpretation der affektiven Schmerzbedeutung (reappraisal) oder das Gefühl, den Schmerz kontrollieren zu können (Eippert et al. 2009a; Wager et al. 2004; Watson et al. 2009; Wiech et al. 2008a). Die funktionelle Relevanz dieser Aktivierungen wird durch komplementäre experimentelle und klinische Befunde untermauert: So geht sowohl die pharmakologische Modulation der Aktivität im dorsolateralen Präfrontalkortex (DLPFC) als auch die funktionelle Läsion dieses Areals durch repetitive transkranielle Magnetstimulation (rTMS) mit einer Abnahme der Plazeboanalgesie einher (Eippert et al. 2009a; Krummenacher et al. 2009). Weiterhin konnte gezeigt werden, dass die reduzierte funktionelle und strukturelle Konnektivität des präfrontalen Kortex bei Alzhei-

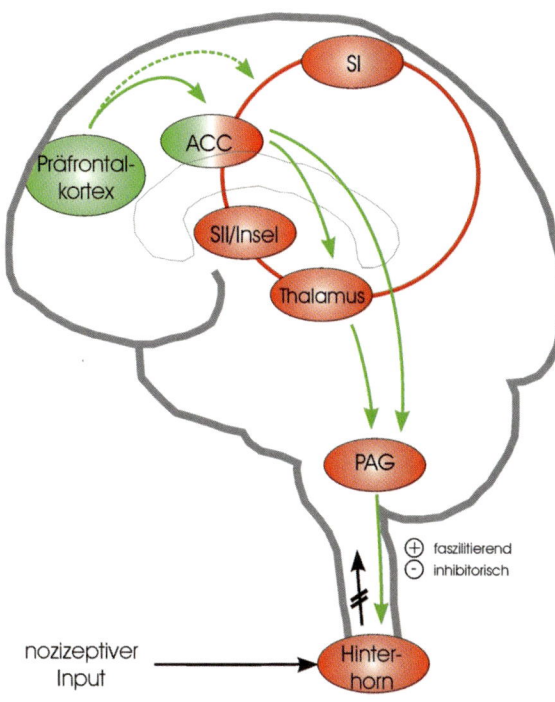

Abb. 32.3 Mechanismen der Schmerzmodulation. Kognitive Formen der Schmerzmodulation werden über präfrontale Hirnareale vermittelt, die die Aktivierung in schmerzrelevanten Regionen im Kortex (ACC, SI, SII/Insel und Thalamus), Hirnstamm und im dorsalen Hinterhorn modulieren. Die präfrontale Modulation konnte beispielsweise für den ACC gezeigt werden, der nachfolgend die Aktivierung in Thalamus und PAG beeinflusst. *ACC*: anteriores Zingulum, *SI*: primärer somatosensorischer Kortex, *SII*: sekundärer somatosensorischer Kortex, *PAG*: periaquäduktales Grau. (Mod. nach Wiech et al. 2008b)

merpatienten zu einer verringerten Plazeboanalgesie führt (Benedetti et al. 2006).

Im Gegensatz dazu scheinen affektive Modulationen der Schmerzempfindung sowohl in gesunden Versuchspersonen als auch in klinischen Stichproben mit medialen frontalen Arealen assoziiert zu sein. So zeigte sich beispielsweise bei Patienten mit rheumatoider Arthritis ein Zusammenhang zwischen Depressivität, der klinischen Schmerzsymptomatik und der Intensität induzierter Schmerzen. Dieser wurde am besten durch die Aktivität des medialen präfrontalen Kortex erklärt (Schweinhardt et al. 2008). Für eine ausführliche Übersicht zur emotionalen Schmerzmodulation und zum zugrunde liegenden Mechanismus siehe auch Wiech u. Tracey (2009).

32.5 Einfluss der kognitiven Schmerzmodulation auf die Schmerzrepräsentation in sensorischen Arealen

Die funktionelle Bildgebung kann uns bei der Beantwortung der Schlüsselfrage im Hinblick auf die Mechanismen der kognitiven Schmerzmodulation helfen: Geht die durch die kognitive Manipulation (z. B. Plazeboinstruktion) bewirkte Reduktion der Schmerzwahrnehmung tatsächlich mit einer verminderten Aktivität in schmerzrelevanten Arealen einher? Oder handelt es sich bei der veränderten Schmerzempfindung vielmehr um eine zentral vermittelte Neubewertung des Schmerzes bei unverändertem afferenten, nozizeptiven Input?

Tatsächlich zeigt die Mehrzahl der funktionellen Bildgebungsstudien zur Plazeboanalgesie eine verminderte Aktivität in schmerzrelevanten Arealen wie z. B. dem Thalamus und im somatosensorischen Kortex, wenn Schmerzstimuli in der Plazebobedingung appliziert werden (Bingel et al. 2006; Eippert et al. 2009a; Petrovic et al. 2002). Eine solche verminderte Aktivität in Schmerzarealen konnte auch für Plazeboeffekte bei Patienten (z. B. mit Reizdarmsyndrom) gezeigt werden (Price et al. 2007).

> **Die Plazeboanalgesie geht mit einer subjektiv veränderten Schmerzwahrnehmung und objektiven Veränderungen der Schmerzrepräsentationen in klassischen Schmerzarealen einher.**

Hierbei korreliert der individuelle Plazeboeffekt mit der Stärke der funktionellen Kopplung aus rACC und subkortikalen Arealen. Dies unterstreicht die funktionelle Relevanz des oben beschriebenen Netzwerkes für die Inhibition afferenter Inputs bei der kognitiven Schmerzmodulation (Eippert et al. 2009a; Abb. 32.4).

Auch andere Mechanismen der kognitiv-emotionalen Schmerzmodulation führen zu einer Veränderung der neuronalen Schmerzrepräsentation. So kommt es z. B. zu einer abgeschwächten Aktivierung von Schmerzarealen wie dem Thalamus, der Insel und des medialen zingulären Kortex (MCC) durch Manipulationen der Schmerzerwartung (Koyama et al. 2005) oder die Bearbeitung einer kognitiv anspruchsvollen Aufgabe (Bantick et al. 2002; Petrovic et al. 2000). Auch die Verstärkung der Schmerzempfindung durch kontextuelle Faktoren spiegelt sich in der zentralen Schmerzverarbeitung wider: Ploghaus und Kollegen untersuchten den im klinischen Alltag bekannten Zusammenhang zwischen Angst und subjektiver Schmerzstärke (Ploghaus et al. 2001). Antizipatorische Angst führte zu einer Zunahme der wahrgenommenen Schmerzintensität von physikalisch identischen Reizen. Diese war mit einer Zunahme der Aktivität des entorhinalen Kortex assoziiert, welche die Aktivität im Zingulum und der mittleren Insel beeinflusste.

> **Zusammenfassend scheint die Hemmung (oder Verstärkung) afferenter nozizeptiver Information eine gemeinsame Endstrecke verschiedener Arten der kognitiv-emotionalen Schmerzmodulation zu sein.**

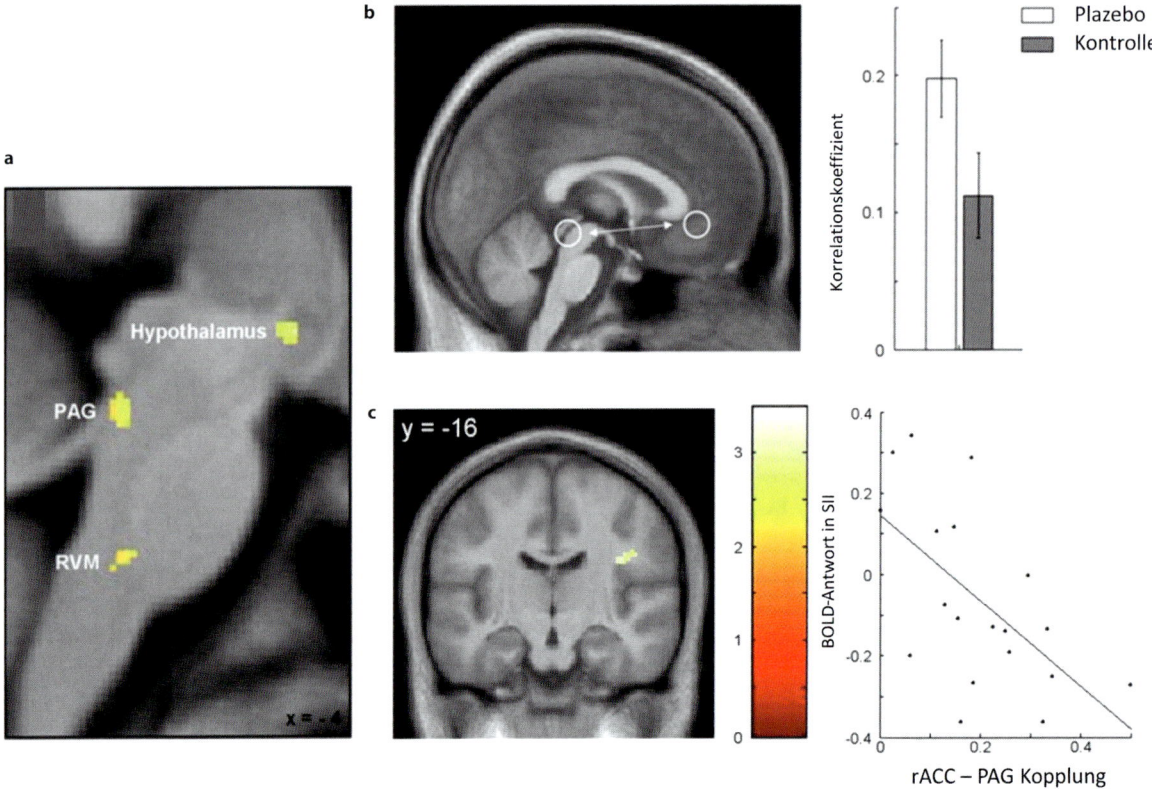

Abb. 32.4 a–c Rolle des deszendierenden Schmerzkontrollsystems für die Schmerzmodulation am Beispiel der Plazeboanalgesie. **a** Zunahme der BOLD-Antwort im Hypothalamus, dem periaquäduktalen Grau (*PAG*) und der ventromedialen Medulla (*RVM*) in der Plazebo- im Vergleich mit der Kontrollbedingung. **b** Während der Plazeboanalgesie kommt es zu einer verstärkten funktionellen Kopplung zwischen rostralem anterioren Zingulum (rACC) und periaquäduktalem Grau (PAG) (*links*). Diese Kopplung (»Korrelationskoeffizient«) ist in der Plazebobedingung signifikant stärker als in der Kontrollbedingung (*rechts*). **c** Die individuelle Stärke der rACC/PAG-Kopplung ist invers korreliert mit dem individuellen behavioralen Plazeboeffekt (nicht gezeigt) und der individuellen schmerzassoziierten Aktivität in SII: Je größer die rACC/PAG-Kopplung, desto stärker ist die Reduktion der BOLD-Antwort in SII (Plazebo vs. Kontrollbedingung). (Aus Eippert et al. 2009a; mit freundlicher Genehmigung von Elsevier)

32.6 Schmerzmodulation bereits im Rückenmark?

Doch auf welcher Höhe des afferenten nozizeptiven Systems greift die Modulation durch Top-down-Prozesse an? Geschieht dies kortikal, subkortikal oder schon an einer früheren Station, z. B. im Rückenmark?

Ob die endogene Schmerzmodulation, wie auf der Basis von tierexperimentellen Untersuchungen postuliert, die Informationsübertragung bereits an »frühen« Stationen der nozizeptiven Achse, nämlich am Hinterhorn des Spinalmarkes, beeinflussen kann (Millan 2002), konnte bis vor kurzem nicht direkt mit bildgebenden Verfahren untersucht werden. Indirekte Ansätze, z. B. über spinal vermittelte Reflexe (Goffaux et al. 2007; Piche et al. 2009; Roy et al. 2009) sowie behaviorale Untersuchungen (Matre et al. 2006), deuteten darauf hin, dass kognitive Schmerzmodulation spinale Mechanismen involvieren kann.

Bedeutende technische und methodische Fortschritte bei der durch physiologische Störvariablen erschwerten funktionellen Bildgebung des Rückenmarkes (**spinal fMRI**) erlaubten in den vergangenen Jahren die nichtinvasive Darstellung der spinalen Schmerzverarbeitung in Tier und Mensch. Ersten Studien gelang es erfolgreich, die neuroanatomischen Korrelate von taktiler und nozizeptiver Stimulation zu differenzieren und auch die Modulationen durch Opiate darzustellen (Lilja et al. 2006; Xie et al. 2007). Kürzlich gelang es Eippert und Kollegen zu zeigen, dass die Schmerzreduktion in einem Modell der lokalen Plazeboanalgesie mit einer signifikanten Reduktion schmerzassoziierter Aktivität im zum stimulierten Dermatom passenden ipsilateralen Hinterhorn einherging (Eippert et al. 2009b; **a** Abb. 32.5). Diese Ergebnisse untermauern die Hypothese, dass kognitive Faktoren zu einer Veränderung der nozizeptiven Signalverarbeitung bereits auf Höhe des Spinalmarkes führen können – ein bislang vermutlich un-

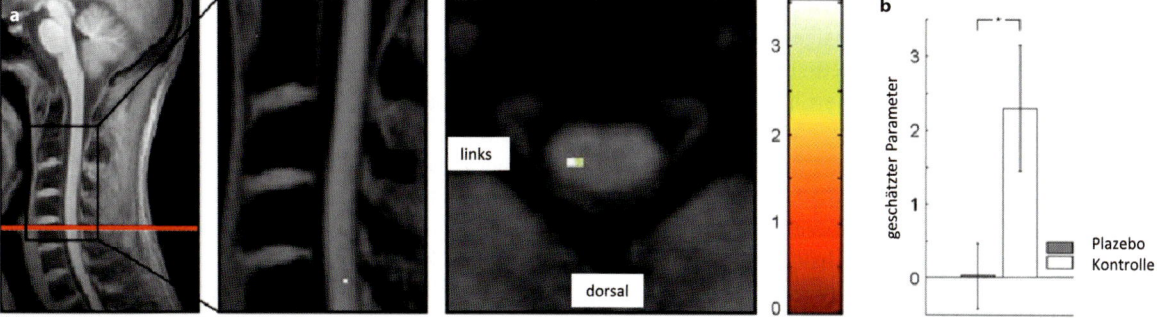

Abb. 32.5 Modulation der spinalen Schmerzverarbeitung während der Plazeboanalgesie. **a** *Links*: Orientierungshilfe für den sagittalen (*Quadrat*) und transversalen (*rote Linie*) Bildausschnitt. Während der schmerzhaften Hitzestimulation im Dermatom C6 links kommt es zu einer Aktivierung im Bereich des segmental passenden, ipsilateralen Hinterhornes (sagittale Darstellung *Mitte*, transversale Darstellung *rechts*). **b** Diese schmerzbezogene Aktivierung ist während der Plazebobedingung im Vergleich zur Kontrollbedingung signifikant reduziert. Parameterschätzung (Stärke der BOLD-Antwort) im Peak-Voxel. *: p≤0,05. (Aus Eippert et al. 2009b; mit freundlicher Genehmigung von The American Association for the Advancement of Science)

terschätzter pathophysiologischer Baustein bei der Schmerzamplifizierung und -chronifizierung.

Die (funktionelle) Magnetresonanztomographie des Rückenmarks verspricht in Zukunft die Darstellung des bislang fehlenden Bindegliedes der derzeitigen humanen Schmerzforschung: dem funktionellen und strukturellen Zusammenspiel zwischen kortikalen, subkortikalen und spinalen Strukturen und dessen Bedeutung für physiologische und pathologische Prozesse der zentralen Schmerzverarbeitung.

32.7 Intrakortikale Mechanismen der Schmerzmodulation

Nicht alle Formen der Schmerzmodulation gehen mit einer Aktivierung des deszendierenden schmerzmodulierenden Systems und der Modulation afferenten nozizeptiven Inputs einher. Insbesondere »höhere« kognitive Modulationen der Schmerzerfahrung wie schmerzbezogene Einstellungen und Überzeugungen (kognitive Modulation der Schmerzbedeutung, Gefühl von Kontrolle über den Schmerz und der Einfluss von religiösem Glauben auf Schmerz) scheinen durch den Einbezug präfrontaler Areale zu substanziellen Änderungen im subjektiven Schmerzerleben zu führen. Dies muss, wie Wiech und Kollegen zeigten, nicht grundsätzlich mit veränderten Aktivierungen in sensorischen Arealen einhergehen (Wiech et al. 2008a). Die genaue funktionelle Bedeutung der kontextabhängig deszendierenden oder intrakortikalen Schmerzmodulationen und deren Wechselwirkungen ist unklar und Gegenstand aktueller Untersuchungen.

32.8 Neurochemische Grundlagen der Schmerzmodulation

Das endogene Opiatsystem ist ein zentraler Bestandteil des antinozizeptiven Systems und spielt eine entscheidende Rolle bei verschiedenen Mechanismen der Schmerzmodulation (Akil et al. 1984; Matthes et al. 1996). Die Methode des Opiat-Liganden-PET erlaubt nicht nur die In-vivo-Charakterisierung der Opiatrezeptorverteilung in schmerzrelevanten anatomischen Hirnstrukturen, sondern auch die indirekte Darstellung der Aktivierung des endogenen Opiatsystems unter verschiedenen physiologischen oder psychologischen Einflussfaktoren. So konnten beispielsweise Zubieta und Kollegen mit der [^{11}C]carfentanil-PET die reflektorische Aktivierung des endogenen Opiatsystems u. a. im rACC, dem präfrontalen Kortex und verschiedenen subkortikalen Arealen nach anhaltender schmerzhafter Stimulation zeigen (Zubieta et al. 2005). Auch die kognitiv vermittelte Aktivierung des endogenen Opiatsystems während der Plazeboanalgesie wurde mittlerweile in mehreren Studien nachgewiesen (Wager et al. 2007; Zubieta et al. 2005). Insbesondere in zingulofrontalen Arealen und einer Reihe von subkortikalen Strukturen kommt es zu einer verminderten Verfügbarkeit von μ-Opiatrezeptoren, was für eine Aktivierung des körpereigenen Opiatsystems in diesen Regionen während der Plazeboanalgesie spricht. Die Opiat-Liganden-PET-Studien unterstreichen eindrücklich, dass kognitive Faktoren, wie z. B. die Erwartung von Schmerzlinderung, in der Plazebobedingung eine regionenspezifische Aktivierung des endogenen Opiatsystems induzieren kann.

Das endogene Opiatsystem ist jedoch nicht das einzige relevante Neurotransmittersystem für die endogene Schmerzmodulation: Neuropharmakologische Studien mit dem Opiatantagonisten Naloxon konnten bereits für verschiedene Mechanismen der Schmerzmodulation opiatabhängige von nichtopiatabhängigen Mechanismen differenzieren (Amanzio u. Benedetti 1999; Koppert et al. 2005; Rennefeld et al. 2010). Die Charakterisierung der kontextabhängigen Beteiligung anderer schmerzrelevanter Neurotransmittersysteme wie dem dopaminergen, serotoninergen und auch cannabinoiden System (einen Überblick geben Millan 2002 und Pertwee 2001) sowie der zugrunde liegenden neuronalen Schaltkreise wird ein Forschungsthema der nächsten Jahre sein. Hierbei werden sowohl die PET mit den entsprechend markierten relevanten Liganden als auch fMRT-Designs mit pharmakologischen Interventionen von wesentlicher Bedeutung sein.

32.9 Pharmakologische Modulation von Schmerz

Die Verbindung von funktionell-bildgebenden Verfahren und pharmakologischen Untersuchungen ist nicht nur als Werkzeug zur Untersuchung beteiligter Neurotransmittersysteme interessant. Vielmehr verspricht die Kombination der beiden Techniken, wie die **pharmakologische fMRT (phfMRT)**, wertvolle Einblicke in die zentralen Wirkmechanismen pharmakologischer Substanzen und damit die Möglichkeit zur Entwicklung neuer schmerztherapeutischer Medikamente. Hierbei wird die Veränderung der zentralen Schmerzrepräsentation als Surrogatmarker für die spezifische Wirkung pharmakologischer Substanzen benutzt. Damit ermöglicht die phfMRT differenzierte Aussagen über dosis- und krankheitsspezifische Effekte verschiedener Wirksubstanzen an ihren zentralen Wirkorten (für einen Überblick s. Schweinhardt et al. 2006).

Als ein Beispiel sei eine aktuelle phfMRT-Studie genannt, die die Wirkung von Alfentanyl in Abhängigkeit des µ-Opioidrezeptorgenotyps untersuchte. Hierbei zeigten sich dosisabhängig differenzielle Veränderungen der sensorischen und affektiven Verarbeitung schmerzhafter Stimuli (Oertel et al. 2008). In sensorischen Schmerzarealen führte eine zunehmende Alfentanyl-Dosis zu einer linear reduzierten Aktivierung, wobei sich eine Abhängigkeit vom µ-Opioidrezeptorgenotyp zeigte. In affektiven Arealen der Schmerzverarbeitung waren dagegen schon bei einer geringen Dosis, unabhängig vom Genotyp, keine Aktivierungen mehr messbar. Dieses Ergebnis stützt frühere Beobachtungen, dass bereits eine geringe Opioiddosis die affektive, nicht aber die sensorische Dimension von Schmerz verändert. In einer anderen phfMRT-Studie konnte gezeigt werden, dass bereits eine Einmaldosis von 1800 mg Gabapentin die Hirnstammäquivalente der zentralen Sensitisierung in einem Modell von capsaicininduzierter Hyperalgesie beeinflusst (Iannetti et al. 2005). Vielversprechende Erweiterungen dieses Ansatzes umfassen z. B. Longitudinalstudien oder die Kombination von spinaler und zerebraler Bildgebung, um die zentralnervösen Mechanismen zeitabhängiger Veränderungen der Medikamentenwirksamkeit zu klären. Dies wäre insbesondere interessant für Substanzen aus dem Kreis der Antidepressiva oder Antikonvulsiva, für die klinisch eine längere Latenz des Wirkungseintrittes bekannt ist.

32.10 Verbindung von Genetik und funktioneller Bildgebung

Die o. g. Studie von Oertel und Kollegen (2008) weist auch in eine weitere aussichtsreiche Forschungsrichtung: Die Verknüpfung genetischer Untersuchungen mit funktionell-bildgebenden Verfahren verspricht zusätzliche Erkenntnisse zum Verständnis interindividueller Unterschiede in der Schmerzverarbeitung und -modulation sowie der Vulnerabilität für klinisch relevante Schmerzsyndrome (Ritter u. Bingel 2009).

So untersuchten beispielsweise Zubieta und Kollegen den Zusammenhang zwischen der genetischen Ausstattung im COMT-Stoffwechsel (COMT-Polymorphismus) und dem endogenen Opioidsystem (Zubieta et al. 2003) mithilfe der Opiat-Liganden-PET. Eine reduzierte Aktivität des COMT-Enzyms war mit einer geringeren opioidergen Neurotransmission in schmerzrelevanten Arealen (z. B. Basalganglien, Thalamus und Nucleus accumbens) assoziiert. Diese genetisch determinierte »Minderaktivität« im endogenen Opioidsystem ging mit einer erhöhten Schmerzempfindlichkeit, höheren Schmerzratings und einer negativeren Stimmung einher. Auch die Verknüpfung mit pharmakologischen Untersuchungen liefert interessante Befunde. Die o. g. Studie von Oertel und Kollegen (2008) gibt z. B. eine neurowissenschaftlich fundierte Begründung für den größeren Opioidbedarf bei Patienten mit einem speziellen Polymorphismus im µ-Opioidrezeptorgen (OPRM1 118G).

Die Verbindung beider Methoden könnte uns die Möglichkeit eröffnen, charakteristische, genetisch determinierte Aktivierungsmuster zu identifizieren, welche als biologische Marker, z. B. für eine eingeschränkte Wirksamkeit spezifischer Substanzen, genutzt werden könnten.

Es sollte jedoch darauf hingewiesen werden, dass die Kombination von Genetik und Neurobildgebung insbesondere im Schmerzbereich eine noch sehr junge Methode darstellt, die mit einer Reihe von methodischen Herausforderungen verbunden ist. Dazu gehören insbesondere die Auswahl geeigneter Kandidatengene und die dazu passenden experimentellen Schmerzmodelle. Außerdem ist häufig das »genetische« Screening von vielen hundert Versuchspersonen nötig, um die Teilnehmer mit den passenden Polymorphismen zu identifizieren.

32.11 Bildgebung bei chronischem Schmerz

Die oben ausgeführten Befunde zur zentralen Schmerzverarbeitung beruhen fast ausschließlich auf Studien mit experimentell induziertem Schmerz bei gesunden Probanden. Erst kürzlich wurde begonnen, die neuronalen Korrelate von klinisch relevanten Schmerzen, wie z. B. neuropathischen Schmerzen oder den tonischen Schmerzen bei verschiedenen Schmerzerkrankungen, zu untersuchen. Diese Studien weisen darauf hin, dass klinische, insbesondere chronische Schmerzen, durch eine distinkte zentrale Repräsentation gekennzeichnet sind, welche (wenn auch überlappend) von der typischen bekannten »Schmerzmatrix« abweicht. Unterschiede in den gemessenen Aktivierungen finden sich insbesondere in Bereichen des Frontalkortex, der Insel und den Hirnstammkernen. Die Entschlüsselung der spezifischen Schmerzrepräsentationen verschiedener Schmerzzustände wird ein weiterer Forschungsschwerpunkt der nächsten Jahre sein, der neue Hinweise auf die Ursachen der Erkrankungen und Möglichkeiten zur Intervention verspricht.

> Verschiedene pathologische Schmerzzustände scheinen vom experimentell induzierten akuten Schmerz abweichende neuronale Aktivierungsmuster aufzuweisen.

32.12 Deszendierendes Schmerzsystem und chronische Schmerzen

Es ist anzunehmen, dass im gesunden Menschen ein Gleichgewicht zwischen pro- und antinozizeptiven Komponenten des deszendierenden Schmerzsystems besteht. Eine Störung der zugrunde liegenden Regulationsprozesse hingegen wird als Ausgangspunkt einer Vulnerabilität für chronische Schmerzerkrankungen diskutiert. Unterstützende Hinweise für diese Hypothese konnten mit der funktionellen Bildgebung gewonnen werden. So weisen Patienten mit Reizdarm-Syndrom (Irritable Bowel Syndrom, IBS) im Vergleich zu gesunden Probanden eine verminderte antizipatorische Deaktivierung der Insel und des dorsalen Hirnstamms auf (Berman et al. 2008). Diese veränderten präparatorischen Aktivierungen korrelierten mit den späteren schmerzassoziierten Aktivierungen und wurden zudem durch negativen Affekt moduliert. Die Hypersensibilität der IBS-Patienten gegenüber viszeralen Stimuli könnte somit Folge einer defizitären Inhibition interozeptiver Stimuli sein, die zudem durch negative Emotionen verstärkt wird.

Ähnliche Befunde zeigt eine kürzlich publizierte fMRT-Studie an Fibromyalgiepatienten (Jensen et al. 2009). In dieser wurden Fibromyalgiepatienten und gesunde Kontrollen mit einem Druckschmerzmodell an einer auch für die Patienten schmerzfreien Stelle (Daumennagel) untersucht. Insgesamt waren die Fibromyalgiepatienten deutlich schmerzempfindlicher als die gesunden Kontrollen und benötigten daher geringere Druckintensitäten, um eine gleiche Schmerzempfindung auszulösen. Beide Gruppen zeigten ähnlich starke Aktivierungen in attentionalen, affektiven und sensorischen Arealen bei gleicher Schmerzempfindung. Die Fibromyalgiegruppe wies jedoch eine deutlich reduzierte schmerzassoziierte Aktivität im rACC und im Hirnstamm auf. Auch diese Arbeit legt nahe, dass die Schmerzempfindlichkeit bei Fibromyalgie möglicherweise Folge eines dysfunktionalen Schmerzkontrollsystems ist.

> Funktionell-bildgebende Studien an chronischen Schmerzpatienten deuten auf eine Dysfunktion des deszendierenden schmerzmodulierenden Systems hin, welche eine Schlüsselrolle für die Entstehung und Aufrechterhaltung chronischer Schmerzsyndrome spielen könnte.

Unklar ist jedoch bislang, ob chronische Schmerzpatienten eine Dysfunktion des deszendierenden Schmerzsystems per se aufweisen oder ob nicht vielmehr psychologische Mechanismen (beispielsweise Hypervigilanz, Katastrophisieren, Angst) die adäquate Rekrutierung des deszendierenden Schmerzsystems behindern. Funktionell-bildgebende Studien könnten zur Beantwortung dieser Frage beitragen, indem psychologische Faktoren als konfundierende Variablen in den experimentellen Paradigmen beachtet werden und deren Interaktion mit dem deszendierenden System auf neuronaler Ebene beleuchtet wird.

Zusammenfassung und Ausblick

Die sog. Schmerzmatrix bezeichnet ein dynamisches Netzwerk von Hirnarealen, welches bei akuten Schmerzen aktiviert wird. Das Perzept Schmerz entsteht allerdings erst nach der kontextabhängigen Einflussnahme intrakortikaler Modulationen sowie des deszendierenden schmerzmodulierenden Systems. Ein zentrales Ziel der gegenwärtigen Schmerzforschung ist die weitere Entschlüsselung der neurobiologischen Grundlagen der intra- und interindividuellen Varianz der Schmerzempfindung, der Suszeptibilität für kontextuelle oder pharmakologische Modulationen sowie der Vulnerabilität für die Entwicklung klinisch relevanter Schmerzsyndrome. Neueste Studien deuten darauf hin, dass genetische Komponenten hier eine wichtige Rolle spielen. Die Verknüpfung von genetischen Untersuchungen, nichtin-

▼

vasiven funktionell-bildgebenden Verfahren und pharmakologischen Modulationen wird damit für die Schmerzforschung an Bedeutung zunehmen. Weiterhin gibt es vermehrt Hinweise darauf, dass ein dysfunktionales Zusammenspiel des aszendierenden und deszendierenden Schmerzsystems zur Prädisposition und Aufrechterhaltung chronischer Schmerzsyndrome beiträgt. Hier versprechen aktuelle methodische Weiterentwicklungen der Bildgebung des Hirnstammes und des Rückenmarks, welche eine große Relevanz für die Chronifizierung von Schmerz haben, weitere Fortschritte. Bis dato beruht allerdings ein Großteil der Erkenntnisse auf Studien, die experimentell induzierten phasischen Schmerz untersuchten, da die klinisch relevanten spontanen und tonischen Schmerzen mit den heute gebräuchlichen Verfahren nicht zufriedenstellend erfasst werden können. Hier bedarf es neuer Methoden, die die Vorteile der verschiedenen funktionell-bildgebenden Verfahren kombinieren. Einen ersten Ansatz stellt dabei das sog. »arterial spin labelling perfusion imaging« dar, welches absolute Blutflussveränderungen auch bei tonischen und chronischen Schmerzzuständen erlaubt (MacIntosh et al. 2008). Die gezielte Untersuchung klinischer Patientenkollektive wird es uns erlauben, krankheitsspezifische neuronale Signaturen zu identifizieren. Bildgebende Verfahren könnten somit möglicherweise in Zukunft biologische Marker zur Frühdiagnostik von Schmerzerkrankungen zur Verfügung stellen. Von besonderer Bedeutung werden in diesem Zusammenhang neue Analyseverfahren wie die multivariate Klassifikation sein. Im Gegensatz zu subjektiven Erhebungsmethoden wie dem Schmerzrating ermöglicht dieses Verfahren auch die Schmerzerfassung bei Patienten mit eingeschränkter Kommunikationsfähigkeit wie z. B. bei Kindern oder bewusstlosen Patienten. Bislang wurden multivariate Analysemethoden lediglich zur Unterscheidung schmerzhafter und nichtschmerzhafter Empfindungen bei gesunden Probanden eingesetzt (Brown et al. 2011; Marquand et al. 2010; Prato et al. 2011; Schulz et al. 2011). Die Unterscheidung verschiedener chronischer Schmerzformen ist jedoch die konsequente Weiterentwicklung dieses Ansatzes, die sich bereits in der Erprobungsphase befindet.

Zusammenfassend verspricht die funktionelle Bildgebung als interdisziplinäres Forschungsfeld auch in den nächsten Jahren wichtige neue Erkenntnisse zu neurobiologischen Mechanismen akuter und chronischer Schmerzen, die die Grundlage für eine verbesserte Versorgung von Schmerzpatienten sind.

Literatur

Akil H, Watson SJ, Young E, Lewis ME, Khachaturian H, Walker JM (1984) Endogenous opioids: biology and function. Annu Rev Neurosci 7: 223–255

Amanzio M, Benedetti F (1999) Neuropharmacological dissection of placebo analgesia: expectation-activated opioid systems versus conditioning-activated specific subsystems. J Neurosci 19: 484–494

Apkarian AV, Bushnell MC, Treede RD, Zubieta JK (2005) Human brain mechanisms of pain perception and regulation in health and disease. Eur J Pain 9: 463–484

Bantick SJ, Wise RG, Ploghaus A, Clare S, Smith SM, Tracey I (2002) Imaging how attention modulates pain in humans using functional MRI. Brain 125: 310–319

Benedetti F, Arduino C, Costa S, Vighetti S, Tarenzi L, Rainero I, Asteggiano G (2006) Loss of expectation-related mechanisms in Alzheimer's disease makes analgesic therapies less effective. Pain 121: 133–144

Berman SM, Naliboff BD, Suyenobu B, Labus JS, Stains J, Ohning G, Kilpatrick L, Bueller JA, Ruby K, Jarcho J, Mayer EA (2008) Reduced brainstem inhibition during anticipated pelvic visceral pain correlates with enhanced brain response to the visceral stimulus in women with irritable bowel syndrome. J Neurosci 28: 349–359

Bingel U, Tracey I (2008) Imaging CNS modulation of pain in humans. Physiology 23: 371–380

Bingel U, Quante M, Knab R, Bromm B, Weiller C, Büchel C (2002) Subcortical structures involved in pain processing: evidence from single-trial fMRI. Pain 99: 313–321

Bingel U, Lorenz J, Schoell E, Weiller C, Büchel C (2006) Mechanisms of placebo analgesia: rACC recruitment of a subcortical antinociceptive network. Pain 120: 8–15

Brown JE, Chatterjee N, Younger J, Mackey S (2011) Towards a physiology-based measure of pain: patterns of human brain activity distinguish painful from non-painful thermal stimulation. PLoS One 6: e24124

Büchel C, Bornhovd K, Quante M, Glauche V, Bromm B, Weiller C (2002) Dissociable neural responses related to pain intensity, stimulus intensity, and stimulus awareness within the anterior cingulate cortex: a parametric single-trial laser functional magnetic resonance imaging study. J Neurosci 22: 970–976

Coghill RC, Sang CN, Maisog JM, Iadarola MJ (1999) Pain intensity processing within the human brain: a bilateral, distributed mechanism. J Neurophysiol 82: 1934–1943

Eippert F, Bingel U, Schoell ED, Yacubian J, Klinger R, Lorenz J, Büchel C (2009a) Activation of the opioidergic descending pain control system underlies placebo analgesia. Neuron 63: 533–543

Eippert F, Finsterbusch J, Bingel U, Büchel C (2009b) Direct evidence for spinal cord involvement in placebo analgesia. Science 326: 404

Goffaux P, Redmond WJ, Rainville P, Marchand S (2007) Descending analgesia – when the spine echoes what the brain expects. Pain 130: 137–143

Iannetti GD, Zambreanu L, Wise RG, Buchanan TJ, Huggins JP, Smart TS, Vennart W, Tracey I (2005) Pharmacological modulation of pain-related brain activity during normal and central sensitization states in humans. Proc Natl Acad Sci USA 102: 18195–18200

Jensen KB, Kosek E, Petzke F, Carville S, Fransson P, Marcus H, Williams SC, Choy E, Giesecke T, Mainguy Y, Gracely R, Ingvar M (2009) Evidence of dysfunctional pain inhibition in Fibromyalgia reflected in rACC during provoked pain. Pain 144: 95–100

Kong J, Gollub RL, Rosman IS, Webb JM, Vangel MG, Kirsch I, Kaptchuk TJ (2006) Brain activity associated with expectancy-enhanced placebo analgesia as measured by functional magnetic resonance imaging. J Neurosci 26: 381–388

Koppert W, Filitz J, Troster A, Ihmsen H, Angst M, Flor H, Schuttler J, Schmelz M (2005) Activation of naloxone-sensitive and -insensitive inhibitory systems in a human pain model. J Pain 6: 757–764

Koyama T, McHaffie JG, Laurienti PJ, Coghill RC (2005) The subjective experience of pain: where expectations become reality. Proc Natl Acad Sci U S A 102: 12950–12955

Krummenacher P, Candia V, Folkers G, Schedlowski M, Schonbachler G (2009) Prefrontal cortex modulates placebo analgesia. Pain 148: 368–374

Levine JD, Gordon NC, Fields HL (1978) The mechanism of placebo analgesia. Lancet 2: 654–657

Lilja J, Endo T, Hofstetter C, Westman E, Young J, Olson L, Spenger C (2006) Blood oxygenation level-dependent visualization of synaptic relay stations of sensory pathways along the neuroaxis in response to graded sensory stimulation of a limb. J Neurosci 26: 6330–6336

Lorenz J, Minoshima S, Casey KL (2003) Keeping pain out of mind: the role of the dorsolateral prefrontal cortex in pain modulation. Brain 126: 1079–1091

MacIntosh BJ, Pattinson KT, Gallichan D, Ahmad I, Miller KL, Feinberg DA, Wise RG, Jezzard P (2008) Measuring the effects of remifentanil on cerebral blood flow and arterial arrival time using 3D GRASE MRI with pulsed arterial spin labelling. J Cereb Blood Flow Metab 28: 1514–1522

Marquand A, Howard M, Brammer M, Chu C, Coen S, Mourao-Miranda J (2010) Quantitative prediction of subjective pain intensity from whole-brain fMRI data using Gaussian processes. Neuroimage 49: 2178–2189

Matre D, Casey KL, Knardahl S (2006) Placebo-induced changes in spinal cord pain processing. J Neurosci 26: 559–563

Matthes HW, Maldonado R, Simonin F, Valverde O, Slowe S, Kitchen I, Befort K, Dierich A, Le Meur M, Dolle P, Tzavara E, Hanoune J, Roques BP, Kieffer BL (1996) Loss of morphine-induced analgesia, reward effect and withdrawal symptoms in mice lacking the mu-opioid-receptor gene. Nature 383: 819–823

Millan MJ (2002) Descending control of pain. Prog Neurobiol 66: 355–474

Oertel BG, Preibisch C, Wallenhorst T, Hummel T, Geisslinger G, Lanfermann H, Lotsch J (2008) Differential opioid action on sensory and affective cerebral pain processing. Clin Pharmacol Ther 83: 577–588

Pertwee RG (2001) Cannabinoid receptors and pain. Prog Neurobiol 63: 569–611

Petrovic P, Petersson KM, Ghatan PH, Stone-Elander S, Ingvar M (2000) Pain-related cerebral activation is altered by a distracting cognitive task. Pain 85: 19–30

Petrovic P, Kalso E, Petersson KM, Ingvar M (2002) Placebo and opioid analgesia – imaging a shared neuronal network. Science 295: 1737–1740

Piche M, Arsenault M, Rainville P (2009) Cerebral and cerebrospinal processes underlying counterirritation analgesia. J Neurosci 29: 14236–14246

Ploghaus A, Narain C, Beckmann CF, Clare S, Bantick S, Wise R, Matthews PM, Rawlins JN, Tracey I (2001) Exacerbation of pain by anxiety is associated with activity in a hippocampal network. J Neurosci 21: 9896–9903

Prato M, Favilla S, Zanni L, Porro CA, Baraldi P (2011) A regularization algorithm for decoding perceptual temporal profiles from fMRI data. Neuroimage 56: 258–267

Price DD, Craggs J, Verne GN, Perlstein WM, Robinson ME (2007) Placebo analgesia is accompanied by large reductions in pain-related brain activity in irritable bowel syndrome patients. Pain 127: 63–72

Rainville P, Carrier B, Hofbauer RK, Bushnell MC, Duncan GH (1999) Dissociation of sensory and affective dimensions of pain using hypnotic modulation. Pain 82: 159–171

Rennefeld C, Wiech K, Schoell ED, Lorenz J, Bingel U (2010) Habituation to pain: Further support for a central component. Pain 148: 503–508

Ritter C, Bingel U (2009) Neuroimaging the genomics of pain processing – a perspective. Neuroscience 164: 141–155

Roy M, Piche M, Chen JI, Peretz I, Rainville P (2009) Cerebral and spinal modulation of pain by emotions. Proc Natl Acad Sci U S A 106: 20900–20905

Schulz E, Zherdin A, Tiemann L, Plant C, Ploner M (2012) Decoding an Individual's Sensitivity to Pain from the Multivariate Analysis of EEG Data. Cereb Cortex 22: 1118–1123

Schweinhardt P, Bountra C, Tracey I (2006) Pharmacological FMRI in the development of new analgesic compounds. NMR Biomed 19: 702–711

Schweinhardt P, Kalk N, Wartolowska K, Chessell I, Wordsworth P, Tracey I (2008) Investigation into the neural correlates of emotional augmentation of clinical pain. Neuroimage 40: 759–766

Tracey I, Mantyh PW (2007) The cerebral signature for pain perception and its modulation. Neuron 55: 377–391

Tracey I, Johns E (2010) The pain matrix: Reloaded or reborn as we image tonic pain using arterial spin labelling. Pain 148: 359–360

Tracey I, Ploghaus A, Gati JS, Clare S, Smith S, Menon RS, Matthews PM (2002) Imaging attentional modulation of pain in the periaqueductal gray in humans. J Neurosci 22: 2748–2752

Vogt BA (2005) Pain and emotion interactions in subregions of the cingulate gyrus. Nat Rev Neurosci 6: 533–544

Wager TD, Rilling JK, Smith EE, Sokolik A, Casey KL, Davidson RJ, Kosslyn SM, Rose RM, Cohen JD (2004) Placebo-induced changes in FMRI in the anticipation and experience of pain. Science 303: 1162–1167

Wager TD, Scott DJ, Zubieta JK (2007) Placebo effects on human mu-opioid activity during pain. Proc Natl Acad Sci USA 104: 11056–11061

Watson A, El-Deredy W, Iannetti GD, Lloyd D, Tracey I, Vogt BA, Nadeau V, Jones AK (2009) Placebo conditioning and placebo analgesia modulate a common brain network during pain anticipation and perception. Pain 145: 24–30

Wiech K, Tracey I (2009) The influence of negative emotions on pain: behavioral effects and neural mechanisms. Neuroimage 47: 987–994

Wiech K, Kalisch R, Weiskopf N, Pleger B, Stephan KE, Dolan RJ (2006) Anterolateral prefrontal cortex mediates the analgesic effect of expected and perceived control over pain. J Neurosci 2006 26: 11501–11509

Wiech K, Farias M, Kahane G, Shackel N, Tiede W, Tracey I (2008a) An fMRI study measuring analgesia enhanced by religion as a belief system. Pain 139: 467–476

Wiech K, Ploner M, Tracey I (2008b) Neurocognitive aspects of pain perception. Trends Cogn Sci 12: 306–313

Xie CH, Kong KM, Guan JT, Chen YX, Wu RH (2007) Functional MR imaging of the cervical spinal cord by use of 20Hz functional electrical stimulation to median nerve. Conf Proc IEEE Eng Med Biol Soc 2007: 3392–3395

Zubieta JK, Heitzeg MM, Smith YR, Bueller JA, Xu K, Xu Y, Koeppe RA, Stohler CS, Goldman D (2003) COMT val158met genotype affects mu-opioid neurotransmitter responses to a pain stressor. Science 299: 1240–1243

Zubieta JK, Bueller JA, Jackson LR, Scott DJ, Xu Y, Koeppe RA, Nichols TE, Stohler CS (2005) Placebo effects mediated by endogenous opioid activity on mu-opioid receptors. J Neurosci 25: 7754–7762

Krankheitsbilder

Kapitel 33   **Dystonien**   – 537
B. Haslinger

Kapitel 34   **Parkinson-Syndrom, Chorea Huntington**   – 549
K. Reetz, F. Binkofski, C. Eggers

Kapitel 35   **Aphasie**   – 563
M. Grande, W. Huber

Kapitel 36   **Akalkulie**   – 577
K. Willmes, E. Klein, H.-C. Nuerk

Kapitel 37   **Apraxien**   – 587
F. Binkofski, P. Weiss-Blankenhorn, G. R. Fink

Kapitel 38   **Neglekt**   – 603
S. Vossel, J. Kukolja, G. R. Fink

Kapitel 39   **Amnesien**   – 621
H. J. Markowitsch

Kapitel 40   **Funktionserholung nach Schlaganfall**   – 633
C. Grefkes, G. R. Fink

Kapitel 41   **Demenzen**   – 647
B. Voss, U. Habel

Kapitel 42   **Schizophrenie**   – 659
K. Pauly, T. Nickl-Jockschat

Kapitel 43   **Affektive Erkrankungen**   – 677
N. Kohn, U. Habel, F. Schneider

Kapitel 44   **Zwangs- und Angststörungen**   – 691
K. Koch, K. Mathiak

Kapitel 45 Posttraumatische Belastungsstörung – 703
C. Regenbogen, K. Pauly

Kapitel 46 Aufmerksamkeitsdefizit-Hyperaktivitäts-Syndrom – 715
K. Konrad, S. Herpertz, B. Herpertz-Dahlmann

Kapitel 47 Persönlichkeitsstörungen – 729
M. Dyck, K. Mathiak

Kapitel 48 Abhängigkeitserkrankungen – 741
K. N. Spreckelmeyer, G. Gründer

Dystonien

B. Haslinger

33.1 Motorische Aktivierungsstudien bei Dystonie – 538

33.2 Sensorische Aktivierungsstudien bei Dystonie – 540

33.3 FMRT in Ruhe bei Dystonie – 544

Literatur – 547

Zum Thema

Dystonie ist eine Form einer zentralen Bewegungsstörung, die durch anhaltende Muskelkontraktionen gekennzeichnet ist, die abnorme Haltungen und repetitive Bewegungen hervorrufen. Diese können am ganzen Körper, d. h. generalisiert oder in umschriebenen Muskelgruppen, d. h. fokal (z. B. zervikale Dystonie, d. h. »spastischer Schiefhals«, Blepharospasmus, d. h. »Lidkrampf«), auftreten. Beschäftigungskrämpfe wie der Schreibkrampf oder Dystonien bei Musikern treten aktionsinduziert spezifisch nur bei der jeweiligen überlernten, automatisierten Tätigkeit wie etwa dem Schreiben oder dem Spielen eines Musikinstruments auf.

Die Untersuchung von Patienten mit Dystonie mittels fMRT bringt einige methodische Schwierigkeiten mit sich: Patienten mit generalisierter Dystonie lassen sich aufgrund der massiven Bewegungsunruhe kaum untersuchen. Aber auch bei Patienten mit fokalen Dystonien kann die zerebrale Aktivität während der Durchführung z. B. motorischer Aufgaben oder auch in Ruhe durch die veränderte Motorik und unwillkürlich auftretende Bewegungen sowie Bewegungsartefakte verfälscht und damit schwer interpretierbar werden. Hier können spezielle fMRT-Paradigmen mit Messpausen während der motorischen Aufgabe (»Sparse-sampling«-fMRT), die Analyse motorischer oder sensorischer Aufgaben, bei denen keine dystone Symptomatik auftritt oder welche klinisch nicht betroffene Körperteile untersuchen, zur Klärung beitragen. Auch die Analyse der Veränderung sensomotorischer Aktivierungsmuster unter dem therapeutischen Einfluss einer peripheren Denervierung der klinisch betroffenen Muskulatur mit Botulinumtoxin ist von großem Interesse.

Eine weitere Möglichkeit, pathophysiologische Veränderungen, die primär der klinischen Störung zugrunde liegen, zu analysieren, bietet die Untersuchung der zerebralen Aktivität in Ruhe bei Patienten mit aktionsinduzierter Dystonie, da diese in Ruhe keine Symptome aufweisen, oder die Untersuchung klinisch asymptomatischer Genträger bei genetisch verursachten Dystonieformen.

33.1 Motorische Aktivierungsstudien bei Dystonie

Die meisten funktionell-bildgebenden Untersuchungen wurden bei fokalen Handdystonien, hier v. a. beim Schreibkrampf, durchgeführt. Wegen der gut erforschten großen zentralen Handrepräsentation hat der **Schreibkrampf**, wie andere Beschäftigungskrämpfe der Hand (z. B. Musikerkrampf), Modellcharakter für andere Dystonieformen bekommen.

Während verschiedener motorischer Aktivierungsparadigmen unter Einbeziehung der klinisch betroffenen Hand wurden pathologische, z. T. aber divergierende Befunde einer Über- oder Unteraktivität v. a. kortikaler sensomotorischer Areale gezeigt.

Frühere PET-Studien bei Patienten mit Schreibkrampf hatten bewegungsabhängige Minderaktivierungen im primär und angrenzenden prämotorischen Kortex und der kaudalen supplementärmotorischen Area beschrieben (Ceballos-Baumann et al. 1997; Ibanez et al. 1999). Passend hierzu zeigten Oga et al. (2002) erstmals mit ereigniskorrelierter fMRT bei Schreibkrampfpatienten im Vergleich zu Kontrollpersonen eine verringerte Aktivierung im kontralateralen sensomotorischen Kortex und mesial prämotorischen Kortex/SMA bei einer Aufgabe, in der die Probanden aufgefordert wurden, entweder ihre Faust aktiv anzuspannen oder zu entspannen (◘ Abb. 33.1). Ähnliche primär- und prämotorische Unteraktivität bei Schreibkrampfpatienten wurde auch für Bewegungen der klinisch nichtbetroffenen Hand beschrieben (Islam et al. 2009).

Im Gegensatz hierzu beschrieben Pujol et al. (2000) bei Gitarristen mit **Musikerkrampf** der Hand unter Symptomprovokation dystoner Bewegungen mittels einer kernspintauglichen Gitarre im Vergleich zu gesunden Gitarristen (räumlich) gesteigerte Aktivierungen im primärsensomotorischen Kortex und ein reduziertes Signal im prämotorischen Kortex. Ähnliche Ergebnisse mit einer verstärkten Ausdehnung der Aktivierung im sensomotorischen Kortex fanden Preibisch et al. (2001) bei **Schreibkrampfpatienten** ebenfalls unter Symptomprovokation beim Schreiben. Kadota et al. (2010) beschreiben eine verstärkte prämotorische Aktivierung bei Musikern mit Handdystonie. Bei Genträgern für **Myoklonusdystonie** finden sich bei der Handmotorik z. T. mit dem Ausmaß der klinischen Penetranz assoziierte Überaktivitäten im prämotorischen, somatosensorischen und parietalen Kortex sowie im Zerebellum (Beukers et al. 2010, 2011).

Zur weiteren Klärung der Frage, ob funktionelle Auffälligkeiten bei Patienten mit fokaler Handdystonie ein primäres Charakteristikum der Erkrankung darstellen, untersuchten wir Patienten mit **Schreibkrampf** während einer Aufgabe ohne motorische Exekution, der **Bewegungsimagination** (Castrop et al. 2012). In der Tat zeigten Patienten auch hier eine Unteraktivität im Bereich prämotorischer Areale sowie im Bereich der Basalganglien und des Thalamus. Ähnliche Ergebnisse mit Unteraktivität im Bereich des lateral prämotorischen Kortex und des bilateralen parietalen Kortex zeigten Patienten mit **zervikaler Dystonie** während Imagination von Bewegungen der rechten Hand (de Vries et al. 2008). Diese Ergebnisse legen nahe, dass die interne Bewegungssimulation und Planung während der Imagination als primäre Veränderung z. B. infolge gestörter Selektion motorischer Programme im Bereich der Basalganglien gestört zu sein scheint.

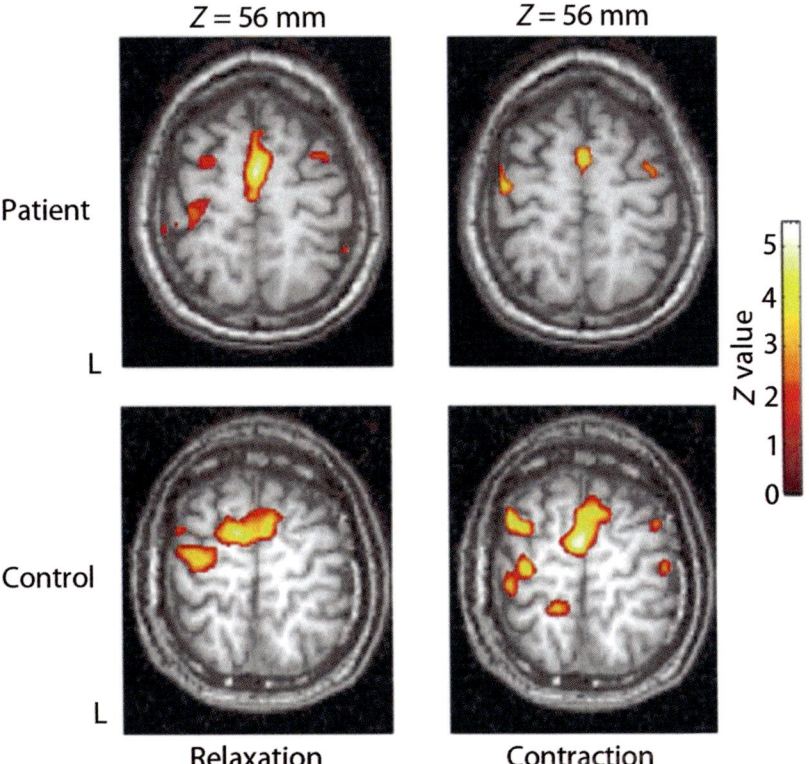

Abb. 33.1 Aktivierte Regionen während einer Muskelkontraktionsaufgabe und einer Relaxationsaufgabe bei einem repräsentativen Patienten mit Schreibkrampf und einer gesunden Vergleichsperson. Die Fläche der aktivierten Areale im Bereich des linken sensomotorischen Kortex und der supplementärmotorischen Area (SMA) war bei Patienten im Vergleich zu Kontrollen bei beiden Aufgaben geringer. (Aus Oga et al. 2002; mit freundlicher Genehmigung von Oxford University Press)

> Die häufigsten Formen einer fokalen Dystonie treten jedoch im Bereich der kraniozervikalen Muskulatur mit dem klinischen Bild einer zervikalen Dystonie (»Schiefhals«), eines Blepharospasmus (»Lidkrampf«) oder eines Meige-Syndroms (Blepharospasmus plus Dystonie im Bereich der Mund-Kiefer-Muskulatur) auf. Diese Dystonieformen fordern die fMRT aufgrund problematischer Bewegungen und dadurch induzierter Artefakte sowie durch erschwerte Monitoringbedingungen heraus.

Im Bereich der Basalganglien wurde eine Aktivierung in Assoziation mit unwillkürlichen Verkrampfungen der Augenlider bei **Blepharospasmus** (Schmidt et al. 2003) sowie eine Überaktivität bei Patienten mit **Blepharospasmus** und **zervikaler Dystonie** während Bewegung der klinisch nicht betroffenen Hand nachgewiesen (Obermann et al. 2008).

Unter Verwendung einer speziellen Sparse-sampling-Technik, des sogenannten »silent-event-related fMRT«, konnten wir Veränderungen sensomotorischer Aktivierungen bei Patienten mit **laryngealer Dystonie** (sog. spasmodische Dysphonie) nachweisen (Haslinger et al. 2005).

Definition
Bei der laryngealen Dystonie handelt es sich um eine umschriebene aktionsinduzierte Dystonie der Stimmbänder.

Bei diesen Patienten fanden wir während dystoner Phonation eine Unteraktivität primärsensomotorischer und prämotorischer Kortizes (Abb. 33.2). Interessanterweise zeigte sich die sensomotorische Unteraktivität teilweise auch bei einer neutralen Aufgabe, aphonem Flüstern, während derer die Patienten nachweislich keine dystonen Symptome entwickelten. Ähnliche Ergebnisse konnten wir bei Patienten mit einer fokalen Dystonie im Gesicht (sog. **orofaziale Dystonie**) mithilfe einer Mundmotorik-Aufgabe (Pfeifen mit gespitzten Lippen) nachweisen (Dresel et al. 2006). Im Gegensatz zu Patienten mit isoliertem Lidkrampf wiesen Patienten mit **Meige-Syndrom** bei dieser Aufgabe eine Unteraktivität wiederum im primärmotorischen und ventral prämotorischen Kortex auf (Abb. 33.3). (Prä-)Motorische Unteraktivität bei dieser Aufgabe scheint somit ein spezifischer Befund der klinisch betroffenen Mundregion bei Patienten mit Meige-Syndrom zu sein.

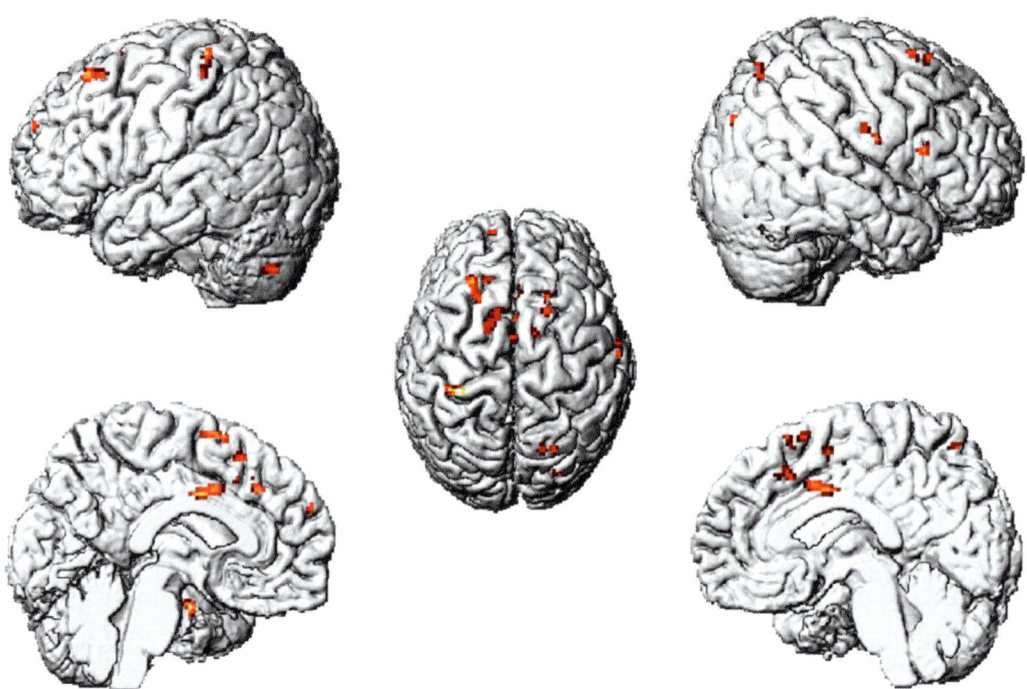

◘ **Abb. 33.2** Kortikale Areale mit signifikant geringerer Aktivierung bei Patienten mit laryngealer Dystonie im Vergleich zu gesunden Kontrollen während einfacher Vokalisation. Die Abbildung zeigt die Ergebnisse des Vergleichs beider Gruppen vor einer Behandlung der Patienten mit Botulinumtoxin. (Aus Haslinger et al. 2005; mit freundlicher Genehmigung von Wolters Kluwer Health)

Interessanterweise führte in beiden Studien eine Verbesserung der dystonen Symptome durch eine klinisch hoch wirksame Behandlung mittels lokaler Injektionen von **Botulinumtoxin** zu keiner Normalisierung der verminderten sensomotorischen Aktivierung. Im Gegensatz zu o. g. Ergebnissen beschreiben Simonyan und Ludlow (2010) eine Überaktivität des primärsomatosensorischen Kortex bei Patienten mit **spasmodischer Dysphonie** während klinisch symptomatischer und z. T. auch asymptomatischer Sprachproduktion.

Erstmals konnten wir abnorme sensomotorische Aktivierungsmuster als mögliches pathophysiologisches Korrelat der Störung bei **Musikern** mit **orofazialer Ansatzdystonie (sog. Embouchure-Dystonie)** zeigen (Haslinger et al. 2010).

— Definition —————————————————
Bei der Embouchure-Dystonie handelt es sich um eine aktionsinduzierte Dystonie der Lippen-, Kiefer- und Zungenmuskulatur bei Blasinstrument-Musikern.

Patienten mit Ansatzdystonie weisen eine Überaktivität im Bereich des prä- und primärmotorischen sowie primär- und sekundärsomatosensorischen Kortex auf (◘ Abb. 33.4). Wiederum zeigte sich diese Überaktivität sowohl während einer dystonieinduzierenden Aufgabe als auch ohne dystone Symptome. Die Vermutung liegt nahe, dass sensomotorische Adaptationsvorgänge, die für die musikalische Spezialisierung primär förderlich sind, bei Patienten mit Musikerdystonie in eine maladaptive Plastizität umschlagen.

33.2 Sensorische Aktivierungsstudien bei Dystonie

❯ **Obwohl die Dystonie primär als eine motorische Störung imponiert, wird einer somatosensorischen Fehlfunktion in letzter Zeit eine immer wichtigere pathophysiologische Rolle zugeschrieben. Dafür sprechen auch klinische Phänomene wie z. B. der sog. sensorische Trick, d. h. eine Besserung der Beschwerden z. B. durch einfaches Berühren des Gesichtes.**

Bereits in verschiedenen der oben beschriebenen motorischen Aktivierungsstudien hatten sich auch veränderte Aktivierungen im Bereich sensorischer Kortizes, so z. B. eine Überaktivierung des primärsomatosensorischen Kortex bei Patienten mit **Blepharospasmus** und mit **Meige-Syndrom** während einer orofazialen motorischen Aufgabe, dargestellt (Dresel et al. 2006). Obermann et al. (2010) beschrieben eine vergleichbare Überaktivität des primär-

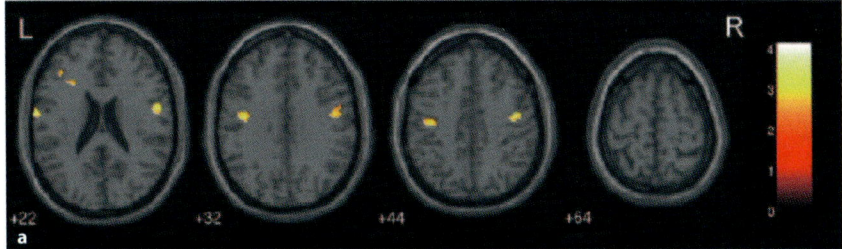
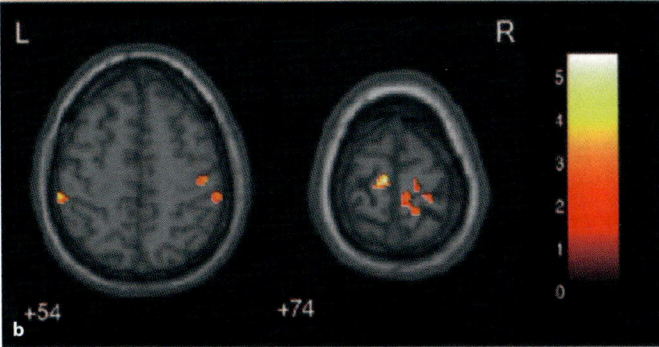
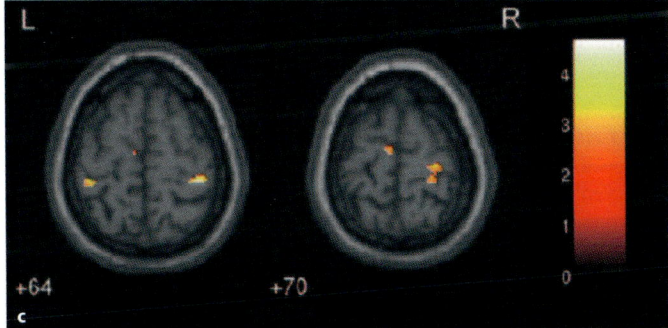

Abb. 33.3 Aktivierungsunterschiede zwischen Patienten mit orofazialer Dystonie (Blepharospasmus und Meige-Syndrom) im Vergleich zu gesunden Kontrollen während einer Mundmotorikaufgabe. **a** Unteraktivität im Bereich des primärmotorischen und ventral prämotorischen Kortex bilateral bei Meige-Patienten vor Behandlung mit Botulinumtoxin (BTX). Überaktivität im primärsomatosensorischen Kortex und der kaudalen SMA bei **b** Blepharospasmuspatienten und **c** Meige-Patienten vor BTX. (Aus Dresel et al. 2006; mit freundlicher Genehmigung von Oxford University Press)

somatosensorischen Kortex bei Patienten mit **zervikaler Dystonie** bei passiver Bewegung der Hand. Dies sowie die somatosensorische Überaktivität während einer oralen motorischen Aufgabe bei Patienten mit isoliertem Lidkrampf, also während Aktivierung klinisch nicht betroffener Muskelgruppen, könnte eine generalisierte somatosensorische Disinhibition als Prädisposition zur Ausbreitung der dystonen Symptome auf andere Muskelgruppen widerspiegeln.

Um die Rolle einer Fehlfunktion des somatosensorischen Systems bei **orofazialen Dystonien** standardisiert untersuchen zu können, entwickelten wir eine kernspintaugliche Anlage zur Applikation standardisierter sensorischer Reize (Dresel et al. 2008). Hiermit konnten wir bei Patienten mit **Meige-Syndrom** bei sensorischer Reizung im Gesicht, aber auch im Bereich der asymptomatischen Hand, eine Unteraktivität im bilateralen primärsomatosensorischen und des rechten sekundärsomatosensorischen Kortex nachweisen (Abb. 33.5; Dresel et al. 2011). Somatosensorische Unteraktivität bei Stimulation der nicht betroffenen Hand könnte die Neigung einiger dieser Patienten zu einer segmentalen Ausbreitung der Dystonie z. B. im Sinne eines zusätzlichen Schreibkrampfes erklären. Nach klinisch erfolgreicher **Botulinumtoxin-Behandlung** zeigte sich keine Reversibilität dieser kortikalen Unteraktivität, jedoch eine Abnahme der Aktivierung im Bereich

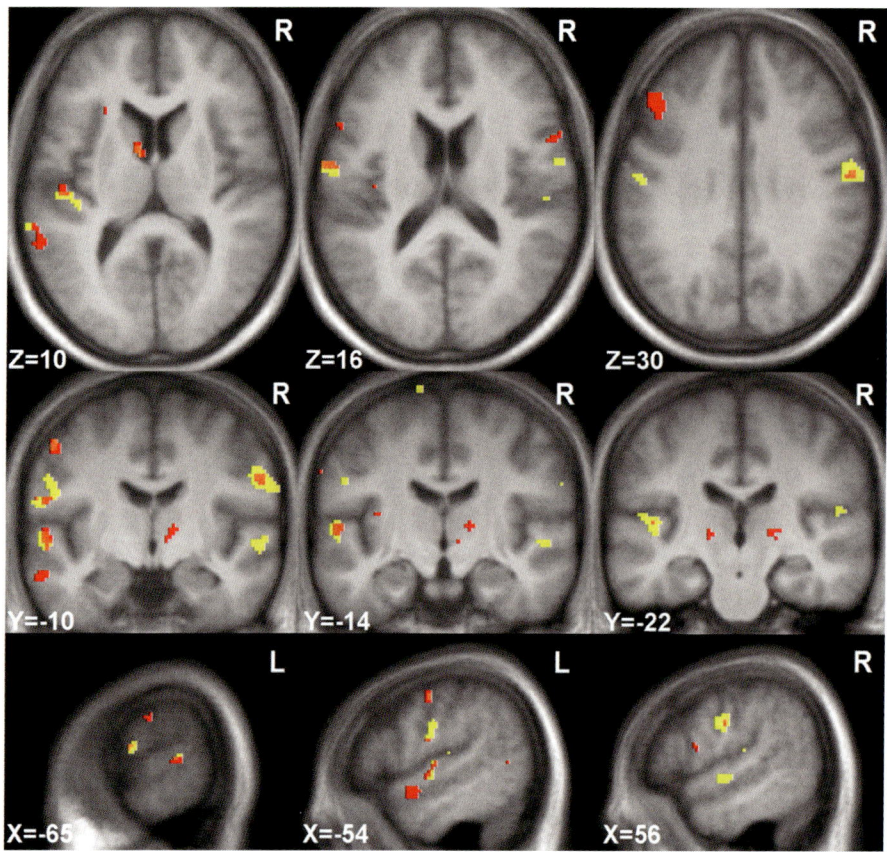

Abb. 33.4 Areale mit signifikant stärkerer Aktivierung bei Musikern mit Ansatzdystonie im Vergleich zu gesunden Musikern. Es zeigt sich eine Überaktivität bei den Dystoniepatienten sowohl während der dystonieinduzierenden Aufgabe, d. h. dem Erzeugen eines Tones am Mundstück (*gelb*), als auch während einer neutralen Aufgabe (*rot*). (Aus Haslinger et al. 2010; mit freundlicher Genehmigung von Wolters Kluwer Health)

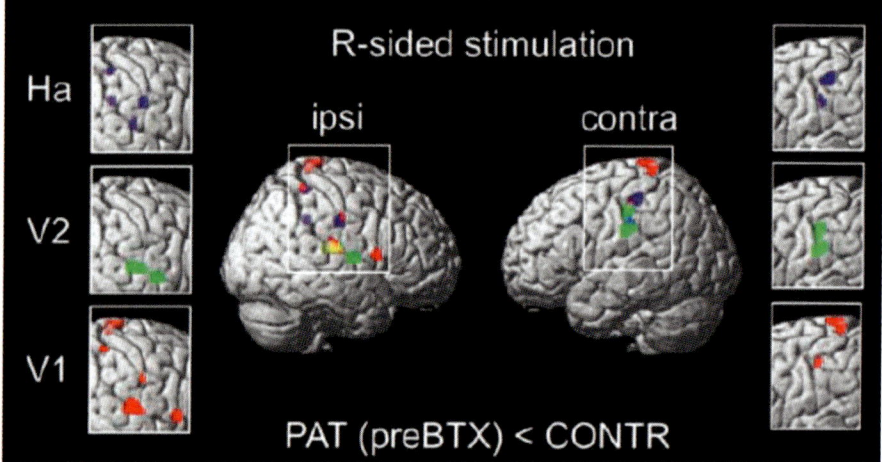

Abb. 33.5 Verminderte Aktivierung bei Patienten mit orofazialer Dystonie (Blepharospasmus und Meige-Syndrom) vor einer Behandlung mit Botulinumtoxin (preBTX) während taktiler Stimulation der rechten Stirn (*V1*), Oberlippe (*V2*) und der rechten Hand (*Ha*). Die Ausschnittsvergrößerungen am Rand zeigen die farbkodierten Aktivierungsunterschiede im Bereich des ipsi- und kontralateral zur taktilen Reizung gelegenen primär- und sekundärsomatosensorischen Kortex getrennt nach Stimulationsort. (Aus Dresel et al. 2011; mit freundlicher Genehmigung von John Wiley and Sons)

33.2 · Sensorische Aktivierungsstudien bei Dystonie

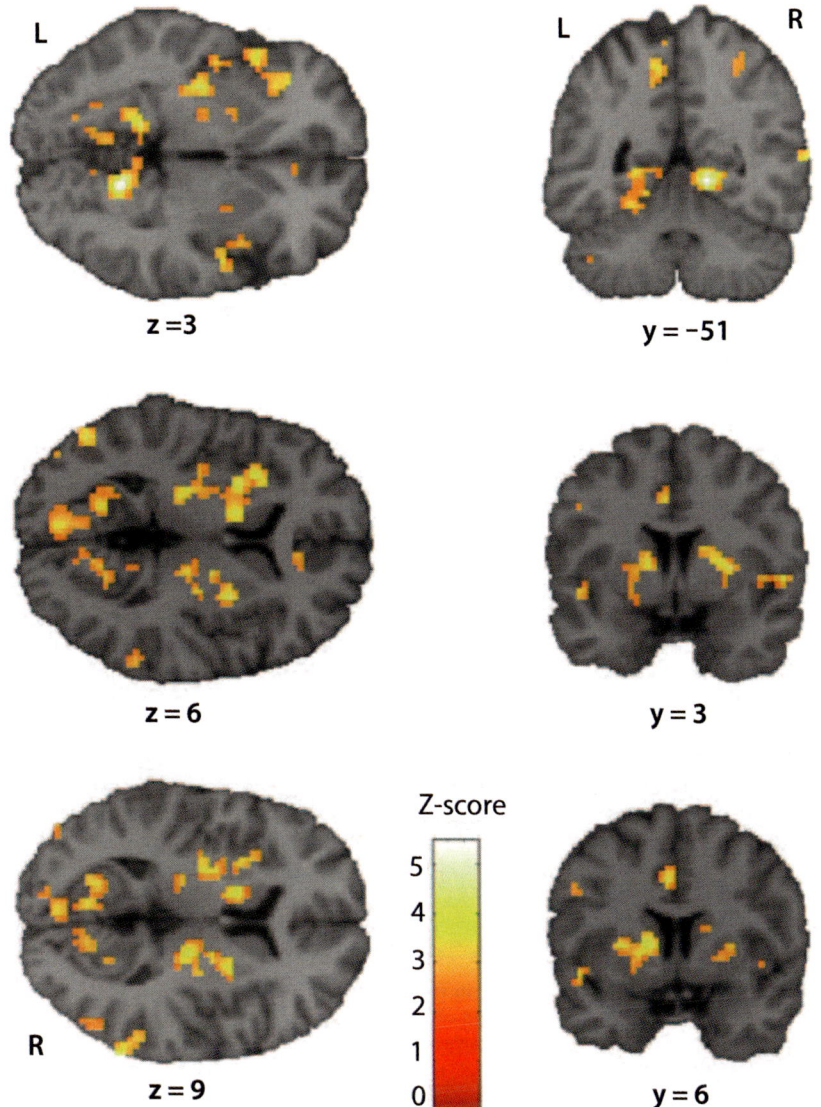

Abb. 33.6 Relative Überaktivität im Bereich der Basalganglien und des Thalamus während einer taktilen Diskriminationsaufgabe bei Patienten mit Schreibkrampf im Vergleich zu gesunden Kontrollpersonen. (Aus Peller et al. 2006; mit freundlicher Genehmigung von Oxford University Press)

der Basalganglien und des Thalamus während sensorischer Stimulation der Stirn (Dresel et al. 2011).

Eine frühere Studie hatte eine Überaktivität der Basalganglien bei Patienten mit **Schreibkrampf** bei einer taktilen Diskriminationsaufgabe gezeigt. Dieses Ergebnis wurde mit einer verminderten sensorischen Filterfunktion der Basalganglien auf dem Boden einer reduzierten Center-Surround-Inhibition afferenten Inputs erklärt (Peller et al. 2006; Abb. 33.6). Die Abnahme basalganglionärer Aktivität infolge einer Botulinumtoxin-Behandlung bei **Meige-Patienten** (Dresel et al. 2011) könnte u. U. eine effizientere Filterfunktion infolge der Modulation somatosensorischen Inputs darstellen.

Diese gestörte subkortikale somatosensorische Filterfunktion könnte zur Entstehung einer Dedifferenzierung auch kortikaler somatotoper sensorischer Repräsentationen als Ursache der entdifferenzierten motorischen Programme, wie sie bereits in elektrophysiologischen Studien bei Patienten mit Dystonie gezeigt wurde, beitragen. Eine solche Dedifferenzierung sensorischer Fingerrepräsentationen konnte in 2 fMRT-Studien mittels Applikation vibrotaktiler Reize im Bereich der einzelnen Finger der klinisch betroffenen Hand bei **Schreibkrampfpatienten** nachgewiesen werden (Butterworth et al. 2003; Nelson et al. 2009).

Vor allem die Studie von Nelson et al. (2009) konnte mittels hochauflösender fMRT und methodisch an-

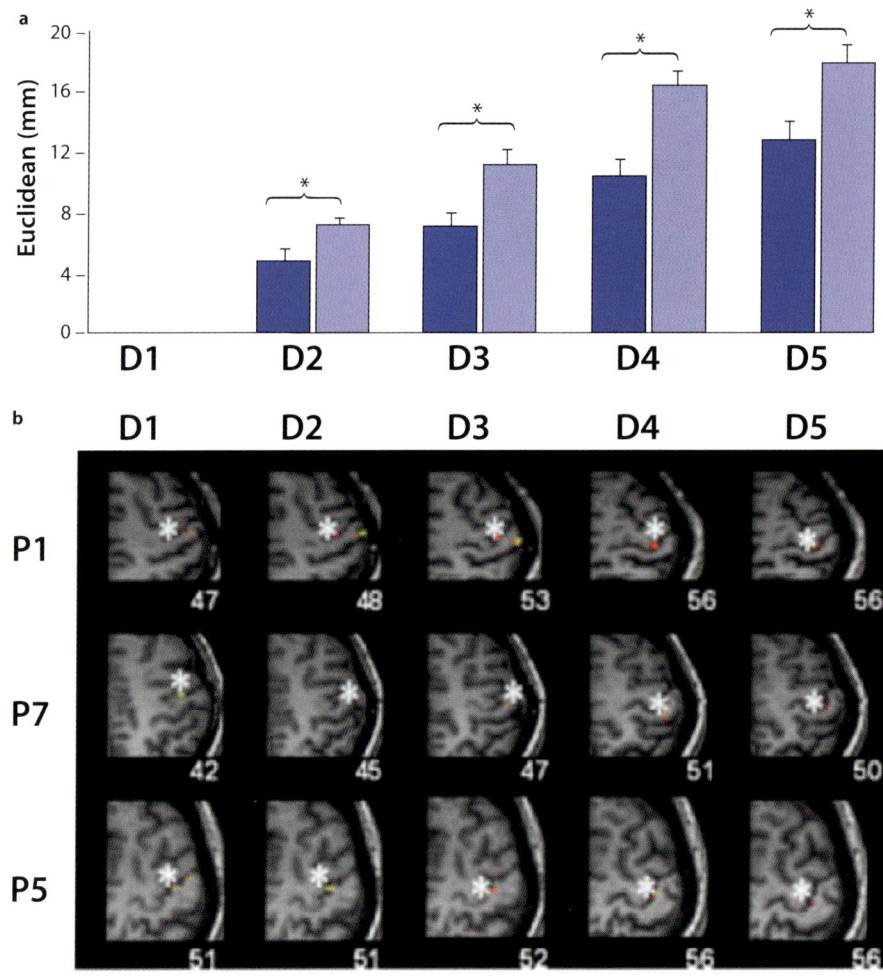

Abb. 33.7 Abstand der Fingerrepräsentationen in Area 3b während vibrotaktiler Stimulation bei Patienten mit Schreibkrampf und Kontrollpersonen. **a** Es zeigt sich ein wachsender gemittelter Abstand zwischen Daumen (D1) und jedem folgenden Finger (D2–D5) bei Schreibkrampfpatienten (*dunkelblaue Balken*) und Kontrollpersonen (*hellblaue Balken*). Der mittlere Abstand zwischen Daumen und jedem anderem Finger ist aber bei Schreibkrampfpatienten signifikant (*p<0,0125) reduziert. **b** Die Aktivierung im Bereich der Area 3b bei 3 Schreibkrampfpatienten (P1, P7, P5) zeigt den reduzierten Abstand von erstem zu fünftem Finger (D1–D5) (P1: 9mm, P7: 8mm, P5: 5mm) im Vergleich zum Abstand bei gesunden Kontrollen (s. Werte für D5 in **a**) bei allerdings erhaltener Somatotopie. (Aus Nelson et al. 2009; mit freundlicher Genehmigung von John Wiley and Sons)

spruchsvollen Analysen überzeugende Befunde einer verringerten Distanz, z. T. Verlagerung und Überlappung der Repräsentationen v. a. der klinisch schwerpunktmäßig beim Schreibkrampf involvierten Finger I–II im Bereich des primärsensorischen Kortex zeigen (Abb. 33.7). Passend zu diesen entdifferenzierten kortikalen sensorischen Repräsentationen fand eine frühere fMRT-Studie bei **Schreibkrampfpatienten** eine abnormale Verarbeitung simultanen sensorischen Inputs mit einer nichtlinearen Interaktion zwischen der hämodynamischen Antwort auf die sensorische Stimulation einzelner Finger bei den Dystonikern (Sanger et al. 2002). In Analogie zu diesen kortikalen Befunden beschrieben Delmaire et al. (2005) mittels fMRT bei Schreibkrampfpatienten auch eine Dedifferenzierung somatotoper Repräsentationen im Bereich der Basalganglien. Im Putamen kontralateral zur betroffenen rechten Hand zeigte sich bei Bewegung der Hand, der Zehen oder der Lippen eine Umorganisation der Hand- und Lippenrepräsentationen in Korrelation zur Krankheitsschwere.

33.3 FMRT in Ruhe bei Dystonie

> Neben der bei den Aktivierungsstudien beschriebenen Verwendung neutraler Tasks oder der Untersuchung klinisch nicht betroffener Körperteile erlauben Untersuchungen asymptomatischer Patienten in Ruhe die Klärung der Frage,
▼

33.3 · FMRT in Ruhe bei Dystonie

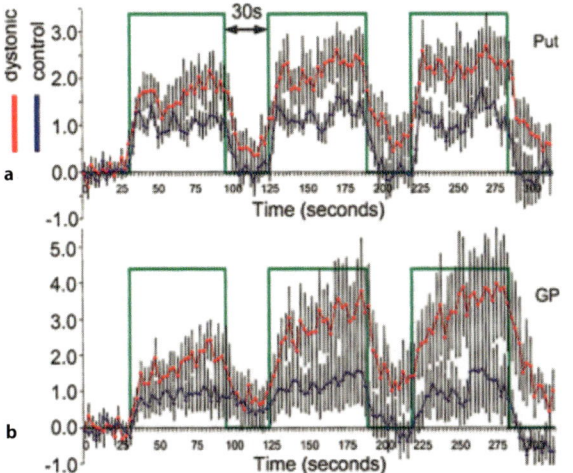

Abb. 33.8 Vergleich der gemittelten hämodynamischen Antwort im Bereich des bilateralen Putamens (*Put*, **a**) und Globus Pallidus (*GP*, **b**) bei Patienten mit fokaler Handdystonie (*rote Kurve*) und Kontrollpersonen (*blaue Kurve*) bei einer Block-Design-Aufgabe mit beidseitigem Fingertapping. Nur bei den Dystoniepatienten zeigt sich nicht nur während der Aufgabe, sondern auch in den Ruhe-Blöcken dazwischen in beiden Regionen ein signifikant erhöhtes Signal. (Aus Blood et al. 2004; mit freundlicher Genehmigung von John Wiley and Sons)

> inwieweit Auffälligkeiten in kortikalen und subkortikalen sensomotorischen Netzwerken sekundäre Veränderungen durch dystone Motorik, Veränderungen sensorischen Inputs, kompensatorische Mechanismen oder primär der Pathophysiologie zugrunde liegende Veränderungen darstellen.

Bereits frühere PET-Studien konnten ein überaktives Netzwerk inklusive der Basalganglien und prämotorischer Kortizes bei symptomatischen Patienten und asymptomatischen Genträgern für eine generalisierte Dystonie in Ruhe darstellen (Eidelberg et al. 1995; Trost et al. 2002).

Eine frühere fMRT-Aktivierungsstudie konnte erhöhte Aktivitätslevel der Basalganglien in Ruhe bei Patienten mit fokaler aktionsinduzierter **Handdystonie** nach Durchführung einer motorischen Aufgabe mit der klinisch betroffenen und der asymptomatischen Hand zeigen (Blood et al. 2004; ◘ Abb. 33.8). Mittels sog. »**Resting state**«-**fMRT** (▶ Kap. 15) und **Independent-Component-Analyse (ICA)** zeigten Mohammadi et al. (2012) eine veränderte funktionelle Konnektivität verschiedener funktioneller Netzwerke bei **Schreibkrampfpatienten** in Ruhe. Es fand sich eine verstärkte Konnektivität des linken Putamens innerhalb des »**Default Mode**«-**Netzwerkes** sowie eine reduzierte Konnektivität des linken primärsomatosensorischen und parietalen Kortex innerhalb des **sensomotorischen Netzwerkes** (◘ Abb. 33.9).

Kürzlich analysierten wir ferner die **funktionelle Konnektivität** verschiedener »regions of interest« (ROI) innerhalb des basalganglionärthalamokortikalen Netzwerkes bei Patienten mit **Schreibkrampf** in Ruhe (Dresel et al. 2012). Hierbei fanden wir u. a. eine verringerte funktionelle Konnektivität mehrerer subkortikaler und kortikaler Areale (prämotorischer Kortex, Thalamus, Pallidum) zum primärsensomotorischen Kortex sowie eine abgeschwächte Konnektivität des primärmotorischen Kortex zum prämotorischen, präfrontalen und sekundärsomatosensorischen Kortex. Da Patienten mit Schreibkrampf in Ruhe asymptomatisch sind, stellen diese Resting-state-Auffälligkeiten sensomotorischer Areale eine mögliche pathophysiologische Basis zur Entwicklung der dystonen Symptomatik dar.

Zusammenfassung und Ausblick

Zusammengefasst zeigen fMRT-Studien bei (fokalen) Dystonien funktionelle Veränderungen in subkortikalen und kortikalen sensomotorischen Netzwerken, die entscheidend zum Verständnis der Pathophysiologie dieser Krankheitsbilder beitragen. Einerseits finden sich ähnliche Auffälligkeiten bei verschiedenen Formen fokaler Dystonien, was ein mögliches gemeinsames pathophysiologisches Korrelat über die verschiedenen klinischen Ausprägungen hinweg nahelegt. Andererseits finden sich insbesondere hinsichtlich des Aktivierungsniveaus im Bereich des sensomotorischen Kortex z. T. widersprüchliche Befunde einer funktionellen Über- oder Unteraktivität. Dies könnte z. T. auf methodische Aspekte wie das untersuchte Paradigma und das Ausmaß der dabei klinisch entwickelten Dystonie mit verändertem propriozeptiven Feedback und motorischem Output zurückgeführt werden.

In einem Teil der oben beschriebenen Studien wurden funktionelle Veränderungen während klinisch asymptomatischer Aufgaben, d. h. bei Untersuchung klinisch nicht betroffener Körperregionen, gefunden. Daneben zeigte sich z. T. eine Persistenz der Befunde trotz klinischer Besserung unter Botulinumtoxin, v. a. aber auch in Ruhe. Diese Befunde sprechen dafür, dass es sich hier zu einem beträchtlichen Teil um intrinsische Charakteristika handelt. Diese könnten eine pathophysiologische Prädisposition zur Entwicklung dystoner Symptome und bei einem Teil der Patienten eine Neigung zur Ausbreitung der Symptome auf andere Körperregionen widerspiegeln (z. B. Entwicklung eines Schreibkrampfes auch auf der Gegenseite nach Umlernen von rechts auf links, Entwick-

▼

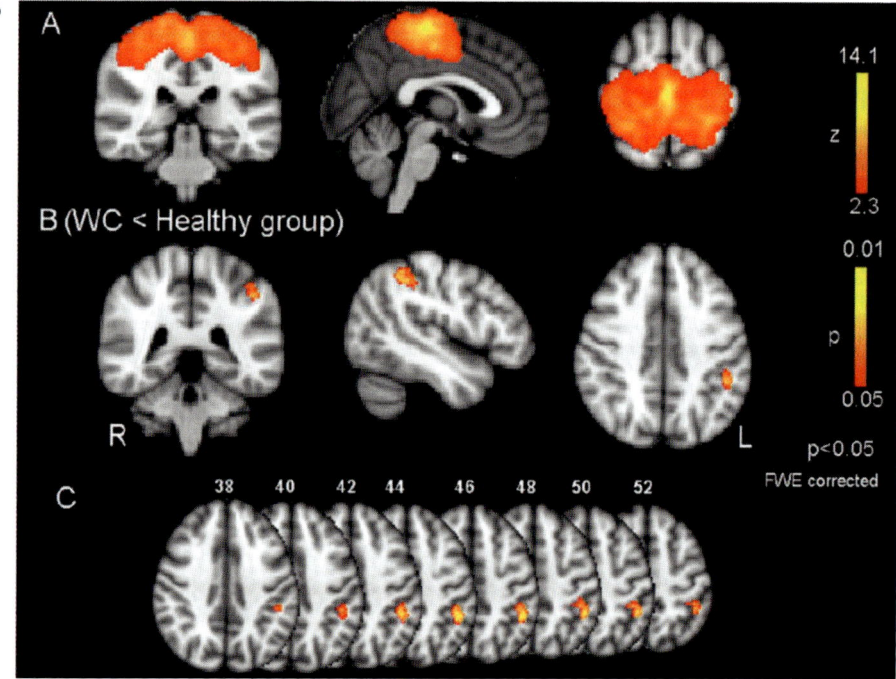

Abb. 33.9 Konnektivität innerhalb des sog. »Default Mode«-Netzwerkes (*A* in **a**) und des sensomotorischen Netzwerkes (*A* in **b**) bei Patienten mit Schreibkrampf im Vergleich zu Kontrollpersonen (*B* in **a**; *B*, *C* in **b**). Es findet sich eine verstärkte Konnektivität des linken Putamens innerhalb des »Default Mode«-Netzwerkes (*B* in **a**) sowie eine reduzierte Konnektivität des linken primärsomatosensorischen und parietalen Kortex innerhalb des sensomotorischen Netzwerkes (*B*, *C* in **b**). (Aus Mohammadi et al. 2012; mit freundlicher Genehmigung von John Wiley and Sons)

lung eines Meige-Syndroms bei Patienten mit Blepharospasmus).

Veränderte sensomotorische Aktivierungen in den beschriebenen Aktivierungsstudien könnten in Entsprechung zu elektrophysiologischen Befunden bei Dystonie einerseits durch eine verringerte intrakortikale Inhibition mit einer Abnahme inhibitorischer neuronaler Aktivität und damit verstärktem BOLD-Signal durch erhöhte kortikale Exzitabilität oder erniedrigtem BOLD-Signal durch Verringerung inhibitorischer neuronaler Aktivität erklärt werden. Andererseits könnte eine maladaptive sensomotorische Plastizität mit einer dedifferenzierten und weniger fokussierten kortikalen sensomotorischen Aktivierung infolge einer bei Dystonie gestörten basalganglionären inhibitorischen Filterfunktion zu den Aktivierungsunterschieden beitragen.

Auf dem Boden einer vermuteten genetischen Prädisposition könnten diese funktionellen Veränderungen zur Entstehung des klinischen Bildes einer Dystonie mit den typischerweise entdifferenzierten Bewegungsmustern führen. Die Kombination des zunehmenden Wissens über genetische Veranlagungsmerkmale mit funktioneller Bildgebung könnte in Zukunft z. B. durch die Untersuchung von asymptomatischen Anlageträgern zu einem besseren Verständnis der Pathophysiologie der Dystonien beitragen. Auch die Verknüpfung verschiedener Bildgebungsmodalitäten, d. h. Task-related-fMRT, Konnektivitätsanalysen in Ruhe und struktureller Imagingmethoden wie DTI oder Morphometrie, können wichtige Einblicke in die Ursachen dieser Krankheitsbilder geben.

Literatur

Beukers RJ, Foncke EM, van der Meer JN, Nederveen AJ, de Ruiter MB, Bour LJ, Veltman DJ, Tijssen MA (2010) Disorganized sensorimotor integration in mutation-positive myoclonus-dystonia: a functional magnetic resonance imaging study. Arch Neurol 67: 469–474

Beukers RJ, Foncke EM, van der Meer JN, Veltman DJ, Tijssen MA (2011) Functional magnetic resonance imaging evidence of incomplete maternal imprinting in myoclonus-dystonia. Arch Neurol 68: 802–805

Blood AJ, Flaherty AW, Choi JK, Hochberg FH, Greve DN, Bonmassar G, Rosen BR, Jenkins BG (2004) Basal ganglia activity remains elevated after movement in focal hand dystonia. Ann Neurol 55: 744–748

Butterworth S, Francis S, Kelly E, McGlone F, Bowtell R, Sawle GV (2003) Abnormal cortical sensory activation in dystonia: an fMRI study. Mov Disord 18: 673–682

Castrop F, Dresel C, Hennenlotter A, Zimmer C, Haslinger B (2012) Basal ganglia-premotor dysfunction during movement imagination in writer's cramp. Mov Disord. 2012 Feb 10. Doi: 10.1002/mds.24944. [Epub ahead of print]

Ceballos-Baumann AO, Sheean G, Passingham RE, Marsden CD, Brooks DJ (1997) Botulinum toxin does not reverse the cortical dysfunction associated with writer's cramp. A PET study. Brain 120: 571–582

de Vries PM, Johnson KA, de Jong BM, Gieteling EW, Bohning DE, George MS, Leenders KL (2008) Changed patterns of cerebral activation related to clinically normal hand movement in cervical dystonia. Clin Neurol Neurosurg 110: 120–128

Delmaire C, Krainik A, Tezenas du Montcel S, Gerardin E, Meunier S, Mangin JF, Sangla S, Garnero L, Vidailhet M, Lehericy S (2005) Disorganized somatotopy in the putamen of patients with focal hand dystonia. Neurology 64: 1391–1396

Dresel C, Haslinger B, Castrop F, Wohlschlaeger AM, Ceballos-Baumann AO (2006) Silent event-related fMRI reveals deficient motor and enhanced somatosensory activation in orofacial dystonia. Brain 129: 36–46

Dresel C, Parzinger A, Rimpau C, Zimmer C, Ceballos-Baumann AO, Haslinger B (2008) A new device for tactile stimulation during fMRI. Neuroimage 39: 1094–1103

Dresel C, Bayer F, Castrop F, Rimpau C, Zimmer C, Haslinger B (2011) Botulinum toxin modulates basal ganglia but not deficient somatosensory activation in orofacial dystonia. Mov Disord 26: 1496–1502

Dresel C, Li Y, Castrop F, Zimmer C, Haslinger B (2012) FMRI shows reduced functional connectivity of subcortical and cortical areas in writer's cramp. Mov Disord: in press

Eidelberg D, Moeller JR, Ishikawa T, Dhawan V, Spetsieris P, Przedborski S, Fahn S (1995) The metabolic topography of idiopathic torsion dystonia. Brain 118: 1473–1484

Haslinger B, Erhard P, Dresel C, Castrop F, Roettinger M, Ceballos-Baumann AO (2005) »Silent event-related« fMRI reveals reduced sensorimotor activation in laryngeal dystonia. Neurology 65: 1562–1569

Haslinger B, Altenmuller E, Castrop F, Zimmer C, Dresel C (2010) Sensorimotor overactivity as a pathophysiologic trait of embouchure dystonia. Neurology 74: 1790–1797

Ibanez V, Sadato N, Karp B, Deiber MP, Hallett M (1999) Deficient activation of the motor cortical network in patients with writer's cramp. Neurology 53: 96–105

Islam T, Kupsch A, Bruhn H, Scheurig C, Schmidt S, Hoffmann KT (2009) Decreased bilateral cortical representation patterns in writer's cramp: a functional magnetic resonance imaging study at 3.0 T. Neurol Sci 30: 219–226

Kadota H, Nakajima Y, Miyazaki M, Sekiguchi H, Kohno Y, Amako M, Arino H, Nemoto K, Sakai N (2010) An fMRI study of musicians with focal dystonia during tapping tasks. J Neurol 257: 1092–1098

Mohammadi B, Kollewe K, Samii A, Beckmann CF, Dengler R, Münte TF (2012) Changes in resting-state brain networks in writer's cramp. Hum Brain Mapp 33: 840–848

Nelson AJ, Blake DT, Chen R (2009) Digit-specific aberrations in the primary somatosensory cortex in Writer's cramp. Ann Neurol 66: 146–154

Obermann M, Yaldizli O, de Greiff A, Konczak J, Lachenmayer ML, Tumczak F, Buhl AR, Putzki N, Vollmer-Haase J, Gizewski ER, Diener HC, Maschke M (2008) Increased basal-ganglia activation performing a non-dystonia-related task in focal dystonia. Eur J Neurol 15: 831–838

Obermann M, Vollrath C, de Greiff A, Gizewski ER, Diener HC, Hallett M, Maschke M (2010) Sensory disinhibition on passive movement in cervical dystonia. Mov Disord 25: 2627–2633

Oga T, Honda M, Toma K, Murase N, Okada T, Hanakawa T, Sawamoto N, Nagamine T, Konishi J, Fukuyama H, Kaji R, Shibasaki H (2002) Abnormal cortical mechanisms of voluntary muscle relaxation in patients with writer's cramp: an fMRI study. Brain 125: 895–903

Peller M, Zeuner KE, Munchau A, Quartarone A, Weiss M, Knutzen A, Hallett M, Deuschl G, Siebner HR (2006) The basal ganglia are hyperactive during the discrimination of tactile stimuli in writer's cramp. Brain 129: 2697–2708

Preibisch C, Berg D, Hofmann E, Solymosi L, Naumann M (2001) Cerebral activation patterns in patients with writer's cramp: a functional magnetic resonance imaging study. J Neurol 248: 10–17

Pujol J, Roset-Llobet J, Rosines-Cubells D, Deus J, Narberhaus B, Valls-Sole J, Capdevila A, Pascual-Leone A (2000) Brain cortical activation during guitar-induced hand dystonia studied by functional MRI. Neuroimage 12: 257–267

Sanger TD, Pascual-Leone A, Tarsy D, Schlaug G (2002) Nonlinear sensory cortex response to simultaneous tactile stimuli in writer's cramp. Mov Disord 17: 105–111

Schmidt KE, Linden DE, Goebel R, Zanella FE, Lanfermann H, Zubcov AA (2003) Striatal activation during blepharospasm revealed by fMRI. Neurology 60: 1738–1743

Simonyan K, Ludlow CL (2010) Abnormal activation of the primary somatosensory cortex in spasmodic dysphonia: an FMRI study. Cereb Cortex 20: 2749–2759

Trost M, Carbon M, Edwards C, Ma Y, Raymond D, Mentis MJ, Moeller JR, Bressman SB, Eidelberg D (2002) Primary dystonia: is abnormal functional brain architecture linked to genotype? Ann Neurol 52: 853–856

Parkinson-Syndrom, Chorea Huntington

K. Reetz, F. Binkofski, C. Eggers

34.1 **Parkinson-Syndrom** – 550
34.1.1 Einführung – 550
34.1.2 Funktionelle MRT-Bildgebungsstudien – 551

34.2 **Chorea Huntington** – 557
34.2.1 Einführung – 557
34.2.2 Funktionelle MRT-Bildgebungsstudien – 557

Literatur – 560

Zum Thema

Das Parkinson-Syndrom und die Chorea Huntington gehören zu den neurodegenerativen Bewegungsstörungen, die – ebenso wie die Dystonien (▶ Kap. 33) – traditionell den Basalganglienerkrankungen zugeordnet werden. Funktionelle magnetresonanztomographische Verfahren leisten einen wichtigen Beitrag zum Verständnis sowohl der motorischen, aber auch der nichtmotorischen Symptome (Kognition und psychische Auffälligkeiten) dieser Erkrankungsbilder. Insbesondere die nichtmotorischen Symptome als auch genetische Aspekte sind zunehmend in den Interessenfokus gerückt, was sich auch in den nachfolgend vorgestellten funktionellen Bildgebungsstudien widerspiegelt. Hierbei sind Studien in einem sehr frühen bzw. asymptomatischen Stadium von besonderem Interesse. Auch methodisch findet sich eine Erweiterung um interessante Bildgebungsstudien zur funktionellen Konnektivität.

34.1 Parkinson-Syndrom

Definition

Parkinson-Syndrome sind definiert durch das Vorliegen einer Akinese und eines der folgenden, in unterschiedlicher Gewichtung auftretenden Kardinalsymptome:
- Rigor
- Ruhetremor
- Posturale Instabilität

Als fakultative nichtmotorische Symptome gelten sensorische, vegetative, psychische und kognitive Symptome.

Das idiopathische Parkinson-Syndrom wird hinsichtlich der klinischen Symptome in folgende häufig vorkommende Verlaufsformen unterteilt: akinetisch-rigider, tremordominanter und Äquivalenz-Typ. Das idiopathische Parkinson-Syndrom ist mit einer Prävalenz von 100 bis 200/100.000 Einwohnern in Deutschland eine der häufigsten neurologischen Erkrankungen. Die langsam fortschreitende Erkrankung gehört zu den extrapyramidalmotorischen Bewegungsstörungen.

34.1.1 Einführung

Das Parkinson-Syndrom ist die zweithäufigste neurodegenerative Erkrankung, charakterisiert durch einen progressiven Verlust dopaminerger Neurone in der Substantia nigra und Bildung von Lewy-Körperchen im zentralen und peripheren Nervensystem (Braak u. Del Tredici 2008).

Neben den charakteristischen motorischen Symptomen sind in den letzten Jahren zunehmend auch nichtmotorische Symptome wie psychische, kognitive, vegetative und sensorische Störungen in den Vordergrund gerückt. Da der klinischen Manifestation erste pathologische Veränderungen bereits ca. 5–20 Jahre vorausgehen können, kann man eine präsymptomatische und symptomatische Phase unterscheiden (◘ Abb. 34.1). Ein wesentlicher Beitrag zu der Möglichkeit der Untersuchung präsymptomatischer Stadien, aber auch bedeutende Fortschritte bei der Aufklärung pathophysiologischer Zusammenhänge, die zur Entstehung des Parkinson-Syndroms beitragen, konnte durch die Entdeckung genetischer Faktoren in der letzten Dekade erzielt werden.

Genetische Studien in Familien mit einem Parkinson-Syndrom in unterschiedlichen geografischen Regionen weltweit konnten die Hypothese stärken, dass genetische Faktoren eine wichtige Rolle bei der Entstehung des Parkinson-Syndroms spielen. Seit 1997 wurden insgesamt 18 solcher Genorte durch Kopplungsanalysen (PARK1–15) und genomweite Assoziationsstudien (GWASs) (PARK16–18) (Bekris et al. 2010; Farrer 2006; Pankratz et al. 2003) beschrieben. Die häufigsten Mutationen finden sich in den Genen für *LRRK2, Parkin* sowie *PINK1* und machen ca. 3 % aller Patienten mit einem Parkinson-Syndrom aus (Klein u. Schlossmacher 2006). Bei den bisher klinisch am besten charakterisierten 6 monogenen Formen handelt es sich um die autosomal-dominant vererbten Formen *SNCA* und *LRRK2* sowie die autosomal-rezessiven Formen *Parkin, PINK1, DJ-1* und *ATP13A2* (◘ Tab. 34.1).

In der mittlerweile umfangreichen Literatur finden sich viele verschiedene Studien zu Parkinson-Syndromen. Das Konzept der basalganglionärkortikalen Regelkreisläufe und ihrer Veränderungen beim Parkinson-Syndrom wurde in den 1980er Jahren auf der Grundlage tierexperimenteller und neuropathologischer Untersuchungen eingeführt (DeLong 1990). Es hat unser Denken über funktionell neuroanatomische Zusammenhänge revolutioniert und stellt noch heute das zentrale Konzept für das Verständnis der Steuerung von Bewegungen dar. Die motorischen Schleifen umfassen eine sog. direkte und indirekte Verbindung vom Striatum zu den Ausgangsstationen der Basalganglien, dem internen Pallidum und der Substantia nigra pars reticulata (◘ Abb. 34.2). Durch das dopaminerge Defizit entsteht beim Parkinson-Syndrom, vereinfacht dargestellt, ein Ungleichgewicht zwischen diesen beiden Wegen, wobei der indirekte Weg überwiegt (▶ Abschn. 2.3.8, ◘ Abb. 2.36; ▶ Abschn. 2.3.13, ◘ Abb. 2.46). Hierdurch kommt es zu einer Disinhibition des Nucleus subthalamicus mit daraus folgender verstärkter Erregung des internen Pallidums. Die daraus sich ergebende verstärkte pallidale Hemmung auf exzitatorische thalamofrontale Projektionen (vor allem zum prämotorischen Kortex/supplementärmotorischen Areal) wird als

34.1 · Parkinson-Syndrom

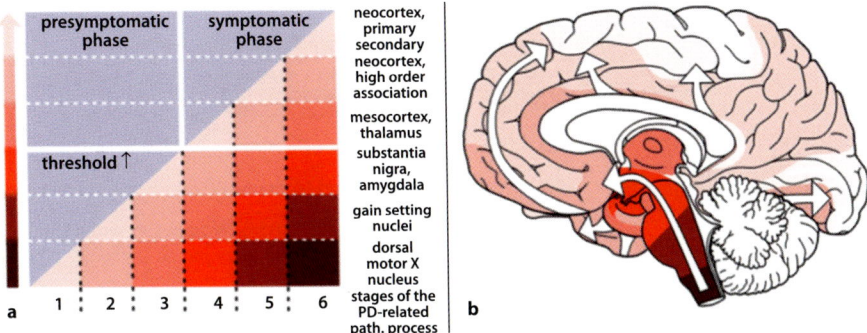

◘ Abb. 34.1 Präsymptomatische und symptomatische Phasen des Parkinson-Syndroms. a Die präsymptomatische Phase zeichnet sich durch das Auftreten der Lewy-Körperchen im Gehirn von asymptomatischen Individuen aus. In der symptomatischen Phase wird dann die individuelle neuropathologische Schwelle erreicht (*schwarzer Pfeil*). b Das Diagramm beschreibt den zunehmenden pathologischen Prozess (*weiße Pfeile*). Die Intensität der Schattierung der gefärbten Areale entspricht der Abb. 34.1a. (Aus Braak et al. 2004)

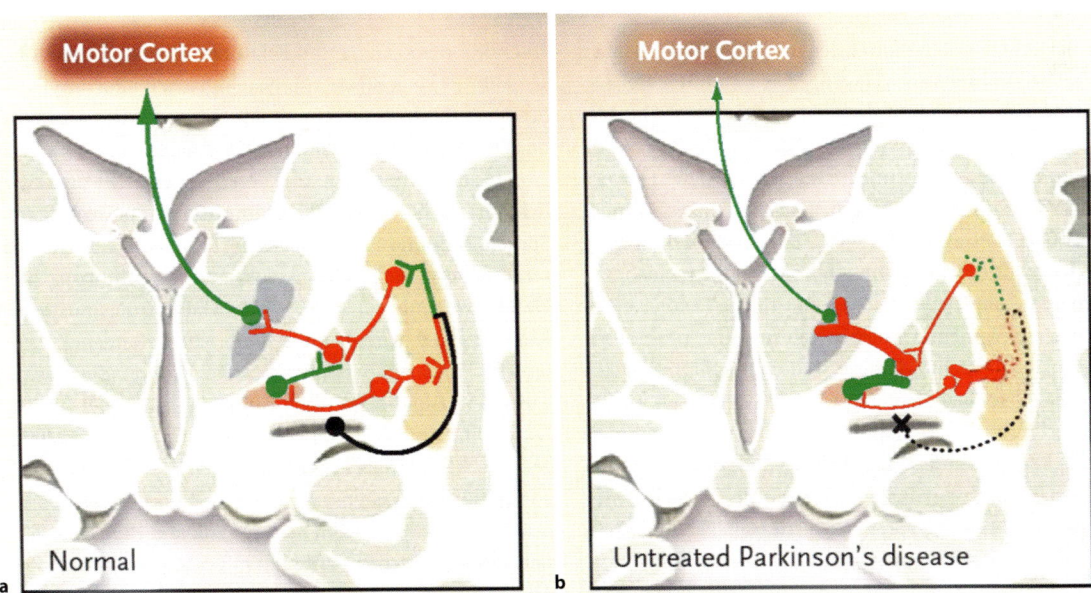

◘ Abb. 34.2 Modell der motorischen basalganglionärkortikalen Regelkreisläufe im gesunden (a) und im pathologischen Fall (b) bei Morbus Parkinson, projiziert auf einen koronalen Hirnschnitt. Hier symbolisieren *rote* Verbindungen inhibitorische Projektionen, *grüne* Verbindungen exzitatorische Projektionen. Die Dicke einer Verbindung symbolisiert, ob die Projektion über- oder unteraktiv ist. (Aus Lang et al. 2003; mit freundlicher Genehmigung von Massachusetts Medical Society)

das wesentliche funktionelle Substrat der Akinese beim Parkinson-Syndrom angesehen.

34.1.2 Funktionelle MRT-Bildgebungsstudien

Motorische Störungen des Parkinson-Syndroms

In den überwiegend vor der Ära der funktionellen Magnetresonanztomographie durchgeführten Positronenemissionstomographie(PET)-Bildgebungsstudien fanden sich als funktionelles Korrelat der Akinese eine bewegungsabhängige Minderaktivierung im Bereich des mesial prämotorischen Kortex/SMA (supplementärmotorische Rinde) sowie eine Mehraktivierung zerebellärer, parietaler und prämotorischer Strukturen (Übersicht s. Ceballos-Baumann 2003). Bei einer der ersten fMRT-Studien bei Patienten mit akinetisch-rigidem Parkinson-Syndrom im medikamentösen »OFF« konnten Sabatini et al. (2000) bei einer komplexen selbstgetriggerten sequenziellen Bewegungsaufgabe eine Aktivitätszunahme im primärmotorischen Kortex (M1) sowie eine funktionelle Reorganisation in der primärsensomotorischen, zingulären und supplementärmotorischen Rinde nachweisen (Sabatini et al. 2000).

Weiterhin wurde gezeigt, dass es unter L-Dopa nicht nur zu einer klinischen Verbesserung, sondern auch zu

Tab. 34.1 Übersicht über die am besten charakterisierten monogenen Formen des Parkinson-Syndroms

Akronym	Lokus	Gen/Protein	Erbgang	Klinische Merkmale
PARK1/4	4q21–23	SNCA	AD	Früher Beginn, Demenz bei Triplikationen
PARK2	6q25.2–q27	Parkin	AR	Früher Beginn, langsame Progression, gutes Ansprechen auf L-Dopa
PARK6	1p35–36	PINK1	AR	Früher Beginn, langsame Progression, gutes Ansprechen auf L-Dopa, gehäuft psychiatrische Symptome
PARK7	1p36	DJ-1	AR	Früher Beginn
PARK8	12q12	LRRK2	AD	Später Beginn, klassischer Parkinsonismus
PARK9	1p36	ATP13A2	AR	Juveniler Parkinsonismus, Pyramidenbahnzeichen, Demenz

AD: autosomal-dominant, *AR*: autosomal-rezessiv, *ATP13A2*: ATPase type 13A2 gene, *DJ-1*: oncogene DJ-1, *LRRK2*: leucine repeat rich kinase 2, *PINK1*: phosphatase and tensin homolog (PTEN)-induced putative kinase 1, *SNCA*: α-Synuclein

einer partiellen Reversibilität der mesial-prämotorischen Minderaktivierung kam (Haslinger et al. 2001). Bei *De-novo*-Parkinsonpatienten ohne parkinsonspezifische Medikation fand sich indessen eine – durch L-Dopa reversible – verminderte Aktivierung im kontralateralen M1 sowie in der SMA (Buhmann et al. 2003). In diesem Zusammenhang konnten Rowe et al. (2002) zeigen, dass die häufig gefundene Minderaktivierung der SMA bei Parkinsonpatienten eine kontextspezifische funktionelle Deafferenzierung des supplementärmotorischen und des prämotorischen Kortex darstellt. Mehrere Studien beschäftigten sich mit den vielfach beobachteten Überaktivierungen im Bereich der zerebellär-thalamisch-kortikalen Schleife, die meist als kompensatorischer Mechanismus der defizitären striato-thalamisch-kortikalen Schleife zum Erhalt der motorischen Funktion interpretiert wurde (Glickstein u. Stein 1991). Ein weiterer kompensatorischer Ansatz im Sinne einer »motorischen Reserve« – anlehnend an das Konzept der »kognitiven Reserve« – stellt die Rekrutierung zusätzlicher Areale dar und wurde von Palmer et al. (2010) in einer ROI-basierten fMRT-Studie bestätigt.

Einen wichtigen Beitrag zu dem beispielhaften Symptom der Bewegungsstarre (»freezing«) leistete eine Studie, die die Planung des Gehens bei Parkinsonpatienten mit Bewegungsstarre mithilfe der Vorstellung vom Gehen in Kombination mit fMRT untersuchte (Snijders et al. 2010). Während die Patienten verminderte Antworten in mesialen frontalen und posterioren parietalen Regionen zeigten, fanden sich gangabhängige Hyperaktivitäten in mesenzephalen lokomotorischen Regionen, die mit den klinischen Parametern Schwere des »Freezings« und Dauer der Erkrankung korrelierten (Abb. 34.3). Die Fähigkeit zur Ausführung von Doppelaufgaben (»dual-tasks«) ist für Parkinsonpatienten eine besondere Herausforderung. So kommt es wie bei dem häufig zitierten Beispiel »stop walking when talking« (Bloem et al. 2000) zu einer gestörten Interaktion von Gang und Kognition mit einer paradoxen Umkehr der eigentlichen physiologischen »Posture first«-Strategie mit Unterbrechung des Gangs für die Ausübung der Doppelaufgabe (Snijders et al. 2007).

Diese Schwierigkeit konnte erneut in einer erst kürzlich durchgeführten fMRT-Studie zu Handbewegung und Sprachproduktion belegt werden (Pinto et al. 2011). Während sich insgesamt bei der separaten Durchführung einer Handbewegung ein reduziertes Aktivierungsmuster im Kleinhirn und primärmotorischen Kortex fand, priorisierten die Parkinsonpatienten bei der Kombination beider Aufgaben (»dual-task«) eine Tätigkeit und die gleichzeitige Durchführung der Handbewegung und Sprachproduktion gelang schlechter als bei Gesunden.

Im höheren Lebensalter tritt eine funktionelle Reorganisation des motorischen Systems ein. Diese unterscheidet sich jedoch zwischen Patienten mit einem Parkinson-Syndrom und gesunden Älteren. So konnte dargelegt werden, dass bei Parkinsonpatienten die aufgabenabhängige Aktivität im »OFF« mit steigendem Lebensalter mit Ausnahme des rechten Zerebellums gleichförmig zu gesunden Probanden ansteigt (Hughes et al. 2010). Im »ON« zeigten jüngere Patienten mit einem Parkinson-Syndrom eine erhöhte Aktivität im rechten lateralen präfrontalen Kortex, SMA, linken prämotorischen Kortex, rechten Thalamus und Kleinhirn, welche mit höherem Lebensalter abnahm. Dies wurde mittels ereigniskorrelierter fMRT untersucht.

Nichtmotorische Störungen des Parkinson-Syndroms

> Das Spektrum der nichtmotorischen Symptome des Parkinson-Syndroms ist äußerst vielfältig. Es finden sich vorwiegend kognitive Symptome (Störungen der Frontalfunktionen, in fortge-
▼

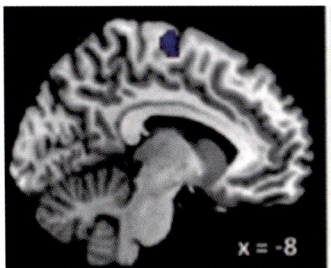
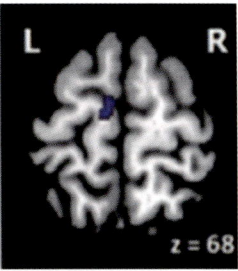

■ Freezers < Non-freezers (functional)

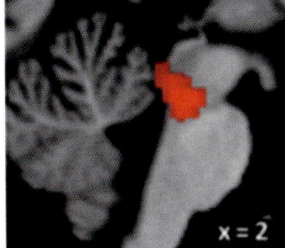
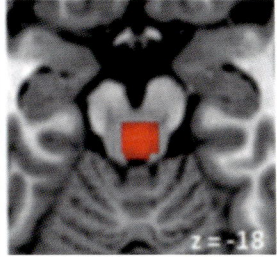

Abb. 34.3 Vorstellungsabhängige Aktivität im Gehirn. Verminderte Aktivierung (*blau*) in der supplementärmotorischen Rinde (SMA) und erhöhte Aktivierung (*rot*) in der mesenzephalen lokomotorischen Region. (Aus Snjiders et al. 2010; mit freundlicher Genehmigung von Oxford University Press)

schrittenen Stadien Demenz), psychische Symptome (vor allem Depression, Angststörungen), Schlafstörungen, vegetative Symptome (Störungen von Blutdruck, Temperaturregulation, Harnblasenfunktion und sexuellen Funktionen) sowie sensorische Symptome (Dysästhesien und Schmerzen).

Die Ausgestaltung der **kognitiven Defizite** bis hin zur **Demenz** beim Parkinson-Syndrom erscheint neuropsychologisch und klinisch sehr mannigfaltig (Kehagia et al. 2010). Das Konzept der kognitiven Störung umfasst vorwiegend eine frontoexekutive Dysfunktion und manifestiert sich in Defiziten bei der Flexibilität, Planung, und des Arbeitsgedächtnisses. Dass L-Dopa einen differenziellen Einfluss auf die Motorik und Kognition zu haben scheint, konnten Mattay et al. (2002) in einer fMRT-Studie bei Patienten mit einem Parkinson-Syndrom zeigen. Während sich unter der L-Dopa-Gabe bei der motorischen Aufgabe eine Aktivierungszunahme in motorischen Arealen fand, war bei einer Arbeitsgedächtnisaufgabe im medikamentösen »OFF« eine stärkere kortikale Aktivierung im präfrontalen, zingulären und parietalen Kortex zu verzeichnen, was gleichzeitig auch mit einer schlechteren kognitiven Leistung einherging. Während Patienten in frühen Phasen der Parkinson-Krankheit klinische Hinweise auf einen verminderten Trainingseffekt bei implizitem Lernen sequenzieller motorischer Aufgaben aufweisen, zeigte sich im fMRT, dass die Durchführung zuvor gelernter Sequenzen bei Patienten mit einem Parkinson-Syndrom im Vergleich zu gesunden Vergleichspersonen nicht beeinträchtigt ist (Werheid et al. 2003).

Beide Gruppen aktivierten unter anderem Teile des anterioren frontomedianen Kortex und des anterioren sowie posterioren zingulären Kortex bei der Durchführung gelernter vs. randomisierter sequenzieller Bewegungen. Dem frontomedianen Kortex wird hierbei eine Funktion in der Antizipation kommender Stimuli, dem posterioren zingulären Kortex eine Funktion in der Verbindung dieser Stimuli zu gelernten Inhalten zugeschrieben. Diese Ergebnisse lassen sich im Kontext der Beobachtung so interpretieren, dass mediale dopaminerge Verbindungen von mesenzephalen Arealen zum frontomedianen Kortex in frühen Stadien der Erkrankung weniger betroffen zu sein scheinen als laterale Projektionen via Striatum und Thalamus zum lateral präfrontalen Kortex. In einer weiteren fMRT-Studie zum Arbeitsgedächtnis bei Patienten mit einem Parkinson-Syndrom, die im Vergleich zu einer gesunden Kontrollgruppe Aktivierungen eines dorso- und ventrolateralen, striatalen und parietookzipitalen Netzwerkes zeigten, konnten Lewis et al. (2003) eine verminderte frontostriatale Aktivierung bei Parkinsonpatienten mit exekutiven Störungen im Vergleich zu Parkinsonpatienten ohne exekutive Störung nachweisen.

Das Anpassen einer Verhaltensantwort auf geänderte äußere Umstände und Regeln, sog. »set shifting« (▶ Kap. 22), wurde mithilfe des Wisconsin-Card-Sorting-Tests untersucht (Monchi et al. 2004). Hierbei konnte nachgewiesen werden, dass sich in Abhängigkeit der Aufgabe und dessen funktioneller Beziehung zum Striatum bei Parkinsonpatienten sowohl gesteigerte als auch reduzierte präfrontale Aktivierungen finden können. Während belohnungsunterstützter Lernprozesse kommt es in Tiermodellen zu einer phasischen Dopaminaktivität im Striatum. Diese Dopaminaktivität kann durch das BOLD-Signal in fMRT-Studien abgebildet werden.

Schonberg et al. (2010) untersuchten, ob es auch beim Parkinson-Syndrom zu einer ähnlichen Aktivierung kommt, oder aber ein ventrodorsaler Gradient entsprechend dem bekannten dopaminergen Gradienten vorhanden ist. Sie untersuchten daher Parkinsonpatienten während einer Lernaufgabe mit Belohnung. Hierbei fand sich, basierend auf einem Rechenmodell zu belohnungsverstärkendem Lernen, ein deutlicher ventrodorsaler Gradient mit erhaltener Aktivität von Fehlersignalen im ventralen Striatum sowie einem signifikant verminderten Aktivitätsniveau im dorsalen Striatum. Die Befunde unterstützen die Hypothese, dass das BOLD-Signal die phasische Dopaminaktivität während des Belohnungslernens im Striatum bei Parkinsonpatienten reflektiert.

Auch die Verarbeitung von **Emotionen** kann beim Parkinson-Syndrom verändert sein. Patienten zeigen z. T.

eine gestörte Verarbeitung von Gesichtsausdrücken und affektiven Attributen. Auch diese Defizite werden zu einem gewissen Teil der Degeneration des nigromesolimbischen dopaminergen Systems im Bereich der ventralen tegmentalen Area (VTA) und Substantia nigra zugeschrieben. Dabei bestehen Verbindungen zur Amygdala, der eine zentrale Rolle bei der Emotionsverarbeitung zugeteilt wird. Während eine gesunde Kontrollgruppe bei der Wahrnehmung ängstlicher bzw. wütender Gesichtsausdrücke eine gesteigerte bilaterale Aktivierung der Amygdala zeigte, war dies bei Patienten mit einem Parkinson-Syndrom vermindert und durch L-Dopa reversibel (Tessitore et al. 2002). Dies wurde durch eine ein Jahr später publizierte behaviorale Studie teilweise unterstützt, die medizierte und nicht-medizierte Parkinson-Patienten hinsichtlich der Erkennung von Gesichtsausdrücken untersuchte (Sprengelmeyer et al. 2003), wobei die nichtmedizierte Gruppe im Vergleich zu der medizierten Gruppe besonders bei der Erkennung der Emotion »Ekel« schlechter abschnitt.

Eine Beeinträchtigung in der Erkennung spezifischer Emotionen wie Angst und Überraschung sowie eine geschlechtsbetonte defizitäre Erkennung von Angst bei Männern mit einem Parkinson-Syndrom konnte in einer 2008 von Clark et al. (2008) durchgeführten Studie gezeigt werden. Die **Impulskontrolle** kann bei Patienten, insbesondere auch unter dopaminerger Therapie mit Dopaminagonisten, im Verlauf der Erkrankung gestört sein. Hierzu legen rezente Studien unterschiedliche Ergebnisse in Bezug auf die Beteiligung des ventralen Striatums dar: So fanden Frosini et al. (2010) bei Glücksspielaufgaben eine Hyperaktivierung im Bereich des linken ventralen Striatums, Rao et al. (2010) zeigten dahingegen bei einer Gewinnaufgabe mit Ballon aufpumpen eine Hypoaktivierung im Bereich des rechten ventralen Striatums.

Der Einfluss von Dopaminagonisten auf die Impulskontrolle wurde in einer Vergleichsuntersuchung zwischen Parkinsonpatienten ohne Medikation, mit L-Dopa und dem Dopaminagonisten Pramipexol im fMRT mittels eines Roulettespiels mit Belohnungen untersucht (van Eimeren et al. 2009a). Es zeigte sich eine Zunahme der Aktivierungen in den mit Pramipexol medizierten Patienten abhängig vom Risikoverhalten im orbitofrontalen Kortex. Van Eimeren et al. postulierten, dass durch Dopaminagonisten Unterbrechungen in der Dopamintransmission vermieden werden und dadurch der negativ verstärkende Effekt des Verlierens beeinträchtigt ist. Eine der häufigsten psychiatrischen Auffälligkeiten bei Patienten mit einem Parkinson-Syndrom ist die **Depression**. Eine hierzu durchgeführte fMRT-Studie fand eine verminderte Aktivierung im linken mediodorsalen Thalamus und medialen präfrontalen Kortex bei gleichzeitiger Zunahme der grauen Substanz im bilateralen mediodorsalen Thalamus bei Patienten mit einem Parkinson-Syndrom und einer Depression im Vergleich zu Patienten mit einem Parkinson-Syndrom ohne Depression (Cardoso et al. 2009). Damit stellten die Autoren die Rolle der funktionellen emotionalen Verarbeitung im limbischen mediodorsalen Thalamus bei dieser neurodegenerativen Erkrankung heraus.

Unter den nichtmotorischen Symptomen haben **visuelle Halluzinationen** eine hohe Relevanz und stellen eine Alltagsbelastung für die Patienten dar. In 2 fMRT-Studien wurde hierzu das funktionelle Korrelat bei Parkinsonpatienten mit visuellen Halluzinationen untersucht, wobei die Studien zu unterschiedlichen Ergebnissen kamen. Ramirez-Ruiz et al. (2008) untersuchten Patienten, die bestätigen sollten, wenn sie identische Bilder präsentiert bekamen. Es wurde während der Darstellung von nichtidentischen Bildern (Kontrollbedingung, also einer Halluzination des Patienten) eine Hypoaktivität in frontalen Regionen gefunden. Dahingegen zeigten Meppelink et al. (2009), dass in der Phase vor einer Objekterkennung eine frontale Hypoaktivität zu sehen war, nicht jedoch während der Erkennung selbst. Zusätzlich konnte eine reduzierte Aktivität im lateralen okzipitalen Kortex beobachtet werden. Diese Ergebnisse deckten sich mit pathoanatomischen Studien, die eine reduzierte graue Substanz in den visuellen Assoziationsarealen demonstrierten.

Eines der ersten Frühsymptome beim Parkinson-Syndrom kann eine **Riechstörung** sein. Parkinsonpatienten mit einer Riechstörung und gesunde Kontrollen wurden mit der fMRT unter dem Einfluss eines rosenähnlichen Duftes untersucht, was in beiden Gruppen zu einer Aktivierung von für das Riechen relevanter Areale (Amygdala, lateraler orbitofrontaler Kortex, Striatum, Thalamus, Mittelhirn und Hippocampus) (▶ Kap. 31) führte. Allerdings zeigten die Patienten mit einem Parkinson-Syndrom im Gruppenvergleich keine bilateralen Aktivierungen wie bei den gesunden Kontrollen, und darüber hinaus fand sich eine gesteigerte Aktivierung im inferioren frontalen Gyrus, anterioren zingulären Kortex und dorsalen und ventralen Striatum (Westermann et al. 2008). Im Kontrast zu den auch beobachteten verminderten Aktivierungen in der vorangegangen Studie zeigten sich bei einer ROI-basierten Analyse während einer Geruchserkennungsaufgabe bei Patienten mit einem Parkinson-Syndrom durchgängig geruchsabhängige gesteigerte Aktivierungen im piriformen und orbitofrontalen Kortex (Moessnang et al. 2011). In beiden fMRT-Studien ist die beobachtete gesteigerte Aktivierung als kompensatorischer Mechanismus zum Erhalt der Leistung zu werten.

Funktionelle Bildgebung im Ruhezustand

Von zunehmendem Interesse ist die noch relativ junge Anwendung von funktionellen MRT-Aufnahmen im Ruhezustand (»resting state«; ▶ Kap. 15) des menschlichen Gehirns zur Untersuchung der funktionellen Konnektivität. Dieser Ruhezustand ist durch die intrinsische Aktivität neuronaler

Netzwerke, wie z. B. des »Default Mode«-Netzwerks (DMN), welches kortikale Mittellinienstrukturen und laterale parietale sowie temporale Anteile umfasst, charakterisiert. Zerebrale Strukturen, die während des Ruhezustandes im DMN normalerweise aktiv sind, zeigten beim Parkinson-Syndrom eine veränderte Konnektivität (Palmer et al. 2010).

Helmich et al. (2010) fanden bei Patienten mit einem Parkinson-Syndrom im Vergleich zu der gesunden Kontrollgruppe eine reduzierte funktionelle Konnektivität zwischen dem inferioren parietalen Kortex und dem vom Dopaminmangel stärker betroffenen posterioren Putamen, während die funktionelle Konnektivität zum anterioren Putamen erhöht war. Die Autoren folgerten, dass die dopaminerge Depletion zu einer räumlichen Neustrukturierung kortikaler-subkortikaler Konnektivität führt, und dass diese Veränderungen möglicherweise einer Störung der sensomotorischen Integration beim Parkinson-Syndrom unterliegen. In einer Studie von Kwak et al. (2010), in der man eine globale Hyperkonnektivität kortikostriataler Netzwerke von Parkinsonpatienten fand, konnte zudem gezeigt werden, dass L-Dopa diese Hyperkonnektivität normalisiert.

In einer weiteren Studie, die sich auf das Konnektivitätsprofil des Nucleus subthalamicus konzentrierte, konnte bei Patienten mit einem Tremor der rechten Hand eine erhöhte Anzahl an Netzwerkverbindungen zwischen dem linken Nucleus subthalamicus und dem entsprechenden primären sensomotorischen Kortex nachgewiesen werden (Baudrexel et al. 2011). Die akinetisch-rigiden Patienten zeigten hingegen eine erhöhte funktionelle Konnektivität zwischen dem Nucleus subthalamicus und bilateralen supplementär- und primärmotorischen Arealen. Damit stellten die Autoren die besondere Rolle des Nucleus subthalamicus als Schlüsselstruktur für die Modulation des basalganglienkortikalen motorischen Netzwerkes beim Parkinson-Syndrom heraus.

In gewissem Widerspruch zu diesen Studien fanden Wu et al. (2010) eine reduzierte Konnektivität zwischen kortikalen und striatalen Arealen bei Patienten mit einem Parkinson-Syndrom, hier speziell zwischen präsupplementärmotorischer Rinde (prä-SMA) und dem linken Putamen. Da diese Strukturen eine wichtige Funktion bei der Bewegungsinitiierung spielen, wurde die beobachtete reduzierte kortikostriatale Konnektivität auf die Schwierigkeit der Bewegungsplanung und Initiierung bei Parkinsonpatienten zurückgeführt (Wu et al. 2010).

Mit einer anderen Auswertungsmethode, die sich mehr auf die lokale Integration neuronaler Areale unter Ruhebedingungen konzentriert, nämlich der regionalen Homogenität (ReHo), fanden Wu et al. (2009) bei Parkinsonpatienten eine reduzierte temporale regionale Homogenität in der supplementärmotorischen Rinde (SMA) und im Putamen, andererseits eine erhöhte regionale Homogenität im Kleinhirn, im primärmotorischen Kortex und parietalen Kortex.

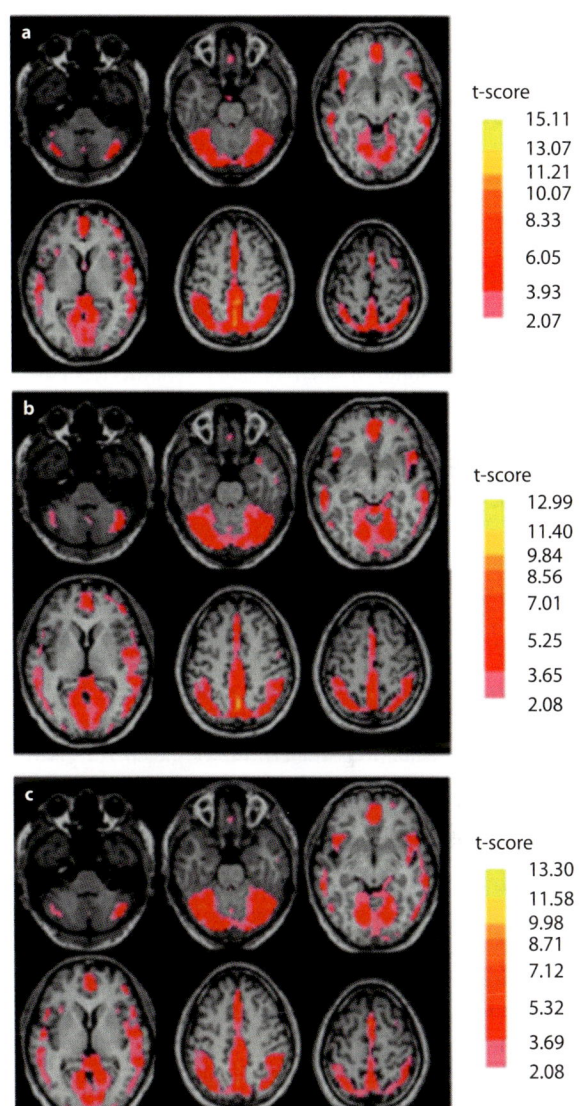

Abb. 34.4 a–c Resting-State-Ergebnisse aus den regionalen Homogenitätsanalysen, dargestellt als Kendalls Konkordanz-Koeffizient bei gesunden Kontrollpersonen (**a**), Patienten mit einem Parkinson-Syndrom im medikamentösen »OFF« (**b**) und Patienten mit einem Parkinson-Syndrom im medikamentösen »ON« (einseitiger T-Test; <0,05; mit multipler Korrektur) (**c**). (Aus Wu et al. 2009; mit freundlicher Genehmigung von John Wiley and Sons)

Darüber hinaus konnten Wu et al. (2009) zeigen, dass diese Ergebnisse mit dem klinischen Schweregrad korrelierten und es bei den Untersuchungen im medikamentösen »ON« zu einer partiellen Normalisierung kam (Abb. 34.4). Somit ergänzen die Ergebnisse von Wu et al. die bereits oben demonstrierten Veränderungen der Ruhekonnektivität verschiedener Areale um zusätzliche Alterationen der neuronalen Ruheaktivität auf lokaler Ebene, die sich ebenfalls durch dopaminerge Medikation (teil-)normalisieren lässt.

Genetische Aspekte des Parkinson-Syndroms

Genetische Parkinson-Syndrome werden immer wieder als genetische Krankheitsmodelle für sporadische Formen der Parkinson-Krankheit herangezogen. Die Untersuchung von identifizierten Genträgern für familiäre Parkinson-Syndrome erlaubt in ganz besonderer Weise die Darstellung bereits der präklinischen Krankheitsphase oder des Krankheitsprogresses *in vivo*. Mutationen in einem der mit dem Parkinson-Syndrom assoziierten Gene führen nicht nur zu einer abnormalen striatalen dopaminergen Neurotransmission oder zu regionalen Veränderungen der Hirnstruktur, sondern auch zu einer veränderten Funktionsweise des Gehirns, die sich mit der fMRT untersuchen lassen.

In einer ersten fMRT-Studie wurde die interne und externe Bewegungsselektion (Fingertapping) bei den asymptomatischen heterozygoten *Parkin*-Mutationsträgern untersucht. Bei vergleichbarer motorischer Leistung bei der Ausführung einer motorischen Fingertapping-Aufgabe fand sich bei der internen Bewegungsselektion ein signifikanter Unterschied in Form von einer Mehraktivierung im rostralen zingulären motorischen Areal und dorsalen prämotorischen Kortex bei den asymptomatischen heterozygoten *Parkin*-Mutationssträgern im Vergleich zur gesunden Kontrollgruppe (Buhmann et al. 2005).

In einer weiteren fMRT-Studie zeigte sich bei asymptomatischen *Parkin*- und *PINK1*-Mutationsträgern im Vergleich zu gesunden Kontrollen bei einer einfachen sequenziellen motorischen Aufgabe eine ganz ähnliche – also unabhängig vom Genotyp – zusätzliche Mehraktivierung prämotorischer Areale (rostrale SMA und rostral-dorsaler prämotorischer Kortex) bei gleicher motorischer Leistung (van Nuenen et al. 2009).

Beide fMRT-Studien deuten darauf hin, dass asymptomatische Träger einer heterozygoten Mutation im *Parkin*- oder *PINK1*-Gen ihr latentes dopaminerges Defizit im Striatum, welches z. B. in einer F-DOPA-PET) objektiviert werden konnte (Hilker et al. 2001), durch eine kortikale Mehrarbeit ausgleichen und somit ein normales Leistungsniveau aufrechterhalten. Eine solche kompensatorische kortikale Mehraktivierung findet sich bei den asymptomatischen *Parkin*-Mutationsträgern auch im Bereich des rechten ventralen prämotorischen Kortex bei der Erkennung von emotionalen Gesichtsausdrücken (Anders et al. 2012). Die *Parkin*-Mutationsträger zeigten eine reduzierte Fähigkeit zur Erkennung von emotionalen Gesichtsausdrücken, die bei denjenigen Individuen am wenigsten ausgeprägt war, die die größte Steigerung der ventralen prämotorischen Aktivität hatten. Zusätzlich fand sich eine reduzierte Aktivierung des linken lateralen orbitofrontalen Kortex (BA 47), die unabhängig von der Erkennungsleistung von Emotionen war. Möglicherweise leistet eine Mehraktivierung von Spiegelneuronen im ventralen prämotorischen Kortex eine Kompensation für die reduzierte Emotionserkennung im orbitofrontalen Kortex (Anders et al. 2012).

Van Eimeren et al. (2010) untersuchten mögliche Unterschiede im motorischen Netzwerk bei Patienten mit sporadischem und parkinassoziiertem Parkinson-Syndrom. Es wurden keine wesentlichen Unterschiede in der Aktivierung während intern selektierter oder extern getriggerter Bewegungen gefunden. Die Autoren schlussfolgern, dass somit Unterschiede in der Entwicklung von motorischen Komplikationen (z. B. L-Dopa-induzierte Dyskinesien) bei Patienten mit sporadischem Parkinson-Syndrom nicht auf unterschiedlichen kortikalen Rekrutierungsmechanismen beruhen. Die Ergebnisse untermauern somit die Hypothese einer bedeutsamen pathophysiologischen Überlappung von sporadischen und parkinassoziierten Parkinson-Syndromen.

Es konnte auch durch Bartrés-Faz et al. (2007) dargelegt werden, dass bei Genträgern des DRD2 TaqIA A1-Allels Unterschiede in der Aktivierung im Vergleich zu Nichtträgern eines solchen Allels bestehen. Die Träger eines solchen Allels haben ein erhöhtes Risiko für die Entwicklung eines Parkinson-Syndroms. Die untersuchten Probanden hatten bereits alle ein mildes bis moderates Parkinson-Syndrom. Während einer komplexen sequenziellen Motoraufgabe zeigten die Genträger eine größere Aktivierung von kortikalen Netzwerken inklusive des rechten prämotorischen Kortex, dem rechten mittleren Gyrus temporalis und dem Zerebellum bilateral. Die Autoren führten dies ebenfalls auf mögliche kompensatorische Mechanismen der Genträger zurück.

Zusammenfassung und Ausblick

Die neurowissenschaftliche Bildgebung hat in den letzten Jahren eine rasante Entwicklung erfahren und ist zu einem unverzichtbaren Werkzeug für Forschung und Klinik geworden. Aber auch die klinische Beachtung insbesondere der nichtmotorischen Symptome und auch die genetischen Aspekte der Parkinson-Krankheit haben einen Wandel erfahren. Diese Entwicklungen spiegeln auch die Bildgebungsstudien zu der Parkinson-Krankheit wider. Dementsprechend haben sich zahlreiche Untersuchungen sowohl mit nichtmotorischen Symptomen als auch genetischen Aspekten befasst. Darüber hinaus finden sich neue spannende methodische Ansätze zur funktionellen Konnektivität. Diese Entwicklungen, insbesondere in ihrer multimodalen Form, lassen auf neue, weitere Erkenntnisse zum besseren Verständnis der Parkinson-Krankheit hoffen.

34.2 Chorea Huntington

Definition

Die autosomal-dominant vererbte neurodegenerative Chorea Huntington gehört zu den Basalganglienerkrankungen und ist durch motorische, aber auch kognitive und psychische Symptome gekennzeichnet.

34.2.1 Einführung

1872 wurde Chorea Huntington von dem New Yorker Arzt George Huntington als Krankheitsbild mit erblichen psychiatrischen Auffälligkeiten, Suizidneigung und schweren Symptomen im Erwachsenenalter beschrieben. Der autosomal-dominant vererbten neurodegenerativen Chorea Huntington liegt molekularbiologisch eine CAG-Expansion (>38) im Huntington-Gen (IT15, Genprodukt: mutantes Huntington mit ubiquitärer Exprimierung) auf Chromosom 4p16.3 zugrunde. Je länger die CAG-Expansion, desto früher ist häufig die klinische Manifestation.

Als Antizipation bezeichnet man in der Genetik den zunehmenden Schweregrad oder die frühere Manifestation einer genetisch bedingten Krankheit bei aufeinander folgenden Generationen. Sie bezeichnet also die frühere Herausbildung von Entwicklungsmerkmalen einer Generation gegenüber der vorangehenden Generation. Histopathologisch findet sich eine globale Hirnatrophie mit deutlicher Akzentuierung in den Basalganglien.

Die meist zwischen dem 30. und 40. Lebensjahr beginnende Chorea Huntington hat eine Prävalenz von 4–8:100.000, allerdings mit deutlich regionalen Häufigkeitsunterschieden.

> Chorea Huntington zeichnet sich klinisch durch die nachfolgende Trias aus:
> 1. Psychische Auffälligkeiten, z. B. zunehmende Irritierbarkeit, verminderte Impulskontrolle, Angststörungen, Depressionen und insbesondere auch in späteren Stadien Aggressionen
> 2. Kognitive Störungen bis hin zur Demenz
> 3. Bewegungsstörungen, die durch choreatische Hyperkinesien – plötzlich einsetzende, unwillkürliche Bewegungen verschiedener Muskeln – gekennzeichnet sind

34.2.2 Funktionelle MRT-Bildgebungsstudien

FMRT im präsymptomatischen Stadium der Chorea Huntington

Mithilfe der funktionellen Kernspintomographie gelingt es, einen Einblick in erste dynamische funktionelle Veränderungen bereits vor der klinischen Manifestation, d. h. im präsymptomatischen Stadium der Chorea Huntington (prä-HD), zu gewinnen. Im Fokus stehen hierbei überwiegend später klinisch relevante Symptome wie z. B. Motorik, Kognition und psychiatrische Aspekte (◘ Tab. 34.2, Teil A).

Beginnend mit einer motorischen Lernaufgabe konnte bei Bewältigung dieser, ein komplexes kompensatorisches Netzwerk bezüglich der **Motorik**, welches nicht nur eine einfache Verschiebung der zerebralen Aktivität von prämotorischen zu parietalen Strukturen darstellte, sondern mit multiplen Kompensationsmechanismen in exekutiven und kognitiven motorischen Arealen einherging, gezeigt werden (Kloppel et al. 2009). Auch Abnormalitäten von Antisakkaden gelten als sensitiver Marker in dem präsymptomatischen Stadium der Chorea Huntington. Eine hierzu kürzlich durchgeführte fMRT-Studie zeigte bei asymptomatischen Huntington-Genträgern im Vergleich zu einer gesunden Kontrollgruppe Veränderungen in einem fehlerabhängigen Antwortnetzwerk (präsupplementärmotorische Rinde, dorsales anteriores Zingulum) (Rupp et al. 2011).

Hennenlotter et al. (2004) untersuchten im fMRT die Wahrnehmung von emotionalen Gesichtsausdrücken und konnten zeigen, dass die Erkennung der **Emotion** »Ekel« bei asymptomatischen Huntington-Genträgern gestört ist und auf neuronaler Ebene möglicherweise eine reduzierte insuläre Aktivierung bei asymptomatischen Huntington-Genträgern im Vergleich zu gesunden Probanden zugrunde liegt (◘ Abb. 34.5). Neben der Depression und Angststörung gehört auch die Irritabilität zu den häufigen klinisch-neuropsychiatrischen Symptomen der Erkrankung. In einer fMRT-Studie zur Irritabilität bei asymptomatischen Huntington-Genträgern zeigte sich bei fehlenden manifesten klinisch-neuropsychiatrischen Hinweisen bereits eine Störung der Emotionsverarbeitung als möglicher Hinweis für eine spätere Entwicklung psychischer Auffälligkeiten (Kloppel et al. 2010).

Studien zur **Kognition** zeigen, dass bereits vor dem Auftreten klinisch relevanter Symptome häufig kognitive Defizite bei symptomfreien Huntington-Genträgern vorliegen können. Häufig fand sich bei den fMRT-Studien eine Zunahme der Gehirnaktivierung entweder a) bei gestörter (Clark et al. 2002; Dierks et al. 1999; Georgiou-Karistianis et al. 2007; Kim et al. 2004; Wolf et al. 2008a) oder auch b) bei gleichbleibender Leistung (Paulsen et al. 2004; Reading et al. 2004; Wolf et al. 2007; Zimbelman et

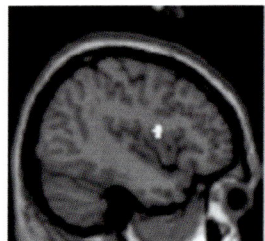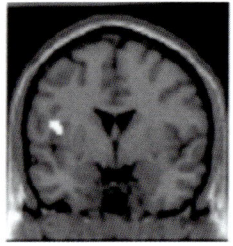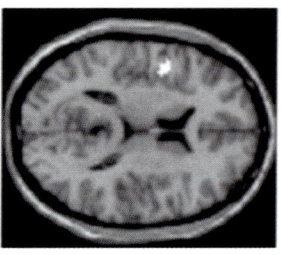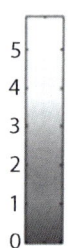

Abb. 34.5 Verminderte Aktivierung der Insel bei motorisch asymptomatischen Huntington-Genträgern im Vergleich zu normalen Kontrollpersonen während der Betrachtung von Gesichtern, die die Emotion Ekel im Vergleich zu affektiv neutralen Gesichtern ausdrücken. (Aus Hennenlotter et al. 2004; mit freundlicher Genehmigung von Oxford University Press)

al. 2007) auf der Verhaltensebene. Dabei handelte es sich in den fMRT-Studien meist um Aufgaben zum verbalen Arbeitsgedächtnis (Wolf et al. 2008a, 2008b), motorischen Fingertapping (Zimbelman et al. 2007), visuell-räumlicher Navigationsleistung (Voermans et al. 2004) oder Interferenzaufgaben, die nichtautomatisiertes und flexibles Antwortverhalten testeten (Paulsen et al. 2004; Reading et al. 2004).

Während einige fMRT-Studien auch eine Abnahme der Gehirnaktivierung bei symptomfreien Huntington-Genträgern im Vergleich zu den gesunden Kontrollen nachweisen konnten (Hennenlotter et al. 2004; Paulsen et

Tab. 34.2 Übersicht funktioneller MRT-Studien bei Chorea Huntington

Studien	Probanden	Paradigma	Ergebnisse (Aktivierung in HD vs. Kontrollgruppe)
A: Präsymptomatisches Stadium			
Rupp et al. 2011	10 prä-HD 12 Ko	Antisakkaden	– ↓ prä-SMA, dorsaler ACC
Kloppel et al. 2010	16 prä-HD 15 Ko	Irritabilität	– Aufgabenabhängige positive Korrelation mit der Amygdala – Inverse funktionelle Kopplung zwischen Amygdala und OFC
Kloppel et al. 2009	15 prä-HD 12 Ko	Sequenzielle motorische Lernaufgabe	– ↑ L SMA, L SPL (bei einfachen Aufgaben), R SPL – ↓ L SPL (mit zunehmender Komplexität)
Wolf et al. 2008a	16 prä-HD 16 Ko	Arbeitsgedächtnis-abhängige Aufgabe, ICA	– ↓ FC linkslateraler präfrontaler und parietaler Kortex, bilaterales Putamen
Wolf et al. 2008b	18 prä-HD 16 Ko	Arbeitsgedächtnis	– ↓ FC L Putamen, R ACC, L medialer präfrontaler Kortex
Saft et al. 2008	16 prä-HD (9f, 9c) 19 Ko	Akustische Aufgabe	– ↑ BL Thalamus und R Caudatum (f)
Zimbelman et al. 2007	26 prä-HD (13 f, 13 c) 13 Ko	Motorisches Fingertapping	– ↓ L Putamen, SMA, L Insel, R inferiorer frontaler Kortex (c) – ↓ R ACC, R Insel (f) – ↑ L sensorimotorischer Kortex, L medial-frontaler Kortex, L präzentraler Kortex, BL superiorer temporaler Kortex, Zerebellum (f)
Wolf et al. 2007	16 prä-HD 16 Ko	Verbales Arbeitsgedächtnis	– ↓ DLPFC – ↑ Superiorer frontaler und inferiorer parietaler Kortex (bei c prä-HD)
Hennenlotter et al. 2004	9 prä-HD 9 Ko	Wahrnehmung des Gesichtsausdrucks »Ekel«	– ↓ L Insel
Reading et al. 2004	7 prä-HD 6 Ko	Interferenzaufgabe	– ↓ L ACC (BA 24, 32)
Voermans et al. 2004	12 prä-HD 18 Ko	Visuell-räumlicher Navigationstest	– ↓ Striatum – ↑ Hippocampus
Paulsen et al. 2004	14 prä-HD 7 Ko	Diskriminierungstest	– Caudatum und Thalamus – ↑ ACC, prä-SMA

34.2 · Chorea Huntington

Tab. 34.2 (Fortsetzung)

Studien	Probanden	Paradigma	Ergebnisse (Aktivierung in HD vs. Kontrollgruppe)
B: Symptomatisches Stadium			
Saft et al. 2008	16 HD 19 Ko	Akustische Aufgabe	– ↑ BL Putamen
Thiruvady et al. 2007	20 HD 17 Ko	Simon-Aufgabe	– ↓ FC zwischen BL ACC und laterale präfrontale Areale
Gavazzi et al. 2007	9 HD 11 Ko	Motorische Finger-tapping-Aufgabe	– ↓ L Caudatum, ACC, medial-frontaler Kortex – ↑ R SMA, R supramarginaler Gyrus, L intraparietaler Gyrus
Georgiou-Karistianis et al. 2007	20 HD 17 Ko	Simon-Aufgabe	– ↑ ACC frontaler motorparietaler Kortex
Kim et al. 2004	8 HD* 12 Ko	SRT	– ↓ BL mittlerer frontaler Kortex, L mittlerer okzipitaler Kortex, L Praecuneus – ↑ R Caudatum rechts, BL Thalamus, L mittlerer und R superiorer temporaler Kortex, R superiorer, inferiorer und mittlerer frontaler Kortex, R postzentraler Gyrus (nur in HD)
Clark et al. 2002	3 HD 3 Ko	Visuell-räumlicher Navigationstest (»Maze-task«)	– okzipital, parietal, somatomotorischer Kortex, Caudatum – ↑ L postzentraler und R mittlerer frontaler Gyrus
Dierks et al. 1999	1 HD	Visuell-räumliche Aufgabe	– ↑ parietaler Kortex

ACC: anteriorer zingulärer Kortex, *BA*: Broadman-Areale, *BL*: bilateral, *c*: close, <10–12 Jahre zu dem angenommenen Zeitpunkt der klinischen Manifestation, *DLPFC*: dorsolateraler präfrontaler Kortex, *f*: far, >10–12 Jahre zu dem angenommenen Zeitpunkt der klinischen Manifestation, *FC*: funktionelle Konnektivität, *HD*: Chorea Huntington, *ICA*: Independent Component Analyse, *L*: links, *OFC*: orbitofrontaler Kortex, *M1*: primärmotorische Rinde, *prä-SMA*: präsupplementärmotorische Rinde, *Ko*: Kontrollen, *R*: rechts, *SPL*: superiorer parietaler Lobus, *SRT*: serielle Reaktionszeit, ↑: gesteigerte Aktivierung, ↓: verminderte Aktivierung, *: leicht symptomatische und präsymptomatische HD

al. 2004; Reading et al. 2004), fand sich zusammenfassend bei den meisten Studien eher eine Zunahme der Gehirnaktivierung. Dies kann bei der neurodegenerativen Grundlage primär eine Dysfunktionalität oder sekundär einen kompensatorischen Mechanismus mit zusätzlicher Rekrutierung von Gehirnstrukturen darstellen. Beachtenswert ist die zeitliche Variabilität der Gehirnleistung im Verlauf von Chorea Huntington. Es wird von einigen Autoren angenommen, dass die Überaktivierung bis zu 10 Jahre vor der klinischen Manifestation auftritt, die bei der Phase der Konversion zur manifesten Erkrankung in eine Unteraktivierung übergeht, um dann im manifesten Stadium wieder »überaktiv« zu werden (Bohanna et al. 2008; Saft et al. 2008).

FMRT im symptomatischen Stadium der Chorea Huntington

Im symptomatischen Stadium der Chorea Huntington (symp-HD) wurden funktionelle Bildgebungsstudien vorwiegend mit unterschiedlichen Aufgaben zur Kognition wie z. B. zur visuell-räumlichen Navigationsleistung (Clark et al. 2002), Uhren lesen (Dierks et al. 1999), Antwortinhibition in der Simon-Aufgabe (Georgiou-Karistianis et al. 2007; Thiruvady et al. 2007), serielle Reaktionszeitaufgabe (Kim et al. 2004) und zum Arbeitsgedächtnis (Wolf et al. 2008a, 2008c) veröffentlicht (Tab. 34.2, Teil B). Die meisten funktionellen Bildgebungsstudien zeigten dabei eine Beeinträchtigung in der Bewältigung der Aufgabe und niedrigere aufgabenabhängige Aktivierungen in subkortikalen und kortikalen Strukturen bei den Huntingtonpatienten (Kim et al. 2004; Wolf et al. 2008a, 2008c).

Einige funktionelle Bildgebungsstudien jedoch zeigten auch eine Zunahme der aufgabenabhängigen zerebralen Aktivierungen (Clark et al. 2002; Dierks et al. 1999; Georgiou-Karistianis et al. 2007). Diese Zunahme der zerebralen Aktivierung wurde als zusätzliche Rekrutierung dieser Hirnregionen im Sinne einer Kompensation gewertet. Auch im Hinblick auf motorisch geprägte Aufgaben fanden sich funktionelle Veränderungen motorischer Strukturen als Ausdruck einer reduzierten motorischen Basalganglien-Thalamus-Kortex-Schleife bzw. kompensatorisch mit zusätzlicher Rekrutierung motorischer Signalwege (Gavazzi et al. 2007). Funktionelle Konnektivitätsanalysen, d. h. Korrelationen der BOLD-Antwort im fMRT zwischen bestimmten Regionen im Gehirn, wiesen eine gestörte funktionelle Konnektivität zwischen dem anterioren Zingulum und lateralen präfrontalen Regionen auf und zeigten, dass eine schlechte Arbeitsleistung mit einer reduzierten Konnektivität einherging (Thiruvady et al. 2007; Wolf et al. 2008c).

> **Zusammenfassung und Ausblick**
>
> Mithilfe funktioneller magnetresonanztomographischer Verfahren konnten bisher viele Kernsymptome (Motorik, Kognition und psychische Auffälligkeiten) der Huntington-Erkrankung untersucht werden. Diese haben bereits einen erheblichen Beitrag zu einem besseren Verständnis der neuronalen Korrelate und Pathophysiologie der Erkrankung geleistet. Insbesondere Studien in einem frühen Stadium der Erkrankung bzw. bereits im präsymptomatischen Stadium von Chorea Huntington zeigen frühzeitig funktionelle Defizite, die z. T. bei Auftreten vor der klinischen Manifestation mit kompensatorischen neuronalen Mechanismen einhergehen.
>
> In Zukunft wird die funktionelle Bildgebung insbesondere im Kontext anderer Bildgebungsmethoden struktureller, funktioneller (z. B. funktionelle Konnektivität) und metabolischer Natur weiterhin einen wichtigen Beitrag zur Aufklärung pathophysiologischer Veränderungen von Chorea Huntington leisten.

Literatur

Anders S, Sack B, Pohl A et al. (2012) Compensatory premotor activity during affective face processing in subclinical carriers of a single mutant Parkin allele. Brain 135: 1128–1140

Baudrexel S, Witte T, Seifried C et al. (2011) Resting state fMRI reveals increased subthalamic nucleus-motor cortex connectivity in Parkinson's disease. Neuroimage 55: 1728–1738

Bartrés-Faz D, Martí MJ, Junqué C et al. (2007) Increased cerebral activity in Parkinson's disease patients carrying the DRD2 TaqIA A1 allele during a demanding motor task: a compensatory mechanism? Genes Brain Behav 6: 588–592

Bekris LM, Mata IF, Zabetian CP (2010) The genetics of Parkinson disease. J Geriatr Psychiatry Neurol 23: 228–242

Bloem BR, Grimbergen YA, Cramer M, Valkenburg VV (2000) »Stops walking when talking« does not predict falls in Parkinson's disease. Ann Neurol 48: 268

Bohanna I, Georgiou-Karistianis N, Hannan AJ, Egan GF (2008) Magnetic resonance imaging as an approach towards identifying neuropathological biomarkers for Huntington's disease. Brain Res Rev 58: 209–225

Braak H, Ghebremedhin E, Rub U, Bratzke H, Del Tredici K (2004) Stages in the development of Parkinson's disease-related pathology. Cell Tissue Res 318: 121–134

Braak H, Del Tredici K (2008) Invited Article: Nervous system pathology in sporadic Parkinson disease. Neurology 70: 1916–1925

Buhmann C, Glauche V, Sturenburg HJ et al. (2003) Pharmacologically modulated fMRI – cortical responsiveness to levodopa in drug-naive hemiparkinsonian patients. Brain 126: 451–461

Buhmann C, Binkofski F, Klein C, Buchel C, van Eimeren T, Erdmann C, Hedrich K, Kasten M, Hagenah J, Deuschl G, Pramstaller PP, Siebner HR (2005) Motor reorganization in asymptomatic carriers of a single mutant Parkin allele: a human model for presymptomatic parkinsonism. Brain 128: 2281–2290

Cardoso EF, Maia FM, Fregni F et al. (2009) Depression in Parkinson's disease: convergence from voxel-based morphometry and functional magnetic resonance imaging in the limbic thalamus. Neuroimage 47: 467–472

Ceballos-Baumann AO (2003) Functional imaging in Parkinson's disease: activation studies with PET, fMRI and SPECT. J Neurol 250 Suppl 1: I15–123

Cerasa A, Hagberg GE, Peppe A et al. (2006) Functional changes in the activity of cerebellum and frontostriatal regions during externally and internally timed movement in Parkinson's disease. Brain Res Bull 71: 259–269

Clark VP, Lai S, Deckel AW (2002) Altered functional MRI responses in Huntington's disease. Neuroreport 13: 703–706

Clark US, Neargarder S, Cronin-Golomb A (2008) Specific impairments in the recognition of emotional facial expressions in Parkinson's disease. Neuropsychologia 46: 2300–2309

DeLong MR (1990) Primate models of movement disorders of basal ganglia origin. Trends Neurosci 13: 281–285

Dierks T, Linden DE, Hertel A et al. (1999) Multimodal imaging of residual function and compensatory resource allocation in cortical atrophy: a case study of parietal lobe function in a patient with Huntington's disease. Psychiatry Res 90: 67–75

Farrer MJ (2006) Genetics of Parkinson disease: paradigm shifts and future prospects. Nat Rev Genet 7: 306–318

Frosini D, Pesaresi I, Cosottini M et al. (2010) Parkinson's disease and pathological gambling: results from a functional MRI study. Mov Disord 25: 2449–2453

Gavazzi C, Nave RD, Petralli R et al. (2007) Combining functional and structural brain magnetic resonance imaging in Huntington disease. J Comput Assist Tomogr 31: 574–580

Georgiou-Karistianis N, Sritharan A, Farrow M et al. (2007) Increased cortical recruitment in Huntington's disease using a Simon task. Neuropsychologia 45: 1791–1800

Glickstein M, Stein J (1991) Paradoxical movement in Parkinson's disease. Trends Neurosci 14: 480–482

Haslinger B, Erhard P, Kampfe N et al. (2001) Event-related functional magnetic resonance imaging in Parkinson's disease before and after levodopa. Brain 124: 558–570

Helmich RC, Derikx LC, Bakker M et al. (2010) Spatial remapping of cortico-striatal connectivity in Parkinson's disease. Cereb Cortex 20: 1175–1186

Hennenlotter A, Schroeder U, Erhard P et al. (2004) Neural correlates associated with impaired disgust processing in pre-symptomatic Huntington's disease. Brain 127: 1446–1453

Hilker R, Klein C, Ghaemi M, Kis B, Strotmann T, Ozelius LJ et al. (2001) Positron emission tomographic analysis of the nigrostriatal dopaminergic system in familial parkinsonism associated with mutations in the parkin gene. Ann Neurol 49: 367–376

Hughes LE, Barker RA, Owen AM, Rowe JB (2010) Parkinson's disease and healthy aging: independent and interacting effects on action selection. Hum Brain Mapp 31: 1886–1899

Kehagia AA, Barker RA, Robbins TW (2010) Neuropsychological and clinical heterogeneity of cognitive impairment and dementia in patients with Parkinson's disease. Lancet Neurol 9: 1200–1213

Kim JS, Reading SA, Brashers-Krug T et al. (2004) Functional MRI study of a serial reaction time task in Huntington's disease. Psychiatry Res 131: 23–30

Klein C, Schlossmacher MG (2006) The genetics of Parkinson disease: Implications for neurological care. Nat Clin Pract Neurol 2: 136–146

Kloppel S, Draganski B, Siebner HR et al. (2009) Functional compensation of motor function in pre-symptomatic Huntington's disease. Brain 132: 1624–1632

Kloppel S, Stonnington CM, Petrovic P et al. (2010) Irritability in preclinical Huntington's disease. Neuropsychologia 48: 549–557

Kwak Y, Peltier S, Bohnen NI et al. (2010) Altered resting state corticostriatal connectivity in mild to moderate stage Parkinson's disease. Front Syst Neurosci 4: 143

Lang AE (2003) Subthalamic stimulation for Parkinson's disease – living better electrically? N Engl J Med 349: 1888–1891

Lewis SJ, Cools R, Robbins TW et al. (2003) Using executive heterogeneity to explore the nature of working memory deficits in Parkinson's disease. Neuropsychologia 41: 645–654

Mattay VS, Tessitore A, Callicott JH et al. (2002) Dopaminergic modulation of cortical function in patients with Parkinson's disease. Ann Neurol 51: 156–164

Meppelink AM, de Jong BM, Renken R et al. (2009) Impaired visual processing preceding image recognition in Parkinson's disease patients with visual hallucinations. Brain 132: 2980–2993

Moessnang C, Frank G, Bogdahn U et al. (2011) Altered activation patterns within the olfactory network in Parkinson's disease. Cereb Cortex 21: 1246–1253

Monchi O, Petrides M, Doyon J et al. (2004) Neural bases of set-shifting deficits in Parkinson's disease. J Neurosci 24: 702–710

Palmer SJ, Li J, Wang ZJ, McKeown MJ (2010) Joint amplitude and connectivity compensatory mechanisms in Parkinson's disease. Neuroscience 166: 1110–1118

Pankratz N, Nichols WC, Uniacke SK et al. (2003) Genome-wide linkage analysis and evidence of gene-by-gene interactions in a sample of 362 multiplex Parkinson disease families. Hum Mol Genet 12: 2599–2608

Paulsen JS, Zimbelman JL, Hinton SC et al. (2004) fMRI biomarker of early neuronal dysfunction in presymptomatic Huntington's Disease. AJNR Am J Neuroradiol 25: 1715–1721

Pinto S, Mancini L, Jahanshahi M et al. (2011) Functional magnetic resonance imaging exploration of combined hand and speech movements in Parkinson's disease. Mov Disord 26: 2212–2219

Ramirez-Ruiz B, Marti MJ, Tolosa E et al. C (2008) Brain response to complex visual stimuli in Parkinson's patients with hallucinations: a functional magnetic resonance imaging study. Mov Disord 23: 2335–2343

Rao H, Mamikonyan E, Detre JA et al. (2010) Decreased ventral striatal activity with impulse control disorders in Parkinson's disease. Mov Disord 25: 1660–1669

Reading SA, Dziorny AC, Peroutka LA et al. (2004) Functional brain changes in presymptomatic Huntington's disease. Ann Neurol 55: 879–883

Rowe J, Stephan KE, Friston K et al. (2002) Attention to action in Parkinson's disease: impaired effective connectivity among frontal cortical regions. Brain 125: 276–289

Rupp J, Dzemidzic M, Blekher T et al. (2011) Abnormal error-related antisaccade activation in premanifest and early manifest Huntington disease. Neuropsychology 25: 306–318

Sabatini U, Boulanouar K, Fabre N et al. (2000) Cortical motor reorganization in akinetic patients with Parkinson's disease: a functional MRI study. Brain 123 (Pt 2): 394–403

Saft C, Schuttke A, Beste C et al. (2008) fMRI reveals altered auditory processing in manifest and premanifest Huntington's disease. Neuropsychologia 46: 1279–1289

Schonberg T, O'Doherty JP, Joel D et al. (2010) Selective impairment of prediction error signaling in human dorsolateral but not ventral striatum in Parkinson's disease patients: evidence from a model-based fMRI study. Neuroimage 49: 772–781

Snijders AH, van de Warrenburg BP, Giladi N, Bloem BR (2007) Neurological gait disorders in elderly people: clinical approach and classification. Lancet Neurol 6: 63–64

Snijders AH, Leunissen I, Bakker M et al. (2010) Gait-related cerebral alterations in patients with Parkinson's disease with freezing of gait. Brain 134: 59–72

Sprengelmeyer R, Young AW, Mahn K et al. (2003) Facial expression recognition in people with medicated and unmedicated Parkinson's disease. Neuropsychologia 41: 1047–1057

Tessitore A, Hariri AR, Fera F et al. (2002) Dopamine modulates the response of the human amygdala: a study in Parkinson's disease. J Neurosci 22: 9099–9103

Thiruvady DR, Georgiou-Karistianis N, Egan GF et al. (2007) Functional connectivity of the prefrontal cortex in Huntington's disease. J Neurol Neurosurg Psychiatry 78: 127–133

van Eimeren T, Ballanger B, Pellecchia G et al. (2009a) Dopamine agonists diminish value sensitivity of the orbitofrontal cortex: a trigger for pathological gambling in Parkinson's disease? Neuropsychopharmacology 34: 2758–2766

van Eimeren T, Monchi O, Ballanger B, Strafella AP (2009b) Dysfunction of the default mode network in Parkinson disease: a functional magnetic resonance imaging study. Arch Neurol 66: 877–883

van Eimeren T, Binkofski F, Buhmann C, Hagenah J, Strafella AP, Pramstaller PP et al. (2010) Imaging movement-related activity in medicated Parkin-associated and sporadic Parkinson's disease. Parkinsonism Relat Disord 16: 384–387

van Nuenen BF, Weiss MM, Bloem BR et al. (2009) Heterozygous carriers of a Parkin or PINK1 mutation share a common functional endophenotype. Neurology 72: 1041–1047

Voermans NC, Petersson KM, Daudey L et al. (2004) Interaction between the human hippocampus and the caudate nucleus during route recognition. Neuron 43: 427–435

Werheid K, Zysset S, Muller A, Reuter M, von Cramon DY (2003) Rule learning in a serial reaction time task: an fMRI study on patients with early Parkinson's disease. Brain Res Cogn Brain Res 16: 273–284

Westermann B, Wattendorf E, Schwerdtfeger U et al. (2008) Functional imaging of the cerebral olfactory system in patients with Parkinson's disease. J Neurol Neurosurg Psychiatry 79: 19–24

Wolf RC, Vasic N, Schonfeldt-Lecuona C et al. (2007) Dorsolateral prefrontal cortex dysfunction in presymptomatic Huntington's disease: evidence from event-related fMRI. Brain 130: 2845–2857

Wolf RC, Sambataro F, Vasic N et al. (2008a) Aberrant connectivity of lateral prefrontal networks in presymptomatic Huntington's disease. Exp Neurol 213: 137–144

Wolf RC, Sambataro F, Vasic N et al. (2008b) Altered frontostriatal coupling in pre-manifest Huntington's disease: effects of increasing cognitive load. Eur J Neurol 15: 1180–1190

Wolf RC, Vasic N, Schonfeldt-Lecuona C et al. (2008c) [Functional imaging of cognitive processes in Huntington's disease and its presymptomatic mutation carriers]. Nervenarzt 79: 408–420

Wu T, Long X, Zang Y et al. (2009) Regional homogeneity changes in patients with Parkinson's disease. Hum Brain Mapp 30: 1502–1510

Wu T, Long X, Wang L et al. (2010) Functional connectivity of cortical motor areas in the resting state in Parkinson's disease. Hum Brain Mapp 32: 1443–1457

Yu H, Sternad D, Corcos DM, Vaillancourt DE (2007) Role of hyperactive cerebellum and motor cortex in Parkinson's disease. Neuroimage 35: 222–233

Zimbelman JL, Paulsen JS, Mikos A et al. (2007) fMRI detection of early neural dysfunction in preclinical Huntington's disease. J Int Neuropsychol Soc 13: 758–769

Aphasie

M. Grande, W. Huber

35.1 Einführung – 564

35.2 Lokalisation von sprachlichen Funktionen – 565

35.3 FMRT-Studien zu Aphasie – 565
35.3.1 Aktivierung der ungeschädigten rechten Hemisphäre – 566
35.3.2 Aktivierung der geschädigten linken Hemisphäre – 568
35.3.3 Einfluss von Sprachtherapie – 569
35.3.4 Neuronale Korrelate aphasischer Symptome in der Spontansprache – 570

Literatur – 574

Zum Thema
Aphasien sind erworbene Sprachstörungen. Betroffen sind die sprachrelevanten Areale (»Sprachzentrum«), die bei über 90 % der Menschen an die seitliche Hirnfurche der linken Großhirnrinde angrenzen (perisylvische Region). Aphasien betreffen alle Modalitäten (Sprechen, Verstehen, Lesen und Schreiben) und alle Anteile des Sprachwissens (Lexikon, Syntax, Morphologie und Phonologie), wenn auch in unterschiedlicher Ausprägung. Es finden sich charakteristische Kombinationen von Symptomen, die als klinische Aphasiesyndrome beschrieben werden. FMRT-Studien bei Aphasikern untersuchen meist normalsprachliche Funktionen, zu neuronalen Korrelaten aphasischer Symptome liegt bisher nur wenig vor.

35.1 Einführung

> **Definition**
> Aphasien sind erworbene Sprachstörungen, die als Folge einer Erkrankung des zentralen Nervensystems (ZNS) auftreten.

Ätiologie Die häufigsten Ursachen sind im Erwachsenenalter Schlaganfälle (rund 80 % der Aphasien), im Kindes- und Jugendalter Schädel-Hirn-Verletzungen durch Unfälle.

Einteilung Nach Abschluss der Akutphase lassen sich 4 große Standardsyndrome beschreiben (Huber et al. 2006) (Leitsymptome ▶ Box 35.1):
- Globale Aphasie
- Wernicke-Aphasie
- Broca-Aphasie
- Amnestische Aphasie

Neben den Standardsyndromen werden noch unterschieden:
- Leitungsaphasie
- Transkortikale Aphasie

Klinik Für die klinische Aphasiediagnostik wird im deutschsprachigen Raum vorwiegend der Aachener Aphasie-Test (AAT, Huber et al. 1983) verwendet. Den unterschiedlichen aphasischen Syndromen entspricht eine differenzielle Lokalisation der Läsion in der sprachdominanten Hemisphäre. Ohne die klassische Zentrenlehre im engeren Sinne zu bestätigen, finden sich typische Lokalisationen für die einzelnen Syndrome. Bei einer globalen Aphasie ist meist das gesamte Versorgungsgebiet der A. cerebri media betroffen, bei einer Wernicke-Aphasie das hintere und bei einer Broca-Aphasie das vordere Media-Versorgungsgebiet (Willmes u. Poeck 1993). Im klinischen Verlauf ergeben sich Variabilität und Syndromwandel. Beispielsweise ist die Broca-Aphasie häufig eine Rückbildungsform der globalen Aphasie. Daraus ergibt sich eine Variabilität in der Lokalisation der Aphasiesyndrome, insbesondere wenn das Verlaufsstadium nicht streng kontrolliert wird. Die Faktoren für Art und Ausmaß der sprachlichen Rückbildung sind wenig bekannt.

> **Aphasien sind Sprachstörungen, keine Denkstörungen.**

> **Box 35.1. Leitsymptome der Aphasien**
> - **Sprachautomatismus:** Mehrfach wiederkehrende, formstarre Äußerung, die aus neologistischen Silbenabfolgen, beliebigen Wörtern oder Phrasen besteht, die weder lexikalisch noch syntaktisch in den sprachlichen Kontext passt und die der Patient gegen die vom Gesprächspartner erwartete Intention hervorbringt. Leitsymptom der globalen Aphasie
> - **Agrammatismus:** Kurze, einfache Sätze mit häufigem Fehlen von Funktionswörtern und Flexionsformen. Leitsymptom der Broca-Aphasie
> - **Paragrammatismus:** Komplex angelegter Satzbau mit häufigen Satzverschränkungen und Satzteilverdoppelungen sowie falschen Funktionswörtern und Flexionsformen. Leitsymptom der Wernicke- und der Broca-Aphasie
> - **Paraphasie, phonematische:** Lautliche Veränderung eines Wortes durch Ersetzung, Auslassung, Umstellung oder Hinzufügung einzelner Laute. Leitsymptom der Wernicke-Aphasie und der Broca-Aphasie
> - **Paraphasie, semantische:** Fehlerhaftes Auftreten eines Wortes der Standardsprache, das zum Zielwort entweder eine bedeutungsmäßige Ähnlichkeit aufweist oder grob davon abweicht. Leitsymptom der Wernicke-Aphasie
> - **Wortfindungsstörung:** Stocken im Sprachfluss bzw. Satzabbruch, wobei dem Patienten offensichtlich ein bestimmtes Wort nicht zur Verfügung steht. Leitsymptom der amnestischen Aphasie
> - **Dysarthrie:** Störung der Sprechmotorik, bei der die Ausführung von Sprechbewegungen beeinträchtigt ist. Häufiges Begleitsymptom der globalen und der Broca-Aphasie
> - **Sprechapraxie:** Störung der Sprechmotorik, bei der die Programmierung von Sprechbewegungen betroffen ist. Häufiges Begleitsymptom der globalen und der Broca-Aphasie

35.2 Lokalisation von sprachlichen Funktionen

Die Lokalisation der Aphasiesyndrome spiegelt nur bedingt die funktionelle Architektur der Sprache wider. Benachbarte anatomische Gebiete, die wegen ihrer gemeinsamen Vaskularisation betroffen sind, haben nicht notwendigerweise gemeinsame Sprachfunktionen (Poeck 1983). Andererseits ist davon auszugehen, dass komplexere Sprachfunktionen über mehrere kortikale Areale verteilt sind bzw. sich in neuronalen Netzen abbilden (▶ Kap. 26). Werden diese nur teilweise geschädigt, dann kann es zu Substitution oder Kompensation von Funktionen kommen. Deshalb ist die Zuordnung der aphasischen Syndrome und mehr noch der einzelnen Symptome zu eng umschriebenen Arealen der perisylvischen Region nach wie vor umstritten (▶ Box 35.2). Hier können bildgebende Untersuchungen sowohl bei Sprachgesunden als auch bei Aphasikern Aufschluss geben. Es ist zu erwarten, dass sich die seit der klassischen Aphasieforschung bestehenden Unsicherheiten in der Zuordnung von aphasischem Symptom zu normaler Funktion aufklären lassen.

> **Box 35.2. Klassisches Zuordnungsproblem**
> Bereits Hughlings Jackson (1879) verwies auf ein methodisches Problem der sog. Defizittheorie der Aphasien. In der Defizittheorie wird angenommen, dass aphasische Symptome gestörte normale Sprachfunktionen widerspiegeln. Daraus würde folgen, dass die zugrunde liegende Schädigung das neuronale Substrat der normalen Funktion darstellt. Diese Schlussfolgerung ist jedoch problematisch, solange es keine eigene Evidenz für die Lokalisation der normalen Funktion gibt, denn das aphasische Symptom könnte auch durch Kompensations- oder Substitutionsvorgänge entstanden sein und somit nicht die normale Sprachfunktion widerspiegeln.

Im Verlauf der kindlichen Hirnreifung kommt es zur Ausbildung der **Sprachdominanz in der linken Hemisphäre**, die auf verschiedenen sprachrelevanten Arealen beruht. Diese Areale sind um die Fissura lateralis Sylvii angeordnet und umfassen die angrenzenden Hirnwindungen des Frontal-, Temporal- und Parietallappens sowie die Inselrinde und das unter den genannten Hirnrindenarealen liegende Marklager. Auch die Basalganglien erfüllen sprachrelevante Funktionen (vgl. z. B. Kotz et al. 2009). All diese Gebiete liegen im Versorgungsgebiet der linken A. cerebri media. Verallgemeinernd spricht man deshalb vom »**perisylvischen Sprachzentrum**« (Huber u. Ziegler 2000). Wesentliche Teile sind das Broca- und das Wernicke-Areal, die klassischen »Sprachzentren«.

Die sprachliche Spezialisierung des Gehirns dürfte genetisch festgelegt sein, denn das Sprachzentrum liegt nur bei 1–2 % aller Menschen in der rechten Hirnhälfte und bei weiteren 1–2 % in beiden Hemisphären (Hartje 2006). Diese Ausnahmen finden sich vorwiegend bei Linkshändern. Rund 60 % der Linkshänder haben allerdings das Sprachzentrum ebenso wie nahezu alle Rechtshänder in der linken Hemisphäre. Kommt es bei eindeutig rechtshändigen Patienten nach einer rechtshirnigen Schädigung zu einer Aphasie, spricht man von einer »gekreuzten Aphasie«. Die dabei auftretenden Sprachstörungen sind ähnlich variabel wie nach einer linkshirnigen Schädigung. Ihr Verlauf ist meist günstig, was durch eine stärkere bilaterale Sprachrepräsentation erklärt wird.

Die Hemisphärendominanz für Sprache scheint sich im Verlauf der Hirnreifung aus elementaren bilateralen Sprachfunktionen, der sog. **Protosprache**, zu entwickeln (Code 2011; Springer et al. 2000). Die Protosprache ist ein universales, möglicherweise angeborenes System, das die basale Bildung von sprachlichen Zeichen, deren referenzielle Verwendung und lineare Verknüpfung ermöglicht. Diese frühen protosprachlichen Funktionen scheinen nach Schädigung des Sprachzentrums als Fähigkeiten der rechten Hemisphäre erhalten zu bleiben und dem pathologisch reduzierten Wissen von Syntax und Grammatik zugrunde zu liegen.

Das Korrelat der Ausprägung von Sprachdominanz ist die Fähigkeit, formal hochkomplexe, rekursive Muttersprachsysteme weitgehend unbewusst zu erwerben und Sprache rapide und automatisiert multimodal zu verarbeiten. Dennoch bleiben nach abgeschlossener Hirnreifung und vollständiger Ausprägung der Sprachdominanz elementare und eher ganzheitliche Protosprachfunktionen in der nichtdominanten rechten Hirnhälfte verfügbar. Belege hierfür finden sich zum einen in der Forschung zu »Split brain«-Patienten (für einen Überblick vgl. Gazzaniga 2005), zum anderen aufgrund von Untersuchungen von hirnorganisch gesunden Menschen bei gesichtsfeldabhängiger und dichotischer Reizdarbietung (Westerhausen u. Hugdahl 2008). Bei vollständiger Schädigung des Sprachzentrums können diese Funktionen auch im Erwachsenenalter einen – wenn auch meist begrenzten – Wiedererwerb der verlorenen Muttersprache ermöglichen.

35.3 FMRT-Studien zu Aphasie

Inzwischen liegt eine ganze Reihe von fMRT-Studien zur Sprachverarbeitung bei Aphasie vor. Dabei steht in den meisten Studien die Frage im Mittelpunkt, welchen differenziellen Beitrag die geschädigte linke und die ungeschädigte rechte Hemisphäre zur funktionellen Reorganisation von Sprache beitragen. Es muss jedoch berücksichtigt werden, dass in den allermeisten Studien nur versucht wurde, normale sprachliche Funktionen bei Aphasikern zu untersuchen, z. B. das Aktivieren von Wortbedeutungen. Dem-

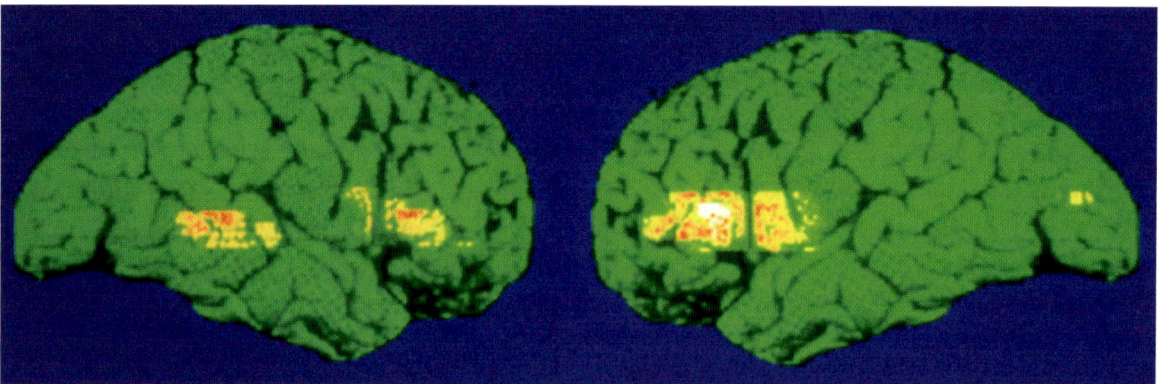

Abb. 35.1 Aktivierungen während einer wortsemantischen Aufgabe bei Patienten mit gut zurückgebildeter Wernicke-Aphasie projiziert auf ein SPM-Standardgehirn. (Aus Weiller et al. 1995; mit freundlicher Genehmigung von John Wiley and Sons)

gegenüber gibt es bisher kaum Vorschläge, wie aphasische Symptome – z. B. die Produktion von Paraphasien oder Sprachautomatismen – speziell untersucht werden können (vgl. hierzu Tillmanns et al. 2011) (▶ Abschn. 35.3.4).

Außerdem muss bei der Diskussion von fMRT-Studien zu Aphasie berücksichtigt werden, dass bei Aphasikern nur eine begrenzte Auswahl an Aufgaben zur Verfügung steht. Insbesondere Aufgaben zu Grammatik und Satzbau sind häufig zu schwierig, um von den Patienten im fMRT im untersuchungstechnisch vorgegebenen Zeitrahmen bearbeitet zu werden. Daher sind in den meisten Untersuchungen, die spezifischen linguistischen Fragestellungen nachgehen, Aufgaben verwendet worden, die den Zugriff auf Wortbedeutungen, nicht auf Wortformen oder gar deren grammatische Eigenschaften verlangen. Häufig werden allerdings recht unspezifische sprachliche Aufgaben gestellt, so z. B. das Hören eines Textes oder das Aufsagen einfacher Reihen wie z. B. Zahlen oder Monate. Insgesamt ist es bisher nur in Ansätzen gelungen, Störungen der funktionellen Architektur der Sprache und deren Reorganisation im Verlauf einer Aphasie aufzudecken.

35.3.1 Aktivierung der ungeschädigten rechten Hemisphäre

Koaktivierung und Kompensation

Der Aktivierung von sprachlichen Funktionen in der rechten Hemisphäre wird für die Rückbildung von Aphasien eine bedeutende Rolle zugeschrieben. Erstmals konnten dies Weiller et al. (1995) in einer PET-Aktivierungsuntersuchung zeigen (▶ Box 35.3). Es wurde eine Gruppe von männlichen rechtshändigen Patienten mit nahezu vollständig zurückgebildeter Wernicke-Aphasie untersucht. Verlangt wurde das rasche gedankliche Generieren von Verben zu vorgesprochenen Nomina. Dabei zeigte sich, dass die zum Broca- und Wernicke-Areal homologen Areale der rechten Hemisphäre bei den Patienten stärker aktiviert wurden als bei einer hirnorganisch gesunden Kontrollgruppe (◘ Abb. 35.1). In der linken Hemisphäre fanden sich wie bei den Kontrollprobanden Aktivierungen im intakt gebliebenen Broca-Areal sowie im angrenzenden dorsolateralen präfrontalen Kortex. Insgesamt zeigte sich das folgende Muster: Die in der linken Hemisphäre erhalten gebliebenen sprachrelevanten Areale wurden aktiviert, allerdings mit einer Koaktivierung in der rechten Hirnhälfte. Diejenigen sprachrelevanten Areale, die durch den Infarkt zerstört sind – also in der vorliegenden Studie das Wernicke-Areal – wurden funktionell durch homologe Areale in der rechten Hemisphäre ersetzt. Berücksichtigt man die initial sehr schweren Aphasien bei diesen Patienten, so ist zu vermuten, dass sowohl die links- als auch die rechtshemisphärischen Aktivierungen das Resultat einer mehrfachen funktionellen Reorganisation des Sprachsystems sind. Diese entwickelte sich im Verlauf der monate- bis jahrelangen Rückbildung der Aphasie.

Bei sehr großen Läsionen, die alle sprachrelevanten Areale der linken Hemisphäre umfassen, finden sich erwartungsgemäß ausschließlich rechtshemisphärische Aktivierungen. Beispielsweise fanden Specht et al. (1998) bei einem Patienten mit ausgedehntem linkshemisphärischem Infarkt und gemischt-transkortikaler Aphasie sowohl beim Nachsprechen als auch beim Benennen ausschließlich rechtshemisphärische Aktivierungen.

Ähnliche Muster zeigten sich in der Untersuchung von Cao et al. (1999), in der Patienten mit gut zurückgebildeten Aphasien Strichzeichnungen benennen sollten. Die Aktivierungen fanden sich in erhaltenen Arealen auf der linken Seite und zusätzlich in Arealen der rechten Hirnhälfte, homolog sowohl zu erhaltenen als auch zu geschädigten Arealen der linken Hirnhälfte. Bei umfassender Schädigung eines Areals war nur dessen rechtshemisphärisches homo-

> **Box 35.3. Aktivierungsparadigma »Verbgenerieren« (Weiller et al. 1995)**
>
> — **Zielsetzung:** Untersuchung der Wortaktivierung nach semantischen Kriterien bei Kontrolle der auditiv-phonologischen Wortverarbeitung
> — **Bedingungen:**
>   – A: Verbgenerieren, z. B. »bellen«, »beißen«, »laufen« auf den Stimulus »Hund«
>   – B: Pseudowort (z. B. Stahn, Hürtel) innerlich wiederholen
>   – C: Ruhe: Probanden sind aufgefordert, »an nichts zu denken«
> — **Durchführung:** Blockdesign, auditive Darbietung, 1 Stimulus pro 6 s, 30 Stimuli pro Bedingung, Abfolge: CBAABC
> — **Linguistische Annahmen:** Pseudowörter haben mögliche Lautstrukturen der Sprache, sind aber nicht im mentalen Lexikon enthalten und deshalb nicht mit spezifischen Bedeutungen verknüpft. Die Aktivierung von realen Wörtern erfordert beides, lautstrukturelle (phonologische) und bedeutungsmäßige (semantische) Verarbeitung. Somit lässt sich das Netzwerk semantischer Funktionen aufdecken, indem man das Aktivierungsmuster bei Pseudowörtern vom Aktivierungsmuster beim Verbgenerieren abzieht
> — **Empirischer Befund:** Nach Subtraktion zeigt sich typischerweise das semantische Netz der linken Hemisphäre. Bei umgekehrter Subtraktion zeigt sich eine Aktivierung des Wernicke-Areals, dem neuronalen Substrat der vorlexikalischen phonologischen Verarbeitung

loges Areal aktiviert. Bei einzelnen Patienten zeigten sich jedoch ausschließlich rechtshemisphärische Aktivierungen, bzw. es wurden nichtgeschädigte Areale der linken Hirnhälfte nicht aktiviert. Diese Patienten zeigten im Vergleich die schlechteste Rückbildung. Die Ergebnisse betonen eine positive Korrelation zwischen funktioneller Rückbildung und bilateralen im Gegensatz zu ausschließlich rechtshemisphärischen Aktivierungen. Auch Abo et al. (2004) fanden rechtsfrontale Koaktivierungen bei linksfrontalen Läsionen und rechtstemporoparietale Koaktivierungen, wenn in der linken Hemisphäre der Ort der Schädigung im Temporalkortex lag.

Auch Rosen et al. (2000) zeigten bei 6 chronischen Patienten das oben formulierte Muster, wonach diejenigen Funktionen, die links ausfallen, durch rechtshemisphärische Aktivierung ersetzt werden, und diejenigen Areale, die in der linken Hirnhälfte erhalten sind, links, aber auch rechts aktiviert werden. Gold und Kertesz (2000) dagegen berichteten von einem aphasischen Patienten mit einer großen linkshemisphärischen Läsion, die sowohl das Broca- als auch das Wernicke-Areal umfasste. Bei diesem Patienten aktivierte das semantische Kategorisieren visuell dargebotener Wörter im Vergleich zu einer orthografischen Kontrollaufgabe vorwiegend rechtshemisphärische Regionen und nur sehr schwach periläsionelle Gebiete auf der linken Seite. Gold und Kertesz interpretierten den Beitrag der rechten Hirnhälfte zur funktionellen Rückbildung als aufgabenabhängig. Zudem lassen Studien u. a. von Bonakdarpour et al. (2007) und Crinion und Price (2005) den Schluss zu, dass die Beteiligung der rechten Hemisphäre auch von der Aufgabenschwierigkeit abhängt. Für relativ einfache Aufgaben, für die in der rechten Hemisphäre latent Fähigkeiten vorhanden seien (z. B. semantische Aufgaben), würden demnach auch im Rückbildungsprozess kompensatorische rechtshemisphärische Aktivierungen ausreichen. Dagegen würden bei Aufgaben, die auch im ungeschädigten Gehirn vorwiegend auf Fähigkeiten der linken Hemisphäre beruhen, linkshemisphärische Kompensationsprozesse die entscheidende Rolle spielen, z. B. Aufgaben zu Satzstruktur und Grammatik (Heim et al. 2003; Indefrey et al. 2001; Longoni et al. 2004).

Koaktivierung und Shift im Aphasieverlauf

Thulborn et al. (1999) konnten in einem Einzelfall einen Wechsel von bilateraler zu rein rechtshemisphärischer Aktivierung im Broca-Areal im Verlauf der Rückbildung zeigen, der mit einer überraschend guten Rückbildung der Sprachfunktionen einherging. Auch die Einzelfallstudie von Riecker et al. (2002) zeigte eine Verschiebung der Aktivierung in die rechte Hirnhälfte. Offensichtlich beeinträchtigte hier die Basalganglienläsion die subkortikalen sprechmotorischen Kontrollschleifen, was allmählich zu einer funktionellen Depression des linken motorischen Kortex führte. Dies wurde durch Funktionsübernahme des rechten motorischen Kortex kompensiert.

In der Studie von Crosson et al. (2009) zeigte sich ein Aktivierungsshift in die rechte Hemisphäre insbesondere bei denjenigen Patienten, die von einem Benenntraining profitierten.

Naeser et al. (2004) dagegen interpretierten im Vergleich zur Kontrollgruppe verstärkte Aktivierungen in der rechten Hemisphäre nicht als Ausdruck von Kompensation, sondern als eine Maladaptation des geschädigten Sprachsystems, die in diesem Fall als Ursache für schlechte artikulatorische Leistungen gesehen wird. Naeser et al. (2005) betonen jedoch, dass nicht die Frage im Mittelpunkt steht, ob die rechte Hemisphäre positiv oder negativ zur Rückbildung beiträgt, sondern, ob es gelingt, speziell diejenigen rechtshemisphärischen Strukturen zu aktivieren, die zur sprachlichen Rückbildung beitragen können anstelle derjenigen, die eine gute Rückbildung verhindern.

35.3.2 Aktivierung der geschädigten linken Hemisphäre

Periläsionelle Aktivierungen

Sprachliche Funktionen sind in der linken Hemisphäre nicht, wie man früher meinte, in einzelnen, eng umschriebenen Zentren organisiert, sondern in einem weit verteilten Netzwerk repräsentiert. Marshall (1984) nimmt an, dass bei normaler Funktion nicht alle zur Verfügung stehenden Neurone benötigt werden, sondern dass eine gewisse Redundanz besteht, die es dem geschädigten System ermöglicht, auch mit dem intakt gebliebenen Teil der Neurone bestimmte Funktionen weiter auszuführen. Je nach Größe der Läsion findet sich am Rand des Infarktes immer noch genug erhaltenes Gewebe, das im Zusammenwirken mit anderen Anteilen des geschädigten Netzwerkes eine Aufrechterhaltung der sprachlichen Funktionen ermöglicht. Kommt es allerdings zu einem **Penumbra-Effekt**, nämlich zu einer funktionellen Schädigung des »im Schatten der Läsion« liegenden Randgewebes, dann ist eine Restitution ausgeschlossen. Die Möglichkeit einer periläsionellen Aktivierung wurde in mehreren fMRT-Untersuchungen überprüft.

Zahn et al. (2002) untersuchten 2 Patienten mit auditiv-phonetischen, lexikalischen und semantischen Entscheidungsaufgaben (▶ Box 35.4). Beide Patienten erreichten innerhalb eines halben Jahres eine sehr gute Rückbildung der initialen transkortikal-sensorischen Aphasie. Bei beiden fanden sich vorwiegend linkshemisphärische, z. T. periläsionelle Aktivierungen im Frontal- und Temporallappen. Die Autoren verglichen die Ergebnisse der beiden Patienten nicht nur mit denen einer Kontrollgruppe, sondern dokumentierten zusätzlich, wie viele der Kontrollprobanden in einer Einzelfallanalyse diejenigen Aktivierungen zeigten, die sie bei den Patienten gefunden hatten. Da alle Aktivierungen bei mindestens einer Kontrollperson aufgetreten waren, interpretierten sie ihre Befunde als Reaktivierung eines bereits bestehenden Netzwerkes (»redundancy recovery«) und nicht als Übernahme von Funktionen durch andere, nicht zum gleichen System gehörende Areale (»vicarious functioning«). Die Unterscheidung zwischen **Rückbildung durch Redundanz** und **Rückbildung durch Ersatzfunktionen** wurde erstmals von Marshall (1984) postuliert.

Um diese Rückbildungsmechanismen bei großen linkshemisphärischen Schädigungen zu überprüfen, untersuchten die Autoren mit dem gleichen Paradigma 7 Patienten mit chronischer globaler oder schwerer Broca-Aphasie (Zahn et al. 2004). Trotz der ausgedehnten linkshemisphärischen Schädigungen zeigte sich bezüglich der Lateralisierung der Aktivierungen kein signifikanter Unterschied zur Kontrollgruppe. Mit Ausnahme eines Patienten wurden 70 % der Aktivierungen in Regionen beobachtet, die auch bei den Kontrollpersonen aktiviert waren, insbesondere im extrasylvischen temporalen und im rechten posterior parietalen Kortex.

Dynamische Fernwirkungen

Price et al. (2001) führten den Begriff der »**dynamic diaschisis**« ein, um den aufgabenspezifischen Effekt einer Läsion auf z. T. weit entfernt liegende, nicht von der Läsion betroffene Areale zu beschreiben.

Box 35.4. Aktivierungsparadigma »semantische und lexikalische Entscheidungsaufgabe« (Zahn et al. 2002)

- **Zielsetzung:** Untersuchung der semantischen Beurteilung von Wörtern bei Kontrolle der lexikalischen und auditiv-phonetischen Beurteilung von Wörtern
- **Bedingungen:**
  - A: Semantische Entscheidungsaufgabe: »Tier?«, z. B. »ja« bei »Adler«, »nein« bei »Marmor«
  - B: Lexikalische Entscheidungsaufgabe: »Wort?«, z. B. »ja« bei »Dach«, »nein« bei rückwärts abgespieltem Wort
  - C: Auditiv-phonetische Entscheidungsaufgabe: »Sprache?«, z. B. »ja« bei rückwärts abgespieltem Wort, »nein« bei reinem Klang
  - D: Ruhebedingung
- **Durchführung:** Blockdesign, auditive Darbietung, 1 Stimulus pro 3 s, 42 Stimuli pro Bedingung, 3 Durchgänge, Abfolge: CDCDCD BDBDBD ADADAD
- **Linguistische Annahmen:** Eine Einzelwortverarbeitung durchläuft 3 Ebenen. Zunächst werden Sprachlaute (im Gegensatz zu nichtsprachlichen Klängen und Geräuschen) identifiziert. Dann erfolgt der Abgleich im mentalen Lexikon und schließlich wird die Wortbedeutung aktiviert. Durch Subtraktion können diese 3 Ebenen separiert werden. Die am stärksten komplexe Verarbeitung ist jedoch nicht einfach die Summe der einfacheren Verarbeitungsschritte. Beispielsweise könnte semantisches Entscheiden mehrfachen Abgleich im mentalen Lexikon erfordern, sodass nach Subtraktion der Aktivierung beim lexikalischen Entscheiden auch noch rein lexikalische Anteile im Aktivierungsmuster enthalten sind.
- **Empirischer Befund:** Nach Subtraktion zeigt sich typischerweise das semantische Netz der linken Hemisphäre. Lexikalisches Entscheiden aktiviert vor allem das Broca-Areal ohne angrenzenden präfrontalen Kortex. Auditiv-phonetisches Entscheiden aktiviert bilateral den auditorischen Kortex (Specht et al. 1998; Zahn et al. 2002).

> **Definition**
>
> Diaschisis im klassischen Sinn bezeichnet generelle Fernwirkungen einer Läsion auf intakte Hirnareale. Die dynamische Diaschisis tritt demgegenüber nur bei bestimmten kognitiven oder sprachlichen Anforderungen auf.

Price und Mitarbeiter fanden bei einem Patienten mit linksinferior-frontaler Läsion beim Lesen ein Ausbleiben der aufgrund der Ergebnisse der Kontrollgruppe erwarteten linksinferior-temporalen Aktivierungen, obwohl diese Region strukturell unbeeinträchtigt war. Bei einer semantischen Entscheidungsaufgabe dagegen zeigte genau diese Region Aktivierungen, die denen der gesunden Probanden entsprachen. Die Autoren interpretierten dies als Hinweis darauf, dass die betreffende temporale Region während des Lesens auf Informationen aus frontalen Arealen angewiesen ist, dass sie aber bei einer semantischen Entscheidungsaufgabe die erforderlichen Informationen aus temporoparietalen Arealen erhält, d. h., dass sich die Läsion des Broca-Areals je nach Aufgabenstellung auf ein entfernt liegendes Areal unterschiedlich auswirken kann.

Linkshemisphärische Aktivierung im Aphasieverlauf

Erstmals zeigten Heiss und Mitarbeiter, dass anhaltende rechtshemisphärische Aktivierungen eher mit einer langsamen und unvollständigen Rückbildung korreliert sind. Bei rascher und vollständiger Rückbildung kommt es nur zu einer temporären rechtshemisphärischen Aktivierung, die im weiteren Verlauf durch Aktivierungen in der geschädigten linken Hemisphäre abgelöst werden. Heiss et al. (1997) fanden einen Zusammenhang zwischen einem guten Rückbildungsverlauf (gemessen an Leistungen im Token-Test) und Aktivierungen im linken Gyrus temporalis superior. Patienten mit schlechterem Outcome zeigten dagegen vorwiegend rechtshemisphärische Aktivierungen. Karbe et al. (1998) und Heiss et al. (1999) sehen in der besseren Rückbildung bei Patienten mit linkshemisphärischer Aktivierung Hinweise auf eine Hierarchie innerhalb der funktionellen Rückbildungsprozesse. Sie nehmen an, dass die rechte Hirnhälfte nur dann rekrutiert wird, wenn linkshemisphärische Sprachareale dauerhaft zerstört sind und dort keine Reaktivierung möglich ist. Die Nutzung vorwiegend rechtshemisphärischer Areale bedeutet für die funktionelle Rückbildung grundsätzlich eine schlechtere Prognose.

Die Bedeutung linkshemisphärischer periläsioneller Aktivierung bei der Rückbildung unterstreicht auch die Studie von Fridriksson et al. (2009). Hier zeigten insbesondere Patienten mit Läsionen in BA 44 besonders wenig periläsionelle Aktivierung und gleichzeitig ein schlechteres Outcome. Auch Fernandez et al. (2004) interpretierten periläsionelle Aktivierungen im linken Temporallappen im Zusammenhang mit erhaltenen bzw. zurückgebildeten semantischen Fähigkeiten. Rechtstemporoparietale Aktivierungen homolog zu den geschädigten Arealen schreiben die Autoren erhöhten Anforderungen an das Arbeitsgedächtnis zu. Perani et al. (2003) ließen 6 Patienten mit mindestens 6-monatiger Aphasiedauer Wörter nach Vorgabe des Anlautes oder einer semantischen Kategorie bilden. Hierbei zeigten sich bei Anlautvorgabe besonders dann gute Leistungen, wenn eine Aktivierung im Broca-Areal beobachtet werden konnte. Bei der Generierung von Wörtern nach semantischer Vorgabe war kein solch klarer Zusammenhang zur Aktivierung einer bestimmten Hirnregion zu beobachten, was die Autoren darauf zurückführen, dass hier neben den sprachrelevanten Arealen im engeren Sinne eine Reihe anderer, meist präfrontaler Gebiete eine Rolle spielen.

Saur et al. (2006) teilen die Rückbildung in 3 Phasen ein. Direkt nach dem Infarkt beobachteten sie stark reduzierte Aktivität der linken Hemisphäre, danach einen starken Anstieg vor allem rechter homologer, aber auch unbeschädigter linker Areale und abschließend ein überwiegend linkshemisphärisches Aktivierungsmuster, das dem der gesunden Kontrollgruppe sehr ähnelt. Dabei zeigten fast alle Probanden eine gute sprachliche Rückbildung. Ein schlechteres Outcome wird dagegen häufig bei großen linkshemisphärischen Läsionen und rein rechtshemisphärischer Aktivierung beobachtet (Crosson et al. 2007; Heiss u. Thiel 2006). Auch in der Studie von Thompson et al. (2010) standen verbesserte sprachliche Leistungen im Zusammenhang mit einer Angleichung der Aktivierungen an die der Kontrollgruppe. Hillis und Heidler (2002) sehen einen Zusammenhang zwischen der schnellen Rückbildung von Aphasien und einer Reperfusion speziell des linken BA 22 im Gyrus temporalis superior.

Saur et al. (2010) konnten zeigen, dass sich sprachliche Verbesserung nach 6 Monaten anhand von fMRT-Daten aus frontalen und temporalen Arealen in Kombination mit dem Alter und einem Sprach-Rückbildungs-Score basierend auf den Untertests des Aachener Aphasie-Tests (AAT, Huber et al. 1983) und dem Communicative Effectiveness Index (CETI, Lomas et al. 1989) vorhersagen lässt.

35.3.3 Einfluss von Sprachtherapie

Inzwischen versuchen immer mehr Studien, das neuronale Substrat von therapeutischen Stimulierungs- und Trainingseffekten aufzudecken. Dies ist methodisch schwierig, denn Art und Dauer des Trainings müssen strikt kontrolliert sein. Die Aktivierungen sollten vor und nach Behandlung registriert und die Therapieeffekte gegenüber reinen Wiederholungseffekten abgesichert werden.

Die meisten dieser Studien beschreiben (multiple) Einzelfälle und verwenden in der fMRT-Untersuchung Aufgaben zum Benennen (z. B. Fridriksson et al. 2006, 2007 nach einer Benenntherapie, Meinzer et al. 2006 nach Constraint Induced Aphasia Therapy (CIAT), Vitali et al. 2007 nach phonologischem Training), zur Wortgenerierung (z. B. Crosson et al. 2007), zum Lesen (Cherney u. Small 2006) oder stilles Satzgenerieren (Wierenga et al. 2006 nach einer Syntaxtherapie). Small et al. (1998) stellten eine Patientin mit einer hochchronischen **phonologischen Dyslexie** vor, d. h., Lesen war allenfalls ganzheitlich möglich, wohingegen die einzelheitliche Zuordnung von Graphemen zu Lauten herausragend schwer gestört war. In 2 zur Kontrolle von reinen Wiederholungseffekten durchgeführten fMRT-Messungen vor der Therapie zeigte sich unverändert eine Aktivierung im linken Gyrus angularis, einer Region, die auch bei gesunden Probanden häufig für das Lesen gefunden wird. Man vermutet, dass hier orthografisches Wortwissen (Sichtwortschatz) aktiviert wird. Nach einem intensiven 24-tägigen **Lesetraining** wurde als wichtigstes Ergebnis eine Aktivierung im linken Gyrus lingualis berichtet, einem Areal, in dem Buchstaben als Grapheme identifiziert werden, also einzelheitliche Verarbeitung stattfindet.

Bislang liegen nur wenige Gruppenstudien vor. Meinzer et al. (2008) untersuchten 11 Patienten im chronischen Stadium vor und nach der Behandlung mit der CIAT. Nach 2-wöchiger Behandlung zeigten sich signifikant bessere Leistungen im Benennen und eine signifikante Korrelation zwischen diesen Verbesserungen und dem Auftreten periläsioneller Aktivierung. Ebenfalls signifikante Generalisierungseffekte auf ungeübte Items zeigten dagegen keine Korrelation mit periläsioneller Aktivierung. Die Autoren sehen dies als Hinweis darauf, dass Trainings- und Generalisierungseffekten unterschiedliche neuronale Mechanismen zugrunde liegen. Auch in der Studie von Richter et al. (2008) wurden Therapieeffekte nach der Behandlung mit der CIAT untersucht. Rechtshemisphärische Aktivierungen in der Sprachaufgabe vor der Behandlung im Gyrus frontalis inferior, Gyrus praecentralis, der rechten Inselrinde sowie dem Gyrus temporalis medius zeigten sich als gute Prädiktoren für den Behandlungserfolg, der hier anhand einzelner Untertests des AAT und des ANELT (Amsterdam Nijmegen Everyday Language Test, Blomert et al. 1994) gemessen wurde. Die Autoren erklären das mit einem größeren Verbesserungspotenzial bei denjenigen Patienten, die vorher nicht optimale, z. B. rechtshemisphärische, Reorganisationsmuster angenommen hatten.

Obwohl die Stichproben inhomogen sind (insbesondere in Bezug auf Ort und Größe der Läsion) und die verwendeten Therapieverfahren sich deutlich unterscheiden, kann man anhand dieser Studien schließen, dass intensive Aphasietherapie auch im chronischen Stadium noch sowohl zu signifikanten Verbesserungen sprachlicher Leistungen als auch zu Veränderungen der sprachlichen Prozessen zugrunde liegenden neuronalen Substrate führen kann.

35.3.4 Neuronale Korrelate aphasischer Symptome in der Spontansprache

All die genannten Studien untersuchen jedoch »normal«-sprachliche Aufgaben, wie sie auch in Aphasietests verwendet werden, z. B. Benennen oder Lesen. Bislang gibt es nur wenige Studien, die sich neuronale Korrelate aphasischer Fehler anschauen, insbesondere in der Spontansprache.

Fridriksson et al. (2009) korrelierten erstmals phonematische und semantische Paraphasien in einer Benennaufgabe auf Einzelwortebene mit kortikalen Arealen. Das Auftreten phonematischer Paraphasien führte zu Aktivierungen in linkshemisphärischen periläsionellen okzipitalen und temporalen Arealen. Für semantische Paraphasien zeigte sich ein ganz ähnliches Muster, allerdings in der rechten Hemisphäre. Zu neuronalen Korrelaten aphasischer Symptome in der Spontansprache liegt bisher nur eine Einzelfallstudie vor (Tillmanns et al. 2011), die jedoch zeigen konnte, dass es mit einer Kombination aus Spontansprachanalyse und »Event related«-fMRT möglich ist, aphasische Symptome während der Messung zu erfassen und mit dafür spezifischen Hirnaktivierungen zu korrelieren.

Einzelfallstudie zur Untersuchung von Spontansprache im fMRT

In einer aktuellen Studie von Tillmanns et al. (2011) wird derzeit zum ersten Mal aphasische Spontansprache während einer fMRT-Messung untersucht. Ziel der Studie ist die Korrelation der während der Messung von aphasischen Patienten produzierten Symptome mit dafür spezifischen Aktivierungen.

- **Spontanspracherhebung im Scanner:** Die Patienten sehen im Scanner Schwarz-Weiß-Zeichnungen, die komplexe Situationen, d. h. jeweils mehrere Personen, Gegenstände und Handlungen darstellen (z. B. eine Baustelle, einen Flughafen, einen Zirkus, vgl. Meffert et al. 2011). Die Aufgabe besteht darin, das Bild 3 min lang ausführlich zu beschreiben. Insgesamt werden in randomisierter Reihenfolge 9 solcher Zeichnungen präsentiert, sodass 27 min Spontansprache vorliegen
- **Transkription der Sprachaufnahme:** Die Sprachaufnahme wird mithilfe des Computerprogramms Aachener Sprachanalyse (ASPA, Huber et al. 2005) transkribiert und in Phrasen eingeteilt. Das Transkript und die Tonaufnahme stellen die Grundlage für die weitere Auswertung dar

35.3 · FMRT-Studien zu Aphasie

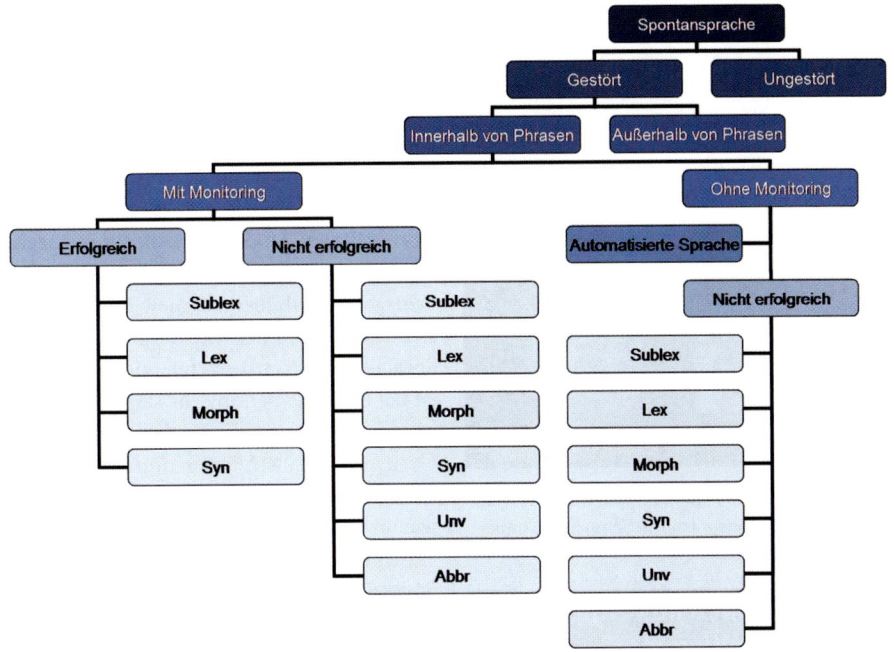

Abb. 35.2 Auswertungsschema für Spontansprachanalyse im fMRT. *Sublex*: sublexikalisch, *Lex*: lexikalisch, *Morph*: morphologisch, *Syn*: syntaktisch, *Unv*: unvollständige Phrase, *Abbr*: Satzabbruch

— **Identifikation und Klassifikation aphasischer Symptome:** Für die Analyse der auftretenden aphasischen Symptome wurde ein Schema entwickelt, das ungestörte und gestörte spontansprachliche Phänomene auf mehreren linguistischen Ebenen erfasst und eine Vielzahl an Kontrastmöglichkeiten zulässt (Abb. 35.2). Zunächst werden ungestörte und gestörte Sprachproduktion unterschieden. Auf der nächsten Ebene wird entschieden, ob die gestörte Sprachproduktion mit beobachtbaren oder nicht erkennbaren Monitoringprozessen einhergeht. Das jeweilige Symptom kann dann als erfolgreich oder nicht erfolgreich gelöst eingeteilt werden. Symptome werden auch danach klassifiziert, ob sie innerhalb oder außerhalb von Phrasen auftreten. Zuletzt wird jedes Symptom noch einer linguistischen Kategorie (sublexikalisch, lexikalisch, morphologisch, syntaktisch) zugeordnet. Darüber hinaus wird automatisierte Sprache (z. B. Floskeln) erfasst. Eine Wortfindungsstörung, ein sehr häufig auftretendes Symptom, kann somit als lexikalisches Symptom gestörter Sprache mit Monitoring und ohne Erfolg klassifiziert werden. Der erfolgreiche Abruf eines Wortes nach einer Wortfindungsstörung stellt sich als lexikalisches Symptom gestörter Sprache mit Monitoring und mit Erfolg dar. Wortfindungsstörungen sind hierbei als lexikalisches Suchverhalten definiert, das sich z. B. durch Pausen, Interjektionen oder Umschreibungen zeigt

— **Auswertung der fMRT-Daten:** Die Sprachaufnahme wird in Abschnitte von jeweils einer Sekunde eingeteilt. Jede Sekunde wird einer Kategorie des Auswertungsschemas zugeordnet, z. B. der Kategorie »erfolgreicher Wortabruf nach lexikalischem Suchverhalten«. Kontrollbedingungen sind zum einen die Ruhephasen zwischen den Bildern als Low-Level- und zum anderen die ungestörte Sprache als High-Level-Baseline

> **Das Schema verdeutlicht, dass die Analyse von Spontansprache bei fMRT-Untersuchungen eine genaue Kategorisierung voraussetzt, um nachher Symptome eindeutig mit spezifischen Hirnaktivierungen korrelieren zu können.**

Einschlusskriterien für die Studie sind Deutsch als Muttersprache sowie eine flüssige Sprachproduktion mit vielen aphasischen Symptomen, um gleichzeitig eine ausreichende Menge an fehlerfreier Sprache und an Symptomen zur Auswertung erheben zu können. Ausschlusskriterien sind artikulatorische Beeinträchtigungen (z. B. eine Sprechapraxie) sowie Kontraindikationen für MRT-Untersuchungen. Bisher liegt eine Einzelfallstudie vor. Die Patientin zeigte eine Läsion im temporoparietookzipitalen Grenzbereich sowie eine mittelschwere amnestische Aphasie.

Die Ergebnisse der Einzelfallstudie zeigen bei lexikalischem Suchverhalten als Ausdruck einer Wortfindungsstörung verstärkte Aktivierungen in der geschädigten lin-

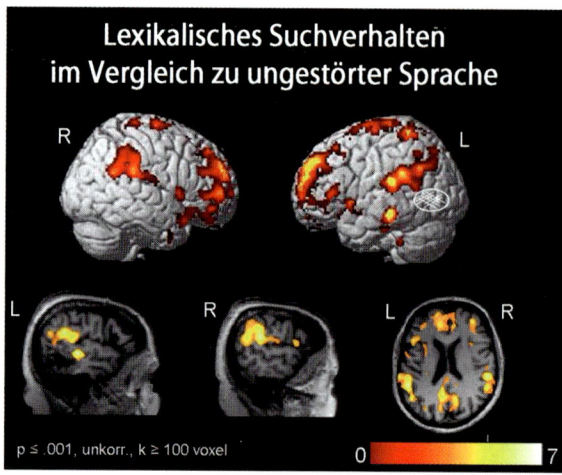

◘ Abb. 35.3 Aktivierungen bei einer Patientin während des lexikalischen Suchverhaltens in der Spontansprache im Vergleich zu ungestörter Sprache. Die Läsion ist *weiß* markiert

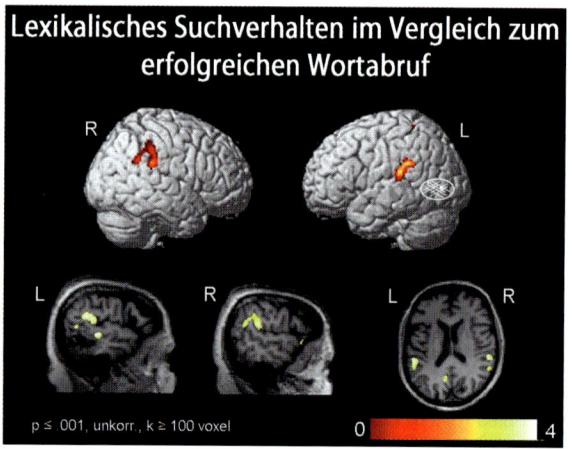

◘ Abb. 35.4 Aktivierungen bei einer Patientin während des lexikalischen Suchverhaltens in der Spontansprache im Vergleich zum erfolgreichen Wortabruf. Die Läsion ist *weiß* markiert

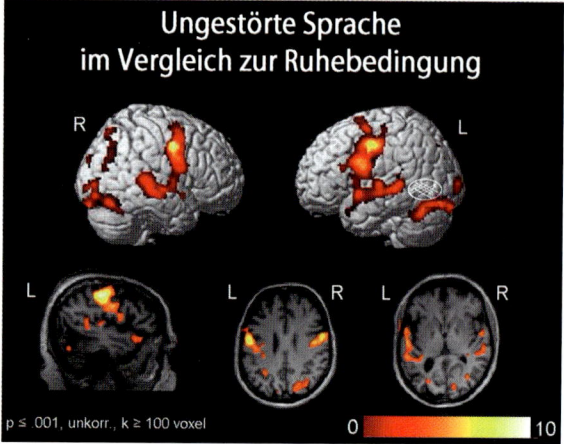

◘ Abb. 35.5 Aktivierungen bei einer Patientin während der ungestörten Sprachproduktion in der Spontansprache im Vergleich zu den Ruhephasen. Die Läsion ist *weiß* markiert

ken Hemisphäre innerhalb der erhaltenen sprachrelevanten Areale und in periläsionellem Gewebe sowie Aktivierungen in homologen Arealen der ungeschädigten rechten Hemisphäre (bilateral temporoparietal sowie rechtshemisphärisch inferior-frontal, ◘ Abb. 35.3). Im Vergleich zum erfolgreichen Wortabruf zeigten sich beim lexikalischen Suchverhalten vor allem bilaterale Aktivierungen im inferioren Parietallappen (Gyrus supramarginalis beidseits, Gyrus angularis rechts) (◘ Abb. 35.4). Der erfolgreiche Wortabruf nach lexikalischem Suchverhalten unterschied sich hinsichtlich der Aktivierungen nicht von ungestörter Sprache. Das Netzwerk für ungestörte Sprachproduktion ist bei dieser Patientin sehr stark bilateral ausgeprägt und umfasst neben periläsionellen Aktivierungen im linken Gyrus occipitalis inferior und Gyrus temporalis medius vor allem bilaterale Aktivierungen im Temporallappen sowie im Gyrus prae- und postcentralis (◘ Abb. 35.5).

Das stark bilaterale Aktivierungsmuster, das bereits bei ungestörter Sprachproduktion zu beobachten war, lässt sich möglicherweise durch die Beidhändigkeit und eine mögliche, jedoch nicht mehr überprüfbare, prämorbide bilaterale Sprachdominanz erklären. Die Studie zeigt jedoch, dass es gelingt, Spontansprache im fMRT zu untersuchen und spezifische Hirnaktivierungen für einzelne aphasische Symptome aufzudecken. Weitere Patienten werden derzeit ausgewertet, um zum einen anhand einer Gruppenstudie zuverlässigere Aussagen zu neuronalen Mechanismen aphasischer Symptome zuzulassen und um zum anderen noch andere Symptome analysieren zu können, z. B. sublexikalische, syntaktische oder morphologische.

Sprache und Handmotorik

In einer Einzelfallstudie (Grande et al. 2003) untersuchten wir einen Patienten mit sehr gut zurückgebildeter Aphasie, dessen Läsion sich vom hinteren Gyrus temporalis medius in den Gyrus angularis und einen Teil des Gyrus supramarginalis erstreckte (▶ Box 35.5). In einer fMRT-Untersuchung wurde dem Patienten eine Aufgabe dargeboten, bei der eine Gruppe gesunder Probanden in genau dieser Region – nämlich im Gyrus supramarginalis und Gyrus angularis – eine Aktivierung gezeigt hatte (Weis et al. 2001). Die Aufgabe erforderte das Finden von Homonymen – das sind Wörter, die gleich geschrieben und gleich ausgesprochen werden, jedoch 2 unterschiedliche Bedeutungen haben. Der Proband bekam 2 Stimuli, die so ausgewählt waren, dass sie jeweils zu den beiden Bedeutungen eines Homonym passten. Korrekt gelöste und ungelöste Homonyme wurden getrennt ausgewertet.

In ◘ Abb. 35.6 sind die Aktivierungen des Patienten R. M. während des korrekten Lösens der Homonymaufgabe dargestellt. Zwei Sekunden nach Erscheinen der Stimuluswörter auf der Projektionsfläche zeigten sich zunächst

35.3 · FMRT-Studien zu Aphasie

> **Box 35.5. Aktivierungsparadigma »Homonyme finden« und »Gemeinsamkeiten finden«**
>
> - **Zielsetzung:** Untersuchung des Zugriffs auf Wortform- und auf Bedeutungswissen
> - **Bedingungen:**
>   - A: »Finde ein Homonym (ein Wort mit 2 unterschiedlichen Bedeutungen), dessen beide Bedeutungen zu den vorgegebenen Stimuli passen!«, z. B. »Schloss« zu »König« und »Schlüssel« oder »Mutter« zu »Vater« und »Schraube«
>   - B: »Finde eine Gemeinsamkeit zwischen beiden Stimuli!«, z. B. »Familie« bei »Vater« und »Kind« oder »Herrscher« bei »König« und »Fürst«
>   - C: Kontrollaufgabe: Leises Lesen der 2 Stimuli, z. B. »Lehrling«, »Schlüssel« oder »Wort«, »König«
> - **Durchführung:** »Event related«-Design, visuelle Darbietung, 1 Stimulus pro 12,5 s, 42 Stimuli pro Bedingung, 3 Durchgänge, Abfolge: CBA
> - **Linguistische Annahmen:** Die Suche nach einer Gemeinsamkeit aktiviert vorwiegend semantisches Wissen, während für das Finden eines Homonyms neben dem Zugriff auf semantisches Wissen der Abgleich verschiedener Wortformen notwendig ist
> - **Empirischer Befund:** Sowohl bei der Suche nach einer Gemeinsamkeit als auch nach einem Homonym zeigt sich eine Aktivierung im Broca-Areal, beim Finden eines Homonyms ist zusätzlich der untere Parietallappen aktiviert (Weis et al. 2001)

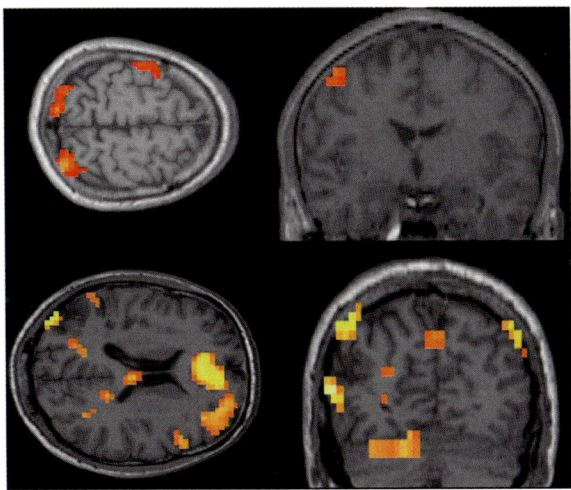

Abb. 35.6 Aktivierungen bei einem Patienten während des korrekten Lösens der Homonymaufgabe, *oben*: 2 s, *unten*: 8 s nach Beginn der Stimuluspräsentation, projiziert auf die individuelle Anatomie, links axiale Schichten, rechts koronare Schichten

linkshemisphärische bilaterale okzipitale sowie posterior parietale Aktivierungen. Diese stehen im Zusammenhang mit der visuellen Informationsaufnahme und dem beginnenden Aktivieren von semantischem Wissen. Bei den Normalpersonen findet sich gleichzeitig eine Aktivierung des Broca-Areals, was die semantisch geleitete Suche nach Wortformen anzeigt. Beim Patienten zeigte sich überraschenderweise keine Aktivierung des strukturell intakten Broca-Areals. Möglicherweise sind die Funktionen des Broca-Areals als Folge der Läsion in den hinteren Anteilen des perisylvischen Sprachareals reduziert (Diaschisis). Stattdessen findet sich eine auf den ersten Blick überraschende Aktivierung im linken primärmotorischen Handareal. Mehrere Studien konnten jedoch belegen, dass ein enger funktioneller Zusammenhang zwischen Sprache und Handmotorik besteht (Flöel et al. 2003; Hadar et al. 1998; Meister et al. 2003), sodass anzunehmen ist, dass diese Aktivierung an der Kompensation sprachlicher Funktionen beteiligt ist. Acht Sekunden nach Beginn der Stimuluspräsentation sind in der linken Hemisphäre temporale und parietale Aktivierungen im direkt an das geschädigte Areal angrenzenden Gewebe zu beobachten. Diese periläsionellen Aktivierungen reichen offensichtlich aus, um erfolgreich die Wortformen von Homonymen zu aktivieren. Außerdem finden sich rechts präfrontale sowie bilaterale zinguläre Aktivierungen, die vermutlich den erhöhten Schwierigkeitsgrad der Aufgabe widerspiegeln. Fand der Patient in der Homonymaufgabe keine Lösung, zeigte sich genau wie bei den gesunden Probanden ein Aktivierungsmuster, das eher dem des Gemeinsamkeiten-Findens ähnelte. Das bedeutet, dass hier zwar die semantische Suche stattfand, der Zugriff auf Wortformwissen jedoch ausblieb.

Insgesamt zeigte der Patient R. M. bei einer Aufgabe zur Wortformverarbeitung weitgehend den Normalprobanden entsprechende Aktivierungsmuster, einschließlich periläsioneller linksparietaler und temporaler Aktivierungen. Der Patient ist trotz seiner Läsion gut in der Lage, die verhältnismäßig schwierige Homonymaufgabe zu lösen. Neben den bei gesunden Probanden ebenfalls gefundenen Aktivierungen im lexikalisch-semantischen Netzwerk ist besonders eine Aktivierung der linken Handmotorik auffällig. Möglicherweise steht diese im Zusammenhang mit einem kompensatorischen Zugriff auf Wortformen im mentalen Lexikon als Ersatz für die von Diaschisis betroffenen Funktionen des Broca-Areals.

> **Zusammenfassung und Ausblick**
>
> Zur Sprachverarbeitung bei Aphasikern liegen inzwischen mehrere fMRT-Studien vor. Dabei ging es jedoch fast immer um normalsprachliche Funktionen. Eine erste Einzelfallstudie untersucht die neuronalen Korrelate von aphasischen Symptomen in der Spontansprache. Auch neuronale Entsprechungen von Therapieeffekten sind zunehmend Gegenstand der Forschung, es liegen bisher jedoch nur wenige Studien vor, die sowohl Art und Dauer der Therapie als auch den Therapieeffekt selbst ausreichend kontrollieren.
>
> Es besteht auf diesem Gebiet also noch weiterer Forschungsbedarf, zumal Lern- und Therapiestudien es ermöglichen könnten, Faktoren der funktionellen Reorganisation nach Hirnschädigung aufzudecken. Dies wäre von hoher Relevanz für die Entwicklung einer neurowissenschaftlichen Theorie der Aphasietherapie.

Literatur

Abo M, Senoo A, Watanabe S et al. (2004) Language-related brain function during word repetition in post-stroke aphasics. NeuroReport 15: 1891–1894

Blomert L, Kean ML, Koster C, Schokker J (1994) Amsterdam-Nijmegen Everyday Language Test: construction, reliability and validity. Aphasiology 8: 381–407

Bonakdarpour B, Parrish TB, Thompson CK (2007) Haemodynamic response function in patients with stroke-induced aphasia: Implications for fMRI data analysis. Neuroimage 36: 322–331

Cao Y, Vikingstad BS, George KP, Johnson AF, Welch KM (1999) Cortical language activation in stroke patients recovering from aphasia. Stroke 30: 2331–2340

Cherney LR, Small SL (2006) Task-dependent changes in brain activation following therapy for nonfluent aphasia: Discussion of two individual cases. J Intern Neuropsychol Soc 12: 828–842

Code C (2011) Nonfluent aphasia and the evolution of proto-language. J Neuroling 24: 136–144

Crinion J, Price CJ (2005) Right anterior superior temporal activation predicts auditory sentence comprehension following aphasic stroke. Brain 128: 2858–2871

Crosson B, McGregor K, Gopinath KS et al. (2007) Functional MRI of language in aphasia: A review of the literature and the methodological challenges. Neuropsychol Rev 17: 157–177

Crosson B, Moore AB, McGregor KM et al. (2009) Regional changes in word-production laterality after a naming treatment designed to produce a rightward shift in frontal activity. Brain Lang 111: 73–85

Fernandez B, Cardebat D, Démonet JF et al. (2004) Functional MRI follow-up study of language processes in healthy subjects and during recovery in a case of aphasia. Stroke 35: 2171–2176

Flöel A, Ellger T, Breitenstein C, Knecht S (2003) Language perception activates the hand motor cortex: implications for motor theories of speech perception. Eur J Neurosci 18: 704–708

Fridriksson J, Morrow-Odom L, Moser D, Fridriksson A, Baylis G (2006) Neural recruitment associated with anomia treatment in aphasia. Neuroimage 32: 1403–1412

Fridriksson J, Moser D, Bonilha L et al. (2007) Neural correlates of phonological and semantic-based anomia treatment in aphasia. Neuropsychologia 45: 1812–1822

Fridriksson J, Baker JM, Moser D (2009) Cortical mapping of naming errors in aphasia. Hum Brain Mapp 30: 2487–2498

Gazzaniga MS (2005) Forty-five years of split-brain research and still going strong. Nat Rev Neurosci 6: 653–659

Gold BT, Kertesz A (2000) Preserved visual lexicosemantics in global aphasia: a right-hemisphere contribution? Brain Lang 73: 456–465

Grande M, Weis S, Willmes K, Huber W (2003) Recovery of word form processing after left inferior parietal lesion: a single case fMRI study. Brain Lang 87: 124–125

Hadar U, Wenkert-Olenik D, Krauss R, Soroker N (1998) Gesture and the processing of speech: neuropsychological evidence. Brain Lang 62: 107–126

Hartje W (2006) Funktionelle Asymmetrie der Großhirnhemisphären. In: Hartje W, Poeck K (Hrsg) Klinische Neuropsychologie. Thieme, Stuttgart, S 67–92

Heim S, Opitz B, Friederici AD (2003) Distributed cortical networks for syntax processing: Broca's area as the common denominator. Brain Lang 85: 402–408

Heiss WD, Thiel A (2006) A proposed regional hierarchy in recovery of post-stroke aphasia. Brain Lang 98: 118–123

Heiss WD, Karbe H, Weber-Luxenburger G et al. (1997) Speech-induced cerebral metabolic activation reflects recovery from aphasia. J Neurol Sci 145: 213–217

Heiss WD, Kessler J, Thiel A, Ghaemi M, Karbe H (1999) Differential capacity of left and right hemispheric areas for compensation of poststroke aphasia. Ann Neurol 45: 430–438

Hillis AE, Heidler J (2002) Mechanisms of early aphasia recovery. Aphasiology 16: 885–895

Huber W, Ziegler W (2000) Störungen von Sprache und Sprechen. In: Sturm W, Herrmann M, Wallesch CW (Hrsg) Lehrbuch der klinischen Neuropsychologie. Grundlagen, Methoden, Diagnostik, Therapie. Swets & Zeitlinger, Lisse, S 462–511

Huber W, Poeck K, Weniger D, Willmes K (1983) Aachener Aphasie Test (AAT). Handanweisung. Hogrefe, Göttingen

Huber W, Grande M, Springer L (2005) Aachener Sprachanalyse (ASPA). Delta Systems, Aachen

Huber W, Poeck K, Weniger D (2006) Aphasie. In: Hartje W, Poeck K (Hrsg) Klinische Neuropsychologie. Thieme, Stuttgart, S 93–173

Indefrey P, Hagoort P, Herzog H, Seitz RJ, Brown CM (2001) Syntactic processing in left prefrontal cortex is independent of lexical meaning. NeuroImage 14: 546–555

Jackson H (1879) On affections of speech from disease of brain. Brain 2: 203–222

Karbe H, Thiel A, Weber-Luxenburger G, Herholz KJK, Heiss WD (1998) Brain plasticity in poststroke aphasia: What is the contribution of the right hemisphere? Brain Lang 64: 215–230

Kotz SA, Schwartze M, Schmidt-Kassow M (2009) Non-motor basal ganglia functions: a review and proposal for a model of sensory predictability in auditory language perception. Cortex 45: 982–990

Lomas J, Pickard L, Bester S, Elbard H, Finlayson A, Zoghaib C (1989) The communicative effectiveness index: development and psychometric evaluation of a functional communication measure for adult aphasia. J Speech Hear Disord 54: 113–124

Longoni F, Grande M, Hendrich V, Kastrau F, Huber W (2004) An fMRI study on conceptual, grammatical and morpho-phonological processing. Brain Cogn 57: 131–134

Marshall JF (1984) Brain function: neural adaptations and recovery from injury. Ann Rev Psych 35: 277–308

Meffert E, Tillmanns E, Heim S, Jung S, Huber W, Grande M (2011) Taboo: a novel paradigm to elicit aphasia-like trouble-indicating behaviour in normally speaking individuals. J Psycholinguist Res 40: 307–326

Meinzer M, Flaisch T, Obleser J et al. (2006) Brain regions essential for improved lexical access in an aged aphasic patient: A case report. BMC Neurology 6: 28

Meinzer M, Flaisch T, Breitenstein C, Wienbruch C, Elbert T, Rockstroh B (2008) Functional re-recruitment of dysfunctional brain areas predicts language recovery in chronic aphasia. Neuroimage 39: 2038–2046

Meister IG, Boroojerdi B, Folty H, Sparing R, Huber W, Töpper R (2003) Motor kortex hand area and speech: implications for the development of language. Neuropsychologia 41: 401–406

Naeser MA, Martin PI, Baker EH et al. (2004) Overt prepositional speech in chronic nonfluent aphasia studied with the dynamic susceptibility contrast fMRI method. NeuroImage 22: 29–41

Naeser MA, Martin PI, Nicholas M et al. (2005) Improved picture naming in chronic aphasia after TMS to part of right Broca's area: An open-protocol study. Brain Lang 93: 95–105

Perani D, Cappa SF, Tettamanti M et al. (2003) A fMRI study of word retrieval in aphasia. Brain Lang 85: 357–368

Poeck K (1983) What do we mean by »aphasic syndromes«? A neurologist's view. Brain Lang 20: 79–89

Price CJ, Warburton EA, Moore CJ, Frackowiak RS, Friston KJ (2001) Dynamic diaschisis: anatomically remote and context-sensitive human brain lesions. J Cognit Neurosci 13: 419–429

Richter M, Miltner WH, Straube T (2008) Association between therapy outcome and righthemispheric activation in chronic aphasia. Brain 131: 1391–1401

Riecker A, Wildgruber D, Grodd W, Ackermann H (2002) Reorganization of speech production at the motor kortex and cerebellum following capsular infarction: a follow-up functional magnetic resonance imaging study. Neurocase 8: 417–423

Rosen HJ, Petersen SE, Linenweber MR, Snyder AZ, White DA, Chapman L, Dromerick AW, Fiez JA, Corbetta MD (2000) Neural correlates of recovery from aphasia after damage to left inferior frontal cortex. Neurology 55: 1883–1894

Saur D, Lange R, Baumgaertner A, Schraknepper V et al. (2006) Dynamics of language reorganisation after stroke. Brain 129: 1371–1384

Saur D, Ronneberger O, Kümmerer D, Mader I, Weiller C, Klöppel S (2010) Early functional magnetic resonance imaging activations predict language outcome after stroke. Brain 133: 1252–1264

Small SL, Flores DK, Noll DC (1998) Different neural circuits subserve reading before and after therapy for acquired dyslexia. Brain Lang 62: 298–308

Specht K, Herzog H, Heßelmann V et al. (1998) Transkortikale Aphasie als Kompensationssyndrom der rechten Hemisphäre? In: Hielscher M, Clarenbach P, Elsner S, Huber W, Simons B (Hrsg) Beeinträchtigungen des Mediums Sprache. Stauffenburg, Tübingen, S 37–56

Springer L, Huber W, Schlenck KJ, Schlenck C (2000) Agrammatism: Deficit or compensation? Consequences for aphasia therapy. Neuropsychol Rehabil 10: 279–309

Thompson CK, Bonakdarpour B, Fix SF (2010) Neural mechanisms of verb argument structure processing in agrammatic aphasic and healthy age-matched listeners. J Cognit Neurosci 22: 1993–2011

Thulborn KR, Carpenter PA, Just MA (1999) Plasticity of language-related brain function during recovery from stroke. Stroke 30: 749–754

Tillmanns E, Meffert E, Heim S et al. (2011) Neuronale Korrelate lexikalischen Suchverhaltens in der aphasischen Spontansprache: Ein Einzelfall. Sprache – Stimme – Gehör. Online-Publikation. DOI: http://dx.doi.org/10.1055/s-0031-1271760

Vitali P, Abutalebi J, Tettamanti M et al. (2007) Training induced brain remapping in chronic aphasia: A pilot study. Neurorehabilitation & Neural Repair 21: 152–160

Weiller C, Isensee C, Rijntjes M et al. (1995) Recovery from Wernicke's aphasia: a positron emission tomographic study. Ann Neurol 37: 723–732

Weis S, Grande M, Pollrich S, Willmes K, Huber W (2001) Processing of homonyms: a functional MRI study on the separation of word forms from concepts. Kortex 37: 745–749

Westerhausen R, Hugdahl K (2008) The corpus callosum in dichotic listening studies on hemispheric asymmetry: a review of clinical and experimental evidence. Neurosci Biobehav Rev 32: 44–54

Wierenga CE, Maher LM, Moore AB et al. (2006) Neural substrates of syntactic mapping treatment: An fMRI study of two cases. J Int Neuropsychol Soc 12: 132–146

Willmes K, Poeck K (1993) To what extent can aphasic syndromes be localized? Brain 116: 1527–1540

Zahn R, Huber W, Drews E et al. (2002) Recovery of semantic word processing in transcortical sensory aphasia: a functional magnetic resonance imaging study. Neurocase 8: 376–386

Zahn R, Drews E, Specht K et al. (2004) Recovery of semantic word processing in global aphasia: a functional MRI study. Cogn Brain Res 18: 322–336

Akalkulie

K. Willmes, E. Klein, H.-C. Nuerk

36.1 Einführung, Historie und Definition – 578

36.2 Charakteristische Störungen – 578
36.2.1 Störungen der Zahlenverarbeitung – 578
36.2.2 Störungen des Rechnens – 579

36.3 Kognitiv-neuropsychologische Akalkulieforschung – 579

36.4 Modellorientierte fMRT-Studien – 579
36.4.1 Dissoziation zwischen an Sprache oder an quantitative Größenrepräsentation gebundene Funktionen – 580
36.4.2 Interpretation eines individuellen Patienten-Aktivierungsmusters – 581
36.4.3 Rehabilitation arithmetischen Faktenwissens durch intensives Training – 582
36.4.4 Rehabilitation arithmetischen Faktenwissens durch Kompensation – 583

36.5 Kortikale Plastizität – 584

Literatur – 585

Zum Thema

Probleme mit der Zahlenverarbeitung und/oder dem Rechnen treten sowohl als sog. erworbene Rechenstörungen (Akalkulie) als auch in Form von entwicklungsbedingten Rechenstörungen auf (Entwicklungsdyskalkulie). Bei Akalkulie können infolge einer erworbenen Hirnschädigung (z. B. aufgrund eines Schlaganfalles, Schädel-Hirn-Traumas oder Hirntumors) auch Erwachsene mit zuvor guten arithmetischen Fähigkeiten spezifische Defizite beim Rechnen entwickeln. Die neurokognitiven Grundlagen von Akalkulie werden in diesem Kapitel erläutert und neuronale Plastizität, die etwaigen Rehabilitationserfolgen unterliegt, diskutiert.

36.1 Einführung, Historie und Definition

Der Begriff »Akalkulie« wurde von Henschen geprägt, der 1919 die ersten detaillierten und systematischen Fallberichte von Patienten mit erworbenen Rechenstörungen veröffentlichte. Henschen konnte schon damals zeigen, dass Akalkulie sehr unterschiedliche Erscheinungsformen haben kann. Sie kann sowohl isoliert auftreten (d. h. als einzige Störung nach einer Hirnschädigung) als auch mit anderen Störungen wie Beeinträchtigungen der Aufmerksamkeit, des Lang- und Kurzzeitgedächtnisses, der Sprache (Aphasie) sowie des Lesens (Alexie) oder des Schreibens (Agraphie) einhergehen. Letztere Form einer erworbenen Rechenstörung, die mit anderen funktionellen Beeinträchtigungen assoziiert ist, wurde von Berger (1926) als »sekundäre« Akalkulie bezeichnet und von der »primären« Akalkulie unterschieden, die sich unabhängig von anderen Defiziten manifestiert.

> **Definition**
>
> Akalkulie bezeichnet Störungen im Umgang mit Zahlen und beim Rechnen als Folge einer erworbenen Hirnschädigung, die sich primär als Rechenstörungen oder sekundär assoziiert mit anderen Störungen manifestieren und sich nicht nur in Testuntersuchungen, sondern auch im Alltag zeigen. Akalkulie ist von der (Entwicklungs-)Dyskalkulie abzugrenzen, die eine von Kindheit an bestehende Rechenschwäche bezeichnet, bei der eine Teilleistungsschwäche im Rechnen bei ansonsten im Normalbereich liegenden Fähigkeiten und Fertigkeiten vorliegt.

Ein viel beachteter klinischer Klassifikationsversuch für Akalkulie in 3 Subtypen stammt von Hécaen et al. (1961):
1. Akalkulie infolge von Alexie und Agraphie für Ziffern und Zahlen
2. Akalkulie infolge von räumlichen Defiziten
3. »Anarithmetie« als eigentliche Rechenstörung

Die Rechenstörungen wiederum wurden von Boller u. Grafman (1985) noch einmal in Probleme mit dem Erinnern und Abrufen von rechnerischem Faktenwissen gegenüber Problemen im mathematischen Denken und Verständnis für die den Rechenoperationen zugrunde liegenden Konzepte unterteilt. Im klassischen neuropsychologischen Zugang zum Verständnis verschiedener Aspekte dieser Störungen wurden anhand von Läsionsdaten (zuerst post mortem) mehrere kortikale Zentren vorgeschlagen, die mit verschiedenen Komponenten der Rechenfertigkeit in Verbindung stehen sollten:

- Ein motorisches Zentrum in der linken dritten Frontalwindung, verantwortlich u. a. für das Zählen und die lautsprachliche Produktion von Zahlwörtern sowie das Schreiben von Ziffern
- Gyrus angularis und andere Teile des linken Parietallappens für die Steuerung des Lesens und Schreibens von Zahlen einschließlich des linken inferioren parietalen Kortex für das Kopfrechnen

In der neueren Literatur sind die neuroanatomischen Grundlagen von Akalkulie weiter ausdifferenziert worden. Als relevant gelten heute frontale, temporale, parietale (intraparietaler Sulcus, Gyrus angularis), temporoparietale Regionen in beiden Hemisphären sowie linkshemisphärische parietookzipitale Läsionen und Läsionen subkortikaler Strukturen.

36.2 Charakteristische Störungen

Defizite im Umgang mit Zahlen oder beim Rechnen bei Patienten mit erworbenen Hirnstörungen müssen nicht alle Rechenoperationen gleichzeitig betreffen, sondern es können spezifische Rechenoperationen selektiv gestört sein. Diese früh vermutete modulare Organisation (Berger 1926) hat sich nachfolgend in einer Fülle von Einzelfallstudien mit (doppelten) Leistungsdissoziationen bestätigt (Überblicke z. B. Claros-Salinas et al. 2009; Dehaene u. Cohen 1995; Willmes 2008; klinische Klassifikationen bei Cipolotti u. van Harskamp 2001; Delazer u. Bartha 2001).

36.2.1 Störungen der Zahlenverarbeitung

Die heute wahrscheinlich wichtigste Unterscheidung von Symptomen der Akalkulie bezieht sich darauf, ob sie auf eine sprachliche (aphasische) Symptomatik zurückführbar sind oder nicht, denn Akalkulie und Aphasie treten häufig assoziiert auf. Gestörte rezeptive wie expressive Zahlenverarbeitung in sog. **Transkodierungsaufgaben** (Überführen von Zahlen von einer Notation in eine andere, z. B. Schreiben von arabischen Zahlen nach Diktat, lautes Lesen von arabischen Zahlen, Umwandlung von geschriebenen Zahlwörtern in arabische Zahlen und umgekehrt) sind zwar häufig mit generellen Lese- und/oder Schreibstörungen verbunden, können jedoch nicht in jedem Fall notwendig auf eine Sprachstörung zurückgeführt werden (Überblick z. B. bei Claros-Salinas u. Willmes 2000; Delazer u. Bartha 2001; Willmes 2002, 2008). Darüber hinaus können selbst Probleme mit dem Lesen und Schreiben von Zahlen dissoziiert auftreten, wenngleich meistens beide Funktionen gemeinsam gestört sind.

Eine **eingeschränkte Zahlenmerkspanne**, oft als Symptom rein sprachlicher Arbeitsgedächtnisstörungen beschrieben (obwohl Zahlen nicht nur sprachlich repräsentiert sind), führt beim Schreiben nach Diktat von mehrstelligen Zahlen zum Abbruch nach wenigen Ziffern. Das ist insbesondere dann der Fall, wenn die Zahl ausschließlich aus von Null verschiedenen Ziffern zusammengesetzt ist (z. B. 32754). Räumlich-konstruktive Störungen können beim Schreiben von Zahlen mit eingebetteten Nullen zum Auslassen (3754 statt 30754) oder Hinzufügen von Nullen (300754 statt 30754) führen. Beispielsweise werden bei visuellem Hemineglekt häufiger beim (lauten) Lesen links stehende Ziffern ausgelassen (754 statt 32754). Da fMRT-Untersuchungen an Gesunden zeigen, dass Arbeitsgedächtnisaufgaben mit Zahlen spezifische Zahlenverarbeitungsareale wie den intraparietalen Sulcus (IPS) mehr aktivieren als Buchstaben (Knops et al. 2006), ist es aus neurokognitiver Perspektive nicht überraschend, dass bei Akalkulie auch eine eingeschränkte Zahlenmerkspanne auftreten kann.

36.2.2 Störungen des Rechnens

Als Beeinträchtigungen des Rechnens sind besonders Störungen des **arithmetischen Faktenabrufs** (z. B. das kleine Einmaleins) von Störungen in der Anwendung von Rechenprozeduren zu unterscheiden. Beide können mehr oder weniger selektiv betroffen sein (Überblick: Claros-Salinas et al. 2009). Eine wichtige zusätzlich eingeführte Unterscheidung ist die in exaktes vs. approximatives Rechnen (Dehaene et al. 1999; Stanescu-Cosson et al. 2000), welche ebenfalls isoliert beeinträchtigt sein können (Dehaene u. Cohen 1997). Als exaktes Rechnen bezeichnet man das gängige Rechnen, bei dem man das exakt richtige Ergebnis bestimmen muss. Beim approximativen Rechnen muss man das Ergebnis ungefähr der Größe nach abschätzen (z. B. Welche Zahl ist näher am Ergebnis von 27+48? 72 oder 52?).

Exaktes Rechnen ist weitgehend an spezifisch sprachliche Repräsentationen in perisylvischen Regionen unter Einschluss linksinferior-frontaler Regionen gebunden. In den letzten Jahren hat sich gezeigt, dass eine Unterscheidung von vermutlich stärker sprachgebundenen Rechenarten wie der Multiplikation und kleinen Additionsproblemen (d. h. Probleme, deren Summe kleiner als 10 ist, z. B. 3+6) gegenüber Subtraktions- und größeren Additionsproblemen zu treffen ist (Dehaene et al. 1999; Kucian et al. 2006; Lemer et al. 2003; Stanescu-Cosson et al. 2000; Überblick bei Delazer u. Bartha 2001).

Approximative Arithmetik im Sinne von abschätzendem Rechnen hingegen ist nicht sprachgebunden und stützt sich vorwiegend auf Netzwerke im linken und rechten Parietallappen. Diese in der Literatur häufig getroffene Unterscheidung und ihre neurokognitiven Grundlagen bedürfen noch weiterer Forschung (Klein et al. 2009).

36.3 Kognitiv-neuropsychologische Akalkulieforschung

Plausible Erklärungen für beobachtete Störungsmuster bei Patienten waren erst mit der Entwicklung von detaillierteren kognitiv-neuropsychologischen Modellen der Zahlenverarbeitung und des Rechnens in den letzten 10–15 Jahren möglich (Überblicke: Claros-Salinas et al. 2009; Willmes 2006, 2012). Für die Akalkulieforschung besonders fruchtbar war die neurofunktionale Einbettung des **Triple-Code-Modells** (Dehaene 1997; Dehaene u. Cohen 1995) sowie eine nachfolgende funktionelle Ausdifferenzierung (inferior-)parietaler Regionen (Dehaene et al. 2003), die sich maßgeblich auf eine Metaanalyse vieler funktionell-bildgebender Studien stützte. Für eine ausführliche Darstellung des Triple-Code-Modells sei auf ▶ Kap. 27 verwiesen.

36.4 Modellorientierte fMRT-Studien

Bisher sind nur wenige detaillierte fMRT-Einzelfallstudien zur Akalkulie publiziert worden (Bernal et al. 2003; Cohen et al. 2000; Delazer et al. 2006; Zaunmüller et al. 2009). An dem bekannten Fallbeispiel von Cohen und Kollegen (2000) soll exemplarisch gezeigt werden, wie eine Kombination aus modellbezogener, funktionell-anatomischer Erklärung für ein Störungsmuster in Verbindung mit Wissen über fMRT-Aktivierungsmuster aus Zahlenverarbeitungs- und Rechenstudien zu einer rationalen Planung einer fMRT-Studie beim einzelnen Patienten mit Akalkulie führen und bei einer plausiblen Interpretation des gefundenen Aktivierungsmusters hilfreich sein kann.

Aussagekraft von fMRT-Einzelfallstudien an Patienten
Es gibt berechtigte Einwände, dass die neuroanatomischen Befunde aus fMRT-Einzelfallstudien mit gewisser Vorsicht zu behandeln seien, weil die Reliabilität von fMRT-Aktivierungen umstritten ist. Bei der
▼

großen Anzahl von für den Rehabilitationserfolg relevanten Variablen und den beträchtlichen interindividuellen Unterschieden in den arithmetischen Leistungen gesunder Probanden ist eine eindeutige Interpretation nicht möglich (vgl. Zamarian et al. 2009). Man sollte sich also immer einer gewissen Einschränkung der Generalisierbarkeit bewusst sein. Dennoch bietet die bisher nur selten genutzte Kombination von funktioneller Bildgebung und Patientenstudien eine sonst schwer zu erreichende Qualität an Informationen. Wenn man (a) das bei Patienten mit Akalkulie gefundene fMRT-Aktivierungsmuster mit (b) den Informationen über die individuelle Hirnläsion und (c) dem individuellen Beeinträchtigungsmuster zusammenführt und zusätzlich (d) mit den Kenntnissen über modellgeleitete Aktivierungsstudien bei gesunden Probanden vergleicht (vgl. ▶ Abschn. 36.4.2), kann man zu einer schlüssigen Interpretation gelangen, die über den Erkenntnisgewinn aus funktioneller Bildgebung an gesunden Probanden hinausgehen kann. Neuere Ansätze, in denen über die Funktion und Läsion hinaus auch noch die Verbindungsstruktur mit Diffusions-Tensor-Bildgebung (DTI) untersucht wird, dürften in Zukunft an Bedeutung gewinnen.

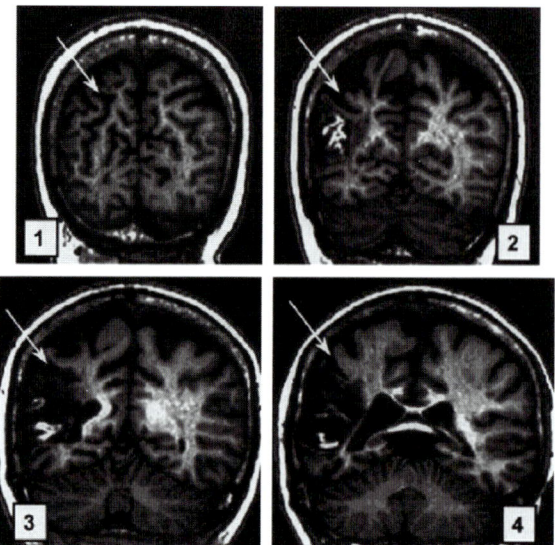

Abb. 36.1 Koronare Schichten durch den hinteren Teil der Läsion der Patientin ATH: Der *Pfeil* deutet auf den linken intraparietalen Sulcus. Der Kortex tief innerhalb des intraparietalen Sulcus (IPS) ist teilweise von der Läsion ausgenommen, insbesondere der mediale Anteil. (Aus Cohen et al. 2000; mit freundlicher Genehmigung von Elsevier)

36.4.1 Dissoziation zwischen an Sprache oder an quantitative Größenrepräsentation gebundene Funktionen

In der Studie von Cohen et al. (2000) handelt es sich um eine 55-jährige rechtshändige Patientin (ATH) mit initial vorhandener, aber schnell ganz zurückgebildeter Hemiparese, Aphasie und Alexie mit Agraphie, die 2 Jahre nach dem Schlaganfall erneut untersucht wurde. Die strukturelle MR-Untersuchung zeigte eine Läsion, welche Teile der klassischen perisylvischen Sprachareale unter Ausschluss frontaler Areale umfasste: superiorer temporaler Gyrus, Teile des mittleren temporalen Gyrus, der Gyrus supramarginalis und die vordere Hälfte des Gyrus angularis waren betroffen. Vom intraparietalen Sulcus (IPS) waren der mediale Anteil und posteriore Anteile des lateralen Anteils nicht geschädigt (◘ Abb. 36.1).

Ausgehend vom funktional-anatomischen Modell von Dehaene und Cohen (1995; ▶ Kap. 27) kann man vermuten, dass die Patientin in allen weitgehend an Sprache gebundenen Aufgaben zur Zahlenverarbeitung und zum Rechnen deutliche Beeinträchtigungen zeigen sollte, nicht aber in Aufgaben, die sich weitestgehend auf eine nichtverbale semantische Repräsentation der Größe von Zahlen stützen. In der Sprachuntersuchung wurden deutliche aphasische Symptome, Schreibstörungen und Lesestörungen im Sinne einer mittelgradigen Tiefendyslexie beobachtet. Eine orientierende klinisch-neuropsychologische Untersuchung der Zahlenverarbeitungs- und Rechenfertigkeiten ergab im Sinne der Klassifikation von Hécaen eine Kombination aus Alexie und Agraphie für Zahlen sowie einer Rechenstörung im engeren Sinn schon bei einfachen Grundrechenaufgaben. Die Patientin war in allen Aufgaben mit Zahlen in gesprochener oder geschriebener Form beeinträchtigt. In deutlichem Gegensatz dazu konnte die Patientin von jeweils 2 arabischen Zahlen sicher die Größere auswählen und auch weitere Aufgaben, die quantitatives Zahlenwissen erfordern, viel besser lösen. Im nächsten Schritt wurde dann diese Leistungsdissoziation ausführlicher mit experimentellen Aufgabenstellungen teilweise am PC mit Zeitmessung analysiert.

Zusammenfassend zeigte die Patientin ganz vorwiegend nur dann Störungen, wenn Zahlen in einem sprachlichen Format kodiert werden mussten. Beim Rechnen gab es deutliche Unterschiede zwischen Subtraktion und Addition (wenige Fehler) gegenüber Multiplikation (viele Fehler), selbst wenn nicht nur die Aufgabenstellung, sondern auch die Lösung als arabische Zahl vorgegeben wurde. Diese Leistungsdissoziation (Deloche u. Willmes 2000) ist kompatibel mit der Modellvorstellung, dass für Subtraktionen (und in schwächerem Ausmaß für Additionen) eher numerische Größen auf einem mentalen Zahlenstrahl manipuliert werden, während Multiplikationsaufgaben stärker anhand gespeicherter verbaler Assoziationen zwischen Aufgabenstellung und Ergebnis »automatisch« gelöst werden, wobei sich ein solcher Abruf von auswendig beherrschten Fakten auf den linken Gyrus angularis stützt (Dehaene et al. 2003; Delazer et al. 2003), von dem bei der Patientin der vordere Anteil links in die Läsion einbezogen war.

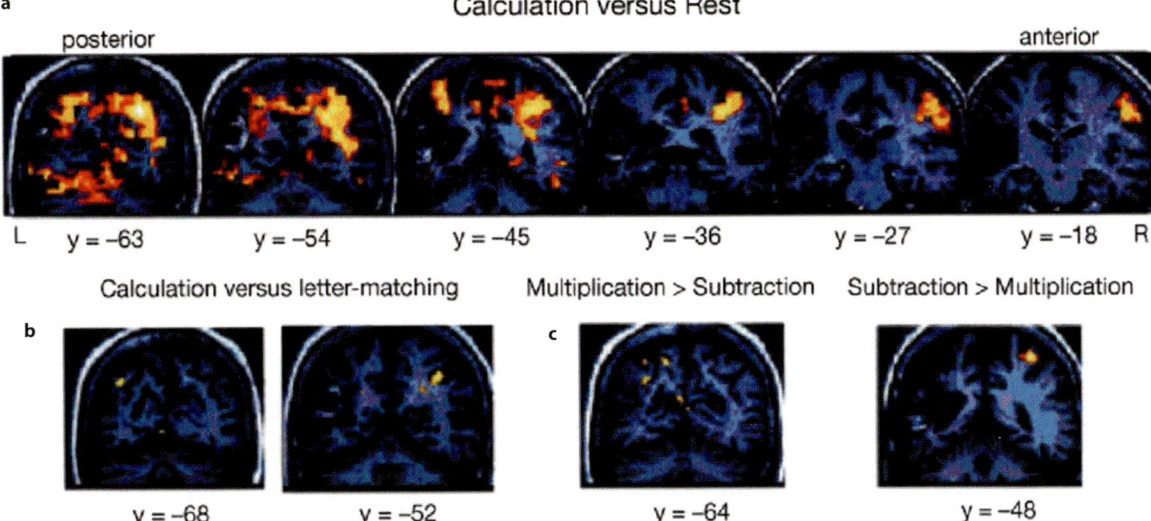

◘ **Abb. 36.2 a–c** FMRT-Aktivierungen bei der Patientin ATH während der Bearbeitung von Kopfrechenaufgaben. **a** Bilaterale intraparietale Aktivierungen beim Vergleich von Multiplikation und Subtraktion gegenüber Ruhe. **b** Bilaterale intraparietale Aktivierungen beim Vergleich von Multiplikation und Subtraktion kombiniert gegenüber Buchstabenzuordnung (p<0,01). **c** Stärkere linksintraparietale Aktivierung bei Multiplikation als bei Subtraktion (p<0,01); stärkere rechtsintraparietale Aktivierung bei Subtraktion als bei Multiplikation (p<0,01). (Aus Cohen et al. 2000; mit freundlicher Genehmigung von Elsevier)

36.4.2 Interpretation eines individuellen Patienten-Aktivierungsmusters

Ausgehend von dem beobachteten Störungsmuster wurde eine fMRT-Studie mit der Patientin ATH konzipiert und durchgeführt, in der die Aktivierung bei Subtraktion und Multiplikation in einer Verifikationsaufgabe (Ist die angezeigte Lösung richtig?) mit einer Kontrollaufgabe (Buchstabenvergleich) und einer Ruhebedingung verglichen wurde. Nach obigen Modellvorstellungen ist aufgrund der Verhaltensdaten zu erwarten, dass bei der Patientin intraparietale Regionen im Unterschied zu Spracharealen nicht von der Läsion betroffen und bilateral während der Zahlenverarbeitung aktiviert sind. Um Vergleiche mit Aktivierungsstudien bei Gesunden zu ermöglichen, wurde das strukturelle MR trotz der recht großen Läsion unter Verwendung des MNI-Standards stereotaktisch auf das Talairach-Bezugsystem transformiert. Beim Vergleich beider Rechenbedingungen zusammen gegen Ruhe wurden weitgehend alle im Triple-Code-Modell postulierten Areale bei visueller Stimuluspräsentation außerhalb der Läsion aktiviert: intraparietaler Sulcus (IPS) bilateral mit umgebenden parietalen Arealen (Größenrepräsentation), dorsolateraler präfrontaler Kortex bilateral (Arbeitsgedächtnis) und anteriores Zingulum (Kontroll- und Entscheidungsprozesse) sowie inferiore temporale Regionen bilateral (visuelle Zahlform) und inferiore frontale Areale bilateral (u. a. motorische Sprachareale). Besonders interessant ist, dass es links an die Läsion angrenzend (periläsional) parietale Aktivierungen gab, die in der rechten intakten Hemisphäre bis in die lateralen IPS-Anteile und in den lateralen inferioren parietalen Kortex auch weit nach vorne (anterior) hineinreichten (◘ Abb. 36.2).

Allerdings war nur ein kleiner Teil dieser Aktivierungen im Vergleich zum Buchstabenvergleich spezifisch für das Rechnen, insbesondere der rechte IPS, vergleichbar mit den Aktivierungen der quantitativen semantischen Größenrepräsentation im horizontalen Anteil des IPS (hIPS). Bei Anwendung eines liberaleren Signifikanzniveaus trat auch noch ein kleiner Aktivierungsfokus im linken posterioren intraparietalen Kortex auf, der in dem von Dehaene et al. (2003) spezifizierten Bereich des Gyrus angularis links liegt und für sprachbasierte arithmetische Operationen zuständig sein soll. Beim direkten Vergleich der beiden Rechenoperationen war bei der Subtraktion nur der rechte IPS signifikant stärker aktiviert mit einem Maximum ganz in der Nähe des für denselben Kontrast von Lee (2000) berichteten Maximums und in einem Bereich des IPS gelegen, der vermutlich die Größenrepräsentation unterstützt. Umgekehrt ergab sich für die Multiplikation eine einzige posterior parietal gelegene Region. Cohen und Mitarbeiter interpretieren die gegenüber dem Buchstabenvergleich übrig bleibenden, bilateralen intraparietalen Aktivierungen als Beleg dafür, dass die Patientin ein bilaterales neurales Netzwerk zur Verifikation von Rechenaufgaben einsetzt. Ein gewisses Interpretationsproblem ergibt sich, weil die Leistungen im MR sogar signifikant schlechter für die Subtraktions- (66,3 % korrekt) als für die Multiplikationsverifikation (81,7 % korrekt) ausfielen. Die Autoren führen als Grund die kurze Bearbeitungszeit im MR je Rechenaufgabe an und betonen, dass die Patientin sich durchweg bemüht hat, die Lösung zu finden, aber oft nicht genug Zeit zur vollständigen Bearbeitung hatte. Mit dieser Argumentation ist es dann möglich, die differenziellen Aktivierungsmuster für Multiplikation und Subtraktion als relevant für deren mögliche Verhaltensdissoziation anzusehen.

Die rechtsparietalen Aktivierungen der Patientin in Verbindung mit der großen linksperisylvischen Läsion unter Einschluss von Teilen des inferioren Parietalkortex deuten darauf hin, dass diese für die Subtraktion, die sich auf quantitative mentale Prozesse stützt, eine wesentliche Rolle spielen (Price u. Friston 2002 mit prinzipiellen Überlegungen zur Interpretierbarkeit von Aktivierungsdaten bei Patienten). Umgekehrt zeigt die erhaltene Fähigkeit zum Größenvergleich, dass die vorliegende Läsion nicht entscheidend für Rechenstörungen aus semantischen Gründen sein kann, sehr wohl aber für Rechenstörungen aus sprachlichen Gründen verantwortlich zu sein scheint.

> **Die Beschreibung der Patientin ATH von Cohen et al. (2000) lässt sich mit dem Triple-Code-Modell nach Dehaene (Dehaene et al. 2003) gut erklären. Die erhaltene Fähigkeit der Patientin zur Lösung von Subtraktionsaufgaben erklärt sich durch die in der fMRT nachgewiesene Aktivierung des intakten rechten Parietallappens (also durch eine intakte Größenrepräsentation), während die beeinträchtigte Multiplikation dahingehend erklärt werden kann, dass die zur Multiplikation benötigten linksseitigen Areale zum Abruf verbaler Sequenzen geschädigt waren.**

36.4.3 Rehabilitation arithmetischen Faktenwissens durch intensives Training

Die Einzelfallstudie von Zaunmüller et al. (2009) ist die vermutlich erste Trainingsstudie bei einem aphasischen Patienten im chronischen Stadium, in der die Veränderungen der Hirnaktivierungen mit der fMRT nach einem intensiven Training von Multiplikationsfakten dokumentiert wurden.

In der Studie von Zaunmüller et al. (2009) wurde der 48-jährige rechtshändige Patient WT untersucht, der als Postbeamter arbeitete, bevor er eine Hirnblutung erlitt, durch die u. a. auch die Basalganglien geschädigt wurden. Die initiale neurologische Untersuchung ergab schwere aphasische Störungen und zusätzlich eine Hemiparese links und eine Dysphagie, welche sich schnell wieder zurückbildeten. 29 Monate nach dem Ereignis zeigte sich in der MRT eine ausgedehnte subkortikale und kortikale linkshemisphärische Läsion mit einem durch die Atrophie vergrößerten linken Ventrikel. Die Läsion umfasste die linke Insel, die Basalganglien mit Putamen, Globus pallidus und Teilen des Thalamus, die Capsula interna und extrema sowie auch Teile der weißen Substanz, darunter Schäden des inferioren und des superioren longitudinalen Faszikels, die frontale und parietale Areale miteinander verbinden. Im Aachener Aphasie-Test (AAT; Huber et al. 1983) zeigten sich eine leichte Broca-Aphasie sowie eine Sprechapraxie. Rechen- und Zahlenverarbeitungsfähigkeiten wurden mit der NPC-Testbatterie erhoben (Number Processing and Calculation Battery; Delazer et al. 2003).

Während der Patient basale Aufgaben wie Paritätsentscheidungen (Ist die gezeigte Zahl gerade oder ungerade?) und Zahlenvergleiche mit arabischen Zahlen ohne Probleme ausführen konnte, hatte er sehr ausgeprägte Schwierigkeiten mit allen Aufgaben, die in irgendeiner Form sprachliche Verarbeitung erfordern. Darunter fielen Aufgaben wie verbales Zählen, numerische Größenvergleiche mit Zahlwörtern oder das Schreiben von arabischen Zahlen nach Diktat. Besonders auffällig waren seine sehr großen Probleme, selbst einfache Multiplikationsaufgaben zu lösen, wohingegen einfache Addition, Subtraktion und Division praktisch unbeeinträchtigt waren. Solch eine Dissoziation zwischen arithmetischen Operationen ist im Einklang mit den Hypothesen des Triple-Code-Modells, wie unter ▶ Abschn. 27.1 beschrieben. Die Probleme des Patienten mit Multiplikationsaufgaben äußerten sich neben einer deutlich erhöhten Fehlerrate in extrem langen Bearbeitungszeiten von bis zu 80 s für einfache Multiplikationsfakten. Dies deutete darauf hin, dass der Patient stark zeitraubende Kompensationsstrategien anwendete. Häufig rezitierte er die gesamte Multiplikationsreihe, bis er die korrekte Antwort erreicht hatte (3, 6, 9, 12, 15, 18), da er die korrekte Antwort sprachlich nicht direkt abrufen konnte (3×6=18).

Das intensive 4-wöchige Training wurde zweimal täglich für etwa 20 min durchgeführt. Die Multiplikationsaufgaben wurden randomisiert als arabische Zahlen auf einem Computerbildschirm präsentiert, und der Patient musste so schnell und so genau wie möglich das korrekte Ergebnis auf der Tastatur eintippen. Nach jeder Aufgabe bekam er ein Feedback über das richtige Ergebnis; jede Aufgabe wurde so lange wiederholt, bis das korrekte Ergebnis eingetippt wurde. Vor und nach dem intensiven Training wurden die Leistungen des Patienten in den Multiplikationsaufgaben am Rechner aufgezeichnet. Während ein Set von Multiplikationsaufgaben während des Trainings intensiv geübt wurde (»drill«), diente ein anderes ungeübtes Aufgabenset als Kontrolle.

Auf der Verhaltensebene zeigten sich Trainingseffekte als signifikant schnellere Antwortzeiten und sinkende Fehlerzahlen im Trainingsverlauf. Dabei verwendete der Patient nach dem Training auch eine andere Rechenstrategie. Während er im Vortest noch zeitraubende Kompensationsstrategien einsetzte, konnte er nach dem Training Multiplikationsfakten direkt aus dem Langzeitgedächtnis abrufen und äußern. Auf der neurofunktionellen Ebene zeigte sich bei dem relevanten Aktivierungskontrast von trainierten vs. nichttrainierten Problemen in der Nachuntersuchung eine Aktivierungszunahme im rechten Gyrus angularis und damit kontralateral zu den üblicherweise bei gesunden Probanden beobachteten linkshemisphärischen Aktivierungsveränderungen (Delazer et al. 2003; Ischebeck et al. 2007). Darüber hinaus verschob sich das Aktivierungsmaximum für trainierte Multiplikationsfakten innerhalb des rechten Gyrus angularis von posterior weiter nach anterior. Die Autoren erklärten sich die weiter posterior gelegene Aktivierung im Gyrus angularis mit den spezifischen Kompensationsstrategien, die sich der Patient bei ungeübten Items zunutze machte, wie z. B. dem Aufzählen einer ganzen Multiplikationsreihe, um zum korrekten Ergebnis zu gelangen. Die weiter anterior gelegene Aktivierung innerhalb des Gyrus angularis für trainierte Items wurde mit der zunehmenden Automatisierung im Faktenabruf erklärt.

> Die Leistungsveränderungen nach intensivem Training des Patienten WT von Zaunmüller et al. (2009) lassen sich anhand des Triple-Code-Modells gut erklären. Die erhaltene Fähigkeit des Patienten bzgl. Additions-, Subtraktions- und Divisionsaufgaben erklärt sich durch die in der MRT nachgewiesene Intaktheit des u. a. Größeninformationen verarbeitenden rechten Parietallappens, während die beeinträchtigte Multiplikation durch die Läsion in zur Multiplikation benötigten linksseitigen Areale zum Abruf verbaler Sequenzen (z. B. die Basalganglien) verursacht wurde.

Darüber hinaus ist zu bemerken, dass sich die in dieser Einzelfallstudie beschriebenen Veränderungen der Aktivierung (d. h. eine Aktivierungszunahme im Gyrus angularis mit intensivem Training von arithmetischen Fakten) grundsätzlich mit den bei Gruppen gesunder Normalprobanden beobachteten Ergebnissen decken (Delazer et al. 2003; Ischebeck et al. 2007).

Ein weiterer Fall mit intrakranieller Blutung im linken parietotemporalen Übergangsbereich und besser erhaltener Subtraktions- als Multiplikationsleistung bei Untersuchungen im ersten Monat nach dem Ereignis wird von Lee (2000) berichtet.

36.4.4 Rehabilitation arithmetischen Faktenwissens durch Kompensation

In der Studie von Delazer et al. (2006) handelt es sich um eine 63-jährige rechtshändige Patientin (HR) mit posteriorer kortikaler Atrophie (»posterior cortical atrophy«, PCA), einem demenziellen Syndrom mit typischen neuropsychologischen Ausfällen bei temporoparietaler Minderperfusion und über lange Zeit relativ gut erhaltenen mnestischen und sprachlichen Leistungen. Während die neuropsychologische Untersuchung bei der Patientin eine überdurchschnittliche verbale Intelligenz dokumentierte, zeigten sich typische Symptome parietaler Schädigungen wie Beeinträchtigungen visueller und räumlicher Funktionen, Akalkulie, Simultanagnosie, ideomotorische Apraxie, Fingeragnosie, Alexie und Agraphie. Eine SPECT-Untersuchung zeigte bei der Patientin Perfusions- und Metabolismusminderungen in beiden superioren und posterioren Parietallappen sowie dem rechten posterioren Temporallappen.

In einer fMRT-Untersuchung wurden 3 Aufgabenstellungen untersucht: Rezitieren einer Multiplikationsreihe (von 5 bis 50), einer Zählsequenz (von 1 bis 20) sowie eines zweisilbigen Wortes (»hallo«) als Kontrollbedingung. Da alle Aufgaben die sprachliche Produktion von Wörtern erforderten, sind für die Untersuchung spezifischer numerischer Verarbeitung besonders die Vergleiche zwischen den beiden Bedingungen mit numerischen Inhalten und der nichtnumerischen Kontrollbedingung interessant. Während der kritische Kontrast zwischen Zählen und der Kontrollbedingung vor allem rechtshemisphärische temporale Aktivierung zeigte, wurden zwischen Multiplikationsreihen und der Kontrolle linkshemisphärische medial temporale Aktivierungen sowie bilaterale Aktivierungen links inferior temporal beobachtet.

Dieses Ergebnis unterscheidet sich deutlich von dem in einer Kontrollstudie mit gesunden Probanden gefundenen Aktivierungsmuster (Ischebeck et al. 2008). Bei den gesunden Probanden zeigten sich beim Vergleich von Multiplikationsreihen mit der Kontrollbedingung Aktivierungen in einem frontoparietalen Netzwerk unter Einschluss des bilateralen IPS, während die Zählsequenz im Vergleich zu der Kontrolle keine erhöhte Aktivierung zeigte. Letzteres erklärten sich die Autoren damit, dass das Zählen bei den gesunden Probanden ebenso automatisiert ablief wie die Kontrollbedingung. Delazer und Kollegen (2006) vermuteten, dass die abweichenden Aktivierungsmuster – neben teilweise vergleichsweise höherem Aufwand zum Lösen der Aufgabe – die Nutzung einer alternativen Route zur Lösung der Aufgabe reflektieren, um den degenerativen Verlust neuronaler Funktionen zu kompensieren.

> Die Beschreibung der Aktivierungsmuster der Patientin HR von Delazer et al. (2006) legt nahe, dass beeinträchtigte numerische Funktionen teilweise durch andere kortikale Areale kompensiert werden können. So könnten etwaige Schädigun-
▼

> gen im posterioren Bereich (Gyrus angularis), die Störungen bei Multiplikationsreihen verursachen, durch Verarbeitungsmechanismen, denen linkstemporale Aktivierungen zugrunde liegen, zumindest teilweise kompensiert werden.

36.5 Kortikale Plastizität

Levin et al. (1996) schilderten den Fall eines 17-jährigen Jugendlichen, der im Alter von 7 Monaten in einen Autounfall verwickelt war und ein gedecktes Schädelhirntrauma mit einem rechtsparietalen Schädelbruch und rechtstemporaler Blutung davontrug. Die weitere Entwicklung des Kindes war durch eine verlangsamte motorische Entwicklung mit schlechter Koordination charakterisiert. In der Schulzeit bekam er fortlaufend Förderunterricht in Rechnen und Schreiben, ohne dass seine Probleme beseitigt werden konnten. Eine ausführliche klinisch-neuropsychologische Untersuchung ergab eine sehr deutliche Beeinträchtigung in Rechen- und Schreibleistungen in Verbindung mit weitgehend unauffälligen intellektuellen, visuoperzeptiven, visuokonstruktiven und Gedächtnisleistungen. Von den Zahlenverarbeitungs- und Rechenleistungen konnten einfachere Transkodierungs-, Größenvergleichs- und schriftliche Rechenaufgaben zu den Grundrechenarten weitestgehend problemlos bearbeitet werden. Beeinträchtigungen gab es beim Größenvergleich zweier auditiv vorgegebener Zahlen, beim Ausfüllen eines Barschecks (Betrag in Zahlen und als Zahlwort) und besonders beim Bestimmen der approximativen Lösung für Rechenprobleme mit größeren Zahlen.

Die strukturelle MR-Untersuchung ergab eine ausgedehnte Schädigung im rechten Gyrus supramarginalis, Gyrus angularis und im lateralen superior parietalen Kortex einschließlich kortikaler Atrophie der kalkarinen Region, des inferioren und superioren Okzipitallappens sowie medialer hochparietaler Areale. Auch wenn von den Autoren nicht erwähnt, schienen auch intraparietale Regionen einschließlich des hIPS betroffen zu sein.

In einer fortlaufenden stillen mentalen Subtraktionsaufgabe in 3er-Schritten mit variierender dreistelliger Startzahl (Kontrollbedingung: stilles Vorwärtszahlen ab eins) zeigte der Patient (neben den auch im Triple-Code-Modell vorhergesagten frontalen und temporalen Regionen) weitgehend nur linkshemisphärische und nicht bilaterale Aktivierungen im Bereich von Gyrus angularis und Gyrus supramarginalis, die auch den hIPS einschlossen. In einer Gruppe von gesunden Personen fanden sich dagegen mit demselben Paradigma (aber etwas schwererer Subtraktion in 7er-Schritten; Rueckert et al. 1996) neben präfrontalen und temporalen vor allem bilaterale posterior parietale Aktivierungen.

Interpretiert wurde das Aktivierungsmuster des Patienten als Beleg für **kortikale Plastizität** im Sinne einer interhemisphärischen Funktionsreorganisation visuospatialer Funktionen in homologen linkshemisphärischen Arealen aufgrund der frühen rechtshemisphärischen Schädigung, da keine visuospatialen Störungen oder eine Hemineglekt-Symptomatik zu beobachten waren. Diese Reorganisation führt nach Interpretation der Autoren dann zu sog. **Crowding-Effekten** in linksparietalen Regionen mit beeinträchtigten Rechen-, Lese- und Schreibfertigkeiten sowie ganz überwiegend unilateralen linkshemisphärischen Aktivierungen in einer komplexen, auch das Arbeitsgedächtnis beanspruchenden seriellen Subtraktionsaufgabe.

Dieser sog. Vergleichsansatz ist allerdings nicht unproblematisch. Romero et al. (2002) führten als Beispiel für ihre Argumentation einen Patienten mit einer **Entwicklungsdyskalkulie** an, für den sie eine intrahemisphärische Verlagerung der für einen Größenvergleich relevanten Areale vermuteten. In einer fMRT-Studie waren links superior parietale Regionen angrenzend an die aufgrund einer MR-Spektroskopie als nicht regelrecht entwickelt diagnostizierten inferior parietalen Regionen aktiviert. Besser geeignet für Studien zur vermuteten neuralen Plastizität bei einzelnen Patienten erscheint den Autoren der sog. Onlineansatz, bei dem in Lern- oder Trainingsexperimenten vorhergesagte Aktivierungsverlagerungen in Verbindung mit vorhergesagten Verhaltensänderungen beobachtet werden können. Oben genannte Trainingsstudien wie von Delazer et al. (2003) oder Ischebeck et al. (2007) zu trainingsinduzierten Aktivierungsveränderungen an gesunden Kontrollpersonen sind dazu ein weiterer notwendiger Schritt.

Die Einzelfallstudie von Bernal et al. (2003) über einen 44-jährigen Patienten mit linkshemisphärischer Schädigung allein im Bereich des Gyrus angularis wirft ein interessantes Problem bei der Interpretation eines veränderten Aktivierungsmusters mit Aktivierungen in einem kontralateralen homologen Hirnareal auf. Da die Autoren 4 gesunde Kontrollpersonen mit denselben Aufgabenstellungen zur seriellen Subtraktion in 7er-Schritten, einfacheren einstelligen Additionen und Subtraktionen ohne Übertrag, komplexeren zweistelligen Additionen und Subtraktionen mit Übertrag und Zehnerborgen sowie sog. abstrakteren Rechenaufgaben, z. B. zur Subtraktion mit Brüchen, im MR untersuchten, konnten sie mit auf die einzelne Person bezogenen Analysen der Aktivierungskontraste gegen geeignete Kontrollbedingungen ein zumindest grobes Muster der »normalen« Hirnaktivierungen als Referenz für einen rein qualitativen Vergleich mit dem Aktivierungsmuster des Patienten gewinnen.

Bei den Kontrollen gab es besonders bei den abstrakteren Rechenaufgaben konsistent Aktivierungen im posterioren inferior parietalen Lobulus (PIPL) mit eindrucksmäßig stärkerer Aktivierung links. Beim Patienten dagegen war – wegen der Läsion im Bereich des Gyrus angularis und einer vermuteten Diskonnektion des linken PIPL – von Input-Arealen keine inferior-parietale Aktivierung links festzustellen, wohl aber eine Aktivierung des rechten PIPL. Da der Patient aber keine bedeutsame funktionelle Erholung für komplexere Aufgabenstellungen im Verhalten zeigte, deutet die scheinbare »Plastizität« eher auf eine nicht verhaltensrelevante Umverteilung der Aufgabenlast mit entsprechendem Hirnaktivierungsnachweis auf die Existenz eines im gesunden Gehirn ebenfalls existierenden »Hilfsnetzwerks« rechtsparietal hin (vgl. z. B. die von Chochon et al. [1999] berichteten bilateralen parietalen Aktivierungen für Rechenaufgaben bei gesunden Probanden), welches die geforderte Leistung aber nicht isoliert erbringen kann.

> Insgesamt scheint kortikale Plastizität im Sinne einer Reorganisation der Funktionen ein weiterer Rehabilitationsmechanismus bei Akalkulie neben kortikaler Rehabilitation selbst und neurofunktioneller Kompensation zu sein.

Zusammenfassung und Ausblick

Die Akalkulieforschung unter Verwendung bildgebender Verfahren ist noch wenig entwickelt. Die dargestellten fMRT-Studien mit Patienten bestätigen, dass die Aktivierungen in perisylvischen und parietalen Regionen für sprachliche und quantitative Aspekte der Zahlenverarbeitung und des Rechnens in der Tat funktional sind und nicht reine Koaktivierungen. Zudem zeigen neuere neurokognitive Trainingsstudien, dass Rehabilitation bei Akalkulie möglich ist und sich auf kortikale Reorganisation, neurofunktionale Kompensation oder neurofunktionale Reorganisation aufgrund kortikaler Plastizität stützen kann.

Literatur

Berger H (1926) Über Rechenstörungen bei Herderkrankungen des Gehirns. Archiv für Psychiatrie und Nervenkrankheiten 78: 238–263

Bernal B, Ardila A, Altman NR (2003) Acalculia: an fMRI study with implications with respect to brain plasticity. Int J Neurosci 113: 1505–1523

Boller F, Grafman J (1985) Acalculia. In: Frederiks JAM (ed) Handbook of clinical neurology, vol 1(45): Clinical neuropsychology. Elsevier, Amsterdam, pp 473–481

Butterworth B (1999) The mathematical brain. Macmillan, London

Cipolotti L, van Harskamp NJ (2001) Disturbances of number processing and calculation. In: Boller F, Grafman J (eds) Handbook of neuropsychology. Elsevier, Amsterdam, pp 305–331

Claros-Salinas D, Willmes K (2000) Störungen der Zahlenverarbeitung. In: Sturm W, Herrmann M, Wallesh CW (Hrsg) Lehrbuch der Klinischen Neuropsychologie. Swets Zeitlinger, Lisse, S 521–536

Claros-Salinas D, Nuerk H-C, Willmes, K (2009) Störungen der Zahlenverarbeitung. In: Sturm W, Hermann M, Münte T (Hrsg) Lehrbuch der klinischen Neuropsychologie: Grundlagen, Methoden, Diagnostik, Therapie. 2. Aufl. Spektrum, Heidelberg, S 619–640

Cohen L, Dehaene S, Chochon F, Lehéricy S Naccache L (2000) Language and calculation within the parietal lobe: A combined cognitive, anatomical and fMRI study. Neuropsychologia 38: 1426–1440

Chochon F, Cohen L, van de Moortele PF, Dehaene S (1999) Differential contributions of the left and right parietal lobules to number processing. J Cogn Neurosci 11: 617–630

Dehaene S (1992) Varieties of numerical abilities. Cognition 44: 1–42

Dehaene S (2000) Cerebral bases of number processing and calculation. In: Gazzaniga MS (ed) The new cognitive neurosciences. MIT Press, Cambridge, pp 987–998

Dehaene S, Cohen L (1995) Towards an anatomical and functional model of number processing. Math Cogn 1: 83–120

Dehaene S, Cohen L (1997) Cerebral pathways for calculation: Double dissociation between rote verbal and quantitative knowledge of arithmetic. Cortex 33: 219–250

Dehaene S, Spelke E, Pinel P, Stanescu R, Tsivkin S (1999) Sources of mathematical thinking: Behavioral and brain-imaging evidence. Science 284: 970–974

Dehaene S, Piazza M, Pinel P, Cohen L (2003) Three parietal circuits for number processing. Cogn Neuropsych 20: 487–506

Delazer M, Bartha L (2001) Transcoding and calculation in aphasia. Aphasiology 15: 649–679

Delazer M, Domahs F, Bartha L, Lochy A, Trieb T, Benke T (2003) Learning complex arithmetic – a fMRI study. Cogn Brain Res 18: 76–88

Delazer M, Benke T, Thomas Trieb T, Schocke M, Ischebeck A (2006) Isolated numerical skills in posterior cortical atrophy – An fMRI study. Neuropsych 44: 1909–1913

Deloche G, Willmes K (2000) Cognitive neuropsychological models of adult calculation and number processing: the role of the surface format of numbers. Eur Child Adolesc Psychiatry 9 (Suppl 2): 27–40

Grafman J (1988) Acalculia. In: Boller F, Grafman J (eds) Handbook of neuropsychology, Vol 1. Elsevier, Amsterdam, pp 414–430

Hécaen H, Angelergues R, Houllier S (1961) Les varietes cliniques des acalculies au cours des lesions retro-rolandiques: Approche statistique du probleme. Revue Neurologique 105: 85–103

Henschen SE (1919) Über Sprach-, Musik- und Rechenmechanismen und ihre Lokalisationen im Grosshirn. Zeitschrift für die gesamte Neurologie und Psychiatrie 52: 273–298

Huber W, Poeck K, Weniger D, Willmes K (1983) Der Aachener Aphasie Test (AAT). Hogrefe, Göttingen

Ischebeck A, Zamarian L, Egger K, Schocke M, Delazer M (2007) Imaging early practice effects in arithmetic. NeuroImage 36: 993–1003

Ischebeck AK, Heim S, Siedentopf C, Zamarian L, Schocke M, Kremser C, Egger K, Strenge H, Scheperjans F, Delazer M (2008) Are numbers special? Comparing the generation of verbal materials from orderd categories (months) to numbers and other categories (animals) in an fMRI study. Hum Brain Mapp 29: 894–909

Klein E, Nuerk H-C, Wood G, Knops A, Willmes K (2009) The exact versus approximate distinction in numerical cognition may not be exact, but only approximate: How different processes work together in multi-digit addition. Brain Cogn 2: 369–381

Knops A, Nuerk H-C, Fimm B, Vohn R, Willmes K (2006) A special role for numbers in working memory? An fMRI study. NeuroImage 29: 1–14

Kucian K, Loenneker T, Dietrich T, Dosch M, Martin E, von Aster M (2006) Impaired neural networks for approximate calculation in dyscalculic children: a functional MRI study. Behav Brain Funct 2: 31, 1–17

Lee KM (2000) Cortical areas differentially involved in multiplication and subtraction: A functional magnetic resonance imaging study and correlation with a case of selective acalculia. Ann Neurol 48: 657–661

Lemer C, Dehaene S, Spelke E, Cohen L (2003) Approximate quantities and exact number words: dissociable systems. Neuropsychologia 41: 1942–1958

Levin HS, Scheller J, Rickard T, Grafman J, Martinkowski K, Winslow M, Mirvis S (1996) Dyscalculia and dyslexia after right hemisphere injury in infancy. Arch Neurol 53: 88–96

Price CJ, Friston KJ (2002) Functional imaging studies of neuropsychological patients: Applications and limitations. Neurocase 8: 345–354

Romero SG, Manly CF, Grafman J (2002) Investigating cognitive neuroplasticity in single cases: Lessons learned from applying functional neurimaging techniques to the traditional neuropsychological case study framework. Neurocase 8: 355–368

Rueckert L, Lange N, Partiot A, Appollonio I, Litvar I, Le Bihan D, Grafman J (1996) Visualizing cortical activation during mental calculation with functional MRI. NeuroImage 3: 97–103

Stanescu-Cosson R, Pinel P, van de Moortele PF, Le Bihan D, Cohen L, Dehaene S (2000) Understanding dissociations in dyscalculia: a brain imaging study of the impact of number size on the cerebral networks for exact and approximate calculation. Brain 123: 2240–2255

Willmes K (2002) Mathematische Leistungen und Akalkulien. In: Karnath H-O, Thier P (Hrsg) Neuropsychologie. Springer, Heidelberg, S 417–435

Willmes K (2006) Akalkulie. In: Karnath H-O, Hartje W, Ziegler W (Hrsg) Kognitive Neurologie. Thieme, Stuttgart, S 84–95

Willmes K (2008) Acalculia. In: Goldenberg G, Miller BL (eds) Handbook of Clinical Neurology, vol. 88 (3rd series): Neuropsychology and behavioral neurology. Elsevier, Amsterdam, pp 339–358

Willmes K (2012) Mathematische Leistungen und Akalkulien. In: Karnath H-O, Thier P (Hrsg) Neuropsychologie, 3. Aufl. Springer, Berlin Heidelberg New York, S 503–525

Zamarian L, Ischebeck A, Delazer M (2009) Neuroscience of learning arithmetic – Evidence from brain imaging studies. Neurosci Biobehav Rev 33: 909–925

Zaunmüller L, Domahs F, Dressel K, Lonnemann J, Klein E, Ischebeck A, Willmes K (2009) Rehabilitation of arithmetic fact retrieval via extensive practice: A combined fMRI and behavioural case study. Neuropsychol Rehabil 19: 422–443

Apraxien

F. Binkofski, P. Weiss-Blankenhorn, G. R. Fink

37.1 Einführung – 588

37.2 Exekutive Apraxien – 588

37.3 Intermediäre Formen von Apraxie – 590
37.3.1 Taktile Apraxie – 591
37.3.2 Visuomotorische Apraxie (optische Ataxie) – 592

37.4 Störung der Handlungskonzeption: Gliedmaßen-Apraxie – 594
37.4.1 Störung der Imitation und der Pantomime – 596
37.4.2 Störung des Objektgebrauchs – 597
37.4.3 Bildgebung zur Imitation – 597
37.4.4 Bildgebung zur Pantomime – 598
37.4.5 Bildgebung zum Objektgebrauch – 599

Literatur – 600

Zum Thema

Dank der rasanten Entwicklung der modernen bildgebenden Verfahren (fMRT, PET, MEG) hat sich unser Wissen über den komplexen Aufbau des menschlichen sensomotorischen Systems enorm entwickelt (▶ Kap. 23). Mithilfe dieser Techniken können wir uns der Aufklärung der Pathophysiologie der komplexesten motorischen Störungen, der Apraxien, so weit wie nie zuvor nähern. Unterschiedliche Apraxieformen ergeben sich durch Läsionen verschiedener Strukturen des motorischen Systems, demnach bedeutet die Apraxien zu erforschen, die Vielschichtigkeit des höheren sensomotorischen Systems kennen zu lernen.

37.1 Einführung

Definition

Im Allgemeinen sind Apraxien Störungen des höheren motorischen Verhaltens, die nicht auf elementare Defizite des sensomotorischen Systems (z. B. Parese oder Deafferenzierung) oder der Kommunikation (z. B. Aphasie) zurückzuführen sind. Bei schlaganfallbedingten Apraxien wird auch der Ausschluss von mentalen Defiziten verlangt.

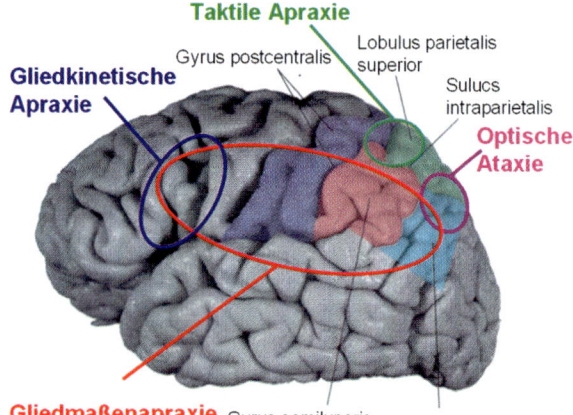

Abb. 37.1 Schematische Darstellung der schwerpunktmäßigen Läsionslokalisationen der einzelnen Apraxieformen. Die gliedkinetische Apraxie entsteht als eine Form der exekutiven Apraxien nach Läsionen des prämotorischen Kortex. Die intermediären Apraxieformen (taktile Apraxie und optische Ataxie) entstehen überwiegend nach Läsionen des superioren parietalen Lobulus und der angrenzenden intraparietalen Areale. Die komplexen Gliedmaßen-Apraxien entstehen überwiegend durch Läsionen der linken Hemisphäre

Die immer häufiger beobachteten apraktischen Störungen bei Demenzen und bei neurodegenerativen Erkrankungen sind nicht Gegenstand dieses Beitrags.

Apraktische Patienten fallen durch eine Störung der Imitation von bedeutungsvollen oder abstrakten Gesten, des zweckmäßigen Gebrauchs von Objekten und/oder der Geschicklichkeit der Bewegungsausführung auf.

Die **Einteilung** von Apraxien erfolgt sinnvollerweise nach der Ebene des motorischen Systems, deren Funktion gestört ist (◘ Abb. 37.1):

— Eine Störung der motorischen Programme in den frontalen motorischen Gebieten führt zu den **exekutiven Apraxien**, z. B. der **gliedkinetischen Apraxie**
— Eine Störung der modalitätsgebundenen sensomotorischen Bewegungskontrolle führt zu **intermediären Apraxieformen** wie **taktile Apraxie** oder **visuomotorische Apraxie (optische Ataxie)**
— Schließlich führt eine Störung der Handlungsplanung und der Handlungskonzeption zu **Gliedmaßen-Apraxien**. Die Gliedmaßen-Apraxie ist meist ein Symptom linkshirniger Läsionen und daher oft, aber nicht notwendigerweise, mit einer Aphasie (▶ Kap. 35) verbunden

Die modernen Verfahren der strukturellen und funktionellen Bildgebung liefern uns ein Werkzeug, mit dem die pathophysiologischen Grundlagen der unterschiedlichen Apraxieformen im Nervensystem ergründet werden können.

37.2 Exekutive Apraxien

Definition

Die exekutiven Apraxien sind durch Defizite in der Exekution (Ausführung/Produktion) von komplexen Bewegungsabläufen charakterisiert.

Eine repräsentative Form hierfür stellt die **gliedkinetische Apraxie** dar. Sie ist bedingt durch Störungen der »prämotorischen« Funktionen des kaudalen Frontallappens als Speicher und Prozessor von komplexen Handlungen. Läsionsbedingte Unterbrechungen des parietoprämotorischen Informationsflusses spielen ebenfalls eine wichtige Rolle.

Gliedkinetische Apraxie

Definition

Die gliedkinetische (auch Innervations- oder melokinetische) Apraxie manifestiert sich als die Unfähigkeit, fein abgestimmte und präzise Handbewegungen durchzuführen (Liepmann et al. 1920).

Zu den Symptomen gehören eine Ungeschicklichkeit von Arm- und Handbewegungen sowie eine Störung der Ge-

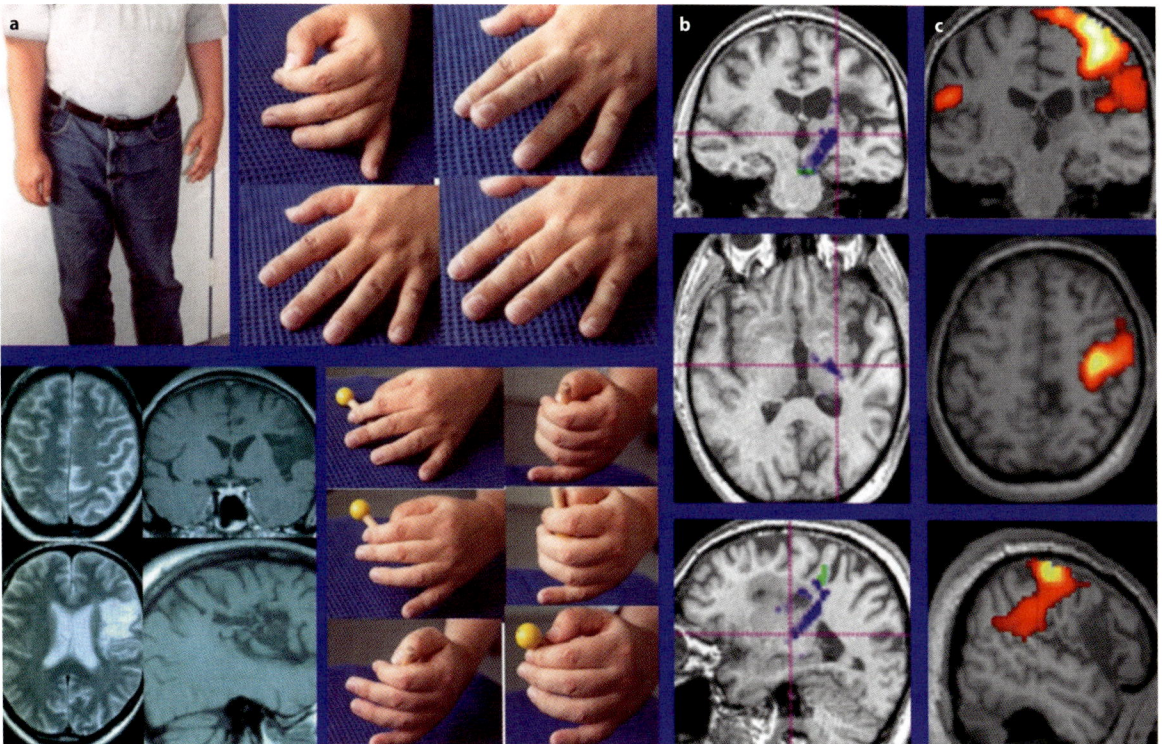

Abb. 37.2 a–c Gliedkinetische Apraxie: Diagnosestellung durch die Kombination von mehreren bildgebenden Techniken und klinischen Untersuchungen. Der Patient mit einer Läsion im Bereich des rechten frontalen Operculums (**a**) hat eine deutliche Störung der linksseitigen Feinmotorik (z. B. bei der Exploration von kleinen Gegenständen; **a** *rechts unten*), bei erhaltenen individuellen Fingerbewegungen (**a** *rechts oben*) und unauffälliger maximaler Kraft (aus Dettmers et al. 2003; mit freundlicher Genehmigung von Thieme). Die fehlende Affektion der Pyramidenbahn konnte durch den Nachweis der Kontinuität der Pyramidenbahn auf der Läsionsseite mithilfe der Diffusions-Tensor-Traktographie demonstriert werden (**b**), was den unauffälligen Befund der motorisch evozierten Potenziale (MEP) bestätigte. Zusätzlich wurde bei dem Patienten eine fMRT-Untersuchung durchgeführt, während der der Patient eine feinmotorische Aufgabe mit der betroffenen Hand durchführte. Der Patient konnte nicht nur den primären sensomotorischen Kortex auf der Läsionsseite, sondern auch den sekundären sensorischen Kortex bilateral und den intraparietalen Kortex auf der Läsionsseite aktivieren (**c**). Diese komplementären Daten zeigen, dass das motorische Defizit des Patienten durch eine Störung des rechten prämotorischen Kortex und möglicherweise durch die Unterbrechung der Kommunikation mit dem intakten parietalen Kortex zu erklären ist

lenkkoordination bei erhaltener Kraftproduktion. Die Störung der Feinmotorik äußert sich z. B. als gestörte Koordination von Explorationsbewegungen oder als Schreibstörung. Die Bewegungen sind umso ungeschickter, je größer die Anforderungen an die Feinmotorik sind.

> Gliedkinetische Apraxien treten nach Läsionen des prämotorischen Kortex auf und manifestieren sich hauptsächlich kontralateral.

Dieses Syndrom wird (zu) selten diagnostiziert, weil die Abgrenzung von einer durch die Läsion der Pyramidenbahn bedingten Parese schwierig ist. Die Diagnosestellung wird erleichtert, wenn es gelingt, mithilfe der Bildgebung und/oder von elektrophysiologischen Verfahren (z. B. die Messung der motorisch evozierten Potenziale [MEP] mittels transkranieller Magnetstimulation [TMS]) die Integrität des primärmotorischen Kortex und der Pyramidenbahn nachzuweisen (Abb. 37.2).

Bildgebung und Pathophysiologie der gliedkinetischen Apraxie Bildgebende und elektrophysiologische Studien haben zu der Charakterisierung der unterschiedlichen, aber komplementären Rolle des parietalen und prämotorischen Kortex in der höheren Bewegungssteuerung geführt. Bei der Umsetzung von sensorischen Informationen in geeignete Bewegungsschemata interagieren der inferiore parietale Kortex und der ventrale prämotorische Kortex eng miteinander. Im Parietalkortex (z. B. im Areal AIP; Binkofski et al. 1998; Grefkes et al. 2002) werden multisensorische Informationen integriert und mehrere motorische Programme für die Hand vorbereitet. Im ventralen prämotorischen Kortex (Areal F5 beim Affen, und höchstwahrscheinlich Brodmann-Areal 44 beim Menschen) wird das für die Ausführung der spezifischen Bewegung benötigte Programm in Abstimmung mit dem Parietalkortex ausgewählt (Jeannerod et al. 1995; Rumiati et al. 2004) und im primären motorischen Kortex (hier

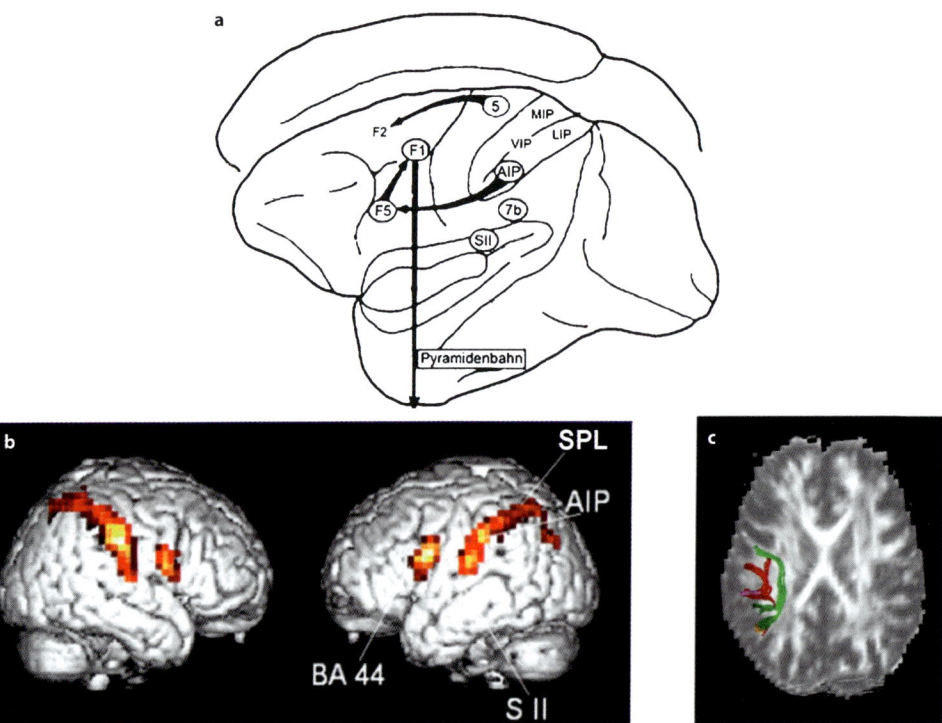

○ **Abb. 37.3 a–c** **a** Darstellung des parietoprämotorischen Aktionskreises zwischen dem parietalen Areal AIP und dem ventral prämotorischen Areal F5 für die Steuerung von Handbewegungen beim Makaken (Mod. nach Jeannerod et al. 1995; mit freundlicher Genehmigung von Elsevier; Erklärungen ▶ Text). **b** Aktivierung eines vergleichbaren Netzwerkes bestehend aus dem bilateralen ventralen prämotorischen Kortex (Brodmann-Area 44), dem sekundären somatosensorischen Kortex (*SII*), dem anterioren intraparietalen Areal (*AIP*) und dem superioren parietalen Lobulus (*SPL*) in einer fMRT-Studie, in der die manuelle Exploration von komplexen Gegenständen mit der Manipulation eines indifferenten Gegenstands kontrastiert wurde (aus Binkofski et al. 1999; mit freundlicher Genehmigung von John Wiley and Sons; Binkofski et al. 2007). **c** Direkte anatomische Verbindungen zwischen dem anterioren inferioren Parietalkortex (*AIP*) und dem prämotorischen BA 44 (*grün*). Die Faserbahn ist mithilfe der Diffusions-Tensor-Traktographie dargestellt (Binkofski et al. 2007)

F1) ausgeführt (○ Abb. 37.3a). Da es keine direkten anatomischen Verbindungen zwischen dem Areal AIP und dem primärmotorischen Kortex gibt, kommt es nach Läsionen des prämotorischen Kortex zu einer **motorischen Deafferenzierung** von F1 (wobei die sensorischen Afferenzen aus SI etc. erhalten bleiben). Die Konsequenz ist eine unzureichende Bewegungskontrolle, da der Zugang zu den passenden Motorprogrammen nicht mehr möglich ist (Binkofski u. Buccino 2004). Die funktionelle Verbindung zwischen dem ventralen prämotorischen Kortex (hier BA 44) und dem intraparietalen Kortex (AIP) konnten wir zum ersten Mal für die taktile Exploration von komplexen Gegenständen mithilfe von fMRT nachweisen (Binkofski et al. 1999, ○ Abb. 37.3b). Eine Läsion auf der parietalen Seite des Netzwerkes führt zu einer taktilen Apraxie (▶ Abschn. 37.3.1).

37.3 Intermediäre Formen von Apraxie

Der bei den intermediären Apraxieformen besonders häufig betroffene Parietallappen fungiert als sensomotorische Schnittstelle (»Interface«) und spielt eine Schlüsselrolle im sog. dorsalen Weg (»Wie«-Weg) der Informationsverarbeitung. Die superioren Teile des Parietallappens unterstützen die unmittelbare und modalitätsgebundene Bewegungskontrolle; Läsionen in diesem Bereich führen zu Störungen der Bewegungskontrolle auf dem intermediären Level zwischen der basalen Bewegungssteuerung und der konzeptuellen Bewegungsplanung.

Die inferioren Teile des Parietallappens und der parietotemporale Übergang verarbeiten dagegen komplexe polymodale sensomotorische Informationen (Rizzolatti et al. 1997) und integrieren räumliche und zeitliche Informationen zur Durchführung komplexer Bewegungen (Assmus et al. 2003; Binkofski et al. 1998). Läsionen in diesem Bereich erzeugen die Gliedmaßen-Apraxien (▶ Abschn. 37.4).

> **Intermediäre Apraxien sind auf Dysfunktionen in einem sensomotorischen System beschränkt und äußern sich (überwiegend) kontralateral. Typische Vertreter sind die taktile Apraxie und die optische (visuomotorische) Ataxie.**

37.3 · Intermediäre Formen von Apraxie

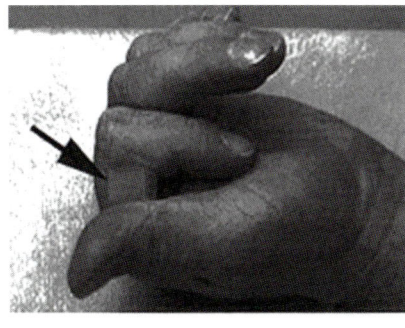
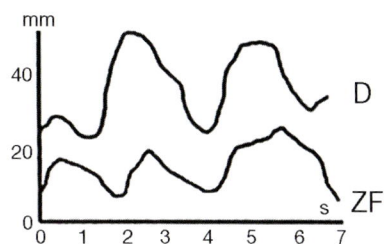
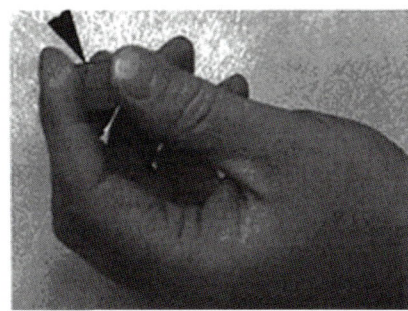
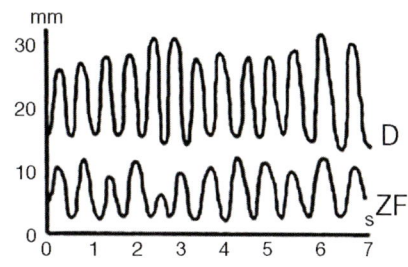

Abb. 37.4 Taktile Apraxie. Schlecht koordinierte und im Verhältnis zu der Objektgröße inadäquate Explorationsbewegungen (*oben links*) mit deutlich vergrößertem Umfang und langsamer Geschwindigkeit der Fingerbewegungen (*oben rechts*). Im Vergleich dazu gut koordinierte Fingerbewegungen einer Normalperson (*unteres Bild*). *D* Daumen, *ZF* Zeigefinger. (Aus Binkofski u. Fink 2005)

37.3.1 Taktile Apraxie

Definition

Die taktile Apraxie ist eine Störung explorativer Fingerbewegungen, die nicht durch eine Parese oder eine Sensibilitätsstörung bedingt ist.

Die Fingerbewegungen wirken unkoordiniert und inadäquat im Verhältnis zur Größe und Gestalt des zu explorierenden Objektes (Binkofski et al. 2001, Abb. 37.4). Typischerweise sind die intransitiven (nicht objektbezogenen) und expressiven (Gesten, Ausdrucksbewegungen) Bewegungen gut erhalten. Begleitend zur taktilen Apraxie findet sich entsprechend häufig eine **Astereognosie** (trotz intakter basaler Sensibilität bestehende Unfähigkeit zur Objekterkennung durch Tasten [Binkofski et al. 2001; Lederman u. Klatzky 1997]).

Taktile Apraxien sind typischerweise Folge von Läsionen des kontralateralen superioren parietalen Lobulus und/oder der anterioren Anteile des Sulcus intraparietalis (IPS). Wenn zusätzlich die hinteren Anteile des Gyrus postcentralis von der Läsion betroffen sind, können begleitend auch Störungen somatosensibler Leistungen auftreten.

Bildgebung und Pathophysiologie der taktilen Apraxie

Wie der Abb. 37.3 zu entnehmen ist, führt die Manipulation von komplexen Objekten innerhalb des Parietalkortex zu einer Aktivierung des anterioren intraparietalen Kortex (AIP), des superioren parietalen Lobulus (SPL) und des sekundären somatosensorischen Kortex (SII).

Aufgrund von Läsions- und Bildgebungsdaten konnte gezeigt werden, dass die spezifische Funktion des Areals AIP in der feinen Einstellung der Hand-/Fingerkonfiguration beim Greifen oder bei der Manipulation von Objekten (Binkofski et al. 1998, 1999; Abb. 37.5) und in der Integration von visuellen und taktilen Informationen über Objekte (Grefkes et al. 2002) während der Hand-Objekt-Interaktion besteht. Da Läsionen im Bereich des AIP sowohl bei der taktilen Apraxie als auch bei der taktilen Agnosie (Hömke et al. 2009) zu finden sind, scheint das Areal sowohl an der Wahrnehmung als auch an der Steuerung von objektbezogenen Bewegungen beteiligt zu sein (Binkofski et al. 2007). Somit könnte das Areal eine Schnittstelle zwischen den von Dikerman und de Haan vorgeschlagenen 2 Routen für die somatosensorische Bewegungssteuerung und für diejenige, die Wahrnehmung und Gedächtnis verarbeitet (Binkofski et al. 2007; Dijkerman u. de Haan 2007), sein. Objektcharakteristika triggern geeignete Fingerbewegungen, die im Dienst der Wahrnehmung durchgeführt werden (»action for perception«, »feed-back«). Gleichzei-

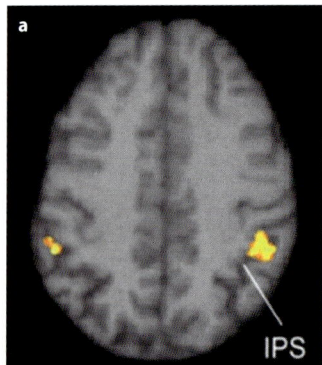 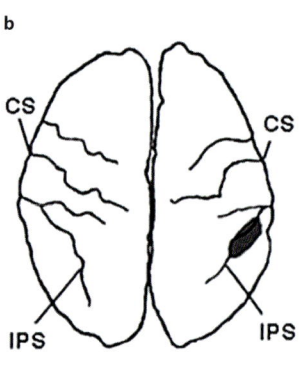 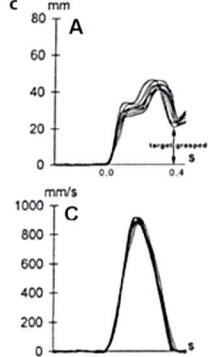 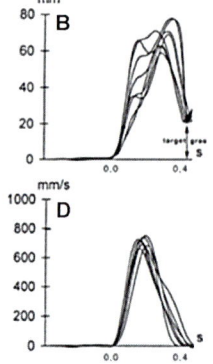

Abb. 37.5 a–c Lokalisation des anterioren intraparietalen Areals (AIP) beim Menschen. Gemeinsame Evidenz von funktionellen Bildgebungsdaten und Läsions- und kinematischen Befunden. **a** Aktivierung der lateralen Bank des anterioren Teils des Sulcus intraparietalis (IPS) in einem fMRT-Experiment, in dem das Greifen nach einem sich ständig verändernden Objekt im Raum mit dem einfachen Zeigen zu dem Objekt kontrastiert wurde. Diese Position der Aktivierung zeigt eine deutliche Homologie zu der berichteten Lokalisation des Areals AIP bei den Makaken. **b** Schematische Darstellung der Schnittmenge aus Läsionen von 5 Patienten mit einer isolierten Störung der Formation der Handapertur beim Greifen nach Objekten. Die Lage der Läsion entspricht der Aktivierung aus (**a**). cs = Sulcus centralis. **c** Beispiel einer kinematischen Ableitung eines Patienten (B und D) im Vergleich zu einer Normalperson (A und C). Die Einstellung der Fingerapertur zwischen dem Daumen und dem Zeigefinger bei dem Patienten (B) ist im Vergleich zur Normalperson (A) deutlich zu groß und inadäquat im Vergleich zur Objektgröße. Die Geschwindigkeitskurven des Patienten als Parameter der (ungestörten) Reichkomponente (D) und der Normalperson (C) unterscheiden sich dagegen nicht signifikant

tig determiniert die Beschaffenheit der Objekte den Bewegungsumfang – Wahrnehmung im Dienste der Aktion (»perception for action«, »feed-forward«) (Lederman u. Klatzky 1997).

Der SPL ist spezifisch an der Verarbeitung der kinästhetischen Information über die Fingerbewegungen beteiligt (Binkofski et al. 1999; Stoeckel et al. 2003). Läsionen von beiden Strukturen (AIP und SPL) resultieren in kontralateralen Störungen der motorischen Interaktion der Finger mit Objekten.

Das SII-Areal ist an der synthetischen Analyse der Objekteigenschaften beteiligt (Binkofski et al. 1999). Da das Areal stark bilateral angelegt ist, führen unilaterale Läsionen in diesem Areal selten zu länger anhaltenden Störungen der taktilen Exploration.

37.3.2 Visuomotorische Apraxie (optische Ataxie)

Die visuomotorische Apraxie wurde zuerst von Balint im Jahre 1909 als Teil einer umfangreichen visuoperzeptiven Störung beschrieben.

> **Definition**
> Die visuomotorische Apraxie ist charakterisiert durch eine Ungenauigkeit beim Greifen nach visuell georteten Objekten (Perenin u. Vighetto 1988). Synonym wird der Begriff »optische Ataxie« benutzt.

Das typische Verhalten eines Patienten mit visuomotorischer Apraxie beim Greifen nach Gegenständen besteht darin, dass die Patienten die zu greifenden Gegenstände verfehlen. Die Zielgenauigkeit beim direkten Fixieren von Objekten ist meistens unauffällig, die Störung manifestiert sich überwiegend beim Greifen im peripheren visuellen Feld. Dabei kann z. B. das Greifen mit beiden Armen im kontraläsionalen peripheren visuellen Feld betroffen sein (**Feldeffekt**) oder sich nur in der kontraläsionalen Hand manifestieren (**Handeffekt**). Die Fingerapertur ist dabei deutlich vergrößert und inadäquat skaliert, obwohl die visuelle Objekterkennung intakt ist (Perenin u. Vighetto 1988).

In vielen Studien zur visuomotorischen Apraxie wurden Läsionen des superioren parietalen Lobulus berichtet (Buxbaum u. Coslett 1998). Perenin und Vighetto (1988) fanden das Zentrum der Läsion im Sulcus intraparietalis (Abb. 37.6a, Binkofski u. Fink 2005) und Grefkes et al. (2004) schrieben dem Areal MIP (mediales intraparietales Areal) eine entscheidende Bedeutung zu. Mithilfe der Methode des syndrombasierten Läsionsmappings fanden Karnath und Perenin (2005) an 10 Patienten mit linksseitigen und an 6 Patienten mit rechtsseitigen Läsionen eine überwiegende Beteiligung des parietookzipitalen Übergangs auf der Höhe des inferioren parietalen Lobulus (Abb. 37.6b).

Bildgebung und Pathophysiologie der visuomotorischen Apraxie (optischen Ataxie)

Die visuomotorische Apraxie wird als eine repräsentative Störung der Umsetzung der visuellen Information in zielgerichtete motorische Aktion angesehen. Die Störung liegt

37.3 · Intermediäre Formen von Apraxie

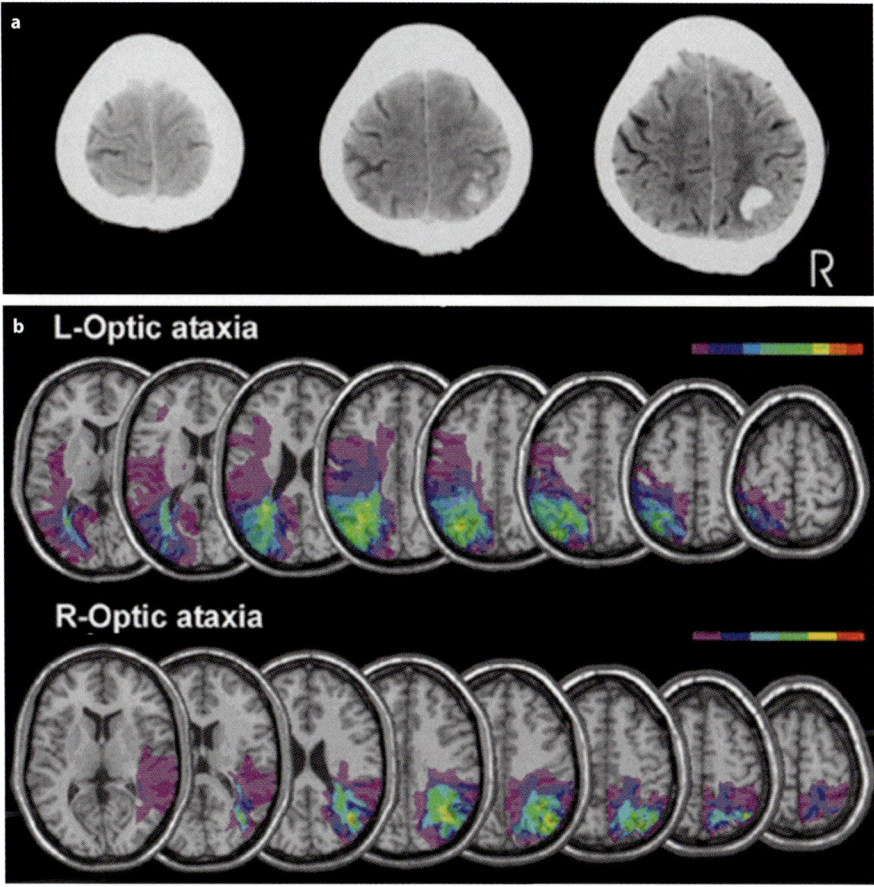

Abb. 37.6 Läsionskorrelate der visuomotorischen Apraxie. **a** Fokale Blutung im Bereich des rechten mittleren Sulcus intraparietalis bei einem Patienten mit visuomotorischer Apraxie für Greifbewegungen mit dem linken Arm in beiden Gesichtsfeldern. Dieser Fall verdeutlicht, dass ein sog. Handeffekt (Vorbeigreifen mit der kontraläsionalen Hand in beiden Gesichtsfeldern) nach einer fokalen Läsion im Sulcus intraparietalis auftreten kann. (Aus Binkofski u. Fink 2005; Pisella et al. 2006). **b** Überwiegende Beteiligung des parietookzipitalen Übergangs und der benachbarten Strukturen bei einer Gruppe von Patienten mit optischer Ataxie. (Aus Karnath u. Perenin 2005; mit freundlicher Genehmigung von Oxyford University Press)

somit in dem sog. **dorsalen Weg der visuellen Informationsverarbeitung** (Ungerleider u. Mishkin 1982). Der dorsale Weg führt vom primären visuellen Kortex über den Parietalkortex zum prämotorischen Kortex im Frontallappen und wird sowohl als der »Wo«- als auch der »Wie«-Weg genannt, weil er einerseits Informationen über die Lokalisation von Objekten im Raum und andererseits über die Interaktion mit diesen Objekten verarbeitet (Milner u. Goodale 1995).

Neue Studien zum visuomotorischen Verhalten erlauben eine erweiterte Interpretation der Funktion des dorsalen Stroms und der visuomotorischen Apraxie (Pisella et al. 2000): Während bei Normalpersonen das Greifen nach Objekten nach einer Verzögerung schlechter wird, kann bei Patienten mit visuomotorischer Apraxie eine Verzögerung zwischen der Präsentation des Objektes und der Initiierung der Greifbewegung zu einer deutlichen Verbesserung der Genauigkeit der Bewegungen führen (Pisella et al. 2000). Der Befund kann mithilfe neuer Ideen über den Aufbau des »dorsalen Weges« erklärt werden: Hiernach wird der dorsale Weg in 2 Verarbeitungsstränge aufgeteilt, in den dorsodorsalen Weg/Strang für die unmittelbare (»Online«-)Bewegungskontrolle und in den ventrodorsalen Weg/Strang für eine langsamere Bewegungskontrolle, die auch zeitaufwändigere Komponenten der Bewegungsprogrammierung beinhaltet (Rossetti et al. 2003; ◘ Abb. 37.7). Die visuomotorische Apraxie wird demnach als Störung der unmittelbaren, visuellen »Online«-Kontrolle von Bewegungen im dorsodorsalen Weg definiert. Die Verbesserung nach einer Verzögerung wird als Kompensation durch den ventrodorsalen Weg bei erhaltener Interaktion mit dem ventralen Pfad gedeutet. Aktuell wurde auf der Basis von Verhaltensdaten und von Läsionsdaten eine funktionelle Unterteilung des dorsalen Pfads in den »Gebrauch-« (»use«) und den »Greif-« (»grasp«) Pfad vorgeschlagen (Binkofski u. Buxbaum 2012).

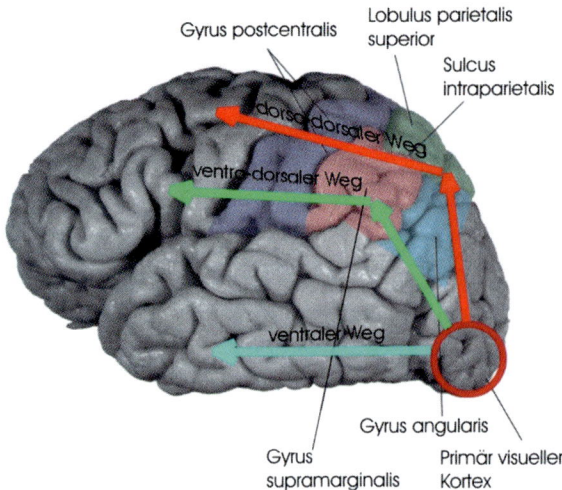

◨ **Abb. 37.7** Schematische Darstellung des dorsalen (»Wie«-)Weges und des ventralen (»Was«-)Weges bei der Verarbeitung von visuellen Informationen für die Motorik (dorsaler Weg) bzw. die Wahrnehmung (ventraler Weg). Der dorsale Weg kann in den dorsodorsalen (*rot*) und den ventrodorsalen (*grün*) Weg/Strang unterteilt werden. Der dorsodorsale Weg geht über den superioren parietalen Lobulus zum dorsalen prämotorischen Kortex und ist für die schnelle »Online«-Kontrolle von visuell gesteuerten Bewegungen zuständig. Der ventrodorsale Weg geht über den inferioren parietalen Lobulus und ist für die komplexe zeitlich-räumliche Planung von Bewegungen zuständig. Der ventrale Weg (*blau*) ist für die visuelle Objekterkennung zuständig. (Aus Binkofski u. Fink 2005)

In funktionellen Bildgebungsstudien zu zielgerichteten Bewegungen, die bei Gesunden durchgeführt wurden, fand sich eine Aktivierung von vielen parietalen Arealen einschließlich beider parietaler Lobuli, des Sulcus intraparietalis, des Praecuneus und anderer kortikaler Regionen (Astafiev et al. 2003; Binkofski et al. 1998; Culham et al. 2003; Medendorp et al. 2003), die prinzipiell die Bedeutung des Parietallappens bei der Steuerung von zielgerichteten Armbewegungen unterstreichen. Zeigebewegungen, die überwiegend im peripheren visuellen Feld und nach einer Verzögerung von mehreren Sekunden durchgeführt werden, aktivieren den intraparietalen Sulcus (IPS). Zudem werden bei diesen Zeigebewegungen auch Areale mediorostral des Sulcus parietooccipitalis, möglicherweise an der zum parietalen »Reich«-Areal (»parietal reach region«) der Affen (Medendorp et al. 2003) homologen Stelle aktiviert. Diese Aktivierung war eindeutig stärker während der eigentlichen Ausführung als während der Vorbereitung der zielgerichteten Bewegung (Astafiev et al. 2003), was die Bedeutung dieses Areals als Teil des dorsodorsalen Weges/Pfades/Strangs für die »Online«-Kontrolle der Bewegungen hervorhebt. Prado et al. (2005) haben das Greifen im zentralen und im peripheren visuellen Feld untersucht. Das zentrale Greifen aktivierte ein umschriebenes Netzwerk von Arealen, einschließlich des medialen Sulcus intraparietalis (mIPS) und des kaudalen Teils des dorsalen prämotorischen Kortex (PMd). Dagegen aktivierte das Greifen in der Peripherie zusätzlich den parietookzipitalen Übergang (POJ) und einen mehr rostralen Teil des PMd. Die Resultate bestätigen die Existenz von 2 Systemen, die unterschiedlich durch die Greifrichtungen (zentral vs. peripher) moduliert werden, dabei aktiviert das periphere Greifen ein viel ausgedehnteres kortikales Netzwerk (Prado et al. 2005).

Eines der größten Mysterien in Bezug auf die visuomotorische Apraxie ist die Erklärung der unterschiedlichen Grundlagen des **Feldeffektes** (Vorbeigreifen mit beiden Armen im kontraläsionalen Hemifeld/Raum) und des **Handeffektes** (Vorbeigreifen mit dem kontraläsionalen Arm in beiden Hemifeldern/Raumhälften). In einer Arbeit, die eine Metaanalyse der existierenden Bildgebungsstudien zum zielgerichteten Greifen mit einer Läsionsstudie an Patienten mit visuomotorischer Apraxie und einer eigens dafür konzipierten fMRT-Studie zum Greifen im ipsi- und kontraläsionalen Hemifeld kombinierte, konnten Blangero et al. (2009) sich einer Antwort nähern. In der Metaanalyse konnten 4 bilaterale Aktivierungsfoci in den parietalen Kortizes identifiziert werden, von denen die mehr posterior gelegenen Foci bei Bewegungen in den kontralateralen Raum aktiviert wurden, während die mehr anterior gelegenen Foci mehr durch Bewegungen der kontralateralen Extremität aktiviert wurden. Somit sind die mehr posterioren Areale des parietalen Kortex für die Kodierung des kontralateralen Raumes und die mehr anterioren Areale für die Kodierung der Bewegung der kontralateralen Hemisphere zuständig (◨ Abb. 37.8). Aus der Kombination der funktionellen Daten und Läsionsdaten kann geschlossen werden, dass die posterioren parietalen Läsionen für den Raumeffekt und die anterioren parietalen Läsionen für den Handeffekt bei der visuomotorischen Apraxie verantwortlich sind (Blangero et al. 2009).

37.4 Störung der Handlungskonzeption: Gliedmaßen-Apraxie

Einfache Komponenten einer Bewegungsausführung sind bei den Gliedmaßen-Apraxien erhalten; die Störung der Bewegungsausführung hängt vielmehr vom Kontext ab, in dem die motorische Handlung ausgeführt wird.

> **Ein wichtiges Charakteristikum der Gliedmaßen-Apraxie ist, dass die Störung der Bewegungsausführung kontra- und ipsilateral auftritt.**

Die Störung betrifft also Mechanismen der Handlungskonzeption, die hierarchisch höher angesiedelt sind als die rein kontralateral organisierte Handlungsausführung und sensomotorische Kontrolle. Die Form der Apraxie kann sich sowohl im Bereich der Extremitäten als auch im Gesicht manifestieren und wird dann **Gesichtsapraxie oder**

37.4 · Störung der Handlungskonzeption: Gliedmaßen-Apraxie

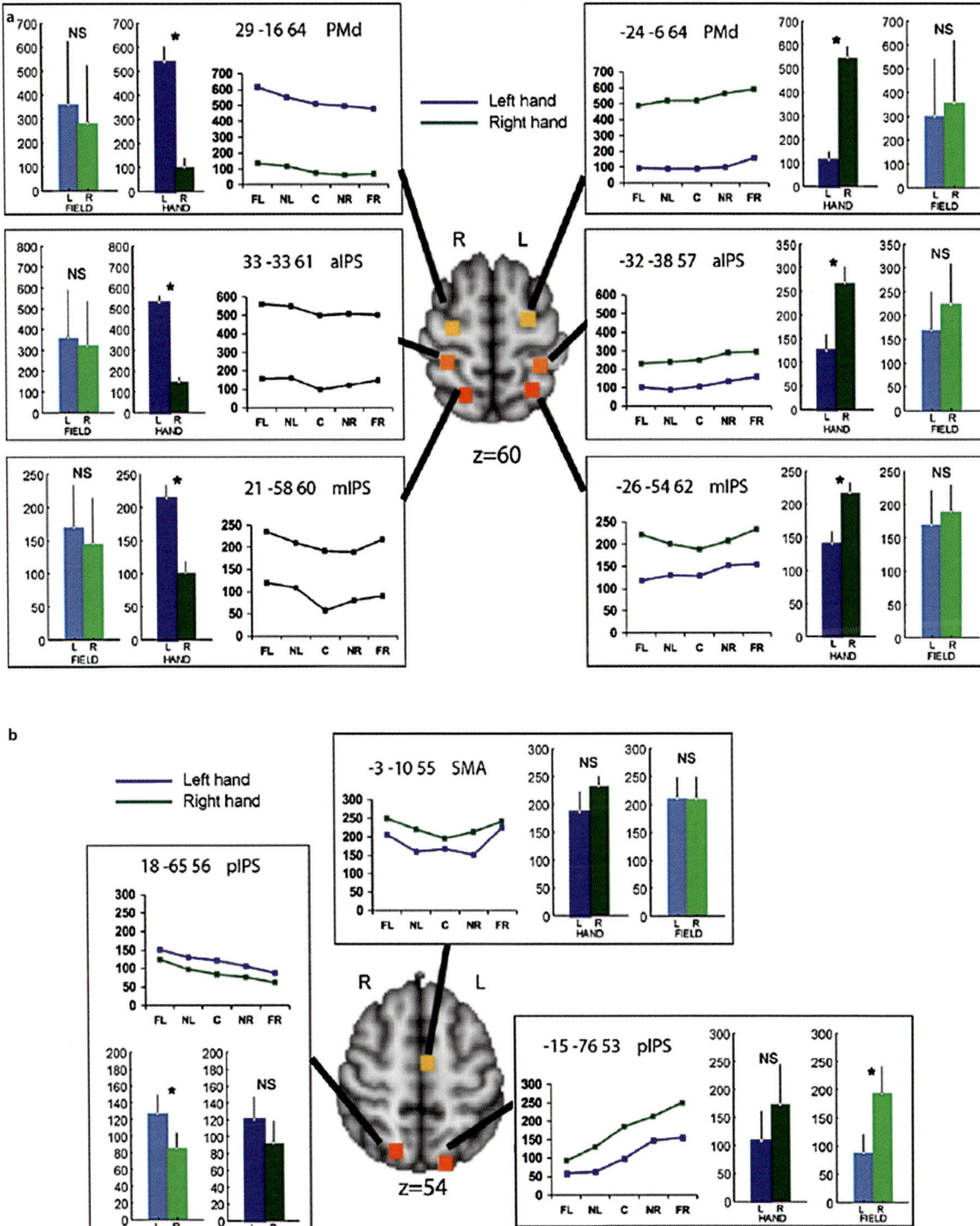

Abb. 37.8 Ergebnisse einer fMRT-Studie zum zielgerichteten Zeigen zu Punkten mit unterschiedlichem Abstand vom Zentum (C – Zentum; NL/NR – nah links/rechts; FL/FR – weit links/rechts). **a** Die Aktivierungsfoci in dem anterioren parietalen Kortex und dem dorsalen prämotorischen Kortex zeigen durchgehend eine stärkere Aktivierung bei der Bewegung der kontralateralen Extremität. **b** Die Aktivierungsfoci in dem posterioren parietalen Kortex zeigen eine steigende Aktivierung mit zunehmendem Abstand vom Zentrum. In der SMA ist die Aktivierungsstärke unabhängig von der Exzentrizität des Ziels. Aus den Ergebnissen kann geschlossen werden, dass in den anterioren parietalen Foci die Bewegungen der kontralateralen Extremität kodiert werden, während in den posterioren parietalen Foci der kontralaterale Raum verarbeitet wird. aIPS = anteriorer Sulcus intraparietalis, mIPS = medialer Sulcus intraparietalis, pIPS = posteriorer Sulucs intraparietalis, PMd = dorsaler prämotorischer Kortex, SMA = supplementärmotorisches Areal. (Aus Blangero et al. 2009; mit freundlicher Genehmigung von Elsevier)

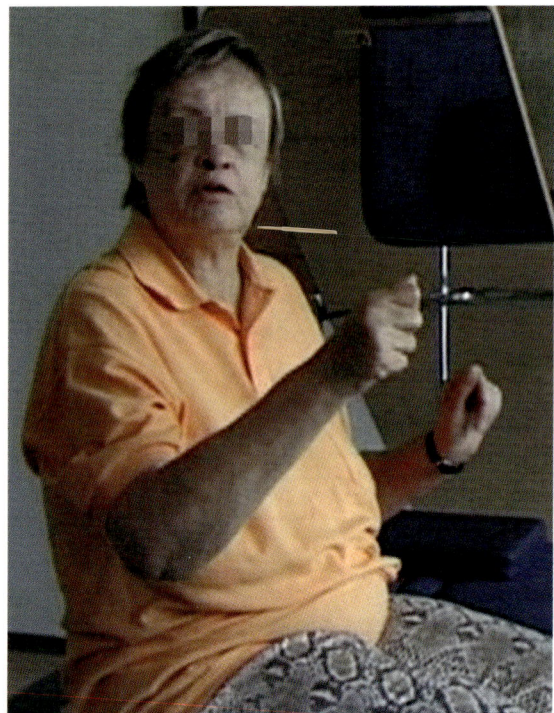 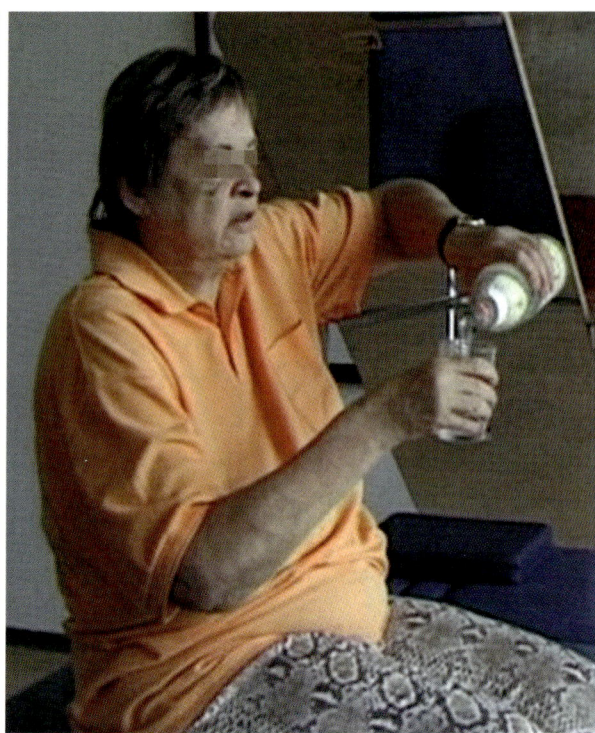

Abb. 37.9 Gestörte Pantomime bei einer Patientin mit Gliedmaßen-Apraxie nach Läsion des linken unteren Parietallappens. Der Versuch einer Pantomime, die das Eingießen von Wasser aus einer Flasche in ein Glas darstellen soll, führt zu Ratlosigkeit und Perseveration einer unvollständigen Bewegung. Unter Zuhilfenahme der entsprechenden Objekte wird die Bewegung dagegen fehlerfrei ausgeführt. (Aus Binkofski u. Fink 2005)

bukkofaziale Apraxie genannt. Bis zu 80 % aller aphasischen Patienten haben eine bukkofaziale Apraxie.

Die Gliedmaßen-Apraxie manifestiert sich überwiegend als Defizit in **3 Domänen motorischer Aktionen**, das je nach Lokalisation und Lateralisation der Läsion unterschiedlich ausgeprägt sein kann. Diese 3 motorischen Domänen sind:
1. Imitieren von abstrakten Gesten
2. Ausführung bedeutungsvoller/symbolischer Gesten auf verbale Aufforderung (z. B. Pantomime)
3. Gebrauch von Werkzeugen und Gegenständen

37.4.1 Störung der Imitation und der Pantomime

Ein Teil der Patienten mit Gliedmaßen-Apraxie fallen im Alltagsleben wenig auf, ihre Störung manifestiert sich hauptsächlich in der Untersuchungssituation, vor allem wenn sie aufgefordert werden, eine Pantomime des Objektgebrauchs nach verbaler Aufforderung oder visueller Vorgabe des Objektes durchzuführen (s. auch Dovern et al. 2011). Während die Pantomime des Objektgebrauchs fehlerhaft ist, zeigen die Patienten beim tatsächlichen Objektgebrauch in der Regel deutlich weniger Auffälligkeiten (◘ Abb. 37.9).

Ein Kardinalsymptom der Gliedmaßen-Apraxie ist die **Parapraxie** (Liepmann 1908). Es handelt sich um eine Kombination einer gestörten Bewegungsselektion mit Sequenzierungsfehlern und räumlichen Orientierungsfehlern.

Die Gliedmaßen-Apraxie ist im Allgemeinen mit Läsionen der sprachdominanten Hemisphäre assoziiert. Die **Imitation** von einfachen und komplexen bedeutungsvollen Bewegungen kann nach Läsionen des linken frontalen und parietalen Kortex gestört sein; diese Störung tritt jedoch häufiger nach parietalen Läsionen auf (De Renzi et al. 1983). Die Lateralisierung der Imitationsstörung von bedeutungslosen Bewegungen ist körperteilspezifisch: linkshirnige Läsionen betreffen das Imitieren von Hand- und Fußstellungen mehr als das von Fingerstellungen. Rechtshirnige Läsionen dagegen haben keinen Einfluss auf Handstellungen und wenig auf Fußstellungen, aber bewirken eine deutliche Störung des Imitierens von Fingerstellungen (Goldenberg 1996). Innerhalb der linken Hemisphäre sind Läsionen des unteren Parietallappens (Gyrus supramarginalis; SMG) für Apraxien besonders relevant. Auch Störungen der **Pantomime** von transitiven (objektbezogenen) Bewegungen finden sich überwiegend nach Läsionen der linken Hemisphäre. Patienten mit rechtshirnigen Läsionen haben in der Regel keine Probleme mit der Pantomime von bedeutungsvollen Gesten. Störungen der Pantomime der intransitiven Bewegungen scheinen dagegen über beide Hemisphären verteilt zu sein (Haaland u. Flaherty 1984).

Imitationsdefizite haben eine hohe klinische Relevanz, da sie ein wesentliches Hindernis für das motorische (Imitations-)Lernen in der Physiotherapie nach Schlaganfall darstellen. Außerdem nehmen Störungen der Gestik den Schlaganfallpatienten mit Aphasie (und diese ist in der Mehrzahl der Fälle mit der Apraxie vergeschwistert) eine wichtige Kompensationsmöglichkeit bei der Kommunikation, da Gesten als sprachbegleitende oder -ersetzende Möglichkeit sich auszudrücken, entfallen (Binkofski u. Fink 2005).

37.4.2 Störung des Objektgebrauchs

Die Störung des Objekt- und Werkzeuggebrauchs wird meistens bei schweren Gliedmaßen-Apraxien beobachtet. In der alten Terminologie wurde die Störung des Objekt- und Werkzeuggebrauchs als ein Kardinalsymptom der ideatorischen Apraxie angesehen (De Renzi u. Luchelli 1988; Liepmann 1908; Morlaas 1928). Patienten mit einer Störung des Objektgebrauchs sind in ihrem tagtäglichen Leben schwer beeinträchtigt. Das Benutzen von Werkzeugen und Objekten umspannt ein weites Spektrum vom routinemäßigen Gebrauch alltäglicher und einfacher Geräte (wie z. B. einem Kamm oder einer Zahnbürste) bis zu mechanischem Problemlösen, komplexen Handlungsabläufen mit mehreren Objekten oder den Umgang mit technischen und elektronischen Geräten. In der neurologischen Untersuchung konzentriert man sich sinnvollerweise auf den routinemäßigen Gebrauch vertrauter Werkzeuge und Objekte. Apraktische Fehler sind leicht zu erkennen: z. B. drücken Patienten den Hammer auf den Nagel, anstatt zu schlagen, oder versuchen, mit geschlossener Schere zu schneiden. Wichtig ist, dass die Fähigkeit überprüft wird, logisch aufeinander folgende Handlungen mit mehreren Objekten so auszuführen, dass ein bestimmtes Ziel erreicht wird. Diese Fähigkeit ist bei Patienten mit Gliedmaßen-Apraxie gestört.

Die meisten Patienten mit einer Störung des Objektgebrauchs haben große Läsionen, die die temporoparietale Region in der sprachdominanten Hemisphäre einschließen. Vergleichende Studien an Patienten mit rechts- und linkshemisphärischen Läsionen, die den Gebrauch von einzelnen Objekten oder Werkzeug-Objekt-Paaren untersucht haben, zeigten Störungen nur bei linkshemisphärischen Läsionen (Goldenberg u. Hagmann 1998). Patienten mit linkshemisphärischen Läsionen haben Schwierigkeiten, passende Objekte für solche Bewegungen auszuwählen, die ihnen als Pantomime des Objektgebrauchs gezeigt wurden (Vaina et al. 1995). Sie haben aber auch Probleme bei der Pantomime von objektassoziierten Bewegungen (Goldenberg u. Hagmann 1998) oder bei der Auswahl von Objekten, die dem gleichen Zweck dienen sollen (Rumiati et al. 2001). Die Funktionsfähigkeit der linken Hemisphäre ist sowohl für die Erstellung von Assoziationen zwischen einem Werkzeug, seinem Zweck, dem Anwendungsort und der passenden Bewegung als auch für die Herleitung der Funktion von der mechanischen Struktur des Objektes von entscheidender Bedeutung.

Während Störungen im Umgang mit einfachen und vertrauten Objekten ausschließlich nach linkshirnigen Läsionen auftreten, haben auch Patienten mit rechtshirnigen Läsionen Probleme beim Objektgebrauch, wenn im Rahmen von komplexen Handlungen mehrere Objekte (zielgerichtet) eingesetzt werden, insbesondere wenn diese Objekte unvertraut sind und der richtige Gebrauch erst herausgefunden werden muss (Hartmann et al. 2005). Bei »naturalistischen«, mehrschrittigen Handlungen, wie dem Kaffeemachen, können die rechtshirnigen Patienten sogar stärker betroffen sein.

Die Störungen des Objektgebrauchs schränken die Selbstständigkeit der Patienten nach einem linkshemisphärischen Schlaganfall deutlich ein, wobei die Beeinträchtigung der Alltagshandlungen (»activities of daily living«, ADL) sogar stärker mit dem Ausmaß der Apraxie als mit dem der Aphasie korreliert (Donkervoort et al. 2006). Gerade die Defizite beim Gebrauch von Objekten tragen ganz maßgeblich dazu bei, dass das Vorhandensein einer Apraxie ein unabhängiger negativer Prädiktor für das Rehabilitationsergebnis nach einem linkshemisphärischen Schlaganfall ist (Hanna-Pladdy et al. 2003).

37.4.3 Bildgebung zur Imitation

Bei einigen apraktischen Patienten kann eine klinische Dissoziation zwischen der Imitation abstrakter und symbolischer Bewegungen beobachtet werden. Während einige apraktische Patienten bei unauffälliger Imitation von symbolischen Gesten Störungen der Imitation abstrakter Gesten zeigen (Goldenberg u. Hagman 1997), sind andere apraktische Patienten nur bei der Imitation symbolischer Gesten beeinträchtigt, imitieren abstrakte Gesten dagegen fehlerfrei (Bartolo et al. 2001). In einer funktionellen Bildgebungsstudie mittels Positronenemissionstomographie (PET) konnte die Pathophysiologie dieser Dissoziationen apraktischer Imitationsdefizite aufgeklärt werden (Rumiati et al. 2005). Es zeigte sich, dass der rechte parietookzipitale Kortex bei der Imitation abstrakter Gesten aktiviert wurde. Die Imitation symbolischer Gesten aktiviert dagegen vor allem den linken inferioren temporalen Kortex (◯ Abb. 37.10). Die Bildgebungsbefunde sprechen daher

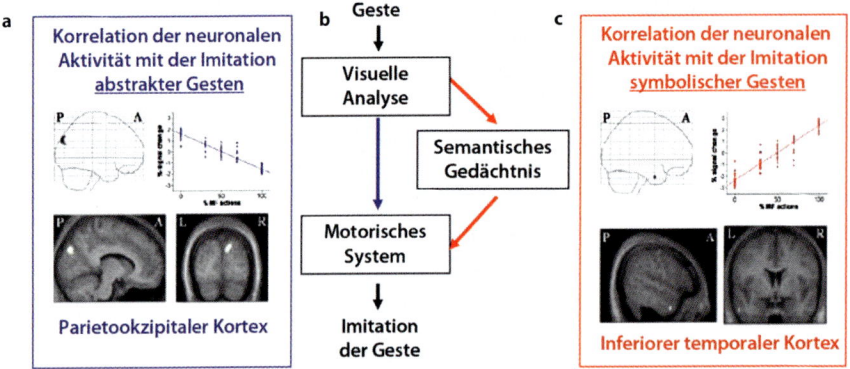

☐ **Abb. 37.10** Differenzielle neurale Mechanismen für die Imitation von abstrakten und symbolischen Gesten. **a** Die Imitation abstrakter Gesten aktiviert den rechten parietookzipitalen Kortex. **b** Schematische Darstellung des Zweiwegemodells der Gestenimitation. Abstrakte (unbekannte) Gesten werden über den sog. direkten Weg (*blauer Pfeil*) in Bewegungen transformiert, während symbolische (bekannte) Gesten über den indirekten Weg, der auf das semantische (Handlungs-)Gedächtnis zurückgreift, verarbeitet werden können (*rote Pfeile*). **c** Die Imitation symbolischer Gesten aktiviert vor allem den linken inferioren temporalen Kortex. (Mod. nach Rumiati et al. 2005; mit freundlicher Genehmigung von MIT Press Journals)

für eine zumindest teilweise Dissoziation der neuralen Mechanismen, die der Imitation von abstrakten und symbolischen Gesten zugrunde liegen.

Diese Bildgebungsergebnisse unterstützen das **Zweiwegemodell der Bewegungsimitation** (Tessari u. Rumiati 2004), welches postuliert, dass abstrakte (unbekannte) Gesten über den sog. direkten Weg ohne weitere Verarbeitungsschritte in Bewegungen transformiert werden, während symbolische (bekannte) Gesten über den indirekten Weg, der auf das semantische Handlungsgedächtnis zurückgreift, verarbeitet werden. Diese Differenzierung wird durch die Ergebnisse der angeführten PET-Studie unterstützt, da der direkte Weg Areale des dorsalen okzipitoparietalen Verarbeitungspfades aktiviert, während der indirekte Weg Regionen des ventralen okzipitotemporalen Verarbeitungspfades aktiviert. Wichtiger noch: Die Ergebnisse der angeführten Arbeit helfen auch, die beobachteten klinischen Dissoziationen apraktischer Patienten bei der Imitation von abstrakten und symbolischen Gesten zu erklären, da sie zeigen, dass läsionsabhängig einer der beiden Verarbeitungswege für die Imitation abstrakter oder symbolischer Gesten betroffen sein kann.

Letztere Annahme wird auch durch strukturelle Bildgebungsuntersuchungen bei Patienten mit selektiven Imitationsdefiziten bestärkt (Tessari et al. 2007). So lag in einer Läsionsanalyse der Läsionsschwerpunkt der Patienten mit isolierter Störung der Imitation symbolischer Gesten im (medialen) temporalen Kortex. Anteile des linken parietalen Kortex waren dagegen vor allem bei Patienten mit gestörter Imitation abstrakter Gesten betroffen. Dies ist in guter Übereinstimmung mit den Befunden zweier Bildgebungsstudien mit der PET (Hermsdörfer et al. 2001) und der funktionellen Magnetresonanztomographie (fMRT) (Mühlau et al. 2005), die konsistente Aktivierungen des (inferioren) parietalen Kortex bei der Imitation abstrakter Finger- und Handgesten zeigten. Im Gegensatz dazu postulierte eine spätere strukturelle Läsionsstudie (Goldenberg u. Karnath 2006), dass für die korrekte Imitation abstrakter Fingergesten die Integrität des linken inferioren frontalen Kortex essenziell sei, während der parietale Kortex nur für die Imitation von abstrakten Handgesten wichtig sei. Da dies aber im Widerspruch zu den Ergebnissen der Untersuchungen mit der funktionellen Bildgebung steht (Hermsdörfer et al. 2001; Mühlau et al. 2005), bleibt abzuwarten, ob weitere Läsionsstudien die differenziellen Läsionsmuster bei Patienten mit apraktischen Imitationsdefiziten für Finger- vs. Handgesten bestätigen können.

37.4.4 Bildgebung zur Pantomime

Die Einordnung der Pantomime in Bezug auf die kognitiven Funktionen der linken Hemisphäre (Motorik, Sprache) ist eher schwierig, da die Pantomime sowohl motorische als auch sprachliche Aspekte enthält (Goldenberg et al. 2003). Deswegen sind gerade hier Untersuchungen mit der strukturellen und funktionellen Bildgebung wichtig, um die Pathophysiologie dieser komplexen Fähigkeit besser zu verstehen (Goldenberg et al. 2003). Die Komplexität der Pantomime spiegelt sich auch in den Bildgebungsbefunden wider: Studien mit der PET (Rumiati et al. 2004) wie auch der fMRT (Hermsdörfer et al. 2007) zeigen, dass die Pantomime des Objektgebrauchs ein ausgedehntes, linkshemisphärisches frontoparietales Netzwerk aktiviert (☐ Abb. 37.11).

Bezüglich der differenziellen Funktion bzw. Bedeutung der aktivierten frontalen und parietalen Areale innerhalb dieses Netzwerkes kommen die Untersuchungen durchaus zu unterschiedlichen Ergebnissen. Weitergehende Analy-

37.4 · Störung der Handlungskonzeption: Gliedmaßen-Apraxie

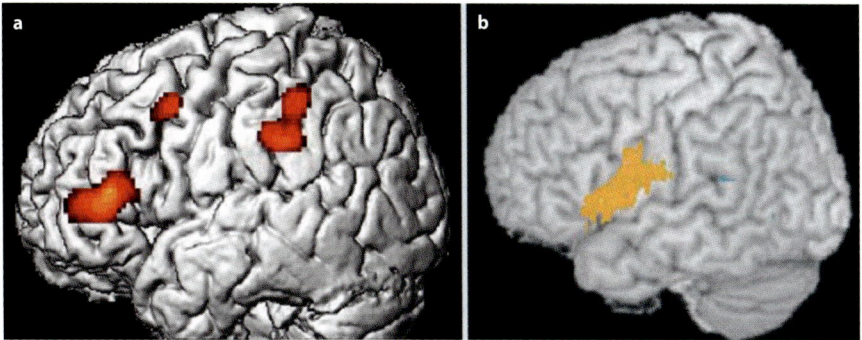

Abb. 37.11 Linkshemisphärische Areale für die Pantomime des Objektgebrauchs. **a** Die Pantomime des Objektgebrauchs aktiviert in Studien mit der funktionellen Bildgebung ein linkshemisphärisches frontoparietales Netzwerk. (Mod. nach Rumiati et al. 2004; mit freundlicher Genehmigung von Elsevier). **b** Läsionsanalysen mithilfe der strukturellen Bildgebung stellen innerhalb dieses Netzwerkes die Bedeutung des linken inferioren frontalen Kortex für die Pantomime des Objektgebrauchs heraus. (Mod. nach Goldenberg et al. 2007; mit freundlicher Genehmigung von Oxford University Press)

sen der funktionellen Daten belegen die Bedeutung des parietalen Kortex für die Pantomime des Objektgebrauchs, gerade wenn für die Benennung der Objektgebrauchshandlung oder die tatsächliche Ausführung des Objektgebrauchs kontrolliert wird (Rumiati et al. 2004). Dieser Befund wird auch durch Läsionsanalysen bestätigt, die eine Beteiligung des linken Gyrus angularis, als Teil des inferioren parietalen Kortex, bei der zeitlichen Strukturierung von Pantomimen nachgewiesen haben (Weiss et al. 2008). Andere strukturelle Bildgebungsuntersuchungen assoziieren dagegen Läsionen im Bereich des linken inferioren frontalen Kortex mit apraktischen Defiziten bei der Objektgebrauchspantomime (Goldenberg et al. 2007).

Welche pathophysiologische Bedeutung der inferiore frontale Kortex bei Störungen der Objektgebrauchspantomime hat, bleibt somit zurzeit noch unklar. Zum einen wird von einigen Autoren der kommunikative Aspekt von Pantomimen hervorgehoben und somit die Beteiligung des inferioren frontalen Kortex an Pantomimen durch die Nähe zu sprachrelevanten Arealen (Broca-Areal, Brodmann-Areale 44 und 45) erklärt (Amunts et al. 2004). Zum anderen wird darauf verwiesen, dass Pantomimen – insbesondere im Vergleich zum tatsächlichen Gebrauch von Objekten – deutlich mehr Kapazitäten des Arbeitsgedächtnisses binden (Bartolo et al. 2003), sodass Läsionen im frontalen Kortex indirekt auch durch eine Beeinträchtigung von Arbeitsgedächtnisprozessen (Baier et al. 2010) zu Störungen von pantomimischen Handlungen führen könnten.

37.4.5 Bildgebung zum Objektgebrauch

Wegen dieser klinischen Relevanz der apraktischen Objektgebrauchsdefizite wurde schon früh mit der funktionellen Bildgebung versucht, das (linkshemisphärische) Netzwerk zu charakterisieren, das die Manipulation und den Gebrauch von Objekten unterstützt. Hierbei zeigte sich, dass in Homologie zu nichtmenschlichen Primaten ein frontoparietaler Regelkreis für die Erfassung der relevanten Objekteigenschaften (durch den intraparietalen Kortex) und deren Transformation in die entsprechenden Objektgebrauchshandlungen (im frontalen Kortex) zuständig ist (Binkofski et al. 1999). Hierbei ist zu beachten, dass diese erste fMRT-Studie nur mit Miniaturobjekten aus Plastik durchgeführt wurde. Wenn hingegen alltagsübliche Gegenstände verwendet werden, werden weitere linkshemisphärische Areale beim Objektgebrauch aktiviert: insbesondere temporale Regionen und der dorsolaterale präfrontale Kortex (DLPFC) (Johnson-Frey et al. 2005). Dies ergibt sich u. a. dadurch, dass für den korrekten Gebrauch von Objekten die Integration semantischer und motorischer Informationen zu diesen Objekten notwendig ist (Daprati u. Sirigu 2006).

Durch Läsionsanalysen im Rahmen struktureller Bildgebungsuntersuchungen konnte die differenzielle Funktion der verschiedenen Areale innerhalb des linkshemisphärischen Objektgebrauchsnetzwerkes näher bestimmt werden (Randerath et al. 2010). Die erhobenen Befunde legen nahe, dass dem frontalen Kortex die Aufgabe zukommt, die passende Greifbewegung zum jeweiligen Objekt bzw. (bei mehreren Objekten) das passende Objekt im jeweiligen Handlungskontext auszuwählen. Im Bereich des parietalen Kortex scheinen – wie beim nichtmenschlichen Primaten – die Areale im intraparietalen Sulcus (Binkofski u. Seitz 2003) die sensorischen (insbesondere visuellen) Informationen für die Auswahl der korrekten, funktionell sinnvollen Greifbewegung zur Verfügung zu stellen, während die Areale im inferioren parietalen Kortex (Gyrus supramarginalis) eher die (allgemeinen) semantischen und motorischen Informationen über das jeweilige Objekt integrieren und gewissermaßen »online« zur Verfügung stellen.

> **Zusammenfassung und Ausblick**
>
> Moderne Methoden der funktionellen und strukturellen Bildgebung als auch der Läsionsanalyse erlauben uns einen immer tieferen Einblick in die zentralen Mechanismen von höheren motorischen Funktionen, wie die visuo- und taktuomotorische Koordination, Imitation und Pantomime von Bewegungen, sowie den Objektgebrauch. Das bessere Verständnis der einzelnen Funktionen und deren Zusammenhänge helfen uns, die Komplexität der Pathophysiologie der unterschiedlichen apraktischen Störungen zu begreifen und teilweise zu erklären.

Literatur

Amunts K, Weiss PH, Mohlberg H, Pieperhoff P, Eickhoff S, Gurd JM, Marshall JC, Shah NJ, Fink GR, Zilles K (2004) Analysis of neural mechanisms underlying verbal fluency in cytoarchitectonically defined stereotaxic space – The roles of Brodmann areas 44 and 45. NeuroImage 22: 42–56

Assmus A, Marshall JC, Ritzl A, Noth J, Zilles K, Fink GR (2003) Left inferior parietal cortex integrates time and space during collision judgments. NeuroImage 20: S82–S88

Astafiev SV, Shulman GL, Stanley CM, Snyder AZ, Van Essen DC, Corbetta M (2003) Functional organization of human intraparietal and frontal cortex for attending, looking, and pointing. J Neurosci 23: 4689–4699

Baier B, Karnath HO, Dieterich M, Birklein F, Heinze C, Müller NG (2010) Keeping memory clear and stable – the contribution of human basal ganglia and prefrontal cortex to working memory. J Neurosci 30: 9788–9792

Balint R (1909) Seelenlähmung des »Schauens«, optische Ataxie, räumliche Störung des Aufmerksamkeit. Monatsschrift für Psychiatrie und Neurologie 25: 51–81

Bartolo A, Cubelli R, Della Sala S, Drei S, Marchetti C (2001) Double dissociation between meaningful and meaningless gesture reproduction in apraxia. Cortex 37: 696–699

Bartolo A, Cubelli R, Della Sala S, Drei S (2003) Pantomimes are special gestures which rely on working memory. Brain Cogn 53: 483–494

Binkofski F, Seitz R (2003) Modular organization of parietal lobe functions as revealed by functional activation studies. Adv Neurol 93: 281–292

Binkofski F, Buccino G (2004) Motor functions of the Broca's region. Brain & Language 89: 362–369

Binkofski F, Fink GR (2005) Apraxien. Nervenarzt 76: 493–512

Binkofski F, Dohle C, Posse S, Hefter H, Seitz RJ, Freund H-J (1998) Human anterior intraparietal area subserves prehension. A combined lesion and fMRI study. Neurology 50: 1253–1259

Binkofski F, Buccino G, Posse S, Seitz RJ, Rizzolatti G, Freund H-J (1999) A fronto-parietal circuit for object manipulation in man. Evidence from a fMRI-Study. Eur J Neurosci 11: 3276–3286

Binkofski F, Kunesch E, Classen J, Seitz RJ, Freund H-J (2001) Tactile apraxia: an unimodal disorder of tactile object exploration associated with parietal lesions. Brain 124: 132–144

Binkofski F, Reetz K, Blangero A (2007) Tactile agnosia and tactile apraxia: Cross talk between the action and perception streams in the anterior intraparietal area. Behav Brain Sci 30: 201–202

Binkofski F, Buxbaum LJ (2012) Two action systems in the human brain. Brain and Language. http://dx.doi.org/10.1016/j.bandl.2012.07.007

Blangero A, Menz MM, McNamara A, Binkofski F (2009) Parietal modules for reaching. Neuropsychologia 47: 1500–1507

Buxbaum LJ, Coslett HB (1998) Spatio-motor representations in reaching: evidence for subtypes of optic ataxia. Cogn Neuropsychol 15: 279–312

Culham JC, Danckert SL, DeSouza JF, Gati JS, Menon RS, Goodale MA (2003) Visually guided grasping produces fMRI activation in dorsal but not ventral stream brain areas. Exp Brain Res 153: 180–189

Daprati E, Sirigu A (2006) How we interact with objects: learning from brain lesions. Trends Cogn Sci 10: 265–270

Dettmers C, Liepert J, Hamzei F, Binkofski F, Weiller C (2003) Läsionen des ventrolateralen prämotorischen Kortex beeinträchtigen die Greiffunktion. Akt Neurol 30: 247–255

De Renzi E, Faglioni P, Lodesani M, Vecchi A (1983) Performance of left brain damaged patients on imitation of single movements and motor sequences. Frontal and parietal injured patients compared. Cortex 19: 333–343

De Renzi E, Luchelli F (1988) Ideational apraxia. Brain 111: 1173–1185

Dijkerman HC, de Haan EH (2007) Somatosensory processes subserving perception and action. Behav Brain Sci 30: 189–201

Donkervoort M, Dekker J, Deelman BG (2006) The course of apraxia and ADL functioning in left hemisphere stroke patients treated in rehabilitation centres and nursing homes. Clin Rehabil 20: 1085–1093

Dovern A, Fink GR, Weiss PH (2011) How to diagnose and treat limb apraxia. Fortschr Neurol Psychiatr 79: 345–357

Goldenberg G (1996) Defective imitation of gestures in patients with damage in the left or right hemisphere. J Neurol Neurosurg Psychiat 61: 176–180

Goldenberg G, Hagmann S (1997) The meaning of meaningless gestures: a study of visuo-imitative apraxia. Neuropsychologia 35: 333–341

Goldenberg G, Hagmann S (1998) Tool use and mechanical problem solving in apraxia. Neuropsychologia 36: 581–589

Goldenberg G, Karnath HO (2006) The neural basis of imitation is body part specific. J Neurosci 26: 6282–6287

Goldenberg G, Hartmann K, Schlott I (2003) Defective pantomime of object use in left brain damage: apraxia or asymbolia? Neuropsychologia 41: 1565–1573

Goldenberg G, Hermsdörfer J, Glindemann R, Rorden C, Karnath HO (2007) Pantomime of tool use depends on integrity of left inferior frontal cortex. Cereb Cortex 17: 2769–2776

Grefkes C, Weiss PH, Zilles K, Fink GR (2002) Crossmodal processing of object features in human anterior intraparietal cortex: an fMRI study implies equivalencies between humans and monkeys. Neuron 35: 173–184

Grefkes C, Ritzl A, Zilles K, Fink GR (2004) Human medial intraparietal cortex subserves visuomotor coordinate transformation. Neuroimage 23: 1494–506

Haaland KY, Flaherty D (1984) The different types of limb apraxia errors made by patients with left vs. right hemisphere damage. Brain Cognit 3: 370–384

Hanna-Pladdy B, Heilman KM, Foundas AL (2003) Ecological implications of ideomotor apraxia. Neurology 60: 487–490

Hartmann K, Goldenberg G, Daumüller M, Hermsdörfer J (2005) It takes the whole brain to make a cup of coffee: The neuropsychology of naturalistic actions involving technical devices. Neuropsychologia 43: 625–637

Hermsdörfer J, Gotdengerg G, Wachsmuth C, Conrad B, Ceballos-Baumann AO, Bartenstein P, Schwaiger M, Boecker H (2001) Cortical correlates of gesture processing. Clues to the cerebral mechanisms underlying apraxia during the imitation of meaningless gestures. Neuroimage 14: 149–161

Hermsdörfer J, Terlinden G, Mühlau M, Goldenberg G, Wohlschläger AM (2007) Neural representations of pantomimed and actual tool use: Evidence from an event-related fMRI study. Neuroimage 36: T109–T118

Hömke L, Amunts K, Bönig L, Fretz C, Binkofski F, Zilles K, Weder B (2009) Analysis of lesions in patients with unilateral tactile agnosia using cytoarchitectonic probabilistic maps. Hum Brain Mapp 30(5): 1444–1456

Jeannerod M, Arbib MA, Rizzolatti G, Sakata H (1995) Grasping objects: the cortical mechanism of visuomotor transformation. Trends Neurosci 18: 314–320

Johnson-Frey SH, Newman-Norlund R, Grafton ST (2005) A distributed left hemisphere network active during planning of everyday tool use skills. Cereb Cortex 15: 681–695

Karnath HO, Perenin MT (2005) Cortical control of visually guided reaching: evidence from patients with optic ataxia. Cereb Cortex 15: 1561–1569

Lederman JL, Klatzky RL (1997) Haptic aspects of motor control. In: Boller F, Grafman J (eds) Handbook of Neuropsychology, Vol 11. Elsevier, Amsterdam, pp. 131–147

Liepmann H (1908) Drei Aufsätze aus dem Apraxiegebiet. Karger, Berlin

Liepmann H (1920) Apraxie. In: Brugsch H (Hrsg) Ergebnisse der gesamten Medizin. Urban & Schwarzenberg, Wien, Berlin, S 516–543

Medendorp WP, Goltz HC, Vilis T, Crawford JD (2003) Gaze-centered updating of visual space in human parietal cortex. J Neurosci 23: 6209–6214

Milner AD, Goodale MA (1995) The visual brain in action. Oxford University Press, Oxford

Morlaas J (1928) Contribution à l'étude de l'apraxie. Amédée Legrand, Paris

Mühlau M, Hermsdörfer J, Goldenberg G, Wohlschläger AM, Castrop F, Stahl R, Röttinger M, Erhard P, Haslinger B, Ceballos-Baumann AO, Conrad B, Boecker H (2005) Left inferior parietal dominance in gesture imitation: an fMRI study. Neuropsychologia 43: 1086–1098

Perenin M-T, Vighetto A (1988) Optic ataxia: a specific disruption in visuomotor mechanisms. I. Different aspects of the deficit in reaching for objects. Brain 111: 643–674

Pisella L, Gréa H, Tiliket C, Vighetto A, Desmurget M, Rode G, Boisson D, Rossetti Y (2000) An automatic pilot for the hand in the human posterior parietal cortex toward a reinterpretation of optic ataxia. Nature Neuroscience 3: 729–736

Pisella L, Binkofski F, Lasek K, Toni I, Rossetti Y (2006) No double dissociation between optic ataxia and visual agnosia: Multiple substreams in the posterior parietal lobe for multiple visuo-motor transformation processes. Neuropsychologia 44: 2734–2748

Prado J, Clavagnier S, Otzenberger H, Scheiber C, Kennedy H, Perenin MT (2005) Two cortical systems for reaching in central and peripheral vision. Neuron 48: 849–858

Randerath J, Goldenberg G, Spijkers W, Li Y, Hermsdörfer J (2010) Different left brain regions are essential for grasping a tool compared with its subsequent use. Neuroimage 53: 171–180

Rizzolatti G, Fogassi L, Gallese V (1997) Parietal cortex: from sight to action. Corr Opin Neurobiol 7: 562–567

Rossetti Y, Pisella L, Vighetto A (2003) Optic ataxia revisited: visually guided action versus immediate visuomotor control. Exp Brain Res 153: 171–179

Rumiati RI, Zanini S, Vorano L, Shallice T (2001) A form of ideational apraxia as a selective deficit of contention scheduling. Cogn Neuropsychol 18: 617–642

Rumiati RI, Weiss PH, Shallice T, Ottoboni G, Noth J, Zilles K, Fink GR (2004) Neural basis of pantomiming the use of visually presented objects. Neuroimage 21: 1224–1231

Rumiati RI, Weiss PH, Tessari A, Assmus A, Zilles K, Herzog H, Fink GR (2005) Common and differential neural mechanisms supporting imitation of meaningful and meaningless actions. J Cogn Neurosci 17: 1420–1431

Stoeckel MC, Weder B, Binkofski F, Buccino G, Shah NJ, Seitz RJ (2003) A fronto-parietal circuit for tactile object discrimination: an event-related fMRI study. Neuroimage 19: 1103–1114

Tessari A, Rumiati RI (2004) The strategic control of multiple routes in imitation of actions. J Exp Psychol Hum Percept Perform 30: 1107–1116

Tessari A, Canessa N, Ukmar M, Rumiati RI (2007) Neuropsychological evidence for a strategic control of multiple routes in imitation. Brain 130: 1111–1126

Ungerleider L, Mishkin M (1982) Two cortical visual systems. In: Ingle DJ, Goodale M, Mansfield RJW (eds) Analysis of visual behavior. MIT Press, Cambridge, pp 549–586

Vaina LM, Goodglass H, Daltroy L (1995) Inference of object use from pantomimed actions by aphasics and patients with right hemisphere lesions. Synthese 104: 43–57

Weiss PH, Rahbari NN, Hesse MD, Fink GR (2008) Deficient sequencing of pantomimes in apraxia. Neurology 70: 834–840

Neglekt

S. Vossel, J. Kukolja, G. R. Fink

38.1 Was ist ein Neglekt? – 604

38.2 Läsionsstudien – 604

38.3 **Neglektsymptome und Evidenz durch fMRT** – 606
38.3.1 Visuell-räumlicher Neglekt – 606
38.3.2 Auditorischer und taktiler Neglekt – 609
38.3.3 Repräsentationaler Neglekt – 611
38.3.4 Motorischer und intentionaler Neglekt – 612
38.3.5 Extinktion – 612

38.4 **Pathomechanismen** – 613

38.5 **Therapiemöglichkeiten** – 615

Literatur – 617

Zum Thema

Zerebrale Läsionen aufgrund von Durchblutungsstörungen, Einblutungen, Verletzungen oder Tumoren können nicht nur zu motorischen oder sensiblen Ausfallerscheinungen führen, sondern sind oft ursächlich für Aufmerksamkeitsstörungen. Neben der Vigilanz und der Daueraufmerksamkeit kann dabei die Aufmerksamkeit für eine Raumhälfte betroffen sein. In solchen Fällen spricht man von (Hemi-)Neglekt. Leidet ein Patient an einem Neglekt, so sind die Aussichten auf eine Rehabilitation im Allgemeinen schlechter als bei Patienten ohne Neglekt, nicht zuletzt, weil das einseitige Aufmerksamkeitsdefizit zu einer Vernachlässigung ohnehin schon gelähmter Gliedmaßen führt und damit die Rehabilitation erschwert. Welche kognitiven Prozesse bei Neglekt gestört sind, ist bereits seit Jahrzehnten Gegenstand neuropsychologischer Untersuchungen. Moderne bildgebende Verfahren haben diese ergänzt und in der letzten Zeit nicht unerheblich zum Verständnis des komplexen Krankheitsbildes beigetragen.

38.1 Was ist ein Neglekt?

Definition

Der Begriff »Neglekt« bezeichnet Symptome, die mit einer halbseitigen Aufmerksamkeitsstörung gegenüber der Umgebung oder dem eigenen Körper einhergehen und nicht primär durch Störungen der Sensomotorik bedingt sind (Heilman et al. 2000).

Ursächlich für Neglekt sind am häufigsten rechtshemisphärische Läsionen, vor allem des inferioren Parietalkortex und des temporoparietalen Übergangskortex, wobei verschiedene Symptome des Neglektsyndroms mit unterschiedlichen Läsionsmustern assoziiert sind. Neben dieser Heterogenität der Läsionsbefunde gibt es jedoch Anhaltspunkte für eine allgemeine Pathophysiologie des Neglekts im Sinne gestörter kortikaler Netzwerke, die für Aufmerksamkeitsfunktionen zuständig sind.

Symptomatik Patienten mit Neglekt zeigen häufig ein Verhalten, als existiere eine Hälfte ihrer Welt nicht mehr. Im Alltag sind sie sich der Objekte und Personen in der Raumhälfte kontralateral zu der Hirnschädigung nicht bewusst. Je nach Ausprägung lesen sie nur eine Hälfte der Zeitung, essen nur von einer Hälfte des Tellers oder rasieren sich lediglich die Hälfte des Gesichts bzw. tragen einseitig Make-up auf (Fink u. Heide 2004). Die Vernachlässigung der kontraläsionalen Raum- oder Körperhälfte geht mit einer umso stärkeren Orientierung zu ipsiläsionalen Reizen einher, an denen die Aufmerksamkeit der Neglektpatienten häufig dann auch »haften« bleibt.

Es wird aus didaktischen Gründen von einer »halbseitigen« Störung gesprochen, wobei sie streng genommen nur selten exakt auf eine Raumhälfte in Bezug auf die Medianlinie beschränkt ist, sondern meist eine graduelle Ausprägung zeigt. Sie kann von einem Aufmerksamkeitsdefizit an den äußeren Grenzen des kontraläsionalen Raumes bis tief in den ipsiläsionalen Raum reichen. Neglekt ist ein komplexes Syndrom, das unterschiedliche räumliche Dimensionen, kognitive Prozesse, sensorische Modalitäten und Koordinatensysteme betreffen kann.

Diagnostik Die Diagnosestellung beruht zunächst auf der Beobachtung des Spontanverhaltens der Patienten, d. h. der Erfassung einer evtl. bestehenden Blickbevorzugung nach ipsiläsional und einer Nichtbeachtung von kontraläsionalen Personen oder Gegenständen. Eine Hilfestellung leisten Papier-und-Bleistift-Tests, die verschiedene Aspekte der Ausfallerscheinungen erfassen (◘ Abb. 38.1 und ► Box 38.1; Fink u. Heide 2004).

38.2 Läsionsstudien

Neglekt kann durch Läsionen unterschiedlicher zerebraler Strukturen hervorgerufen werden. Eine prospektive Studie mit hochauflösenden, standardisierten MRT-Aufnahmen ($1\times1\times1$ mm^3) konnte zeigen, dass ein kritischer Läsionsort für Neglekt der rechte Gyrus angularis im inferioren Parietalkortex ist. Bei allen Patienten mit einer Ischämie im rechten Mediastromgebiet, die einen Neglekt aufwiesen, war der rechte Gyrus angularis geschädigt, während er bei Patienten mit Läsionen im rechten Mediastromgebiet –

Box 38.1. Neglekttests

- **Linienhalbierungstest:** Bei der Aufforderung, die Mitte einer vorgegebenen Linie zu markieren, weichen Neglektpatienten nach ipsiläsional ab
- **Linienausstreichtest:** Bei der Aufforderung, alle Linien auf einem Blatt auszustreichen, werden die kontraläsionalen Linien vernachlässigt
- **Abzeichnen:** Beim Abzeichnen einer Vorlage vernachlässigen die Patienten die kontraläsionale Seite des Objektes oder einzelner Unterstrukturen, z. B. die linksseitigen Blütenblätter einer Blume
- **Uhrentest:** Bei der Aufforderung, eine Uhr zu zeichnen, können Zahlen auf der kontraläsionalen Hälfte des Ziffernblattes fehlen oder alle Ziffern auf der ipsiläsionalen Hälfte komprimiert sein
- **Computergestützte Tests** (z. B. Testbatterie zur Aufmerksamkeitsprüfung, TAP) stehen ebenfalls für die Diagnostik zur Verfügung

38.2 · Läsionsstudien

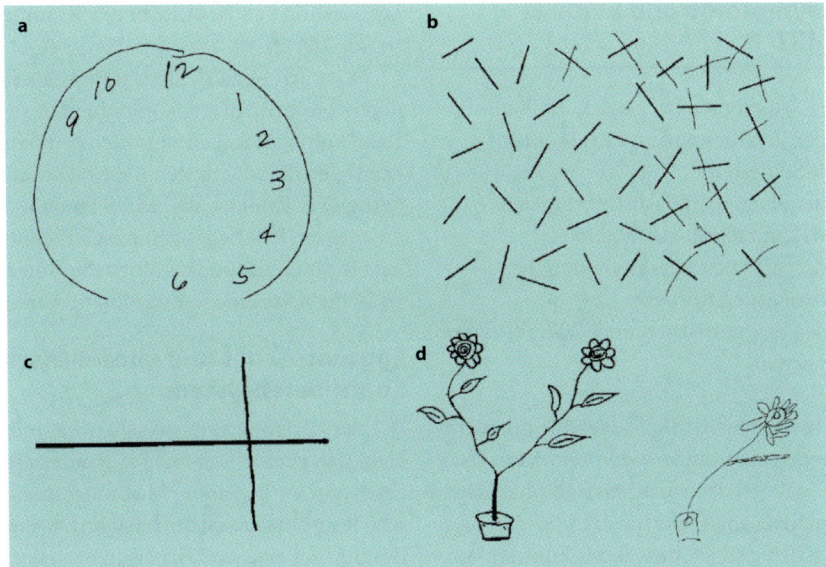

Abb. 38.1 a–d Beispiele für Papier-und-Bleistift-Tests an einem Patienten mit linksseitigem Neglekt (aus Fink u. Heide 2004). Sichtbar wird die Auslassung von Ziffern auf der linken Seite eines Ziffernblattes **(a)** bzw. der linksseitigen Linien im Linienausstreichtest **(b)**, die Verschiebung des subjektiv empfundenen Mittelpunktes im Linienhalbierungstest **(c)** und die Auslassung einzelner linksseitiger Details im Abzeichnen einer Blume **(d)**

aber ohne Neglekt – von der Schädigung ausgespart war (Mort et al. 2003). Allerdings zeigen neuere Untersuchungen unter Verwendung neuer statistischer Läsionsanalyseverfahren (Bates et al. 2003; Rorden et al. 2007), dass unterschiedliche Erscheinungsformen des Neglekts mit unterschiedlichen funktionsspezifischen Läsionsmustern einhergehen (Verdon et al. 2010). Hiernach gehen perzeptive visuell-räumliche Störungen im egozentrischen Raum (wie z. B. durch die Linienhalbierungsaufgabe erfasst) insbesondere mit inferior-parietalen Läsionen einher, wohingegen explorativ visuomotorische Beeinträchtigungen im egozentrischen Raum (wie z. B. durch Ausstreichtests erfasst) eher mit frontalen oder dorsalen frontoparietalen Läsionen assoziiert sind (Verdon et al. 2010; Vossel et al. 2011). Allozentrischer Neglekt (▶ Abschn. 38.3.1) scheint mit Läsionen des Temporalkortex einherzugehen (Medina et al. 2009; Verdon et al. 2010).

Die Tatsache, dass Neglektsymptome einzelne Modalitäten und Formen der Aufmerksamkeitsausrichtung differenziell betreffen können, bietet wertvolle Informationen über einzelne Untersysteme der räumlichen Verarbeitung und Aufmerksamkeitsgenerierung beim gesunden Menschen. Allerdings reichen Korrelationen der Läsionsorte mit den Ausfallerscheinungen alleine nicht aus, um eindeutige Erklärungen für die Funktion der betroffenen Hirnregionen zu geben: einerseits kann das Ausschalten eines Kortexareals durch eine Ischämie oder Blutung zu Funktionseinbußen weiterer, benachbarter oder entfernter Hirnregionen führen (Diaschisis; Nguyen u. Botez 1998), sodass Ausfallerscheinungen entweder den direkt betroffenen oder aber den mit ihnen verbundenen, nicht geschädigten Hirnarealen zugeschrieben werden können (Nguyen u. Botez 1998). Andererseits kann ein Unterbrechen von kortikokortikalen oder kortikosubkortikalen Leitungsbahnen unter Aussparung des Kortexbandes zu Dysfunktionen mehrerer Hirnregionen führen und damit unterschiedliche klinische Syndrome im Sinne eines Diskonnektionssyndroms verursachen. Für die Entstehung eines Neglekts scheinen hier insbesondere Schädigungen frontoparietaler Faserbahnen, wie z. B. der superioren longitudinalen Fasciculi eine Rolle zu spielen (Bartolomeo et al. 2007; Doricchi et al. 2008). Zunehmend wird auch klar, dass eine »einzelne« Hirnfunktion nicht einer »einzelnen« Hirnstruktur zuzuordnen ist, sondern vielmehr einem neuralen Netzwerk, und dass Störungen oder Kompensationsmechanismen dieser Netzwerke über Ausfälle bzw. Nichtausfälle höherer Hirnfunktionen entscheiden und somit klinisch ähnliche Neglektsymptome durch Läsionen an verschiedenen kortikalen und subkortikalen Strukturen entstehen können.

> Unerlässlich für das Verständnis des Zusammenhangs zwischen einer Läsion und den damit verbundenen Ausfallerscheinungen sind funktionelle MRT-Untersuchungen an gesunden Probanden und Patienten zur Darstellung von Netzwerken, die für räumliche Verarbeitung und Aufmerksamkeit zuständig sind.

38.3 Neglektsymptome und Evidenz durch fMRT

Zu den wichtigsten Symptomen bei Neglekt zählen:
- Störungen in der Verarbeitung und Reaktion auf kontraläsionale Sinnesreize
- Störungen in der Planung und Ausführung von Handlungen im kontraläsionalen Raum
- Störungen in der mentalen Repräsentation des Raumes und des eigenen Körpers
- Störungen in den egozentrischen und allozentrischen Koordinatensystemen

Daneben ist Neglekt in einem Großteil der Fälle mit **nicht-räumlichen Aufmerksamkeitsstörungen** assoziiert. Dazu zählen Beeinträchtigungen der tonischen und phasischen Aufmerksamkeitsaktivierung (»alertness«) und des Vigilanzniveaus. Es hat sich gezeigt, dass diese Aufmerksamkeitsstörungen das Neglektsyndrom noch verstärken können und ein spezifisches Training der Alertness Neglektsymptome verbessern kann (Husain u. Rorden 2003; Thimm et al. 2006). Da Daueraufmerksamkeit und phasische Aufmerksamkeitsaktivierung dem rechten posterioren Parietalkortex zugeschrieben werden (Singh-Curry u. Husain 2009), kann vermutet werden, dass die stärkere Persistenz des Neglekts nach rechtshemisphärischer Schädigung durch eine zusätzliche Störung dieser Funktionen bedingt sein könnte.

Eine wechselseitige Beziehung gibt es weiterhin zur **Anosognosie**, dem fehlenden Krankheitsbewusstsein. Solche Patienten sind sich des Funktionsausfalles, der Halbseitenlähmung und des verminderten Gefühls einer Körperhälfte nicht bewusst. Wenn man sie nach dem Befinden der betroffenen Seite fragt, verneinen Patienten mit Anosognosie häufig jegliche Beschwerden. Die genauen Zusammenhänge zwischen Neglekt und Anosognosie sind aber noch unklar.

38.3.1 Visuell-räumlicher Neglekt

Typisch für den visuell-räumlichen Neglekt sind die Vernachlässigung kontraläsionaler Reize (z. B. bei visueller Suche oder beim Entdecken unerwarteter Reize) und ihre fehlerhafte räumliche Verarbeitung. Der wichtigste klinische Unterschied zu einem reinen Gesichtsfelddefekt, bei dem Patienten zwar halbseitig blind sind, aber sich zu dieser Seite hin orientieren können, ist die fehlende Exploration der betroffenen Raumhälfte bei Neglektpatienten. Diese ist bei Patienten mit einem Gesichtsfelddefekt im Allgemeinen erhalten oder wird schneller erlernt. Da die visuell-räumliche Störung klinisch häufig am ehesten auffällt, sind es auch visuelle Tests, die hauptsächlich zur Objektivierung von Neglekt in der Klinik eingesetzt werden (▶ Box 38.1).

Visueller Neglekt kann unterschiedliche Formen annehmen, da mehrere Komponenten der visuell-räumlichen Aufmerksamkeit betroffen sein können. Im Folgenden sollen die wichtigsten Aspekte behandelt und die diesbezügliche Evidenz aus fMRT-Studien dargelegt werden; die meisten Überlegungen bzw. Erkenntnisse treffen analog für die taktile und auditorische Domäne zu, da Neglekt typischerweise eine multimodale Störung ist.

Egozentrisches und allozentrisches Koordinatensystem

Bei der Orientierung in seiner räumlichen Umgebung kann sich ein Mensch mehrerer unterschiedlicher Koordinatensysteme bedienen. Man unterscheidet das egozentrische Koordinatensystem, bei dem Objekte im Raum zu der Position des eigenen Körpers in Beziehung gesetzt werden, vom allozentrischen Koordinatensystem, bei dem unterschiedliche räumliche Entitäten untereinander in Beziehung gesetzt werden (Driver et al. 1994; Vogeley u. Fink 2003; s. Galati et al. 2010 für einen aktuellen Überblick). Das egozentrische Koordinatensystem kann weiter untergliedert werden in Abhängigkeit vom Bezugspunkt, von dem aus der Raum repräsentiert wird: Dies kann die Mittellinie des Gesichtsfelds, die Mitte des Kopfes bzw. des Rumpfes oder die longitudinale Achse einer Extremität sein. Die Vernachlässigung einer Seite bei Neglekt kann jedes dieser Untersysteme erfassen. So können Patienten beim Abzeichnen eines Bildes mit mehreren Objekten (z. B. Haus, Blume, Auto) nur die Hälfte des Bildes (unter Auslassung der Objekte auf der nicht beachteten Seite) reproduzieren (**egozentrischer Neglekt**) oder jedes einzelne Objekt nur zur Hälfte zeichnen (**allozentrischer Neglekt**). Hierbei ist zu erwähnen, dass egozentrische Defizite häufiger zu beobachten sind als allozentrische (Marsh u. Hillis 2008).

Fink et al. (1997a) konnten in einer PET-Studie zeigen, dass sowohl objekt- als auch raumbezogene Verarbeitung mediale Anteile des superioren Parietalkortex beidseits und den linken inferioren Parietalkortex beanspruchten. Unterschiede zeigten sich im linken Okzipitalkortex (höhere Aktivität während objektbezogener Verarbeitung für die Enkodierung von Objekteigenschaften) und u. a. im rechten dorsolateralen präfrontalen Kortex (relativ höhere Aktivität während raumbezogener Verarbeitung). Unterschiede und Gemeinsamkeiten der beiden Verarbeitungstypen konnte auch eine fMRT-Studie (Galati et al. 2000) aufführen. Hier zeigte sich ein bilaterales frontoparietales Netzwerk für egozentrisch bezogene Beurteilung mit rechtshemisphärischer Betonung, während die allozentrisch bezogene Aufgabe eher abgegrenzt den rechten superioren Parietallappen und den rechten Gyrus frontalis

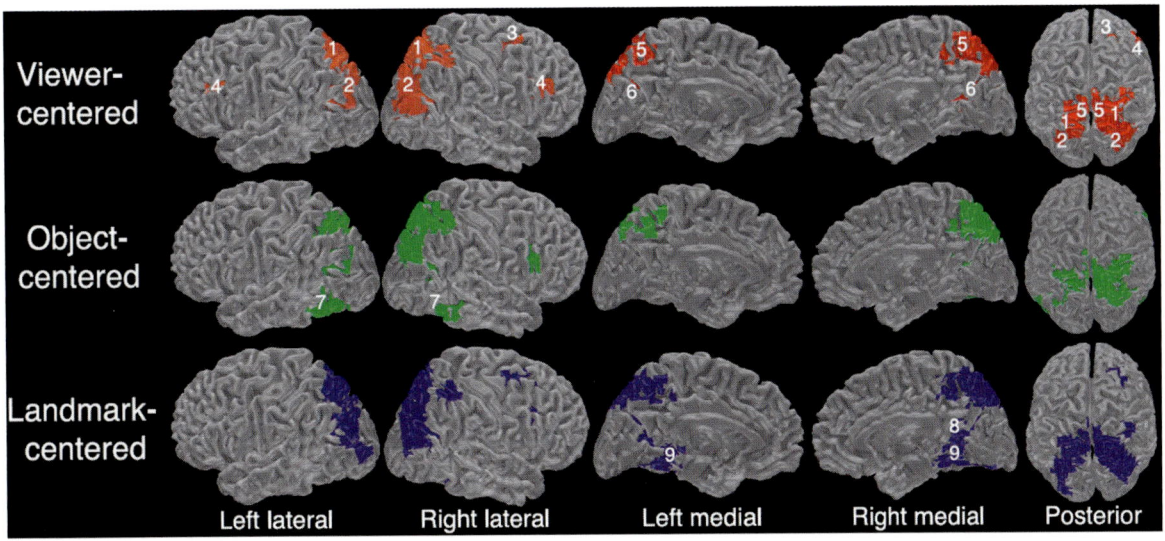

Abb. 38.2 Aktivierungen bei der Durchführung von Distanzeinschätzungen in Bezug zur eigenen Person (egozentrisch, *rot*), zu einem anderen Objekt (allozentrisch, *grün*) oder zu einer Landmarke (Gebäude) in der visuellen Szene (*blau*) (aus Committeri et al. 2004; mit freundlicher Genehmigung von MIT Press Journals). *1* superiorer Parietallappen, *2* superiorer und mittlerer okzipitaler Gyrus, *3* superiorer frontaler Sulcus/superiorer präzentraler Sulcus, *4* inferiorer frontaler Sulcus/inferiorer präzentraler Sulcus, *5* dorsaler Praecuneus, *6* parietookzipitaler Sulcus, *7* lateraler okzipitotemporaler Kortex, *8* retrosplenialer Kortex, *9* medialer okzipitotemporaler Kortex

superior aktivierte. Weitere Erkenntnisse zu der Verarbeitung in unterschiedlichen Raumreferenzsystemen lieferte eine Studie von Committeri et al. (2004) (▶ Box 38.2).

> **Box 38.2. Verarbeitung in unterschiedlichen räumlichen Koordinatensystemen**
>
> Committeri et al. (2004) untersuchten in einer fMRT-Studie die neuronale Aktivität bei Probanden, die Distanzeinschätzungen in Bezug zur eigenen Person, zu einem anderen Objekt oder einem umrandenden Gebäude abgeben sollten. Während gemeinsame Aktivierungen in bilateralen parietalen, okzipitalen und frontalen Regionen gefunden wurden, zeigten sich spezifische Aktivierungen des lateralen okzipitotemporalen Kortex während objektbezogener Verarbeitung sowie des medialen okzipitotemporalen Kortex (einschließlich des parahippocampalen Gyrus) während landmarkenbezogener Verarbeitung (◘ Abb. 38.2).

Globale und lokale Reizverarbeitung

Verwandt mit ego- und allozentrischer Verarbeitung ist die unterschiedliche Verarbeitung von globalen (eher Form und Umriss) und lokalen (eher Details und Bestandteile) Eigenschaften von Objekten. Patienten mit rechtstemporoparietalen Läsionen zeigen eher Defizite in der Verarbeitung globaler Eigenschaften, während lokale Aspekte von Patienten mit linkshemisphärischen Läsionen mangelhaft identifiziert werden (Robertson u. Lamb 1991). Neglekt kann jede dieser Arten der visuell-räumlichen Verarbeitung betreffen (◘ Abb. 38.3; Marshall u. Halligan 1995). Eine Reihe von PET- und fMRT-Experimenten widmete sich diesem Thema (Fink et al. 1996; Fink et al. 1997b; Lux et al. 2004). Dabei fanden sich größtenteils übereinstimmende Daten über die hemisphärische Spezialisierung (linke Hemisphäre – lokal, rechte Hemisphäre – global), jedoch Unterschiede in der Angabe beteiligter Hirnregionen. Lux et al. (2004) konnten in einer fMRT-Studie eine differenzielle Aktivierung im okzipitalen Kortex bei globaler und lokaler Verarbeitung darstellen (▶ Box 38.3).

Extra- und peripersonaler Raum

Visuell-räumlicher Neglekt kann den körpernahen (peripersonalen, d. h. den in Armreichweite befindlichen) Raum bzw. den körperfernen (extrapersonalen, d. h. den außerhalb der Armreichweite befindlichen) Raum differenziell betreffen (Halligan u. Marshall 1991; Vuilleumier et al. 1998).

PET-Studien liefern Belege für differenzielle neuronale Aktivierungen im dorsalen und ventralen Verarbeitungsweg bei der Verarbeitung des körpernahen bzw. körperfernen Raumes (Weiss et al. 2000, 2003) (▶ Kap. 18). Während bei der räumlichen Verarbeitung in der körpernahen Umgebung vor allem dorsale Areale in der linken Hemisphäre (Parietalkortex, prämotorischer Kortex und okzipitoparietaler Kortex) stärker aktiviert wurden als bei der Verarbeitung im extrapersonalen Raum, zeigte der umgekehrte Vergleich bilaterale Aktivierungen im Okzipitalkortex und in ventralen Anteilen beider Temporallappen.

Die Aktivierung der linken Hemisphäre bei Bewegungen im körpernahen Raum wird durch die linksseitige Motordominanz verständlich: Nur im körpernahen Raum

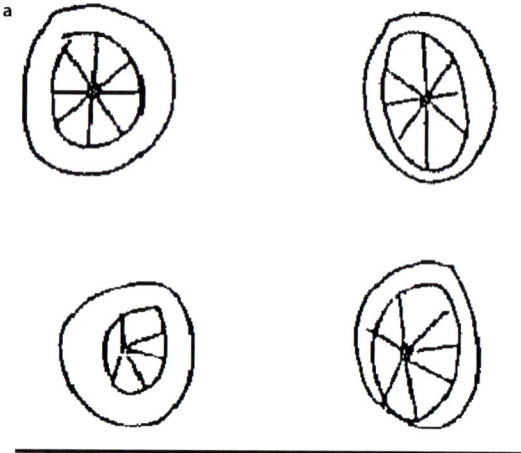

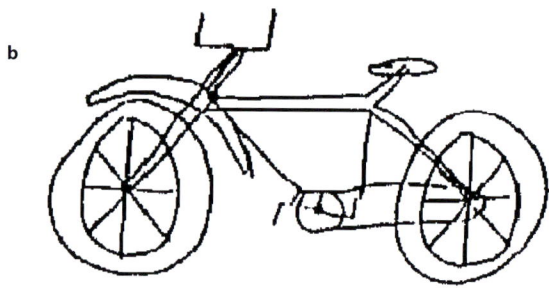

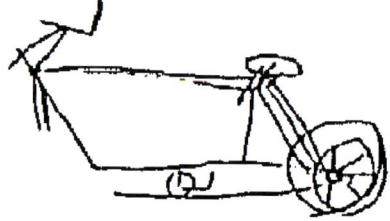

● Abb. 38.3 Beispiel einer Zeichnung eines Patienten mit objektbasiertem (allozentrischen) Neglekt. Sichtbar wird die Auslassung einzelner Speichen auf der linken Seite beim Abzeichnen zweier Räder (a), wobei beide Räder wiedergegeben werden. Sind beide Räder Teile des gleichen Objektes (Fahrrad), wird das linke Rad ausgelassen (b). (Aus Driver u. Halligan 1991; mit freundlicher Genehmigung von Lawrence Erlbaum Associates Ltd.)

können Gegenstände berührt und manipuliert werden. Die beobachteten klinischen Dissoziationen nach rechtsparietalen (Halligan u. Marshall 1991) bzw. rechtstemporalen Läsionen (Vuilleumier et al. 1998) erklären sich wahrscheinlich dadurch, dass bei den Patienten noch genügend funktionstüchtiges Gehirngewebe (im rechten parietalen Kortex) vorhanden war, sodass sie die Linienhalbierung (oder andere Neglekttests) per se noch durchführen konnten. Durch die Läsionen war jedoch die Kommunikation zwischen dem rechten Parietalkortex und dem linken Parietalkortex bzw. dem ventralen Temporallappen gestört und führte so zu den beobachteten isolierten Defiziten im körpernahen bzw. körperfernen Raum.

Endogene und exogene Aufmerksamkeitsausrichtung

Patienten mit (leicht bis moderat ausgeprägtem) Neglekt können adäquat auf Reize auf der kontraläsionalen Seite reagieren, wenn ihnen der Ort des Erscheinens vorher angekündigt wird. Erscheinen die Reize jedoch unerwartet auf der kontraläsionalen Seite, reagieren die Patienten, wenn überhaupt, häufig sehr verlangsamt, insbesondere langsamer, als wenn unerwartete Reize in der ipsiläsionalen Raumhälfte erscheinen (Posner et al. 1984). Zum Teil ist dies dadurch bedingt, dass Patienten mit Neglekt Schwierigkeiten haben, ihre Aufmerksamkeit von Reizen in der ipsilateralen Raumhälfte loszulösen und zu reorientieren (Posner et al. 1984). Diese Beobachtung führte zur Annahme unterschiedlicher neuronaler Mechanismen für die aktive, endogene und für die exogene, stimulusgetriebene Ausrichtung der Aufmerksamkeit (► Kap. 19). Bei der endogenen/willkürlichen Exploration steuern höhere kognitive Einheiten den Aufmerksamkeitsfokus (»**top-down control**«). Bei der Autofahrt kann der Fahrer sich beispielsweise abwechselnd auf die Fahrbahn oder auf den Rückspiegel, die Geschwindigkeitsanzeige oder das Autoradio konzentrieren. Erscheinen jedoch plötzlich Bremslichter in seinem Gesichtsfeld, wird seine Aufmerksamkeit automatisch auf das vor ihm fahrende Fahrzeug gelenkt. Das Letztere ist ein Beispiel für stimulusbedingte, exogene

Box 38.3. Globale vs. lokale Reizverarbeitung

Lux et al. (2004) prüften in einer fMRT-Studie, ob unabhängig von der Seite der Darbietung eines visuellen Stimulus die linke oder rechte Hemisphäre je nach Verarbeitungsmodus (global/lokal) unterschiedlich aktiviert wird. Dazu wurden Navon-Buchstaben (große Buchstaben, die aus kleinen Buchstaben zusammengesetzt sind; Navon 1977) entweder im linken oder rechten Gesichtsfeld präsentiert. Gesunde Probanden sollten per Knopfdruck angeben, ob sich ein vorher spezifizierter Buchstabe auf der lokalen oder globalen Ebene des Stimulus wiederfindet. Eine Modulation der Aktivität durch die Seite der Präsentation und die Art der Verarbeitung wurde beidseits im okzipitalen Kortex gefunden: Die Aktivierung im rechten okzipitalen Kortex bei lokaler Verarbeitung von Buchstaben im linken Gesichtsfeld war nicht so groß wie die Aktivität im linken okzipitalen Kortex bei lokaler Verarbeitung von Buchstaben im rechten Gesichtsfeld (● Abb. 38.4). Umgekehrt war die Aktivität im linken okzipitalen Kortex bei der globalen Verarbeitung im rechten Gesichtsfeld geringer als die Aktivität im rechten okzipitalen Kortex bei globaler Verarbeitung im linken Gesichtsfeld (Lux et al. 2004).

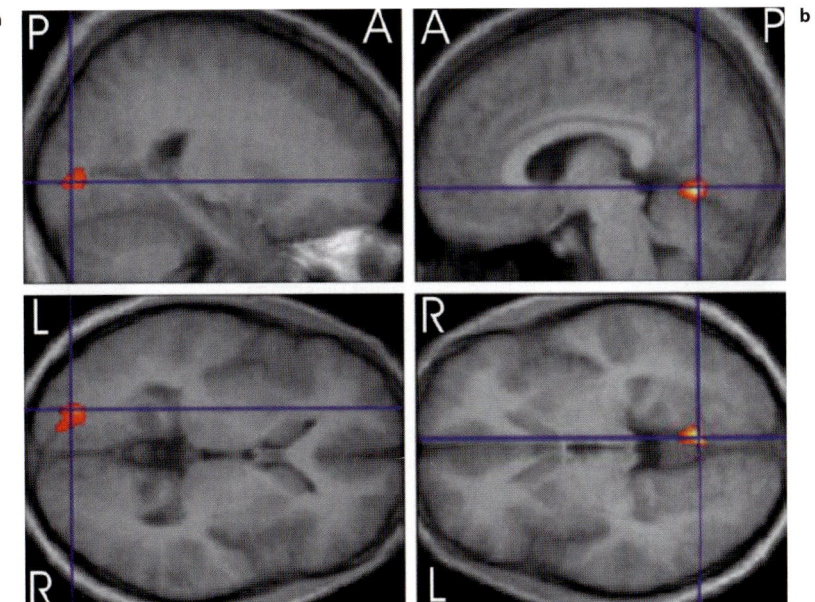

Abb. 38.4 Vergleich der Aktivität im linken und rechten okzipitalen Kortex bei lokaler und globaler Verarbeitung abhängig vom Gesichtsfeld, in dem der Stimulus präsentiert wurde. **a** Erhöhte Aktivität im linken Sulcus calcarinus bei der lokalen Verarbeitung im linken Gesichtsfeld im Vergleich mit der in der Sagittalebene gespiegelten Aktivität der lokalen Verarbeitung im rechten Gesichtsfeld. **b** Erhöhte Aktivität im rechten Gyrus lingualis bei der globalen Verarbeitung im rechten Gesichtsfeld im Vergleich mit der in der Sagittalebene gespiegelten Aktivität der globalen Verarbeitung im linken Gesichtsfeld. (Aus Lux et al. 2004; mit freundlicher Genehmigung von Elsevier)

Aufmerksamkeitsverschiebung (»**stimulus-driven control**«; Corbetta u. Shulman 2002).

Eine Reihe von Studien beschäftigte sich mit den neuronalen Netzwerken, die an der willkürlichen »top-down«-gesteuerten und stimulusbedingten Ausrichtung der Aufmerksamkeit beteiligt sind (s. Corbetta u. Shulman 2002; Corbetta et al. 2008 für Übersichtsarbeiten). Zur Untersuchung dieser Funktionen eignet sich das Posner-Paradigma, in dem Probanden auf Stimuli antworten sollen, deren Position (z. B. linke oder rechte Seite auf dem Bildschirm) zuvor durch einen zentralen Hinweisreiz (z. B. einen Pfeil) angekündigt wird (Posner et al. 1980; ◘ Abb. 38.5). Die **Aussagekraft der Hinweisreize** kann zudem manipuliert werden. In der ursprünglichen Version der Aufgabe deuten die richtungsweisenden Hinweisreize in 80 % der Durchgänge auf die Seite des Zielreizes (valide Hinweisreize) und in 20 % auf die entgegengesetzte Seite (invalide Hinweisreize). Reaktionszeiten auf den Zielreiz zeigen hierbei, dass Personen langsamer reagieren, wenn dem Zielreiz ein invalider Hinweisreiz vorausgegangen ist.

Durch das Posner-Paradigma lassen sich diejenigen Hirnaktivitäten darstellen, die durch die Aufmerksamkeitsorientierung infolge des Hinweisreizes sowie durch die Aufmerksamkeitsverschiebung bei unerwarteten Stimuli ausgelöst werden. Topographisch sind die Verarbeitungswege für beide Aufmerksamkeitsmechanismen getrennt: Die willkürliche Ausrichtung der Aufmerksamkeit wird durch ein dorsales frontoparietales Netzwerk gesteuert, welches eng mit sensorischen Hirngebieten verbunden ist und deren Aktivität in Abhängigkeit von erwarteter Stimulation moduliert (◘ Abb. 38.5). Dagegen beansprucht die Verarbeitung von unerwarteten Reizen und die damit verbundene Reorientierung der Aufmerksamkeit eher ein rechtslateralisiertes ventrales Netzwerk, welches den inferioren Parietalkortex, den temporoparietalen Übergangskortex und inferior gelegene Anteile des Frontallappens, insbesondere den Gyrus frontalis inferior, umfasst (◘ Abb. 38.5). Obwohl die Läsionsanatomie des Neglekts am ehesten mit dem ventralen Aufmerksamkeitsnetzwerk überlappt, zeigen fMRT-Untersuchungen, dass das dorsale Netzwerk bei Neglektpatienten funktionell – im Sinne eines Ungleichgewichts rechter und linker Hirnareale – beeinträchtigt ist. Dieser Befund wird aktuell als möglicher Pathomechanismus des Neglekts diskutiert (Corbetta u. Shulman 2010; ► Abschn. 38.4).

38.3.2 Auditorischer und taktiler Neglekt

Neben der visuell-räumlichen Verarbeitung ist, wie oben ausgeführt, oft auch die **auditorische Modalität** betroffen. Patienten reagieren häufig nur, wenn die Ansprache von der beachteten, »gesunden« Seite aus erfolgt, nicht aber, wenn man sie von der betroffenen Seite aus anspricht, obwohl die Distanz zwischen den beiden Ausgangspunkten

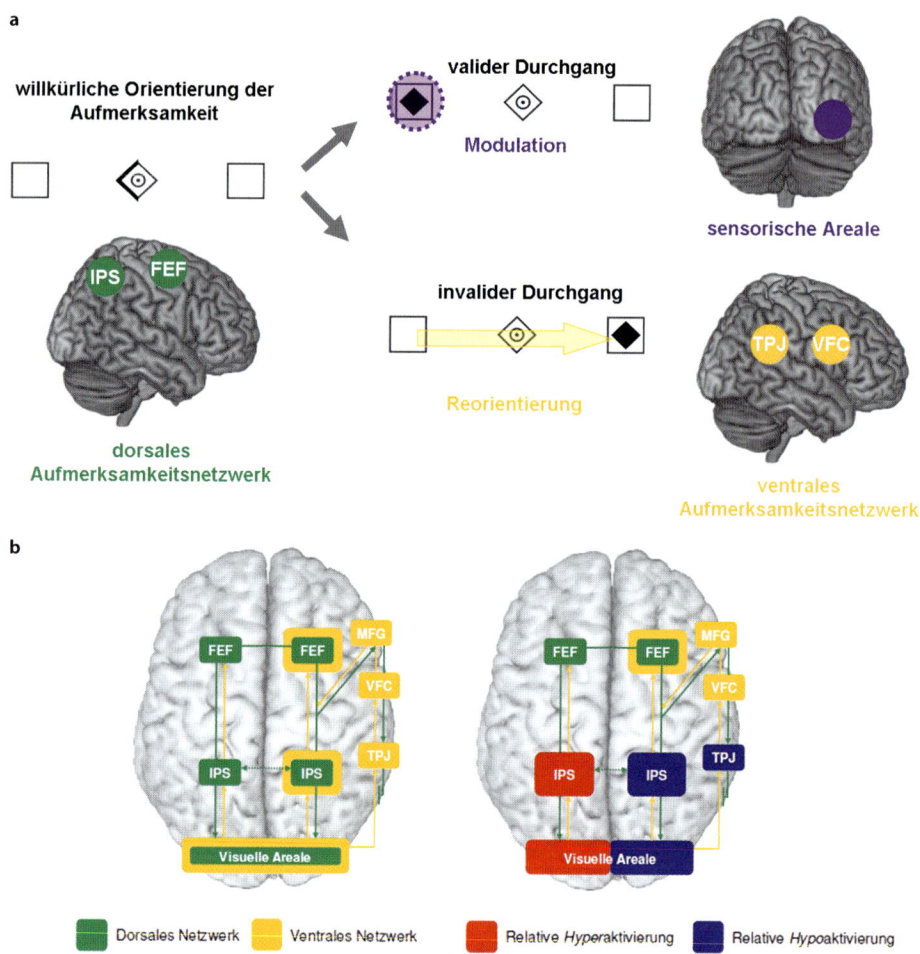

◘ **Abb. 38.5** Dorsales und ventrales Aufmerksamkeitsnetzwerk. **a** Rolle des dorsalen und ventralen Aufmerksamkeitsnetzwerks im Hinweisreizparadigma. (Mod. nach Macaluso 2010). **b** Veränderungen des Aktivierungsgleichgewichts in den beiden Netzwerken bei Neglektpatienten. (Aus Vossel et al. 2010c; mit freundlicher Genehmigung von Thieme). FEF = frontales Augenfeld, IPS = intraparietaler Sulcus, MFG = mittlerer frontaler Gyrus, TPJ = temporoparietale Übergangsregion, VFC = ventraler frontaler Kortex

nur wenige Meter beträgt (auditorisch-räumlicher Neglekt; Vallar et al. 1995).

In einer Studie über auditorisch-räumliche Aufmerksamkeit wurde neuronale Aktivität als Reaktion auf auditorische Reize in der linken oder rechten Raumhälfte gemessen (Krumbholz et al. 2005). Dabei zeigte sich, dass das linke Planum temporale vornehmlich sich bewegende akustische Reize in der rechten Raumhälfte verarbeitete, die Aktivität im rechten Planum temporale dagegen auf Reize in beiden Raumhälften anstieg und Anteile des inferioren Parietalkortex beanspruchte (Krumbholz et al. 2005). Dies stimmt mit Hypothesen über die Entstehung von Neglekt überein, die besagen, dass die linke Hemisphäre vor allem Aufgaben in der rechten Raumhälfte übernimmt, während die rechte Hemisphäre beide Raumhälften verarbeitet (▶ Abschn. 38.4).

Als weitere Modalitäten können **Tast- und Lagesinn** beeinträchtigt sein. Dabei spielt vor allem die taktile Verarbeitung des Raumes eine Rolle: Patienten mit Hemineglekt neigen dazu, kontraläsional getastete Gegenstände in ihrer Größe falsch einzuschätzen (Bisiach et al. 2004). Gegenstände im kontraläsionalen Raum können auch dann verzerrt wahrgenommen werden, wenn Hände gekreuzt werden und die ipsiläsionale Hand im kontralateralen Raum zum Tasten benutzt wird (Bisiach et al. 2004). Somit scheint die Repräsentation des taktil erfassten Raumes in Bezug auf den eigenen Körper von Bedeutung zu sein. Nicht nur die räumliche Verarbeitung von taktilen Reizen, sondern auch die Aufmerksamkeit auf Berührungsreize selbst kann gestört sein (Vallar et al. 1991). Diese Beobachtung ist im Einklang mit fMRT-Untersuchungen an gesunden Probanden, die zeigen, dass sowohl das dorsale wie auch das ventrale frontoparietale Aufmerksamkeitsnetzwerk (◘ Abb. 38.5) die Aufmerksamkeit in verschiedenen sensorischen Modalitäten steuern können und als potenziell supramodale Systeme betrachtet werden (Macaluso 2010; Macaluso u. Driver 2005).

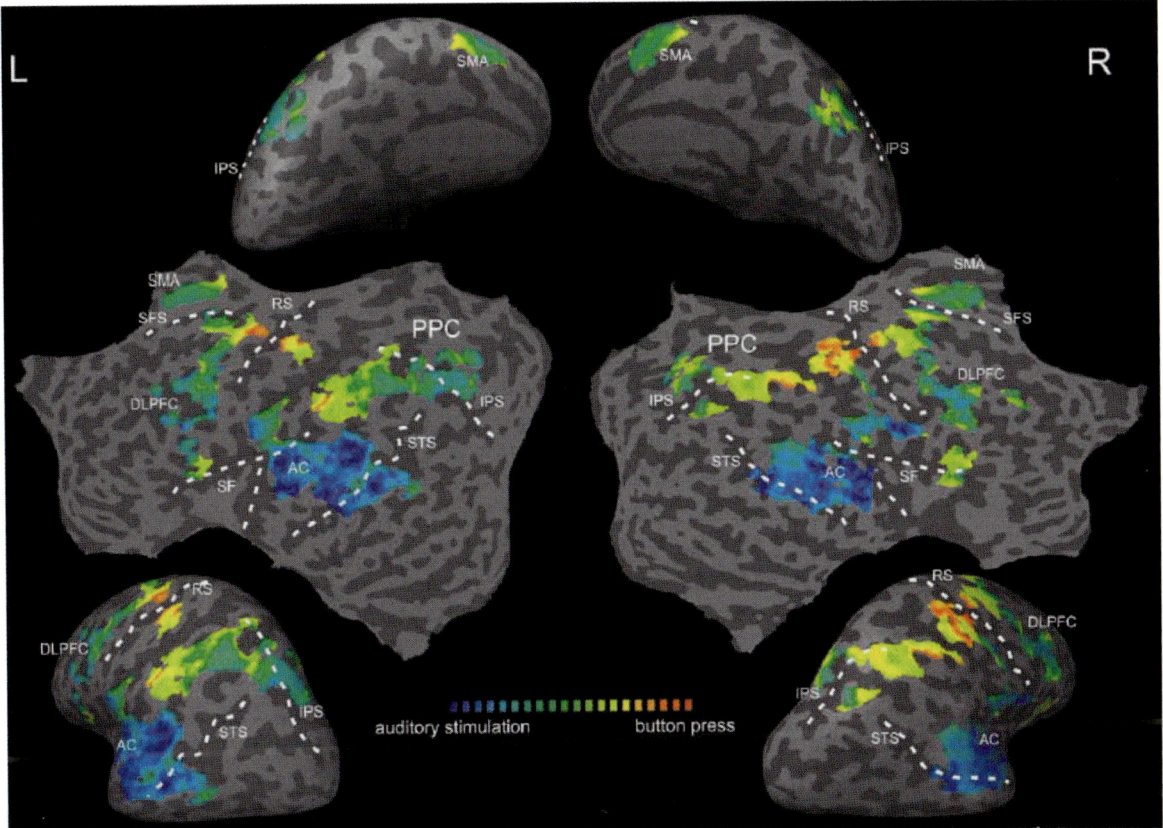

Abb. 38.6 Aufgelagert auf eine virtuell expandierte kortikale Oberfläche sind Aktivierungen während mentaler Vorstellung. (Aus Formisano et al. 2002; mit freundlicher Genehmigung von Elsevier). Farbkodiert ist die zeitliche Abfolge der Aktivierungen von der auditorischen Instruktion (*blau*) an bis zum Knopfdruck (*rot*). *AC* auditorischer Kortex, *DLPFC* dorsolateraler präfrontaler Kortex, *IPS* Sulcus intraparietalis, *PPC* posteriorer Parietalkortex, *RS* Sulcus rolandii, *SF* sylvische Fissur, *SFS* Sulcus frontalis superior, *SMA* supplementärmotorischer Kortex, *STS* Sulcus temporalis superior

38.3.3 Repräsentationaler Neglekt

Definition

Neben dem perzeptiven Neglekt kann sich die Aufmerksamkeitsstörung auch auf mentale Repräsentationen erstrecken. Patienten mit einem repräsentationalen Neglekt geben Objekte mangelhaft wieder, wenn diese sich in einer vorgestellten räumlichen Szene vom jeweiligen Blickwinkel aus auf der kontraläsionalen Seite befinden.

Beispielsweise zeigten Bisiach und Luzzatti (1978), dass Patienten mit rechtshemisphärischen Läsionen von 2 verschiedenen Blickwinkeln aus nur jeweils die rechte Seite des aus ihrer Erinnerung heraus vorgestellten Domplatzes in Mailand beschrieben, obwohl die Repräsentation des Platzes zusammengenommen vollständig war (Bisiach u. Luzzatti 1978).

Analog zeigten Patienten in einem standardisierten Test für repräsentationalen Neglekt (mentaler Uhrentest) höhere Fehlerraten auf der kontraläsionalen als auf der ipsiläsionalen Seite (Grossi et al. 1993). Bei diesem Test besteht die Aufgabe darin, sich ein Ziffernblatt mit Zeigern an einer bestimmten Uhrzeit vorzustellen und den Winkel zwischen den Zeigern abzuschätzen, wobei sich die Zeiger entweder beide auf der linken oder auf der rechten Hälfte des Ziffernblattes befinden. Mit diesem Paradigma konnten Formisano et al. (2002) eine biparietale Aktivierung bei mentaler Vorstellung darstellen, wobei der linke Parietalkortex zeitlich vor dem rechten Parietalkortex aktiviert wurde (◘ Abb. 38.6). Da jeweils die Dauer und Höhe der hämodynamischen Antwort im linken Parietalkortex und zusätzlich ihre Latenz im rechten Parietalkortex mit der Reaktionszeit korreliert waren, wurde dem linken Parietalkortex die Generierung der vorgestellten Bilder, dem rechten Parietalkortex (in Analogie zur visuell-perzeptiven räumlichen Beurteilung) eher die räumliche Bearbeitung des mentalen Bildes zugesprochen (Formisano et al. 2002).

Kukolja et al. (2006) konnten in einer fMRT-Studie unter Verwendung des mentalen Uhrentests zeigen, dass die räumliche Verarbeitung der linken und rechten Raumhälfte in der mentalen Vorstellung nicht dem gleichen Lateralisierungsmuster folgt wie in der visuellen Wahrnehmung. Für die visuelle Wahrnehmung fand sich eine Aktivierung des rechten Parietalkortex bei der Verarbeitung beider Raumhälften, während der linke Parietalkortex nur bei der Verarbeitung der rechten Raumhälfte aktiviert wurde (passend zu Hypothesen über die Entstehung von Neglekt, ▶ Abschn. 38.4). Wurde die räumliche Verarbeitung dagegen in der mentalen Vorstellung durchgeführt, waren beide Parietalkortizes annähernd gleich aktiviert. Einzig das Verteilungsmuster über beide Hemisphären hinweg war während der Vorstellung in der linken und rechten Raumhälfte unterschiedlich. Diese Dissoziation kann eine Erklärung dafür bieten, warum nicht alle Patienten mit visuellräumlichem Neglekt auch einen repräsentationalen Neglekt zeigen und umgekehrt.

38.3.4 Motorischer und intentionaler Neglekt

> **Definition**
> Zeigen die Patienten eine über das Pareseausmaß hinausgehende Minderbeweglichkeit einer Extremität oder einer Körperhälfte, so spricht man von motorischem Neglekt (für eine Übersicht Fink u. Marshall 2005). Dieser ist bedingt durch ein fehlendes Bewusstsein für die betroffene Körperhälfte.

Klinisch kann dies wie eine Hemiplegie imponieren. Wird das Neglektsymptom z. B. durch geeignete Bahnung überwunden, kann die aktive Nutzung der betroffenen Körperhälfte oder Extremität herbeigeführt werden. Die motorische Beeinträchtigung kann aber auch statt der linken Körperhälfte Bewegungen in der linken Raumhälfte (und dann beide Körperhälften) betreffen. Bei dieser direktionalen »Hypokinesie« werden Bewegungen sowohl der betroffenen kontraläsionalen als auch der »gesunden« ipsiläsionalen Extremität im kontraläsionalen Raum verzögert begonnen bzw. verlangsamt ausgeführt.

Weitere Störungen in diesem Zusammenhang sind die Reduktion der Bewegungsamplitude beider Extremitäten im kontraläsionalen Raum (»Hypometrie«) oder die Schwierigkeit, eine eingenommene Haltung in der kontraläsionalen Raumhälfte aufrechtzuerhalten (»Impersistenz«; Heilman u. Watson 1991). Diese Phänomene werden unter dem Begriff des »**intentionalen Neglekts**« zusammengefasst.

Man nimmt an, dass vor allem der Ausfall prämotorischer Areale verantwortlich ist für motorische Aspekte des Neglektsyndroms (Bisiach et al. 1990), während Schädigungen des Parietalkortex eher sensorische Defekte verursachen (Mesulam 1994). Allerdings wurden intentionalmotorische Aspekte des Neglektsyndroms auch mit subkortikalen Läsionen in Verbindung gebracht (Sapir et al. 2007; Vossel et al. 2010a) und weitere Läsionsstudien mit detaillierten motorischen Aufgaben zeigen, dass unterschiedliche motorische Aspekte mit unterschiedlichen Läsionsmustern einhergehen (Harvey u. Rossit 2012).

In mehreren PET-, TMS- und fMRT-Studien konnte eine dominante Rolle des linksseitigen Parietalkortex in der Aufmerksamkeitsausrichtung auf eine durchzuführende Handlung unabhängig von der benutzten Hand herausgestellt werden (z. B. Rushworth et al. 2001). Das diesen Studien zugrunde gelegte Konzept der motorischen Aufmerksamkeit bezieht sich jedoch eher auf die Planung und Durchführung von Bewegungen unabhängig von räumlichen Verarbeitungsprozessen (▶ Kap. 18) und kann nur bedingt im Zusammenhang mit motorischem Neglekt gesehen werden. Eher scheint beim motorischen Neglekt die fehlende Integration der räumlichen Verarbeitung bzw. Wahrnehmung und der Motorik eine Rolle zu spielen.

Diesen Aspekt der aufmerksamkeitsabhängigen Aktivität im motorischen System konnte eine fMRT-Studie von Baker et al. (1999) beleuchten. Dabei konnte eine Modulation der Aktivität im primärmotorischen, prämotorischen und parietalen Kortex durch die Blickrichtung bei (durchgeführten) Handlungen nachgewiesen werden (Baker et al. 1999): wurde der Blick (und somit die Aufmerksamkeit) nach ipsilateral zur aktiven Hand gelenkt, wurde die motorisch bedingte Aktivität in der kontralateralen Hemisphäre gesteigert. Eine Unterbrechung des dafür verantwortlichen neuronalen Netzwerks kann eine plausible Erklärung für unilaterale, aufmerksamkeitsbedingte motorische Defizite bieten.

38.3.5 Extinktion

> **Definition**
> Eng verwandt mit Neglekt ist das Phänomen der Extinktion. Extinktion bedeutet, dass Patienten mit einer rechtshemisphärischen Läsion Reize auf der rechten und linken Seite vergleichbar gut erkennen können, wenn sie einzeln dargeboten werden. Werden die Reize aber simultan auf beiden Seiten gezeigt, berichten Patienten mit Extinktion nur den ipsiläsionalen Reiz. Analog zum Neglekt kann Extinktion die somatosensorische, auditorische und visuelle Modalität betreffen.

Man geht von einer hemisphärischen Rivalität als Grundprinzip in der Verarbeitung von Sinnesreizen in der rechten und linken Raumhälfte aus (Kinsbourne 1977). Ist eine Hemisphäre durch eine Läsion nicht mehr voll funktionsfähig, überwiegt die andere in der Verarbeitung von (vornehmlich kontraläsionalen) Sinnesreizen und führt zur Extinktion der ipsiläsionalen Reize. Tatsächlich konnten Fink und Mitarbeiter (2000) in einer PET-Studie zeigen, dass die Aktivität im primärvisuellen und peristriatären Kortex bei bilateraler Stimuluspräsentation geringer war als bei einseitiger Stimuluspräsentation. Dies wurde als Ausdruck der interhemisphärischen Rivalität im Sinne der Hemmung von kortikalen Arealen einer Hemisphäre durch die korrespondierenden Areale der anderen Hemisphäre gewertet (Fink et al. 2000). Extinktion wurde mit Schädigungen des temporoparietalen Übergangskortex (Karnath et al. 2003) und des angularen Gyrus (Vossel et al. 2011) in Verbindung gebracht. Eine fMRT-Studie an Extinktionspatienten konnte zeigen, dass auch nichtberichtete Reize im linken Halbfeld bei bilateraler Stimulation den rechten retinotopen visuellen Kortex aktivieren (Sarri et al. 2010). Wenn linke Reize in der bilateralen Bedingung berichtet werden konnten, war dies mit einer stärkeren Aktivierung linksparietaler und bilateral-frontaler Areale assoziiert.

38.4 Pathomechanismen

Derzeit werden unterschiedliche Ursachen für Neglektsymptome diskutiert. Störungen der räumlichen Aufmerksamkeit, der mentalen Repräsentation der Umwelt bzw. des eigenen Körpers und des räumlichen Koordinatensystems werden als Pathomechanismen genannt. Jedoch reicht keiner der genannten Vorschläge aus, um die vielschichtigen Symptome umfassend zu erklären. Somit ist davon auszugehen, dass abhängig vom Läsionsort unterschiedliche neuronale Netzwerke unterbrochen sind, die die Variabilität der Störungsmuster bedingen.

Neglekt wird im Allgemeinen häufiger nach rechts- als nach linkshemisphärischen Läsionen beobachtet (Ringman et al. 2004; Becker u. Karnath 2007). Zudem bildet sich rechtsseitiger Neglekt nach linkshemisphärischer Läsion rascher und vollständiger zurück als linksseitiger Neglekt nach rechtshemisphärischer Läsion (Ringman et al. 2004). Diese Asymmetrie hat zu verschiedenen Hypothesen über die Rolle der rechten Hemisphäre in der räumlichen Verarbeitung geführt.

Zwei wesentliche Modelle lassen sich unterscheiden: Das »**Modell der gegengerichteten Verarbeitung**« (»opponent processor model«) geht davon aus, dass sich von der rechten und linken Hemisphäre Aufmerksamkeitsvektoren in die jeweils kontralaterale Raumhälfte richten. Die linke, dominante Hemisphäre besitzt einen stärkeren Vektor als die rechte, wird von dieser aber in ihrer Ausrichtung gehemmt, sodass eine gleichmäßige Verteilung der Aufmerksamkeit erfolgen kann (Kinsbourne 2003). Wird die rechte Hemisphäre geschädigt, überwiegt der von der linken Hemisphäre ausgehende, nach rechts gerichtete Aufmerksamkeitsvektor und verschiebt damit tonisch den Aufmerksamkeitsfokus in die rechte Raumhälfte. Somit entsteht ein Neglekt für die linke Raumhälfte. Da von der linken Hemisphäre ein geringerer Aufmerksamkeitsvektor in die kontralaterale Raumhälfte ausgeht, wirkt sich eine linkshemisphärische Läsion nicht so stark auf die Aufmerksamkeitsausrichtung aus und verursacht keinen oder nur einen geringen Neglekt nach rechts (Kinsbourne 2003).

Ein alternatives Modell besagt, dass die rechte Hemisphäre in der räumlichen Verarbeitung beider Raumhälften dominant ist, während die linke Hemisphäre nur für die rechte Raumhälfte zuständig ist (Mesulam 1999). Wird die linke Hemisphäre geschädigt, entsteht ein geringer Neglekt, da die rechte Hemisphäre die Aufgaben der linken Hemisphäre bei der Verarbeitung der rechten Raumhälfte kompensieren kann (◘ Abb. 38.7). Bei einer Schädigung der rechten Hemisphäre kann eine solche Kompensation nicht stattfinden, da eine Mitversorgung der linken Raumhälfte durch die linke Hemisphäre nicht gewährleistet ist. In diesem Fall entsteht ein Neglekt nach links.

Corbetta et al. (2005) und He et al. (2007) haben in fMRT-Studien Neglektpatienten 3–4 Wochen nach einem Schlaganfall sowie nach Rückbildung der Neglektsymptomatik (>6 Monate nach dem Schlaganfall) mit dem Hinweisreizparadigma (▶ Abschn. 38.3.1 und ◘ Abb. 38.5) untersucht. Hierbei zeigte sich, dass Neglekt mit einem Ungleichgewicht in der Aktivierung des linken und rechten Parietalkortex des dorsalen Aufmerksamkeitsnetzwerkes sowie mit gestörter funktioneller Konnektivität zwischen diesen beiden Arealen assoziiert ist (◘ Abb. 38.8). Hierbei ist anzumerken, dass die Minderaktivierung im rechten parietalen Kortex nicht durch direkte strukturelle Schädigung zu erklären war, sondern als indirekte, durch die Läsion ventraler temporoparietaler Regionen verursachte, funktionelle Schädigung zu betrachten ist. Ein Aktivierungsungleichgewicht fand sich zudem in visuellen Arealen. Die Erholung von der Neglektsymptomatik ging mit einer Normalisierung des Ungleichwichts zwischen linkem und rechtem parietalen und visuellen Kortex sowie einer Wiederherstellung der funktionellen Konnektivität zwischen parietalen Regionen einher. Weitere Belege für eine Reaktivierung kortikaler Netzwerke während der Funktionserholung finden sich in einer Längsschnitt-fMRT-Untersuchung von Thimm et al. (2008). Die Spezifität einer linkshemisphärischen Überaktivität für das Neglektsyndrom wird allerdings durch eine neuere fMRT-Studie an rechtshemisphärischen Schlaganfallpatienten infrage ge-

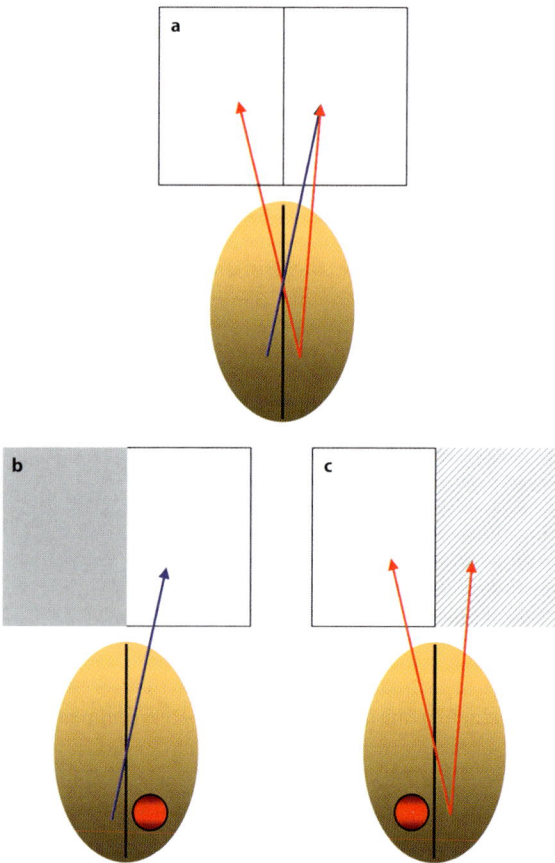

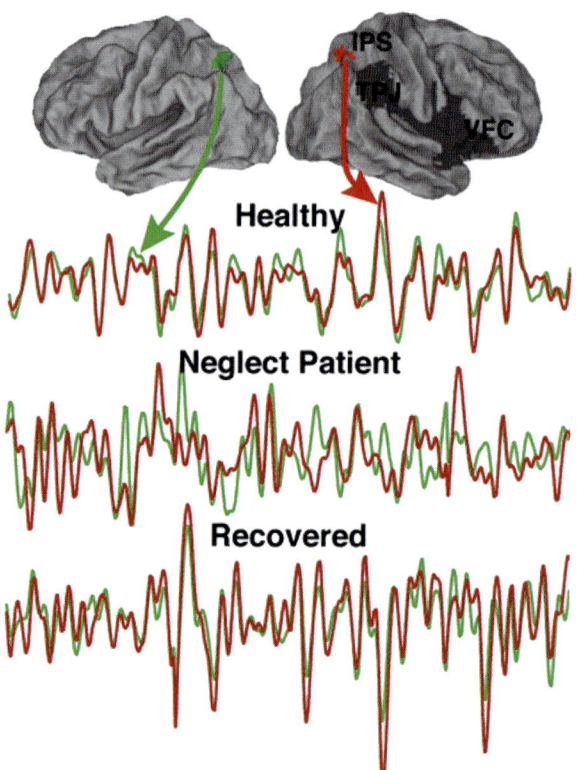

Abb. 38.7 a–c Schema zur hemisphärischen Dominanz bei der Aufmerksamkeitsausrichtung. Während die linke Hemisphäre hauptsächlich die rechte Hälfte des Raumes verarbeitet (*blauer Pfeil*), ist die rechte Hemisphäre für beide Raumhälften zuständig (*rote Pfeile*). **a** Normaler Zustand. **b** Bei rechtshemisphärischer Läsion (*roter Kreis*) kann die linke Hemisphäre nur die rechte Raumhälfte verarbeiten, es entsteht ein Neglekt nach links (*graues Feld*). **c** Bei linkshemisphärischer Läsion (*roter Kreis*) kann die rechte Hemisphäre das Defizit in der rechten Raumhälfte kompensieren, sodass sich rechts nur ein leichtgradiger Neglekt ausbildet (*grau schraffiertes Feld*)

Abb. 38.8 Darstellung der gestörten funktionellen Konnektivität zwischen linkem und rechtem Parietalkortex bei Neglekt (He et al. 2007; Corbetta et al. 2008). IPS = intraparietaler Sulcus, TPJ = temporoparietale Übergangsregion, VFC = ventraler frontaler Kortex. (Aus Corbetta et al. 2008; mit freundlicher Genehmigung von Elsevier

stellt (Umarova et al. 2011). Hierbei muss jedoch beachtet werden, dass in dieser Studie die Patienten sehr früh nach dem Schlaganfall (im Durchschnitt innerhalb von 53 h) untersucht wurden und die Ergebnisse somit auf unterschiedliche Mechanismen in unterschiedlichen Stadien nach dem Schlaganfall hindeuten könnten.

Vuilleumier et al. (2008) konnten in einer fMRT-Studie an chronischen Neglektpatienten zeigen, dass das Aktivierungsungleichgewicht in retinotopen visuellen Arealen bei den Patienten stärker ausfällt, wenn zusätzliche Aufmerksamkeitsressourcen für die Durchführung einer weiteren Aufgabe benötigt werden. So waren die Unterschiede in der durch Schachbrettmuster hervorgerufenen Aktivierung des linken und rechten visuellen Kortex stärker ausgeprägt, wenn die Patienten einen seltenen zentral dargebotenen Zielreiz detektieren sollten (d. h. in einer »High load«-Bedingung, die mit einer »Low load«-Bedingung verglichen wurde, in der die Patienten nur den zentralen Reiz fixieren sollten).

In Zusammenschau dieser fMRT-Befunde lässt sich schlussfolgern, dass die Vernachlässigung kontraläsionaler Reize durch mindestens 2 zusammenwirkende Pathomechanismen verursacht wird:
1. Einerseits führt das Ungleichgewicht zwischen Aufmerksamkeitsvektoren oder Bestandteilen des dorsalen Aufmerksamkeitsnetzwerks zu einer Verschiebung des Aufmerksamkeitsfokus in das ipsiläsionale Halbfeld.
2. Andererseits verhindert die meist strukturelle Schädigung des ventralen Aufmerksamkeitsnetzwerkes eine adäquate reizgesteuerte Zuwendung der Aufmerksamkeit auf Reize außerhalb des Aufmerksamkeitsfokus des Patienten.

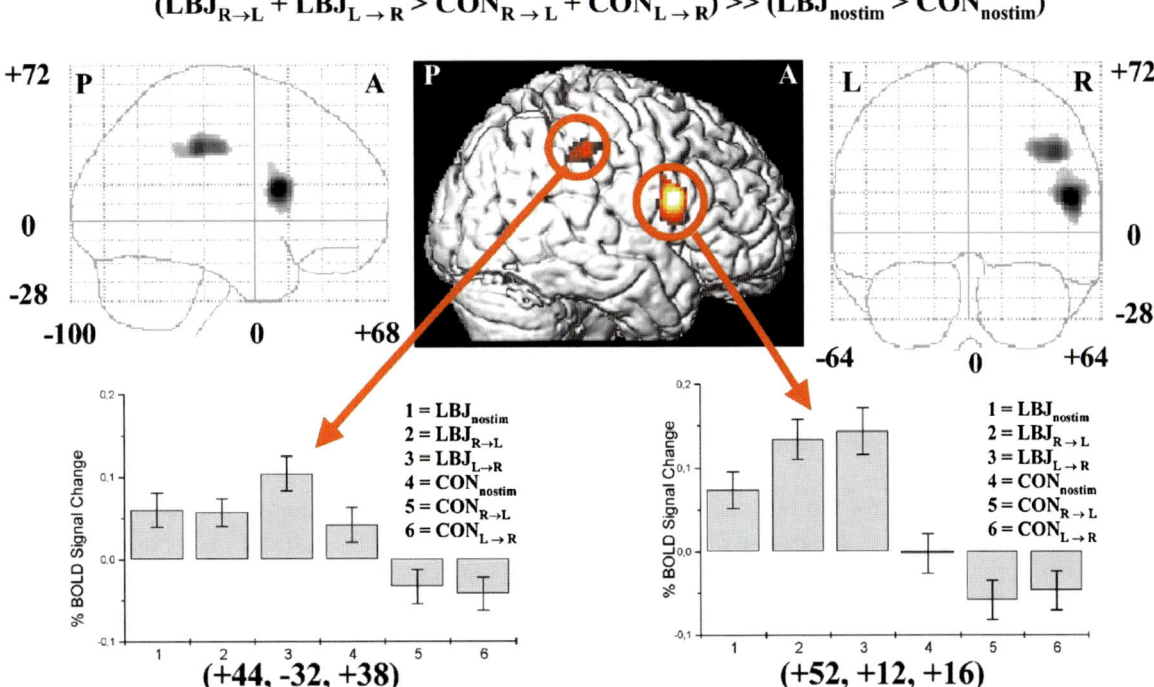

Abb. 38.9 Regionen mit einer signifikanten Interaktion zwischen räumlicher Verarbeitung (Linienhalbierungsaufgabe, *LBJ*) und galvanischer vestibulärer Stimulation. *R→L* Anode über dem rechten Mastoid, Kathode über dem linken Mastoid: subjektive Verkippung des Kopfes nach links; *L→R* Anode über dem linken Mastoid, Kathode über dem rechten Mastoid: subjektive Verkippung des Kopfes nach rechts; *CON* Kontrollbedingung ohne LBJ. (Aus Fink et al. 2003; mit freundlicher Genehmigung von Elsevier)

38.5 Therapiemöglichkeiten

Die Vernachlässigung einer Raum- und Körperhälfte durch Neglekt hat schwerwiegende Auswirkungen auf den Erfolg von Training und Rehabilitationsmaßnahmen nach Schlaganfällen und anderen Hirnschädigungen. Obwohl Neglekt als Symptom oft weniger auffällt als eine Halbseitenlähmung oder Sprachstörung, kann er doch die Wiederherstellung der für den Alltag wichtigen Funktionen erheblich verzögern. Daher ist die Suche nach gezielten Therapiemaßnahmen wichtig. Im letzten Jahrzehnt wurde eine Reihe von Therapieansätzen vorgestellt, jedoch fehlen zurzeit noch große kontrollierte Studien, um Aussagen über ihre Wirksamkeit machen zu können. Es hat sich jedoch gezeigt, dass mehrere Therapieansätze erfolgversprechend sind:

Das **Training der Daueraufmerksamkeit** konnte gute Ergebnisse erzielen. Patienten, die zahlreiche Sitzungen eines computergesteuerten Aufmerksamkeitstrainings durchlaufen hatten, zeigten eine deutliche Verbesserung in aufmerksamkeitsspezifischen Tests. Dies war begleitet von einer Reaktivierung eines frontoparietalen Netzwerkes (Sturm et al. 2004; Thimm et al. 2006). Man geht davon aus, dass eine Rekrutierung dieser Areale (möglicherweise unterstützt durch das spezifische Training) für ein gutes Therapieergebnis von Bedeutung ist (Sturm et al. 2004; Thimm et al. 2006).

Andere Methoden bedienen sich **sensorischer Stimulation**, die auf dem Grundprinzip beruht, die Verschiebung des egozentrischen Referenzsystems nach rechtsparietalen Läsionen wieder rückgängig zu machen. Dabei konnten bei der kalorischen und galvanischen Stimulation des Gleichgewichtsorgans (Kaltspülung des kontralateralen Ohres bzw. elektrische Reizung des Nervus vestibularis), bei der richtungsspezifischen optokinetischen Stimulation und bei der einseitigen Nackenmuskelvibration positive Ergebnisse erzielt werden (Kerkhoff 2003). In einer fMRT-Studie mit gesunden Probanden konnte eine Interaktion zwischen räumlicher Aufmerksamkeit und galvanischer vestibulärer Stimulation im rechten inferioren Parietalkortex und rechten prämotorischen Kortex dargestellt werden (Abb. 38.9; Fink et al. 2003). Da diese Hirnregionen unter galvanischer Stimulation und dadurch bedingter Verzerrung des egozentrischen Koordinatensystems während allozentrischen räumlichen Beurteilungsaufgaben aktiver waren als unter Kontrollbedingungen, scheinen sie für die Interaktion des egozentrischen Koordinatensystems mit dem allozentrischen Koordinatensystem von Bedeutung zu sein (Fink et al. 2003). Zum einen erklärt diese Studie die Störung des egozentrischen Koordinatensystems bei rechtsseitigen Läsionen, zum anderen gibt sie einen Hinweis auf die Funktionsweise der vestibulären Stimulation bei der Verbesserung der Neglektsymptome von neurologischen Patienten.

Optokinetische Stimulation kann sowohl zu kurz- als auch längerfristiger Reduktion visueller und auditiver Neglektsymptome führen (Kerkhoff et al. 2012) und geht bei Neglektpatienten mit einer erhöhten Aktivierung in unterschiedlichen bilateralen und linkshemisphärischen Hirnregionen während der Durchführung einer räumlichen Aufmerksamkeitsaufgabe einher (Thimm et al. 2009).

Eine weitere Option zur Therapie des Neglekts ist die Anwendung von **Prismengläsern**, die eine optische Abweichung von 10° nach rechts und als Reaktion darauf eine Überadaptation nach links verursachen (Rossetti et al. 1998; Ogourtsova et al. 2010).

Um die Aufmerksamkeit bei Patienten mit Neglekt zu verbessern, erscheinen auch **pharmakologische Ansätze** sinnvoll. Nikotin als cholinerge Substanz übt eine positive Wirkung auf Reaktionszeiten beim Reorientieren im Hinweisreizparadigma (◘ Abb. 38.5) aus. Gesunde Nichtraucher erreichen bessere Verhaltensdaten unter der Einnahme von Nikotin (in Form von Nikotin-Kaugummis) als unter Plazebobedingungen, wenn sie auf unerwartete Reize reagieren müssen (Reorientieren bei invalid angekündigten Reizen) (Thiel et al. 2005). Dies ist interessanterweise von einer Reduktion der neuronalen Aktivität im linken intraparietalen Sulcus und inferioren Anteilen des Okzipitallappens beidseits begleitet (▶ Kap. 12; Thiel et al. 2005). Eine Erklärung für diesen Zusammenhang könnte eine Steigerung der räumlichen Aufmerksamkeit unter Nikotin sein, die dazu führt, dass nicht erwartete Reize früher und unter geringerer Beanspruchung neuronaler Ressourcen erkannt und verarbeitet werden (Thiel et al. 2005). Bei Patienten mit Neglekt konnte ein ähnlicher Verhaltenseffekt nach cholinerger Stimulation mit Nikotin beobachtet werden, wenn die Läsion der Patienten parietale und temporoparietale Areale ausspare (Vossel et al. 2010b). Malhotra et al. (2006) konnten zeigen, dass die Gabe des noradrenergen Agonisten Guanfacin die Leistungen bei 2 von 3 Neglektpatienten in einer visuellen Suchaufgabe verbessern kann. Auch dieser Effekt könnte durch den Läsionsort moduliert werden, da der Patient, der keine Verbesserung zeigte, Läsionen im Präfrontalkortex aufwies und der Effekt von Guanfacin womöglich dort vermittelt wird.

Theorien zur Hemisphärenimbalance als möglicher Pathomechanismus des Neglekts haben in neuerer Zeit zur Anwendung von Neurostimulationsverfahren zur Verbesserung des Neglekts geführt. Hier konnte gezeigt werden, dass die Neglekt- und Extinktionssymptomatik kurzfristig durch transkranielle Magnetstimulation (TMS) des parietalen (Oliveri et al. 2001) oder des frontalen Kortex (Oliveri et al. 1999) der intakten (linken) Hemisphäre reduziert werden kann (s. Fierro et al. 2006 für eine Übersicht). Die Aktivierbarkeit des Kortex kann neben der eher kurzfristig wirkenden TMS durch anodale oder kathodale transkranielle »direct current stimulation« (tDCS, Gleichstromapplikation) über längere Zeit (in tierexperimentellen Studien bis zu mehreren Stunden) erhöht oder reduziert werden (s. Sparing u. Mottaghy 2008 für eine Übersicht). Eine Studie an Neglektpatienten (Sparing et al. 2009) konnte zeigen, dass tDCS des parietalen Kortex (entweder kathodal/inhibitorisch über der intakten oder anodal/aktivierend über der geschädigten Hemisphäre) zu signifikanten Verbesserungen in der Linienhalbierungsaufgabe führt.

> **Zusammenfassung und Ausblick**
>
> In der Zusammenschau bieten die genannten fMRT-Studien an gesunden Probanden Einblicke in die Aktivierungsmuster neuronaler Netzwerke bei verschiedenen Aufmerksamkeitsfunktionen und -modalitäten, die bei Neglektpatienten gestört sein können. Der Vergleich mit Läsionsstudien zeigt, dass sowohl die direkte Schädigung der für die Durchführung einer bestimmten Aufgabe notwendigen kortikalen Areale als auch die Unterbrechung ihrer Verbindungen zu entfernten, nicht direkt geschädigten Arealen zu einseitigen Aufmerksamkeitsstörungen führen kann.
> Die in zahlreichen fMRT-Studien untermauerte hemisphärische Asymmetrie in der Ausrichtung der räumlichen Aufmerksamkeit mag z. T. erklären, warum es vor allem rechtshemisphärische Läsionen sind, die zu schwerwiegenderem und länger andauerndem einseitigen Neglekt führen (unabhängig davon, ob man das Modell der gegengerichteten Verarbeitung oder das Modell einer rechtshemisphärischen Dominanz zugrunde legt). Dennoch bleiben zurzeit viele Fragen unbeantwortet: Eine eindeutige Lateralisierung der Hirnaktivität bei Aufmerksamkeitsverschiebungen in die linke oder rechte Raumhälfte konnte nur unregelmäßig nachgewiesen werden, obwohl der Ausfall nur einer Hemisphäre zu einer eindeutigen Aufmerksamkeitsverschiebung führt.
> Neuere fMRT-Untersuchungen an Neglektpatienten liefern mittlerweile Hinweise darauf, welche Hirnareale im akuten und im chronischen Stadium die Funktion der geschädigten Areale übernehmen und wie Verhaltensdaten mit neuronalen Aktivierungen bei Patienten korrelieren. Insgesamt ist die Zahl dieser Studien allerdings noch sehr gering, was nicht zuletzt mit der schweren Behinderung dieser Patienten und der dadurch eingeschränkten fMRT-Tauglichkeit zu-
> ▼

sammenhängt. Große Schwankungen der allgemeinen Aufmerksamkeit erschweren nicht nur klinische neuropsychologische Untersuchungen, sondern vor allem auch die Untersuchungen unter fMRT-Bedingungen. Was die fMRT-Untersuchung von Schlaganfallpatienten, die bei Weitem den größten Anteil der Neglektpatienten ausmachen, zudem erschwert, sind die Auswirkungen der allgemeinen Gefäßveränderungen auf das BOLD-Signal, die bislang noch wenig erforscht sind. Dabei können eine diabetische oder hypertensive Mikroangiopathie bzw. eine vorgeschaltete intra- oder extrakranielle Gefäßverengung schwer kalkulierbare Folgen auf die Reaktivität der kleinen Gefäße haben, die letztendlich das BOLD-Signal vermitteln (Rossini et al. 2004).

Zum weiteren Verständnis des Neglektsyndroms sind in Zukunft zum einen Studien notwendig, die sich mit grundsätzlichen fMRT-spezifischen Veränderungen bei vaskulär geschädigten Patienten beschäftigen. Zum anderen können Untersuchungen der funktionellen Neuroanatomie und ihre Korrelation zu Verhaltensdaten bei Patienten mit akutem oder chronischem Neglekt richtungsweisende Perspektiven bieten. Diese Daten können dann als Grundlage für die Evaluation von Therapieerfolgen durch verschiedene Rehabilitationsmaßnahmen dienen.

Literatur

Baker JT, Donoghue JP, Sanes JN (1999) Gaze direction modulates finger movement activation patterns in human cerebral cortex. J Neurosci 19: 10044–10052

Bartolomeo P, Thiebaut de Schotten M, Doricchi F (2007) Left unilateral neglect as a disconnection syndrome. Cereb Cortex 17: 2479–2490

Bates E, Wilson SM, Saygin AP et al. (2003) Voxel-based lesion-symptom mapping. Nat Neurosci 6: 448–450

Becker E, Karnath HO (2007) Incidence of visual extinction after left versus right hemisphere stroke. Stroke 38: 3172–3174

Bisiach E, Luzzatti C (1978) Unilateral neglect of representational space. Cortex 14: 129–133

Bisiach E, Geminiani G, Berti A, Rusconi ML (1990) Perceptual and premotor factors of unilateral neglect. Neurology 40: 1278–1281

Bisiach E, McIntosh RD, Dijkerman HC et al. (2004) Visual and tactile length matching in spatial neglect. Cortex 40: 651–657

Committeri G, Galati G, Paradis AL, Pizzamiglio L, Berthoz A, LeBihan D (2004) Reference frames for spatial cognition: different brain areas are involved in viewer-, object- and landmark-centred judgements about object location. J Cogn Neurosci 16: 1517–1535

Corbetta M, Shulman GL (2002) Control of goal-directed and stimulus-driven attention in the brain. Nat Rev Neurosci 3:201–215

Corbetta M, Shulman GL (2010) Spatial neglect and attention network. Annu Rev Neurosci 34: 569–599

Corbetta M, Kincade MJ, Lewis C, Snyder AZ, Sapir A (2005) Neural bases and recovery of spatial attention deficits in spatial neglect. Nat Neurosci 8: 1603–1610

Corbetta M, Patel G, Shulman GL (2008) The reorienting system of the human brain: from environment to theory of mind. Neuron 58: 306–324

Doricchi F, Thiebaut de Schotten M, Tomaiuolo F, Bartolomeo P (2008) White matter (dys)connection and gray matter (dys)functions in visual neglect: gaining insights into the brain networks of spatial awareness. Cortex 44: 983–995

Driver J, Halligan PW (1991) Can visual neglect operate in object-centred co-ordinates? An affirmative single-case study. Cogn Neuropsychol 8: 475

Driver J, Baylis GC, Goodrich SJ, Rafal RD (1994) Axis-based neglect of visual shapes. Neuropsychologia 32: 1353–1365

Fierro B, Brighina F, Bisiach E (2006) Improving neglect by TMS. Behav Neurol 17: 169–176

Fink GR, Heide W (2004) Räumlicher Neglect. Nervenarzt 75: 389–408

Fink GR, Marshall JC (2005) Motorische Vernachlässigungsphänomene. Akt Neurol 32: 1–10

Fink GR, Halligan PW, Marshall JC, Frith CD, Frackowiak RS, Dolan RJ (1996) Where in the brain does visual attention select the forest and the trees? Nature 382: 626–628

Fink GR, Dolan RJ, Halligan PW, Marshall JC, Frith CD (1997a) Space-based and object-based visual attention: shared and specific neural domains. Brain 120: 2013–2028

Fink GR, Halligan PW, Marshall JC et al. (1997b) Neural mechanisms involved in the processing of global and local aspects of hierarchically organized visual stimuli. Brain 120: 1779–1791

Fink GR, Driver J, Rorden C, Baldeweg T, Dolan RJ (2000) Neural consequences of competing stimuli in both visual hemifields: a physiological basis for visual extinction. Ann Neurol 47: 440–446

Fink GR, Marshall JC, Weiss PH et al. (2003) Performing allocentric visuospatial judgments with induced distortion of the egocentric reference frame: an fMRI study with clinical implications. NeuroImage 20: 1505–1517

Formisano E, Linden DE, Di Salle F et al. (2002) Tracking the mind's image in the brain I: time-resolved fMRI during visuospatial mental imagery. Neuron 35: 185–194

Galati G, Lobel E, Vallar G, Berthoz A, Pizzamiglio L, Le Bihan D (2000) The neural basis of egocentric and allocentric coding of space in humans: a functional magnetic resonance study. Exp Brain Res 133: 156–164

Galati G, Pelle G, Berthoz A, Committeri G (2010) Multiple reference frames used in the human brain for spatial perception and memory. Exp Brain Res 206: 109–120

Grossi D, Angelini R, Pecchinenda A, Pizzamiglio L (1993) Left imaginal neglect in hemiattention: experimental study with the O'clock Test. Behav Neurol 6: 155–158

Halligan PW, Marshall JC (1991) Left neglect for near but not far space in man. Nature 350: 498–500

Harvey M, Rossit S (2012) Visuospatial neglect in action. Neuropsychologia 50: 1018–1028

He BJ, Snyder AZ, Vincent JL, Epstein A, Shulman GL, Corbetta M (2007) Breakdown of functional connectivity in frontoparietal networks underlies behavioral deficits in spatial neglect. Neuron 53: 905–918

Heilman KM, Watson RT (1991) Intentional motor disorders. In: Levin HS, Eisenberg HM, Benton AL (eds) Frontal lobe function and dysfunctions. Oxford University Press, New York, pp 199–216

Heilman KM, Valenstein E, Watson RT (2000) Neglect and related disorders. Semin Neurol 20: 463–470

Husain M, Rorden C (2003) Non-spatially lateralized mechanisms in hemispatial neglect. Nat Rev Neurosci 4: 26–36

Karnath HO, Himmelbach M, Küker W (2003) The cortical substrate of visual extinction. Neuroreport 14: 437–442

Kerkhoff G (2003) Modulation and rehabilitation of spatial neglect by sensory stimulation. Prog Brain Res 142: 257–271

Kerkhoff G, Keller I, Artinger F, Hildebrandt H, Marquart C, Reinhart S, Ziegler W (2012) Recovery from auditory and visual neglect after optokinetic stimulation with pursuit eye movements – transient modulation and enduring treatment effects. Neuropsychologia 50: 1164–1177

Kinsbourne M (1977) Hemi-neglect and hemisphere rivalry. Adv Neurol 18: 41–49

Kinsbourne M (2003) Mechanisms of unilateral neglect. In: Jeannerod M (ed) Neurophysiological and neuropsychological aspect of spatial neglect. Elsevier, Amsterdam, pp 69–85

Krumbholz K, Schonwiesner M, Von Cramon DY et al. (2005) Representation of interaural temporal information from left and right auditory space in the human planum temporale and inferior parietal lobe. Cereb Cortex 15: 317–324

Kukolja J, Marshall JC, Fink GR (2006) Neural mechanisms underlying spatial judgements on seen and imagined visual stimuli in the left and right hemifields in men. Neuropsychologia 44: 2846–2860

Lux S, Marshall JC, Ritzl A et al. (2004) A functional magnetic resonance imaging study of local/global processing with stimulus presentation in the peripheral visual hemifields. Neuroscience 124: 113–120

Macaluso E (2010) Orienting of spatial attention and the interplay between the senses. Cortex 46: 282–297

Macaluso E, Driver J (2005) Multisensory spatial interactions: a window onto functional integration in the human brain. Trends Neurosci 28: 264–271

Malhotra PA, Parton AD, Greenwood R, Husain M (2006) Noradrenergic modulation of space exploration in visual neglect. Ann Neurol 59: 186–190

Marsh EB, Hillis AE (2008) Dissociation between egocentric and allocentric visuospatial and tactile neglect in acute stroke. Cortex 44: 1215–1220

Marshall JC, Halligan PW (1995) Seeing the forest but only half the trees? Nature 373: 521–523

Medina J, Kannan V, Pawlak MA et al. (2009) Neural substrates of visuospatial processing in distinct reference frames: evidence from unilateral spatial neglect. J Cogn Neurosci 21: 2073–2084

Mesulam MM (1994) The multiplicity of neglect phenomena. Neuropsych Rehab 4: 173–176

Mesulam MM (1999) Spatial attention and neglect: parietal, frontal and cingulate contributions to the mental representation and attentional targeting of salient extrapersonal events. Philos Trans R Soc Lond B Biol Sci 354: 1325–1346

Mort DJ, Malhotra P, Mannan SK et al. (2003) The anatomy of visual neglect. Brain 126: 1986–1997

Navon D (1977) Forest before trees: the precedence of global features in visual perception. Cognit Psychol 9: 353–383

Nguyen DK, Botez MI (1998) Diaschisis and neurobehavior. Can J Neurol Sci 25: 5–12

Ogourtsova T, Korner-Bitensky N, Ptito A (2010) Contribution of the superior colliculi to post-stroke unilateral spatial neglect and recovery. Neuropsychologia 48: 2407–2416

Oliveri M, Rossini PM, Traversa R et al. (1999) Left frontal transcranial magnetic stimulation reduces contralesional extinction in patients with unilateral right brain damage. Brain 122: 1731–1739

Oliveri M, Bisiach E, Brighina F, Piazza A, La Bua V, Buffa D, Fierro B (2001) rTMS of the unaffected hemisphere transiently reduces contralesional visuospatial hemineglect. Neurology 57: 1338–1340

Posner MI, Snyder CR, Davidson BJ (1980) Attention and the detection of signals. J Exp Psychol 109: 160–174

Posner MI, Walker JA, Friedrich FJ, Rafal RD (1984) Effects of parietal injury on covert orienting of attention. J Neurosci 4: 1863–1874

Ringman JM, Saver JL, Woolson RF, Clarke WR, Adams HP (2004) Frequency, risk factors, anatomy, and course of unilateral neglect in an acute stroke cohort. Neurology 63: 468–474

Robertson LC, Lamb MR (1991) Neuropsychological contributions to theories of part/whole organization. Cognit Psychol 23: 299–330

Rorden C, Karnath HO, Bonilha L (2007) Improving voxel-based lesion-symptom mapping. J Cogn Neurosci 19: 1081–1088

Rossetti Y, Rode G, Pisella L et al. (1998) Prism adaptation to a rightward optical deviation rehabilitates left hemispatial neglect. Nature 395: 166–169

Rossini PM, Altamura C, Ferretti A et al. (2004) Does cerebrovascular disease affect the coupling between neuronal activity and local haemodynamics? Brain 127: 99–110

Rushworth MF, Krams M, Passingham RE (2001) The attentional role of the left parietal cortex: the distinct lateralization and localization of motor attention in the human brain. J Cogn Neurosci 13: 698–710

Sapir A, Kaplan JB, He BJ, Corbetta M (2007) Anatomical correlates of directional hypokinesia in patients with hemispatial neglect. J Neurosci 27: 4045–4051

Sarri M, Ruff CC, Rees G, Driver J (2010) Neural correlates of visual extinction or awareness in a series of patients with right temporo-parietal damage. Cogn Neurosci 1: 16–25

Singh-Curry V, Husain M (2009) The functional role of the inferior parietal lobe in the dorsal and ventral stream dichotomy. Neuropsychologia 47: 1434–1448

Sturm W, Longoni F, Weis S, Specht K et al. (2004) Functional reorganisation in patients with right hemisphere stroke after training of alertness: a longitudinal PET and fMRI study in eight cases. Neuropsychologia 42: 434–450

Sparing R, Mottaghy FM (2008) Noninvasive brain stimulation with transcranial magnetic or direct current stimulation (TMS/tDCS)- from insights into human memory to therapy of its dysfunction. Methods 44: 329–337

Sparing R, Thimm M, Hesse MD, Küst J, Karbe H, Fink GR (2009) Bidirectional alterations of interhemispheric parietal balance by noninvasive cortical stimulation. Brain 132: 3011–3020

Thiel CM, Zilles K, Fink GR (2005) Nicotine modulates reorienting of visuospatial attention and neural activity in human parietal cortex. Neuropsychopharmacology 30: 810–820

Thimm M, Fink GR, Küst J, Karbe H, Sturm W (2006) Impact of alertness training on spatial neglect: a behavioural and fMRI study. Neuropsychologia 44: 1230–1246

Thimm M, Fink GR, Sturm W (2008) Neural correlates of recovery from acute hemispatial neglect. Restor Neurol Neurosci 26: 481–492

Thimm M, Fink GR, Küst J et al. (2009) Recovery from hemineglect: differential neurobiological effects of optokinetic stimulation and alertness training. Cortex 45: 850–862

Umarova RM, Saur D, Kaller CP et al. (2011) Acute visual neglect and extinction: distinct functional state of the visuospatial attention system. Brain 134: 3310–3325

Vallar G, Bottini G, Sterzi R, Passerini D, Rusconi ML (1991) Hemianesthesia, sensory neglect, and defective access to conscious experience. Neurology 41: 650–652

Vallar G, Guariglia C, Nico D, Bisiach E (1995) Spatial hemineglect in back space. Brain 118: 467–472

Verdon V, Schwartz S, Lovblad KO, Hauert CA, Vuilleumier P (2010) Neuroanatomy of hemispatial neglect and its functional components: a study using voxel-based lesion-symptom mapping. Brain 133: 880–894

Vogeley K, Fink GR (2003) Neural correlates of the first-person-perspective. Trends Cogn Sci 7: 38–42

Vossel S, Eschenbeck P, Weiss PH, Fink GR (2010a) The neural basis of perceptual bias and response bias in the Landmark task. Neuropsychologia 48: 3949–3954

Vossel S, Kukolja J, Thimm M, Thiel CM, Fink GR (2010b) The effect of nicotine on visuospatial attention in chronic spatial neglect depends upon lesion location. J Psychopharmacol 24: 1357–1365

Vossel S, Kukolja J, Fink GR (2010c) Neurobiologische Grundlagen des Neglects: Implikationen für neue Therapieansätze. Fortschr Neurol Psychiatr 78: 733–745

Vossel S, Eschenbeck P, Weiss, PH et al. (2011) Visual extinction in relation to visuospatial neglect after right-hemispheric stroke: quantitative assessment and statistical lesion-symptom mapping. J Neurol Neurosurg Psychiatry 82: 862–868

Vuilleumier P, Valenza N, Mayer E, Reverdin A, Landis T (1998) Near and far visual space in unilateral neglect. Ann Neurol 43: 406–410

Vuilleumier P, Schwartz S, Verdon V et al. (2008) Abnormal attentional modulation of retinotopic cortex in parietal patients with spatial neglect. Curr Biol 18: 1525–1529

Weiss PH, Marshall JC, Wunderlich G et al. (2000) Neural consequences of acting in near versus far space: a physiological basis for clinical dissociations. Brain 123: 2531–2541

Weiss PH, Marshall JC, Zilles K, Fink GR (2003) Are action and perception in near and far space additive or interactive factors? NeuroImage 18: 837–846

Amnesien

H. J. Markowitsch

39.1 Einführung – 622

39.2 Amnesie und Gehirn – 625

39.3 FMRT bei amnestischen Störungen – 627

39.4 FMRT nach Pharmakagaben – 628

39.5 Funktionelle Gedächtnisstörungen und fMRT – 628

Literatur – 631

Zum Thema

Gedächtnisstörungen gehören zu den häufigsten Symptomen von Hirnschäden aller Art. Entsprechend finden sich auch starke Abweichungen, was Art, Ausmaß und Dauer von Gedächtnisstörungen angeht. Manchmal finden sich nur transiente und/oder auf bestimmtes Material bezogene Erinnerungslücken, manchmal anhaltende und umfassende Amnesien.

Definition

»Merkfähigkeit« bedeutet, neue Information bleibend abspeichern zu können, »Erinnerungsfähigkeit«, alte, bereits abgespeicherte Information wieder abrufen – »hervorholen« – zu können.

39.1 Einführung

Eine Amnestikerin (A-mnesie: »ohne Gedächtnis«) repräsentiert das Gegenbild von Mnemosyne, der griechischen Muse des Gedächtnisses, einer Person mit gesunder Erinnerungsfähigkeit. In der früheren neurologischen Literatur wurden häufig Ausdrücke wie »Globalamnestiker« oder »globale Amnesie« verwendet, um die allgemeine Unfähigkeit, neue Informationen aufzunehmen und alte wiederzugeben zu charakterisieren. Patienten, denen diese Symptomatik zugeordnet wurde, hatten z. B. ein »organisches Psychosyndrom« oder waren »Korsakow-Amnestiker«. Unter die Kategorie der globalen Amnestiker fiel in früherer Zeit allerdings auch der wohl bekannteste neuropsychologisch untersuchte Patient, H. M., der wegen damals andersartig nicht kontrollierbarer epileptischer Anfälle eine bilaterale mediale Temporallappenresektion erhielt und danach seine Merkfähigkeit verlor, jedoch – was der strengen Definition von globaler Amnesie eigentlich widerspricht – seine Erinnerungsfähigkeit größtenteils behielt (eingehende Beschreibung in Markowitsch 2009; Markowitsch u. Staniloiu 2012).

Heutzutage wird Amnesie weit differenzierter betrachtet, was zum einen mit der Erkenntnis zusammenhängt, dass Amnesien in mehrerer Hinsicht selektiv sein können, und zum anderen mit der Unterteilung von Gedächtnis in Subsysteme (▶ Kap. 24), wie sie unter anderem von Endel Tulving und Larry Squire vorangetrieben wurde – um die Exponenten zweier in ihren Vorstellungen teilweise divergierender Forschungsansätze zu nennen (◘ Abb. 39.1; Squire u. Zola 1997; Tulving 2002).

Was die Selektivität von Amnesien angeht, so lassen sich Amnesien in eine ganze Palette von Subgruppen auffächern: in domänen-, material- und modalitätsspezifische Amnesien, in Amnesien, bei denen der Gedächtnisverlust sich rein auf die Zukunft bezieht (anterograde Amnesie, gestörte Neugedächtnisbildung, Merkschwäche) und andere, bei denen nur die Vergangenheit (retrograde Amnesie; gestörte Erinnerungsfähigkeit) betroffen ist (◘ Abb. 39.2). Es finden sich Formen partieller Amnesien und solche, die zeitlich eng begrenzt auftreten (»transiente globale Amnesie«) oder, auf der anderen Seite, zeitlich unbegrenzt andauern. Auch kann sich die Amnesie selektiv auf Kurzzeit- oder selektiv auf Langzeitgedächtnisfunktionen beziehen, sie kann organische oder psychische Ursachen haben oder eine Mischform von diesen darstellen, was dann als »funktionelle Amnesie« bezeichnet wird (Markowitsch et al. 1999b).

GEDÄCHTNIS

PROZEDURALES GEDÄCHTNIS	PRIMING ("BAHNUNG")	PERZEPTUELLES GEDÄCHTNIS	WISSENS-SYSTEM	EPISODISCHES GEDÄCHTNIS
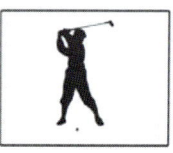	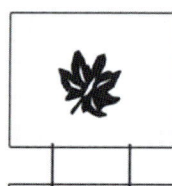	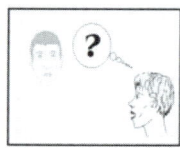	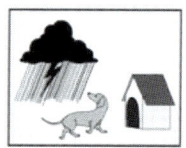	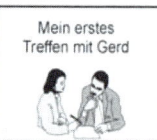
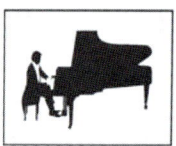	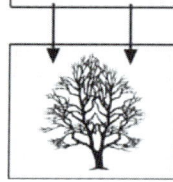	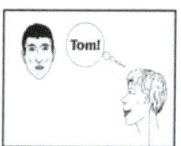	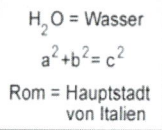	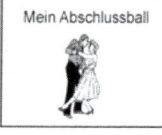

◘ **Abb. 39.1** Inhaltliche Unterteilung des Langzeitgedächtnisses in 5 Hauptsysteme

Box 39.1. 5 Hauptsysteme des Langzeitgedächtnisses (◘ Abb. 39.1)

- Das **prozedurale Gedächtnis** beinhaltet Fertigkeiten – vor allem, aber nicht ausschließlich, solche motorischer Art; d. h., es geht in der Regel um antrainierte oder trainierbare Leistungen, die hochgradig automatisiert abgerufen werden (Auto fahren, schwimmen, Klavier spielen)
- **Priming** bedeutet eine erhöhte Wiedererkennungswahrscheinlichkeit für Reize, denen man zu einem früheren Zeitpunkt ausgesetzt war und bei denen kein bewusster Zusammenhang zwischen dem jetzigen Wiedererkennen und dem damaligen Wahrnehmen hergestellt wurde (man kann Priming näherungsweise mit »Bahnung« oder »Prägung« übersetzen)
- Im **perzeptuellen Gedächtnis** geht es um die sichere Identifikation wahrgenommener Einzelreize anhand der Erfahrung, die man mit diesen Reizen (Objekten) ein Leben lang gemacht hat
- Das **Wissenssystem** (oder Kenntnissystem oder semantische Gedächtnis) erlaubt ein Erinnern von Fakten, die ihres Raum-Zeit-Kontextes beraubt sind (z. B. Sydney liegt in Australien)
- Das **episodische Gedächtnis** ermöglicht »Zeitreisen«, d. h. ein Zurückwandern zum zeitlich-räumlichen Kontext eines bestimmten Ereignisses. Es ist gebunden an das eigene Selbst, erfordert ein Bewusstmachen des Ereignisses (»autonoëtisches Bewusstsein«; Markowitsch 2003) und erfordert die Fähigkeit zur Zeitwanderung (Chronästhesie). Eingeschlossen ist im Regelfall auch eine emotionale Bewertung oder Skalierung des oder der Ereignisse

> Während der Begriff »Amnesie« früher die völlige Unfähigkeit, abgespeicherte Informationen wiederzugeben oder neue bleibend zu erlernen bezeichnete, spricht man heutzutage somit auch dann von Amnesie, wenn es sich nur um unvollständige Gedächtnisstörungen handelt. Merkschwäche, Vergesslichkeit, Abrufversagen, spontaner Verfall, fehlerhafte Reproduktion, falsche Erinnerungen (»false memories«), durch Interferenz bedingtes Vergessen, Konfusionsvergessen, motiviertes Vergessen, Zungenphänomene, Gedächtnisblockaden und Konfabulationen lassen sich zum weiteren Umfeld amnestischer Zustände zählen.

In aller Regel beziehen sich Amnesien auf Störungen des Langzeitgedächtnisses; es gibt aber auch Einzelfallbeispiele für massive Kurzzeitgedächtnisstörungen bei erhaltenem Langzeitgedächtnis (Markowitsch et al. 1999a). ◘ Tab. 39.1 gibt einen Überblick über unterschiedliche Amnesieformen.

Amnesien unterscheiden sich durch ihre Selektivität von Demenzen (▶ Kap. 41): Bei Demenzen sind weitere kognitive Funktionen sowie die Affektkontrolle, der Antrieb und/oder das Sozialverhalten betroffen, während bei amnestischen Patienten in der Regel nur das Gedächtnis, nicht aber weitere intellektuelle Funktionen und affektive Variablen betroffen sind. Amnesien mit direkten organischen Ursachen sind durch unterschiedliche Formen von Hirnschäden verursacht, während psychogene Amnesien durch psychische Traumata oder Stresssituationen bedingt sind. Leichtere somatische Störungen, wie ein Treppensturz, das Fallen auf den Hinterkopf oder ein Autounfall mit Schleudertrauma, aber ohne Hirn(substanz)schädigung – die im Regelfall untypisch für anhaltende Gedächtnisstörungen sind – können zu andauernden Amnesiezuständen führen, die als »funktionelle Amnesien« bezeichnet werden (Markowitsch 2009; Markowitsch u. Staniloiu 2012).

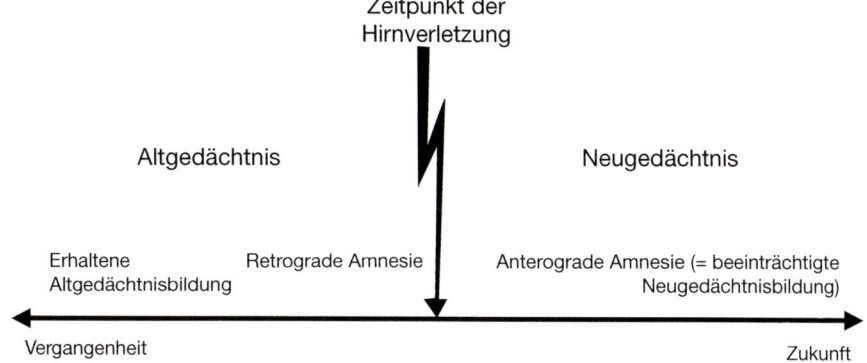

◘ **Abb. 39.2** Differenzierung der Zeitdimension des Gedächtnisses und seiner Störungen von einem bestimmten Zeitpunkt – dem Auftreten einer Hirnschädigung oder einer psychischen Stress- oder Traumasituation – an gesehen. Gedächtnisvorgänge können sowohl hinsichtlich der Zukunft als auch der Vergangenheit beeinträchtigt sein

Tab. 39.1 Amnesieformen und mit ihnen verknüpfte Krankheitsbilder

Bezeichnung/ Begriff	Beschreibung/Defizit
Globale Amnesie	Früher geläufige, heute eher unübliche Bezeichnung für den totalen Gedächtnisverlust
Anterograde Amnesie	Unfähigkeit, neue Information langfristig abzuspeichern
Retrograde Amnesie	Unfähigkeit, bereits abgespeicherte Information wieder hervorzuholen
Partielle Amnesie (lakunäre Amnesie)	Gedächtnisverlust für bestimmte Arten von Information oder für bestimmte Zeitabschnitte im Leben (»Epochen«)
Materialspezifische Amnesie	Benennstörung hinsichtlich Objekten oder Materialien
Episodische Amnesie	Amnesie für den Bereich des episodischen Gedächtnissystems
Semantische Amnesie	Amnesie für den Bereich des semantischen Gedächtnissystems (Wissenssystems)
Reduplikative Paramnesie	Gestörter Sinn für Vertrautheit oder Bekanntheit; der Patient ist davon überzeugt, dass eine Person, ein Ort oder ein Objekt doppelt existiere (in der Regel organische Grundlage)
Capgras-Syndrom	Gestörter Sinn für Vertrautheit oder Bekanntheit; der Patient ist davon überzeugt, dass eine Person einen Doppelgänger hat (in der Regel psychiatrisches Krankheitsbild; wahnhafte Verkennung)
Topographische Amnesie	Störung des Ortsgedächtnisses
Infantile Amnesie	Unfähigkeit, Ereignisse der ersten Lebensjahre abzurufen (vermutlich aufgrund fehlenden Bewusstseins über die eigene Person, mangelnder Sprachfertigkeiten und unzureichender Ausreifung neuronaler Verbindungen)
Korsakow-Syndrom	Durch (meist bei chronisch übermäßigem Alkoholkonsum vorkommende) Fehlernährung (Thiaminmangel) bedingte Amnesie, die mit Degenerationen im Zwischenhirn (und in Teilen des Zerebellums) einhergeht; als Kardinalsymptome gelten Merkunfähigkeit, Erinnerungsdefekt, Desorientierung und die Tendenz zum Konfabulieren. Intelligenz und Kurzzeitgedächtnis sind wie bei den meisten Amnesieformen weitgehend erhalten
Mnestisches Blockadesyndrom	Gedächtnisblockade, bedingt durch psychische Einwirkungen wie Stress und Traumata (Markowitsch 2001)
Pseudodemenz	Umstrittener und veralteter Begriff; gemeint sind kognitive Störungen, die wie eine Demenz erscheinen, aber durch einen Depressionszustand ausgelöst sind
Psychogene Amnesie	Auf autobiografische Ereignisse eingegrenzte Gedächtnisstörung
Psychogene Fugue; dissoziative Fugue	Eine Form der psychogenen Amnesie, bei der eine Entfernung vom normalen Wohnsitz oder Aufenthaltsort stattfindet, wobei gleichzeitig die sonstige Symptomatologie der psychogenen Amnesie zu finden ist
Posthypnotische Amnesie	Unfähigkeit, unter Hypnose Erlebtes abzurufen
Transiente globale Amnesie	Eine vorübergehend auftretende massive Gedächtnisstörung meist älterer Personen. Ihre Dauer ist auf weniger als 24 h begrenzt. Die Amnesie umfasst stärker den anterograden als den retrograden Gedächtnisbereich (Markowitsch 1990)
Multiple Persönlichkeitsstörung; dissoziative Identitätsstörung	Existenz von 2 oder mehr Persönlichkeiten in einem Individuum, wobei die Persönlichkeiten in der Regel für einander amnestisch sind (diese Diagnose wird kontrovers diskutiert)
Ganser-Syndrom	Hysterischer Semi-Trance-Zustand mit Tendenz, nur näherungsweise korrekte Antworten zu geben; zur Amnesie können Bewusstseinsstörungen und Halluzinationen hinzutreten
Lügen, Täuschen, Simulieren	Vorspiegelung von Gedächtnisproblemen, wobei die Übergänge zu (anderen) funktionellen Amnesien fließend sein können

Tab. 39.2 Hirnregionen, deren (bilaterale) Schädigung charakteristischerweise Gedächtnisstörungen nach sich zieht

Hirnregion	Vorwiegend betroffener Gedächtnisbereich
Medialer Temporallappen (insbesondere hippocampale Formation und Umfeld)	Einspeicherung und Übertragung von episodischer und semantischer Information in das Langzeitgedächtnis
Amygdalakomplex	Herstellen der sozialen und biologischen Relevanz von Informationen
Temporaler Pol, inferolateraler präfrontaler Kortex	Abruf aus dem retrograden Gedächtnis (Erinnerungen an alte biografische Erlebnisse bei vorwiegend rechtshirnigem Schaden, Erinnerung an Fakten bei vorwiegend linkshirnigem Schaden)
Präfrontaler Kortex	Einspeichern und Abruf von Information; insbesondere auch Anstrengung und Wille zur Informationsverarbeitung betroffen
Fornix	Einspeicherung und Übertragung episodischer (und teilweise semantischer) Information
Orbitofrontaler Kortex, basales Vorderhirn (z. B. bei Rupturen der Arteria cerebri anterior)	Einspeicherung und emotionale Kolorierung von Information
Limbische Thalamuskerne (Nuclei anteriores und mediodorsalis)	Einspeicherung und Übertragung episodischer (und teilweise semantischer) Information in das Langzeitgedächtnis
Nuclei pulvinares	Abspeicherung vor allem sprachbezogener Information
Gyrus cinguli	Verarbeitung aufmerksamkeitsbezogener und den Willen betreffender Komponenten der Informationsverarbeitung
Corpora mammillares	Einspeicherung und Übertragung episodischer (und in geringerem Maße auch semantischer) Information in das Langzeitgedächtnis
Basalganglien	Verarbeitung prozeduraler Gedächtnisinhalte
Lateraler parietaler Kortex (insbesondere links), Teile des präfrontalen Kortex	Kurzzeitgedächtnis, Arbeitsgedächtnis
Zerebraler Kortex (weitflächig)	Netzwerkartige Abspeicherung von Information, einschließlich solcher aus dem Priming-Bereich

39.2 Amnesie und Gehirn

Entsprechend der Vielzahl von Amnesien sind die zugrunde liegenden Hirnschäden oder Funktionsunterbrechungen sehr unterschiedlich und können sowohl kortikale wie subkortikale Regionen betreffen. Strukturen des limbischen Systems sind als Flaschenhalsstrukturen vorwiegend für die Einspeicherung neuer Information essenziell, während Strukturen im Stirnhirn und im vorderen Schläfenlappen für den Abruf von zentraler Bedeutung sind (Markowitsch 2009) (Tab. 39.2).

> **Definition**
> Flaschenhalsstrukturen sind Strukturen mit besonderer Bedeutung für die Informationsverarbeitung, da Information diese Strukturen passieren muss, um abgespeichert oder abgerufen werden zu können. Eine Schädigung dieser Strukturen hat ein Diskonnektionssyndrom zur Folge: Der Schaltkreis oder das Netzwerk kann in seiner Gesamtheit nicht mehr arbeiten, ähnlich wie nach dem Bruch eines Kettengliedes die gesamte Kette unbrauchbar wird.

Hierbei belegen vor allem Daten von Patienten, dass normalerweise die rechtshirnige Kombination dieser Regionen für den Abruf der persönlichen Vergangenheit – des episodischen Gedächtnisses – relevant zu sein scheint, während die gleiche Regionenkombination der linken Hemisphäre für den Abruf aus dem Wissenssystem oder semantischen Gedächtnis von ausschlaggebender Bedeutung ist (zusammengefasst in Markowitsch 2009; Markowitsch u. Staniloiu 2012). Mittels funktioneller Bildgebung gewonnene Daten führen hinsichtlich der Hemisphärenspezifität zu ambivalenteren Ergebnissen, was mit einer Reihe unterschiedlicher Variablen zu tun hat (Fink et al. 1996; Markowitsch et al. 1997, 2003; Piefke et al. 2003).

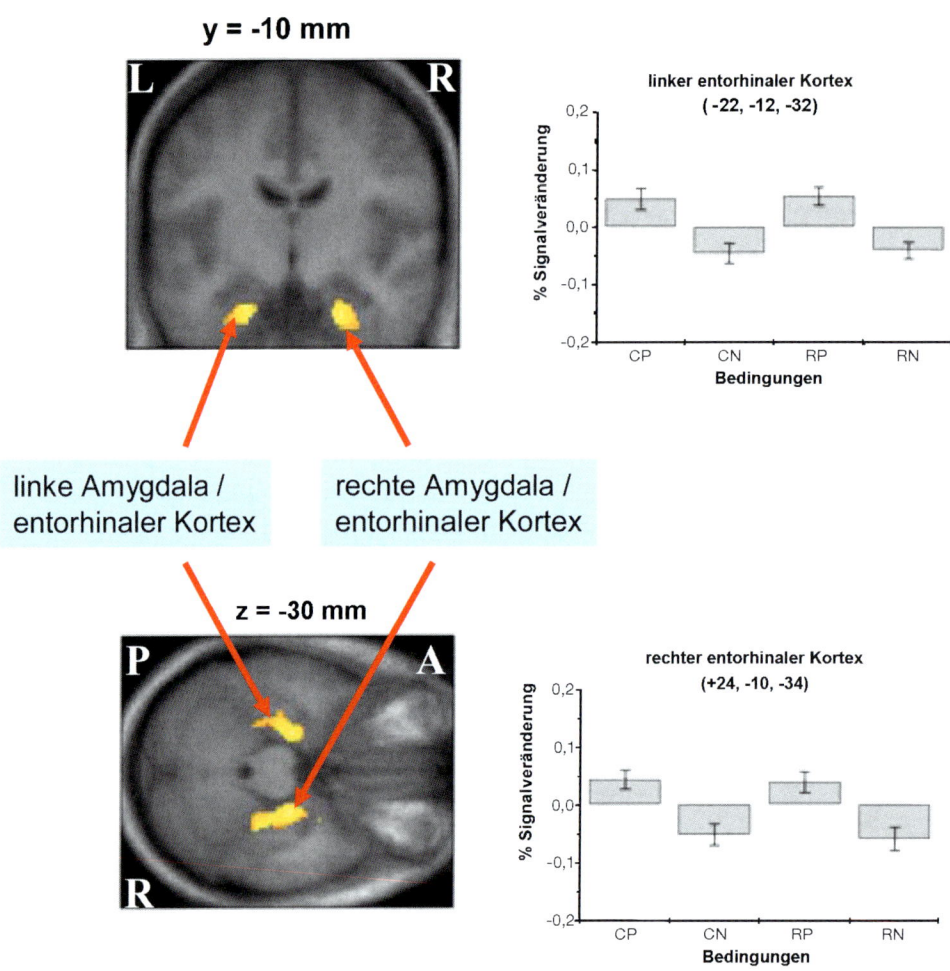

Abb. 39.3 Relativer Anstieg der neuronalen Aktivierung (für eine Gruppe von 20 Probanden) während des Abrufs positiver autobiografischer Erinnerungen (im Vergleich zum Abruf negativer Erinnerungen), unabhängig vom Zeitpunkt der ersten Enkodierung der Information (frühe Kindheitserinnerung oder rezente Erinnerung). Die lokalen Maxima innerhalb der Regionen statistisch signifikanter Aktivierung im Bereich der Amygdala und des entorhinalen Kortex (p<0,05; korrigiert für multiple Vergleiche über das gesamte Gehirnvolumen) sind auf einen koronaren (y=−10 mm) und einen transversalen Schnitt (z=−30 mm) des strukturellen 3D-MR-Gruppen-Mittelwertbildes projiziert. Die Abbildung zeigt bilaterale Aktivierungen der Amygdala und des entorhinalen Kortex während des Abrufs positiver autobiografischer Erinnerungen (relativ zum Abruf negativer autobiografischer Erinnerungen und unabhängig vom Zeitpunkt der ersten Enkodierung der Information [frühe Kindheitserinnerung oder rezente Erinnerung]). Die Histogramme geben die Veränderung des BOLD-Signals (Anstieg/Abfall) in Abhängigkeit von den in der Studie untersuchten Gedächtnisbedingungen (positive Kindheitserinnerungen [CP], negative Kindheitserinnerungen [CN], positive rezente Erinnerungen [RP], negative rezente Erinnerungen [RN]) an. Die Maxima der Aktivierungen im Bereich der Amygdala und des entorhinalen Kortex haben die standardmäßigen stereotaktischen Koordinaten x=−22, Y=−12, z=−32 (linke Hemisphäre) und x=+24, Y=−10, z=−34 (rechte Hemisphäre). *L* links, *R* rechts, *A* anterior, *P* posterior (s. auch ▶ Abschn. 24.3.5, Abb. 24.7)

Hierzu zählt vermutlich besonders, wie leicht (eher rechtshemisphärisch) es für die untersuchte Person ist, die Episoden zu »**ekphorieren**«, d. h. sie im gegenwärtigen Kontext und in der gegenwärtigen Stimmung abzurufen. Auch der Grad und evtl. auch die Richtung der Emotionalität (stark, schwach, positiv, negativ) scheinen bedeutende Rollen zu spielen (Abb. 39.3; Markowitsch et al. 2000b, 2003; Siebert et al. 2003).

Hinzu kommt, dass jeder Abruf von Informationen mit einer (modifizierten) Wieder- oder Neueinspeicherung einhergeht (Markowitsch 2009; Markowitsch u. Staniloiu 2012). Diese Re-Enkodierung sollte bisherigen Ergebnissen entsprechend linkshemisphärisch erfolgen. Zusammen genommen können diese Faktoren erklären, wieso eine gewisse Dissoziation zwischen den Ergebnissen an Patienten mit Hirnschäden und denen, die mittels funktioneller Bildgebung erlangt wurden, besteht. Abb. 39.4 gibt eine summarische, abstrahierte Vorstellung zu angenommenen netzwerkartigen Aktivierungen beim Abruf wissensbezogener und beim Abruf episodischer Information.

39.3 · FMRT bei amnestischen Störungen

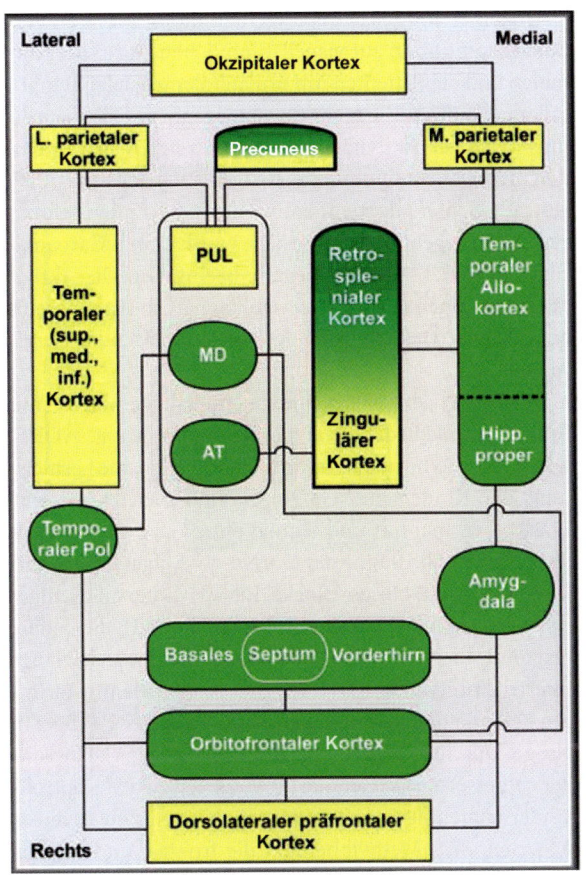
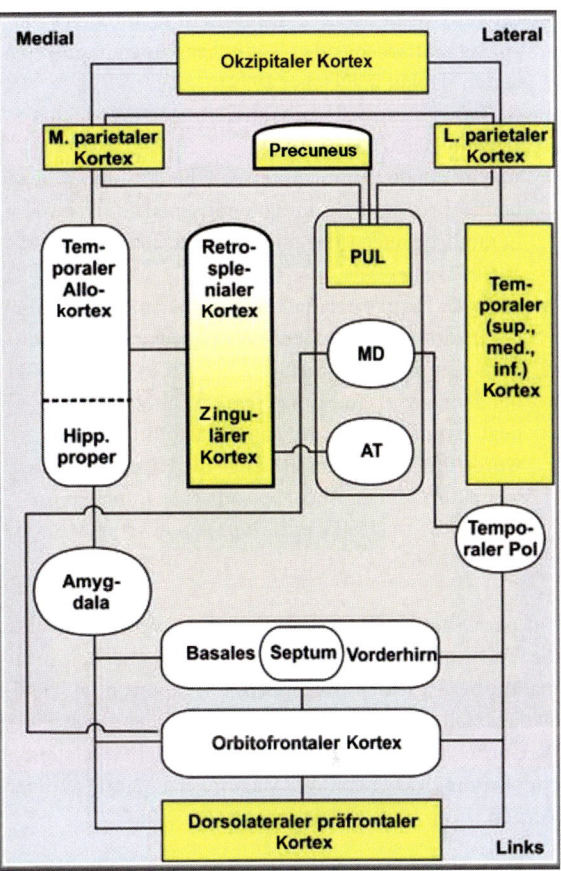

Abb. 39.4 Schematische Skizzierung solcher Hirnregionen der rechten und linken Hemisphäre, von denen angenommen wird, dass sie beim Abruf aus dem Wissenssystem (vorwiegende Aktivierung der linken Hirnhälfte) bzw. dem episodischen Gedächtnis (vorwiegende Aktivierung der rechten Hirnhälfte) beansprucht werden. *AT* anteriorer Thalamus, *Hipp.* Hippocampus, *inf.* inferior, *MD* mediodorsaler Nucleus des Thalamus, *med.* medial, *Pul* Nucleus pulvinaris, *sup.* superior

Außer Acht gelassen werden soll im Folgenden der Abruf aus dem prozeduralen Gedächtnis, der wohl vorwiegend über Teile der Basalganglien, des (prä-)motorischen Kortex und des Kleinhirns erfolgt. Auch Abrufvorgänge aus dem perzeptuellen und aus dem Priming-Gedächtnis sollen außen vor bleiben. Diese aktivieren vor allem uni- und polymodale zerebral-kortikale Regionen.

Zustandsabhängiges Gedächtnis
Betont werden soll aber, dass unser Gedächtnis dynamisch arbeitet: Wir nehmen nicht »1:1« auf, was die Umwelt uns an Stimuli bietet, sondern selektieren schon von der Wahrnehmungsseite her beginnend und setzen Selektionsprozesse dadurch fort, dass wir aufgrund unseres Wissens und unserer Erfahrungen, aber auch aufgrund unserer Stimmungslage bestimmte Informationsanteile eher einspeichern als andere. Darüber hinaus speichern wir sie entsprechend unserer subjektiven Verfassung und emotionalen Bewertung. Gleiches gilt für den Abruf von Information, der bedingt ist durch die dann vorherrschende Stimmungslage, durch den Kontext, in dem die Information verwertet wird, und durch interne und externe Vorgänge der Assoziationsbildung.

▼

Edelman (2004) formulierte die Zustandsabhängigkeit des Gedächtnisses folgendermaßen: »Nichts spricht dafür, dass […] Erinnerungen Repräsentationen in dem Sinne sind, dass sie einen statischen, festgeschriebenen Code für einen Akt speichern. Hilfreicher ist es, das Gedächtnis als eine Eigenschaft degenerierter, nichtlinearer Interaktionen in einem multidimensionalen Netzwerk von Neuronengruppen zu betrachten. Die Interaktionen ermöglichen ein nichtidentisches ‚Nachvollziehen' von früheren Handlungen oder Ereignissen, das allerdings oft von der Illusion begleitet ist, die Erinnerung gebe das Vergangene exakt wieder.«

39.3 FMRT bei amnestischen Störungen

Die Zahl von mittels fMRT durchgeführter Studien an Patienten mit amnestischen Störungen ist gegenwärtig noch relativ klein. Die weit überwiegende Mehrzahl von Studien, die sich Zusammenhängen von Gedächtnis und Gehirn annimmt, ist an normalen, d. h. nicht hirngeschädigten und nicht psychiatrisch auffälligen Patienten durchgeführt worden und hatte zum Ziel, grundlegende Verarbeitungsnetzwerke aufzudecken. Hier finden sich Studien,

- die Netzwerke bei der Einspeicherung und beim Abruf semantischer und episodischer Information offen legten (Dolan u. Fletcher 1999),
- die kategoriespezifische Aktivierungen aufdeckten (Devlin et al. 2002),
- welche die Bedeutung unterschiedlicher Emotionen beim Abruf aus dem autobiografischen Gedächtnis herausarbeiteten (Markowitsch et al. 2003; Piefke et al. 2003) oder
- die nach Hirnkorrelaten für typische, im Normalbereich vorkommende Gedächtnisabweichungen wie dem »Zungenphänomen« suchten (Kikyo et al. 2001), bei dem einem ein Name oder Fakt auf der Zunge liegt, man aber nicht auf das Wort kommt. Auch wurde untersucht, für wie lange die Hippocampusformation für den Abruf episodischer Information notwendig ist (Piefke et al. 2003) (▶ Abschn. 24.3.5, ◘ Abb. 24.6).

Ein paar Studien allerdings untersuchten die Netzwerke, die bei Einspeicherung und Abruf episodischer Information bei Patienten mit Epilepsie (Dupont et al. 2000), Schlaganfall (Sorensen et al. 1995), Alzheimer-Erkrankung (Saykin et al. 1999) oder bei frühkindlicher bilateraler Hippocampusdegeneration (Maguire et al. 2001) aktiviert werden.

39.4 FMRT nach Pharmakagaben

In einzelnen Studien wurden auch pharmakologische Auswirkungen mittels fMRT untersucht (Jokeit et al. 2001; Sperling et al. 2002; Vaidya et al. 1998) (▶ Kap. 12). Insbesondere die Studie von Sperling et al. (2002) ist interessant, weil hier direkt die Auswirkungen von 2 Drogen auf die Hirnaktivität und die Gedächtnisleistung experimentell manipuliert wurden: Das Benzodiazepin **Lorazepam** bindet an GABA-Rezeptoren, wodurch es deren hemmende Einflüsse verstärkt und dadurch Gedächtnisfunktionen beeinträchtigen sollte. **Scopolamin**, die zweite verwendete Substanz, wirkt antagonistisch auf die muskarinen Acetylcholinrezeptoren und sollte deswegen Gedächtnisfunktionen beeinträchtigen, weil es die cholinerge Übertragung blockiert. Tatsächlich fanden sich bei beiden Substanzen Evidenzen für diese das Gedächtnis störenden Einflüsse innerhalb einer Gesichter-Namen-Assoziationsaufgabe, wobei insbesondere hippocampale, fusiforme und inferiore präfrontale Regionen in ihrer Aktivierung (im Vergleich zu Salzlösung als Plazebogabe) abnahmen. Für die temporalen Regionen ließ sich sogar ein direkter korrelativer Zusammenhang zwischen Erinnerungsabnahme und Aktivierungsabnahme nachweisen.

Jokeit et al. (2001) untersuchten die Effekte von **Carbamazepingaben** auf visuell-räumlichen Abruf bei Normalen und bei Patienten mit unilateraler mesialer Temporallappenamnesie. Je mehr Carbamazepin gegeben wurde, umso weniger Aktivitätsänderungen zeigten sich in beiden medialen Temporallappen, d. h., auch der vermutlich gesunde Schläfenlappenbereich der dem Epilepsiefokus gegenüberliegenden Hemisphäre wurde durch Carbamazepin in seiner Aktivität negativ beeinflusst. Die Aktivitätsreduktionen geschahen unabhängig von Alter, Intelligenz, Dauer der Epilepsie oder anfallsauslösender Hemisphäre.

Vaidya et al. (1998) untersuchten hyperaktive (mit Aufmerksamkeitsdefizit-Hyperaktivitätsstörung, ADHS; ▶ Kap. 46) und normale Kinder. Sie verglichen die Lernleistung der Kinder in 2 Go/No-go-Aufgaben (▶ Abschn. 22.2.3) – einmal mit und einmal ohne Gabe von Methylphenidat (Ritalin). Eine der Go/No-go-Aufgaben war antwort- (6 Go-, 12 No-go-Blöcke, Intertrialintervall weniger als halb so lang bei No-go- als bei Go-Reizen), die andere reizkontrolliert (je 12 Go- und No-go-Blöcke, gleich lange Intertrialintervalle). ADHS-Kinder zeigten Hemmstörungen unter beiden Bedingungen; sie antworteten häufiger in No-go-Durchgängen als die Kontrollkinder. ADHS-Kinder verbesserten sich jedoch im Vergleich zu den Kontrollkindern unter **Methylphenidatgabe**. Die Autoren schlussfolgerten, dass Methylphenidat die frontale und – mehr noch – die striatale Aktivierung bei normalen und ADHS-Kindern unterschiedlich beeinflusst.

39.5 Funktionelle Gedächtnisstörungen und fMRT

Nur in wenigen Arbeiten wurde gezielt erforscht, inwieweit unterschiedliche Netzwerke – insbesondere auch, was die linke und rechte Hemisphäre betrifft – dann aktiviert werden, wenn Patienten sich nicht mehr an ihre eigene Biografie erinnern, aber mit dieser konfrontiert werden. Die wohl erste Studie mit diesem Ziel wurde mittels PET durchgeführt und zeigte, dass ein Patient mit psychogenem Fugue-Zustand eher ein links- denn ein rechtshemisphärisches Netzwerk aktivierte, während die Kontrollprobanden vorwiegend eine rechtshemisphärische Aktivierung aufwiesen (Markowitsch et al. 1997).

Nachfolgende Arbeiten demonstrierten eine rechts-temporopolare Aktivierung auf nicht bewusst erinnerte, aber emotional als sehr bedeutsam bewertete biografische Erinnerungen bei einer Patientin, die ihre Jugendzeit (10.–16. Lebensjahr) nicht mehr präsent hatte (Markowitsch 2009; Markowitsch u. Staniloiu 2012). Der Patientin wurden während der Untersuchung mit funktioneller Bildgebung Bilder vorgelegt, die sie aus therapeutischen Zwecken gemalt hatte, um an ihre »verschüttete« Kindheitsbiografie heranzukommen. Bei einem anderen Patienten zeigte sich eine stark verminderte Hirnaktivierung in weiten Bereichen (insbesondere aber in den für Gedächtnis wichtigen medialen Temporallappen- und medialen dienzephalen Regionen) während der Dauer einer amnestischen Periode gegenüber nachfolgender Gedächtniserholung bzw. -wiedererlangung (nach einem Jahr) (Markowitsch et al. 2000a). Zusammengefasst und durch weitere Einzelfallbeschreibungen und ein Modell ergänzt finden sich diese Resultate in Fujiwara und Markowitsch (2003).

Untersuchungen an 4 Patienten mit psychogener Amnesie von entweder begrenzter Zeitdauer (für die letzten 13 oder 14 Lebensjahre) oder das gesamte bisherige Leben betreffend, erbrachten nur teilweise konsistente Ergebnisse, was mit der individuellen Lebensgeschichte der zwischen 17 und 35 Jahre alten Patienten und weiteren Variablen zusammenhängen mag. Drei der Patienten hatten leichte Schädelhirntraumata, verbunden mit kurzfristiger Bewusstlosigkeit, die vierte Patientin, die wegen eines implantierten Herzschrittmachers nur mit PET untersucht werden konnte, hatte eine gynäkologische Operation überstanden und wachte danach mit der Ansicht auf, es sei 1989.

Reizmaterial für die fMRT- bzw. PET-Untersuchungen wurde durch Interviews mit den Verwandten der Patienten erhoben, wobei dieses Material entweder aus den letzten 5–10 Jahren vor Beginn der amnestischen Episode stammte oder aus dem Zeitraum danach. Weiterhin wurden fiktive alte und fiktive neue realistische Episoden zusammengestellt. Alle Reize wurden während der fMRT- oder PET-Untersuchung visuell präsentiert.

Außer unterschiedlichen Aktivitätsmustern in den Bedingungen »wahre Erinnerungen« gegenüber »Baseline« fanden sich signifikante Unterschiede in den verschiedenen Kontrasten zwischen »wahren alten« und »wahren neuen« Erlebnissen und in denen zwischen »wahren« gegenüber »fiktiven« Episoden. Aktivitätsunterschiede hinsichtlich des Vergleichs »nichterinnerter« mit »erinnerten« Episoden zeigten sich insbesondere in Teilen des superioren Temporallappens und im inferioren und medialen präfrontalen Kortex sowie – für die PET-Ergebnisse – bilateral, aber rechts betont im temporopolaren Kortex. Diese Aktivierung entspricht damit derjenigen, die bei der als Kind und Jugendlicher missbrauchten Patienten auf den Anblick ihrer in Bildern gemalten, aber nicht verbalisierbaren »Erinnerungen« aus der Zeitepoche ihres Missbrauchs auftritt. Wahre Erinnerungen aus der Zeit nach dem Trauma führten vorwiegend zu linkshemisphärischen temporalen, inferior parietalen und parahippocampalen Aktivierungen, während fiktive stärker zu präfrontalen Aktivierungen führten.

Insgesamt ließ sich als Tendenz festhalten, dass neue Erinnerungen nur dann zu rechtshemisphärischen Aktivierungen führten, wenn – wie bei der jüngsten (17-jährigen) der oben genannten vier Patienten eine weitgehende Erholung von der amnestischen Episode eingetreten war und sich damit Erinnerungen wieder stärker emotional färbten (Phan et al. 2002), während es ansonsten zu einer vorwiegend linkshemisphärischen und wohl eher neutralen Verarbeitung und Repräsentation des Reizmaterials kam – ein Ergebnis, das mit dem aus der frühen Einzelfallstudie von Markowitsch et al. (1997) übereinstimmt.

In einer weiteren Studie (Driessen et al. 2004) wurde – aufgeteilt in 2 Subgruppen – mittels fMRT die Hirnaktivität von Patienten mit Borderline-Persönlichkeitsstörung hinsichtlich ihrer Hirnaktivierung auf jeweils 2 negative Episoden mit und ohne **posttraumatische Belastungsstörung (PTBS)** untersucht und verglichen. Alle Episoden führten zu einer signifikanten Aktivierung orbitofrontaler Hirnregionen, insbesondere der linken Hemisphäre. In der Subgruppe ohne PTBS dominierte die Aktivierung dieser Regionen sowie linksfrontaler Sprachareale. In der Subgruppe mit zusätzlicher PTBS gab es eine bedeutendere rechte als linke Aktivierung der anterioren Temporallappen sowie eine solche mesiotemporaler und amygdaloider Regionen (◘ Abb. 39.5).

Die Ergebnisse stimmen mit den Vorstellungen von Brewin (2001) hinsichtlich einer dualen Repräsentation traumatischer Erinnerungen überein: Brewin und Mitarbeiter unterscheiden zwischen einem situationsangepassten zugänglichen Gedächtnissystem, das reizabhängig, unbewusst und unkontrollierbar agiert, und einem verbal zugänglichen Gedächtnissystem, das weitgehend unabhängig von Hinweisreizen und Situationen verbal und bewusst zugänglich agiert. Nach diesen Modellannahmen bedeutet der Prozess der Auflösung und des Verstehens traumatischer Erfahrungen die Übertragung traumarelevanter Information vom unbewussten in das verbal zugängliche Gedächtnissystem. Auf Hirnebene impliziert dies den Transfer von einem primär emotionalen, furchtkonditionierenden System (primäre sensorische Kortexareale, Thalamus, Amygdala) hin zu »höheren« Hirnstrukturen wie präfrontalen, zingulären, hippocampalen und Sprachregionen. Bezogen auf die Resultate der fMRT-Studie bedeutet das im Prinzip die Aktivierung des furchtkonditionierenden Systems in der Subgruppe mit PTBS und die Aktivierung des höheren Systems in der nichttraumatisierten Borderline-Gruppe.

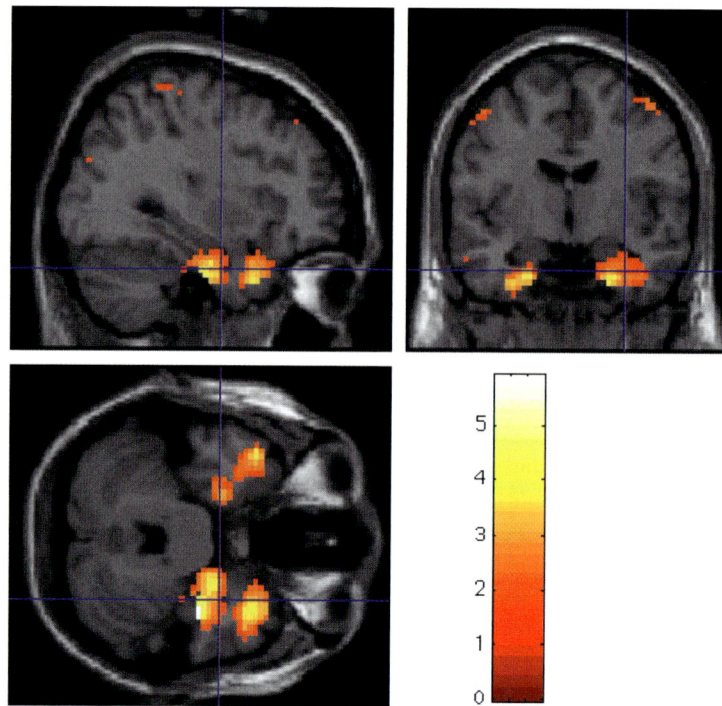

Abb. 39.5 Stärker aktivierte Hirnregionen in einer fMRT-Untersuchung beim Vergleich »Traumabedingung vs. Non-Traumabedingung« bei 6 Patienten mit Borderline-Persönlichkeitsstörung plus posttraumatischer Belastungsstörung gegenüber 6 Patienten mit Borderline-Persönlichkeitsstörung, aber ohne posttraumatische Belastungsstörung. (Aus Driessen et al. 2004; mit freundlicher Genehmigung von Elsevier)

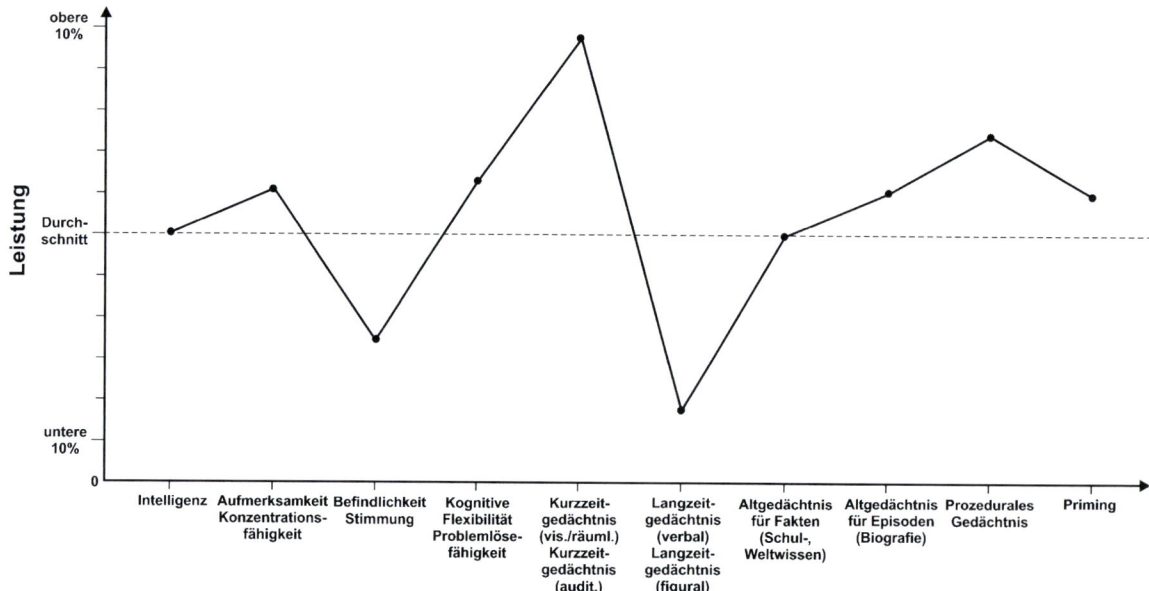

Abb. 39.6 Verkürzt dargestelltes neuropsychologisches Profil zur Diagnostik von Gedächtnisleistungen und zugehörigen weiteren kognitiven Leistungen. Mit einem derartigen Profil können sowohl Stärken wie Schwächen von Patienten herausgestrichen werden und damit gezeigt werden, dass – zumindest in vielen Fällen – neben Beeinträchtigungen auch noch durchschnittliche oder gar überdurchschnittliche Leistungsbereiche existieren, was Patienten in der Regel ermuntert, die Hoffnung auf Leistungsverbesserungen in gestörten Bereichen nicht aufzugeben

Zusammenfassung und Ausblick

Gerade die zuletzt beschriebenen Resultate unterstreichen beispielhaft das Potenzial der fMRT für Diagnostik und Therapie spezifischer Amnesiezustände. Aktivitätsänderungen auf Hirnebene können als Prädiktor für eine erfolgreiche Therapie angesehen werden bzw., allgemeiner formuliert, den Stand der Therapie bei einem individuellen Patienten signalisieren. FMRT-Untersuchungen zeigen des Weiteren, ob und inwieweit Patienten sich ihrer Amnesien »bewusst« sind und inwieweit Gedächtnis und Gedächtnisverluste an emotionale Änderungen gekoppelt sind. Es ist zu erwarten, dass in Zukunft fMRT-Untersuchungen zum Monitoring des Therapiefortschritts oder der Therapieresistenz gerade im Bereich amnestischer Erkrankungen eingesetzt werden.

Außerdem gehören Gedächtnisstörungen zur Kernsymptomatik vielfältiger und vielfächriger Krankheitsbilder. Hierbei wird im Unterschied zu früher nicht mehr pauschal vom amnestischen Syndrom oder globaler Amnesie ausgegangen, sondern werden differenziert beeinträchtigte Teilbereiche untersucht, sodass sich ein Profil erhaltender gegenüber beeinträchtigter Gedächtnisfunktionen ergibt, das die Grundlage nachfolgender therapeutischer Maßnahmen bildet (Abb. 39.6).

Die funktionelle Bildgebung trägt entscheidend dazu bei, nicht nur die neuronalen Netzwerke einzelner Gedächtnisbereiche (z. B. verbales gegenüber nichtverbales Altgedächtnis), sondern auch die zeitbezogener Gedächtnisphänomene (Einspeicherung, Konsolidierung, freier Abruf) auszumachen, nach Hirnschäden Einbrüche (Diskonnektionssyndrom) in diesen Netzwerken aufzudecken und während der Therapiephase den Verhaltensfortschritt auch auf Hirnebene zu dokumentieren und gezielt Maßnahmen in Relation zu den Verhaltensfortschritten zu ergreifen.

Literatur

Brewin C (2001) Memory processes in post-traumatic disorder. Int Rev Psychiatr 13: 159–163

Devlin JT, Russel RP, Davis MH, Price CJ, Moss HE, Fadili MJ, Tyler LK (2002) Is there an anatomical basis for category-specificity? Semantic memory studies in PET and fMRI. Neuropsychologia 40: 54–75

Dolan RJ, Fletcher PF (1999) Encoding and retrieval in human medial temporal lobes: An empirical investigation using functional magnetic resonance imaging (fMRI). Hippocampus 9: 25–34

Driessen M, Beblo T, Mertens M, Piefke M, Rullkötter N, Silva Saveedra A, Reddemann L, Rau H, Markowitsch HJ, Wulff H, Lange W, Woermann FG (2004) Posttraumatic stress disorder and fMRI activation patterns of traumatic memory in patients with borderline personality disorder. Biol Psychiatry 55: 603–611

Dupont S, Van de Moortele PF, Samson S, Hasboun D, Poline JB, Adam C, Lehéricy S, Le Bihan D, Samson Y, Baulac M (2000) Episodic memory in left temporal lobe epilepsy: a functional MRI study. Brain 123: 1722–1732

Edelman GM (2004) Das Licht des Geistes. Walter, Düsseldorf

Fink GR, Markowitsch HJ, Reinkemeier M, Bruckbauer T, Kessler J, Heiss W-D (1996) Cerebral representation of one's own past: neural networks involved in autobiographical memory. J Neurosci 16: 4275–4282

Fujiwara E, Markowitsch HJ (2003) Das mnestische Blockadesyndrom: Hirnphysiologische Korrelate von Angst und Stress. In: Schiepek G (Hrsg) Neurobiologie der Psychotherapie. Schattauer, Stuttgart, S186–212

Jokeit H, Okujava M, Woermann FG (2001) Carbamazepine reduces memory induced activation of medial temporal lobe structures: a pharmacological fMRI study. Neurology 1: 6–11

Kikyo H, Ohki K, Sekihara K (2001) Temporal characterization of memory retrieval processes: an fMRI study of the ›tip of the tongue‹ phenomenon. Eur J Neurosci 14: 887–892

Maguire EA, Vargha-Khadem F, Mishkin M (2001) The effects of bilateral hippocampal damage on fMRI regional activations and interactions during memory retrieval. Brain 124: 1156–1170

Markowitsch HJ (1990) Transient global amnesia and related disorders. Hogrefe & Huber, Toronto

Markowitsch HJ (2001) Mnestische Blockaden als Stress- und Traumafolgen. Zeitschrift für Klinische Psychologie und Psychotherapie 30: 204–211

Markowitsch HJ (2003) Autonoëtic consciousness. In: David AS, Kircher T (eds) The self and schizophrenia: A neuropsychological perspective. Cambridge University Press, Cambridge, pp 180–196

Markowitsch HJ (2009) Das Gedächtnis: Entwicklung – Funktionen – Störungen. CH Beck, München

Markowitsch HJ, Staniloiu A (2012) Amnesic disorders. Lancet 380: 1429–1440

Markowitsch HJ, Fink GR, Thöne AIM, Kessler J, Heiss W-D (1997) Persistent psychogenic amnesia with a PET-proven organic basis. Cogn Neuropsychiatry 2: 135–158

Markowitsch HJ, Kessler J, Kalbe E, Herholz K (1999a) Functional amnesia and memory consolidation: A case of severe and persistent anterograde amnesia with rapid forgetting following whiplash injury. Neurocase 5: 189–200

Markowitsch HJ, Kalbe E, Kessler J, von Stockhausen H-M, Ghaemi M, Heiss W-D (1999b) Short-term memory deficit after focal parietal damage. J Clin Exp Neuropsychology 25: 784–796

Markowitsch HJ, Kessler J, Weber-Luxenburger G, Van der Ven C, Heiss W-D (2000a) Neuroimaging and behavioral correlates of recovery from »mnestic block syndrome« and other cognitive deteriorations. Neuropsychiatry Neuropsychol Behav Neurol 13: 60–66

Markowitsch HJ, Thiel A, Reinkemeier M, Kessler J, Koyuncu A, Heiss W-D (2000b) Right amygdale and temporofrontal activation during autobiographic, but not during fictitious memory retrieval. Behav Neurol 12: 181–190

Markowitsch HJ, Vandekerckhove MMP, Lanfermann H, Russ MO (2003) Engagement of lateral and medical prefrontal areas in the ecphory of sad and happy autobiographical memories. Cortex 39: 843–866

Phan KL, Wager T, Taylor SF, Liberzon I (2002) Functional neuroanatomy of emotion: A meta-analysis of emotion activation studies in PET and fMRI. NeuroImage 16: 331–348

Piefke M, Weiss PH, Zilles K, Markowitsch HJ, Fink GR (2003) Differential remoteness and emotional tone modulate the neural correlates of autobiographical memory. Brain 126: 850–868

Saykin AJ, Flashman LA, Frutiger SA, Johnson SC, Mamourian AC, Moritz CH, O'Jile JR, Riordan HJ, Santulli RB, Smith CA, Weaver JB (1999) Neuroanatomic substrates of semantic memory impairment in Alzheimer's disease: Patterns of functional MRI activation. J Intern Neuropsychol Soc 5: 377–392

Siebert M, Markowitsch HJ, Bartel P (2003) Amygdala, affect, and cognition: Evidence from ten patients with Urbach-Wiethe disease. Brain 126: 2627–2637

Sorensen AG, Wray SH, Weisskoff RM, Boxerman JL, Davis TL, Caramia F, Kwong KK, Stern CE, Baker JR, Breiter H, Gazit IE, Belliveau JW, Brady TJ, Rosen BR (1995) Functional MR of brain activity and perfusion in patients with chronic cortical stroke. Am J Neuroradiol 16: 1753–1762

Sperling R, Greve D, Dale A, Killiany R, Holmes J, Rosas HD, Cocchiarella A, Firth P, Rosen B, Lake S, Lange N, Routledge C, Albert M (2002) Functional MRI detection of pharmacologically induced memory impairment. Proc Natl Acad Sci USA 99: 455–460

Squire LR, Zola SM (1997) Amnesia, memory and brain systems. Philos Trans R Soc Lond B 352: 1663–1673

Tulving E (2002) Episodic memory: from mind to brain. Annu Rev Psychol 53: 1–25

Vaidya CJ, Austin G, Kirkorian G, Ridlehuber HW, Desmond JE, Glover GH, Gabrieli JDE (1998) Selective effects of methylphenidate in attention deficit hyperactivity disorder: A functional magnetic resonance study. Proc Natl Acad Sci USA 95: 14494–14499

Funktionserholung nach Schlaganfall

C. Grefkes, G. R. Fink

40.1 Schlaganfall – Epidemiologie und Ursachen – 634

40.2 Klinische Erholung – 634

40.3 Kortikale Reorganisation nach Schlaganfall – 635

40.4 Schlaganfall und Konnektivität – 638
40.4.1 Störungen der Resting-State-Konnektivität – 638
40.4.2 Störungen der effektiven Konnektivität – 639

40.5 Bildgebung und nichtinvasive Neuromodulation – 642

Literatur – 644

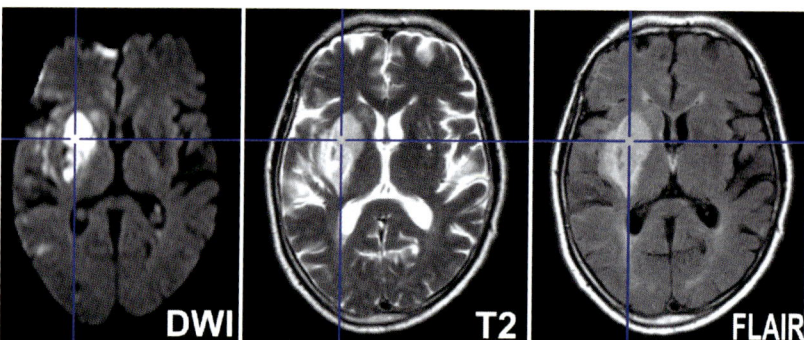

Abb. 40.1 Ischämischer Schlaganfall. MRTs verschiedener Wichtung (DWI, T2, FLAIR) eines einige Tage alten ischämischen Schlaganfalls im Bereich der Basalganglien unter Einbeziehung der Capsula interna

Zum Thema

Selbst simple motorische Handlungen wie Bewegungen einzelner Finger beruhen auf komplexen neuronalen Interaktionen in einem Netzwerk von kortikalen und subkortikalen Arealen beider Hemisphären. Eine Störung der Integrität dieses Netzwerkes hat erhebliche Auswirkungen auf die motorischen Fähigkeiten eines Menschen. Die häufigste Ursache solch plötzlicher Störungen der neuronalen Integrität ist der Schlaganfall. In diesem Kapitel werden die Auswirkungen eines Schlaganfalls auf die funktionelle Netzwerkarchitektur insbesondere des motorischen Systems dargestellt. Im Fokus steht hierbei die Frage nach dem Zusammenhang von Änderungen der Hirnaktivität und den Symptomen des Patienten, vor allem während der Erholungsphase nach einem Schlaganfall. Abschließend werden fMRT-Studien diskutiert, in welchen die Wirkungsweise der nichtinvasiven Neurostimulation auf die Aktivität und Konnektivität des Gehirns untersucht werden, um pathologische Netzwerkzustände nach einem Schlaganfall zu therapieren.

40.1 Schlaganfall – Epidemiologie und Ursachen

> Der Schlaganfall stellt in Deutschland die wichtigste Ursache für eine permanente Behinderung dar.

Pro Jahr erleiden in Deutschland ca. 160–240/100.000 Einwohner einen **Schlaganfall**, die Prävalenz beträgt etwa 700–800/100.000 Einwohner (Quelle: Deutsche Gesellschaft für Neurologie; http://www.dgn.org). Schätzungsweise 85 % aller Schlaganfälle gehen auf einen ischämischen **Hirninfarkt** zurück (Abb. 40.1), häufig aufgrund von kardialen Emboliequellen, Makroangiopathien oder lakunären Infarkten (Quelle: Deutsche Schlaganfalldatenbank). Die übrigen Schlaganfälle beruhen meist auf Blutungen (hämorrhagischer Infarkt). In der Bundesrepublik stellt der Schlaganfall nach kardiovaskulären und tumorösen Erkrankungen die häufigste Todesursache dar. Laut der Todesursachenstatistik des Statistischen Bundesamtes verstarben 2009 62.727 Personen aufgrund einer zerebrovaskulären Erkrankung. Diese Zahl ist in den letzten Jahren rückläufig dank verbesserter Behandlungsmöglichkeiten in der Akutphase sowie optimierter Standards hinsichtlich der Schlaganfallprävention. Insgesamt erhält jedoch immer noch nur ein kleiner Teil (ca. 10–15 %) der Patienten eine kausale Schlaganfalltherapie (medikamentöse Thrombolysetherapie oder mechanische Rekanalisation), und auch diese Patienten behalten häufig ein neurologisches Defizit zurück. Dabei nehmen motorische Störungen eine besondere Rolle ein (Kwakkel et al. 2002).

40.2 Klinische Erholung

In den ersten Wochen und Monaten kann es bei einem Großteil der Patienten zu einer wesentlichen Besserung der Schlaganfallsymptome kommen, insbesondere wenn der Prozess der natürlichen Erholung durch trainingsbasierte Maßnahmen wie Physio- oder Ergotherapie unterstützt wird (Maulden et al. 2005; Nudo et al. 1996). Das zeitliche Fenster der spontanen Funktionserholung ist jedoch begrenzt. Motorische Defizite wie Armparesen bessern sich insbesondere in den ersten 4 Wochen, nach 3 Monaten ist das Potenzial zur spontanen Erholung weitestgehend ausgeschöpft. Sprachstörungen und Störungen der Aufmerksamkeit (Neglekt) können sich jenseits des 3-Monatsfensters noch verbessern, wobei auch hier die größte Dynamik in den ersten Wochen post insultum zu verzeichnen ist (Cramer 2008).

> Je schneller sich Patienten in den ersten Wochen nach einem Schlaganfall erholen, desto besser das funktionelle Outcome nach 6–12 Monaten. Vor allem Patienten mit initial geringen Ausfallsymptomen erholen sich gut.

Die neurobiologische Grundlage der Funktionserholung beruht auf den Phänomenen der neuronalen **Plastizität und Reorganisation**. Bereits wenige Minuten nach dem Schlaganfallereignis wird eine komplexe Kaskade an zellulären und molekularen Prozessen in Gang gesetzt, die nicht nur die Infarktregion und das umliegende (periläsionelle) Gewebe betreffen, sondern auch in entfernten Hirnregionen detektiert werden können (Schallert et al. 2000). Diese Prozesse umfassen entzündliche Reaktionen, Änderungen in der Expression von Transkriptionsfaktoren, Ausschüttung von Wachstumsfaktoren, Änderungen in der Dichte von Transmitterrezeptoren sowie Aussprossung von Dendriten, Axonen und Formierung neuer Synapsen (Cramer 2008). Letztendlich kommt es zur Ausbildung neuer bzw. modifizierter Netzwerke, um die Funktionen des zugrunde gegangenen Gewebes zu kompensieren. Solche Reorganisationsprozesse können mit Verfahren der funktionellen Bildgebung auf der makroskopischen Systemebene nichtinvasiv untersucht werden.

40.3 Kortikale Reorganisation nach Schlaganfall

In der akuten Phase eines Schlaganfalls erleiden mehr als zwei Drittel der Patienten motorische Symptome, wie z. B. eine (Hemi-)**Parese** oder den Verlust der Fingerfertigkeit (Kwakkel et al. 2002). Die Untersuchung solcher Patienten mit Hilfe der funktionellen Bildgebung zeigt charakteristische Aktivitätsveränderungen auf kortikaler Ebene (◘ Abb. 40.2). So evozieren Bewegungen der paretischen Hand nicht nur größere Aktivierungscluster in der geschädigten Hemisphäre, sondern es findet sich häufig auch erhöhte Aktivität in der nicht-betroffenen Hirnhälfte (Chollet et al. 1991; Gerloff et al. 2005; Grefkes et al. 2008; Ward et al. 2003). In einer neueren Metaanalyse über 54 experimentelle Gruppenkontraste (Gesamtstichprobe n=472) konnte nachgewiesen werden, dass sich Patienten von Gesunden insbesondere durch eine erhöhte neurale Aktivität im primären Motorkortex der kontraläsionellen (»gesunden«) Hemisphäre, aber auch bilateral im ventralen Prämotorkortex und in der supplementärmotorischen Area unterscheiden (Rehme et al. 2012). Eine solche »**Überaktivität**« modalitätsspezifischer Areale wurde auch für andere funktionelle Systeme berichtet, beispielsweise im Sprachsystem von Aphasikern oder im Aufmerksamkeitssystem bei Patienten mit Neglekt (Corbetta et al. 2005; Saur et al. 2006).

Longitudinale fMRT-Studien zur motorischen Erholung haben gezeigt, dass die Aktivitätsänderungen nach Schlaganfall sowohl vom Zeitpunkt als auch vom klinischen Defizit abhängen (◘ Abb. 40.3). Auf Basis von klinischen als auch pathophysiologischen Kriterien er-

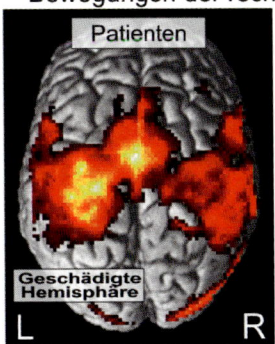
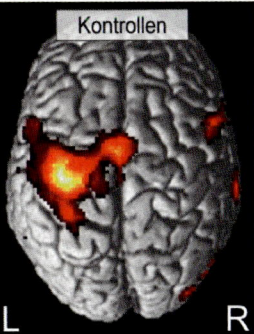
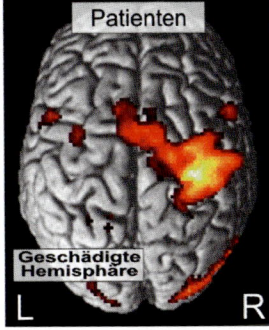
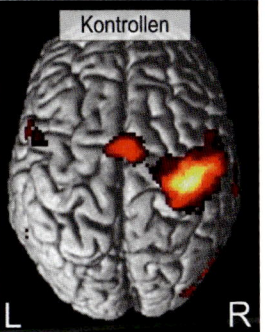

◘ **Abb. 40.2** Kortikale Überaktivität nach Schlaganfall. **a** Patienten weisen bei Bewegungen der paretischen Hand erhöhte BOLD-Aktivität in beiden Hemisphären auf. Man beachte auch die deutliche Überaktivität des supplementärmotorischen Areals sowie kontraläsioneller Areale. **b** Bewegungen der nichtbetroffenen Hand unterscheiden sich statistisch nicht von gesunden Kontrollen. (Aus Grefkes et al. 2008; mit freundlicher Genehmigung von John Wiley and Sons)

folgt in solchen zeitbezogenen Bildgebungsstudien die Einteilung der Schlaganfallstadien in die Kategorien akut, subakut und chronisch. Es gibt jedoch keine anerkannte Definition für die Zeiträume dieser Stadien, was auch darin begründet ist, dass es unterschiedliche Kriterien für eine solche Einteilung gibt. Für Bildgebungsexperimente zum motorischen System hat sich folgende Zeiteinteilung bewährt, wobei die Trennlinien zwischen den Stadien keinesfalls scharf sind (Rehme et al. 2012):

Stadieneinteilung nach Schlaganfall

- Akut: Tag 1 bis Tag 14 (Hospitalisierungsphase)
- Subakut: Woche 3 bis Woche 12 (Rehabilitationsphase)
- Früh chronisch: ab Woche 13 (Monat 4)
- Spät chronisch: ab 1 Jahr

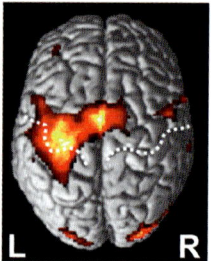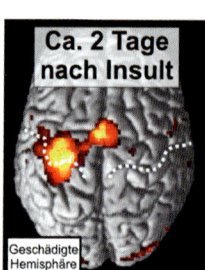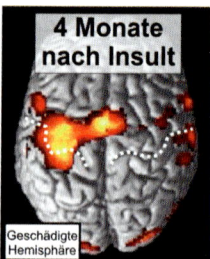
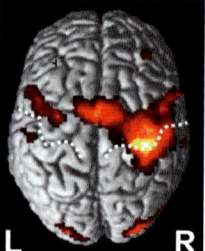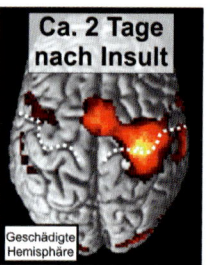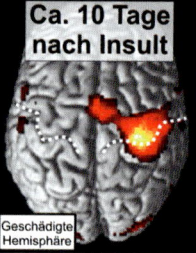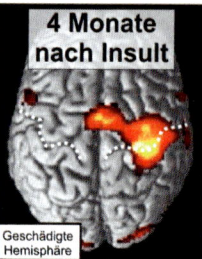
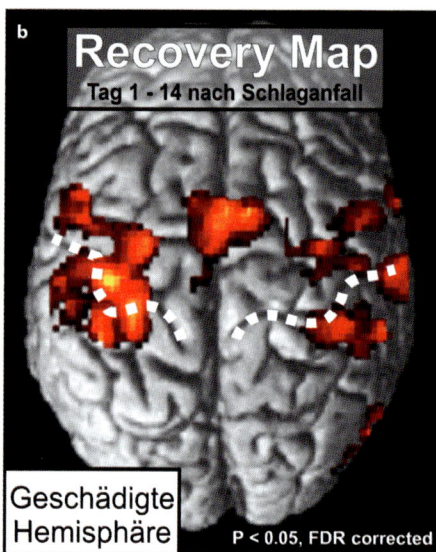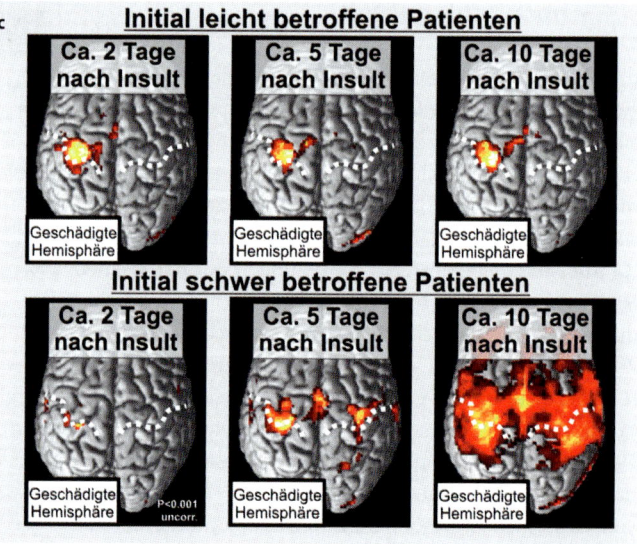

Abb. 40.3 a–c Longitudinale Reorganisation motorischer Aktivität nach Schlaganfall. **a** Ein Schlaganfall führt nicht direkt zu einer pathologischen Überaktivität der Hemisphären, sondern in einem Zeitraum von mehreren Tagen und (wenigen) Wochen. Hierbei handelt es sich aber nur um ein transientes Phänomen, da nach 4 Monaten post insultum die Aktivitätsniveaus beider Hemisphären wieder reduziert sind. **b** Der Anstieg des BOLD-Signals in der Frühphase nach Schlaganfall korreliert mit einer besseren motorischen Erholung in dieser Zeit (hier dargestellt: Korrelation zwischen dem Aktivitätsanstieg des BOLD-Signals und der Verbesserung motorischer Scores, s. Rehme et al. 2011b). **c** Der initiale Schweregrad der Parese spiegelt sich im Aktivitätsmuster wider. Bei leicht betroffenen Patienten mit nur wenig beeinträchtigter Feinmotorik ist das BOLD-Aktivierungsmuster nicht verändert. Dagegen weisen Patienten mit schwerer Handfunktionsstörung einen weitgehenden »Zusammenbruch« des Aktivitätsniveaus auf, entwickeln dann aber eine ausgeprägte Überaktivität in beiden Hemisphären. (Aus Rehme et al. 2011b; mit freundlicher Genehmigung von Oxford University Press)

Bei einem Großteil der Patienten, insbesondere bei denjenigen mit initial schwereren motorischen Defiziten, kommt es in den ersten 4 Wochen post insultum zu einem Anstieg der BOLD-Aktivität sowohl ipsiläsionell als auch kontraläsionell (Rehme et al. 2011b; Tombari et al. 2004; Ward et al. 2003) (Abb. 40.3a). In der Akutphase korreliert der Aktivitätsanstieg in einer Reihe von Arealen mit dem Ausmaß der frühen motorischen Erholung (Rehme et al. 2011b) (◘ Abb. 40.3b). Im Laufe der nächsten 12 Monate geht diese »Überaktivität« jedoch häufig wieder auf das Aktivierungsniveau von gesunden Kontrollprobanden zurück, insbesondere bei Patienten mit guter klinischer Erholung (Ward et al. 2003). In der chronischen Phase können aber dennoch durch Trainingsmaßnahmen signifikante Änderungen im Aktivierungsniveau erzielt werden. So haben Johansen-Berg und Kollegen (2002a) zeigen können, dass ein Training der paretischen Hand bei Patienten 6 Monate nach dem Schlaganfallereignis zu einem Anstieg des BOLD-Signals im ipsiläsionellen **dorsalen Prämotorkortex** (dPMC) führt, insbesondere bei Patienten mit gutem Trainingserfolg. Darüber hinaus kann eine Störung der dPMC-Aktivität durch transkranielle Magnetstimulation (TMS) über der ipsiläsionellen oder der kontraläsionellen Hemisphäre zu einer Verschlechterung der motorischen Leistung der paretischen Hand von Schlaganfallpatienten führen, was bei dPMC-Stimulation von gesunden Kontrollgruppen nicht auftritt (Fridman et al. 2004; Johansen-Berg et al. 2002b). Diese Erkenntnisse legen einen kausalen Zusammenhang zwischen der Aktivität prämotorischer Areale und der Wiederherstellung der Funktion der betroffenen Hand nahe.

Im Gegensatz dazu wird die Rolle des kontraläsionellen primärmotorischen Kortex (M1) für die Erholung der Motorik kontrovers diskutiert. Rehme und Kollegen (2011b) wiesen nach, dass eine Erhöhung der kontraläsionellen M1-Aktivität während der ersten 10 Tage nach einem Schlaganfall mit dem Grad der Verbesserung motorischer Parameter positiv korreliert (◘ Abb. 40.3b), insbesondere bei Patienten mit initial stärker ausgeprägten motorischen Defiziten (◘ Abb. 40.3c). Diese Aktivitätsänderungen lassen auf eine unterstützende Rolle von M1 zur Wiederherstellung motorischer Funktionen in der frühen Phase nach einem Schlaganfall schließen. Für die chronische Phase sind die Befunde z. T. widersprüchlich. Patienten mit schlechterem motorischen Outcome in der chronischen Phase zeigen signifikant mehr Überaktivität in der kontraläsionellen Hemisphäre als Patienten mit guter Erholung (Schaechter et al. 2008; Wang et al. 2011). Lotze und Kollegen (2006) berichten, dass eine Störung der kontraläsionellen M1-Aktivität durch TMS eine motorische Verschlechterung der betroffenen Hand bei chronisch kranken Schlaganfallpatienten (>8 Monate post insultum) mit Infarkten der **Capsula interna** bewirken kann. Andere Studien ergaben jedoch gegenteilige Ergebnisse bezüglich des Einflusses des kontraläsionellen M1 auf die motorischen Funktionen der paretischen Hand: So konnte von verschiedenen Arbeitsgruppen gezeigt werden, dass eine Hemmung der kontraläsionellen M1-Erregbarkeit durch repetitive TMS(rTMS)-Protokolle zu einer Verbesserung der motorischen Leistung der betroffenen Hand in der subakuten (Nowak et al. 2008; 1–4 Monate nach Schlaganfall), subakuten bis chronischen (Mansur et al. 2005; <12 Monate) oder chronischen Phase nach einem Infarkt (Takeuchi et al. 2005; 7–54 Monate) führen kann.

Einfluss der Läsion auf Reorganisation und Funktionserholung

Schlaganfallpatienten, die unter motorischen Symptomen leiden, zeigen oft Schädigungen des **kortikospinalen Trakts (Tractus corticospinalis)**. Dieses mächtige Faserbahnbündel verbindet Neurone des sensomotorischen Kortex mit dem Hirnstamm bzw. dem Rückenmark. Eine Schädigung des kortikospinalen Trakts erfolgt häufig durch Infarkte, die den hinteren Schenkel der Capsula interna betreffen.

> **Motorische Störungen finden sich meist bei Läsionen im mittleren Drittel des Crus posterius der Capsula interna.**

Über den kortikospinalen Trakt kommunizieren aber nicht nur Neurone aus M1, sondern auch Neurone höherer motorischer Areale wie beispielsweise der laterale prämotorische Kortex (PMC) und das **supplementärmotorische Areal (SMA)** mit den α-Motoneuronen im Vorderhorn des Rückenmarks (Dum u. Strick 2002). Der Anteil von SMA-Axonen am gesamten kortikospinalen Trakt beträgt mindestens 10 % (Nachev et al. 2008). Auch andere prämotorische Areale besitzen direkte Projektionen zum spinalen Zervikalmark. Diese Mehrfachinnervation spinaler Motoneurone ermöglicht wahrscheinlich eine Kompensation geschädigter M1-Neurone bzw. deren absteigender Bahnen. Auch das Potenzial zur motorischen **Funktionserholung** hängt direkt vom Ausmaß der Schädigung des kortikospinalen Trakts ab: Je mehr M1-Axone durch eine Ischämie geschädigt wurden, desto weniger erfolgreich ist die motorische Erholung und desto stärker die Rekrutierung sekundärmotorischer Areale wie SMA oder PMC zur Kompensation der M1-Dysfunktion (Newton et al. 2006; Stinear et al. 2007). DTI-Studien beim Menschen legen nahe, dass hierfür insbesondere Neurone im dPMC relevant sind (Schulz et al. 2012), was gut zu den oben beschriebenen TMS-Interventionsstudien passt (Johansen-Berg et al. 2002b). Neben Läsionen des kortikospinalen Trakts scheint nach neuester Studienlage auch eine Degeneration transkallosaler Projektionen das Ausmaß motorischer Störungen nach Schlaganfall zu beeinflussen. So konnten Wang und Kollegen (2011) einen Zusammenhang aufdecken zwischen dem Schweregrad motorischer Symptome, dem Ausmaß der bilateralen Überaktivität und dem Grad der Schädigung von Axonen, die durch das Corpus callosum zu sensomotorischen Arealen der Gegenseite ziehen. Somit könnten sich Aktivitätsstörungen der »gesunden« Hemisphäre aufgrund einer **Waller-Degeneration** interhemisphärischer Faserbahnen entwickeln.

> Eine Schlaganfallläsion kann die neurale Aktivität von entfernten Arealen beeinflussen.

40.4 Schlaganfall und Konnektivität

Die Idee, dass eine Hirnläsion nicht nur lokale Auswirkungen besitzt, ist nicht neu (Grefkes u. Fink 2011). Bereits zu Beginn des letzten Jahrhunderts hat Constantin von Monakow das Konzept der **Diaschisis** (griechische Wortschöpfung für »zerrissen«/»zerspalten«) eingeführt. Im ursprünglichen Sinne war hiermit gemeint, dass die Schädigung eines Areals auch die Aktivität aller mit dieser Schädigung verbundenen Regionen reduziert (Feeney u. Baron 1986; von Monakow 1914). Heute wird dieser Begriff aber meist eher im Sinne einer generellen Störung des Netzwerks verstanden, sodass auch ein **Aktivitätsanstieg** infolge von verringerter Inhibition (Disinhibition) unter dieses Konzept fällt.

> **Definition**
> Diaschisis beschreibt eine Störung im Aktivitätsniveau einer Hirnregion, welche durch eine entfernt gelegene Läsion hervorgerufen wird.

Netzwerksimulationsstudien haben gezeigt, dass der Grad der Netzwerkstörung stark von der Lokalisation einer Läsion abhängt. So führen Läsionen von Regionen, z. B. von posterior-parietalen Arealen, welche eine Reihe von Langstreckenverbindungen aufweisen (sog. **Hubs**, ▶ Abschn. 28.3.1), zu weitaus schwerwiegenderen und ausgedehnteren Störungen der funktionellen Konnektivität als Läsionen, die Regionen mit nur wenigen, meist lokalen Verbindungen betreffen (Honey u. Sporns 2008). Dabei bleibt die durch die Läsion ausgelöste funktionelle Störung auf das **Netzwerk** begrenzt, in welchem sich die Läsion befindet. So haben Nomura und Kollegen den Effekt einer Läsion auf 2 funktionell unabhängige Netzwerke untersucht und hierbei zeigen können, dass nur die Areale des Netzwerks, in welchem die Läsion zu finden war, eine Störung im Informationsfluss aufwiesen, wohingegen Areale aus dem anderen Netzwerk keine Änderungen ihrer Eigenschaften zeigten (Nomura et al. 2010).

40.4.1 Störungen der Resting-State-Konnektivität

Eine Reihe von Studien haben schlaganfallbedingte Störungen in der Resting-State(Ruhezustand)-Konnektivität von motorischen Arealen nachweisen können (Grefkes u. Fink 2011). In diesen Studien wird nach einem statistischen Zusammenhang im Zeitserienverlauf des BOLD-Signals gefahndet. Die Annahme hierbei ist, dass 2 Areale eine **funktionelle Konnektivität** aufweisen, wenn ihre Aktivitätsverläufe ausreichend hoch miteinander korreliert sind (Friston 1994). Wichtig hierbei ist zu betonen, dass eine Korrelation keine Aussage erlaubt, in welche Richtung der Zusammenhang besteht. Im Resting-State-Experiment mit Ratten zeigt sich, dass es in den ersten Tagen nach einem Schlaganfall zu einem Verlust der Konnektivität zwischen den beiden primärsensomotorischen Kortizes kommt (van Meer et al. 2010). Der Wiedergewinn von motorischen Fähigkeiten über die Zeit ist mit einem Wiederanstieg der interhemisphärischen Resting-State-Konnektivität assoziiert. In einer weiteren Studie konnten die Autoren zeigen, dass sich solche Störungen in der funktionellen Konnektivität von fMRT-Zeitreihen auch in EEG-Kohärenzanalysen reproduzieren lassen (van Meer et al. 2012). Darüber hinaus gehen Änderungen in der fMRT- und EEG-Konnektivität auch mit einem Verlust der strukturellen Integrität des kortikospinalen Trakts und transkallosaler Faserbahnen einher. Bei einer histologischen Aufarbeitung der Rattengehirne konnte nachgewiesen werden, dass es sich hierbei um transiente Demyelinisierungsprozesse handelt (van Meer et al. 2012).

Beim Menschen konnten ähnliche Änderungen der Resting-State-fMRT-Konnektivität für das motorische System bei Patienten mit **Paresen** (Carter et al. 2010), für das Sprachsystem bei **Aphasikern** (Warren et al. 2009) und das Aufmerksamkeitssystem bei Patienten mit **Neglekt** (He et al. 2007) nachgewiesen werden. Eine koreanische Arbeitsgruppe konnte jüngst darlegen, dass eine höhere Resting-State-Konnektivität des ipsiläsionellen M1 mit kontraläsionellen Arealen in der Frühphase eines Schlaganfalls mit einem besseren motorischen Outcome nach 6 Monaten korreliert (Park et al. 2011).

> Der Verlust der interhemisphärischen Resting-State-Konnektivität und deren Restitution nach einem Schlaganfall spiegeln den klinischen Verlauf wider. Dies impliziert einen Zusammenhang zwischen dem Grad des neurologischen Defizits und Störungen der interhemisphärischen Konnektivität.

Jedoch scheint die stärkere Einbindung der kontraläsionellen Hemisphäre in das reorganisierte Netzwerk die **Netzwerkeffizienz** global herabzusetzen. Wang und Kollegen haben **graphtheoretische Analyseverfahren** (▶ Kap. 28) eingesetzt, um die Topologie des Informationsaustausches im sensomotorischen System von der Akutphase bis in die chronische Phase nach Schlaganfall zu untersuchen. Hier zeigte sich, dass die Steigerung der funktionellen Konnektivität des ipsiläsionellen M1 im Laufe der Erholung mit einem Verlust lokaler Netzwerkstrukturen (vermindertes

Motorische Konnektivität bei Gesunden und Patienten

a Endogene Kopplung bei Gesunden — Signifikante Unterschiede bei Patienten

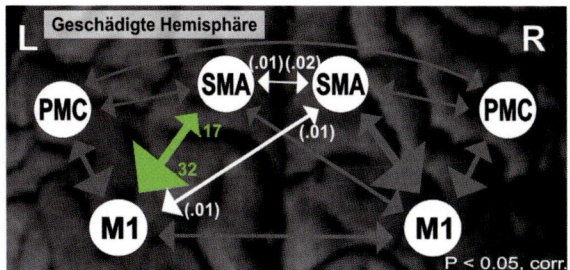

b Hand-spezifische Modulation der Kopplung bei Gesunden — Signifikante Unterschiede bei Patienten

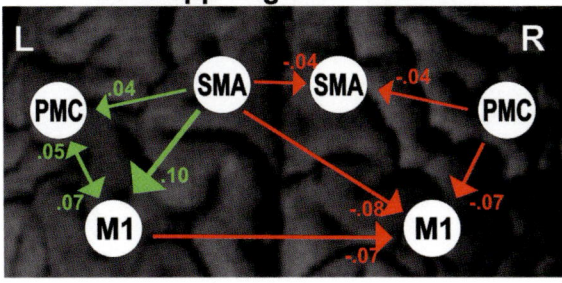
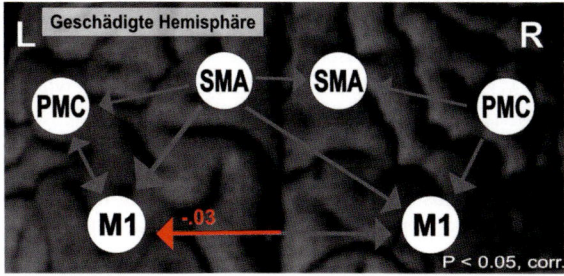

n = 12

Bewegungen der rechten/paretischen Hand

Abb. 40.4 Effektive Konnektivität des motorischen Systems bei Gesunden und Schlaganfallpatienten mittels »dynamic causal modelling« (DCM). **a** Handbewegungsunabhängige Kopplung der Areale (endogene Konnektivität, DCM-A; für nähere Erläuterungen ▶ Kap. 28). Hier findet sich bei Schlaganfallpatienten eine signifikante Reduktion der ipsiläsionellen SMA-M1-Kopplung, welche mit dem motorischen Defizit korreliert. *Grüne Pfeile* kodieren eine Förderung der Aktivität im Zielareal, *rote Pfeile* eine Inhibition. Die *weißen Pfeile* stellen einen Verlust der Kopplung dar. Die *grauen Pfeile* stellen Kopplungen dar, die sich nicht von den gesunden Kontrollen unterscheiden. **b** Der handspezifische Einfluss auf die interregionale Kopplung (DCM-B) zeigt bei den Patienten eine zusätzliche Inhibition, welche vom M1 der kontraläsionellen Hemisphäre ausgeht und den M1 der geschädigten Hemisphäre hemmt. Das Ausmaß dieser Inhibition korreliert mit dem motorischen Defizit der Patienten. (Aus Grefkes et al. 2008; mit freundlicher Genehmigung von John Wiley and Sons)

Clustering) und somit mit einer verringerten »Small-world«-Architektur einherging (Wang et al. 2010). Ein solches Netzwerk ist nicht mehr auf einen besonders effizienten Informationsaustausch zwischen den Regionen optimiert, was eine erhöhte Vulnerabilität hinsichtlich Störvariablen impliziert. Dies könnte die klinische Beobachtung erklären, dass sich bei chronischen Schlaganfallpatienten die Funktionen erholter Systeme unter Müdigkeit oder innerer Anspannung leicht verschlechtern und sogar erneut in voller Schwere hervorbrechen können, wenn ein weiterer Schlaganfall die gegenseitige (zuvor »gesunde«) Hemisphäre betrifft (Yamamoto et al. 2007).

40.4.2 Störungen der effektiven Konnektivität

Im Gegensatz zu den oben vorgestellten Resting-State-Studien, in welchen Konnektivität als eine Korrelation von Zeitserienverläufen zweier Areale definiert ist und somit keine Direktionalität des Zusammenhangs widerspiegelt, berechnen Modelle der **effektiven Konnektivität** den Einfluss, den ein Areal auf die Aktivität eines anderen Areals ausübt (Friston 1994). Solche Modellierungen werden im Gegensatz zu den oben besprochenen Resting-State-Korrelationen in der Regel auf fMRT-Datensätze im aktivierten Zustand angewendet. Beispielsweise sind bei Gesunden Bewegungen der rechten oder linken Hand mit einem verstärkten Einfluss der jeweils kontralateral zur bewegten Hand gelegenen prämotorischen Areale auf M1 assoziiert (Grefkes et al. 2008) (■ Abb. 40.4). Gleichzeitig wird die Aktivität von M1 ipsilateral zur bewegten Hand gehemmt. Bei Schlaganfallpatienten mit Feinmotorikstörung findet sich zum einen eine signifikant niedrigere Kopplung der ipsiläsionellen SMA mit dem ipsiläsionellen M1 (■ Abb. 40.4a). Das Ausmaß dieser Hypokonnektivität korreliert hierbei mit dem Handmotorikdefizit. Darüber hinaus zeigt sich eine charakteristische, handspezifische Störung in der effektiven Konnektivität der beiden primärmotorischen Kortizes. Während bei gesunden Probanden der M1 kontralateral zur bewegten Hand einen hemmenden Einfluss auf den ipsilateralen M1 ausübt, findet sich bei Schlaganfallpatienten eine zusätzliche Hemmung des M1 der geschädigten Hemisphäre, welche vom motorischen Kortex der nichtgeschädigten Hemisphäre ausgeht (Abb. 40.4b). Das Ausmaß dieser verstärkten Rückinhibition korreliert signifikant mit dem individuellen Ausmaß des Handmotorikdefizits. Interessanterweise liegen die ischämischen Läsionen der Patienten in der Tiefe der weißen Substanz im Bereich der Basalganglien, sodass die Kopplungsstörungen auf kortikaler Ebene nicht auf eine direkte Schädigung der untersuchten Areale oder deren anatomische Verbindungen untereinander zurückzuführen sind.

Diese Befunde weisen auf eine maladaptive Reorganisation hin, infolge derer die gesunde Hemisphäre den Motorkortex der geschädigten Hemisphäre inhibiert. Eine gestörte interhemisphärische Inhibition auf Ebene der beiden M1 konnte auch durch TMS-Studien nachgewiesen werden (Duque et al. 2005; Murase et al. 2004).

> Schlaganfallpatienten zeigen einen verminderten Einfluss prämotorischer Areale auf den ipsiläsionellen M1 sowie eine pathologisch erhöhte interhemisphärische Inhibition.

Störungen der effektiven Konnektivität motorischer Areale lassen sich bereits in den ersten Tagen nach einem Schlaganfall nachweisen. Rehme und Kollegen (2011a) haben Patienten mit Hemiparese infolge eines erstmaligen ischämischen Schlaganfalls zu 3 Messzeitpunkten untersucht (Abb. 40.5). Die erste fMRT-Messung (Paradigma: Faustschlussbewegungen mit der rechten oder linken Hand) wurde bereits in den ersten 3 Tagen nach dem Schlaganfall durchgeführt. Hier zeigte die Analyse der effektiven Konnektivität ausgedehnte Störungen der intra- sowie interhemisphärischen Konnektivität motorischer Areale (Abb. 40.5b). Zum einen sind zu diesem Zeitpunkt Bewegungen der paretischen Hand mit einer Herabsetzung fördernder Einflüsse auf den ipsiläsionellen M1 assoziiert, zum anderen zeigt sich eine deutliche Abschwächung der interhemisphärischen Inhibition auf kontraläsionelle Areale. Ähnlich zu den oben vorgestellten Befunden von Grefkes und Kollegen (2008) korrelierte das Ausmaß der Kopplungsreduktion zwischen Prämotorkortex und ipsiläsionellem M1 mit dem Schweregrad der motorischen Einschränkungen. Bei der zweiten Messung etwa 2 Wochen nach dem Schlaganfall kam es zu einer Restitution der Konnektivität insbesondere in der geschädigten Hemisphäre (Abb. 40.5c). Bemerkenswert an dieser Phase war, dass der kontraläsionelle M1 nun einen fördernden Einfluss auf den Motorkortex der geschädigten Phase aufwies, insbesondere bei Patienten mit stärkeren motorischen Defiziten.

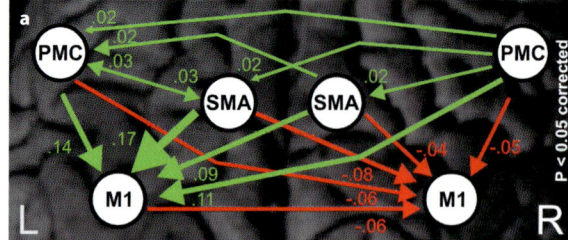
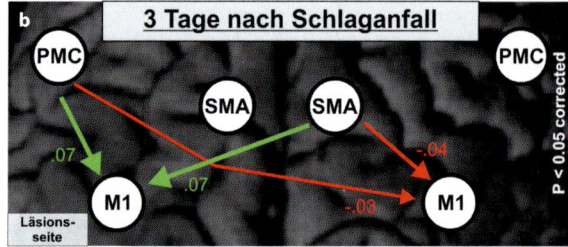
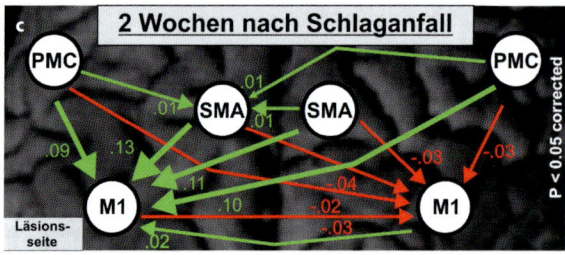
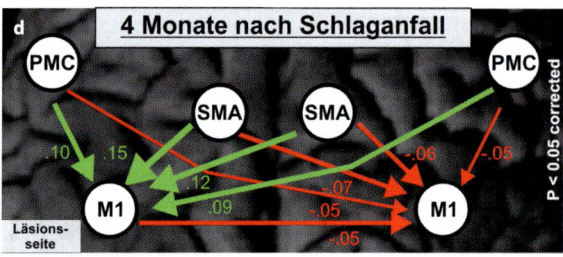

 Abb. 40.5 a–d Longitudinale Veränderung der effektiven Konnektivität (DCM-B) nach Schlaganfall. **a** Effektive Konnektivität bei Bewegungen der rechten Hand, berechnet für eine Gruppe (n=12) gesunder Probanden. **b** In den ersten Tagen nach einem subkortikalen Insult kommt es zu einer ausgeprägten Störung der kortikalen Kopplung innerhalb und zwischen den Hemisphären. **c** Die frühe motorische Erholung ist gekennzeichnet durch eine Restitution der kortikalen Konnektivität, insbesondere für exzitatorische Einflüsse. In dieser Phase findet sich ein positiver Einfluss des kontraläsionellen M1. Die inhibitorischen Kopplungen sind weiterhin signifikant vermindert im Vergleich zu den gesunden Kontrollen. **d** Weitgehende Normalisierung der Kopplung im chronischen Stadium bei guter klinischer Erholung. (Aus Rehme et al. 2011a; mit freundlicher Genehmigung von Elsevier)

40.4 · Schlaganfall und Konnektivität

> In der frühen Subakutphase findet sich für die kontraläsionelle Hemisphäre ein unterstützender Einfluss auf die Aktivität der geschädigten Hemisphäre.

Zum dritten Messzeitpunkt der Untersuchung ca. 4 Monate post insultum wiesen die meisten Patienten der Stichprobe eine gute Erholung der Handfunktion auf (◘ Abb. 40.5d). Die Konnektivitätsanalyse ergab hier eine Restitution insbesondere des inhibitorischen Einflusses, den die geschädigte Hemisphäre auf kontraläsionelle Areale während Bewegungen der initial paretischen Hand ausübt. Dieser Befund erklärt somit die Beobachtung aus früheren fMRT-Studien, dass die kortikale Überaktivität der gesunden Hemisphäre im Laufe der Zeit abnimmt (Tombari et al. 2004; Ward et al. 2003) (◘ Abb. 40.3a).

◘ Abb. 40.6 zeigt die individuelle Entwicklung der kortikalen Aktivität und Konnektivität für einen Schlaganfallpatienten, der initial hemiplegisch war, sich aber in den folgenden Wochen und Monaten sehr gut von diesem Defizit erholt hat. Die Analyse zeigt, dass die Rückkehr motorischer Funktionen (minimale Fingerbewegungen an Tag 9) mit einer Aktivitätssteigerung beider Hemisphären sowie einer deutlichen Hochregulation exzitatorischer Effekte assoziiert war, welche sich in den Folgetagen weiter konsolidierten. Mit Rückkehr der vollen Handfunktion tritt eine weitgehende Normalisierung der Konnektivität ein. Es bleibt jedoch ein unterstützender Effekt der kontraläsionellen Hemisphäre bestehen (◘ Abb. 40.6).

Jedoch wiesen in der Studie von Rehme et al. (2011a) auf Gruppenlevel nicht alle Patienten eine Normalisierung der Konnektivität auf. Insbesondere Patienten mit schlechterem motorischen Outcome 3–6 Monate nach dem Schlaganfall waren durch einen inhibitorischen Einfluss des kontraläsionellen M1 auf den ipsiläsionellen M1 charakterisiert. Dieser Befund deckt sich gut mit den Ergebnissen der weiter oben vorgestellten Querschnittsstudie (Grefkes et al. 2008). Somit kehrt sich bei einigen Patienten aus bisher ungeklärten Gründen der fördernde Einfluss des kontraläsionellen M1 in der frühen Subakutphase während der frühen chronischen Phase in einen hemmenden Einfluss um (Rehme et al. 2011a).

> Pathologische Inhibitionsphänomene zwischen den Hemisphären entstehen nicht unmittelbar, sondern erst einige Wochen bis Monate nach dem Schlaganfallereignis.

Analysen der effektiven Konnektivität wurden auch zur Vorstellung von Handbewegungen (»**motor imagery**«) durchgeführt. Sharma und Kollegen (2009) konnten zeigen, dass bei gut erholten Schlaganfallpatienten die Kopplung des dorsolateralen Präfrontalkortex (DLPFC) mit der SMA und dem lateralen Prämotorkortex im Vergleich zu gesunden Kontrollen signifikant erhöht ist. Weiterhin fan-

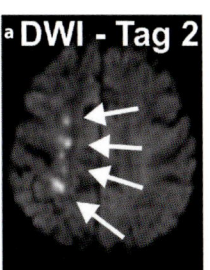
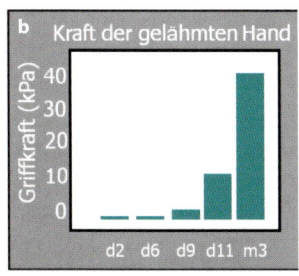
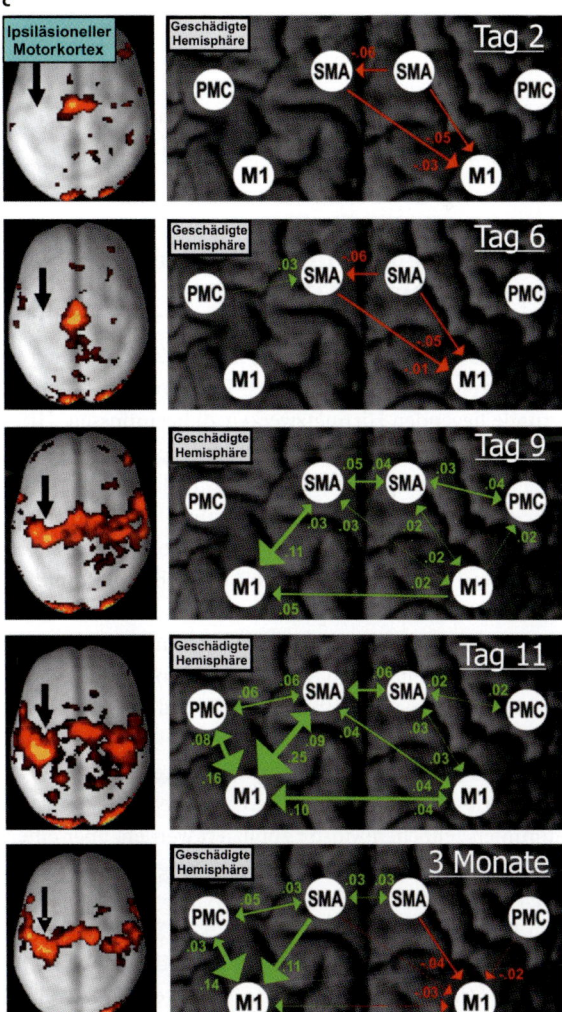

◘ Abb. 40.6 a–c Fallstudie zur Entwicklung der BOLD-Aktivität und der effektiven Konnektivität (DCM-B) bei einem ca. 85-jährigen Patienten, welcher einen erstmaligen Schlaganfall bei kardialer Emboliequelle erlitten hat. **a** DWI-MRT an Tag 2 zeigt multiple kleine Embolien im Territorium der A. cerebri media. **b** Vigorimetrie der Griffkraft der betroffenen Hand im Laufe der Erholung. In den ersten Tagen nach Schlaganfall (d2, d6) kann keine Kraft aufgebaut werden (Plegie), an Tag 9 (d9) sind minimale Fingerbewegungen beobachtbar, an Tag 11 (d11) können die Finger bereits zu einer Faust geschlossen werden. Nach 3 Monaten (m3) hat sich die Griffkraft auf das Niveau der gesunden Hand normalisiert. **c** Änderungen der BOLD-Aktivität und Konnektivität. Weitere Erläuterungen ▶ Text

den die Autoren eine verringerte effektive Konnektivität zwischen der SMA und dem lateralen Prämotorkortex. Diese Befundkonstellation wurde von Sharma und Kollegen als eine verstärkte kognitive Kontrolle bei der Planung einer Bewegung mit der paretischen Hand gewertet, was zu der guten klinischen Erholung der Patienten beigetragen haben könnte. Interessanterweise hat die »klassische« Analyse der fMRT-Aktivierungsdaten keinen Unterschied im BOLD-Signal zwischen Patienten und Kontrollprobanden ergeben, sodass Konnektivitätsanalysen sensitiver zu sein scheinen für die Untersuchung reorganisierter Netzwerke.

> **Der dorsolaterale Präfrontalkortex unterstützt die Reorganisation des motorischen Systems.**

40.5 Bildgebung und nichtinvasive Neuromodulation

Neuromodulative Verfahren haben das Ziel, motorische und kognitive Fähigkeiten durch Interferenz mit den zugrunde liegenden Hirnnetzwerken zu beeinflussen. Hierbei wird durch eine gezielte Stimulation einer Hirnregion versucht, pathologische Netzwerkzustände zu korrigieren. Wie bereits in ▶ Abschn. 40.3 erwähnt, stellt die **transkranielle Magnetstimulation (TMS)** ein schmerzfreies, nichtinvasives Verfahren dar, mit dem über die Applikation von ultrakurzen Magnetimpulsen im Hirngewebe ein elektrisches Feld induziert wird, wodurch eine fokale Reizung von neuronalen Somata bzw. Axonen erzielt werden kann (Barker et al. 1985; Diekhoff et al. 2011; Rothwell 1998). Bei der **repetitiven transkraniellen Magnetstimulation (rTMS)** wird die kortikale Erregbarkeit durch eine Serie von Magnetimpulsen, welche mit einem bestimmten zeitlichen Muster appliziert werden, über einen langzeitpotenzierungs(LTP)- bzw. langzeitdepressions(LDP)ähnlichen Effekt moduliert. Wie bei der Induktion von LTP und LDP (Bliss u. Lomo 1973; Malenka u. Bear 2004) bestimmt die Höhe der Frequenz die Wirkung. So führen Stimulationen um 1 Hz und weniger zu einer Verringerung der kortikalen Erregbarkeit, wohingegen hochfrequente Stimulationen im Bereich von 3 bis 20 Hz eine Fazilitierung erzeugen (Hummel u. Cohen 2006). Bei der **transkraniellen Gleichstromstimulation (TDCS, »transcranial direct current stimulation«)** wird über die Applikation eines schwachen Stromes (1–2 mA) die Erregbarkeit des Kortex unterhalb der Kathode abgeschwächt bzw. unter der Anode erhöht. Dieses Verfahren ist weniger fokal als eine rTMS, bietet aber Vorteile hinsichtlich der Patientensicherheit sowie der Anschaffungskosten und Mobilität.

> **rTMS und TDCS stellen vielversprechende Verfahren zur Interferenz mit pathologisch veränderten Netzwerken nach Schlaganfall dar.**

Eine Reihe von Studien hat gezeigt, dass durch rTMS und TDCS über M1 motorische Fähigkeiten von sowohl gesunden Probanden als auch Schlaganfallpatienten beeinflusst werden können (Grefkes u. Fink 2009; Hummel u. Cohen 2006b; Kobayashi et al. 2004; Sparing et al. 2009; Takeuchi et al. 2005). Eine Strategie hierbei ist, bei den Patienten die Erregbarkeit der kontraläsionellen Hemisphäre zu reduzieren, um somit die gestörte interhemisphärische Kompetition zu beeinflussen. So führt die Hemmung des kontraläsionellen M1 mittels inhibitorisch wirkender 1-Hz-rTMS zu einer signifikanten Verbesserung motorischer Funktionen der paretischen Hand von Schlaganfallpatienten (Nowak et al. 2008). Die Auswertung der Bildgebungsdaten zeigte, dass vor Beginn der rTMS-Behandlung die meisten Patienten eine »Überaktivität« beider Hemisphären bei Bewegungen der betroffenen Hand aufwiesen. Diese Überaktivität persistierte auch nach einer Kontrollstimulation über dem Vertex. Dagegen führte die Stimulation über dem kontraläsionellen M1 zu einer Reduktion der BOLD-Überaktivität nicht nur in der stimulierten Region, sondern auch in motorischen Arealen der Gegenseite, was einen Netzwerkeffekt der rTMS impliziert (Nowak et al. 2008) (◘ Abb. 40.7). Auch eine kathodale (d. h. hyperpolarisierende) TDCS über dem kontraläsionellen M1 kann über eine Abschwächung der interhemisphärischen Inhibition zu Verbesserungen der paretischen Hand führen (Fregni et al. 2005; Hummel et al. 2005; Zimerman et al. 2012). Auf neuraler Ebene lässt sich bei Schlaganfallpatienten nach kathodaler TDCS ein Anstieg in der BOLD-Aktivität des ipsiläsionellen M1 nachweisen (Stagg et al. 2012).

Solche Netzwerkeffekte inhibierender Stimulationsparadigmen lassen sich mithilfe von Analysen der effektiven Konnektivität nachvollziehen (Grefkes et al. 2010). Hier zeigt sich, dass durch eine rTMS des kontraläsionellen M1 das initial pathologische Interaktionsverhalten der motorischen Areale auf das Niveau von gesunden Kontrollprobanden normalisiert werden kann (◘ Abb. 40.7b). Gleichzeitig kommt es dabei auch zu einer Erhöhung zuvor pathologisch verminderter Kopplungsparameter, beispielsweise zwischen der SMA und dem M1 der geschädigten Hemisphäre (Grefkes et al. 2010). Somit haben fokal applizierte Hirnstimulationsverfahren auch Auswirkungen auf das Gesamtnetzwerk (Grefkes u. Fink 2011).

> **Eine inhibitorische rTMS-Behandlung der gesunden Hemisphäre hat nicht nur Auswirkungen auf interhemisphärische Interaktionen des stimulierten kontraläsionellen M1, sondern auch auf die Kopplung von Arealen in der geschädigten Hemisphäre.**

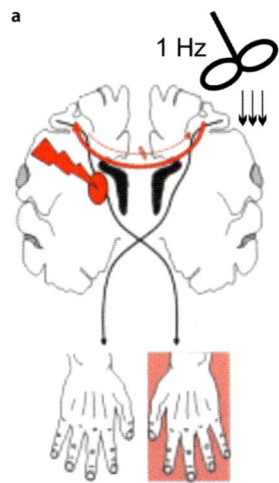
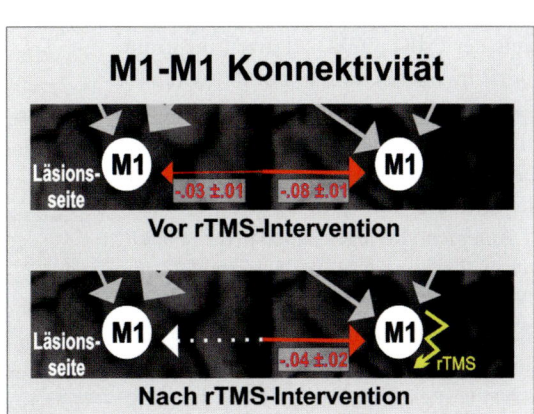
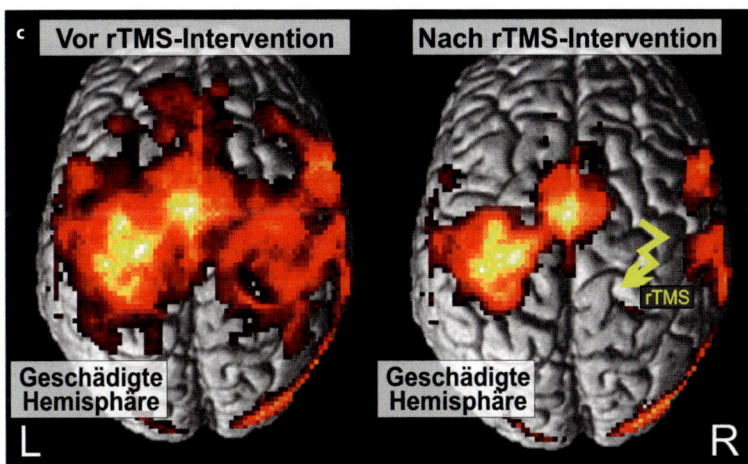

Abb. 40.7 a–c Nichtinvasive Neuromodulation mittels inhibitorischer 1-Hz-rTMS über dem kontraläsionellen M1. **a** Stimulationsort. **b** Effekt auf die gestörte effektive Konnektivität der beiden primärmotorischen Kortizes. Nach der Stimulation ist die kontraläsionell vermittelte Inhibition nicht mehr nachweisbar. **c** Die Applikation der rTMS führt nicht nur im stimulierten Bereich zu einer Abnahme der Überaktivität, sondern auch zu einer Fokussierung der Aktivität in der geschädigten Hemisphäre. Dieses nun »physiologisch« anmutende Aktivierungsmuster nach Stimulation ist mit einer Verbesserung der Greiffunktion der paretischen Hand assoziiert. (Aus Nowak et al. 2008, mit freundlicher Genehmigung von American Medical Association; aus Grefkes et al. 2010, mit freundlicher Genehmigung von Elsevier)

Die Wirksamkeit niedrigfrequenter rTMS-Protokolle scheint nicht von individuellen Faktoren wie »Zeit nach Schlaganfall« oder »Läsionsort« (z. B. kortikal, subkortikal) abzuhängen, wobei diese Aussagen auf nur kleinen Stichproben beruhen und somit keine ausreichende statistische Power für ein Null-Ergebnis besitzen. Neuere Studien legen nahe, dass eine rTMS-Intervention besonders effektiv ist, wenn sie mit einem motorischen Training kombiniert wird. So haben Avenanti und Kollegen chronische Schlaganfallpatienten für 10 Tage mit inhibitorischer 1-Hz-rTMS über dem kontraläsionellen M1 in Kombination mit Physiotherapie behandelt (Avenanti et al. 2012). Diese Intervention führte zu einer signifikanten Abnahme der interhemisphärischen Inhibition und zu einer Verbesserung von Griffkraft und Feinmotorik, welche auch noch 3 Monate nach Therapieende nachweisbar war.

> **Die Kombination von Hirnstimulation mit Training scheint besonders effizient für die Nachhaltigkeit der Interventionseffekte zu sein.**

Alternativ zur Suppression der kontraläsionellen Hemisphäre kann auch der Motorkortex der geschädigten Hemisphäre mit erregbarkeitssteigernden rTMS-/TDCS-Interventionsprotokollen stimuliert werden (Hummel et al. 2006; Khedr et al. 2005). Derartige Stimulationsprotokolle führen zu einer verbesserten Rekrutierung vor allem von ipsiläsionellen motorischen Arealen. So führt eine anodale TDCS über dem ipsiläsionellen M1 zu einer signifikanten Zunahme der fMRT-BOLD-Aktivität im stimulierten M1, bilateral im dorsalen Prämotorkortex und in der SMA, insbesondere bei Patienten, die einen besonders guten Verhaltenseffekt nach TDCS aufweisen. Auch hier findet sich wiederum ein systemischer Effekt im Sinne einer besseren Rekrutierung der »physiologischen« Netzwerkarchitektur. Ameli und Kollegen haben in der subakuten bis chronischen Phase nach einem Schlaganfall eine exzitatorisch wirkende 10-Hz-rTMS über dem ipsiläsionellen M1 von Patienten mit kortikalen und subkortikalen Schlaganfallläsionen eingesetzt und mit einer Scheinstimulation verglichen (Ameli et al. 2009). Vor und nach einer Stimulation wurde mit der fMRT die BOLD-Aktivität bei Bewegungen der paretischen oder gesunden Hand gemessen. Die Analyse der Daten ergab, dass Patienten mit subkortikalen Läsionen nach der rTMS höhere Fingertippgeschwindigkeiten der paretischen Hand aufwiesen, was mit einer »Normalisierung« der kortikalen Überaktivität verbunden war. Dagegen wiesen Patienten mit kortikalen Läsionen eine deutliche Verstärkung der bilateralen Überaktivität nach der Behandlung auf. Diese Verschlechterung des bereits zuvor pathologischen Aktivierungsmusters ging bei einigen Patienten sogar mit einer transienten Verlangsamung der Handfunktion einher. Insgesamt korrelierte die Stärke der BOLD-Aktivität im ipsiläsionellen M1 vor Stimulation mit dem rTMS-Effekt auf die Handmotorik. Dies impliziert, dass der Stimulationserfolg einer ipsiläsionellen rTMS von der Integrität des Stimulationsareals abhängt und bei Patienten, in denen der stimulierte M1 ein pathologisch verändertes Signal aufweist, weniger gut wirkt. Auch andere Studien haben gezeigt, dass eine Hirnstimulation mittels rTMS oder TDCS bei einigen Personen unwirksam bleiben kann (Bradnam et al. 2012; Hamada et al. 2012; Talelli et al. 2012).

Daher ist es notwendig, die biologischen Faktoren zu identifizieren, welche ein positives Ansprechen auf eine Hirnstimulation vorhersagen, um einen effizienten und sicheren Einsatz der nichtinvasiven Neuromodulation in der Rehabilitation von Schlaganfallpatienten gewährleisten zu können. Wie in den Studien von Nowak et al. (2008) und Ameli et al. (2009) dargestellt, kann hier die funktionelle Bildgebung helfen, »Biomarker« zu identifizieren, mithilfe derer Responder von Nonrespondern differenziert werden können.

> **Die funktionelle MRT kann Surrogatparameter liefern, die das Ansprechen auf eine Intervention zur Verbesserung neurologischer Funktionen prädizieren.**

Zusammenfassung und Ausblick

Ein Schlaganfall kann die komplexe Balance erregender und hemmender Einflüsse im motorischen Netzwerk kritisch stören. Hier wirkt sich eine ischämische Läsion nicht nur direkt auf die absteigenden motorischen Nervenbahnen (d. h. den kortikospinalen Trakt) aus, sondern auch auf die funktionelle Netzwerkstruktur kortikaler Areale beider Hemisphären. Funktionelle Bildgebungsstudien zeigen übereinstimmend, dass Bewegungen der vom Schlaganfall betroffenen Hand mit gesteigerter neuraler Aktivität insbesondere in der kontraläsionellen, d. h. »gesunden« Hemisphäre assoziiert sind. Die funktionelle Bedeutung dieser Überaktivität hängt vom Schweregrad des neurologischen Defizits sowie vom Faktor »Zeit nach Schlaganfall« ab. Insbesondere in der chronischen Phase scheint die Überaktivität für einen Teil der Patienten eher Ausdruck einer nicht-erfolgreichen bzw. maladaptiven Reorganisation zu sein. Hier zeigen Konnektivitätsanalysen, dass der kontraläsionelle M1 eine verstärkte Inhibition auf den ipsiläsionellen M1 ausübt. Nichtinvasive Hirnstimulationsverfahren können eingesetzt werden, diese Imbalance in der Netzwerkstruktur zu »korrigieren«, was sich in fMRT-Analysen meist als eine Normalisierung der Aktivitätsniveaus der Hemisphären widerspiegelt. Das Ansprechen auf eine Neuromodulation ist jedoch sehr variabel, sodass hier die fMRT die Möglichkeit bietet, bestimmte neurale Signaturen zu identifizieren, welche ein Ansprechen auf eine Hirnstimulation prädizieren.

Literatur

Ameli M, Grefkes C, Kemper F, Riegg FP, Rehme AK, Karbe H, Fink GR, Nowak DA (2009) Differential effects of high-frequency repetitive transcranial magnetic stimulation over ipsilesional primary motor cortex in cortical and subcortical middle cerebral artery stroke. Ann Neurol 66: 298–309

Avenanti A, Coccia M, Ladavas E, Provinciali L, Ceravolo MG (2012) Low-frequency rTMS promotes use-dependent motor plasticity in chronic stroke: a randomized trial. Neurology 78: 256–264

Barker AT, Jalinous R, Freeston IL (1985) Non-invasive magnetic stimulation of human motor cortex. Lancet 1: 1106–1107

Bliss TV, Lomo T (1973) Long-lasting potentiation of synaptic transmission in the dentate area of the anaesthetized rabbit following stimulation of the perforant path. J Physiol 232: 331–356

Bradnam LV, Stinear CM, Barber PA, Byblow WD (2012) Contralesional Hemisphere Control of the Proximal Paretic Upper Limb following Stroke. Cereb Cortex 22: 2662–2671

Carter AR, Astafiev SV, Lang CE, Connor LT, Rengachary J, Strube MJ, Pope DL, Shulman GL, Corbetta M (2010) Resting interhemispheric functional magnetic resonance imaging connectivity predicts performance after stroke. Ann Neurol 67: 365–375

Literatur

Chollet F, DiPiero V, Wise RJ, Brooks DJ, Dolan RJ, Frackowiak RS (1991) The functional anatomy of motor recovery after stroke in humans: a study with positron emission tomography. Ann Neurol 29: 63–71

Corbetta M, Kincade MJ, Lewis C, Snyder AZ, Sapir A (2005) Neural basis and recovery of spatial attention deficits in spatial neglect. Nat Neurosci 8: 1603–1610

Cramer SC (2008) Repairing the human brain after stroke: I. Mechanisms of spontaneous recovery. Ann Neurol 63: 272–287

Diekhoff S, Uludag K, Sparing R, Tittgemeyer M, Cavusoglu M, von Cramon DY, Grefkes C (2011) Functional localization in the human brain: Gradient-Echo, Spin-Echo, and arterial spin-labeling fMRI compared with neuronavigated TMS. Hum Brain Mapp 32: 341–357

Dum RP, Strick PL (2002) Motor areas in the frontal lobe of the primate. Physiol Behav 77: 677–682

Duque J, Hummel F, Celnik P, Murase N, Mazzocchio R, Cohen LG (2005) Transcallosal inhibition in chronic subcortical stroke. NeuroImage 28: 940–946

Feeney DM, Baron JC (1986) Diaschisis. Stroke 17: 817–830

Fregni F, Boggio PS, Mansur CG, Wagner T, Ferreira MJ, Lima MC, Rigonatti SP, Marcolin MA, Freedman SD, Nitsche MA, Pascual-Leone A (2005) Transcranial direct current stimulation of the unaffected hemisphere in stroke patients. Neuroreport 16: 1551–1555

Fridman EA, Hanakawa T, Chung M, Hummel F, Leiguarda R, Cohen LG (2004) Reorganization of human premotor cortex after stroke recovery. Brain 127: 747–758

Friston KJ (1994) Functional and effective connectivity in neuroimaging: a synthesis. Hum Brain Mapp 2: 56–78

Gerloff C, Bushara K, Sailer A, Wassermann EM, Chen R, Matsuoka T et al. (2006) Multimodal imaging of brain reorganization in motor areas of the contralesional hemisphere of well recovered patients after capsular stroke. Brain 129: 791–808

Grefkes C, Fink GR (2009) Functional Neuroimaging and Neuromodulation: Effects of Transranial Magnetic Stimulation on Cortical Networks in Healthy Subjects and Patients. Klin Neurophysiol 40: 239–247

Grefkes C, Fink GR (2011) Reorganization of cerebral networks after stroke: new insights from neuroimaging with connectivity approaches. Brain 134: 1264–1276

Grefkes C, Nowak DA, Eickhoff SB, Dafotakis M, Kust J, Karbe H, Fink GR (2008) Cortical connectivity after subcortical stroke assessed with functional magnetic resonance imaging. Ann Neurol 63: 236–246

Grefkes C, Nowak DA, Wang LE, Dafotakis M, Eickhoff SB, Fink GR (2010) Modulating cortical connectivity in stroke patients by rTMS assessed with fMRI and dynamic causal modeling. NeuroImage. 50: 234–243

Hamada M, Murase N, Hasan A, Balaratnam M, Rothwell JC (2012) The Role of Interneuron Networks in Driving Human Motor Cortical Plasticity. Cereb Cortex [Epub ahead of print]

He BJ, Snyder AZ, Vincent JL, Epstein A, Shulman GL, Corbetta M (2007) Breakdown of functional connectivity in frontoparietal networks underlies behavioral deficits in spatial neglect. Neuron 53: 905–918

Honey CJ, Sporns O (2008) Dynamical consequences of lesions in cortical networks. Hum Brain Mapp 29: 802–809

Hummel FC, Cohen LG (2006) Non-invasive brain stimulation: a new strategy to improve neurorehabilitation after stroke? Lancet Neurol 5: 708–712

Hummel F, Celnik P, Giraux P, Floel A, Wu WH, Gerloff C, Cohen LG (2005) Effects of non-invasive cortical stimulation on skilled motor function in chronic stroke. Brain 128: 490–499

Hummel FC, Voller B, Celnik P, Floel A, Giraux P, Gerloff C, Cohen LG (2006) Effects of brain polarization on reaction times and pinch force in chronic stroke. BMC Neurosci 7: 73

Johansen-Berg H, Dawes H, Guy C, Smith SM, Wade DT, Matthews PM (2002a) Correlation between motor improvements and altered fMRI activity after rehabilitative therapy. Brain. 125: 2731–2742

Johansen-Berg H, Rushworth MF, Bogdanovic MD, Kischka U, Wimalaratna S, Matthews PM (2002b) The role of ipsilateral premotor cortex in hand movement after stroke. Proc Natl Acad Sci USA 99: 14518–14523

Khedr EM, Ahmed MA, Fathy N, Rothwell JC (2005) Therapeutic trial of repetitive transcranial magnetic stimulation after acute ischemic stroke. Neurology 65: 466–468

Kobayashi M, Hutchinson S, Theoret H, Schlaug G, Pascual-Leone A (2004) Repetitive TMS of the motor cortex improves ipsilateral sequential simple finger movements. Neurology 62: 91–98

Kwakkel G, Kollen BJ, Wagenaar RC (2002) Long term effects of intensity of upper and lower limb training after stroke: a randomised trial. J Neurol Neurosurg Psychiatry 72:473-479

Lotze M, Markert J, Sauseng P, Hoppe J, Plewnia C, Gerloff C (2006) The role of multiple contralesional motor areas for complex hand movements after internal capsular lesion. J Neurosci 26: 6096–6102

Malenka RC, Bear MF (2004) LTP and LTD: an embarrassment of riches. Neuron 44: 5–21

Mansur CG, Fregni F, Boggio PS, Riberto M, Gallucci-Neto J, Santos CM, Wagner T, Rigonatti SP, Marcolin MA, Pascual-Leone A (2005) A sham stimulation-controlled trial of rTMS of the unaffected hemisphere in stroke patients. Neurology 64: 1802–1804

Maulden SA, Gassaway J, Horn SD, Smout RJ, DeJong G (2005) Timing of initiation of rehabilitation after stroke. Arch Phys Med Rehabil 86: S34–S40

Murase N, Duque J, Mazzocchio R, Cohen LG (2004) Influence of interhemispheric interactions on motor function in chronic stroke. Ann Neurol 55: 400–409

Nachev P, Kennard C, Husain M (2008) Functional role of the supplementary and pre-supplementary motor areas. Nat Rev Neurosci 9: 856–869

Newton JM, Ward NS, Parker GJ, Deichmann R, Alexander DC, Friston KJ, Frackowiak RS (2006) Non-invasive mapping of corticofugal fibres from multiple motor areas – relevance to stroke recovery. Brain 129: 1844–1858

Nomura EM, Gratton C, Visser RM, Kayser A, Perez F, D'Esposito M (2010) Double dissociation of two cognitive control networks in patients with focal brain lesions. Proc Natl Acad Sci USA 107: 12017–12022

Nowak DA, Grefkes C, Dafotakis M, Eickhoff S, Kust J, Karbe H, Fink GR (2008) Effects of low-frequency repetitive transcranial magnetic stimulation of the contralesional primary motor cortex on movement kinematics and neural activity in subcortical stroke. Arch Neurol 65: 741–747

Nudo RJ, Wise BM, SiFuentes F, Milliken GW (1996) Neural substrates for the effects of rehabilitative training on motor recovery after ischemic infarct. Science 272: 1791–1794

Park CH, Chang WH, Ohn SH, Kim ST, Bang OY, Pascual-Leone A, Kim YH (2011) Longitudinal changes of resting-state functional connectivity during motor recovery after stroke. Stroke 42: 1357–1362

Rehme AK, Eickhoff SB, Wang LE, Fink GR, Grefkes C (2011a) Dynamic causal modeling of cortical activity from the acute to the chronic stage after stroke. NeuroImage 55: 1147–1158

Rehme AK, Fink GR, Cramon DY, Grefkes C (2011b) The role of the contralesional motor cortex for motor recovery in the early days after stroke assessed with longitudinal fMRI. Cereb Cortex 21: 756–768

Rehme AK, Eickhoff SB, Rottschy C, Fink GR, Grefkes C (2012) Activation likelihood estimation meta-analysis of motor-related neural activity after stroke. NeuroImage 59: 2771–2782

Rothwell J (1998) Transcranial magnetic stimulation. Brain 121 (Pt 3): 397–398

Saur D, Lange R, Baumgaertner A, Schraknepper V, Willmes K, Rijntjes M, Weiller C (2006) Dynamics of language reorganization after stroke. Brain 129: 1371–1384

Schaechter JD, Perdue KL, Wang R (2008) Structural damage to the corticospinal tract correlates with bilateral sensorimotor cortex reorganization in stroke patients. NeuroImage 39: 1370–1382

Schallert T, Leasure JL, Kolb B (2000) Experience-associated structural events, subependymal cellular proliferative activity, and functional recovery after injury to the central nervous system. J Cereb Blood Flow Metab 20: 1513–1528

Schulz R, Park CH, Boudrias MH, Gerloff C, Hummel FC, Ward NS (2012) Assessing the Integrity of Corticospinal Pathways From Primary and Secondary Cortical Motor Areas After Stroke. Stroke 43: 2248–2251

Sharma N, Baron JC, Rowe JB (2009) Motor imagery after stroke: relating outcome to motor network connectivity. Ann Neurol 66: 604–616

Sparing R, Thimm M, Hesse MD, Kust J, Karbe H, Fink GR (2009) Bidirectional alterations of interhemispheric parietal balance by non-invasive cortical stimulation. Brain 132: 3011–3020

Stagg CJ, Bachtiar V, O'Shea J, Allman C, Bosnell RA, Kischka U, Matthews PM, Johansen-Berg H (2012) Cortical activation changes underlying stimulation-induced behavioural gains in chronic stroke. Brain 135: 276–284

Stinear CM, Barber PA, Smale PR, Coxon JP, Fleming MK, Byblow WD (2007) Functional potential in chronic stroke patients depends on corticospinal tract integrity. Brain 130: 170–180

Takeuchi N, Chuma T, Matsuo Y, Watanabe I, Ikoma K (2005) Repetitive transcranial magnetic stimulation of contralesional primary motor cortex improves hand function after stroke. Stroke 36: 2681–2686

Talelli P, Wallace A, Dileone M, Hoad D, Cheeran B, Oliver R, Vandenbos M, Hammerbeck U, Barratt K, Gillini C, Musumeci G, Boudrias MH, Cloud GC, Ball J, Marsden JF, Ward NS, Di L, V, Greenwood RG, Rothwell JC (2012) Theta Burst Stimulation in the Rehabilitation of the Upper Limb: A Semirandomized, Placebo-Controlled Trial in Chronic Stroke Patients. Neurorehabil Neural Repair 26: 976–987

Tombari D, Loubinoux I, Pariente J, Gerdelat A, Albucher JF, Tardy J, Cassol E, Chollet F (2004) A longitudinal fMRI study: in recovering and then in clinically stable sub-cortical stroke patients. NeuroImage 23: 827–839

van Meer MP, van der Marel K, Wang K, Otte WM, El BS, Roeling TA, Viergever MA, Berkelbach van der Sprenkel JW, Dijkhuizen RM (2010) Recovery of sensorimotor function after experimental stroke correlates with restoration of resting-state interhemispheric functional connectivity. J Neurosci 30: 3964–3972

van Meer MP, Otte WM, van der Marel K, Nijboer CH, Kavelaars A, van der Sprenkel JW, Viergever MA, Dijkhuizen RM (2012) Extent of bilateral neuronal network reorganization and functional recovery in relation to stroke severity. J Neurosci 32: 4495–4507

von Monakow C (1914) Die Lokalisation im Grosshirn und der Abbau der Funktion durch kortikale Herde. J. F. Bergmann, Wiesbaden

Wang L, Yu C, Chen H, Qin W, He Y, Fan F, Zhang Y, Wang M, Li K, Zang Y, Woodward TS, Zhu C (2010) Dynamic functional reorganization of the motor execution network after stroke. Brain 133: 1224–1238

Wang LE, Tittgemeyer M, Imperati D, Diekhoff S, Ameli M, Fink GR, Grefkes C (2011) Degeneration of corpus callosum and recovery of motor function after stroke: A multimodal magnetic resonance imaging study. Hum Brain Mapp. DOI: 10.1002/hbm.21417

Ward NS, Brown MM, Thompson AJ, Frackowiak RS (2003) Neural correlates of motor recovery after stroke: a longitudinal fMRI study. Brain 126: 2476–2496

Warren JE, Crinion JT, Lambon Ralph MA, Wise RJ (2009) Anterior temporal lobe connectivity correlates with functional outcome after aphasic stroke. Brain 132: 3428–3442

Yamamoto S, Takasawa M, Kajiyama K, Baron JC, Yamaguchi T (2007) Deterioration of hemiparesis after recurrent stroke in the unaffected hemisphere: Three further cases with possible interpretation. Cerebrovasc Dis 23: 35–39

Zimerman M, Heise KF, Hoppe J, Cohen LG, Gerloff C, Hummel FC (2012) Modulation of Training by Single-Session Transcranial Direct Current Stimulation to the Intact Motor Cortex Enhances Motor Skill Acquisition of the Paretic Hand. Stroke 43: 2185–2191

Demenzen

B. Voss, U. Habel

41.1 Einführung – 648

41.2 Demenz bei Alzheimer-Krankheit – 648
41.2.1 Diagnostische Kriterien – 648
41.2.2 Gedächtnisfunktionen – 649
41.2.3 Höhere kognitive Funktionen – 650
41.2.4 Bildgebende Befunde bei Hochrisikogruppen für eine Alzheimer-Demenz – 650

41.3 Abgrenzung Alzheimer-Demenz zu frontotemporaler Demenz – 653

41.4 Abgrenzung Alzheimer-Demenz zu Lewy-Körper-Demenz – 655

Literatur – 657

Zum Thema

Bildgebende Untersuchungen bei demenziellen Erkrankungen erfüllen vor allem 2 Funktionen: Zum einen dienen sie der Grundlagenforschung und sind in der Lage, nichtinvasiv und mit verhältnismäßig einfachen Mitteln Auffälligkeiten und Abweichungen bei Demenzen darzustellen, noch bevor sich diese im klinischen Erscheinungsbild bzw. im Verhalten äußern. Somit können Befunde aus fMRT-Untersuchungen den Wissensstand komplementieren und Hinweise auf frühzeitige zerebrale Veränderungen geben. Des Weiteren liegt ein Schwerpunkt der Demenzforschung in der Entwicklung neuer, einfach zu handhabender und nichtinvasiver Biomarker, die für die Zukunft eine möglichst frühzeitige Diagnostik eines demenziellen Prozesses und – noch spezifischer – die sehr sensible Phase des Übergangs zwischen noch gesunden Alterungsprozessen und dem Beginn eines pathologischen Prozesses so früh und so genau wie möglich erfassen können. Da im Bereich der Alzheimer-Demenz dank intensiver Forschung in den letzten Jahren erhebliche Änderungen im Wissensstand zu verzeichnen waren und die Demenz bei Alzheimer-Krankheit die häufigste Demenzform darstellt, soll diese den Hauptteil dieses Kapitels bilden, gefolgt von der Darstellung vergleichender Untersuchungen zwischen der Alzheimer-Demenz und anderen Demenzformen.

41.1 Einführung

Aufgrund der zunehmenden Zahl von demenziellen Erkrankungen gehen Schätzungen mittlerweile davon aus, dass bis zum Jahre 2050 ca. 2,6 Mio. Menschen alleine in Deutschland von einer demenziellen Erkrankung betroffen sein werden (Bundesministerium für Familie, Senioren, Frauen und Jugend 2010).

> **Definition**
>
> Allgemein versteht man unter einer Demenz »ein Syndrom als Folge einer meist chronischen oder fortschreitenden Krankheit des Gehirns mit Störung vieler höherer kortikaler Funktionen, einschließlich Gedächtnis, Denken, Orientierung, Auffassung, Rechnen, Lernfähigkeit, Sprache und Urteilsvermögen. Das Bewusstsein ist nicht getrübt. Die kognitiven Beeinträchtigungen werden gewöhnlich von Veränderungen der emotionalen Kontrolle, des Sozialverhaltens oder der Motivation begleitet, gelegentlich treten diese auch eher auf.« (ICD-10, WHO 2011).

Die Demenz bei Alzheimer-Krankheit gilt als die häufigste Demenzform, gefolgt von der vaskulären Demenz. Häufig finden sich aber auch Mischformen aus neurodegenerativer Alzheimer-Demenz und vaskulären Hirnveränderungen (gemischte Demenz).

> Im Bereich der Demenzforschung müssen trotz der vielen Vorteile von funktioneller Bildgebung bei deren Anwendung 2 Punkte besonders beachtet werden: fMRT ist sehr empfindlich gegenüber Bewegungen des Kopfes, sodass Studien an Patienten mit weit fortgeschrittener Demenz nur schwer möglich sind. Außerdem müssen die zugrunde liegenden Pathologien – in diesem Fall vor allem die Atrophien – bei der Interpretation der Daten berücksichtigt werden.

41.2 Demenz bei Alzheimer-Krankheit

> **Definition**
>
> Die Alzheimer-Krankheit bezeichnet eine »primär degenerative zerebrale Krankheit mit unbekannter Ätiologie und charakteristischen neuropathologischen und neurochemischen Merkmalen. Sie beginnt meist schleichend und entwickelt sich langsam, aber stetig über einen Zeitraum von mehreren Jahren.« (ICD-10, WHO 2011).

41.2.1 Diagnostische Kriterien

Diagnostische Kriterien für die **Demenz vom Alzheimer-Typ** sind nach DSM-IV-TR (APA 2000):

A. Entwicklung multipler kognitiver Defizite, die sich sowohl in einer Gedächtnisstörung als auch in mindestens einer der folgenden kognitiven Störungen zeigen: Aphasie, Apraxie, Agnosie, Störung der Exekutivfunktionen.

B. Die kognitiven Defizite verursachen in bedeutsamer Weise Beeinträchtigungen in sozialen oder beruflichen Funktionsbereichen und stellen eine deutliche Verschlechterung gegenüber einem früheren Leistungsniveau dar.

C. Der Verlauf ist gekennzeichnet durch einen schleichenden Beginn und einen fortgesetzten kognitiven Abbau.

D. Die kognitiven Defizite sind nicht zurückzuführen auf andere Erkrankungen des ZNS oder systemische oder substanzinduzierte Erkrankungen.

E. Die Defizite treten nicht ausschließlich im Verlauf eines Delirs auf.

F. Die Störung kann nicht durch eine andere psychische Erkrankung der Achse I besser erklärt werden.

41.2.2 Gedächtnisfunktionen

Besonders die Schwierigkeiten im Bereich des episodischen Gedächtnisses gelten als typisches frühes Anzeichen einer Demenz bei Alzheimer-Krankheit. Diese Gedächtnisfunktion wird über spezifische kortikale Netzwerke aufrechterhalten, die neben dem medialen Temporallappen (MTL) auch weite Teile des sog. »Default Mode«-Netzwerks (▶ Kap. 15) umfassen. Ein Review von Sperling et al. aus dem Jahr 2010 fasst Studien zusammen, die innerhalb dieser Strukturen wiederholt Abweichungen sowohl bei Patienten mit einer Alzheimer-Demenz (AD) als auch bei Patienten mit Mild Cognitive Impairment (MCI) oder anderen Hochrisikogruppen für demenzielle Entwicklungen nachweisen konnten.

> **Definition**
> Unter »Mild Cognitive Impairment« (MCI) oder einer »leichten kognitiven Beeinträchtigung« werden erworbene Zustände der Minderung von Merkfähigkeit, Aufmerksamkeit oder des Denkvermögens bezeichnet, die zwar über die physiologische Leistungsabnahme der jeweiligen Altersstufe hinausgehen, aber nicht den Grad einer Demenz erreichen (Chertkow et al. 2008).

Diese Abweichungen sind demnach z. T. bereits nachweisbar, noch bevor es zu sichtbaren Gedächtnisdefiziten bei den betroffenen Patienten kommt. Interessanterweise lassen sich dabei mitunter bei sog. Prodromalpatienten, zu denen die Autoren z. B. Patienten mit MCI zählen, zunächst Aktivierungszunahmen in den betroffenen Arealen nachweisen. Der Grund für diese temporäre Mehraktivierung – bei Patienten mit einer AD sind in diesen Arealen typischerweise Minderaktivierungen zu verzeichnen – wird momentan noch kontrovers diskutiert. Verschiedene Autoren schlagen hier als Interpretation sowohl kompensatorische Mechanismen als auch mögliche Effekte einer Exzitotoxizität bzw. eines beginnenden neuronalen Abbaus vor.

> Besonders bildgebende Studien zu den frühen Erkrankungsphasen einer Demenz bei Alzheimer-Krankheit können dazu beitragen, noch vorhandene Wissenslücken zu schließen, da in fortgeschrittenen Phasen die dann typischen pathologischen Veränderungen und Gedächtnisbeeinträchtigungen bereits so stark in das Leben der Betroffenen eingreifen, dass durch weitere bildgebende Untersuchungen keine wesentlichen Erkenntnisgewinne mehr zu erwarten sind.
> ▼

> Darüber hinaus bieten fMRT-Untersuchungen die Möglichkeit, gezielt die kognitiven Prozesse, in denen es bei einer AD im klinischen Bild schon sehr früh zu Auffälligkeiten kommt, mithilfe gezielter Paradigmen im Verlauf zu verfolgen und darzustellen. FMRT-Untersuchungen können somit bereits die frühesten klinischen Manifestationen auf zerebraler Ebene abbilden.

Besonderes Interesse gilt im Bereich der funktionellen Bildgebung bei Alzheimer-Demenz dem **medialen Temporallappen (MTL)** bzw. dem **Hippocampus**. Die Hauptaufgabe des Hippocampus bei der episodischen Enkodierung besteht dabei darin, Assoziationen zwischen ehemals unverbundenen Informationsinhalten zu schaffen. Innerhalb des sog. Ruhenetzwerkes (»Default Mode«-Netzwerk) gelten vor allem Areale wie z. B. der Praecuneus oder das posteriore Zingulum als besonders anfällig für die Amyloidablagerungen im Rahmen einer Alzheimer-Krankheit (▶ Kap. 15). Darüber hinaus spielen diese Regionen ebenfalls eine wesentliche Rolle für die erfolgreiche Bearbeitung von Aufgaben aus dem Bereich des episodischen Gedächtnisses und weisen starke Verbindungen zum MTL auf.

Innerhalb dieser Regionen konnten fMRT-Studien wiederholt Veränderungen der Hirnaktivierungen während Aufgaben zum episodischen Gedächtnis aufweisen. So wurden besonders Aufgaben zur Erfassung des episodischen Gedächtnisses herangezogen, bei denen die Probanden Kombinationen z. B. aus vorher fremden Namen und Gesichtern lernen mussten. Hierbei zeigten sich sehr robuste Minderaktivierungen im Bereich des MTL (hippocampal und parahippocampal) im Vergleich zu gematchten Kontrollgruppen während der Enkodierungsphase dieser Aufgaben. Eine Metaanalyse zu diesen Daten von Schwindt und Black (2009) führt bezüglich Enkodierungsaufgaben erhöhte Aktivierungen der Kontrollgruppe in hippocampalen Arealen sowie dem VLPFC, Praecuneus, zingulären und dem lingualen Gyrus an.

In einer fMRT-Untersuchung zum verbalen Kurzzeitgedächtnis bei AD haben Peters et al. (2009) zwischen einer Enkodierungsphase und einer Abrufphase unterschieden. Dazu wurden den Probanden (16 Patienten mit AD, 16 gesunde Kontrollprobanden) Listen mit jeweils 4 Wörtern präsentiert, gefolgt von einer sog. Wortprobe nach kurzer Verzögerung. Diese bestand aus einer Wiedererkennensaufgabe, bei der die Teilnehmer entscheiden sollten, ob ein Wort auf der vorher präsentierten Liste enthalten war oder nicht. Beide Gruppen wiesen dabei während der Kurzzeitgedächtnisaufgabe ein Netzwerk aus frontoparietaltemporalen Arealen auf, das sich bilateral in inferiorfrontale, insuläre, supplementärmotorische sowie prä- und postcentrale Areale erstreckte. Die hierbei nachgewiesenen Netzwerke sind mit denen jüngerer Kontrollprobanden bei dieser Aufgabe vergleichbar.

Demgegenüber zeigten sich bei den AD-Patienten während der Enkodierungsphase reduzierte Aktivierungen in frontalen Arealen (mittel- und inferior-frontal), die mit Prozessen der sog. exekutiven Kontrolle in Verbindung gebracht werden, sowie in den temporalen Gyri, die mit phonologischer Verarbeitung assoziiert sind (Abb. 41.1).

Auch während der Abrufphase bzw. der Wiedererkennung der vorher gezeigten Stimuli konnten im Vergleich zur Kontrollgruppe (KG) reduzierte Aktivierungen im Bereich des linken supramarginalen Gyrus sowie des rechten mittleren Frontalgyrus nachgewiesen werden.

Demgegenüber wurden Hyperaktivierungen der AD-Patienten im Bereich des linken Parahippocampus und Hippocampus von den Autoren als kompensatorische Aktivierungen interpretiert.

41.2.3 Höhere kognitive Funktionen

Während die gängigen Paradigmen im Bereich der AD-Forschung hauptsächlich episodische oder assoziative Gedächtnisprozesse erfassen, zeigen andere Arbeiten, dass auch bei sog. höheren kognitiven Funktionen schon in einem sehr frühen Erkrankungsstadium Veränderungen der zerebralen Aktivierungsmuster bei AD nachgewiesen werden können. So konnten Lim et al. (2008) beispielsweise in einer fMRT-Studie mit einer verbalen Arbeitsgedächtnisaufgabe signifikant unterschiedliche Aktivierungen zwischen Patienten mit einer Demenz bei Alzheimer-Krankheit und altersgematchten gesunden Kontrollprobanden nachweisen. Obwohl die Anforderungen an das Arbeitsgedächtnis in dieser Untersuchung sehr gering waren – es wurde hier lediglich ein 1back-Task durchgeführt –, zeigten die AD-Patienten schon in den Verhaltensleistungen signifikant schlechtere Genauigkeit und langsamere Reaktionszeiten als die Kontrollgruppe. Zerebral bildeten sich diese Unterschiede in Minderaktivierungen der AD-Patienten im linken Frontalpol, linken ventrolateralen Präfrontalkortex, in der linken Insula sowie dem linken prämotorischen Kortex ab (Abb. 41.2). Verglichen mit der Kontrollgruppe zeigte die Patientengruppe lediglich im Bereich des Praecuneus stärkere Aktivierungen. Die Autoren konnten somit bereits bei einer vergleichsweise leichten Aufgabe, die nur geringe Anforderungen an die Kapazitäten des verbalen Arbeitsgedächtnisses stellte, einen deutlichen Aktivierungsrückgang in zerebralen Arealen, die von der gesunden Kontrollgruppe zur Bearbeitung dieser Aufgabe herangezogen wurden, nachweisen. Diese Minderaktivierungen konnten durch eine kompensatorische Überaktivierung parietaler Areale nicht ausreichend ausgeglichen werden, sodass sich auch in der Performance bereits deutliche Leistungsunterschiede zwischen beiden Gruppen zeigten.

41.2.4 Bildgebende Befunde bei Hochrisikogruppen für eine Alzheimer-Demenz

Obwohl auch im Bereich der Alzheimer-Forschung von komplexen Zusammenhängen zwischen verschiedenen Risikogenen und Umweltfaktoren ausgegangen wird, sind einige sog. Hochrisikogene für eine Alzheimer-Demenz identifiziert worden. Hierzu gehört vor allem das Apolipoprotein-E-Gen (ApoE), das in 3 Varianten beim Menschen nachweisbar ist (Epsilon 2, 3 und 4) (Bekris et al. 2010). Von diesen ist das Epsilon 4 mit einem erhöhten Risiko, an der Alzheimer-Demenz zu erkranken, assoziiert. Die S3-Leitlinie Demenz (DGPPN, DGN 2010) führt aus, dass heterozygote Träger mit der Allelkombination 3/4 (ca. 20–25 % der Bevölkerung) ein ca. dreifach erhöhtes Lebenszeitrisiko für eine Demenz im Vergleich zu 3/3-Trägern (ca. 60 % der Bevölkerung) aufweisen, während homozygote 4/4-Träger (ca. 2 % der Bevölkerung) ein bis zu zehnfach erhöhtes Risiko haben. Allerdings verweist diese Leitlinie auch darauf, dass eine isolierte Bestimmung des Apolipoprotein-E-Genotyps als genetischer Risikofaktor aufgrund mangelnder diagnostischer Trennschärfe und prädiktiver Wertigkeit im Rahmen der Diagnostik nicht empfohlen werden kann.

Vor dem Hintergrund, möglichst frühzeitig ansetzende funktionelle Biomarker entwickeln zu können, haben **Studien an Hochrisikogruppen**, wie z. B. Trägern des ApoE4-Allels, wiederholt Veränderungen in den funktionellen Aktivierungsmustern dieser Personengruppen nachgewiesen. So konnten bereits vor einigen Jahren Untersuchungen mit einem Wortpaar-Lern-Paradigma Hyperaktivierungen bei Hochrisikopatienten im Bereich des MTL nachweisen, obwohl die Gedächtnisleistungen der untersuchten Gruppen keine Unterschiede aufwiesen (Fleisher et al. 2005).

Borghesani et al. (2008) verglichen die Aktivierungsmuster einer Gruppe von Trägern des ApoE4-Allels (ApoE4+) mit einer Gruppe ohne diesen Genotyp bei der Bearbeitung einer Aufgabe zum visuell-räumlichen Gedächtnis. Die Aufgabe der Probanden bestand hierbei darin, sich entweder aus einer »Straßenperspektive« oder aus einer »Kartenperspektive« präsentierte Umgebungen einzuprägen. Im Anschluss an diese Enkodierungsphase wurden den Probanden Aufnahmen präsentiert, bei denen entschieden werden sollte, ob diese aus den vorher gesehenen Videoclips entstammten oder nicht. Die Gruppe ohne den Genotyp (ApoE4-) wies dabei höhere aufgabenbezogene Aktivierungen in ventralen visuellen Verarbeitungswegen – inklusive dem MTL – auf, außerdem zeigten sich

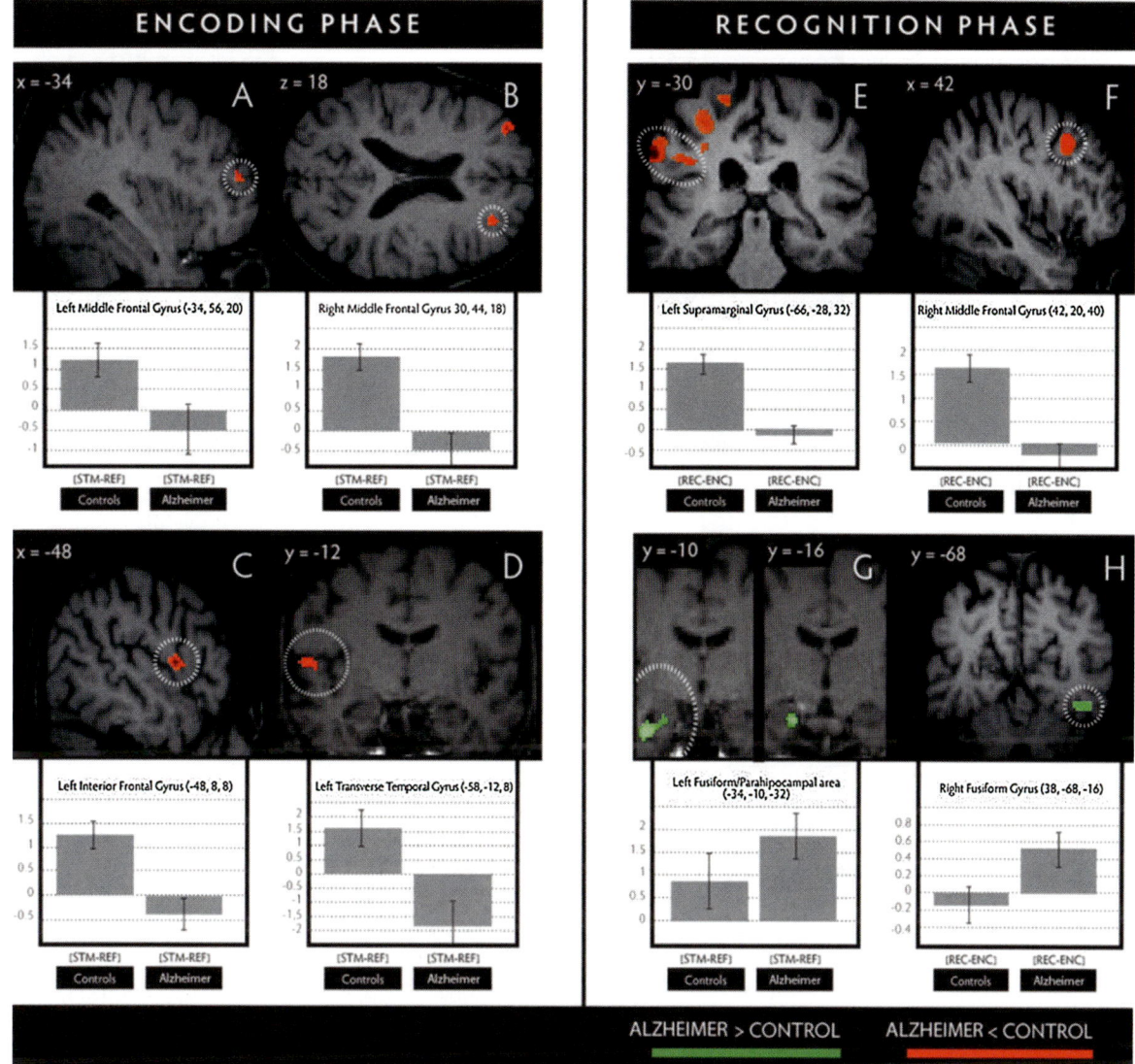

◘ **Abb. 41.1** Darstellung der Aktivierungscluster für die Interaktion Gruppe (Alzheimerpatienten vs. Kontrollgruppe) × Gedächtnisbedingung (Kurzzeitgedächtnis vs. Referenz) als Funktion der Gedächtnisphase (Enkodierung vs. Abruf). Unter den Aktivierungsabbildungen sind jeweils die aus dem dargestellten Cluster extrahierten Parameterschätzer für die Kontrollgruppe bzw. die Gruppe der Alzheimerpatienten abgebildet. Signifikanzniveau $p<0,001$; unkorrigiert. Für die Darstellung der Aktierungen im Bereich des medial-temporalen Netzwerkes während der Wiedererkennung bei Alzheimer-Patienten wurde ein liberaleres Signifikanzniveau von $p<0,005$ gewählt. (Aus Peters et al. 2009; mit freundlicher Genehmigung von Oxford University Press)

in dieser Gruppe höhere MTL-Aktivierungen während der Routenenkodierung im Vergleich zur Überblicksenkodierung (◘ Abb. 41.3). Während der Wiedererkennensaufgabe zeigten sich zwischen beiden Gruppen keinerlei signifikante Unterschiede innerhalb der Aktivierungsmuster.

Auch Xu et al. (2009) untersuchten die funktionellen Aktivierungsmuster bei einer episodischen Wiedererkennensaufgabe von kognitiv gesunden Trägern des ApoE4-Allels, die darüber hinaus auch noch mindestens ein Elternteil hatten, das an der Demenz bei Alzheimer-Krankheit erkrankt war. Bei dieser Studie sollten die Teilnehmer während der Messung unbekannte von vorher gelernten und somit bekannten Gesichtern unterscheiden. Somit wurde hier lediglich der Abruf- oder Wiedererkennensteil der Aufgabe im Scanner durchgeführt, die Enkodierung im Rahmen zweier sog. Trainingssitzungen fand außerhalb des Scanners statt. Untersucht wurden 31 Teilnehmer mit einem von Alzheimer-Demenz betroffenen Elternteil (davon 15 Träger des ApoE4-Allels) und 43 Teilnehmer ohne eine familiäre Vorgeschichte einer Alzheimer-Demenz (davon 18 mit ApoE4-Allel). Die neuropsychologischen Testleistungen waren zwischen den Gruppen vergleichbar,

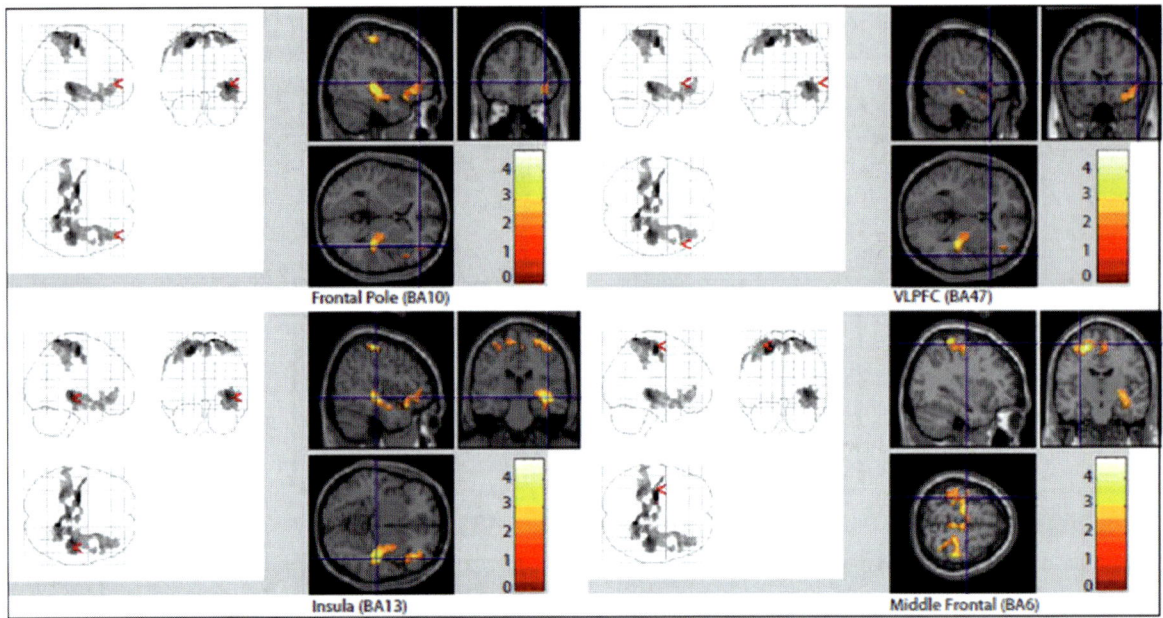
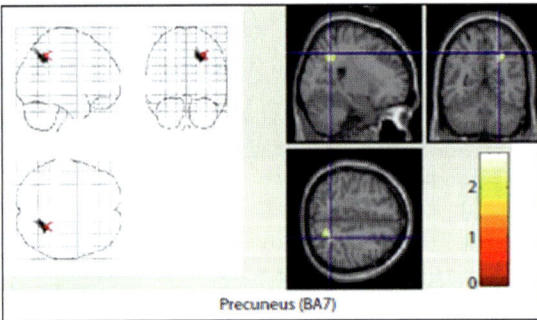

Abb. 41.2 Auswertung der Gruppenvergleiche zwischen der Gruppe der Alzheimer-Patienten (AD) und der gesunden Kontrollgruppe (KG). *Oben* ist der Kontrast KG>AD dargestellt, *unten* der Kontrast AD>KG. Bei der Gruppe der Alzheimer-Patienten konnten erhöhte Aktivierungen im Praecuneus nachgewiesen werden. Die Kontrollgruppe wies signifikant höhere Aktivierungen im Bereich des Frontalpols (BA 10), der Insula (BA 13), des ventrolateralen Präfrontalkortex (BA 47) sowie des mittleren Frontalkortex (BA 6) auf. (Aus Lim et al. 2008; mit freundlicher Genehmigung von S. Karger AG, Basel)

VBM-Aufnahmen zeigten keine signifikanten Unterschiede zwischen den Atrophieraten der Gruppen. Auswertungen der funktionellen Daten zeigten signifikante Effekte der Faktoren ApoE4-Allel und familiäre Vorbelastung im linken dorsalen posterioren zingulären Kortex sowie im Praecuneus dergestalt, dass eine geringe Risikobelastung mit erhöhten Aktivierungen in diesen Arealen einherging. Spezifischere Auswertungen der vorher erlernten Gesichter (PV) und der neuen Gesichter (NV) zeigten jeweils höhere Aktivierungsraten der ApoE4-negativen Gruppe im Bereich des anterioren Zingulums im Vergleich zur ApoE4-positiven Gruppe, während die familiäre Vorbelastung (FH) zur Folge hatte, dass die Gruppe ohne eine solche Vorbelastung im Bereich des dorsalen Cuneus und des medialen Frontalkortex stärkere Aktivierungen aufwies als die Gruppe mit einer familiären Vorbelastung (Abb. 41.4).

> Allgemein zeigen diese Studien an solchen Hochrisikogruppen, dass nicht nur die neuropsychologischen Verhaltensleistungen, sondern auch genetische Faktoren die Hirnaktivität beeinflussen können. Außerdem wird auch hier deutlich, dass funktionelle Veränderungen bereits (lange) vor dem klinischen Beginn einer Demenz bei Alzheimer-Krankheit im Sinne eines Endophänotyps nachweisbar sind.

Bei einer Gruppe von jungen, kognitiv gesunden Trägern der E280A-Presenilin-1-Genmutation, die zu einer sog. **familiären Alzheimer-Demenz mit frühem Beginn (FAD)** bzw. zu einem unbedingten Ausbruch der Erkrankung führt, untersuchten Quiroz et al. (2010) die hippocampalen Funktionen mithilfe von fMRT. Diese Erkrankungsform zeichnet sich durch einen weit früheren Beginn der klinischen Symptomatik (ab ca. 45 Jahren) und eine autosomal dominante Vererbungsstruktur aus (Bekris et al. 2010). 20 Träger dieser Genmutation (durchschnittlich

41.3 · Abgrenzung Alzheimer-Demenz zu frontotemporaler Demenz

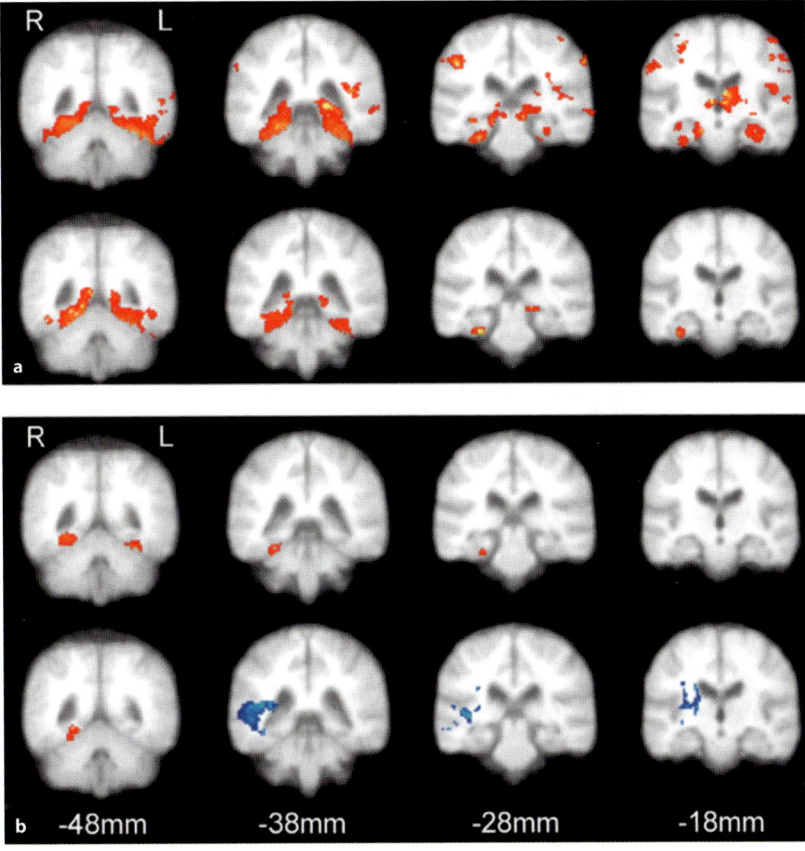

Abb. 41.3 Darstellung der kortikalen Aktivierungen während der Routen- und Überblicksenkodierung im Vergleich zur Fixation. **a** Teilnehmer ohne den ApoE4-Genotyp wiesen robuste Aktivierungen des MTL, ventral-okzipitaler sowie präfrontaler (auf dieser Abbildung nicht zu sehen) Areale während der Routen- und der Überblicksenkodierung auf. **b** ApoE4-Träger wiesen eine allgemein reduzierte Aktivierung im Bereich des fusiformen Gyrus während der Routen- und Überblicksenkodierung auf. Während der Überblicksenkodierung fand sich zusätzlich eine Deaktivierung (*blau*) in temporal-parietalen Arealen. (Aus Borghesani et al. 2008; mit freundlicher Genehmigung von Elsevier)

33 Jahre alt) und 19 Angehörige ohne diese Genmutation (durchschnittlich 34 Jahre alt) nahmen an der Studie teil. Durchgeführt wurde ein »Name-Gesichts-Assoziationsparadigma«, bei dem die Probanden die Kombinationen aus vorher unbekannten Namen und Gesichtern erlernen sollten. Die Enkodierungsphase dieser Aufgabe wurde im Scanner durchgeführt, die Wiedererkennensleistung wurde im Anschluss im Rahmen eines Laptop-Tests überprüft.

Verglichen mit einer genetisch unauffälligen Kontrollgruppe und bei vergleichbarer Performanz konnte bei den untersuchten Trägern dieser Genmutation eine erhöhte Aktivierung des rechten superioren Hippocampus während der Enkodierung nachgewiesen werden (Abb. 41.5). Inhaltlich wird dieser Befund mit **Kompensationsmechanismen** interpretiert, wobei die Träger der Genmutation zusätzliche Ressourcen heranziehen müssen, um eine mit der Kontrollgruppe vergleichbare Leistung zu erreichen. Somit verfügen die Träger der Genmutation über weniger effiziente Enkodierungsstrategien, die sie durch diese zusätzlichen Ressourcen ausgleichen müssen, wozu sie zumindest in diesem präsymptomatischen Stadium noch gut in der Lage waren. Alternativ werden die nachgewiesenen Aktivierungsunterschiede mit ersten Anzeichen für eine Neurotoxizität im Bereich der hippocampalen Neuronen aufseiten der Mutationsträger diskutiert. Insgesamt konnten die Autoren mit dieser Untersuchung funktionelle Veränderungen des hippocampusbasierten Gedächtnissystems bereits Jahre vor Eintritt der kognitiven Defizite nachweisen.

41.3 Abgrenzung Alzheimer-Demenz zu frontotemporaler Demenz

Zu den gängigsten kognitiven Leistungen, die im Rahmen einer Demenzdiagnostik überprüft werden, gehört auch die sog. konstruktive Praxis, bei der visuell-räumliche Fä-

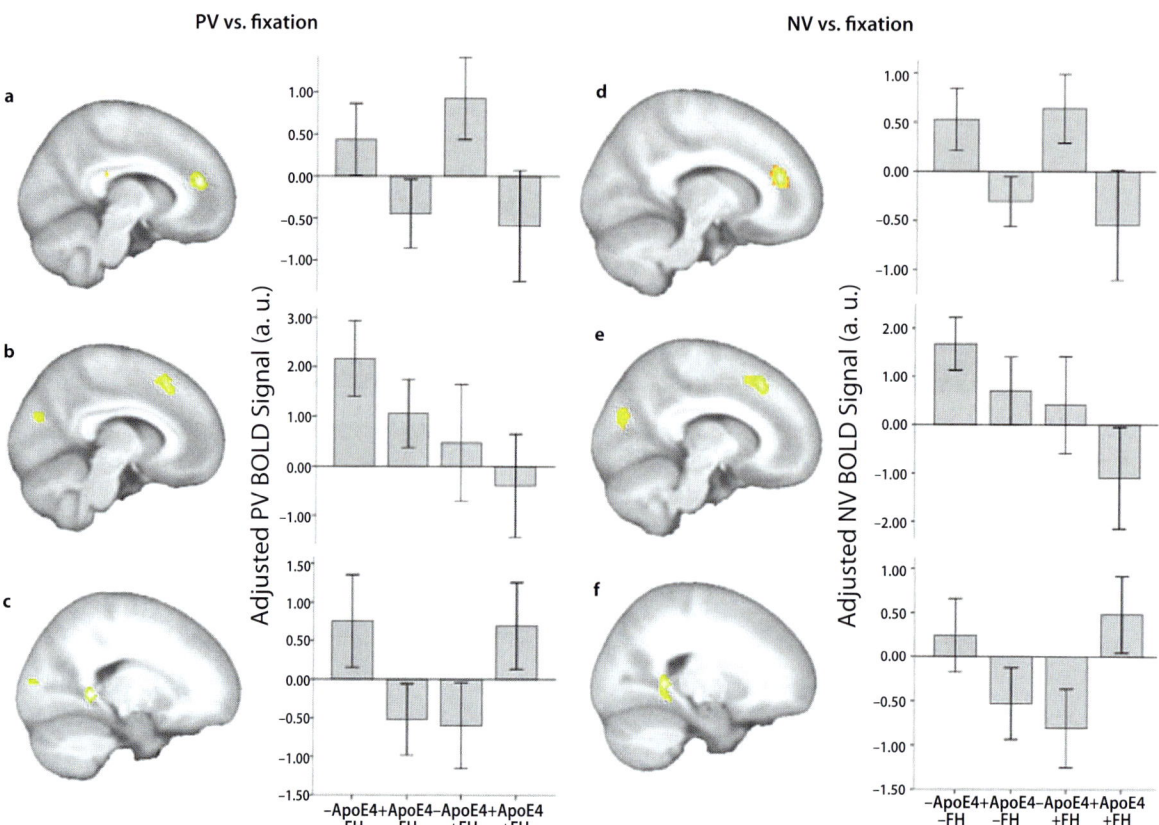

◘ **Abb. 41.4** Eine 2×2-ANCOVA-Analyse wies für ApoE4 und FH sowie deren Interaktionseffekte vergleichbare Cluster sowohl in der PV- als auch in der NV-Bedingung auf (p<0,05; korrigiert für Clustergröße). Neben den Aktivierungsbildern sind die jeweiligen Parameterschätzungen der 4 Probandengruppen (ApoE4-Allelträger –/+, familiäre Vorbelastung +FH/–FH) abgebildet, extrahiert aus dem jeweils dargestellten Cluster. Ein Vergleich zwischen Trägern des ApoE4-Allels und Teilnehmern ohne diesen Genotyp wies höhere Aktivierungen im linken anterioren zingulären Kortex bei der Auswertung der vorher erlernten Gesichter (Kontrast PV vs. Fixation) (**a**) und der neuen Gesichter (Kontrast NV vs. Fixation) auf (**d**). In beiden Kontrasten zeigten Teilnehmer ohne familiäre Vorbelastung (-FH) höhere Aktivierungen im Bereich des linken medialen superioren frontalen Gyrus und des linken Cuneus als Teilnehmer mit familiärer Vorbelastung (+FH) (**b** und **e**). Die Interaktion zwischen familiärer Vorbelastung und ApoE4 zeigte signifikante Zusammenhänge zwischen Aktivierungen im bilateralen fusiformen parahippocampalen Gyrus sowohl für die vorher erlernten Gesichter (**c**) als auch für die neuen Gesichter (**f**). (Aus Xu et al. 2009; mit freundlicher Genehmigung von Oxford University Press). Abkürzungen ▶ Text

higkeiten überprüft werden. Obwohl bei nahezu allen Demenzformen Defizite im Bereich der visuell-räumlichen Wahrnehmung nachweisbar sind, scheinen diese jeweils auf unterschiedlichen Mechanismen zu beruhen, da Patienten mit AD z. B. überwiegend andere Fehlerformen begehen als Patienten mit einer frontotemporalen Demenz. Zum Bearbeiten einer Aufgabe aus dem visuellräumlichen Bereich müssen die Probanden sowohl auf visuelle Wahrnehmungsprozesse als auch auf exekutive Fähigkeiten wie z. B. Planen und Arbeitsgedächtnis zugreifen. Aus diesem Grunde ist eine Untersuchung der zerebralen Korrelate dieser Aufgabe im Demenzbereich sinnvoll und aufschlussreich.

Possin et al. (2011) untersuchten den Zusammenhang zwischen mittels Magnetresonanztomographie erhobenen Atrophieausmaßen in vorher ausgewählten Regionen der rechten Hemisphäre und der Leistung in einem Copy-Figure-Test, um spezifische Defizite in dieser Aufgabe bei Patienten mit einer Alzheimer-Demenz von denen mit einer frontotemporalen Demenz (FTD) abzugrenzen.

46 Patienten mit einer diagnostizierten AD, 48 Patienten mit einer diagnostizierten FTD sowie 94 neurologisch gesunde Kontrollprobanden wurden in die Studie eingeschlossen. Die Ergebnisse zeigten, dass die Verhaltensdefizite der AD-Patienten bei dieser Aufgabe zwar signifikant mit dem Volumen des rechten Parietalkortex korrelierten, nicht aber mit dem Volumen des rechten dorsolateralen Präfrontalkortex. Demgegenüber zeigten sich bei den Patienten mit FTD nur hier signifikante Korrelationen, die Zusammenhänge mit dem rechten Parietalkortex erreichten keine statistische Signifikanz. Somit konnten die Autoren nachweisen, dass dieser Aufgabe kein anatomisch spe-

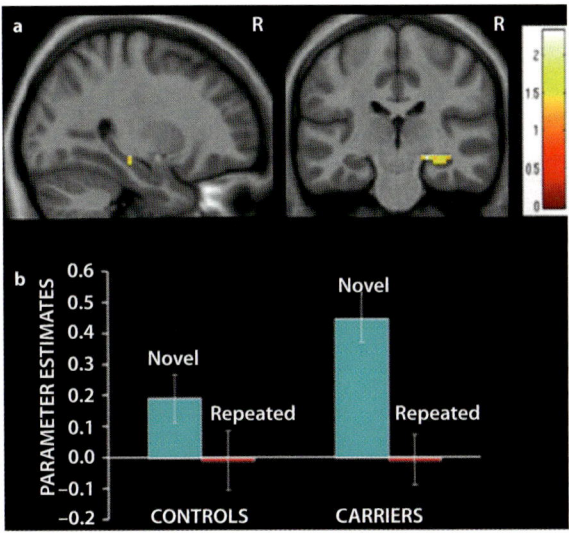

Abb. 41.5 a Träger der E280A-Presenilin-1-Genmutation zeigen höhere Aktivierungen im Bereich des rechten anterioren Hippocampus während der Enkodierung von Gesichter-Name-Assoziationen. Signifikanzniveau p<0,005; unkorrigiert; Clustergröße k=5 Voxel. b Parameter Estimates extrahiert aus dem rechten Hippocampus (MNI [24, -30, -14]) für die Enkodierung neuartiger Gesichterpaare (*Novel*) und die Wiedererkennung gelernter Gesichterpaare (*Repeated*) für Kontrollprobanden und Mutationsträger. (Aus Quiroz et al. 2010; mit freundlicher Genehmigung von John Wiley & Sons)

zifisches Netzwerk zugrunde liegt, sondern dass sowohl Top-down- als auch Bottom-up-Prozesse die Bearbeitung dieser Aufgabe beeinflussen können.

Die Ergebnisse der Korrelationsanalyse mit vorher ausgewählten Regionen ergab bei der Gruppe der AD-Patienten einen hochsignifikanten Zusammenhang zwischen der Verhaltensleistung im Benton-Test und dem rechten Parietalkortex, während bei den Patienten mit FTD ein Zusammenhang zwischen der Verhaltensleistung und Atrophie im Bereich des rechten dorsolateralen Präfrontalkortex nachgewiesen werden konnte.

Bei einem Vergleich von Patienten mit einer Alzheimer-Demenz, mit Mild Cognitive Impairment und einer frontotemporalen Demenz konnten Frings et al. (2010) bei einer Benennungsaufgabe, bei der die Probanden Zeichnungen sahen und die abgebildeten Gegenstände benennen sollten, vergleichbare Hypoaktivierungen innerhalb des Praecuneus zwischen den Patientengruppen nachweisen. Diese Hypoaktivierungen zeigten sich unabhängig von der jeweiligen Atrophie innerhalb des Praecuneus (◘ Abb. 41.6). In den Verhaltensdaten pästentierten sich allgemein signifikant schlechtere Leistungen der 3 Patientengruppen im Vergleich zur Kontrollgruppe, außerdem wiesen die Patienten mit einer FTD im Vergleich zur Kontrollgruppe höhere Antwortlatenzen auf. Die untersuchten Gruppen setzten sich zusammen aus 16 Patienten mit einer frontotemporalen Demenz, 16 gesunden Kontrollprobanden, 13 Patienten mit Mild Cognitive Impairment und 6 Patienten mit einer Demenz bei Alzheimer-Krankheit. Trotz der verhältnismäßig geringen Stichprobengrößen – einem Problem, das sehr häufig bei bildgebenden Studien im Demenzbereich besteht – ist dieser Befund insoweit neuartig, als dass es typischerweise sowohl bei der Alzheimer-Demenz als auch beim Mild Cognitive Impairment innerhalb des Praecuneus zu verminderten Deaktivierungen während sog. Resting-State-Messungen kommt (▶ Kap. 15), die bei einer frontotemporalen Demenz nicht nachweisbar sind. Dies wird üblicherweise damit begründet, dass sich die pathologischen Veränderungen bei einer frontotemporalen Demenz vorwiegend auf frontale und temporale Areale beschränken.

Interpretiert werden die funktionellen Ergebnisse vonseiten der Autoren mit veränderten Konnektivitäten von Arealen, in denen es durch Atrophien zu Einbußen gekommen ist. Diese sekundären Effekte führen demnach zu Aktivierungsveränderungen innerhalb des Praecuneus.

41.4 Abgrenzung Alzheimer-Demenz zu Lewy-Körper-Demenz

Nach der Demenz bei Alzheimer-Krankheit ist die Lewy-Körper-Demenz (LKD) die zweithäufigste neurodegenerative Demenzform. Im Verlauf der Erkrankung zeigen sich typischerweise zunächst kognitive Defizite und psychische Auffälligkeiten (vorwiegend Depressionen und visuelle Halluzinationen), gefolgt vom Einsetzen einer Parkinson-Symptomatik noch während des ersten Erkrankungsjahres.

Aufgrund der großen Überschneidung der Symptome einer Alzheimer-Demenz und einer Lewy-Körper-Demenz und vor dem Hintergrund, dass für eine LKD bislang keine hinreichend aussagekräftigen Biomarker verfügbar sind, werden vor allem Untersuchungen zur funktionellen Konnektivität herangezogen, um eine möglichst genaue Differenzialdiagnostik zu unterstützen.

So konnten Galvin et al. (2011) mithilfe von MRT-Messungen zur **funktionellen Konnektivität** (fcMRT) Veränderungen innerhalb des Ruhenetzwerkes (»Default Mode«-Netzwerk) bei diesen beiden Demenzformen nachweisen. In dieser Studie wurden 15 Patienten mit einer diagnostizierten LKD, 35 Patienten mit einer diagnostizierten Alzheimer-Demenz sowie 38 gesunde Kontrollprobanden ohne Hinweise auf AD-Pathologien (ausgeschlossen mithilfe eines PiB-PET) eingeschlossen. Die Ergebnisse konnten zeigen, dass Patienten mit einer LKD im Vergleich zu gesunden Kontrollprobanden veränderte Konnektivitätsmuster aufweisen und dass diese Muster sich auch von denen bei AD-Patienten unterscheiden. Eine

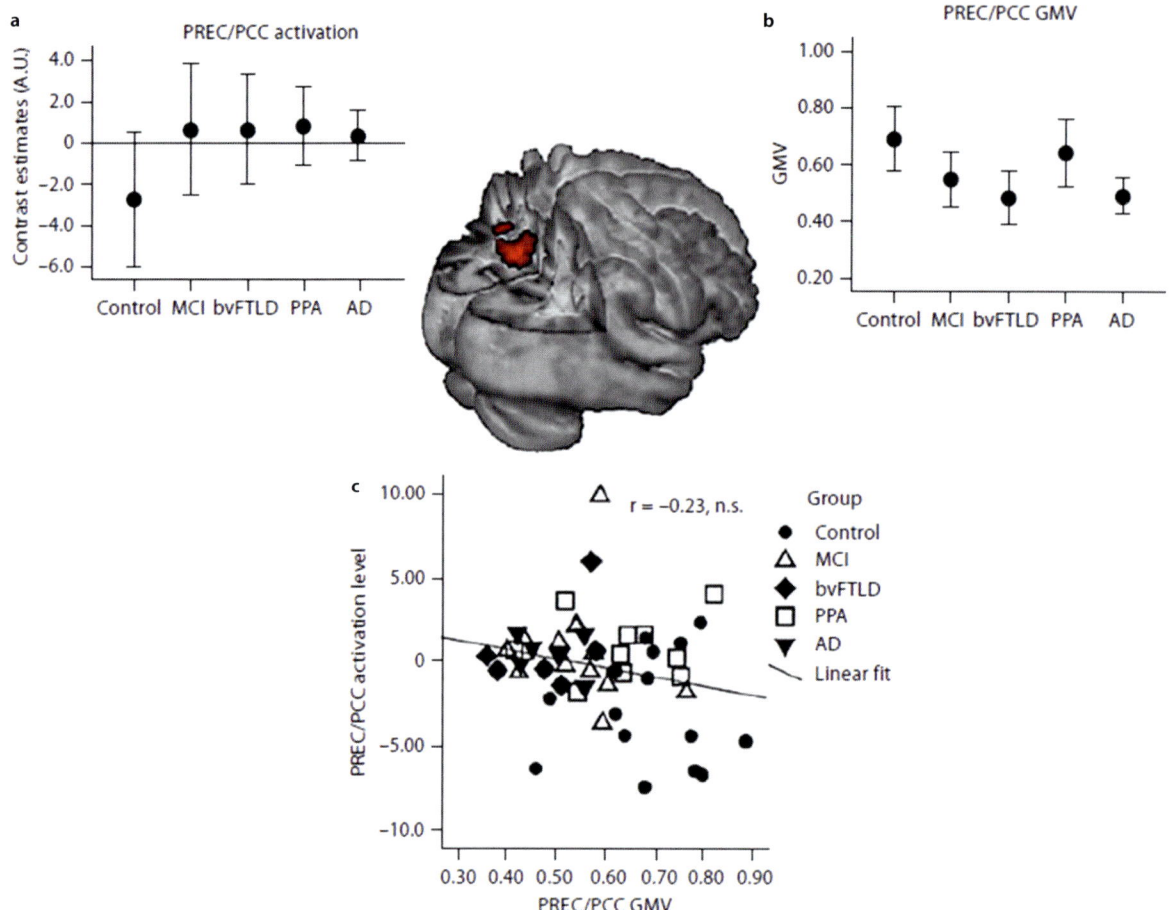

Abb. 41.6 a–c Region-of-interest-Analysen des Praecuneus (PREC) und des posterioren zingulären Kortex (PCC) zeigen signifikante Aktivierungsunterschiede zwischen Patienten und Kontrollen (small volume correction, p<0,05). **a** Contrast estimates der untersuchten Gruppen für die Bennenungsaufgabe (MW +/- 1 SD). **b** Volumen der grauen Substanz pro Gruppe (MW +/- 1 SD). **c** Grafische Darstellung der Korrelation zwischen der Aktivierungsstärke und lokalem Volumen der grauen Substanz (Pearson-Korrelationsanalyse). (MCI = Mild cognitive impairment, bvFTLD = behavioural-variant frontotemporal dementia, PPA = primary progressive aphasia). (Aus Frings et al. 2010; mit freundlicher Genehmigung von S. Karger AG, Basel)

erhöhte Konnektivität konnte im Bereich des Putamens und des inferioren Frontalkortex nachgewiesen werden, eine reduzierte Konnektivität fand sich demgegenüber im Bereich des medialen Präfrontalkortex, des frontoparietalen Operculums sowie des primären visuellen Kortex. Im Unterschied zu Patienten mit AD, bei denen wiederholt eine veränderte Konnektivität zwischen anterioren und posterioren Anteilen des Ruhenetzwerkes nachgewiesen wurde, zeigten sich diese spezifischen Muster bei LKD-Patienten nicht. Hier fand sich – im Gegenteil – eher eine verstärkte Konnektivität zwischen dem Praecuneus und dem inferioren Frontalkortex (der zum dorsalen Aufmerksamkeitsnetzwerk gehört) sowie eine reduzierte Konnektivität zwischen dem Praecuneus und medialen präfrontalen Arealen sowie dem frontalen Operculum (welche zum frontoparietalen Netzwerk der exekutiven Kontrolle gehören) (Abb. 41.7). Somit finden sich in dieser Studie nicht nur Hinweise auf Veränderungen des Ruhenetzwerkes bei LKD, sondern es werden hier ebenfalls Hinweise auf Abweichungen in anderen spezifischen Netzwerken (Aufmerksamkeit und Exekutivfunktionen) deutlich, die bei weiterführenden Untersuchungen vielleicht das Potenzial zur Entwicklung von LKD-spezifischen Bildgebungsmarkern aufweisen könnten. Allerdings muss diesbezüglich angemerkt werden, dass sich der momentane Forschungsstand noch ausschließlich auf Gruppenanalysen beschränkt, bis zur Anwendbarkeit auf individueller Ebene sind noch sehr viele spezifischere Untersuchungen nötig.

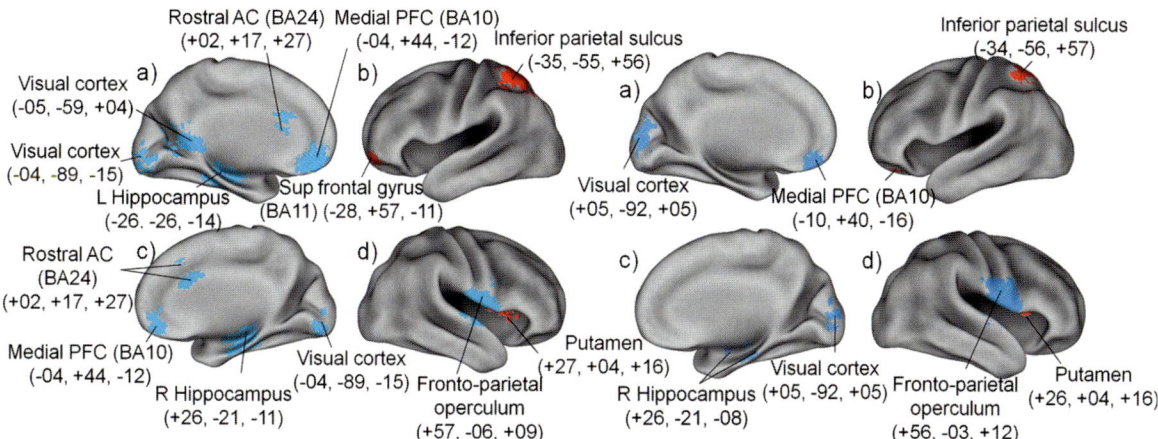

☐ **Abb. 41.7** Abgebildet sind Sagittalschnitte mit der Darstellung von statistisch signifikanten regionalen Unterschieden in der funktionellen Konnektivität des Praecuneus zwischen LKD-Patienten und gesunden Kontrollprobanden (a) sowie zwischen LKD- und AD-Patienten (b). *Rot* gekennzeichnete Areale stellen dabei eine erhöhte positive korrelative Konnektivität dar, während *Blau* für eine reduzierte positive korrelative Konnektivität der LKD-Patienten steht. (Aus Galvin et al. 2011; mit freundlicher Genehmigung von Wolters Kluwer Health)

> Eine Entwicklung von LKD-spezifischen Biomarken könnte wesentlich dazu beitragen, die Diagnosesicherheit einer LKD zu erhöhen, bildgebende Untersuchungen zur funktionellen Konnektivität können im Anschluss daran nichtinvasiv wertvolle Informationen über den Krankheitsverlauf liefern.

Zusammenfassung und Ausblick

Aufgrund der zunehmenden Prävalenz und der damit verbundenen Dringlichkeit einer möglichst frühzeitigen Diagnosestellung und Therapie wird momentan auch im Bereich der bildgebenden Methoden mit Hochdruck an der Entwicklung von neuen, sensitiven Prädiktoren für kognitive Abbauprozesse im Rahmen demenzieller Entwicklungen geforscht. Bereits veröffentlichte Studien können mithilfe von funktioneller Magnetresonanztomographie spezifische Auffälligkeiten der zerebralen Aktivierungsmuster sowohl bei bereits diagnostizierten demenziellen Erkrankungen als auch im Vorfeld dieser Erkrankungen bzw. bei Hochrisikogruppen nachweisen. Obwohl nach wie vor hier ein großer Forschungsbedarf besteht, ist davon auszugehen, dass bildgebende Methoden bei der Früherkennung und Differenzialdiagnostik auch im Bereich der Demenzen einen hohen klinischen Erkenntniswert entfalten können.

Literatur

American Psychiatric Association (APA) (2000) Diagnostic and Statistical Manual of Mental Disorders. 4th ed. Text Revision (DSM-IV-TR). American Psychiatric Press, Washington

Bekris LM, Yu CE, Bird TD, Tsuang DW (2010) Genetics of Alzheimer Disease. J Geriatr Psychiatry Neurol 23: 213–227

Borghesani PR, Johnson LC, Shelton AL, Peskind ER, Aylward EH, Schellenberg GD, Cherrier MM (2008) Altered medial temporal lobe responses during visuospatial encoding in healthy APOE4 carriers. Neurobiol Aging 29: 981–991

Bundesministerium für Familie, Senioren, Frauen und Jugend (BMFSFJ) (2010) »Wegweiser Demenz«. http://www.bmfsfj.de/BMFSFJ/aeltere-menschen,did=158892.html (Zugriff: 27.09.2012)

Chertkow H, Massoud F, Nasreddine Z, Belleville S, Joanette Y, Bocti C, Drolet V, Kirk J, Freedman, Bergmann H (2008) Diagnosis and Treatment of dementia: 3. Mild cognitive impairment and cognitive impairment without dementia. CMAF 178: 1273–1285

Deutsche Gesellschaft für Psychiatrie, Psychotherapie und Nervenheilkunde (DGPPN), Deutsche Gesellschaft für Neurologie (DGN) (Hrsg) (2010) Diagnose- und Behandlungsleitlinie Demenz. Springer, Berlin (http://www.dgppn.de/fileadmin/user_upload/_medien/download/pdf/kurzversion-leitlinien/s3-leitlinie-demenz-lf.pdf [Zugriff: 27.09.2012])

Fleisher AS, Houston WS, Eyler LT, Frye S, Jenkins C, Thal LJ, Bondi MW (2005) Identification of Alzheimer disease risk by functional magnetic resonance imaging. Arch Neurol 62: 1881–1888

Frings L, Dressel K, Abel S, Saur D, Kümmerer D, Mader I, Weiller C, Hüll M (2010) Reduced precuneus deactivation during object naming in patients with mild cognitive impairment, Alzheimer's disease, and frontotemporal lobar degeneration. Dement Geriatr Cogn Disord 30: 334–343

Galvin JE, Price JL, Yan Z, Morris JC, Sheline YI (2011) Resting bold fMRI differentiates dementia with Lewy bodies vs. Alzheimer disease. Neurology 76: 1797–1803

Lim HK, Juh R, Pae CU, Lee BT, Yoo SS, Ryu SH, Kwak KR, Lee C, Lee CU (2008) Altered Verbal Working Memory Process in Patients with

Alzheimer's Disease. An fMRI Investigation. Neuropsychobiology 57: 181–187

Peters F, Collette F, Degueldre C, Sterpenich V, Majerus S, Salmon E (2009) The neural correlates of verbal short-term memory in Alhzeimer's Disease: an fMRI study. Brain 132: 1833–1846

Possin KL, Laluz VR, Alcantar OZ, Miller BL, Kramer JH (2011) Distinct neuroanatomical substrates and cognitive mechanisms of figure copy performance in Alzheimer's disease and behavioral variant frontotemporal dementia. Neuropsychologia 49: 43–48

Quiroz YT, Budson AE, Celone K, Ruiz A, Newmark R, Castrillón G, Lopera F, Stern CE (2010) Hippocampal Hyperactivation in Presymptomatic Familial Alzheimer's Disease. Ann Neurol 68: 865–875

Schwindt GC, Black SE (2009) Functional imaging studies of episodic memory in Alzheimer's disease: A quantitative meta-analysis. Neuroimage 45: 181–190

Sperling RA, Dickerson BC, Pihlajamaki M, Vannini P, LaViolette PS, Vitolo OV, Hedden T, Becker JA, Rentz DM, Selkoe DJ, Johnson KA (2010) Functional alterations in memory networks in early Alzheimer's Disease. Neuromolecular Med 12: 27–43

Weltgesundheitsorganisation (WHO) Internationale Klassifikation psychischer Störungen. ICD-10 Kapitel V (F). Diagnostische Kriterien für Forschung und Praxis. Huber, Bern

Xu G, Mclaren DG, Ries ML, Fitzgerald ME, Bendlin BB, Rowley HA, Sager MA, Atwood C, Asthana S, Johnson SC (2009) The influence of parental history of Alzheimer's disease and apolipoprotein E ε4 on the BOLD signal during recognition memory. Brain 132: 383–391

Schizophrenie

K. Pauly, T. Nickl-Jockschat

42.1 Diagnostische Kriterien – 660

42.2 Anatomisch-morphologische Auffälligkeiten bei Schizophrenie – 660
42.2.1 Volumetrische und morphometrische Studien – 660
42.2.2 Veränderungen der weißen Substanz – 662

42.3 Funktionelle Substrate schizophrener Symptomcluster – 662
42.3.1 Zerebrale Korrelate von Wahn – 662
42.3.2 Zerebrale Korrelate von Halluzinationen – 664
42.3.3 Zerebrale Korrelate von emotionalen Auffälligkeiten – 666

42.4 Prodromalstadium und Clinical high-risk – 668

42.5 Genetic imaging – 669
42.5.1 Einfluss von Risikogenvarianten auf zerebrale Aktivierungsmuster bei Schizophreniepatienten und Gesunden – 670
42.5.2 Risikogenvarianten aus genomweiten Assoziationsstudien (GWAS) – 671
42.5.3 Copy number variants – 672
42.5.4 Forward genetics – 672

Literatur – 673

Zum Thema

Strukturelle und funktionelle Bildgebungsmethoden haben unser Wissen über psychische Erkrankungen innerhalb der letzten Jahrzehnte dramatisch erweitert. Die Erforschung der Ätiologie der Schizophrenie und die Identifikation von Endophänotypen und Risikofaktoren haben eine frühe Diagnose und Intervention zum Ziel und somit eine möglichst kurze Dauer der unbehandelten Psychose. Im Folgenden sollen zunächst die wichtigsten klinischen Charakteristika der Schizophrenie beleuchtet werden. Es wird ein kurzer Überblick über anatomisch-morphologische Studien gegeben. Aktuelle funktionelle kernspintomographische Studien werden im Rahmen der häufigsten Symptomkomplexe genannt (Wahn, Halluzinationen, emotionale Auffälligkeiten). Es wird auf die funktionellen Auffälligkeiten bei Risikopopulationen und »genetic imaging« bei Risikogenvarianten eingegangen. Das Kapitel schließt mit einer Zusammenfassung und einem Ausblick auf zukünftige Möglichkeiten von fMRT-Studien im Rahmen der Schizophrenieforschung.

42.1 Diagnostische Kriterien

Die Tatsache, dass unterschiedliche Symptome mit unterschiedlichen strukturellen und funktionellen Auffälligkeiten gekoppelt sind, macht die Notwendigkeit einer exakten klinischen Charakterisierung offensichtlich.

> »Die Schizophrenie« ist kein einheitliches Bild, sondern umfasst mehrere heterogene Symptomcluster. Die Erforschung der neurofunktionellen Basis der Erkrankung erfordert die Dekomposition ihrer möglichen Symptome.

Die diagnostischen Kriterien für eine Schizophrenie umfassen nach DSM-IV-TR (American Psychiatric Association 2000):

A. Mindestens 2 der folgenden charakteristischen Symptome über einen Zeitraum von mindestens einem Monat:
1. Wahn
2. Halluzinationen
3. Desorganisierte Sprechweise (z. B. Zerfahrenheit)
4. Desorganisiertes oder katatones Verhalten
5. Negative Symptome (Affektverflachung, Alogie, Willensschwäche)

(Nur ein A-Kriterium ist erforderlich bei bizarrem Wahn oder bei akustischen Halluzinationen mit einer kommentierenden Stimme oder sich unterhaltenden Stimmen)

B. Soziale und/oder berufliche Leistungseinbußen

C. Dauer: Anzeichen des Erkrankungsbildes für mindestens 6 Monate; in diesem Zeitraum treten über mindestens einen Monat (oder weniger, falls erfolgreich behandelt) Symptome auf, die das A-Kriterium erfüllen

D. Ausschluss einer schizoaffektiven und affektiven Störung

E. Ausschluss von Substanzeinfluss und eines medizinischen Krankheitsfaktors, die die Symptome erklären könnten

F. Bei einer autistischen oder einer anderen tiefgreifenden Entwicklungsstörung in der Vorgeschichte wird eine Schizophrenie nur diagnostiziert, wenn mindestens einen Monat lang (oder weniger, falls erfolgreich behandelt) **gleichzeitig** Wahn oder Halluzinationen vorhanden sind.

Neben den genannten krankheitsspezifischen emotionalen Auffälligkeiten, wie der Affektverflachung, finden sich sehr oft Veränderungen bei der Emotionsverarbeitung und -interpretation. Auf den charakteristischen Symptombereichen Wahn, Halluzinationen und auf den emotionalen Auffälligkeiten, wie sie bei der Schizophrenie typisch sind, soll der Schwerpunkt des vorliegenden Kapitels liegen.

42.2 Anatomisch-morphologische Auffälligkeiten bei Schizophrenie

Inzwischen liegen zahlreiche Studien zu den neuroanatomischen Veränderungen bei Schizophrenie vor, die allerdings oft zu recht unterschiedlichen Ergebnissen kamen. Grund dafür sind die vergleichsweise diskrete Natur dieser Veränderungen sowie eine erhebliche interindividuelle Varianz innerhalb der Patientengruppe. Entsprechend ist eine Diagnose schizophrener Störungen anhand neuroanatomischer Kriterien weiterhin nicht möglich.

42.2.1 Volumetrische und morphometrische Studien

Regelmäßig konnten in volumetrischen Studien Vergrößerungen der Seiten- bzw. des 3. Ventrikels festgestellt werden. Strukturen des medialen Temporallappens, etwa Hippocampus, Gyrus parahippocampalis und der Amygdala, zeigten Volumenminderungen, ebenso wie der Gyrus temporalis superior. Auch subkortikale Strukturen wie das Zerebellum, die Basalganglien, das Corpus callosum und der Thalamus wiesen Veränderungen auf (Shenton et al. 2001).

Unklar blieb allerdings die Genese dieser strukturellen Abnormitäten. Vergleichsuntersuchungen zwischen schizophrenen Patienten, deren gesunden Verwandten ersten Grades und Kontrollprobanden ohne psychotische Erkrankungen in der Familienanamnese ergaben, dass Hirnstrukturanomalien auch bei der Gruppe der Blutsverwandten zu finden waren. Am stärksten verändert gegenüber der Kontrollgruppe war das hippocampale Volumen der

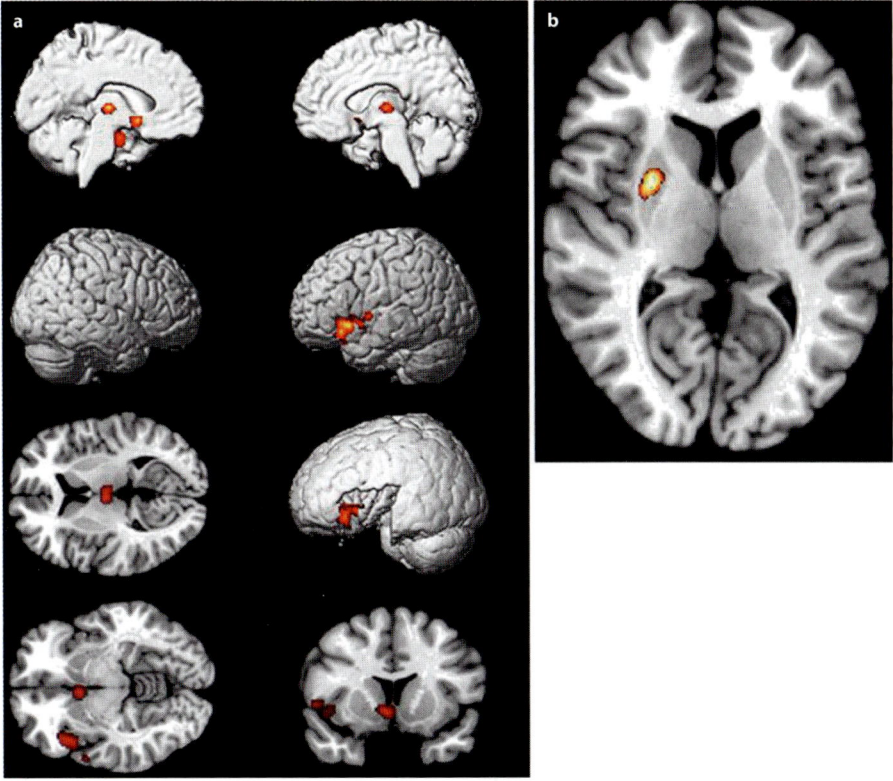

Abb. 42.1 Regionen mit (**a**) verminderter und (**b**) erhöhter grauer Substanz bei Schizophreniepatienten. Es zeigt sich ein frontotemporothalamisches Netzwerk, welches im Rahmen der Erkrankung betroffen ist. Daten einer Metaanalyse. (Aus Nickl-Jockschat et al. 2011)

Verwandten. Aber auch das Gesamtvolumen der grauen Substanz war verringert, während der 3. Ventrikel erweitert war. Sämtliche Anomalien waren allerdings bei den Verwandten deutlich geringer ausgeprägt als bei den Patienten (Boos et al. 2007). Diese Befunde sprechen für genetische Einflüsse auf die Volumenminderungen bei Patienten und Verwandten, was durch die Untersuchung von Hochrisiko-Personengruppen mit mindestens 2 an Schizophrenie erkrankten erst- oder zweitgradigen Verwandten weiter bekräftigt wurde. Volumetrische Untersuchungen an diesen Personen zeigten in mehreren Studien (z. B. Lawrie et al. 2001) verkleinerte Strukturen des medialen Temporallappens, v. a. des Hippocampus und der Amygdala. Befunde einer Längsschnittstudie ergaben zudem Veränderungen in präfrontalen Gebieten, insbesondere bei Probanden, die später tatsächlich an Schizophrenie erkrankten (Sun et al. 2009).

Dabei sind die beschriebenen hirnstrukturellen Veränderungen bei schizophrenen Erkrankten nicht statisch, sondern zumindest teilweise progredient. Wiederholt konnten fortschreitende Verluste der grauen Substanz, v. a. im Frontal- und Temporallappen, sowie eine zunehmende Ventrikelerweiterung im Verlauf der Erkrankung beobachtet werden. Das Ausmaß der Veränderungen korrelierte mit der Schwere der Krankheitsepisoden (z. B. Ho et al. 2003).

Neben diesen volumetrischen Ansätzen wurden in den letzten Jahren zunehmend morphometrische Studien durchgeführt. Da volumetrische Verfahren prinzipiell auf einem Vergleich des Volumens einer bestimmten »**region of interest**« (ROI) zwischen 2 Probandengruppen beruhen, benötigen diese eine A-priori-Hypothese die veränderte Hirnregion betreffend. Im Gegensatz hierzu basieren morphometrische Ansätze auf einer voxelweisen Analyse des gesamten Gehirns und sind entsprechend sensitiver für lokalisierte strukturelle Veränderungen. Auch auf metaanalytischer Ebene und mithilfe großer Datenbanken lassen sich bei morphometrischen Studien leichter Rückschlüsse auf krankheitsspezifische Muster struktureller Veränderungen ziehen (▶ Kap. 17). Entsprechende Untersuchungen ergaben ein frontotemporothalamisches Atrophiemuster (z. B. Fornito et al. 2009). Bemerkenswerterweise fanden sich progrediente Volumenverluste, wobei sich das Muster der betroffenen Regionen jedoch über den Krankheitsverlauf stabil zeigte (◘ Abb. 42.1; Nickl-Jockschat et al. 2011).

Eine funktionelle Charakterisierung dieser strukturellen Veränderungen mithilfe großer Datenbanken erbrachte eine Assoziation der betroffenen Regionen mit kognitiven, sprachlichen und emotionsspezifischen Domänen. Dieser Zusammenhang zwischen struktureller Pathologie mit bei der Schizophrenie betroffenen funktionellen Domänen unterstreicht die Relevanz dieser neuroanatomischen Veränderungen.

42.2.2 Veränderungen der weißen Substanz

Obwohl der sehr konsistente Befund einer Erweiterung der Seitenventrikel auf eine Pathologie der weißen Substanz hinweist und auch die Ergebnisse funktioneller Bildgebungsstudien auf eine gestörte funktionelle Konnektivität als wichtigen Pathomechanismus der Schizophrenien hindeuten (Schmitt et al. 2011), existieren bislang vergleichsweise wenige Untersuchungen, welche sich gezielt mit Veränderungen der Fasertrakte bei Schizophreniepatienten beschäftigen. Die bisherige Datenlage legt eine konvergente Evidenz für erniedrigte »Fractional anisotropy«(FA)-Werte nahe – und damit eine verminderte anatomische Konnektivität – in Frontal- und Temporallappen, v. a. der linken Hemisphäre (Ellison-Wright u. Bullmore 2009).

Wie für andere neuroanatomische Veränderungen scheint auch für die Veränderungen der weißen Substanz eine Assoziation mit der Symptomebene zu bestehen. So konnte etwa gezeigt werden, dass die Schwere der Negativsymptomatik bei Schizophreniepatienten mit dem Abbau der weißen Substanz der Frontallappen assoziiert war (Ho et al. 2003). Neben diesem vergleichsweise globalen Zusammenhang existieren aber auch Hinweise auf spezifischere Korrelationen. Eine vielbeachtete Vergleichsstudie zwischen Patienten mit und ohne akustische Halluzinationen erbrachte eine höhere Direktionalität der frontotemporalen Fasertrakte bei den halluzinierenden Patienten. Die Autoren der Arbeit zogen aus diesen Daten den Schluss, dass die Veränderungen der frontotemporalen Fasertrakte zu abnormen Koaktivierungen zwischen frontalen – v. a. mit kognitiven Prozessen assoziierten – und temporalen auditorischen Hirnregionen führten (Hubl et al. 2004).

Eine noch genauere Charakterisierung dieser Anomalien der weißen Substanz erscheint für ein besseres Verständnis der Pathophysiologie der Schizophrenien essenziell.

42.3 Funktionelle Substrate schizophrener Symptomcluster

42.3.1 Zerebrale Korrelate von Wahn

Im Rahmen von Wahn kommt es häufig zu einer negativen Fehlinterpretation von eigentlich positiven oder neutralen Umweltreizen (Cohen u. Minor 2010). Zudem wird bedeutungslosen Details plötzlich essenzielle Bedeutung zugemessen. Bei fehlerhafter Bedeutungszuschreibung (»**salience**«) von Umweltreizen aufgrund von Wahrnehmungsverzerrungen auf frühen Ebenen der Informationsverarbeitung wird also die Aufmerksamkeit auf relevante, aber auch irrelevante Dinge gelenkt, wodurch es schnell zu einer Reizüberflutung kommt (Kapur 2003). Erfahrungsgeleitete kausale Attributionen zwischen Reizen und damit häufig verbundenen Ereignissen vereinfachen diese Unterscheidung üblicherweise. Im Rahmen einer Psychose kommt es jedoch zu »**prediction errors**« (z. B. Corlett et al. 2011; Heinz u. Schlagenhauf 2010). So beziehen Schizophreniepatienten mit **Beziehungswahn** Fernsehmeldungen, Radionachrichten, Straßenschilder und andere unrelatierte Informationen auf sich selbst und glauben, dass Botschaften speziell für sie enthalten sind. Gibt man betroffenen Patienten und Gesunden unpersönliche Sätze vor und Sätze, die speziell auf die eigene Person zugeschnitten sind, so zeigt sich bei den Wahnpatienten eine reduzierte Unterscheidungsfähigkeit zwischen selbstrelevanter und -unrelevanter Information, welche verbunden ist mit vermehrter Aktivierung in typischen Selbstreferenzarealen wie den kortikalen Mittellinienstrukturen (dem medialen präfrontalen Kortex (mPFC), posterioren Zingulum und Praecuneus), der Insula und dem Striatum, wobei die Aktivierung der beiden letztgenannten Areale mit dem Ausmaß an Beziehungswahn korreliert ist (Menon et al. 2011).

Auch wurde hypothetisiert, dass die mit Wahn häufig verknüpfte negative Stimmungslage mit Aktivierungsveränderungen in der Amygdala verbunden ist (Heinz u. Schlagenhauf 2010). Tatsächlich fanden sich im Gruppenvergleich während solcher Vorhersagefehler bei Schizophrenie Minderaktivierungen im rechten amygdalohippocampalen Komplex, der Insula, dem Nucleus caudatus und Thalamus. Die Aktivierungen in Insula, Dienzephalon und im amygdalohippocampalen Komplex waren dabei mit dem Ausmaß an psychotischen Symptomen negativ korreliert (Gradin et al. 2011).

Neben einem »verrauschten« Input von Informationen aus der Umwelt kommt es zu weiteren Wahrnehmungsverzerrungen, allen voran der selektiven Enkodierung von gefahrassoziierten Reizen.

 Psychotische Patienten zeigen häufig negative kognitive Schemata (Garety et al. 2001); das schließt eine negative Umdeutung der Umgebung (Lee et al. 2004) und teilweise auch eine negativere Selbstsicht (Pauly et al. 2011) mit ein.

Bei solchen verzerrten kognitiven Schemata in sozialen Situationen im Rahmen paranoider Vorstellungen scheint insbesondere die präfrontale Regulierung von emotionsassoziierten temporalen Regionen, einschließlich der Amyg-

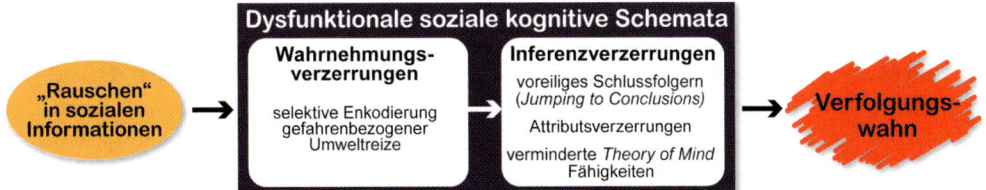

Abb. 42.2 Soziale kognitive Verzerrungen, die zur Ausbildung von Verfolgungswahn führen könnten. (Mod. nach Blackwood et al. 2001)

dala, verändert. Vergleicht man Patienten mit und ohne Wahnsymptomatik und eine gesunde Kontrollgruppe während der visuellen Präsentation von ängstlichen und neutralen Gesichtern, so zeigt sich, dass es v. a. bei großer Erregung (gemessen an einem verminderten Hautleitwiderstand) bei Gesunden zu einer stärkeren Aktivierung der Amygdala und des medialen präfrontalen Kortex kommt. Bei wahnhaften Patienten findet sich hingegen eine funktionelle Diskonnektion von kortikalen und subkortikalen Arealen und Dysfunktionen bei der Verschaltung von Amygdala und autonomem System. So zeigten wahnhafte Patienten bei der Verarbeitung ängstlicher Gesichter zwar eine erhöhte körperliche Stressreaktion, die jedoch mit einer verminderten Aktivierung der Amygdala im Vergleich zu nichtparanoiden Schizophreniepatienten einherging. Hypervigilanz und Fehlattributionen könnten hierfür mitverantwortlich sein (Williams et al. 2004).

> **Weitere dysfunktionale kognitive Schemata schließen Inferenzverzerrungen mit ein (** Abb. 42.2). So werden zu schnell und aufgrund von unzureichenden Informationen Schlussfolgerungen gezogen (»jumping to conclusion« und »probabilistic reasoning biases«); es kann in sozialen Situationen zu Fehlattributionen kommen und schließlich ist auch die »Theory of Mind«-Leistung (ToM; ▶ Kap. 29) herabgesetzt, d. h. die Fähigkeit, sich in andere hineinzuversetzen, um ihr Verhalten zu erklären oder vorherzusagen.

In Kombination könnten diese kognitiven Verzerrungen und Verzerrungen der Wahrnehmung zu Phänomenen des Verfolgungswahns beitragen (Blackwood et al. 2001).

Auch könnten sich die einzelnen Symptome gegenseitig noch verstärken. So machten wahnhafte Patienten, wenn beim Entscheiden auf der Basis von unzureichenden Informationen Angst auslösende Musik präsentiert wurde, verglichen mit Gesunden sogar noch mehr hastige Entscheidungen aufgrund einer zu liberalen Akzeptanz von Schlussfolgerungen (»**jumping to conclusion**«). Dies galt jedoch nicht für fröhliche Musik (Moritz et al. 2009). Bei gesunden Probanden steigt bei solchen »**Probabilistic reasoning**«-Aufgaben während der Durchführung die Aktivierung in Praecuneus und den superioren parietalen Kortizes mit steigender Unsicherheit an. Bei Patienten mit Schizophrenie fand sich jedoch keine Modulation der Aktivierung entsprechend der unterschiedlichen Ergebniswahrscheinlichkeiten (Paulus et al. 2003).

Für soziale Situationen besonders wichtige Funktionen, wie die »**Theory of Mind**«-Fähigkeit, werden insbesondere mit dem temporoparietalen Übergangsbereich (»**temporo-parietal junction**«, TPJ) und dem mPFC in Verbindung gebracht. So zeigten gesunde Probanden Aktivierungsunterschiede in beiden Regionen in Abhängigkeit davon, ob sie 2 Menschen beobachteten, die scheinbar mit den Probanden sprachen, miteinander sprachen oder aber gar nicht kommunizierten. Bei Patienten war diese Differenzierung nicht signifikant. Mit steigender Wahnsymptomatik fand sich zudem eine geringere Aktivierung im superioren Sulcus temporalis (Park et al. 2011). Auch in anderen ToM-Aufgaben zeigten Schizophreniepatienten Aktivierungsveränderungen, v. a. Minderaktivierungen im posterioren Teil des superioren Temporallappens bzw. in der TPJ (Benedetti et al. 2009; Vistoli et al. 2011) und dem posteriorem Zingulum, was hauptsächlich für soziale Intentionen der Fall war (Walter et al. 2009). Es wurde jedoch auch teilweise ein **Aktivierungsanstieg** im mPFC und der linken TPJ während ToM-Aufgaben berichtet – insbesondere bei Patienten mit Ich-Störungen (s. unten; Brüne et al. 2008).

Der anteriore und posteriore zinguläre Kortex scheint zudem direkt mit Symptomen des Verfolgungswahns in Zusammenhang zu stehen. Sollten Patienten mit **Verfolgungswahn** bedrohliche (im Vergleich zu neutralen) Sätze lesen und entscheiden, ob ein Selbstbezug vorliegt oder nicht, zeigten sich im Vergleich zu Gesunden verminderte Aktivierungen im anterioren ventralen zingulären Kortex, aber ein Anstieg im posterioren Zingulum. Dabei gilt der zinguläre Kortex als eine Schlüsselregion der Selbstwahrnehmung (Blackwood et al. 2004). Auch korrelierte das Ausmaß an Wahn, Misstrauen und Halluzinationen bei unmedizierten Schizophreniepatienten negativ mit dem regionalen zerebralen Blutfluss in frontalen, temporalen, zingulären und thalamischen Arealen. Die Spezifizität dieser Ergebnisse zeigte sich u. a. darin, dass sich im Gegensatz dazu für Symptome der formalen Denkstörungen und des Größenwahns **positive** Korrelationen mit der Aktivierung in frontalen und temporalen Regionen ergaben (Sabri et al. 1997).

Im deutschen Sprachraum werden **Ich-Störungen** aus dem Formenkreis der Schizophrenien, also das Gefühl, dass eigene Gedanken, Handlungen oder Empfindungen fremd beeinflusst werden, traditionsgemäß gesondert von Wahn und Halluzinationen als eine Störung der Ich-Umwelt-Grenze betrachtet. Im englischen Sprachraum werden sie jedoch meist den Wahnphänomenen zugeordnet. Eine mögliche Erklärung für Fremdbeeinflussungserleben könnten Defizite im **Efferenzkopiemechanismus** darstellen (für eine Übersicht: z. B. Leube u. Pauly 2008). Der Efferenzkopiemechanismus ist für den Abgleich von rückgemeldeter durchgeführter Bewegung und einem Prädiktionsmodell (oder »**Feed forward**«-Modell) zuständig, welches auf Basis der Efferenzkopie des initialisierten motorischen Befehls erstellt wurde. Nachdem das motorische System frontaler Areale die Ausführung der Handlungen initiiert hat, wird unter Einwirkung möglicher externaler Einflüsse der neue Zustand im sensorischen System erfasst. Dieses tatsächliche sensorische Feedback wird mit dem vorhergesagten Feedback abgeglichen. Stimmen geplante Aktion und sensorische Rückmeldung über die tatsächlich ausgeführte Bewegung überein, werden sie als eigene erkannt. Sensorische Diskrepanzen werden zumeist externalen Einflüssen zugeschrieben. Eine mögliche Erklärung für das Gefühl des Gemachten bei Patienten mit Ich-Störungen könnte also z. B. ein fehlerhaftes Prädiktionsmodell sein, welches zu einem ungenaueren Abgleichmechanismus führt.

Insbesondere der Parietalkortex scheint eine Rolle in der Psychopathologie des Fremdbeeinflussungserlebens zu spielen. So zeigten Schizophreniepatienten mit Symptomen einer Ich-Störung verglichen mit Gesunden oder wahnhaften schizophrenen Patienten ohne Fremdbeeinflussungserleben während der Ausführung von zeitlich vorgegebenen Joystick-Bewegungen Mehraktivierungen im inferioren parietalen Kortex und zingulären Kortex. Diese Hyperaktivierung nahm mit Rückgang der Ich-Störungssymptomatik ab (Spence et al. 1997). Ein Aktivierungsanstieg im inferioren Parietallappen, insbesondere in den rechtsseitigen Gyri angularis und supramarginalis, scheint verbunden zu sein mit einer steigenden wahrgenommenen Diskordanz zwischen ausgeführter und beobachteter Handlung (Farrer et al. 2003). Bei Schizophreniepatienten zeigte sich hingegen kein Zusammenhang zwischen der Bewegungskontrolle und dem regionalen zerebralen Blutfluss. Dabei korrelierte jedoch beim Vergleich der Fremd- und Selbstattribution von Bewegungen die Aktivierung im rechten Gyrus angularis positiv mit einem Psychopathologie-Wert, der sich aus der Beurteilung der aktuellen Wahn- und Ich-Störungssymptomatik zusammensetzte (Farrer et al. 2004). Es kommt also scheinbar im Rahmen von Ich-Störungen zu einer fehlerhaften Verschaltung propriozeptiver, motorischer und visueller Informationen im heteromodalen Assoziationskortex.

Ähnliche Vorgänge, nämlich Defizite bei »Feed forward«-Modellen der Sprachareale, wurden für die falsche Zuschreibung eigentlich selbstgenerierter Sprache hypothetisiert: Im Gegensatz zu Gesunden oder remittierten Patienten, die das entgegengesetzte Muster zeigten, fand sich für Patienten mit Ich-Störungen als auch Patienten mit akustischen Halluzinationen (▶ Abschn. 42.3.2) eine vermehrte Aktivierung in den superioren Temporalkortizes während der Präsentation der verzerrten eigenen Stimme, wenn diese fälschlicherweise external attribuiert (vs. selbst zugeschrieben) wurde (Fu et al. 2008). Im Gegensatz dazu finden sich bei Gesunden, wenn sie laut oder mit sich selbst sprechen (»inner speech«), inhibitorische Einflüsse des frontalen Kortex, die zu einer reduzierten Aktivierung im auditorischen Kortex führen. Bei Schizophreniepatienten war solch eine klare Differenzierung zwischen selbst- und fremdgenerierter Sprache jedoch reduziert (Taber u. Hurley 2007).

Erste Studien zur Anwendung von repetitiver transkranieller Magnetstimulation (rTMS) lassen jedoch eine gewisse Dissoziation beider Symptomkomplexe, der Ich-Störungen und der Halluzinationen, im rechten inferioren Parietallappen und der linken TPJ vermuten (Jardri et al. 2009).

42.3.2 Zerebrale Korrelate von Halluzinationen

Die häufigsten Halluzinationen bei Schizophrenie sind akustischer Natur; so hören Patienten häufig mehrere oder einzelne Stimmen oder aber nonverbale Geräusche, wie ein Klopfen, Brummen oder Pfeifen. Die Vermutung einer Störung im auditorischen System und in Sprachareaelen liegt also nahe. Tatsächlich zeigte sich eine negative Korrelation zwischen dem Ausprägungsgrad der Halluzinationen und der Größe des linken superioren Gyrus temporalis (Barta et al. 1990). Jedoch ist die Datenlage nicht ganz einheitlich. So fanden sich bei halluzinierenden verglichen mit nichthalluzinierenden Patienten auch Volumenvergrößerungen beider Temporallappen (Shin et al. 2005).

Bei der Untersuchung von akuten Halluzinationen mittels fMRT-Studien ist man mit der Tatsache konfrontiert, dass diese in Ausmaß und Dauer variieren können. In einer frühen Studie verglichen McGuire und Kollegen (1993) bei Patienten mit Schizophrenie die Hirnaktivierung während Phasen der akustischen Halluzination mit jener nach Abklingen der Halluzinationen und fanden während der Halluzinationen einen erhöhten Blutfluss im Broca-Areal und im linken Temporallappen, also in Kernarealen der Sprach- und Sprechnetzwerke, sowie im anterioren zingulären Kortex (ACC). Überdies korrelierte die

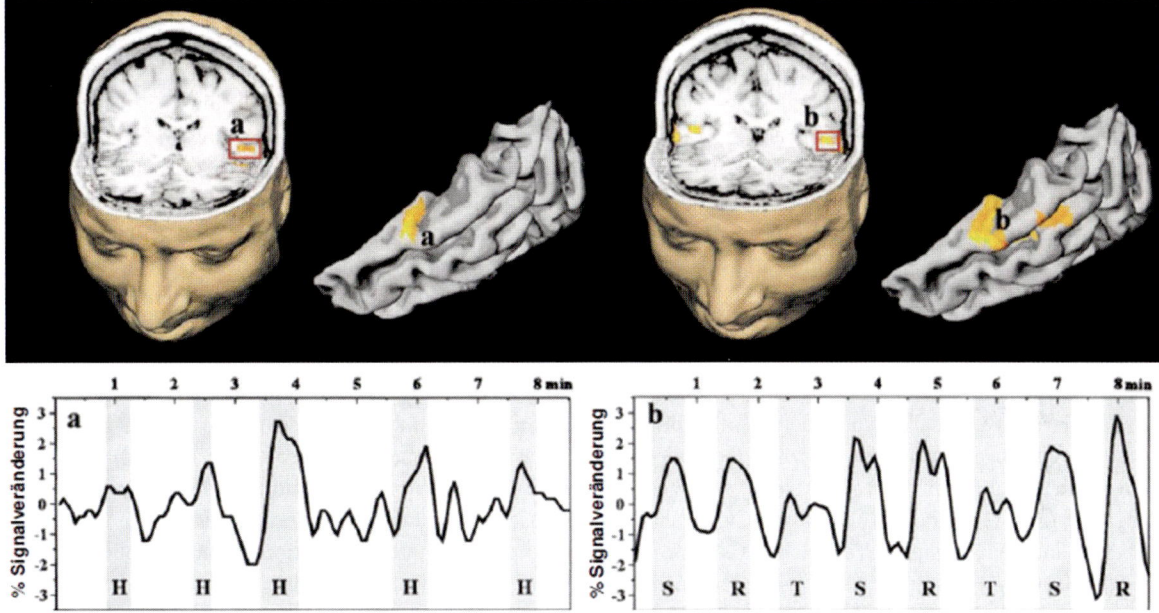

Abb. 42.3 Oben: Aktivierung im Heschl-Gyrus bei einem Patienten mit Schizophrenie als 3D-Aufnahme und als Rekonstruktion der Grenze zwischen grauer und weißer Substanz im linken Temporallappen während der Halluzinationen (*a*) und während akustischer Stimulation (*b*). Unten: Entsprechender Zeitverlauf des BOLD-Signals (»blood oxygenation level dependend«) aus dem Heschl-Gyrus. Die *grau* schraffierten Bereiche entsprechen den Experimentalbedingungen: *H* Halluzinationen, *S* Sprache, *R* rückwärts gesprochener Text, *T* Ton. (Aus Dierks et al. 1999; mit freundlicher Genehmigung von Elsevier)

Erhöhung der Aktivierung in Spracharealen mit dem Ausmaß an verbalen Halluzinationen.

Eine der bahnbrechenden fMRT-Studien im Rahmen der Erforschung von Halluzinationen war jene von Dierks und Kollegen (1999), auch wenn sie sich auf eine sehr kleine Patientenstichprobe berief. Schizophreniepatienten wurden gebeten, im Scanner einen Knopf zu drücken, solange die auditorischen Halluzinationen anhielten. In weiteren Bedingungen wurde ihnen ein gesprochener Text vorgespielt, ein rückwärts abgespielter gesprochener Text oder ein sich modulierender Ton. Die höchsten Korrelationen fanden sich zwischen der Aktivierung im Heschl-Gyrus und dem Ausmaß an auditorischen Halluzinationen (◘ Abb. 42.3). Auch außerhalb des Hörzentrums fanden sich Korrelationen, so im posterioren superioren und mittleren temporalen Gyrus, dem frontoparietalen Operculum, der Amygdala und dem Hippocampus. Der Aktivierungsanstieg hielt sich solange, wie Halluzinationen angegeben wurden, und ging danach wieder auf das Ausgangsniveau zurück. Die Autoren schlossen daraus, dass diese Aktivierung klassischer Sprachproduktionsareale erklären könnte, warum akustische Halluzinationen im Gegensatz zur Vorstellung von akustischen Reizen oder inneren Monologen als echte externe Stimme oder Geräusche erlebt werden. Die Aktivierungen von Amygdala und Hippocampus könnten womöglich auf die emotionalen Reaktionen darauf oder auf den Abruf von Gedächtnisinhalten zurückzuführen sein, welche mit dem Gehörten verbunden sind.

Bei Gesunden kommt es leichter zu Verwechslungen bei der Einschätzung, ob es sich um die eigene Stimme handelte oder nicht, wenn die eigene Stimme verzerrt dargeboten wurde. Dabei zeigte sich im linken superioren temporalen Gyrus eine Interaktion zwischen der Stimme und dem Ausmaß der Verzerrung. Während die Verzerrung in dieser Region wenig Einfluss hatte, während eine fremde Stimme präsentiert wurde, zeigten sich deutlich attenuierte (d. h. abgeschwächte) Aktivierungen bei der Präsentation der eigenen Stimme (Allen et al. 2005). Allen und Kollegen (2007) wiederholten dieses Experiment bei Patienten mit Schizophrenie. Patienten mit auditorischen verbalen Halluzinationen schrieben im Vergleich zu Patienten ohne Halluzinationen die eigene Stimme insgesamt häufiger einer anderen Person zu. Überdies zeigten gesunde Probanden und Patienten ohne Halluzinationen stärkere Aktivierungen im linken superioren temporalen Gyrus, wenn sie eine fremde im Vergleich zur eigenen Stimme verarbeiteten. Bei Patienten mit Halluzinationen war die Aktivierung im superioren temporalen Kortex hingegen für beide Stimmen ähnlich. Halluzinierende Patienten zeigten im Gegensatz zu beiden Vergleichsgruppen jedoch wiederum keinen Aktivierungsanstieg im ACC bei der Verarbeitung von verzerrter vs. unverzerrter Sprache. Die Autoren deuteten dies als mögliche Erklärung für die fehlerhafte explizite Evaluation doppeldeutiger auditorischer verbaler Stimuli.

Den **zeitlichen Verlauf** akustischer Halluzinationen beschrieben Shergill et al. (2004) mit einer 6–9 s vorausgehenden Aktivierung im rechten mittleren Gyrus temporalis, posterioren Zingulum und linken inferioren Frontallappen (Letzterer wurde auch mit inneren Monologen in Verbindung gebracht) sowie einer Aktivierung in beiden Temporalgyri, dem ACC und der linken Insula während der eigentlichen Halluzination. Die Autoren deuteten ihre Ergebnisse als Stütze für die Theorie, dass Halluzinationen auf Missidentifikationen selbstgenerierten verbalen Materials beruhen.

Aktivierungsveränderungen sind auch mit Konnektivitätsveränderungen verbunden. So war bei Gesunden und Schizophreniepatienten die Konnektivität zwischen linkem superioren temporalen Kortex und ACC für das Hören einer anderen Stimme im Vergleich zu selbstgenerierter Sprache signifikant größer. Das galt jedoch nicht für Patienten mit akustischen Halluzinationen. Bei der Einschätzung der eigenen Sprache bei halluzinierenden Patienten fand sich eine gestörte funktionelle Integration zwischen linkem superioren temporalen Kortex und ACC (Mechelli et al. 2007).

So wie es im auditorischen System der Fall ist, wäre es denkbar, dass Dysfunktionen in den anderen sensorischen Bahnen zu Halluzinationen in der entsprechenden Sinnesmodalität führen. So zeigten beispielsweise Patienten mit Gehirnläsionen im Okzipitallappen, aber auch Patienten mit Läsionen im Hirnstamm, optische Halluzinationen, während eine Schädigung somatosensorischer Projektionsbahnen Körperhalluzinationen hervorrief (Braun et al. 2003).

Halluzinationen sind zumeist deutlich negativ besetzt (z. B. akustische Beschimpfungen). Ein Zusammenhang mit emotionalen Auffälligkeiten zeigt sich unter anderem darin, dass Patienten mit Halluzinationen besonders starke Defizite bei der Erkennung von emotionalen Hinweisreizen aufweisen (Shea et al. 2007).

42.3.3 Zerebrale Korrelate von emotionalen Auffälligkeiten

Emotionale Veränderungen sind bei Schizophrenien sehr häufig und belastend. Der Prozess der Emotionsverarbeitung ist komplex und umfasst zahlreiche Schritte, welche jeweils beeinträchtigt sein können, so beispielsweise das emotionale Erleben, die Emotionserkennung und -unterscheidung oder die Emotionsregulation.

Die meisten Emotionsstudien mit Gesunden wie Patienten waren bisher **visueller** Natur. So kann die falsche Interpretation von emotionalen Gesichtsausdrücken schwerwiegend mit erfolgreichen sozialen Interaktionen interferieren.

Emotionserkennungsdefizite anhand von Gesichtern (z. B. Chan et al. 2010; Kohler et al. 2010) spiegeln sich bei Erwachsenen (z. B. Habel et al. 2010a; Li et al. 2010; Reske et al. 2009) und Jugendlichen mit Schizophrenie (Seiferth et al. 2008) in verminderter Hirnaktivierung im fusiformen Gyrus wider. Zerebrale Auffälligkeiten während der Beurteilung emotionalen Materials können je nach Valenz variieren (z. B. Habel et al. 2010a). Die konsistent gefundenen Dysfunktionen im Gyrus fusiformis bei der Verarbeitung von emotionalen wie auch neutralen Gesichtern lassen jedoch vermuten, dass es bei Patienten mit Schizophrenie schon zu basalen Störungen der Gesichterverarbeitung kommt (Marwick u. Hall 2008). Entsprechende strukturelle Veränderungen zeigen sich anhand von einem Rückgang an grauer Substanz im Gyrus fusiformis (z. B. Lee et al. 2002).

Der visuellen und der **auditorischen** Emotionserkennung (v. a. anhand von Prosodie – der Sprachmelodie, die emotionsrelevante Informationen mit einschließt) ist gemein, dass Patienten mit Schizophrenie von der Information aus einem Anstieg an Intensität und Klarheit der dargestellten Emotion weniger profitieren als gesunde Menschen (emotionale Gesichtsausdrücke: Kohler et al. 2003; Prosodie: Bach et al. 2009). Bach und Kollegen (2009) interpretierten dies als ein verringertes Signal-Rausch-Verhältnis bei den internalen Repräsentationen der Stimuli. Wie bei den anderen Modalitäten werden auch bei der veränderten Verarbeitung von Prosodie Defizite bereits bei grundlegenden sensorischen Prozessen vermutet (z. B. der Schätzung steigender Tonintensitäten, dem Tonabgleich oder der auditorischen Aufmerksamkeit, Dickey et al. 2010). Darüber hinaus wiesen Schizophreniepatienten Schwierigkeiten bei der Geruchsunterscheidung und erhöhte Geruchsdetektionsschwellen auf (Corcoran et al. 2005; Turetsky et al. 2003). Andere Studien fanden wiederum eine normale Sensitivität, aber veränderte Ratings der Vertrautheit von Gerüchen (Moberg et al. 2006; Plailly et al. 2006). Letztendlich zeigten sich bei Schizophrenie im Rahmen der olfaktorischen Stimmungsinduktion jedoch auch klare Aktivierungsveränderungen bei der Darbietung von Gerüchen, welche deutlich oberhalb der Wahrnehmungsschwelle lagen und welche nicht anders bewertet wurden als von Gesunden (s. unten).

Die Fähigkeit, spezifische Emotionen zu erkennen, also die Leistungssensitivität, scheint dabei weniger beeinträchtigt zu sein als die Leistungsspezifität. Fragt man Patienten mit Schizophrenie, ob ein präsentierter Gesichtsausdruck eine bestimmte Basisemotion widerspiegelt, haben diese demnach v. a. Schwierigkeiten, eine falsche Emotion abzulehnen, insbesondere wenn sie negativ ist (Abb. 42.4).

Als Reaktion auf fröhliche, traurige, ärgerliche, angeekelte, neutrale, ängstliche oder überraschte Gesichter während Aufgaben zur Affektbezeichnung (Hempel et al. 2003), Emotionsunterscheidung (Gur et al. 2002) und zum

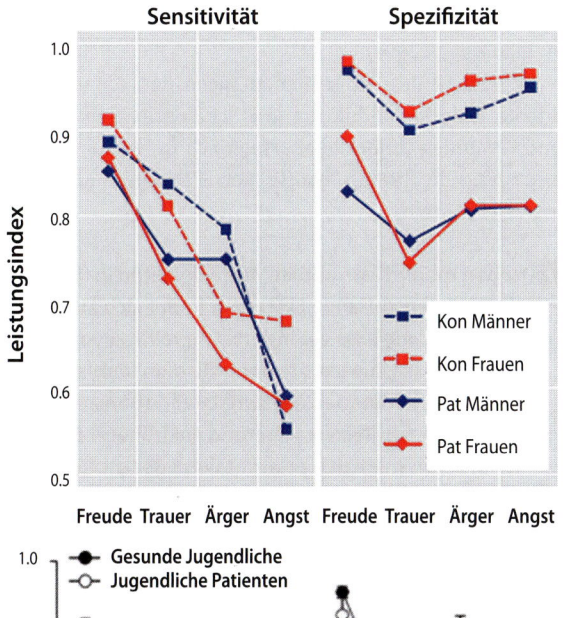
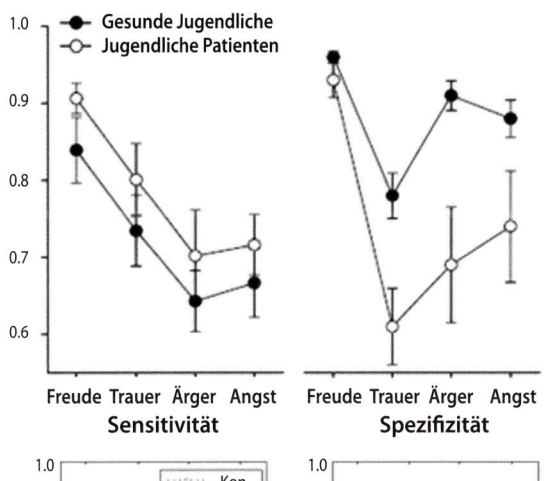
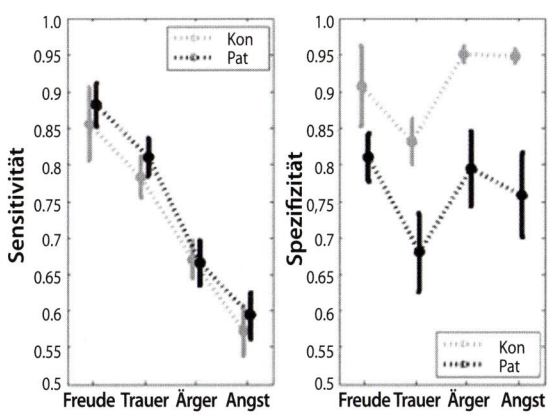

Abb. 42.4 Reduzierte Emotionsunterscheidungsspezifität anhand von Gesichtern bei Patienten mit Schizophrenie (wobei Spezifizität definiert wird als das Verhältnis von korrekt abgelehnten Antwortmöglichkeiten und der Summe dieser korrekten Ablehnungen und der falsch-positiven Antworten; Sensitivität ist entsprechend das Verhältnis von korrekt positiven Antworten geteilt durch die Summe von korrekt positiven und falsch-negativen Antworten). Ergebnisse aus Schneider et al. 2006 (mit freundlicher Genehmigung von the American Journal of Psychiatry), Seiferth et al. 2009 (mit freundlicher Genehmigung von Nature Publishing Group) und Habel et al. 2010a (mit freundlicher Genehmigung von Elsevier)

Hineinversetzen in die jeweilige Emotion (Schneider et al. 1998) fanden sich bei Patienten mit Schizophrenie Minderaktivierungen im amygdalahippocampalen Komplex (s. auch Li et al. 2010 für eine Metaanalyse). Hypoaktivierungen in Amygdala und mPFC fanden sich auch bei der impliziten Verarbeitung von ängstlichen Gesichtern, v. a. bei Patienten mit paranoidem Erleben (Williams et al. 2004). Wurden traurige und fröhliche Gesichter mit neutralen Gesichtern maskiert (und waren damit nicht bewusst erkennbar), fand sich bei dieser Art von emotionalem Priming ein Anstieg an Amygdalaaktivierung bei Patienten mit Schizophrenie (Rauch et al. 2010). Fehlende Amygdalaaktivierung bei der Verarbeitung von aversivem Material, aber ein Aktivierungsanstieg in Reaktion auf doppeldeutige Stimuli, wurde mit einer veränderten Aktivierungsschwelle in Reaktion auf negative Stimuli bei Patienten mit Schizophrenie in Verbindung gebracht (für einen Überblick s. Kucharska-Pietura et al. 2003). Vermehrte Aktivierung im Hippocampus, einem weiteren Areal der Emotionsverarbeitung und des (autobiografischen) Gedächtnisses, bei Präsentation emotionaler Gesichter (Holt et al. 2006) könnten zudem teilweise auf eine reduzierte Habituierung, z. B. als Reaktion auf ängstliche Gesichter, zurückzuführen sein (Holt et al. 2005). Aktivierungsveränderungen im Verlauf eines Paradigmas sind ebenfalls eine mögliche Erklärung dafür, dass sich bei Patienten mal Hypo-, mal Hyperaktivierungen finden lassen. So ergab sich während einer Aufgabe zum Matching von emotionalen Gesichtsausdrücken bei Gesunden eher ein Aktivierungsanstieg über die Zeit hinweg, bei Patienten jedoch ein Aktivierungsrückgang (Salgado-Pineda et al. 2010). Auch fanden sich bei den Patienten zu Beginn der Aufgabe eine vermehrte kortikale Aktivität und Konnektivität im mPFC und im inferioren Parietallappen. Im letzten Teil des Stimulationsblocks zeigte sich hingegen eine vermehrte superiore temporale Aktivierung, welche mit einer größeren Konnektivität mit dem inferioren Parietallappen verbunden war. Die Autoren vermuteten daher, dass die Patienten nach einer initialen automatischen emotionalen Reaktion zu eher bewussten kompensatorischen kognitiven Mechanismen wechseln mussten, um die Aufgabe zu lösen.

Weitere Hypoaktivierungen während der Unterscheidung emotionaler Gesichter fanden sich u. a. im ACC und in Abhängigkeit von der Emotion teilweise auch im inferioren frontalen Gyrus (Habel et al. 2010a; Hempel et al. 2003; Reske et al. 2009). Beide Regionen sind eng vernetzt mit weiteren Arealen der Emotionsverarbeitung, so der Amygdala und anderen medialen temporalen Gebieten.

Eine aktuelle Metaanalyse (Li et al. 2010) konnte zeigen, dass hauptsächlich explizite Emotionsaufgaben Auffälligkeiten schizophrener Menschen bei Emotionsaufgaben widerspiegeln und insbesondere verminderte Aktivierungen im fusiformen Gyrus bei visuellen Aufgaben.

Gleichzeitig wurden beidseitige Dysfunktionen in Amygdala und parahippocampalem Gyrus bei expliziten wie impliziten Aufgabenformen gefunden, was die Schlüsselrolle dieser Regionen bei den Emotionsverarbeitungsdysfunktionen im Rahmen einer Schizophrenie unterstreicht.

Eine Alternative zur visuellen ist die **olfaktorische Emotionsinduktion** (▶ Kap. 31). Induziert man positive Emotion mittels Vanillegeruch und negative Emotion durch den Geruch vergorener Hefe, so fand sich im Gruppenvergleich während des positiven Geruches lediglich eine Thalamusminderaktivierung aufseiten der Schizophreniepatienten. Bei der negativen Emotionsinduktion jedoch zeigten die Patienten eine reduzierte Aktivierung im rechten mittleren Frontalkortex und im mittleren Temporalkortex. Eine ähnliche verminderte Aktivierung im Frontalkortex fand sich zudem bei den gesunden Brüdern der Schizophreniepatienten. Auch ergab sich für beide Gruppen, Patienten und ihre Brüder, ein Trend für Hypoaktivierungen in der rechten Insula (Schneider et al. 2007), einer Kernregion der Verarbeitung von Ekelreizen (Stark et al. 2007). Es scheint, als ob gerade die negativen Reize besonders geeignet wären, um Vulnerabilitätsmarker der Schizophrenie aufzudecken. Womöglich führt aber auch eine geringere Varianz der Beurteilung der Gerüche (im Vergleich zu unterschiedlichen interindividuellen Geschmäckern bei positiven Reizen) zu eindeutigeren Ergebnissen.

Auch wenn die olfaktorische Stimulation teilweise andere Hirnregionen involviert als die visuelle Emotionsinduktion, weisen auch die Studien zur olfaktorischen Stimmungsinduktion auf Dysregulationen in kortikolimbischen Netzwerken hin. Negative wie positive Gerüche (verglichen mit Luft; Plailly et al. 2006), aber auch unangenehme verglichen mit angenehmen Gerüchen (Crespo-Facorro et al. 2001) spiegelten bei Schizophreniepatienten eine fehlerhafte Involvierung limbischer und paralimbischer Regionen wider (so in der Insula oder dem Parahippocampus) sowie Dysfunktionen im orbitofrontalen Gyrus. Scheinbar kompensatorische Mehraktivierungen während der (evolutionär wichtigen) Valenzbeurteilung von negativen (vs. positiven oder neutralen) Gerüchen fanden sich dabei in zahlreichen frontalen Regionen, so in dorsolateralen und medialen präfrontalen Regionen, aber auch im posterioren zingulären Kortex (Crespo-Facorro et al. 2001) oder orbitofrontalen Kortex (Pauly et al. 2008).

Natürlich werden auch emotionale Auffälligkeiten von klinischen Faktoren beeinflusst. So fanden einige Studien Korrelationen der Emotionserkennungsdefizite und der Krankheitsdauer (z. B. Habel et al. 2010a), wohingegen andere Autoren solch einen Zusammenhang nicht finden konnten (Kohler et al. 2010) oder nur einen Trend in diese Richtung (Chan et al. 2010). Die meisten Studien beschreiben jedoch Korrelationen zwischen dem Ausmaß der negativen und teilweise auch der positiven Symptomatik und der Emotionserkennungsleistung (z. B. Gur et al. 2006; Williams et al. 2004).

Zusammenfassend kann man sagen, dass die subjektiv erlebte Emotionsinduktion bei Schizophreniepatienten und Gesunden vergleichbar erfolgreich ist, wobei positive und neutrale Stimuli häufig von Patienten negativer bewertet werden.

> **Neben möglichen subtilen Auffälligkeiten in den jeweiligen sensorischen Systemen findet sich auf zerebraler Ebene eine veränderte Interaktion von emotionsassoziierten Arealen, wie dem limbischen System, und frontalen Arealen der Emotionsregulation oder der Reizverarbeitung auf höherer Ebene, wie dem medialen präfrontalen oder orbitofrontalen Kortex. Während bei visueller Stimulation hier v. a. die Amygdala oder der angrenzende (Para-)Hippocampus von tragender Bedeutung zu sein scheinen, werden bei olfaktorischer Stimulation v. a. Dysfunktionen im insulären Kortex offenbar.**

42.4 Prodromalstadium und Clinical high-risk

Die Diskussion sog. **Trait- und State-Marker**, d. h. zum einen von biologischen oder Verhaltensmerkmalen, welche überdauernd sind und einer psychischen Erkrankung bereits vorausgehen, und zum anderen von Markern, die das aktuelle Krankheitsgeschehen widerspiegeln, nehmen im Rahmen der Früherkennung eine wichtige Rolle ein. Dabei steht insbesondere die Untersuchung von Risikopopulationen im Mittelpunkt des Interesses, entweder von Personen, die ein gewisses genetisches Risiko für eine Schizophrenie aufweisen (▶ Abschn. 42.5), wie z. B. Menschen, die nahe Blutsverwandte mit Schizophrenie haben, oder aber Menschen mit klinischem Risiko (»**clinical high-risk**«, CHR), an einer Schizophrenie zu erkranken. Letztere zeigen im Rahmen eines vermeintlichen Prodromalstadiums erste psychotische Symptome, die abgeschwächt oder kürzer andauernd sind als im Rahmen einer manifesten Schizophrenie.

Funktionelle Auffälligkeiten bei erstgradigen Angehörigen mit Schizophrenie sind bekannt (z. B. Schneider et al. 2007). Jedoch haben lediglich um die 10 % der Psychosepatienten nahe Verwandte mit einer entsprechenden Diagnose (Brewer et al. 2006). Daher erscheint es mehr als sinnvoll, sich nicht nur mit dem genetischen Risiko, an einer Schizophrenie zu erkranken, auseinanderzusetzen, sondern auch mit Personen in der fraglichen Prodromalphase. Hier sind Bildgebungsstudien nicht zuletzt deshalb von hohem Interesse, weil Menschen mit CHR bei vielen kognitiven und emotionalen Aufgaben noch eine relativ unauffällige Verhaltensleistung zeigen, sich jedoch bereits

Aktivierungsunterschiede in den zugrunde liegenden neuronalen Netzwerken finden lassen.

Beispielsweise lassen sich bereits im Prodromalstadium zerebrale Auffälligkeiten in kortikalen Mittellinienstrukturen nachweisen, welche für Metakognition und Selbstreferenz von zentraler Bedeutung sind (für eine Übersicht s. Nelson et al. 2009). Auch zeigten Probanden mit CHR während der typischerweise bei Schizophrenie beeinträchtigten ToM-Aufgabe zwar vereinzelte Minderaktivierungen wie im medialen und superioren PFC, aber stärkere Aktivierungen in ToM-Netzwerken (TPJ, inferior präfrontal) als Patienten mit manifester Schizophrenie sowie Mehraktivierungen in aufgabenrelevanten Regionen verglichen mit gesunden Kontrollprobanden, was für eine kompensatorische Überaktivierung sprechen könnte (Brüne et al. 2011).

Auch emotionsassoziierte neurale Prozesse spiegelten in CHR-Populationen bereits Auffälligkeiten wider, so Hypoaktivierungen in der Insula und dem medialen superioren temporalen Gyrus und Hyperaktivierungen im mittleren temporalen Gyrus und dem posterioren Zingulum bei der Emotionsinduktion (Pauly et al. 2010). Genauso schnitten Personen mit CHR in einer visuellen Emotionsdiskriminationsaufgabe nicht schlechter ab als gesunde Probanden, zeigten jedoch einen Aktivierungsanstieg im Gyrus fusiformis (einem Schlüsselareal der Gesichterverarbeitung), was die Annahme von kompensatorischen Mechanismen in aufgabenrelevanten Regionen bei Risikoprobanden nahelegt (Seiferth et al. 2009). Interessanterweise zeigte sich, dass Hyperaktivierungen nicht nur mit emotionalen Gesichtern assoziiert waren, sondern dass sich bei Prodromalpatienten im Vergleich zu Gesunden insbesondere Mehraktivierungen (v. a. im linken inferioren und superioren frontalen Gyrus) in Reaktion auf neutrale Gesichter fanden. Die Autoren deuteten dies als emotionale Missinterpretation eigentlich neutralen Materials, was einen Risikomarker der Psychose darstellen könnte.

Modinos und Kollegen (2010) untersuchten eine nichtklinische Stichprobe von Personen, die in einem Fragebogen ein hohes oder niedriges psychosetypisches Antwortverhalten an den Tag legten, während einer Aufgabe zur Neubewertung von negativen Bildern (als Emotionskontrollprozess). Während der erfolgreichen Reduktion negativer Emotionen zeigten die Probanden mit einer vermuteten höheren Psychoseanfälligkeit stärkere Aktivierung in präfrontalen Arealen, so im dorsolateralen und ventrolateralen präfrontalen Kortex und ACC. Einen Rückgang an Amygdalaaktivierung als Reaktion auf negative Reize zeigten jedoch nur die Probanden, die als weniger psychoseanfällig klassifiziert wurden. Die Autoren erklärten dies mit der geringeren funktionellen Konnektivität, die sich bei der Risikogruppe fand, die zu einer Ineffizienz der gesteigerten präfrontalen Aktivierung im Rahmen der Regulation der emotionsassoziierten Amygdalaaktivierung führte und damit unterstreicht, dass Veränderungen des kognitiven Kontrollsystems die Vulnerabilität für eine Psychose erhöhen könnten.

Da Schizophreniepatienten emotionale wie kognitive Symptome aufweisen (s. auch Habel et al. 2010c; Pauly et al. 2008), könnte sich gerade die komplexe Interaktion von Emotion und Kognition als besonders sensitiv für die Aufdeckung erster Krankheitssymptome erweisen.

> Zusammenfassend erscheinen die zerebralen Dysfunktionen von Personen mit CHR zum jetzigen Zeitpunkt weniger spezifisch zu sein als jene bei Patienten mit manifester Schizophrenie. Dies mag zum einen daran liegen, dass nicht alle Menschen mit CHR im Zeitverlauf tatsächlich eine Schizophrenie entwickeln, was die Variabilität der Stichproben erhöht. Zum anderen könnten insbesondere die häufig gefundenen Aktivierungsanstiege auf erfolgreiche individuelle Kompensationsmechanismen zurückzuführen sein, die teilweise nur auf frühen Stufen der Erkrankung effektiv sein könnten.

42.5 Genetic imaging

Bei einer **Heritabilität der Anfälligkeit für Schizophrenie von ca. 80 %** (Sullivan et al. 2003) stellen genetische Risikofaktoren zwar nicht die alleinige, aber eine wichtige Einflussgröße hinsichtlich der Manifestation einer Schizophrenie dar. Die Beobachtung, dass das Erkrankungsrisiko für Träger der einzelnen Risikovarianten zwischen 1,5 und 2,0 (odds ratio) liegt (Nickl-Jockschat et al. 2009), weist darauf hin, dass für das Zustandekommen der Krankheit in der Regel das Vorliegen einer einzelnen Risikovariante nicht ausreicht. Entsprechend wird meist ein **polygener Erbgang** diskutiert. Zudem müssen komplexe Interaktionen zwischen genetischen und umweltassoziierten Risikofaktoren angenommen werden (z. B. Bayer et al. 1999; Nickl-Jockschat u. Schneider 2012). Dementsprechend kommt einer besseren funktionellen Charakterisierung der Kandidatengene eine wesentliche Bedeutung für ein besseres Verständnis der Ätiopathogenese zu.

Prinzipiell können Risikogenvarianten ihren Einfluss auf vielen verschiedenen Ebenen ausüben. Neben basalen Auswirkungen auf das Genprodukt selbst – etwa durch eine veränderte Enzymaktivität oder eine verringerte Transkription – über neuroanatomische und neurophysiologische Veränderungen bis hin zu komplexen behavioralen Phänotypen können genetische Faktoren modifizierend wirken.

Da bei Schizophrenien eine **Diagnosestellung ausschließlich aufgrund der psychopathologischen Symptomatik** erfolgt, die momentanen diagnostischen Konventionen aber weniger eine homogene Krankheitsentität als vielmehr eine **heterogene Krankheitsgruppe** mit womöglich teilweise unterschiedlichen zugrunde liegenden Pathophysiologien zu beschreiben scheinen, wird die Aussagekraft einer genetischen Analyse durch eine hohe Stichprobenheterogenität geschwächt.

Um diesen Problemen zu begegnen, wurde zunehmend die Erforschung der Zusammenhänge von genetischen Faktoren mit schizophrenieassoziierten neuroanatomischen und neurophysiologischen Merkmalen betrieben.

> Zur Abgrenzung von symptomdefinierten Phänotypen des Störungsbildes spricht man bei den hier interessierenden, der reinen klinischen Untersuchung nicht zugänglichen Parametern von sog. Endophänotypen.

Zwar zeigte sich, dass einige vorgeschlagene Endophänotypen unzureichend valide sind, da sie teilweise keine höhere Heritabilität aufweisen als die Erkrankung selbst (Gottesman u. Gould 2003); allerdings legt die aktuelle Datenlage nahe, dass sich insbesondere Befunde der funktionellen und der strukturellen Bildgebung durch eine hohe genetische Penetranz bei einer geschätzten Effektstärke von etwa 0.7–1.0 auszeichnen (Meyer-Lindenberg 2010; Mier et al. 2010).

Methodisch lassen sich Studien zum »genetic imaging« in 2 große Gruppen einteilen:
1. Studien, welche sich mit den Auswirkungen von **Kandidatengenen** der Schizophrenie auf neurofunktionelle Substrate beschäftigen. Neben **Suszeptibilitätsvarianten**, bei welchen in klassischen Assoziations- oder Kopplungsstudien ein Kandidatenstatus beschrieben wurde, erhalten zunehmend die in **genomweiten Assoziationsstudien (GWA)** gefundenen Varianten Aufmerksamkeit. Zudem rücken sog. »**copy number variants**« (CNVs), also seltene, aber hoch signifikant mit der Diagnose assoziierte, chromosomale Mikrodeletionen und -duplikationen ins Zentrum des Interesses.
2. Sog. »**Forward genetics**«-Studien versuchen, einen bildgebungsdefinierten (Endo-)Phänotypen mit Daten zur strukturellen Variation im Genom zu kombinieren und so neue, mit bestimmten neuronalen Netzwerken assoziierte Gene zu identifizieren.

42.5.1 Einfluss von Risikogenvarianten auf zerebrale Aktivierungsmuster bei Schizophreniepatienten und Gesunden

Zu den wohl am besten untersuchten Schizophrenie-Suszeptibilitätsgenen zählt die **Catechyl-O-Methyltransferase (COMT)**. COMT katalysiert die Methylierung von mo-

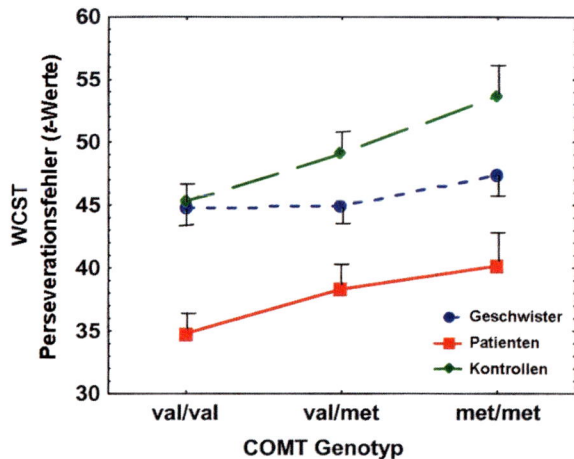

Abb. 42.5 Signifikanter Haupteffekt für den Genotyp bzgl. der Anzahl an Perseverationsfehlern (± Standardfehler), d. h. einem Haftenbleiben an einer bestimmten Antwortkategorie, bei der Durchführung des Wisconsin-Card-Sorting-Tests (WCST; ▶ Kap. 22) bei Patienten mit Schizophrenie, ihren nicht betroffenen Geschwistern und gesunden Kontrollprobanden. (Aus Egan et al. 2001; mit freundlicher Genehmigung von National Academy of Sciendes, U.S.A.)

noaminergen Substanzen, vor allem von Dopamin, aber auch Noradrenalin (z. B. Mannistö u. Kaakkola 1999) und führt damit zu deren Inaktivierung. Über die Beteiligung am Dopamin- und Noradrenalinstoffwechsel ist eine Verbindung mit der Pathophysiologie der Schizophrenie denkbar (z. B. Stefanis et al. 2004). Man geht aber mittlerweile davon aus, dass COMT lediglich den Erkrankungsverlauf über eine schlechtere kognitive Leistung moduliert und nicht primär ätiologisch fungiert (Tan et al. 2007).

Die im menschlichen Gehirn vorherrschende membrangebundene Form von COMT ist hauptsächlich im präfrontalen Kortex und im Hippocampus aktiv (Matsumoto et al. 2003). Der Polymorphismus des COMT-Gens an Position 158 mit dem Einbau von Methionin (Met) statt Valin (Val) (im Weiteren »Val158Met-Polymorphismus« bezeichnet) in das Genprodukt ist weit verbreitet (Ho et al. 2005). Das Met-Allel hat eine deutlich niedrigere Stabilität – und damit Aktivität – als das Val-Allel (Lotta et al. 1995). Post-mortem-Studien an humanen Präparaten des dorsolateralen präfrontalen Kortex (DLPFC) konnten zeigen, dass bei homozygoten Trägern des Val-Allels eine 50%ig höhere Aktivität der COMT im Vergleich zu homozygoten Trägern des Met-Allels vorliegt. Heterozygote Val-Allel-Träger wiesen noch eine 12%ig höhere Aktivität auf (Chen et al. 2004). Entsprechend führt das Val-Allel durch seine höhere Aktivität zum stärkeren Abbau von Dopamin und zu niedrigeren synaptischen Dopaminkonzentrationen. Neuropsychologisch schlägt sich die erniedrigte synaptische Dopaminkonzentration von Val/Val-Trägern in signifikant verschlechterter Leistungsfähigkeit des Arbeitsgedächtnisses und der Exekutivfunktionen nieder und damit in Funktionsbereichen, die auch bei der Schizophrenie früh betroffen sind (◘ Abb. 42.5).

Sowohl bei Schizophreniepatienten, deren gesunden erstgradigen Verwandten als auch Kontrollprobanden zeigten Val/Val-Träger während eines 2-back-Arbeitsgedächtnis-Tasks (▸ Abschn. 8.1.2) im DLPFC und im ACC der rechten Hemisphäre die stärksten Aktivierungsmuster, während Heterozygote eine größere Response als Met/Met-Träger zeigten. Die Autoren interpretierten diese Befunde als Hinweis für eine verminderte Effektivität von arbeitsgedächtnisassoziierten Hirnarealen bei Val-Allel-Trägern, welche mit einer kompensatorischen Mehraktivierung einherging (Egan et al. 2001). Mehrere Folgestudien konnten ähnliche Ergebnisse erzielen, wobei die meisten Untersuchungen eine Betonung dieser Effekte für die rechte Hemisphäre fanden (z. B. Bertolino et al. 2006; Caldu et al. 2007; Tan et al. 2007).

Ein nahezu spiegelbildlicher Befund ergibt sich für Aufgaben zur Emotionsverarbeitung. Hier präsentieren Met/Met-Träger eine deutlich verstärkte präfrontale Aktivierung gegenüber Val-Allel-Trägern (Drabant et al. 2006; Smolka et al. 2005). Diese Konstellation unterstützt die auf neuropsychologischen Daten basierende »**Warriors/Worriers**«-Hypothese. Diese besagt, dass die reziproken Effekte des Val158Met-Polymorphismus auf kognitive und emotionale Domänen einen Kompromiss zwischen kognitiver Effizienz und emotionaler Resilienz darstellen. Entsprechend könnte sich evolutionsbiologisch die Verbreitung beider Areale in der Gesamtbevölkerung erklären, da sich je nach den gerade vorherrschenden Umweltbedingungen entsprechende Selektionsvorteile für das »kriegerische« Val-Allel oder das »kognitive« Met-Allel ergeben (Goldman et al. 2005; Mier et al. 2010).

Die »**Regulator of G-protein Signaling**«(RGS)-Familie spielt eine wichtige Rolle bei der Regulation der postsynaptischen Signalübertragung, insbesondere der Botenstoffe Dopamin, Serotonin und Noradrenalin. Als Gegenspieler der an der Signalübertragung beteiligten G-Proteine führt RGS zu einer Beendigung der dopaminergen Signaltransduktion (Taymans et al. 2002; Tsai et al. 1995). Eine Studie an gesunden Probanden untersuchte die Auswirkungen der schizophrenieassoziierten Variante RGS4 rs951436 auf zerebrale Aktivierungsmuster und funktionelle Konnektivität während eines n-back-Tests (Buckholtz et al. 2007; ▸ Abschn. 8.1.2). Dabei zeigten sich Veränderungen der BOLD-Response in frontotemporalen und frontoparietalen Regionen. Die funktionelle Konnektivität zwischen arbeitsgedächtnisassoziierten Regionen war jedoch in der rechten Hemisphäre bei Risikoallelträgern vermindert.

Dysbindin (alternativ: »Dystrobrevin-binding protein 1/DNTBP1«) wird vor allem im Gehirn und an der neuromuskulären Endplatte exprimiert und scheint insbesondere die Verbindung zwischen Zytoskelett und extrazellulärer Matrix zu gewährleisten sowie in adaptive Prozesse im Rahmen der neuronalen Plastizität involviert (z. B. Benson et al. 2001). Mehrere Studien untersuchten den Einfluss der Schizophrenierisikovariante rs1018381 auf zerebrale Aktivierungsmuster. So konnte gezeigt werden, dass gesunde Träger des Risikoallels eine verstärkte BOLD-Response im linken Gyrus frontalis medialis und bilateral im Cuneus aufwiesen bei der Enkodierung, bzw. im Gyrus frontalis medialis und inferior sowie im Lobus parietalis inferior der rechten Hemisphäre während des Abrufs von Inhalten des episodischen Gedächtnisses (Thimm et al. 2010).

Eine weitere Untersuchung beschäftigte sich mit den Auswirkungen von rs1018381 auf das Arbeitsgedächtnis. Obwohl bei den (gesunden) Risikoallelträgern auf behavioraler Ebene keine signifikanten Unterschiede auffielen, zeigte sich im fMRT eine signifikant erhöhte Aktivierung des Gyrus frontalis medialis gegenüber Nichtträgern. Die Autoren interpretierten dies als kompensatorisch verstärkte Aktivierung (Markov et al. 2010). Auch während eines Wortflüssigkeitsparadigmas zeigten sich bei gesunden Risikoallelträgern stärkere Aktivierungen, so im ACC und den Gyri temporales superior und medius, im Vergleich zu homozygoten Wildtypen (Markov et al. 2009). Eine verminderte anatomische Konnektivität im rechten Temporallappen, welche bei gesunden Risikoallelträgern beobachtet wurde, könnte eine mögliche Erklärung für diese Veränderungen darstellen (Nickl-Jockschat et al. 2012).

42.5.2 Risikogenvarianten aus genomweiten Assoziationsstudien (GWAS)

Bei den oben beschriebenen Genvarianten handelt es sich um Kandidaten, die aufgrund ihrer angenommenen oder nachgewiesenen pathophysiologischen Funktion und/oder ihrer chromosomalen Lage als geeignete Risikogene für Schizophrenie betrachtet wurden und die in Assoziations- und/oder Kopplungsstudien bestätigt werden konnten. Im Gegensatz dazu werden bei genomweiten Assoziationsstudien (GWAS) nicht eine, sondern eine Vielzahl von über das Genom verteilte Varianten analysiert. Dank moderner Analysetechniken können mittlerweile etwa 1 Mio. Varianten erfasst werden. Entsprechend kann analysiert werden, ob bestimmte Varianten mit einer Erkrankung assoziiert sind, ohne dass eine vorherige hypothesengesteuerte Auswahl erfolgen muss. Da diese Methode jedoch große Probandenkollektive benötigt, ist sie entsprechend aufwändig.

ZNF804A zählt zu den bestvalidierten Genen dieses Evidenzgrades und soll hier beispielhaft dargestellt werden. Das Genprodukt von ZNF804A ist ein Zink-Finger-Protein, dessen molekulare Funktion bislang noch unzureichend charakterisiert ist. Bemerkenswert ist, dass

ZNF804A nicht nur mit Schizophrenie, sondern auch mit bipolaren Störungen assoziiert wurde (The International Schizophrenia Consortium 2008).

Eine Studie untersuchte die Auswirkungen der Schizophrenierisikovariante rs1344706 auf zerebrale Aktivierungsmuster und funktionelle Konnektivität während eines n-back-Paradigmas bei gesunden Probanden. Dabei zeigten sich keine Aktivierungsveränderungen bei Risikoallelträgern. Allerdings fanden sich risikoallelabhängige Veränderungen der funktionellen Konnektivität. So stellte sich die funktionelle Konnektivität des DLPFC als erniedrigt, die des Hippocampus als erhöht dar (Esslinger et al. 2009). Diese Untersuchungen stützen die Hypothese einer – genetisch mitbestimmten – zerebralen Dyskonnektivität als einen der zentralen Pathomechanismen der Schizophrenie.

42.5.3 Copy number variants

Bei den oben besprochenen Genvarianten handelt es sich meistens um sog. »**single nucleotide polymorphisms**« (SNPs), also Veränderungen von nur einem einzigen Basenpaar. Mehr und mehr rücken nun größere strukturelle Veränderungen des Genoms ins Interesse der Forschung. Besonders die sog. »**copy number variants**« (CNVs) haben zunehmend Aufmerksamkeit erfahren. Dabei handelt es sich um submikroskopische chromosomale Veränderungen, welche bis zu mehrere tausend Basenpaare umfassen können. Sowohl Mikroduplikationen – Verdoppelungen genetischen Materials – als auch Mikrodeletionen werden zu den CNVs gerechnet. Im Gegensatz zu den recht niedrigen »**odds ratios**« (OR) – als Maß des Assoziationszusammenhanges der oben zitierten SNPs und eines Schizophrenierisikos – zeigen CNVs deutlich höhere OR (Stefansson et al. 2008). Entsprechend sind durch eine bessere Charakterisierung dieser größeren strukturellen genomischen Veränderungen weitere wesentliche Einsichten in die Pathophysiologie der Schizophrenie zu erwarten.

Da es sich um eher seltene Veränderungen handelt, die erst vor vergleichsweise kurzer Zeit beschrieben wurden, ist die Charakterisierung durch die funktionelle Bildgebung noch weitgehend ausstehend. Daten existieren jedoch zum 22q-deletion-Syndrom, welches zwar keine CNV im eigentlichen Sinne darstellt, jedoch als Beispiel für eine größere strukturelle Deletion mit Assoziation zur Schizophrenie dienen kann. Eine Studie mit einem verbalen Arbeitsgedächtnis-Paradigma an Patienten mit 22q-deletion-Syndrom, ihren nicht betroffenen Geschwistern und gesunden Kontrollen zeigte, dass alle 3 Gruppen während der Aufgabe parietale Hirnregionen aktivierten. Während jedoch die Gruppe der nicht betroffenen Geschwister auch den DLPFC, das Broca-Areal und den ACC rekrutierten, war die DLPFC-Aktivierung bei den Patienten nicht detektierbar (Kates et al. 2007). Daneben zeigten sich abnorme Aktivierungen des linken Gyrus supramarginalis bei 22q-deletion-Patienten während arithmetischer Aufgaben (Eliez et al. 2001).

Trotz der bislang noch vergleichsweise spärlichen Datenlage und noch nicht gelösten methodischen Problemen erscheint eine bessere Charakterisierung der pathophysiologischen Konsequenzen von CNVs ein wichtiges und lohnendes Feld für die zukünftige Forschung.

42.5.4 Forward genetics

Die oben vorgestellten Strategien dienen primär der weiteren Charakterisierung bereits identifizierter Genvarianten. Zunehmend werden aber auch durch funktionelle oder strukturelle Bildgebung definierte Endophänotypen eingesetzt, um nach assoziierten Genvarianten zu suchen. Da – wie bereits dargestellt – Genvarianten auf der Ebene der strukturellen und funktionellen Bildgebung offenbar eine hohe Penetranz aufweisen (Meyer-Lindenberg 2010; Mier et al. 2010), scheint es sich um eine erfolgversprechende Strategie zu handeln.

Optimalerweise schließen solche Studien große Familien ein, sodass primär eine Abschätzung der Heritabilität eines Endophänotypen getroffen werden kann. Basierend auf diesen Daten können dann Genvarianten identifiziert werden, die überzufällig häufig bei Merkmalsträgern auftreten. Da es sich bei der Schizophrenie um eine vergleichsweise seltene Erkrankung handelt, existieren bislang noch keine »**Forward genetics**«-Studien an Schizophreniepatienten. Erste Studien zu potenziell für die Schizophrenieforschung interessanten Endophänotypen wie etwa Resting-State-Konnektivität (Glahn et al. 2010) lassen jedoch ein großes Potenzial für diesen Ansatz erkennen.

> **Zusammenfassung und Ausblick**
>
> Bildgebungstechniken haben uns innerhalb vergleichsweise kurzer Zeit vollkommen neue Einblicke in komplexe psychische Erkrankungen, wie die Schizophrenie, und assoziierte psychopathologische Phänomene gewährt. Wir haben in diesem Kapitel die wichtigsten Symptome der Schizophrenie dargestellt und einen Überblick über anatomisch-morphologische Veränderungen gegeben. Es wurden erste neurobiologische Erklärungsansätze für Wahn, Halluzinationen und emotionale Auffälligkeiten im Rahmen der Erkrankung dargestellt. Die Wichtigkeit der Untersuchung von State- und Trait-Markern wurde dargelegt anhand von fMRT-Studien mit Risikopopulationen, so ▼

Personen im Prodromalstadium einer Psychose und Personen mit genetischen Risikomarkern.

Die Kombination funktioneller und anatomisch-morphologischer Bildgebungsstudien, elektrophysiologischer und neuropsychologischer Maße, von Genetik- und Pharmakologiestudien mit Patienten sowie Grundlagenforschung an gesunden Stichproben soll auch in Zukunft helfen, psychische Phänomene mit ihren zugrunde liegenden zerebralen Korrelaten in Zusammenhang zu bringen. Ein besseres Verständnis der Ätiologie und Endophänotypen der Schizophrenie kann nicht zuletzt das therapeutische Spektrum erweitern helfen. So konnten nicht nur Therapieeffekte von Psychopharmaka auf die neuronalen Korrelate psychischer Erkrankungen nachgewiesen werden, sondern auch von nichtpharmakologischen Interventionen, wie Psychotherapie (Frewen et al. 2008) oder spezifischen kognitiven und emotionalen Trainings (Habel et al. 2010b). Studien an Gesunden lassen auch auf eine bewusste Beeinflussung zerebraler Netzwerke via Neurofeedback hoffen (Johnston et al. 2010). Bildgebungsverfahren könnten in Zukunft womöglich als Ergänzung im Rahmen des Qualitätsmanagements von Therapien eingesetzt werden, beispielsweise als Monitoringinstrument für zerebrale Aktivierungsveränderungen im Zeitverlauf, und damit eines Tages dabei helfen, im Rahmen personalisierter Interventionen zwischen Patientenuntergruppen zu unterscheiden, welche von spezifischen Therapien mehr profitieren können als von anderen.

Literatur

Allen PP, Amaro E, Fu CH, Williams SC, Brammer M, Johns LC, McGuire PK (2005) Neural correlates of the misattribution of self-generated speech. Hum Brain Mapp 26: 44–53

Allen PP, Amaro E, Fu CH, Williams SC, Brammer M, Johns LC, McGuire PK (2007) Neural correlates of the misattribution of speech in schizophrenia. Br J Psychiatry 190: 162–169

American Psychiatric Association (APA) (2000) Diagnostic and Statistical Manual of Mental Disorders. 4th ed. Text Revision (DSM-IV-TR). American Psychiatric Press, Washington

Bach DR, Buxtorf K, Granjean D, Strik WK (2009) The influence of emotion clarity on emotional prosody identification in paranoid schizophrenia. Psychol Med 39: 927–938

Barta PE, Pearlson GD, Powers RE, Richards SS, Tune LE (1990) Auditory hallucinations and smaller superior temporal gyral volume in schizophrenia. Am J Psychiatry 147: 1457–1462

Bayer TA, Falkai P, Maier W (1999) Genetic and non-genetic vulnerability factors in schizophrenia: the basis of the »two hit hypothesis«. J Psychiatr Res 33: 543–548

Benedetti F, Bernasconi A, Bosia M, Cavallaro R, Dallaspezia S, Falini A, Poletti S, Radaelli D, Riccaboni R, Scotti G, Smeraldi E (2009) Functional and structural brain correlates of theory of mind and empathy deficits in schizophrenia. Schizophr Res 114: 154–160

Benson MA, Newey SE, Martin-Rendon E, Hawkes R, Blake DJ (2001) Dysbindin, a novel coiled-coil-containing protein that interacts with the dystrobrevins in muscle and brain. J Biol Chem 276: 24232–24241

Bertolino A, Caforio G, Petruzzella V, Latorre V, Rubino V, Dimalta S, Torraco A, Blasi G, Quartesan R, Mattay VS, Callicott JH, Weinberger DR, Scarabino T (2006) Prefrontal dysfunction in schizophrenia controlling for COMT Val158Met genotype and working memory performance. Psychiatry Res 147: 221–226

Blackwood NJ, Howard RJ, Bentall RP, Murray RM (2001) Cognitive Neuropsychiatric Models of persecutory delusions. Am J Psychiatry 158: 527–539

Blackwood NJ, Bentall RP, Ffytche DH, Simmons A, Murray RM, Howard RJ (2004) Persecutory delusions and the determination of self-relevance: an fMRI investigation. Psychol Med 34: 591–596

Boos HB, Aleman A, Cahn W, Pol HH, Kahn RS (2007) Brain volumes in relatives of patients with schizophrenia: a meta-analysis. Arch Gen Psychiatr 64: 297–304

Braun CM, Dumont M, Duval J, Hamel-Hebert I, Godbout L (2003) Brain modules of hallucination: an analysis of multiple patients with brain lesions. J Psychiatry Neurosci 28: 432–449

Brewer WJ, Wood SJ, Phillips LJ, Francey SM, Pantelis C, Yung AR, Cornblatt B, McGorry PD (2006) Generalized and specific cognitive performance in clinical high-risk cohorts: a review highlighting potential vulnerability markers for psychosis. Schizophr Bull 32: 538–555

Brüne M, Lissek S, Fuchs N, Witthaus H, Peters S, Nicolas V, Juckel G, Tegenthoff M (2008) An fMRI study of theory of mind in schizophrenic patients with »passivity« symptoms. Neuropsychologia 46: 1992–2001

Brüne M, Özgürdal S, Ansorge N, von Reventlow H, Peters S, Nicolas V, Tegenthoff M, Juckel G, Lissek S (2011) An fMRI study of »theory of mind« in at-risk states of psychosis: Comparison with manifest schizophrenia and healthy controls. NeuroImage 55: 329–337

Buckholtz JW, Meyer-Lindenberg A, Honea RA, Straub RE, Pezawas L, Egan MF, Vakkalanka R, Kolachana B, Verchinski BA, Sust S, Mattay VS, Weinberger DR, Callicott JH (2007) Allelic variation in RGS4 impacts functional and structural connectivity in the human brain. J Neurosci 27: 1584–1593

Caldu X, Vendrell P, Bartres-Faz D, Clemente I, Bargallo N, Jurado MA Serra-Grabulosa JM, Junqué C (2007) Impact of the COMT Val108/158 Met and DAT genotypes on prefrontal function in healthy subjects. NeuroImage 37: 1437–1444

Chan RCK, Li H, Cheung EFC, Gong Q (2010) Impaired facial emotion perception in schizophrenia: a meta-analysis. Psychiatry Res 178: 381–390

Chen X, Wang X, O'Neill AF, Walsh D, Kendler KS (2004) Variants in the catechol-o-methyltransferase (COMT) gene are associated with schizophrenia in Irish high-density families. Mol Psychiatry 9: 962–967

Cohen AS, Minor KS (2010) Emotional experience in patients with schizophrenia revisited: meta-analysis of laboratory studies. Schizophr Bull 36: 143–150

Corcoran C, Whitaker A, Coleman E, Fried J, Feldman J, Goudsmit N, Malaspina D (2005) Olfactory deficits, cognition and negative symptoms in early onset psychosis. Schizophr Res 80: 283–293

Corlett PR, Honey GD, Krystal JH, Fletcher PC (2011) Glutamatergic Model Psychoses: Prediction Error, Learning, and Inferences. Neuropsychopharmacol 36: 294–315

Crespo-Facorro B, Paradiso S, Andreasen NC, O'Leary DS, Watkins GL, Ponto LLB, Hichwa RD (2001) Neural mechanisms of anhedonia in schizophrenia – a PET study of response to unpleasant and pleasant odors. JAMA 286: 427–435

Dickey CC, Morocz IA, Minney D, Niznikiewicz MA, Voglmaier MM, Panych LP, Khan U, Zacks R, Terry DP, Shenton ME, McCarley RW

(2010) Factors in sensory processing of prosody in schizotypal personality disorder: an fMRI experiment. Schizophr Res 121: 75–89

Dierks T, Linden DEJ, Jandl M, Formisano E, Goebel R, Lanfermann H, Singer W (1999) Activation of Heschl's Gyrus during Auditory Hallucinations. Neuon 22: 615–621

Drabant EM, Hariri AR, Meyer-Lindenberg A, Munoz KE, Mattay VS, Kolachana BS, Egan MF, Weinberger DR (2006) Catechol O-methyltransferase val158met genotype and neural mechanisms related to affective arousal and regulation. Arch Gen Psychiatry 63: 1396–1406

Egan MF, Goldberg TE, Kolachana BS, Callicott JH, Mazzanti CM, Straub RE, Goldman D, Weinberger DR (2001) Effect of COMT Val108/158 Met genotype on frontal lobe function and risk for schizophrenia. Proc Natl Acad Sci USA 98: 6917–6922

Eliez S, Blasey CM, Menon V, White CD, Schmitt JE, Reiss AL (2001) Functional brain imaging study of mathematical reasoning abilities in velocardiofacial syndrome (del22q11.2). Genet Med 3: 49–55

Ellison-Wright I, Bullmore E (2009) Meta-analysis of diffusion tensor imaging studies in schizophrenia. Schizophr Res 108: 3–10

Esslinger C, Walter H, Kirsch P, Erk S, Schnell K, Arnold C, Haddad L, Mier D, Opitz von Boberfeld C, Raab K, Witt SH, Rietschel M, Cichon S, Meyer-Lindenberg A (2009) Neural mechanisms of a genome-wide supported psychosis variant. Science 324: 605

Farrer C, Franck N, Georgieff N, Frith CD, Decety J, Jeannerod M (2003) Modulating the experience of agency: a positron emission tomography study. NeuroImage 18: 324–333

Farrer C, Franck N, Frith CD, Decety J, Georgieff N, d'Amato T, Jeannerod M (2004) Neural correlates of action attribution in schizophrenia. Psychiatry Research: Neuroimaging 131: 31–44

Fornito A, Yücel M, Patti J, Wood SJ, Pantelis C (2009) Mapping grey matter reductions in schizophrenia: an anatomical likelihood estimation analysis of voxel-based morphometry studies. Schizophr Res 108: 104–113

Frewen PA, Dozois DJ, Lanius RA (2008) Neuroimaging studies of psychological interventions for mood and anxiety disorders: empirical and methodological review. Clin Psychol Rev 28: 228–246

Fu CH, Brammer MJ, Yágüez L, Allen P, Matsumoto K, Johns L, Weinstein S, Borgwardt S, Broome M, van Haren N, McGuire PK (2008) Increased superior temporal activation associated with external misattributions of self-generated speech in schizophrenia. Schizophr Res 100: 361–363

Garety PA, Kuipers E, Fowler D, Freeman D, Bebbington PE (2001) A cognitive model of the positive symptoms of psychosis. Psychol Med 31: 189–195

Glahn DC, Winkler AM, Kochunov P, Almasy L, Duggirala R, Carless MA, Curran JC, Olvera RL, Laird AR, Smith SM, Beckmann CF, Fox PT, Blangero J (2010) Genetic control over the resting brain. Proc Natl Acad Sci U S A 107: 1223–1228

Goldman D, Oroszi G, Ducci F (2005) The genetics of addictions: uncovering the genes. Nat Rev Genet 6: 521–532

Gottesman II, Gould TD (2003) The endophenotype concept in psychiatry: etymology and strategic intentions. Am J Psychiatry 160: 636–645

Gradin VB, Kumar P, Waiter G, Ahearn T, Stickle C, Milders M, Reid I, Hall J, Steele JD (2011) Expected value and prediction error abnormalities in depression and schizophrenia. Brain 134: 1751–1764

Gur RE, McGrath C, Chan RM, Schroeder L, Turner T, Turetsky BI, Kohler C, Alsop D, Maldjian J, Ragland JD, Gur RC (2002) An fMRI study of facial emotion processing in patients with schizophrenia. Am J Psychiatry 159: 1992–1999

Gur RE, Kohler CG, Ragland JD, Siegel SJ, Lesko K, Bilker WB, Gur RC (2006) Flat affect in schizophrenia: relation to emotion processing and neurocognitive measures. Schizophr Bull 32: 279–287

Habel U, Chechko N, Pauly K, Koch K, Backes V, Seiferth N, Shah NJ, Stöcker T, Schneider F, Kellermann T (2010a) Neural correlates of emotion recognition in schizophrenia. Schizophr Res 122: 113–123

Habel U, Koch K, Kellermann T, Reske M, Frommann N, Wölwer W, Zilles K, Shah NJ, Schneider F (2010b) Training of affect recognition in schizophrenia: neurobiological correlates. Soc Neurosci 5: 92–104

Habel U, Pauly K, Koch K, Kellermann T, Reske M, Backes V, Stöcker T, Amunts K, Shah NJ, Schneider F (2010c) Emotion-cognition interactions in schizophrenia. World J Biol Psychiatry 11: 934–944

Heinz A, Schlagenhauf F (2010) Dopaminergic dysfunction in schizophrenia: salience attribution revisited. Schizophr Bull 36: 472–485

Hempel A, Hempel E, Schönknecht P, Stippich C, Schröder J (2003) Impairment in basal limbic function in schizophrenia during affect recognition. Psychiatry Res 122: 115–124

Ho BC, Andreasen NC, Nopoulos P, Arndt S, Magnotta V, Flaum M (2003) Progressive structural brain abnormalities and their relationship to clinical outcome: a longitudinal magnetic resonance imaging study early in schizophrenia. Arch Gen Psychiatry 60: 585–594

Ho BC, Wassink TH, O'Leary DS, Sheffield VC, Andreasen NC (2005) Catechol-O-methyl transferase Val158Met gene polymorphism in schizophrenia: working memory, frontal lobe MRI morphology and frontal cerebral blood flow. Mol Psychiatry 10: 287–298

Holt DJ, Weiss AP, Rauch SL, Wright CI, Zalesak M, Goff DC, Ditman T, Welsh RC, Heckers S (2005) Sustained activation of the hippocampus in response to fearful faces in schizophrenia. Biol Psychiatry 57: 1011–1019

Holt DJ, Kunkel L, Weiss AP, Goff DC, Wright CI, Shin LM, Rauch SL, Hootnick J, Heckers S (2006) Increased medial temporal lobe activation during the passive viewing of emotional and neutral facial expressions in schizophrenia. Schizophr Res 82: 153–162

Hubl D, Koenig T, Strik W, Federspiel A, Kreis R, Boesch C, Maier SE, Schroth G, Lovblad K, Dierks T (2004) Pathways that make voices: white matter changes in auditory hallucinations. Arch Gen Psychiatry 61: 658–668

Jardri R, Delevoye-Turrell Y, Lucas B, Pins D, Bulot V, Delmaire C, Thomas P, Delion P, Goeb JL (2009) Clinical practice of rTMS reveals a functional dissociation between agency and hallucinations in schizophrenia. Neuropsychologia 47: 132–138

Johnston SJ, Boehm SG, Healy D, Goebel R, Linden DEJ (2010) Neurofeedback: a promising tool for the self-regulation of emotion networks. NeuroImage 49: 1066–1072

Kapur S (2003) Psychosis as a state of aberrant salience: a framework linking biology, phenomenology, and pharmacology in schizophrenia. Am J Psychiatry 160: 13–23

Kates WR, Krauss BR, Abdulsabur N, Colgan D, Antshel KM, Higgins AM, Shprintzen RJ (2007) The neural correlates of non-spatial working memory in velocardiofacial syndrome (22q11.2 deletion syndrome). Neuropsychologia 45: 2863–2873

Kohler CG, Turner TH, Bilker WB, Brensinger CM, Siegel SJ, Kanes SJ, Gur RE, Gur RC (2003) Facial emotion recognition in schizophrenia: intensity effects and error pattern. Am J Psychiatry 160: 1768–1774

Kohler CG, Walker JB, Martin EA, Healey KM, Moberg PJ (2010) Facial emotion perception in schizophrenia: a meta-analytic review. Schizophr Bull 36: 1009–1019

Kucharska-Pietura K, Russell T, Masiak M (2003) Perception of negative affect in schizophrenia – functional and structural amygdala changes. Ann Univ Mariae Curie Sklodowska Med 58: 453–458

Lawrie SM, Whalley HC, Abukmeil SS, Kestelman JN, Donnelly L, Miller P, Best JJ, Owens DG, Johnstone EC (2001) Brain structure, genetic liability, and psychotic symptoms in subjects at high risk of developing schizophrenia. Biol Psychiatr 49: 811–823

Lee CU, Shenton ME, Salisbury DF, Kasai K, Onitsuka T, Dickey CC, Yurgelun-Todd D, Kikinis R, Jolesz FA, McCarley RW (2002) Fusiform gyrus volume reduction in first-episode schizophrenia: a magnetic resonance imaging study. Arch Gen Psychiatry 59: 775–781

Lee DA, Randall F, Beattie G, Bentall RP (2004) Delusional discourse: an investigation comparing the spontaneous causal attributions of paranoid and non-paranoid individuals. Psychol Psychother 77: 525–540

Leube D, Pauly K (2008) Ich-Störung – Bildgebung. In: Kircher T, Gauggel S (Hrsg) Neuropsychologie der Schizophrenie. Springer, Heidelberg, S 496–505

Li H, Chan RCK, McAlonan GM, Gong Q (2010) Facial emotion processing in schizophrenia: a meta-analysis of functional neuroimaging data. Schizophr Bull 36: 1029–1039

Lotta T, Vidgren J, Tilgmann C, Ulmanen I, Melén K, Julkunen I, Taskinen J (1995) Kinetics of human soluble and membrane-bound catechol O-methyltransferase: a revised mechanism and description of the thermolabile variant of the enzyme. Biochemistry 34: 4202–4210

Mannistö PT, Kaakkola S (1999) Catechyl-O-methyltransferase: biochemistry, molecular biology, pharmacology, and clinical efficacy of the new COMT inhibitors. Pharmacol Rev 51: 593–628

Markov V, Krug A, Krach S, Whitney C, Eggermann T, Zerres K, Stöcker T, Shah NJ, Nöthen MM, Treutlein J, Rietschel M, Kircher T (2009) Genetic variation in schizophrenia-risk-gene dysbindin 1 modulates brain activation in anterior cingulate cortex and right temporal gyrus during language production in healthy individuals. NeuroImage 47: 2016–2022

Markov V, Krug A, Krach S, Jansen A, Eggermann T, Zerres K, Stöcker T, Shah NJ, Nöthen MM, Treutlein J, Rietschel M, Kircher T (2010) Impact of schizophrenia-risk gene dysbindin 1 on brain activation in bilateral middle frontal gyrus during a working memory task in healthy individuals. Hum Brain Mapp 31: 266–275

Marwick K, Hall J (2008) Social cognition in schizophrenia: a review of face processing. Br Med Bull 88: 43–58

Matsumoto M, Weickert CS, Akil M, Lipska BK, Hyde TM, Herman MM, Kleinman JE, Weinberger DR (2003) Catechol O-methyltransferase mRNA expression in human and rat brain: evidence for a role in cortical neuronal function. Neuroscience 116: 127–137

McGuire PK, Shah GM, Murray RM (1993) Increased blood flow in Broca's area during auditory hallucinations in schizophrenia. Lancet 342: 703–706

Mechelli A, Allen P, Amaro E Jr, Fu CH, Williams SC, Brammer MJ, Johns LC, McGuire PK (2007) Misattribution of speech and impaired connectivity in patients with auditory verbal hallucinations. Hum Brain Mapp 28: 1213–1222

Menon M, Schmitz TW, Anderson AK, Graff A, Korostil M, Mamo D, Gerretsen P, Addington J, Remington G, Kapur S (2011) Exploring the Neural Correlates of Delusions of Reference. Biol Psychiatry 70: 1127–1133

Meyer-Lindenberg A (2010) Imaging genetics of schizophrenia. Dialogues Clin Neurosci 12: 449–456

Mier D, Kirsch P, Meyer-Lindenberg A (2010) Neural substrates of pleiotropic action of genetic variation in COMT: a meta-analysis. Mol Psychiatry 15: 918–927

Moberg PJ, Arnold SE, Doty RL Gur RE, Balderston CC, Roalf DR, Gur RC, Kohler CG, Kanes SJ, Siegel SJ, Turetsky BI (2006) Olfactory functioning in schizophrenia: relationship to clinical, neuropsychological, and volumetric MRI measures. J Clin Exp Neuropsychol 28: 1444–1461

Modinos G, Ormel J, Aleman A (2010) Altered activation and functional connectivity of neural systems supporting cognitive control of emotion in psychosis proneness. Schizophr Res 118: 88–97

Moritz S, Veckenstedt R, Randjbar S, Hottenrott B, Woodward TS, von Eckstaedt FV, Schmidt C, Jelinek L, Lincoln TM (2009) Decision making under uncertainty and mood induction: further evidence for liberal acceptance in schizophrenia. Psychol Med 39: 1821–1829

Nelson B, Fornito A, Harrison BJ, Yücel M, Sass LA, Yung AR, Thompson A, Wood SJ, Pantelis C, McGorry PD (2009) A disturbed sense of self in the psychosis prodrome: linking phenomenology and neurobiology. Neurosci Biobehav Rev 33: 807–817

Nickl-Jockschat T, Schneider F (2012) Schizophrenie, schizotype und wahnhafte Störungen (F2). In: Schneider F (Hrsg) Facharztwissen Psychiatrie und Psychotherapie. Springer, Berlin Heidelberg, S 259–293

Nickl-Jockschat T, Rietschel M, Kircher T (2009) Korrelation zwischen Risikogenvarianten für Schizophrenie und Hirnstrukturanomalien. Nervenarzt 80: 40–53

Nickl-Jockschat T, Schneider F, Pagel AD, Laird AR, Fox PT, Eickhoff SB (2011) Progressive pathology is functionally linked to the domains of language and emotion: meta-analysis of brain structure changes in schizophrenia patients. Eur Arch Psychiatry Clin Neurosci 261 (Suppl 2): S166–S171

Nickl-Jockschat T, Stöcker T, Markov V, Krug A, Huang R, Schneider F, Habel U, Zerres K, Nöthen MM, Treutlein J, Rietschel M, Shah NJ, Kircher T (2012) The impact of a Dysbindin schizophrenia susceptibility variant on fiber tract integrity in healthy individuals: a TBSS-based diffusion tensor imaging study. Neuroimage 60: 847–853

Park ICH, Ku J, Lee H, Kim SY, Kim SI, Yoon KJ, Kim J-J (2011) Disrupted theory of mind network processing in response to idea of reference evocation in schizophrenia Acta Psychiatr Scand 123: 43–54

Paulus MP, Frank L, Brown GG, Braff DL (2003) Schizophrenia subjects show intact success-related neural activation but impaired uncertainty processing during decision-making. Neuropsychopharmacology 28: 795–806

Pauly KD, Seiferth NY, Kellermann T, Backes V, Vloet TD, Shah NJ, Schneider F, Habel U, Kircher TT (2008) Cerebral dysfunctions of emotion-cognition interactions in adolescent-onset schizophrenia. J Am Acad Child Adolesc Psychiatry 47: 1299–1310

Pauly K, Seiferth NY, Kellermann T, Ruhrmann S, Daumann B, Backes V, Klosterkötter J, Shah NJ, Schneider F, Kircher T, Habel U (2010) The interaction of working memory and emotion in persons clinically at risk for psychosis: an fMRI pilot study. Schizophr Res 120: 167–176

Pauly K, Kircher T, Weber J, Schneider F, Habel U (2011) Self-concept, emotion and memory performance in schizophrenia. Psychiatry Res 186: 11–17

Plailly J, d'Amato T, Saoud M, Royet J-P (2006) Left temporo-limbic and orbital dysfunction in schizophrenia during odor familiarity and hedonicity judgments. NeuroImage 29: 302–313

Rauch AV, Reker M, Ohrmann P, Pedersen A, Bauer J, Dannlowski U, Harding L, Koelkebeck K, Konrad C, Kugel H, Arolt V, Heindel W, Suslow T (2010) Increased amygdala activation during automatic processing of facial emotion in schizophrenia. Psychiatry Res 182: 200–206

Reske M, Habel U, Kellermann T, Backes V, Shah NJ, von Wilmsdorff M, Gaebel W, Zilles K, Schneider F (2009) Differential brain activation during facial emotion discrimination in first-episode schizophrenia. J Psychiatr Res 43: 592–599

Sabri O, Erkwoh R, Schreckenberger M, Owega A, Sass H, Buell U (1997) Correlation of positive symptoms exclusively to hyperperfusion or hypoperfusion of cerebral cortex in never-treated schizophrenics. Lancet 349: 1735–1739

Salgado-Pineda P, Fakra E, Delaveau P, Hariri AR, Blin O (2010) Differential patterns of initial and sustained responses in amygdala and cortical regions to emotional stimuli in schizophrenia patients and healthy participants. J Psychiatry Neurosci 35: 41–48

Schmitt A, Hasan A, Gruber O, Falkai P (2011) Schizophrenia as a disorder of disconnectivity. Eur Arch Psychiatry Clin Neurosci 261 (Suppl 2): S150–S154

Schneider F, Weiss U, Kessler C, Salloum JB, Posse S, Grodd W, Müller-Gärtner HW (1998) Differential amygdala activation in schizophrenia during sadness. Schizophr Res 34: 133–142

Schneider F, Gur RC, Koch K, Backes V, Amunts K, Shah NJ, Bilker W, Gur RE, Habel U (2006) Impairment in the specificity of emotion processing in schizophrenia. Am J Psychiatry 163: 442–447

Schneider F, Habel U, Reske M, Toni I, Zilles K, Falkai P, Shah NJ (2007) Neural substrates of olfactory processing in schizophrenia patients and their healthy relatives. Psychiatry Res 155: 103–112

Seiferth NY, Pauly K, Habel U, Kellermann T, Shah NJ, Ruhrmann S, Klosterkötter J, Schneider F, Kircher T (2008) Increased neural response related to neutral faces in individuals at risk for psychosis. NeuroImage 40: 289–297

Seiferth NY, Pauly K, Kellermann T, Shah NJ, Ott G, Herpertz-Dahlmann B, Kircher T, Schneider F, Habel U (2009) Neuronal correlates of facial emotion discrimination in early-onset schizophrenia. Neuropsychopharmacology 34: 477–487

Shea TL, Sergejew AA, Burnham D, Jones C, Rossell SL, Copolov DL, Egan GF (2007) Emotional prosodic processing in auditory hallucinations. Schizophr Res 90: 214–220

Shenton ME, Dickey CC, Frumin M, McCarley RW (2001) A review of MRI findings in schizophrenia. Schizophr Res 49: 1–52

Shergill SS, Brammer MJ, Amaro E, Williams SC, Murray RM, McGuire PK (2004) Temporal course of auditory hallucinations. Br J Psychiatry 185: 516–517

Shin SE, Lee JS, Kang MH, Kim CE, Bae JN, Jung G (2005) Segmented volumes of cerebrum and cerebellum in first episode schizophrenia with auditory hallucinations. Psychiatry Res 138: 33–42

Smolka MN, Schumann G, Wrase J, Grusser SM, Flor H, Mann K Braus DF, Goldman D, Büchel C, Heinz A (2005) Catechol-O-methyltransferase Val158Met genotype affects processing of emotional stimuli in the amygdala and prefrontal cortex. J Neurosci 25: 836–842

Spence SA, Brooks DJ, Hirsch SR, Liddle PF, Meehan J, Grasby PM (1997) A PET study of voluntary movement in schizophrenic patients experiencing passivity phenomena (delusions of control). Brain 120: 1997–2011

Stark R, Zimmermann M, Kagerer S, Schienle A, Walter B, Weygandt M, Vaitl D (2007) Hemodynamic brain correlates of disgust and fear ratings. NeuroImage 37: 663–673

Stefanis NC, Van Os J, Avramopoulos D, Smyrnis N, Evdokimidis I, Hantoumi I, Stefanis CN (2004) Variation in catechol-o-methyltransferase val158 met genotype associated with schizotypy but not cognition: a population study in 543 young men. Biol Psychiatry 56: 510–515

Stefansson H, Rujescu D, Cichon S, Pietilainen OP, Ingason A, Steinberg S, Fossdal R, Sigurdsson E, Sigmundsson T, Buizer-Voskamp JE, Hansen T, Jakobsen KD, Muglia P, Francks C, Matthews PM, Gylfason A, Halldorsson BV, Gudbjartsson D, Thorgeirsson TE, Sigurdsson A, Jonasdottir A, Jonasdottir A, Bjornsson A, Mattiasdottir S, Blondal T, Haraldsson M, Magnusdottir BB, Giegling I, Möller HJ, Hartmann A, Shianna KV, Ge D, Need AC, Crombie C, Fraser G, Walker N, Lonnqvist J, Suvisaari J, Tuulio-Henriksson A, Paunio T, Toulopoulou T, Bramon E, Di Forti M, Murray R, Ruggeri M, Vassos E, Tosato S, Walshe M, Li T, Vasilescu C, Mühleisen TW, Wang AG, Ullum H, Djurovic S, Melle I, Olesen J, Kiemeney LA, Franke B, GROUP, Sabatti C, Freimer NB, Gulcher JR, Thorsteinsdottir U, Kong A, Andreassen OA, Ophoff RA, Georgi A, Rietschel M, Werge T, Petursson H, Goldstein DB, Nöthen MM, Peltonen L, Collier DA, St Clair D, Stefansson K (2008) Large recurrent microdeletions associated with schizophrenia. Nature 455: 232–236

Sullivan PF, Kendler KS, Neale MC (2003) Schizophrenia as a complex trait: evidence from a meta-analysis of twin studies. Arch Gen Psychiatry 60: 1187–1192

Sun D, Phillips L, Velakoulis D, Yung A, McGorry PD, Wood SJ, van Erp TG, Thompson PM, Toga AW, Cannon TD, Pantelis C (2009) Progressive brain structural changes mapped as psychosis develops in ›at risk‹ individuals. Schizophr Res 108: 85–92

Taber KH, Hurley RA (2007) Neuroimaging in schizophrenia: misattributions and religious delusions. J Neuropsychiatry Clin Neurosci 19: iv-4

Tan HY, Callicott JH, Weinberger DR (2007) Dysfunctional and compensatory prefrontal cortical systems, genes and the pathogenesis of schizophrenia. Cereb Cortex 17 (Suppl 1): i171-i181

Taymans JM, Wintmolders C, Te Riele P, Jurzak M, Groenewegen HJ, Leysen JE, Langlois X (2002) Detailed localization of regulator of G protein signaling 2 messenger ribonucleic acid and protein in the rat brain. Neuroscience 114: 39–53

The International Schizophrenia Consortium (2008) Common polygenic variation contributes to risk of schizophrenia and bipolar disorder. Nature 460: 748–752

Thimm M, Krug A, Markov V, Krach S, Jansen A, Zerres K, Eggermann T, Stöcker T, Shah NJ, Nöthen MM, Rietschel M, Kircher T (2010) The impact of dystrobrevin-binding protein 1 (DTNBP1) on neural correlates of episodic memory encoding and retrieval. Hum Brain Mapp 31: 203–209

Tsai G, Passani LA, Slusher BS, Carter R, Baer L, Kleinman JE, Coyle JT (1995) Abnormal excitatory neurotransmitter metabolism in schizophrenic brains. Arch Gen Psychiatry 52: 829–836

Turetsky BI, Moberg PJ, Roalf DR, Arnold SE, Gur RE (2003) Decrements in volume of anterior ventromedial temporal lobe and olfactory dysfunction in schizophrenia. Arch Gen Psychiatry 60: 1193–1200

Vistoli D, Brunet-Gouet E, Lemoalle A, Hardy-Baylé M-C, Passerieux C (2011) Abnormal temporal and parietal magnetic activations during early stages of theory of mind in schizophrenic patients. Soc Neurosci 6: 316–326

Walter H, Ciaramidaro A, Adenzato M, Vasic N, Ardito RB, Erk S, Bara BG (2009) Dysfunction of the social brain in schizophrenia is modulated by intention type: An fMRI study. SCAN 4: 166–176

Williams LM, Das P, Harris AW, Liddell BB, Brammer MJ, Olivieri G, Skerrett D, Phillips ML, David AS, Peduto A, Gordon E (2004) Dysregulation of arousal and amygdala-prefrontal systems in paranoid schizophrenia. Am J Psychiatry 161: 480–489

Affektive Störungen

N. Kohn, U. Habel, F. Schneider

43.1 Einführung – 678
43.1.1 Diagnostische Kriterien – 678
43.1.2 Epidemiologie und Verlauf – 679
43.1.3 Komorbidität – 679
43.1.4 Ätiologie – 679

43.2 Emotionale Reaktivität und Stimmung – 679
43.2.1 Emotionale Reaktivität bei Depression – 680
43.2.2 Stimmungsinduktion bei depressiven Patienten – 680

43.3 Funktionelle Bildgebung affektiver Störungen – 681
43.3.1 Funktionelle Bildgebung bei unipolaren depressiven Störungen – 682
43.3.2 Funktionelle Bildgebung bei bipolaren Störungen – 684
43.3.3 Beispielstudie: Geschlechtsunterschiede in neuronalen Korrelaten von therapeutischem Humorgebrauch bei depressiven Patienten – 685
43.3.4 Bildgebung therapeutischer Intervention bei affektiven Störungen – 687
43.3.5 Interpretation der Befunde aus der funktionellen Bildgebung – 687

Literatur – 689

Zum Thema

Bei vielen psychischen Erkrankungen spielt die Beeinträchtigung des emotionalen Erlebens eine wichtige Rolle. Während affektive Symptome einiger psychischer Erkrankungen nur Teile des Krankheitsbildes sind, stellen diese Symptome bei den affektiven Störungen die zentrale Funktionsstörung dar. Die funktionelle Bildgebung hat bereits einen großen Anteil an der Aufklärung dieser Symptome und des Verhaltens bei affektiven Störungen geleistet und wird gerade in Hinblick auf die Untersuchung dynamischer Systeminteraktionen und deren Relation zur Heterogenität der Erkrankung eine große Rolle spielen. Im Fokus dieses Kapitels stehen Befunde zur Major Depression und der bipolaren Störung.

43.1 Einführung

> **Definition**
> Affektive Störungen umfassen verschiedene Formen von Erkrankungen, die sich hauptsächlich durch eine Veränderung der Stimmung und des Antriebs auszeichnen.

Die affektiven Störungen lassen sich in unipolare depressive Störungen sowie bipolare affektive Störungen mit jeweils verschiedenen Subtypen (▶ Abschn. 43.1.1) unterteilen. Diese Erkrankungen haben gemeinsam, dass bei allen eine signifikante Beeinträchtigung des Affekts, der Emotionsregulation und auch der damit einhergehenden Kognition vorliegt.

43.1.1 Diagnostische Kriterien

Für die Diagnose einer affektiven Störung sind sowohl in der ICD-10 als auch im DSM-IV-TR spezifische Kriterien vorgegeben, die erfüllt sein müssen.

Für die Diagnose einer Episode einer **Major Depression** gibt das DSM-IV-TR (APA 2000) folgende Kriterien vor:

A. Mindestens 5 der folgenden Symptome während eines Zeitraumes von mindestens 2 Wochen; wenigstens eines der Symptome ist entweder (1.) depressive Verstimmung oder (2.) Verlust an Interesse und Freude:
1. Depressive Verstimmung
2. Verlust an Interesse und Freude
3. Deutlicher Gewichtsverlust oder verminderter oder gesteigerter Appetit
4. Schlaflosigkeit oder vermehrter Schlaf
5. Psychomotorische Unruhe oder Verlangsamung
6. Müdigkeit oder Energielosigkeit
7. Gefühle von Wertlosigkeit oder unangemessene Schuldgefühle
8. Beeinträchtigung der Denk- und Konzentrationsfähigkeit, verminderte Entscheidungsfähigkeit
9. Wiederkehrende Gedanken an den Tod, Suizidgedanken

B. Die Symptome erfüllen nicht die Kriterien einer gemischten Episode

C. Beeinträchtigungen in sozialen, beruflichen oder anderen wichtigen Funktionsbereichen

D. Ausschluss einer Substanzeinwirkung oder eines medizinischen Krankheitsfaktors

E. Die Symptome lassen sich nicht besser durch einfache Trauer erklären

Das Auftreten von 2 oder mehr depressiven Episoden kennzeichnet die **rezidivierende depressive Störung**.

Eine länger als 2 Jahre anhaltende subsyndromale depressive Störung wird als **dysthyme Störung** bezeichnet.

Den Gegenpol zur depressiven Episode bildet die **manische Episode**. Eine solche liegt gemäß DSM-IV-TR (APA 2000) vor, wenn folgende Kriterien erfüllt sind:

A. Anhaltend gehobene, expansive oder reizbare Stimmung über einen Zeitraum von mindestens einer Woche

B. Während der Periode der Stimmungsveränderung bestehen mindestens 3 (bei nur reizbarer Verstimmung wenigstens 4) der folgenden Symptome:
1. Übersteigertes Selbstwertgefühl oder Größenideen
2. Vermindertes Schlafbedürfnis
3. Vermehrte Gesprächigkeit oder Rededrang
4. Ideenflucht oder subjektives Gefühl des Gedankenrasens
5. Erhöhte Ablenkbarkeit
6. Gesteigerte Betriebsamkeit
7. Übermäßige Beschäftigung mit angenehmen Aktivitäten, die mit hoher Wahrscheinlichkeit unangenehme Konsequenzen nach sich ziehen

C. Die Symptome erfüllen nicht die Kriterien einer gemischten Episode

D. Beeinträchtigungen der beruflichen Leistungsfähigkeit oder der üblichen sozialen Aktivitäten oder Beziehungen; oder Notwendigkeit der Hospitalisierung zur Abwendung einer Selbst- oder Fremdgefährdung; oder Vorhandensein psychotischer Symptome

E. Ausschluss einer Substanzeinwirkung oder eines medizinischen Krankheitsfaktors

Treten sowohl (hypo-)manische als auch depressive oder gemischte Episoden (sowohl manische als auch depressive Symptome während einer Krankheitsepisode) in der Anamnese auf, liegt eine **bipolare affektive Störung** vor.

Unter den bipolaren Störungen werden häufig 2 Formen unterschieden:
- Bipolar-I-Störung: anamnestisch depressive und manische Episoden

- Bipolar-II-Störung: anamnestisch depressive und hypomanische Episoden (Hypomanie = leicht ausgeprägte Manie)

Ein ebenfalls bipolarer Verlauf kennzeichnet die **zyklothyme Störung** mit länger als 2 Jahre anhaltenden wechselnden Phasen von subsyndromaler oder leichter Depression und Hypomanie.

43.1.2 Epidemiologie und Verlauf

Die 12-Monatsprävalenz für eine unipolare depressive Erkrankung ([rezidivierende] depressive Störung, dysthyme Störung) liegt bei etwa 11 %. Depressionen zählen damit zu den häufigsten psychischen Erkrankungen. Dabei nimmt die depressive Erkrankung häufig einen wiederkehrenden, episodischen Verlauf. So ist bei 60–75 % aller Betroffenen davon auszugehen, dass nach einer ersten depressiven Episode mindestens eine weitere Episode folgen wird (Wittchen u. Uhmann 2010). Die Lebenszeitprävalenz für depressive Erkrankungen wird auf ca. 13 % geschätzt, wobei Frauen nahezu doppelt so häufig betroffen sind wie Männer. Die bipolaren affektiven Störungen sind mit einer Lebenszeitprävalenz von 1 bis 1,6 % weitaus seltener und zeigen keine Geschlechtsunterschiede in der Erkrankungshäufigkeit.

43.1.3 Komorbidität

Bei den affektiven Erkrankungen scheint eine Komorbidität mit anderen psychischen Erkrankungen eher die Regel als die Ausnahme zu sein. Im Kontext von Bildgebungsstudien sollte die hohe Komorbiditätsrate mit psychischen, aber auch somatischen Erkrankungen beachtet werden. Die zahlreichen vielfältigen Komorbiditäten führen zu einer Heterogenität der untersuchten Stichprobe, die die Aussagekraft der Ergebnisse beeinträchtigen kann.

43.1.4 Ätiologie

Aufgrund der Heterogenität affektiver Störungen ist es nicht verwunderlich, dass bislang keine umfassende, einheitliche Theorie zur Erklärung affektiver Störungen existiert. In den 1960er Jahren wurde die Monoaminhypothese affektiver Störungen formuliert, die einen Mangel monoaminerger Neurotransmitter (Noradrenalin oder Serotonin) postulierte und in eine Dysregulationstheorie monoaminerger Systeme umformuliert wurde. Diese Theorie stellt auch heute noch ein gebräuchliches Modell zur Erklärung affektiver Erkrankungen dar. Allgemein geht man aber von einer multifaktoriellen Genese affektiver Störungen aus, mit einer Interaktion physiologischer, psychologischer und sozialer Faktoren.

In Bezug auf die neurophysiologischen Grundlagen ist ebenfalls davon auszugehen, dass nicht eine einzige Dysfunktion eines bestimmten Hirnareals die Ursache für die Entwicklung einer affektiven Störung sein kann, sondern vielmehr funktionell und strukturell interagierende, subkortikale und kortikale Systeme eine Rolle spielen, die psychopathologische Phänomene (mit-)verursachen.

Zerebrale Degeneration
Die hohe Prävalenz von affektiven Symptomen nach strukturellen Schädigungen der Basalganglien und des Thalamus entspricht gegenwärtigen Modellen der Beteiligung dieser Areale an der Entstehung affektiver Störungen. Nach Kanner (2005) haben Erkrankungen, bei denen eine zerebrale Degeneration eine Rolle spielt, eine Komorbiditätsrate mit Depression, die zwischen 20 und 50 % liegt. Besonders hohe Komorbiditätsraten zeigen sich beim Morbus Parkinson (bis zu 40 %), beim Morbus Alzheimer (10–50 %) und bei der multiplen Sklerose (~30 %) sowie bei Patienten nach einem Schlaganfall (20–80 %) (Maes et al. 2011). Es ist jedoch weitestgehend ungeklärt, ob depressive Symptomatik und das Ausmaß der zerebralen Degeneration Symptome eines gemeinsamen neurodegenerativen Prozesses darstellen oder die depressiven Symptome Ausdruck einer emotionalen Reaktion des Patienten auf die beginnenden kognitiven oder motorischen Beeinträchtigungen sind.

43.2 Emotionale Reaktivität und Stimmung

Störungen der Emotionsverarbeitung werden in der Literatur zu depressiven Störungen konsistent berichtet. Neben Anhedonie (Freud- und Lustlosigkeit) werden häufig ein reduzierter positiver Affekt und ein persistierender negativer Affekt berichtet, welche die Stimmungslage dominieren.

Im Kontext der Emotionsforschung ist die genaue Definition der gebrauchten Terminologie von großer Wichtigkeit. **Stimmung** wird generell als ein langsamer, persistierender Zustand definiert, der eine starke Beziehung zu Umgebungsvariablen oder spezifischen Stimuli aufweist und durch diese moduliert werden kann. **Emotionen** hingegen können in diesem Kontext eher als stimulusbezogene Reaktionen auf signifikante Auslöser gesehen werden (Rottenberg et al. 2005). Obwohl sich Stimmung und Emotion somit unterscheiden lassen, könnten beide interagieren, da beispielsweise eine persistierende negative Stimmung die Reaktivität auf und das Erleben von negativen Emotionen verstärken kann. Die Definition von depressiven Störungen fokussiert primär auf die veränderte Stimmungslage und umfasst nicht notwendigerweise eine veränderte emotionale Reaktivität, obwohl diese mehrfach nachgewiesen wurde (Rosenberg 1998).

Für die Bildgebung affektiver Störungen ist eine klare Definition des Emotionsbegriffs von großer Bedeutung, da über eine solche Beziehungen zu Vorbefunden hergestellt und heterogene Befunde besser in die bestehende Befundlage eingeordnet werden können.

43.2.1 Emotionale Reaktivität bei Depression

Der Einfluss der Stimmung auf die emotionale Reaktivität und deren Signifikanz für die Depression steht im Fokus dreier Theorien zur emotionalen Reaktivität bei Depression (Rottenberg et al. 2005). Die erste Theorie postuliert eine Verstärkung negativer Reize (»**negative potentiation**«). Hierbei wird davon ausgegangen, dass persistierende negative Stimmung die emotionale Reaktivität auf negative Stimuli erhöht. Der zweite Ansatz geht davon aus, dass die Reaktivität auf positive Stimuli durch die andauernde negative Stimmungslage herabgesenkt ist (»**positive attenuation**«). Diese beiden Ansätze schließen sich nicht gegenseitig aus, da beide parallel stattfinden und sich evtl. sogar gegenseitig beeinflussen und verstärken könnten. Ein dritter Ansatz wird von den Autoren als »**emotion context insensitivity**« (ECI, Insensitivität für den emotionalen Kontext) bezeichnet (Rottenberg et al. 2005). Dieser Ansatz geht davon aus, dass sowohl auf positive als auch auf negative Stimuli eine herabgesetzte emotionale Reaktion erfolgt, die somit unabhängig vom Kontext ist.

In einer Metaanalyse über emotionale Reaktivität bei depressiven Störungen (Bylsma et al. 2008), in die 19 Studien eingeschlossen wurden, kamen die Autoren zu dem Schluss, dass die emotionale Reaktivität auf positive und negative Stimuli während einer Depression reduziert ist. Dennoch waren die Ergebnisse heterogen, sodass man nur im Mittel von einem solchen Verhaltensmuster ausgehen kann. Zudem zeigt es sich nicht für alle untersuchten Reaktionsebenen (Verhalten, Erleben, physiologische Ebene).

Die Ergebnisse der Metaanalyse lassen sich zwar im Rahmen des »Positive attenuation«-Ansatzes erklären, der ECI-Ansatz erklärt das Bild jedoch umfassender, wobei die Heterogenität der Studien, besonders bezüglich verschiedener Reaktionsebenen, nicht gänzlich erklärt werden kann.

Die Untersuchung verschiedener Reaktionsebenen ist ein wesentlicher Aspekt bei der Untersuchung von Emotionen, denn nur so kann ein umfassendes und vollständiges Verständnis des emotionalen Geschehens erlangt werden. Eine solche Mehrebenenerfassung kann auch mittels bildgebender Verfahren erfolgen und zum Verständnis affektiver Störungen beitragen. Häufig spiegeln fMRT-Studien die Erlebens- oder Verhaltensebene wider, es könnte jedoch hilfreich sein, auch die physiologischen, autonomen Reaktionen mit in die fMRT-Auswertung einzubeziehen. Darüber hinaus ist eine theoretische Fundierung bildgebender Forschung für die korrekte Einordnung der Ergebnisse unerlässlich, was leider häufig unterbleibt.

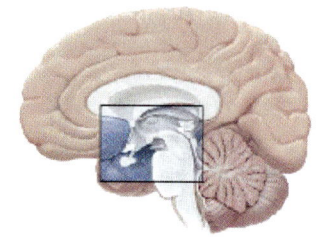
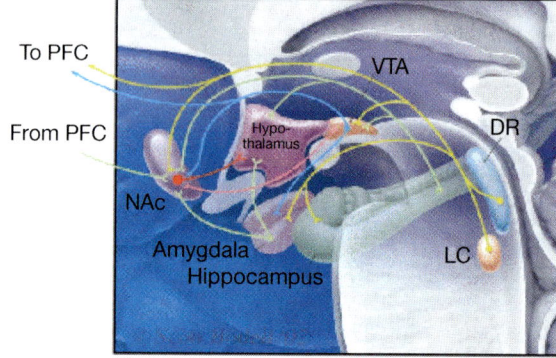

Abb. 43.1 Vereinfachte Darstellung medial-subkortikaler Strukturen und ihrer Projektionen, die für die Entstehung affektiver Erkrankungen relevant sind. Besonders medial-präfrontale und orbitofrontale sowie subkortikale Strukturen zeigen sowohl strukturelle als auch funktionelle Auffälligkeiten. Hierbei kommt dem Nucleus accumbens (NAc), der Amygdala sowie dem Hippocampus eine besondere Bedeutung zu. Die enge reziproke Verknüpfung dopaminerger, noradrenalinerger und serotoninerger Projektionen mit präfrontalen kortikalen Arealen sowie der ventral-tegmentalen Area (*VTA*) und dem Hypothalamus verdeutlichen die Komplexität dieses kortikal-subkortikalen Netzwerkes. *LC* Locus coeruleus, *DR* dorsale Raphekerne, *PFC* Präfrontalkortex. (Aus Nestler et al. 2002; mit freundlicher Genehmigung von Elsevier)

43.2.2 Stimmungsinduktion bei depressiven Patienten

Da die depressive Störung als eine Störung der Stimmungsregulation verstanden werden kann, bietet die Untersuchung von Stimmungsveränderungen einen vielversprechenden Ansatz für das Verständnis der depressiven Störung. Die Untersuchung von Stimmungslagen wird in experimentellen Settings häufig über Stimmungsinduktion realisiert (▶ Abschn. 30.1). Bei gesunden Stichproben wurde gezeigt, dass positive Stimmungsinduktion die Leistung bei kognitiven Aufgaben, bei Aufgaben zur kognitiven Flexibilität sowie solchen zur Problemlösefähigkeit steigern kann

(Isen et al. 1987; Murray et al. 1990). Negative Stimmungsinduktion führt bei gesunden Probanden hingegen generell zu einer Senkung verschiedener Leistungsparameter (Habel et al. 2007; Koch et al. 2007; Pauly et al. 2008). Positive Stimmungsinduktion scheint auch bei depressiven Patienten zu Leistungssteigerung und veränderten Einstellungen zukünftigen Ereignissen gegenüber zu führen (de Jong-Meyer et al. 2007; Nelson u. Stern 1988). Stimmungsinduktionsstudien können somit einen Beitrag zur Untersuchung der Pathophysiologie der Depression liefern.

43.3 Funktionelle Bildgebung affektiver Störungen

Die Anwendung der funktionellen Kernspintomographie zur Untersuchung affektiver Erkrankungen und im Speziellen der psychopathologisch veränderten emotionalen Reaktivität und Stimmungslage kann unter Berücksichtigung der oben dargestellten theoretischen Modelle zur Identifikation beteiligter kortikaler und subkortikaler Areale beitragen. Limbisch-kortikale Netzwerke stehen im Zentrum der zerebralen Verarbeitung von Stimmung und Emotion (▶ Kap. 30). Die in ▶ Kap. 30 ausführlich dargestellten Ergebnisse zeigen, dass subkortikale Areale bereits auf niedrigschwellige emotionale Stimuli reagieren und diese Aktivität in höhere kortikale Areale propagieren. Bei der Verarbeitung emotionaler Stimuli ist ein komplexes Netzwerk von sich interaktiv beeinflussenden Hirnarealen beteiligt, welches die Verarbeitung und adaptive Regulation emotionalen Erlebens garantiert. Innerhalb dieses abgestimmten Netzwerks können sowohl Störungen einer oder mehrerer Komponenten als auch Störungen der Konnektivität zwischen Teilen des Netzwerks zu einer Beeinträchtigung des emotionalen Erlebens führen (◘ Abb. 43.1, ◘ Abb. 43.2, ◘ Abb. 43.3). Eine gute Möglichkeit der Untersuchung dieser Vernetzung bietet die Analyse struktureller Konnektivität und ihrer psychopathologischen Veränderung mittels Diffusion-Tensor-Imaging (s. im Folgenden »Diffusion-Tensor-Imaging (DTI) bei affektiven Störungen«).

Theoretische Modelle der Emotionsverarbeitung, welche an gesunden Kontrollprobanden validiert werden, ermöglichen es, spezifische Hypothesen zu der psychopathologisch veränderten Beteiligung kortikaler Strukturen in der Depression aufzustellen. Diese Hypothesen lassen sich aus morphologischen Studien, neuropsychologischen, kognitiven Defiziten und Theorien des psychopathologisch veränderten Verhaltens, Erlebens und der Physiologie der affektiven Erkrankung ableiten. Beispielsweise deuten Konnektivitätsstudien zwischen frontalen und subkortikalen Arealen auf eine Beteiligung dieser Hirnareale an psychopathologischen Veränderungen hin (◘ Abb. 43.4 und ◘ Abb. 43.5). Konvergierende morphologische Auffällig-

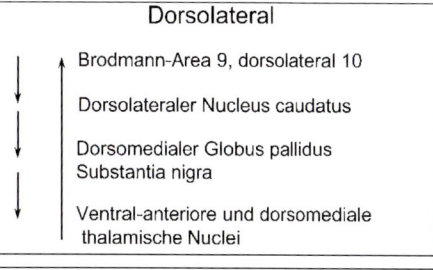

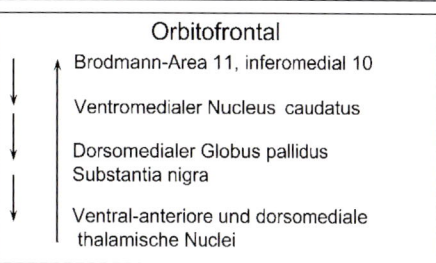

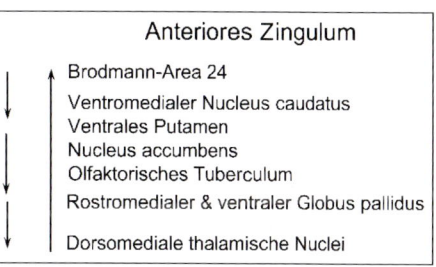

◘ **Abb. 43.2** Schematische Übersicht paralleler frontostriatothalamischer Projektionen. Aufgrund der relativen Trennung dieser Verbindungen führen Schädigungen oder Dysregulationen innerhalb dieser Projektionen zu spezifischen Defiziten. (Aus Bestmann et al. 2007)

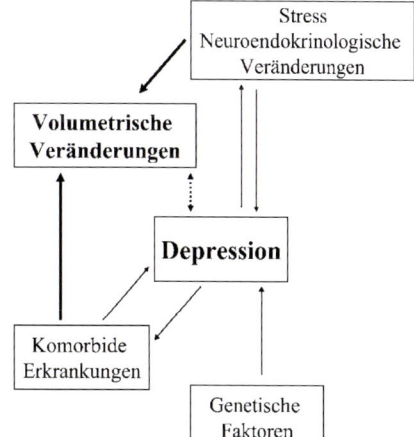

◘ **Abb. 43.3** Zusammenhang zwischen morphologischen Veränderungen und depressiver Erkrankung. Sowohl komorbide Erkrankungen als auch neuroendokrinologische Veränderungen und Stress führen zu strukturellen Veränderungen zahlreicher kortikaler und subkortikaler Areale. Die depressive Erkrankung wiederum kann direkt oder aber indirekt aufgrund neuroendokriner Veränderungen, erhöhtem Stress oder häufig begleitender Erkrankungen zu morphologischen Veränderungen führen. Die nachgewiesene genetische Prädisposition der Depression erhöht die Wahrscheinlichkeit struktureller Veränderungen. (Aus Bestmann et al. 2007)

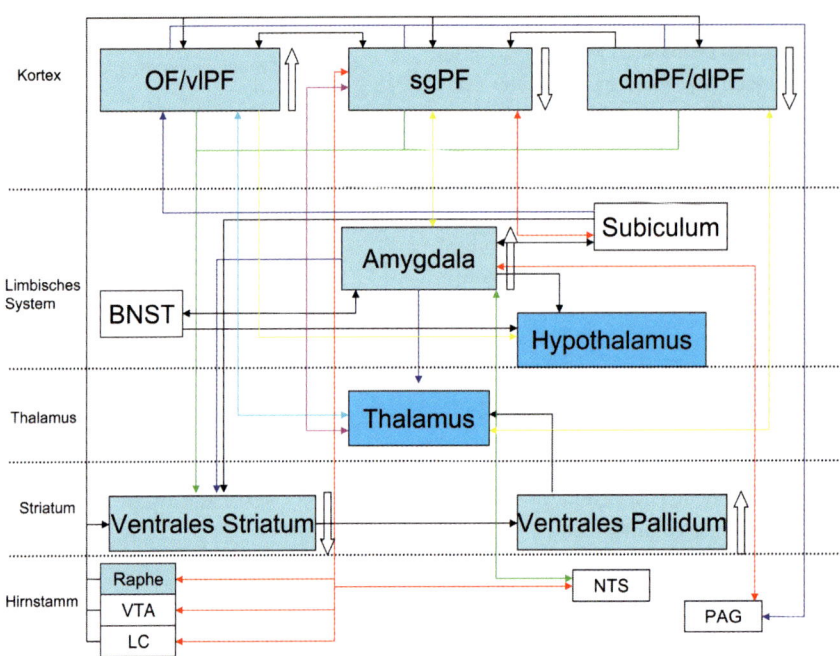

◘ **Abb. 43.4** Zusammenfassung anatomischer Areale, die in bildgebenden oder neuropathologischen Studien Auffälligkeiten bei affektiven Störungen gezeigt haben. *Hellblau* unterlegte Areale sind durch morphologische und/oder histopathologische Auffälligkeiten bei unipolaren und/oder bipolaren Störungen gekennzeichnet. *Blau* unterlegte Areale sind nur indirekt mit strukturellen Auffälligkeiten assoziiert. *Offene Pfeile* zeigen die vor allem durch die PET-Untersuchungen gewonnenen Erkenntnisse bezüglich Veränderungen des regionalen zerebralen Blutflusses an. *Durchgezogene Linien* zeigen prominente anatomische Verbindungen zwischen Arealen an, wobei die Richtung der Projektionen durch die *Pfeile* angezeigt wird. Unterschiedliche Farben wurden zur besseren Abgrenzung verschiedener Projektionen gewählt. *OF* Orbitofrontalkortex, *vlPF* ventrolateraler Präfrontalkortex, *sgPF* subgenualer Präfrontalkortex, *dmPF* dorsomedialer Präfrontalkortex, *dlPF* dorsolateraler Präfrontalkortex, *BNST* Bed Nucleus der Stria terminalis, *VTA* Area tegmentalis ventralis, *LC* Locus coeruleus, *NTS* Nucleus tractus solitarius, *PAG* periaquäduktales Grau. (Aus Bestmann et al. 2007)

keiten in frontostriatalen Arealen bei Patienten mit unipolarer und bipolarer Symptomatik, die eine Korrelation mit funktionellen Auffälligkeiten in MRT- und PET-Studien aufweisen, unterstützen diese Annahme.

Mit diesen Methoden konnten Auffälligkeiten bei affektiven Störungen aufgedeckt werden. Die Spezifität und Sensitivität dieser einzelnen Befunde an nur einem Messzeitpunkt reichen jedoch nicht aus, um derzeit eine diagnostische Anwendung der funktionellen Bildgebung im Einzelfall zu ermöglichen. Messwiederholungen sowie die Erhebung verschiedener Verhaltensmaße und physiologischer Parameter sowie eine Evaluation der Psychopathologie haben ein großes Potenzial für weiterführenden Erkenntnisgewinn.

Diffusion-Tensor-Imaging (DTI) bei affektiven Störungen
Bei affektiven Erkrankungen konnten mittels Diffusion-Tensor-Imaging in frontalen und temporalen Arealen globale Reduktionen der Anisotropie festgestellt werden. Diese zeigten die größte Effektstärke in dorsolateralen präfrontalen und anterior-zingulären Arealen. Der Befund unterstützt die Hypothese, dass affektiven Störungen eine »Diskonnektivität« zwischen frontalen und subkortikalen Arealen zugrunde liegt. Man geht davon aus, dass eine eingeschränkte Konnek-

tivität zwischen frontalen und subkortikalen, emotionsrelevanten Arealen an der Ätiologie affektiver Störungen beteiligt ist.
Sowohl depressive als auch bipolare Störungen zeigen eine reduzierte Anisotropie in frontalen und temporalen Arealen, jedoch konnten nur bei bipolaren Störungen auch eine gesteigerte Anisotropie und eine modifizierte Diffusion nachgewiesen werden. Dies deutet darauf hin, dass möglicherweise Abweichungen in der spezifischen Lokalisation und Pathophysiologie der Veränderungen der strukturellen Konnektivität zwischen Depression und bipolarer Störung unterschiedlich sind und damit auf krankheitsspezifische Marker hinweisen.

43.3.1 Funktionelle Bildgebung bei unipolaren depressiven Störungen

Funktionell bildgebende Studien bei unipolaren depressiven Störungen sind im Vergleich zu bildgebenden Studien bei bipolaren Störungen weitaus zahlreicher und weisen insgesamt größere Fallzahlen auf. Dennoch ergibt sich möglicherweise aufgrund unterschiedlicher experimenteller Paradigmen, unterschiedlicher Methoden und heterogener Symptomatik der Depression kein einheitliches Bild neuronaler Korrelate der Depression. Eine partielle Überlappung pathologisch veränderter Aktivität, in funktionel-

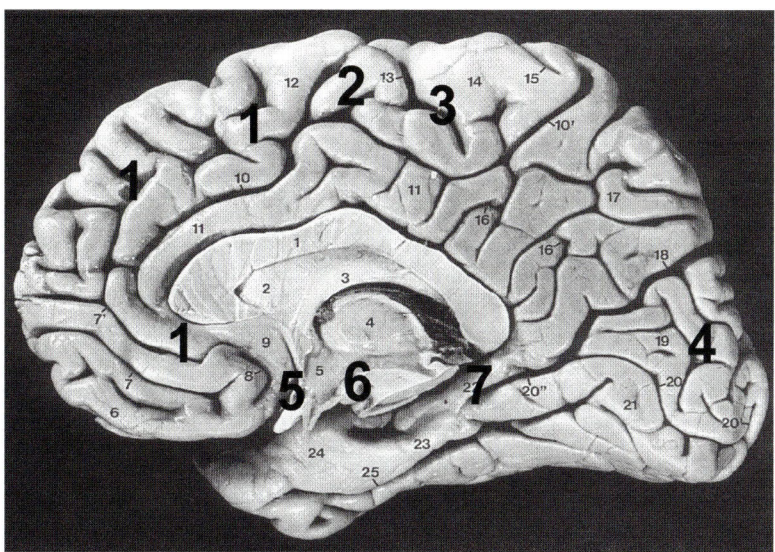

Abb. 43.5 Modell der funktionellen Neuroanatomie der Verarbeitung emotionaler Stimuli. Die selektive Aufmerksamkeit für das Erkennen emotionaler Reize aktiviert ein weitverzweigtes frontales Netzwerk (1). Aktivität im superior-temporalen Sulcus unterstützt die Integration visueller Information bzgl. spezifischer biologischer Bewegung, die die dynamischen Aspekte emotionaler Ausdrücke kodiert (7). Die Dekodierung statischer emotionaler Information ist in Arealen lokalisiert, die bei der Bearbeitung egozentrischer oder objektzentrischer räumlicher Transformationen, sog. motorischer Imaginationsaufgaben, beteiligt sind (2). Postzentrale Aktivierungen (3) können hierbei eine zusätzliche Informationsquelle bzgl. somatosensorischer Referenzen vermitteln. Hingegen scheint die Verarbeitung dynamischer emotional-furchtsamer Reize vor allem den periamygdaloiden Kortex zu involvieren (5). Dynamische fröhliche emotionale Stimuli hingegen sind vor allem mit Aktivierung in höheren extrastriatären Arealen assoziiert (4). Die rechte Amygdala dient der Differenzierung furchtsamer und freudiger emotionaler Information (6). (Aus Bestmann et al. 2007)

ler Konnektivität in Ruhe, bei aufgabenrelatierter Aktivität, sowie bei der Veränderung durch medikamentöse Intervention lässt sich für laterale kortikale Areale (dorsolateraler präfrontaler Kortex [DLPFC], Insula, superiorer temporaler Gyrus) sowie den dorsalen anterioren zingulären Kortex feststellen. Diese Areale zeigen verminderte funktionelle Konnektivität, verminderte Responsivität auf negative emotionale Stimuli und eine Aktivitätssteigerung unter Medikation mit SSRI (Fitzgerald et al. 2008). Verminderte Aktivität im DLPFC wird mit der kognitiven Symptomatik der Depression in Verbindung gebracht (Dolan et al. 1993; Fincham et al. 2002). Der DLPFC spielt jedoch auch bei der Affektregulation eine tragende Rolle, die im Falle der Depression ebenfalls beeinträchtigt ist.

Der mediale und inferiore frontale Kortex sowie die Basalganglien zeigen ein relativ konsistentes Muster der Hyperaktivität in Reaktion auf negative emotionale Stimuli, und ebenso bestehen Veränderungen in der funktionellen Konnektivität dieser Areale. Umgekehrt weisen Therapiestudien auf eine Normalisierung der Aktivität nach Behandlung mit SSRI (Fitzgerald et al. 2008).

Verschiedene Autoren haben Versuche unternommen, eine funktionelle Segregation innerhalb der bei der Depression affizierten frontalen Hirnareale durchzuführen. Generell wird hierbei häufig der Schluss gezogen, (ventrale) mediale frontale Areale, welche mit dem Erleben von Emotionen und Affekt in Verbindung gebracht werden, seien während der Depression pathologisch hyperaktiv und eine Normalisierung dieser Hyperaktivität gehe mit einer verbesserten Prognose einher (Farb et al. 2011; Phillips et al. 2003). Diese Hyperaktivität wird teilweise auf Prozesse wie den »negativity bias« oder kognitive Verzerrung und damit einhergehende Fokussierung auf negative Erlebnisse zurückgeführt, lässt sich aber auch im Sinne der ECI-Theorie erklären.

Laterale frontale Areale werden hingegen eher mit der Regulation von Affekt in Verbindung gebracht. Die bei depressiven Patienten häufig gefundene Hypoaktivität in diesen Bereichen lässt sich im Rahmen verringerter Emotionsregulationskompetenzen deuten (z. B. Erk et al. 2010). Ebenso wie bei medial frontalen Arealen scheint auch bei lateralen frontalen Arealen eine Normalisierung der Hypoaktivität mit einer verbesserten Prognose einherzugehen.

Hyperaktivität der Amygdala zeigt sich lediglich in aufgabenrelatierten Aktivierungsstudien. Dieses Aktivitätsmuster verändert sich bei verschiedenen Interventionen. Im Rahmen von Interventionsstudien wurde ein Modell der Interaktion subkortikaler und frontaler Areale im Therapieverlauf der Depression aufgestellt (Abb. 43.8).

Ein weiterer relativ konsistenter Befund ist eine Hyperaktivität des subgenualen anterioren zingulären Kortex, welche sich im Verlauf verschiedener therapeutischer Interventionen normalisiert. Somit wurde der Hyperaktivität des subgenualen zingulären Kortex ein prädiktiver Wert für den Therapieverlauf zugeschrieben (Pizzagalli 2011). Strukturelle Veränderungen des subgenualen anterioren Zingulums bei der Depression wurden ebenfalls berichtet. Einige Studien, jedoch nicht alle Studien, haben eine Abnahme des Volumens der grauen Substanz berichtet. Die Heterogenität dieser Befunde wurde mit verschiedenen statistisch-methodologischen Aspekten, der Erkrankungsdauer, aber auch Faktoren wie Schwere der Erkrankung und dem Lebensalter in Verbindung gebracht.

Ebenso findet sich die Hyperaktivität des subgenualen zingulären Kortex nicht notwendigerweise bei einem einzelnen depressiven Patienten, sondern zeigt sich lediglich in Gruppenanalysen reliabel. Somit kann dieses Areal nicht valide zur Prädiktion einer Depression verwendet werden. Bei Patienten, die eine Hyperaktivität des subgenualen zingulären Kortex aufweisen, kann jedoch der oben beschriebene Zusammenhang zwischen Therapieerfolg und Hirnaktivität repliziert werden. Aus diesem Grund stellt der subgenuale anteriore zinguläre Kortex das primäre Ziel für **Tiefenhirnstimulation** bei der Depression dar. Bei dieser Methode wird versucht, die pathologische Hyperaktivität des subgenualen zingulären Kortex durch sich wiederholende elektrische Impulse zu stören und hierdurch eine Aktivitätssenkung hervorzurufen. Erste Befunde deuten darauf hin, dass Tiefenhirnstimulation des subgenualen anterioren zingulären Kortex gerade bei therapieresistenten Patienten eine erfolgreiche Alternative sein kann, die bei ca. 60 % dieser Patienten zu einem Behandlungserfolg führt (Kennedy et al. 2011). Darüber hinaus konnte in einer Multicenterstudie gezeigt werden, dass ähnliche Effekte unabhängig vom durchführenden Zentrum erzielt werden können (Lozano et al. 2012).

Übereinstimmend mit diesen Befunden wird in einer kürzlich erschienen Überblicksarbeit (Price u. Drevets 2012) der dysfunktionalen Aktivität eines medial-präfrontalen Netzwerkes eine wichtige Rolle für die Symptomatik der Depression zugeschrieben. Zu diesem Netzwerk zählen die Autoren das subgenuale und prägenuale anteriore Zingulum sowie medial-präfrontale und medial-orbitale Rindenareale. Dieses Netzwerk kann aufgrund konvergierender Befunde aus Tiermodellen, Konnektivitätsanalysen sowie funktioneller Bildgebung an der Dysregulation der HPA-Achse in der Depression beteiligt sein sowie zentrale Aspekte der Anhedonie und Amotivation der depressiven Störung modulieren (Price u. Drevets 2012). Die Autoren gehen von multifaktoriellen Interaktionen aus, welche Aktivität und Konnektivität in einem Depressionsnetzwerk modulieren könnten. Das hier postulierte Depressionsnetzwerk beinhaltet den subgenualen und prägenualen zingulären Kortex, die Amygdala, das ventrale Striatum und den medialen Thalamus als zentrale Netzwerkknoten und somit wichtige Knotenpunkte der Emotionsverarbeitung (▶ Kap. 30).

Weitere Möglichkeiten, modulatorischen Einfluss auf relevante, kortikale Hirnareale, wie den dorsolateralen präfrontalen Kortex, auszuüben, bieten Methoden wie die transkranielle Magnetstimulation (TMS) oder die transkranielle Gleichstromstimulierung (TDCS).

43.3.2 Funktionelle Bildgebung bei bipolaren Störungen

Die Untersuchung bipolarer Störungen gestaltet sich aufgrund der Symptomschwankungen der Störung schwieriger als die der unipolaren depressiven Störungen. Es existiert eine Reihe von Studien mit kleinen bis mittelgroßen Stichproben von Patienten in unterschiedlichen Phasen der Erkrankung. Eine kürzlich erschienene Metaanalyse hat die Studienlage der funktionellen Bildgebung bipolarer Störungen untersucht und quantitativ Aktivitätsfoki in den unterschiedlichen Krankheitsphasen sowie bei kognitiven und emotionalen Paradigmen unterschieden (Chen et al. 2011, ◘ Abb. 43.6).

Die Ergebnisse der Metaanalyse zeigen Hypoaktivität bei emotionalen und kognitiven Paradigmen unabhängig vom aktuellen Status der Erkrankung im inferioren frontalen Gyrus (IFG). Diese Hypoaktivität ist in manischen Phasen am stärksten ausgeprägt, jedoch auch in depressiven und euthymen Phasen vorhanden. Speziell bei Paradigmen, die eine Inhibition des Antwortverhaltens erfordern (STROOP-Test, Go/No-go-Aufgaben, ▶ Kap. 22), reagieren Patienten im Vergleich zu gesunden Probanden mit Hypoaktivität. Der IFG wird häufig auch mit der Inhibition des Antwortverhaltens in Verbindung gebracht.

Dennoch wurde die Hypoaktivität in frontalen Arealen nicht ausschließlich bei Inhibitionsaufgaben gefunden, auch bei weiteren kognitiven und emotionalen Aufgaben zeigt sich ein vergleichbares Muster. Die Autoren bringen diese Befunde mit der Symptomatik der bipolaren Störung in Verbindung, die von Impulsivität, Ablenkbarkeit und Störungen der Emotionsregulation geprägt ist. Hinsichtlich veränderter Aktivität in limbischen Arealen sind die Ergebnisse der Metaanalyse weniger eindeutig. Bei Berücksichtigung von ROI-Analysen findet sich eine signifikante Hyperaktivität der Amygdala, obwohl in einzelnen Studien in ROI-Analysen auch eine Hypoaktivität berichtet wird. Aufgrund der relativ geringen Anzahl an Studien zu den Phasen der bipolaren Störung kann nicht ausgeschlossen werden, dass die Hyperaktivität der Amygdala durch das aktuelle Symptombild beeinflusst wird, worauf einzelne Befunde hindeuten. Gerade die geringe Anzahl an longitudinalen Studien, die Patienten in unterschiedlichen Phasen ihrer Erkrankung wiederholt untersuchen, erschwert die valide Bewertung der bisherigen Studienlage. Scheinbar spielen gerade bei bipolaren Störungen Strukturen des limbischen Systems eher eine

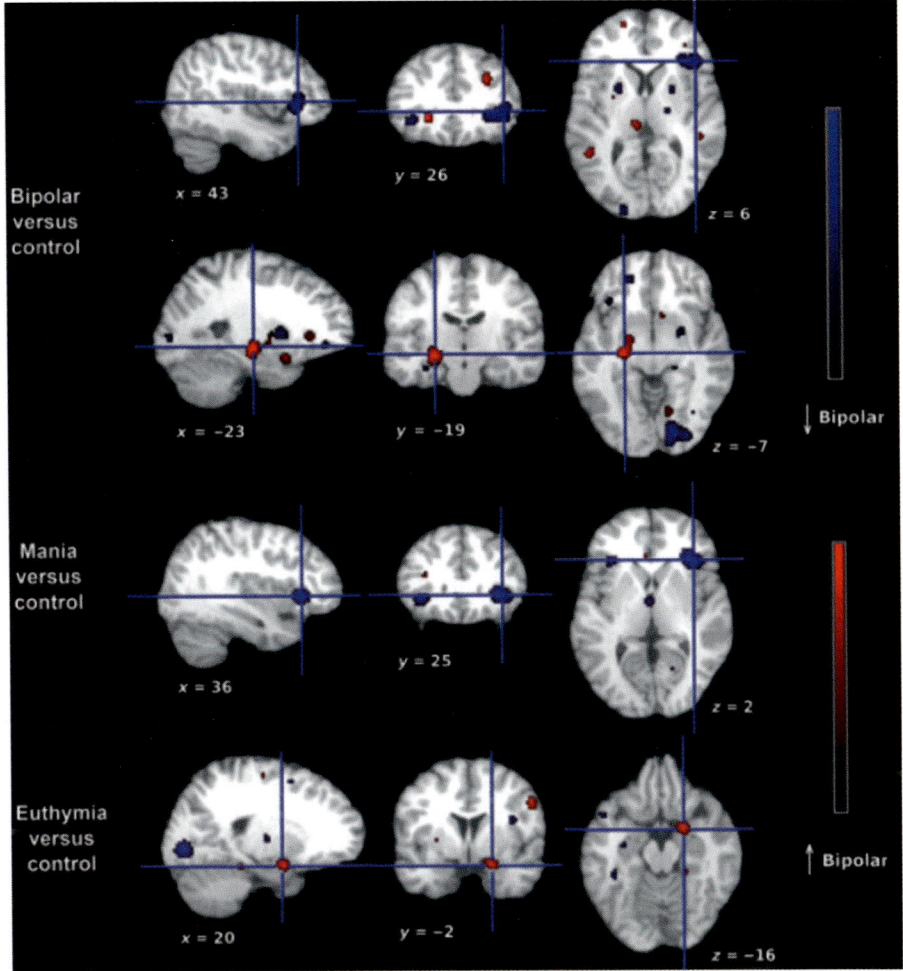

Abb. 43.6 Metaanalyse der Aktivitätsunterschiede zwischen Patienten mit bipolarer Störung und gesunden Kontrollprobanden. (Aus Chen et al. 2011; mit freundlicher Genehmigung von John Wiley and Sons.) Die ersten beiden Zeilen zeigen Aktivitätsunterschiede zwischen Patienten mit bipolarer Störung und Gesunden unabhängig vom Status der Erkrankung. In der dritten Zeile werden die Differenzen in der manischen Phase und in der vierten Zeile solche in euthymen Phasen dargestellt. Hypoaktivitäten bei Patienten im Vergleich zu Gesunden sind *blau* abgebildet, Hyperaktivitäten *rot*. Die Zahlen bezeichnen die Talairach-Koordinaten der dargestellten Schicht

dynamische, vom aktuellen Zustand abhängige Rolle, wohingegen frontale, kortikale Areale eine vom Status der Erkrankung relativ unabhängige Rolle einnehmen.

43.3.3 Beispielstudie: Geschlechtsunterschiede in neuronalen Korrelaten von therapeutischem Humorgebrauch bei depressiven Patienten

Beispielhaft soll hier eine Studie vorgestellt werden, in der mittels fMRT neuronale Veränderungsprozesse einer therapeutischen Intervention untersucht wurden.

In der Studie wurde ein Humortraining bei depressiven Patienten durchgeführt, welche vor und nach dem Training im fMRT untersucht wurden. Das Humortraining orientierte sich an einem standardisierten Programm, welches von dem amerikanischen Humorforscher Paul McGhee für verschiedene Zielgruppen entwickelt wurde (McGhee 1999). Sowohl bei der depressiven Störung als auch bei der Humorverarbeitung existieren Hinweise auf differenzielle Verarbeitungsprozesse bei Männern und Frauen (Azim et al. 2005; Gorman 2006; Kohn et al. 2011; ▶ Kap. 13). Ziel der Studie war es, Geschlechtsunterschiede in der Humorverarbeitung und der Reaktion auf eine humorgeleitete therapeutische Intervention mittels fMRT bei Patienten zu untersuchen.

24 depressive Patienten (12 Männer und 12 Frauen) und 24 gesunde Kontrollprobanden nahmen an der Studie teil. Nur Patienten durchliefen das Humortraining. Das Training bestand aus 8 Sitzungen, die zweimal wöchentlich innerhalb von 4 Wochen durchgeführt wurden. Das Hu-

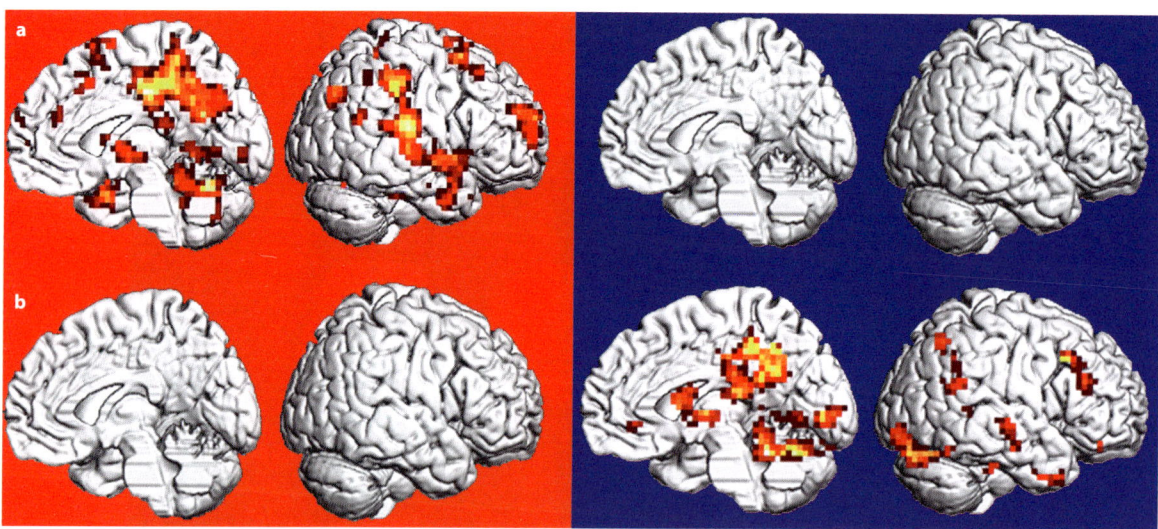

□ **Abb. 43.7 a** Signifikante Kovarianzen zwischen Hirnaktivität und Lustigkeitsbewertung, *links* Frauen, *rechts* Männer. **b** Veränderungen dieser Kovarianz nach Humortraining, *links* Frauen, *rechts* Männer

mortraining wurde zusätzlich zur regulären Behandlung durchgeführt. Vor und nach dem Humortraining fanden Messungen im Kernspintomographen statt. Die gesunden Kontrollprobanden mussten lediglich zu 2 MR-Messungen im Abstand von 4 Wochen erscheinen. Die Probanden sollten im Scanner Cartoons und neutrale Bilder betrachten und diese jeweils direkt im Anschluss hinsichtlich der empfundenen Lustigkeit bewerten. In der Auswertung wurde zum einen die Hirnaktivität während der Betrachtung von Cartoons und neutralen Bildern als auch die Kovarianz der Hirnaktivität mit der jeweiligen Lustigkeitsbewertung untersucht (parametrische Modulation). Auf Gruppenebene wurde von der Hirnaktivität während der Cartoons die Aktivität während der neutralen Bilder abgezogen. Diese Analyse stellt neuronale Korrelate dar, die mit dem Verständnis eines Witzes sowie der empfundenen Lustigkeit und den jeweiligen zerebralen Prozessen verbunden ist. Somit sind in diesem Kontrast kognitive und affektive Elemente enthalten. Die Analyse der Kovarianz zwischen empfunder Lustigkeit und Hirnaktivität bildet dagegen vielmehr Hirnaktivitätsveränderungen ab, die in Beziehung zu dem affektiven Erleben stehen.

Die Lustigkeitsbewertungen unterschieden sich nicht signifikant zwischen Männern und Frauen. Patienten gaben jedoch eine signifikant gesteigerte Lustigkeitsbewertung nach dem Training an, gleichzeitig war eine Symptomverbesserung festzustellen.

Auf neuronaler Ebene war eine Hypoaktivität bei depressiven Patienten im Vergleich zu gesunden Probanden im mittleren temporalen Gyrus zu beobachten. Die parametrische Modulation zeigte einen stärkeren Zusammenhang zwischen steigender Hirnaktivität und steigender Lustigkeitsbewertung bei Frauen in Arealen, die mit emotionaler Verarbeitung assoziiert sind (ACC, Insula, PCC, Amygdala). Dieser Zusammenhang war bei weiblichen Patientinnen noch stärker ausgeprägt. Bei weiblichen Patientinnen waren darüber hinaus Areale stärker beteiligt, die eine gesteigerte Aktivität während akuter depressiver Symptomatik aufweisen (subgenuales ACC, □ Abb. 43.7).

Nach dem Training zeigten sich leichte Aktivitätssteigerungen bei weiblichen Patientinnen lediglich im medialen temporalen Gyrus, welcher mit semantischer Verarbeitung assoziiert ist und was im Rahmen eines verbesserten kognitiven Verständnisses interpretiert werden kann. Bei männlichen Patienten war eine deutliche Aktivitätssteigerung in Arealen zu verzeichnen, die mit emotionaler Verarbeitung assoziiert sind. Diese Aktivitätssteigerung bezieht sich vor allem auf Areale, in denen Frauen generell stärkere Aktivität bei der Humorverarbeitung aufweisen.

Die Ergebnisse deuten auf eine stärkere Hirnaktivität bei akuten, depressiven Patienten bei der Humorverarbeitung hin, welche sich im Verlauf der Behandlung normalisiert. Die Geschlechtsunterschiede lassen sich im Rahmen unterschiedlicher Verarbeitungsmodi während emotionaler Prozesse erklären und deuten darauf hin, dass Männer und Frauen Cartoons unterschiedlich verarbeiten und auch auf unterschiedliche Art von therapeutischen Interventionen profitieren. Männer scheinen durch das Training eine stärkere Fokussierung auf ihren emotionalen Zustand während der Betrachtung von Cartoons vorzunehmen. Dies könnte einen unmittelbaren therapeutischen Bezug haben, da dieser Aspekt in dem Humortraining unter dem Punkt Perspektivenwechsel intensiv behandelt wird.

43.3.4 Bildgebung therapeutischer Intervention bei affektiven Störungen

Longitudinale Untersuchungen bei Patienten mit affektiven Störungen können zur Validierung umfassender Ätiologiemodelle und zur Klärung der neuronalen Beteiligung bei der Entstehung affektiver Störungen einen großen Beitrag leisten. Hier können beispielsweise neuronale Prädiktoren bei verschiedenen therapeutischen Interventionen untersucht werden. In einer solchen Studie konnten Siegle und Kollegen (2006) zeigen, dass erhöhte Aktivität in der Amygdala und niedrige Aktivität im subgenualen zingulären Kortex in Reaktion auf die Präsentation negativer emotionaler Wörter einen prädiktiven Wert für das Ansprechen auf eine kognitiv-behaviorale Therapie aufwiesen. In einer anderen Studie ging hingegen eine erhöhte Aktivität im subgenualen zingulären Kortex und in visuellen Arealen als Reaktion auf traurige Gesichtsausdrücke mit einem positiven Ansprechen auf antidepressive Medikation einher (Keedwell et al. 2010). Diese scheinbar gegensätzlichen Befunde lassen sich evtl. auf unterschiedliche funktionelle Mechanismen der jeweiligen Therapie zurückführen, ebenso können sie im Rahmen der Heterogenität affektiver Erkrankungen interpretiert werden, welche eine individualisierte Therapie indizieren. Bei Implementierung einer solchen individualisierten Therapie kann die Bildgebung einen wichtigen Beitrag leisten, sollte es gelingen, reliable und valide Prädiktoren in Form spezifischer neuronaler Muster für den Erfolg spezifischer Therapien zu identifizieren.

Einen Ansatz hierzu bot eine Arbeit von DeRubeis et al. (2008), welche den prädiktiven Wert verschiedener neuronaler Aktivitätsmuster auf den Therapieerfolg untersuchte und eine differenzielle Wirkung psychotherapeutischer und medikamentöser Behandlung postulierte. Dieser Ansatz geht davon aus, dass antidepressive Medikation direkt auf die in verschiedenen Studien bei verschiedenen emotionalen Paradigmen nachgewiesene Hyperaktivität in limbischen Strukturen (speziell der Amygdala) wirkt, indem sie diese Aktivität dämpft und so eine Balance in kortikolimbischen Netzwerken herstellt. Demgegenüber gehen die Autoren davon aus, dass kognitive Therapieansätze eher auf die Minderaktivität in frontalen Arealen zielen, indem sie spezifische kognitive Symptome behandeln und alternative kognitive Strategien vermitteln, die zu einer gesteigerten Aktivität in relevanten frontalen Arealen beitragen, die wiederum nötig ist, um limbischer Hyperaktivität entgegenzuwirken oder, anders ausgedrückt, ebenfalls die fehlende Balance zwischen erforderlicher kortikolimbischer Aktivität wiederherstellt (vgl. ◘ Abb. 43.8). Dem Ansatz zufolge könnte dieser Mechanismus erklären, warum Absetzen der antidepressiven Medikation nach einem halben Jahr zu einem erhöhten Rückfallrisiko führt, während Beendigung psychotherapeutischer Behandlung nach dieser Zeit keinen vergleichbaren Effekt hat (DeRubeis et al. 2008, ◘ Abb. 43.8).

Eine Intervention, welche direkt auf dispositionelle Hyper- oder Hypoaktivität wirken kann, ist über die Nutzung der fMRT im Rahmen von Neurofeedback möglich. Hierbei kann über den Mechanismus der operanten Konditionierung eine Beeinflussung pathologisch veränderter Aktivitätsmuster, wie sie im Modell von DeRubeis beschrieben werden, ermöglicht werden (s. im Folgenden: »Biofeedback bei affektiven Störungen«).

Biofeedback bei affektiven Störungen
Biofeedback bezeichnet ein therapeutisch nutzbares Verfahren, bei dem ein aufgenommenes biologisches Signal an den Patienten oder Probanden zurückgemeldet wird. Der Patient oder Proband wird mit mehr oder weniger detaillierten Anweisungen gebeten, Kontrolle über das Signal zu gewinnen und es in eine vordefinierte Richtung zu verändern oder auf einen bestimmten angegebenen Wert zu regulieren. Die Kontrolle über dieses biologische Signal soll eine Auswirkung auf die Symptomatik haben, und der Patient oder Proband soll lernen, die Regulationsmethode auch ohne Feedback anzuwenden, um eine Kontrolle über die Funktion ausüben zu können.
Als Feedbacksignal werden verschiedenste psychophysiologische Signale, wie elektrodermale Aktivität (EDA), die Elektromyographie (EMG), das Elektroenzephalogramm (EEG) oder die Hirnaktivität (über fMRT oder PET) verwendet. Wird die Hirnaktivität zurückgemeldet, spricht man im Allgemeinen von Neurofeedback (▶ Kap 6).
Bereits in den 1990er Jahren konnte gezeigt werden, dass das Feedback des EEG-Signals in der Therapie der Depression eine unterstützende Rolle spielen kann (Schneider et al. 1992). Diese Befunde konnten repliziert und erweitert werden (Hammond 2005). Man kann davon ausgehen, dass Neurofeedback zukünftig eine Rolle bei der Diagnose und Therapie der affektiven Störungen spielen kann (Mathiak et al. 2009). Eine kürzlich erschienene Arbeit (Hamilton et al. 2010) konnte am Beispiel des subgenualen anterioren zingulären Kortex zeigen, dass wichtige neuronale Zentren der emotionalen Verarbeitung, die bei affektiven Störungen veränderte Aktivität aufweisen, über den Gebrauch von Neurofeedback moduliert werden können.

43.3.5 Interpretation der Befunde aus der funktionellen Bildgebung

Abweichungen der Hirnaktivität bei affektiven Störungen können durch 4 (interagierende) Prozesse erklärt werden (Kessler et al. 2011):
- Neuronale Prädispositionen für bestimmte Aktivitätsmuster
- Akute pathologische Modifikation
- Veränderungen, die durch (chronische) Depressionen induziert werden
- Kompensationsmechanismen

Die Möglichkeit der Beteiligung dieser 4 Prozesse an der Entstehung bestimmter aufgabenabhängiger Aktivitätsmuster sollte bei der Interpretation funktionell bildgebender Studien berücksichtigt werden und kann bei experi-

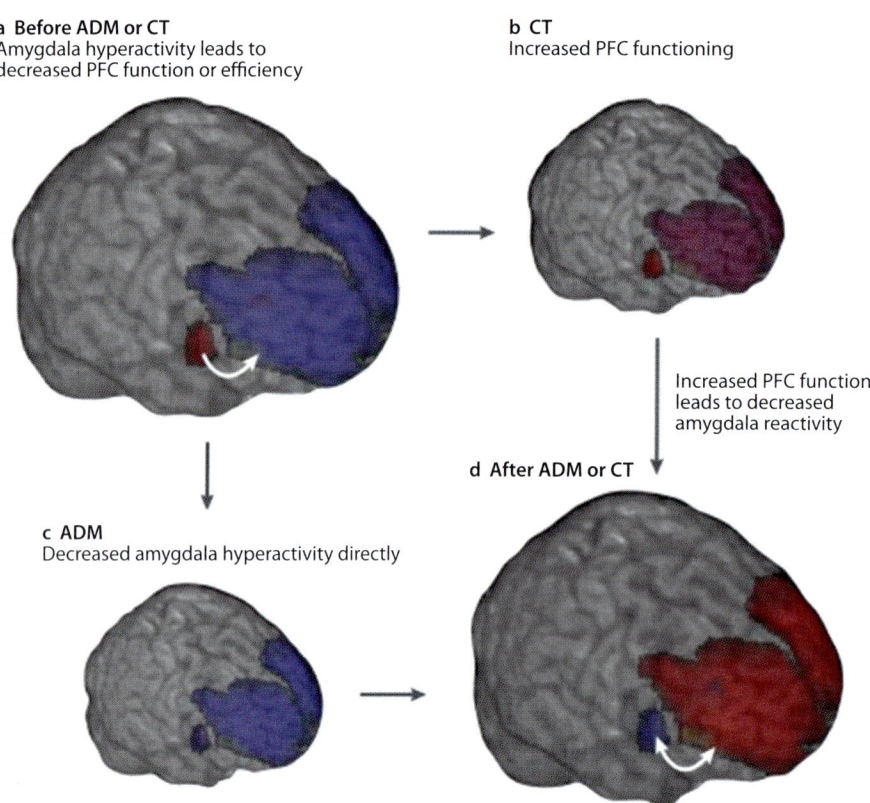

■ **Abb. 43.8** Theoretisches Modell des Zeitverlaufs der Aktivierungsveränderung durch unterschiedliche Therapieformen. (Aus DeRubeis et al. 2008; mit freundlicher Genehmigung von Nature Publishing Group). **a** In der akuten Phase der Depression beobachtet man präfrontale Hypoaktivität und Hyperaktivität der Amygdala. **b** Kognitive Verhaltenstherapie (CT) wirkt primär auf den Präfrontalkortex und führt hier zu einer Normalisierung der Aktivität, was zu einer stärkeren Inhibition subkortikaler Areale führt. **c** Antidepressive Medikation (ADM) führt zu einer Aktivitätssteigerung der Amygdala. **d** Nach beiden Therapien hat sich die Aktivität beider Areale normalisiert. Der bidirektionale *Pfeil* stellt das homöostatische Gleichgewicht dar, das dem Modell nach bei Gesunden besteht

mentaler Untersuchung und Manipulation dieser Faktoren zu einem tiefer gehenden Verständnis affektiver Erkrankungen beitragen. Um den relativen Beitrag dieser Faktoren differenzieren zu können, wären große longitudinale, populationsbasierte Studien erforderlich, die Hirnaktivität während robuster Paradigmen vor und nach Beginn einer affektiven Störung untersuchen. Im Rahmen bisheriger Studien konnten jedoch bereits Hinweise auf den Beitrag bestimmter Faktoren gefunden werden. So weist die Hyperaktivität in der Amygdala einen Zusammenhang mit automatisierter Emotionsregulation auf: Gesunde Probanden, die weniger dazu neigen, ihre Emotionen automatisch zu regulieren, zeigten höhere Amygdalaaktivität auf emotionale Stimuli, vergleichbar den Befunden zur Amygdalaaktivität bei depressiven Patienten (Abler et al. 2010). Ebenso kann der Einbezug genetischer Polymorphismen im Rahmen der neuronalen Dispositionen spannende Erkenntnisse liefern. So wird die Konnektivität zwischen Amygdala und frontalen Arealen durch einen 5-HTTLPR-Polymorphismus moduliert (Pezawas et al. 2005).

Die Herstellung eines kausalen Zusammenhangs zwischen veränderter Hirnaktivität und dem Auftreten einer Depression scheint verlockend, wäre jedoch ein zu voreiliger Schluss, da er statistisch eine große Herausforderung darstellt. Dennoch werden gerade bei der Entwicklung von Modellen der Depression oder der bipolaren Störung solche Zusammenhänge postuliert (Drevets 2001; Mayberg 2003; Phillips et al. 2008). Es bleibt jedoch zu überprüfen, ob die postulierten Zusammenhänge nicht auch durch neuronale Prädisposition, Kompensationsmechanismen oder durch im Rahmen der Depression entstandene Modifikationen erklärbar wären. Es ist davon auszugehen, dass die 4 hier genannten Faktoren interagierend zur Entstehung affektiver Erkrankungen beitragen. Die Identifikation des jeweiligen Beitrags sowie die Untersuchung des Einflusses interindividueller Unterschiede stellen eine große Herausforderung für zukünftige Untersuchungen zu umfassenden Ätiologiemodellen affektiver Erkrankungen dar.

Ein positives Beispiel einer möglichen Herangehensweise, welche die Interaktion der genannten Faktoren berücksichtigt, bietet eine kürzlich erschienene Studie an remittierten depressiven Patienten (Farb et al. 2011). In der Studie wurden 18 remittierten Patienten im fMRT traurige und neutrale Filmausschnitte gezeigt. Darüber hinaus wurde eine Reihe von Verhaltensmaßen während der fMRT-Messung erhoben und die Psychopathologie wurde ebenfalls quantitativ erfasst. In der Folge wurden die Patienten über einen Zeitraum von 18 Monaten monatlich psychiatrisch untersucht. Nach Ablauf der 18 Monate hatten 10 Patienten ein Rezidiv, welches mit erhöhter Hirnaktivität im medialen präfrontalen Gyrus bei der initialen Messung einherging. Eine erhöhte Aktivität im calcarinen Gyrus erwies sich hingegen als protektiver Faktor. Eine Mediation dieses Zusammenhangs durch eine andere Variable konnte aufgrund der zusätzlich erhobenen Verhaltensmaße und Psychopathologieratings ausgeschlossen werden. Es zeigten sich jedoch Zusammenhänge zwischen Hirnaktivität im medialen präfrontalen Gyrus und Rumination sowie Zusammenhänge zwischen Hirnaktivität im calcarinen Gyrus und Akzeptanz. Einschränkend ist zu bemerken, dass die Stichprobe relativ klein war und dieser Zusammenhang einer Replikation bedarf, um die in der Studie errechnete Spezifität und Sensitivität und damit den prädiktiven Wert der Hirnaktivität dieser Areale reliabel bestimmen zu können.

> **Zusammenfassung und Ausblick**
>
> Die funktionelle Bildgebung hat bereits signifikant zu einem besseren Verständnis affektiver Störungen beigetragen. Jedoch gestaltet sich die Untersuchung affektiver Störungen sowohl aufgrund der spezifischen Anforderung der fMRT-Untersuchungen als auch aufgrund der Heterogenität der unter dem Begriff der affektiven Störungen zusammengefassten Störungsbilder schwierig. Die häufige Komorbidität der Depression mit anderen psychiatrischen Störungsbildern stellt eine ebenso große Herausforderung an Depressionsforscher dar wie auch die Komorbidität mit somatischen Erkrankungen. Vor dem Hintergrund der gruppenbasierten Statistik schränkt all dies die Generalisierbarkeit vieler Befunde ein. Die Pathophysiologie affektiver Erkrankungen ist durch eine Veränderung der Aktivität in limbisch-kortikalen Netzwerken geprägt. Diese pathologischen Veränderungen treten besonders stark bei emotionalen Paradigmen zutage, sind jedoch auch bei kognitiven Aufgaben und in Konnektivitätsanalysen in Ruhe nachweisbar. Bei der Depression scheinen eine veränderte Aktivität des subgenualen anterioren zingulären Kortex, des dorsolateralen präfrontalen Kortex sowie eine aufgabenrelatierte Hyperaktivität der Amygdala eine wichtige Rolle zu spielen. Der subgenuale anteriore zinguläre Kortex
> ▼
> und der mediale präfrontale Kortex sind nach den Ergebnissen neuerer Untersuchungen vielversprechende Kandidaten für eine Prädiktion des Therapieverlaufs wie auch für Therapieansätze bei der Depression. Bei der bipolaren Störung scheint hingegen eine Hypoaktivität im inferioren frontalen Gyrus eine unabhängig von der Aufgabe wichtige Rolle zu spielen. Veränderte Amygdalaaktivität wird eher mit der Symptomatik und der Krankheitsphase in Verbindung gebracht. Insgesamt zeichnet sich trotz großer Herausforderungen, welche in der Natur der affektiven Störungen liegen, ab, dass bildgebende Verfahren einen wichtigen Beitrag zum besseren Verständnis und zur Behandlung dieser komplexen Störungsgruppe liefern können.

Literatur

Abler B, Hofer C, Walter H, Erk S, Hoffmann H, Traue H C, Kessler H (2010) Habitual emotion regulation strategies and depressive symptoms in healthy subjects predict fMRI brain activation patterns related to major depression. Psychiatry Res 183: 105–113

American Psychiatric Association (APA) (2000) Diagnostic and Statistical Manual of Mental Disorders. 4th ed. Text Revision (DSM-IV-TR). American Psychiatric Press, Washington

Azim E, Mobbs D, Jo B, Menon V, Reiss AL (2005) Sex differences in brain activation elicited by humor. Proc Natl Acad Sci USA 102: 16496–16501

Bestmann S, Habel U, Schneider F (2007) Affektive Erkrankungen. In: Schneider F, Fink GR (Hrsg) Funktionelle MRT in Psychiatrie und Neurologie. 1. Aufl. Springer, Heidelberg

Bylsma LM, Morris BH, Rottenberg J (2008) A meta-analysis of emotional reactivity in major depressive disorder. Clin Psychol Rev 28: 676–691

Chen CH, Suckling J, Lennox BR, Ooi C, Bullmore ET (2011) A quantitive meta-analysis of fMRI studies in bipolar disorder. Bipolar Disord 13: 1–15

de Jong-Meyer R, Kuczmera A, Tripp J (2007) The impact of mood induction on the accessibility of positive and negative future events in a group of dysphoric adolescent in-patients. Br J Clin Psychol 46: 371–376

DeRubeis RJ, Siegle GJ, Hollon SD (2008) Cognitive therapy versus medication for depression: treatment outcomes and neural mechanisms. Nat Rev Neurosci 9: 788–796

Dolan RJ, Bench DJ, Liddle PF, Friston KJ, Frith CD, Grasby PM, Frackowiak RS (1993) Dorsolateral prefrontal Kortex dysfunction in the major psychoses; symptom or disease specificity? J Neurol Neurosurg Psychiatry 56: 1290–1294

Drevets WC (2001) Neuroimaging and neuropathological studies of depression: implications for the cognitive-emotional features of mood disorders. Curr Opin Neurobiol 11: 240–249

Drevets WC, Bogers W, Raichle ME (2002) Functional anatomical correlates of antidepressant drug treatment assessed using PET measures of regional glucose metabolism. Eur Neuropsychopharmacol 12: 527–544

Erk S, Mickschl A, Stier S, Ciaramidaro A, Gapp V, Weber B, Walter H (2010) Acute and sustained effects of cognitive emotion regulation in major depression. J Neurosci 30: 15726–15734

Farb NA, Bloch RT, Segal ZV (2011) Mood-linked responses in medial prefrontal Kortex predict relapse in patients with recurrent unipolar depression. Biol Psychiatry 70: 366–372

Fincham JM, Carter CS, van Veen V, Stenger VA, Anderson JR (2002) Neural mechanisms of planning: a computational analysis using event-related fMRI. Proc Natl Acad Sci 99: 3346–3351

Fitzgerald PB, Laird AR, Maller J, Daskalakis ZJ (2008) A meta-analytic study of changes in brain activation in depression. Hum Brain Mapp 29: 683–695

George MS, Wassermann EM, Williams WA, Callahan A, Ketter TA, Basser P, Hallett M, Post RM (1995) Daily repetitive transcranial magnetic stimulation (rTMS) improves mood in depression. Neuroreport 6: 1853–1856

Gorman JM (2006) Gender differences in depression and response to psychotropic medication. Gend Med 3: 93–109

Habel U, Koch K, Pauly K, Kellermann T, Reske M, Backes V, Seiferth NY, Stöcker T, Kircher T, Amunts K, Jon Shah N, Schneider F (2007) The influence of olfactory-induced negative emotion on verbal working memory: individual differences in neurobehavioral findings. Brain Res 1152: 158–170

Hamilton JP, Glover GH, Hsu J-J, Johnson RF, Gotlib IH (2010) Modulation of subgenual anterior cingulate Kortex activity with real-time neurofeedback. Hum Brain Mapp 32: 22–31

Hammond DC (2005) Neurofeedback with anxiety and affective disorders. Child Adolesc Psychiatr Clin N Am 14: 105–123

Isen AM, Daubmann KA, Nowicki GP (1987) Positive Affect Facilitates Creative Problem-Solving. J Pers Soc Psychol 52: 1122–1131

Kanner AM (2005) Should neurologists be trained to recognize and treat comorbid depression of neurologic disorders? Yes. Epilepsy & Behav 6: 303–311

Keedwell PA, Drapier D, Surguladze S, Giampietro V, Brammer M, Phillips M (2010) Subgenual cingulate and visual Kortex responses to sad faces predict clinical outcome during antidepressant treatment for depression. J Affect Disord 120: 120–125

Kennedy SH, Lam RW (2003) Enhancing outcomes in the management of treatment resistant depression: a focus on atypical antipsychotics. Bipolar Disord 5: 36–47

Kennedy SH, Giacobbe P, Rizvi SJ, Placenza FM, Nishikawa Y, Mayberg HS, Lozano AM (2011) Deep Brain Stimulation for Treatment-Resistant Depression: Follow-Up After 3 to 6 Years. Am J Psychiatry 168: 502–510

Kessler H, Traue H, Wiswede D (2011) Why we still don't understand the depressed brain – Not going beyond snapshots. Psychosoc Med 8: Doc06

Koch K, Pauly K, Kellermann T, Seiferth NY, Reske M, Backes V, Stöcker T, Shah NJ, Amunts K, Kircher T, Schneider F, Habel U (2007) Gender differences in the cognitive control of emotion: An fMRI study. Neuropsychologia 45: 2744–2754

Kohn N, Kellermann T, Gur RC, Schneider F, Habel U (2011) Gender differences in the neural correlates of humor processing: Implications for different processing modes. Neuropsychologia 49: 888–897

Lozano AM, Giacobbe P, Hamani C, Rizvi SJ, Kennedy SH, Kolivakis TT (2012) A multicenter pilot study of subcallosal cingulate area deep brain stimulation for treatment-resistant depression. J Neurosurg 116: 315–322

Maes M, Kubera M, Obuchowiczwa E, Goehler L, Brzeszcz J (2011) Depression's multiple comorbidities explained by (neuro)inflammatory and oxidative & nitrosative stress pathways. Neuro Endocrinol Lett 32: 7–24

Mathiak KA, Mathiak K, Wolańczyk T, Ostaszewski P (2009) Psychosocial impairments in children with epilepsy depend on the side of the focus. Epilepsy & Behavior 16: 603–608

Mayberg HS (2003) Modulating dysfunctional limbic-cortical circuits in depression: towards development of brain-based algorithms for diagnosis and optimised treatment. Brit Medical Bull 65: 193–207

McGhee (1999) Health, healing and the amuse system. Kendall/Hunt Publishing Company, Dubuque, Iowa

Murray N, Sujan H, Hirt ER, Sujan M (1990) The influence of mood on categorization – a cognitive flexibility interpretation. J Personality Social Psychol 59: 411–425

Nelson LD, Stern SL (1988) Mood induction in a clinically depressed population. J Psychopathol Behav Assess 10: 277–285

Nemeroff CB, Heim CM, Thase ME, Klein DN, Rush AJ, Schatzberg AF, Ninan PT, McCullough JP Jr, Weiss PM, Dunner DL, Rothbaum BO, Kornstein S, Keitner G, Keller MB (2003) Differential responses to psychotherapy versus pharmacotherapy in patients with chronic forms of major depression and childhood trauma. Proc Natl Acad Sci USA 100: 14293–14296

Nestler EJ, Barrot M, DiLeone RJ, Eisch AJ, Gold StJ, Monteggia LM (2002) Neurobiology of Depression. Neuron 34: 13–25

Pauly K, Seiferth NY, Kellermann T, Backes V, Vloet TD, Shah NJ, Schneider F, Habel U, Kircher TT (2008) Cerebral dysfunctions of emotion-cognition interactions in adolescent-onset schizophrenia. J Am Acad Child Adolesc Psychiatry 47: 1299–1310

Pezawas L, Meyer-Lindenberg A, Drabant EM, Verchinski BA, Munoz KE, Kolachana BS, Egan MF, Mattay VS, Hariri AR, Weinberger DR (2005) 5-HTTLPR polymorphism impacts human cingulate-amygdala interactions: a genetic susceptibility mechanism for depression. Nat Neurosci 8: 828–834

Phillips M L, Drevets WC, Rauch SL, Lane R (2003) Neurobiology of emotion perception II: implications for major psychiatric disorders. Biol Psychiatry 54: 515–528

Phillips ML, Ladouceur CD, Drevets WC (2008) A neural model of voluntary and automatic emotion regulation: implications for understanding the pathophysiology and neurodevelopment of bipolar disorder. Mol Psychiatry 13: 829–857

Pizzagalli DA (2011) Frontocingulate dysfunction in depression: Toward biomarkers of treatment response. Neuropsychopharmacology 36: 183–206

Price LA, Drevets WC (2012) Neural circuits underlying the pathophysiology of mood disorders. Trends Cog Sci 16: 61–71

Rosenberg EL (1998) Levels of analysis and the organization of affect. Rev General Psychiatr 2: 247–270

Rottenberg J (2003) Vagal rebound during resolution of tearful crying among depressed and nondepressed individuals. Psychophysiology 40: 1–6

Rottenberg J, Gross JJ, Gotlib IH (2005) Emotion context insensitivity in major depressive disorder. J Abnorm Psychol 114: 627–639

Schneider F, Heimann H, Mattes R, Lutzenberger W, Birbaumer N (1992) Self-regulation of slow cortical potentials in psychiatric patients: depression. Biofeedback Self Regul 17: 203–214

Schutter DJ (2009) Antidepressant efficacy of high-frequency transcranial magnetic stimulation over the left dorsolateral prefrontal kortex in double-blind sham-controlled designs: a meta-analysis. Psychol Medicine 39: 65–75

Schutter DJ (2010) Quantitative review of the efficacy of slow-frequency magnetic brain stimulation in major depressive disorder. Psychol Medicine 40: 1789–1795

Siegle GJ, Carter CS, Thase ME (2006) Use of fMRI to predict recovery from unipolar depression with cognitive behavior therapy. Am J Psychiatry 163: 735–738

Wittchen H-U, Uhmann S (2010) The timing of depression: an epidemiological perspective. Medicographia 32: 115–125

Zhu JX, Zhu XY, Owyang C, Li Y (2001) Intestinal serotonin acts as a paracine substance to mediate vagal signal transmission evoked by luminal factors in the rat. J Physiol 530: 431–442

Zwangs- und Angststörungen

K. Koch, K. Mathiak

44.1   Zwangsstörungen   – 692
44.1.1 Diagnostische Kriterien   – 692
44.1.2 Bildgebende Studien mittels Symptomprovokation   – 692
44.1.3 Bildgebende Studien mittels kognitiver Paradigmen   – 693
44.1.4 Modellvorstellungen zur Pathophysiologie aufgrund funktioneller Befunde   – 695

44.2   Angststörungen   – 696
44.2.1 Diagnostische Kriterien   – 696
44.2.2 Ätiologie   – 697
44.2.3 Bildgebende Studien mit soziophobischen Patienten   – 697
44.2.4 Bildgebende Studien zur generalisierten Angststörung   – 699

        Literatur   – 700

Zum Thema
Die Anzahl der bildgebenden Studien zu Zwangs- und Angsterkrankungen ist im Laufe der letzten Jahre stetig gewachsen. Da die Zwangssymptomatik mittels Darbietung entsprechender Auslösereize experimentell zuverlässig reproduzierbar ist, wurde in jüngster Zeit immer häufiger der Versuch unternommen, insbesondere den zerebralen Grundlagen der Zwangserkrankung mithilfe bildgebender Verfahren näher zu kommen.

44.1 Zwangsstörungen

44.1.1 Diagnostische Kriterien

Die Zwangssymptomatik umfasst nach DSM-IV-TR (APA 2000) und ICD-10 (Dilling et al. 2011) Zwangsgedanken oder Zwangshandlungen. Diagnostische Kriterien für die Zwangsstörung (300.3) nach DSM-IV-TR sind:

A. Entweder Zwangsgedanken oder Zwangshandlungen:
- Zwangsgedanken, definiert durch (1), (2), (3) und (4):
  (1) Wiederkehrende und anhaltende Gedanken, Impulse oder Vorstellungen, die zeitweise während der Störung als aufdringlich und unangemessen empfunden werden und die ausgeprägte Angst und großes Unbehagen hervorrufen
  (2) Die Gedanken, Impulse oder Vorstellungen sind nicht nur übertriebene Sorgen über reale Lebensprobleme
  (3) Die Person versucht, diese Gedanken, Impulse oder Vorstellungen zu ignorieren oder zu unterdrücken oder sie mit Hilfe anderer Gedanken oder Tätigkeit zu neutralisieren
  (4) Die Person erkennt, dass die Zwangsgedanken, -impulse oder -vorstellungen ein Produkt des eigenen Geistes sind (nicht von außen auferlegt wie bei Gedankeneingebung)
- Zwangshandlungen, definiert durch (1) und (2):
  (1) Wiederholte Verhaltensweisen (z. B. Händewaschen, Ordnen, Kontrollieren) oder gedankliche Handlungen (z. B. Beten, Zählen, Wörter leise wiederholen), zu denen sich die Person als Reaktion auf einen Zwangsgedanken oder aufgrund von streng zu befolgenden Regeln gezwungen fühlt
  (2) Die Verhaltensweisen oder die gedanklichen Handlungen dienen dazu, Unwohlsein zu verhindern oder zu reduzieren oder gefürchteten Ereignissen oder Situationen vorzubeugen; diese Verhaltensweisen oder gedanklichen Handlungen stehen jedoch in keinem realistischen Bezug zu dem, was sie zu neutralisieren oder zu verhindern versuchen, oder sie sind deutlich übertrieben

B. Zu irgendeinem Zeitpunkt im Verlauf der Störung hat die Person erkannt, dass die Zwangsgedanken oder Zwangshandlungen übertrieben oder unbegründet sind.

C. Die Zwangsgedanken oder Zwangshandlungen verursachen erhebliche Belastung, sind zeitaufwändig (benötigen mehr als 1 Stunde pro Tag) oder beeinträchtigen deutlich die normale Tagesroutine der Person, ihre beruflichen (oder schulischen) Funktionen oder die üblichen Aktivitäten und Beziehungen.

D. Falls eine andere Achse-I-Störung vorliegt, so ist der Inhalt der Zwangsgedanken oder Zwangshandlungen nicht auf diese beschränkt.

E. Das Störungsbild geht nicht auf die direkte körperliche Wirkung einer Substanz (z. B. Droge, Medikament) oder eines medizinischen Krankheitsfaktors zurück.

44.1.2 Bildgebende Studien mittels Symptomprovokation

Definition

Bei der Symptomprovokation werden psychiatrische Krankheitssymptome mittels experimenteller Maßnahmen evoziert. Bei der skriptbasierten Symptomprovokation sind dies Maßnahmen, die auf das individuelle traumatisierende Ereignis (in Form eines Skripts, d. h. einer regulären Ereignisabfolge in bestimmten individuellen Situationen oder Kontexten) zugeschnitten sind.

Da bei der Zwangserkrankung die Art des Stimulus von entscheidender Bedeutung ist, werden zur Evozierung der Symptome meist Stimuli dargeboten, die auf die individuelle Symptomatik zugeschnitten sind. Bildgebende Studien, die vor dem Hintergrund dieser Methode die zerebralen Korrelate von Patienten mit Zwangserkrankung bei Wahrnehmung eines **symptomspezifischen Reizes** mit der Aktivierung bei Darbietung eines neutralen Stimulus verglichen haben, kamen zu relativ einheitlichen Befunden.

So schien frühen PET-Studien zufolge die Wahrnehmung symptomspezifischer Reize bei Patienten mit Zwangserkrankung vornehmlich mit einer Aktivierungserhöhung im Bereich des orbitalen Präfrontalkortex (OPFC), des Striatums sowie des Thalamus assoziiert zu sein (◘ Abb. 44.1) (Menzies et al. 2008; Whiteside et al. 2004). Untersuchungen mittels fMRT bestätigten und ergänzten diese Vorbefunde. Wie eine voxelbasierte Metaanalyse demonstrieren konnte (Rotge et al. 2008), ging Symptomprovokation in PET- und fMRT-Studien zumeist mit Aktivierungserhöhungen im Bereich des OPFC sowie des anterioren Zingulums einher. Darüber hinaus kommen die Autoren zu dem Schluss, dass zudem Aktivierung in frontoparietalen Netz-

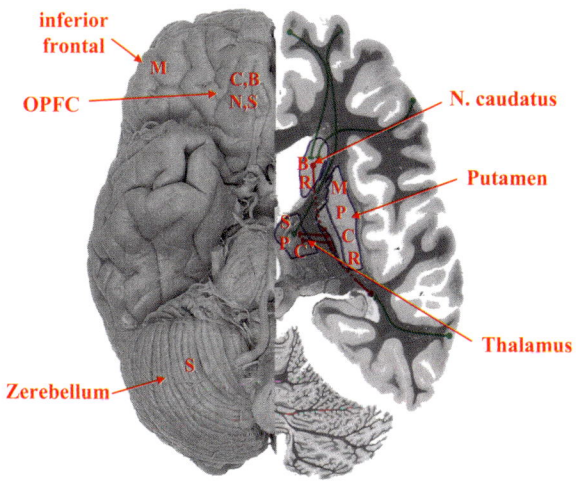

◨ **Abb. 44.1** PET-Untersuchungen zu den zerebralen Korrelaten der Zwangserkrankung. *B* Baxter et al. 1988: erhöhte Aktivierung von Gyrus orbitalis und N. caudatus, *N* Nordahl et al. 1989: erhöhte Aktivierung von OPFC; *S* Swedo et al. 1989: erhöhte Aktivierung vor allem von OPFC, Thalamus und Zerebellum; *P* Perani et al. 1995: erhöhte Aktivierung vor allem von N. lenticularis und Thalamus; *R* Rauch et al. 1994, 1997: erhöhte Aktivierung vor allem von N. caudatus und Striatum; *M* McGuire et al. 1994: erhöhte Aktivierung vor allem von inferior-frontalen Arealen und Striatum; *C* Cottraux et al. 1996: erhöhte Aktivierung von OPFC, verringerte Aktivierung von Thalamus und Putamen. Striatäre Bahnen: *grün*: exzitatorische Neurone; *rot*: inhibitorische Neurone. (Mod. nach Nolte u. Angevine 2000; mit freundlicher Genehmigung von Elsevier)

werken mit dem Bemühen der Patienten, gegen die durch die Provokation hervorgerufenen Zwangshandlungen Widerstand zu leisten, assoziiert sind.

Ferner zeigten sich unter anderem auch lateral-frontale und anterior-temporale Areale sowie Amygdala und insulärer Kortex bei der Wahrnehmung symptomspezifischer Reize aktiviert. Während eine ältere Symptomprovokationsstudie mittels individuell zugeschnittener Auslösereize (Adler et al. 2000) ebenso auf störungsspezifische zerebrale Korrelate im orbitofrontalen und mediotemporalen Kortexbereich hinwies, förderte eine jüngere fMRT-Studie mittels individuell zugeschnittener Auslösereize eine erhöhte frontostriatale sowie amygdaloide Aktivierung bei Patienten mit Zwangserkrankung zu Tage (Simon et al. 2010). Da die amygdaloide Aktivierung jedoch auch auf generell aversive Stimuli feststellbar war, stellt diese möglicherweise eher das neuronale Korrelat emotionaler Überaktivierung dar, welche bei Patienten mit Zwangserkrankung oftmals feststellbar ist.

Schließlich mehren sich die Hinweise darauf, dass sich die verschiedenen Formen der Zwangssymptomatik möglicherweise auch neurobiologisch differenzieren lassen. So zeigten in einer fMRT-Studie von An et al. (2009) Patienten mit prominenten Sammelzwängen eine signifikant stärkere Aktivierung im Bereich des ventromedialen Präfrontalkortex als Patienten ohne Sammelzwänge bzw. gesunde Personen.

Zudem scheint insbesondere bei Patienten mit Waschzwang bzw. Kontaminationsängsten die Insula, die bekanntlich eine wesentliche Rolle im Rahmen der Entstehung von Ekelgefühlen spielt, bei der Wahrnehmung ekelerregender Bilder stärker aktiviert zu sein als bei Gesunden (Shapira et al. 2003). In einer weiteren Studie (Mataix-Cols et al. 2004) wurden die zerebralen Korrelate von Wasch-, Kontroll-, und Sammelzwängen miteinander in Beziehung gesetzt. Es fanden sich hier in Abhängigkeit von der Symptomatik jeweils unterschiedliche, voneinander unabhängige Bereiche eines frontostriatothalamischen Netzwerks bei Symptomprovokation involviert, ein Befund, der darauf hindeutet, dass in künftigen Studien die Art der Zwangssymptomatik stärker berücksichtigt werden sollte. Zu diesem Schluss kommt auch eine Übersichtsarbeit von Schiepek et al. (2007), welche Symmetrie-, Sammel-, Wasch- und Kontrollzwänge mit spezifischen Aktivierungsmustern assoziiert, jedoch betont, dass sich nicht nur die Subsyndrome selbst, sondern auch deren neuronale Systeme stark überlappen, sodass eine klare Abgrenzung zwischen den verschiedenen Formen der Zwangssymptomatik nur sehr ansatzweise möglich ist.

44.1.3 Bildgebende Studien mittels kognitiver Paradigmen

In Untersuchungen mittels kognitiver Verfahren zeigen dieselben Areale im Bereich der Basalganglien sowie des OPFC bei Zwangserkrankten auch bei kognitiven Anforderungen auffällige Aktivierungsmuster. Beispielsweise war während der Bearbeitung einer Aufgabe zum **impliziten Gedächtnis** bei Gesunden eine signifikante Aktivierungserhöhung im bilateralen inferioren Striatum zu verzeichnen, die bei Patienten mit Zwangserkrankung fehlte (Rauch et al. 2001). In der Gruppe der Patienten fanden sich stattdessen mediotemporale Areale aktiviert und somit Strukturen, die gewöhnlich mit der Bearbeitung von Aufgaben zum expliziten Gedächtnis in Zusammenhang gebracht werden. Die Befunde der Arbeitsgruppe um Rauch liefern demnach einen weiteren Hinweis auf eine kortikostriatale Dysfunktion, die bereits mehrfach als ein mögliches Korrelat der Zwangssymptomatik vermutet wurde.

Das »**Tower of London**«-Paradigma (ToL) (▶ Kap. 22) erfasst in erster Linie die Problemlösefähigkeit einer Person und ist besonders mit der Aktivierung frontal-striataler Strukturen assoziiert. Van den Heuvel et al. (2003, 2005) untersuchten die zerebrale Aktivierung unmedizierter Zwangspatienten während der Bearbeitung der ToL-Aufgabe (Shallice 1982) mittels fMRT.

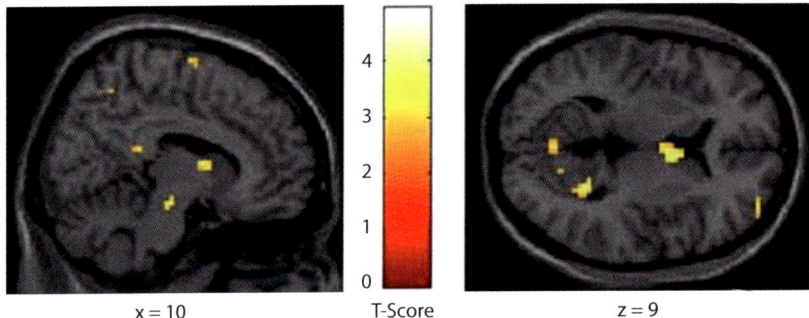

Abb. 44.2 Aktivierungszunahmen in u. a. dem Striatum (N. caudatus) bei Patienten mit Zwangserkrankung (im Vergleich zu gesunden Probanden) nach psychotherapeutischer Behandlung. (Aus Freyer et al. 2011; mit freundlicher Genehmigung von Cambridge University Press)

Der Problemlösungsprozess ging bei Patienten mit einer erniedrigten frontal-striatalen Responsivität einher. Eine verminderte striatale bzw. frontal-striatale Aktivität bei Patienten konnte auch im Zusammenhang mit der Verarbeitung von belohnenden Reizen bzw. während Belohnungslernprozessen festgestellt werden (Figee et al. 2011; Remijnse et al. 2006, 2009), weshalb Alterationen in der Funktionsweise des frontostriatalen Systems bzw. eine veränderte Verarbeitung von Belohnung und Verstärkung zunehmend als relevanter Pathomechanismus der Erkrankung diskutiert werden. Frontal-striatale Aktivierungsveränderungen fanden sich zudem bei Patienten mit Zwangserkrankung während einer Aufgabe zur motorischen Inhibition (Go-/No-go-Aufgabe; ▶ Kap. 22) bzw. zur kognitiven Flexibilität (Page et al. 2009), welche insbesondere auf der Aktivierung frontostriataler Strukturen beruht. Eine Imbalance zwischen dorsaler und ventraler frontal-striataler Aktivierung wurde in einer weiteren Studie zudem als ursächlich für die erkrankungsbedingten Einschränkungen in der kognitiven Flexibilität diskutiert (Gu et al. 2008). Wie die Befunde einer jüngsten fMRT-Studie der Arbeitsgruppe um Freyer nahe legen (Freyer et al. 2011), scheinen sich jedoch insbesondere die striatalen Aktivierungsveränderungen nach erfolgreicher psychotherapeutischer Behandlung zu normalisieren (◘ Abb. 44.2).

Erhöhte Aktivierung in Abhängigkeit von der Aufgabenschwierigkeit zeigte sich bei Patienten im Vergleich zu Gesunden vor allem im Bereich des anterioren Zingulums, der bilateralen Insula und des linken parahippocampalen Gyrus. Auch die Gruppe um Fitzgerald (2005) fand bei Patienten eine im Vergleich zu gesunden Personen signifikant erhöhte fehlerbezogene Aktivierung im rostralen Abschnitt des anterioren Zingulums während der Bearbeitung einer einfachen kognitiven Aufgabe.

Da ein übersteigertes Bemühen zur Fehlervermeidung als charakteristisch für die Zwangserkrankung gilt, haben einige Studien die zerebrale Aktivierung während der Beobachtung eigener Fehler bei Patienten mit Zwangserkrankung untersucht (Taylor et al. 2003; Ursu et al. 2003). Signifikante zerebrale Aktivierungsunterschiede zwischen Patienten und Gesunden fanden sich hierbei lediglich im Bereich des rostralen anterioren Zingulums. Bei den Patienten war dort während der Ausführung und Wahrnehmung eigener Fehler eine signifikant höhere Aktivität zu verzeichnen als in der Gruppe der gesunden Kontrollprobanden. Darüber hinaus fand sich eine signifikant positive Korrelation zwischen der Aktivität im Bereich des rostralen anterioren Zingulums und dem Ausprägungsgrad der Zwangssymptomatik.

Eine erhöhte Aktivierung im dorsalen und rostralen Bereich des Zingulums konnte auch in einer fMRT-Studie mittels der Go-/No-go-Aufgabe festgestellt werden (Maltby et al. 2005). Hier fand sich bei Patienten mit Zwangserkrankung eine signifikant erhöhte zinguläre Aktivierung sowohl bei der Wahrnehmung eigener Fehler (d. h. nicht erfolgreicher Verhaltensinhibition) als auch bei erfolgreicher Verhaltensinhibition (◘ Abb. 44.3). Dieser Befund veranschaulicht deutlich eine für die Zwangserkrankung möglicherweise charakteristische Überaktivität des Zingulums, welches bekanntermaßen in Prozesse der Fehlerverarbeitung und -kontrolle involviert ist und im Rahmen der Zwangserkrankung offenbar sogar bei korrektem Reagieren aktiv oder hyperaktiv ist. Diese erhöhte zinguläre Aktivität könnte das neuronale Substrat der erkrankungsbedingt erhöhten Angst, Fehler zu machen, bzw. des erkrankungsbedingt verstärkten **Fehlerkontrollbedürfnisses** darstellen. Unter erfolgreicher psychotherapeutischer Behandlung scheinen sich diese störungsassoziierten zingulären Aktivierungsveränderungen teilweise zu normalisieren (Huyser et al. 2011).

Dass die bei Zwangspatienten berichteten Aktivierungsalterationen möglicherweise auch auf einer veränderten **Konnektivität** innerhalb relevanter Netzwerke beruhen, legen die Befunde neuerer Studien nahe, welche eine erhöhte kortikal-striatale Interaktion bei Zwangspatienten im Ruhezustand zu Tage förderten (Sakai et al. 2011). In einer fMRT-Studie mittels der Stroop-Aufgabe (▶ Kap. 22) und der Methode der effektiven Konnektivität

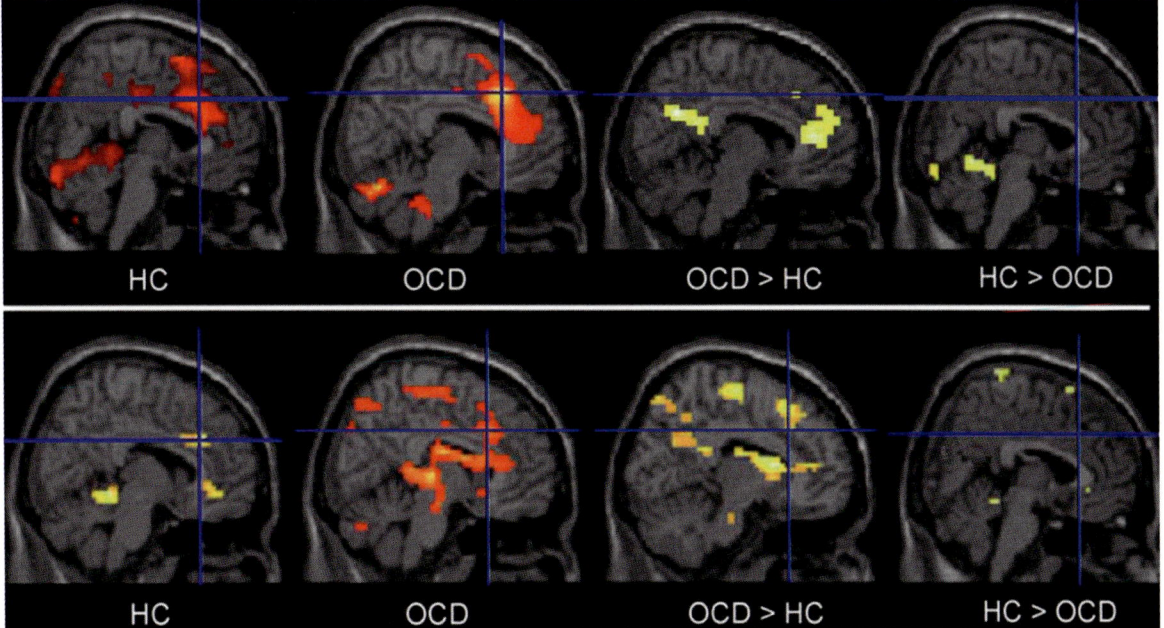

Abb. 44.3 Erhöhte Aktivierung in v. a. dorsalem anterioren Zingulum bei Patienten mit Zwangserkrankung im Rahmen einer Go-/No-go-Aufgabe. Feststellbar war eine signifikant erhöhte zinguläre Aktivierung sowohl bei der Wahrnehmung eigener Fehler (*oberer Bildabschnitt*) als auch bei erfolgreicher Verhaltensinhibition (*unterer Bildabschnitt*). *HC*: gesunde Kontrollprobanden, *OCD*: Patienten mit Zwangserkrankung. (Aus Maltby et al. 2005; mit freundlicher Genehmigung von Elsevier)

fanden Schlösser et al. (2010) zudem bei Zwangspatienten eine signifikant erhöhte aufgabenabhängige Konnektivität zwischen dorsalem Zingulum und dorsolateralem Präfrontalkortex.

44.1.4 Modellvorstellungen zur Pathophysiologie aufgrund funktioneller Befunde

Aufgrund der Befunde bildgebender Verfahren, die relativ konsistent vornehmlich orbitofrontale sowie zinguläre und striatale Areale als Loci auffälliger Aktivierung bei Patienten mit Zwangserkrankung identifizieren konnten, wird eine gestörte Interaktion zwischen relevanten frontalen und subkortikalen Arealen als bestimmender Faktor für die Pathogenese der Erkrankung vermutet (Saxena et al. 2001). Unter den medial-frontalen Strukturen wird hierbei besonders dem anterioren Zingulum wachsende Aufmerksamkeit zuteil.

Saxena et al. (2001) postulieren in ihrem Modell zur Pathophysiologie der Zwangserkrankung eine erhöhte Aktivierung in frontal-subkortikalen Verbindungswegen, die durch eine verstärkte tonische Aktivität in den direkten im Vergleich zu den indirekten orbitofrontalen subkortikalen Verbindungswegen zustande kommt (◘ Abb. 44.4). Da angenommen wird, dass besonders der OPFC bei der Genese

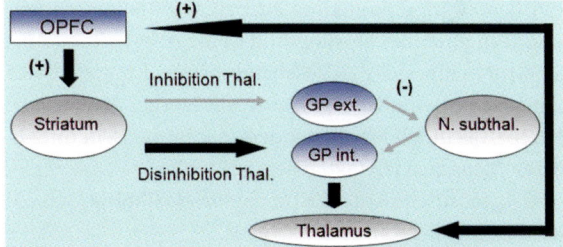

Abb. 44.4 Modellhafte Darstellung der Pathophysiologie der Zwangserkrankung. Angenommen wird eine erhöhte Aktivierung in orbitofrontalthalamischen Strukturen, die durch eine verstärkte tonische Aktivität in den direkten (*schwarze Pfeile*) im Vergleich zu den indirekten (*graue Pfeile*) orbitofrontalen-subkortikalen Verbindungswegen zustande kommt. Dargestellt ist die striatäre Schleife mit orbitofrontalem Kortex (*OPFC*), Striatum, Pallidum (*GP ext.*: Globus pallidus externus, *GP int.*: Globus pallidus internus), Thalamus und N. subthalamicus. (Mod. nach Saxena et al. 2001; mit freundlicher Genehmigung von Elsevier)

emotionaler Reaktionen auf biologisch signifikante Stimuli (wie z. B. Schmutz, Sex, Gewalt etc.) eine ausschlaggebende Rolle spielt, wird zusehends häufiger die vielfach berichtete Aktivierungserhöhung in orbitofrontalthalamischen Strukturen mit der Zwangssymptomatik in Verbindung gebracht. Hypoaktivierung des Striatums, dem in diesem Zusammenhang eine inhibitorische Funktion attribuiert wird, begünstigt dem Modell zufolge die frontal-subkortikale Hyperresponsivität zusätzlich. In jüngster Zeit wurde dieses

Modell v. a. um emotionsverarbeitende Strukturen erweitert. So wird eine Überaktivität in insbesondere der Amygdala, dem Hippocampus sowie dem anterioren Zingulum als relevant für die Manifestation von Zwangsgedanken angenommen (Karch u. Pogarell 2011; Maia et al. 2008).

In der Zusammenschau weisen somit die Befunde auf **Veränderungen in v. a. kortikostriatalen Netzwerken**, bestehend aus insbesondere OPFC, anteriorem Zingulum, Striatum und Thalamus, sowie auf Aktivierungsalterationen in emotionsverarbeitenden subkortikalen Strukturen bei der Zwangserkrankung hin. Erste Ergebnisse zu veränderten Konnektivitäten innerhalb dieser Netzwerke legen zudem nahe, dass nicht nur die Intensität der Aktivierung entsprechender Areale, sondern auch das integrative Zusammenspiel dieser Strukturen bei der Zwangserkrankung verändert sein könnte. Nicht zuletzt weisen erste subsyndromspezifische Studien darauf hin, dass künftig auch die unterschiedlichen Formen der Zwangssymptomatik stärker berücksichtigt werden sollten, da diesen möglicherweise spezifische neurobiologische Alterationen zugrunde liegen.

44.2 Angststörungen

44.2.1 Diagnostische Kriterien

Ein der Zwangserkrankung als psychopathologisch verwandt angesehenes Störungsbild ist die Angsterkrankung. Sie wird in jüngster Zeit zusehends häufiger mittels fMRT untersucht. Besonderes Interesse gilt hierbei der sozialen Phobie, die durch Furcht vor dem Zusammensein mit anderen Menschen charakterisiert ist.

Diagnostische Kriterien für die **soziale Phobie** (300.23) nach DSM-IV-TR (APA 2000) sind:

A. Eine ausgeprägte und anhaltende Angst vor einer oder mehreren sozialen oder Leistungssituationen, in denen die Person mit unbekannten Personen konfrontiert ist oder von anderen Personen beurteilt werden könnte. Der Betroffene befürchtet, ein Verhalten (oder Angstsymptome) zu zeigen, das demütigend oder peinlich sein könnte.

B. Die Konfrontation mit der gefürchteten sozialen Situation ruft fast immer eine unmittelbare Angstreaktion hervor, die das Erscheinungsbild einer situationsgebundenen oder einer situationsbegünstigten Panikattacke annehmen kann.

C. Die Person erkennt, dass die Angst übertrieben oder unbegründet ist.

D. Die gefürchteten sozialen oder Leistungssituationen werden vermieden oder nur unter intensiver Angst oder Unwohlsein ertragen.

E. Das Vermeidungsverhalten, die ängstliche Erwartungshaltung oder das starke Unbehagen in den gefürchteten sozialen oder Leistungssituationen beeinträchtigen deutlich die normale Lebensführung der Person, ihre berufliche (oder schulische) Leistung oder sozialen Aktivitäten oder Beziehungen, oder die Phobie verursacht erhebliches Leiden.

F. Bei Personen unter 18 Jahren hält die Phobie über mindestens 6 Monate an.

G. Das Störungsbild geht nicht auf die direkte körperliche Wirkung einer Substanz (z. B. Droge, Medikament) oder eines medizinischen Krankheitsfaktors zurück und kann nicht besser durch eine andere psychische Störung erklärt werden.

H. Falls ein medizinischer Krankheitsfaktor oder eine andere psychische Störung vorliegen, so stehen diese nicht in Zusammenhang mit der unter Kriterium A beschriebenen Angst.

Zunehmendes Forschungsinteresse wird darüber hinaus der generalisierten Angststörung zuteil. Bei der generalisierten Angststörung erlebt der Patient eine generalisierte und anhaltende Angst, die nicht auf bestimmte Situationen oder Bedingungen beschränkt ist. Inhalte der Angst sind in den meisten Fällen Befürchtungen vor zukünftigen Unglücken oder Erkrankungen, die einen selbst oder Angehörige betreffen, sowie eine große Anzahl weiterer Sorgen und Vorahnungen. Die Angst geht meist mit körperlichen Beschwerden wie Herzrasen, Schwindel, Zittern, Übelkeit, innerer Unruhe, Konzentrationsstörungen, Schlafstörungen und Nervosität einher.

Diagnostische Kriterien für die **generalisierte Angststörung** (300.02) nach DSM-IV-TR (APA 2000) sind:

A. Übermäßige Angst und Sorge (furchtsame Erwartung) bezüglich mehrerer Ereignisse oder Tätigkeiten (wie etwa Arbeit oder Schulleistungen), die während mindestens 6 Monaten an der Mehrzahl der Tage auftraten.

B. Die Person hat Schwierigkeiten, die Sorgen zu kontrollieren.

C. Die Angst und Sorge sind mit mindestens 3 der folgenden 6 Symptome verbunden (wobei zumindest einige der Symptome in den vergangenen 6 Monaten an der Mehrzahl der Tage vorlagen) (Beachte: Bei Kindern genügt ein Symptom):

1. Ruhelosigkeit oder ständiges »Auf-dem–Sprung-Sein«
2. Leichte Ermüdbarkeit
3. Konzentrationsschwierigkeiten oder Leere im Kopf
4. Reizbarkeit
5. Muskelspannung
6. Schlafstörungen (Ein- und Durchschlafschwierigkeiten oder unruhiger, nicht erholsamer Schlaf)

D. Die Angst und Sorgen sind nicht auf Merkmale einer anderen psychischen Störung beschränkt, z. B. die Angst und Sorgen beziehen sich nicht darauf, eine Panikattacke zu erleben (wie bei der Panikstörung), sich in der Öffentlichkeit zu blamieren (wie bei der sozialen Phobie), verun-

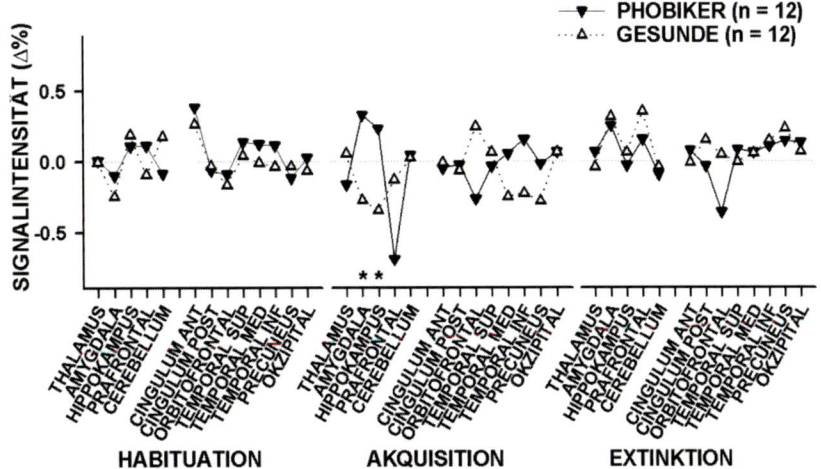

Abb. 44.5 Lokalisierte Effekte eines klassischen Konditionierungsprozesses auf die zerebrale Aktivierung bei Patienten mit Sozialphobie und gesunden Personen. Die Abszisse bildet die aktivierten Regionen ab, auf der Ordinate ist der Signalunterschied zwischen CS+ und CS-Bedingung (prozentuelle Veränderung) abgetragen. (Mod. nach Schneider et al. 1999; mit freundlicher Genehmigung von Elsevier)

reinigt zu werden (wie bei einer Zwangsstörung), von zu Hause oder engen Angehörigen weit entfernt zu sein (wie bei einer Störung mit Trennungsangst), zuzunehmen (wie bei der Anorexia nervosa), viele körperliche Beschwerden zu haben (wie bei der Somatisierungsstörung) oder eine ernsthafte Krankheit zu haben (wie bei Hypochondrie), und die Angst und die Sorge treten nicht ausschließlich im Verlauf einer posttraumatischen Belastungsstörung auf.

E. Die Angst, Sorge oder körperlichen Symptome verursachen in klinisch bedeutsamer Weise Leiden oder Beeinträchtigungen in sozialen, beruflichen oder anderen wichtigen Funktionsbereichen.

F. Das Störungsbild geht nicht auf die direkte körperliche Wirkung einer Substanz (z. B. Droge, Medikament) oder eines medizinischen Krankheitsfaktors (z. B. Schilddrüsenüberfunktion) zurück und tritt nicht ausschließlich im Verlauf einer affektiven Störung, einer psychotischen Störung oder einer tiefgreifenden Entwicklungsstörung auf.

44.2.2 Ätiologie

Ätiologisch wird für die Angststörung ein **Konditionierungsprozess** (▶ Kap. 25) angenommen, da die durch Angst charakterisierte Reaktion relativ löschungsresistent ist und generalisiert. Die neurobiologische Basis der Konditionierung wurde vor einigen Jahren von LeDoux (1998) erstmals untersucht. LeDoux's Befunden zufolge kommt der Amygdala bei der Furchtkonditionierung eine zentrale Rolle zu. So zeigt sich diese besonders in den frühen Phasen des Konditionierungsprozesses aktiviert, sodass davon ausgegangen wird, dass die Amygdala lernbedingte Plastizität in angrenzenden Strukturen initiiert, bevor sie nach relativ kurzer Zeit in ihrer Reaktion habituiert. Außerdem führen sogar maskiert dargebotene, d. h. vorbewusst wahrgenommene Stimuli, zu einer konditionierten Reaktion der Amygdala. Anatomisch eng verbunden mit den amygdaloiden Strukturen ist ferner der Hippocampus, der gleichsam bei Konditionierungsprozessen von Relevanz ist und insbesondere bei der Konditionierung zeitlicher und örtlicher Kontextreize eine wichtige Rolle spielt. Im Rahmen der Therapie kommt zudem frontalen Strukturen eine zentrale Bedeutung zu, da diese aufgrund ihres **inhibitorischen Einflusses** auf amygdaloide Strukturen für die Reduktion bzw. Therapie des Angstverhaltens von Relevanz sind.

44.2.3 Bildgebende Studien mit soziophobischen Patienten

Als eine der ersten fMRT-Studien zur sozialen Phobie bestätigt eine Studie von Schneider et al. (1999) die Bedeutung der limbischen Strukturen im Rahmen der Erkrankung. Die Studie untersuchte die zerebrale Aktivierung während **aversiver klassischer Konditionierung** bei unmedizierten Patienten mit sozialer Phobie und gesunden Kontrollprobanden. Als konditionierte Stimuli fungierten Gesichter mit neutralem Gesichtsausdruck, als unkonditionierter Reiz wurde negativer Geruch in Form vergorener Hefe dargeboten. Obgleich subjektiven Maßen zur Negativität der Gesichtsausdrücke zufolge die Konditionierung in beiden Gruppen gleichermaßen vonstatten ging, zeigten sich deutliche Unterschiede in den zerebralen Korrelaten zwischen beiden Gruppen (◘ Abb. 44.5). In der Gruppe der Patienten im Vergleich zu den Gesunden war

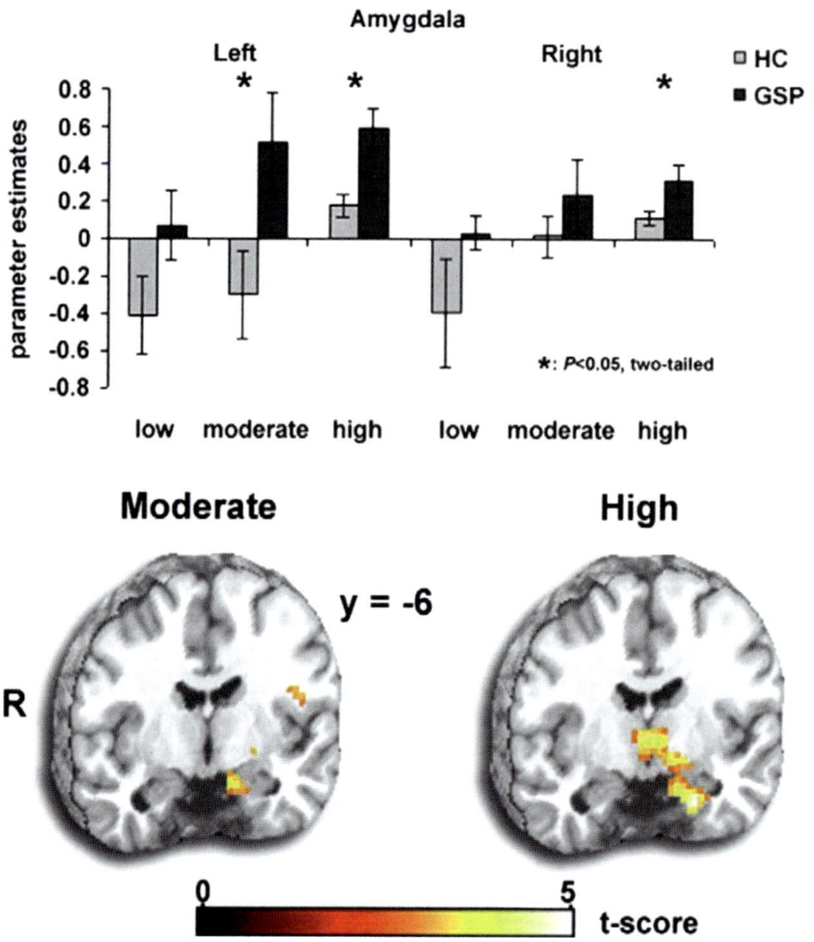

Abb. 44.6 Erhöhte linksseitige Amygdalaaktivierung bei Patienten mit sozialer Phobie im Vergleich zu gesunden Probanden bei Darbietung bedrohlicher Gesichtsausdrücke moderater (*moderate*) und hoher (*high*) Intensität. *HC*: gesunde Kontrollprobanden, *GSP*: Patienten mit sozialer Phobie. (Aus Klumpp et al. 2010; mit freundlicher Genehmigung von Elsevier)

u. a. eine signifikant höhere Aktivierung im Amygdala-Hippocampus-Komplex feststellbar.

> **Definition**
> Bei der aversiven klassischen Konditionierung nimmt ein ehedem neutraler Reiz aufgrund der Assoziation mit einem negativen Reiz eine negative Valenz an.

Entsprechend wurden auch in späteren fMRT-Studien bei Patienten mit sozialer Phobie während der Darbietung furchtrelevanter Stimuli neben verstärkter Aktivierung im Bereich der Insula, des OPFC, des vorderen Zingulums sowie des parahippocampalen Kortex v. a. signifikante Aktivierungserhöhungen in amygdaloiden Strukturen berichtet (Blair et al. 2008a, 2010, 2011; Brühl et al. 2011; Schmidt et al. 2010; Stein et al. 2002; Straube et al. 2004; Yoon et al. 2007). Diese Studien verwendeten als Stimulusmaterial überwiegend Gesichter, da sich die Ängste sozial-phobischer Patienten insbesondere im zwischenmenschlichen Kontakt (z. B. bei direktem Augenkontakt) manifestieren. Gesichter, v. a. negativer Valenz, weisen somit eine hohe Inhaltsvalidität auf (Freitas-Ferrari et al. 2010) und scheinen sogar bei moderater Intensität negativer Valenz bei Patienten mit Sozialphobie eine Aktivierung der Amygdala zu triggern (Klumpp et al. 2010) (◘ Abb. 44.6). Bei einigen der Studien wurde zudem versucht, eine soziale Bewertungssituation experimentell zu implementieren (Lorberbaum et al. 2004; Blair et al. 2008a, 2010). So wurden in einer Studie von Lorberbaum et al. (2004) Patienten mit sozialer Phobie und Gesunde während der Antizipation einer öffentlichen Redesituation mittels fMRT untersucht. Auch wenn die Resultate aufgrund des geringen Stichprobenumfangs (8 Patienten, 6 Gesunde) lediglich unter Vorbehalt interpretierbar scheinen, so deuten auch diese auf eine erhöhte Reagibilität limbischer Regionen, insbesondere im Bereich der Amygdala, des anterioren parahippocampalen Gyrus, der Insula sowie des Striatums, bei Patienten mit Sozialphobie in phobieassoziierten Situationen hin.

In der Zusammenschau legt somit ein überwiegender Teil aller Studien eine **erhöhte Responsivität amygdaloider Strukturen** als ein Charakteristikum der sozialen Phobie nahe. Kritisch anzumerken ist jedoch hierbei, dass die Amygdala oftmals als a priori, d. h. zuvor festgelegte, Interessensregion (»region of interest«, ROI) untersucht wurde. Falsch-positive Befunde bzw. relevante Aktivierungen, die nicht erkannt wurden, können somit nicht ausgeschlossen werden und tragen möglicherweise zu einem zugunsten amygdaloider Positivbefunde verzerrten Gesamteindruck bei. Entsprechend mehren sich die Hinweise, dass auch andere, bisher wenig diskutierte Strukturen wie z. B. das Striatum (Sareen et al. 2007) im Rahmen der sozialen Phobie psychopathologisch relevant sein könnten. Zudem könnte eine reduzierte Aktivität in inhibitorischen frontalen Strukturen als neurobiologische Basis einer verminderten Fähigkeit zur Emotionsregulation im Rahmen der Pathogenese ausschlaggebend sein und sollte in künftigen Studien stärkere Berücksichtigung finden.

44.2.4 Bildgebende Studien zur generalisierten Angststörung

Auch im Rahmen der generalisierten Angststörung werden insbesondere amygdaloide Strukturen als pathogenetisch relevant angenommen. Obgleich im Allgemeinen eine verstärkte Responsivität der Amygdala vornehmlich auf Stimuli negativer affektiver Valenz bei Patienten mit generalisierter Angststörung angenommen wird, sind die Befunde insbesondere älterer Studien hierzu relativ heterogen. Während die Resultate einiger Studien mit adoleszenten Patientengruppen diese Annahme stützen (McClure et al. 2007; Monk et al. 2008), fanden Studien an erwachsenen Patienten z. T. keine verstärkte bzw. sogar eine verringerte amygdaloide Aktivierung (Blair et al. 2008b; Whalen et al. 2007).

Darüber hinaus wird dem Präfrontalkortex eine zentrale Bedeutung für die generalisierte Angststörung zugeschrieben, wobei hier zwischen lateralen und medialen Bereichen innerhalb des präfrontalen Kortex differenziert werden sollte. So werden die lateralen Abschnitte des Präfrontalkortex primär mit der Regulation affektiver Prozesse assoziiert, die orbital-medialen Bereiche hingegen eher mit der Verarbeitung affektiver sowie introspektiver Prozesse. Insbesondere die Befunde jüngerer fMRT-Studien zu den neuronalen Substraten der generalisierten Angststörung scheinen die Validität dieser funktionellen Unterscheidung zu bestätigen und legen nahe, dass sowohl lateral- als auch medial-präfrontale Strukturen im Rahmen der Erkrankung pathogenetisch relevant sind (Etkin et al. 2010; Monk et al. 2006; Nitschke et al. 2009; Paulesu et al. 2010; Whalen et al. 2008). In einigen dieser Studien wurde hierbei der Versuch unternommen, charakteristische Symptome der Angstsymptomatik experimentell zu evozieren, so beispielsweise durch die Induktion sorgenvoller Gedanken (z. B. Paulesu et al. 2010). Vor dem Hintergrund der Annahme, dass bei der generalisierten Angststörung möglicherweise eine gestörte kognitive Kontrolle oder Regulation affektiver Prozesse psychopathologisch im Vordergrund stehen könnte, wurden Patienten zudem mit Stimuli negativer affektiver Valenz konfrontiert und in ihrer zerebralen Aktivierung während Wahrnehmung oder Verarbeitung dieser Stimuli mit gesunden Kontrollprobanden verglichen (z. B. Monk et al. 2006). Feststellen ließ sich hier z. B. während der Wahrnehmung ärgerlicher Gesichter bei Patienten eine im Vergleich zu gesunden Kontrollprobanden signifikant erhöhte Aktivierung im Bereich des ventrolateralen Präfrontalkortex (Monk et al. 2006). Zudem stand die ventrolateral-präfrontale Aktivierung in einem negativen Zusammenhang mit dem Ausprägungsgrad der Angstsymptomatik. Folglich geht möglicherweise eine erhöhte lateral-präfrontale Aktivierung mit einer verstärkten Kontrolle oder Inhibition affektiver Prozesse einher. Die Analyse der präfrontal-subkortikalen (z. B. amygdaloiden) effektiven Konnektivität wäre in diesem Zusammenhang aufschlussreich und sollte ein perspektivisches Untersuchungsziel darstellen. Mittels einer solchen Analyse ließe sich feststellen, ob – wie anzunehmen wäre – tatsächlich ein verstärkter inhibitorischer Einfluss dieser lateral-präfrontalen Strukturen auf emotionsverarbeitende Strukturen wie die Amygdala dem negativen Zusammenhang zwischen lateral-präfrontaler Aktivierungsintensität und dem Ausprägungsgrad der Angstsymptomatik zugrunde liegt.

Einen positiven Zusammenhang zwischen präfrontaler Aktivierung und Gefühlen der Beunruhigung, die ja ein wesentliches Charakteristikum der generalisierten Angststörung darstellen, konnten Paulesu und Kollegen in einer aktuellen Studie bei Patienten feststellen (Paulesu et al. 2010). Initial scheint dieser Befund den Resultaten von Monk et al. (2006) zu widersprechen. Jedoch war diese verstärkte Aktivierung, anders als bei Monk et al. (2006), v. a. medial bzw. orbitofrontal zu verzeichnen – d. h. im Bereich des vorderen Zingulums sowie des medialen Orbitofrontalkortex. Die Ergebnisse bestätigen somit die Annahme, der zufolge mediale Abschnitte eher in die Verarbeitung affektiver und introspektiver Prozesse involviert sind und so auch das neuronale Substrat störungsassoziierter Gefühle von Angst oder Beunruhigung im Rahmen der generalisierten Angststörung darstellen.

In einer weiteren fMRT-Studie von Nitschke et al. (2009) wurde die zerebrale Aktivierung während der Antizipation aversiver Ereignisse bei Patienten mit generalisierter Angststörung untersucht. Den Versuchsteilnehmern wurden hierfür aversive und neutrale Bilder dargeboten, die jeweils durch einen Warnreiz angekündigt wurden. Bemerkenswerterweise fand sich hier bei Patienten eine im Vergleich zu gesunden Kontrollprobanden signifikant erhöhte Aktivierung im Bereich der Amygdala sowohl bei Antizipation aversiver als auch neutraler Bilder. Dieser Befund legt erneut eine generell erhöhte Responsivität amygdaloider Strukturen bei Angstpatienten nahe und könnte implizieren, dass im Rahmen der Erkrankung sogar an sich neutrale Stimuli einen bedrohlichen Charakter annehmen bzw. deren Wahrnehmung von störungsassoziierten Befürchtungen und Emotionen begleitet ist. Als weiterer Befund dieser Studie ergab sich bei den Patienten nach mehrwöchiger Behandlung mit einem selektiven Serotonin-Noradrenalin-Wiederaufnahmehemmer ein signifikant negativer Zusammenhang zwischen erhöhter Aktivierung im Bereich des anterioren Zingulums (während der Antizipation sowohl aversiver als auch neutraler Stimuli) vor der Behandlung und therapiebedingter Reduktion störungsassoziierter Ängste und Befürchtungen. Ähnliche Befunde berichteten auch Whalen et al. (2008). Ein erhöhtes anterior-zingulär bzw. medial-präfrontales Aktivierungslevel scheint demnach einen Prädiktor für eine signifikante Therapieresponse darzustellen. Hier kann spekuliert werden, dass eine entsprechend stärkere »Fehlaktivierung« vor der Therapie möglicherweise ein relativ stärkeres Therapiepotenzial birgt. Fundierte Schlussfolgerungen lassen sich in diesem Zusammenhang jedoch sicherlich erst auf Basis weiterer Längsschnittstudien ziehen.

> **Zusammenfassung und Ausblick**
> Obgleich ein Großteil aller bildgebenden Studien auf Auffälligkeiten in einem frontostriatothalamischen Netzwerk im Rahmen der Zwangserkrankung sowie auf amygdaloide sowie präfrontale Veränderungen bei der Angststörung hinweist, müssen die Kenntnisse zu den Störungsbildern im Hinblick auf die zugrunde liegenden zerebralen Mechanismen nach wie vor als vorläufig und lückenhaft gelten. Daher scheinen weitere bildgebende Studien zu Symptomatik, Pathogenese und Therapie der Störungen unerlässlich.

Literatur

Adler CM, McDonough-Ryan P, Sax KW, Holland SK, Arndt S, Strakowski SM (2000) fMRI of neuronal activation with symptom provocation in unmedicated patients with obsessive-compulsive disorder. J Psychiatr Res 34: 317–324

American Psychiatric Association (APA) (2000) Diagnostic and Statistical Manual of Mental Disorders, 4th ed, Text Revision (DSM-IV-TR). American Psychiatric Press, Washington

An SK, Mataix-Cols D, Lawrence NS, Wooderson S, Giampietro V, Speckens A, Brammer MJ, Phillips ML (2009) To discard or not to discard: the neural basis of hoarding symptoms in obsessive-compulsive disorder. Mol Psychiatry 14: 318–331

Baxter LR, Schwartz JM, Mazziotta JC, Phelps ME, Pahl JJ, Guze BH, Fairbanks L (1988) Cerebral glucose metabolic rates in non-depressed obsessive-compulsives. Am J Psychiatry 145: 1560–1563

Blair K, Geraci M, Devido J, McCaffrey D, Chen G, Vythilingam M, Ng P, Hollon N, Jones M, Blair RJR, Pine DS (2008a) Neural response to self- and other referential praise and criticism in generalized social phobia. Arch Gen Psychiatry 65: 1176–1184

Blair K, Shaywitz J, Smith BW, Rhodes R, Geraci M, Jones M, McCaffrey D, Vythilingam M, Finger E, Mondillo K, Jacobs M, Charney DS, Blair RJ, Drevets WC, Pine DS (2008b) Response to emotional expressions in generalized social phobia and generalized anxiety disorder: evidence for separate disorders. Am J Psychiatry 165: 1193–1202

Blair K, Geraci M, Hollon N, Otero M, DeVido J, Majestic C, Jacobs M, Blair RJR, Pine DS (2010) Social norm processing in adult social phobia: atypically increased ventromedial frontal cortex responsiveness to unintentional (embarrassing) transgressions. Am J Psychiatry 167: 1526–1532

Blair K, Geraci M, Korelitz K, Otero M, Towbin K, Ernst M, Leibenluft E, Blair RJR, Pine DS (2011) The pathology of social phobia is independent of devel opmental changes in face processing. Am J Psychiatry 168: 1202–1209

Brühl AB, Rufer M, Delsignore A, Kaffenberger T, Jäncke L, Herwig U (2011) Neural correlates of altered general emotion processing in social anxiety disorder. Brain Res 1378: 72–83

Cottraux J, Gerard D, Cinotti L, Froment JC, Deiber MP, Le Bars D, Galy G, Millet P, Labbe C, Lavenne F, Bouvard M, Mauguiere F (1996) A controlled positron emission tomography study of obsessive and neutral auditory stimulation in obsessive-compulsive disorder with checking rituals. Psychiatry Res 60: 101–112

Dilling H, Mombour W, Schmidt MH (2011) Internationale Klassifikation psychischer Störungen. Hans Huber, Bern

Etkin A, Prater KE, Schatzberg AF, Menon V, Greicius MD (2010) Disrupted amygdalar subregion functional connectivity and evidence for a compensatory network in generalized anxiety disorder. Arch Gen Psychiatry 167: 545–554

Figee M, Vink M, de Geus F, Vulink N, Veltman DJ, Westenberg H, Denys D (2011) Dysfunctional reward circuitry in obsessive-compulsive disorder. Biol Psychiatry 69: 867–874

Fitzgerald KD, Welsh RC, Gehring WJ, Abelson JL, Himle JA, Liberzon I, Taylor SF (2005) Error-related hyperactivity of the anterior cingulated cortex in obsessive-compulsive disorder. Biol Psychiatry 57: 287–294

Freitas-Ferrari MC, Hallak JEC, Trzesniak C, Filho AS, Machado-de-Sousa JP, Chagas MHN, Nardi AE, Crippa JAS (2010) Neuroimaging in social anxiety disorder: a systematic review of the literature. Prog Neuropsychopharmacol Biol Psychiatry 34: 565–580

Freyer T, Klöppel S, Tüscher O, Kordon A, Zurowski B, Kuelz A-K, Speck O, Glauche V, Voderholzer U (2011) Frontostriatal activation in patients with obsessive–compulsive disorder before and after cognitive behavioral therapy. Psychol Med 41: 207–216

Gu B-M, Park J-Y, Kang D-H, Lee SJ, Yoo SY, Jo HJ, Choi C-H, Lee JM, Kwon JS (2008) Neural correlates of cognitive inflexibility during task-switching in obsessive-compulsive disorder. Brain 131: 155–164

Huyser C, Veltman DJ, Wolters LH, de Haan E, Boer F (2011) Developmental aspects of error and high-conflict-related brain activity in pediatric obsessive-compulsive disorder: a fMRI study with a Flanker task before and after CBT. J Child Psychol Psychiatry 52: 1251–1260

Karch S, Pogarell O (2011) Neurobiologie der Zwangsstörung. Nervenarzt 82: 299–307

Klumpp H, Angstadta M, Nathan PJ, Phan KL (2010) Amygdala reactivity to faces at varying intensities of threat in generalized social phobia: an event-related functional MRI study. Psychiatry Res 183: 167–169

LeDoux JE (1998) The emotional brain. Simon & Schuster, New York

Lorberbaum JP, Kose S, Johnson MR, Arana GW, Sullivan LK, Hamner MB, Ballenger JC, Lydiard RB, Brodrick PS, Bohning DE, George MS (2004) Neural correlates of speech anticipatory anxiety in generalized social phobia. Neuroreport 15: 2701–2705

Maia TV, Cooney RE, Peterson BS (2008) The neural bases of obsessive-compulsive disorder in children and adults. Dev Psychopathol 20: 1251–1283

McClure EB, Monk CS, Nelson EE, Parrish JM, Adler A, Blair RJ, Fromm S, Charney DS, Leibenluft E, Ernst M, Pine DS (2007) Abnormal attention modulation of fear circuit function in pediatric generalized anxiety disorder. Arch Gen Psychiatry 64: 97–106

Maltby N, Tolin DF, Worhunsky P, O'Keefe TM, Kiehl KA (2005) Dysfunctional action monitoring hyperactivates frontal-striatal circuits in obsessive-compulsive disorder: an event-related fMRI study. NeuroImage 24: 495–503

Mataix-Cols D, Wooderson S, Lawrence N, Brammer MJ, Speckens A, Phillips ML (2004) Distinct neural correlates of washing, checking, and hoarding symptom dimensions in obsessive-compulsive disorder. Arch Gen Psychiatry 61: 564–576

McGuire PK, Bench CJ, Frith CD, Marks IM, Frackowiak RS, Dolan RJ (1994) Functional anatomy of obsessive-compulsive phenomena. Br J Psychiatry 164: 459–468

Menzies L, Chamberlain SR, Laird AR, Thelen SM, Sahakian BJ, Bullmorea ET (2008) Integrating evidence from neuroimaging and neuropsychological studies of obsessive-compulsive disorder: The orbitofrontostriatal model revisited. Neurosci Biobehav Rev 32: 525–549

Monk CS, Nelson EE, McClure EB, Mogg K, Bradley BP, Leibenluft E, Blair RJR, Chen G, Charney DS, Ernst M, Pine DS (2006) Ventrolateral prefrontal cortex activation and attentional bias in response to angry faces in adolescents with generalized anxiety disorder. Am J Psychiatry 163: 1091–1097

Monk CS, Telzer EH, Mogg K, Bradley BP, Mai X, Louro HM, Chen G, McClure-Tone EB, Ernst M, Pine DS (2008) Amygdala and ventrolateral prefrontal cortex activation to masked angry faces in children and adolescents with generalized anxiety disorder. Arch Gen Psychiatry 65: 568–576

Nitschke JB, Sarinopoulos I, Oathes DJ, Johnstone T, Whalen PJ, Davidson RJ, Kalin NH (2009) Anticipatory activation in the amygdala and anterior cingulate in generalized anxiety disorder and prediction of treatment response. Am J Psychiatry 166: 302–310

Nolte J, Angevine JB (2000, 2007) The human brain. Mosby, St. Louis

Nordahl TE, Benkelfat C, Semple WE, Gross M, King AC, Cohen RM (1989) Cerebral glucose metabolic rates in obsessive-compulsive disorder. Neuropsychopharmacol 2: 23–28

Page LA, Rubia K, Deeley Q, Daly E, Toald F, Mataix-Colsa D, Giampietro V, Schmitz N, Murphy DGM (2009) A functional magnetic resonance imaging study of inhibitory control in obsessive-compulsive disorder. Psychiatry Res 174: 202–209

Paulesu E, Sambugaro E, Torti T, Danelli L, Ferri F, Scialfa G, Sberna M, Ruggiero GM, Bottini G, Sassaroli S (2010) Neural correlates of worry in generalized anxiety disorder and in normal controls: a functional MRI study. Psychol Med 40: 117–124

Perani D, Colombo C, Bressi S, Bonfanti A, Grassi F, Scarone S, Bellodi L, Smeraldi E, Fazio F (1995) [18F]-FDG PET study in obsessive-compulsive disorder: A clinical/metabolic correlation study after treatment. Br J Psychiatry 166: 244–250

Rauch SL, Jenike MA, Alpert NM, Baer L, Breiter HC, Savage CR, Fischman AJ (1994) Regional cerebral blood flow measured during symptom provocation in obsessive-compulsive disorder using 15-labeled carbon dioxide and positron emission tomography. Arch Gen Psychiatry 51: 62–70

Rauch SL, Savage CR, Alpert NM, Dougherty D, Kendrick A, Curran T, Brown HD, Manzo P, Fischman AJ, Jenike MA (1997) Probing striatal function in obsessive-compulsive disorder: A PET study of implicit sequence learning. J Neuropsychiatry Clin Neurosci 9: 568–573

Rauch SL, Whalen PJ, Curran T, Shin LM, Coffey BI, Savage CR, McInerney SC, Baer L, Jenike MA (2001) Probing striato-thalamic function in obsessive-compulsive disorder and tourette syndrome using neuroimaging methods. Adv Neurol 85: 207–224

Remijnse PL, Nielen MMA, van Balkom AJLM, Cath DC, van Oppen P, Uylings HBM, Veltman DJ (2006) Reduced orbitofrontal-striatal activity on a reversal learning task in obsessive-compulsive disorder. Arch Gen Psychiatry 63: 1225–1236

Remijnse PL, Nielen MMA, van Balkom AJLM, Hendriks GJ, Hoogendijk WJ, Uylings HBM, Veltman DJ (2009) Differential frontal–striatal and paralimbic activity during reversal learning in major depressive disorder and obsessive-compulsive disorder. Psychol Med 39: 1503–1518

Rotge J-Y, Guehl D, Dilharreguy B, Cuny E, Tignol J, Bioulac B, Allard M, Burbaud P, Aouizerate B (2008) Provocation of obsessive-compulsive symptoms: a quantitative voxel-based meta-analysis of functional neuroimaging studies. J Psychiatry Neurosci 33: 405–412

Sakai Y, Narumoto J, Nishida S, Nakamae T, Yamada K, Nishimura T, Fukui K (2011) Corticostriatal functional connectivity in non-medicated patients with obsessive-compulsive disorder. Eur Psychiatry 26: 463–469

Sareen J, Campbell DW, Leslie WD, Malisza KL, Stein MB, Paulus MP, Kravetsky LB, Kjernisted KD, Walker JR, Reiss JP (2007) Striatal function in generalized social phobia: a functional Magnetic Resonance Imaging Study. Biol Psychiatry 61: 396–404

Saxena S, Bota RG, Brody AL (2001) Brain-behavior relationships in obsessive-compulsive disorder. Sem Clin Neuropsychiatry 6: 82–101

Schiepek G, Tominschek I, Karch S, Mulert C, Pogarell O (2007) Neurobiologische Korrelate der Zwangsstörungen – Aktuelle Befunde zur funktionellen Bildgebung. Neuroimaging and the neurobiology of obsessive-compulsive disorder. Psychother Psych Med 57: 379–394

Schlösser RGM, Wagner G, Schachtzabel C, Peikert G, Koch K, Reichenbach JR, Sauer H (2010) Fronto-cingulate effective connectivity in obsessive compulsive disorder: a study with fMRI and dynamic causal modeling. Hum Brain Mapp 31: 1834–1850

Schmidt S, Mohr A, Miltner WHR, Straube T (2010) Task-dependent neural correlates of the processing of verbal threat-related stimuli in social phobia. Biol Psychol 84: 304–312

Schneider F, Weiss U, Kessler C, Müller-Gürtner HW, Posse S, Sallo JB, Grodd W, Himmelmann F, Gaebel W, Birbaumer N (1999) Subcortical correlates of differential classical conditioning of aversive emotional reactions in social phobia. Biol Psychiatry 45: 863–871

Shallice T (1982) Specific impairments of planning. Philos Trans R Soc Lond B Biol Sci 298: 199–209

Shapira NA, Liu Y, He AG, Bradley MM, Lessing MC, James GA, Stein DJ, Lang PJ, Goodman PK (2003) Brain activation by disgust-inducing in obsessive-compulsive disorder. Biol Psychiatry 54: 751–756

Simon D, Kaufmann C, Müsch K, Kischel E, Kathmann N (2010) Fronto-striato-limbic hyperactivation in obsessive compulsive disorder during individually tailored symptom provocation. Psychophysiology 47: 728–738

Stein MB, Goldin PR, Sareen J, Zorrilla LT, Brown GG (2002) Increased amygdala activation to angry and contemptuous faces in generalized social phobia. Arch Gen Psychiatry 59: 1027–1034

Straube T, Kolassa IT, Glauer M, Mentzel HJ, Miltner WH (2004) Effect of task conditions on brain responses to threatening faces in social phobics: an event-related functional magnetic resonance imaging study. Biol Psychiatry 56: 921–930

Swedo SE, Schapiro MG, Grady CL, Cheslow DL, Leonard HL, Kumar A, Friedland R, Rapoport SI, Rapoport JL (1989) Cerebral glucose metabolism in childhood onset obsessive-compulsive disorder. Arch Gen Psychiatry 46: 518–523

Taylor SF, Welsh RC, Fitzgerald KD, Himle JA, Gehring WJ, Abelson JL, Liberzon I (2003) Evaluation of anterior cingulate dysfunction in obsessive compulsive disorder during cognitive conflict. NeuroImage 19 (Suppl 1): S633

Ursu S, Stenger VA, Shear MK, Jones MR, Carter CS (2003) Overactive action monitoring in obsessive-compulsive disorder: evidence from functional magnetic resonance imaging. Psychol Sci 14: 347–353

van den Heuvel OA, Veltman DJ, Groenewegen HJ, Barkhof F, Cath DC, van Balkom AJLM, van Oppen P, Hartskamp van J, Dyck van R (2003) Frontal-striatal dysfunction during planning in obsessive-compulsive disorder. NeuroImage 19 (Suppl 1): S635

van den Heuvel OA, Veltman DJ, Groenewegen HJ, Cath DC, van Balkom AJ, van Hartskamp J, Barkhof F, van Dyck R (2005) Frontal-striatal dysfunction during planning in obsessive-compulsive disorder. Arch Gen Psychiatry 62: 301–309

Veit R, Flor H, Erb M, Hermann C, Lotze M, Grodd W, Birbaumer N (2002) Brain circuits involved in emotional learning in antisocial behavior and social phobia in humans. Neurosci Lett 328: 233–236

Whalen PJ, Johnstone T, Somerville LH, Nitschke JB, Polis S, Alexander AL, Davidson RJ, Kalin NH (2007) A functional magnetic resonance imaging predictor of treatment response to venlafaxine in generalized anxiety disorder. Biol Psychiatry 63: 858–863

Whalen PJ, Johnstone T, Somerville LH, Nitschke JB, Polis S, Ihde-Scholl T, Tarleton L, Alexander AL, Davidson RJ, Kalin NH (2008) A functional MRI predictor of treatment response to venlafaxine in generalized anxiety disorder. Biol Psychiatry 63: 858–863

Whiteside SP, Port JD, Abramowitz JS (2004) A meta-analysis of functional neuroimaging in obsessive-compulsive disorder. Psychiatry Res 132: 69–79

Yoon KL, Fitzgerald DA, Angstadt M, McCarron RA, Phan KL (2007) Amygdala reactivity to emotional faces at high and low intensity in generalized social phobia: a 4-Tesla functional MRI study. Psychiatry Res 154: 93–98

Posttraumatische Belastungsstörung

C. Regenbogen, K. Pauly

45.1 Einführung – 704
45.1.1 Diagnostische Kriterien – 704
45.1.2 Epidemiologie und Verlauf – 705

45.2 Neurobiologisches Modell der PTBS – das Gehirn unter Stress – 705

45.3 Bildgebungsstudien bei Patienten mit posttraumatischer Belastungsstörung – 706
45.3.1 Strukturelle Bildgebungsstudien – 706
45.3.2 Funktionelle Bildgebungsstudien – 707

Literatur – 712

Zum Thema

Im folgenden Kapitel wird die posttraumatische Belastungsstörung (PTBS; engl. »Posttraumatic Stress Disorder«, PTSD) vorgestellt. Nach Klärung des Krankheitsbegriffes werden ein PTBS-Modell erläutert und überblicksartig einige strukturelle Bildgebungsstudien vorgestellt. Funktionelle Studien mit PTBS-Patienten werden anhand verschiedener symptomassoziierter Bereiche dargestellt. Diese beinhalten Arbeiten zu »resting state«, Emotionsverarbeitung, Gedächtnis und Exekutivfunktionen. Das Kapitel schließt mit einem Ausblick in die Möglichkeiten zukünftiger PTBS-Forschung.

45.1 Einführung

Definition

Die posttraumatische Belastungsstörung (in der ICD-10 unter den Belastungsstörungen (F43.1), im DSM-IV-TR unter Angststörungen klassifiziert) stellt eine verzögerte oder verlängerte Reaktion auf eine real erlebte und als extrem aversiv und lebensbedrohlich wahrgenommene Situation dar. Typische Merkmale schließen das Wiedererleben dieses Ereignisses ein. Dies geschieht in Form von Gedanken, Erinnerungen, Träumen, Handlungen oder Wahrnehmungen, als ob das Ereignis wiederkehrt, anhaltendes Vermeidungsverhalten bzgl. traumaassoziierter Reize, emotionale Abflachung oder Taubheit sowie Übererregungssymptome.

45.1.1 Diagnostische Kriterien

Diagnostische Kriterien für die posttraumatische Belastungsstörung (309.81) gemäß DSM-IV-TR (APA 2000) sind:

A. **Traumaexposition** (Kriterien 1 und 2 werden gefordert):
1. Die Person erlebte, beobachtete oder war mit einem oder mehreren Ereignissen konfrontiert, die (drohenden) Tod oder eine schwere Verletzung oder eine Gefahr der körperlichen Unversehrtheit der eigenen Person oder anderer Person beinhalteten.
2. Die Reaktion der Person umfasste intensive Furcht, Hilflosigkeit und/oder Entsetzen.

B. **Wiedererleben** (mindestens 1 der folgenden Symptome werden gefordert):
1. Wiederkehrende und sich aufdrängende belastende Erinnerungen an das Ereignis, die Bilder, Gedanken oder Wahrnehmung umfassen können.
2. Wiederkehrende, belastende Träume von dem Ereignis.
3. Handeln oder Fühlen, als ob das traumatische Ereignis wiederkehrt (beinhaltet das Gefühl, das Ereignis wiederzuerleben, Illusionen, Halluzinationen und dissoziative Flashback-Episoden, einschließlich solcher, die bei Intoxikationen auftreten können).
4. Intensive psychische Belastung bei der Konfrontation mit Hinweisreizen, die einen Aspekt des traumatischen Ereignisses symbolisieren oder an Aspekte desselben erinnern.
5. Physiologische Reaktionen bei der Konfrontation mit internalen oder externalen Hinweisreizen, die einen Aspekt des traumatischen Ereignisses symbolisieren oder an Aspekte desselben erinnern.

C. Anhaltende **Vermeidung** von Stimuli, die mit dem Trauma verbunden sind, oder eine Abflachung der allgemeinen Reagibilität (vor dem Trauma nicht vorhanden) (mindestens 3 der folgenden Symptome werden gefordert):
1. Bewusstes Vermeiden von Gedanken, Gefühlen oder Gesprächen, die mit dem Trauma in Verbindung stehen
2. Bewusstes Vermeiden von Aktivitäten, Orten oder Menschen, die Erinnerungen an das Trauma wachrufen
3. Unfähigkeit, einen wichtigen Aspekt des Traumas zu erinnern
4. Deutlich vermindertes Interesse oder verminderte Teilnahme an wichtigen Aktivitäten
5. Gefühl der Losgelöstheit oder Entfremdung von anderen
6. Eingeschränkte Bandbreite des Affekts (z. B. Unfähigkeit, zärtliche Gefühle zu empfinden)
7. Gefühl der eingeschränkten Zukunft (z. B. nicht zu erwarten, Karriere zu machen, Kinder oder ein langes Leben zu haben)

D. **Erhöhtes Arousal** (erhöhte Erregung, vor dem Trauma nicht vorhanden) (mindestens 2 der folgenden Symptome werden gefordert):
1. Ein - oder Durchschlafstörungen
2. Reizbarkeit oder Wutausbrüche
3. Konzentrationsschwierigkeiten
4. Übermäßige Wachsamkeit (Hypervigilanz)
5. Übertriebene Schreckreaktion

E. Das Störungsbild (Symptome unter Kriterien B, C und D) dauert länger als einen Monat.

F. Das Störungsbild verursacht in klinisch bedeutsamer Weise Leiden oder Beeinträchtigungen in sozialen, beruflichen oder anderen wichtigen Funktionsbereichen.

Die tatsächliche Schwere der erlebten oder auch beobachteten Notlage ist dabei weniger relevant als die subjektiv erlebte Traumatisierung. Beispiele für Erlebnisse, bei denen als Folge eine PTBS auftreten kann, sind kriegsassoziierte Ereignisse, Gefangenschaft, körperliche Bedrohungen, Angriffe oder Verletzungen, sexuelle Gewalt, aber auch Unfälle oder Naturkatastrophen (s. auch Flatten et al. 2004; Wittchen et al. 1997).

Prämorbide Persönlichkeitsakzentuierungen könnten die Entstehung einer PTBS begünstigen. Sie sind jedoch weder nötig noch hinreichend, um das Auftreten der Symptome zu erklären (Dilling 2010).

> **Durch klassische Konditionierungsmechanismen (▶ Abschn. 25.1.1) können später externe und interne Reize (auch Vorstellungen und Gedanken), die in einer Beziehung zum erlebten Trauma stehen und an die traumatische Situation geknüpft sind, ähnlich negative emotionale Reaktionen auslösen wie die ursprüngliche Situation.**

45.1.2 Epidemiologie und Verlauf

Die Lebenszeitprävalenz der PTBS in der Allgemeinbevölkerung liegt bei etwa 2–7 %. Die Prävalenz einer PTBS erhöht sich nach einer Vergewaltigung auf 50 %, auf rund 25 % bei Opfern oder Zeugen von anderen Gewaltverbrechen, auf etwa 20 % bei Kriegsopfern und 15 % bei Opfern von Verkehrsunfällen und Patienten mit schweren Organerkrankungen (Flatten et al. 2004). Die **Chronifizierungsgefahr** bei PTBS ist hoch; so berichtet eine aktuelle Studie (Arbanas 2010), dass rund ein Drittel der untersuchten Patienten noch 10 Jahre nach dem traumatischen Erlebnis eine bestehende PTBS-Symptomatik aufwies (in der ICD-10 unter den **andauernden Persönlichkeitsänderungen nach Extrembelastung** [F62.0] zusammengefasst).

Die **psychosozialen und gesundheitsökonomischen Folgen** einer PTBS sind tiefgreifend und schlagen sich nicht zuletzt in einer geringeren Lebenszufriedenheit nieder (für eine Übersicht: Keane et al. 2006). Neben der Gefahr erhöhter Suizidalität entwickelt zudem mehr als die Hälfte aller Patienten komorbide psychische Erkrankungen, allen voran eine Depression, gefolgt von Suchterkrankungen, weiteren Angststörungen (Arbanas 2010), einer Borderline-Störung (Driessen et al. 2004; Golier et al. 2003) sowie somatoformen und dissoziativen Störungen (Flatten et al. 2004) oder systemischen Entzündungen (z. B. Enteritis, Gastritis).

45.2 Neurobiologisches Modell der PTBS – das Gehirn unter Stress

Einer PTBS zugrunde liegende Stressreaktionen im Gehirn scheinen sich insbesondere in Regionen abzuspielen, die für die affektive Bewertung eines Stimulus, seine Einbettung in gedächtnisrelevante Strukturen und seinen Abruf verantwortlich sind. Die vereinfachte Beschreibung dieser Prozesse ist folgende: Erreichen Stimuli durch die sensorischen Kanäle (Augen, Ohren, Haut etc.) den Organismus, so werden die Informationen über die Kerngebiete des Thalamus teils zu den sensorischen Arealen des Neokortex, teils über subkortikale limbische Schaltkreise zum Hippocampus weitergeleitet. Letzterer ist u. a. für die räumlich-zeitliche Einbettung und die Informationsübermittlung ins deklarative Langzeitgedächtnis verantwortlich. Ein Teil dieses limbischen Schaltkreises besteht aus dem erweiterten Amygdalakomplex, welcher eng mit der affektiven Bewertung der eintreffenden Information und der entsprechenden Verhaltensreaktion verknüpft ist. Darüber hinaus ist die Amygdala an viszerale Zentren gekoppelt, die die endokrine Verarbeitung steuern. So wird über den Hypothalamus die Reaktion im sympathischen Nervensystem gesteuert und damit die Ausschüttung von Adrenalin und Noradrenalin aus dem Nebennierenmark.

In diesem komplexen System wird als zentraler Mechanismus bei der Entstehung einer PTBS die **Hochregulation der Hypothalamus-Hypophysenvorderlappen-Nebennieren-(HHN)-Achse** (der sog. Stressachse) angenommen. Im Rahmen der normalen Aktivierung der HHN-Achse folgt die Anregung der Nebennierenrinde, die eine erhöhte Sekretion von Glukokortikoiden bewirkt (◘ Abb. 45.1). Die erhöhte Ausschüttung eines dieser Glukokortikoide, Kortisol, wirkt immunsuppressiv und entzündungshemmend. Gleichzeitig wird die Ausschüttung weiterer Hormone in Hypothalamus und Hypophyse und damit die weitere Stressreaktion durch einen negativen Feedback-Mechanismus gehemmt, wenn weitere Stressfaktoren ausbleiben.

> **Wenn Stress jedoch, wie bei einer PTBS, chronisch persistiert, kann eine erhöhte Ausschüttung von Glukokortikoiden auf lange Sicht zu Veränderungen des Gehirns führen.**

Wie unter ▶ Abschn. 45.3.1 beschrieben, finden diese Veränderungen unter anderem in Hirnregionen statt, die bei der Einspeicherung autobiografischer Gedächtnisinhalte relevant sind, so in temporalen Kortexgebieten.

Durch die Weiterverschaltung zu kortikalen Bereichen, wie etwa dem präfrontalen Kortex, schließt sich der Kreis der Verarbeitung von Stressreizen durch die bewusste kognitive Bewertung und Einordnung der Stimuli. Letztere betrifft insbesondere ihre subjektive Wichtigkeit, welche mit aufmerksamkeitsrelevanten Prozessen zusammenhängt. Physiologisch sind diese u. a. durch die Beteiligung des anterioren zingulären Kortex (ACC), aber auch parietaler Regionen repräsentiert. Feedback-Prozesse ermöglichen eine Regulation der Reaktion auf den Außenreiz, was

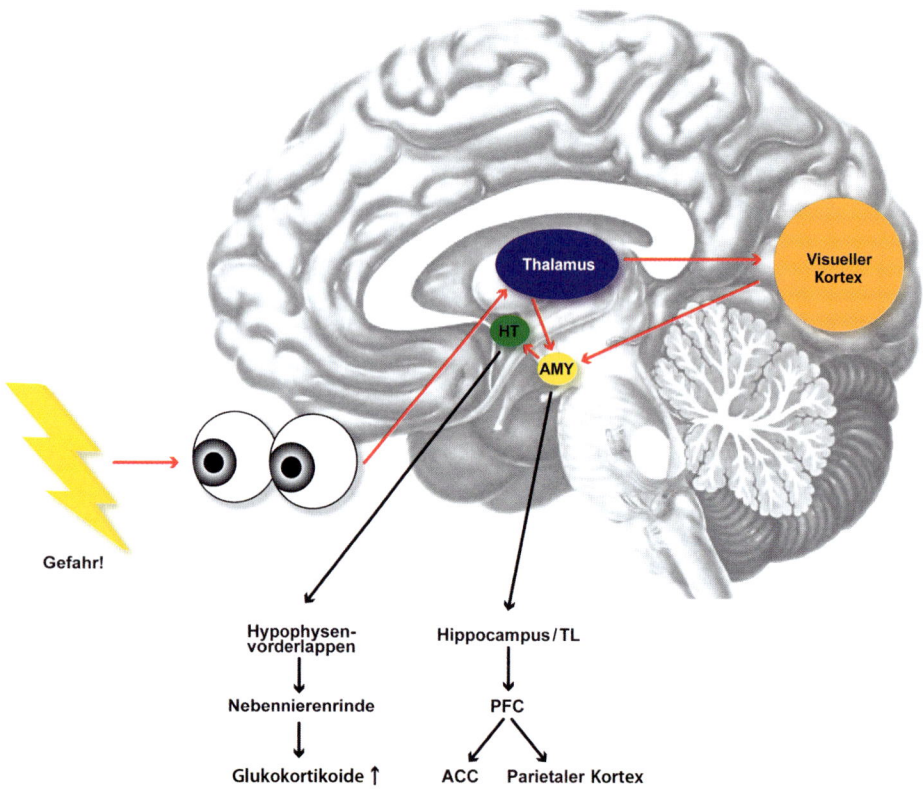

☐ **Abb. 45.1** Schematisches Modell der Verarbeitung von Stressreizen. *AMY*: Amygdala, *HT*: Hypothalamus, *TL*: Temporallappen, *PFC*: präfrontaler Kortex, *ACC*: anteriorer zingulärer Kortex

im Falle eines nichttraumatisierenden Stressreizes zur Verminderung der initialen Angst führt. Sind Situationen jedoch traumatisch besetzt, sind emotionale und vegetative Reaktionen abgekoppelt von der kognitiven Bewertung. Zudem scheint die zeitliche Einordnung von Gedächtnisinhalten so verändert zu sein, dass Erinnerungen nicht der Vergangenheit, sondern der Gegenwart zugeschrieben werden, eine mögliche Erklärung für die in der PTBS zentralen Symptome der Intrusionen und Flashbacks. Auch partielle amnestische Phänomene könnten damit erklärt werden, dass bestimmte funktionelle Einheiten durch die überschwemmende Reizung des traumatischen Erlebnisses in Folge anders organisiert und Gedächtnisinhalte »abgekoppelt« werden bzw. schwer zugänglich sind (Flatten et al. 2004).

Die genannten klinisch relevanten strukturellen Veränderungen des Gehirns, aber auch Veränderungen des Hirnstoffwechsels können mittels bildgebender Verfahren untersucht werden (▶ Abschn. 45.3). Funktionelle Kernspinstudien (▶ Abschn. 45.3.2) fokussieren meist einen bestimmten Funktionsbereich, der durch die PTBS auf der Verhaltensebene verändert wird. Im Folgenden werden einige aktuelle strukturelle und funktionelle Bildgebungsstudien zusammenfassend vorgestellt.

45.3 Bildgebungsstudien bei Patienten mit posttraumatischer Belastungsstörung

45.3.1 Strukturelle Bildgebungsstudien

Mehrere metaanalytische Studien befassten sich mit allgemeinen hirnstrukturellen Veränderungen (z. B. Karl et al. 2006) und speziell hippocampalen Veränderungen als Begleiterscheinung oder Folge einer PTBS (Kitayama et al. 2005; Smith 2005). Letztere sind insbesondere von großem Interesse im Hinblick auf die Funktion dieser Struktur bei der Verarbeitung von Gedächtnisinhalten und ihrer Verbindung zu limbischen Arealen (▶ Abschn. 45.3.2). Strukturelle MRT-Studien, die eine Verringerung des Hippocampusvolumens bei Patienten mit PTBS im Vergleich zu Probanden mit Traumaerfahrungen, aber ohne PTBS, zeigen, lassen einen entsprechenden biologischen Marker vermuten. Karl und Kollegen (2006) konnten zeigen, dass diese Gruppenunterschiede durch die Faktoren Alter (nicht jedoch bei Woon u. Hedges 2011), Geschlecht, Medikation, MR-Methode und Schwere der PTBS beeinflusst werden. An dieser Stelle sei zudem angemerkt, dass eine Hippocampusvolumenreduktion keineswegs diagnosespezifisch scheint. So wurden hippocampale Volumenreduktionen u. a. bei Depression nachgewiesen (Videbech u. Ravnkilde 2004), was auch auf die häufige Komorbidität und Überschneidungsbereiche der beiden Störungsbilder zurückgeführt wurde (Eckart et al. 2011). Substanzabusus, welcher bei PTBS häufig als komorbide Erkrankung in Erscheinung tritt, wurde ebenfalls mit Verringerungen des Hippocampusvolumens assoziiert. Hedges und Woon (2010) konnten dabei jedoch nachweisen, dass bei PTBS auch unabhängig von Lifetime-Alkoholismus eine Verringerung des Hippocampusvolumens auftritt.

Dabei wurde zunehmend eine selektive Volumenreduktion von Hippocampussubarealen bei PTBS nahegelegt (Wang et al. 2010). Im Vergleich zu Gesunden zeigte sich eine durchschnittliche Reduzierung von über 11 % im Cornu ammonis 3 (CA3), die unabhängig vom Alter war. Eine generelle hippocampale Volumenreduktion von ca. 7 % wurde ebenfalls gefunden, jedoch kovariierte diese nicht nur mit der PTBS-Diagnose, sondern auch mit dem Alter der Patienten.

Für andere Hirnareale existiert eine heterogenere Studienlage. So wurden in der Arbeit von Schuff und Kollegen (2011) mittels Diffusion-Tensor-Imaging (DTI) Kriegsveteranen mit PTBS und Kriegsveteranen ohne PTBS verglichen. Die Autoren berichteten eine Reduzierung der weißen Substanz in frontalen Bereichen nahe des ACC, des präfrontalen Kortex und des posterioren angularen Gyrus. Außerdem scheint die Amygdala von Volumenreduktionen betroffen (Karl et al. 2006).

Bis heute gibt es keine einheitlichen Befunde darüber, wie groß der Prozentsatz von PTBS-Patienten mit einer Volumenreduktion in Gedächtnis- oder emotionsassoziierten Arealen ist. Weiterhin ist nicht vollständig geklärt, ob es sich bei den Volumenreduktionen um eine Folge der Störung, einen biologischen Marker dieser und/oder das Ergebnis genetischer Einflüsse handelt, die als Risikofaktor für die Entstehung einer PTBS fungieren können.

Auf der Suche nach spezifischeren Markern für die PTBS erscheint es erfolgversprechend, die Ergebnisse aus strukturellen mit Daten aus funktionellen MRT-Studien zu kombinieren.

45.3.2 Funktionelle Bildgebungsstudien

> Bei PTBS-Patienten lässt sich eine bisweilen fast paradox wirkende Mischung aus inhibierten Funktionen auf der einen und Aktivierungsanstiegen auf der anderen Seite beobachten. Diese korrespondieren mit dem Störungsbild auf Symptomebene, welches das Phänomen des Hyperarousals bei gleichzeitigem Vermeidungsverhalten beinhaltet, aber auch emotionale Abflachung und dissoziative Elemente mit einschließt.

Eine PTBS kann sowohl die Fähigkeit, Reaktionen zu produzieren, als auch, diese zu unterdrücken, beeinträchtigen. Dies schließt auch die Inhibition von Angst mit ein (Jovanovic et al. 2009). Eine veränderte Inhibition kann auf der Verhaltensebene zu vermehrter Hemmung, jedoch auch zu impulsiven Reaktionen führen.

Resting State

Während des »resting state« (▶ Kap. 15), also wenn ein Proband – meist mit geschlossenen Augen – im Scanner liegt, ohne eine spezifische Aufgabe durchzuführen, findet sich bei gesunden Probandinnen im Vergleich zu PTBS-Patientinnen eine stärkere Korrelation von Aktivierungen im posterioren zingulären Kortex und Praecuneus mit anderen Arealen des »Default Mode«-Netzwerkes (einem Schaltkreis von Hirnarealen, die während der »Ruhebedingung« korrelierte Aktivität zeigen). Zudem ergab sich bei PTBS eine verminderte Konnektivität zwischen dem posterioren zingulären Kortex/Praecuneus und der Amygdala bzw. dem (Para-)Hippocampus (Bluhm et al. 2009). Eine veränderte Konnektivität spiegelt sich auch in veränderten präfrontalen Perfusionsmaßen und einer verminderten Integrität subkortikaler limbischer Areale wider (Schuff et al. 2011). Lanius und Kollegen (2010) brachten solche Konnektivitätsveränderungen in Verbindung mit der PTBS-Symptomatik und vermuteten in der Ruhekonnektivität ein prädiktives Maß für die weitere Entwicklung dieser Symptome.

Emotionsverarbeitung

Dysfunktionen innerhalb des Zusammenspieles von limbischen und kortikalen Arealen werden mit Problemen bei der Bewältigung von Angst, Stress und Aggressionen in Verbindung gebracht (▶ Kap. 30).

Bei Gesunden führt die Präsentation aversiver Stimuli (z. B. Reuter et al. 2004) zu erhöhter Aktivierung in emotionsassoziierten Arealen, wie der Amygdala (s. auch Habel et al. 2007), der Insula (z. B. Schneider et al. 2007; Stark et al. 2007) oder dem medialen präfrontalen Kortex (Phan et al. 2002).

> Patienten mit PTBS neigen im Vergleich zu Gesunden dazu, auf negative und neutrale Stimuli verstärkt emotional zu reagieren, was u. a. in einer gesteigerten Aktivierung der Amygdala und der Insula zum Ausdruck kommt (◘ Abb. 45.2; z. B. Fonzo et al. 2010).

Diese Hyperaktivierung führt zu einer gestörten Modulation im zerebralen Netzwerk, sodass bereits bei einer leichten Form der PTBS die normalerweise differenzielle Amygdalaaktivierung beim Vergleich von negativem und neutralem Material vermindert ist (Brunetti et al. 2010). Neben Mehraktivierungen in der anterioren Insula findet

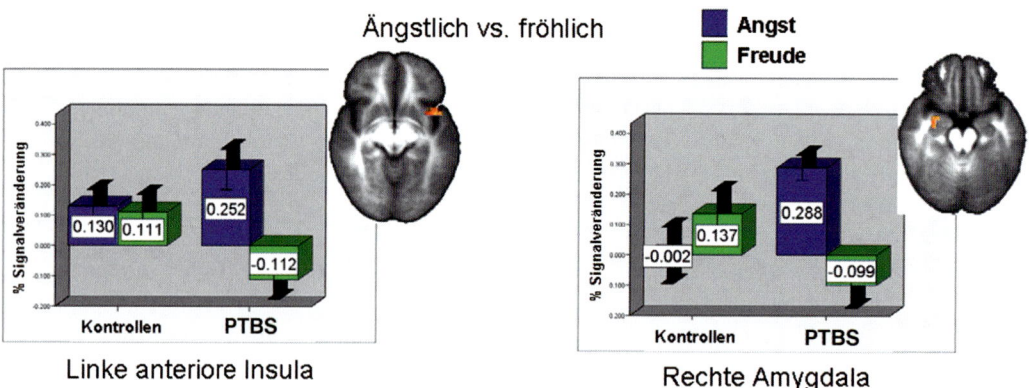

● **Abb. 45.2** Verstärkte Insula- und Amygdalaaktivierung (± Standardfehler) für ängstliche vs. fröhliche Zielgesichter bei Patienten mit posttraumatischer Belastungsstörung (PTBS) im Vergleich zu gesunden Kontrollprobanden während einer emotionalen Gesichtsmatching-Aufgabe. (Mod. nach Fonzo et al. 2010; mit freundlicher Genehmigung von Elsevier)

sich zudem eine verminderte Konnektivität zwischen Insula, Amygdala und ACC (Fonzo et al. 2010).

Veteranen mit PTBS zeigten im Vergleich zu Kriegsveteranen ohne PTBS selbst dann eine gesteigerte Reaktion der Amygdala, wenn den Probanden ängstliche Gesichter (im Vergleich zu freudigen Stimuli) nur sehr kurz (33 ms) und im Anschluss eine neutrale »Maske« etwas länger (167 ms; Bryant et al. 2008) präsentiert wurden. Auch war die Amygdalahyperreaktivität korreliert mit der Schwere der aktuellen PTBS-Symptome (Rauch et al. 2000). Eine weitere Studie von Kemp und Kollegen (2009) konnte dies bestätigten, zweifelte jedoch die Generalisierbarkeit dieses Ergebnisses auf andere limbische Areale an. Des Weiteren legen die Ergebnisse der Studie nahe, dass die Hyperreaktivität der Amygdala in PTBS-Patienten unabhängig von deren Hautleitfähigkeit und damit von autonomen Parametern besteht.

Eine andere Form der impliziten Konfrontation mit (negativem) emotionalem Material ist die Emotional-Counting-Stroop-Aufgabe. Wurden Kriegsveteranen mit und ohne PTBS gebeten, Wörter zu zählen, die entweder einen Bezug zu Kampfhandlungen hatten, allgemein negativ oder aber neutral besetzt waren, so zeigten die Veteranen mit PTBS beim Vergleich kampfrelevanter und anderer negativer Stimuli einen Anstieg in größeren Clustern der Insula und, im Gegensatz zu den Probanden ohne PTBS, auch im Parahippocampus (Shin et al. 2001).

Negative Emotionen kommen auch bei der Verarbeitung von Schmerz zum Tragen.

> **Nicht selten findet sich im Rahmen einer PTBS eine erhöhte stressinduzierte Analgesie (z. B. im Rahmen von traumaassoziierten Erinnerungen), also ein vermindertes Schmerzempfinden.**

Wurden traumaexponierte Probanden mit und ohne PTBS mit als schmerzvoll erlebten heißen Thermalreizen konfrontiert, so zeigte sich bei Probanden mit PTBS ein stärkerer Aktivierungsanstieg im Kopf des Nucleus caudatus. Dieser korrelierte (wie auch eine beidseitige Insulaaktivierung) überdies positiv mit der aktuellen Symptomschwere, jedoch nur nach negativen Gedanken an die Traumatisierung, nicht bei neutralen Gedanken. Auch war das Ausmaß der persönlichkeitseigenen (»trait«) **Dissoziationstendenzen** spezifisch negativ mit der Aktivierung in der rechten Amygdala, im ACC und linken superioren frontalen Gyrus korreliert (Mickleborough et al. 2011). Der dissoziative Subtyp der PTBS äußert sich in einer Zersplitterung der gewöhnlich integrierten Funktionen des Bewusstseins, Gedächtnisses, der Identität, Körper- und Umweltwahrnehmung. Das kann dazu führen, dass PTBS-Patienten mit dissoziativer Antwort auf traumaassoziierte Vorstellungen im Gegensatz zu anderen PTBS-Patienten keine erhöhte Herzrate zeigen (Lanius et al. 2002). Die Verminderung der Amygdalaaktivierung bei einer höheren Neigung zur Dissoziation interpretierten Mickleborough und Kollegen (2011) mit einer verbundenen Hyperinhibition des Mandelkerns. Andere Studien fanden positive Zusammenhänge zwischen der aktuellen (»state«) Dissoziation und der Aktivierung im medialen präfrontalen Kortex bei gleichzeitiger negativer Korrelation mit der anterioren Insula (Hopper et al. 2007; s. auch ● Abb. 45.4). Denkbar ist, dass es beim dissoziativen Subtyp der PTBS zu einer Überkompensation affektiver Reaktionen kommt, wie sie bei der PTBS häufig im Rahmen von Flashbacks und erhöhter Schreckhaftigkeit auftreten. Beiden Subgruppen der PTBS mit und ohne dissoziative Züge werden emotionale Dysregulationen zugeschrieben (● Abb. 45.3):

- Dem dissoziativen Typ eine **Übermodulation** emotionaler Reaktionen durch präfrontale Mittellinienstrukturen, aber u. a. auch durch den inferioren frontalen Kortex (Lanius et al. 2002)

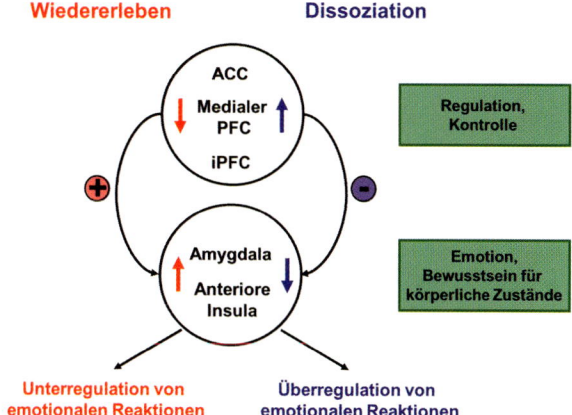

◘ Abb. 45.3 PTBS-Modell emotionaler Dysregulation. (Übersetzt und modifiziert nach Hopper et al. 2007): Das Wiedererleben und die Übererregbarkeit in Reaktion auf traumatische Erinnerungen aufgrund emotionaler Unterregulierung mediiert durch eine fehlerhafte präfrontale Inhibition limbischer Regionen (*links*). Dissoziative Reaktionen auf traumatische Erinnerungen mittels Übermodulation emotionaler Reaktionen aufgrund von Inhibition der limbischen Regionen durch präfrontale Mittellinienstrukturen (*rechts*). *ACC*: anteriorer zingulärer Kortex, *iPFC*: inferiorer präfrontaler Kortex

– Dem Flashback-/Hyperarousal-Typ emotionale **Unterregulierung** aufgrund fehlender präfrontaler Inhibition limbischer Regionen (Lanius et al. 2010)

Dabei handelt es sich nicht unbedingt um ein statisches Netzwerk, und Symptome können sich entsprechend abwechseln.

> Auch wenn negative Emotionen und die negative Verarbeitung neutraler Stimuli gemäß der vorliegenden PTBS-Symptomatik im Vordergrund stehen, finden sich immer wieder Hinweise darauf, dass auch die Verarbeitung positiver Emotionen bei Menschen mit PTBS im Durchschnitt anders verläuft als die von Personen ohne PTBS.

So zeigten Kontrollprobanden in Gruppenvergleichen stärkere Aktivierungen in emotionsassoziierten Regionen, wie dem Temporalpol und dem Parahippocampus, Probanden mit PTBS hingegen vermehrte Aktivierungen im superioren frontalen Kortex und posterioren Temporalkortex (Jatzko et al. 2006). Diese Veränderung der Reaktionen auf positive Stimuli könnte laut der Autoren mit einer gewissen **affektiven Taubheit** in Verbindung gebracht werden, welche Patienten mit PTBS häufig berichten. Weitere experimentelle Bildgebungsstudien müssen folgen, um solche möglichen neuronalen Grundlagen einzelner PTBS-Symptome bekräftigen oder relativieren zu können.

Gedächtnis

Gedächtnisfunktionen (► Kap. 24) stehen in engem Zusammenhang mit Emotionsprozessen. Wie bereits erwähnt, sind die Funktionen des Gedächtnisses, insbesondere der Abruf, bei Patienten mit einer PTBS im Vergleich zu Kontrollprobanden ohne PTBS (mit und ohne Traumaexposition) verändert. Auf symptomaler Ebene zeigen sich diese Veränderungen durch Phänomene des selektiven Vergessens, durch Dissoziationsneigung, aber auch durch stark aversiv besetzte Gedächtnisinhalte, die mit der traumaauslösenden Situation in Verbindung gebracht werden. Symptomatisch scheint außerdem zentral, dass bei Gedanken an das Trauma dieses nicht als vergangen wahrgenommen wird, sondern geradezu als gegenwärtig, was die große Belastung und akut wahrgenommene Bedrohung erklärt (Flatten et al. 2004).

Neben den bereits berichteten Ergebnissen zur Hippocampusvolumenreduktion bei PTBS (► Abschn. 45.3.1.) berichten mehre funktionelle Studien von einer verminderten Aktivierung des Hippocampus bei Gedächtnisaufgaben im Vergleich zu gesunden Probanden (Carrion et al. 2010) oder traumaexponierten Probanden ohne PTBS. Dabei scheint sich jedoch insbesondere bei traumatisch besetzten Erinnerungen ein Aktivierungsanstieg im (Para-)Hippocampus und der Amygdala zu finden (Piefke et al. 2007). Entsprechend zeigen sich Korrelationen zwischen Flashback-Intensität und regionalem Blutfluss in gedächtnisassoziierten Arealen (Osuch et al. 2001).

Auch eine verringerte Aktivierung der Insula wurde mit defizitären Enkodierungs- und Gedächtnisleistungen von PTBS-Patienten in Zusammenhang gebracht (Chen et al. 2009). Dabei zeigte sich, dass die Stärke des **Wiedererlebens** von Traumata positiv mit einer Aktivierung in der rechten anterioren Insula und negativ mit Aktivierungen des ACC (◘ Abb. 45.4) und inferioren frontalen Kortex zusammenhängt (Hopper et al. 2007).

Whalley und Kollegen (2009) griffen die Kritik an der aktuellen Studienlage auf und präsentierten ihren Probanden (Patienten mit PTBS, traumaexponierte Kontrollen, Patienten mit Depression) emotionales Gedächtnismaterial, dessen Valenz – im Vergleich zu vielen anderen Studien – experimentell variierte und somit nicht von den unterschiedlichen Erfahrungen der Probanden abhing. Die Probanden sollten das Material auf seine Emotionalität hin bewerten und die Bilder teilweise miteinander in Verbindung bringen. Die Ergebnisse der Wiedererkennungsaufgabe des zuvor implizit eingespeicherten Materials legten bei Patienten mit PTBS eine Erhöhung der Sensitivität in der Amygdala und okzipitalen Hirnarealen während der allgemeinen korrekten Wiedererkennung von Material nahe sowie von Hippocampus, post- und midzingulären Kortex während der Erinnerung von emotionalen vs. neutralen Bildern.

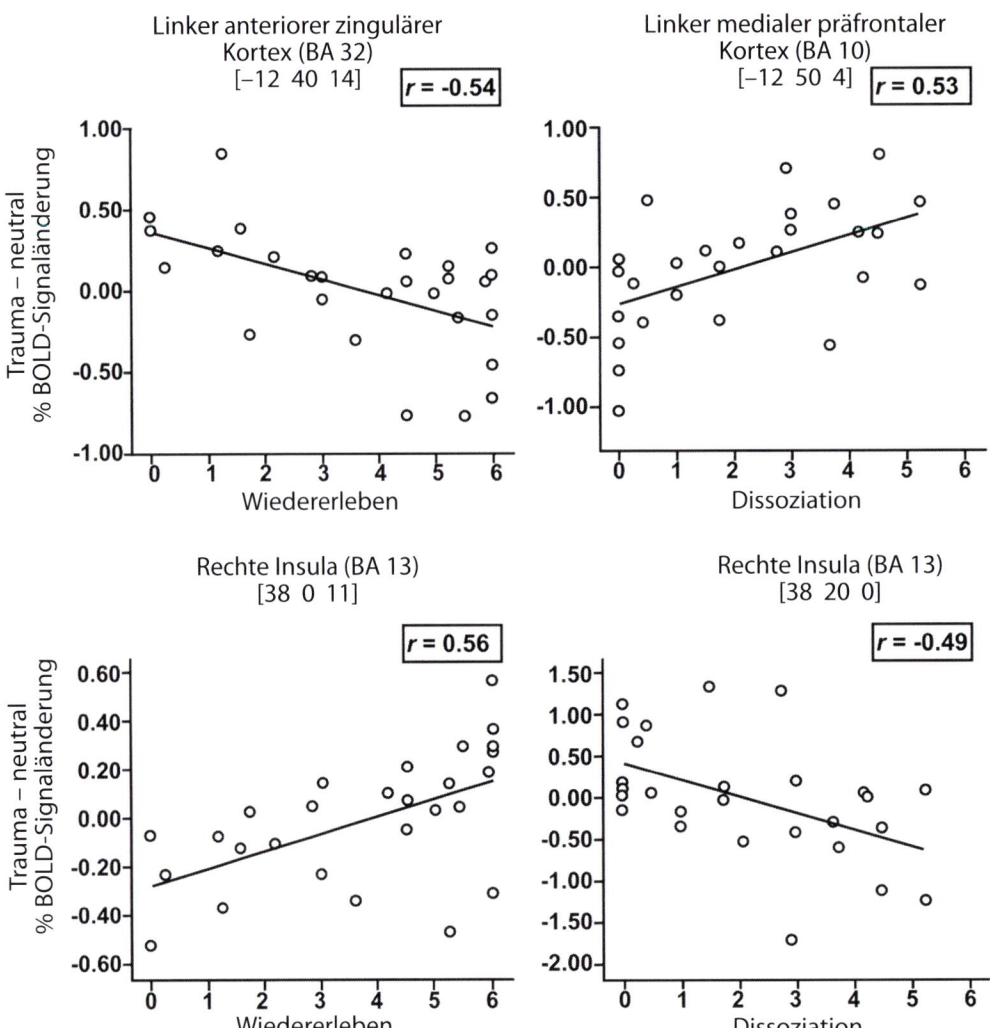

◘ **Abb. 45.4** Streudiagramm der Korrelationen von Aktivierungsanstieg (BOLD-Signaländerung) in Reaktion auf traumaassoziierte vs. neutrale skriptbasierte Vorstellungen und dem Ausmaß an Wiedererleben und Dissoziation gemäß der Responses-to-Script-Driven-Imagery-Scale-Werte. Positive Werte auf der Y-Achse entsprechen einem größeren BOLD-Anstieg während der Trauma- vs. neutralen Bedingung. Negative Werte entsprechen einem größeren Aktivierungsanstieg beim umgekehrten Kontrast (neutral > Trauma). (Übersetzt nach Hopper et al. 2007; mit freundlicher Genehmigung von John Wiley and Sons)

Die Veränderung von emotionalen Gedächtnisprozessen bei der Enkodierung von ängstlichen und neutralen Gesichtern bei PTBS im Genesungsverlauf untersuchten Dickie und Kollegen (2011) in einer Langzeitstudie. Dabei fanden die Autoren heraus, dass die Symptomschwere beim zweiten Messzeitpunkt (zu dem 65 % der Probanden als remittiert galten) positiv mit den aktuellen Aktivierungen in der Amygdala und im ventromedialen präfrontalen Kortex während der erfolgreichen (allgemeinen und emotionalen) Gedächtnisenkodierung assoziiert war. Im Gegensatz hierzu war die Aktivität in Hippocampus und ACC mit dem Grad an Symptombesserung seit dem ersten Messzeitpunkt (6–9 Monate zuvor) korreliert. Passend dazu ließen sich auch beim Vergleich von PTBS-Patienten und traumaexponierten Menschen ohne PTBS eine verminderte Aktivierung im ACC und medialen präfrontalen Kortex, aber auch im Thalamus, finden, während traumatische Ereignisse erinnert werden sollten (Lanius et al. 2001). Die verringerten Thalamus- und ACC-Aktivierungen beim Erinnern negativer Ereignisse fanden sich unabhängig davon, ob sie traurig, angstbezogen oder direkt mit dem Trauma verbunden waren (Lanius et al. 2003).

Vermutet wird, dass die Amygdala das Lernen konditionierter Angst moduliert, während der ventromediale inferiore Kortex und der dorsale ACC, in welchen sich im direkten Gruppenvergleich jeweils bei PTBS Minderaktivierungen finden lassen, die Extinktion und willentliche Kontrolle von Angst regulieren (z. B. Fonzo et al. 2010;

Koenigs u. Grafman 2009). Die Datenlage zeigt jedoch entgegen dieser Theorie, dass nicht nur Patienten mit Amygdalaläsion, sondern auch Menschen mit Schädigung des ventromedialen präfrontalen Kortex ein vermindertes Risiko für eine PTBS aufzeigen (Koenigs u. Grafman 2009).

Die komplexe Interaktion von Emotion und Gedächtnis manifestiert sich nicht zuletzt darin, dass Emotionen bei Gesunden das Gedächtnis für zentrale Details steigern und für periphere Details vermindern können.

> Extrem intensive Emotionen können jedoch zu konditionierten Antworten führen und beeinträchtigen bewusste Gedächtnisprozesse, so auch im Rahmen einer PTBS. Flashbacks können so mit desorganisiertem und unvollständigem deklarativem Gedächtnis einhergehen (Brewin 2001).

Exekutivfunktionen

Auch bei der Durchführung einiger Exekutivfunktionen (▶ Kap. 22), der Planung, Ausführung, und Inhibition, finden sich Aktivierungsauffälligkeiten bei PTBS-Patienten. So zeigten Gesunde bei einer Arbeitsgedächtnisaufgabe eine stärkere Konnektivität aufgabenassoziierter Areale einschließlich der inferioren frontalen und parietalen Gyri, wohingegen die PTBS-Stichprobe eine erhöhte Konnektivität im (nicht direkt aufgabenrelevanten) »Default mode«-Netzwerk aufwies, zwischen Parahippocampus und medialem präfrontalen Kortex sowie zwischen posteriorem zingulären Kortex und superiorem Gyrus frontalis (Daniels et al. 2010).

Interessant sind hier insbesondere jene Exekutivfunktionen, welche unmittelbar mit der PTBS-Symptomatik in Zusammenhang zu stehen scheinen. So eignet sich für die experimentelle Untersuchung des **veränderten Inhibitionsverhaltens** im Rahmen einer PTBS insbesondere der Stop-Signal-Task (SST). Bei Personen mit PTBS kann ihr übermäßig inhibiertes Verhalten dazu führen, dass sie beim SST durchschnittlich häufiger Reaktionen korrekt unterdrücken können als Gesunde, wenn ein Stopp-Signal erscheint. Zudem kommt es zu einer vergleichsweise stärkeren Verlangsamung der Reaktionen über die Zeit (Casada u. Roache 2006). Bildgebungsuntersuchungen weisen auf die Bedeutung des präfrontalen Kortex inklusive des präsupplementärmotorischen Areals (prä-SMA; Leung u. Cai 2007) und der supplementären Augenfelder (Leung u. Cai 2007) für die inhibitorische Kontrolle hin. Auch fand sich bei gesunden Probanden ein Aktivierungsanstieg im inferioren frontalen Gyrus, der mit der Inhibition einer Antwortreaktion einherging (z. B. Leung u. Cai 2007), sowie eine beeinträchtigte Inhibition während des SST nach Läsionen in diesem Areal (Aron et al. 2003). Ähnliche inhibitionsassoziierte Leistungen kommen auch in anderen Go/No-go-Aufgaben (▶ Abschn. 22.2.3) zum Tragen und sind im Rahmen einer PTBS von präfrontalen Dysfunktionen, insbesondere in einem rechtslateralisierten Inhibitionsnetzwerk, begleitet (Falconer et al. 2008). Ergebnisse aus einer Go/No-go-Aufgabe im direkten Gruppenvergleich einer Gruppe von Jugendlichen mit posttraumatischen Stresssymptomen und einer Gruppe jugendlicher Kontrollprobanden deuten darauf hin, dass Probanden mit PTBS-Symptomen im Vergleich eine stärkere mediale frontale Aktivierung zeigen, die Kontrollprobanden wiederum eine höhere dorsolaterale präfrontale Aktivierung (Carrion et al. 2008). Auch symptomatisches **Vermeidungsverhalten** wurde vor allem mit präfrontalen Aktivierungsveränderungen assoziiert und korrelierte mit einem Aktivierungsrückgang im anterioren und subcallosalen ACC und im inferioren frontalen Gyrus (Hopper et al. 2007).

Zusammenfassung und Ausblick

Es wird zunehmend versucht, mithilfe moderner Bildgebungsmethoden die neurobiologischen Grundlagen spezifischer Symptome psychischer Erkrankungen aufzudecken. Es kann gezeigt werden, dass die Netzwerke, die für eine normale Stressreaktion verantwortlich sind, bei Dysregulation auch den Nährboden für eine PTBS bilden können. Insbesondere die fehlerhafte Verschaltung von emotionsassoziierten Arealen, wie der Amygdala, Insula oder des (Para-) Hippocampus, mit präfrontalen »Kontrollarealen«, einschließlich des ACC, scheinen hier eine zentrale Rolle zu spielen. Neben einer veränderten funktionellen Konnektivität, die bereits im »resting state« nachweisbar ist, finden sich Aktivierungsauffälligkeiten bei neuropsychologischen Funktionen, wie der Emotionsverarbeitung, bei Gedächtnisprozessen und Exekutivfunktionen. Dysfunktionen in einem kortikosubkortikalen Emotionsregulationssystem scheinen dabei auch verantwortlich für weitere spezifische Merkmale der PTBS-Symptomatik zu sein, so für eine dissoziativ anmutende Verarbeitung von Traumata, affektive Taubheit, Flashbacks und Vermeidungsverhalten. Es ist bekannt, dass nicht alle traumatisierten Personen eine PTBS entwickeln. Es stellt sich also die Frage, welche Schutzfaktoren, Persönlichkeitsaspekte, neurobiologischen, hormonellen und/oder neuropsychologischen Faktoren bei Personen wirken, die solch eine subjektiv lebensbedrohliche Situation erlebt, aber in Folge unbeschadet verarbeitet haben. Die Erforschung von Risikofaktoren und neurobiologischen Markern kann dabei den Grundstein für eine effektive Prävention der PTBS legen. Zerebrale Aktivierungs-
▼

muster könnten als Endophänotypen verwendet werden, die Auffälligkeiten bei Patienten, welche später eine PTBS entwickeln, bereits im Vorfeld in zerebralen Parametern und im Rahmen komplexerer Prädiktionsmodelle aufdecken können. Mittels einer andauernden Weiterentwicklung gegenwärtiger Forschungsmethoden soll ein Beitrag zur Verbesserung der klinischen Diagnostik und Therapie geleistet werden; beispielsweise indem Therapieerfolge neben neuropsychologischen Tests auch durch kernspintomographische Untersuchungen der Veränderung von zerebralen Dysfunktionen unterstützt werden.
Bisher fehlt eine Integration der heterogenen bildgebenden Studien in ein einheitliches neurobiologisches Störungsmodell (s. auch Flatten et al. 2004). Die Aufgabe der klinischen Neurowissenschaft besteht darin, aus den komplexen Befunden generalisierbare Modelle zu entwickeln und zu überprüfen, die gleichzeitig interindividuelle Unterschiede und komplexe Mensch-Umwelt-Interaktionen berücksichtigen.

Literatur

American Psychiatric Association (APA) (2000) Diagnostic and Statistical Manual of Mental Disorders, 4th ed. Text Revision (DSM-IV-TR). American Psychiatric Press, Washington

Arbanas G (2010) Patients with combat-related and war-related posttraumatic stress disorder 10 years after diagnosis. Croat Med J 51: 209–214

Aron AR, Fletcher PC, Bullmore ET, Sahakian BJ, Robbins TW (2003) Stop-signal inhibition disrupted by damage to right inferior frontal gyrus in humans. Nat Neurosci 6: 115–116

Bluhm RL, Williamson PC, Osuch EA, Frewen PA, Stevens TK, Boksman K, Neufeld RW, Théberge J, Lanius RA (2009) Alterations in default network connectivity in posttraumatic stress disorder related to early-life trauma. J Psychiatry Neurosci 34: 187–194

Brewin CR (2001) A cognitive neuroscience account of posttraumatic stress disorder and its treatment. Behav Res Ther 39: 373–393

Brunetti M, Sepede G, Mingoia G, Catani C, Ferretti A, Merla A, Del Gratta C, Romani GL, Babiloni C (2010) Elevated response of human amygdala to neutral stimuli in mild post traumatic stress disorder: neural correlates of generalized emotional response. Neuroscience 168: 670–679

Bryant RA, Kemp AH, Felmingham KL, Liddell B, Olivieri G, Peduto A, Goreden E, Williams LM (2008) Enhanced amygdala and medial prefrontal activation during nonconscious processing of fear in posttraumatic stress disorder: an fMRI study. Hum Brain Mapp 29: 517–523

Carrion VG, Garrett A, Menon V, Weems CF, Reiss AL (2008) Posttraumatic stress symptoms and brain function during a response-inhibition task: an fMRI study in youth. Depress Anxiety 25: 514–526

Carrion VG, Haas BW, Garrett A, Song S, Reiss AL (2010) Reduced hippocampal activity in youth with posttraumatic stress symptoms: an FMRI study. J Pediatr Psychol 35: 559–569

Casada JH, Roache JD (2006) Dissociation of physiology and behavior in PTSD. Int J Psychophysiol 62: 243–248

Chen SL, Li LJ, Xu BH, Liu J (2009) Insular cortex involvement in declarative memory deficits in patients with post-traumatic stress disorder. BMC Psychiatry 9: 39

Daniels JK, McFarlane AC, Bluhm RL, Moores KA, Clark CR, Shaw ME, Williamson PC, Densmore M, Lanius RA (2010) Switching between executive and default mode networks in posttraumatic stress disorder: alterations in functional connectivity. J Psychiatry Neurosci 35: 258–266

Dickie EW, Brunet A, Akerib V, Armony JL (2011) Neural correlates of recovery from post-traumatic stress disorder: A longitudinal fMRI investigation of memory encoding. Neuropsychologia 49: 1771–1778

Driessen M, Beblo T, Mertens M, Piefke M, Rullkoetter N, Silva-Saavedra A, Reddemann L, Rau H, Markowitsch HJ, Wulff H, Lange W, Woermann FG (2004) Posttraumatic stress disorder and fMRI activation patterns of traumatic memory in patients with borderline personality disorder. Biol Psychiatry 55: 603–611

Eckart C, Stoppel C, Kaufmann J, Tempelmann C, Hinrichs H, Elbert T, Heinze HJ, Kolassa IT (2011) Structural alterations in lateral prefrontal, parietal and posterior midline regions of men with chronic posttraumatic stress disorder. J Psychiatry Neurosci 36: 176–186

Falconer E, Bryant R, Felmingham KL, Kemp AH, Gordon E, Peduto A, Olivieri G, Williams LM (2008) The neural networks of inhibitory control in posttraumatic stress disorder. J Psychiatry Neurosci 33: 413–422

Flatten G, Gast U, Hofmann A, Liebermann P, Reddemann L, Siol T, Wöller W, Petzold ER (2004) Posttraumatische Belastungsstörung. Leitlinie und Quellentext, 2. Aufl. Schattauer, Stuttgart

Fonzo GA, Simmons AN, Thorp SR, Norman SB, Paulus MP, Stein MB (2010) Exaggerated and disconnected insular-amygdalar blood oxygenation level-dependent response to threat-related emotional faces in women with intimate-partner violence posttraumatic stress disorder. Biol Psychiatry 68: 433–441

Golier JA, Yehuda R, Bierer LM, Mitropoulou V, New AS, Schmeidler J, Silverman JM, Siever LJ (2003) The relationship of borderline personality disorder to posttraumatic stress disorder and traumatic events. Am J Psychiat 160: 2018–2024

Habel U, Windischberger C, Derntl B, Robinson S, Kryspin-Exner I, Gur RC, Moser E (2007) Amygdala activation and facial expressions: Explicit emotion discrimination versus implicit emotion processing. Neuropsychologia 45: 2369–2377

Hedges DW, Woon FL (2010) Alcohol use and hippocampal volume deficits in adults with posttraumatic stress disorder: a meta-analysis. Biol Psychol 84: 163–168

Hopper JW, Frewen PA, van der Kolk BA, Lanius RA (2007) Neural correlates of reexperiencing, avoidance, and dissociation in PTSD: symptom dimensions and emotion dysregulation in responses to script-driven trauma imagery. J Trauma Stress 20: 713–725

Jatzko A, Schmitt A, Demirakca T, Weimer E, Braus DF (2006) Disturbance in the neural circuitry underlying positive emotional processing in post-traumatic stress disorder (PTSD). An fMRI study. Eur Arch Psychiatry Clin Neurosci 256: 112–114

Jovanovic T, Norrholm SD, Fennell JE, Keyes M, Fiallos AM, Myers KM, Davis M, Duncan EJ (2009) Posttraumatic stress disorder may be associated with impaired fear inhibition: Relation to symptom severity. Psychiatry Res 167: 151–160

Karl A, Schaefer M, Malta LS, Dorfel D, Rohleder N, Werner A (2006) A meta-analysis of structural brain abnormalities in PTSD. Neurosci Biobehav Rev 30: 1004–1031

Keane TM, Marshall AD, Taft CT (2006) Posttraumatic stress disorder: etiology, epidemiology, and treatment outcome. Annu Rev Clin Psychol 2: 161–197

Kemp AH, Felmingham KL, Falconer E, Liddell BJ, Bryant RA, Williams LM (2009) Heterogeneity of non-conscious fear perception in posttraumatic stress disorder as a function of physiological arousal: an fMRI study. Psychiatry Res 174: 158–161

Kitayama N, Vaccarino V, Kutner M, Weiss P, Bremner JD (2005) Magnetic resonance imaging (MRI) measurement of hippocampal volume in posttraumatic stress disorder: a meta-analysis. J Affect Disord 88: 79–86

Koenigs M, Grafman J (2009) Post-traumatic stress disorder: the role of medial prefrontal cortex and amygdala. Neuroscientist 15: 540–548

Lanius RA, Williamson PC, Densmore M, Boksman K, Gupta MA, Neufeld RW, Gati JS, Menon RS (2001) Neural correlates of traumatic memories in posttraumatic stress disorder: a functional MRI investigation. Am J Psychiatry 158: 1920–1922

Lanius RA, Williamson PC, Boksman K, Densmore M, Gupta M, Neufeld RW, Gati JS, Menon RS (2002) Brain activation during script-driven imagery induced dissociative responses in PTSD: A functional magnetic resonance imaging investigation. Biol Psychiatry 52: 305–311

Lanius RA, Williamson PC, Hopper J, Densmore M, Boksman K, Gupta MA, Neufeld RW, Gati JS, Menon RS (2003) Recall of emotional states in posttraumatic stress disorder: an fMRI investigation. Biol Psychiatry 53: 204–210

Lanius RA, Vermetten E, Loewenstein RJ, Brand B, Schmahl C, Bremner JD, Spiegel D (2010) Emotion modulation in PTSD: Clinical and neurobiological evidence for a dissociative subtype. Am J Psychiatry 167: 640–647

Leung HC, Cai WD (2007) Common and differential ventrolateral prefrontal activity during inhibition of hand and eye movements. J Neurosci 27: 9893–9900

Mickleborough MJ, Daniels JK, Coupland NJ, Kao R, Williamson PC, Lanius UF, Hegadoren K, Schore A, Densmore M, Stevens T, Lanius RA (2011) Effects of trauma-related cues on pain processing in posttraumatic stress disorder: an fMRI investigation. J Psychiatry Neurosci 36: 6–14

Osuch EA, Benson B, Geraci M, Podell D, Herscovitch P, McCann UD, Post RM (2001) Regional cerebral blood flow correlated with flashback intensity in patients with posttraumatic stress disorder. Biol Psychiatry 50: 246–253

Phan KL, Wager T, Taylor SF, Liberzon I (2002) Functional neuroanatomy of emotion: a meta-analysis of emotion activation studies in PET and fMRI. Neuroimage 16: 331–348

Piefke M, Pestinger M, Arin T, Kohl B, Kastrau F, Schnitker R, Vohn R, Weber J, Ohnhaus M, Erli HJ, Perlitz V, Paar O, Petzold ER, Flatten G (2007) The neurofunctional mechanisms of traumatic and non-traumatic memory in patients with acute PTSD following accident trauma. Neurocase 13: 342–357

Rauch SL, Whalen PJ, Shin LM, McInerney SC, Macklin ML, Lasko NB, Orr SP, Pitman RK (2000) Exaggerated amygdala response to masked facial stimuli in posttraumatic stress disorder: a functional MRI study. Biol. Psychiatry 47: 769–776

Reuter M, Stark R, Hennig J, Walter B, Kirsch P, Schienle A, Vaitl D (2004) Personality and emotion: Test of Gray's personality theory by means of an fMRI study. Behav Neurosci 118: 462–469

Schneider F, Habel U, Reske M, Toni I, Falkai P, Shah NJ (2007) Neural substrates of olfactory processing in schizophrenia patients and their healthy relatives. Psychiatry Res 155: 103–112

Schuff N, Zhang Y, Zhan W, Lenoci M, Ching C, Boreta L, Mueller SG, Wang Z, Marmar CR, Weiner MW, Neylan TC (2011) Patterns of altered cortical perfusion and diminished subcortical integrity in posttraumatic stress disorder: an MRI study. Neuroimage 54: S62–S68

Shin LM, Whalen PJ, Pitman RK, Bush G, Macklin ML, Lasko NB, Orr SP, McInerney SC, Rauch SL (2001) An fMRI study of anterior cingulate function in posttraumatic stress disorder. Biol Psychiatry 50: 932–942

Smith ME (2005) Bilateral hippocampal volume reduction in adults with post-traumatic stress disorder: a meta-analysis of structural MRI studies. Hippocampus 15: 798–807

Stark R, Zimmermann M, Kagerer S, Schienle A, Walter B, Weygandt M, Vaitl D (2007) Hemodynamic brain correlates of disgust and fear ratings. Neuroimage 37: 663–673

Videbech P, Ravnkilde B (2004) Hippocampal volume and depression: a meta-analysis of MRI studies. Am J Psychiat 161: 1957–1966

Wang Z, Neylan TC, Mueller SG, Lenoci M, Truran D, Marmar CR, Weinar MW, Schuff N (2010) Magnetic resonance imaging of hippocampal subfields in posttraumatic stress disorder. Arch Gen Psychiatry 67: 296–303

Weltgesundheitsorganisation (WHO), Dilling H, Mombour W, Schmidt MH (2011) Internationale Klassifikation psychischer Störungen. ICD-10 Kapitel V (F). Klinisch-diagnostische Leitlinien. 8. überarb. Aufl. Huber, Bern

Whalley MG, Rugg MD, Smith AP, Dolan RJ, Brewin CR (2009) Incidental retrieval of emotional contexts in post-traumatic stress disorder and depression: an fMRI study. Brain Cogn 69: 98–107

Wittchen HU, Zaudig M, Fydrich T (1997) SKID: Strukturiertes Klinisches Interview für DSM-IV Achse I. Hogrefe, Göttingen

Woon F, Hedges DW (2011) Gender does not moderate hippocampal volume deficits in adults with posttraumatic stress disorder: a meta-analysis. Hippocampus 21: 243–252

Aufmerksamkeitsdefizit-Hyperaktivitätssyndrom

K. Konrad, S. Herpertz, B. Herpertz-Dahlmann

46.1 Einführung – 716
46.1.1 Diagnostische Kriterien – 716
46.1.2 Verlauf und Komorbidität – 717
46.1.3 Therapie – 717

46.2 Morphometrische Befunde – 717

46.3 Funktionelle Studien – 719

46.4 Veränderungen der Konnektivität in neuronalen Netzwerken bei ADHS – 721

46.5 Akute und chronische Medikationseffekte auf die funktionelle Architektur bei Patienten mit ADHS – 722

46.6 Funktionelle Bildgebung und Genetik bei ADHS – 724

Literatur – 725

Zum Thema
Mit den jüngsten Entwicklungen auf dem Gebiet der modernen Bildgebungsmethoden, insbesondere durch die Anwendung der nichtinvasiven MRT, steht eine Technik zur Verfügung, mit der spezifischere Aussagen darüber möglich sind, ob und welche Veränderungen in der Hirnanatomie und -funktion an der Ätiologie des Aufmerksamkeitsdefizit-Hyperaktivitätssyndroms beteiligt sind. Ein großer Vorteil der MRT besteht darin, dass diese nichtinvasive Methode im Kindes- und Jugendalter optimal eingesetzt werden kann und auch die Untersuchung gesunder Kontrollkinder ermöglicht. Im Folgenden soll eine kurze Zusammenfassung der morphometrischen Befunde gegeben werden, da diese Voraussetzung für die Interpretation der funktionellen Aktivierungsstudien sind. Aktuelle Ergebnisse ausgewählter fMRT-Untersuchungen zum Aufmerksamkeitsdefizit-Hyperaktivitätssyndrom werden im Anschluss dargestellt. Des Weiteren soll auf Studien, die zentrale Effekte von Psychostimulanzien mittels funktioneller Bildgebung untersucht haben, eingegangen werden.

46.1 Einführung

Das Aufmerksamkeitsdefizit-Hyperaktivitätssyndrom (ADHS) stellt mit einer Prävalenz von ca. 1 bis 3 % die häufigste psychische Erkrankung des Kindesalters dar. Sie ist gekennzeichnet durch ein situationsübergreifendes Verhaltensmuster von **motorischer Unruhe, Unaufmerksamkeit und Impulsivität**, das mit klinisch bedeutsamen Beeinträchtigungen im sozialen, schulischen oder beruflichen Funktionsbereich verbunden ist. Jungen sind etwa 3- bis 9-mal so häufig betroffen wie Mädchen. Bei einem Teil der Patienten persistiert die Symptomatik bis ins Erwachsenenalter.

46.1.1 Diagnostische Kriterien

Allgemeine diagnostische Kriterien für eine ADHS gemäß DSM-IV-TR (APA 2000) sind:
  A. Entweder Punkt A1 oder/und Punkt A2 müssen zutreffen:
  A1 Mindestens 6 der folgenden Symptome von **Unaufmerksamkeit** sind während der letzten 6 Monate beständig in einem mit dem Entwicklungsstand des Kindes nicht zu vereinbarenden und unangemessenen Ausmaß vorhanden gewesen:
- Beachtet häufig Einzelheiten nicht oder macht Flüchtigkeitsfehler bei den Schularbeiten, bei der Arbeit oder bei anderen Tätigkeiten
- Hat oft Schwierigkeiten, die Aufmerksamkeit bei Aufgaben oder beim Spielen über eine längere Zeitspanne aufrechtzuerhalten
- Scheint bei Ansprache durch andere häufig nicht zuzuhören
- Führt Anweisungen anderer oft nicht vollständig durch und kann Schularbeiten, andere Arbeiten oder Pflichten am Arbeitsplatz nicht zu Ende bringen (nicht aufgrund oppositionellen Verhaltens oder aufgrund von Verständnisschwierigkeiten)
- Hat häufig Schwierigkeiten bei der Organisation von Aufgaben und Aktivitäten
- Vermeidet häufig, hat eine Abneigung gegen oder beschäftigt sich häufig nur widerwillig mit Aufgaben, die länger andauernde geistige Anstrengungen erfordern (z. B. Mitarbeit im Unterricht oder Hausaufgaben)
- Verliert häufig Gegenstände, die benötigt werden (z. B. Spielsachen, Hausaufgabenhefte, Stifte, Bücher oder Werkzeug)
- Lässt sich durch äußere Reize leicht ablenken
- Ist bei Alltagstätigkeiten häufig vergesslich

A2 Mindestens 6 der folgenden Symptome der **Hyperaktivität und Impulsivität** sind während der letzten 6 Monate beständig in einem mit dem Entwicklungsstand des Kindes nicht zu vereinbarenden und unangemessenen Ausmaß vorhanden gewesen:
  Hyperaktivität:
- Zappelt häufig mit Händen oder Füßen oder rutscht auf dem Stuhl hin und her
- Steht in der Klasse und anderen Situationen, in denen Sitzenbleiben erwartet wird, häufig auf
- Läuft oft herum in Situationen, in denen dies unpassend ist (bei Jugendlichen oder Erwachsenen kann dies auf ein subjektives Unruhegefühl beschränkt bleiben)
- Hat häufig Schwierigkeiten, ruhig zu spielen oder sich leise zu beschäftigen
- Ist oft »auf Achse« oder wirkt »getrieben«
- Redet häufig übermäßig viel
  Impulsivität:
- Platzt häufig mit den Antworten heraus, bevor die Frage zu Ende gestellt ist
- Kann nur schwer warten, bis er/sie an der Reihe ist
- Unterbricht und stört andere häufig (platzt z. B. in Gespräche oder Spiele anderer hinein)

B. Einige Symptome der Hyperaktivität, Impulsivität oder Unaufmerksamkeit, die Beeinträchtigungen verursachen, treten bereits vor dem Alter von 7 Jahren auf.
C. Beeinträchtigungen durch diese Symptome zeigen sich in 2 oder mehr Bereichen (z. B. in der Schule bzw. am Arbeitsplatz oder zu Hause).
D. Es müssen deutliche Hinweise auf klinisch bedeutsame Beeinträchtigungen der sozialen, schulischen oder beruflichen Funktionsfähigkeit vorhanden sein.
E. Die Symptome treten nicht ausschließlich im Verlauf einer tiefgreifenden Entwicklungsstörung, Schizophrenie

oder einer anderen psychotischen Störung auf und können auch nicht durch eine andere psychische Störung besser erklärt werden (z. B. affektive Störung, Angststörung, dissoziative Störung oder eine Persönlichkeitsstörung).

Je nach vorherrschender Symptomatik unterscheidet das DSM-IV-TR 3 Subtypen des Aufmerksamkeitsdefizit-Hyperaktivitätssyndroms (ADHS):
— Unaufmerksamer Subtyp (Kriterium A1, nicht aber A2 war während der letzten 6 Monate erfüllt)
— Hyperaktiv-impulsiver Subtyp (Kriterium A2, nicht aber A1 war während der letzten 6 Monate erfüllt)
— Kombinierter Subtyp (Kriterien A1 und A2 waren während der letzten 6 Monate erfüllt)

Die oben genannten DSM-IV-Kriterien wurden in erster Linie für das Kindesalter konzipiert. Speziell für das Erwachsenenalter wurden die sog. Wender-Utah-Kriterien entwickelt (Wender 1995; nachzulesen auch unter http://www.dgppn.de/fileadmin/user_upload/_medien/download/pdf/kurzversion-leitlinien/leitlinien-adhs-erwachsenenalter.pdf [Zugriff: 27.09.2012]).

46.1.2 Verlauf und Komorbidität

Die Symptomatik manifestiert sich früh (vor dem 7. Lebensjahr) und zeigt bei ca. 20 % der Patienten eine Persistenz ins Erwachsenenalter. Während die motorische Hyperaktivität im Laufe der Entwicklung abnimmt, dominieren die Aufmerksamkeitsstörung und Impulsivität das Krankheitsbild im Erwachsenenalter. ADHS hat weitreichende Konsequenzen für die Entwicklung des Patienten: So weisen die betroffenen Kinder in erheblichem Maße schulische Schwierigkeiten und Probleme mit Gleichaltrigen auf. Im Erwachsenenalter besteht zudem ein hohes Risiko für soziale Isolation, schwere Verkehrsunfälle, dissoziale Entwicklungen und Drogenmissbrauch.

ADHS tritt selten allein auf; vielmehr geht man heute davon aus, dass 50–80 % aller Patienten mit ADHS auch noch die diagnostischen Kriterien für eine weitere psychische Erkrankung erfüllen. Als häufigste Komorbidität finden sich externalisierende Verhaltensstörungen, wie z. B. die Störung des Sozialverhaltens, aber auch Ticstörungen, internalisierende Störungen wie ängstliche und depressive Syndrome, Teilleistungsstörungen und Persönlichkeitsstörungen im Erwachsenenalter sind häufig (Herpertz-Dahlmann 2003).

46.1.3 Therapie

Psychostimulanzien, insbesondere **Methylphenidat** (MPH) stellen die Behandlungsmethode der ersten Wahl bei Patienten mit ADHS dar. Allerdings sprechen ca. ein Drittel aller Patienten nur unzureichend auf Methylphenidat an (sog. Nonresponder). Behandlungsalternativen sind **Dextroamphetamin** (in den USA auch ein Gemisch von Amphetaminsalzen und -razematen) und **Pemolin**, wobei Letzteres aufgrund von hepatotoxischen Nebenwirkungen nur bei besonderer Indikation verordnet werden darf. Aufgrund der kurzen Halbwertszeit der Psychostimulanzien werden seit einigen Jahren retardierte Formen eingesetzt, die nur einmal täglich verabreicht werden müssen und die Compliance der Patienten erleichtern. Die Wirksamkeit von Stimulanzien wurde in zahlreichen Doppelblind-Plazebo-Kontrollstudien dokumentiert (z. B. Greenhill et al. 1999). **Atomoxetin**, ein selektiver Noradrenalinwiederaufnahmehemmer, ist seit 2005 auch in Deutschland zugelassen. Erste Vergleichsstudien zeigten eine ähnlich gute Wirksamkeit wie die der Psychostimulanzien auf (▶ Box 46.1).

MTA-Studie
Im Rahmen der Multimodal Treatment Study of Children with ADHS (MTA) wurden 579 Kinder im Alter von 7 bis 10 Jahren in 6 Zentren der USA nach einem multimodalen Vorgehen über 14 Monate behandelt. Die erste Gruppe erhielt eine individuell angepasste MPH-Behandlung, die zweite Gruppe eine intensive Verhaltenstherapie mit Behandlungskomponenten für die Schule, die Eltern und das Kind. In der dritten Gruppe wurde eine kombinierte Behandlung aus medikamentöser und Verhaltenstherapie durchgeführt; eine vierte Gruppe wurde einer Standardtherapie zugeordnet (medikamentöse Behandlung durch Hausärzte ohne genaue Dosisanpassung). Eine Überlegenheit der Kombinationsbehandlung von medikamentöser und Verhaltenstherapie zeigte sich nur für die Gruppe der Patienten, die neben der ADHS auch noch eine Störung des Sozialverhaltens aufwiesen (Jensen et al. 2001). Allerdings zeigten Verlaufsuntersuchungen, dass MPH negative Effekte auf die Größen- und Gewichtsentwicklung von Kindern und Jugendlichen hatte (MTA 2004; Swanson et al. 2006). Diese Ergebnisse werfen die Frage auf, ob der Effekt einer MPH-Medikation auf die Gehirnentwicklung ähnlich sein könnte.

46.2 Morphometrische Befunde

In den letzten Jahren sind in einer Reihe von Studien morphometrische Veränderungen bei Kindern und Jugendlichen mit ADHS untersucht worden. Insgesamt fallen eine relativ große Heterogenität der Befunde sowie deren mangelnde Spezifität auf. Beispielsweise wurde in mehreren Studien berichtet, dass Kinder mit ADHS im Vergleich zu gesunden Kontrollkindern ein insgesamt um ca. 5 % vermindertes **zerebrales Gesamtvolumen** aufweisen (Castellanos et al. 1996), wohingegen andere Studien dies nicht bestätigen konnten, insbesondere wenn Gruppenunterschiede hinsichtlich des IQ bei der statistischen Analyse berücksichtigt wurden (Filipek et al. 1997). In verschiedenen volumetrischen Studien wurde von kleineren **rechtsseitigen präfrontalen Regionen** (Castellanos et al. 1996;

Filipek et al. 1997) bei Jungen mit ADHS im Vergleich zu gesunden Kontrollpersonen berichtet, die mit einem schlechteren Abschneiden in einer Inhibitionsaufgabe korrelierten (Casey et al. 1997). Auch Hesslinger et al. (2002) berichteten von einer Volumenminderung im linken orbitofrontalen Kortex bei erwachsenen Patienten mit ADHS.

Castellanos et al. (2002) führten eine erste systematische Querschnittsuntersuchung mit einer großen Stichprobe von 150 Patienten mit ADHS und parallelisierten Kontrollpersonen im Alter von 5 bis 18 Jahren durch, in der sie Entwicklungs- und Medikationseffekte kontrollierten. Es zeigte sich, dass nichtmedizierte Kinder mit ADHS ein kleineres Gesamtvolumen der weißen Substanz und des Kleinhirns im Vergleich zu medizierten Patienten und gesunden Kontrollkindern aufwiesen. Diese morphometrischen Abweichungen erwiesen sich als persistent in der Entwicklung. Lediglich das Volumen des Nucleus caudatus war zwar initial bei Patienten mit ADHS vermindert, aber dieser Gruppenunterschied verschwand im Laufe der Adoleszenz, wenn das Volumen auch in der Kontrollgruppe abnahm. Es fanden sich in der Studie von Castellanos und Kollegen keine geschlechtsspezifischen Unterschiede. In der ADHS-Gruppe wurden ferner signifikante Korrelationen zwischen den Volumenveränderungen und dem Schweregrad der ADHS-Symptomatik beschrieben.

Eine hinsichtlich der MRT-Auswertung methodisch aufwändige morphometrische Studie wurde von Sowell et al. (2003) durchgeführt. Im Unterschied zu vorangegangenen Studien wurden nicht a priori »regions of interest« definiert, sondern der gesamte Kortex wurde mithilfe von computergestützten Auswertealgorithmen analysiert. In einer Gruppe von 27 Kindern und Jugendlichen mit ADHS und 46 Kontrollprobanden wurden die kortikalen Veränderungen der grauen Substanz überprüft. Es fanden sich weniger regional begrenzte Veränderungen, sondern vielmehr bilateral reduzierte Volumina im inferioren Anteil des dorsal präfrontalen Kortex und bilateral in den anterioren Temporallappen. Ferner fanden sich signifikant vergrößerte Volumina bilateral im Bereich der posterioren Temporallappen und des inferioren Parietalkortex. Diese Ergebnisse sprechen dafür, dass ADHS mit relativ globalen morphometrischen Veränderungen des Kortex assoziiert ist, die alle Hirnlappen betreffen.

In einer Metaanalyse (Ellison-Wright et al. 2008) mit 7 Studien, die Veränderungen der grauen Substanz mittels der sog. voxelbasierten Morphometrieauswertung (VBM) untersucht haben, fanden sich die stärksten Volumenverminderungen in den Basalganglien, insbesondere im rechten Putamen und Globus pallidus. Dies steht in Übereinstimmung mit vorangegangenen volumetrischen Untersuchungen, die ebenfalls verminderte Volumina im Bereich des Striatums bei Kindern mit ADHS gezeigt haben (z. B. Filipek et al. 1997). Ferner berichteten zahlreiche Studien von Veränderungen im Bereich des **Corpus callosum** bei ADHS, und zwar sowohl in anterioren (Giedd et al. 1994) als auch in posterioren (Hynd et al. 1993) Balkenregionen. Des Weiteren gibt es zahlreiche Hinweise auf Veränderungen des Kleinhirns (Giedd et al. 2001 für eine Übersicht).

In einer aktuellen Metaanalyse haben Nakao und Kollegen (2011) des Weiteren den Einfluss des Alters und einer vorangegangenen Stimulanzienbehandlung auf die regionalen Veränderungen der grauen Substanz überprüft. Die Autoren bestätigten die größten strukturellen Abweichungen in den Basalganglien bei Kindern mit ADHS. Darüber hinaus zeigte sich, dass die abweichende Entwicklung dieser Hirnstrukturen sich mit zunehmendem Alter normalisierte und dass eine medikamentöse Behandlung ebenfalls mit einer Normalisierung der Hirnstrukturen assoziiert war.

Aufgrund der großen Variabilität im Outcome der Patienten mit ADHS sind Längsschnittstudien von besonderem Interesse. Eine erste Längsschnittstudie, in der 223 Kinder mit ADHS und 223 Kontrollprobanden eingeschlossen waren, die im Abstand von 3 Jahren im Scanner untersucht wurden, ergab folgenden interessanten Befund (Shaw et al. 2007a): Zwar verlief der Reifeprozess prinzipiell ähnlich bei Kindern mit und ohne ADHS – mit früherer Reifung posteriorer im Vergleich zu anterioren Hirnregionen –, jedoch erreichte die Hirnrinde der ADHS-Kinder ihre maximale Dicke im Durchschnitt 3 Jahre später als die der Kontrollgruppe. Im Mittel waren die gesunden Kinder zu diesem Zeitpunkt 7,5 Jahre alt, die ADHS-Kinder 10,5 Jahre. Besonders ausgeprägt war die verzögerte Entwicklung im frontalen Kortex. Interessanterweise fand sich die verzögerte Reifung nicht im Motorkortex, dieser entwickelte sich bei den ADHS-Probanden sogar schneller als bei gesunden Altersgenossen (Abb. 46.1). Des Weiteren konnten Shaw et al. (2007b) zeigen, dass ADHS-Patienten mit einem bestimmten Genotyp (DRD4 7-repeat allele) einen besseren klinischen Verlauf nahmen und dieser mit einem distinkten Muster der Hirnentwicklung assoziiert war, insbesondere mit einer Normalisierung des Parietalkortex.

> **Zusammenfassend sprechen die Befunde dafür, dass eine klinische Verbesserung der ADHS-Symptomatik mit einer zunehmenden Normalisierung der Hirnentwicklung einhergeht, wohingegen bei Persistenz der Symptomatik eher eine progressive Divergenz vom normalen Reifungsmuster beobachtet wurde. Dies konnte für die Entwicklung des Parietalkortex als auch der Basalganglien, des Kleinhirns und des Hippocampus gezeigt werden. Ob diese Normalisierung der strukturellen Hirnentwicklung auf plastische Veränderungen durch die Behandlung,**
▼

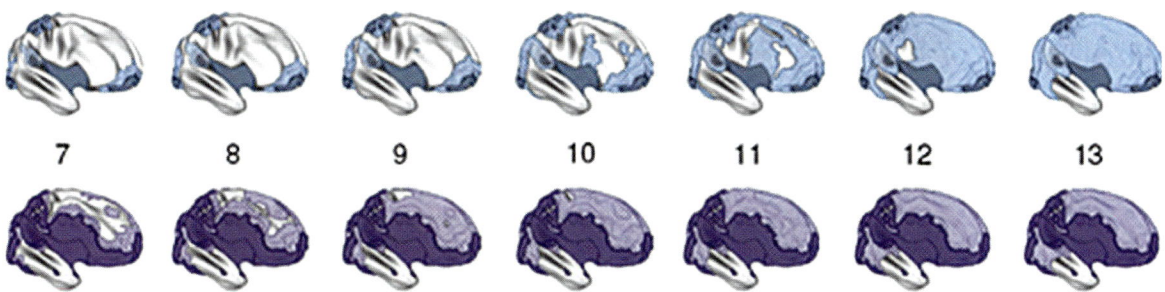

Abb. 46.1 Unterschiede in der strukturellen Hirnentwicklung bei Patienten mit und ohne ADHS. Obwohl das prinzipielle Reifungsmuster ähnlich verläuft (z. B. reifen hintere Hirnareale früher als vordere), ist die Hirnreifung bei Patienten mit ADHS um ca. 3 Jahre verzögert. (Aus Shaw et al. 2007; mit freundlicher Genehmigung von National Academy of Sciences, U.S.A.)

direkte Medikamenteneffekte oder veränderte funktionelle Hirnaktivität zurückzuführen ist, ist bislang noch ungeklärt.

46.3 Funktionelle Studien

In den letzten Jahren ist die Anzahl der fMRT-Studien mit ADHS-Patienten stark gestiegen. Während sich die ersten Studien auf neuronale Mechanismen von exekutiven Leistungen konzentriert haben, ist der Fokus heute sehr viel weiter, und es finden sich neben Bildgebungsstudien mit klassischen kognitiven Paradigmen auch erste Untersuchungen zur Emotionsverarbeitung (Posner et al. 2011) und sozialen Kognition (Soliva et al. 2009) bei Patienten mit ADHS. Im Folgenden sollen ausgewählte fMRT-Befunde bei ADHS dargestellt werden.

Frühe Arbeiten führten Inhibitions- bzw. exekutive Funktionsaufgaben im Scanner durch, wie z. B. das **Go/No-go-Paradigma**, bei dem auf bestimmte Reize reagiert werden muss (Go-Trials), wohingegen bei anderen Reizen nicht reagiert werden darf (No-go-Trial), oder die **Stopp-Signal-Aufgabe**, bei der die motorische Reaktion, die bereits initiiert wurde, nach Vorgabe eines Stopp-Signals unterdrückt werden muss (▸ Kap. 22). FMRT-Studien, die Patienten mit ADHS während der Bearbeitung von solchen Inhibitionsaufgaben untersuchten, zeigten eine abnorme Aktivierung in frontostriatalen Systemen. In einer voxelbasierten Metaanalyse (»activation likelihood estimation«, ALE) untersuchten Dickstein et al. (2006) neuronale Korrelate der Reaktionsunterdrückung bei Patienten mit ADHS über 16 Studien hinweg. Sie fanden ein signifikantes Muster von frontaler Hypoaktivität, das den ACC, den dorsolateralen PFC und den inferioren PFC umfasste. Ebenfalls fanden sich Unteraktivierungen in den Basalganglien, im Thalamus und im Parietalkortex. Diese Ergebnisse sprechen dafür, dass neuronale Dysfunktionen nicht auf eine bestimmte Region des Frontalkortex beschränkt sind (◘ Abb. 46.2).

In einer eigenen fMRT-Studie verglichen wir 16 behandlungsnaive Kinder mit ADHS und 16 gesunde Kontrollkinder während der Durchführung eines modifizierten **Attention-Network-Tests** (Konrad et al. 2006). Bei dieser Aufgabe werden, basierend auf dem Modell von Posner und Petersen (1990), 3 unabhängige Aufmerksamkeitsnetzwerke (Alertness, visuell-räumliche Aufmerksamkeitsausrichtung und exekutive Aufmerksamkeit) getestet. Auf der Verhaltensebene zeigten Kinder mit ADHS signifikant schlechtere Leistungen als gesunde Kontrollkinder in der exekutiven Aufmerksamkeitsbedingung, ebenfalls zeigte sich eine tendenziell schlechtere Leistung in der visuell-räumlichen Aufmerksamkeitsverschiebung. Auf neuronaler Ebene wurden abweichende Hirnaktivierungsmuster für alle 3 untersuchten Aufmerksamkeitsbereiche evident. Die funktionellen Aktivierungsunterschiede waren für das Alertness- und exekutive Aufmerksamkeitssystem am besten im Sinne eines gestörten Top-down-Modulationsprozesses interpretierbar.

Ferner zeigte sich für die Komponente der visuell-räumlichen Aufmerksamkeitsverschiebung nach einem invaliden Hinweisreiz (Reorientierung), dass Kinder mit ADHS abweichende Aufmerksamkeitsstrategien anwenden, die mit untypischen Hirnaktivierungsmustern im Vergleich zu gesunden Kindern assoziiert sind. Die beobachteten Gruppenunterschiede waren unabhängig von der Aufgabenleistung und konnten nicht als Resultat einer Stimulanzienbehandlung interpretiert werden. Daher geben sie Hinweise auf eine neuronal basierte Aufmerksamkeitsdysfunktion bei behandlungsnaiven ADHS-Patienten. Auch Booth et al. (2005) konnten zeigen, dass abweichende Aktivierungsmuster nicht ausschließlich auf fron-

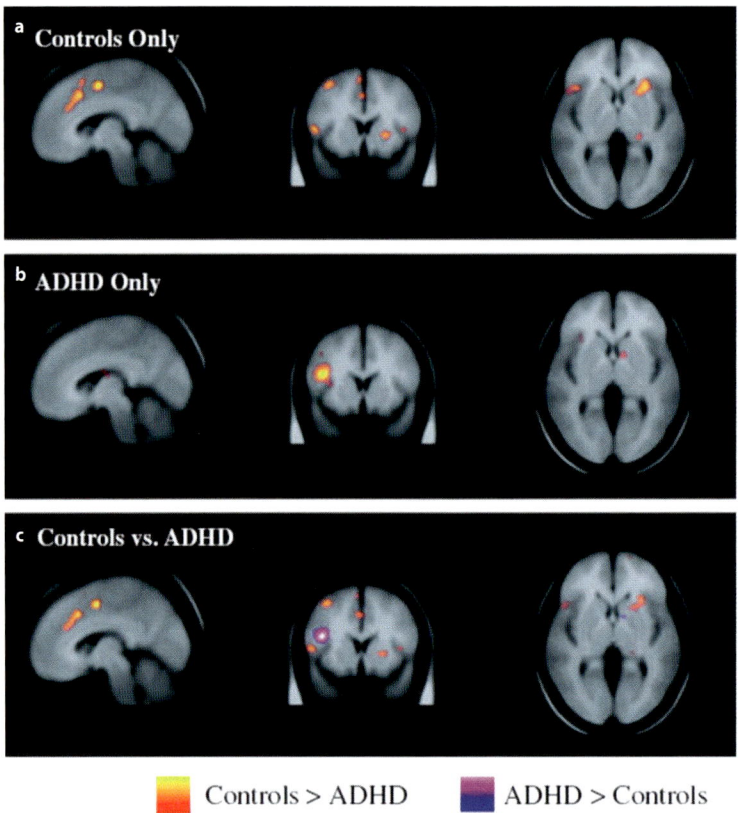

Abb. 46.2 Ergebnisse einer »Activation likelihood estimation«(ALE)-Metaanalyse zu neuronalen Korrelaten von exekutiven Funktionen bei Patienten mit ADHS im Vergleich zu Kontrollprobanden. **a** Extensives Muster von erhöhter Wahrscheinlichkeit für eine Aktivierung im Bereich des Frontallappens (bilateral) und Striatums bei Kontrollprobanden. **b** Patienten mit ADHS zeigten hingegen höhere Wahrscheinlichkeit für Aktivierungen im linken Frontallappen. **c** Differenzbild: Kontrollprobanden > ADHS. (Aus Dickstein et al. 2006; mit freundlicher Genehmigung von John Wiley and Sons)

tostriatale Areale bei ADHS beschränkt sind, auch wenn sich für diese Bereiche die größten funktionellen Gruppenunterschiede zeigten.

Abb. 46.3 veranschaulicht noch einmal schematisch die betroffenen Hirnareale bei ADHS.

Eine Reihe von neueren Arbeiten hat sich mit neuronalen Mechanismen der Belohnungsverarbeitungen bei Patienten mit ADHS beschäftigt. Diese Arbeiten zeigten eine verminderte Aktivierung in sog. Reward-Arealen, wie z. B. dem ventralen Striatum bei Jugendlichen und bei erwachsenen Patienten mit ADHS während der Antizipation von Belohnung (Scheres et al. 2007), hingegen aber eine erhöhte Aktivierung nach dem Erhalt von Belohnung im orbitofrontalen Kortex (Ströhle et al. 2008). Diese Befunde stehen in guter Übereinstimmung mit der klinischen Beobachtung, dass viele Patienten mit ADHS sehr gut auf Verstärkerpläne oder andere verhaltenstherapeutische Interventionen ansprechen.

Ebenfalls beschäftigten sich mehrere Bildgebungsstudien mit den neuronalen Korrelaten der Zeitverarbeitung. Diese Arbeiten wurden durch experimentelle Befunde stimuliert, die zeigten, dass ADHS-Patienten mehr Schwierigkeiten aufweisen, kurze Zeitintervalle richtig wahrzunehmen (Marx et al. 2010; Rubia et al. 2007). Mehrere fMRT-Studien bestätigten eine verminderte frontozerebelläre Aktivität während der Vorhersage von zeitlichen Events oder während Zeitdiskriminationsaufgaben bei Patienten mit ADHS (Durston et al. 2007; Smith et al. 2008; Vloet et al. 2010).

Zusammenfassend zeigen funktionelle Studien abweichende Hirnaktivierungsmuster in verschiedenen kognitiven Aufgabentypen mit konsistenten Veränderungen im Bereich des frontostriatozerebellären Systems. Darüber hinaus findet sich bei den Patienten mit ADHS eine abnormale Aktivierung in weiteren Hirnarealen, die möglicherweise kompensatorisch einsetzt und mit subtilen Defiziten assoziiert ist. Alle bisherigen Studien zeigen sehr inhomogene Ergebnisse hinsichtlich der Frage, welche Hirnareale genau kompensatorisch bei Patienten mit ADHS aktiviert werden. So ist derzeit keine Aussage darüber möglich, ob dies primär aufgabenspezifisch ist und/oder es vielleicht individuell unterschiedliche Netzwerke sind, die anstelle der frontostriatalen Bahnen aktiviert werden.

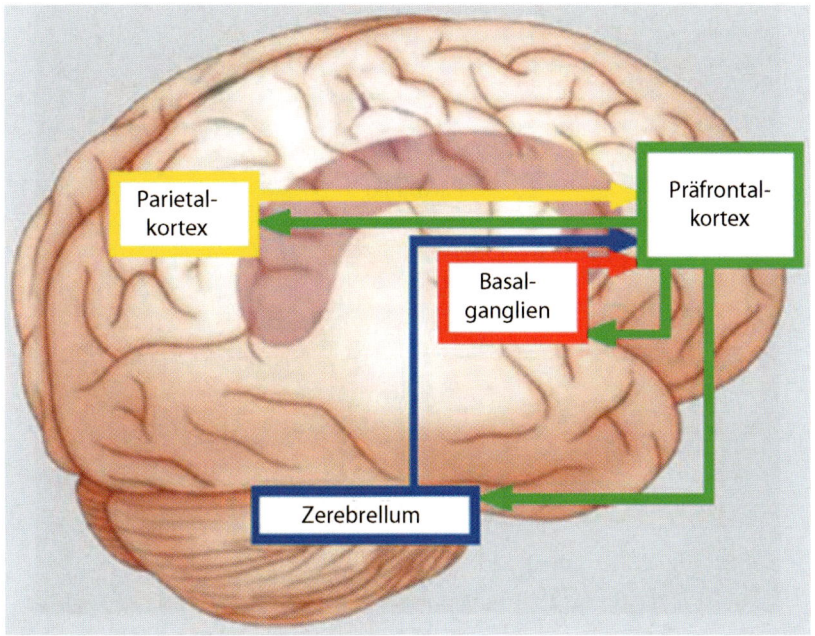

Abb. 46.3 Schematische Darstellung betroffener Hirnareale bei ADHS. (Nach Casey u. Durston 2006; mit freundlicher Genehmigung von the American Journal of Psychiatry)

46.4 Veränderungen der Konnektivität in neuronalen Netzwerken bei ADHS

In den letzten Jahren haben Störungen des Ruhezustandes, insbesondere im sog. »Default Mode«-Netzwerk (DMN), viel Aufmerksamkeit hinsichtlich der Pathophysiologie der ADHS bekommen. Unter DMN versteht man ein Netzwerk aus synchron aktiven Hirnregionen, die im Ruhezustand aktiv sind und beim Lösen von Aufgaben deaktiviert werden (▶ Kap. 15). Zu den beteiligten Hirnregionen gehören der mediale präfrontale Kortex, der Praecuneus, Teile des Gyrus cinguli sowie der superiore Parietalkortex und der Hippocampus.

Derzeit konkurrieren 2 unterschiedliche Annahmen über Dysfunktionen des DMN in der ADHS-Literatur. Auf der einen Seite gibt es Modelle, die eine Hyperkonnektivität des DMN (Tian et al. 2006) annehmen, wohingegen auf der anderen Seite von einer Hypokonnektivität des DMN (Castellanos et al. 2008; Helps et al. 2008) ausgegangen wird. Bisherige Studienergebnisse haben ebenfalls inkonsistente Befunde ergeben. So fanden Tian et al. (2008), dass ADHS-Patienten eine erhöhte Resting-State-Aktivität im »low-level«-sensorischen Kortex aufwiesen, und brachten diese Aktivität v. a. mit der Unaufmerksamkeitssymptomatik in Zusammenhang. Im Unterschied dazu beobachteten Castellanos et al. (2008) eine reduzierte funktionelle Konnektivität zwischen dem anterioren zingulären Cortex und verschiedenen Arealen des DMN (Praecuneus und PCC). Auch berichteten die Autoren von veränderter funktioneller Konnektivität innerhalb des eigentlichen DMN (VMPFC, Praecuneus und PCC).

Des Weiteren wird diskutiert, ob die Aktivität des DMN in Ruhe »normal funktioniert«, aber während des Übergangs vom »resting state« zur Aufgabe die Abnahme der DMN-Aktivität gestört ist, sodass persistierende DMN-Aktivität dann mit der Aktivität in den aufgabenassoziierten neuronalen Schaltkreisen interferiert (Default-Mode-Interference-Hypothese; Sonuga-Barke u. Castellanos 2007). Diese Interferenz soll auf der Verhaltensebene v. a. mit den ADHS-typischen schwankenden Reaktionszeiten und sog. »lapses of attention« assoziiert sein. Bisher sind jedoch experimentelle Daten für diese Hypothese selten (für eine Übersicht s. Konrad u. Eickhoff 2010).

Erste Studien haben sich jetzt auch mit der funktionellen oder effektiven Konnektivität in neuronalen Netzwerken während der Bearbeitung von kognitiven Aufgaben bei Patienten mit ADHS beschäftigt.

Diese Studien sprechen v. a. für eine Reduzierung der frontostriatoparietozerebellären Konnektivität, wohingegen sich keine Hinweise auf eine kompensatorische Zunahme der funktionellen Konnektivität fanden. Beispielsweise berichteten Rubia et al. (2009) von einer verminderten funktionellen Konnektivität im frontostriatoparietozerebellären Vigilanznetzwerk bei Kindern mit ADHS. Vloet et al. (2010) berichteten ebenfalls von einer verminderten frontoparietalen und frontozerebellären Konnektivität während einer kombinierten Interferenz- und Zeitdiskriminationsaufgabe bei Patienten mit ADHS (◘ Abb. 46.4).

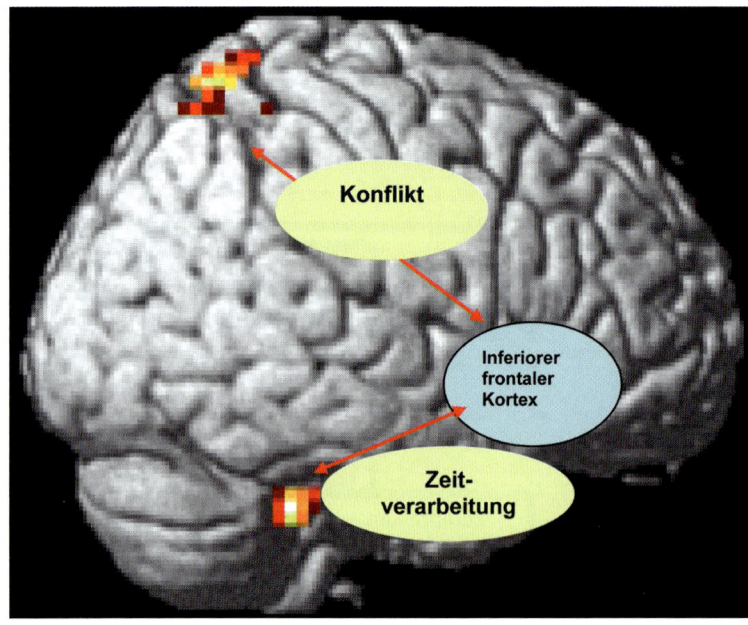

◘ Abb. 46.4 Schematische Darstellung der gestörten Konnektivität in frontoparietalen und frontozerebellären Netzwerken bei Patienten mit ADHS im Vergleich zu Kontrollprobanden. (Mod. nach Vloet et al. 2010; mit freundlicher Genehmigung von Elsevier)

Posner et al. (2011) untersuchten mittels Dynamic Causal Modelling (DCM) die Konnektivität zwischen Amygdala und dem PFC während der subliminalen Darbietung von ängstlichen Gesichtsausdrücken bei Kindern mit ADHS. Sie fanden eine erhöhte effektive Konnektivität zwischen rechter Amygdala und lateralem PFC, die sich jedoch unter einer Stimulanziengabe normalisierte.

46.5 Akute und chronische Medikationseffekte auf die funktionelle Architektur bei Patienten mit ADHS

Box 46.1. Wirkmechanismus von Methylphenidat

Methylphenidat blockiert den Dopamintransporter und bewirkt eine Freisetzung von Dopamin aus reserpinsensitiven Granula, sodass Dopamin vermehrt im synaptischen Spalt zur Verfügung steht und mit präsynaptischen Autorezeptoren und postsynaptischen Rezeptoren interagiert. Es wird angenommen, dass Stimulanzien sowohl Effekte auf die zentralen dopaminergen als auch auf die noradrenergen Bahnen haben (Solanto 2002).
Im Gegensatz zu den Stimulanzien beruht der Wirkmechanismus von Atomoxetin auf einer Noradrenalinwiederaufnahmehemmung. Atomoxetin blockiert den präsynaptischen Noradrenalintransporter mit minimaler Affinität für andere noradrenerge Rezeptoren oder andere Neurotransmittertransporter oder -rezeptoren.

Bisher wissen wir noch sehr wenig über den genauen Mechanismus, wie die Medikation das Gehirn und kognitive Funktionen beeinflusst. Auch hier steht mit der funktionellen Bildgebung eine interessante Untersuchungsmöglichkeit zur Verfügung, den genauen zentralen Wirkmechanismus dieser Substanzen weiter aufzuklären. Volkow et al. (1999) untersuchten im Rahmen einer PET-Untersuchung mit [11C]-Methylphenidat die **Verteilung von Methylphenidat** im Gehirn und fanden die höchste Konzentration im Striatum, also einer Hirnregion mit einer hohen Konzentration von Dopamintransportern.

Zwei Studien von Matochik et al. (1993, 1994) untersuchten ebenfalls mittels PET die Aktivierungsveränderungen nach akuter und chronischer Stimulanzienmedikation mit MPH und Dextroamphetamin. Nach akuter Gabe zeigten sich zwar lokalisatorisch weitreichende Veränderungen im Glukosemetabolismus – sowohl mit Abnahme als auch Zunahme der Aktivität –, hingegen führte eine Dauermedikation von Methylphenidat oder Amphetamin nicht zu Veränderungen des Glukosemetabolismus trotz einer klinisch bedeutsamen Reduktion der ADHS-Symptomatik. Allerdings muss kritisch angemerkt werden, dass es sich hierbei um Ruhemessungen ohne kognitive Anforderungen handelte.

Zwei Studien (Anderson et al. 2002; Teicher et al. 2000) benutzten die **T2-Relaxometrie**, um das Steady-State-Blutvolumen und dessen Veränderungen in spezifischen Hirnregionen unter kontinuierlicher Medikamentengabe zu untersuchen. Bei diesem Verfahren wird die Tatsache genutzt, dass im Steady-State Hirnregionen mit einer stärke-

46.5 · Akute und chronische Medikationseffekte auf die funktionelle Architektur bei Patienten mit ADHS

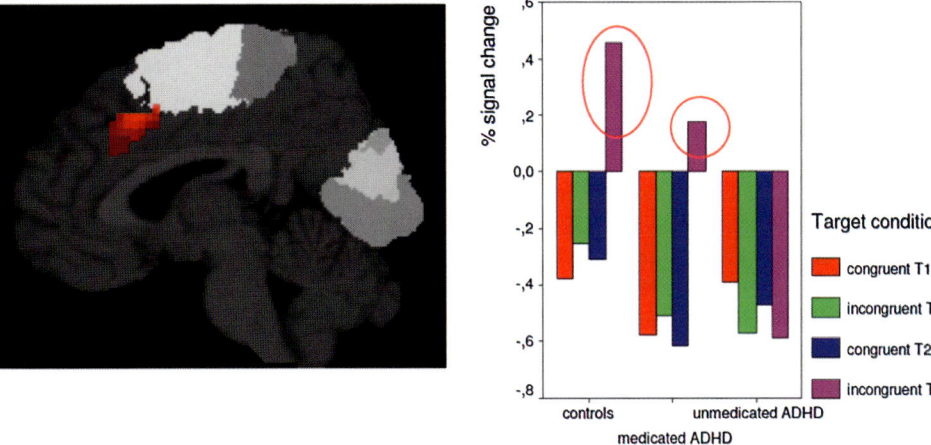

Abb. 46.5 Effekte einer einjährigen Behandlung mit Methylphenidat auf das Konfliktnetzwerk bei Patienten mit ADHS. (Aus Konrad et al. 2007; mit freundlicher Genehmigung von Elsevier)

ren kontinuierlichen Aktivität über die Zeit mehr Blutvolumen und mehr Desoxyhämoglobinmoleküle pro Gewebsvolumen aufnehmen, sodass die paramagnetischen Eigenschaften dieser Regionen zunehmen, was sich anhand einer Abnahme der T2-Relaxationszeit messen lässt. Teicher et al. berichteten, dass bei 15 Kindern mit ADHS nach der Gabe von 0,5 mg/kg KG MPH die Perfusion des linken dorsolateralen präfrontalen Kortex, des rechten Nucleus caudatus und des Putamens zunahm. Dies galt aber nur für diejenigen Kinder, bei denen eine ausgeprägte Hyperaktivitätssymptomatik bestand. Im nichtmedizierten Zustand wiesen auch nur diese Patienten eine niedrigere bilaterale Perfusion des Putamens im Vergleich zu gesunden Kindern auf.

Eine äußerst interessante fMRT-Untersuchung führten Vaidya et al. (1998) durch (◘ Abb. 46.5). Die Autoren untersuchten erstmalig Kinder mit ADHS und gesunde Kinder mit und ohne Psychostimulanzienmedikation während der Durchführung von 2 Go/No-go-Aufgaben. Sie berichteten, dass MPH sowohl bei Patienten als auch bei Kontrollpersonen die Leistung in den Aufgaben verbesserte und die frontale Aktivierung bei beiden Gruppen verstärkte. Allerdings zeigte sich in der Kontrollgruppe unter Methylphenidat eine Abnahme der Aktivität im Striatum, wohingegen diese bei den Patienten mit ADHS zunahm. Eine Replikation dieses Befundes, der auf einen möglichen Unterschied zwischen akuter und längerfristiger Stimulanziengabe hinweist, steht jedoch noch aus.

In einer Pilotstudie mit 4 Patienten mit ADHS verglichen Carrey et al. (2002) im Rahmen einer Magnetresonanzspektroskopieuntersuchung die Effekte von Methylphenidat und Atomoxetin. In der Posttreatment-Bedingung ergab sich für beide Medikamente ein um 56 % reduziertes **Glutamat/Kreatin-Verhältnis** im Striatum, wohingegen dieses im präfrontalen Kortex nur bei den mit Atomoxetin behandelten Patienten abnahm. Das Glutamat/Kreatin-Verhältnis ist ein Maß für die glutaminerge Aktivität, und es wird vermutet, dass diese Veränderungen in enger Interaktion zum striatalen Dopamin stehen. Diese Studie gibt erste Hinweise darauf, dass die Wirksamkeit von Atomoxetin und Methylphenidat über verschiedene neuronale Pfade erklärt werden kann. Die Blockade des noradrenergen Transporters durch Atomoxetin scheint die kortikale Konzentration von Glutamat zu reduzieren, was möglicherweise zu einer sekundären Abwärtsregulation des striatalen Glutamats führt.

Ferner konnten Rubia und Kollegen (2009) zeigen, dass MPH kontextabhängig neuronale Aktivierungsmuster zu normalisieren scheint. So zeigten sich unter MPH im Vergleich zur Plazebobedingung einerseits eine »Up-Regulation« von dysfunktionalen frontostriatothalamozerebellären und parietotemporalen Aktivierungen im Aufmerksamkeitsnetzwerk, andererseits eine »Down-Regulation« der hypersensitiven orbitofrontalen Aktivierungsmuster während der Belohnungsverarbeitung. Ferner schien MPH insbesondere die Konnektivität im frontostriatalen und frontozerebellären Netzwerk zu verbessern.

Noch weniger ist bekannt über mögliche Langzeitfolgen einer längerfristigen Medikation mit Stimulanzien auf die funktionelle Architektur des Gehirns. In 3 ersten fMRT-Studien, die ausschließlich behandlungsnaive Kinder mit ADHS einschlossen, wurden ähnliche Veränderungen frontostriataler Netzwerke beschrieben, wie sie von MPH-vorbehandelten Kindern mit ADHS bekannt waren (Konrad et al. 2006; Rubia et al. 2005; Smith et al. 2006). Auch die erste Studie, die direkt medizierte mit nichtmedizierten Kindern verglich, konnte ebenfalls keine signifikanten Unterschiede bezüglich der neuronalen Inhibitionskorrelate finden (Pliszka et al. 2006). Allerdings ist auch hier wieder die kleine Stichprobengröße zu beachten (n=8 behandlungsnaive und n=9 MPH-behandelte Patienten), sodass die Ergebnisse nur als vorläufig betrachtet werden dürfen. In einer Longitudinaluntersuchung haben wir ebenfalls an einer kleinen Stichprobe die Behandlungseffekte einer 1-jährigen MPH-Behandlung auf die neuronalen Korrelate von Aufmerksamkeitsnetzwerken untersucht (Konrad et al. 2007) (◘ Abb. 46.5). Dafür wurde bei den Kindern mit ADHS nach einem Jahr MPH-Behandlung die Medikation kurzfristig unterbrochen und in dieser Zeit die Bildgebungsuntersuchung wiederholt. Dabei zeigte sich interessanterweise, dass die MPH-Behandlung zwar z. T. eine Normalisierung von neuronalen Netzwerken bewirkt hat, aber zumindest nach einem Jahr nicht die ACC-Aktivierung während kontrollierender Aufmerksamkeitsleistungen »nachgereift« war. Das heißt, dass abweichend von der strukturellen Normalisierung im ACC, die Pliszka et al. (2006) beschrieben haben, dieser positive MPH-Effekt sich funktionell so nicht nachweisen ließ.

Zusammenfassend weisen die vorläufigen Befunde auf eine Normalisierung von regionaler neuronaler Aktivität und Konnektivität in neuronalen Netzwerken unter einer akuten Stimulanzienmedikation hin. Auch scheint es unter einer Dauermedikation eher zu einer Normalisierung der Hirnreifung bei Patienten mit ADHS zu kommen, allerdings sind hier dringend weitere Longitudinalstudien notwendig, um zu eindeutigen Aussagen über mögliche Langzeiteffekte von Stimulanzien auf die Hirnentwicklung zu kommen.

46.6 Funktionelle Bildgebung und Genetik bei ADHS

Man geht heute davon aus, dass ca. 80 % der ADHS-Störung genetisch determiniert ist, und versucht derzeit mithilfe von molekulargenetischen Untersuchungen weiter zu entschlüsseln, welche Genvarianten zur Entwicklung eines ADHS prädisponieren (Smidt et al. 2003). Besonders erfolgversprechend erscheint ein Ansatz zu sein, differenzielle molekulargenetische Zusammenhänge mithilfe der funktionellen Bildgebung zu untersuchen. Als wichtigste Kandidatengene werden derzeit DRD-4- und DAT-1-Polymorphismen für die Genese des ADHS diskutiert. Es wird vermutet, dass das 7-R-Allel des DRD4-Gens mit einem Rezeptor assoziiert ist, der subsensitiv für Dopamin ist und das 10-R-Allel des DAT1-Gens einen **Dopamintransporter** mit einem ineffizienten Wiederaufnahmeprozess bedingt (Swanson et al. 2000). Da die Dichte von D_2- und D_4-Rezeptoren in verschiedenen Hirnregionen unterschiedlich ist, könnten Bildgebungsstudien, die verschiedene Genotypen vergleichen, hier interessanten Aufschluss über den Zusammenhang von genetischen Veränderungen und Abweichungen in der Hirnfunktion geben.

In einer ersten morphometrischen Studie mit ADHS-Patienten, nicht betroffenen Geschwisterkindern und gesunden Kontrollkindern, gelang es Durston und Mitarbeitern (2005) zu zeigen, dass das DAT1-Gen das Volumen des Nucleus caudatus beeinflusst, wohingegen das Volumen der präfrontalen grauen Substanz v. a. durch das DRD4-Gen bestimmt wurde. Genotypabhängige funktionelle Aktivierungsunterschiede bei ADHS untersuchten Rohde et al. (2003) im Rahmen einer ersten kleinen Pilotstudie. Sie verglichen 4 Kinder mit ADHS, die homozygot für das 10-R-Allel des DAT1-Gens waren, mit 4 Kindern ohne diesen Polymorphismus und fanden im Rahmen einer SPECT-Studie nur in der erstgenannten Gruppe einen signifikant höheren zerebralen Blutfluss in medial-frontalen Arealen und den Basalganglien. Sollte sich dieser Befund replizieren lassen, so könnte dies insbesondere für die frühe Identifikation von MPH-Nonrespondern von besonderer Bedeutung sein. Erste größere Studien mit gesunden Probanden haben ebenfalls die Bedeutung des dopaminergen Transportergens für die neuronale Aktivierung in kritischen Hirnarealen während der Durchführung von Inhibitionsaufgaben bestätigen können (Cummins et al. 2011).

> **Box 46.2. Praktische Implikationen**
>
> Die Bildgebungsstudien der letzten Jahre haben maßgeblich zu einem verbesserten Störungsverständnis des Aufmerksamkeitsdefizitsyndroms beigetragen. Sie ermöglichen ein verbessertes Wissen über beteiligte Hirnstrukturen, Neurotransmittersysteme und neue Erkenntnisse zum Wirkmechanismus der pharmakologischen Behandlungsmöglichkeiten. Umso erstaunlicher ist, dass es dennoch bislang nicht möglich ist, im Einzelfall mithilfe dieser neuen Bildgebungsverfahren ADHS zu diagnostizieren. Dies ist vermutlich durch die große Heterogenität des Störungsbildes begründet. Der nächste Schritt ist deshalb, Subtypen (sog. Endophänotypen) der Störung zu identifizieren. Hierfür erscheinen die Bildgebungsmethoden ganz besonders geeignet zu sein, um näher an die neurobiologische Basis der Störung zu gelangen.
> Auch für die differenzielle Indikationsstellung verschiedener pharmakologischer Behandlungsoptionen und für die optimale Dosisfindung im Einzelfall sind die Methoden der Bildgebung vielversprechend. Allerdings lässt es der derzeitige Erkenntnisstand noch nicht erwarten, dass wir mithilfe der funktionellen Bildgebung innerhalb der nächsten Jahre gut abgrenzbare molekulargenetische und/oder umweltbedingte Subgruppen der ADHS identifizieren könnten, die sich eindeutig in der funktionellen Architektur des Gehirns unterscheiden. Dafür erscheint das Krankheitsbild zu komplex, die Patienten individuell zu verschieden und die komplexen Interaktionseffekte des multifaktoriellen Krankheitsgeschehens noch zu wenig verstanden.

> **Zusammenfassung und Ausblick**
>
> Die dargestellte Literatur spricht übereinstimmend für ein zentrales Defizit im frontostriatozerebellären Netzwerk bei ADHS. Dies steht in Übereinstimmung mit einer Vielzahl neuropsychologischer Studien, die als zentrales Defizit eine Inhibitionsstörung bei ADHS annehmen, das mit frontostriatalen Dysfunktionen assoziiert ist. Ferner sprechen die neuropsychopharmakologischen und genetischen Studien dafür, dass dieses Defizit primär über das dopaminerge und über das noradrenerge Neurotransmittersystem moduliert wird und es im Rahmen einer medikamentösen Behandlung zu einer Verbesserung eben dieser frontostriatalen Dysfunktion kommt. Allerdings gibt es auch Hinweise darauf, dass andere zerebrale Areale beteiligt sind. Beispielsweise zeigten die morphometrischen Studien Abweichungen im Corpus callosum und im Hippocampus. Funktionelle Studien sprechen dafür, dass ADHS-Patienten mehr diffuse Hirnareale im Vergleich zu Kontrollpersonen aktivieren.
>
> Als eine Ursache für die uneinheitlichen Ergebnisse bei ADHS muss die große Heterogenität des Störungsbildes angesehen werden. Durch Identifizierung adäquater Subtypen (Endophänotypen) könnte es längerfristig möglich sein, zu einer störungsspezifischeren und effektiveren Behandlung des ADHS zu gelangen (▶ Box 46.2). Intensive Forschungsarbeiten auf dem Gebiet der funktionellen Bildgebung und der Molekulargenetik sollten es längerfristig ermöglichen, dass wir zukünftig Paradigmen entwickeln können, die sensitiv und spezifisch genug sind, dass sie für die Einzelfalldiagnostik bei ADHS eingesetzt werden können.

Literatur

Anderson CM, Polcari A, Lowen SB, Renshaw PF, Teicher MH (2002) Effects of methylphenidate on functional magnetic resonance relaxometry of the cerebellar vermis in boys with ADHD. Am J Psychiatry 159: 1322–1328

American Psychiatric Association (APA) (2000) Diagnostic and statistical manual of mental disorders, 4th ed. Text Revision. DSM-IV-TR. American Psychiatric Publishing, Washington

Booth JR, Burman DD, Meyer JR, Lei Z, Trommer BL, Davenport ND, Li W, Parrish TB, Gitelman DR, Mesulam MM (2005) Larger deficits in brain networks for response inhibition than for visual selective attention in attention deficit hyperactivity disorder (ADHD). J Child Psychol Psychiatry 46: 94–111

Casey BJ, Durston S (2006) From behaviour to cognition to the brain and back: what have we learned from functional imaging studies of attention deficit hyperactivity disorder? Am J Psychiatry 163: 957–960

Casey BJ, Trainor R, Orendi JL, Schubert A, Nystrom LE, Gieed JN, Castellanos FX, Haxby JV, Noll DC, Cohen JD, Forman SD, Dahl RE, Rapoport JL (1997) A Developmental Functional MRI Study of Prefrontal Activation during Performance of a Go-No-Go-Task. J Cogn Neurosci 9: 835–847

Castellanos FX, Giedd JN, Marsh WL, Hamburger SD, Vaituzis AC, Dickstein DP, Sarfatti SE, Vauss YC, Snell JW, Lange N, Kaysen D, Krain AL, Ritchie GF, Rajapakse JC, Rapoport JL (1996) Quantitative brain magnetic resonance imaging in ADHD. Arch Gen Psychiatry 53: 607–616

Castellanos FX, Lee PP, Sharp W, Jeffries NO, Greenstein DK, Clasen LS, Blumenthal JD, James RS, Ebens CL, Walter JM, Zijdenbos A, Evans AC, Giedd JN, Rapoport JL (2002) Developmental trajectories of brain volume abnormalities in children and adolescents with attention-deficit/hyperactivity disorder. JAMA 9: 1740–1748

Castellanos FX, Margulies DS, Kelly C, Uddin LQ, Ghaffari M, Kirsch A, Shaw D, Shehzad Z, Di Martino A, Biswal B, Sonuga-Barke EJ, Rotrosen J, Adler LA, Milham MP (2008) Cingulate-precuneus interactions: a new locus of dysfunction in adult attention-deficit/hyperactivity disorder. Biol Psychiatry 63: 332–337

Carrey N, MacMaster FP, Sparkes SJ, Khan SC, Kusumakar V (2002) Glutamatergic changes with treatment in attention deficit hyperactivity disorder: a preliminary case series. J Child Adolesc Psychopharmacol 12: 331–336

Cummins TD, Hawi Z, Hocking J, Strudwick M, Hester R, Garavan H, Wagner J, Chambers CD, Bellgrove MA (2011) Dopamine transporter predicts behavioural and neural measures of response inhibition. Mol Psychiatry. DOI: 10.1038/mp.2011.104

Dickstein SG, Bannon K, Castellanos FX, Milham MP (2006) The neural correlates of attention deficit hyperactivity disorder: an ALE meta-analysis. J Child Psychol Psychiatry 47: 1051–1062

Durston S, Fossella JA, Casey BJ, Hulshoff Pol HE, Galvan A, Schnack HG, Steenhuis MP, Minderaa RB, Buitelaar JK, Kahn RS, van Engeland H (2005) Differential effects of DRD4 and DAT1 genotype on fronto-striatal gray matter volumes in a sample of subjects with attention deficit hyperactivity disorder, their unaffected siblings, and controls. Mol Psychiatry 10: 678–685

Durston S, Davidson MC, Mulder M J, Spicer JA, Galvan A, Tottenham N, Scheres A, Xavier Castellanos F, Van Engeland H, Casey BJ (2007) Neural and behavioral correlates of expectancy violations in attention-deficit hyperactivity disorder. J Child Psychol Psychiatry 48: 881–889

Ellison-Wright I, Ellison-Wright Z, Bullmore E (2008) Structural brain change in Attention Deficit Hyperactivity Disorder identified by meta-analysis. BMC Psychiatry 8: 51

Filipek PA, Semrud-Clikeman M, Steingard RJ, Renshaw PF, Kennedy DN, Biederman J (1997) Volumetric MRI analysis comparing subjects having attention-deficit hyperactivity disorder with controls. Neurology 48: 589–601

Giedd JN, Bastellanos FX, Casey BJ, Kozuch P, Kind AC, Hamburger SD, Rapoport JL (1994) Quantative morphology of the corpus callosum in attention deficit hyperactivity disoerder. Am J Psychiatr 151: 665–669

Giedd JN, Blumenthal J, Molloy E, Castellanos F (2001) Adult attention deficit disorder: brain mechanisms and life outcomes. Ann N Y Acad Sci 931: 33–49

Gilsbach S, Günther T, Konrad K (2011) Was wissen wir über Langzeiteffekte von Methylphenidatbehandlung auf die Hirnentwicklung von Kindern und Jugendlichen mit einer Aufmerksamkeitsdefizit-/ Hyperaktivitätsstörung (ADHS)? Zeitschrift für Neuropsychologie 22: 121–129

Greenhill LL, Halperin JM, Abikoff H (1999) Stimulant medications. J Am Acad Child Adolesc Psychiatry 38: 503–512

Helps S, James C, Debener S, Karl A, Sonuga-Barke EJ (2008) Very low frequency EEG oscillations and the resting brain in young adults:

A preliminary study of localisation, stability and association with symptoms of inattention. J Neural Transm 115: 279–285

Herpertz-Dahlmann B (2003) Komorbidität beim Aufmerksamkeitsdefizit/Hyperaktivitätssyndrom. Zeitschrift für Kinder- und Jugendmedizin 3: 148–153

Hesslinger B, Tebartz van Elst L, Thiel T, Haegele K, Hennig J, Ebert D (2002) Frontoorbital volume reductions in adult patients with attention deficit hyperactivity disorder. Neurosci Lett 328: 319–321

Hynd GW, Hern KL, Novey ES, Eliopulos D, Marshall R, Gonzalez JJ, Voeller KK (1993) Attention deficit-hyperactivity disorder and asymmetry of the caudate nucleus. J Child Neurol 8: 339–347

Jensen PS, Hinshaw SP, Kraemer HC, Lenora N, Newcorn JH, Abikoff HB, March JS, Arnold LE, Cantwell DP, Conners CK, Elliott GR, Greenhill LL, Hechtman L, Hoza B, Pelham WE, Severe JB, Swanson JM, Wells KC, Wigal T, Vitiello B (2001) ADHD comorbidity findings from the MTA study: comparing comorbid subgroups. J Am Acad Child Adolesc Psychiatry 40: 147–158

Konrad K, Eickhoff S (2010) Is the ADHD brain wired differently? A review on structural and functional connectivity in Attention Deficit Hyperactivity Disorder (ADHD). Hum Brain Mapp 31: 904–916

Konrad K, Neufang S, Hanisch C, Specht K, Fan J, Fink GR, Herpertz-Dahlmann B (2006) Dysfunctional attentional networks in children with attention deficit/hyperactivity disorder (ADHD) – evidence from an event-related fMRI study. Biol Psychiatry 59: 643–651

Konrad K, Neufang S, Fink GR, Herpertz-Dahlmann B (2007) Long-term effects of methylphenidate on neural networks of attention in children with ADHD: Results from a longitudinal functional MRI study. J Am Acad Child Adolesc Psychiatry 46: 1633–1641

Marx I, Hübner T, Herpertz S, Berger CH, Reuter E, Kircher T, Herpertz-Dahlmann B, Konrad K (2010) Cross-sectional evaluation of cognitive functioning in children, adolescents and young adults with ADHD. J Neural Transmission 117: 403–419

Matochik JA, Nordahl TE, Gross M, Semple WE, King AC, Cohen RM, Zametkin AJ (1993) Effects of acute stimulant medication on cerebral metabolism in adults with hyperactivity. Neuropsychopharmacology 8: 377–386

Matochik JA, Liebenauer LL, King CC, Szymanski HV, Cohen RM, Zametkin AJ (1994) Cerebral glucose metabolism in adults with ADHD after chronic stimulant treatment. Am J Psychiatry 151: 658–664

MTA Cooperative Group (2004) National Institute of Mental Health multimodal treatment study of ADHD follow-up: changes in effectiveness and growth after the end of treatment. Pediatrics 113: 762–769

Nakao T, Radua J, Rubia K, Mataix-Cols D (2011) Gray matter volume abnormalities in ADHD: voxel-based meta-analysis exploring the effects of age and stimulant medication. Am J Psychiatry 168: 1154–1163

Pliszka SR, Glahn DC, Semrud-Cliceman M, Fanklin C, Perez R, Xiong J, Liotti M (2006) Neuroimaging of inhibitory control areas in children with attention deficit hyperactivity disorder who were treatment naïve or in long-term treatmend. Am J Psychiatry 163: 1052–1060

Posner MI, Petersen SE (1990) The attention system of the human brain. Am Rev Neurosci 13: 25–42

Posner J, Nagel BJ, Maia TV, Mechling A, Oh M, Wang Z, Peterson BS (2011) Abnormal amygdalar activation and connectivity in adolescents with attention-deficit/hyperactivity disorder. J Am Acad Child Adolesc Psychiatry 50: 828–837

Rohde LA, Roman T, Szobot C, Cunha RD, Hutz MH, Biederman J (2003) Dopamine transporter gene, response to methylphenidate and cerebral blood flow in attention-deficit/hyperactivity disorder: a pilot study. Synapse 48: 87–89

Rubia K, Smith AB, Brammer MJ, Toone B, Taylor E (2005) Abnormal brain activation during inhibition and error detection in medication-naive adolescents with ADHD. Am J Psychiatry 162: 1067–1075

Rubia K, Smith A, Taylor E (2007) Performance of children with Attention Deficit Hyperactivity Disorder (ADHD) on a biological marker test battery for impulsiveness test battery to measure. Child Neuropsychol 13: 276–304

Rubia K, Halari R, Cubillo A, Mohammad AM, Brammer M, Taylor E (2009) Methylphenidate normalises activation and functional connectivity deficits in attention and motivation networks in medication-naïve children with ADHD during a rewarded continuous performance task. Neuropharmacology 57: 640–652

Scheres A, Milham MP, Knutson B, Castellanos FX (2007) Ventral Striatal Hyporesponsiveness during Reward Anticipation in Attention-Deficit/Hyperactivity Disorder. Biol Psychiatry 61: 720–724

Shaw P, Eckstrand K, Sharp W, Blumenthal J, Lerch JP, Greenstein D, Clasen L, Evans A, Giedd J, Rapoport JL (2007a) Attention-deficit/hyperactivity disorder is characterized by a delay in cortical maturation. Proc Natl Acad Sci USA 104: 19649–19654

Shaw P, Gornick M, Lerch J, Addington A, Seal J, Greenstein D, Sharp W, Evans A, Giedd JN, Castellanos FX, Rapoport JL (2007b) Polymorphisms of the dopamine D4 receptor, clinical outcome, and cortical structure in attention-deficit/hyperactivity disorder. Arch Gen Psychiatry 64: 921–931

Shaw P, Sharp WS, Morrison M, Eckstrand K, Greenstein DK, Clasen LS, Evans AC, Rapoport JL (2009) Psychostimulant treatment and the developing cortex in attention deficit hyperactivity disorder. Am J Psychiatry 166: 58–63

Smidt J, Heiser P, Dempfel A, Konrad K, Hemminger U, Kathöfer A, Halbach A, Strub J, Grabrakiewicz J, Kiefl H, Linder M, Knölker U, Warnke, A, Remschmidt, H, Herpertz-Dahlmann B, Hebebrand J (2003) Formalgenetische Befunde zur ADHD. Fortschr Neurol Psychiat 71: 366–377

Smith AB, Taylor E, Brammer M, Toone B, Rubia K (2006) Task-specific hypoactivation in prefrontal and temporoparietal brain regions during motor inhibition and task switching in medication-naive children and adolescents with attention deficit hyperactivity disorder. Am J Psychiatry 163: 1044–1051

Smith AB, Taylor E, Brammer M, Halari R, Rubia K (2008) Reduced activation in right lateral prefrontal cortex and anterior cingulate gyrus in medication-naïve adolescents with attention deficit hyperactivity disorder during time discrimination. J Child Psychol Psychiatry 49: 977–985

Solanto MV (2002) Dopamine dysfunction in AD/HD: integrating clinical and basic neuroscience research. Behav Brain Res 10: 65–71

Soliva JC, Carmona S, Fauquet J, Hoekzema E, Bulbena A, Hilferty J, Vilarroya O (2009) Neurobiological substrates of social cognition impairment in attention-deficit hyperactivity disorder: gathering insights from seven structural and functional magnetic resonance imaging studies. Ann N Y Acad Sci 1167: 212–220

Sonuga-Barke EJ, Castellanos FX (2007) Spontaneous attentional fluctuations in impaired states and pathological conditions: a neurobiological hypothesis. Neurosci Biobehav Rev 1: 977–986

Sowell ER, Thompson PM, Welcome SE, Henkenius AL, Toga AW, Peterson BS (2003) Cortical abnormalities in children and adolescents with attention-deficit hyperactivity disorder. Lancet 362: 1699–1707

Ströhle A, Stoy M, Wrase J, Schwarzer S, Schlagenhauf F, Huss M, Hein J, Nedderhut A, Neumann B, Gregor A, Juckel G, Knutson B, Lehmkuhl U, Bauer M, Heinz A (2008) Reward anticipation and outcomes in adult males with attentiondeficit hyperactivity disorder. NeuroImage 39: 966–972

Swanson J, Oosterlaan J, Murias M, Schuck S, Flodman P, Spence MA, Wasdell M, Ding Y, Chi HC, Smith M, Mann M, Carlson C, Kennedy JL, Sergeant JA, Leung P, Zhang YP, Sadeh A, Chen C, Whalen CK, Babb KA, Moyzis R, Posner MI (2000) Attention deficit/hyperactivity disorder children with a 7-repeat allele of the dopamine receptor D4 gene have extreme behavior but normal performance on critical neuropsychological tests of attention. Proc Natl Acad Sci USA 97: 4754–4759

Swanson JM, Greenhill LL, Wigal T, Kollins S, Nguyen A, Davies M, Chuang S, Vitiello B, Skrobala A, Posner K, Abikoff H, Oatis M, McCracken J, McGough J, Riddle M, Ghuman J, Cunningham C, Wigal S (2006) Stimulant-related reductions of growth rates in the PATS. J Am Acad Child Adolesc Psychiatry 45: 1304–1313

Teicher MH, Anderson CM, Polcari A, Glod CA, Maas LC, Renshaw PF (2000) Functional deficits in basal ganglia of children with attention-deficit/hyperactivity disorder shown with functional magnetic resonance imaging relaxometry. Nat Med 6: 470–473

Tian L, Jiang T, Wang Y, Zang Y, He Y, Liang M, Sui M, Cao Q, Hu S, Peng M, Zhuo Y (2006) Altered resting-state functional connectivity patterns of anterior cingulate cortex in adolescents with attention deficit hyperactivity disorder. Neurosci Lett 400:39-43

Tian L, Jiang T, Liang M, Zang Y, He Y, Sui M, Wang Y (2008) Enhanced resting-state brain activities in ADHD patients: a fMRI study. Brain Dev 30: 342–348

Vaidya CJ, Austin G, Kirkorian G (1998) Selective effects of methylphenidate in attention deficit hyperactivity disorder: A functional magnetic resonance study. Proc Natl Acad Sci USA 95: 14494–14499

Vloet TD, Gilsbach S, Neufang S, Fink GR, Herpertz-Dahlmann B, Konrad K (2010) Neural mechanisms of interference control and time discrimination in attention-deficit/hyperactivity disorder. J Am Acad Child Adoelsc Psychiatry 49: 356–367

Volkow ND, Wang GJ, Fowler JS, Gatley SJ, Logan, J, Ding YS, Dewey SL, Hitzemann R, Gifford AN, Pappas NR (1999) Blockade of striatal dopamine transporters by intravenous methylphenidate is not sufficient to induce self-reports of »high«. J Pharmacol Experimental Therapy 288: 14–20

Wender PH (1995) Attention-deficit hyperactivity disorder in adults. Oxford University Press, New York Oxford

Persönlichkeitsstörungen

M. Dyck, K. Mathiak

47.1 Einführung – 730
47.1.1 Diagnostische Kriterien – 730
47.1.2 Klassifikation – 730

47.2 Störungen des Clusters A (exzentrisches Erscheinungsbild) – 731

47.3 Störungen des Clusters B (dramatisch emotionales Erscheinungsbild) – 731
47.3.1 Borderline-Persönlichkeitsstörung – 733
47.3.2 Antisoziale Persönlichkeitsstörung – 736

47.4 Störungen des Clusters C (ängstlich vermeidendes Erscheinungsbild) – 737

Literatur – 739

Zum Thema

Als Persönlichkeitsstörungen werden gemäß DSM-IV-TR klinisch relevante überdauernde Zustandsbilder und Verhaltensmuster verstanden, die nicht auf eine psychische Erkrankung der Achse I oder eine hirnorganische Beeinträchtigung zurückzuführen sind.

Die Untersuchung von spezifischen Persönlichkeitsstörungen mit bildgebenden Verfahren hat sich auf wenige definierte Störungsbilder fokussiert. Die breiteste Aufmerksamkeit haben die Untersuchungen zur antisozialen Persönlichkeitsstörung sowie zur Borderline-Persönlichkeitsstörung hervorgerufen. Die schizotype Persönlichkeitsstörung hat eine gewisse Aufmerksamkeit als Störung im Sinne eines Kontinuums schizophrener Störungen unter der Bezeichnung »Störungen des schizophrenen Formenkreises« erhalten, wurde aber in einigen Studien auch als eigenständiges Bild untersucht. Eine weitere Störung, die Gegenstand bildgebender Untersuchungen war, ist die »obsessive compulsive disorder«, die in die Nähe der zwanghaften Persönlichkeitsstörung gerückt wird.

Tab. 47.1 Schematische Übersicht über die Klassifikation von Achse-I-Persönlichkeitsstörungen gemäß DSM-IV-TR

Cluster A (sonderbar, exzentrisch)	Cluster B (dramatisch, emotional)	Cluster C (ängstlich, vermeidend)
Paranoide Persönlichkeitsstörung (301.00)	Histrionische Persönlichkeitsstörung (301.50)	Zwanghafte Persönlichkeitsstörung (301.40)
Schizoide Persönlichkeitsstörung (301.20)	Antisoziale Persönlichkeitsstörung (301.70)	Dependente Persönlichkeitsstörung (301.60)
Schizotypische Persönlichkeitsstörung (301.22)	Narzisstische Persönlichkeitsstörung (301.81)	Vermeidend-selbstunsichere Persönlichkeitsstörung (301.82)
	Borderline-Persönlichkeitsstörung (301.83)	

47.1 Einführung

47.1.1 Diagnostische Kriterien

Allgemeine diagnostische Kriterien einer Persönlichkeitsstörung gemäß DSM-IV-TR (APA 2000) sind:

A. Ein überdauerndes Muster von innerem Erleben und Verhalten, das merklich von den Erwartungen der soziokulturellen Umgebung abweicht. Dieses Muster manifestiert sich in mindestens 2 der folgenden Bereiche:
- Kognition
- Affektivität
- Gestaltung zwischenmenschlicher Beziehungen
- Impulskontrolle

B. Das überdauernde Muster ist unflexibel und tiefgreifend in einem weiten Bereich persönlicher und sozialer Situationen.

C. Das überdauernde Muster führt in klinisch bedeutsamer Weise zu Leiden oder Beeinträchtigungen in sozialen, beruflichen oder anderen wichtigen Funktionsbereichen.

D. Das Muster ist stabil und andauernd, und sein Beginn ist zumindest bis in die Adoleszenz oder ins frühe Erwachsenenalter zurückzuverfolgen.

E. Das überdauernde Muster lässt sich nicht besser als Manifestation oder Folge einer anderen psychischen Störung erklären.

F. Das überdauernde Muster geht nicht auf die direkte körperliche Wirkung einer Substanz (z. B. Droge, Medikament) oder eines anderen medizinischen Krankheitsfaktors (z. B. Hirnverletzung) zurück.

47.1.2 Klassifikation

Spezifische Persönlichkeitsstörungen werden in dem Klassifikationssystem des DSM-IV-TR zu 3 Gruppen zusammengefasst. Diese Gruppen, auch als »Cluster« bezeichnet, ordnen die sehr heterogenen Störungsbilder anhand ihrer jeweiligen Leitsymptomatik (Tab. 47.1):

- **Cluster A** beschreibt Persönlichkeitsstörungen mit sonderbar exzentrischen Erscheinungsbildern. Dieses umfasst die paranoide, die schizoide und die schizotypische Persönlichkeitsstörung.
- **Cluster B** fasst die Störungen mit vorwiegend dramatisch emotionalen Erscheinungsbildern zusammen. Dieses sind die Borderlinestörung, die histrionische, antisoziale und die narzisstische Persönlichkeitsstörung.
- **Cluster C** kategorisiert die ängstlich vermeidenden Erscheinungsbilder. Hier sind eingeordnet die vermeidend-selbstunsichere, die dependente und die zwanghafte Persönlichkeitsstörung.

Für systematische Untersuchungen von Persönlichkeitsstörungen müssen einige Probleme Beachtung finden. Eine der Schwierigkeiten liegt darin, dass bei Persönlichkeitsstörungen oft eine hohe Diagnoseunsicherheit besteht. Eine klare Grenzziehung zu nichtkrankhaften Persönlichkeitsstrukturierungen oder zu anderen Persönlichkeitsstörungen ist häufig nicht möglich. Darüber hinaus treten Persönlichkeitsstörungen selten als reine Bilder im klinischen Alltag in Erscheinung, sondern in aller Regel in Begleitung oder als Begleitung anderer Erkrankungen. Häufige Komorbiditäten bei Persönlichkeitsstörungen sind der schädliche Gebrauch oder die Abhängigkeit von Substanzen.

47.2 Störungen des Clusters A (exzentrisches Erscheinungsbild)

Das Cluster A umfasst die paranoide, die schizoide und die schizotypische Persönlichkeitsstörung. Bildgebende Untersuchungen zu Störungen dieses Clusters beschäftigen sich häufig mit der Fragestellung zu der Einordnung dieser Störungsbilder in ein Kontinuum schizophrener Krankheitsbilder. In der ICD-10 findet sich die schizotypische Persönlichkeitsstörung daher sogar als **schizotype Störung unter F2 »Schizophrenie, schizotype und wahnhafte Störungen«**. Die paranoide und schizoide Persönlichkeitsstörung wurden in Studien bisher nahezu überhaupt nicht einzeln betrachtet.

Diagnostische Kriterien der **schizotypischen Persönlichkeitsstörung** (301.22) gemäß DSM-IV-TR sind:

A. Mindestens 5 der folgenden Kriterien müssen erfüllt sein:
- Beziehungsideen (jedoch kein Beziehungswahn)
- Seltsame Überzeugungen oder magische Denkinhalte, die das Verhalten beeinflussen
- Ungewöhnliche Wahrnehmungserfahrungen einschließlich körperbezogener Illusionen
- Seltsame Denk- und Sprechweise
- Argwohn oder paranoide Vorstellungen
- Inadäquater oder eingeschränkter Affekt
- Verhalten oder äußere Erscheinung sind seltsam, exzentrisch oder merkwürdig
- Mangel an engen Freunden oder Vertrauten außer Verwandten ersten Grades
- Ausgeprägte soziale Angst, die nicht mit zunehmender Vertrautheit abnimmt und die eher mit paranoiden Befürchtungen als mit negativer Selbstbeurteilung zusammenhängt

B. Tritt nicht ausschließlich im Verlauf einer Schizophrenie, einer affektiven Störung mit psychotischen Merkmalen, einer anderen psychotischen Störung oder einer tiefgreifenden Entwicklungsstörung auf.

Die ersten Studien zur schizotypischen Persönlichkeitsstörung beschäftigten sich vor allem mit strukturellen bildgebenden Verfahren zur volumetrischen Analyse. In einem frühen Review schließen Dickey et al., dass »Individuen mit dieser (schizotypischen) Persönlichkeitsstörung Hirnauffälligkeiten im superior temporalen Gyrus, Parahippocampus, temporalen Horn der lateralen Ventrikel, dem Corpus callosum, Thalamus und Septum pelucidum, sowie in dem Gesamthirnflüssigkeitsvolumen, vergleichbar zu denen bei Personen mit Schizophrenie zeigen. Unterschiede zwischen der schizotypischen Persönlichkeitsstörung und Schizophrenie umfassen fehlende Abnormalitäten in medialen temporalen Lappen und lateralen Ventrikeln bei der schizotypischen Persönlichkeitsstörung« (Dickey et al. 2002, S. 1).

Funktionell bildgebende Untersuchungen unterstützen die Annahme, dass die schizotypische Persönlichkeitsstörung und Schizophrenie (▶ Kap. 42) auf einem Kontinuum liegen und ähnliche neurobiologische Korrelate vorweisen. Die durchgeführten Studien unterscheiden sich jedoch in der Selektion ihrer Stichproben. Nur wenige Studien untersuchten Patienten mit einer nach DSM-IV-TR diagnostizierten schizotypischen Persönlichkeitsstörung, wohingegen viele Forscher gesunde Versuchsteilnehmer anhand von Selbsteinschätzungen auf Fragebögen zu Schizotypie (z. B. Schizotypal Personality Questionnaire, Raine 1991) in 2 Gruppen einteilten – Personen, die auf den entsprechenden Fragebögen einen hohen bzw. niedrigen Wert erzielten. Generell zeigen die Ergebnisse dieser Studien, dass sowohl Patienten mit schizotypischer Persönlichkeitsstörung als auch Personen mit hohen Schizotypie-Werten funktionelle Auffälligkeiten in verschiedenen Hirnarealen aufweisen. Dickey et al. (2008, 2010) konnten Unterschiede in der Aktivierung des superior temporalen Kortex sowie in Teilen des parietalen Kortex zeigen, die mit Defiziten in der Wahrnehmung von auditorischen Reizen einhergingen. Viele Autoren berichten zusätzlich von Defiziten im frontalen Kortex, im Striatum und in limbischen Arealen, welche mit Schwierigkeiten in der Verarbeitung von sozialen Reizen (Premkumar et al. 2011, 2012), von Stress (Soliman et al. 2011) sowie von Emotionen (Mohanty et al. 2005) assoziiert sind. Systematische Vergleiche zwischen Probanden mit psychometrisch erfasster Schizotypie, schizotypischer Persönlichkeitsstörung und Schizophrenie fehlen jedoch bisher.

47.3 Störungen des Clusters B (dramatisch emotionales Erscheinungsbild)

Untersuchungen zu Persönlichkeitsstörungen des Clusters B beschäftigen sich vor allem mit der Borderline- und der antisozialen Persönlichkeitsstörung. Persönlichkeitsstörungen sind im eigentlichen Sinne keine diskreten Krankheitsbilder, sondern vielmehr Extreme in der Ausprägung kontinuierlicher Persönlichkeitseigenschaften. In diesem Verständnis tragen Studien zu nichtpathologischen Ausprägungen der bei Persönlichkeitsstörungen besonders akzentuierten Persönlichkeitsmerkmale zu Verständnis und Einordnung von Persönlichkeitsstörungen bei. Von größtem Interesse in der bildgebenden Forschung waren bisher vor allem die Persönlichkeitseigenschaften Impulsivität und gewalttätiges Verhalten.

Das Konzept der **Impulsivität** wurde in funktionell-bildgebenden Studien vor allem mit sog. Go/No-go- oder Stopp-

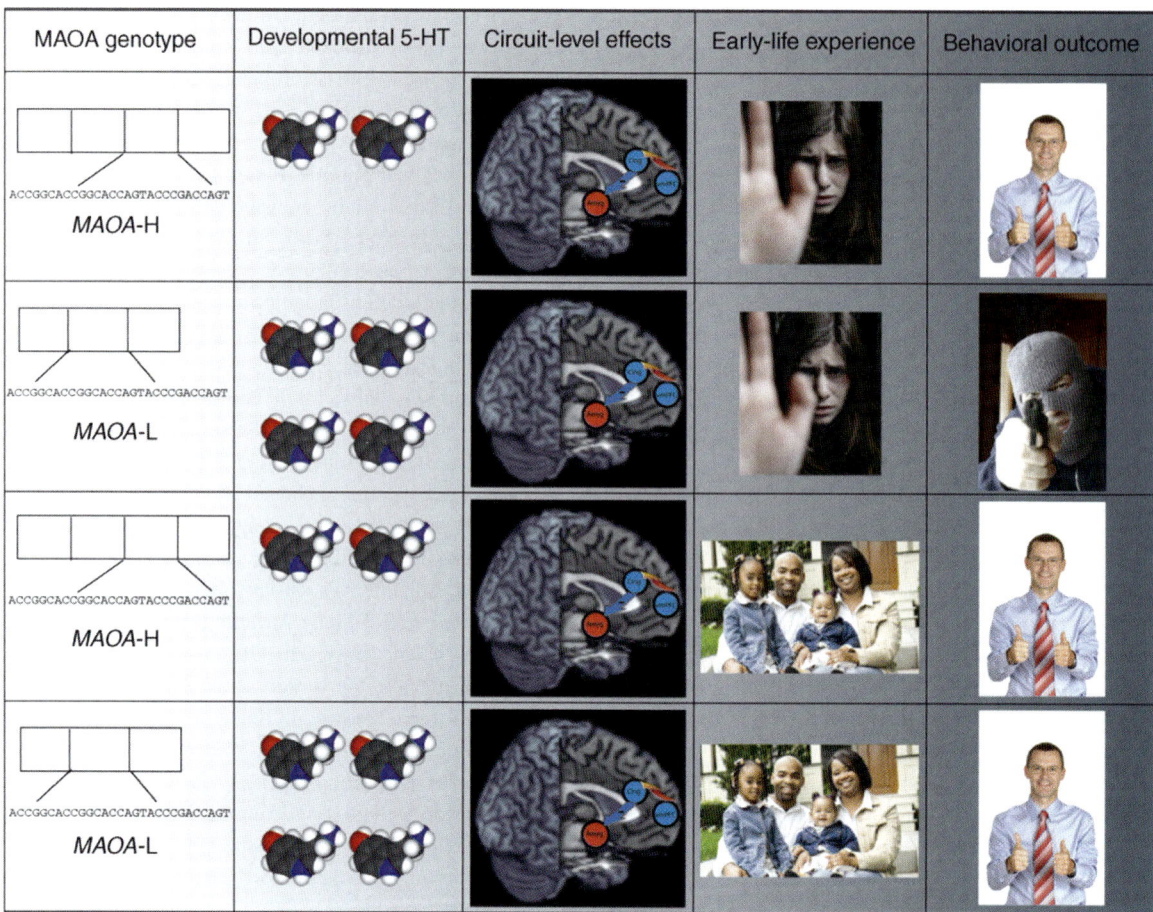

● **Abb. 47.1** Darstellung der Interaktion von MAOA und früher sozialer Erfahrung in der Kindheit für die Entwicklung von antisozialem Verhalten im Erwachsenenalter. (Aus Buckholtz u. Meyer-Lindenberg 2008; mit freundlicher Genehmigung von Elsevier)

Signal-Aufgaben untersucht (▶ Kap. 22). Inhibitionsprozesse aktivieren ein nach rechts lateralisiertes frontostriatales Netzwerk, welches vor allem den inferior-frontalen Kortex und den subthalamischen Nucleus involviert (für ein Review s. Congdon u. Canli 2005). Horn et al. (2003) konnten im Weiteren zeigen, dass Probanden mit höheren Scores auf einer Impulsivitätsskala paralimbische Areale während der Unterdrückung einer Reaktion stärker aktivieren, während bei weniger impulsiven Probanden und denjenigen, die am wenigsten Fehler machten, eine stärkere Aktivierung in höheren Assoziationsarealen zu verzeichnen war.

Ein weiteres mit Bildgebung untersuchtes Persönlichkeitsmerkmal, das sich in seiner Extremform vor allem bei der antisozialen Persönlichkeitsstörung zeigt, ist **gewalttätiges Verhalten**. Studien zu gewalttätigem Verhalten wird eine große Aufmerksamkeit in der Öffentlichkeit zuteil, da unter anderem von der Forschung erwartet wird, dass sie »Glaubensfragen« z. B. hinsichtlich des Einflusses von Computerspielen auf gewalttätiges Verhalten entscheidet. Weber et al. (2006) haben sich mit neuronalen Korrelaten virtueller Gewalt in Computerspielen beschäftigt. Die Autoren ließen Probanden im Scanner ein Computerspiel spielen, das als Taktik-Shooter bezeichnet wird. Unter einem Taktik-Shooter versteht man ein Computerspiel, bei dem der Spieler entweder alleine oder in einem Team eine bestimmte Aufgabe, z. B. das Erobern eines bestimmten Objektes, erfüllen muss und hierzu Gewalt gegenüber virtuellen Gegnern einsetzt. Weber et al. analysierten die gespielten Situationen millisekundengenau und kategorisierten die individuellen Spielsituationen in unterschiedliche Phasen. Zur Bestimmung der neuronalen Korrelate von Gewalt in diesem Computerspiel wurde gewalttätiges und nichtgewalttätiges Spielverhalten unterschieden. Für die gewalttätigen Aktivitäten zeigte sich eine starke Herabregulation des rostralen Teils des ACC und Hochregulation des dorsalen Teils. Darüber hinaus zeigte sich eine erhöhte Aktivität im Bereich der Amygdala. Die Autoren kommen zu dem Schluss, dass Gewalt in Computerspielen Gehirnaktivität auslöst, die vergleichbar mit aggressiven Kognitionen und aggressivem Verhalten ist. Die regulatorischen Einflüsse des ACC auf die Verarbeitung von Aggression in der Amygdala wird auch durch neuere Modelle unterstützt, die auch deren genetische Modulation aufzeigen (Übersicht in Buckholtz u. Meyer-Lindenberg 2008; ◘ Abb. 47.1).

Bedeutsam scheint aber zumindest bei der Bewertung virtueller Gewalt auch der modulatorische Einfluss höherer kortikaler Strukturen, wie dem Temporalpol (Mathiak et al. 2011). Diese Daten sind in Übereinstimmung mit dem Klüver-Bucy-Syndrom, bei dem nach Zerstörung mesio- und polartemporaler Regionen eine weitgehende Enthemmung im sozialen Verhalten beobachtet wurde (Klüver u. Bucy 1939).

In einem Übersichtsartikel kommen Coccaro et al. (2011) zu dem Schluss, dass subkortikale Schaltkreise wie die Amygdala und die Regionen des Hirnstamms der tatsächlichen Produktion von impulsiven Aggressionen unterliegen. Kortikolimbische Schaltkreise wiederum, die den orbitofrontalen Kortex sowie das anteriore Zingulum miteinschließen, steuern die sozial-emotionale Informationsverarbeitung und Entscheidungsprozesse. Zuletzt beeinflussen frontoparietale Hirnregionen die Regulation von Emotionen und impulsiven Aggressionen (◘ Abb. 47.2). Die Autoren erklären weiter, dass »bildgebende Untersuchungen zunehmend Abnormalitäten in der Funktion und Konnektivität dieser Schaltkreise in psychiatrischen Störungen, welche durch erhöhte Aggressivität wie z. B. die Borderline-Persönlichkeitsstörung oder die antisoziale Persönlichkeitsstörung gekennzeichnet sind, finden« (Coccaro et al. 2011, S. 1157).

47.3.1 Borderline-Persönlichkeitsstörung

> **Definition**
>
> Die Borderline-Persönlichkeitsstörung wird allgemein charakterisiert durch ein Muster an Instabilität im Selbstbild, den zwischenmenschlichen Beziehungen und der Stimmung. Daneben zeigen sich intensive, aber chaotische Bindungen, Affektregulationsstörungen, Impulsivität, selbstschädigendes Verhalten und fehlende klare Lebens-, Identitäts- oder Wertevorstellungen.

Mindestens 5 der folgenden Kriterien müssen erfüllt sein, um die Diagnose Borderline-Persönlichkeitsstörung (301.83) gemäß DSM-IV-TR (APA 2000) zu stellen:
- Verzweifeltes Bemühen, tatsächliches oder vermutetes Verlassenwerden zu vermeiden
- Ein Muster instabiler, aber intensiver zwischenmenschlicher Beziehungen, das durch einen Wechsel zwischen den Extremen der Idealisierung und der Entwertung gekennzeichnet ist

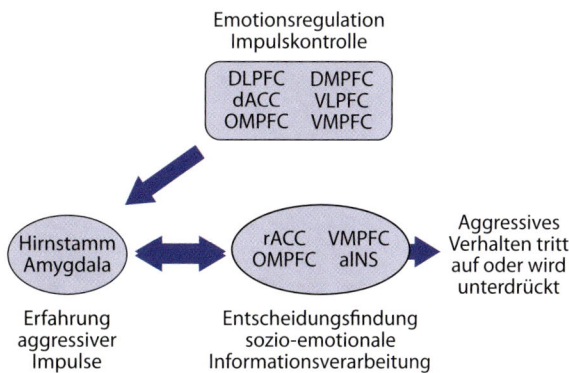

◘ Abb. 47.2 Modell zur Entstehung von aggressivem Verhalten, beginnend mit dem Verspüren eines aggressiven Impulses und endend in einer Verhaltensantwort. *aINS* anteriorer insulärer Kortex, *dACC* dorsaler anteriorer zingulärer Kortex, *rACC* rostraler anteriorer zingulärer Kortex, *DLPFC* dorsolateraler Präfrontalkortex, *VLPFC* ventrolateraler Präfrontalkortex, *DMPFC* dorsomedialer Präfrontalkortex, *OMPFC* orbitomedialer Präfrontalkortex, *VMPFC* ventromedialer Präfrontalkortex. (Mod. nach Coccaro et al. 2011; mit freundlicher Genehmigung von Elsevier)

- Identitätsstörung: ausgeprägte und andauernde Instabilität des Selbstbildes oder der Selbstwahrnehmung
- Impulsivität in mindestens 2 potenziell selbstschädigenden Bereichen
- Wiederholte suizidale Handlungen, Selbstmordandeutungen oder -drohungen oder Selbstverletzungsverhalten
- Affektive Instabilität infolge einer ausgeprägten Reaktivität der Stimmung
- Chronische Gefühle der Leere
- Unangemessene, heftige Wut oder Schwierigkeiten, die Wut zu kontrollieren
- Vorübergehende, durch Belastungen ausgelöste paranoide Vorstellungen oder schwere dissoziative Symptome

Da viele der genannten Auffälligkeiten in den Bereich »emotionales Erleben und Verhalten« gehören, konzentrieren sich bildgebende Studien bei der Borderline-Persönlichkeitsstörung vor allem auf Hirnstrukturen, die im Zusammenhang mit der Verarbeitung von Emotionen gesehen werden.

Betrachtet man die Ergebnisse struktureller MRT-Studien, wird deutlich, dass vor allem Areale, die an der Emotionsregulation beteiligt sind, die Amygdala und der Hippocampus, bei Borderlinepatienten deutlich in ihren Volumina reduziert sind (vgl. Metaanalyse von Nunes et al. 2009). Soloff und Kollegen (2008) konnten zusätzlich reduzierte Masse grauer Substanz in präfrontalen Arealen zeigen, welche bei Inhibitionsprozessen und der Impulskontrolle eine wichtige Rolle spielen.

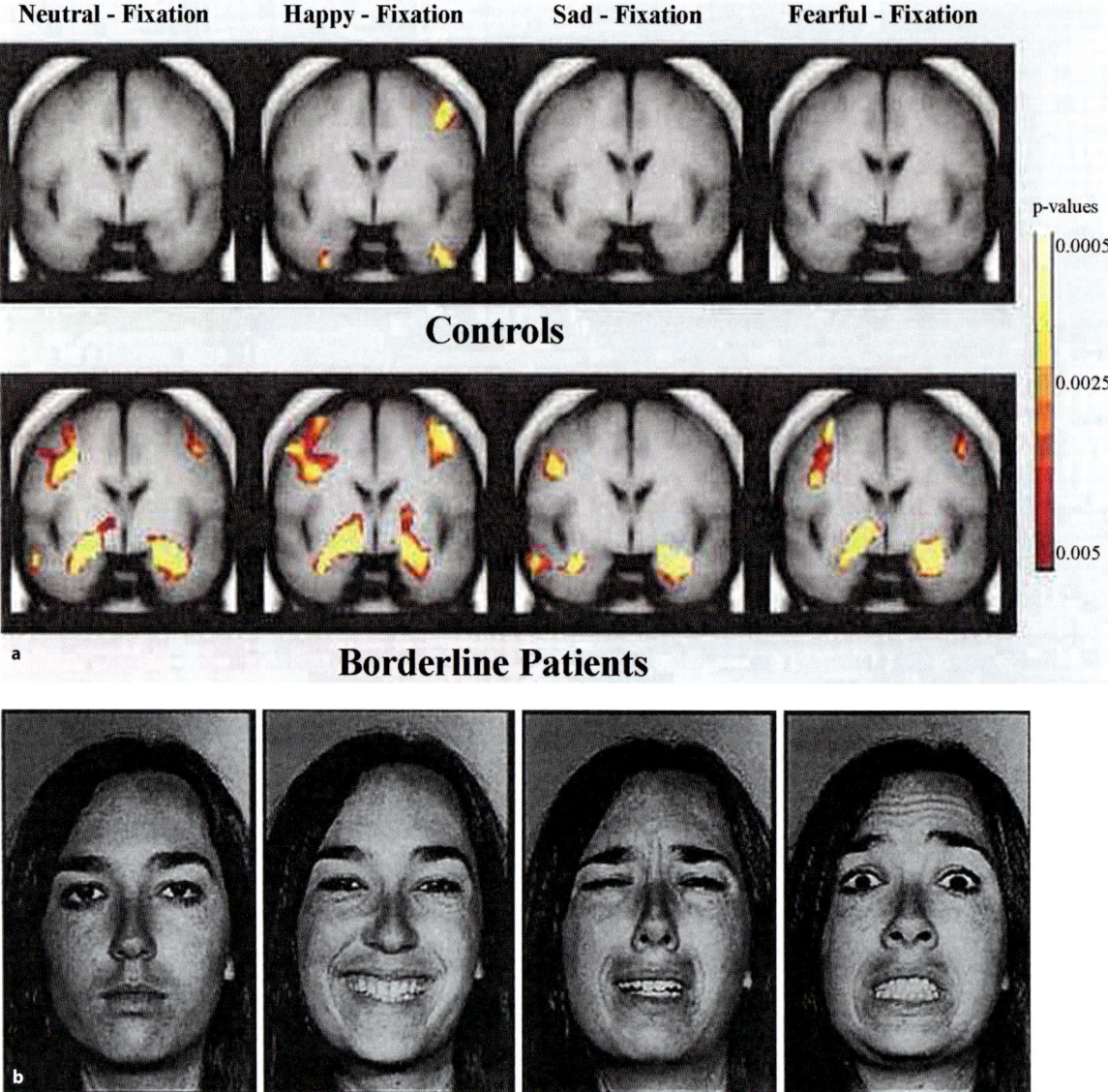

Abb. 47.3 Emotionales Erleben von Borderlinepatienten. (Aus Donegan et al. 2003; mit freundlicher Genehmigung von Elsevier). **a** Die Aktivierungskarten zeigen die Bereiche, in denen die Aktivität für die präsentierten Gesichtsausdrücke signifikant mit p<0,005 war. **b** Den Probanden wurden Bilder von unterschiedlich emotionalen und neutralen Gesichtern gezeigt

In den letzten Jahren wurde eine Vielzahl funktioneller MRT-Untersuchungen durchgeführt, die sich hauptsächlich mit den neuronalen Korrelaten von Emotionsverarbeitung und Emotionsregulation beschäftigt haben. Donegan und Kollegen (2003) haben z. B. 15 Borderlinepatienten und 15 gesunde Kontrollpersonen mit Bildern von neutralen, fröhlichen, traurigen oder ängstlichen Gesichtern konfrontiert (◘ Abb. 47.3b). Sie fanden bei den Borderlinepatienten ein erhöhtes Ausmaß an Aktivierung u. a. in der linken Amygdala in Reaktion auf die Gesichter im Vergleich zur Kontrollgruppe (◘ Abb. 47.3a). Ebenso konnten Herpertz et al. (2001) eine bei Borderlinepatienten im Vergleich zu gesunden Kontrollpersonen bilateral verstärkte Amygdalaaktivität in Reaktion auf die Konfrontation mit den emotional negativen Bildern nachweisen (◘ Abb. 47.4).

Neuere Untersuchungen konnten diese Befunde für verschiedene emotionale Aufgaben replizieren (Koenigsberg et al. 2009a; Minzenberg et al. 2007; Silbersweig et al. 2007). Gleichzeitig zeigte sich in Aufgaben zur Regulation von Emotionen, in denen die Probanden ihre affektive Reaktion auf emotionale Bilder entweder abmindern oder verstärken sollten, eine veränderte Aktivierung von präfrontalen Arealen bei Borderlinepatienten. Bei Versuchen der Abminderung der empfundenen Emotionen wurde der präfrontale Kortex bei Patienten weniger stark aktiviert, limbische und striatale Areale dagegen stärker als bei

47.3 · Störungen des Clusters B (dramatisch emotionales Erscheinungsbild)

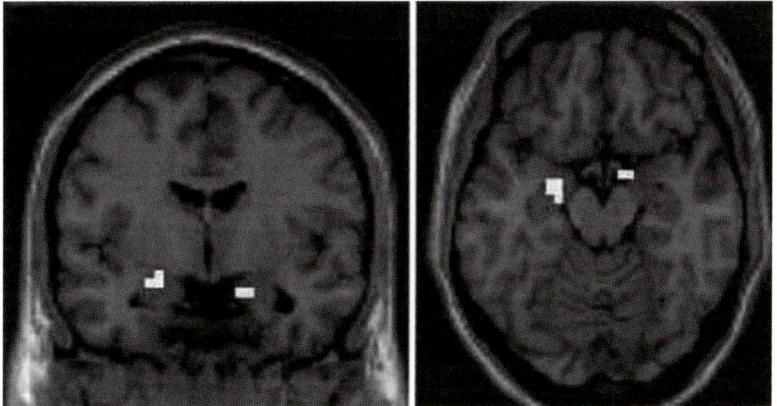

Abb. 47.4 Aktivierungen in Reaktion auf emotional aversive Bilder bei Borderlinepatienten (p=0,05; korrigiert). Die Patienten zeigten stärkere Aktivierungen der Amygdala als gleichaltrige Kontrollpersonen. (Aus Herpertz et al. 2001; mit freundlicher Genehmigung von Elsevier)

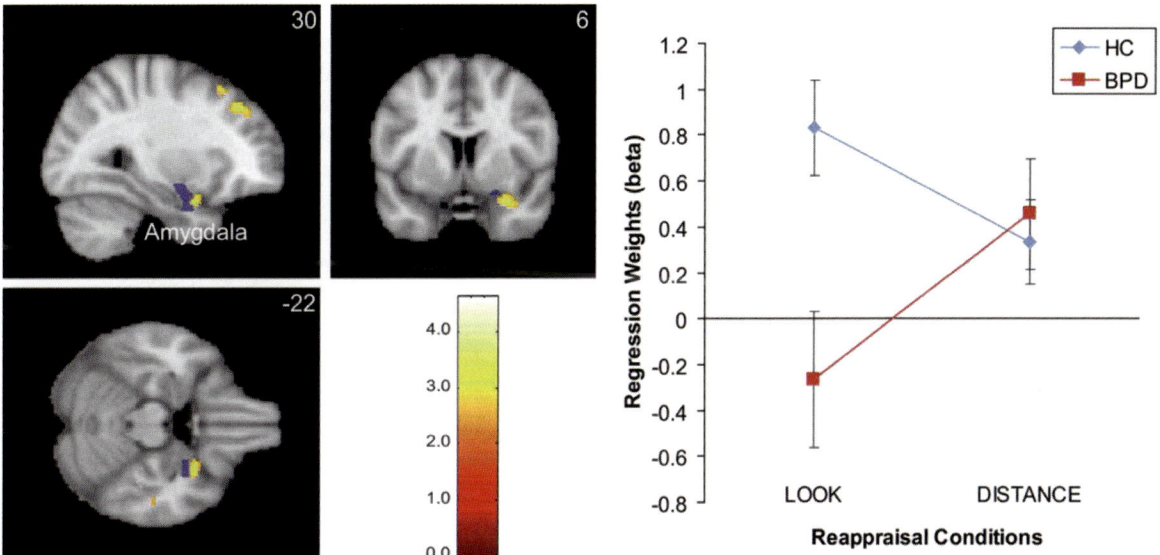

Abb. 47.5 Die Schichtaufnahmen des Gehirns illustrieren erhöhte Aktivierung der Amygdala von Borderlinepatienten verglichen mit gesunden Kontrollprobanden während des Versuchs der Abminderung der emotionalen Reaktion auf emotionale Bilder. Der Graph stellt die durchschnittliche Aktivierung der rechten Amygdala für die verschiedenen Bedingungen und Gruppen dar. *HC*: gesunde Kontrollprobanden, *BPD*: Borderlinepatienten. (Aus Koenigsberg et al. 2009b; mit freundlicher Genehmigung von Elsevier)

gesunden Kontrollprobanden (◘ Abb. 47.5) (Koenigsberg et al. 2009b; Lang et al. 2012; Schulze et al. 2011). Die Autoren postulieren, dass eine verminderte präfrontale Aktivität zusammen mit einer erhöhten limbischen Aktivität auf ein Fehlen von adäquaten Strategien zur Emotionsregulation hindeutet. Schnell u. Hepertz (2007) beschreiben in einer Studie, die den Effekt einer 12-wöchigen borderlinespezifischen, dialektisch-behavioralen Therapie auf die neuronale Aktivierung während Emotionsverarbeitung untersuchte, verminderte Aktivität in der Amygdala, der Insel sowie im posterior zingulären Kortex.

Neben Untersuchungen zur Emotionsverarbeitung und -regulation wurden außerdem die Bereiche Schmerzwahrnehmung, z. B. von Kraus und Kollegen (2009), mittels fMRT untersucht sowie Impulsivität und Aggression (Sala et al. 2011) und der Einfluss von komorbider posttraumatischer Belastungsstörung (▶ Kap. 45).

In einer Übersichtsarbeit fassen Mauchnik und Schmahl (2010) zusammen, dass bildgebende Studien konsistent Störungen in frontolimbischen Inhibitionsprozessen zeigen, welche für emotionale Dysregulation bei Borderlinepatienten mitverantwortlich sein können. Die Autoren schließen, dass die einzelnen Auffälligkeiten bisher nicht sehr spezifisch für die Borderlinestörung sind, und »die Komplexität der Borderline-Persönlichkeitsstörung am besten als eine Kombination von Veränderungen in verschiedenen neurobiologischen Systemen verstanden werden kann« (Mauchnik u. Schmahl 2010, S. 53).

47.3.2 Antisoziale Persönlichkeitsstörung

Definition

Die antisoziale Persönlichkeitsstörung, die ebenfalls dem Cluster B des DSM-IV-TR zugeordnet ist, ist vor allem durch »herzloses« Unbeteiligtsein gegenüber anderen charakterisiert (Mangel an Empathie, »Gefühlskälte«). Weitere Leitsymptome sind deutliche und andauernde Verantwortungslosigkeit sowie geringe Frustrationstoleranz und eine niedrige Schwelle für aggressives oder gewalttätiges Verhalten.

Diagnostische Kriterien der antisozialen Persönlichkeitsstörung (301.70) gemäß DSM-IV-TR (APA 2000) sind:

A. Es besteht ein tiefgreifendes Muster von Missachtung und Verletzung der Rechte anderer, das seit dem 15. Lebensjahr auftritt. Mindestens 3 der folgenden Symptome müssen erfüllt sein:
- Versagen, sich in Bezug auf gesetzmäßiges Verhalten gesellschaftlichen Normen anzupassen
- Falschheit
- Impulsivität oder Versagen, vorausschauend zu planen
- Reizbarkeit und Aggressivität
- Rücksichtslose Missachtung der eigenen Sicherheit bzw. der Sicherheit anderer
- Durchgängige Verantwortungslosigkeit, die sich im wiederholten Versagen zeigt, eine dauerhafte Tätigkeit auszuüben oder finanziellen Verpflichtungen nachzukommen
- Fehlende Reue

B. Die Person ist mindestens 18 Jahre alt.
C. Eine Störung des Sozialverhaltens war bereits vor Vollendung des 15. Lebensjahres erkennbar.
D. Das antisoziale Verhalten tritt nicht ausschließlich im Verlauf einer Schizophrenie oder einer manischen Episode auf.

Auch wenn die antisoziale Persönlichkeitsstörung an sich gut charakterisiert ist, ergeben sich bei Studien in diesem Bereich z. T. erhebliche Definitionsprobleme. Insbesondere bei denjenigen Untersuchungen, die die meiste öffentliche Aufmerksamkeit erregen, wird häufig nur eine Subpopulation, die »criminal offenders« oder auch »criminal psychopaths«, untersucht. Die Stichproben für funktionell bildgebende Untersuchungen werden häufig mithilfe der Psychopathie-Checkliste (PCL-R) von Hare (1991) charakterisiert. Diese identifiziert Personen, in denen Gewaltbereitschaft, Straffälligkeit und antisoziale Kognitionen zusammenkommen. Diese antisozialen Persönlichkeiten vom Typus der »criminal offender« lassen sich auch als Extremgruppe in der Gesamtpopulation der antisozialen Persönlichkeit verstehen. Untersuchungen in diesem Bereich erregen u. a. deshalb so viel Aufmerksamkeit, weil man Aussagen zum Thema »Ursachen für kriminelles und gewalttätiges Verhalten« sowie über »Schuldfähigkeit und Rückfallwahrscheinlichkeit von Straftätern« erwartet.

Strukturelle Studien zur antisozialen Persönlichkeitsstörung berichten konsistent von einer Reduzierung des Volumens der grauen Substanz im präfrontalen Bereich (s. Metaanalyse von Yang u. Raine 2009). Zusätzlich wurden, wenn auch weniger konsistente, Volumenminderungen in der Amygdala, dem Hippocampus und dem superior-temporalen Kortex berichtet.

Studien zu funktionell-bildgebenden Auffälligkeiten bei antisozialen Persönlichkeiten beschäftigten sich ähnlich wie die in ▶ Abschn. 47.3.1 dargestellten Studien bei Borderlinepatienten vorrangig mit der **Verarbeitung von Emotionen** und den entsprechenden neuronalen Korrelaten. So haben Müller et al. (2003) mit Bildern aus dem IAPS (International Affective Picture System), Deeley et al. (2006) mit emotionalen Gesichtsausdrücken, Kiehl et al. (2001) mit neutralen und emotionalen Worten und Schneider et al. (2000) mit aversivem Geruch (s. unten) unterschiedliche Modalitäten bei der Emotionsverarbeitung betrachtet. Insgesamt erscheinen die dargestellten Ergebnisse noch recht uneinheitlich. Während Müller und Kollegen (2003) z. B. eine verstärkte Aktivität im rechten präfrontalen Kortex und in der rechten Amygdala fanden, betonen Kiehl et al. (2001) sowie Deeley et al. (2006), dass Psychopathen eine geringe affektbezogene Aktivität der Amygdala-Hippocampus-Formation zeigen. Schneider und Mitarbeiter (2000) haben die neuronalen Korrelate von negativem Affekt im Rahmen eines Konditionierungsdesigns durch einen aversiven Geruch (vergorene Hefe) bei Personen mit der Diagnose »antisoziale Persönlichkeitsstörung« untersucht. Die dort gefundene paradox gesteigerte Aktivität in der Amygdala und dem dorsolateralen präfrontalen Kortex bei Patienten mit antisozialer Persönlichkeit im Vergleich zur gesunden Kontrollgruppe kann Ausdruck der gestörten differenziellen Konditionierung negativer emotionaler Stimuli und Kontexte sein (◘ Abb. 47.6).

Neben Veränderungen in für die Emotionsverarbeitung relevanten Arealen wurden in den verschiedenen Untersuchungen reduzierte Aktivität auch in posterioren visuellen Arealen, im temporalen Kortex, im somatosensorischen Kortex, im Zerebellum sowie im primären Motorkortex gefunden. Zusätzlich zu Untersuchungen der Verarbeitung von Emotionen wurden in den letzten Jahren fMRT-Studien zu moralischem Denken (Glenn et al. 2009), zur Angstkonditionierung (Birbaumer et al. 2005), und zu sozialen Kooperationsprozessen (Rilling et al. 2007) durchgeführt. Diese Studien kommen zu ähnlich uneinheitlichen Veränderungen in der funktionellen Aktivität in den oben genannten Arealen, zeigen jedoch vorrangig Veränderungen in der Amygdala und in präfrontalen Arealen. Glenn et al. (2009) z. B. präsentierten Proban-

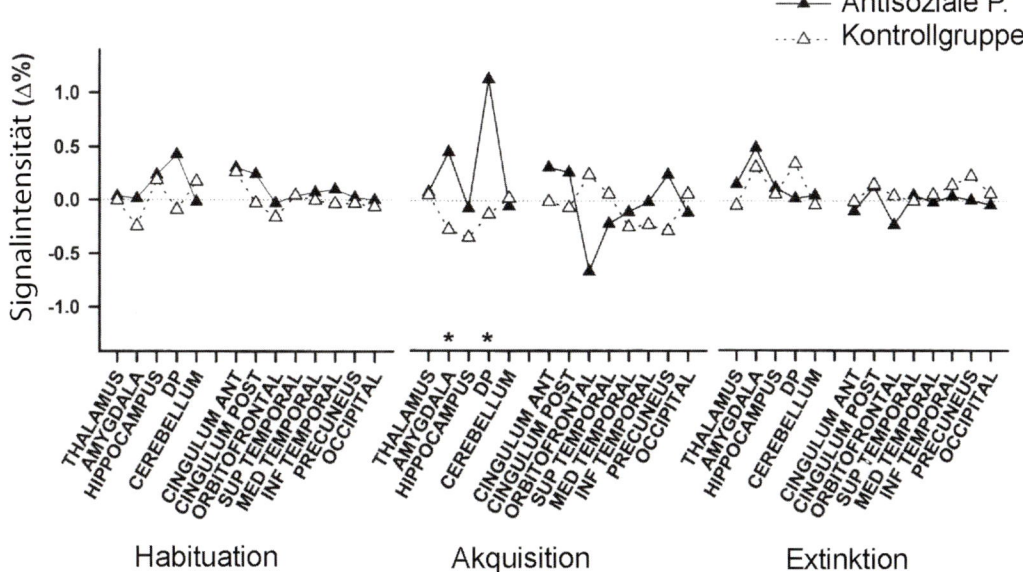

Abb. 47.6 Der spezifische Effekt der emotionalen Konditionierung zeigt sich in der Studie von Schneider et al. (2000) vor allem in der Akquisitionsphase durch einen deutlichen Signalunterschied in Reaktion zu dem negativen vs. positiven Stimulus, besonders in der Amygdala und im dorsolateral-präfrontalen Kortex (DP). (Aus Schneider et al. 2000; mit freundlicher Genehmigung von S. Karger AG, Basel)

den, welche unterschiedlich hohe Werte auf der Psychopathie-Checkliste aufwiesen, moralische Dilemma, während diese im Kernspintomographen lagen. Höhere Psychopathie-Werte korrelierten signifikant mit einer Verringerung der Aktivität in der Amygdala. Ebenso war diese reduzierte Aktivierung mit den 4 Faktoren von Psychopathie (nach Hare u. Neumann 2005) assoziiert (◘ Abb. 47.7). Darüber hinaus fanden die Autoren eine reduzierte Aktivierung im medialen präfrontalen, posterior zingulären und angulären Kortex bei den Probanden, die erhöhte Werte auf dem interpersonellen Faktor der PCL-R aufwiesen. Die Ergebnisse werden von Glenn und Kollegen dahingehend interpretiert, dass Psychopathen emotional unbeteiligter seien und sich daher auch nicht abschrecken ließen, andere zu manipulieren und kriminelles Verhalten zu zeigen.

Koenigs und Kollegen (2011) postulieren in einem kritischen Review-Artikel, dass vor allem methodologische Unterschiede in den Studiendesigns, wie z. B. der uneinheitliche Einschluss von Personen mit antisozialer Persönlichkeitsstörung, Psychopathie oder gesunden Personen mit variablen Werten auf der PCL-R, zu der großen Variabilität der Ergebnisse führt.

Bei der ausgesprochenen Heterogenität von Ergebnissen bildgebender Untersuchungen sollte vor einer Überinterpretation der Befunde gewarnt werden. In einem Übersichtsartikel kommen Brower und Price zu dem Schluss, dass »Defizite in frontalen exekutiven Funktionen die Wahrscheinlichkeit von zukünftiger Aggression erhöhen, aber noch keine Studie verlässlich ein charakteristisches Muster eines frontalen Netzwerkes, das gewalttätige Straftaten vorhersagt, aufgezeigt hat. [...] Die Beweise sind am stärksten für eine fokale präfrontale Störung und einen impulsiven Subtypus aggressiven Verhaltens« (Brower u. Price 2001, S. 720).

> Wie in vielen psychiatrischen Bereichen entsteht auch bei der antisozialen Persönlichkeitsstörung das Bild einer multikausalen Störung. Wenn man die antisoziale Persönlichkeitsstörung als Extrem im Kontinuum sozialen Verhaltens betrachtet, dann unterliegen ihre Entstehung und ihr Ausdruck vermutlich den gleichen Mechanismen wie gewalttätiges Verhalten im Allgemeinen. Ein mögliches Modell zur Entstehung gewalttätigen Verhaltens ist in ◘ Abb. 47.1 dargestellt und versucht, die Interaktion von biologischen Variablen (Genetik) und dem Einfluss der Umwelt in Beziehung zu setzen. Des Weiteren zeigt sich, dass die »Rahmenbedingungen« sowohl risikoerhöhender als auch protektiver Natur sein können.

47.4 Störungen des Clusters C (ängstlich vermeidendes Erscheinungsbild)

Bildgebende Untersuchungen zu Persönlichkeitsstörungen des Clusters C sind sehr selten. Am ehesten hier einzuordnen sind Untersuchungen, die sich in der englischspra-

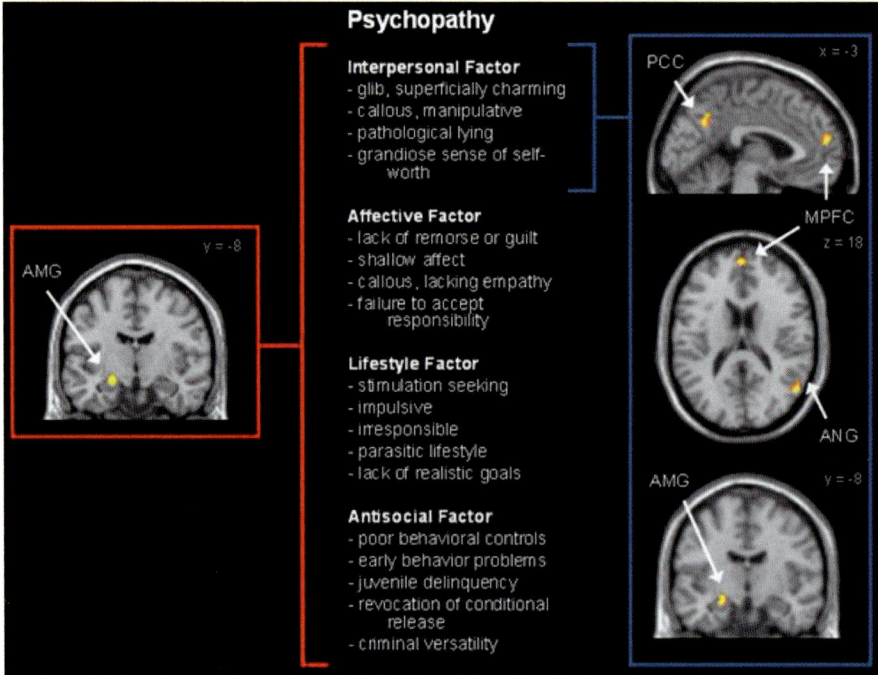

Abb. 47.7 Negative Assoziation zwischen Psychopathie und Aktivierung der Amygdala (*AMY*) (*links*). Der interpersonelle Faktor ist zusätzlich mit reduzierter Aktivierung im medialen präfrontalen Kortex (*MPFC*), dem posterioren Zingulum (*PCC*) sowie dem angulären Kortex (*ANG*) assoziiert (*rechts*). (Aus Glenn et al. 2009; mit freundlicher Genehmigung von Nature Publishing Group)

chigen Literatur mit der »obsessive compulsive disorder« beschäftigen. Diese Befunde lassen sich teilweise dem Bereich der zwanghaften Persönlichkeitsstörung zuordnen.

Diagnostische Kriterien der **zwanghaften Persönlichkeitsstörung** (301.40) gemäß DSM-IV-TR (APA 2000) sind:

Die Störung beginnt im frühen Erwachsenenalter und zeigt sich in verschiedenen Situationen. Mindestens 4 der folgenden Kriterien müssen zutreffen:
- Beschäftigt sich übermäßig mit Details, Regeln, Listen, Ordnung, Organisation oder Plänen, sodass der wesentliche Gesichtspunkt der Aktivität dabei verloren geht
- Zeigt einen Perfektionismus, der die Aufgabenerfüllung behindert
- Verschreibt sich der Arbeit und Produktivität unter Ausschluss von Freizeitaktivitäten und Freundschaften
- Ist übermäßig gewissenhaft, skrupulös und rigide in Fragen von Moral, Ethik und Werten
- Ist nicht in der Lage, verschlissene oder wertlose Dinge wegzuwerfen, selbst wenn sie nicht einmal Gefühlswert besitzen
- Delegiert nur widerwillig Aufgaben an andere oder arbeitet nur ungern mit anderen zusammen, wenn diese nicht genau die eigene Arbeitsweise übernehmen
- Ist geizig sich selbst und anderen gegenüber; Geld muss im Hinblick auf befürchtete zukünftige Katastrophen gehortet werden
- Zeigt Rigidität und Halsstarrigkeit

In einer Untersuchung an 25 Patienten mit einer Zwangsstörung wiesen Kim et al. (2001) strukturelle Auffälligkeiten in Form von erhöhter Dichte der grauen Substanz vor allem in dem linken orbitofrontalen Kortex und in subkortikalen Bereichen, u. a. dem Thalamus nach. Volumenreduktionen waren auffällig in den posterioren Bereichen des Gehirns, wie dem linken Cuneus und dem linken Zerebellum. Eine kürzlich veröffentlichte, funktionelle bildgebende Studie zur zwanghaften Störung untersuchte die Verarbeitung emotionaler Gesichtsausdrücke (Cardoner et al. 2011). Es konnte gezeigt werden, dass Hirnareale wie die Amygdala, die Fusiform Face Area und der dorsolaterale präfrontale Kortex in Patienten stärker aktiviert wurden und darüber hinaus erhöhte Konnektivität untereinander vorwiesen, welche wiederum mit der angegebenen Symptomstärke korrelierte. Die Autoren interpretieren diese Ergebnisse als Zeichen einer erhöhten Antwortbereitschaft des Gehirns auf emotionale Reize. Weitere Studien zu den Aspekten Angst und Zwang sind in einem separaten Kapitel dieses Buches ausführlich dargestellt (▶ Kap. 44).

> **Zusammenfassung und Ausblick**
>
> Funktionelle Untersuchungen auf dem Gebiet der Persönlichkeitsstörungen sind u. a. aufgrund differenzialdiagnostischer Problematik sehr selten. Erkenntnisse aus fMRT-Untersuchungen sind aber außergewöhnlich geeignet, das Verständnis für diese Störungen weiterzuentwickeln. Mit zunehmendem Wissen über die Entstehung und den Verlauf können in Zukunft neue Behandlungsansätze entwickelt und evaluiert werden. Zukünftige Krankheitsmodelle für Persönlichkeitsstörungen sollten deren neurobiologische Mechanismen berücksichtigen. Die funktionelle Bildgebung kann so zum Verständnis von Persönlichkeit und deren Störungen beitragen. Unter Berücksichtigung der Ergebnisse aus funktionellen Untersuchungen können möglicherweise in Zukunft die diagnostischen Unklarheiten beseitigt und eine trennschärfere Klassifikation der Persönlichkeitsstörungen entwickelt werden.

Literatur

American Psychiatric Association (APA) (2000) Diagnostic and Statistical Manual of Mental Disorders. 4th ed. Text Revision (DSM-IV-TR). American Psychiatric Press, Washington

Birbaumer N, Veit R, Lotze M, Erb M, Hermann C, Grodd W, Flor H (2005) Deficient fear conditioning in psychopathy: a functional magnetic resonance imaging study. Arch Gen Psychiatry 62: 799–805

Brower MC, Price BH (2001) Neuropsychiatry of frontal lobe dysfunction in violent and criminal behaviour: a critical review. J Neurol Neurosurg Psychiatry 71: 720–726

Buckholtz JW, Meyer-Lindenberg A (2008) MAOA and the neurogenetic architecture of human aggression. Trends Neurosci 31: 120–129

Cardoner N, Harrison BJ, Pujol J, Soriano-Mas C, Hernández-Ribas R, López-Solá M, Real E, Deus J, Ortiz H, Alonso P, Menchón JM (2011) Enhanced brain responsiveness during active emotional face processing in obsessive compulsive disorder. World J Biol Psychiatry 12: 349–363

Coccaro EF, Sripada CS, Yanowitch RN, Phan KL (2011) Corticolimbic function in impulsive aggressive behavior. Biol Psychiatry 69: 1153–1159

Congdon E, Canli T (2005) The endophenotype of impulsivity: Reaching consilience through behavioral, genetic, and neuroimaging approaches. Behav Cogn Neurosci Rev 4: 262–281

Deeley Q, Daly E, Surguladze S, Tunstall N, Mezey G, Beer D, Ambikapathy A, Robertson D, Giampietro V, Brammer MJ, Clarke A, Dowsett J, Fahy T, Phillips ML, Murphy DG (2006) Facial emotion processing in criminal psychopathy. Preliminary functional magnetic resonance imaging study. Br J Psychiat 189: 533–539

Dickey CC, McCarley RW, Shenton ME (2002) The brain in schizotypal personality disorder: a review of structural MRI and CT findings. Harv Res Psychiatry 10: 1–15

Dickey CC, Morocz IA, Niznikiewicz MA, Voglmaier M, Toner S, Khan U, Dreusicke M, Yoo SS, Shenton ME, McCarley RW (2008) Auditory processing abnormalities in schizotypal personality disorder: An fMRI experiment using tones of deviant pitch and duration. Schizophr Res 103: 26–39

Dickey CC, Morocz IA, Minney D, Niznikiewicz MA, Voglmaier MM, Panych LP, Khan U, Zacks R, Terry DP, Shenton ME, McCarley RW (2010) Factors in sensory processing of prosody in schizotypal personality disorder: An fMRI experiment. Schizophr Res 121: 75–89

Donegan NH, Stanislow CA, Blumberg HP, Fulbright RK, Lacadie C, Skudlarski P, Gore JC, Olson IR, McGlashan TH, Wexler BE (2003) Amygdala hyperreactivity in borderline personality disorder: implications for emotional dysregulation. Biol Psychiatry 54: 1284–1293

Glenn AL, Raine A, Schug RA (2009) The neural correlates of moral decision-making in psychopathy. Mol Psychiatry 14: 5–6

Hare RD (1991) The Hare Psychopathy Checklist – Revised. Multi-Health Systems, Niagara Falls, Toronto

Hare RD, Neumann CS (2005) Structural models of psychopathy. Current Psychiatry Reports 7: 57–64

Herpertz SC, Dietrich TM, Wenning B, Krings T, Erberich SG, Willmes K, Thron A, Sass H (2001) Evidence of abnormal amygdala functioning in borderline personality disorder: a functional MRI study. Biol Psychiatry 50: 292–298

Horn NR, Dolan M, Elliott R, Deakin JF, Woodruff PW (2003) Response inhibition and impulsivity: an fMRI study. Neuropsychologia 41: 1959–1966

Kiehl KA, Smith AM, Hare RD, Mendrek A, Forster BB, Brink J, Liddle PF (2001) Limbic abnormalities in affective processing by criminal psychopaths as revealed by functional magnetic resonance imaging. Biol Psychiatry 50: 677–684

Kim JJ, Lee MC, Kim J, Kim IY, Kim SI, Han MH, Chang KH, Kwon JS (2001) Grey matter abnormalities in obsessive-compulsive disorder: statistical parametric mapping of segmented magnetic resonance images. Br J Psychiatry 179: 330–334

Klüver H, Bucy P (1939) Preliminary analysis of functioning of the temporal lobes in monkeys. Arch Neurol Psychiat 42: 979–1000

Koenigs M, Baskin-Sommers A, Zeier J, Newman JP (2011) Investigating the neural correlates of psychopathy: a critical review. Mol Psychiatry 16: 792–799

Koenigsberg HW, Siever LJ, Lee H, Pizzarello S, New AS, Goodman M, Cheng H, Flory J, Prohovnik I (2009a) Neural correlates of emotion processing in borderline personality disorder. Psychiatry Res 172: 192–199

Koenigsberg HW, Fan J, Ochsner KN, Liu X, Guise KG, Pizzarello S, Dorantes C, Guerreri S, Tecuta L, Goodman M, New A, Siever LJ (2009b) Neural correlates of the use of psychological distancing to regulate responses to negative social cues: a study of patients with borderline personality disorder. Biol Psychiatry 66: 854–863

Kraus A, Esposito F, Seifritz E, Di Salle F, Ruf M, Valerius G, Ludaescher P, Bohus M, Schmahl C (2009) Amygdala deactivation as a neural correlate of pain processing in patients with borderline personality disorder and co-occurrent posttraumatic stress disorder. Biol Psychiatry 65: 819–822

Lang S, Kotchoubey B, Frick C, Spitzer C, Grabe HJ, Barnow S (2012) Cognitive reappraisal in trauma-exposed women with borderline personality disorder. Neuroimage 59: 1727–1734

Mathiak KA, Klasen M, Weber R, Ackermann H, Shergill SS, Mathiak K (2011) Reward system and temporal pole contributions to affective evaluation during a first person shooter video game. BMC Neuroscience 12: 66

Mauchnik J, Schmahl C (2010) The latest neuroimaging findings in borderline personality disorder. Curr Psychiatry Rep 12: 46–55

Minzenberg MJ, Fan J, New AS, Tang CY, Siever LJ (2007) Fronto-limbic dysfunction in response to facial emotion in borderline personality disorder: an event-related fMRI study. Psychiatry Res 155: 231–243

Mohanty A, Herrington JD, Koven NS, Fisher JE, Wenzel EA, Webb AG, Heller W, Banich MT, Miller GA (2005) Neural mechanisms of affective interference in schizotypy. J Abnorm Psychol 114: 16–27

Müller JL, Sommer M, Wagner V, Lange K, Taschler H, Roder CH, Schuierer G, Klein HE, Hajak G (2003) Abnormalities in emotion processing within cortical and subcortical regions in criminal psychopaths: evidence from a functional magnetic resonance imaging study using pictures with emotional content. Biol Psychiatry 54: 152–162

Nunes PM, Wenzel A, Borges KT, Porto CR, Caminha RM, de Oliveira IR (2009) Volumes of the hippocampus and amygdala in patients with borderline personality disorder: a meta-analysis. J Pers Disord 23: 333–345

Premkumar P, Ettinger U, Inchley-Mort S, Sumich A, Williams SC, Kuipers E, Kumari V (2012) Neural processing of social rejection: The role of schizotypal personality traits. Hum Brain Mapp 33: 695–706

Premkumar P, Williams SC, Lythgoe D, Andrew C, Kuipers E, Kumari V (2011) Neural processing of criticism and positive comments from relatives in individuals with schizotypal personality traits. World J Biol Psychiatry [epub ahead of print]

Raine A (1991)The SPQ: A Scale for the Assessment of Schizotypal Personality Based on DSM-III-R Criteria. Schizophr Bull 17: 555–564

Rapp, AM, Mutschler, DE, Wild, B, Erb, M, Lengsfeld, I, Saur, R, Grodd, W (2010). Neural correlates of irony comprehension: The role of schizotypal personality traits. Brain and Language 113: 1–12

Rilling JK, Glenn AL, Jairam MR, Pagnoni G, Goldsmith DR, Elfenbein HA, Lilienfeld SO (2007) Neural correlates of social cooperation and non-cooperation as a function of psychopathy. Biol Psychiatry 61:1260–1271

Sala M, Caverzasi E, Lazzaretti M, Morandotti N, De Vidovich G, Marraffini E, Gambini F, Isola M, De Bona M, Rambaldelli G, d'Allio G, Barale F, Zappoli F, Brambilla P (2011) Dorsolateral prefrontal cortex and hippocampus sustain impulsivity and aggressiveness in borderline personality disorder. J Affect Disord 131: 417–421

Schneider F, Habel U, Kessler C, Posse S, Grodd W, Müller-Gärtner HW (2000) Functional imaging of conditioned aversive emotional responses in antisocial personality disorder. Neuropsychobiology 42: 192–201

Schulze L, Domes G, Krüger A, Berger C, Fleischer M, Prehn K, Schmahl C, Grossmann A, Hauenstein K, Herpertz SC (2011) Neuronal Correlates of Cognitive Reappraisal in Borderline Patients with Affective Instability. Biol Psychiatry 69: 564–573

Schmahl C, Grossmann A, Hauenstein K, Herpertz SC (2011) Neuronal Correlates of Cognitive Reappraisal in Borderline Patients with Affective Instability. Biol Psychiatry 69: 564–573

Schnell K, Herpertz SC (2007) Effects of dialectic-behavioral-therapy on the neural correlates of affective hyperarousal in borderline personality disorder. J Psychiatr Res 41: 837–847

Silbersweig D, Clarkin JF, Goldstein M, Kernberg OF, Tuescher O, Levy KN, Brendel G, Pan H, Beutel M, Pavony MT, Epstein J, Lenzenweger MF, Thomas KM, Posner MI, Stern E (2007) Failure of frontolimbic inhibitory function in the context of negative emotion in borderline personality disorder. Am J Psychiatry 164: 1832–1841

Soliman A, O'Driscoll GA, Pruessner J, Joober R, Ditto B, Streicker E, Goldberg Y, Caro J, Rekkas PV, Dagher A (2011) Limbic response to psychosocial stress in schizotypy: a functional magnetic resonance imaging study. Schizophr Res 131: 184–191

Soloff P, Nutche J, Goradia D, Diwadkar V (2008) Structural brain abnormalities in borderline personality disorder: a voxel-based morphometry study. Psychiatry Res 164: 223–236

Weber R, Ritterfeld U, Mathiak K (2006) Does playing violent video games induce aggression? Empirical evidence of a functional magnetic resonance imaging study. Media Psychology 8: 39–60

Yang Y, Raine A (2009) Prefrontal structural and functional brain imaging findings in antisocial, violent, and psychopathic individuals: a meta-analysis. Psychiatry Res 174: 81–88

Abhängigkeitserkrankungen

K. N. Spreckelmeyer, G. Gründer

48.1 Einführung – 742
48.1.1 Diagnostische Kriterien – 742
48.1.2 Abhängigkeitssyndrom als Störung der Belohnungsverarbeitung – 742
48.1.3 Dopaminerges Belohnungssystem – 743
48.1.4 Neurobiologische Theorien der Abhängigkeit – 743

48.2 Funktionelle Bildgebungsstudien – 744
48.2.1 Studien zur Abhängigkeitsentstehung – 744
48.2.2 Veränderte neurofunktionelle Mechanismen bei bestehender Abhängigkeit – 746
48.2.3 Rückfallvorhersage und Therapieeffekte – 748

Literatur – 749

Zum Thema

In diesem Kapitel wird ein aktueller Überblick über Forschungsansätze gegeben, die versuchen, mithilfe der funktionellen Magnetresonanztomographie (fMRT) Ursache und Aufrechterhaltung von Abhängigkeitserkrankungen aufzuklären. Es werden zunächst die wichtigsten neurobiologischen Erklärungsmodelle vorgestellt, die auf der Basis von tierexperimentellen Daten entwickelt wurden und welche die theoretische Grundlage für die gegenwärtige fMRT-Forschung am Menschen darstellen. Der zweite Teil des Kapitels gibt einen Überblick über die wichtigsten Ergebnisse der aktuellen fMRT-Forschung im Bereich der Abhängigkeitserkrankungen. Der Fokus liegt dabei auf stoffbezogenen Abhängigkeiten. Die tier- und humanexperimentelle Forschung der vergangenen 50 Jahre hat gezeigt, dass es große Übereinstimmungen hinsichtlich der neurobiologischen Korrelate unterschiedlicher Substanzabhängigkeiten gibt. Das vorliegende Kapitel ist daher nicht nach Substanzklassen gegliedert. Stattdessen erfolgt die Einordnung der Studien entlang der Entwicklungsdynamik von Abhängigkeitserkrankungen. Zunächst werden Studien vorgestellt, die Hinweise zur Abhängigkeitsentstehung und möglichen Risikofaktoren geben. Anschließend wird ein Überblick über neurofunktionelle Mechanismen gegeben, die bei Personen mit bestehender Abhängigkeitssymptomatik im Vergleich zu gesunden Kontrollprobanden verändert sind. Abschließend wird auf Studien eingegangen, die den Effekt von Entwöhnung und Therapie auf neurofunktionelle Mechanismen der Abhängigkeit untersuchen.

48.1 Einführung

> **Definition**
>
> Der Begriff Abhängigkeitssyndrom (umgangssprachlich »Sucht«) beschreibt eine Gruppe von kognitiven und körperlichen Phänomenen, die aus dem unkontrollierbaren Verlangen nach bestimmten Substanzen oder Verhaltensweisen erwachsen.

Substanzen mit **Abhängigkeitspotenzial** sind in der Regel solche, die eine Veränderung der Psyche und des Bewusstseins eines Menschen herbeiführen können (**psychotrope Substanzen**). Allerdings machen nicht alle psychotropen Substanzen abhängig. Neben substanzinduzierten Abhängigkeitserkrankungen existieren auch solche nichtstofflicher Art, wie etwa Spiel-, Internet- und Fernsehsucht.

Die Entstehung einer Abhängigkeit erfolgt in der Regel schleichend. Auf eine **Einstiegsphase** (erstmaliger Konsum) folgt die **Missbrauchsphase**, in der die Substanz mit dem Ziel konsumiert wird, eine bestimmte Wirkung zu erzielen. Die **Abhängigkeitsphase** ist erreicht, wenn der Konsument das Konsumverhalten nicht mehr kontrollieren kann (▶ Abschn. 48.1.1). Als abhängig gilt ein Mensch auch dann noch, wenn es ihm gelungen ist, den Konsum zu beenden und abstinent zu leben. Erneuter Konsum in der **Abstinenzphase** führt schnell zu einem **Rückfall**. Der Weg zur dauerhaften Abstinenz ist in der Regel von wiederholten Rückfällen gekennzeichnet.

48.1.1 Diagnostische Kriterien

DSM-IV-Kriterien für Substanzabhängigkeit (APA 2000):
Drei oder mehr der folgenden Symptome sind für die Diagnose einer Substanzabhängigkeit notwendig:
1. Toleranzentwicklung
2. Entzugssymptome bei Nichteinnehmen der Substanz
3. Es wird häufig mehr konsumiert als beabsichtigt
4. Trotz des Wunsches, den Gebrauch zu reduzieren, ist keine Kontrolle möglich
5. Viel Zeit wird auf Beschaffung, Konsum und Regeneration verwandt
6. Aufgabe oder Reduktion von sozialen, beruflichen oder Freizeitaktivitäten
7. Fortgesetzter Konsum trotz Kenntnis der schädlichen Wirkung

48.1.2 Abhängigkeitssyndrom als Störung der Belohnungsverarbeitung

Abhängigkeit ist charakterisiert durch das übermächtige Verlangen, einen bestimmten Empfindungszustand wiederherzustellen, der als über alle Maßen angenehm empfunden wird. In der neurobiologischen Forschung hat sich der Begriff »Belohnung« zur Beschreibung von Ereignissen durchgesetzt, die geeignet sind, diesen überaus angenehmen Empfindungszustand hervorzurufen. Das Verlangen nach Belohnung ist an sich nicht pathologisch, sondern stellt vielmehr die notwendige Basis für Motivation und zielorientiertes Verhalten dar (▶ Kap. 25). Ohne ein natürliches Verlangen nach Belohnungen wie Nahrung, Sex, soziale Zuwendung und Bewegung hätte ein Mensch keinen Antrieb und wäre nicht eigenständig lebensfähig. Ein wesentlicher Punkt bei der Aufklärung der neurobiologischen Grundlage von Abhängigkeitserkrankungen ist daher die Frage, weshalb das Verlangen nach Belohnung bei manchen Menschen außer Kontrolle gerät und es zur Entwicklung einer Abhängigkeit kommt.

48.1.3 Dopaminerges Belohnungssystem

Bereits in den 1950er Jahren wurde die Annahme postuliert, dass es im Gehirn von höher entwickelten Lebewesen ein **Belohnungssystem** gibt, also eine mehr oder weniger komplexe Einheit, die durch Reize angesprochen wird, die im Organismus einen überaus angenehmen Empfindungszustand auslösen und die Motivation steigern, sich diesem Reiz zu nähern. Die Annahme erhielt empirische Untermauerung durch tierexperimentelle Untersuchungen, die in den Jahren 1954–1958 von James Olds durchgeführt wurden. Olds beschrieb mehrere Versuchsreihen, in denen er Versuchstieren Elektroden implantiert hatte, über welche die Tiere bei sich selbst die neuronale Aktivität in bestimmten Hirnregionen erhöhen konnten, indem sie eine Taste drückten (**intrakranielle Selbststimulation**, ◘ Abb. 48.1a). Wurde die Elektrode so platziert, dass sie auf Projektionsbahnen wirkte, die vom Mittelhirn aus zum **Striatum** und in kortikale Projektionsgebiete führen, betätigten die Tiere den Hebel mit weitaus höherer Frequenz (bis zu 5000-mal pro Stunde) als in anderen Regionen. Als verantwortliche Nervenzellen wurden später dopaminerge Projektionsbahnen identifiziert, die ihren Ursprung in der **ventralen Mittelhirnhaube (ventrales tegmentales Areal, VTA)** haben und durch die Stimulation zu einer erhöhten Dopaminausschüttung im **Nucleus accumbens (NAcc)**, einem Kern im ventralen Teil des Striatums, führen. Die Dopaminausschüttung im NAcc konnte somit als unmittelbarer positiver Verstärker des Verhaltens identifiziert werden und stellt die neurobiologische Grundlage belohnungsorientierten Verhaltens dar. Der NAcc gilt seitdem als zentrales Element des neuronalen Belohnungssystems.

Seither konnte – auch im menschlichen Hirn – für eine große Anzahl positiv besetzter Tätigkeiten des Alltags nachgewiesen werden, dass sie verstärkte neuronale Aktivität (die im Allgemeinen auf dopaminerge Aktivität zurückgeführt wird) im NAcc provozieren. Dazu gehören u. a. Nahrungsaufnahme, soziale Zuwendung und sexuelle Aktivität.

Dass viele psychotrope Substanzen ebenfalls belohnende Eigenschaften haben, die im Sinne der **operanten Konditionierung** (▶ Kap. 25) starken Einfluss auf das Verhalten des Konsumenten haben, ist seit Jahrhunderten bekannt. Der Nachweis, dass Abhängigkeit erzeugende Substanzen ihren verhaltensmodulierenden Einfluss ebenfalls über Beeinflussung des dopaminergen Belohnungssystems ausüben, wurde durch eine Erweiterung des intrakraniellen Selbststimulationsparadigmas ermöglicht, die Olds und Olds 1958 einführten (Olds u. Olds 1958). Bei der **intrakraniellen Selbstadministration** wird den Tieren ermöglicht, sich durch Tastendruck statt elektrischer Stimulation selbst Drogen zuzuführen (◘ Abb. 48.1b). Selbstgesteuerte Infu-

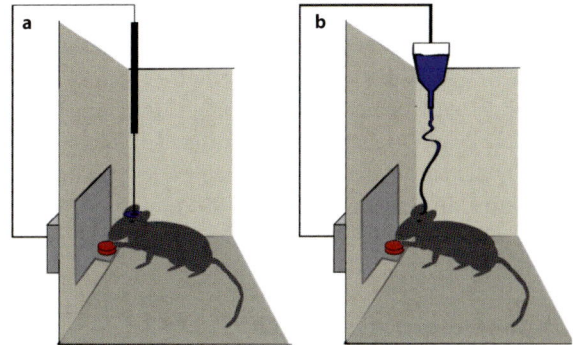

◘ **Abb. 48.1** a Intrakranielle Selbststimulation. Über Tastendruck kann das Tier selbst bestimmen, ob Nervenzellen in der Hirnstruktur, in der die Elektrode implantiert wurde, elektrisch stimuliert werden. b Intrakranielle Selbstadministration. Über Tastendruck bestimmt das Tier selbst, ob die Droge ins Gehirn verabreicht wird

sion von Amphetamin, Morphium, Phencyclidin oder Kokain in den NAcc führt zu frenetischer Hebelbetätigung bei den implantierten Tieren.

> Der Nucleus accumbens (NAcc) gilt als zentrales Element des neurofunktionellen Belohnungssystems. Bei Belohnung steigern dopaminerge Nervenzellen aus dem ventralen tegmentalen Areal (VTA), die in den NAcc und frontale Kortexareale projizieren, ihre Aktivität.

48.1.4 Neurobiologische Theorien der Abhängigkeit

Die Suche nach einer neurobiologischen Erklärung für die Entstehung einer Abhängigkeit von psychotropen Substanzen hat zur Formulierung verschiedener parallel existierender Theorien geführt, die im Weiteren kurz skizziert werden sollen. Allen Theorien ist gemeinsam, dass sie als zugrunde liegende Pathologie eine Dysfunktion der neurobiologischen Mechanismen postulieren, die belohnungsorientiertes Verhalten steuern.

Annahme eines Reward Deficiency Syndrome

Positive Ereignisse als belohnend zu erleben, ist eine wichtige menschliche Fähigkeit und bildet die Grundlage für zielorientiertes Verhalten (▶ Kap. 25). Es gibt Hinweise, dass Personen mit Abhängigkeitssyndrom ein neurobiologisches Defizit aufweisen, auf Belohnungen und Belohnung ankündigende Reize zu reagieren. Diese Unfähigkeit, positive Ereignisse als angenehm zu empfinden, wird als »**Anhedonie**« bezeichnet. Unter Einsatz der Positronenemissionstomographie (PET), die es ermöglicht, Rezeptorverfügbarkeiten im Gehirn in vivo zu quantifizieren, wurde bei Probanden mit Abhängigkeitssyndrom wiederholt eine reduzierte Verfügbarkeit von Dopaminrezeptoren im Bereich des Striatums festgestellt (Volkow et al. 2004). Dabei ist gegenwärtig noch unklar, ob es sich bei der verminderten Dopaminrezeptorverfügbarkeit um Ursache oder Folge des Drogenkonsums handelt. Blum et al. (1996) nehmen an, dass dem Abhängigkeitssyndrom ein **»Reward Deficiency Syndrome« (RDS)** zugrunde liegt, also eine verminderte Fähigkeit, Belohnung als angenehm zu erleben.

Opponent-process-Modell

Im Rahmen des **»Opponent process«-Modells** wurde vorgeschlagen, dass aus der verminderten Fähigkeit, Belohnung als angenehm zu erleben (Anhedonie), ein umso stärkeres Verlangen nach dem Konsum von Substanzen erwächst, die einen so starken Belohnungseffekt haben, dass sie die Anhedonie überwinden können (Koob u. Le Moal 2001). Anhedonie und Streben nach Belohnung stellen also 2 gegenläufige Prozesse (»opponent processes«) dar, die das Bedürfnis des Organismus nach Gleichgewicht (**Homöostase**) reflektieren. Die Autoren gehen davon aus, dass die Anhedonie beim Konsum der Droge umso stärker wird, je länger der Drogenkonsum anhält. Gleichzeitig wächst das Verlangen, der Anhedonie entgegenzuwirken, was sich in verstärkter Motivation äußert, die Droge zu bekommen und zu konsumieren. Das »Opponent process«-Modell wird als theoretische Grundlage vieler fMRT-Untersuchungen herangezogen. Für Probanden mit Abhängigkeitssyndrom sagt es vorher, dass der verminderten Fähigkeit, den Konsum von Belohnung als angenehm zu erleben, eine erhöhte Motivation gegenübersteht, alles zu tun, um die Belohnung zu erhalten.

Incentive-sensitization-Theorie

Die **»Incentive sensitization«-Theorie** (Berridge u. Robinson 1998) geht von einer Hypersensibilität des neuronalen Belohnungssystems für Drogeneffekte aus. Das englische Wort »incentive« steht dabei für eine in Aussicht stehende Belohnung. Im Rahmen der »Incentive sensitization«-Theorie wird angenommen, dass der Konsum von Abhängigkeit erzeugenden Substanzen neurobiologische Schaltkreise verändert, die allgemein für die Steuerung belohnungsorientierten Verhaltens verantwortlich sind. Dadurch erhält die Substanz und alles, was an sie erinnert, eine stärkere **motivationale Salienz**. Es gibt Hinweise, dass Abhängigkeit erzeugende Substanzen die Mechanismen der Belohnungsverarbeitung »kidnappen«, indem sie die synaptische Funktion und Plastizität dopaminerger Neurone im Belohnungssystem modulieren. Durch diese Manipulation kommt es immer wieder zu erheblicher positiver Verstärkung des konditionierten Verhaltens, d. h. des Drogenkonsums. Nach der »Incentive sensitization«-Theorie führen die veränderten Dopaminschaltkreise zu vermehrtem Drogenverlangen (**»wanting«**), ohne dass notwendigerweise der Konsum selbst stärkere Glücksgefühle (**»liking«**) auslöst. Durch die Gegenüberstellung von »wanting« und »liking« differenziert die »Incentive sensitization«-Theorie wie das »Opposite component«-Modell zwischen Drogenverlangen und Drogenkonsum. Es wird angenommen, dass beide Zustände mit unterschiedlichen psychologischen und neurophysiologischen Prozessen assoziiert sind. Die Dichotomie findet sich daher in der Konzeption vieler fMRT-Experimente wieder, die entweder die Reaktion des Gehirns auf die Droge selbst untersuchen (konsumbezogene Prozesse) oder die neurophysiologische Steuerung motivationaler und antizipatorischer Prozesse.

Impulsivität

Schließlich gibt es noch Theorien, die davon ausgehen, dass pathologischer Substanzmissbrauch auf mangelnde Impulskontrolle zurückzuführen ist. Dabei wird davon ausgegangen, dass die (vererbbare) Neigung zu Impulsivität eine Prädisposition für erhöhten Drogenkonsum darstellt (Dick et al. 2010). Auf neurofunktioneller Ebene rückt dieser Ansatz die Bedeutung von Hirnstrukturen in den Vordergrund, die für die Handlungskontrolle und Verhaltensinhibition zuständig sind, insbesondere das Frontalhirn (▶ Kap. 22).

48.2 Funktionelle Bildgebungsstudien

48.2.1 Studien zur Abhängigkeitsentstehung

Initialer Konsum

Aufschluss über die Wirkung einer psychotropen Substanz mit Abhängigkeitspotenzial auf die fMRT-BOLD-Antwort bei gesunden Nichtkonsumenten erbrachte eine Studie von Völlm et al. (2004). Die Autoren verabreichten freiwilligen Versuchspersonen ohne Drogenerfahrung einmalig Methamphetamin und verglichen die Aktivierung in mehreren vorab definierten »regions of interest« (ROI) mit der Reaktion auf Kochsalzlösung. Die Methamphetamingabe rief signifikant stärkere Aktivierung im medialen Orbitofrontalkortex (OFC), im anterioren Zingulum und im Striatum (Nucleus caudatus und Putamen) hervor. Darüber hinaus stellten die Autoren einen korrelativen Zusammenhang zwischen den Aktivierungen des anterioren Zingulums und des Nucleus caudatus und dem Ausmaß der methamphetamininduzierten psychischen Effekte (Gedankenrasen) fest (◘ Abb. 48.2).

Prädisponierende Faktoren

Mangelnde Inhibitionskontrolle Der Übergang von der Einstiegsphase über den schädlichen Gebrauch zur Ab-

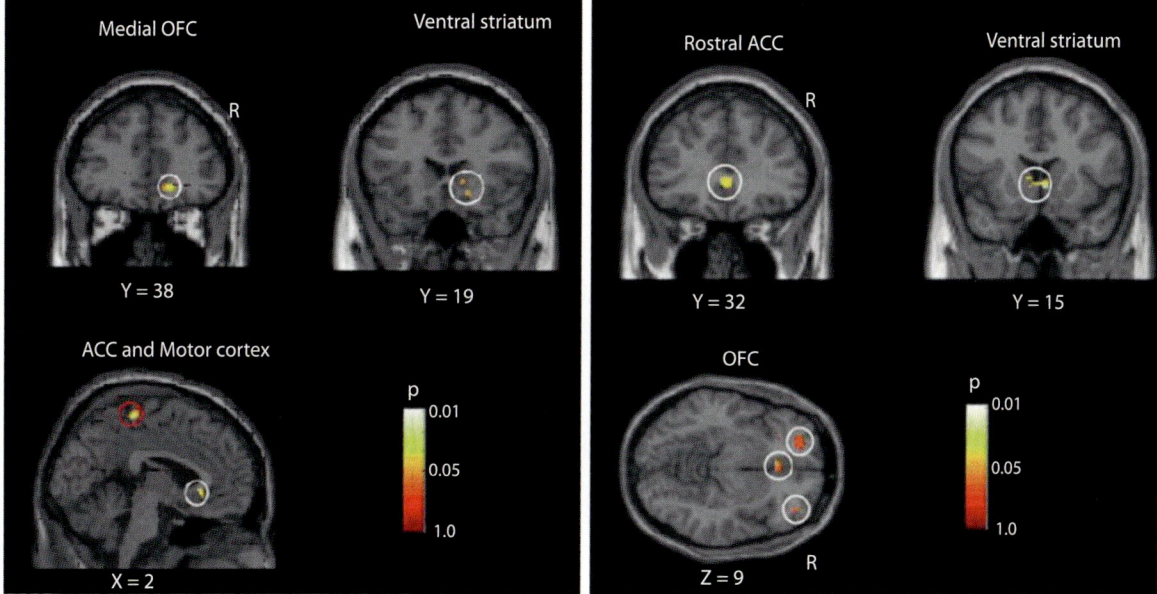

Abb. 48.2 *Links*: Signifikante Effekte von Methamphetamin verglichen mit Kochsalzlösung bei Versuchspersonen ohne vorherige Drogenerfahrung (gemittelte über 7 Versuchspersonen). *Rechts*: Hirnregionen, in denen die Aktivierung nach Methamphetamingabe mit dem Ausmaß des Gedankenrasens (Selbsteinschätzung der Probanden) korrelierte. OFC: Orbitofrontalkortex, ACC: anteriores Zingulum. (Aus Völlm et al. 2004; mit freundlicher Genehmigung von Nature Publishing Group)

hängigkeit erfolgt schleichend und ist von zunehmendem Kontrollverlust gekennzeichnet. In zahlreichen fMRT-Studien wurde daher die Frage untersucht, inwieweit bei Patienten mit Abhängigkeitssyndrom eine Dysfunktion neuronaler Mechanismen der Verhaltenskontrolle vorliegt. Zur Untersuchung dieser Frage bieten sich Paradigmen an, die vom Probanden verlangen, eine Verhaltensreaktion gezielt zu unterdrücken. Die bekanntesten Paradigmen zur Erfassung solcher **Inhibitionsprozesse** sind der **Go/No-go-Task** und der **Stopp-Signal-Task** (▶ Abschn. 22.2.3). FMRT-Studien, die den Go/No-go-Task und den Stopp-Signal-Task bei gesunden Probanden durchgeführt haben, weisen dem Präfrontalkortex sowie dem anterioren Zingulum eine wesentliche Rolle für Inhibitionsprozesse zu. Patienten mit Abhängigkeitssyndrom zeigen in beiden Aufgabentypen eine verminderte Aktivierung in diesen Regionen (siehe z. B. Kaufman et al. 2003; Li et al. 2008).

Familiäre Vorbelastung Für die Frage nach der Abhängigkeitsentstehung sind insbesondere Studien von Interesse, die neurokognitive Hemmung bei Personen untersuchen, die aufgrund ihrer familiären Vorbelastung einem besonderen Risiko unterliegen, an einer Abhängigkeitserkrankung zu erkranken (»**high-risk**«). Schweinsburg et al. (2004) fanden bei Jugendlichen mit familiärer Vorbelastung für Alkoholabhängigkeit (ein Elternteil oder 2 Verwandte zweiten Grades mit Alkoholabhängigkeit) eine verminderte Aktivierung des Präfrontalkortex bei der Durchführung einer Go/No-go-Aufgabe. In einer Lang-

zeitstudie stellte die gleiche Arbeitsgruppe eine Minderaktivierung präfrontaler Hirnregionen in einer Go/No-go-Aufgabe bei Jugendlichen (12–14 Jahre) ohne familiäre Vorbelastung fest, die in den folgenden Jahren ein missbräuchliches Alkoholkonsumverhalten entwickelten (Norman et al. 2011).

Impulsive Persönlichkeit Die Persönlichkeitseigenschaft **Impulsivität** gilt als Risikofaktor für die Entstehung einer Abhängigkeitserkrankung. Tatsächlich erreichen Patienten mit Abhängigkeitserkrankungen bei Selbsteinschätzungsfragebögen höhere Impulsivitätswerte als Kontrollprobanden. Erhöhte Impulsivitätswerte finden sich auch bei »High-risk«-Jugendlichen, was die Annahme unterstützt, dass Impulsivität einen prämorbid vorhandenen Risikofaktor darstellt und nicht die Folge des Substanzmissbrauchs. Andrews et al. (2011) stellten in einer Stichprobe von 30 Jugendlichen mit familiärer Vorbelastung für Alkoholabhängigkeit (alkoholabhängiger Vater und missbräuchlicher Konsum bei mindestens einem weiteren Verwandten ersten Grades) gegenüber Jugendlichen ohne Vorbelastung Veränderungen des neuronalen Aktivierungsmusters bei Antizipation eines konventionellen Belohnungsreizes (Geld) fest. Die Jugendlichen mit erhöhtem Risiko zeigten dabei eine geringere Aktivierung des ventralen Striatums als die Kontrollprobanden. Die Aktivierung war umso geringer, je impulsiver die »High-risk«-Jugendlichen eingeschätzt wurden (erfasst durch Fragebögen und Verhaltenstests).

Genetik Neuere Studien berücksichtigen bei der Untersuchung neurofunktioneller Aktivierungsmuster von Patienten mit Abhängigkeitssyndrom die Ausprägung bestimmter **Genpolymorphismen**, um die Rolle genetischer Vorbelastung für die Entstehung von Abhängigkeitserkrankungen zu erfassen. Im Zusammenhang mit Alkoholabhängigkeit wurde hier beispielsweise ein Einfluss des Gens zur Enkodierung der α2-Untereinheit des $GABA_A$-Rezeptors auf die Verarbeitung belohnungsassoziierter Reize gezeigt (Villafuerte et al. 2012).

> **FMRT-Untersuchungen bei jungen Menschen mit familiärer Vorbelastung für eine Abhängigkeitserkrankung (»high-risk«) zeigen Auffälligkeiten im Bereich der Verhaltenskontrolle (Inhibition) und der Belohnungsverarbeitung.**

48.2.2 Veränderte neurofunktionelle Mechanismen bei bestehender Abhängigkeit

Cue-induced Craving

In zahlreichen fMRT-Untersuchungen wurde die neurophysiologische Reaktion des Gehirns auf Hinweisreize (»cues«) untersucht, die eine starke Assoziation mit der Substanz aufweisen, für die Abhängigkeit vorliegt. Dabei wird angenommen, dass die Darbietung assoziierter Reize Verlangen nach der Substanz auslöst, sog. »**Cue-induced Craving**«. Nach der »Incentive salience«-Theorie reflektiert dabei das Craving das »wanting« (▶ Abschn. 48.1.4). In einer der ersten fMRT-Studien zu »Cue-induced Craving« verwendeten Schneider et al. (2001) den Geruch von Alkohol als Stimulationsreiz. Mithilfe eines Olfaktometers wurde den Probanden (10 alkoholabhängige Männer nach Entwöhnung und 10 Kontrollprobanden) der Geruch von Ethanol oder neutrale Raumluft in die Nase geblasen, während im fMRT ihre Hirnaktivität erfasst wurde. Dabei zeigten die alkoholabhängigen Probanden in verschiedenen Hirnregionen (u. a. der Amygdala) eine stärkere Aktivierung bei Wahrnehmung des Ethanolgeruchs als die Kontrollprobanden.

Weitaus häufiger kommen bei der Untersuchung von Drogenverlangen allerdings visuelle Reize zum Einsatz, z. B. in Form von Fotos oder Filmen der Substanz oder von Objekten, die fest mit dem Konsum verbunden sind (z. B. Aschenbecher, Spritze). Die neurophysiologische Reaktion während des passiven Betrachtens drogenassoziierter Reize wird in der Regel mit der beim Betrachten neutraler Kontrollreize verglichen (◘ Abb. 48.3).

Zu den Hirnstrukturen, in denen Probanden mit Abhängigkeitssyndrom (sowohl vor als auch nach Entwöhnung) eine stärkere Aktivierung auf drogenassoziierte Reize als auf neutrale Kontrollreize zeigen, gehören:

- **Striatum** ganz oder teilweise (umfasst Putamen, Pallidum, Nucleus caudatus, Nucleus accumbens)
- **Amygdala**
- **Anteriores** und **posteriores Zingulum**
- Teile des Frontalkortex, insbesondere:
  - **Orbitofrontalkortex (OFC)**
  - **Medialer Präfrontalkortex (mPFC)**
  - **Dorsolateraler Präfrontalkortex (dlPFC)**
  - **Ventromedialer Präfrontalkortex (vmPFC)**

Obwohl die Untersuchungen der Hirnreaktion auf drogenassoziierte Hinweisreize für verschiedene Substanzen durchgeführt wurden, ist das Aktivierungsmuster weniger heterogen, als man bei der Diversität der pharmakologischen Eigenschaften und des Konsumprofils der einzelnen Substanzen erwarten könnte. Vielmehr führt das passive Betrachten von Bildern, die mit der präferierten Droge assoziiert sind, bei Patienten mit Abhängigkeitssyndrom relativ einheitlich zu einer stärkeren Aktivierung von Hirnregionen, die dem Belohnungssystem des Gehirns zugeordnet werden. Dabei handelt es sich v. a. um Hirnstrukturen, die zum mesolimbischen und mesokortikalen Dopaminsystem gehören (▶ Kap. 25) und auch durch natürliche Belohnungen aktiviert werden. In einer der wenigen fMRT-Studien, die die hirnphysiologische Reaktion auf drogenassoziierte Reize mit der auf natürliche Belohnungsreize verglichen, konnten Garavan et al. (2000) zeigen, dass eine starke Überlappung zwischen Hirnregionen besteht, die auf drogenassoziierte Reize reagieren und solchen, die bei der Verarbeitung sexuell erregender Reize aktiv sind. Die Kokainkonsumenten zeigten in mehreren Hirnregionen stärkere Aktivierung beim Betrachten eines Films, der Kokainkonsum zeigt, als beim Betrachten eines Naturfilms. Diese Hirnregionen wurden für die weitere Analyse als »regions of interest« (ROI) definiert. In Bereichen des Frontal- und des Parietalkortex, im anterioren und posterioren Zingulum und im Nucleus caudatus zeigten die Kokainkonsumenten während des Kokainfilms signifikant stärkere Aktivierung als die Kontrollprobanden. Von den 13 vordefinierten ROIs zeigte sich allerdings bei den Kokainkonsumenten nur in 3 (anteriores Zingulum, Parietalkortex und Nucleus caudatus) eine signifikant stärkere Aktivierung während des Kokainfilms als während eines Films mit sexuellem Inhalt. Der Befund liefert Unterstützung für die »Incentive salience«-Theorie, die annimmt, dass die neurobiologischen Schaltkreise des Belohnungssystems bei Drogenkonsumenten so verändert sind, dass sie sensitiver auf drogenassoziierte Reize reagieren.

Einen Nachweis, dass den veränderten Aktivierungsmustern im fMRT eine **Veränderung dopaminerger Schaltkreise** zugrunde liegt, erbrachten Heinz und Kollegen, die bei Alkoholabhängigen einen Zusammenhang zwischen der »cues«-induzierten Hirnaktivität und der mit

48.2 · Funktionelle Bildgebungsstudien

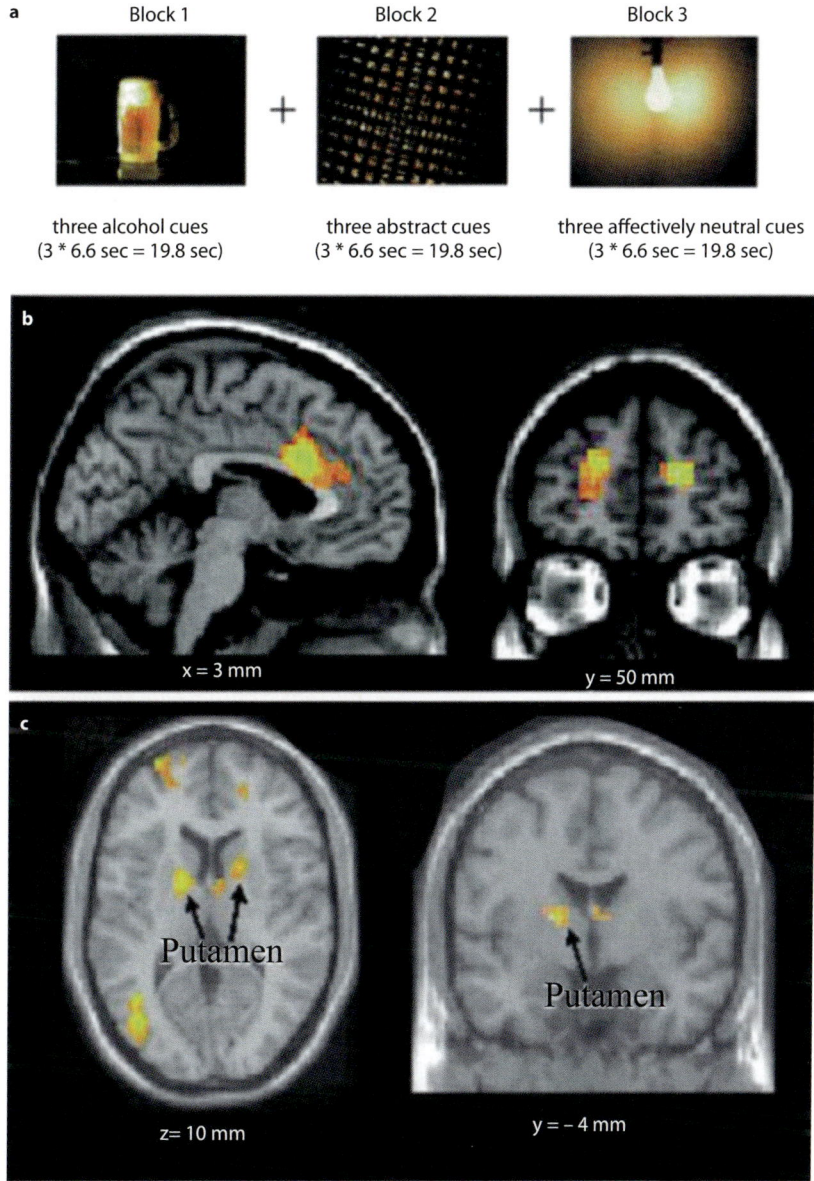

Abb. 48.3 a–c Beispiel für ein Cue-induced-Craving-Paradigma. Verglichen mit Kontrollreizen führte die Darbietung von alkoholassoziierten Bildern (**a**) bei entwöhnten alkoholabhängigen Probanden zu stärkerer Aktivierung im anterioren Zingulum und im medialen Frontalkortex (**b**) sowie im Putamen und in visuellen Kortexarealen (**c**). (Aus Grüsser et al. 2004)

PET gemessenen Höhe der Dopaminrezeptorverfügbarkeit feststellten (Heinz et al. 2004).

> Gerüche und visuelle Reize, die mit der Substanz, für die Abhängigkeit besteht, assoziiert sind, führen bei substanzabhängigen Probanden zu stärkerer Aktivierung des Belohnungssystems als bei Kontrollprobanden.

Stärkere Bedeutung bei der Entstehung und Aufrechterhaltung von Abhängigkeitserkrankungen als bisher angenommen, kommt möglicherweise der Insula zu. Mehrere fMRT-Studien berichten neben den oben genannten Strukturen stärkere Aktivierung auf drogenassoziierte Reize bei Substanzabhängigen als bei Kontrollprobanden auch für die Insula (s. Übersichtsartikel von Naqvi u. Bechara 2009). Eine Funktion der Insula ist die Wahrnehmung körpereigener Empfindungen (**Interozeption**). Im Zusammenhang mit Abhängigkeitserkrankungen besteht ihre Rolle möglicherweise darin, dass drogeninduzierte physiologische Veränderungen mit Belohnung verknüpft werden.

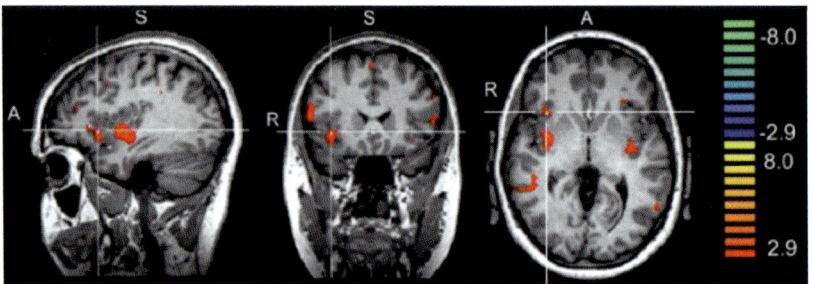

Abb. 48.4 Die *rot* dargestellten Aktivierungen zeigen Hirnregionen, in denen Raucherinnen, die während einer Entwöhnungstherapie rückfällig wurden, vor der Entwöhnung in einem Cue-induced-Craving-Paradigma signifikant stärkere Aktivierung gezeigt hatten als Raucherinnen, die nicht rückfällig wurden. (Aus Janes et al. 2010; mit freundlicher Genehmigung von Elsevier)

Belohnungsantizipation

Neurobiologische Theorien der Abhängigkeit differenzieren 2 Phasen des Konsumverhaltens: eine **Motivations- oder Antizipationsphase**, die durch Drogenverlangen gekennzeichnet ist, und die des eigentlichen **Konsums**. Zur Erfassung der neurobiologischen Prozesse, die der Motivation unterliegen, eine Belohnung zu erhalten, verwenden viele fMRT-Studien den sog. **Monetary Incentive Delay Task (MID)**. Im MID werden Durchgänge, in denen der Proband durch schnelle Reaktion die Möglichkeit hat, eine Geldbelohnung zu erlangen, mit Durchgängen kontrastiert, die unbelohnt bleiben (▶ Kap. 25). Dadurch, dass der Proband vorab weiß, ob in einem Durchgang Belohnung erlangt werden kann oder nicht, ist das Paradigma geeignet, die Phase der **Belohnungsantizipation** zu untersuchen. Das Paradigma evoziert eine robuste Aktivierung des mesolimbischen Dopaminsystems (insbesondere ventrales Striatum) während der Antizipation von Geldbelohnungen. Im Hinblick auf Abhängigkeitserkrankungen sind die Ergebnisse nicht ganz einheitlich. Allerdings zeigt die Mehrheit der Studien, dass die Antizipation von konventionellen Belohnungen (Geld) bei Probanden mit Abhängigkeitssyndrom eine geringere Aktivierung des Striatums als bei Kontrollprobanden hervorruft. Wrase et al. (2007) fanden bei entwöhnten alkoholabhängigen Patienten eine gegenüber gesunden Kontrollprobanden verminderte Aktivierung des ventralen Striatums/NAcc bei Antizipation einer Geldbelohnung, aber ein stärkeres Ansprechen der gleichen Region auf alkoholassoziierte Bilder. Der Befund unterstützt die Hypothese einer Hypersensibilität des Belohnungssystems für drogenassoziierte Reize im Vergleich zu konventionellen Belohnungen im Sinne der »Incentive salience«-Theorie.

Emotionsverarbeitung

Verschiedene Theorien der Abhängigkeit (»Opponent process«-Modell und »Reward Deficiency Syndrome«, ▶ Abschn. 48.1.4) nehmen an, dass ein wesentlicher Bestandteil der Abhängigkeitserkrankung die Unfähigkeit ist, belohnende Ereignisse als angenehm zu empfinden (Anhedonie). Unterstützung für diese Annahme erbrachten Studien, die bei Abhängigen eine reduzierte Aktivierung des Belohnungssystems beim Betrachten positiver nichtdrogenassoziierter Bilder feststellten (z. B. Asensio et al. 2010; Zijlstra et al. 2009).

> fMRT-Studien finden bei Probanden mit Abhängigkeitssyndrom eine verminderte Aktivierung des Belohnungssystems auf konventionelle Belohnungsreize (z. B. Geld), aber eine stärkere Aktivierung auf drogenassoziierte Reize.

48.2.3 Rückfallvorhersage und Therapieeffekte

Bislang haben erst wenige Studien den Einfluss von Entwöhnung und Therapie auf die fMRT-BOLD-Antwort bei substanzabhängigen Probanden untersucht. Janes und Kollegen (2010) zeigten in einer Gruppe von 21 nikotinabhängigen Raucherinnen, dass diejenigen, die während einer achtwöchigen Entwöhnungstherapie rückfällig wurden, zuvor signifikant stärkere Aktivierungen der Amygdala, der Insula und frontaler Kortexareale beim Lesen von Worten gezeigt hatten, die mit Rauchen assoziiert waren, als diejenigen Raucherinnen, die innerhalb der 8 Wochen nicht rückfällig wurden (◘ Abb. 48.4).

Bisherige Ergebnisse deuten an, dass unspezifische Entwöhnung relativ wenig Einfluss auf die neuronale Aktivierung durch drogenassoziierte Reize hat. Das »Cue-induced Craving« bleibt auch nach Entwöhnung erhalten. Vollstädt-Klein et al. (2011) zeigten allerdings in einem Messwiederholungsdesign, dass gezielte Expositionstherapie Einfluss auf die neuronalen Korrelate von »Cue-induced Craving« bei Alkoholabhängigen hat. Ein Teil der Patienten nahm nach der ersten fMRT-Messung (Baseline) an einem dreiwöchigen »Cue-Exposure Based Extinction«-Training (CET) teil, bei dem sie lernten, die Präsenz des von ihnen präferierten alkoholischen Getränks auszuhalten, ohne es zu konsumieren. Anschließend nahmen sie an einer zweiten fMRT-Messung teil. Die Teilnehmer der CET-Gruppe zeigten gegenüber der Baseline-Messung eine stärkere Reduktion der »cue«-induzierten Aktivierung als Patienten, die an einem gewöhnlichen qualifizierten Entzugsprogramm teilnahmen, aber kein CET erhielten. Kober et al. (2010) zeigten, dass die Anwendung kognitiver Strategien, die geeignet sind, das Craving zu reduzieren, mit einer Mehraktivierung des dorsolateralen, dorsomedialen und ventrolateralen Präfrontalkortex einhergeht.

> **Erste Studien zeigen, dass fMRT geeignet ist, Rückfallwahrscheinlichkeiten vorherzusagen und Therapieerfolge zu erfassen.**

Zusammenfassung und Ausblick

Zum gegenwärtigen Zeitpunkt unterstützen die Ergebnisse aus fMRT-Untersuchungen neurobiologische Theorien, die davon ausgehen, dass Abhängigkeitserkrankungen eine pathologische Veränderung der neurobiologischen Prozesse zugrunde liegt, die auch für die Steuerung funktionalen belohnungsorientierten Verhaltens verantwortlich sind. Folge dieser Veränderungen ist eine neurofunktionelle Hypersensibilität gegenüber der missbräuchlich konsumierten Substanz und assoziierten Reizen, bei gleichzeitiger Verminderung der Reaktion auf konventionelle Belohnungen. Neben einer Dysfunktion des Belohnungssystems ist das Abhängigkeitssyndrom durch eine Störung der neuronalen Schaltkreise gekennzeichnet, die für Verhaltenskontrolle zuständig sind (v. a. Präfrontalkortex). Erste fMRT-Studien mit »Highrisk«-Jugendlichen und fMRT-Studien, die Genetik mit einbeziehen, deuten daraufhin, dass ein Teil der neurofunktionellen Veränderungen bereits vor Entwicklung einer Abhängigkeitserkrankung vorhanden ist. Eine vielversprechende Entwicklung stellen Studien dar, die die fMRT nutzen, um Vulnerabilitätsmarker für eine spätere Suchtentwicklung oder für eine hohe Rückfallwahrscheinlichkeit auszumachen.

Literatur

American Psychiatric Association (APA) (2000) Diagnostic and Statistical Manual of Mental Disorders. 4th ed. Text Revision (DSM-IV-TR). American Psychiatric Press, Washington

Andrews MM, Meda SA, Thomas AD, Potenza MN, Krystal JH, Worhunsky P, Stevens MC, O'Malley S, Book GA, Reynolds B, Pearlson GD (2011) Individuals family history positive for alcoholism show functional magnetic resonance imaging differences in reward sensitivity that are related to impulsivity factors. Biol Psychiatry 69: 675–683

Asensio S, Romero MJ, Palau C, Sanchez A, Senabre I, Morales JL, Carcelen R, Romero FJ (2010) Altered neural response of the appetitive emotional system in cocaine addiction: an fMRI Study. Addict Biol 15: 504–516

Berridge KC, Robinson TE (1998) What is the role of dopamine in reward: hedonic impact, reward learning, or incentive salience? Brain Res Brain Res Rev 28: 309–369

Blum K, Sheridan PJ, Wood RC, Braverman ER, Chen TJ, Cull JG, Comings DE (1996) The D2 dopamine receptor gene as a determinant of reward deficiency syndrome. J R Soc Med 89: 396–400

Dick DM, Smith G, Olausson P, Mitchell SH, Leeman RF, O'Malley SS, Sher K (2010) Understanding the construct of impulsivity and its relationship to alcohol use disorders. Addict Biol 15: 217–226

Garavan H, Pankiewicz J, Bloom A, Cho JK, Sperry L, Ross TJ, Salmeron BJ, Risinger R, Kelley D, Stein EA (2000) Cue-induced cocaine craving: neuroanatomical specificity for drug users and drug stimuli. Am J Psychiatry 157: 1789–1798

Grüsser SM, Wrase J, Klein S, Hermann D, Smolka MN, Ruf M, Weber-Fahr W, Flor H, Mann K, Braus DF, Heinz A (2004) Cue-induced activation of the striatum and medial prefrontal cortex is associated with subsequent relapse in abstinent alcoholics. Psychopharmacology (Berl) 175: 296–302

Heinz A, Siessmeier T, Wrase J, Hermann D, Klein S, Grusser SM, Flor H, Braus DF, Buchholz HG, Gründer G, Schreckenberger M, Smolka MN, Rösch F, Mann K, Bartenstein P (2004) Correlation between dopamine D(2) receptors in the ventral striatum and central processing of alcohol cues and craving. Am J Psychiatry 161: 1783–1789

Janes AC, Pizzagalli DA, Richardt S, deB Frederick B, Chuzi S, Pachas G, Culhane MA, Holmes AJ, Fava M, Evins AE, Kaufman MJ (2010) Brain reactivity to smoking cues prior to smoking cessation predicts ability to maintain tobacco abstinence. Biol Psychiatry 67: 722–729

Kaufman JN, Ross TJ, Stein EA, Garavan H (2003) Cingulate hypoactivity in cocaine users during a GO-NOGO task as revealed by event-related functional magnetic resonance imaging. J Neurosci 23: 7839–7843

Kober H, Mende-Siedlecki P, Kross EF, Weber J, Mischel W, Hart CL, Ochsner KN (2010) Prefrontal-striatal pathway underlies cognitive regulation of craving. Proc Natl Acad Sci USA 107: 14811–14816

Koob GF, Le Moal M (2001) Drug addiction, dysregulation of reward, and allostasis. Neuropsychopharmacology 24: 97–129

Li CS, Huang C, Yan P, Bhagwagar Z, Milivojevic V, Sinha R (2008) Neural correlates of impulse control during stop signal inhibition in cocaine-dependent men. Neuropsychopharmacology 33: 1798–1806

Naqvi NH, Bechara A (2009) The hidden island of addiction: the insula. Trends Neurosci 32: 56–67

Norman AL, Pulido C, Squeglia LM, Spadoni AD, Paulus MP, Tapert SF (2011) Neural activation during inhibition predicts initiation of substance use in adolescence. Drug Alcohol Depend 119: 216–223

Olds J, Olds ME (1958) Positive reinforcement produced by stimulating hypothalamus with iproniazid and other compounds. Science 127: 1175–1176

Schneider F, Habel U, Wagner M, Franke P, Salloum JB, Shah NJ, Toni I, Sulzbach C, Honig K, Maier W et al. (2001) Subcortical correlates of craving in recently abstinent alcoholic patients. Am J Psychiatry 158: 1075–1083

Schweinsburg AD, Paulus MP, Barlett VC, Killeen LA, Caldwell LC, Pulido C, Brown SA, Tapert SF (2004) An FMRI study of response inhibition in youths with a family history of alcoholism. Ann N Y Acad Sci 1021: 391–394

Villafuerte S, Heitzeg MM, Foley S, Wendy Yau WY, Majczenko K, Zubieta JK, Zucker RA, Burmeister M (2012) Impulsiveness and insula activation during reward anticipation are associated with genetic variants in GABRA2 in a family sample enriched for alcoholism. Mol Psychiatry 17: 511–519

Volkow ND, Fowler JS, Wang GJ, Swanson JM (2004) Dopamine in drug abuse and addiction: results from imaging studies and treatment implications. Mol Psychiatry 9: 557–569

Völlm BA, de Araujo IE, Cowen PJ, Rolls ET, Kringelbach ML, Smith KA, Jezzard P, Heal RJ, Matthews PM (2004) Methamphetamine activates reward circuitry in drug naive human subjects. Neuropsychopharmacology 29: 1715–1722

Vollstädt-Klein S, Loeber S, Kirsch M, Bach P, Richter A, Bühler M, von der Goltz C, Hermann D, Mann K, Kiefer F (2011) Effects of cue-exposure treatment on neural cue reactivity in alcohol dependence: a randomized trial. Biol Psychiatry 69: 1060–1066

Wrase J, Schlagenhauf F, Kienast T, Wustenberg T, Bermpohl F, Kahnt T, Beck A, Strohle A, Juckel G, Knutson B, Heinz A (2007) Dysfunction of reward processing correlates with alcohol craving in detoxified alcoholics. Neuroimage 35: 787–794

Zijlstra F, Veltman DJ, Booij J, van den Brink W, Franken IH (2009) Neurobiological substrates of cue-elicited craving and anhedonia in recently abstinent opioid-dependent males. Drug Alcohol Depend 99: 183–192

Arbeitsmittel

Kapitel 49 Hirnatlas – 753
K. Amunts, K. Zilles

Kapitel 50 Tool zur integrierten Analyse von Struktur, Funktion und Konnektivität: SPM Anatomy Toolbox – 779
S. B. Eickhoff, C. Rottschy, S. Caspers

Hirnatlas

K. Amunts, K. Zilles

Abb. 49.1–9 In-vivo-Magnetresonanztomographie (MRT) eines menschlichen Gehirns. Frontale Schnittserie. Es handelt sich hierbei um das sog. individuelle, T1-gewichtete Referenzgehirn des Montrealer Neurologischen Instituts (Evans et al. [1993] IEEE-NSS-MI Symposium, 1813–1817; Collins et al. [1994] J Comput Assist Tomogr 18: 192–205; Holmes et al. [1998] J Comput Assist Tomogr 22: 324–333; http://www.bic.mni.mcgill.ca/), das häufig in bildgebenden Untersuchungen als Referenzgehirn verwendet wird (»MNI-Referenzraum«). Der Datensatz wurde in sagittaler Richtung aufgenommen und ist das Ergebnis der Mittelung aus 27 einzelnen Datensätzen. Anschließend wurde der Datensatz entlang der Ebene, die durch die Commissura anterior (CA) und Commissura posterior (CP) definiert ist, ausgerichtet. Im Unterschied zum MNI-Referenzraum (wie es z. B. in SPM verwendet wird) ist bei diesem anatomischen Referenzgehirn der Nullpunkt (0,0,0) durch das obere, vordere Ende der CA im Interhemisphärenspalt definiert. Negative x-Koordinaten entsprechen der linken, positive x-Koordinaten der rechten Hemisphäre; negative y-Koordinaten sind kaudal, positive y-Koordinaten rostral der CA gelegen, negative z-Koordinaten sind ventral, positive dorsal der CA-CP-Ebene gelegen (anatomischer Referenzraum). Zur Übersicht und zum Vergleich mit dem Schnitt sind die Sulci markiert. Die Grafik erklärt die im korrespondierenden MR-Bild dargestellten Strukturen

Abb. 49.10–13 In-vivo-MR-Schnittserie eines menschlichen Gehirns. Horizontale Schnittserie. Zur Übersicht und zum Vergleich mit dem Schnitt sind die Sulci in der Oberflächenrekonstruktion des Gehirns markiert. Die Grafik erklärt die im korrespondierenden MR-Bild dargestellten Strukturen

Abb. 49.14–17 In-vivo-MR-Schnittserie eines menschlichen Gehirns. Sagittale Schnittserie. Zur Übersicht und zum Vergleich mit dem Schnitt sind die Sulci in der Oberflächenrekonstruktion des Gehirns markiert. Die Grafik erklärt die im korrespondierenden MR-Bild dargestellten Strukturen

y=42

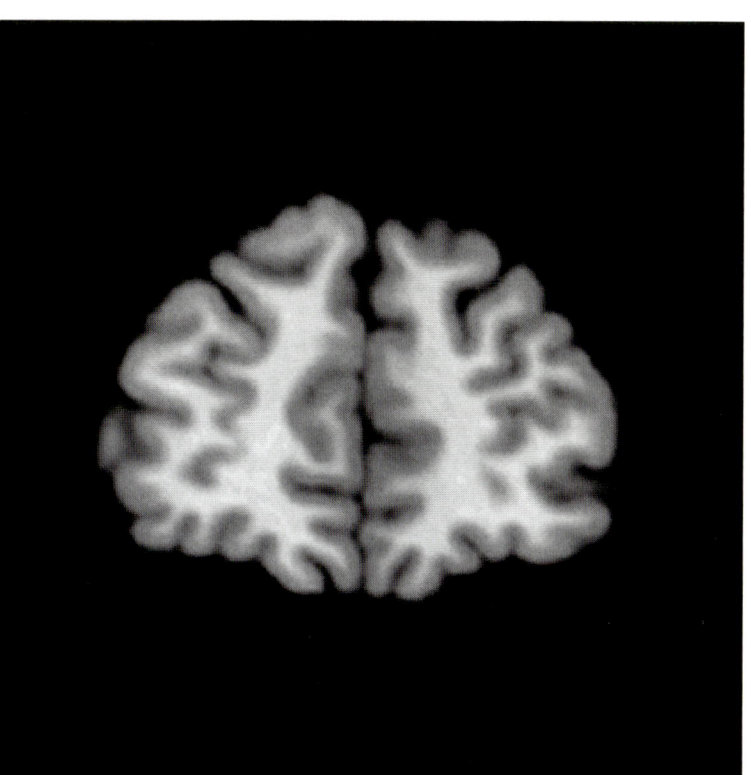

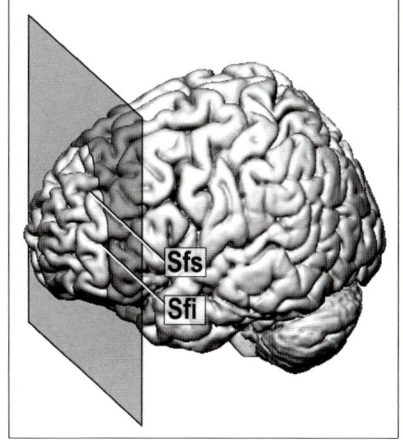

Gfi	Gyrus frontalis inferior
Gfm	Gyrus frontalis medius
Gfs	Gyrus frontalis superior
Go	Gyri orbitales
Sfi	Sulcus frontalis inferior
Sfs	Sulcus frontalis superior
Solf	Sulcus olfactorius

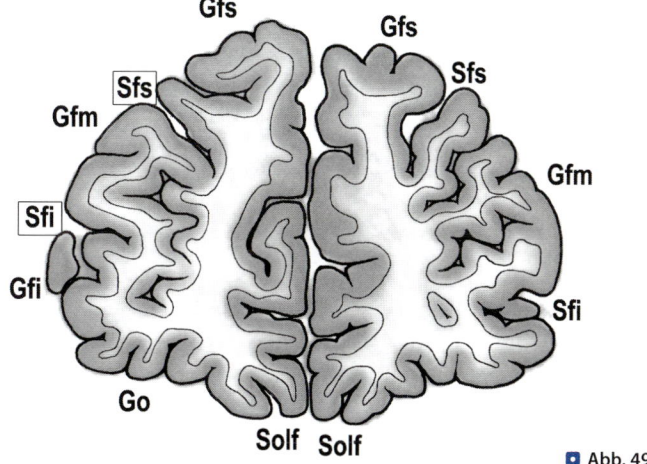

Abb. 49.1

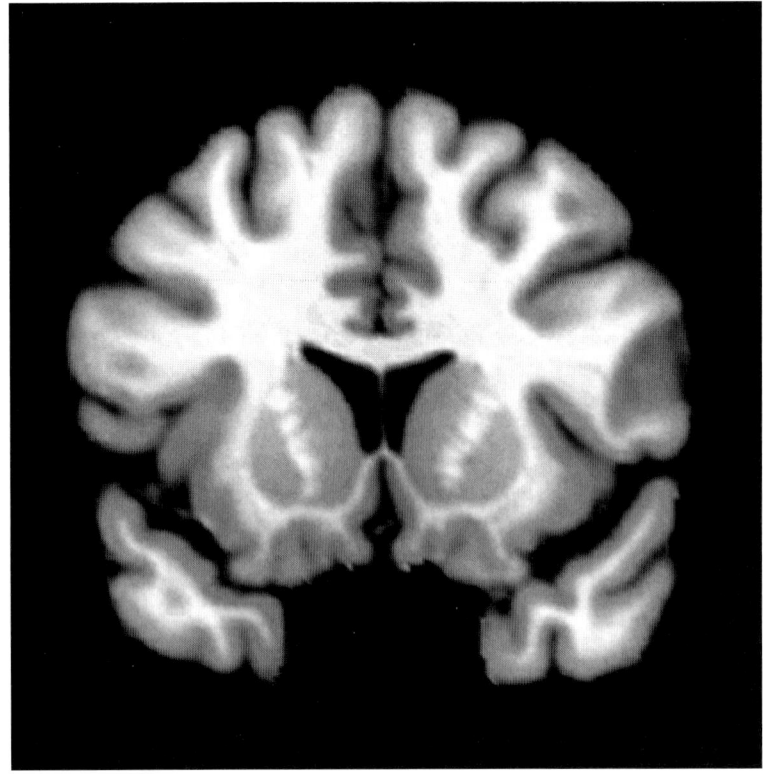

y=10

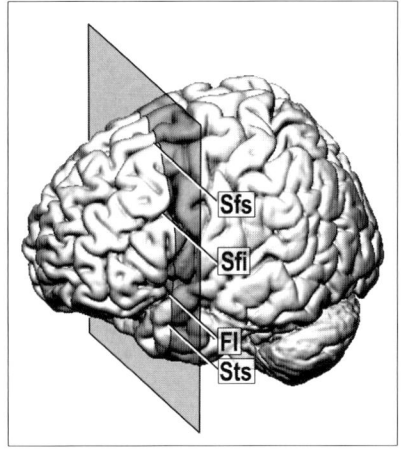

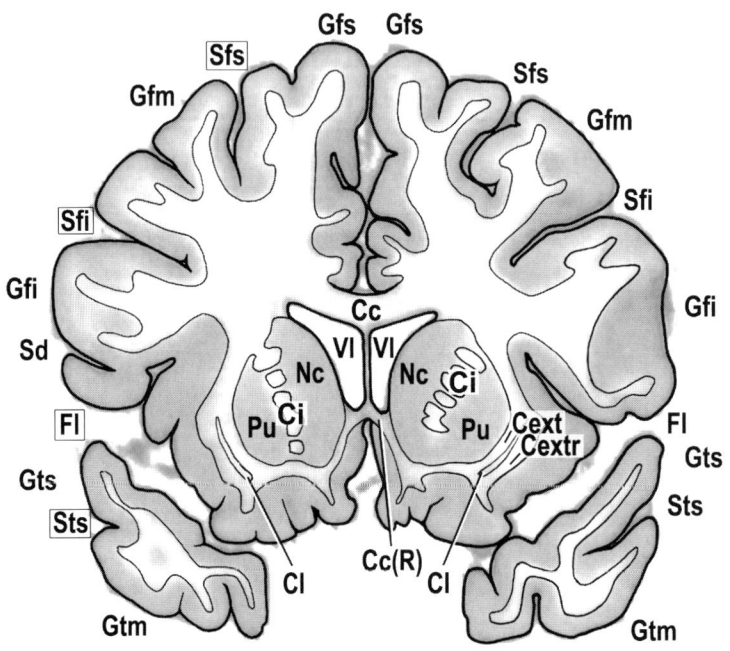

Abb. 49.2

Am	Amygdala
Ca	Commissura anterior
Cc	Corpus callosum
Cc(R)	Corpus callosum (Rostrum)
Cext	Capsula externa
Cextr	Capsula extrema
Ci	Capsula interna
Cl	Claustrum
Fl	Fissura lateralis
Gbi	Gyrus brevis insulae
Gfi	Gyrus frontalis inferior
Gfm	Gyrus frontalis medius
Gfs	Gyrus frontalis superior
Gp	Globus pallidus
Gpre	Gyrus precentralis
Gti	Gyrus temporalis inferior
Gtm	Gyrus temporalis medius

y=0

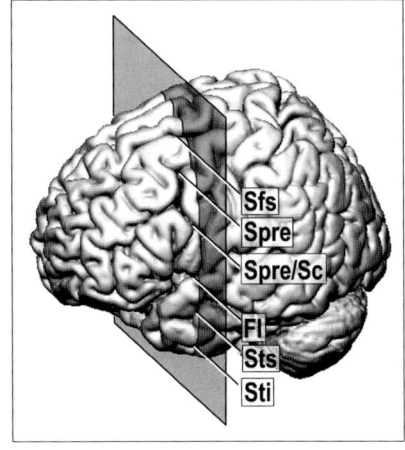

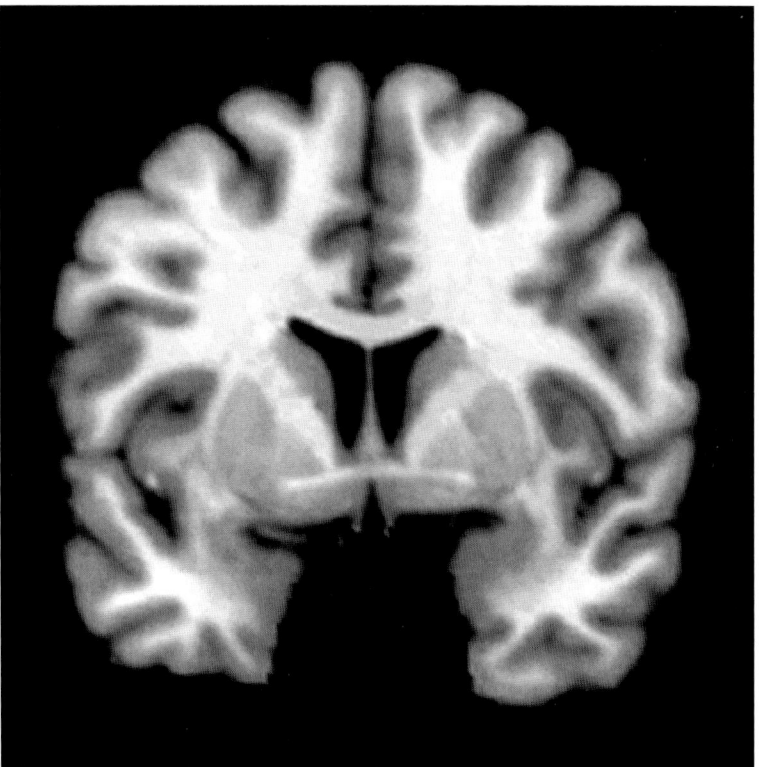

Gts	Gyrus temporalis superior
Nc	Nucleus caudatus
Pu	Putamen
Sc	Sulcus centralis
Sci	Sulcus circularis insulae
Sd	Sulcus diagonalis
Sep	Septum pellucidum
Sfi	Sulcus frontalis inferior
Sfs	Sulcus frontalis superior
Si	Substantia innominata
Spre	Sulcus precentralis
Sti	Sulcus temporalis inferior
Sts	Sulcus temporalis superior
Vl	Ventriculus lateralis

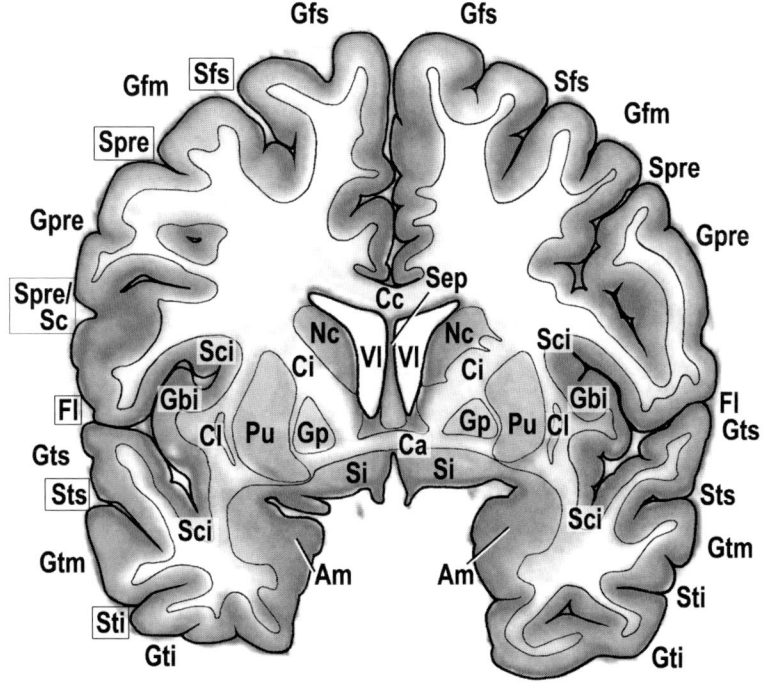

Abb. 49.3

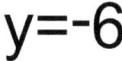

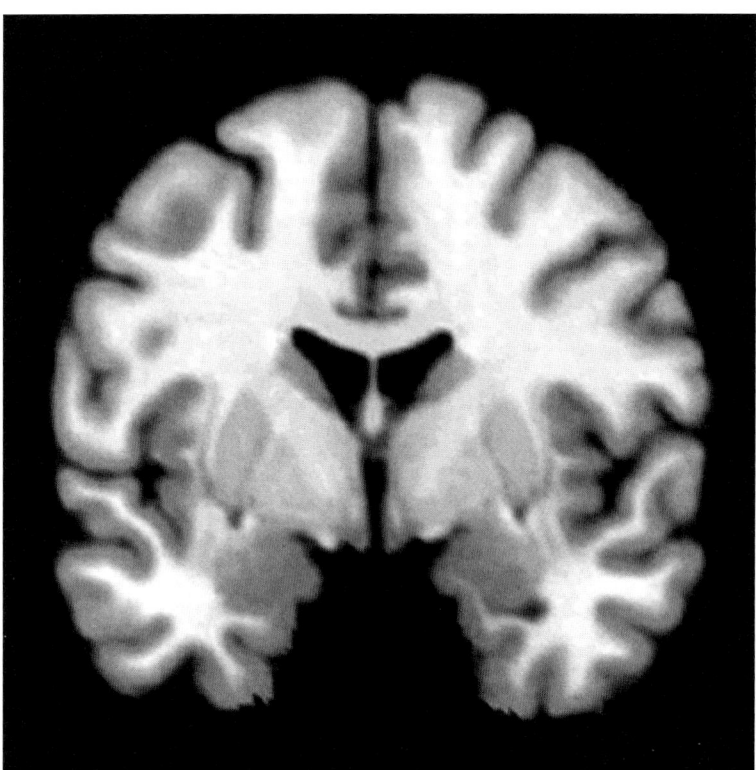

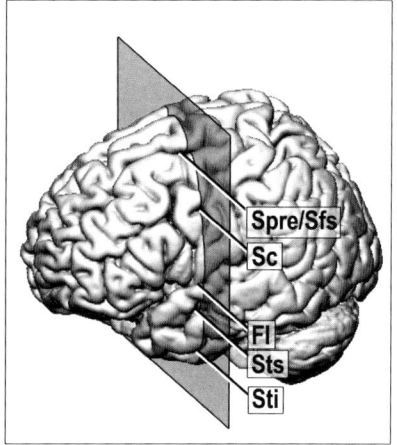

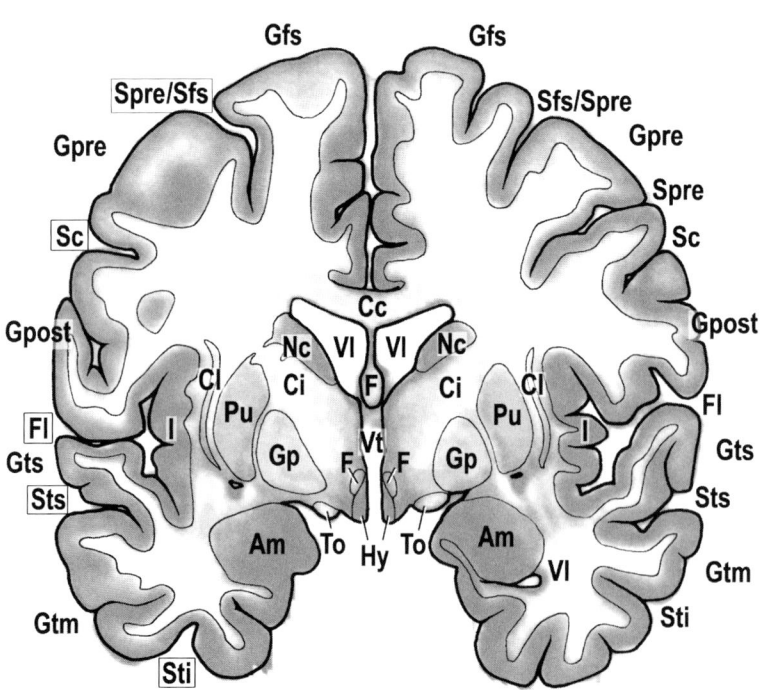

Am	Amygdala
Cc	Corpus callosum
Ci	Capsula interna
Cl	Claustrum
Cm	Corpus mammillare
F	Fornix
Fl	Fissura lateralis
Gci	Gyrus cinguli
Gfs	Gyrus frontalis superior
Gp	Globus pallidus
Gpost	Gyrus postcentralis
Gpre	Gyrus precentralis
Gti	Gyrus temporalis inferior
Gtm	Gyrus temporalis medius
Gts	Gyrus temporalis superior

Abb. 49.4

y=-10

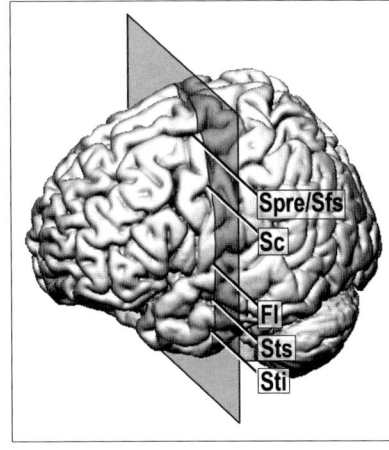

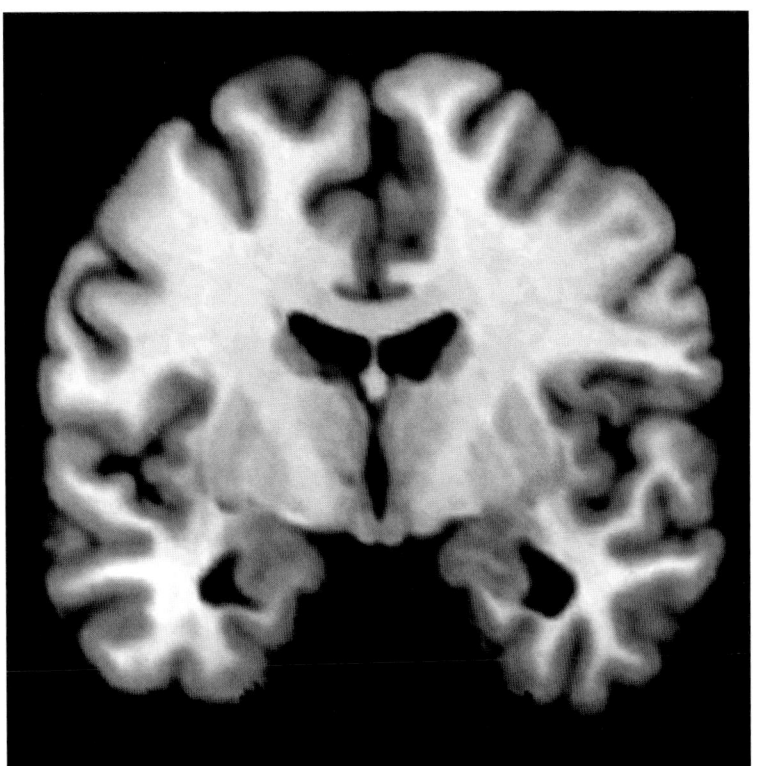

H	Hippocampus
Hy	Hypothalamus
I	Insula
Nc	Nucleus caudatus
Pu	Putamen
Sc	Sulcus centralis
Sci	Sulcus cinguli
Sfs	Sulcus frontalis superior
Spre	Sulcus precentralis
Sti	Sulcus temporalis inferior
Sts	Sulcus temporalis superior
Th	Thalamus
To	Tractus opticus
Vl	Ventriculus lateralis
Vt	Ventriculus tertius

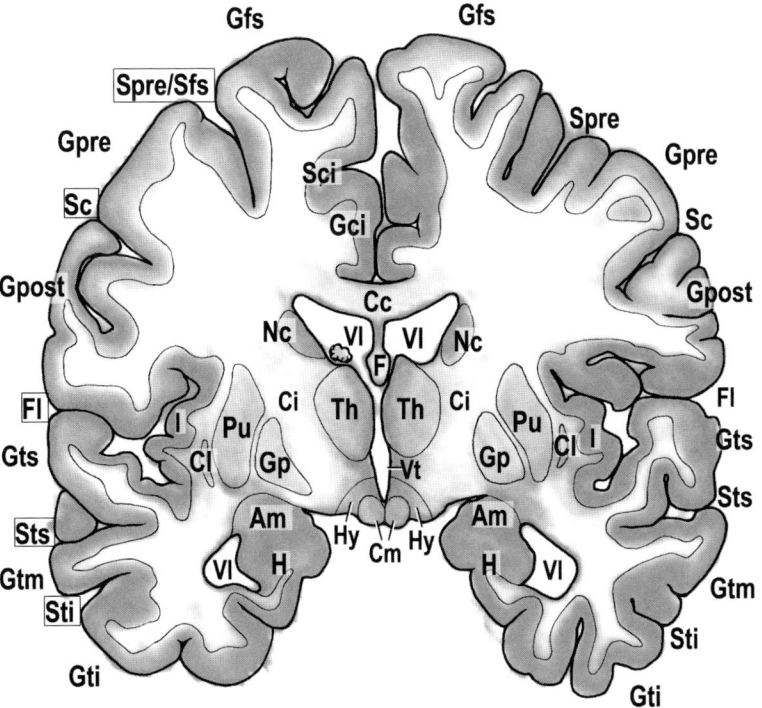

Abb. 49.5

y=-16

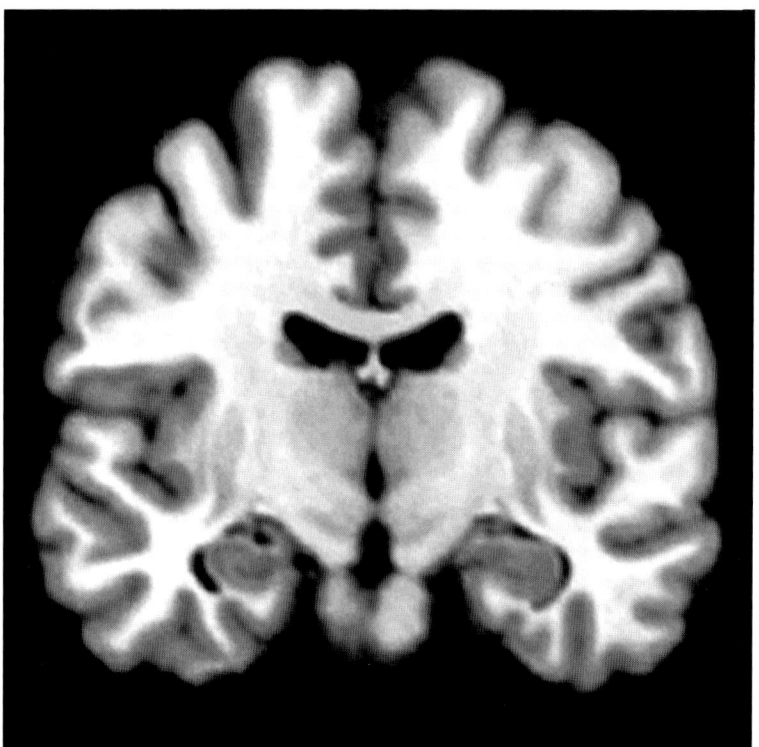

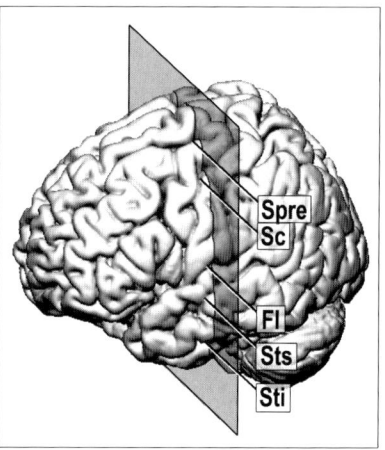

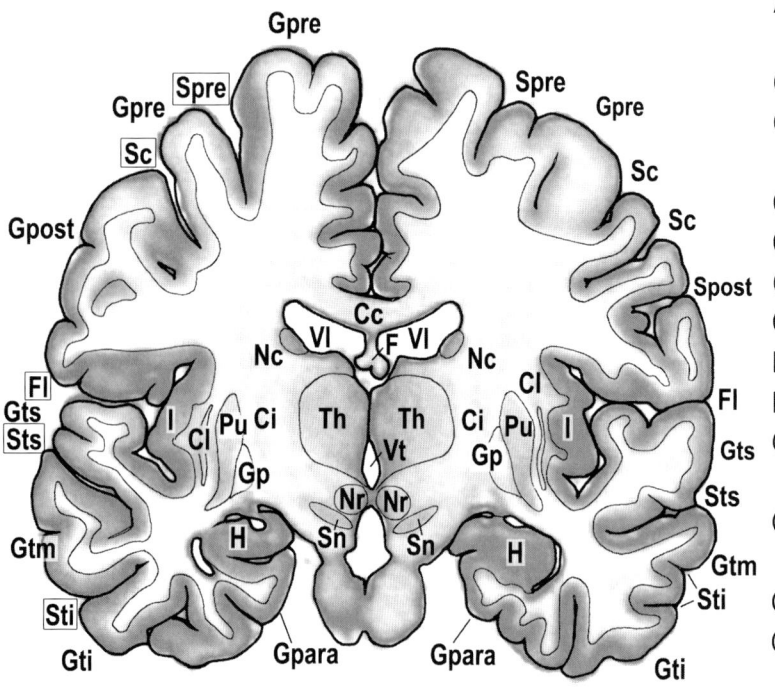

◘ Abb. 49.6

A	Aquaeductus mesencephali
Cc	Corpus callosum
Cc(S)	Corpus callosum (Splenium)
Ce	Cerebellum
Ci	Capsula interna
Cin	Colliculus inferior
Cl	Claustrum
F	Fornix
Fl	Fissura lateralis
Gotl	Gyrus occipito temporalis lateralis
Gotm	Gyrus occipito temporalis medialis
Gp	Globus pallidus
Gpara	Gyrus parahippocampalis
Gpost	Gyrus postcentralis
Gpre	Gyrus precentralis
Gsm	Gyrus supramarginalis
Gti	Gyrus temporalis inferior

y=-36

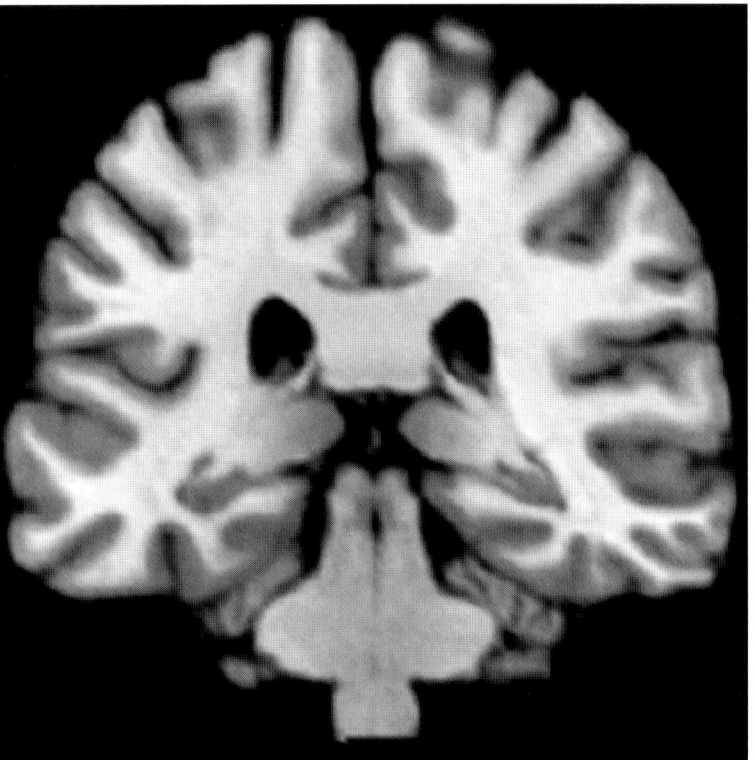

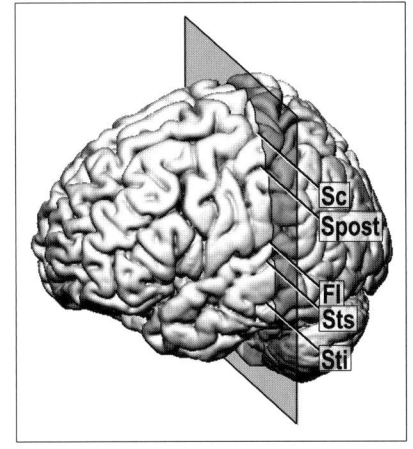

Gtm	Gyrus temporalis medius
Gts	Gyrus temporalis superior
H	Hippocampus
I	Insula
Nc	Nucleus caudatus
Nr	Nucleus ruber
Pcm	Pedunculus cerebellaris medius
Plex	Plexus choroideus
Pu	Putamen
Pul	Pulvinar thalami
Sc	Sulcus centralis
Scol	Sulcus collateralis
Sn	Substantia nigra
Spost	Sulcus postcentralis
Spre	Sulcus precentralis
Sti	Sulcus temporalis inferior
Sts	Sulcus temporalis superior
Th	Thalamus
Vl	Ventriculus lateralis
Vt	Ventriculus tertius

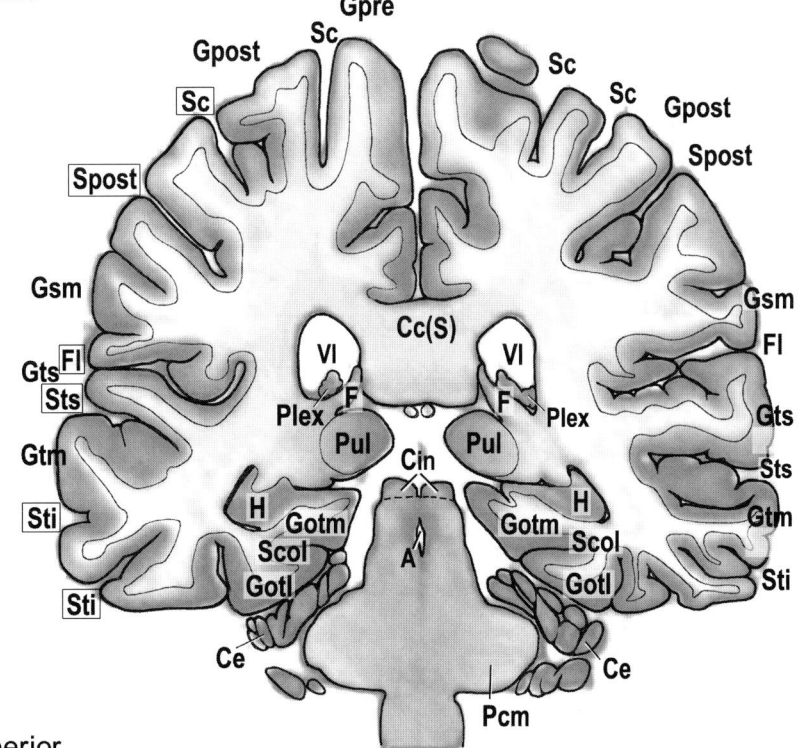

Abb. 49.7

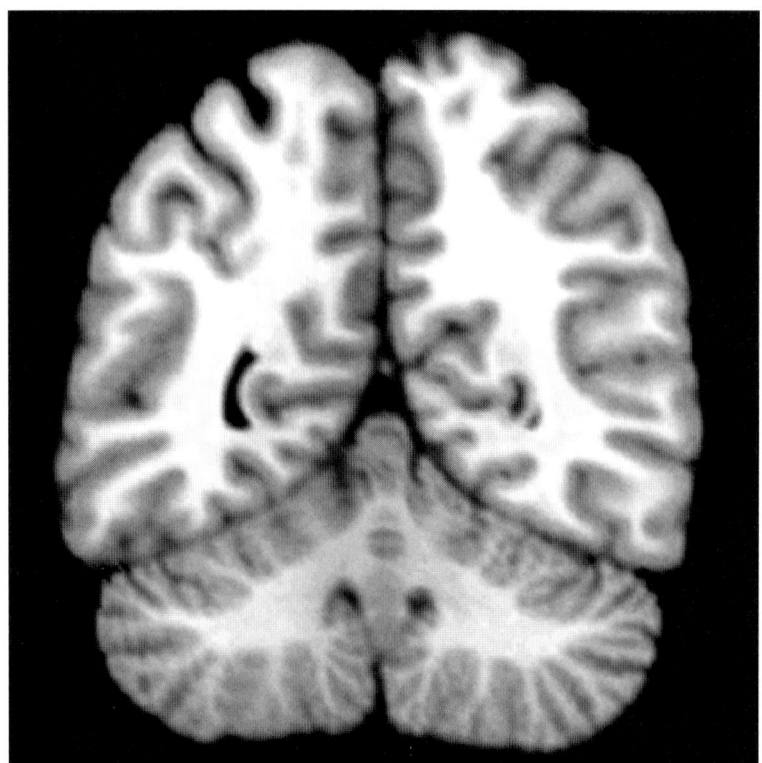
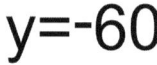
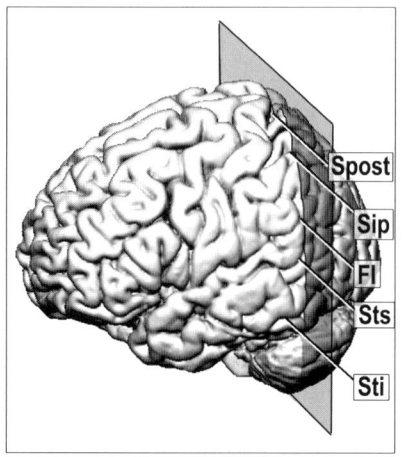
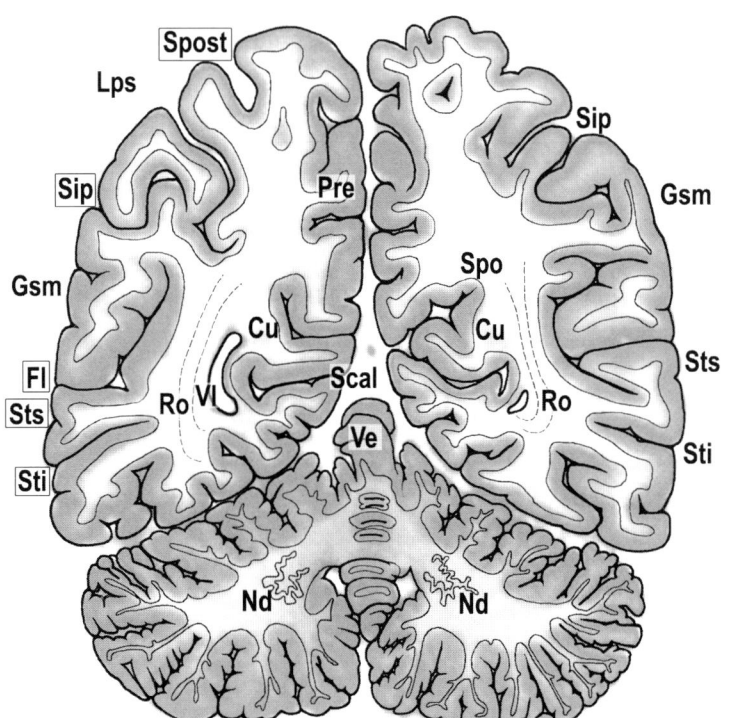

Abb. 49.8

Cu	Cuneus
Fl	Fissura lateralis
Gsm	Gyrus supramarginalis
Lps	Lobulus parietalis superior
Nd	Nucleus dentatus cerebelli
Pre	Precuneus
Ro	Radiatio optica
Scal	Sulcus calcarinus
Sip	Sulcus intraparietalis
Soa	Sulcus occipitalis anterior
Soi	Sulcus occipitalis inferior

y=-86

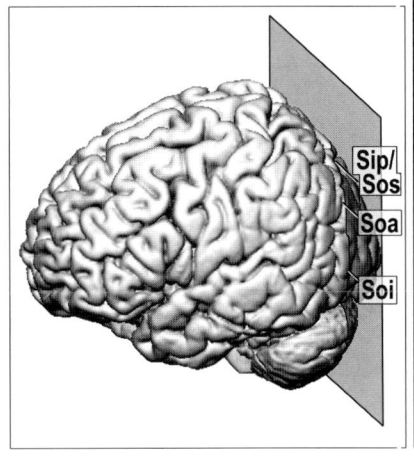

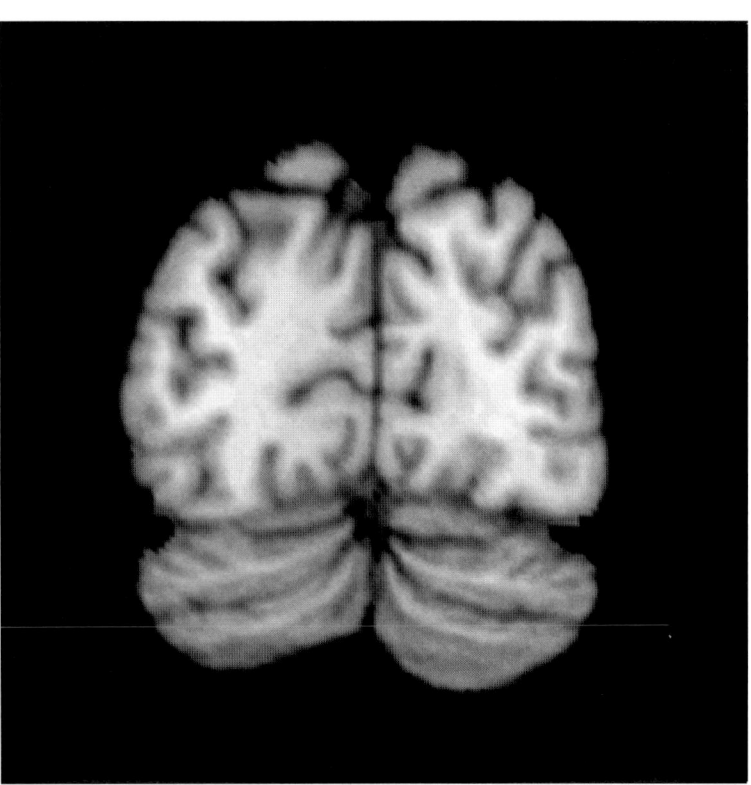

Sos   Sulcus occipitalis superior
Sot   Sulcus occipitalis transversus
Spo   Sulcus parieto-occipitalis
Spost Sulcus postcentralis
Sti   Sulcus temporalis inferior
Sts   Sulcus temporalis superior
Ve   Vermis cerebelli
Vl   Ventriculus lateralis

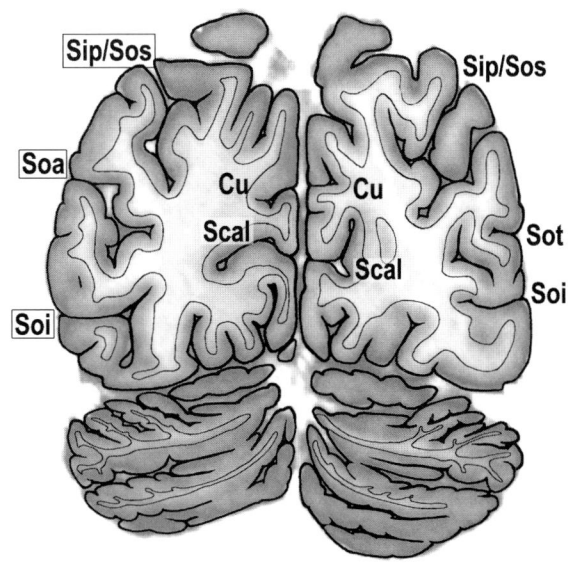

Abb. 49.9

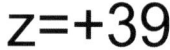
z=+39

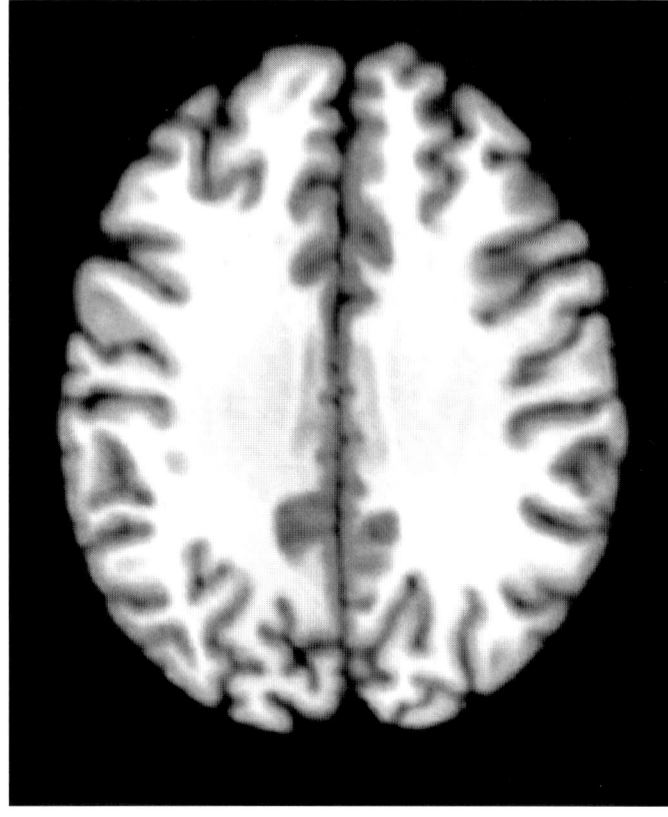

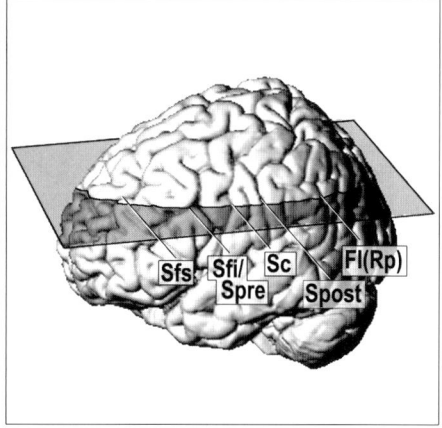

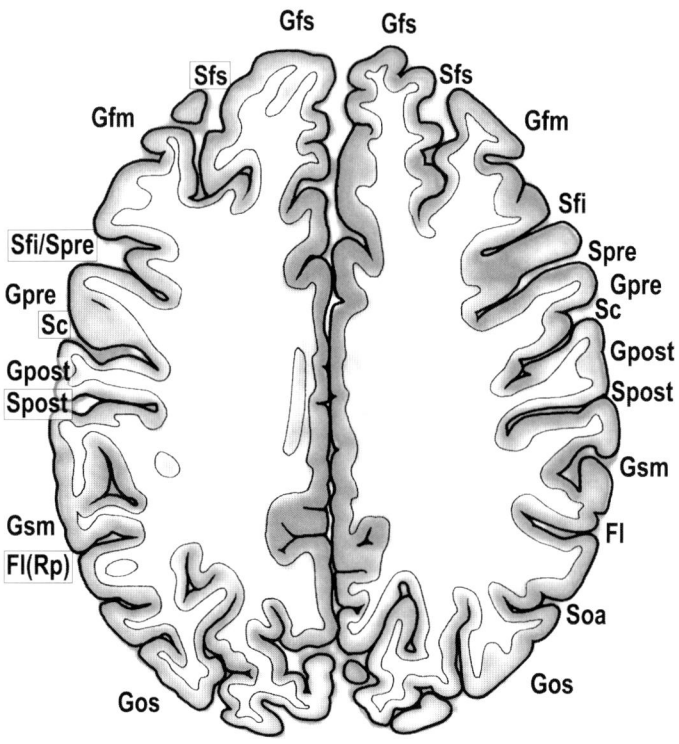

Ca	Commissura anterior
Ce	Cerebellum
Cgm	Corpus geniculatum mediale
Ci	Capsula interna
Cl	Claustrum
Cs	Colliculus superior
F	Fornix
Fl	Fissura lateralis
Fl(Rp)	Fissura lateralis Ramus posterior
Gfi	Gyrus frontalis inferior
Gfm	Gyrus frontalis medius
Gfs	Gyrus frontalis superior
Gos	Gyri occipitalis superiores
Gp	Globus pallidus
Gpost	Gyrus postcentralis
Gpre	Gyrus precentralis

Abb. 49.10

z=-1

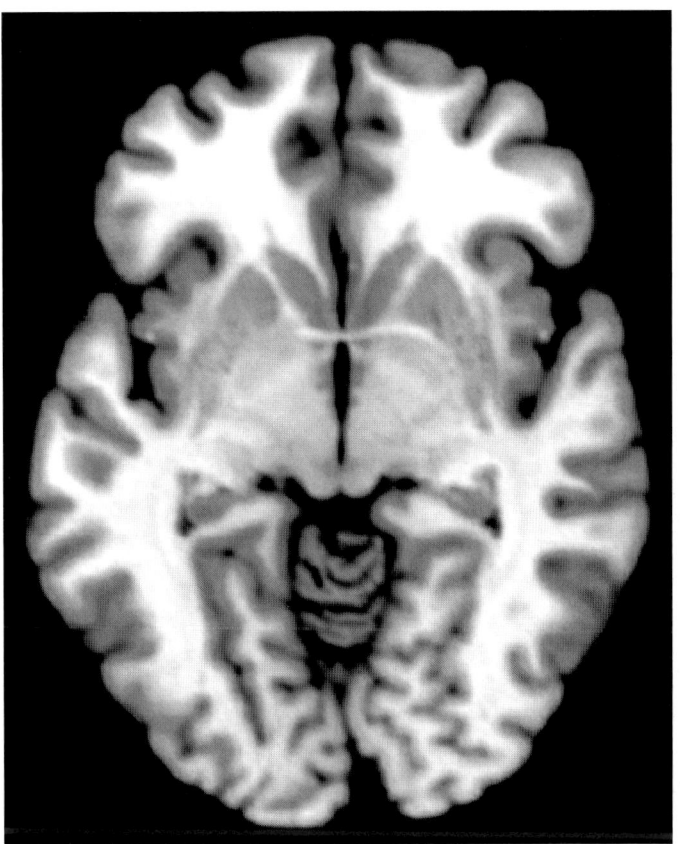

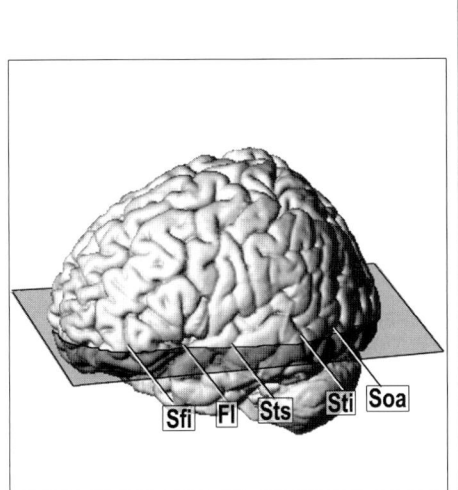

Gsm	Gyrus supramarginalis
H	Hippocampus
I	Insula
Nc	Nucleus caudatus
Nc(C)	Nucleus caudatus (Cauda)
Pu	Putamen
Sc	Sulcus centralis
Scir	Sulcus circularis insulae
Sfi	Sulcus frontalis inferior
Sfs	Sulcus frontalis superior
Soa	Sulcus occipitalis anterior
Spost	Sulcus postcentralis
Spre	Sulcus precentralis
Sti	Sulcus temporalis inferior
Sts	Sulcus temporalis superior
Th	Thalamus
Vt	Ventriculus tertius

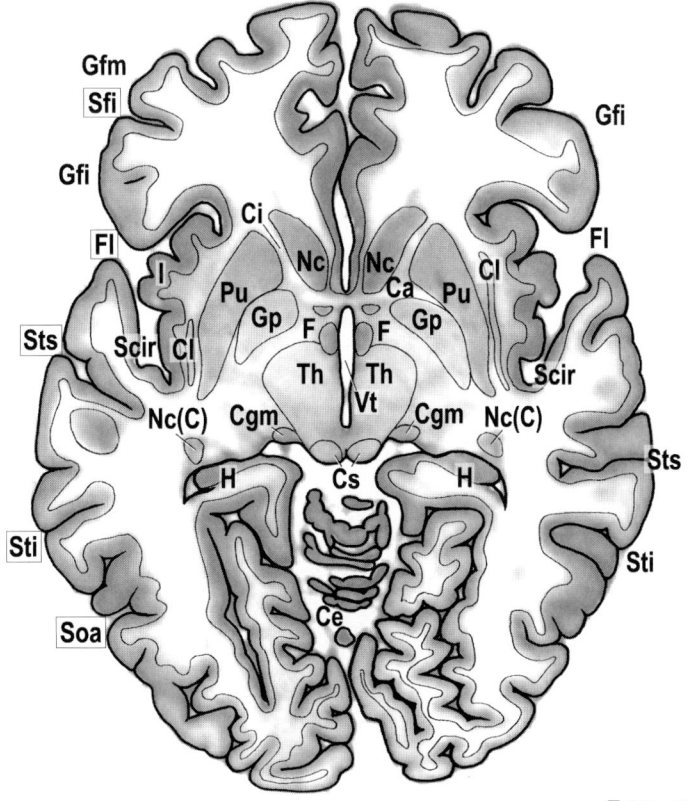

Abb. 49.11

z=-5

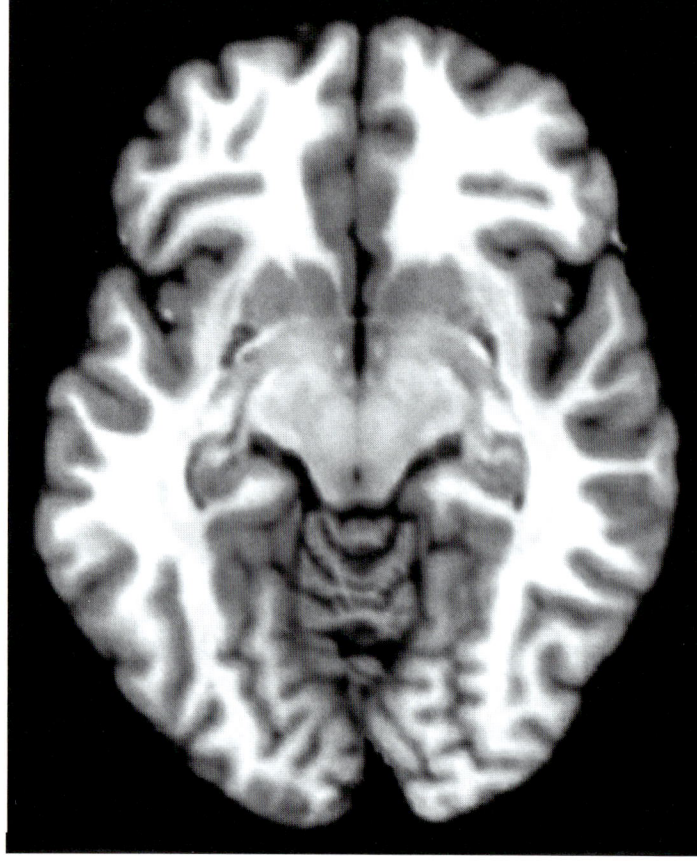

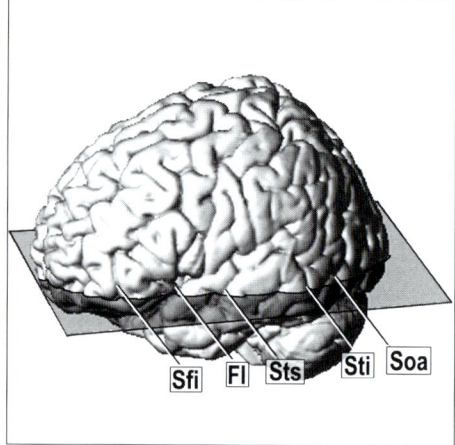

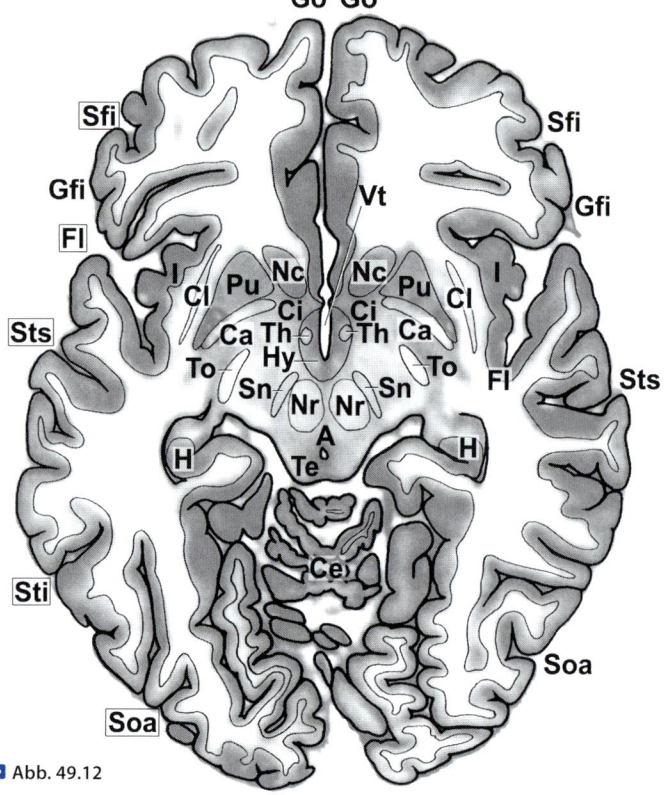

A	Aquaeductus mecencephali
Am	Amygdala
Ca	Commissura anterior
Ce	Cerebellum
Ci	Capsula interna
Cl	Claustrum
Cm	Corpus mammillare
Fl	Fissura lateralis
Gfi	Gyrus frontalis inferior
Go	Gyri orbitales
H	Hippocampus
Hy	Hypothalamus
I	Insula
Na	Nucleus accumbens
Nc	Nucleus caudatus

Abb. 49.12

z=-9

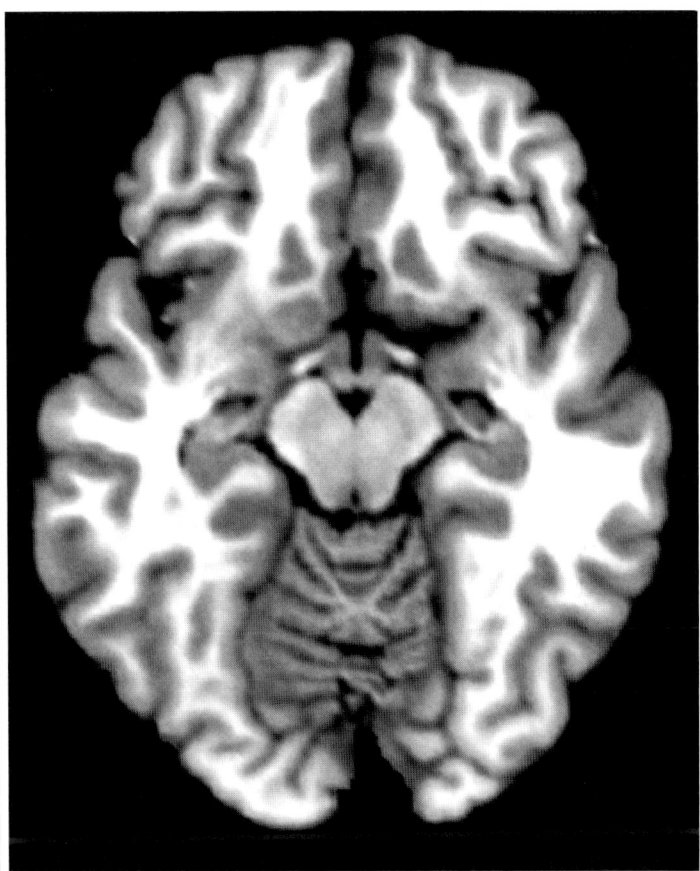

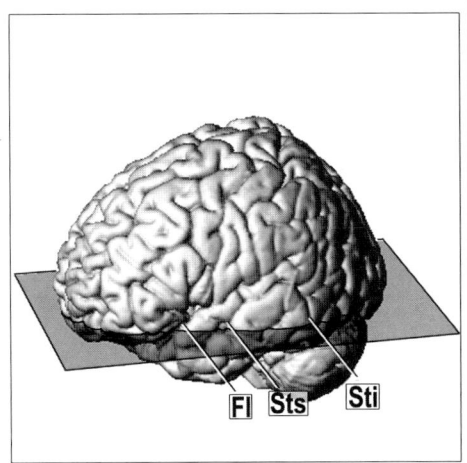

Nr	Nucleus ruber
Pc	Pedunculus cerebri
Pu	Putamen
Sfi	Sulcus frontalis inferior
Sn	Substantia nigra
Soa	Sulcus occipitalis anterior
Sti	Sulcus temporalis inferior
Sts	Sulcus temporalis superior
Te	Tectum
Th	Thalamus
To	Tractus opticus
Vt	Ventriculus tertius

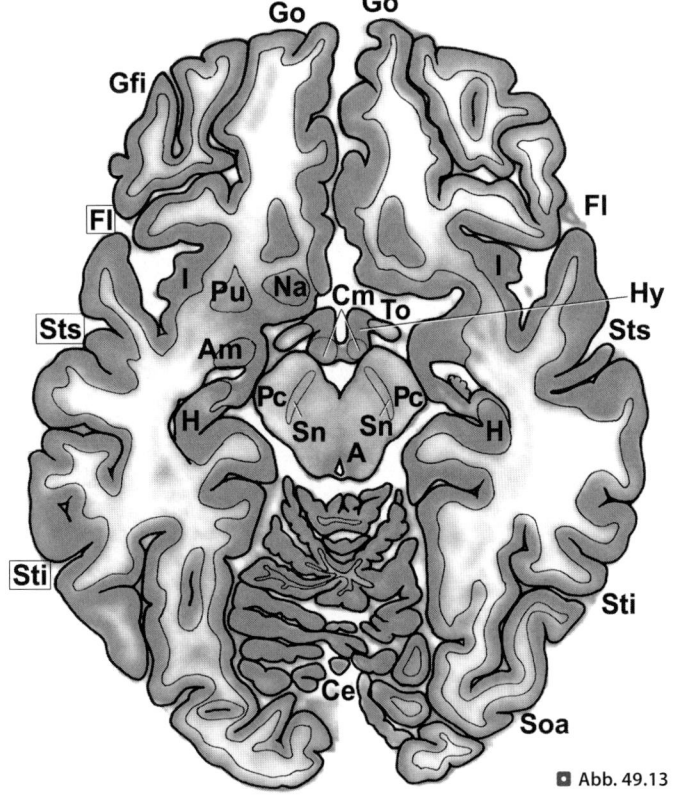

Abb. 49.13

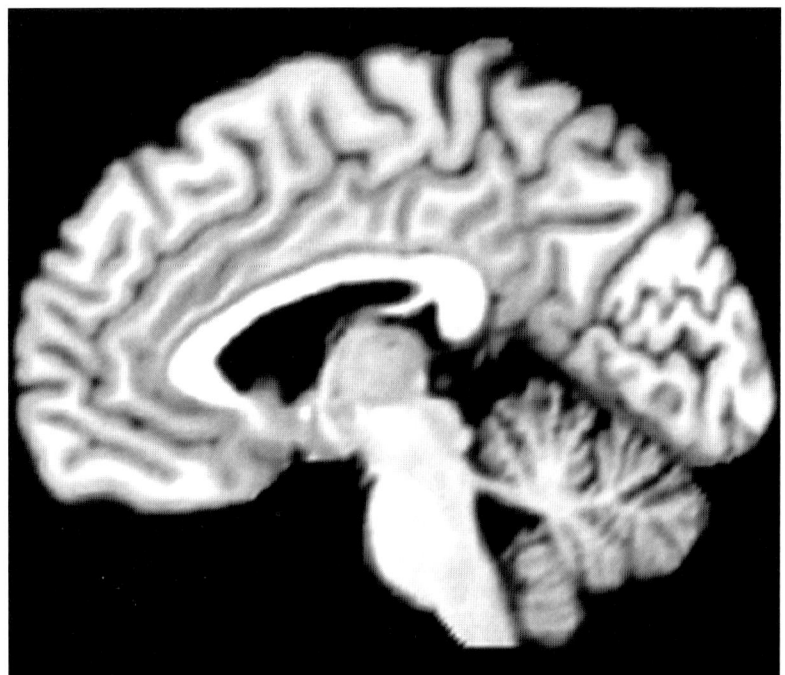
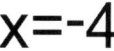
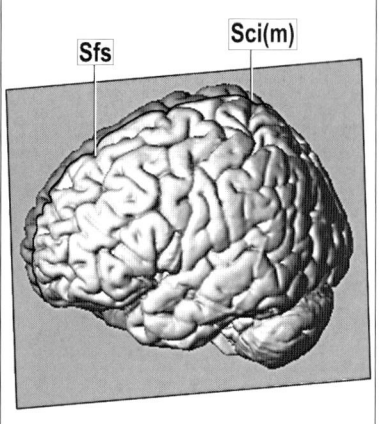
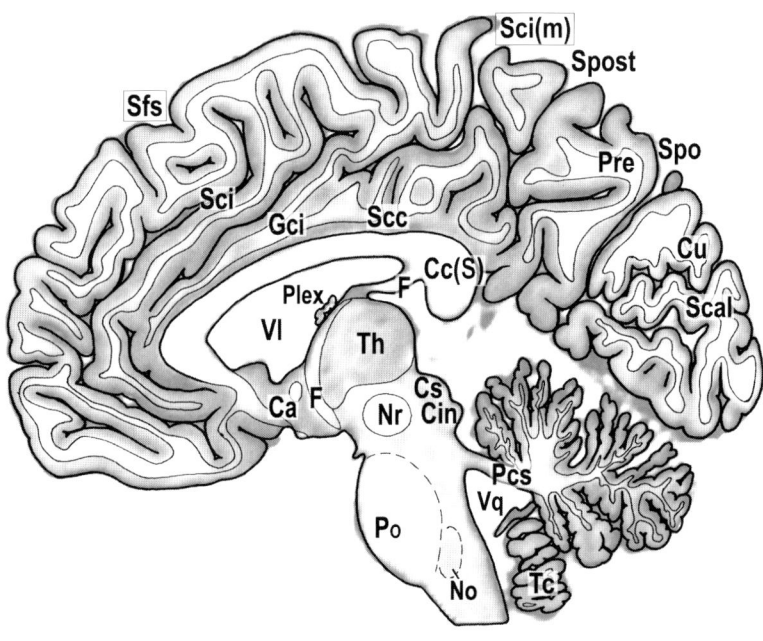

Abb. 49.14

Ca	Commissura anterior
Cc	Corpus callosum
Cc(S)	Corpus callosum (Splenium)
Cin	Colliculus inferior
Cs	Colliculus superior
Cu	Cuneus
F	Fornix
Gci	Gyrus cinguli
Gfs	Gyrus frontalis superior
Nc	Nucleus caudatus
No	Nuclei olivares
Nr	Nucleus ruber
Nsth	Nucleus subthalamicus
Po	Pons
Pcm	Pedunculus cerebellaris medius
Pcs	Pedunculus cerebellaris superior
Plex	Plexus choroideus
Pre	Precuneus

49 · Hirnatlas

x=-8

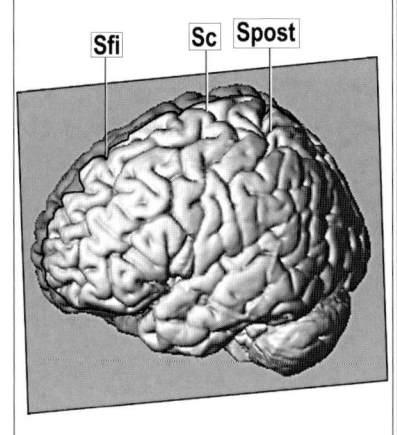

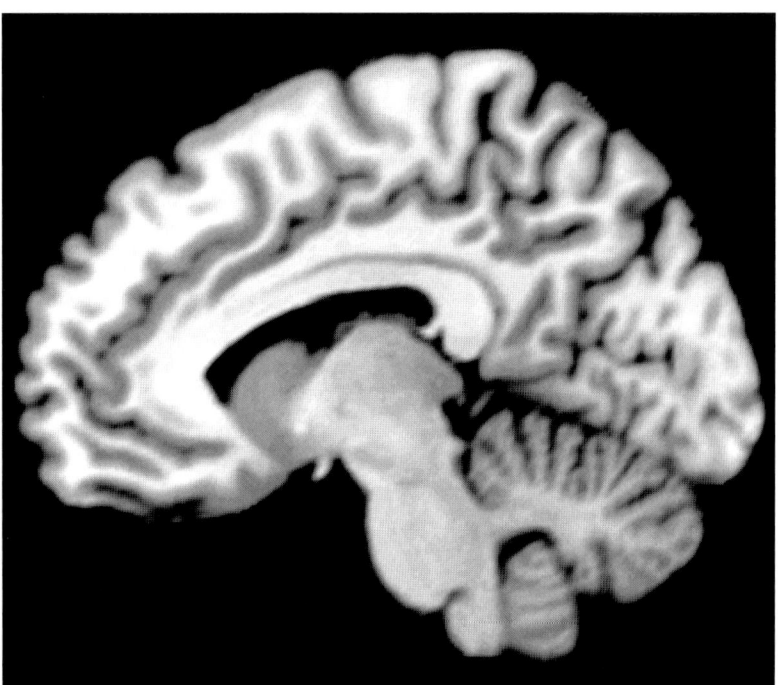

Sc	Sulcus centralis
Scal	Sulcus calcarinus
Scc	Sulcus corporis callosi
Sci	Sulcus cinguli
Sci(m)	Sulcus cinguli (Ramus marginalis)
Sfi	Sulcus frontalis inferior
Sfs	Sulcus frontalis superior
Sn	Substantia nigra
Spo	Sulcus parieto-occipitalis
Spost	Sulcus postcentralis
Tc	Tonsilla cerebelli
Th	Thalamus
Th(p)	Nuclei pulvinares thalami
To	Tractus opticus
Vl	Ventriculus lateralis
Vq	Ventriculus quartus

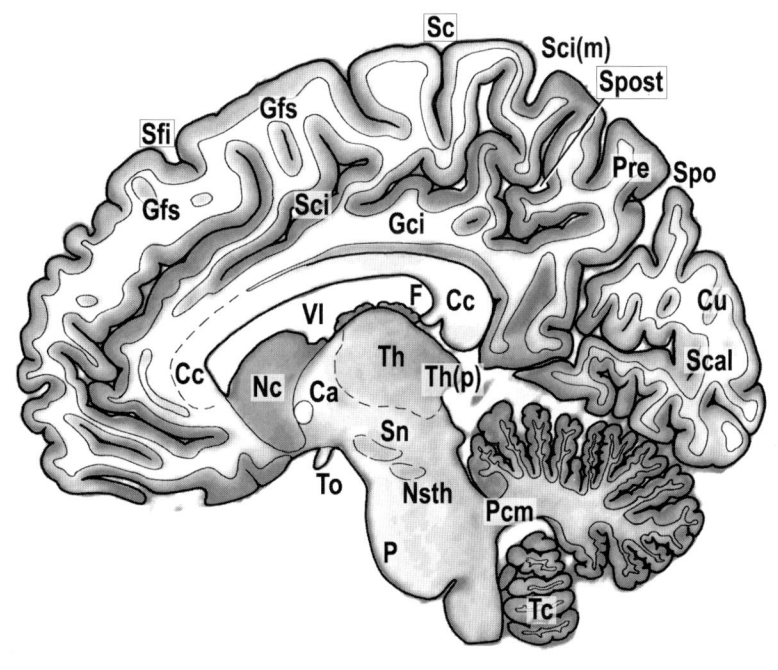

◘ Abb. 49.15

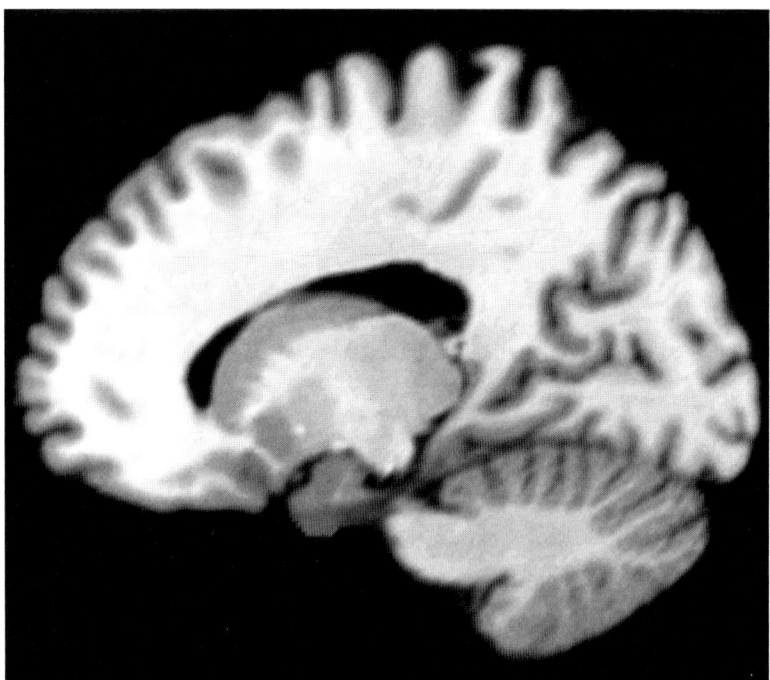
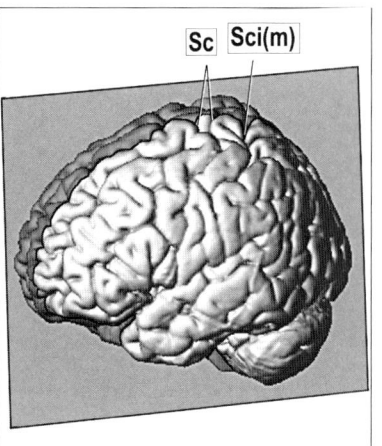

x=-16

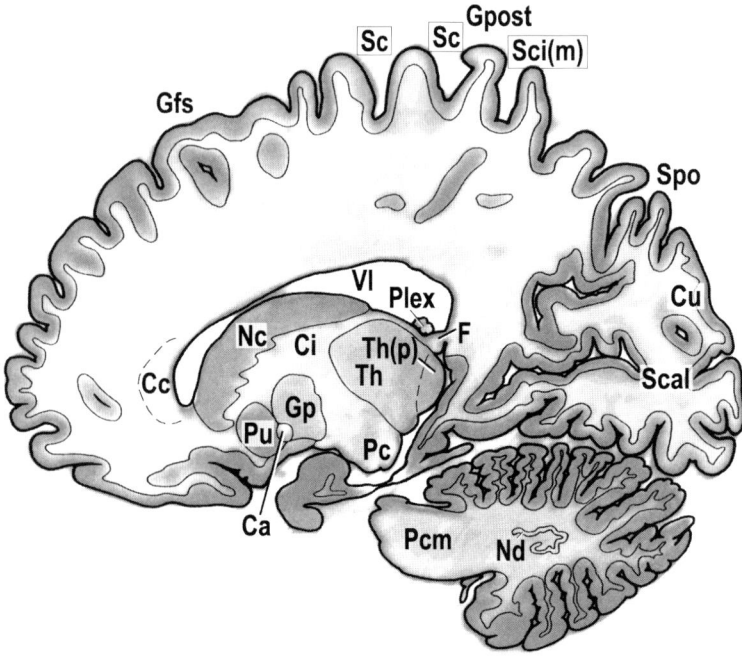

Abb. 49.16

Ca Commissura anterior
Cc Corpus callosum
Ce Cerebellum
Ci Capsula interna
Cu Cuneus
F Fornix
Fl Fissura lateralis
Gfm Gyrus frontalis medius
Gfs Gyrus frontalis superior
Go Gyri orbitales
Gp Globus pallidus
Gpost Gyrus postcentralis
Gti Gyrus temporalis inferior
Gtm Gyrus temporalis medius
Gts Gyrus temporalis superior
H Hippocampus
I Insula
Lps Lobulus parietalis superior
Nc Nucleus caudatus

x=-36

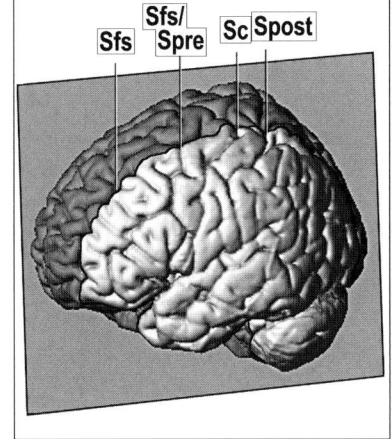

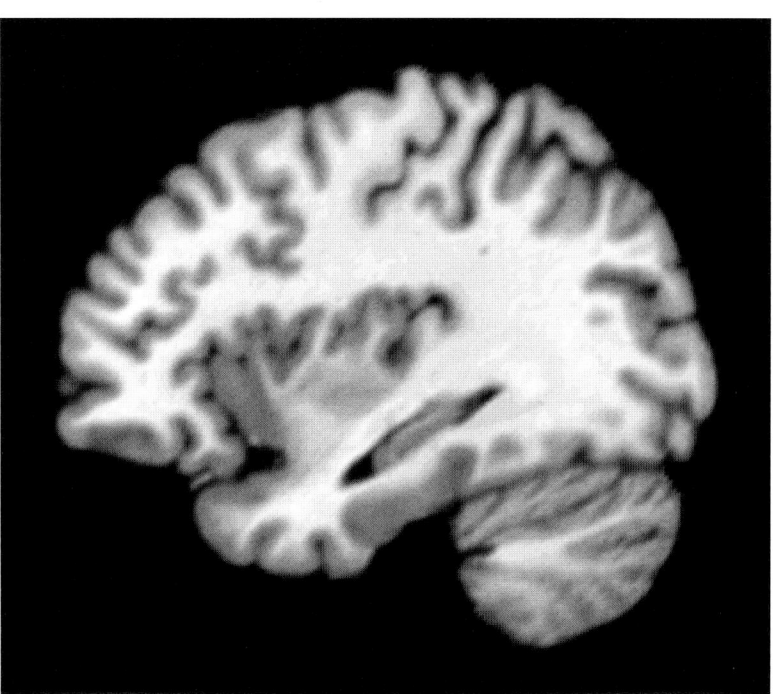

Nd	Nucleus dentatus
Pc	Pedunculus cerebri
Pcm	Pedunculus cerebellaris medius
Plex	Plexus choroideus
Pu	Putamen
Sc	Sulcus centralis
Scal	Sulcus calcarinus
Scir	Sulcus circularis insulae
Sci(m)	Sulcus cinguli (Ramus marginalis)
Sfs	Sulcus frontalis superior
Spo	Sulcus parieto-occipitalis
Spost	Sulcus postcentralis
Spre	Sulcus precentralis
Sti	Sulcus temporalis inferior
Sts	Sulcus temporalis superior
Th	Thalamus
Th(p)	Nuclei pulvinares thalami
Vl	Ventriculus lateralis

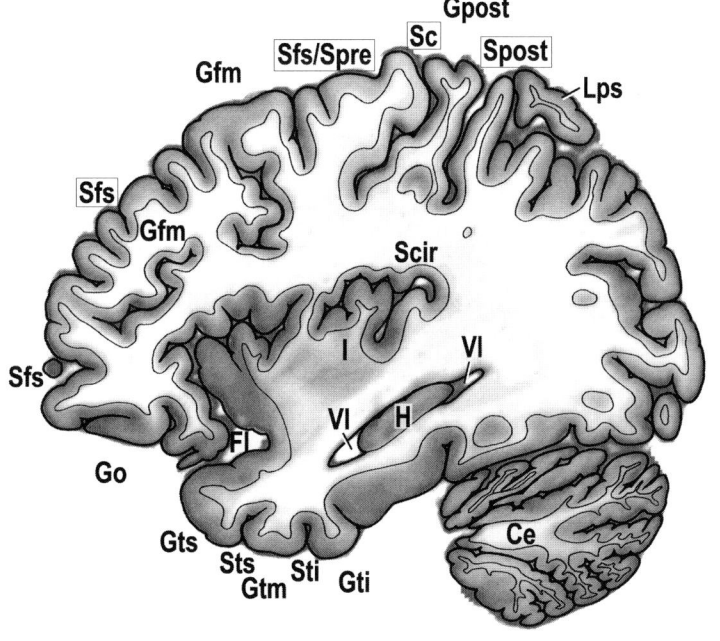

Abb. 49.17

Abb. 49.18a–e Oberflächenrekonstruktion des in den Schnittserien dargestellten MR-Datensatzes in den Ansichten von (**a**) dorsal, (**b**) rechts lateral, (**c**) links lateral, (**d**) rostral und von (**e**) basal. Individuelles, T1-gewichtetes Referenzgehirn des Montrealer Neurologischen Instituts (»MNI-Referenzgehirn«). Im Gegensatz zu vielen Atlasabbildungen ist diese Oberflächenrekonstruktion keine schematisierte Darstellung. Es handelt sich hierbei um einen individuellen Datensatz eines In-vivo-Gehirns, das jedoch kein besonders typisches oder »repräsentatives« Gehirn ist. Beachte die Unterschiede im Sulcusmuster zwischen der linken und der rechten Hemisphäre

Dorsalansicht

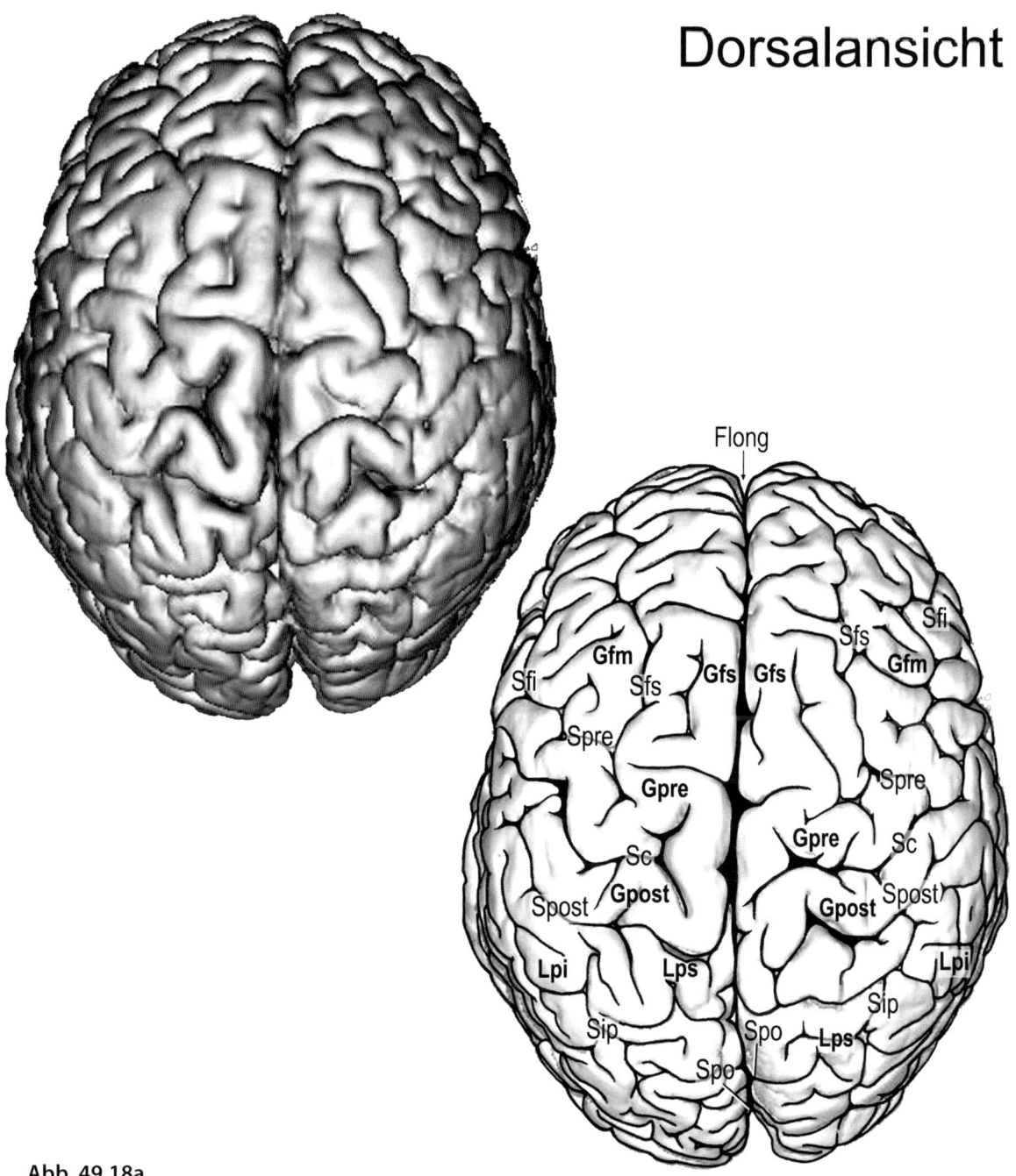

Abb. 49.18a

Flong	Fissura longitudinalis cerebri
Gfm	Gyrus frontalis medius
Gfs	Gyrus frontalis superior
Gpost	Gyrus postcentralis
Gpre	Gyrus precentralis
Lpi	Lobulus parietalis inferior
Lps	Lobulus parietalis superior
Sc	Sulcus centralis
Sfi	Sulcus frontalis inferior
Sfs	Sulcus frontalis superior
Sip	Sulcus intraparietalis
Spo	Sulcus parieto-occipitalis
Spost	Sulcus postcentralis
Spre	Sulcus precentralis

Lateralansicht rechts

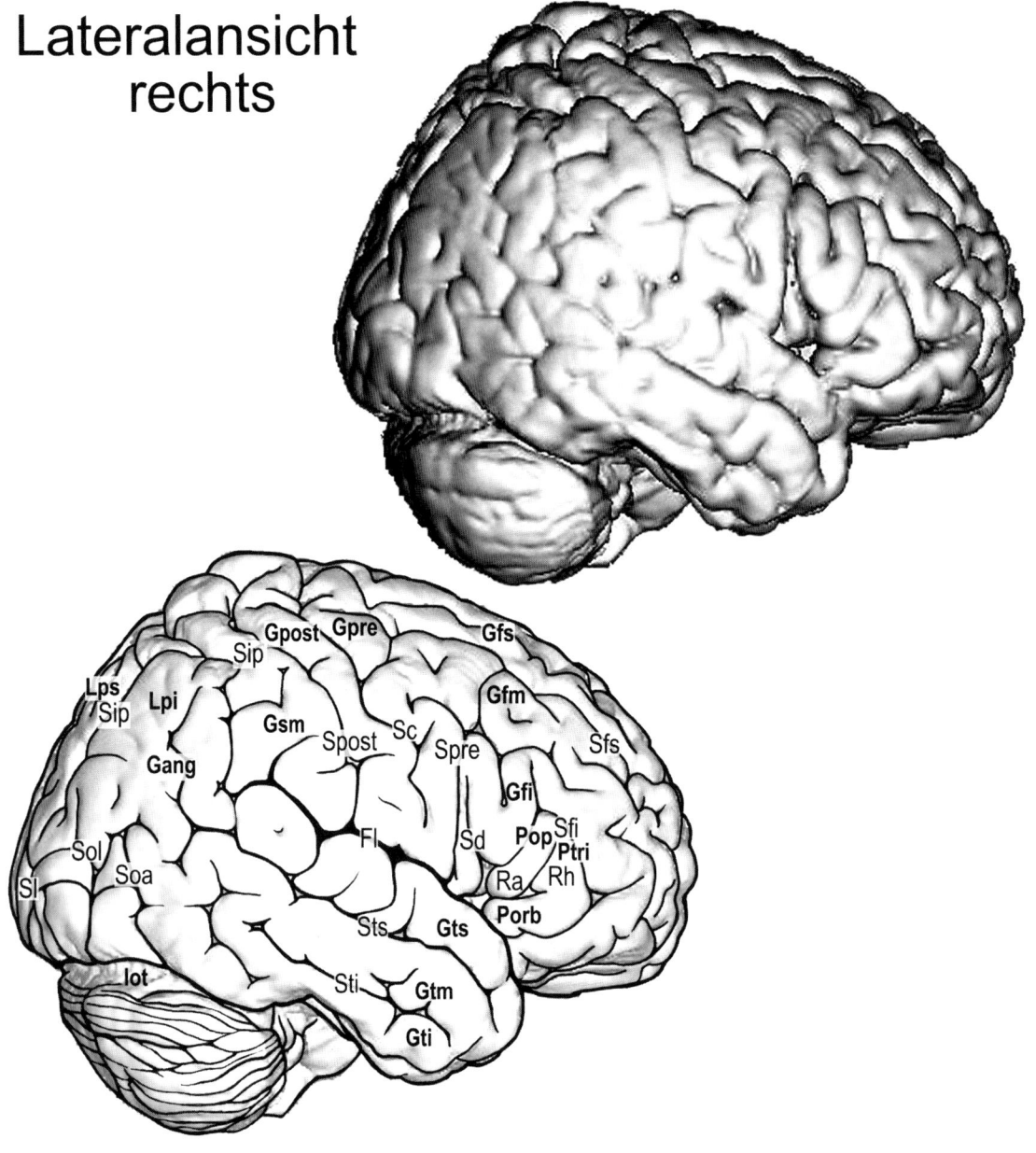

Abb. 49.18b und c

Fl	Fissura lateralis	Gsm	Gyrus supramarginalis
Gang	Gyrus angularis	Iot	Incisura occipito-temporalis
Gfi	Gyrus frontalis inferior	Lpi	Lobulus parietalis inferior
Gfm	Gyrus frontalis medius	Lps	Lobulus parietalis superior
Gfs	Gyrus frontalis superior	Pop	Pars opercularis des Gyrus frontalis inferior
Gpost	Gyrus postcentralis		
Gpre	Gyrus precentralis	Porb	Pars orbitalis des Gyrus frontalis inferior
Gti	Gyrus temporalis inferior		
Gtm	Gyrus temporalis medius	Ptri	Pars triangularis des Gyrus frontalis inferior
Gts	Gyrus temporalis superior		

Lateralansicht links

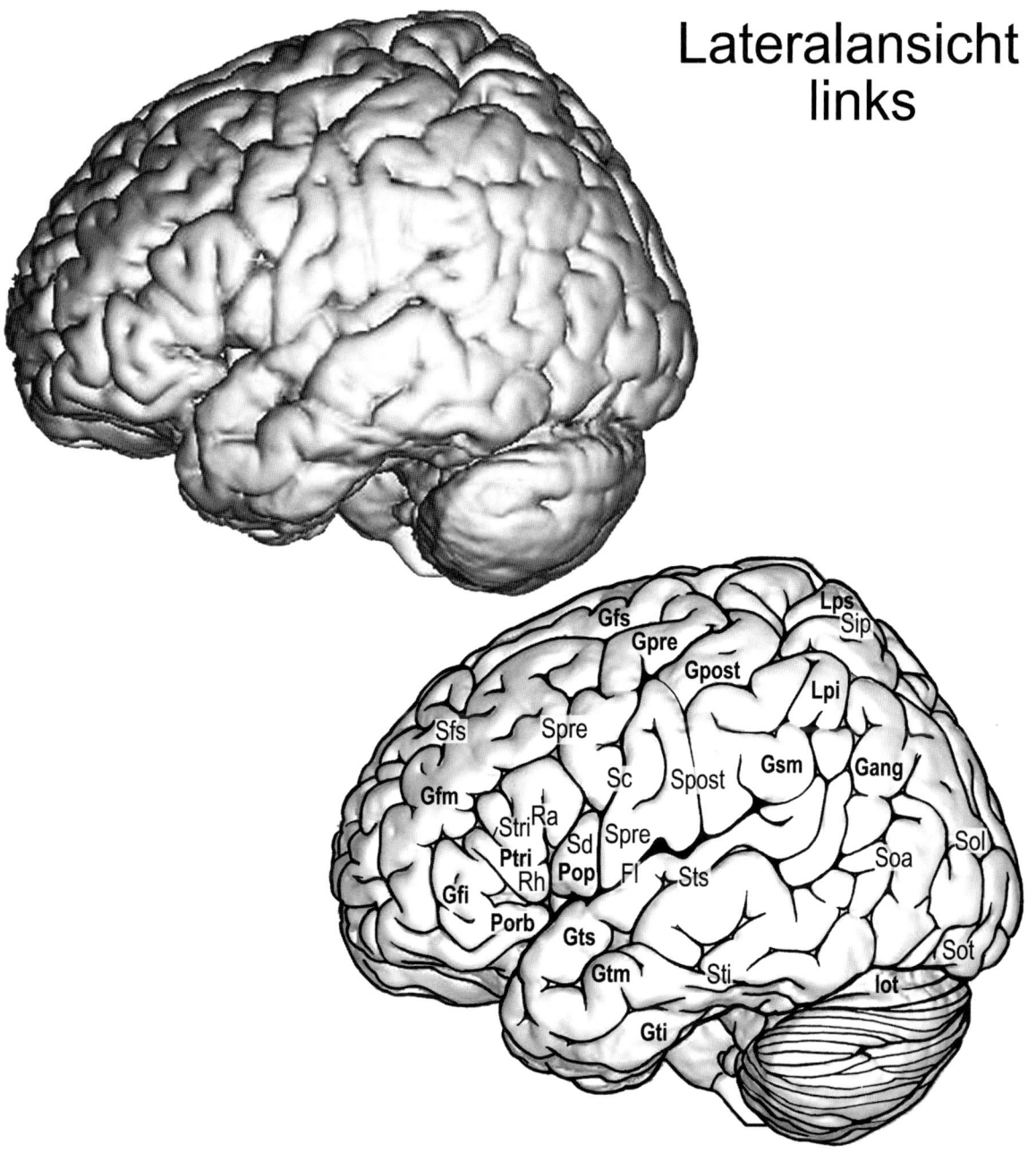

Ra	Ramus ascendens der Fissura lateralis	Sl	Sulcus lunatus
		Soa	Sulcus occipitalis anterior
Rh	Ramus horizontalis der Fissura lateralis	Sol	Sulcus occipitalis lateralis
		Sot	Sulcus occipitalis transversus
Sc	Sulcus centralis	Spost	Sulcus postcentralis
Sd	Sulcus diagonalis	Spre	Sulcus precentralis
Sfi	Sulcus frontalis inferior	Sti	Sulcus temporalis inferior
Sfs	Sulcus frontalis superior	Stri	Sulcus triangularis
Sip	Sulcus intraparietalis	Sts	Sulcus temporalis superior

Rostralansicht

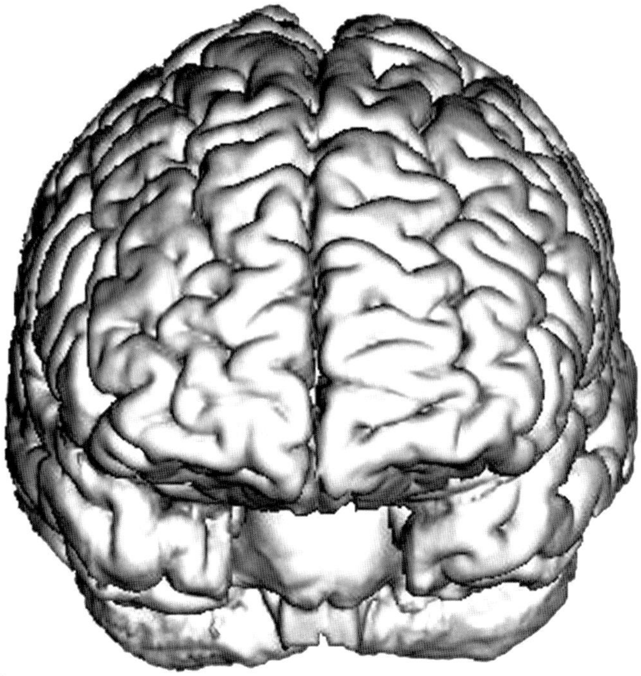

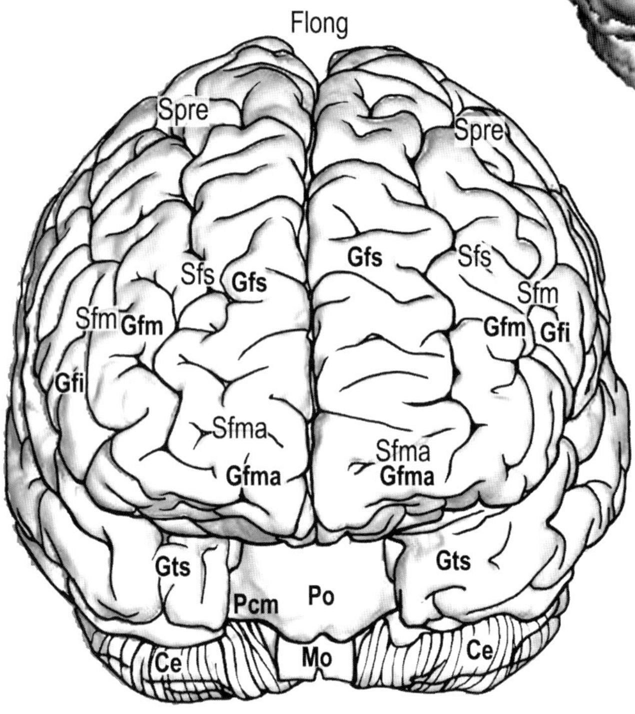

Abb. 49.18d und e

Ce	Cerebellum (Hemisphaerium)
Co	Chiasma opticum
Flo	Flocculus
Flong	Fissura longitudinalis cerebri
Gfi	Gyrus frontalis inferior
Gfm	Gyrus frontalis medius
Gfma	Gyrus frontomarginalis
Gfs	Gyrus frontalis superior
Go	Gyri orbitalis
Gr	Gyrus rectus
Gts	Gyrus temporalis superior
Mo	Medulla oblongata
Po	Pons
Pcm	Pedunculus cerebellaris medius
Scol	Sulcus collateralis

Basalansicht

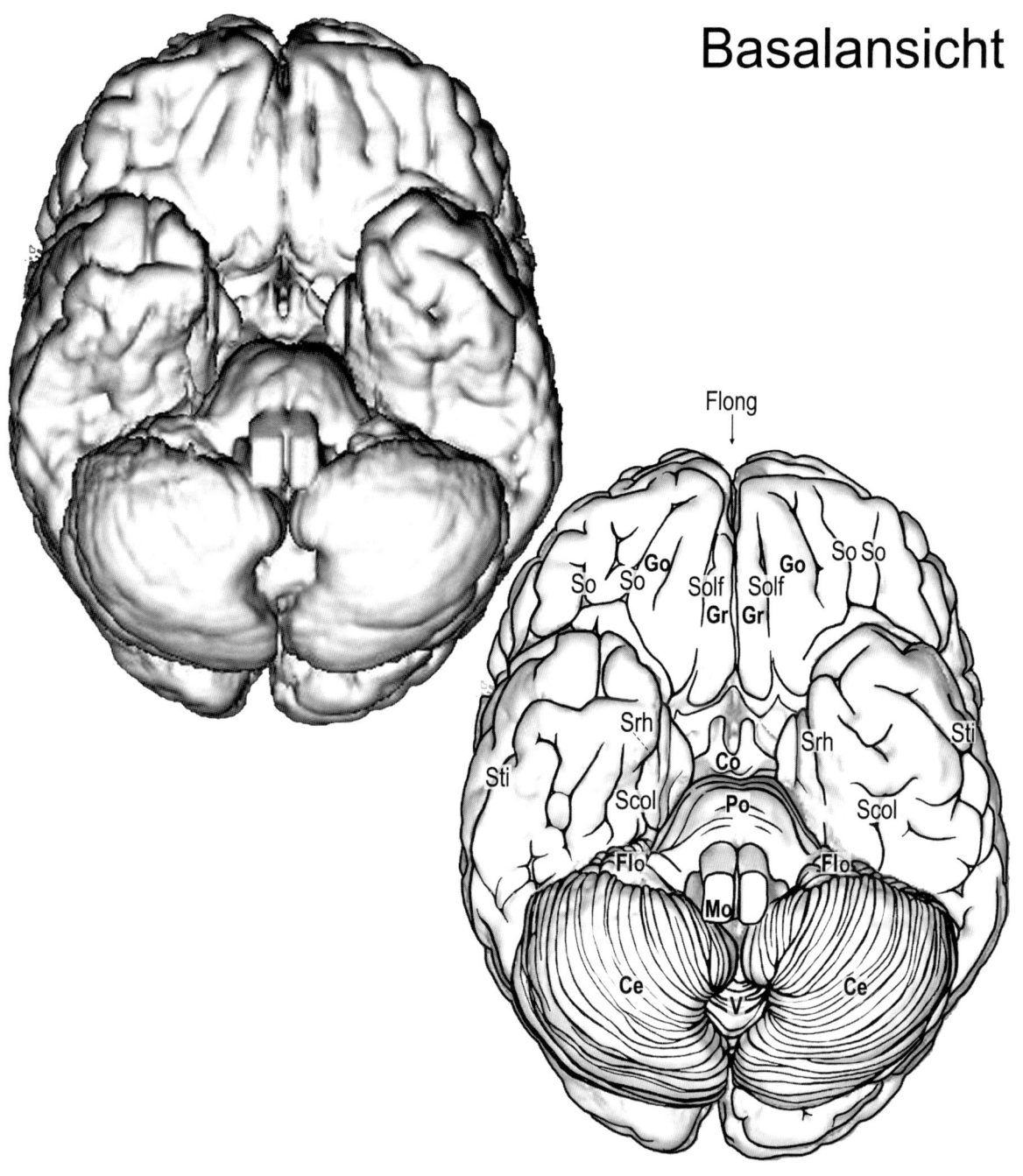

Sfm	Sulcus frontalis medius
Sfma	Sulcus frontomarginalis
Sfs	Sulcus frontalis superior
So	Sulcus orbitalis
Solf	Sulcus olfactorius
Spre	Sulcus precentralis
Srh	Sulcus rhinalis
Sti	Sulcus temporalis inferior
V	Vermis cerebelli

Tool zur integrierten Analyse von Struktur, Funktion und Konnektivität: SPM Anatomy Toolbox

S. B. Eickhoff, C. Rottschy, S. Caspers

50.1 Hintergrund und Motivation zur Entwicklung der Anatomy Toolbox – 780
50.1.1 Regionale Spezialisierung des menschlichen Kortex – 780
50.1.2 Untersuchung kortikaler Struktur – 781
50.1.3 Von Befundvielfalt zu integrierten regionalen Konzepten? – 781

50.2 SPM Anatomy Toolbox – 784
50.2.1 Visualisierung und Charakterisierung histologischer Wahrscheinlichkeitskarten – 784
50.2.2 Histologische Beschreibung individueller Lokalisationen – 786
50.2.3 Quantitative Zuordnung von als Volumendaten vorliegenden Ergebnissen – 788
50.2.4 Untersuchung von lokalen oder regionalen Signaländerungen – 792
50.2.5 Nutzen anatomischer A-priori-Informationen – 793

Literatur – 795

Zum Thema

In diesem Kapitel werden ein Ansatz und eine entsprechende Software vorgestellt, die die integrierte Betrachtung und, darauf aufbauend, die Analyse von Struktur, Funktion und Konnektivität ermöglichen. Die multimodale Analyse von Struktur-Funktions-Beziehungen rückt immer mehr in den Vordergrund der neurowissenschaftlichen Forschung, um das menschliche Gehirn in seiner Komplexität besser verstehen zu können. Die anatomisch fundierte Zuordnung funktioneller Daten anhand eindeutiger, für die Parzellierung des Kortex relevanter mikrostruktureller Kriterien hat zu der Entwicklung moderner Atlanten des Gehirns geführt, wie es der Jülich-Düsseldorfer Zytoarchitektonik-Atlas ist, der den Kortex anhand seiner Zytoarchitektur in mikrostrukturell unterscheidbare Areale unterteilt. Die SPM Anatomy Toolbox stellt ein Tool zur praktikablen, intuitiven und standardisierten Nutzung dieser zytoarchitektonischen Karten dar, die die Möglichkeit bietet, funktionelle Daten in einem gemeinsamen anatomischen Bezugsrahmen zu analysieren.

> Es gibt bis heute keine allgemein anerkannte Definition, wodurch sich ein Areal auszeichnet. Die meisten Konzepte gehen von folgenden Eigenschaften aus (Orban et al. 2004; Passingham et al. 2002; Zilles et al. 2002):
> 1. **Regionale Unterschiede in der kortikalen anatomischen Struktur**
> 2. **Spezifisches Konnektivitätsmuster**
> 3. **Funktionelle Spezialisierung**

Eigenschaften kortikaler Areale:

1. Eine von seinen Nachbarn distinkte anatomische Organisation, also regionale Unterschiede in der kortikalen Struktur: 2 Bereiche der Großhirnrinde würden demnach als unterschiedliche Areale aufgefasst werden, wenn sie sich z. B. durch ihren neurochemischen Aufbau, ihre Zellkörper- oder Markscheidenarchitektonik voneinander unterscheiden. Es stehen also intrinsische strukturelle Eigenschaften des Kortex im Vordergrund.
2. Ein spezifisches Muster der Konnektivität: Die Bedeutung der afferenten und efferenten Projektionen für die regionale Organisation des Kortex liegt darin, dass ein bestimmter Bereich durch diese seine Informationen erhält und weitergibt. Unterschiede im Verbindungsmuster zwischen 2 benachbarten Regionen lassen somit darauf schließen, dass diese andere bzw. unterschiedliche Informationen erhalten oder die Ergebnisse der lokalen Verarbeitung an andere Bereiche weiterleiten.
3. Eine funktionelle Spezialisierung: Wenn man die ersten beiden Punkte zusammenfasst, ergibt sich hieraus fast zwangsläufig eine differenzierte Funktion. Nichtsdestotrotz ist der Nachweis einer funktionellen Spezialisierung ein wichtiger Aspekt in der Definition kortikaler Areale. In sensorischen Regionen besteht diese zumeist aus der Verarbeitung einzelner Stimulusattribute (z. B. Farbe oder Bewegung) oder der Durchführung einer bestimmten Leistung (z. B. Erkennen von Gesichtern), während in assoziativen Bereichen des Kortex psychologische Konzepte zu kognitiven Teilleistungen, wie z. B. der Differenzierung zwischen Empathie und Perspektivübernahme, dominieren.

50.1 Hintergrund und Motivation zur Entwicklung der Anatomy Toolbox

50.1.1 Regionale Spezialisierung des menschlichen Kortex

Die menschliche Großhirnrinde (Kortex) verarbeitet sensorische und emotionale Informationen, ist Ausgangspunkt willkürlicher Bewegungen und Grundlage aller »höheren« Gehirnleistungen. Wie in den verschiedenen Kapiteln dieses Buches ausführlich erläutert, spielen Störungen kortikaler Leistungen eine entscheidende Rolle in der Pathophysiologie neurologischer und psychischer Erkrankungen, was durch die Untersuchung der den dysfunktionalen Abläufen zugrunde liegenden Mechanismen weiter aufgeklärt werden sollte. Dazu ist es jedoch wichtig, zunächst die Organisationsprinzipien des gesunden Kortex besser zu verstehen, da es nur durch Kenntnis der physiologischen, regionalen Organisation möglich ist, neurobiologische Korrelate neuropsychiatrischer Erkrankungen zu charakterisieren.

Die Bedeutung der regionalen Differenzierung resultiert daraus, dass kortikale Informationsverarbeitung nicht in allen Bereichen der Gehirnrinde gleichermaßen erfolgt, sondern spezialisiert in einzelnen Modulen oder Arealen stattfindet. Diese Spezialisierung ermöglicht die flexible Verarbeitung sensorischer, motorischer oder kognitiver Aufgaben und kann bei Dysfunktion einzelner Areale oder der Integration zwischen diesen Arealen zu klinisch beobachtbaren Beeinträchtigungen führen (Friston u. Price 2011; Sporns 2010).

Die integrierte Betrachtung von Struktur, Funktion und Konnektivität im menschlichen Gehirn sollte der Schlüssel zu einem besseren Verständnis der physiologischen Organisation des Kortex sein und daher die Basis für das Verständnis pathophysiologischer Zusammenhänge darstellen. Das impliziert im Gegenzug jedoch auch, dass die vielschichtige regionale Organisation der menschlichen Großhirnrinde kaum durch einen einzelnen Ansatz aufgeklärt werden kann. Noch verstärkt tritt diese Problematik bei klinischen Fragestellungen auf. Bei solchen Studien kommt zu der physiologischen Komplexität noch hinzu, dass dynamische, miteinander interagierende Veränderungen in allen 3 Teilbereichen (Struktur, Funktion, Konnektivität) auftreten können. Folglich besteht bei isolierten, korrelativen Ansätzen schnell die Gefahr einer phrenologischen Reduktion komplexer pathologischer Prozesse auf zwar augenscheinliche, aber für den Krankheitsprozess nicht entscheidende, Merkmale.

Die Organisation des gesunden Kortex zu verstehen, aus diesem Wissen die Neurobiologie neuropsychiatrischer Erkrankungen zu beschreiben und letztendlich pathophysiologische Modelle zu gewinnen, erfordert also eine Integration komplementärer Informationen (Eickhoff u. Grefkes 2011; Toga et al. 2006). Regionale funktionelle Differenzierung wurde dabei historisch vor allem durch die Beobachtung neuropsychologischer Ausfälle nach fokalen Läsionen untersucht (Rorden u. Karnath 2004). Vor allem die funktionelle Bildgebung mittels funktioneller Magnetresonanztomographie (fMRT) oder Positronenemissionstomographie (PET) hat dann jedoch zu einem großen Zuwachs an Wissen über die funktionelle Organisation der Großhirnrinde geführt. Zur Untersuchung der Konnektivität stehen weiterhin verschiedene Möglichkeiten zur Verfügung, welche unterschiedliche Aspekte kortikaler Netzwerke abbilden. So lässt sich die anatomische Konnektivität (Erfassung von Faserbündeln; ▶ Kap. 28) durch die diffusionsgewichtete MRT-Bildgebung erfassen (Le Bihan 2003), während zur Darstellung von funktioneller und effektiver Konnektivität unterschiedliche Modellierungsverfahren existieren (Friston et al. 2003; Stephan 2004).

50.1.2 Untersuchung kortikaler Struktur

Bei der Betrachtung der strukturellen, also anatomischen, Organisation des menschlichen Kortex muss zwischen makro- und mikroanatomischen Eigenschaften unterschieden werden.

> **Makroanatomie kann durch lokale morphometrische Eigenschaften wie Lage und Form von Gyri und Sulci beschrieben werden.**

Die meisten Studien konzentrieren sich aber anhand struktureller Bildgebungsdaten auf die **Volumetrie** einzelner Regionen. Diese strukturellen Daten erlauben es, die Größe der untersuchten Strukturen zu bestimmen oder das Volumen der grauen Substanz für jeden Punkt des Referenzraumes zu berechnen. Diese Messwerte können dann zwischen Gruppen verglichen oder mit externen Variablen korreliert werden, um signifikante Effekte zu lokalisieren (Good et al. 2001). Rein makroanatomisch lassen sich aber noch keine Aussagen über die Unterteilung des Kortex in einzelne Areale treffen. Zudem basiert die Interpretation volumetrischer Befunde auf der umstrittenen Annahme, dass eine kleinere Region (ähnlich einem atrophierten Muskel) ihre Aufgabe schlechter erfüllen kann. Makroanatomische Untersuchungen können demzufolge zwar gute Hinweise darauf liefern, wo pathologische Prozesse lokalisiert sein könnten, weniger aber zur Aufklärung der Prozesse führen, welche neuropsychiatrischen Erkrankungen zugrunde liegen.

> **Mikroanatomie bezeichnet den histologischen Feinbau des Kortex, wie er mittels Zyto- (Zellkörper) und Myelo-(Markscheiden)Architektonik oder neurochemischen Methoden (z. B. Immunhistochemie, In-vitro-Rezeptor-Autoradiographie) beschrieben werden kann.**

Vergleichende Studien haben gezeigt, dass diese Ansätze die Grenzen distinkter Areale und somit die regionale Organisation des Kortex mit guter Konvergenz erkennen lassen. Auch pathologische Veränderungen, wie τ-Protein-Akkumulation beim Morbus Alzheimer oder zytoarchitektonische Abnormalitäten im entorhinalen Kortex bei der Schizophrenie lassen sich histopathologisch nachweisen und erlauben Einblick in die mikrostrukturellen Korrelate dieser Erkrankungen.

Es muss aber angemerkt werden, dass zwischen verschiedenen histologischen Karten des menschlichen Kortex oft nur grobe Übereinstimmung besteht. Diese Unterschiede lassen sich auf subjektive Kriterien zur Definition von Arealen zurückführen, spiegeln aber auch biologische Unterschiede zwischen Individuen wieder, welche selten quantitativ erfasst wurden. Weiterhin kann alleine aufgrund der lokalen Mikrostruktur noch keine Aussage über die spezifische Rolle einer Region oder deren Partizipation in kortikalen Netzwerken getroffen werden, was auch durch den statischen Charakter der notwendigen Postmortem-Untersuchungen bedingt ist.

50.1.3 Von Befundvielfalt zu integrierten regionalen Konzepten?

Die einführenden Abschnitte sowie die themenspezifischen Kapitel dieses Buches verdeutlichen, dass durch jahrzehntelange neurowissenschaftliche Forschung eine Vielzahl struktureller und funktioneller Einzelbefunde entstanden sind, die, jeder für sich betrachtet, nur einen Ausschnitt der Informationen liefern können, die nötig sind, um das System Gehirn als Ganzes zu verstehen. Insbesondere das Aufkommen der Untersuchungen zu den verschiedenen Arten der Konnektivität zeigt, dass sich die Forschung von der Betrachtung einzelner Regionen hin zur Analyse komplexer Netzwerke von Hirnarealen bewegt. Um das Gehirn in seiner Komplexität zu erfassen, sind daher multimodale Ansätze notwendig, die qualitativ unterschiedliche Arten von Informationen zusammenführen, um so integrierte Aussagen über die Funktion und Struktur eines Areals und die Interaktion zwischen diesen beiden Komponenten treffen zu können (Eickhoff u. Grefkes 2011; Eickhoff et al. 2005; Passingham et al. 2002; Voss et al. 2009). Dazu sind 3 wesentliche Grundvoraussetzungen notwendig:

- Es wird ein gemeinsames Referenzsystem benötigt, in dem alle Arten von Daten registriert und damit prinzipiell vergleichbar werden.
- Es wird eine robuste anatomische mikrostrukturelle Basis benötigt, die eine genaue Zuordnung von Funktionen zu anatomisch definierten Arealen ermöglicht. Dabei muss berücksichtigt werden, dass eine Unterteilung des Gehirns anhand der Makrostruktur dazu nicht ausreicht.
- Für eine praktikable, intuitive und standardisierte Durchführung integrierter Analysen wird ein Tool benötigt, das die anatomischen Daten so repräsentiert, dass sie unmittelbar mit Daten funktioneller Studien zusammengeführt werden können.

Der dritte Punkt wird dabei durch die Anatomy Toolbox gewährleistet, die in diesem Kapitel in ihren Funktionen und Anwendungsmöglichkeiten ausführlich dargestellt werden soll. Um diese Funktionen zu verstehen, ist jedoch ein Verständnis der beiden anderen Grundvoraussetzungen essenziell, sodass diese Punkte im Folgenden zunächst erläutert werden.

Schaffen eines gemeinsamen Referenzsystems

Eine wichtige Grundlage für die Integration verschiedenster Informationen ist die Schaffung eines gemeinsamen Referenzrahmens, innerhalb welchem Befunde verschiedener Modalitäten verglichen werden können. Einen solchen stellt in der funktionellen und strukturellen Bildgebung der Referenzraum des Montreal Neurological Institute (MNI) dar (Evans et al. 1992). Dieser besteht aus mehreren, miteinander in Einklang stehenden »Standardgehirnen«, auf welche individuelle Datensätze registriert werden können, um sie in ein einheitliches Koordinatensystem zu überführen. Doch trifft diese Möglichkeit fast ausschließlich auf In-vivo-Bildgebungsstudien zu, welche dreidimensionale Aufnahmen des Gehirns liefern. Informationen zur mikrostrukturellen Anatomie oder zu molekularen, neurochemischen und histopathologischen Befunden hingegen ließen sich lange nur schwer in dieses Referenzsystem integrieren. Gerade diese sollten jedoch eine entscheidende Referenz für funktionelle Lokalisation und Untersuchungen interregionaler Konnektivität im Sinne eines anatomischen Referenzrahmens darstellen (Toga et al. 2006; Zilles et al. 2002).

Schaffen einer robusten anatomischen Basis

Da die Struktur der Hirnrinde nur unzureichend anhand der makroanatomischen Muster der Gyri und Sulci verstanden werden kann, wurden Untersuchungen zur Mikrostruktur des Kortex bereits in frühen Zeiten der Hirnforschung durchgeführt. Ziel dieser Untersuchungen war es, eine mikrostrukturelle anatomische Karte des Gehirns zu erstellen, die eine Unterteilung des Kortex in verschiedene, voneinander abgrenzbare Areale zeigt. Die berühmteste dieser klassischen Karten ist die von Korbinian Brodmann (1909), in der er eine Abgrenzung der Areale basierend auf zytoarchitektonischen Kriterien vorgenommen hat. Diese und andere zyto- und myeloarchitektonische Karten (z. B. Sarkissov et al. 1949; Vogt u. Vogt 1919; von Economo u. Koskinas 1925) stellen allerdings lediglich schematische Zeichnungen dar, was nur eine sehr grobe, sich an makroanatomischen Landmarken orientierende Integration dieser strukturellen Daten mit Ergebnissen funktioneller Bildgebungsexperimente erlaubt. Zudem beruhen diese Karten größtenteils auf der Untersuchung einer oder einiger weniger Hemisphären, wodurch die interindividuelle Variabilität zwischen verschiedenen Gehirnen nur unzureichend beschrieben werden konnte.

Diese Nachteile der klassischen Karten führten zu der Entwicklung moderner computerbasierter Atlanten des menschlichen Gehirns, die dreidimensionale anatomische Daten in einem gemeinsamen Referenzraum mit funktionellen Studien darstellen (Roland u. Zilles 1994). Hierdurch existiert somit ein anatomischer Referenzrahmen für die verschiedensten Fragestellungen (Roland u. Zilles 1998). Damit sind diese dreidimensionalen Karten besonders zur Integration verschiedener struktureller und funktioneller Informationen geeignet (Eickhoff et al. 2005; Toga et al. 2006).

Atlanten des Gehirns können auf der Basis verschiedenster struktureller Informationen erstellt werden. Für die anatomisch fundierte Beurteilung der Hirnrinde und präzise Lokalisation funktioneller Aktivierungen aus fMRT- und PET-Studien stellen insbesondere zytoarchitektonische Wahrscheinlichkeitskarten des menschlichen Kortex einen wichtigen Schritt in Richtung eines solchen anatomischen Referenzrahmens dar (Amunts et al. 2007; Roland et al. 1997; Zilles u. Amunts 2010; ◘ Abb. 50.1). Dieser Standard wurde durch den Jülich-Düsseldorfer Zytoarchitektonischen Atlas geschaffen (Zilles u. Amunts 2010), der die am Institut für Neurowissenschaften und Medizin des Forschungszentrums Jülich und dem C. und

50.1 · Hintergrund und Motivation zur Entwicklung der Anatomy Toolbox

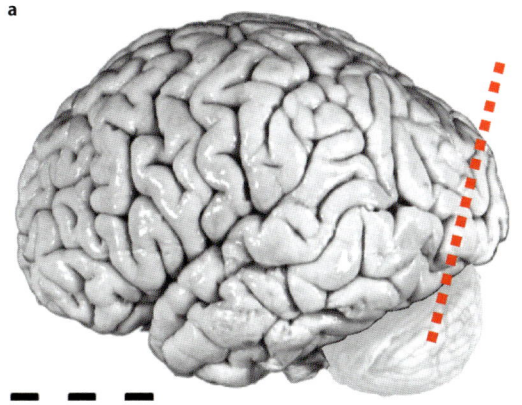
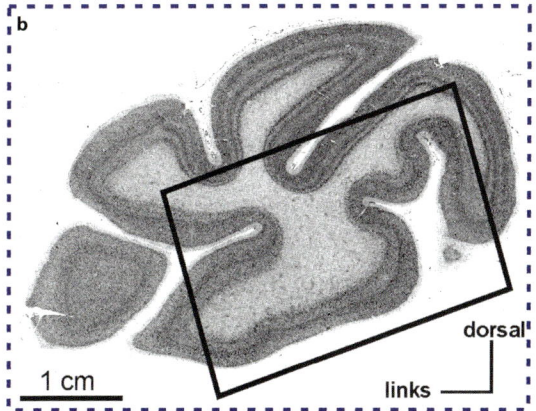
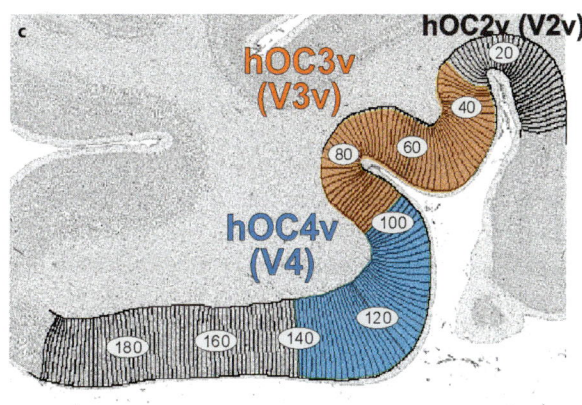
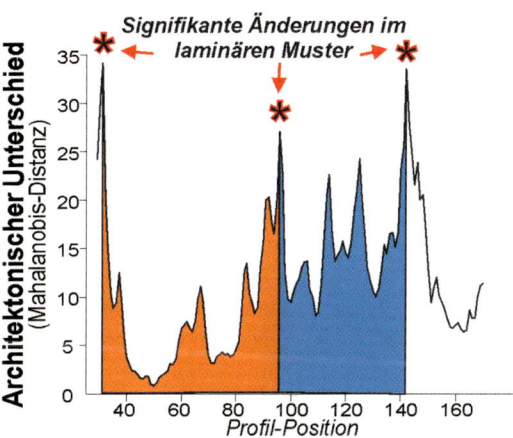
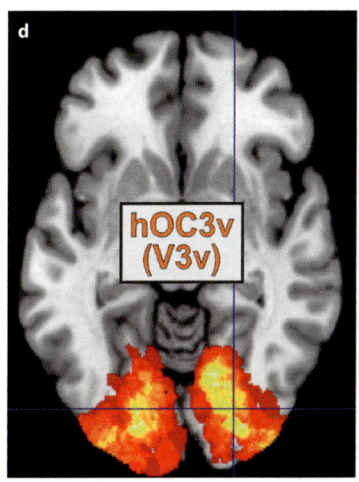
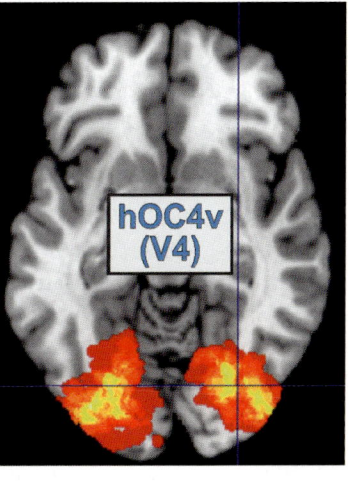
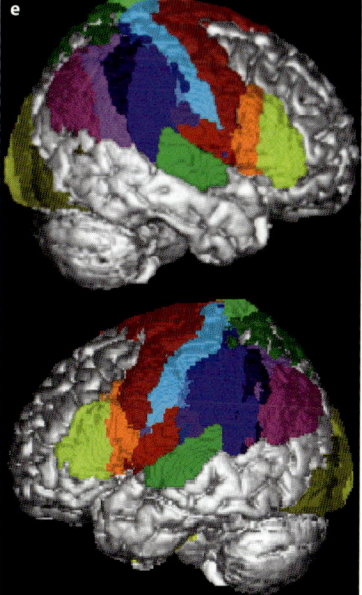

Abb. 50.1 a–e Übersicht über die Methode zur Erstellung zytoarchitektonischer Wahrscheinlichkeitskarten mittels beobachterunabhängiger histologischer Kartierung des Kortex (Schleicher et al. 2005; Zilles et al. 2002) anhand des Beispiels der ventralen extrastriären Areale hOC3v (V3v) und hOC4 (V4) (Rottschy et al. 2007). **a** In Formalin fixiertes Postmortem-Gehirn. **b** Koronarer, auf Zellkörper gefärbter Schnitt entsprechend der gepunkteten Ebene in (**a**). **c** Beobachterunabhängige Untersuchung kortikaler Areale. Die Grenzen zwischen den Arealen werden dabei durch statistisch signifikante Änderungen des laminären Zelldichtemusters identifiziert und durch mikroskopische Untersuchung verifiziert. **d** Erstellung einer Wahrscheinlichkeitskarte aus der Überlagerung der 10 untersuchten Gehirne, die für jeden Voxel des Referenzgehirns angibt, mit welcher Wahrscheinlichkeit dieses Areal hier gefunden wird. Die Karten können zu einer Maximalwahrscheinlichkeitskarte (MPM) zusammengefasst werden, welche für jede Stelle des Kortex das wahrscheinlichste Areal anzeigt. **e** Maximalwahrscheinlichkeitskarte aller bisher kartierten kortikalen Areale im MNI-Raum

O. Vogt Institut für Hirnforschung der Heinrich-Heine-Universität Düsseldorf erstellten zytoarchitektonischen Wahrscheinlichkeitskarten enthält. Diese liefern eine quantitative Beschreibung der histologischen Organisation kortikaler Areale im standardisierten (MNI-)Referenzraum und können somit die erwähnte Schlüsselstellung zur Integration struktureller und funktioneller Daten einnehmen. Sie beruhen auf einer untersucherunabhängigen zytoarchitektonischen Analyse von 10 Post-mortem-Gehirnen, in welchen die Grenzen kortikaler Areale mittels statistischer Analyse der laminären Zelldichteverteilung bestimmt werden (Schleicher et al. 2005; Zilles et al. 2002; ◘ Abb. 50.1a–c).

Die untersuchten Gehirne werden dreidimensional rekonstruiert und mittels nichtlinearer Anpassungsverfahren in den MNI-Referenzraum transformiert (Amunts et al. 2005). Nach dieser Anpassung werden die 10 individuellen Abgrenzungen eines kortikalen Areals im MNI-Raum überlagert, um eine zytoarchitektonische Wahrscheinlichkeitskarte zu berechnen, welche für jeden Voxel des Referenzgehirns angibt, mit welcher Wahrscheinlichkeit dieses Areal hier zu finden ist (Amunts et al. 2007; Roland et al. 1994; Zilles u. Amunts 2010; Zilles et al. 2002; ◘ Abb. 50.1d). Diese Karten beinhalten somit die für den Vergleich mit anderen Modalitäten wichtigen Informationen über die Lokalisation und Variabilität von kortikalen Arealen in einem standardisierten Koordinatensystem. Da sich die Wahrscheinlichkeitsbereiche verschiedener Areale aufgrund der interindividuellen mikrostrukturellen Variabilität in ihren Randbereichen stark überlappen, werden diese meistens zu einer sog. Maximalwahrscheinlichkeitskarte (»Maximum Probability Map«, MPM) zusammengefasst, welche für jede Stelle des Kortex das hier wahrscheinlichste Areal anzeigt (Eickhoff et al. 2006a; Zilles u. Amunts 2010; ◘ Abb. 50.1e). Durch die Verfügbarkeit von histologischen Informationen in einem etablierten Referenzraum können diese Karten nun als Brücke zwischen verschiedenen Informationsquellen dienen, da die Zuordnung zu einem anatomischen Areal gleichsam als gemeinsame »Sprache« für die Beschreibung unterschiedlichster Daten zur kortikalen Struktur, Funktion und Konnektivität dienen kann.

Schaffen eines geeigneten Software-Tools zur Integration zytoarchitektonisch-anatomischer mit funktionellen Daten

Zur praktikablen Nutzung dieser anatomischen Referenz und zur Untersuchung von Struktur-Funktions-Beziehungen im menschlichen Gehirn wurde die Anatomy Toolbox entwickelt (Eickhoff et al. 2005, 2007), die für die 3 heutzutage am weitesten verbreiteten Auswerteprogramme struktureller und funktioneller Bildgebungsdaten SPM, FSL und AFNI verfügbar ist. Im Weiteren soll die erste und meistgenutzte Version, nämlich die für die Software SPM (http://www.fz-juelich.de/inm/inm-1/spm_anatomy_toolbox [Zugriff: 27.09.2012]) in ihren Funktionen zur Untersuchung von Beziehungen zwischen Struktur, Funktion und Konnektivität in einem gemeinsamen zytoarchitektonischen Referenzrahmen beschrieben werden.

50.2 SPM Anatomy Toolbox

Die SPM Anatomy Toolbox bietet die Möglichkeit, Daten funktioneller Studien mit den Wahrscheinlichkeitskarten des Jülich-Düsseldorfer Zytoarchitektonischen Atlasses integriert zu betrachten und für verschiedene Arten von Analysen zur Struktur, Funktion oder Konnektivität der Areale zu verwenden. Zum Zeitpunkt der Veröffentlichung dieses Buches enthält die SPM Anatomy Toolbox zytoarchitektonische Karten wie sie in ◘ Tab. 50.1 im Detail aufgeführt werden.

Diese Karten werden auf der Startseite der SPM Anatomy Toolbox angezeigt (◘ Abb. 50.2 links). Nach Drücken des **Start-Buttons** erscheint der Bildschirm mit allen grundsätzlichen Bedienelementen, die die Funktionen der Anatomy Toolbox ausmachen (◘ Abb. 50.2 rechts). Im Weiteren werden die einzelnen dort dargestellten Funktionen näher erläutert. Um den Vergleich mit den ◘ Abb. 50.2 bis ◘ Abb. 50.8, in denen die jeweiligen Bildschirmausschnitte der Toolbox dargestellt werden, nachvollziehen zu können, werden die relevanten Bezeichnungen im Text durch **fette** Schrift hervorgehoben.

50.2.1 Visualisierung und Charakterisierung histologischer Wahrscheinlichkeitskarten

Diese Funktion (◘ Abb. 50.3, rot umrahmter Button) erlaubt die Darstellung zytoarchitektonischer Daten im MNI-Referenzraum durch eine Visualisierung der Wahrscheinlichkeitskarten als Überlagerung mit einem beliebigen Gehirn im selben Raum. Einer der wichtigsten Aspekte dieser Darstellung ist die Illustration der interindividuellen Variabilität in Bezug auf die Lage und Ausdehnung zytoarchitektonisch definierter kortikaler Areale. Diese führt dazu, dass Voxel mit hohen Wahrscheinlichkeiten (z. B. 90 oder 100 %), ein bestimmtes Areal an dieser Stelle im Gehirn zu finden, selten auftreten. Im Gegensatz dazu sind Voxel mit niedrigen Wahrscheinlichkeiten (z. B. 10–

◘ **Abb. 50.2** Startseite der SPM Anatomy Toolbox mit Auflistung der in der Version integrierten zytoarchitektonischen und anderen probabilistischen Karten (*links*) sowie die prinzipielle Benutzeroberfläche mit den allgemeinen Funktionen der Toolbox (*rechts*)

50.2 · SPM Anatomy Toolbox

SPM ANATOMY TOOLBOX v1.8

Primary references:

Eickhoff SB et al.: "A new SPM toolbox ..." (2005) NeuroImage 25(4): 1325–1335
Eickhoff SB et al.: "Testing anatomically specified hyptheses ..." (2006) NeuroImage 32(2): 570–82
Eickhoff SB et al.: "Assignment of functional activations ..." (2007) NeuroImage 36(3): 511–521

Contact: Simon Eickhoff (s.eickhoff@fz-juelich.de)

Publications describing included probabilistic maps:

Region	Areas	Reference
Auditory cortex	TE 1.0, TE 1.1, Te 1.2	Morosan et al., NeuroImage 2001
Broca's area	BA 44, BA 45	Amunts et al., J Comp Neurol 1999
Motor cortex	BA 4a, BA 4p / BA 6	Geyer et al., Nature 1996 / S. Geyer, Springer press 2003
Somatosensory cortex	BA 3a, BA 3b, BA 1 / BA 2	Geyer et al., NeuroImage, 1999, 2000 / Grefkes et al., NeuroImage 2001
Parietal operculum / SII	OP 1, OP 2, OP 3, OP 4	Eickhoff et al., Cerebral Cortex 2006a, b
Parietal cortex	PFt, PF, PFm, PFcm, PFop, PGa, PGp / 5Ci, 5L, 5M, 7A, 7M, 7P, 7PC	Caspers et al., NeuroImage 2007, BSF 2008 / Scheperjans et al., Cerebral Cortex 2008a,b
Intraparietal sulcus	hIP1, hIP2 / hIP3	Choi et al., J Comp Neurol 2006 / Scheperjans et al., Cerebral Cortex 2008a,b
Insula	Ig1, Ig2, Id1	Kurth et al., Cerebral Cortex 2010
Amygdala / Hippocampus	CM/LB/SF / FD/CA/SUB/EC/HATA	Amunts et al., Anat Embryol 2005 / Amunts et al., Anat Embryol 2005
Visual cortex	BA 17, BA 18 / hOC5 / hOC3v / hOC4v	Amunts et al., NeuroImage 2000 / Malikovic et al., Cerebral Cortex 2006 / Rottschy et al., Hum Brain Mapp 2007
Fiber tracts	13 structures	Bürgel et al., NeuroImage 1999, 2006
Cerebellum	18 structures	Diedrichsen et al., NeuroImage 2009
Thalamus	7 connectivity zones	Behrens et al., Nat Neurosci 2003

Other areas may only be used with authors' permission !

Start

SPM ANATOMY TOOLBOX v1.8

Important Notes

- Visualisation and statistics of cytoarchitectonic probabilistic maps
- Cytoarchitectonic probabilities at defined MNI coordinates
- Cytoarchitectonic probabilities at defined MNI coordinates (batch)
- Overlap between structure and function (SPM/images)
- Mean response (group analysis)
- Display functional response of anatomical areas
- Functional response of anatomical areas (summary)
- Create anatomical ROIs
- Calculate image means within anatomical ROIs

Tab. 50.1 Zytoarchitektonische Karten des Jülich-Düsseldorfer Zytoarchitektonik-Atlasses und zusätzliche Karten, die in der SPM Anatomy Toolbox zum Zeitpunkt der Veröffentlichung dieses Buches verfügbar sind

Hirnregion	Zytoarchitektonische Areale	Publikation
Frontal		
Primärmotorisch	4a, 4p	Geyer et al. 1996
Prämotorisch	6	Geyer 2004
Broca-Region	44, 45	Amunts et al. 1999
Parietal		
Primärsomatosensorisch	3a, 3b, 1	Geyer et al. 1999, 2000
	2	Grefkes et al. 2001
Sekundärsomatosensorisch	OP1, OP2, OP3, OP4	Eickhoff et al. 2006b,c
Inferior-parietal	PFt, PFop, PF, PFcm, PFm, PGa, PGp	Caspers et al. 2006, 2008
Superior-parietal	5M, 5L, 5Ci, 7PC, 7A, 7M, 7P	Scheperjans et al. 2008a,b
Intraparietal	hIP1, hIP2	Choi et al. 2006
	hIP3	Scheperjans et al. 2008a,b
Insel		
Posteriore Insel	Ig1, Ig2, Id1	Kurth et al. 2010
Temporal		
Primärauditorisch	TE1.0, TE1.1, TE1.2	Morosan et al. 2001
Amygdala	SF, LB, CM	Amunts et al. 2005
Hippocampus	SUB, CA, EC, HATA, FD	Amunts et al. 2005
Okzipital		
Primär-/sekundärvisuell	17, 18	Amunts et al. 2000
Extrastriärvisuell	hOC3v, hOC4	Rottschy et al. 2007
	hOC5	Malikovic et al. 2007
Zusätzliche Karten		
Zerebellum		Diedrichsen et al. 2009
Thalamus (konnektivitätsbasierte Parzellierung)		Behrens et al. 2003
Faserbahnen		Bürgel et al. 1999, 2006

20 %) deutlich zahlreicher. Die verschiedenen Wahrscheinlichkeiten werden durch eine Farbskala von Blau für geringe bis Rot für hohe Wahrscheinlichkeiten kodiert (Abb. 50.3 rechts unten). Durch Bewegen des Fadenkreuzes lässt sich die Wahrscheinlichkeit in verschiedenen Voxeln an der jeweiligen Position (in mm) anzeigen (**Crosshair position**).

Die interindividuelle Variabilität wird auch in der quantitativen Beschreibung der Wahrscheinlichkeitskarten deutlich (Abb. 50.3 rechts oben), in der, getrennt für beide Hemisphären, die Anzahl der Voxel mit der jeweiligen Wahrscheinlichkeit für das betrachtete Areal (in Abb. 50.3 **SII: OP1**) angegeben werden. Weitere quantitative Informationen beziehen sich auf den Masse-Schwerpunkt (»center of gravity«, **Center**) und die gesamte Ausdehnung (MNI-Koordinaten der »bounding box«, **Minimum – Maximum**) der Wahrscheinlichkeitskarte sowie die Ausdehnung ihres Zentrums (definiert als jene Region, in der das jeweilige zytoarchitektonische Areal mit einer Wahrscheinlichkeit von mindestens 50 % gefunden wird; **50 % min – 50 % max**).

Es ist zwar üblich, histologische Wahrscheinlichkeitskarten auf Standardgehirnen wie den MNI-Templates zu visualisieren, aber gerade der Vergleich mit der (mittleren) Makroanatomie der in einer jeweiligen Studie untersuchten Probanden – in dem sich z. B. auch gruppenspezifische Besonderheiten oder Anpassungsungenauigkeiten wiederfinden sollten – stellt eine wichtige Qualitätskontrolle für die weitergehende Zuordnung von Struktur zu Funktion dar. Auch das ist mittels dieser Funktion der Toolbox möglich, sofern diese Daten im MNI-Raum vorliegen.

50.2.2 Histologische Beschreibung individueller Lokalisationen

Individuelle Koordinaten im MNI-Raum können mittels der zytoarchitektonischen Wahrscheinlichkeitskarten und der Maximalwahrscheinlichkeitskarte (»Maximum Probability Map«, MPM) bezüglich der an dieser Stelle im Gehirn gefundenen histologischen Strukturen charakterisiert werden. Wie alle im Weiteren beschriebenen Funktionen beginnt die Anwendung dabei mit der Auswahl der entsprechenden MPM, wobei eine MPM mit allen bisher verfügbaren Karten mit der Anatomy Toolbox heruntergeladen werden kann (derzeitiger Stand Tab. 50.1). Die jeweilige MPM-Datei beinhaltet dabei sowohl Informationen

Abb. 50.3 Exemplarische Darstellung der Benutzeroberfläche zur Visualisierung und Statistik zytoarchitektonischer Wahrscheinlichkeitskarten anhand des Beispiels des parietal-operkularen Areals OP1 (Eickhoff et al. 2006b,c)

50.2 · SPM Anatomy Toolbox

SPM ANATOMY TOOLBOX v1.8   SII: OP1

Probability	Voxel = mm3	
	left	right
10%	8975	5212
20%	3634	4088
30%	2891	2509
40%	2328	1441
50%	1748	1134
60%	862	763
70%	502	673
80%	408	400
90%	42	98
100%	0	0

	left			right		
	x	y	z	x	y	z
Center:	-52	-28	23	53	-26	24
Minimum:	-70	-45	7	30	-40	8
Maximum:	-28	-8	56	70	-9	49
50% min.	-68	-36	15	36	-37	14
50% max.	-35	-17	31	69	-18	32

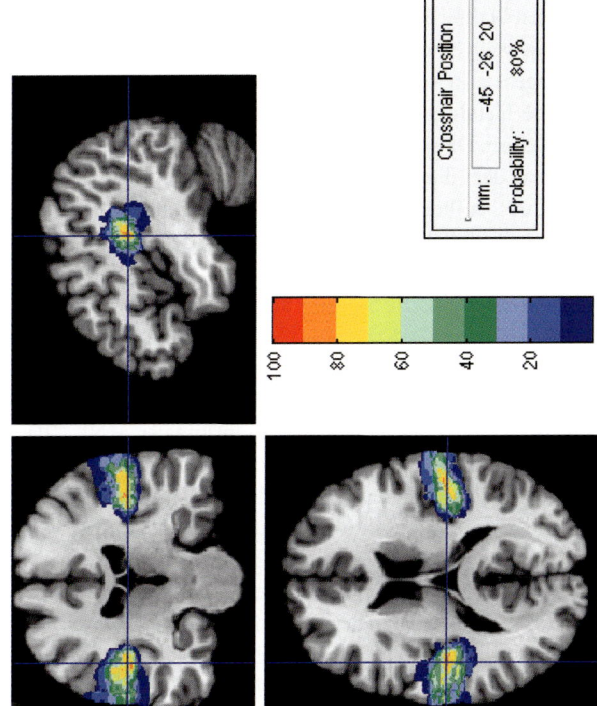

Crosshair Position
mm: -45 -26 20
Probability: 80%

- Important Notes
- **Visualisation and statistics of cytoarchitectonic probabilistic maps**
- Cytoarchitectonic probabilities at defined MNI coordinates
- Cytoarchitectonic probabilities at defined MNI coordinates (batch)
- Overlap between structure and function (SPM/images)
- Mean response (group analysis)
- Display functional response of anatomical areas
- Functional response of anatomical areas (summary)
- Create anatomical ROIs
- Calculate image means within anatomical ROIs

zur MPM, welche das wahrscheinlichste histologische Areal an jeder Stelle des Gehirns kodiert, als auch zu den individuellen Wahrscheinlichkeitskarten, welche die Häufigkeit des jeweiligen einzelnen Areals an jeder Stelle des Gehirns angeben. In Kombination erlauben diese also eine vollständige histologische Beschreibung der jeweiligen Stelle im Gehirn. Diese Beschreibung beinhaltet

– das Areal, dem diese Lokalisation zugeordnet wird,
– die Wahrscheinlichkeit, mit dem dies geschieht,
– die Wahrscheinlichkeit weiterer Areale an derselben Stelle und
– die makroanatomische Struktur an der jeweiligen Position.

Die Angabe der Lokalisation erfolgt dabei in Koordinaten des MNI-Raumes, und zwar sowohl als originaler MNI (Evans et al. 1992) als auch als anatomischer MNI (Amunts et al. 2005). Diese Angaben unterscheiden sich durch eine Verschiebung des Nullpunktes des Koordinatensystems um 4 mm in y- und 5 mm in z-Richtung.

Die Funktion der zytoarchitektonischen Beschreibung einzelner MNI-Koordinaten liegt dabei in 2 Versionen vor, einer interaktiven und einer automatisierten (Batch-)Variante (Abb. 50.4). Die erste Version erlaubt es dem Anwender, sich durch Navigation auf orthogonalen Schnitten und damit anhand makroanatomischer Strukturen die histologische Beschreibung verschiedener Stellen im Gehirn anzuschauen. Die zweite Variante hingegen beinhaltet keine grafische Benutzeroberfläche, sondern arbeitet eine als Textdatei vorliegende Liste von Koordinaten ab. Die Ausgabe erfolgt dabei wiederum als Textdatei, in welcher sich nacheinander die Beschreibungen der jeweiligen Koordinaten finden. Eine wichtige Anwendung der automatisierten Zuordnung im Batch-Modus findet sich in der Beschreibung der zytoarchitektonischen Entsprechungen von Ergebnissen elektrophysiologischer Untersuchungen (wie z. B. »equivalent current dipoles«), welche oft nicht als 3D-Volumendaten, sondern vielmehr als Koordinaten vorliegen.

50.2.3 Quantitative Zuordnung von als Volumendaten vorliegenden Ergebnissen

Die meisten Befunde struktureller und funktioneller Bildgebung basieren auf statistischen Untersuchungen von Probanden- oder Patientendaten im Referenzraum des MNI. Das heißt, normalerweise liegen Befunde zur Lokalisation kognitiver, sensorischer oder emotionaler Prozesse oder zu Veränderungen von Aktivierungsmustern bei Patienten im selben Raum vor wie die oben beschriebenen Wahrscheinlichkeitskarten. Die Toolbox bietet die Möglichkeit, signifikante funktionelle oder volumetrische Unterschiede direkt mit den zytoarchitektonischen Karten zu vergleichen, wodurch eine distinkte Zuordnung zu den histologischen Arealen möglich wird. Eine solche Zuordnung ist dabei für alle Modalitäten struktureller und funktioneller Bildgebung möglich. Somit können sämtliche im MNI-Raum vorliegenden Befunde über Studien, Arbeitsgruppen und Forschungsrichtungen hinweg objektiv auf dieselbe anatomische Referenz bezogen werden. Hierdurch ermöglicht die Toolbox allen Forschern, ihre funktionellen Ergebnisse in einem gemeinsamen anatomischen Referenzsystem zu beschreiben, wie es durch die Karten des Jülich-Düsseldorf Zytoarchitektonik-Atlasses gegeben ist. Dadurch wird eine unabhängige Integration von Befunden basierend auf der histologischen Organisation des Kortex in einzelne Areale gewährleistet. Die Benutzeroberfläche dieser zentralen Funktion der Anatomy Toolbox gliedert sich dabei in verschiedene Anteile, wobei sich die Nummerierung der folgenden Beschreibung auf Abb. 50.5 bezieht:

1. Navigation auf Basis der Gehirnmakroanatomie, dargestellt auf orthogonalen Schnitten durch die MPM der histologischen Regionen. Die MPM wird dabei auf dem MNI-Referenzgehirn in Grautönen dargestellt. Hierdurch ist zwar die intuitive Differenzierung zwischen den einzelnen zytoarchitektonischen Regionen etwas erschwert, jedoch heben sich auf diesem Hintergrund die farbig dargestellten überlagerten funktionellen Aktivierungen deutlich ab.
2. Angabe der Koordinaten (in mm bzw. »Welt«-Koordinaten oder Voxel- bzw. »Bild«-Koordinaten) der momentanen Position des Fadenkreuzes sowie Angabe des zytoarchitektonischen Areals an dessen momentaner Position.
3. Elemente zur Steuerung der dargestellten orthogonalen Schnitte. Dies beinhaltet z. B. Zoom-Funktionen, Ein- bzw. Ausblenden des Fadenkreuzes oder Interpolation. Darüber hinaus findet sich hier auch die Schaltfläche **Add/Remove Blobs**. Hiermit können funktionelle Ergebnisse zur Überlagerung geladen bzw. wieder entfernt werden. Funktionelle Daten können dabei direkt über den SPM Kontrast Manager geladen werden, der es erlaubt, verschiedene Kontraste zu laden und auf Signifikanz zu testen. Alternativ können Ergebnisse, welche nicht aus SPM-Analysen stammen, direkt als Volumendaten (Bilder) eingeladen werden. Diese können innerhalb der Benutzeroberfläche der Anatomy Toolbox mit Schwellen-

 Abb. 50.4 Exemplarische Darstellung der Benutzeroberfläche zur ▶ zytoarchitektonischen Charakterisierung bestimmter Lokalisationen im Kortex anhand des Koordinatenbeispiels x=57, y=12, z=21, für das die zytoarchitektonischen Wahrscheinlichkeiten der Areale 44 und 45 der Broca-Region (Amunts et al. 1999) angegeben werden

50.2 · SPM Anatomy Toolbox

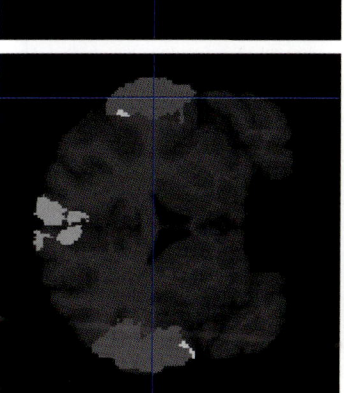

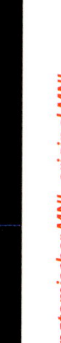

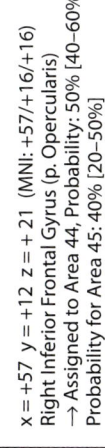

anatomischer MNI   original MNI

x = +57 y = +12 z = +21   (MNI: +57/+16/+16)
Right Inferior Frontal Gyrus (p. Opercularis)
→ Assigned to Area 44, Probability: 50% [40–60%]
   Probability for Area 45: 40% [20–50%]

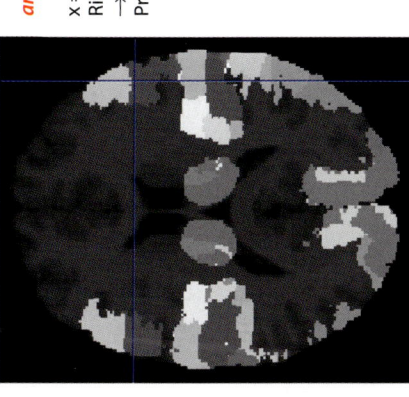

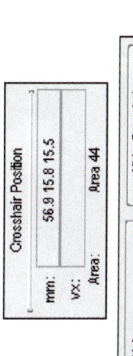

SPM ANATOMY TOOLBOX v1.8

- Important Notes
- Visualisation and statistics of cytoarchitectonic probabilistic maps
- **Cytoarchitectonic probabilities at defined MNI coordinates**
- **Cytoarchitectonic probabilities at defined MNI coordinates (batch)**
- Overlap between structure and function (SPM/images)
- Mean response (group analysis)
- Display functional response of anatomical areas
- Functional response of anatomical areas (summary)
- Create anatomical ROIs
- Calculate image means within anatomical ROIs

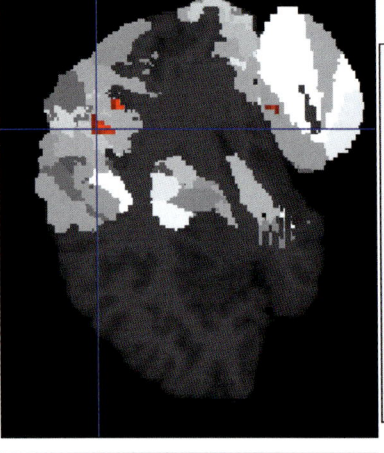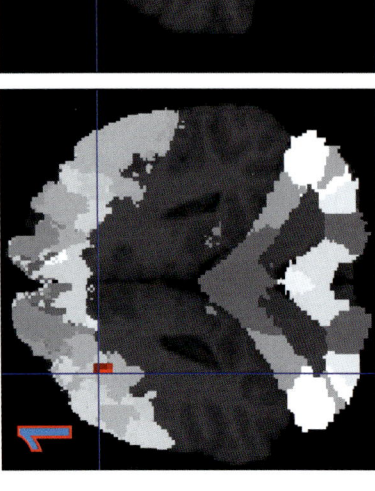

Aktivierung bei farbigen im Vergleich zu unfarbigen Stimuli

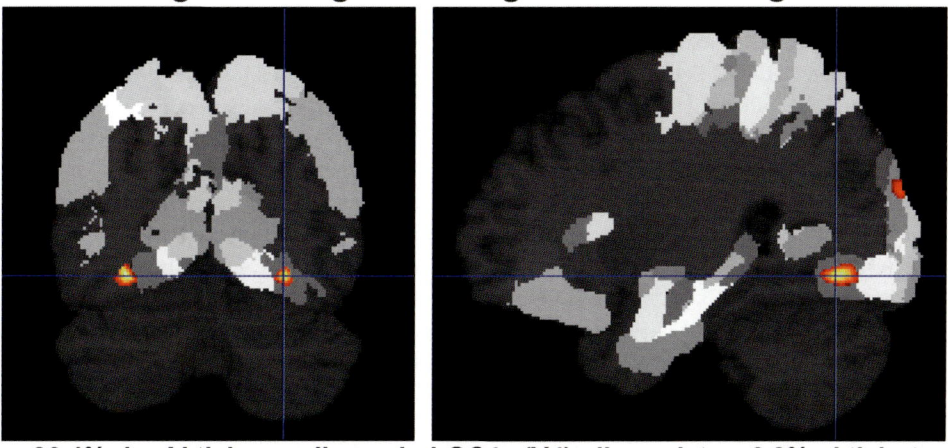

86,1% der Aktivierung liegen in hOC4v (V4), dieses ist zu 8,9% aktiviert
13,9% der Aktivierung liegen in hOC3v (V3v), dieses ist zu 1,3% aktiviert

Lokales Maximum bei x = +28 y = -75 z = -5
Wahrscheinlichkeit für hOC4v (V4): 80%
Wahrscheinlichkeit für hOC3v (V3v): 20%

Aktivierung bei bewegten im Vergleich zu statischen Stimuli

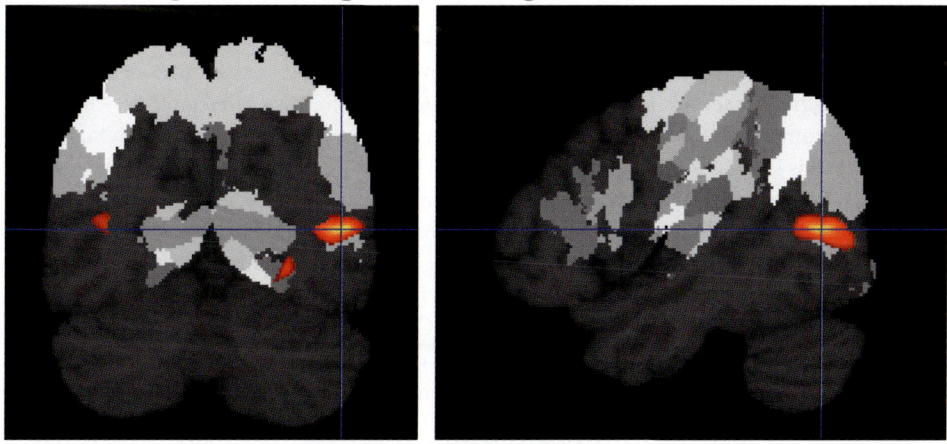

19,2% der Aktivierung liegen in hOC5 (V5), dieses ist zu 63,5% aktiviert

Lokales Maximum bei x = +48 y = -69 z = +11
Wahrscheinlichkeit für hOC5v (V5): 60%

Abb. 50.6 Beispiel für die Integration von funktionellen Daten (fMRT-Bildgebung) in einen anatomischen Ordnungsrahmen mittels quantitativer Zuordnung von Ergebnissen, gezeigt an Ergebnissen zweier funktioneller Studien: *oben* zu Unterschieden in der Erkennung farbiger und unfarbiger Stimuli; *unten* zu Unterschieden in der Erkennung bewegter und unbewegter Stimuli

◄ **Abb. 50.5** Exemplarische Darstellung der Benutzeroberfläche zur Integration funktioneller Daten in einen anatomischen Ordnungsrahmen mithilfe der Toolbox-Funktion **Overlap between Structure and Function**. Die *blauen Ziffern* beziehen sich dabei auf die Beschreibungen der einzelnen Elemente im Text

werten bezüglich der Aktivierungsstärke und Ausdehnung gefiltert werden. Es wird dabei immer über ein Dialogmenü abgefragt, in welchem Referenzraum die zu überlagernden Daten vorliegen, im originalen oder anatomischen MNI-Raum. Da die meisten Daten im originalen MNI-Raum vorliegen, führt die Anatomy Toolbox den Umrechnungsschritt intern aus, um die Aktivierungscluster korrekt auf die MPM zu überlagern.

4. Volumetrische Zuordnung auf Basis des gesamten aktivierten Clusters (s. ◘ Abb. 50.5, vergleiche ◘ Abb. 50.6). Über das Drop-down-Menü lassen sich die einzelnen voneinander getrennten Cluster in den Daten anwählen, was zu einer automatischen Bewegung des Fadenkreuzes auf dieses Cluster führt. Die Überlagerung des aktivierten Volumens mit den anatomischen Wahrscheinlichkeitskarten wird aus 2 Perspektiven beschrieben: der der Aktivierung und der der histologischen Areale. Beide basieren auf der Überlagerung zwischen der Aktivierung und dem jedem Areal zugeschriebenen Volumen in der Maximalwahrscheinlichkeitskarte. Hierdurch lassen sich die folgenden Aussagen (für jedes einzelne mit der Aktivierung überlagernde Areal) treffen: Zum einen, wie groß der Anteil der aktivierten Voxel ist, der im jeweiligen Areal liegt (»90 % der Aktivierung befindet sich in Areal X« – diese Information findet sich im ersten Teil der Beschreibung), zum anderen, wie groß der aktivierte Anteil des Areals ist (»80 % des Areals X sind durch dieses Cluster aktiviert« – diese Information wird als Zweites in Klammern angegeben; ◘ Abb. 50.5, Ziffer 4). Welche Information für die Interpretation relevanter ist, hängt primär von der (zwischen Studien oft sehr variablen) Größenrelation zwischen dem aktivierten Cluster und dem jeweiligen Areal ab.

5. Zuordnung lokaler Maxima (s. ◘ Abb. 50.5, vergleiche ◘ Abb. 50.6). Im Gegensatz zur letzten Funktion, welche das gesamte aktivierte Cluster als Einheit betrachtet und zuordnet, bezieht sich diese Funktion auf einzelne lokale Aktivierungsmaxima innerhalb des Clusters, d. h. Lokalisationen maximal signifikanter Effekte. Diese werden wiederum über das Drop-down-Menü angewählt, was zu einer automatischen Bewegung des Fadenkreuzes auf diesen Bereich des Clusters führt. Die Beschreibung der zytoarchitektonischen Korrelate und die Koordinatenangaben entsprechen dabei der bereits beschriebenen anatomischen Zuordnung individueller Lokalisationen (◘ Abb. 50.5, Ziffer 5). Zusätzlich finden sich hier Angaben dazu, mit welcher Wahrscheinlichkeit das Aktivierungscluster in der grauen oder weißen Substanz liegt (»Probably GM [58/38]« im Beispiel der ◘ Abb. 50.5 sagt dabei aus, dass es sich am ehesten um graue Substanz handelt, mit einer Wahrscheinlichkeit von 58 % im Gegensatz zu 38 % Wahrscheinlichkeit für weiße Substanz). Das kann für die Zuordnung zu einem zytoarchitektonischen Areal ebenfalls hilfreich sein und dient außerdem der Kontrolle der eigenen Daten.

6. Steuerelemente für weitere Funktionen. Über die entsprechenden Boxen lassen sich folgende Funktionen nutzen: Restriktion der statistischen Inferenz auf ein eingeschränktes Suchvolumen wie aus SPM bekannt (»small volume correction«, **SVC**), Ausgabe der zytoarchitektonischen Zuordnungen aller Cluster und aller Maxima innerhalb dieser als Textdatei (**Tab**) sowie Zugriff auf die Plot-Funktionen in SPM zur Darstellung, z. B. von Parameterschätzungen für einzelne Bedingungen oder dem Zeitverlauf der Antwort auf einzelne Reize (**Plot**).

50.2.4 Untersuchung von lokalen oder regionalen Signaländerungen

Signaländerungen, welche auf die einzelnen experimentellen Bedingungen folgen, (»percent signal change«, PSC) lassen sich auf dem individuellen Level der einzelnen Probanden aus der Schätzung des Regressorgewichtes (β-Gewicht), dessen Höhe und der Grundaktivität schätzen und dann über Probanden mitteln. Hierdurch können die Effekte der verschiedenen experimentellen Manipulationen auf das gemessene Signal an einer bestimmten Lokalisation des Gehirns oder innerhalb einer bestimmten Region dargestellt und ggf. weiter varianzanalytisch untersucht werden. Innerhalb der Anatomy Toolbox lassen sich PSC-Analysen dabei sowohl lokalisationsspezifisch (z. B. an den Koordinaten eines lokalen Maximums für einen Kontrast in einem Bildgebungsexperiment) als auch innerhalb von durch zytoarchitektonischen Arealen (genauer, deren Repräsentation in der Maximalwahrscheinlichkeitskarte) definierten Masken durchführen.

Trotz oder gerade wegen der Popularität solcher PSC-Analysen muss jedoch auf ein potenzielles Problem hingewiesen werden, welches in den funktionellen Neurowissenschaften kontrovers diskutiert wurde (Friston et al. 2006; Saxe et al. 2006). Es ist konzeptuell unproblematisch, z. B. aus einem Haupteffekt PSC-Werte zu extrahieren und diese dann in Statistikprogrammen weiter auf einzelne Effekte zu untersuchen. Vorsicht ist allerdings bei statistischen »Post-hoc«-Auswertungen geboten. Diese sollten nicht auf denselben Effekt abzielen, der zur Definition der Lokalisation (auf unkorrigiertem Level) verwendet wurde. Hierdurch wäre die statistische Auswertung verzerrt und die Korrektur für multiple Vergleiche de facto ausgehebelt.

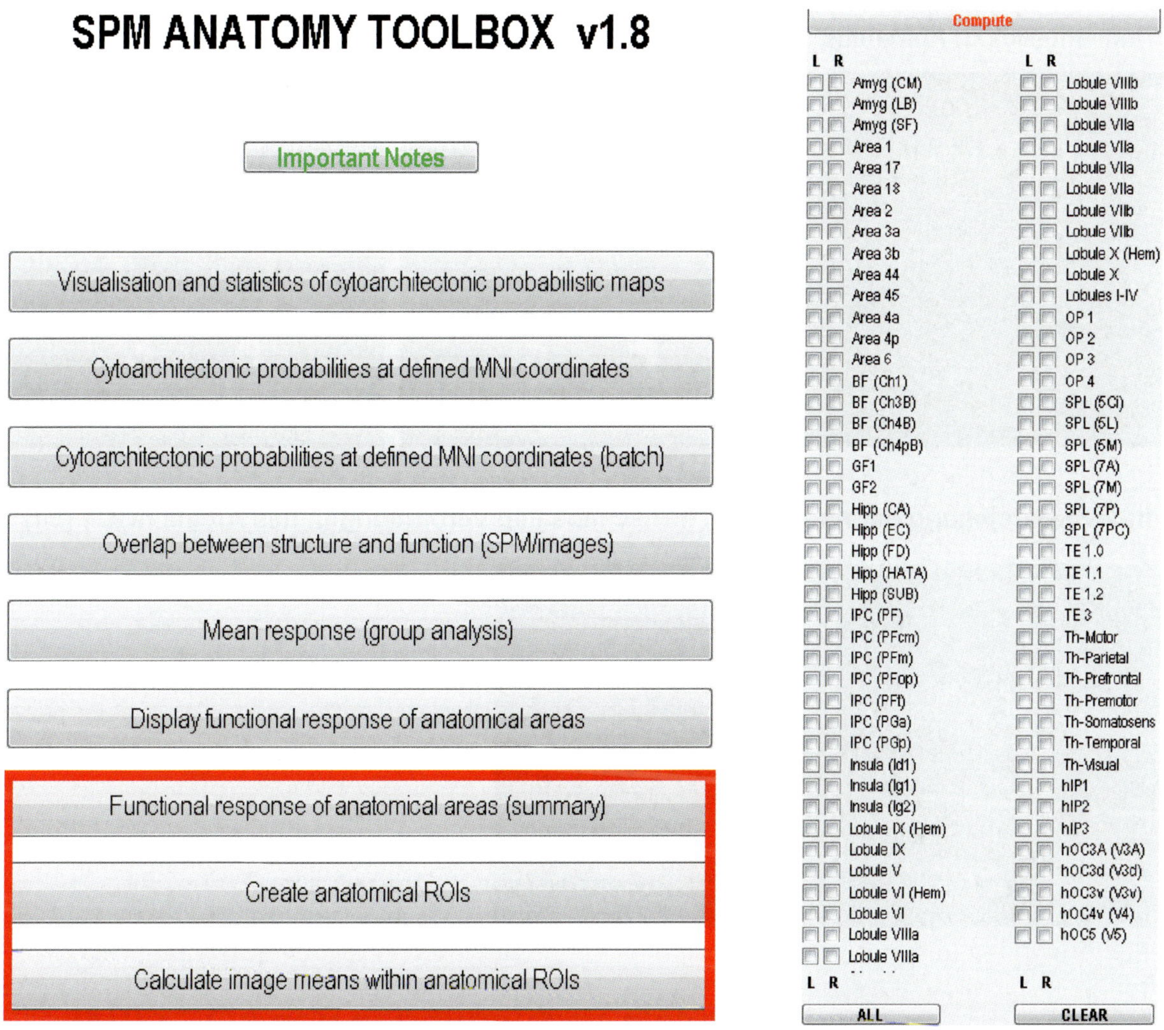

Abb. 50.7 Darstellung der Benutzeroberfläche zur Generierung von anatomischen Masken zur ROI-basierten Analyse

50.2.5 Nutzen anatomischer A-priori-Informationen

Die letzte Möglichkeit, kortikale Eigenschaften wie Aktivität und Konnektivität in Bezug auf einen zytoarchitektonischen Referenzrahmen zu untersuchen, ist, die histologisch-anatomischen Daten als A-priori-Informationen für die Auswertung anderer Modalitäten zu verwenden, häufig basierend auf der MPM-Repräsentation der Karten (Abb. 50.7). Diese Repräsentation der histologischen Organisation gibt somit die Regionen oder Masken vor, für welche Daten zur Funktion, Struktur und Konnektivität erhoben werden. Die einzelnen zytoarchitektonischen und anderen probabilistischen Areale, die in der Toolbox dargestellt werden, können je nach Fragestellung und interessierender Hirnregion einzeln oder in Kombination, nach Hemisphären getrennt oder für beide Hemisphären gemeinsam aus- gewählt und als nii-Dateien (NIfTI) zur weiteren Verwendung exportiert werden (Abb. 50.7 rechts, **Compute**). So können z. B. die Messfelder für die Auswertung von In-vivo-Studien zur Rezeptorverfügbarkeit (Rezeptor-PET) oder zum Glukosemetabolismus (FDG-PET) histologisch definiert werden (Hurlemann et al. 2005). In ähnlicher Weise eignet sich ein solches Vorgehen auch zur Bestimmung von Messbereichen für die automatische Volumetrie (Pieperhoff et al. 2008).

Allen diesen Anwendungen ist gemeinsam, dass zunächst eine binäre Repräsentation des jeweiligen Areals im MNI-Raum auf Basis der dieser zytoarchitektonischen Struktur zugeordneten Voxel erstellt wird. Vorausgesetzt, dass die Daten der anderen Modalität (PET, VBM etc.) im selben Referenzraum vorliegen, können die voxelweisen Messwerte innerhalb der Maske bestimmt und (in der Regel) gemittelt werden. Es ergibt sich somit ein Messwert für

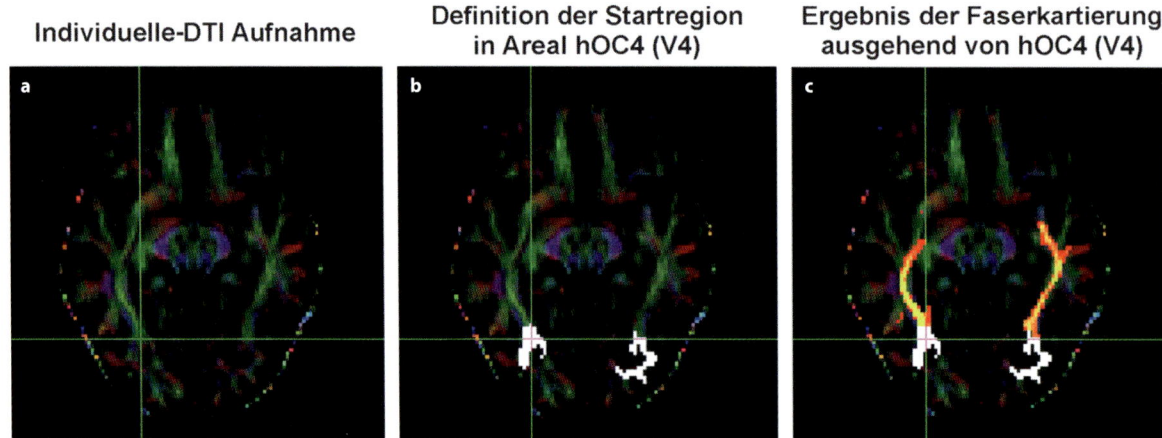

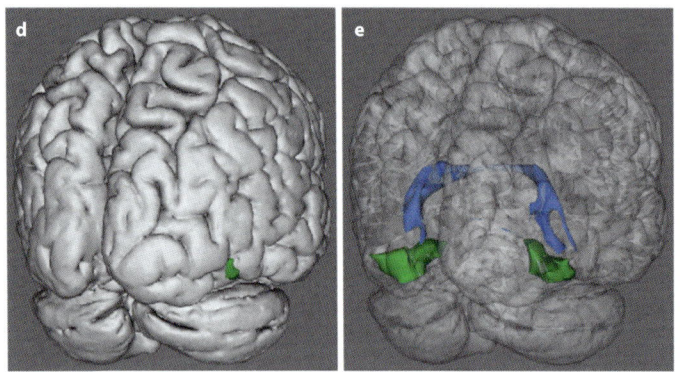

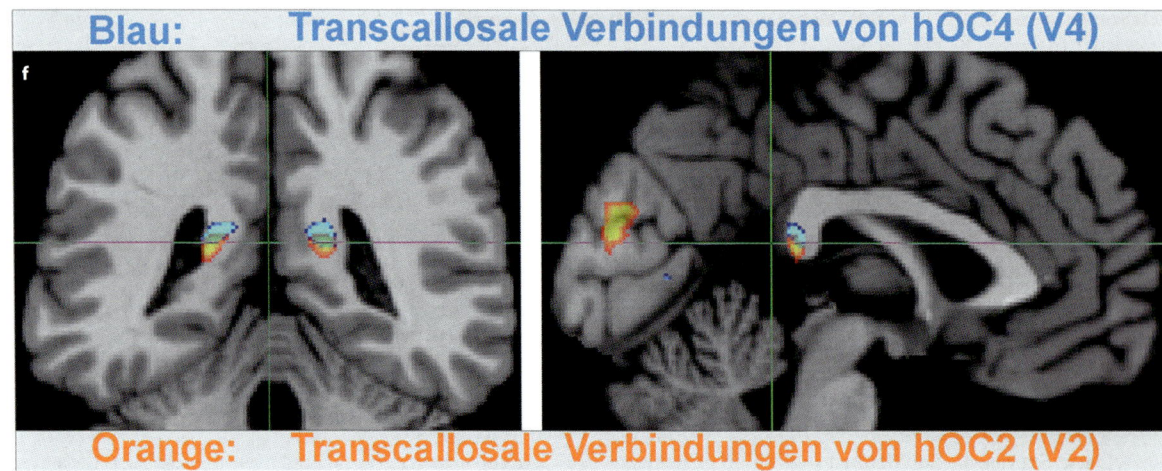

Abb. 50.8 a–e Beispiel für die Integration von Daten zur Konnektivität (*DTI* Faserkartierung) in einen anatomischen Ordnungsrahmen mittels Nutzen anatomischer A-priori-Informationen. **a** Individuelle DTI-Aufnahme, **b** Definition der Startregion in Areal hOC4 (V4), **c** Ergebnis der Faserkartierung ausgehend von hOC4 (V4), **d–f** In-vivo-Darstellung der homotopen transcallosalen Verbindungen des Areals hOC4 (V4), **d** 3D-Ansicht des MNI-Referenzgehirns, *grün*: Lage von hOC4 (V4), **e** Gehirn in der Ansicht wie (**d**), transparent dargestellt, sodass die mittlere Lage (n=39 Probanden) der Faserverbindungen zwischen dem linken und rechten Areal hOC4v in *Blau* sichtbar wird, **f** *blau*: transcallosale Verbindungen von hOC4 (V4); *orange*: transcallosale Verbindungen von hOC2 (V2)

z. B. Rezeptorbesetzung oder Volumen der grauen Substanz für jeden Probanden in jedem für die Analyse ausgewählten zytoarchitektonischen Areal. Hierdurch wird eine reduzierte Repräsentation der Originaldaten auf Basis anatomischer a priori Informationen erstellt, was zum einen den Bedarf an Korrektur für multiple Vergleiche reduziert und zum anderen einen Bezug zur histologischen Organisation des Gehirns herstellt. Zudem wird dadurch die Definition von Messfeldern bzw. »regions of interest« (ROI) objektiviert und vereinheitlicht. Letztendlich können hierdurch auch Informationen z. B. zur Größe oder Rezeptorbesetzung spezifisch für einzelne histologische Areale gewonnen werden.

Letztendlich können auf Basis derselben Logik mit der Anatomy Toolbox auch die Startbereiche (»Seeds«) zur Faserkartierung bzw. zur Extraktion von Zeitserien zur Analyse funktioneller oder effektiver Konnektivität anatomisch definiert werden (◘ Abb. 50.8) (Caspers et al. 2011; Eickhoff et al. 2010; ► Kap. 28). Durch den mittels der zytoarchitektonischen Karten vorgegebenen anatomischen Ordnungsrahmen wird es also möglich, Informationen zu den Verbindungen spezifischer kortikaler Areale zu erhalten. Dies wiederum kann vor allem in Hinblick auf den Vergleich mit Daten von nichtmenschlichen Primaten eine wichtige Perspektive bieten. Bei Letzteren ist es eine langjährige Tradition, Daten zur Konnektivität auf zyto- oder myeloarchitektonisch definierte Areale zu beziehen. Werden nun menschliche Konnektivitätsdaten ebenfalls auf histologische Regionen bezogen, bietet sich somit die Chance, einen direkteren Vergleich mit Daten anderer Primaten vorzunehmen (Caspers et al. 2011; Eickhoff et al. 2010), als dies z. B. bei einem Bezug auf makroanatomische oder funktionelle Startbereiche möglich ist.

> **Zusammenfassung und Ausblick**
>
> Der modernen Hirnforschung steht ein breites Arsenal an Methoden für die Untersuchung von Struktur, Funktion und Konnektivität der Großhirnrinde zur Verfügung. Durch die immanenten technischen und konzeptuellen Begrenzungen der einzelnen Methoden können die vielschichtige regionale Organisation und mögliche Pathologien des Kortex jedoch nicht durch eine einzelne Herangehensweise, sondern nur durch multimodale Kombination besser verstanden werden. Ein vielversprechender Ansatz hierfür ist die Integration von Befunden in einen anatomischen Ordnungsrahmen basierend auf zytoarchitektonischen Wahrscheinlichkeitskarten. Diese stellen dabei die Brücke zwischen verschiedenen Informationsquellen dar, da die Zuordnung zu einem anatomischen Areal
> ▼
> gleichsam als gemeinsame Sprache für die Beschreibung unterschiedlichster Daten zur kortikalen Struktur, Funktion und Konnektivität dienen kann. Der Bezug auf dasselbe anatomische Ordnungssystem erlaubt somit die für die Aufklärung pathophysiologischer Zusammenhänge wichtige Integration von Befunden verschiedenster Modalitäten. Die Anatomy Toolbox stellt eine entsprechende Schnittstelle dar, die durch die Integration des Jülich-Düsseldorf Zytoarchitektonik-Atlasses und anderer probabilistischer Karten (Thalamus, Zerebellum) den anatomischen Bezugsrahmen in standardisierter und intuitiver Form für Anwender funktioneller Studien weithin nutzbar macht. Das trifft ebenfalls auf klinische Patientenstudien zu, die sich die Funktionen der Toolbox nutzbar machen können, um pathologische Daten anhand der zytoarchitektonischen Areale anatomisch einzuordnen.

Literatur

Amunts K, Schleicher A, Bürgel U, Mohlberg H, Uylings HBM, Zilles K (1999) Broca's region revisited: cytoarchitecture and intersubject variability. J Comp Neurol 412: 319–341

Amunts K, Malikovic A, Mohlberg H, Schormann T, Zilles K (2000) Brodmann's areas 17 and 18 brought into stereotaxic space – where and how variable? NeuroImage 11: 66–84

Amunts K, Kedo O, Kindler M, Pieperhoff P, Mohlberg H, Shah NJ, Habel U, Schneider F, Zilles K (2005) Cytoarchitectonic mapping of human amygdala, hippocampal region and entorhinal cortex: intersubject variability and probability maps. Anat Embryol (Berl) 210: 343–352

Amunts K, Schleicher A, Zilles K (2007) Cytoarchitecture of the cerebral cortex – more than localization. NeuroImage 37: 1061–1065

Behrens TE, Johansen-Berg H, Woolrich MW, Smith SM, Wheeler-Kingshott CAM, Boulby PA, Barker GJ, Sillery EL, Sheehan K, Ciccarelli O, Thompson AJ, Brady JM, Matthews PM (2003) Non-invasive mapping of connections between human thalamus and cortex using diffusion imaging. Nat Neurosci 6: 750–757

Brodmann K (1909) Vergleichende Lokalisationslehre der Großhirnrinde. Barth, Leipzig

Bürgel U, Schormann T, Schleicher A, Zilles K (1999) Mapping of histologically identified long fiber tracts in human cerebral hemispheres to the MRI volume of a reference brain: position and spatial variability of the optic radiation. NeuroImage 10: 489–499

Bürgel U, Amunts K, Hömke L, Mohlberg H, Gilsbach JM, Zilles K (2006) White matter fiber tracts of the human brain: three-dimensional mapping at microscopic resolution, topography and intersubject variability. NeuroImage 29: 1092–1105

Caspers S, Geyer S, Schleicher A, Mohlberg H, Amunts K, Zilles K (2006) The human inferior parietal cortex: cytoarchitectonic parcellation and interindividual variability. NeuroImage 33: 430–448

Caspers S, Eickhoff SB, Geyer S, Scheperjans F, Mohlberg H, Zilles K, Amunts K (2008) The human inferior parietal lobule in stereotaxic space. Brain Struct Funct 212: 481–495

Caspers S, Eickhoff SB, Rick T, von Kapri A, Kuhlen T, Huang R, Shah NJ, Zilles K (2011) Probabilistic fibre tract analysis of cytoarchitectonically defined human inferior parietal lobule areas reveals similarities to macaques. NeuroImage 58: 362–380

Choi HJ, Zilles K, Mohlberg H, Schleicher A, Fink GR, Armstrong E, Amunts K (2006) Cytoarchitectonic identification and probabilistic mapping of two distinct areas within the anterior ventral bank of the human intraparietal sulcus. J Comp Neurol 495: 53–69

Diedrichsen J, Balsters JH, Flavell J, Cussans E, Ramnani N (2009) A probabilistic MR atlas of the human cerebellum. NeuroImage 46: 39–46

Economo K von, Koskinas G (1925) Die Cytoarchitektonik der Hirnrinde des erwachsenen Menschen. Springer, Wien

Eickhoff SB, Grefkes C (2011) Approaches for the integrated analysis of structure, function and connectivity of the human brain. Clin EEG Neurosci 42: 107–121

Eickhoff SB, Stephan KE, Mohlberg H, Grefkes C, Fink GR, Amunts K, Zilles K (2005) A new SPM toolbox for combining probabilistic cytoarchitectonic maps and functional imaging data. NeuroImage 25: 1325–1335

Eickhoff SB, Heim S, Zilles K, Amunts K (2006a) Testing anatomically specified hypotheses in functional imaging using cytoarchitectonic maps. NeuroImage 32: 570–582

Eickhoff SB, Schleicher A, Zilles K, Amunts K (2006b) The human parietal operculum. I. Cytoarchitectonic mapping of subdivisions. Cereb Cortex 16: 254–267

Eickhoff SB, Amunts K, Mohlberg H, Zilles K (2006c) The human parietal operculum. II. Stereotaxic maps and correlation with functional imaging results. Cereb Cortex 16: 268–279

Eickhoff SB, Paus T, Caspers S, Grosbras MH, Evans AC, Zilles K, Amunts K (2007) Assignment of functional activations to probabilistic cytoarchitectonic areas revisited. NeuroImage 36: 511–521

Eickhoff SB, Jbabdi S, Caspers S, Laird AR, Fox PT, Zilles K, Behrens TEJ (2010) Anatomical and functional connectivity of cytoarchitectonic areas within the human parietal operculum. J Neurosci 30: 6409–6421

Evans AC, Marrett S, Neelin P, Collins L, Worsley K, Dai W, Milot S, Meyer E, Bub D (1992) Anatomical mapping of functional activation in stereotactic coordinate space. Neuroimage 1: 43–53

Friston KJ, Price CJ (2011) Modules and brain mapping. Cogn Neuropsychol 28: 241–250

Friston KJ, Harrison L, Penny W (2003) Dynamic Causal Modelling. NeuroImage 19: 1273–1302

Friston KJ, Rotshtein P, Geng JJ, Sterzer P, Henson RN (2006) A critique of functional localisers. Neuroimage 30: 1077–1087

Geyer S (2004) The microstructural border between the motor and the cognitive domain in the human cerebral cortex. Advances in Anatomy, Embryology and Cell Biology, vol. 174. Springer, Berlin Heidelberg

Geyer S, Ledberg A, Schleicher A, Kinomura S, Schormann T, Bürgel U, Klingberg T, Larsson J, Zilles K, Roland PE (1996) Two different areas within the primary motor cortex of man. Nature 382: 805–807

Geyer S, Schleicher A, Zilles K (1999) Areas 3a, 3b, and 1 of human primary somatosensory cortex: 1. Mircostructural organization and interindividual variability. NeuroImage 10: 63–83

Geyer S, Schormann T, Mohlberg H, Zilles K (2000) Areas 3a, 3b, and 1 of human primary somatosensory cortex. Part 2: spatial normalization to standard anatomical space. NeuroImage 11: 684–696

Good CD, Johnsrude IS, Ashburner J, Henson RN, Friston KJ, Frackowiak RS (2001) A voxel-based morphometric study of ageing in 465 normal adult human brains. Neuroimage 14: 21–36

Grefkes C, Geyer S, Schormann T, Roland PE, Zilles K (2001) Human somatosensory area 2: observer-independent cytoarchitectonic mapping, interindividual variability, and population map. NeuroImage 14: 617–631

Hurlemann R, Matusch A, Eickhoff SB, Palomero-Gallagher N, Meyer PT, Boy C, Maier W, Zilles K, Amunts K, Bauer A (2005) Analysis of neuroreceptor PET-data based on cytoarchitectonic maximum probability maps: a feasibility study. Anat Embryol (Berl) 210 : 447–453

Kurth F, Eickhoff SB, Schleicher A, Hömke L, Zilles K, Amunts K (2010) Cytoarchitecture and probabilistic maps of the human posterior insular cortex. Cereb Cortex 20: 1448–1461

Le Bihan D (2003) Looking into the functional architecture of the brain with diffusion MRI. Nat Rev Neurosci 4: 469–480

Malikovic A, Amunts K, Schleicher A, Mohlberg H, Eickhoff SB, Wilms M, Palomero-Gallagher N, Armstrong E, Zilles K (2007) Cytoarchitectonic analysis of the human extrastriate cortex in the region of V5/MT+: a probabilistic, stereotaxic map of area hOC5. Cereb Cortex 17: 562–574

Morosan P, Rademacher J, Schleicher A, Amunts K, Schormann T, Zilles K (2001) Human primary auditory cortex: cytoarchitectonic subdivisions and mapping into a spatial reference system. NeuroImage 13: 684–701

Orban GA, Van ED, Vanduffel W (2004) Comparative mapping of higher visual areas in monkeys and humans. Trends Cogn Sci 8: 315–324

Passingham RE, Stephan KE, Kötter R (2002) The anatomical basis of functional localization in the cortex. Nat Rev Neurosci 3: 606–616

Pieperhoff P, Hömke L, Schneider F, Habel U, Shah NJ, Zilles K, Amunts K (2008) Deformation field morphometry reveals age-related structural differences between the brains of adults up to 51 years. J Neurosci 28: 828–842

Roland PE, Zilles K (1994) Brain atlases – a new research tool. Trends Neurosci 17: 458–467

Roland PE, Zilles K (1998) Structural divisions and functional fields in the human cerebral cortex. Brain Res Brain Res Rev 26: 87–105

Roland PE, Geyer S, Amunts K, Schormann T, Schleicher A, Malikovic A, Zilles K (1997) Cytoarchitectural maps of the human brain in standard anatomical space. Hum Brain Mapp 5: 222–227

Rorden C, Karnath HO (2004) Using human brain lesions to infer function: a relic from a past era in the fMRI age? Nat Rev Neurosci 5: 813–819

Rottschy C, Eickhoff SB, Schleicher A, Mohlberg H, Kújovic M, Zilles K, Amunts K (2007) The ventral visual cortex in humans: cytoarchitectonic mapping of two extrastriate areas. Hum Brain Mapp 28: 1045–1059

Sarkissov SA, Filimonoff IN, Preobrashenskaya NS (1949) Cytoarchitecturte of the human cortex cerebri. Medgiz, Moscow (in Russian)

Saxe R, Brett M, Kanwisher N (2006) Divide and conquer: a defense of functional localizers. Neuroimage 30: 1088–1096

Scheperjans F, Hermann K, Eickhoff SB, Amunts K, Schleicher A, Zilles K (2008a) Observer-independent cytoarchitectonic mapping of the human superior parietal cortex. Cereb Cortex 18: 846–867

Scheperjans F, Eickhoff SB, Hömke L, Mohlberg H, Hermann K, Amunts K, Zilles K (2008b) Probabilistic maps, morphometry, and variability of cytoarchitectonic areas in the human superior parietal cortex. Cereb Cortex 18: 2141–2157

Schleicher A, Palomero-Gallagher N, Morosan P, Eickhoff SB, Kowalski T, de Vos K, Amunts K, Zilles K (2005) Quantitative architectural analysis: a new approach to cortical mapping. Anat Embryol (Berl) 210: 373–386

Sporns O (2010) Networks of the brain. MIT Press, Cambridge

Stephan KE (2004) On the role of general system theory for functional neuroimaging. J Anat 205: 443–470

Literatur

Toga AW, Thompson PM, Mori S, Amunts K, Zilles K (2006) Towards multimodal atlases of the human brain. Nat Rev Neurosci 7: 952–966

Vogt C, Vogt O (1919) Allgemeinere Ergebnisse unserer Hirnforschung. Journal für Psychologie und Neurologie 25: 279–461

Voss HU, Schiff ND (2009) MRI of neuronal network structure, function, and plasticity. Prog Brain Res. 175: 483–496

Zilles K, Amunts K (2010) Centenary of Brodmann's map – conception and fate. Nat Rev Neurosci 11: 139–145

Zilles K, Schleicher A, Palomero-Gallagher N, Amunts K (2002) Quantitative analysis of cyto- and receptor architecture of the human brain. In: Toga AW, Mazziotta J (eds) Brain Mapping: The Methods, 2nd edition. Academic Press, San Diego, pp 573–602

Serviceteil

Glossar – 800

Stichwortverzeichnis – 807

Quellenverzeichnis – 817

Glossar

Abtastfrequenz Häufigkeit, mit der ein Wert gemessen wird.

Activation likelihood estimation (ALE) Methode zur koordinatenbasierten voxelweisen Metaanalyse funktioneller Bildgebungsdaten.

Affine Transformation Mathematisches Transformationsverfahren, das bei der Transformation von Bilddatensätzen zum Zweck der Bildregistrierung eingesetzt wird. Diese Transformation kann eine Translation, Rotation, Größenskalierung oder Scherung umfassen.

Aliasing Bei der Digitalisierung (Abtastung zu diskreten Zeitpunkten) eines Signals mit periodischen Anteilen werden hochfrequente Anteile, deren Frequenzen größer als die halbe Abtastrate sind, verfälscht als niederfrequente Anteile wiedergegeben. Dieses allgemeine Phänomen der Signaltheorie entspricht bei der MRT einem Artefakt, das durch eine zu geringe Wahl des Sichtfeldes (→ Field of View) entsteht: Anteile außerhalb des Field of View bilden sich dann an gegenüberliegenden Seiten des Bildes ab.

Allgemeines lineares Modell (ALM) Das ALM tritt an die Stelle einer Vielzahl statistischer Tests. Das Prinzip der im ALM verwendeten statistischen Tests besteht darin, beobachtete Daten in verschiedene Varianzanteile zu zerlegen, um diese miteinander zu vergleichen.

Allozentrisches Koordinatensystem Koordinatensystem zur räumlichen Orientierung, bei dem umgebende Objekte in Bezug zu einem anderen Objekt (nicht der eigenen Person) gesetzt werden, im Gegensatz zum → egozentrischen Koordinatensystem.

Autokorrelation Korrelation zwischen aufeinander folgenden Werten innerhalb einer Serie von Messwerten. Sie gibt die Korrelation einer Variablen innerhalb eines bestimmten Raumes/Zeitintervalls mit sich selbst an.

Backward masking Kurze Stimulusdarbietung unterhalb der bewussten Wahrnehmungsschwelle (subliminal), der ein länger dargebotener Stimulus folgt, sodass die Wahrnehmung des ersten Reizes durch die Präsentation des zweiten Reizes verdeckt wird.

Bewegungskorrektur → Realignment.

Bildregistrierung Verfahren der Bildverarbeitung, die dazu dienen, die Informationen aus verschiedenen Bilddatensätzen miteinander zu vergleichen und zu kombinieren. Die Bilddatensätze können Aufnahmen verschiedener, aber ähnlicher Objekte enthalten, oder z. B. mehrere Aufnahmen desselben Objekts, die aber mit verschiedenen Techniken oder zu verschiedenen Zeitpunkten hergestellt worden sind.

Biofeedback Therapeutisch nutzbares Verfahren, bei dem ein aufgenommenes biologisches Signal an den Probanden zurückgemeldet wird. Wird die Hirnaktivität zurückgemeldet, spricht man von → Neurofeedback.

Blockdesign Experimentelles Design, in dem die Stimuli mit fester Zeitfolge in längeren Blöcken unabhängig von subjektiven Reaktionen präsentiert werden. Jeder Block wird bei der Analyse als Einheit betrachtet.

BOLD-Effekt »**B**lood **o**xygenation **l**evel **d**ependent«-Effekt, der die unterschiedlichen magnetischen Eigenschaften von sauerstoffreichem und sauerstoffarmem Blut zur Signaldetektion nutzt, konkret den Unterschied zwischen Oxyhämoglobin und Desoxyhämoglobin. Oxyhämoglobin ist diamagnetisch und hat keinen Einfluss auf die magnetischen Eigenschaften des umgebenden Gewebes. Desoxyhämoglobin hingegen ist paramagnetisch. Diese Eigenschaft führt im venösen Blut zu diskreten, detektierbaren Magnetfeldveränderungen. Wichtige Grundlage für die → funktionelle Magnetresonanztomographie.

Boxcar-Paradigma Synonym für → Blockdesign.

Brain-Computer-Interface (BCI) BCIs messen Hirnaktivität online und nutzen diese für unterschiedliche Anwendungen wie Kommunikation oder → Neurofeedback und Selbstkontrolle von Hirnaktivität.

Brainshift Verlagerung intrakranieller Strukturen im Verlauf einer Hirnoperation.

Chemische Verschiebung MRT-Artefakt, das durch geringe Unterschiede in den Larmor-Frequenzen verschiedener Gewebe verursacht wird. Bekanntes Beispiel: Chemische Verschiebung zwischen Fett und Wasser.

Continuous-Performance-Test (CPT) Kognitives Paradigma, bei dem nacheinander Buchstaben oder Symbole mit kurzer Präsentationszeit dargeboten werden. Die 0-Back-Bedingung erfordert eine sofortige Reaktion auf einen vorher definierten Zielreiz. Die n-Back-Bedingung verlangt immer dann eine Reaktion auf einen Reiz, wenn n Reizdarbietungen zuvor bereits der gleiche Stimulus erschien.

»Default Mode«-Netzwerk (DMN) Ruhenetzwerk; Netzwerk aus synchron aktiven Hirnregionen, die im Ruhezustand aktiv sind und beim Lösen von Aufgaben deaktiviert werden.

Deformationsvektor, Deformationsfeld Eine → nichtlineare Transformation lässt sich häufig durch ein Deformationsfeld beschreiben: Dies ist ein dreidimensionales Vektorfeld, wobei jedem Punkt im Referenzdatensatz ein Deformationsvektor zugeordnet wird. Dieser Deformationsvektor wiederum entspricht der Koordinatendifferenz zwischen dem Punkt im Referenzdatensatz und dem korrespondierenden Punkt in dem Datensatz vor der nichtlinearen Transformation.

Diaschisis Störung im Aktivitätsniveau einer Hirnregion, welche durch eine entfernt gelegene Läsion hervorgerufen wird. Plötzlicher Verlust der Funktion in einem Teil des Gehirns, das außerhalb des eigentlich beschädigten Bereiches liegt (z. B. zerebelläre Diaschisis bei kortikalen Infarkten).

Diffusion-Tensor-Imaging (DTI) Magnetresonanztomographisches Verfahren, das auf der Messung von Diffusionseigenschaften der Wassermoleküle im menschlichen Gehirn basiert. Mit diesem Verfahren ist es möglich geworden, speziell den Faserverlauf der weißen Substanz des Gehirns abzubilden und die Interaktion verschiedener Hirnregionen zu untersuchen.

Diskonnektionssyndrom Störung der neuralen Informationsverarbeitung aufgrund einer Faserzugdurchtrennung.

Glossar

Dual-Task-Aufgaben Gleichzeitige Bearbeitung von 2 verschiedenen Aufgaben, die zudem häufig unterschiedliche Modalitäten oder kognitive Prozesse einschließen.

Dynamic Causal Modelling (DCM) Nichtlineares dynamisches Modell zur Berechnung der effektiven → Konnektivität. Die mit fMRT nicht sichtbare Dynamik auf der neuronalen Ebene wird mittels eines Vorwärtsmodells in modellierte BOLD-Dynamik umgesetzt. Die Schätzung der neuronalen Kopplungsparameter erfolgt dann über eine Minimierung der Diskrepanz zwischen vorhergesagtem und empirisch gemessenem BOLD-Signal.

Echoplanare Bildgebung (»Echo-Planar-Imaging«, EPI) Besonders schnelle Methode zur MR-Bildgebung, bei der eine gesamte Schicht in Bruchteilen einer Sekunde nach einem einzigen → Hochfrequenzpuls aufgenommen wird. Wichtigste Sequenz für die → funktionelle MRT.

Echozeit (TE) Die Zeit zwischen → Hochfrequenzpuls (Anregung) und dem Maximum des MR-Signals.

Echtzeitanalysen Im engeren Sinne Auswertungen, die online nach jeder Volumenakquisition – meist noch innerhalb der → Repetitionszeit – Aktivierungskarten berechnen.

Egozentrisches Koordinatensystem Koordinatensystem zur räumlichen Orientierung, bei dem Objekte im Raum zu der Position des eigenen Körpers in Beziehung gesetzt werden. Vgl. → allozentrisches Koordinatensystem.

Ereigniskorrelierte fMRT Ermöglicht die Erfassung singulärer Ereignisse: Die Zeit des Auftretens eines Stimulus ist nicht in Blöcken angelegt, und die Stimulusvorgaben sind häufig sehr kurz. Jeder Stimulus/jede Aufgabe ist damit statistisch unabhängig von den vorhergehenden.

Event-related fMRI → Ereigniskorrelierte fMRT.

»Eye-tracking«-Systeme Verfahren zur Erfassung von Augenbewegungen.

Field of View (FoV) Das FoV (oder das Sichtfeld) bestimmt einen Ausschnitt aus dem maximal messbaren Bereich (gegeben durch die Spulendimensionen) und somit die Größe des MRT-Bildes.

Fraktionelle Anisotropie (FA) Dieser normierte Parameter beschreibt die Stärke der Gerichtetheit der Wasserdiffusion und reicht von 0 (höchste Isotropie) bis 1 (höchste Anisotropie).

Freiheitsgrade Anzahl frei wählbarer Parameter, statistisches Maß (»degrees of freedom«, df).

Frequenzkodierung Auslesung des MR-Signals bei gleichzeitig anliegendem Gradientenfeld, sodass sich den verschiedenen Frequenzanteilen des Signals Ortskoordinaten in Richtung des Gradienten zuordnen lassen.

Funktionelle Integration Bezeichnet die Verknüpfung räumlich getrennter Elemente (Areale) zu einer funktionellen Einheit. Vgl. → funktionelle Segregation.

Funktionelle Magnetresonanztomographie (fMRT) Spezielle Bildgebungsmethode in der Magnetresonanztomographie, die die Untersuchung funktioneller Eigenschaften des Gehirns ermöglicht. Durch die fMRT können Aktivierungen von Hirnarealen während der Durchführung bestimmter Aufgaben abgebildet werden.

Funktionelle Segregation Bezeichnet die Aufteilung des Gehirns in verschiedene funktionelle Untereinheiten (Areale). Die funktionelle Segregation trägt der Kenntnis Rechnung, dass das Gehirn und insbesondere die Großhirnrinde keine homogene Entität darstellt, sondern auf Basis histologischer, neurochemischer oder funktioneller Kriterien in zahlreiche, regional distinkte Untereinheiten (Regionen, Areale) unterteilt werden kann. Vgl. → funktionelle Integration.

Genetic Neuroimaging Verknüpfung von genetischen Eigenschaften und funktioneller Bildgebung.

Ghost Artefakt, das insbesondere bei der EPI-Sequenz auftaucht und eine um die halbe Bildlänge verschobene Kopie des Bildes bezeichnet.

Glättung (»smoothing«) Die räumliche Glättung der EPI-Bilder wird erreicht, indem der Bildgrauwert jedes → Voxels mit dem der benachbarten Voxel verrechnet wird. Glättung kann die Sensitivität der anschließenden statistischen Analyse erhöhen, da z. B. zufällige Effekte, die ein Voxel betreffen, durch die Verrechnung mit den Nachbarvoxeln herausgemittelt werden können.

Go/No-go-Aufgaben Aufgaben, bei denen ein bestimmter Reiz wiederholt präsentiert wird, auf den der Proband unterschiedlich (mit Go) oder (No-go) reagieren soll. Die Unterbrechung der Folge wird durch andersartige Stimuli angezeigt, auf die keine Reaktion, sondern eine Unterdrückung der Reaktion erfolgen soll.

Gradienten Linear variierende Magnetfelder in 3 Raumebenen (G_x, G_y, G_z), die zur Ortskodierung verwendet werden.

Granger-Kausalitätskartierung (Granger Causality Mapping, GCM) Exploratives Verfahren zur Bestimmung effektiver → Konnektivität. Ein wichtiges Prinzip der GCM ist die Annahme der zeitlichen Präzedenz.

Graph Darstellung eines Netzwerks in Form von Knoten und Verbindungen.

Gyrifizierungsindex Maß für die Faltung des Kortex.

Gyromagnetisches Verhältnis γ Quotient aus magnetischem Moment und Gesamtdrehimpuls eines Teilchens.

Habituation Absinken der Reaktionsstärke, wenn ein Reiz wiederholt bzw. lange dargeboten wird.

Hämodynamische Antwortfunktion Zeitliche Änderung des MR-Signals in einer aktiven Hirnregion aufgrund des → BOLD-Effekts.

HAROLD-Modell »Hemispheric Asymmetry Reduction in Older Adults«. Dieses Modell postuliert, dass ein altersbedingter Verlust der Unilateralität durch eine kompensatorische Rekrutierung von kontralateralen Hirnarealen entsteht, um ein ausreichendes Leistungsniveau zu halten.

HERA-Modell »Hemispheric Encoding Retrieval Asymmetry«. Dieses Modell postuliert, dass der linke präfrontale Kortex bei der Enkodierung episodischer Information aktiver ist als beim Abruf und dass der rechte präfrontale Kortex wiederum mehr beim Abruf aktiviert wird als bei der Enkodierung solcher Informationen.

Hochfrequenzpuls (HF-Puls) Ein senkrecht zum Hauptmagnetfeld polarisierter elektromagnetischer Puls, dessen Frequenz der Präzessionsfrequenz der → Spins entspricht (Larmor-Frequenz). Dies führt zur Anregung des Spinsystems (Resonanz), d. h. einer Rotation des Magnetisierungsvektors in die transversale Ebene, wobei der Drehwinkel durch Stärke und Dauer des HF-Pulses bestimmt ist.

Hochpassfilter Jeder Signal-Zeit-Verlauf enthält Komponenten verschiedener Wellenlängen bzw. Frequenzen. Statistisches Rauschen stellt z. B. eine kurzwellige Komponente dar, d. h., es besitzt eine hohe Frequenz; ein rampenartiger Signalanstieg dagegen stellt eine sehr langwellige Komponente mit niedriger Frequenz dar. Ein Hochpassfilter lässt nur »hochfrequente Signale passieren«, d. h., nur der Teil des Signals mit Frequenzen über einer vorgegebenen Grenzfrequenz (d. h. mit Wellenlängen kürzer als die der Grenzfrequenz entsprechenden) bleibt erhalten, während der Rest weggefiltert wird.

Homunculus Die Repräsentationen der verschiedenen Körperbereiche spiegeln sich auf dem Gyrus postcentralis als »sensorischer Homunculus« bzw. auf dem Gyrus praecentralis als »motorischer Homunculus« wider.

Independant Component Analysis (ICA) Modellfreie Methode zur Bilddatenanalyse, bei der die Daten in Form einer zweidimensionalen Matrix mittels mathematischer Zerlegung als ein Produkt zweier verschiedener Matrizen dargestellt werden. Diese Matrizen repräsentieren die zeitlichen und räumlichen Charakteristika von versteckten Signalkomponenten, d. h., sie stellen den zeitlichen Verlauf und die räumliche Ausdehnung von versteckten Signalen wie z. B. von zugrunde liegenden Aktivierungsmustern oder Artefakten dar.

Inversionszeit (TI) Die Zeit zwischen einem 180°-Inversionspuls und der Auslesung des MR-Signals.

Jittern Variable, im Design festgelegte Stimulusdauer oder variable Länge des Interstimulusintervalls; dadurch werden unterschiedliche Schichten zu einem bestimmten Zeitpunkt während des definierten Einzelereignisses (→ ereigniskorrelierte fMRT) aufgenommen.

Kernspintomograph Medizinisch-technisches Untersuchungsgerät, das mit seinem starken Magnetfeld (1,5 oder 3 Tesla oder höher) eine Spinpolarisation der Wasserprotonen (→ makroskopische Magnetisierung) der Probe im Magnetfeld erzeugt. Diese Spinpolarisation wird dann mittels Sendespulen durch kurzzeitige hochfrequente Radiopulse (HF-Impulse) in ihrer Ausrichtung verändert und über örtlich variierende Magnetfelder (Gradienten) in ihrer Präzessionsfrequenz manipuliert. Die so erzeugten schwachen oszillierenden Induktionsströme werden dabei von Empfangsspulen aufgefangen und abschließend durch Frequenzzerlegungen (2- oder 3D-Fourier-Analyse) verschiedenen räumlichen Bereichen (Schichten oder Volumina) innerhalb der Probe (bzw. im Kopf des Probanden) zugeordnet.

Konnektivität Zusammenspiel unterschiedlicher Hirnareale. Funktionelle Konnektivität ist als zeitlicher Zusammenhang zwischen räumlich getrennten neurophysiologischen Ereignissen definiert. Effektive Konnektivität ist definiert als Einfluss, den ein neuronales System auf die Aktivität eines anderen neuronalen Systems ausübt. Verfahren zur Bestimmung der effektiven Konnektivität umfassen u. a. → psychophysiologische Interaktionen, → Granger-Kausalitätskartierung, → »Dynamic Causal Modelling« und → »Structural Equation Modelling«. Strukturelle Konnektivität liegt vor, wenn eine anatomische Verbindung (z. B. Fasertrakt) zwischen 2 Hirnregionen nachweisbar ist.

Koregistrieren Räumliches Abgleichen von Volumenaufnahmen desselben Probanden mit unterschiedlichen Bildgebungsmodalitäten oder Bildsequenzen.

k-Raum Bezeichnung des konjugierten Bildraums der Raumfrequenzen, in dem das MR-Signal aufgenommen wird. Durch eine → zweidimensionale Fourier-Transformation des k-Raum-Signals erhält man das MR-Bild, das aus einem Betrags- und einem Phasenbild besteht. Für die Bildgebung wird in den meisten Fällen anschließend nur das Betragsbild verwendet.

Längsrelaxation Erneute Ausrichtung der Spinmagnetisierung (→ makroskopischer Magnetisierung) in Richtung des Hauptmagnetfeldes, nachdem das Gleichgewicht durch einen → Hochfrequenzpuls gestört wurde. Die zugehörige exponentielle Zeitkonstante der longitudinalen Magnetisierung wird mit T1 bezeichnet.

Larmor-Gleichung Die sog. Larmor-Gleichung gibt die Präzessionsfrequenz (Larmor-Frequenz) der → Spins in einem Magnetfeld an: $\omega_0 = \gamma \times B_0$. Hierbei ist ω_0 die Larmor-Frequenz in (MHz), γ die gyromagnetische Konstante und B_0 die Stärke des Magnetfeldes in Tesla (T). Dabei ist γ für jedes Element charakteristisch und beträgt für Protonen 42,58 MHz/T.

Lateralisierung Oberbegriff für funktionelle Hemisphärenasymmetrie.

Leise fMRT »Leise fMRT«-Protokolle haben gemein, dass jeweils ein oder mehrere funktionelle Volumen unmittelbar nach der Präsentation eines auditorischen Stimulus in Ruhe aufgenommen werden.

Magnetenzephalographie (MEG) Bildgebendes Verfahren, das die durch Hirnströme induzierten neuromagnetischen Felder misst. Ein Vorteil ist die hohe zeitliche Auflösung, bei jedoch gleichzeitig (im Vergleich zur → fMRT) schlechterer räumlicher Auflösung.

Makroanatomie Anatomische Struktureinheiten, die bei einer Auflösung von ca. 1 mm differenzierbar sind. Makroanatomie kann durch lokale morphometrische Eigenschaften wie Lage und Form von Gyri und Sulci beschrieben werden. Vgl. → Mikroanatomie.

Makroskopische Magnetisierung Mit M_0 wird die longitudinale Magnetisierung bezeichnet, die durch Polarisation des → Spins (d. h. durch einen HF-Impuls) im starken Magnetfeld des MR-Tomographen entsteht.

Maximalwahrscheinlichkeitskarte (»Maximum Probability Map«, MPM) Da sich die Wahrscheinlichkeitsbereiche verschiedener Areale interindividuell aufgrund mikrostruktureller Variabilität in ihren Randbereichen stark überlappen, werden diese Areale oft zu einer sog. Maximalwahrscheinlichkeitskarte zusammengefasst, welche für jede Stelle des Kortex das hier wahrscheinlichste Areal anzeigt.

Mikroanatomie Anatomische Struktureinheiten, die bei einer Auflösung von ca. 1 µm bis 1 mm unterscheidbar sind. Mikroanatomie bezeichnet den histologischen Feinbau des Kortex, wie er mittels Zyto(Zellkörper)- und Myelo(Markscheiden)-Architektonik oder neurochemischen Methoden (z. B. Immunhistochemie, In-vitro-Rezeptor-Autoradiographie) beschrieben werden kann. Vgl. → Makroanatomie.

MNI-Raum Anatomischer Referenzraum des Montreal Neurological Institute. Dieser besteht aus mehreren, miteinander in Einklang stehenden »Standardgehirnen«, auf welchen individuelle Datensätze

Glossar

registriert werden können, um sie in ein einheitliches Koordinatensystem zu überführen. Hierbei wird zzt. hauptsächlich ein »gemitteltes« Hirn verwendet, das sich aus 152 individuellen Hirnen zusammensetzt.

Morphometrie Untersuchung der anatomischen Struktur eines Gehirns anhand seiner strukturellen Merkmale. Im Allgemeinen werden hierbei vor allem die makroanatomischen Merkmale untersucht. Methoden/Teilbereiche: Deformationsfeldmorphometrie beruht auf der Anpassung von Bilddatensätzen an einen Referenzdatensatz, wobei insbesondere Bildregistrierungsverfahren eingesetzt werden können. Die strukturellen Informationen werden aus der Transformation, die bei der Anpassung berechnet wird, extrahiert. Die regionenbasierte Morphometrie beruht auf der Abgrenzung sowie der Vermessung von Regionen, die anhand anatomischer Kriterien definiert werden (wie Gyri, Sulci, Lobi, Hemisphären). Die voxelbasierte Morphometrie beruht auf der Anpassung von Bilddatensätzen an einen Referenzdatensatz. Hierbei werden Unterschiede in der lokalen Gewebezusammensetzung untersucht.

MR-Sequenz Die MR-Sequenz oder MR-Pulssequenz beschreibt die zeitliche Schaltung der → Hochfrequenzpulse und Gradientenfelder zur Erzeugung eines MR-Bildes mit bestimmten Kontrasteigenschaften.

Neurofeedback Rückmeldung neuronaler Informationen an den Probanden. Neuronale Informationen/Prozesse werden damit der bewussten Wahrnehmung zugänglich gemacht.

Neuronavigation Intraoperative Visualisierung anatomischer und pathologischer Strukturen des Gehirns, die zur Orientierung oder als Ziele operativer Eingriffe dienen. Die Neuronavigation spielt daher in der modernen Neurochirurgie eine wichtige Rolle bei der Erfassung von Ziel- und Risikostrukturen.

Neurotransmitter Moleküle, die als Überträgerstoffe zwischen Nervenzellen agieren. Ausschüttung von der Nervenzelle und Bindung an Rezeptoren anderer Nervenzellen. Zu den Transmittern gehören Glutamat als wichtigster exzitatorischer Transmitter im ZNS, GABA als wichtigster inhibitorischer Transmitter im ZNS sowie Dopamin, Serotonin, Acetylcholin und Katecholamine.

Nichtlineare Transformation Transformationsverfahren, die bei der → Bildregistrierung eingesetzt werden. Die nichtlinearen Transformationen verfügen über erheblich mehr freie Parameter als die → affinen Transformationen, sodass hierbei auch lokale Unterschiede zwischen dem anzupassenden Datensatz und dem Referenzdatensatz ausgeglichen werden können.

Normalisierung Ein Verfahren, bei dem die individuelle Anatomie einem standardisierten, universellen räumlichen Koordinatensystem angepasst wird. Die Normalisierung dient dazu, identische anatomische Strukturen verschiedener Probandengehirne aufeinander abzubilden.

Nyquist-Theorem Fundamentales Prinzip der digitalen Signalverarbeitung. Es besagt, dass die → Abtastfrequenz eines Signals mindestens doppelt so hoch sein muss wie die höchste Frequenz des abzutastenden Signals, damit das abgetastete Signal ohne Verzerrung wiederhergestellt werden kann.

Olfaktometer Reizapparatur, mit der einem Probanden Geruchsstoffe (z. B. Vanille oder Rosenöl) als Riechprobe dargeboten werden.

Ortskodierung Der Prozess, bei dem mittels der Gradientenfelder die Frequenzanteile des MR-Signals gezielt verändert werden, um sie bestimmten Ortskoordinaten zuordnen zu können.

Overlap Ein Maß zur Beschreibung der → Reliabilität von fMRT-Experimenten. Es gibt die Übereinstimmung der Aktivierungskarten in Test- und → Retest-Messungen an.

Parametrische fMRT-Untersuchung Spezielle Reizanordnung, bei der die gleiche Aufgabe in diskreten Schritten in einem Parameter (z. B. Tonhöhe) verändert wird, um anhand der nachfolgenden Analyse zu prüfen, ob die Stärke der BOLD-Antwort einer beteiligten Hirnstruktur mit den Anforderungen der Aufgabe zusammenhängt.

Pharmakologische fMRT Funktionelle Magnetresonanztomographie-Studien mit einer Pharmakaverabreichung, um die Wirkung eines Medikaments z. B. im Rahmen von kognitiven Aufgaben zu untersuchen.

Phasenkodierung Neben der → Schichtanregung ein zweites Verfahren, um eine Ortskodierung des Spinsystems zu erreichen. Die Phasenkodierung wird durch ein kurzes Anschalten eines Gradientenfeldes bewirkt, welches eine Verschiebung der Phase des MR-Signals verursacht. Dieser Prozess muss mit verschiedenen Phasenverschiebungen so oft wiederholt werden, bis eine → Frequenzkodierung entlang einer Richtung des Gradienten erfolgt ist, die der gewählten Bildauflösung entspricht.

Plastizität, neuronale Fähigkeit des zentralen Nervensystems, sich u. a. infolge von kurz- und langfristigen Lern- und Trainingserfahrungen oder Hirnläsionen funktionell oder sogar morphologisch anzupassen.

Positivitätseffekt Beschreibt eine altersabhängige Reduktion der funktionellen Hirnaktivierungen im Bereich der Amygdala als Reaktion auf negative Stimuli.

Posner-Paradigma Räumliches Aufmerksamkeitsparadigma – auch Spatial-Cueing-Paradigma genannt (engl. spatial cue: ortsbezogener Hinweisreiz). Es ist eine von M. Posner entwickelte Aufgabe, bei der die visuelle Aufmerksamkeit durch einen Hinweisreiz auf einen bestimmten Ort gelenkt wird. Das Posner-Paradigma geht dabei der Frage nach, ob das Wissen über den Ort, an dem ein visuelles Signal erscheinen wird, die Effizienz unserer Informationsverarbeitung beeinflusst.

Protonendichte Maß für die Anzahl der im Gewebe vorhandenen Wasserstoffkerne.

Prozentuale Signalschwankung Die zufällige relative Schwankung beschreibt den Messfehler im MR-Signal. Sie liegt bei EPI-Messungen in der Größenordnung des → BOLD-Effekts (bei einer Feldstärke von 1,5 T), d. h. bei ca. 0,5–5 %.

Psychophysiologische Interaktionen (PPI) Bilineares Modell zur Bestimmung effektiver → Konnektivität. Diese explorative Methode erklärt Aktivitätsänderungen eines Areals durch einen Interaktionsterm zwischen dem Aktivitätsverlauf eines anderen Areals und dem eines experimentellen Parameters.

Qualitätsfaktoren (bei fMRT) Fasst die Einflüsse auf die → Reliabilität, Variabilität und Qualität von fMRT-Experimenten zusammen. Diese werden im Wesentlichen durch 3 Punkte beeinflusst: experimentelles Design, Probandenkooperation und fMRT-Technik.

Qualitätskontrolle (bei fMRT) Standardisierte und automatisierte Messverfahren und Auswerteprotokolle zur Quantifizierung der Datenqualität und zur Charakterisierung der fMRT-Hardware sowie der Qualität von In-vivo-fMRT-Experimenten.

Quantil-Quantil-Plot (q-q-Plot) Statistisches Verfahren, bei dem die Daten gegen die Quantile einer bekannten Verteilungsfunktion aufgetragen werden, um über den Korrelationskoeffizienten bzw. die Geradensteigung die Ähnlichkeit zur vorgegebenen Verteilung bzw. die Streuung der Daten zu beschreiben.

Querrelaxation Querrelaxation oder transversale Relaxation beschreibt den Rückgang der → transversaler Magnetisierung aufgrund von Spin-Spin-Wechselwirkungen nach der Anregung des Spinsystems durch einen → Hochfrequenzpuls. Die zugehörige exponentielle Zeitkonstante wird mit → T2 bezeichnet. Dephasierungseffekte aufgrund von Feldinhomogenitäten können diesen Prozess beschleunigen: In diesem Fall bezeichnet man die Zeitkonstante mit T2*.

Rapid serial visual presentation Reiz-Paradigma, um nichträumliche Aufmerksamkeitslenkung und -leistung zu untersuchen. Dabei werden verschiedene visuelle Reize schnell aufeinander folgend an derselben Position dargeboten. Die Aufgabe der Versuchsperson ist es, das Auftreten eines vorher definierten Reizes zu entdecken.

Realignment Korrektur, um die durch Bewegungen der Probanden oder Patienten während der Datenakquisition in der MRT verursachten Artefakte zu minimieren.

Regressor Die Regressionsanalyse ist ein Verfahren zur Analyse statistischer Ursache-Wirkungs-Zusammenhänge. Dabei versucht man, statistische Abweichungen durch sog. Regressionsfunktionen zu erklären. Die erklärenden Variablen werden unabhängige Variablen oder Regressoren genannt. Erwartet man beispielsweise einen linearen Anstieg des Gewichts von Gehirnen mit der gegebenen Nahrungsaufnahme und will eine Stichprobe an Daten dahingehend statistisch analysieren, so bilden die Werte der Nahrungsaufnahme den Regressor.

Relaxationszeit Die Relaxationszeiten beschreiben die »Beweglichkeit« der Moleküle im Gewebe bzw. die quantenmechanischen Wechselwirkungen der Wasserstoffkerne mit der Umgebung.

Reliabilität Gütekriterium für die Erhebung psychologischer Daten: Reliabilität bezeichnet die Genauigkeit einer Erhebung.

Repetitionszeit (TR) Die Zeit zwischen 2 → Hochfrequenzpulsen zur Anregung eines Spinsystems in einer → MR-Sequenz.

Resting-State-fMRT FMRT-Untersuchungen, die in Abwesenheit externer Reize oder ohne explizite Aufgaben durchgeführt werden; sie können zur Erfassung der intrinsischen funktionellen → Konnektivität genutzt werden.

Retest Bezeichnung einer (FMRT-)Wiederholungsmessung, die in der Regel zur Quantifizierung der → Reliabilität und Variabilität des Experiments durchgeführt wird.

Retinotopie Benachbarte Neurone des visuellen Kortex entsprechen benachbarten retinalen rezeptiven Feldern, sodass sich eine topographische Abbildung eines Reizes im primären visuellen Kortex ergibt. Der Bereich um die Fovea centralis ist dabei kortikal überproportional repräsentiert.

Rigid-Body-Transformation Untermenge der → affinen Transformationen, die nur aus einer Translation und einer Rotation bestehen. Hierbei wird nur die Lage des transformierten Körpers verändert, während seine Größe und Form erhalten bleiben.

Schichtanregung Selektive Anregung → transversaler Magnetisierung in einer Schicht durch einen selektiven → Hochfrequenzpuls bei gleichzeitig anliegendem Gradientenfeld.

Schmerzmatrix Umfasst kortikale und subkortikale Strukturen: primärer und sekundärer somatosensorischer Kortex, Insel, anteriores Zingulum, präfrontaler Kortex und Thalamus. Auch der Hirnstamm, die Amygdala und das Zerebellum lassen sich regelmäßig infolge schmerzhafter Stimulationen darstellen.

Semantic maps Kategorienspezifische Repräsentationen von Begriffen im linken Temporallappen.

Shimming Prozess zur Kompensation lokaler Magnetfeldinhomogenitäten, die z. B. durch die unterschiedliche magnetische → Suszeptibilität der Probe (bzw. des Probanden) entstanden sind. Dazu werden nach einer Messung der aktuellen Feldverteilung die Inhomogenitäten mittels sog. Shim-Spulen zusätzlich Kompensationsfelder eingeschaltet.

Signal-Rausch-Verhältnis (»Signal-Noise-Ratio«, SNR) Verhältnis von zu erfassendem Signal zum Rauschsignal, das durch das Gerät (Geräte-Rauschen) und die Probe hervorgerufen und durch Bewegungsartefakte induziert wird.

Silent-event-related-fMRI Eine spezielle → Sparse-sampling-fMRT-Technik.

»Slice-time«-Korrektur Bei der sog. »Slice-time«-Korrektur wird eine Interpolation der Intensitätswerte auf einen definierten Zeitpunkt innerhalb der → Repetitionszeit durchgeführt.

»Sliding-window«-Technik Technik bei der Echtzeit-fMRT. Die »Sliding-window«-Technik nutzt nur Bilder aus einem beschränkten Zeitfenster (etwa 2–3 min) zur Auswertung und ist somit gegen Artefakte relativ stabil, da diese das betrachtete Zeitfenster auch wieder verlassen.

Sparse-sampling-fMRT Nichtkontinuierliche Datenakquisition mit Pausen, während der der Scanner inaktiv ist.

Spin Eigendrehimpuls, eine physikalische Eigenschaft subatomarer Teilchen (Protonen, Neutronen, Elektronen usw.). Der Spin ist somit eine charakteristische physikalische Größe, ähnlich wie es auch Masse oder Ladung sind; allerdings mit dem Unterschied, dass Spin in der makroskopischen Welt nicht direkt beobachtbar ist.

Spin-Echo-Verfahren Ein Standardverfahren in der → fMRT. Nach einem 90°-Hochfrequenzanregungsimpuls wird ein Spinecho durch einen 180°-Invertierungsimpuls ausgelöst.

Spin-Gitter-Relaxation → Längsrelaxation.

Spin-Spin-Relaxation → Querrelaxation.

Structural Equation Modelling (SEM) Methode zur Untersuchung von kausalen Wirkbeziehungen in Netzwerken. SEM ist ein multivariater Ansatz, in welchem die Stärke einer Verbindung zwischen 2 Arealen (Pfadkoeffizient) so lange optimiert wird, bis die Kovarianz der Daten über das errechnete Pfadmodell optimal abgebildet wird.

Glossar

Suszeptibilität, magnetische Physikalische Größe, die die Magnetisierbarkeit von Materie in einem externen Magnetfeld angibt. Sie ist eine Material- bzw. Gewebeeigenschaft, die eine lokale Veränderung (Verminderung oder Verstärkung) der magnetischen Flussdichte im Gewebe aufgrund der biophysikalischen Eigenschaften des Materials bewirkt.

Suszeptibilitätsartefakt Durch Heterogenitäten des Grundmagnetfeldes und unterschiedliche → Suszeptibilitäten benachbarter Gewebe kommt es regional zu unterschiedlich starken Magnetisierungen und damit zu lokalen Magnetfeldinhomogenitäten, die Artefakte erzeugen können.

Symptomprovokation Evozierung psychischer Krankheitssymptome mittels experimenteller Maßnahmen. Bei der skriptbasierten Symptomprovokation handelt es sich z. B. um Maßnahmen, die auf das individuelle traumatisierende Ereignis (in Form eines Skripts, d. h. einer regulären Ereignisabfolge in bestimmten individuellen Situationen oder Kontexten) zugeschnitten sind.

T1 → Längsrelaxation.

T1-Sättigung Phänomen, dass das MR-Signal schwächer wird, da die → Repetitionszeit zu kurz ist und sich so nur ein Teil der → Längsrelaxation ausbilden kann.

T2, T2* → Querrelaxation.

T2-Relaxometrie Quantitative Methode zur Bestimmung der T2-Relaxationszeiten von Geweben. Meist erfolgt die T2-Bestimmung durch die Messungen mit der gleichen Sequenz und verschieden langen → Echozeiten, aus denen dann die T2-Zeit für jedes Bildelement berechnet werden kann. Das Verfahren kann auch benutzt werden, um Hirnregionen zu unterscheiden, die aufgrund stärkerer kontinuierlicher Aktivität mehr Blutvolumen aufnehmen und damit mehr Desoxyhämoglobin-Moleküle (→ BOLD-Effekt) pro Gewebevolumen aufweisen.

Transkranielle Gleichstromstimulation (»transcranial direct current stimulation«, TDCS) Verfahren, bei dem durch die Applikation eines schwachen Gleichstromes (1–2 mA) unterhalb der Kathode die Erregbarkeit des Kortex abgeschwächt bzw. unter der Anode erhöht wird.

Transkranielle Magnetstimulation (TMS) Schmerzfreies, nichtinvasives Verfahren, mit dem durch die Applikation von starken ultrakurzen Magnetimpulsen (bis zu 3 Tesla, 300–600 μs Dauer) im Hirngewebe ein elektrisches Feld induziert wird, sodass eine fokale Reizung von neuronalen Somata bzw. Axonen erzeugt werden kann.

Transversale Magnetisierung Die mit einer Spule messbare Magnetisierung, die durch einen → Hochfrequenzpuls aus der vorhandenen → makroskopischen Magnetisierung entsteht.

Triple-Code-Modell Modell der Zahlenverarbeitung von Dehaene (1992), das 3 verschiedene Zahlenrepräsentationen postuliert: eine semantische Größenrepräsentation, eine verbale Repräsentation sowie eine Repräsentation der visuellen Zahlenform.

Voxel Auflösungselement eines dreidimensionalen Bildes, entspricht dem Pixel bei zweidimensionalen Bildern.

Wada-Test Test zur Bestimmung der sprachdominanten Hemisphäre mittels kurzfristiger Barbituratnarkose einer Hirnhälfte durch selektive arterielle Injektion von Natrium-Amytal in eine A. carotis interna.

Wahrscheinlichkeitskarten (»probability maps«) Anatomischer Referenzrahmen. Zytoarchitektonische, dreidimensionale (stereotaxische) Karten kortikaler Areale, subkortikaler Kerngebiete oder Faserbahnen, die die Häufigkeit widerspiegeln, mit der eine Struktur in einem bestimmten Punkt des Referenzgehirns, basierend auf einer Kartierung der Struktur in einer Gruppe von Post-mortem-Gehirnen, anzutreffen ist.

Zweidimensionale Fourier-Transformation Standardverfahren zur Rekonstruktion von Magnetresonanztomogrammen. Eine Raumrichtung wird durch eine selektive Schichtanregung kodiert, eine zweite durch eine Phasenkodierung kodiert und eine dritte mittels einer Frequenzkodierung rekonstruiert.

Stichwortverzeichnis

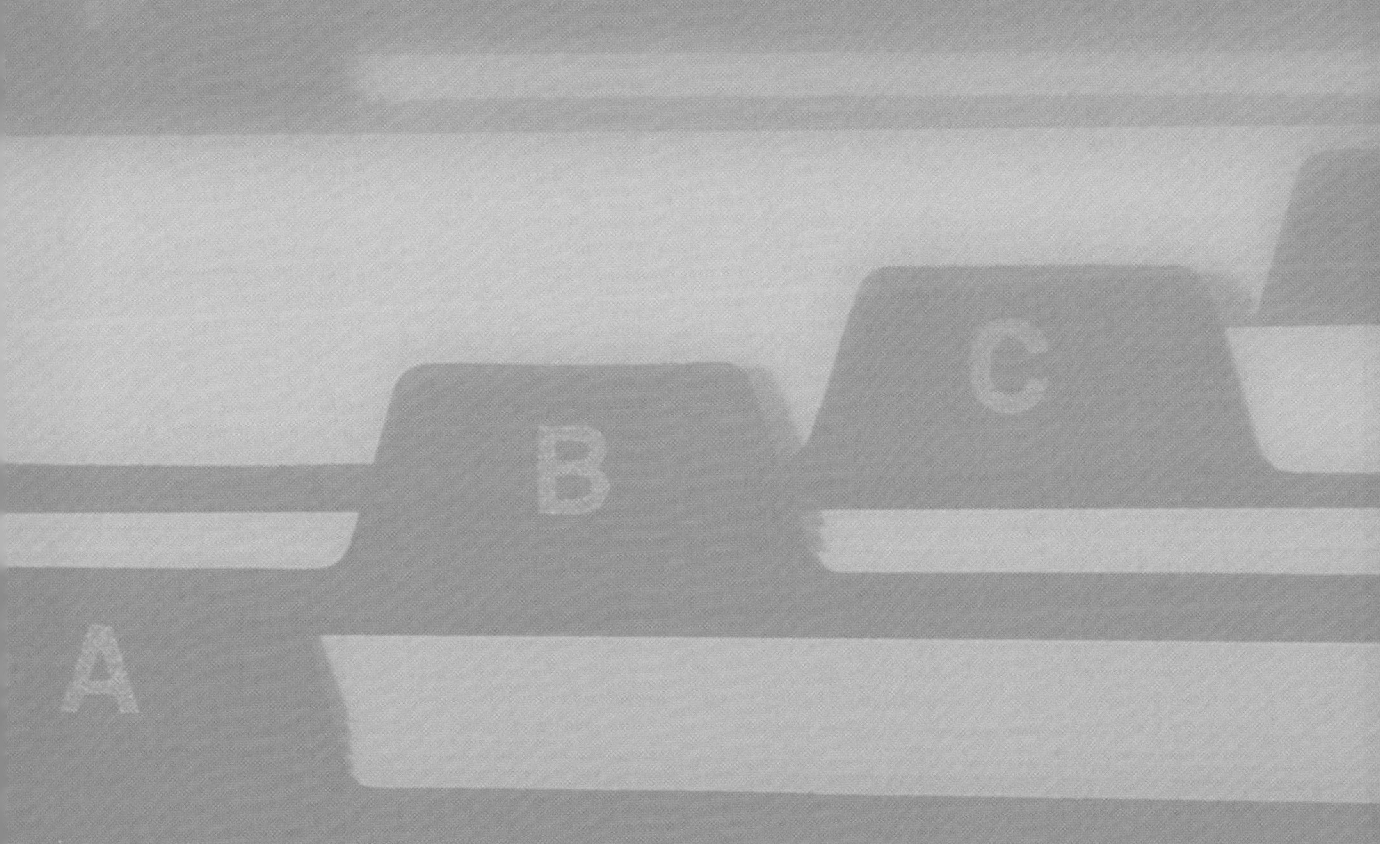

A

Abhängigkeitserkrankungen 741 ff.
- Belohnungssystem, dopaminerges 415
- Belohnungsverarbeitung 742
- diagnostische Kriterien 742
- Emotionsverarbeitung 748
- familiäre Vorbelastung 745
- Genetik 746
- Inhibitionsprozesse 744 f.
- Therapieeffekte 748

Abtastfrequenz 67
Acetylcholin 55, 59
Activation likelihood estimation 269 f.
Adaptation 146, 506
Adenohypophyse 54
Adrenalin 56, 59
Affektive Störungen 677 ff.
- Biofeedback 687
- diagnostische Kriterien 678
- Diffusion-Tensor-Imaging 682
- Hirnareale 681
- Therapiestudien 687
- zerebrale Degeneration 679

Affektstörungen 500
Agnosie
- taktile 389 f.
- visuelle 327

α2-Agonisten 195
Agrammatismus 564
Ähnlichkeitsmaße 91
Akalkulie 577 ff.
- Kompensation 583
- Rehabilitation 582
- Trainingseffekte 582

Akinese 551
Akkommodation 26
Aktivierungswahrscheinlichkeiten, ▶ Activation likelihood estimation
Akustische Komplexität 350
Akzessorisches optisches System 26
Alertness 194
- Neglekt 606

Aliasing 72, 160
Allgemeines lineares Modell 158, 160
Allgemeine Statusgleichung 463
Allokortex 12, 52
Altersabhängige Effekte 215 ff.
Alzheimer-Demenz 648 ff.
- Arbeitsgedächtnis 650
- diagnostische Kriterien 648
- familiäre Alzheimer-Demenz 652
- Gedächtnisfunktionen 649
- Hochrisikogruppen 650, 652
- Konnektivität 655, 657
- Olfaktorik 517
- Resting-state-fMRT 244

Aminosäuren 57
Amnesien 621 ff.
Amygdala 48
- Aggression 733
- Angststörungen 697 ff.
- antisoziale Persönlichkeitsstörung 736
- Belohnungssystem 50
- bipolare Störungen 684
- Borderline-Persönlichkeitsstörung 734 f.
- Depression 683
- emotionales Erleben 491
- emotionales Gedächtnis 497
- Emotionserkennung 490, 492
- Gedächtnis 626
- Geschlechtshormone 212
- Geschlechtsunterschiede 207
- Gesichtsverarbeitung 338
- klassische Konditionierung 497
- Konnektivität 487
- Olfaktorik 134, 510, 513 f.
- posttraumatische Belastungsstörung 707, 710
- Psychopathie 738
- Startle-Reflex 140
- Stimmungsinduktion 484, 486
- Zwangsstörungen 696
- Zytoarchitektonik 48

Anarchische-Hand-Syndrom 292
Angst 494
Angstkonditionierung 495, 498
Ängstlichkeit 496
Angststörungen 696 ff.
- Belohnungsverarbeitung 419
- diagnostische Kriterien 696
- generalisierte Angststörung 696, 699
- Klaustrophobie 121
- soziale Phobie 696 f.

Anhedonie 743
- Abhängigkeitserkrankungen 748

Animiertheitserleben 474
Anosognosie 606
Antidepressiva 197
- Citalopram 197
- Fluoxetin 81
- Noradrenalinwiederaufnahmehemmer 195
- Reboxetin 195, 292
- Serotoninwiederaufnahmehemmer 197

Anti-Phase-Bewegungen 283
Antipsychotika 416
- Haloperidol 196

Aphasie 563 ff.
- Broca-Aphasie 426, 564
- Defizittheorie 565
- dynamische Fernwirkungen 568
- Einteilung 564
- gekreuzte 565
- globale 564
- Koaktivierung 566 f.
- Kompensation 566
- Leitsymptome 564
- linkshemisphärische Aktivierung 569
- Lokalisation 564
- periläsionelle Aktivierung 568 ff.
- rechtshemisphärische Aktivierung 566
- Rückbildung 569
- Sprachtherapie 569
- Wernicke-Aphasie 564

Apolipoprotein-E-Gen 650
Apparaturen 122
Apraxien 587 ff.
- bukkofaziale 596
- Bewegungsplanung 297
- Einteilung 588
- exekutive 588
- Gesichtsapraxie 594
- gliedkinetische 588 f.
- Gliedmaßen-Apraxie 588, 594
- ideomotorische 297
- intermediäre 590
- optische Ataxie 288, 588, 592
- Parietallappen 590
- taktile 588, 591
- visuomotorische 588, 592

Arbeitsgedächtnis 369, 394 f.
- Alterseffekte 217, 396
- Geschlechtsunterschiede 206, 211

Area 1   35, 379, 382
Area 2   33, 35, 379, 382, 386 f., 390
Area 3a   33, 35, 377
Area 3b   35, 376, 382
Area 4   42 f., 283, 294, 458
- Histologie 43

Area 5   43, 283 f.
Area 6   42
Area 7   43
Area 17   21, 24
Area 18   24
Area 19   24
Area 22   430
Area 23   50
Area 24   50
Area 32   50
Area 41   29
Area 42   29
Area 44   43, 427, 432, 434 ff.
Area 45   43, 427, 432, 435, 437
Area pretectalis   25
Aromawahrnehmung   511
Arousal   54, 194
Artefakte   71, 106, 123, 153, 176
- Atmung 113
- Bewegungsartefakte 71, 112, 153, 177
- Bildregistrierung 93
- Flussartefakte 71
- Independent component analysis 169
- Lidschlagartefakte 189
- Neurofeedback 112
- Resting-state-fMRT 248
- Suszeptibilitätsartefakte 72, 509

Assoziationsfasern 15
Assoziationskortex 13
- polymodaler 376
- visueller 476

Astereognosie 591
Asymmetric-sampling-in-time-Modell 353
Asymmetrie 8, 353
Atmung 113
- Aufzeichnung 139

Atomoxetin 195, 717, 722
Attentional load theory 491
Auditorisches System 26, 345 ff.
- Leitungsbahnen 28
- Zwei-Pfad-Modell 351

Aufklärung 128
Aufmerksamkeit 51, 302 ff.
- Augenbewegungen 311
- cholinerges System 197
- Emotionserkennung 491
- frontoparietales Aufmerksamkeitsnetzwerk 311 f.
- gemeinsame 184, 477
- Geschlechtsunterschiede 206, 211
- motorische 292, 294
- Neglekt 608 f.
- noradrenerges System 194
- Normalisierungstheorie 309
- Prämotortheorie 311 f.
- visuelle 303

Aufmerksamkeitsausrichtung, hemisphärische Dominanz 614
Aufmerksamkeitsdefizit-Hyperaktivitätssyndrom 715 ff.
- Arbeitsgedächtnis 370
- Belohnungsverarbeitung 419

Stichwortverzeichnis

- diagnostische Kriterien 716
- Exekutivfunktionen 720
- Genetik 724
- Hirnentwicklung 718
- Inhibitionsprozesse 367
- kognitive Paradigmen 719
- Konnektivität 721
- Lernleistung 629
- Medikationseffekte 722
- morphometrische Veränderungen 717
- Resting-state-fMRT 242
- Therapie 717

Aufmerksamkeitskontrolle 312 f.
Aufmerksamkeitslenkung 303
- Bewegung 306
- Informationsselektion 307
- nichträumliche 314
- objektbasierte 303 f.
- räumliche 303
- visuelle Merkmale 305

Aufmerksamkeitsnetzwerk 311 ff., 610, 613
Aufmerksamkeitssteuerung 311, 313
Aufmerksamkeitswechsel 315
Augenbewegungen 32, 181 ff.
- Aufzeichnung 139
- Auswertung 188 f.
- Messung 184
- Steuerung 32

Augendominanzsäulen 23
Autismus-Spektrum-Störungen, Resting-state-fMRT 241
Avatare 493
Axone 10

B

Backward masking 491
Basales Vorderhirn 49
Basalganglien 44, 550
- auditorisches System 349
- Dystonien 539, 543
- emotionales Erleben 488
- Zwangsstörungen 693

Belohnungsantizipation, Abhängigkeitserkrankungen 748
Belohnungslernen 409 ff.
- Abhängigkeitserkrankungen 415
- Angststörungen 419
- Aufmerksamkeitsdefizit-Hyperaktivitätssyndrom 419, 720
- Depression 417
- dopaminerges System 196
- Parkinson-Syndrom 553
- Schizophrenien 415
- Zwangsstörungen 694

Belohnungssystem 50, 412, 415, 477, 743, 747
Benzodiazepine 199
Bewegungen 279 ff., 550
Bewegungsentwürfe 295
Bewegungsimagination 538
Bewegungsimitation 598
Bewegungsinitiierung 555
Bewegungskorrektur 152, 176
Bewegungsplanung 293, 296 f.
Bewegungsreize 474
Bewegungsselektion 293, 296
Bewegungsstarre 552
Bewegungssteuerung 589
Bewegungswahrnehmung 322
Bewusstlosigkeit, Netzwerkkonnektivität 239
Biased-competition-Theorie 307
Bildgebung
- echoplanare 3, 70
- parallele 67, 75

Bildkontrast 65
Bildregistrierung 89
- Ähnlichkeitsmaße 91
- nichtparametrische Registrierungsverfahren 93
- parametrische Registrierungsverfahren 91
- Robustheit 93

Bilingualität 436
Bimanuelle Bewegungen 283, 288, 292
- kortikale Netzwerke 290
- polyrhythmische 286

Biofeedback 687
Bipolare affektive Störung 678
- Inhibitionsprozesse 368
- neuronale Korrelate 684

Blepharospasmus 539
Blick, sozialer 183
Blickverhalten 477
- soziales 474

Blockdesign 134, 140, 142
Blocking-Effekt 411
Blutgefäße 18
Blut-Hirn-Schranke 17 f.
- BOLD-Effekt 77, 160
- Alterseffekte 224
- Geschlechtsunterschiede 205

BOLD-Kontrast 3
Boltzmann-Verteilung 63
Bonferroni-Korrektur 162
Botenstoffe, chemosensorische 55 ff., 515 f.
Boxcar-Paradigma 140
Brainshift 260 f.
Broca-Region 43, 426 f., 438
- mikroskopischer Aufbau 428
- phonologische Verarbeitung 434
- räumliche Ausdehnung 429
- Rezeptorarchitektur 428
- semantische Verarbeitung 432
- syntaktische Verarbeitung 434
- Wahrscheinlichkeitskarten 429

Brodmann-Areale 13
Bromocriptin 196

C

Capgras-Syndrom 334, 624
Capsula interna 15
- Funktionserholung nach Schlaganfall 637

Carbamazepin, Gedächtnis 629
Catechyl-O-Methyltransferase 670
Corpus geniculatum laterale 21
Corpus geniculatum mediale 29
Chemische Verschiebung 71
Chiasma opticum 20
Cholinerges System 197
- Alterseffekte 223

Chorea Huntington 557 ff.
- Emotion 557
- Kognition 557
- Kompensation 559
- Motorik 557
- präsymptomatisches Stadium 557
- symptomatisches Stadium 559

Circulus arteriosus cerebri (Willisi) 18
Clonidin 195
Continuous-performance-Test 133
Corpus callosum 15
Correlation Ratio 91
Corti-Organ 27
Craving 51, 746
- Cue-induced Craving 748

CRUNCH-Hypothese 218, 220
Curriculum fMRT 3

D

Datenanalyse 151
Datenbanken 274
Default-Mode-Netzwerk 230 ff., 555
- Alterseffekte 223
- Alzheimer-Demenz 244, 649
- Aufmerksamkeitsdefizit-Hyperaktivitätssyndrom 242, 721
- Autismus 241
- Demenzen 655
- dorsomediales präfrontales Subsystem 232
- Dystonien 545
- Entwicklung 235, 240
- Funktionen 236
- hypnotischer Zustand 238
- Kernregionen 233
- mediotemporales Subsystem 232
- Morbus Parkinson 246
- Narkose 239
- Repräsentationshypothese 239
- Schizophrenie 243
- Schlafentzug 238
- Sedierung 239
- Wächter- oder Sentinel-Hypothese 239

Deformationsfeld 92, 96
Delay Discounting 414
Demenzen 647 ff.
- Alzheimer-Demenz 648
- frontotemporale Demenz 653
- Lewy-Körper-Demenz 655

Dendriten 10
Depression 678 ff.
- Belohnungsverarbeitung 417
- diagnostische Kriterien 678
- emotionale Reaktivität 680
- Humortraining 685
- Inhibitionsprozesse 368
- neuronale Korrelate 682
- Planungsprozesse 365
- Stimmungsinduktion 680
- Therapiestudien 683
- Tiefenhirnstimulation 684
- Wortflüssigkeit 362

Depressionsnetzwerk 684
Design
- kategoriales 143
- mehrfaktorielles 143
- parametrisches 144

Design-Orthogonalität 160
Diaschisis 569, 605, 638
Dienzephalon 8
Diffusion-Tensor-Imaging 83, 259
- affektive Störungen 682

Diskonnektionssyndrom 605, 625
Dissoziation 708
Dissoziative Identitätsstörung 624
Dopamin 56, 59, 80, 411, 415
- Aufmerksamkeitsdefizit-Hyperaktivitätssyndrom 722, 724
- Belohnungslernen 411
- Belohnungssystem 51, 743
- Parkinson-Syndrom 550

Dopaminagonisten 196
– Impulskontrolle 554
Dopamin-D2-Rezeptor-Antagonisten 196
Dopaminerges System 195, 411
– Alterseffekte 223
Dopaminrezeptoren 45
Dopamin-Transfer-Defizit-Theorie 419
Drogen 51, 125
3D-Sequenzen 71
Dual-Task-Aufgaben 369
Duftreize 506 f.
– Applikation 508
– Intensität 513
– Valenz 513
Duftstimulation 506
Dynamic causal modelling 464 ff.
Dysarthrie 564
Dysbindin 671
Dysphonie, spasmodische 539 f.
Dysthyme Störung 678
Dystonien 537 ff.
– funktionelle Konnektivität 545
– Handdystonien 538
– laryngeale 539
– motorische Aktivierungsstudien 538
– orofaziale 539, 541
– sensorische Aktivierungsstudien 540
– zervikale 538, 541

E

Echozeit 69
Echtzeit-fMRT 103 ff.
Efferenzkopiemechanismus 664
Einwilligung 128
Ekel 488, 494
Elektroenzephalogramm 139
Elektrookulogramm 185
Embouchure-Dystonie 540
Emotionen 483 ff., 679, 733
– Emotionserkennung 489, 556, 666
– Emotionsinduktion 132, 484, 514, 668
– Gedächtnis 497
– Geschlechtsunterschiede 207
– klassische Konditionierung 495
– neuronale Netzwerke 488
– noradrenerges System 195
– serotonerges System 197
Emotionsdiskrimination 489

Emotionsverarbeitung
– Abhängigkeitserkrankungen 748
– Alterseffekte 220
– antisoziale Persönlichkeitsstörung 736
– Borderline-Persönlichkeitsstörung 735
– Chorea Huntington 557
– Parkinson-Syndrom 554
– posttraumatische Belastungsstörung 707
Empathie 494
– Geschlecht 494, 496
– neuronale Netzwerke 496
Endogenes Opioidsystem, Schmerz 529
Endophänotypen 670
Enkodierung 398
– Alterseffekte 216 f.
Entorhinaler Kortex
– Gedächtnis 626
– Olfaktorik 510
Entscheidungsfindung 365
Entwicklungsdyskalkulie 452
Epiphyse 54
EPI-Sequenz 70
Episodischer Puffer 395
Erinnerungen
– autobiografische 402, 626, 628
– biografische 629
– traumatische 630
Erinnerungsfähigkeit 622
Erregungsleitung 11
Estratetraenol 516
Event-related-Paradigmen 140
Exekutivfunktionen 359 ff.
– Alterseffekte 217
– Aufmerksamkeitsdefizit-Hyperaktivitätssyndrom 720
– Parkinson-Syndrom 553
– posttraumatische Belastungsstörung 711
– Testverfahren 360
Extinktion 612
Extrapyramidal-motorisches System 41, 44
Eye-Tracking 182
Eye-Tracking-Systeme 139, 185
– interaktives 187
– Kalibrierung 186

F

Face recognition unit 333
Faradayscher Käfig 74
Farbensehen 20
Farbwahrnehmung 320
Fasciculus arcuatus, Sprachverarbeitung 437

Faserbahnsysteme 14, 43
Faserbahntraktographie 259
Feedback-Signal 113
Feldstärken 63
Ferromagnetische (eisenhaltige) Objekte 76
Fiducials 260
Field maps 154
Field of view 69
Fingerrechnen 452
Fixationen, visuelle 182, 189
Flaschenhalsstrukturen 625
Flashbacks 711
FMRT 2
– auditorische 346
– ereigniskorrelierte 3, 401
– leise 346
– pharmakologische 80, 191 ff., 530
– präoperative 261
– Resting-State-fMRT 229, 234, 461
– spinale fMRT 2
FMRT-Untersuchung
– Ausschlusskriterien 123
– Kontraindikationen 120
Formatio reticularis 54
Formerkennung, taktile 389
Formwahrnehmung 321
Forschung, neuropsychiatrische 2, 80
Fourier-Analyse 66
Fourier-Transformation, zweidimensionale 67, 68
Freezing 552
Frequenzanalyse 27, 66
Frequenz-Effekt 284
Frequenzkodierung 66
Freude 487 f., 494
Frontalkortex
– inferiorer 367
– Inhibitionsprozesse 367
– Wortflüssigkeit 362
Fugue 624, 629
Furcht 487
Furchtkonditionierung 697
Fusiform face Area 338 ff.

G

GABA 57 f.
GABAerges System 199
Ganser-Syndrom 624
Gaze-following 184
Gebärdensprache 436
Gedächtnis 51, 393 ff.
– Abruf 402, 626 f.
– Alterseffekte 216, 217
– autobiografisches 402
– cholinerges System 197
– deklaratives 397
– dopaminerges System 196

– emotionales Gedächtnis 499
– Enkodierung 398
– episodisches 397, 623, 649
– GABAerges System 199
– Hirnregionen 625
– Konsolidierung 398
– Mehrspeichermodell 394
– Olfaktorik 514
– perzeptuelles 623
– Pharmaka 628
– posttraumatische Belastungsstörung 709
– prozedurales 623
– semantisches 397, 623
– Stufen der Informationsverarbeitung 398
– Zustandsabhängigkeit 627
– Zwangsstörungen 693
Gefühl 487
Gemeinsame Information (Mutual Information) 91
Genetic neuroimaging 82, 670
Gennari-Streifen 23
Genomweite Assoziationsstudien, Schizophrenie 671
Genotypisierung 82
Geruchswahrnehmung 507, 511
– Hirnareale 510
Geschlechtshormone 209
Geschlechtsunterschiede 203 ff.
– Alterseffekte 211
– BOLD-Reaktionen 205
– Empathie 494
– Humorverarbeitung 685
– Kognitionen 206
– Konnektivität 209
– Neuroanatomie 204
Geschmacksbahn 41
Geschmacksknospen 40
Geschmackswahrnehmung 511
– Gesetzliche Betreuung 127
Gesichtererkennenseinheit 333 f.
Gesichtsareal 304
Gesichtsausdrücke 476, 489 ff.
– Maskierung 491
– Schizophrenie 666
Gesichtsfeld 20
Gesichtsverarbeitung 331, 335
– Netzwerk 337
Gestenimitation 598
Gewalttätiges Verhalten 731, 737
Ghosting 72
Glättung 157
Gleichgewichtssystem 30 f.
Gliazellen 9, 11
Glutamat 57 f.

Glutamat/Kreatin-Verhältnis 723
Goggles-Systeme 136
Go/No-go-Aufgaben 365, 745
- posttraumatische Belastungsstörung 711
- Zwangsstörungen 694
Gradienten-Echo 69
Gradientenlärm 346
Granger-Kausalitätskartierung 464, 467
Graphtheoretische Analyseverfahren 459, 638
Greifbewegung 287, 594
Gruppenstatistik 162
Gruppenunterschiede, Interpretation 272
Gustatorik 511
Gustatorisches System 40 f.
Gyrifizierungsindex 95
Gyromagnetisches Verhältnis γ 62
Gyrus angularis
- Lesen 570
- Neglekt 604
- semantische Verarbeitung 432
- Zahlenverarbeitung 444
Gyrus frontalis inferior
- Bilingualität 436
- bipolare Störungen 684
- Broca-Region 427
- emotionales Erleben 491
Gesichtsverarbeitung 338
- Wortgenerierung 362
Gyrus fusiformis
- Aufmerksamkeit 304
- Lesen 437
- Objekterkennung 328
- Schizophrenie 666
Gyrus lingualis, Lesen 570
Gyrus postcentralis 35, 376
- Schädigung 388
- somatosensorisches System 376, 382
- Somatotopie 385
Gyrus supramarginalis
- Bewegungsplanung 296 f.
- somatosensorisches System 389
Gyrus temporalis medius, syntaktische Verarbeitung 435
Gyrus temporalis superior
- auditorisches System 348
- phonologische Verarbeitung 434
- syntaktische Verarbeitung 435
- Wernicke-Region 430
- Zytoarchitektur 430
Gyrus temporalis transversus, auditorisches System 348

H

Haarzellen
- auditorisches System 27
- Gleichgewichtssystem 30
Habituation 145, 491, 506
- Olfaktorik 506, 508
Halluzinationen 664 f.
- Parkinson-Syndrom 554
Hämodynamische Antwortfunktion 77
- Olfaktorik 509
Händigkeit 125, 127, 387
Handlung 292
Handlungsabsicht (Intention) 293, 296
Handlungskonzeption 594
Handlungsmotivation 293 f.
Handlungsvorbereitung 293 f.
Handmotorik 573
HAROLD-Modell 218, 220, 396
Hauptkomponentenanalyse
▶ Principal component analysis
Hautleitfähigkeit, Aufzeichnung 139
Hemisphärenasymmetrie 204
Hemisphärenspezialisierung 387
HERA-Modell 403
Herzrate, Aufzeichnung 139
Heschl-Gyrus 29
- akustische Halluzinationen 665
- auditorisches System 348
- Klangfarbe 351
- Tonhöhe 350
Hinweisreizparadigma 610, 613, 616
Hippocampus 51 f.
- Alzheimer-Demenz 649, 653
- Angststörungen 697
- Gedächtnis 399, 628
- Langzeitgedächtnis 401
- Olfaktorik 514
- posttraumatische Belastungsstörung 706, 709 f.
- Zwangsstörungen 696
Hirnentwicklung, ADHS 718
Hirnhäute 16
Hirninfarkt 634
Hirnorganisation 458
Hirnruhezustand 478
Hochfeldbildgebung 83
Hochfrequenzpuls 63
Hochpassfilter 160, 161
Hochrisikoprobanden 82
Homunculus
- motorischer 43
- sensorischer 36, 376, 378, 385

Hörbahn 28, 348
Horizontaler intraparietaler Sulcus, Zahlenverarbeitung 444
Hubs 459, 638
Humortraining, Depression 685
Hypophyse 53
Hypothalamus 53
Hypothalamus-Hypophysen-Nebennierenrinden-Komplex 49, 705

I

Ich-Störungen 664
Imitationsstörung 596
Implantate 121 f.
Incentive Delay Task 412
Incentive-sensitization-Theorie 744
Independent component analysis 168 f., 233, 250, 462
Informationsselektion
- Inhibition 307
- Verarbeitungsebene 309
- Verstärkung 308
Informationsverarbeitung 473
Inhibition 365
- posttraumatische Belastungsstörung 711
Insula 50
- auditorisches System 349
- emotionales Erleben 491
- Empathie 494
- Gustatorik 511
- klassische Konditionierung 497
- posttraumatische Belastungsstörung 707, 709
- Zwangsstörungen 693
Integration, funktionelle 458
Intelligenzniveau 128
Interaktion, soziale 184, 476
Intertemporal Choice Task 414
Intrakranielle Selbstadministration 743
Intrakranielle Selbststimulation 743
Intraparietales Areal
- anteriores 591
- mediales 286
- ventrales 286
Intrazelluläre Signalverarbeitung 57
Inversion recovery 71
Inversionseffekt 332
In-vivo-Studien 94
Isokortex 13

J

Jacobi-Determinante 96
Jittern 141

K

Katecholamin 56, 59
Kernspintomograph 73
Klangfarbe 351
Klassifikation 170
Klassifikator 170
Klüver-Bucy-Syndrom 733
Kognition 206
- soziale 184, 472
Kognitive Flexibilität 361
- Zwangsstörungen 694
Kognitive Interferenz 366
Kognitive Kontrolle 194, 221
Kognitive Neubewertung 221
Kollinearität 323
Kommissurenfasern 15
Konditionierung 410, 414
- Angststörungen 697
- antisoziale Persönlichkeitsstörung 737
- aversive klassische Konditionierung 698
- cholinerges System 198
- klassische 410, 495
- operante 112, 410
Konjunktionen 144
Konnektivität 166, 237, 457 ff.
- affektive Störungen 682
- Alterseffekte 224
- Amygdala 487
- Arbeitsgedächtnis 396
- Aufmerksamkeitsdefizit-Hyperaktivitätssyndrom 721
- Broca-Region 437
- Demenzen 655, 657
- Dystonien 545
- effektive 3, 167, 462, 466 f., 639
- Entwicklung 240
- funktionelle 3, 166 f., 236, 460, 467, 638
- Independent component analysis 169
- intrinsische 465 f.
- Neglekt 613
- Parkinson-Syndrom 555
- Resting-State-Konnektivität 462
- Schizophrenie 662, 669, 672
- Schlaganfall 290, 638
- SPM Anatomy Toolbox 795
- strukturelle 459
- volle Konnektivität 466
- Zwangsstörungen 694
Konnektivitätsanalysen 165
Konsolidierung 398

Kontrastmittel 76
Kontrollbedingung 144 f.
Kontrolleinheit 75
Koordinatensystem
– allozentrisches 606, 615
– egozentrisches 606, 615
Kopfbewegungen 112, 153
Koregistrieren 155
Kornealreflexmethode 185
Kornearetinales Potenzial 185
Körpergerüche 516
Körperhaltung 32
Korrelationen 165, 167
Korsakow-Syndrom 624
Kortex
– Areal 780
– auditorischer 348
– Aufbau 12
– dorsolateraler präfrontaler 296, 430
– extrastriärer 21, 24
– frontomedianer 553
– histologische Kartierung 783
– insulärer 50
– motorischer 282
– orbitofrontaler 50, 507, 511, 692 ff.
– Organisation 781
– piriformer 507 ff.
– präfrontaler 403, 467 ff., 526
– prämotorischer 42 f., 296 f., 430, 538
– präsupplementärmotorischer 296
– primärer akustischer 29
– primärer motorischer 42, 282
– primärer visueller 21
– regionale Spezialisierung 780
– somatosensorischer 36, 38, 376, 379, 541
– striärer 21, 24
– supplementärmotorischer 42 f., 282 f., 552, 637
– visueller 24
– zingulärer 42, 50, 285, 494, 553, 683
– Zytoarchitektur 13
Kortexdicke 95
Kortikale Plastizität 584
– auditorisches System 352
Kortisol 49
– Enkodierung 399
k-Raum 67
Kurzzeitgedächtnis 394

L

Labyrinthorgan 30
Längsrelaxation 65
Langzeitgedächtnis 394, 397, 623
– emotionales 402
– Informationsabruf 399
– Informationsspeicherung 399
– Unterteilung 397
Langzeitpotenzierung 53
Larmor-Frequenz 62
Larmor-Gleichung 62
Lateraler okzipitaler Komplex
– Formwahrnehmung 321
– Kollinearität 324
Lateralisation 8
– Amygdala 485
– auditorischer Kortex 353
– Gedächtnis 401
– Sprache 427, 436, 565
Lautheit 350
L-Dopa 196, 551, 553, 555
Legasthenie 437
Leichte kognitive Beeinträchtigung 649
Lernen 51
– cholinerges System 197
– emotionales 495
– Olfaktorik 514
Lesen 437
Lewy-Körperchen 550
Liberine 54
Limbisches System 47
– Gedächtnis 398
– Kortexareale 50
– Olfaktorik 512, 515
– Papez-Schaltkreis 398
– posttraumatische Belastungsstörung 709
Liquor-Blut-Schranke 17
Lokaler Volumenquotient 96
Longitudinalstudien 94, 97
Lorazepam 199
– Gedächtnis 628

M

Magnetfelder 73
Magnetisierung
– makroskopische 63 f.
– transversale 64
Major Depression 678
Makroanatomie 88, 781
– makroanatomische Variabilität 88
Manische Episode, diagnostische Kriterien 678
Maximalwahrscheinlichkeitskarte 783 f., 786
Mechanorezeption 33, 34
Medikamente 124
Magnetenzephalographie 2
Magnetresonanztomographie
– BOLD-fMRT 77

– perfusionsbasierte fMRT 76
– strukturelle MRT 70
Meige-Syndrom 539 ff.
– motorische Aktivierungsstudien 539
– sensorische Aktivierungsstudien 541
Meissner-Körperchen 377
Melanin 56
Melatonin 26, 54
Mentale Vorstellung 611
Mentalizing-Netzwerk 474
Merkel-Zellen 377
Merkfähigkeit 622
Messprotokolle 346
Messwiederholungen 145, 174 f.
Metaanalysen 267 ff.
– koordinatenbasierte 269
Metalle 120
Mikroanatomie 88, 781
– mikroanatomische Variabilität 88
Mild Cognitive Impairment
▶ leichte kognitive Beeinträchtigung
Mnestisches Blockadesyndrom 624
MNI-Koordinaten 788
MNI-Raum 782, 784, 786
Moment, magnetisches 62 f.
Monetary Incentive Delay Task 748
Monitoring 368
Monoamine 56
Morphometrie 87
– Deformationsfeldmorphometrie 94 f.
– tensorbasierte 96
– voxelbasierte 94, 98, 271
Motivationale Salienz 410
Motorik 279 ff.
Motorische Rindenfelder 280
Motorische Somatotopie 282
Motorisches System 41, 280 ff.
– Homologien 280
– somatotopische Organisation 282
MP-RAGE-Sequenz 71
MR-Echos 69
MR-kompatible Stoffe 122
MR-Phantom 174
MR-sichere Gegenstände 122
MTL-Gedächtnissystem 497, 499
Multicenter-Studie 177
Multimodale Registrierung 90
Multimodales Imaging 84
Multiple Persönlichkeitsstörung 624
Multiple Trace Theory 401
Multiple Vergleiche 161
Multivariate Analysen 168

Multi-Voxel-Pattern-Analyse 331
Musikerkrampf, motorische Aktivierungsstudien 538
Musikverarbeitung 351, 353
Mustererkennung 27

N

Neglekt 603 ff.
– allozentrischer 606, 608
– auditorischer 609
– Aufmerksamkeitsausrichtung 608
– Diagnostik 604
– egozentrischer 606
– intentionaler 612
– Konnektivität 613
– Läsionsort 604
– motorischer 612
– Pathomechanismen 613
– repräsentationaler 611
– Symptome 604, 606
– taktiler 609
– Therapie 615
– visuell-räumlicher 606
Neokortex 12
Nervensystem
– Feinbau 9
– zentrales 8
Netzwerke
– effiziente 459
– neurale 459
– parietoprämotorische 286
– Schlaganfall 638
– Small world network 459
Neurochirurgie 258
Neuroendokrines System 53
Neurofeedback 83, 107 f., 486, 687
Neurohypophyse 54
Neuromodulatoren 55, 57
Neuron 9
Neuronavigation 257 ff.
– Navigationsgenauigkeit 260
Neurotransmitter 55 ff., 192
– Acetylcholin 197
– Dopamin 195
– GABA 199
– Noradrenalin 195
– Serotonin 196
Nikotin 193, 197, 199
– Neglekt 616
N. opticus 20
Noradrenalin 59
– Enkodierung 399
Noradrenerges System 56, 194
Normalisierung 156
– räumliche 90
Nozizeptoren 37
N. trigeminus 34
Nucleus accumbens 49

Stichwortverzeichnis

- Belohnungsantizipation 414
- Belohnungssystem 743
Nucleus ruber 47
Nucleus subthalamicus 45
- Parkinson-Syndrom 555
Nucleus suprachiasmaticus 54
Nyquist-Theorem 72

O

Objekterkennung
- assoziative Verarbeitung 330
- Merkmalsverknüpfung 324
- Normalisierung der Perspektive 327
- Segmentierung 324
Objektgebrauch 599
- gestörter 597
- Pantomime 599
Objektrepräsentationen, kategoriale 330
Objektwahrnehmung
- Kollinearität 323
- visuelle 323
Objektwissen
- semantisches 330
- strukturelles 328
Occipital face area 338 f.
Olfaktometer 136, 508
Olfaktorik 505 ff.
- Affekt 513
- Gedächtnis 514
Olfaktorischer Kortex 510
Olfaktorisches System 39
Operationsplanung, neurochirurgische 257 ff.
Operculum
- frontales Operculum 430, 435, 511
- parietales, somatosensorisches System 376, 379, 382
Opioide 59
Opponent-process-Modell 744
Ortsareal, parahippocampales 304

P

Pallium 8
Pantomime 598
- gestörte 596
Papez-Kreis 53, 398
Paradigmen 132
Paragrammatismus 564
Parametrische Modulation 163
Paraphasie 564
Parapraxie 596
Parese 635
Parietalkortex

- Exekutivfunktionen 370
- Fremdbeeinflussungserleben 664
- Neglekt 611, 613
Parkinson-Syndrom 549 ff.
- Arbeitsgedächtnis 553
- Doppelaufgabe 552
- Emotionen 553
- funktionelle Konnektivität 555
- funktionelle Reorganisation 552
- Genetik 550, 556
- kognitive Defizite 80, 553
- Impulskontrolle 554
- motorische Störungen 551
- nichtmotorische Störungen 552
- Olfaktorik 517
- Phasen 551
- Resting-state-fMRT 246
- Riechstörung 554
- visuelle Halluzinationen 554
Partialvolumeneffekt 166
PASA-Modell 218, 220
Penumbra-Effekt 568
Perseverationen 361
Personen-Identitäts-Knoten 334 f.
Persönlichkeitsstörungen 729 ff.
- antisoziale Persönlichkeitsstörung 736
- Borderline-Persönlichkeitsstörung 733
- diagnostische Kriterien 730
- Klassifikation 730
- schizotypische Persönlichkeitsstörung 731
- zwanghafte Persönlichkeitsstörung 738
Perspektivwechsel 479
Phänotypisierung 82
Pharmaka
- funktionelle Konnektivität 194
- Gedächtnis 628
- Resting-State-Studien 193
- Stimulationsparadigmen 193
- Wirkung 192
Pharmakogenetik 82
Pharmakokinetik 193
Pharmakoneffekte 80
Phasenkodierung 66
Pheromone 515 f.
Phonem 433
Phonologie 433
Phonologische Schleife 394
Physostigmin 197 f.
Planum supratemporale, auditorisches System 348
Planum temporale 29

- auditorisches System 348, 350 f.
- Neglekt 610
- Tonhöhe 350
Planungsprozess 149, 364
Plastizität, synaptische 53
Plazeboanalgesie 525, 527, 529
Plexus choroidei 18
Positivitätseffekt 220, 222
Positronenemissionstomographie 2
Posner-Paradigma 302, 609
Posttraumatische Belastungsstörung 703 ff.
- diagnostische Kriterien 704
- Dissoziation 708, 710
- Emotionsverarbeitung 707
- Exekutivfunktionen 711
- funktionelle Bildgebungsstudien 707
- Gedächtnis 399, 402, 630, 709
- Inhibitionsverhalten 711
- neurobiologisches Modell 705
- Resting State 707
- Schmerz 708
- strukturelle Bildgebungsstudien 706
- Vermeidungsverhalten 711
- Wiedererleben 710
Praecuneus, Gedächtnis 401
Präfrontalkortex 362
- Angststörungen 699
- antisoziale Persönlichkeitsstörung 736
- Arbeitsgedächtnis 369
- Dual-Task-Aufgaben 369
- emotionales Erleben 487
- medialer 487
- Planungsprozesse 364
- posttraumatische Belastungsstörung 709 f.
- Set shifting 363
- Wisconsin Card Sorting Test 363
- Wortflüssigkeit 362
Präzessionsfrequenz 62
Priming 200, 623
Principal component analysis 168 f., 462
Prismengläser 616
Projektionsbahnen 15
- dopaminerge 411
Propriozeption 34, 384
Prosenzephalon 8
Prosodie 435
Prosopagnosie 327, 332, 334
Protonendichte 65
Protosprache 565
PSC-Analysen 792
Pseudodemenz 624

Psychopathie 736 f.
Psychophysiologische Interaktionen 464
- PPI-Analysen 167, 467
Pupillenreflex 25
Purkinje-Bilder 185
Purkinje-Zellen 46
Pyramidenbahn 43, 282
Pyramidenzellen 43

Q

Qualitätskontrolle 174 ff.
Quantil-Quantil-Plot 176
Querrelaxation 65
Querschnittsstudien 97

R

Radiatio optica 21
RA-Faser 380
Rapid gradient echos 71
Rapid serial visual presentation 314
Rauschen 307
Reaktionserfassung 137
Reaktionsinhibition 367
Rechnen 443
- Störungen 578 f.
Referenzgehirn 90, 96, 98
Referenzsystem 782
Regelkreisläufe, basalganglionärkortikale 551
Regions of interest 167, 189
Registrierungsverfahren 91
Regression 165
Reizapplikation 136
Reizverarbeitung, Neglekt 607
Rekrutierung 119 ff.
- Ausschlusskriterien 120
- Erkrankungen 124
- praktisches Vorgehen 125
- Screening 127
Relaxationszeit 65
Reliabilität 175
Reorganisation, kortikale 635
Repetitionszeit 65, 69
Representational dissimilarity matrices 331
Rescorla-Wagner-Modell 410
Resonanzbedingung 63
Resting State-fMRT 229 ff.
- Aufmerksamkeitsdefizit-Hyperaktivitätssyndrom 721
- Analysen der Frequenzspektra 251
- Datenanalyse 248, 253
- Daten, Messung 247
- Dystonien 545
- Geschlechtsunterschiede 209
- Parkinson-Syndrom 554

Resting State-fMRT
- posttraumatische Belastungsstörung 707
- Schlaganfall 638

Resting-State-Netzwerk, Alterseffekte 223

Retest 174

Retinogenikulokortikales System 21

Retinohypothalamisches System 26

Retinoprätektales System 25

Retinotektales System 25

Retinotopes Kartieren 320

Retinotopie 20

Reversal learning 361, 363

Reward Deficiency Syndrome 743

Rezeptoragonisten 192

Rezeptorantagonisten 192

Richtungshören 29

Riechbahn 39

Riechen 39, 506, 554
- aktives 507 f.
- passives 508

Rigid-body-Transformationen 154

Rückenmark, Schmerzmodulation 528

Ruffini-Körperchen 377

Ruhenetzwerk
- Alterseffekte 224
- Alzheimer-Demenz 649
- Demenzen 655
- Entwicklung 235, 239
- Narkose 239

S

Saatbasierte Korrelationsanalyse 248, 461

Saatregionen 249
- Default-Mode-Netzwerk 249

Sakkaden 182 ff.
- Identifikation 189

Scaffolding Theory of Aging and Cognition 219 f.

Scatter-Plots 175

Schichtselektion 66

Schizophrenie 659 ff.
- Assoziationslernen 415
- Clinical high-risk 668
- Copy number variants 672
- diagnostische Kriterien 660
- emotionale Auffälligkeiten 666
- frontotemporothalamisches Netzwerk 661
- funktionelle Konnektivität 662
- Genetic imaging 669

- Gerüche 666, 668
- Halluzinationen 664
- hirnstrukturelle Auffälligkeiten 660 f.
- Inhibitionsprozesse 368
- kognitive Schemata 662
- Monitoringprozesse 368
- olfaktorische Stimmungsinduktion 668
- Planungsprozesse 365
- Prodromalstadium 668
- Resting-state-fMRT 243
- Set Shifting 363
- Suszeptibilitätsgene 670
- Tower-of-London 365
- Wahn 662
- weiße Substanz 662
- Wisconsin-Card-Sorting-Test 363
- Wortflüssigkeit 362

Schlaganfall 634 ff.
- Epidemiologie 634
- Funktionserholung 81, 634 ff.
- Konnektivität 638 ff.
- kortikale Überaktivität 635
- motor imagery 641
- Neglekt 613
- Netzwerksimulationsstudien 638
- nichtinvasive Neuromodulation 642
- Reorganisationsprozesse 635
- repetitive transkranielle Magnetstimulation 290, 642
- Stadieneinteilung 635
- transkranielle Gleichstromstimulation 642
- Ursachen 634

Schmerz 37
- chronischer 531
- Fibromyalgie 531
- Genetik 530
- Kortexgebiete 38
- posttraumatische Belastungsstörung 708
- Reizdarm-Syndrom 531

Schmerzaversivität 524

Schmerzbahn 37 f.

Schmerzfasern 37

Schmerzintensität 524

Schmerzmatrix 524

Schmerzmodulation 525, 527, 529
- frontale Hirnareale 526
- intrakortikale Mechanismen 529
- Neurotransmittersysteme 530
- pharmakologische fMRT 530
- sensorische Areale 527
- spinale Mechanismen 528

Schmerzstimulation 524

Schmerzsystem 524

Schmerzwahrnehmung 524

Schreibkrampf 538
- funktionelle Konnektivität 545
- motorische Aktivierungsstudien 538
- sensorische Aktivierungsstudien 543

Schwangerschaft 121

Scopolamin 198
- Gedächtnis 628

Segregation 458

Sehbahn 21

Sehstörungen 127

Selbstregulation 108

Semantic maps 431

Semantik 431

Sensorisches Register 394

Septum 49

Serotonerges System 196

Serotonin 56, 59

Set shifting 361 f.
- Parkinson-Syndrom 553

Shimming 72, 74

Shim-Spulen 74

Signaländerungen 792

Signal-Rausch-Verhältnis 68

Signalschwankung, prozentuale 174

Signalstärke 308

Single-trial-Design 140

Sinus 19

Slice time correction 154

Sliding-window-Technik 104

Smoothing 157

SNARC-Effekt 449

Sniffing 507

Soma 9

Somatosensorisches System 375 ff.
- dreidimensionale Objekte 386
- Formverarbeitung 387
- funktionelle Gliederung 376
- posteriorer parietaler Kortex 383
- Somatotopie 385
- Wahrscheinlichkeitskarten 383

Spiegel-Neuronen-System 242

Spin 62

Spin-Echo-Verfahren 69

Spin-Gitter-Relaxation 65

Spin-Spin-Relaxation 65

Splines 92

SPM Anatomy Toolbox 779 ff.

Spontansprachanalyse 571

Spontansprache, aphasische 570

Sprachautomatismus 564

Sprachdominanz 565

Sprache 426
- Geschlechtsunterschiede 207
- Handmotorik 572
- Lokalisation 565
- Messung 137

Sprachtherapie 569

Sprachverarbeitung 353, 431

Sprachzentren 565

Sprechapraxie 564

Spulen
- Gradientenspulen 66, 74
- Hochfrequenzspulen 75
- Kopfspulen 75

Stäbchenzellen 20

Startle-Reflex 139
- Aufzeichnung 139

Statine 54

Statistik 157, 159, 161
- Resting-state-fMRT 248

Statistische Inferenz 161

Stereotaxie 258

Stimmung 487, 679

Stimmungsinduktion 132, 484 f.
- Depression 680
- individuelle Einflussfaktoren 487
- olfaktorische 134 f.

Stimulanzien 717, 722
- Amphetamine 82
- Dextroamphetamin 196
- Methamphetamin 744
- Methylphenidat 421, 629, 717, 722

Stimulation
- akustische 136
- olfaktorische 134, 136
- somatosensorische 136
- visuelle 136

Stimuluspräsentation, akustische 347

Stopp-Signal-Aufgaben 366, 745
- posttraumatische Belastungsstörung 711

Stress 705
- Gedächtnis 402

Striatum 44
- Aufmerksamkeitsdefizit-Hyperaktivitätssyndrom 722
- Belohnungsantizipation 414
- Belohnungslernen 414
- Belohnungssystem 743
- ventrales 49, 477
- Zwangsstörungen 694 f.

Stroop-Test 366 f.

Structural equation modelling 464

Studienteilnahme 126
- Patient 127

Subarachnoidalraum 17

Subduralspalt 17

R–Z

Stichwortverzeichnis

Substantia nigra 45
- Parkinson-Syndrom 550
Substanzabhängigkeit 742
Substanz P 57
Suchtverlangen 51
Sulci 88
- Variabilität 88
Sulcus intraparietalis, Größenrepräsentation 446
Sulcus temporalis inferior, Bewegungswahrnehmung 323
Sulcus temporalis superior 476
- auditorisches System 350
- Bewegungswahrnehmung 323
- Gesichtsverarbeitung 338
- Klangfarbe 351
Support vector machine 170
Supraleitung 73
Suszeptibilität, magnetische 65
Sylvische Fissur
- auditorisches System 348
- somatosensorisches System 380
Synapsen 11
Syntax 434

T

T1-Relaxation, ▶ Längsrelaxation
T1-Sättigung 65
T2-Relaxation, ▶ Querrelaxation
Taktiles System 377, 384
Talairach-Raum 14
Taskinduzierte Deaktivierungen 232
Task switching 370
Tätowierungen 121
Telenzephalon 8
Temporallappen
- anteriorer temporaler Kortex, Gesichtsverarbeitung 340
- medialer Temporallappen, Alzheimer-Demenz 649
- medialer Temporallappen, Gedächtnis 399
- semantische Verarbeitung 432
Thalamus 15, 35, 45
- Dystonien 543
- posttraumatische Belastungsstörung 710
- somatosensorisches System 376
Theorie der Gauß-Felder 162
Theory of Mind 473
- Schizophrenie 663
Therapieeffekte 81
- Messung 146
Therapieverlaufsstudien 147

Tiefenhirnstimulation, Depression 684
Tonhöhe 350
Tonotopie 351
Tower-of-London-Aufgabe 364
- Zwangsstörungen 693
Tractus corticonuclearis 44
Tractus corticospinalis 43, 282
- Schlaganfall 637
Tractus opticus 21
Transformationen 91
Transformationsoperationen 154
Transkranielle Gleichstromstimulation 642
- Schlaganfall 644
Transkranielle Magnetstimulation 642
- Neglekt 616
- repetitive 642
Translational research 84
Transmitterrezeptoren 57
Transmittersysteme 55
- cholinerge 56
- monoaminerge 56
Trauer 487 f.
Triple-Code-Modell 444
- Akalkulie 579, 582
t-Test 163

U

Überaktivierung, Alterseffekte 218
Umgekehrte Subtraktion 230
Unabhängige Komponentenanalyse
 Independent component ananlysis

V

Validierung 132
Variabilität 88
Varianzanalysen 163
Vasoaktives intestinales Polypeptid 57
Vater-Pacini-Korpuskel 377
Venensysteme 19
Ventrales parietales Areal 380
Ventrikelsystem 17
Veränderungsmessung 146
Verdeckte Reaktion 361
Verstärker 410
Vicq-d'Azyr-Streifen 21
Virchow-Robin-Raum 17
Virtuelle Gewalt 732
Visuelle Areale, Kollinearität 324
Visuelles Areal V1, Formwahrnehmung 321

Visuelles Areal V3a, Tiefenwahrnehmung 323
Visuelles Areal V4, Farbwahrnehmung 320
Visuelles System 19, 319 ff.
- Sehbahn 22
Visuelle Suche 302, 312
Visuell-räumlicher Skizzenblock 394
Volumenunterschiede 96
Volumetrie 781
Vorhersagefehler 196, 410 f., 414, 417 f.
Voxel 66, 69, 152

W

Wada-Test 427
Wahn 662
Wahrnehmung 301 ff.
- Dingwahrnehmung 472
- Personenwahrnehmung 472
- visuell-räumliche 654
Wahrscheinlichkeitskarten 14, 429, 432, 783 ff.
- Area 2 381
- Area 44 429, 432
- Area 45 429, 432
- somatosensorisches System 383, 386, 390
- Variabilität 784
Waller-Degeneration 637
Was-Bahn 24
Wernicke-Region 29, 427, 429
- mikroskopischer Aufbau 430
- phonologische Verarbeitung 434
Willkürmotorik 41
Wisconsin-Card-Sorting-Test 362 f.
- Parkinson-Syndrom 553
- Schizophrenie 670
Wissenssystem 623
Wo-Bahn 24
Wortfindungsstörung 564, 571
Wortflüssigkeit 361

Z

Zahlenaktivierungen, Trainingseffekt 448
Zahlenbisektionsaufgabe 450
Zahlenrepräsentationen
- Größenrepräsentationen 445
- numerische Fingerrepräsentation 451
- Platz-x-Wert-System 451
- räumliche 449

- verbale Repräsentation 448
- visuelle Zahlenform 448
Zahlenverarbeitung 443 f.
- Entwicklung 452
- Störungen 578
Zahnmetalle 121
Zeichensprache 436
Zeigebewegungen 594
Zentrale Exekutive 369, 395
Zerebellum 45
- emotionales Erleben 491
Zingulum, anteriores
- Aggression 733
- Arbeitsgedächtnis 370
- Monitoringprozesse 368
- posttraumatische Belastungsstörung 710
- Plazeboanalgesie 526
- Schmerz 525 f.
- Wortflüssigkeit 362
- Zwangsstörungen 692, 694, 696
Zirkadianer Rhythmus 54
Zwangsstörungen 691 ff.
- diagnostische Kriterien 692
- kognitive Paradigmen 693
- Konnektivität 695
- Pathophysiologie 695
- Planungsprozesse 365
- Symptomprovokation 692
- Verhaltensinhibition 694
Zwei-Prozess-Theorien 473
Zweitspracherwerb 436

Quellenverzeichnis

Nachfolgende Abbildungen wurden mit freundlicher Genehmigung der aufgeführten Verlage abgedruckt:

Abbildung	Quelle
Abb. 6.2	Mathiak K, Posse S (2001) Evaluation of motion and realignment for functional magnetic resonance imaging in real time. Magn Reson Med 45: 167–171, © 2001 John Wiley & Sons Inc., Hoboken, Reprinted with permission of John Wiley & Sons, Inc.
Abb. 6.2	Reprinted from NeuroImage, 24, Weiskopf N, Klose U, Birbaumer N, Mathiak K Single-shot compensation of image distortions and BOLD contrast optimization using multi-echo EPI for real-time fMRI, 1068–1679, © 2005, with permission from Elsevier.
Abb. 6.5	Reprinted from J Physiol Paris, 98, Weiskopf N, Scharnowski F, Veit R, Goebel R, Birbaumer N, Mathiak K, Self-regulation of local brain activity using real-time functional magnetic resonance imaging (fMRI), 357–373, © 2004, with permission from Elsevier.
Abb. 6.6 a)+b)	Weiskopf N, Mathiak K, Bock SW, Scharnowski F, Veit R, Grodd W, Goebel R, Birbaumer N (2004) Principles of a brain-computer interface (BCI) based on real-time functional magnetic resonance imaging (fMRI). IEEE Trans Biomed Eng 51: 966–970, © 2004 IEEE, Piscataway
Abb. 6.8	Reprinted from Progress in Brain Research, 177, Sorger B, Dahmen B, Reithler J, Gosseries O, Maudoux A, Laureys St, Goebel R, Another kind of ›BOLD Response‹: answering multiple-choice questions via online decoded single-trial brain signals, 275–292, © 2009, with permission from Elsevier.
Abb. 8.3	Reprinted from Psychiatry Res, 144, Schneider F, Koch K, Reske M, Kellermann T, Seiferth N, Stöcker T, Amunts K, Shah NJ, Habel U, Interaction of negative olfactory stimulation and working memory in schizophrenia patients: development and evaluation of a behavioral neuroimaging task, 123–130, © 2006, with permission from Elsevier.
Abb. 8.4	Habel U, Pauly K, Koch K, Kellermann T, Reske M, Backes V, Stöcker T, Amunts K, Shah NJ, Schneider F (2010) Emotion-cognition interactions in schizophrenia. World J Biol Psychiatry 11: 934–944
Abb. 8.5 a), b) und c)	Goggles-Systeme der Fa. Resonance Technology, Inc. (Northridge CA, USA) www.mrivideo.com, © Resonance Technology, Inc., Northridge
Abb. 8.7 a)–d)	»Eye-tracking«-System der Fa. Sensomotoric Instruments, http://www.smi.de, © SMI, Teltow
Abb. 8.8 a) und b)	Anders S, Lotze M, Erb M, Grodd W, Birbaumer N (2004) Brain activity underlying emotional valence and arousal: a response-related fMRI study. Hum Brain Mapp 23: 200–209, © 2004 John Wiley & Sons Inc., Hoboken Reprinted with permission of Wiley-Liss Inc., a subsidiary of John Wiley & Sons, Inc.
Abb. 8.10	Reprinted from NeuroImage, 23, Dolcos F, LaBar KS, Cabeza R, Dissociable effects of arousal and valence on prefrontal activity indexing emotional evaluation and subsequent memory: an event-related fMRI study, 64–74, © 2004, with permission from Elsevier.
Abb. 8.12	Mohr C, Binkofski F, Erdmann C, Büchel C, Helmchen C (2005) The anterior cingulate cortex contains distinct areas dissociating external from self-administered painful stimulation: a parametric fMRI study. Pain 114: 347–357 © 2005 International Association for the Study of Pain, Seattle
Abb. 8.13	Habel U, Klein M, Shah NJ, Toni I, Zilles K, Falkai P, Schneider F (2004) Genetic load on amygdala hypofunction during sadness in nonaffected brothers of schizophrenia patients. Am J Psychiatry 16: 1806–1813 Reprinted with permission from the American Journal of Psychiatry, © 2004 American Psychiatric Association
Abb. 8.14	Reprinted from NeuroImage, 50, Gallasch E, Fend M, Rafolt D, Nardone R, Kunz A, Kronbichler M, Beisteiner R, Golaszewski S, Cuff-type pneumatic stimulator for studying somatosensory evoked responses with fMRI, 1067–1073, © 2010, with permission from Elsevier.
Abb. 8.15	Habel U, Koch K, Kellermann T, Reske M, Frommann N, Wölwer W, Zilles K, Shah NJ, Schneider F (2010) Training of affect recognition in schizophrenia: neurobiological correlates. Soc Neurosci 5: 92–104, © 2010 reprinted by permission of Taylor & Francis Ltd
Abb. 8.16	Reprinted from Journal of Psychiatric Research, 41, Reske M, Kellermann T, Habel U, Shah NJ, Backes V, von Wilmsdorff M, Stöcker T, Gaebel W, Schneider F, Stability of emotional dysfunctions? A long-term fMRI study in first-episode schizophrenia, 918–927, © 2007, with permission from Elsevier.
Abb. 9.4	Reprinted from NeuroImage, 14, Brett M, Leff AP, Rorden C, Ashburner J, Spatial normalization of brain images with focal lesions using cost function masking, 486–500, © 2001, with permission from Elsevier.
Abb. Box 10.1 Abb. 10.1	Specht K, Willmes K, Shah NJ, Jäncke L (2003) Assessment of reliability in functional imaging studies. J Magn Reson Imaging 17: 463–471, © 2003 John Wiley & Sons Inc., Hoboken, Reprinted with permission of Wiley-Liss, Inc., a subsidiary of John Wiley & Sons, Inc.
Abb. 11.1	Yarbus AL (1967) Eye movements and vision. © 1967 Plenum Press, New York
Tabelle 11.1	Reprinted from Das Neurophysiologie-Labor, 32, Haarmeier T, Sakkadische Augenbewegungen in der neurologischen Diagnostik, 146–152, © 2010, with permission from Elsevier.
Abb. 11.4	a) Benutzeroberfläche eines Programms zur Detektion von Pupille und Kornealreflex (SR-Research Ltd, Ontario, Kanada, http://www.sr-research.com) b) Darstellung einer Kamera mit Infrarot-Illuminator zur Messung von Augenbewegungen im MRT (SensoMotoric Instruments (SMI), http://www.smivision.com)

Quellenverzeichnis

Abbildung	Quelle
Abb. 11.5	Wilms M, Schilbach L, Pfeiffer U, Bente G, Fink GR, Vogeley Kai, It's in your eyes – using gaze-contingent stimuli to create truly interactive paradigms for social cognitive and affective neuroscience. Soc Cogn Affect Neurosci (2010) 5 (1): 98–107; by permission of Oxford University Press
Abb. 12.8	Thiel CM, Zilles K, Fink GR (2005) Nicotine modulates reorienting of visuospatial attention and neural activity in parietal cortex. Neuropsychopharmacol 30: 810–820; © 2005 Nature Publishing Group
Abb. 12.9	Thiel CM, Henson RN, Dolan RJ (2002) Scopolamine but not lorazepam modulates face repetition priming: a psychopharmacological fMRI study. Neuropsychopharmacol 27: 282–292; © 2002 Nature Publishing Group
Abb. 12.10	Thiel CM, Henson RN, Morris JS, Friston KJ, Dolan RJ (2001) Pharmacological modulation of behavioural and neuronal correlates of repetition priming. J Neurosci 21: 6846–6852; © 2001 by the Society for Neuroscience
Abb. 13.1	Reprinted from NeuroImage, 24, Unterrainer JM, Ruff CC, Rahm B, Kaller CP, Spreer J, Schwarzwald R, Halsband U, The influence of sex differences and individual task performance on brain activation during planning, 586–590, © 2005, with permission from Elsevier.
Abb. 13.2	Reprinted from NeuroImage, 25, Haier RJ, Jung RE, Yeo RA, Head K, Alkire MT, The neuroanatomy of general intelligence: sex matters, 320–327, © 2005, with permission from Elsevier.
Abb. 13.4	Reprinted from NeuroImage, 32, Hofer A, Siedentopf CM, Ischebeck A, Rettenbacher MA, Verius M, Felber S, Fleischhacker WW, Gender differences in regional cerebral activity during the perception of emotion; A functional MRI study, 854–862, © 2006, with permission from Elsevier.
Abb. 13.5	Reprinted from Brain and Cognition, 76, Mercadillo RE, Díaz JL, Pasaye EH, Barrios FA, Perception of suffering and compassion experience: brain gender disparities, 5–14, © 2011, with permission from Elsevier.
Abb. 13.6	Reprinted from Neuropsychologia, 45, Koch K, Pauly K, Kellermann T, Seiferth NY, Reske M, Backes V, Stöcker T, Shah NJ, Amunts K, Kircher T, Schneider F, Habel U, Gender differences in the cognitive control of emotion: An fMRI study, 2744–2754, © 2007, with permission from Elsevier.
Abb. 13.7	Reprinted from Psychoneuroendocrinology, 34, Derntl B, Windischberger C, Robinson S, Kryspin-Exner I, Gur RC, Moser E, Habel U, Amygdala activity to fear and anger in healthy young males is associated with testosterone, 687–693, © 2009, with permission from Elsevier.
Abb. 13.8	Reprinted from Biological Psychiatry, 55, McClure EB, Monk CS, Nelson EE, Zarahn E, Leibenluft E, Bilder RM, Charney DS, Ernst M, Pine DS, A developmental examination of gender differences in brain engagement during evaluation of threat, 1047–1055, © 2004, with permission from Elsevier.
Abb. 13.9	Reprinted from NeuroImage, 51, Rubia K, Hyde Z, Halari R, Giampietro V, Smith A, Effects of age and sex on developmental neural networks of visual-spatial attention allocation, 817–827, © 2010, with permission from Elsevier.
Abb. 14.1	Reprinted from Neurobiology of Aging, 30, Kukolja J, Thiel CM, Wilms M, Mirzazade S, Fink GR, Ageing-related changes of neural activity associated with spatial contextual memory, 630–645, © 2009, with permission from Elsevier.
Abb. 14.2 a)	Schneider-Garces NJ, Gordon BA, Brumback-Peltz CR, Shin E, Lee Y, Sutton BP, Maclin EL, Gratton G, Fabiani M (2010) Span, CRUNCH, and beyond: working memory capacity and the aging brain. J Cogn Neurosci 22: 655–669 Copyright © 2010, Massachusetts Institute of Technology
Abb. 14.2 b)+c)	Reuter-Lorenz PA, Cappell KA, Current Directions in Psychological Science (17, 3), pp. 177–182, copyright © 2008 by Association for Psychological Science, Reprinted by Permission of SAGE Publications
Abb. 14.3	Reprinted from Biological Psychiatry, 70, Brassen S, Gamer M, Büchel C, Anterior cingulated activation is related to a positivity bias and emotional stability in successful aging, 131–137, © 2011, with permission from Elsevier.
Abb. 14.4	Reprinted from Neurobiology of Aging, 32, Roalf DR, Pruis TA, Stevens AA, Janowsky JS, More is less: emotion induced prefrontal cortex activity habituates in aging, 1634–1650, © 2011, with permission from Elsevier.
Abb. 14.5	Reprinted from Biological Psychiatry, 67, Fischer H, Nyberg L, Karlsson S, Karlsson P, Brehmer Y, Rieckmann A, MacDonald SW, Farde L, Bäckman L, Simulating neurocognitive aging: effects of a dopaminergic antagonist on brain activity during working memory, 575–580, © 2010, with permission from Elsevier.
Abb. 15.2 a)	Reprinted from NeuroImage, 37, Raichle ME, Snyder AZ, A default mode of brain function: a brief history of an evolving idea, 1083–1090, © 2007, with permission from Elsevier.
Abb. 15.2 b)	Fox MD, Snyder AZ, Vincent JL, Corbetta M, Van Essen DC, Raichle ME (2005) The human brain is intrinsically organized into dynamic anticorrelated functional networks. Proc Natl Acad Sci USA 102: 9673–9678 © 2005 National Academy of Sciences, U.S.A.
Abb. 15.3	Reprinted from Neuron, 65, Andrews-Hanna JR, Reidler JS, Sepulcre J, Poulin R, Buckner RL, Functional-anatomic fractionation of the brain's default network, 550–562, © 2010, with permission from Elsevier.
Abb. 15.4 und 15.5	Raichle ME (2011) The Restless Brain, Brain Connectivity 1:3–12 The publisher for this copyrighted material is Mary Ann Liebert, Inc. publishers.
Abb. 15.6	Damoiseaux JS, Rombouts SARB, Barkhof F, Scheltens P, Stam CJ, Smith SM, Beckmann CF (2006) Consistent resting-state networks across healthy subjects. Proc Natl Acad Sci USA 103: 13848–13853, © 2006 National Academy of Sciences, U.S.A.
Abb. 15.7	Zhang D, Snyder AZ, Shimony JS, Fox MD, Raichle ME, Noninvasive functional and structural connectivity mapping of the human thalamocortical system. Cerebral Cortex (2010) 20: 1187–1194; by permission of Oxford University Press

Abbildung	Quelle
Abb. 15.8	O'Reilly JX, Beckmann CF, Tomassini V, Ramnani N, Johansen-Berg H, Distinct and overlapping functional zones in the cerebellum defined by resting state functional connectivity. Cerebral Cortex (2010) 20: 953–965; by permission of Oxford University Press
Abb. 15.9a)	Smyser CD, Inder TE, Shimony JS, Hill JE, Degnan AJ, Snyder AZ, Neil JJ, Longitudinal Analysis of Neural Network Development in Preterm Infants. Cerebral Cortex (2010) 20: 2852–2862; by permission of Oxford University Press
Abb. 15.9b)	Doria V, Beckmann C, Arichi T, Merchant N, Groppo M, Turkheimer F, Counsell S, Murgasova M, Aljabar P, Nunes R, Larkman D, Rees G, Edwards A (2010) Emergence of resting state networks in the preterm human brain. Proc Natl Acad Sci USA 107: 20015–20020, PNAS is not responsible for the accuracy of this translation.
Abb. 15.10	Fair DA, Cohen AL, Dosenbach NUF, Church JA, Miezin FM, Barch DM, Raichle ME, Petersen SE, Bradley L, Schlaggar BL (2008) The maturing architecture of the brain's default network. Proc Natl Acad Sci USA 105: 4028–4032 © 2008 National Academy of Sciences, U.S.A.
Abb. 15.11	Boveroux P, Vanhaudenhuyse A, Bruno MA et al. (2010) Breakdown of within- and between-network Resting State Functional Magnetic Resonance Imaging Connectivity during Propofol-induced Loss of Consciousness. Anesthesiology 113 (5): 1038–1053, Wolters Kluwer Health
Abb. 15.12 Abb. 15.16 oben	Buckner RL, Andrews-Hanna JR, Schacter DL (2008) The brain's default network: anatomy, function, and relevance to disease. Annals of the New York Academy of Sciences 1124: 1–38; © 2008 John Wiley & Sons
Abb. 15.13	Reprinted from NeuroImage, 53, Assaf M, Jagannathan K, Calhoun VD, Miller Laura, Stevens MCS, Sahl R, O'Boyle JG, Schultz RT, Pearlson GD, Abnormal functional connectivity of default mode sub-networks in autism spectrum disorder patients, 247–256, © 2010, with permission from Elsevier.
Abb. 15.14 a) Abb. 15.14 b)	Reprinted from Biological Psychiatry, 68, Fair DA, Posner J, Nagel BJ, Bathula D, Cias TGC, Mills KL, Blythe MS, Giwa A, Schmitt CF, Nigg JT, Atypical default network connectivity in youth with attention-deficit/hyperactivity disorder, 1084–1091, © 2010, with permission from Elsevier.
Abb. 15.14c)	Reprinted from Biological Psychiatry, 65, Chamberlain SR, Hampshire A, Müller U et al., Atomoxetine Modulates Right Inferior Frontal Activation During Inhibitory Control: A Pharmacological Functional Magnetic Resonance Imaging Study, 550–555, © 2009, with permission from Elsevier.
Abb. 15.15a)	Reprinted from Schizophrenia Research, 91, Harrison BJ, Yücel M, Pujol J, Pantelis C, Task-induced deactivation of midline cortical regions in schizophrenia assessed with fMRI, 82–86, © 2007, with permission from Elsevier.
Abb. 15.15b)	Reprinted from Schizophrenia Research, 130, Woodward ND, Rogers B, Heckers S, Functional resting-state networks are differentially affected in schizophrenia, 86–93, © 2011, with permission from Elsevier.
Abb. 15.16 unten	Sanz-Arigita EJ, Schoonheim MM, Damoiseaux JS, Rombouts SARB, Maris E, Barkhof F, Scheltens P, Stam CJ (2012) Loss of »small-world« networks in Alzheimer's disease: graph analysis of fMRI resting-state functional connectivity. Public Library of Science (PLoS)
Abb. 15.17	Helmich RC, Derikx LC, Bakker M, Scheeringa R, Bloem BR, Toni I, Spatial Remapping of Cortico-striatal Connectivity in Parkinson's Disease. Cerebral Cortex (2010) 20: 1175–1186; by permission of Oxford University Press
Abb. 15.19	Cole DM, Smith SM, Beckmann CF (2010) Advances and pitfalls in the analysis and interpretation of resting-state fMRI data. Front Syst Neurosci 4:8, © 2010 Cole, Smith and Beckmann
Abb. 15.20	Reprinted from NeuroImage, 62, Beckmann CF, Modelling with independent comments, 891–901, © 2012, with permission from Elsevier.
Abb. 18.1 a)	Luppino G, Rizzolatti G (2000) The organization of the frontal motor cortex. News Physiol Sci 15: 219–224 © 2000 The American Physiological Society, Bethesda, used with permission
Abb. 18.1 b) Abb. 18.1 c)	Reprinted from Trends Neurosci, 21, Rizzolatti G, Arbib MA, Language within our grasp, 188–194, © 1998, with permission from Elsevier.
Abb. 18.2 a) Abb. 18.2 b)	Reprinted from NeuroImage, 41, Grefkes C, Eickhoff SB, Nowak DA, Dafotakis M, Fink GR, Dynamic intra- and interhemispheric interactions during unilateral and bilateral hand movements assessed with fMRI and DCM, 1382–1394, © 2008, with permission from Elsevier.
Abb. 18.2 c) Abb. 18.2 d) Abb. 18.2 e)	Stephan KM, Binkofski F, Halsband U, Dohle C, Wunderlich G, Schnitzler A, Tass P, Posse S, Herzog H, Sturm V, Zilles K, Seitz RJ, Freund HJ, The role of ventral medial wall motor areas in bimanual coordination: A combined lesion and activation study. Brain (1999) 122: 351–368; by permission of Oxford University Press
Abb. 18.3 a) Abb. 18.3 b) Abb. 18.3 c)	Paus T (2001) Primate anterior cingulate cortex: where motor control, drive and cognition interface. Nat Rev Neurosci 2: 417–424, © 2001 Macmillan Publishers Ltd., London
Abb. 18.3 d)	Weiss PH, Rahbari NN, Lux S, Pietrzyk U, Noth J, Fink GR, Processing the Spatial Configuration of Complex Actions Involves Right Posterior Parietal Cortex: An fMRI Study with Clinical Implications. Hum Brain Mapp (2006) 27: 1004–1014, © 2006 John Wiley & Sons Inc.
Abb. 18.4	Weiss PH, Marshall JC, Wunderlich G, Tellmann L, Halligan PW, Freund H-J, Zilles K, Fink GR (2000) Neural consequences of acting in near versus far space: a physiological basis for clinical dissociations. Brain 123: 2531–2541; by permission of Oxford University Press
Abb. 18.5 a)	Reprinted from NeuroImage, 23, Grefkes C, Ritzl A, Zilles K, Fink GR, Human medial intraparietal cortex subserves visuomotor coordinate transformation, 1494–1506, © 2004, with permission from Elsevier.

Quellenverzeichnis

Abbildung	Quelle
Abb. 18.6	Grefkes C, Nowak DA, Eickhoff SB, Dafotakis M, Küst J, Karbe H, Fink GR, Cortical connectivity after subcortical stroke assessed with functional magnetic resonance imaging. Annals of Neurology (2008) 63: 236–246 © 2008 John Wiley & Sons Inc.
Abb. 18.7	Assal F, Schwartz S, Vuilleumier P, Moving with or without will. Functional neural correlates of alien hand syndrome. Annals of Neurology (2007) 62: 301–306, © 2007 John Wiley & Sons Inc.
Abb.18.8	Binkofski F, Fink GR, Geyer S, Buccino G, Gruber O, Shah NJ, Taylor JG, Seitz RJ, Zilles K, Freund H-J (2002) Neural activity in human primary motor cortex areas 4a and 4p is modulated differentially by attention to action. J Neurophysiol 88: 514–519, © 2002 The American Physiological Society, Bethesda, used with permission
Abb.18.10	From Lau HC, Rogers RD, Haggard P, Passingham RE (2004) Attention to intention. Science 303: 1208–1210 Reprinted with permission from AAAS
Abb. 19.2	Reprinted by permission from Macmillan Publishers Ltd: [Nat Neurosci] Brefczynski JA, DeYoe, EA, A physiological correlate of the »spotlight« of visual attention, 2: 370–374, © 1999
Abb. 19.3	Reprinted by permission from Macmillan Publishers Ltd: [Nature] O'Craven KM, Downing PE, Kanwisher N, fMRI evidence for objects as the units of attentional selection, 401: 584–587, © 1999
Abb. 19.4	Reprinted by permission from Macmillan Publishers Ltd: [Nat Neurosci] Saenz M, Buracas GT, Boynton GM, Global effects of feature-based attention in human visual cortex, 5: 631–632, © 2002
Abb. 19.5	Reprinted from SCIENCE. Kastner S, de Weerd P, Desimone R, Ungerleider L (1998) Mechanisms of directed attention in the human extrastriate cortex as revealed by functional MRI. Science 282: 108–111, © 1998 AAAS
Abb. 19.6	Reprinted from SCIENCE. Rees G, Frith CD, Lavie N (1997) Modulating irrelevant motion perception by varying attentional load in an unrelated task. Science 28: 1616–1619, © 1997 AAAS
Abb.19.7	Astafiev SV, Shulman GL, Stanley CM, Snyder AZ, Van Essen DC, Corbetta M (2003) Functional organization of human intraparietal and frontal cortex for attending, looking, and pointing. J Neurosci 23: 4689–4699 © 2003 by the Society for Neuroscience
Abb. 19.9	Reprinted from Neuron, 58, Corbetta M, Patel G, Shulman GL, The reorienting system of the human brain: from environment to theory of mind, 306–324, © 2008, with permission from Elsevier.
Abb. 20.1	© 2001 From Object recognition, pp 45–74. In: The handbook of cognitive neuropsychology by Riddoch MJ, Humphreys GW. Rapp B (ed). Reproduced by permission of Routledge/Taylor & Francis Group LLC
Abb.20.2	Reprinted from NeuroImage, 17, Warnking J, Dojat M, Guérin-Dugué A, Delon-Martin C, Olympieff S, Richard N, Chéhikian A, Segebarth C, fMRI retinotopic mapping – step by step, 1665–1683, © 2002, with permission from Elsevier.
Abb. 20.3	Murray SO, Kersten D, Olshausen BA, Schrater P, Woods DL (2002) Shape perception reduces activity in human primary visual cortex. Proc Natl Acad Sci USA 99: 15164–15169, © 2002 National Academy of Sciences, U.S.A.
Abb. 20.4	Reprinted from Neuron, 37, Stanley DA, Rubin N, fMRI activation in response to illusory contours and salient regions in the human lateral occipital complex, 323–331, © 2003, with permission from Elsevier.
Abb. 20.5	Safford AS, Hussey EA, Parasuraman R, Thompson JC (2010) Object-based attentional modulation of biological motion processing: Spatiotemporal dynamics using functional magnetic resonance imaging and electroencephalography. J Neurosci 30: 9064–9073, © 2010 by the Society for Neuroscience
Abb. 20.6	Reprinted from Neuron, 37, Kourtzi Z, Tolias AS, Altmann CF, Augath M, Logothetis NK, Integration of local features into global shapes: Monkey and human fMRI studies, 333–346, © 2003, with permission from Elsevier.
Abb. 20.7	Walther DB, Chai B, Caddigan E, Beck DM, Fei-Fei L (2011) Simple Line drawings suffice for functional MRI decoding of natural scene categories. PNAS 108: 9661–9666, © 2011 National Academy of Sciences
Abb. 20.8	Reprinted from Neuron, 35, James TW, Humphrey GK, Gati JS, Menon RS, Goodale MA, Differential effects of viewpoint on object-driven activation in dorsal and ventral streams, 793–801, © 2002, with permission from Elsevier.
Abb. 20.9	Liu X, Steinmetz NA, Farley AB, Smith CD, Joseph JE (2008) Mid-fusiform activation during object discrimination reflects the process of differentiating structural descriptions. J Cogn Neurosci 20: 1711–1726 Reprinted by permission of MIT Press Journals
Abb. 20.10	Reprinted from Neuron, 29, Bar M, Tootell RBH, Schacter DL, Greve DN, Fischl B, Mendola JD, Rosen BR, Dale AM, Cortical mechanisms specific to explicit visual object recognition, 529–535, © 2001, with permission from Elsevier.
Abb. 20.11	Reprinted from Neuron, 60, Kriegeskorte N, Mur M, Ruff DA, Kiani R, Bodurka J, Esteky H, Tanaka K, Bandettini PA, Matching categorical object representations in inferior temporal cortex of man and monkey, 1126–1141, © 2008, with permission from Elsevier.
Abb. 20.12	Reprinted from Trends in Cognitive Sciences, 5, Ellis HD, Lewis MB, Capgras delusion: a window on face recognition, 149–156, © 2001, with permission from Elsevier.
Abb. 20.13 Abb. 20.14	Reprinted from Neuropsychologia, 45, Gobbini MI, Haxby JV, Neural systems for recognition of familiar faces, 32–41, © 2007, with permission from Elsevier.
Abb. 20.15	Reprinted from NeuroImage, 40, Ishai A, Let's face it: It's a cortical network, 415–419, © 2008, with permission from Elsevier.
Abb. 20.16	Kanwisher N, Yovel G, The fusiform face area: a cortical region specialized for the perception of faces. Philosophical Transactions B (2006) 361: 2109–2128, by permission of the Royal Society; © 2006; The Royal Society

Abbildung	Quelle
Abb. 21.3	Meyer M (2008) Functions of the left and right posterior temporal lobes during segmental and suprasegmental speech perception. Z Neuropsychol 19 (2): 101–115; mit freundlicher Genehmigung Verlag Hans Huber, Hogrefe AG
Abb. 22.2	Reprinted from NeuroImage, 20, Schall U, Johnston P, Lagopoulos J, Jüptner M, Jentzen W, Thienel R, Dittmann-Balçar A, Bender S, Ward PB, Functional brain maps of Tower of London performance: a positron emission tomography and functional magnetic imaging study, 1154–1161, © 2003, with permission from Elsevier.
Abb. 22.3	Reprinted from NeuroImage, 26, Rasser PE, Johnston P, Lagopoulos J, Ward PB, Schall U, Thienel R, Bender S, Toga AW, Thompson PM, Functional MRI BOLD response to Tower of London performance in first-episode schizophrenia patients using cortical pattern matching, 941–951, © 2005, with permission from Elsevier.
Abb. 23.5	Eickhoff SB, Grefkes C, Zilles K, Fink GR, The somatotopic organization of cytoarchitectonic areas on the human parietal operculum. Cerebral Cortex (2007) 17: 1800–1811; by permission of Oxford University Press
Abb. 24.2	Reprinted from Neurobiology of Aging, 33, Piefke M, Onur ÖA, Fink GR, Aging-related changes of neural mechanisms underlying visual-spatial working memory, 1284–1297, © 2012, with permission from Elsevier.
Abb. 24.3	Piefke M, Markowitsch HJ (2007) Gedächtnis und Gedächtnisstörungen. Neuroanatomische und neurofunktionelle Grundlagen. Psychoneuro 33: 462–465, © 2007 Thieme
Abb. 24.4	Kukolja J, Klingmüller D, Maier W, Fink GR, Hurlemann R (2011) Noradrenergic-glucocorticoid modulation of emotional memory encoding in the human hippocampus. Psychological Medicine 41: 2167–2176, © 2011 Cambridge University Press
Abb. 24.6 Abb. 24.7	Piefke M, Weiss PH, Zilles K, Markowitsch HJ, Fink GR, Differential remoteness and emotional tone modulate the neural correlates of autobiographical memory. Brain (2003) 126: 650–668; by permission of Oxford University Press
Abb. 25.1	Arias-Carrion O, Pöppel E (2007) Dopamine, learning, and reward-seeking behaviour. Acta Neurobiologiae Experimentals 67: 481–488, © 2007 ANE
Abb. 25.2	From Schultz W, Dayan P, Montague PR (1997) A neural substrate of prediction and reward. Science 275:1593–1599 Reprinted with permission from AAAS.
Abb. 25.3	Reprinted from Neuroscience & Biobehavioral Reviews, 35, Liu X, Hairston J, Schrier M, Fan J, Common and distinct networks underlying reward valence and processing stages: a meta-analysis of functional neuroimaging studies, 1219–1236, © 2011, with permission from Elsevier.
Abb. 25.4	Spreckelmeyer KN, Krach S, Kohls G, Rademacher L, Irmak A, Konrad K, Kircher T, Gründer G, Anticipation of monetary and social reward differently activates mesolimbic brain structures in men and women. Social Cognitive and Affective Neuroscience (2009) 4: 158–165; by permission of Oxford University Press
Abb. 25.5	Reprinted from NeuroImage, 29, Juckel G, Schlagenhauf F, Koslowski M, Wüstenberg T, Villringer A, Knutson B, Wrase J, Heinz A, Dysfunction of ventral striatal reward prediction in schizophrenia, 409–416, © 2006, with permission from Elsevier.
Abb. 25.6	Reprinted by permission from Macmillan Publishers Ltd: [Molecular Psychiatry] Morris RW, Vercammen A, Lenroot R, Moore L, Langton JM et al., Disambiguating ventral striatum fMRI-related bold signal during reward prediction in schizophrenia, 17: 280–289, © 2012
Abb. 25.7	Reprinted from Biological Psychiatry, 61, Scheres A, Milham MP, Knutson B, Castellanos FX, Ventral striatal hyporesponsiveness during reward anticipation in attention-deficit/hyperactivity disorder, 720–724, © 2007, with permission from Elsevier.
Abb. 26.3	Amunts K, Lenzen M, Friederici AD, Schleicher A, Morosan P, Palomero-Gallagher N, Zilles K (2010) Broca's region: novel organizational principles and multiple receptor mapping. PLoS Biol 8(9): e1000489, © 2010 Amunts et al.
Abb. 26.4 Abb. 26.6	Reprinted from NeuroImage, 22, Amunts K, Weiss PH, Mohlberg H, Pieperhoff P, Eickhoff S, Gurd JM, Marshall JC, Shah NJ, Fink GR, Zilles K, Analysis of neural mechanisms underlying verbal fluency in cytoarchitectonically defined stereotaxic space-The roles of Brodmann areas 44 and 45, 42–56, © 2004, with permission from Elsevier.
Abb. 26.7	Heim S, Friederici AD (2003) Phonological processing in language production: time course of brain activity. NeuroReport 14 (16): 2031–2033, Wolters Kluwer Health
Abb. 27.2	Reprinted from NeuroImage, 54, Arsalidou M, Taylor MJ, Is 2+2=4? Meta-analyses of brain areas needed for numbers and calculations, 2382–2393, © 2010, with permission from Elsevier.
Abb. 27.3	Reprinted by permission from Macmillan Publishers Ltd: [Nature Reviews Neuroscience] Hubbard EM, Piazza M, Pinel P, Dehaene S, Interactions between number and space in parietal cortex. 6: 435–448, © 2005
Abb. 27.4	Reprinted from Cognitive Brain Research, 18, Delazer M, Domahs F, Bartha L, Brenneis C, Lochy A, Trieb T, Benke T, Learning complex arithmetic – an fMRI study, 76–88, © 2003, with permission from Elsevier.
Abb. 27.5	From Knops A, Thirion B, Hubbard EM, Michel V, Dehaene S (2009) Recruitment of an area involved in eye movements during mental arithmetic.Science 324: 1583–1585 Reprinted with permission from AAAS.
Abb. 28.1	Reprinted from NeuroImage, 52, Rubinov M, Sporns O, Complex network measures of brain connectivity: Uses and interpretations, 1059–1069, © 2010 with permission from Elsevier.

Quellenverzeichnis

Abbildung	Quelle
Abb. 28.4	Allen EA, Erhardt EB, Damaraju E, Gruner W, Segall JM, Silva RF, Havlicek M, Rachakonda S, Fries J, Kalyanam R, Michael AM, Caprihan A, Turner JA, Eichele T, Adelsheim S, Bryan AD, Bustillo J, Clark VP, Feldstein Ewing SW, Filbey F, Ford CC, Hutchison K, Jung RE, Kiehl KA, Kodituwakku P, Komesu YM, Mayer AR, Pearlson GD, Phillips JP, Sadek JR, Stevens M, Teuscher U, Thoma RJ, Calhoun VD (2011) A baseline for the multivariate comparison of resting-state networks. Front Syst. Neurosci. 5:2, © 2011 Allen et al.
Abb. 28.5	Reprinted from NeuroImage, 41, Grefkes C, Eickhoff SB, Nowak DA, Dafotakis M, Fink GR, Dynamic intra- and interhemispheric interactions during unilateral and bilateral hand movements assessed with fMRI and DCM, 1382–1394, © 2008, with permission from Elsevier.
Abb. 30.1	Habel U, Klein M, Shah NJ, Toni I, Zilles K, Falkai P, Schneider F (2004) Genetic load on amygdala hypofunction during sadness in non-affected brothers of schizophrenia patients. Am J Psychiatry 161: 1806–1813 Reprinted with permission from the American Journal of Psychiatry, © 2004. American Psychiatric Association.
Abb. 30.2	Zotev V, Krueger F, Philipps R et al. (2011) Self-regulation of amygdale activation using real-time fMRI neurofeedback. PLoS One 6: e24522, © 2011 Zotev et al.
Abb. 30.4	Republished with permission of Annual Reviews, Inc, from Barrett LF, Mesquita B, Ochsner KN, Gross JJ (2007) The experience of emotion. Annual Review of psychology 58: 373–403; permission conveyed through Copyright Clearance Center, Inc.
Abb. 30.5	Reprinted from Neuropsychologia, 45, Habel U, Windischberger C, Derntl B, Robinson S, Kryspin-Exner I, Gur RC, Moser E, Amygdala activation and facial expressions: Explicit emotion discrimination versus implicit emotion processing, 2369–2377, © 2007, with permission from Elsevier.
Abb. 30.6	Kim MJ, Loucks RA, Neta M, Davis FC, Oler JA, Mazzulla EC, Whalen PJ (2010) Behind the mask: the influence of mask-type on amygdala response to fearful faces. Social Cognitive and Affective Neuroscience 5: 363–368; by permission of Oxford University Press.
Abb. 30.7	Reprinted from NeuroImage, 59, Tettamanti M, Rognoni E, Cafiero R, Costa T, Galati D, Perani D, Distinct pathways of neural coupling for different basic emotions, 1804–1817, © 2012, with permission from Elsevier.
Abb. 30.8	Reprinted from Neuroscience & Biobehavioral Reviews, 35, Fan Y, Duncan NW, de Greck M, Northoff G, Is there a core neural network in empathy? An fMRI based quantitative meta-analysis, 903–911, © 2011, with permission from Elsevier.
Abb. 30.9	Reprinted from Psychoneuroendocrinology, 35, Derntl B, Finkelmeyer A, Eickhoff SB, Kellermann T, Falkenberg DI, Schneider F, Habel U, Multidimensional assessment of empathic abilities: neural correlates and gender differences, 67–82, © 2010, with permission from Elsevier.
Abb. 30.10	Reprinted from Curr Opin Neurobiol, 10, Büchel C, Dolan RJ, Classical fear conditioning in functional neuroimaging, 219–223, © 2000, with permission from Elsevier.
Abb. 30.11	Reprinted from Neuron, 69, Indovina I, Robbins TW, Núnez-Elizalde AO, Dunn BD, Bishop SJ, Fear-conditioning mechanisms associated with trait vulnerability to anxiety in humans, 563–571, © 2011, with permission from Elsevier.
Abb. 30.12	Reprinted from Neuropsychologia, 48, Murty VP, Ritchey M, Adcock RA, LaBar KS, fMRI studies of successful emotional memory encoding: A quantitative meta-analysis, 3459–3469, © 2010, with permission from Elsevier.
Abb. 31.1	Reprinted from NeuroImage, 13, Poellinger A, Thomas R, Lio P, Lee A, Makris N, Rosen BR, Kwong KK, Activation and habituation in olfaction – an fMRI study, 547–560, © 2001, with permission from Elsevier.
Abb. 31.2	Reprinted by permission from Macmillan Publishers Ltd: [Nature] Sobel N, Prabhakaran V, Desmond JE, Glover GH, Goode RL, Sullivan EV, Gabrieli JDE, Sniffing and smelling: separate subsystems in the human olfactory cortex. 392: 282–286, © 1998
Abb. 31.6	De Araujo IE, Rolls ET, Kringelbach ML, McGlone F, Phillips N (2003) Taste-olfactory convergence, and the representation of the pleasantness of flavour, in the human brain. European Journal of Neuroscience 18: 2059–2068 © 2003 John Wiley and Sons
Abb. 31.7	Kringelbach ML, O'Doherty J, Rolls ET, Andrews C (2003) Activation of the human orbitofrontal cortex to a liquid food stimulus is correlated with its subjective pleasantness. Cerebral Cortex 13: 1064–1071; by permission of Oxford University Press
Abb. 31.8	Rolls ET, Kringelbach ML, deAraujo IE (2003) Different representations of pleasant and unpleasant odours in the human brain. European Journal of Neuroscience 18: 695–703 © 2003 John Wiley and Sons
Abb. 31.9 rechts	Winston JS, Gottfried JA, Kilner JM, Dolan RJ (2005) Integrated neural representations of odor intensity and affective valence in human amygdala. J Neurosci 25: 8903–8907, © 2005 by the Society for Neuroscience
Abb. 31.10	Reprinted from NeuroImage, 53, Seubert J, Kellermann T, Loughead J, Boers F, Brensinger C, Schneider F, Habel U, Processing of disgusted faces is facilitated by odor primes: a functional MRI study, 746–756, © 2010, with permission from Elsevier.
Abb. 31.11	Reprinted from Neuropsychologia, 42, Herz RS, Eliassen J, Beland S, Souza T, Neuroimaging evidence for the emotional potency of odor-evoked memory, 371–378, © 2004, with permission from Elsevier.
Abb. 31.12	From Gelstein S, Yeshurun Y, Rozenkrantz L, Shushan S, Frumin I, Roth Y, Sobel N (2011) Human tears contain a chemosignal. Science 331: 226–230, Reprinted with permission from AAAS

Abbildung	Quelle
Abb. 31.13	Moessnang C, Frank G, Bogdahn U, Winkler J, Greenlee MW, Klucken J (2011) Altered activation patterns within the olfactory network in Parkinson's disease. Cerebral Cortex 21: 1246–1253; by permission of Oxford University Press
Abb. 32.1	Bingel U, Tracey I (2008) Imaging CNS modulation of pain in humans. Physiology 23: 371–380 © 2008, American Physiological Society
Abb. 32.4	Reprinted from Neuron, 63, Eippert F, Bingel U, Schoell ED, Yacubian J, Klinger R, Lorenz J, Büchel C, Activation of the opiodergic descending pain control system underlies placebo analgesia, 533–543, © 2009, with permission from Elsevier.
Abb. 32.5	From Eippert F, Finsterbusch J, Bingel U, Büchel C (2009) Direct evidence for spinal cord involvement in placebo analgesia. Science 326: 404, Reprinted with permission from AAAS
Abb. 33.1	Oga T, Honda M, Toma K, Murase N, Okada T, Hanakawa T, Sawamoto N, Nagamine T, Konishi J, Fukuyama H, Kaji R, Shibasaki H (2002) Abnormal cortical mechanisms of voluntary muscle relaxation in patients with writer‹s cramp: an fMRI study. Brain 125: 895–903; by permission of Oxford University Press.
Abb. 33.2	Haslinger B, Erhard P, Dresel C, Castrop F, Roettinger M, Ceballos-Baumann AO (2005) »Silent event-related« fMRI reveals reduced sensorimotor activation in laryngeal dystonia. Neurology 65: 1562–1569, © 2005 Wolters Kluwer Health
Abb. 33.3	Dresel C, Haslinger B, Castrop F, Wohlschlaeger AM, Ceballos-Baumann AO, Silent event-related fMRI reveals deficient motor and enhanced somatosensory activation in orofacial dystonia. Brain (2006)129: 36–46; by permission of Oxford University Press
Abb. 33.4	Haslinger B, Altenmüller E, Castrop F, Zimmer C, Dresel C (2010) Sensorimotor overactivity as a pathophysiological trait of embouchure dystonia. Neurology 74: 1790–1797, © 2010 Wolters Kluwer Health
Abb. 33.5	Dresel C, Bayer F, Castrop F, Rimpau C, Zimmer C, Haslinger B (2011) Botulinum toxin modulates basal ganglia but not deficient somatosensory activation in orofacial dystonia. Movement Disorders 26: 1496–1502, © 2011 John Wiley and Sons
Abb. 33.6	Nelson AJ, Blake DT, Chen R (2009) Digit-specific aberrations in the primary somatosensory cortex in Writer's cramp. Annals of Neurology 66: 146–154, © 2009 John Wiley and Sons
Abb. 33.7	Peller M, Zeuner K, Munchau A, Quartarone A, Weiss M, Knutzen A, Hallett M, Deuschl G, Siebner HR, The basal ganglia are hyperactive during the discrimination of tactile stimuli in writer's cramp. Brain (2006) 129: 2697–2708; by permission of Oxford University Press
Abb. 33.8	Blood AJ, Flaherty AW, Choi JK, Hochberg FH, Greve DN, Bonmassar G, Rosen BR, Jenkins BG (2004) Basal ganglia activity remains elevated after movement in focal hand dystonia. Annals of Neurology 55: 744–748 © 2004 John Wiley and Sons
Abb. 33.9	Mohammadi B, Kollewe K, Samii A, Beckmann CF, Dengler R, Münte TF (2011) Changes in resting-state brain networks in writer's cramp. Human Brain Mapping 33: 840–848, © 2011 John Wiley and Sons
Abb. 34.2	From N Engl J Med, Lang AE, Subthalamic stimulation for Parkinson‹s disease – living better electrically? 349: 1888–1891, © 2003 Massachusetts Medical Society. Reprinted with permission from Massachusetts Medical Society.
Abb. 34.3	Snijders AH, Leunissen I, Bakker M, Overeem S, Helmich RC, Bloem BR, Toni I, Gait-related cerebral alterations in patients with Parkinson's disease with freezing of gait. Brain (2010) 134: 59–72; by permission of Oxford University Press
Abb. 34.4	Wu T, Long X, Zang Y, Wang L, Hallett M, Li K, Chan P (2009) Regional homogeneity changes in patients with Parkinson's disease. Human Brain Mapping 30: 1502–1510, © 2008 John Wiley and Sons
Abb. 34.5	Hennenlotter A, Schroeder U, Erhard P, Haslinger B, Stahl R, Weindl A, von Einsiedel HG, Lange KW, Ceballos-Baumann AO, Neural correlates associated with impaired disgust processing in pre-symptomatic Huntington‹s disease. Brain (2004) 127: 1446–1453; by permission of Oxford University Press.
Abb. 35.1	Weiller C, Isensee C, Rijntjes M, Huber W, Müller S, Bier D, Dutschka K, Woods RP, Noth J, Diener HC (1995) Recovery from wernicke's aphasie: A positron emission tomographic study. Ann Neurol 37: 723–732, 1995 John Wiley & Sons Inc., Hoboken, Reprinted with permission of John Wiley & Sons, Inc.
Abb. 36.1 Abb. 36.2	Reprinted from Neuropsychologia, 38, Cohen L, Dehaene S, Chochon F, Lehéricy S Naccache L, Language and calculation within the parietal lobe: A combined cognitive, anatomical and fMRI study, 1426–1440, © 2000, with permission from Elsevier.
Abb. 37.2 a)	Dettmers C, Liepert J, Hamzei F, Binkofski F, Weiller C (2003) Läsion im ventrolateralen prämotorischen Kortex beeinträchtigt die Greiffunktion. Aktuelle Neurologie 30: 247–255, © 2006 Thieme
Abb. 37.3 a)	Reprinted from Trends in Neurosciences, 18, Jeannerod M, Arbib MA, Rizzolatti G, Sakata H, Grasping objects: the cortical mechanism of visuomotor transformation, 314–320, © 1995, with permission from Elsevier.
Abb. 37.3 b)	Binkofski F, Buccino G, Posse S, Seitz RJ, Rizzolatti G, Freund HJ (1999) A fronto-parietal circuit for object manipulation in man. Evidence from a fMRI-Study. European Journal of Neuroscience 11: 3276–3286, © 1999 John Wiley and Sons

Quellenverzeichnis

Abbildung	Quelle
Abb. 37.6 b)	Karnath HO, Perenin MT, Cortical control of visually guided reaching: evidence from patients with optic ataxia. Cerebral Cortex (2005) 15: 1561–1569; by permission of Oxford University Press
Abb. 37.8	Reprinted from Neuropsychologia, 47, Blangero A, Menz MM, McNamara A, Binkofski F, Parietal modules for reaching, 1500–1507, © 2009, with permission from Elsevier.
Abb. 37.10	Rumiati RI, Weiss PH, Tessari A, Assmus A, Zilles K, Herzog H, Fink GR (2005) Common and differential neural mechanisms supporting imitation of meaningful :and meaningless actions, Journal of Cognitive Neuroscience 17: 1420–1431, Reprinted by permission of MIT Press Journals
Abb. 37.11 a)	Reprinted from NeuroImage, 21, Rumiati RI, Weiss PH, Shallice T, Ottoboni G, Noth J, Zilles K, Fink GR, Neural basis of pantomiming the use of visually presented objects, 1224–1231, © 2004, with permission from Elsevier.
Abb. 37.11 b)	Goldenberg G, Hermsdörfer J, Glindemann R, Rorden C, Karnath HO, Pantomime of tool use depends on integrity of left inferior frontal cortex. Cerebral Cortex (2007) 17: 2769–2776; by permission of Oxford University Press
Abb. 38.2	Committeri G, Galati G, Paradis AL, Pizzamiglio L, Berthoz A, LeBihan D (2004) Reference frames for spatial cognition: different brain areas are involved in viewer-, object-, and landmark-centered judgements about object location, Journal of Cognitive Neuroscience 16: 1517–1535, Reprinted by permission of MIT Press Journals
Abb. 38.3	Driver J, Halligan PW (1991) Can visual neglect operate in object-centred co-ordinates? An affirmative single-case study. Cogn Neuropsychol 8: 475, © 1991 Lawrence Erlbaum Associates, Mahwah
Abb. 38.4	Reprinted from Neuroscience, 124, Lux S, Marshall JC, Ritzl A, Weiss PH, Pietrzyk U, Shah NJ, Zilles K, Fink GR, A functional magnetic resonance imaging study of local/global processing with stimulus presentation in the peripheral visual hemifields, 113–120, © 2004, with permission from Elsevier.
Abb. 38.5 b)	Vossel S, Kukolja J, Fink GR (2010) Neurobiologische Grundlagen des Neglects: Implikationen für neue Therapieansätze. Fortschritte der Neurologie – Psychiatrie 78: 733–745, © 2010 Thieme
Abb. 38.6	Reprinted from Neuron, 35, Formisano E, Linden DE, Di Salle F, Trojano L, Esposito F, Sack AT, Grossi D, Zanella FE, Goebel R, Tracking the mind‹s image in the brain I: time-resolved fMRI during visuospatial mental imagery, 185–194, © 2002, with permission from Elsevier.
Abb. 38.8	Reprinted from Neuron, 58, Corbetta M, Patel G, Shulman GL, The reorienting system of the human brain: from environment to theory of mind, 306–324, © 2008, with permission from Elsevier.
Abb. 38.9	Reprinted from NeuroImage, 20, Fink GR, Marshall JC, Weiss PH, Stephan T, Grefkes C, Shah NJ, Zilles K, Dieterich M, Performing allocentric visuospatial judgments with induced distortion of the egocentric reference frame: an fMRI study with clinical implications, 1505–1517, © 2003, with permission from Elsevier.
Abb. 39.5	Reprinted from Biological Psychiatry, 55, Driessen M, Beblo T, Mertens M, Piefke M, Rullkötter N, Silva-Saveedra A, Reddemann L, Rau H, Markowitsch HJ, Wulff H, Lange W, Woermann FG, Posttraumatic stress disorder and fMRI activation patterns of traumatic memory in patients with borderline personality disorder, 603–611, © 2004, with permission from Elsevier.
Abb. 40.2 / Abb. 40.4	Grefkes C, Nowak DA, Eickhoff SB, Dafotakis M, Küst J, Karbe H, Fink GR (2008) Cortical connectivity after subcortical stroke assessed with functional magnetic resonance imaging. Annals of Neurology 63: 236–246, © 2008 John Wiley and Sons
Abb. 40.3	Rehme AK, Fink GR, von Cramon DY, Grefkes C, The role of the contralesional motor cortex for motor recovery in the early days after stroke assessed with longitudinal fMRI. Cerebral Cortex (2011) 21: 756–768; by permission of Oxford University Press
Abb. 40.5	Reprinted from NeuroImage, 55, Rehme AK, Eickhoff SB, Wang LE, Fink GR, Grefkes C, Dynamic causal modelling of cortical activity from the acute to the chronic stage after stroke, 1147–1158, © 2011, with permission from Elsevier.
Abb. 40.7	Nowak DA, Grefkes C, Dafotakis M, Eickhoff SB, Kust J, Karbe H, Fink GR (2008) Effects of low-frequency repetitive transcranial magnetic stimulation of the contralesional primary motor cortex on movement kinematics and neural activity in subcortical stroke. Archives of Neurology 65: 741–747, © 2008 American Medical Association. All rights reserved. Reprinted from NeuroImage, 50, Grefkes C, Nowak DA, Wang LE, Dafotakis M, Eickhoff SB, Fink GR, Modulating cortical connectivity in stroke patients by rTMS assessed with fMRI and dynamic causal modelling, 233–242, © 2010, with permission from Elsevier.
Abb. 41.1	Peters F, Collette F, Degueldre C, Sterpenich V, Majerus S, Salmon E, The neural correlates of verbal short-term memory in Alzheimer's disease: an fMRI study. Brain (2009) 132 (7): 1833–1846; by permission of Oxford University Press
Abb. 41.2	Lim HK, Juh R, Pae CU, Lee BT, Yoo SS, Ryu SH, Kwak KR, Lee C, Lee CU (2008) Altered Verbal Working Memory Process in Patients with Alzheimer's Disease. An fMRI Investigation. Neuropsychobiology 57: 181–187 © 2008 S. Karger AG, Basel
Abb. 41.3	Reprinted from Neurobiol Aging, 29, Borghesani PR, Johnson LC, Shelton AL, Peskind ER, Aylward EH, Schellenberg GD, Cherrier MM, Altered medial temporal lobe responses during visuospatial encoding in healthy APOE*4 carriers, 981–991, © 2008, with permission from Elsevier.
Abb. 41.4	Xu G, Mclaren DG, Ries ML, Fitzgerald ME, Bendlin BB, Rowley HA, Sager MA, Atwood C, Asthana S, Johnson SC, The influence of parental history of Alzheimer's disease and apolipoprotein E ε4 on the BOLD signal during recognition memory. Brain (2009) 132 (2): 383–391; by permission of Oxford University Press

Abbildung	Quelle
Abb. 41.5	Quiroz YT, Budson AE, Celone K, Ruiz A, Newman R, Castrillón G, Lopera F, Stern CE (2010) Hippocampal hyperactivation in presymptomatic familial Alzheimer's disease. Ann Neural 68: 865–875 © 2010 John Wiley & Sons Inc., Hoboken, Reprinted with permission of John Wiley & Sons, Inc.
Abb. 41.6	Frings L, Dressel K, Abel S, Saur D, Kümmerer D, Mader I, Weiller C, Hüll M (2010) Reduced precuneus deactivation during object naming in patients with mild cognitive impairment, Alzheimer's disease, and frontotemporal lobar degeneration. Dement Geriatric Cogn Disord 30: 334–343, 2010 S. Karger AG, Basel
Abb. 41.7	Galvin JE, Price JL, Yan Z, Morris JC, Sheline YI (2011) Resting bold fMRI differentiates dementia with Lewy bodies vs Alzheimer disease. Neurology 76 (21): 1797–1803, Wolters Kluwer Health
Abb. 42.3	Reprinted from Neuron, 22, Dierks T, Linden DEJ, Jandl M, Formisano E, Goebel R, Lanfermann H, Singer W, Activation of Heschl's Gyrus during Auditory Hallucinations, 615–621, © 1999, with permission from Elsevier.
Abb. 42.4	Schneider F, Gur RC, Koch K, Backes V, Amunts K, Shah NJ, Bilker W, Gur RE, Habel U, Impairment in the specificity of emotion processing in schizophrenia. Am J Psychiatry 2006; 163: 442–447 Reprinted with permission from the American Journal of Psychiatry, © 2006. American Psychiatric Association. Reprinted by permission from Macmillan Publishers Ltd: [Neuropsychopharmacology] Seiferth NY, Pauly K, Kellermann T, Shah NJ, Ott G, Herpertz-Dahlmann B, Kircher T, Schneider F, Habel U, Neuronal correlates of facial emotion discrimination in early-onset schizophrenia. 34: 477–487, © 2009 Reprinted from Schizophrenia Research, 122, Habel U, Chechko N, Pauly K, Koch K, Backes V, Seiferth N, Shah NJ, Stöcker T, Schneider F, Kellermann T, Neural correlates of emotion recognition in schizophrenia, 113–123, © 2010, with permission from Elsevier.
Abb. 42.5	Egan MF, Goldberg TE, Kolachana BS, Callicott JH, Mazzanti CM, Straub RE, Goldman D, Weinberger DR (2001) Effect of COMT Val108/158 Met genotype on frontal lobe function and risk for schizophrenia. Proc Natl Acad Sci USA 98: 6917–6922, © 2001 National Academy of Sciences, U.S.A.
Abb. 43.1	Reprinted from Neuron, 34, Nestler EJ, Barrot M, DiLeone RJ, Eisch AJ, Gold StJ, Monteggia LM, Neurobiology of Depression, 13–25, © 2002, with permission from Elsevier.
Abb. 43.6	Chen CH, Suckling J, Lennox BR, Ooi C, Bullmore ET (2011) A quantitative meta-analysis of fMRI studies in bipolar disorder. Bipolar Disorders 13: 1–15, © 2011 John Wiley and Sons
Abb. 43.8	Reprinted by permission from Macmillan Publishers Ltd: [Nature Reviews Neuroscience] DeRubeis RJ, Siegle GJ, Hollon SD, Cognitive therapy versus medication for depression: treatment outcomes and neural mechanisms. 9: 788–796, © 2008
Abb. 44.1	Reprinted from Nolte J, Angevine JB (2000) The human brain in photographs and diagrams, 2nd ed. Mosby, St. Louis, © 2000, with permission from Elsevier.
Abb. 44.2	Freyer T, Klöppel S, Tüscher O, Kordon A, Zurowski B, Kuelz AK, Speck O, Glauche V, Voderholzer U (2011) Frontostriatal activation in patients with obsessive-compulsive disorder before and after cognitive behavioural therapy. Psychological Medicine 41: 207–216, reproduced with permission of Cambridge University Press
Abb. 44.3	Reprinted from NeuroImage, 24, Maltby N, Tolin DF, Worhunsky P, O'Keefe TM, Kiehl KA, Dysfunctional action monitoring hyperactivates frontal-striatal circuits in obsessive-compulsive disorder: an event-related fMRI study, 495–503, © 2005, with permission from Elsevier.
Abb. 44.4	Reprinted from Sem Clin Neuropsychiatry, 6, Saxena S, Bota RG, Brody AL, Brain-behavior relationships in obsessive-compulsive disorder, 82–101, © 2001, with permission from Elsevier.
Abb. 44.5	Reprinted from Biol Psychiatry, 45, Schneider F, Weiss U, Kessler C, Müller-Gärtner HW, Posse S, Sallo JB, Grodd W, Himmelmann F, Gaebel W, Birbaumer N, Subcortical correlates of differential classical conditioning of aversive emotional reactions in social phobia, 863–871, © 1999, with permission from Elsevier.
Abb. 44.6	Reprinted from Psychiatry Research: Neuroimaging, 183, Klumpp H, Angstadt M, Nathan PJ, Phan KL, Amygdala reactivity to faces at varying intensities of threat in generalized social phobia: an event-related functional MRI study, 167–169, © 2010, with permission from Elsevier.
Abb. 45.2	Reprinted from Biological Psychiatry, 68, Fonzo GA, Simmons AN, Thorp SR, Norman SB, Paulus MP, Stein MB, Exaggerated and disconnected insular-amygdalar blood oxygenation level-dependent response to threat-related emotional faces in women with intimate-partner violence posttraumatic stress disorder, 433–441, © 2010, with permission from Elsevier.
Abb. 45.3 Abb. 45.4	Hopper JW, Frewen PA, van der Kolk BA, Lanius RA (2007) Neural correlates of reexperiencing, avoidance, and dissociation in PTSD: symptom dimensions and emotion dysregulation in responses to script-driven trauma imagery. Journal of Traumatic Stress 20: 713–725 © 2007 John Wiley and Sons
Abb. 46.1	Shaw P, Eckstrand K, Sharp W, Blumenthal J, Lerch JP, Greenstein D, Clasen L, Evans A, Giedd J, Rapoport JL (2007) Attention-deficit/hyperactivity disorder is characterized by a delay in cortical maturation. Proc Natl Acad Sci USA 104: 19649–19654, © 2007 National Academy of Sciences, U.S.A.
Abb. 46.2	Dickstein SG, Bannon K, Castellanos FX, Milham MP (2006) The neural correlates of attention deficit hyperactivity disorder: an ALE meta-analysis. J Child Psychol Psychiatry 47: 1051–1062 © 2006 John Wiley and Sons

Quellenverzeichnis

Abbildung	Quelle
Abb. 46.3	Casey BJ, Durston S, From behavior to cognition to the brain and back: what have we learned from functional imaging studies of attention deficit hyperactivity disorder? Am J Psychiatry (2006) 163: 957–960 Reprinted with permission from the American Journal of Psychiatry, © 2006. American Psychiatric Association
Abb. 46.4	Reprinted from Journal of the American Academy of Child & Adolescent Psychiatry, 49, Vloet TD, Gilsbach S, Neufang S, Fink GR, Herpertz-Dahlmann B, Konrad K, Neural mechanisms of interference control and time discrimination in attention-deficit/hyperactivity disorder, 356–367, © 2010, with permission from Elsevier.
Abb. 46.5	Reprinted from Journal of the American Academy of Child & Adolescent Psychiatry, 46, Konrad K, Neufang S, Fink GR, Herpertz-Dahlmann B, Long-term effects of methylphenidate on neural networks associated with executive attention in children with ADHD: results from a longitudinal functional MRI study, 1633–1641, © 2007, with permission from Elsevier.
Abb. 47.1	Reprinted from Trends in Neuroscience, 31, Buckholtz JW, Meyer-Lindenberg A, MAOA and the neurogenetic architecture of human aggression, 120–129, © 2008, with permission from Elsevier.
Abb. 47.2	Reprinted from Biological Psychiatry, 69, Coccaro EF, Sripada CS, Yanowitch RN, Phan KL, Corticolimbic function in impulsive aggressive behaviour, 1153–1159, © 2011, with permission from Elsevier.
Abb. 47.3	Reprinted from Biological Psychiatry, 54, Donegan NH, Stanislow CA, Blumberg HP, Fulbright RK, Lacadie C, Skudlarski P, Gore JC, Olson IR, McGlashan TH, Wexler BE, Amygdala hyperreactivity in borderline personality disorder: implications for emotional dysregulation, 1284–1293, © 2003, with permission from Elsevier.
Abb. 47.4	Reprinted from Biological Psychiatry, 50, Herpertz SC, Dietrich TM, Wenning B, Krings T, Erberich SG, Willmes K, Thron A, Sass H, Evidence of abnormal amygdala functioning in borderline personality disorder: a functional MRI study, 292–298, © 2001, with permission from Elsevier.
Abb. 47.5	Reprinted from Biological Psychiatry, 66, Koenigsberg HW, Fan J, Ochsner KN, Liu X, Guise KG, Pizzarello S, Dorantes C, Guerreri S, Tecuta L, Goodman M, New A, Siever LJ, Neural correlates of the use of psychological distancing to regulate responses to negative social cues: a study of patients with borderline personality disorder, 854–863, © 2009, with permission from Elsevier.
Abb. 47.6	Schneider F, Habel U, Kessler C, Posse S, Grodd W, Müller-Gärtner HW (2000) Functional imaging of conditioned aversive emotional responses in antisocial personality disorder. Neuropsychobiology 42: 192–201, © 2000 Karger, Basel
Abb. 47.7	Reprinted by permission from Macmillan Publishers Ltd: [Molecular Psychiatry] Glenn AL, Raine A, Schug RA, The neural correlates of moral decision-making in psychopathy. 14: 5–6, © 2009
Abb. 48.2	Reprinted by permission from Macmillan Publishers Ltd: [Neuropsychopharmacology] Völlm BA, de Araujo IE, Cowen PJ, Rolls ET, Kringelbach ML, Smith KA, Jezzard P, Heal RJ, Matthews PM, Methamphetamine activates reward circuitry in drug naive human subjects, 29: 1715–1722, © 2004
Abb. 48.4	Reprinted from Biological Psychiatry, 67, Janes AC, Pizzagalli DA, Richardt S, deB Frederick B, Chuzi S, Pachas G, Culhane MA, Holmes AJ, Fava M, Evins AE, Kaufman MJ, Brain reactivity to smoking cues prior to smoking cessation predicts ability to maintain tobacco abstinence, 722–729, © 2010, with permission from Elsevier.

Printing and Binding: Stürtz GmbH, Würzburg